Standard Textbook

標準整形外科学

第12版

総編集

松野	丈夫	旭川医科大学病院病院長
中村	利孝	国立国際医療研究センター病院長

編集

馬場	久敏	福井大学教授
井樋	栄二	東北大学大学院教授
吉川	秀樹	大阪大学大学院教授
津村	弘	大分大学教授

執筆（執筆順）

松野	丈夫	旭川医科大学病院病院長		久保	俊一	京都府立医科大学大学院教授
中村	利孝	国立国際医療研究センター病院長		木村	友厚	富山大学大学院教授
馬場	久敏	福井大学教授		遠藤	直人	新潟大学大学院教授
田中	栄	東京大学大学院教授		芳賀	信彦	東京大学大学院教授
吉川	秀樹	大阪大学大学院教授		戸口田	淳也	京都大学再生医科学研究所教授
豊島	良太	鳥取大学学長		土屋	弘行	金沢大学大学院教授
山田	治基	藤田保健衛生大学教授		尾﨑	敏文	岡山大学大学院教授
妻木	範行	京都大学iPS細胞研究所教授		加藤	博之	信州大学教授
山下	敏彦	札幌医科大学教授		津村	弘	大分大学教授
井樋	栄二	東北大学大学院教授		田中	康仁	奈良県立医科大学教授
三浦	裕正	愛媛大学大学院教授		玉井	和哉	獨協医科大学教授
浜西	千秋	市立岸和田市民病院リハビリテーションセンター長		中村	博亮	大阪市立大学大学院教授
				越智	光夫	広島大学大学院教授
黒坂	昌弘	神戸大学大学院教授		安田	和則	北海道大学理事・副学長
金谷	文則	琉球大学大学院教授		飛松	好子	国立障害者リハビリテーションセンター病院病院長
須藤	啓広	三重大学大学院教授				

医学書院

歴代執筆者（五十音順）

井形　髙明	石井　清一*	伊藤　達雄	糸満　盛憲	井上　駿一*
今井　望	岩崎　勝郎	岩谷　力	内田　淳正*	緒方　公介
荻野　利彦	奥村　秀雄	菊地　臣一	国分　正一*	櫻井　修
櫻井　實	島津　晃	清水　克時	杉岡　洋一	陶山　哲夫
高岡　邦夫	高倉　義典	高橋　榮明	田口　敏彦	玉井　進
辻　陽雄*	寺山　和雄*	戸山　芳昭	鳥巣　岳彦*	平澤　泰介*
廣谷　速人	廣畑　和志*	別府　諸兄	佛淵　孝夫	安井　夏生
渡辺　英夫	渡辺　好博			

（*は歴代監修者・編集者）

標準整形外科学

発　行　1979年 4 月 1 日　第 1 版第 1 刷　　1999年 4 月 1 日　第 7 版第 1 刷
　　　　1982年 3 月15日　第 1 版第 6 刷　　2001年 5 月15日　第 7 版第 5 刷
　　　　1982年 8 月15日　第 2 版第 1 刷　　2002年 4 月15日　第 8 版第 1 刷
　　　　1984年 9 月 1 日　第 2 版第 3 刷　　2004年 4 月15日　第 8 版第 5 刷
　　　　1986年 4 月 1 日　第 3 版第 1 刷　　2005年 3 月15日　第 9 版第 1 刷
　　　　1988年10月15日　第 3 版第 4 刷　　2007年 3 月15日　第 9 版第 5 刷
　　　　1990年 4 月 1 日　第 4 版第 1 刷　　2008年 4 月 1 日　第10版第 1 刷
　　　　1992年 5 月15日　第 4 版第 3 刷　　2010年 1 月 6 日　第10版第 3 刷
　　　　1993年 4 月15日　第 5 版第 1 刷　　2011年 3 月15日　第11版第 1 刷
　　　　1995年 5 月15日　第 5 版第 4 刷　　2012年 7 月15日　第11版第 3 刷
　　　　1996年 4 月 1 日　第 6 版第 1 刷　　2014年 2 月15日　第12版第 1 刷©
　　　　1998年 3 月15日　第 6 版第 4 刷　　2015年 1 月15日　第12版第 2 刷

総編集　松野丈夫・中村利孝
発行者　株式会社　医学書院
　　　　代表取締役　金原　優
　　　　〒113-8719　東京都文京区本郷 1-28-23
　　　　電話　03-3817-5600（社内案内）
印　刷　真興社
製　本　大日本法令印刷

本書の複製権・翻訳権・上映権・譲渡権・公衆送信権（送信可能化権を含む）
は㈱医学書院が保有します．

ISBN978-4-260-01787-9

本書を無断で複製する行為（複写，スキャン，デジタルデータ化など）は，「私
的使用のための複製」など著作権法上の限られた例外を除き禁じられています．
大学，病院，診療所，企業などにおいて，業務上使用する目的（診療，研究活
動を含む）で上記の行為を行うことは，その使用範囲が内部的であっても，私的
使用には該当せず，違法です．また私的使用に該当する場合であっても，代行
業者等の第三者に依頼して上記の行為を行うことは違法となります．

JCOPY 〈㈳出版者著作権管理機構　委託出版物〉
本書の無断複写は著作権法上での例外を除き禁じられています．
複写される場合は，そのつど事前に，㈳出版者著作権管理機構
（電話 03-3513-6969，FAX 03-3513-6979，info@jcopy.or.jp）の
許諾を得てください．

第12版 序

　本書は1979年に初版が出版されて以来35年が経過し，今回で第12版の出版となりました．初版の編者のおひとりであった寺山和雄先生が2011年の夏（8月17日）逝去されました．寺山先生は初版より第11版まで本書の編集，執筆に参加されました．寺山先生の標準整形外科学に対する熱意，思い入れは非常に強いものがありました．本書の特徴の1つである「主訴，主症状から想定すべき疾患一覧表」は寺山先生の創案であり，症状から鑑別しなくてはならない主要疾患が好発年齢を加味したうえで表として列挙されています．これは別冊付録「OSCE対応運動疾患の診察のポイント」の中にも含まれています．寺山先生のご冥福をお祈りするとともに，今後先生の標準整形外科学に対する精神を受け継いで行かなければならないとの思いを強くしています．

　第11版を監修された内田淳正先生が勇退されました．内田先生は第8版（軟部腫瘍の項）より執筆に加わり，10年余の長きにわたり執筆者として本書の発展に多大な貢献をなされ，第10版からは編集，第11版では監修の労をとられました．先生に心から感謝申し上げます．また執筆陣の中からは安井夏生先生，荻野利彦先生，田口敏彦先生，菊地臣一先生，清水克時先生が退かれました．諸先生方に御礼申し上げます．そして今版からは新たに吉川秀樹先生と津村弘先生が編集に加わり，田中栄先生，山田治基先生，妻木範行先生，山下敏彦先生，三浦裕正先生，須藤啓広先生，戸口田淳也先生，土屋弘行先生，尾﨑敏文先生，中村博亮先生の10名の若手執筆者が加わり，総勢30名の編成になりました．

　さて，21世紀の超高齢社会をむかえ，運動器疾患に対する正確な知識と的確な診断・治療が社会的ニーズとなって来ています．われわれ整形外科医が提唱しているロコモティブシンドロームの概念は徐々に一般市民に定着してきているものの，高齢社会における運動器の機能低下，整形外科的疾患が大きな社会的問題となって来ています．この第12版では，医学生，研修医，医員から理学療法士，作業療法士などの読者に対して整形外科分野における基礎医学に始まり臨床診断，治療に至るまでの十分な基本的知識を与えることができるように，初版の序に書かれている"偏らず，平易に，最新の情報も取り入れて･･･"の精神を貫いています．また一方では近年のOSCEにも対応でき，ベッドサイドにおける疾患の鑑別診断，治療法の選択が可能なように幅広い範囲の知識を網羅しています．特に強調したい事柄や若干専門的になる事柄は第9版でSIDE MEMOとして説明を加えて以来，今回もNOTEとして個別に説明を加えています．

　3年前の第11版の発刊後直ちに編者，執筆者，医学書院編集部一体となり，まずは第11版に対する問題点の抽出を行った後に先輩執筆者のご意見を取り入れつつ原稿のチェックを繰り返しました．その結果この第12版は以前にも増して充実した教科書になっており，わが国の整形外科におけるまさしく"標準の"教科書であり，医学生のみならず整形外科専門医取得をめざす研修医の先生方の

バイブルになり得ると自負しています。

　最後に，今回の第12版への改訂にあたり，初版以来医学書院編集部，制作部スタッフの皆様に脈々と続いている「多くの読者にわかりやすく親しまれるとともに高い医学的レベルを保った教科書を作る」という精神に基づいた並々ならぬ情熱と努力に敬意を払うとともに心より感謝いたします。

　2014年1月

松野丈夫
中村利孝

第1版 序

　本書は，医学部学生および卒後研修医のために書かれたテキストブックである。また，時折り整形外科的疾患に遭遇する他科の医師にも理解されるように編集されている。

　執筆者は全国 11 の医科大学で学生教育の第一線にある，いずれも臨床経験の豊富な気鋭の整形外科医で，関連基礎科学にも精通した人達である。それぞれ得意な分野を担当していただき，"偏らず，平易に"を念頭に，最新の情報をも取り入れて著述したつもりである。

　整形外科学は最近 10 年間で，急激な進歩と変貌を遂げたといっても過言ではなかろう。疾病構造が変遷し，脊椎外科，関節外科，手の外科，外傷外科，リハビリテーションなど細分化が進んで，学生教育のカリキュラムに含まれるべき分野は年ごとに広くなっている。このような現象は他教科にも見られるため，与えられた教育時間数が相対的に少なくなる反面，学生諸君に課せられる学習時間の負担は大きくなっている。

　さらに，臨床教育では小グループによる bedside teaching がどこの大学でも定着し，従来の講義形式の時間は少なくなっている。たしかに真の整形外科学的知識は，患者を目の前にして学んではじめて身につくものであるが，直接患者に接する前に，整形外科に関する一通りの基本的事項を予め習得し，整理しておくことが必要である。貴重な時間をうまく活用する意味で，本書色頁の「主訴，主症状から想定すべき疾患一覧表」がガイドとして大いに役立つはずである。

　さて，編集方針は学生諸君に"考える整形外科学"を提供することに重点をおいた。本書が，臨床医に不可欠な幅広い思考力と鋭い判断力を養う糧になればと期待している。前半には整形外科基礎科学の最近の進歩に即応した知識が盛り込まれ，次いで臨床診断と治療についての基本的な指針が述べられている。疾患各論でも各章のはじめに解剖，機能についての基本事項を設定しているので，学生諸君はこれらを省略せずに繰り返し読んでいただきたい。取り上げた疾患は，わが国の日常診療で頻度の高い疾患や最近注目されている疾患を重点的に記述し，単に初歩的基本的な項目だけでなく，up-to-date な知識を取り入れるようにした。また写真はできるだけ組み写真にして，容易に疾患の本態が把握できるようにした。

　以上のように種々配慮を加えたつもりであるが，こうして出来あがってみると minimum requirement を多少オーバーしている箇所や，重複と不揃いの点も少なくないと思われる。これらについては今後忌憚のないご批判をいただき，逐次改訂してよりよい内容にしていくつもりである。

　終りに臨み，日夜多忙な教育，診療研究の合間に編者らの要望を入れて短時日のうちに執筆していただいた分担執筆者の先生方に心からお礼申し上げるとともに，学生諸君にわれわれ一同の医学教育にかける情熱と期待を本書からくみとっ

ていただき，広く利用されんことを心から念願している．
　なお，本書の出版に際して賛同し，煩雑な作業を引き受けて下さった医学書院関係者に深甚の謝意を表する．

　1979年2月

井上駿一
広畑和志
寺山和雄

目次

序章　整形外科とは　　　馬場久敏　1

- Ⓐ 整形外科と整形外科学 ———— 1
- Ⓑ 整形外科の歴史と発展 ———— 1
- Ⓒ 治療技術体系としての整形外科の役割 ———— 2
- Ⓓ 疾病構造の変化と診断や治療技術の進歩 ———— 2
- Ⓔ 整形外科と再建医学・再生医療 ———— 3
- Ⓕ 現代の整形外科医療とインフォームド・コンセント ———— 3
- Ⓖ 世界のなかでの日本の整形外科 ———— 4

第Ⅰ編　整形外科の基礎科学　　5

■ 構成マップ ———— 6

第1章　骨の構造，生理，生化学　　田中　栄　8

- Ⓐ 骨の構造 ———— 8
- Ⓑ 皮質骨と海綿骨 ———— 9
- Ⓒ 骨髄 ———— 11
- Ⓓ 骨モデリングとリモデリング ———— 12
- Ⓔ 骨組織の細胞 ———— 14
- Ⓕ 骨基質の蛋白質 ———— 17

第2章　骨の発生，成長，維持　　田中　栄　21

- Ⓐ 系統発生からみた骨組織 ———— 21
- Ⓑ 骨の発生 ———— 22
- Ⓒ 軟骨内骨化の調節因子 ———— 24
- Ⓓ 骨芽細胞の分化機構 ———— 24
- Ⓔ 骨細胞の分化機構 ———— 26
- Ⓕ 破骨細胞の分化機構 ———— 27
- Ⓖ ホルモン，ビタミンによるカルシウム代謝制御 ———— 28
- Ⓗ ホルモン，ビタミンによるリン代謝制御 ———— 30
- Ⓘ 性ホルモン ———— 32

第3章　骨の病態，病理　　吉川秀樹　35

- Ⓐ 骨の生物学的反応 ———— 35
- Ⓑ 骨の病態と病理 ———— 35

第4章　骨の修復と再生　　吉川秀樹　44

- Ⓐ 骨の力学的強度と損傷（骨折） ———— 44
- Ⓑ 骨折治癒 ———— 44
- Ⓒ 骨誘導と骨伝導 ———— 47
- Ⓓ 骨形成蛋白による骨再生 ———— 47
- Ⓔ 骨移植による骨再生 ———— 47
- Ⓕ 創外固定器による骨欠損修復 ———— 49

第5章　関節の構造，生理，生化学　　豊島良太　52

- Ⓐ 関節 ———— 52
- Ⓑ 関節軟骨 ———— 53
- Ⓒ 関節包と靱帯 ———— 60
- Ⓓ 滑膜 ———— 60
- Ⓔ 関節液 ———— 61
- Ⓕ 半月（半月板） ———— 62
- Ⓖ 滑液包 ———— 62
- Ⓗ 椎間板 ———— 63

第6章 関節の病態，病理
山田治基　65

- A 関節疾患における関節軟骨の生物学的反応 —— 65
- B 関節疾患における関節軟骨の病理，病態 —— 68
- C 関節疾患における軟骨下骨の反応 —— 72

第7章 関節軟骨の修復と再生
妻木範行　73

- A 軟骨の構造 —— 73
- B 関節軟骨の部分損傷と全層損傷 —— 74
- C 硝子軟骨と線維軟骨 —— 74
- D 軟骨の修復・再生 —— 75
- E 再生医療による治療 —— 76

第8章 筋・神経の構造，生理，化学
山下敏彦　79

- A 骨格筋の構造と機能 —— 79
- B 神経組織の構造と機能 —— 84

第9章 痛みの基礎科学と臨床
山下敏彦　88

- A 痛みの定義 —— 88
- B 痛みの分類 —— 88
- C 痛みの生理学 —— 89
- D 痛みの評価法 —— 92
- E 運動器の痛みの治療 —— 92

第Ⅱ編　整形外科診断総論　95

- ■ 構成マップ —— 96

第10章 診療の基本
井樋栄二　98

- A 診療の心得 —— 98
- B 診療記録 —— 99
- C 問診の仕方 —— 100

第11章 主訴，主症状から想定すべき疾患
井樋栄二　104

- A 診断の実際 —— 104
- B 主訴，主症状からから想定すべき疾患一覧表 ——（創案：寺山和雄）105

第12章 整形外科的現症の取り方
馬場久敏　118

- A 視診 —— 118
- B 触診 —— 122
- C 四肢の計測と筋力評価 —— 126
- D 整形外科領域の各種検査 —— 129
- E 神経学的検査 —— 130
- F 機能評価 —— 134

第13章 検査
三浦裕正　136

■ 検査総論　136

■ 画像検査　138
- A 単純X線検査 —— 138
- B X線透視検査 —— 145
- C 磁気共鳴撮像法（MRI） —— 145
- D コンピュータ断層撮影（CT） —— 150
- E 各種造影法 —— 151
- F 核医学検査 —— 153
- G 超音波検査法 —— 155

■ 検体検査　156
- A 血液・尿生化学検査 —— 156
- B 微生物検査 —— 158
- C 関節液検査 —— 160
- D 脳脊髄液検査 —— 162

■ 生体検査　163
- A 電気生理学的検査 —— 163
- B 関節鏡 —— 164
- C 生検 —— 164
- D 生体用金属材料による有害事象に対する検査 —— 165

■ 主要疾患の画像および検査所見による鑑別一覧表 ——（創案：中村利孝）167

第Ⅲ編　整形外科治療総論　173

- 構成マップ　174

第14章　保存療法
浜西千秋　176

保存療法の基本　176

保存療法各論　177
- A 安静　177
- B 薬物療法　177
- C 徒手矯正と徒手整復　180
- D 牽引法　181
- E 固定法　182
- F 理学療法　188
- G 作業療法　193

第15章　手術療法　194

整形外科領域における手術の特徴　黒坂昌弘　194

手術的治療の基本　194
- A 周術期の管理　194
- B 基本手術器具の構造と使い方　197

手術手技と手術法の基本　201
- A 手術の基本手技　201
- B 基本的手術法　202
- C 切断　209

特殊な材料，器具を用いた手術法　213
- A 生体材料を使用した手術法　馬場久敏　213
- B 関節鏡，内視鏡　217
- C マイクロサージャリー　金谷文則　221

第Ⅳ編　整形外科疾患総論　231

- 構成マップ　232

第16章　軟部組織・骨・関節の感染症
須藤啓広　234
- A 軟部組織感染症　235
- B 骨髄炎　242
- C 感染性関節炎　248
- D 特殊な骨関節感染症　250

第17章　関節リウマチとその類縁疾患
久保俊一　257
- A 関節リウマチ　257
- B 悪性関節リウマチ　273
- C 若年性関節リウマチ　273
- D 成人発症 Still 病　275
- E 回帰性リウマチ　276
- F リウマチ性多発筋痛症　276
- G 血清反応陰性脊椎関節症　276
- H 掌蹠膿疱症性関節骨炎　279
- I その他の類縁疾患　279

第18章　慢性関節疾患（退行性，代謝性）
木村友厚　281
- A 変形性関節症　282
- B 結晶誘発性関節炎　285
- C 神経病性関節症（Charcot 関節）　290
- D 血友病性関節症　290
- E 蓄積性および沈着性関節疾患　292
- F その他の慢性関節疾患　294
- G 関連する関節周囲疾患　294

第19章　四肢循環障害と阻血壊死性疾患
遠藤直人　297
- A 四肢循環障害の診察・診断　297
- B 四肢循環障害をきたす疾患　299
- C 外傷後血管障害　300

Ⓓ 骨壊死 ———————————— 301

第20章 先天性骨系統疾患
芳賀信彦 306

Ⓐ 先天性骨系統疾患総論 ———————— 307
Ⓑ 先天性骨系統疾患各論 ———————— 310

第21章 先天異常症候群
芳賀信彦 323

Ⓐ 先天異常総論 ———————————— 323
Ⓑ 先天異常症候群各論 ————————— 324

第22章 代謝性骨疾患
遠藤直人 334

Ⓐ 骨粗鬆症 ————————————— 335
Ⓑ くる病,骨軟化症 —————————— 345
Ⓒ 腎性骨ジストロフィー ———————— 349
Ⓓ 高(低)カルシウム血症をきたす要因と,
上皮小体(副甲状腺)機能異常 ————— 350
Ⓔ 甲状腺機能異常 —————————— 352
Ⓕ 成長ホルモン異常 ————————— 352
Ⓖ 骨Paget(パジェット)病 ——————— 352

第23章 骨腫瘍
355

■ 骨腫瘍総論　　　　　　　　吉川秀樹 356

Ⓐ 骨腫瘍の分類と疫学 ————————— 356
Ⓑ 骨腫瘍の診断 ——————————— 356
Ⓒ 骨腫瘍の治療 ——————————— 360
Ⓓ 予後 ——————————————— 361

■ 骨腫瘍各論 361

Ⓐ 原発性良性骨腫瘍 ————吉川秀樹 361
Ⓑ 骨腫瘍類似疾患 —————————— 367
Ⓒ 原発性悪性骨腫瘍 ————戸口田淳也 370
Ⓓ 続発性悪性骨腫瘍 ————————— 384

第24章 軟部腫瘍
388

■ 軟部腫瘍総論　　　　　　　土屋弘行 389

Ⓐ 軟部腫瘍の定義,分類,疫学 —————— 389
Ⓑ 軟部腫瘍の診断 —————————— 391
Ⓒ 軟部腫瘍の治療 —————————— 397
Ⓓ 軟部肉腫の転移 —————————— 398
Ⓔ 軟部肉腫の予後 —————————— 398

■ 軟部腫瘍各論　　　　　　　尾﨑敏文 398

Ⓐ 良性軟部腫瘍 ——————————— 398
Ⓑ 悪性軟部腫瘍(軟部肉腫) ——————— 403

第25章 神経疾患,筋疾患
加藤博之 413

Ⓐ 中枢神経疾患 ——————————— 413
Ⓑ 末梢神経障害 ——————————— 423
Ⓒ 筋疾患 ——————————————— 426

第Ⅴ編　整形外科疾患各論
431

■ 構成マップ ————————————— 432

第26章 肩関節
井樋栄二 434

■ 機能解剖 435

Ⓐ 骨格 ——————————————— 435
Ⓑ 関節 ——————————————— 435
Ⓒ 関節の動き ———————————— 437
Ⓓ 筋と神経 ————————————— 438

■ 肩の診察・検査法 440

Ⓐ 診察と計測 ———————————— 440
Ⓑ 検査 ——————————————— 442

■ 肩関節の疾患 446

Ⓐ 肩関節の先天異常 ————————— 446
Ⓑ 肩関節の不安定症 ————————— 447
Ⓒ 肩軟部組織の変性疾患 ——————— 449

| D スポーツによる肩の障害 | 455 |
| E その他の肩関節疾患 | 457 |

第27章 肘関節
金谷文則　458

機能解剖と診察・検査　458
- A 肘関節の骨性構造　458
- B 肘関節の靱帯　460
- C 肘関節のバイオメカニクス　461
- D 肘関節の運動にかかわる筋　461
- E 肘関節周囲の神経・血管　462

肘関節の疾患　463
- A 小児に好発する疾患　463
- B 成人以降に好発する疾患　467

第28章 手関節と手
金谷文則　474

機能解剖と診察・検査　474
- A 手の機能解剖　474
- B 手関節のバイオメカニクス　483
- C 診察・検査　483

疾患各論　490
- A 外傷　490
- B 手の拘縮と変形　495
- C 手の炎症性疾患（変形性関節症を含む）　497
- D 骨壊死　502
- E 神経麻痺　503
- F 循環障害　505
- G 複合性局所疼痛症候群　506
- H 腫瘍と腫瘍類似疾患　506
- I 先天異常　507

第29章 頚椎
馬場久敏　511

脊柱の機能解剖　511
- A 脊柱の構造と機能　511
- B 脊柱と脊髄および神経根　513

頚椎の機能解剖　514

頚椎の診察・検査　517
- A 病歴聴取と問診　517
- B 理学的検査　518
- C 神経学的診察　519
- D 鑑別に有用な検査法　521
- E 画像診断　522
- F その他の補助診断法　523

頚椎の疾患　524
- A 斜頚　524
- B 先天性頚椎疾患　525
- C 後天性頚椎疾患　529

第30章 胸郭
馬場久敏　544

機能解剖　544

胸郭および関連部位の疾患　544
- A 胸郭の変形　544
- B 胸肋鎖骨肥厚症　545
- C 帯状疱疹　545
- D 肋骨疾患　545

第31章 胸椎，腰椎
馬場久敏　547

機能解剖　548

胸椎・腰椎の疾患　549
- A 先天異常と形成異常　549
- B 脊柱変形　551
- C 胸椎変性疾患　559
- D 腰椎変性疾患　560
- E 脊柱の炎症性疾患　582
- F 脊椎腫瘍　585
- G 脊髄腫瘍，馬尾腫瘍　593

第32章 股関節

機能解剖とバイオメカニクス　　津村　弘　600

- A 股関節の骨構造 ――― 600
- B 関節包と靱帯 ――― 601
- C 筋肉 ――― 602
- D 神経 ――― 603
- E 血管 ――― 603
- F バイオメカニクス ――― 604

股関節の診察・検査　607

- A 診察法 ――― 607
- B 画像診断 ――― 610
- C 関節鏡検査 ――― 613

股関節の疾患　　須藤啓広　613

- A 小児の股関節疾患 ――― 613
- B 成人の股関節疾患 ――― 631

股関節の手術　647

- A 人工股関節全置換術 ――― 647
- B 人工関節再置換術 ――― 654
- C 人工骨頭置換術 ――― 655

第33章 膝関節　657

機能解剖とバイオメカニクス　　黒坂昌弘　658

- A 膝関節の骨構造と機能 ――― 658
- B 靱帯の支持機構 ――― 659
- C 半月（半月板） ――― 661
- D 膝周辺の筋肉 ――― 661

膝の診察・検査　　津村　弘　663

- A 診察法 ――― 663
- B 画像診断 ――― 665
- C 関節穿刺と関節液検査 ――― 668

膝関節の疾患　668

- A 発育期の膝関節障害 ――― 黒坂昌弘　668
- B 半月（半月板）損傷 ――― 674
- C 膝の靱帯損傷，捻挫 ――― 677
- D 膝蓋大腿関節障害 ――― 683
- E 関節症と関連疾患 ――― 津村　弘　687
- F 膝の炎症性疾患 ――― 696
- G 非外傷性関節血症 ――― 696
- H 腫瘍性疾患 ――― 698
- I 膝周囲の関節包・滑液包の異常 ――― 699

第34章 足関節と足
田中康仁　701

機能解剖　702

- A 足の骨・関節・靱帯 ――― 702
- B 足の筋・腱 ――― 704
- C 足の神経・血管 ――― 705

足の診察・検査　706

- A 問診 ――― 706
- B 視診 ――― 706
- C 触診 ――― 706
- D 計測・検査 ――― 706

足関節と足の疾患　708

- A 小児期足部変形 ――― 708
- B 成人期足部変形 ――― 714
- C 麻痺足 ――― 718
- D 種子骨および過剰骨障害 ――― 718
- E 絞扼性神経障害 ――― 719
- F 骨端症および無腐性壊死 ――― 720
- G 外傷後足部障害 ――― 722
- H 全身性疾患に伴う足部障害 ――― 722
- I 踵部とアキレス腱の疾患 ――― 724

第Ⅵ編　整形外科外傷学　727

■ 構成マップ ——— 728

第35章　外傷総論
玉井和哉　730

- A 外傷とは ——— 731
- B 捻挫と脱臼 ——— 732
- C 骨折 ——— 734
- D 挫滅（圧挫）症候群 ——— 759
- E 集団災害 ——— 759

第36章　軟部組織損傷
加藤博之　762

- A 皮膚損傷 ——— 762
- B 筋・腱損傷 ——— 767
- C 血管損傷 ——— 769
- D 靱帯損傷 ——— 771
- E 区画症候群 ——— 772

第37章　骨折・脱臼
玉井和哉　775

成人の骨折と脱臼　776

- A 肩関節部の骨折と脱臼 ——— 776
- B 上腕骨骨幹部の骨折 ——— 781
- C 肘関節部の骨折と脱臼 ——— 782
- D 前腕骨骨折 ——— 786
- E 手の骨折と脱臼 ——— 788
- F 胸郭の外傷 ——— 795
- G 骨盤の骨折 ——— 797
- H 股関節部の骨折と脱臼 ——— 801
- I 大腿骨骨幹部骨折 ——— 811
- J 膝関節部の骨折・脱臼 ——— 812
- K 下腿骨骨折 ——— 817
- L 足関節部の骨折と脱臼 ——— 820
- M 足部の骨折と脱臼 ——— 824

小児の骨折　828

- A 上肢帯と上肢の骨折 ——— 828
- B 下肢帯と下肢の骨折 ——— 834
- C 被虐待児症候群（小児虐待） ——— 838

第38章　脊椎・脊髄損傷
中村博亮　841

- A 脊椎・脊髄損傷とは ——— 841
- B 脊髄損傷 ——— 842
- C 脊椎損傷 ——— 854

第39章　末梢神経損傷
越智光夫　868

- A 末梢神経損傷の分類 ——— 868
- B 末梢神経損傷の臨床症状 ——— 873
- C 末梢神経損傷の検査 ——— 877
- D 末梢神経損傷の診断 ——— 880
- E 末梢神経損傷の治療 ——— 880
- F 代表的な末梢神経損傷 ——— 884

第Ⅶ編　スポーツと整形外科　889

■ 構成マップ ——— 890

第40章　スポーツ傷害
安田和則　892

- A スポーツ外傷 ——— 893
- B スポーツ障害 ——— 897

第41章　障害者スポーツ
芳賀信彦　905

- A 障害者スポーツとは ——— 905
- B 障害者スポーツの特徴 ——— 906
- C 障害者スポーツにおける医療専門職の役割 ——— 908

第Ⅷ編　リハビリテーション　911

- ■ 構成マップ ── 912

第42章　運動器疾患のリハビリテーション
飛松好子　914

- Ⓐ リハビリテーションとは ── 914
- Ⓑ リハビリテーション医療における評価 ── 920
- Ⓒ リハビリテーション治療法 ── 926
- Ⓓ リハビリテーションの実際 ── 936
- Ⓔ リハビリテーションにかかわる諸制度 ── 939

第43章　義肢
飛松好子　942

- Ⓐ 義肢とは ── 942
- Ⓑ 義肢の分類 ── 943
- Ⓒ 義肢の基本構造 ── 943
- Ⓓ 義肢の処方と製作 ── 944
- Ⓔ 義手の構造 ── 946
- Ⓕ 義足の構造 ── 947
- Ⓖ 義肢とスポーツ ── 952

- ■ 付録（資料1～4） ── 955
- ■ 医師国家試験出題基準対照表 ── 982
- ■ 医学教育モデル・コア・カリキュラム対照表 ── 985
- ■ 本書で用いた略語一覧 ── 989
- ■ 和文索引 ── 996
- ■ 欧文索引 ── 1026

[OSCE対応] 運動器疾患の診察のポイント (別冊付録)
（編集：松野丈夫, 中村利孝, 馬場久敏, 井樋栄二, 吉川秀樹, 津村 弘）

1. 運動器診察の実際（松野丈夫・中村利孝） ── 2
2. 主訴，主症状から想定すべき疾患一覧表
   （創案：寺山和雄） ── 3
3. 局所診察 ── 14
   肩関節 14
   　肩関節の動き 14/肩関節の診察で観察すべき部位 14/右肩関節拘縮 15/インピンジメント徴候 15/胸郭出口症候群のテスト 15
   肘関節 16
   　上肢の軸異常の観察 16/肘部管症候群での放散痛 16/上腕骨外側上顆炎の疼痛誘発テスト 16
   手関節および手指 17
   　指屈筋腱断裂の有無の検査法 17/Eichhoff テスト 17/Froment 徴候 17
   頸椎，胸椎，腰椎 18
   　立位姿勢の観察 18/脊柱側弯の診察法 18/Jacksonテストと Spurling テスト 19/椎間板ヘルニアの疼痛誘発テスト 19/脊髄神経の支配領域 20
   股関節 21
   　皮膚のランドマーク 21/股関節脱臼の診察 21/Trendelenburg 徴候と Duchenne 現象 21/Thomasテスト 22/外傷性股関節後方脱臼 22/Drehmann 徴候 22
   膝関節 23
   　下肢アライメントと O 脚, X 脚 23/McMurray テスト 23/膝関節圧痛部位と主な鑑別疾患 23/前方引き出しテストと後方引き出しテスト 24/Lachman テスト 24/脱臼不安感テスト 24
   足関節と足趾 25
   　足の主な筋腱 25/足部の変形 25/Thompson テスト（把握テスト）26/外反母趾と計測法 26/足部の外観の観察（先天性内反足）26
4. 身体計測 ── 27
   　四肢長，四肢の周囲径の測定 27/下肢長差の測定 27/膝屈曲角度の測定 28/各関節の良肢位 28
5. 関節炎の診察 ── 28
   　膝関節液貯留の診察法（膝蓋跳動の調べ方）28/関節穿刺の仕方 29/膝関節の wipe テスト 29
6. 皮膚感覚帯 ── 30
   　Keegan の皮膚感覚帯と末梢神経幹別にみた支配領域 30
7. 歩容の観察 ── 31
   　異常歩行（跛行）の種類 31
8. 皮膚の観察 ── 32
   　皮膚の異常 32/熱傷後の瘢痕 32/腫脹 33/褥瘡 33/腫瘤 33/瘻孔 33
9. 関節弛緩 ── 34
   　関節弛緩のみかた 34
10. 関節運動の表現 ── 35
11. 筋力の判定基準 ── 36
12. 総合機能のチェック ── 36
    　上肢の総合機能の調べ方 36/下肢の総合機能の調べ方 37/体幹と四肢の総合機能の調べ方 37
13. 救急，外傷診療のキーワード ── 38

序章 整形外科とは

A 整形外科と整形外科学

　整形外科は運動器 locomotive organs の疾患を取り扱い，その運動器の病態の解明や新しい治療法の開発を目指す学問が整形外科学 orthopaedics である。運動器とは脊椎および脊髄や体幹と四肢における個体の形態と運動に関与するすべての器官である。すなわち運動器には脊柱，骨盤，各関節，手，足などの器官があり，骨，軟骨，靱帯，筋，腱，血管，皮下組織，加えて脊髄および末梢神経などの組織が含まれる。

　運動器の個体における役割は体幹や四肢の機能を健全に保ち生活の質 quality of life（QOL）を維持することである。人は，座る，立つ，歩く，走るといった動作によって，日々の様々な生活を営んで人生を豊かなものにしている。運動器の障害は運動の自由を奪って QOL を低下させ，結果的に生命をもおびやかす。運動器障害により低下した QOL を改善し，悪化の防止や予防を主たる職務とする診療科が整形外科であり，これを研究する学問分野が整形外科学である。

　運動器の病態は多様で疾患の種類も多い。炎症，腫瘍，変性，循環障害など他の診療科でみられる疾患と共通の病態によるものと運動器に特徴的な病態によるものがある。後者の例としては，先天性障害や四肢あるいは体幹の変形，外傷による骨，関節，筋などの損傷，脊髄や神経の急性および慢性の圧迫障害，加齢に伴う骨の強度低下，軟骨の摩耗，骨の外形の変化，腱の変性による断裂などがある。これらの病態により，組織破壊や変形，疼痛，筋力低下，感覚障害などとともに，関節の可動性障害や不安定性の出現など運動器特有の症状を呈する多数の疾患がある。

　運動器疾患の診断，治療，予防法の開発には，整形外科学の向上が必須である。これには，整形外科だけでなく，関連する様々な科学分野における知識を学ぶことが重要である。運動器の器官と組織の病態を理解するには，組織形態学や解剖学，病理学，分子生物学，電気生理学など最先端の科学的知識を動員しなければならない。運動器のなかで大きな部分を占める筋骨格系 musculoskeletal system には，外力に抗して形態を維持し力を伝達する機能がある。このような生体にかかる力を分析する学問は生体力学（バイオメカニクス）biomechanics とよばれ，運動器学の研究には不可欠な分野となっている。骨や関節の治療には金属，ポリエチレン樹脂，セラミックスなどの人工材料で作製した人工機器を生体内に設置することも多いので材料学も学ぶ必要がある。整形外科学はこれらの広範囲な科学分野との連携により成り立つ総合医科学である。

B 整形外科の歴史と発展

　運動器疾患の治療技術の体系化は，1741年パリ大学学長 Nicolas Andry（ニコラ・アンドリー）による L'Orthopedie（整形術）という書にはじまる。タイトルの Orthopaedie という語はギリシャ語の orthos（正す，変形の矯正）と paidion（小児）の合成語で，「小児の矯正」という意味である。本書ではコルセットや装具による四肢や脊柱の変形矯正の方法を記載するとともに，成長に伴う変形修正能力の存在を明らかにした。この書には図1のように，木の幹の変形が，真っ直ぐな添え木に紐で結びつけて矯正力を加えることにより，成長とともに真っ直ぐに修正されていく様子を描いた

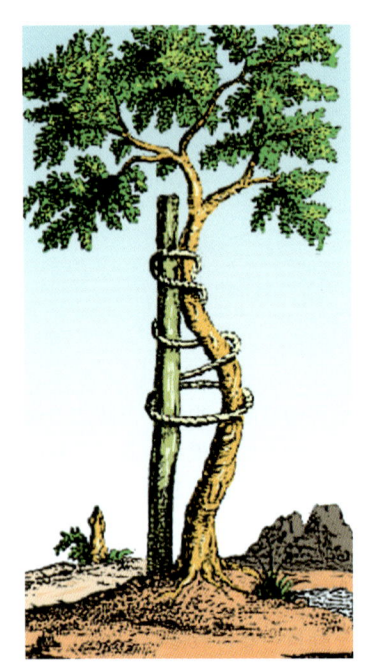

図1 Nicolas Andry の整形外科の木

絵が掲載されている．この絵は整形外科の象徴として，日本整形外科学会 The Japanese Orthopaedic Association（JOA）をはじめとした世界の多くの整形外科学会の紋章に利用されている．

　小児の四肢や体幹の変形を矯正する専門分野としてスタートした整形外科は，19世紀半ばから外科的技術の導入により治療成績を大いに向上させ，20世紀には手術的治療が一般的なものになった．わが国の大学に最初に整形外科学講座が開設されたのは1906年である．1926年には日本外科学会から別れて日本整形外科学会が設立された．その後，日本整形外科学会の会員数は著しく増加し，最近では日本内科学会，日本外科学会に次いで3番目に大きな学会となっている．

C 治療技術体系としての整形外科の役割

　現代では臓器別診療が標準化され，それぞれがさらに細分化と専門化がなされているなかで整形外科診療もそのあり方が変化してきている．歴史的経緯もあり保存療法を行う整形外科でも外科的分野の進歩と拡張は極めて著しく，21世紀の整形外科はまさしく運動器外科となった．しかしながら，多種多様の外科技術を駆使するにもかかわらず，整形外科はいわゆる「臓器別外科」とは異なった側面を有する．その理由は運動器疾患に対する治療的介入には，Nicolas Andry が体系化した「自然治癒力を重視し，肢体の成長力を利用して形態を矯正し，運動機能を回復させる」という整形外科固有の治療原理が存在するからである．

　運動器疾患の治療においても，他の診療科と共通する一般的な治療方法を熟知することは当然である．しかし，どのような治療を行うにせよ「生体に備わっている治癒力と矯正力への介入と利用」という原理を忘れてはならない．骨折を例にとると，手術の基本は骨折片をきちんと合わせてその位置をもとの状態に近づけることであるが，骨片が癒合するのは骨折部に存在する生体の組織修復力によることを忘れてはいけない．運動器の変形や機能異常に対する組織の矯正力や治癒力は，年齢や部位により異なる．骨折が変形を残して癒合した場合にも，小児ではかなりの程度は成長とともに自動的に矯正される．しかし，成人の骨折が変形治癒すると，その後の改善は得られにくい．このように，整形外科では，常に生体の修復力，自家矯正力を念頭に置いて状況に応じてその治療技術を選択することが重要である．

D 疾病構造の変化と診断や治療技術の進歩

　現代日本の疾病構造は超高齢社会の到来とともに大きく変化し，整形外科が取り扱う疾患の内容や範囲も著しい変容を遂げている．現在では治療や予防技術の進歩の結果として，先天性股関節脱臼，先天性内反足，斜頸，さらには結核や化膿性骨髄炎，ポリオ後遺症候群（PPS）といった小児疾患は減少し，成長期から青壮年期におけるスポーツ傷害が増加している．21世紀の現在では生活環境は大きく変化して欧米化し，公衆衛生や栄養などが改善，豊かで安全な社会のなかで生活様式が大きく変化したことで疾病構造にも大きな変化が起きた．現代日本の社会では男女の平均寿命は80歳を超えて世界一となり，加齢に伴う骨粗鬆

症や関節症などの疾患が著しく増えた。骨粗鬆症による骨折や脊柱・関節の変性疾患などは，増加の一途をたどっている。このような状況のなか，日本整形外科学会では，これらの加齢とともに増加する運動器疾患全体をロコモティブシンドローム locomotive syndrome（通称：ロコモ）という範疇にまとめ，その予防と早期発見の重要性について一般社会の認識向上を目指した広報活動を積極的に行っている。

　科学技術の進歩は整形外科の診断と治療に飛躍的な進歩をもたらしている。MRIをはじめとする画像診断の精度は著しく向上し，治療にも生体親和性と耐久性に優れた人工関節や固定材料が使用できるようになった。関節鏡や内視鏡を用いた切開部分が少ない低侵襲手術は関節や脊椎疾患に普及している。

　また，新しい生物学的技術の治療技術への応用も開発も進んでいる。ウイルスベクターによる遺伝子導入，遺伝子産物である強力な生理活性物質を用いた薬物療法をはじめとして，様々な先駆的な治療方法が考案されている。これらの生物学的技術は，近い将来確実に運動器疾患の臨床現場に登場してくる。しかしながらこのような新しい技術を使用するときにも，個体における臨床的な効果は，生体の治癒力や矯正力との相互作用によるという治療原理を忘れてはならない。運動器に備わった自己矯正能力は，それ自体，遺伝子のレベルの調節機能に由来しているからである。新しい治療技術の導入にあたっては，その効果と運動器固有の能力とが細胞の内部でどのように協調できるかを常に考え，今後において基礎的ならびに臨床的研究を行っていかなくてはならない。

E 整形外科と再建医学・再生医療

　現代社会の生体材料学やナノ・メディシン，遺伝子工学や組織医工学の急激な発展は，整形外科の治療分野に大きな影響を与えている。生体材料では生体親和性があるハイドロキシアパタイトやチタニウム合金をはじめとして，骨折固定材，骨補塡剤，代用骨としてガラス・セラミックスや連通多孔体などの人工骨が実際の臨床の場で使用されてきた。大きな外傷や骨腫瘍の治療のため大きな骨欠損ができてもこれらの生体材料の使用で四肢の再建が可能になった。脊椎の分野でもステンレス合金やチタニウム合金を使用したロッドやスクリューで変形や脱臼骨折，腫瘍を再建することが可能になった。創外固定を行うことで上肢や下肢の左右差をなくして延長できるようにもなってきている。四肢悪性腫瘍では化学療法や放射線療法，分子標的療法，人工材料などを併用した集学的治療により，切断することなく患肢温存手術が標準的なものになってきた。

　運動器の生体組織を分子レベルで再生させようとするナノ・メディシンや遺伝子工学，組織医工学も進歩し，生体吸収性材料などを足がかりとして軟骨細胞や骨細胞を含ませ，生体組織に移植して組織再生をはかる医療も進歩してきた。皮膚再生，軟骨や骨再生を目指す再生医療も大きく期待されている。末梢神経でも損傷した部分への神経移植から神経再生医療へと大きな変貌を遂げつつある。このように整形外科においては切除外科から再建外科，低侵襲外科，さらには再生医療へと歴史的にも大きく変化している。

F 現代の整形外科医療とインフォームド・コンセント

　整形外科医療を実践していく際，運動機能障害を有する個人の希望を十分に聞くことが重要となる。運動器疾患のあらゆる治療技術の介入は，個人にとって利益が不利益を上回るときにのみ適応となることを忘れてはならない。治療的介入により局所的に利益が得られても，個人の全般的な不利益がかえって増大してはいけない。人が文化的で生産的な活動や生活を，より快適で活発にそのライフスタイルを営むためには，運動機能は不可欠な要素である。運動器疾患の治療では，機能障害を有する個人の要望に個別に応える治療法を採用することも必要である。これが整形外科治療についてのインフォームド・コンセント informed consent の根幹をなしている。現代の整形外科医療は，医療技術を受けるものと提供するものとの人間的な関係のうえに成り立っていることを忘れてはならない。

G 世界のなかでの日本の整形外科

　整形外科に関連する国際学会は毎年活発に開催され，情報交換と連帯の場は拡大している。

　スウェーデンからの発案で2000年から2010年まで，各国の整形外科および運動器に関連する学会が共同し，世界保健機関 World Health Organization（WHO）の後援のもと「The Bone and Joint Decade（日本では運動器の10年と呼称）」という運動が世界的に展開された（図2）。これは運動器障害が個人，家族，職場，社会，経済に及ぼす負担の大きさについて世のなかで理解を深め，良質で効率のよい治療と予防法の実施を推進させた。日本整形外科学会は10月8日を"骨（ほね）と関節の日"と制定し全国的に運動器疾患の医療について様々な広報活動を行っている。今日的な疾病構造をもとに基礎的研究を推進すべき対象疾患として，関節疾患，腰痛などの脊椎疾患，骨粗鬆症，重度外傷，小児の障害の5つを挙げ，世界的に協力することの重要性を呼びかけた。わが国もこのような呼びかけに呼応し，「運動器の10年日本委員会」が結成され，運動器疾患の社会的な認識の普及と研究助成を行い，2010年以後もその運動が継続されている。

　一方，このような先進国における整形外科の知識と技術のグローバルな普及の陰で，アジア・アフリカなどの発展途上国では依然として，質・量ともに劣る整形外科医療が存在している。そこでは，わが国ではもはや稀となった結核性脊椎炎（脊椎カリエス）やポリオ，化膿性骨髄炎などの運動器疾患が依然として数多く放置され重症化している。21世紀の現在，世界には190カ国ほどの国々が存在しているとはいえ，交通外傷や部族間の軍事紛争などによる脊椎や脊髄の損傷，四肢の多発および多重骨折，神経麻痺などへの対応が不十分な国家が2/3に及んでいるのが実情である。こうした国への世界的な支援組織として World Orthopaedic Concern（WOC）や国際整形災害外科学会（Société Internationale de Chirurgie Orthopédique et de Traumatologie；SICOT）やアジア太平洋整形外科学会（Asia Pacific Orthopaedic Association；APOA）が活発に企画運営されている。SICOTは世界各国にその支部を作って整形外科・災害外科の学問および臨床医学の進歩の世界的連動を図っているほか，中東やアフリカなどに6カ所のSICOT外傷医学教育センターを構築して，発展途上国の医師たちへの教育を行っている。現在では国境を越え民族の輪を広げながら世界中で整形外科医が活躍している。

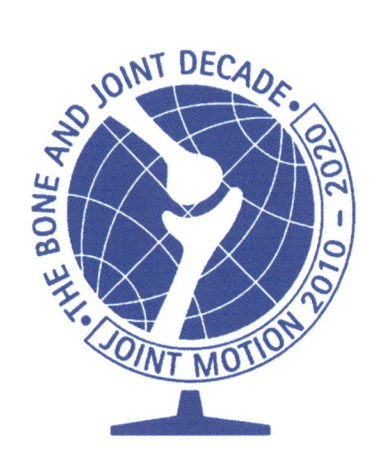

図2 「運動器の10年」世界運動のロゴ

第Ⅰ編 整形外科の基礎科学

本編で何を学ぶか

- 運動器の形態と機能を理解するのに必要な解剖学（構造，組織），発生学，生理学，生化学，病理学などの知識を学ぶ。これらを学ぶことで，病態の理解も容易となる。
- 骨を構成する細胞と細胞外基質を知る。細胞については，破骨細胞と骨芽細胞の機能連関が成立していることを知る。局所的な骨吸収と骨形成のバランスが，骨の形態と全身的なカルシウム恒常性維持に寄与していることを理解する。
- 骨の機能には，ビタミン，ホルモン，酵素などの多数の生理活性物質が関与していることを知る。これらの知見から，骨が生体の支持のため力学的に合理的に構築されていることを了解する。
- 骨の発生，成長の過程と成長軟骨板の構造を知る。また，成長完了後の維持機能を理解し，全身的なレベルでの骨吸収や骨形成機能を反映する骨代謝マーカーの種類と基礎を学ぶ。これらにより，骨粗鬆症などの骨代謝疾患の病態がよく理解できるようになる。
- 骨および成長軟骨板について，各々の生物学的反応としての全身性の異常と局所性の異常を理解する。
- 関節の構造を理解し，構成する組織と物質を知る。関節軟骨は豊富な基質とそれに囲まれた軟骨細胞からなる高度に分化した組織で，その構造から荷重緩衝と潤滑という機能が生み出されていることを学ぶ。
- 関節軟骨が障害された場合の変化と生体反応がいかにして起こるかを理解し，関節変形の過程を理解する。
- 滑膜と靱帯の構造と機能を知り，関節リウマチなどの炎症性疾患の活動の場となる滑膜の病態や，靱帯損傷における関節機能の異常を理解する。
- 骨と軟骨の損傷と修復反応および再生について理解し，骨折の修復がこれらの複合により行われていることを知る。
- 人体に占める骨格筋の割合が大きいこと，筋が収縮すれば関節の運動が起こること，筋の長さが変わらずに収縮すれば関節の安定装置となることを学ぶ。
- 末梢神経の構造や生理について知り，神経系の損傷や障害時の病態や再生について理解する。
- 運動器の痛みについて理解する。

第Ⅰ編　整形外科の基礎科学の構成マップ

1章　骨の構造，生理，生化学

- 骨の構造 —— 8頁
  - 骨の構造 —— 8頁
  - 長管骨の構造 —— 8頁
- 皮質骨と海綿骨 —— 9頁
- 骨髄 —— 11頁
- 骨モデリングとリモデリング —— 12頁
- 骨組織の細胞 —— 14頁
- 骨基質の蛋白質 —— 17頁

2章　骨の発生，成長，維持

- 系統発生から見た骨組織 —— 21頁
  - 骨組織の特殊性 —— 21頁
  - 生体における骨組織の意義 —— 22頁
- 骨の発生 —— 22頁
  - 膜性骨化 —— 22頁
  - 軟骨内骨化 —— 22頁
- 軟骨内骨化の調節因子 —— 24頁
  - BMP —— 24頁
- 骨芽細胞の分化機構 —— 24頁
  - Wnt シグナル —— 25頁
- 骨細胞の分化機構 —— 26頁
- 破骨細胞の分化機構 —— 27頁
- ホルモン，ビタミンによるカルシウム代謝制御 —— 28頁
- ホルモン，ビタミンによるリン代謝制御 —— 30頁
- 性ホルモン —— 32頁

3章　骨の病態，病理

- 骨の生物学的反応 —— 35頁
- 骨の病態と病理 —— 35頁
  - 骨陰影濃度が減少する病態 —— 35頁 —— 骨粗鬆症，骨軟化症，骨形成不全症，廃用性骨萎縮，関節リウマチ，骨腫瘍による骨溶解
  - 骨陰影濃度が増加する病態 —— 38頁 —— 大理石骨病，メロレオストーシス（流蝋骨症），骨Paget病，変形性関節症，骨壊死，骨梗塞，骨肥厚症，骨腫瘍による骨硬化

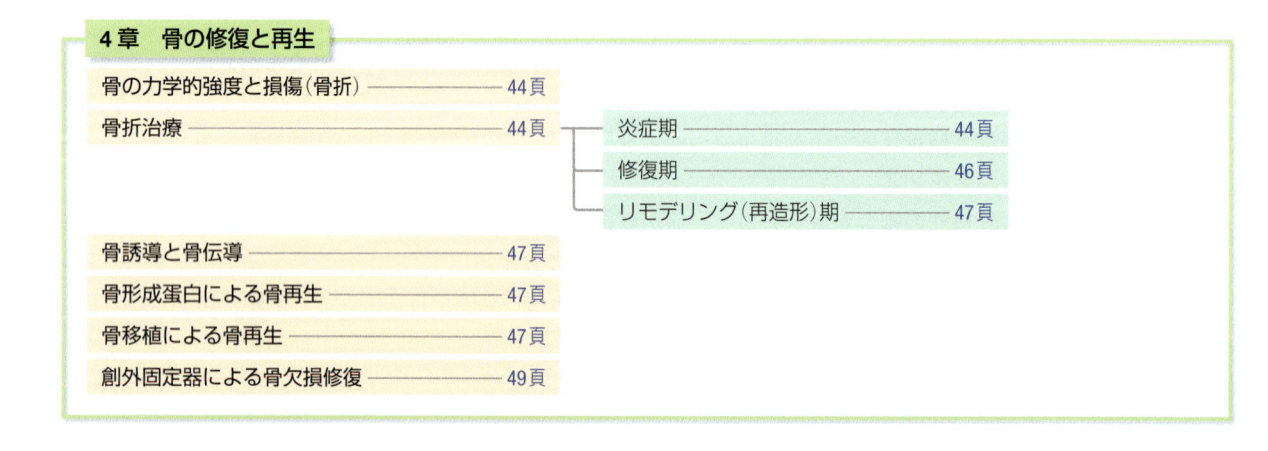

4章　骨の修復と再生

- 骨の力学的強度と損傷（骨折） —— 44頁
- 骨折治療 —— 44頁
  - 炎症期 —— 44頁
  - 修復期 —— 46頁
  - リモデリング（再造形）期 —— 47頁
- 骨誘導と骨伝導 —— 47頁
- 骨形成蛋白による骨再生 —— 47頁
- 骨移植による骨再生 —— 47頁
- 創外固定器による骨欠損修復 —— 49頁

5章　関節の構造，生理，生化学

- 関節 —— 52頁
  - 関節の分類 —— 52頁
  - 関節の機能 —— 53頁
  - 可動関節（滑膜関節）の構造 —— 53頁
- 関節軟骨 —— 53頁
- 関節包と靱帯 —— 60頁
- 滑膜 —— 60頁
- 関節液 —— 61頁
- 半月（半月板） —— 62頁
- 滑液包 —— 62頁
- 椎間板 —— 63頁

6章　関節の病態，病理

- 関節疾患における関節軟骨の生物学的反応 —— 65頁
  - 関節軟骨を傷害する因子 —— 65頁
  - 関節軟骨の変性，破壊の機序 —— 66頁
- 関節疾患における関節軟骨の病理，病態 —— 68頁
  - 関節軟骨の病理的変化 —— 69頁
- 関節疾患における軟骨下骨の反応 —— 72頁
- 滑膜の病的反応 —— 70頁

7章　関節軟骨の修復と再生

- 軟骨の構造 —— 73頁
- 関節軟骨の部分損傷と全層損傷 —— 74頁
- 硝子軟骨と線維軟骨 —— 74頁
- 軟骨の修復・再生 —— 75頁
- 再生医療による治療 —— 76頁
  - 骨髄刺激法 —— 76頁
  - モザイクプラスティー —— 76頁
  - 自家軟骨細胞移植 —— 76頁
  - 同種骨軟骨移植 —— 76頁

8章　筋・神経の構造，生理，化学

- 骨格筋の構造と機能 —— 79頁
  - 骨格筋の機能 —— 79頁
  - 骨格筋のマクロ構造と作用 —— 79頁
  - 骨格筋のミクロ構造 —— 79頁
  - 骨格筋の収縮メカニズム —— 81頁
  - 筋収縮のエネルギー源 —— 82頁
  - 神経筋伝達メカニズム —— 83頁
- 神経組織の構造と機能 —— 84頁
  - 神経系の構造 —— 84頁
    - 神経細胞 —— 84頁
    - 脊髄と脊髄神経 —— 84頁
    - 末梢神経 —— 85頁
  - 神経系の機能 —— 86頁
    - 神経線維の種類 —— 86頁
    - 神経の興奮と伝導 —— 86頁
    - 軸索輸送 —— 87頁

9章　痛みの基礎科学と臨床

- 痛みの定義 —— 88頁
- 痛みの分類 —— 88頁
  - 痛みのメカニズムに基づく分類 —— 88頁
  - 病態と持続時間に基づく分類 —— 88頁
- 痛みの生理学 —— 89頁
  - 運動器の痛みの受容システム —— 89頁
  - 運動器からの痛みの伝達 —— 91頁
  - 痛みの慢性化のメカニズム —— 91頁
- 痛みの評価法 —— 92頁
- 運動器の痛みとその治療 —— 92頁
  - 薬物療法 —— 92頁
  - 神経ブロック療法 —— 93頁
  - 理学療法 —— 93頁
  - 手術療法 —— 94頁
  - 集学的治療 —— 94頁

第1章 骨の構造，生理，生化学

A 骨の構造

1 骨の構造

　ヒト新生児には約350本の分離骨が存在するが，成長過程においていくつかの骨の癒合が生じ，成人では206本に減少する。これらは形態によって，四肢を形作る長管〔状〕骨 long bone，手根骨，足根骨などの短骨 short bone，頭蓋骨，肩甲骨，腸骨などの扁平骨 flat bone，その他の不定形の骨 irregular bone などに分類される。これらの分類はあくまでも部位や形態によるものであり，発生様式や組織型に基づくものではない。発生学的な観点からは，結合織内（膜性）骨化 intramembranous ossification と軟骨内骨化 endochondral ossification の区別が存在するが，これについては後述する（→22頁参照）。

2 長管骨の構造

　四肢を形作る長管骨は軟骨内骨化によって形成されるが，支柱となる骨幹 diaphysis と骨端 epiphysis の2つの部分に分けられ，それぞれ一次骨化中心 primary ossification center，二次骨化中心 secondary ossification center に由来する。骨端は長管骨の両端に存在し，硝子軟骨 hyaline cartilage である関節軟骨 articular cartilage（→53頁参照）で覆われる。その支持機構として軟骨下骨 subchondral bone があり，海綿骨の骨梁構造へ移行する。成長期の骨端は成長軟骨板 growth plate により，骨幹端と明瞭に境界される。骨幹は長管骨の中央で皮質骨 cortical bone に囲まれた管状の部分であり，屈曲，圧などの外力に強靱な抵抗性を示す。骨幹から骨端への移行部で，骨幅が広がる部分を骨幹端 metaphysis とよび，骨幹端の骨髄には海綿骨 cancellous bone が豊富に含まれ，外壁は薄い皮質骨で形成される（図1-1）。成長期に骨端と骨幹端を境界する成長軟骨板は，成長終了後には，板状に横走するプレート状の骨となる。これを骨端板 epiphyseal plate（または epiphyseal scar）という。短骨は皮質骨でできた外壁で囲まれ，内部に海綿骨，骨髄腔を有する。通常近くの骨とともに可動関節（→52頁参照）を形成し，関節表面は硝子軟骨で覆われる。

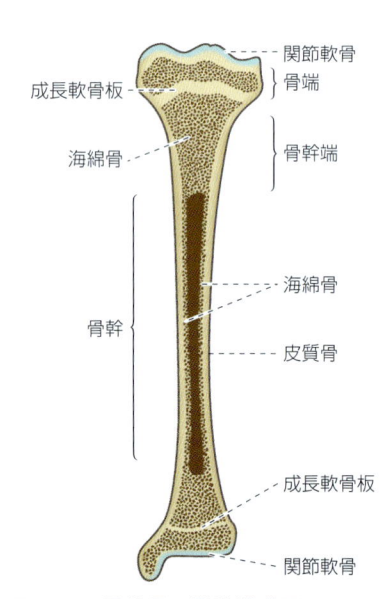

図1-1　長管骨の構造模式図

B 皮質骨と海綿骨

1 皮質骨の構造

　皮質骨と海綿骨は肉眼的，顕微鏡的特徴によって区別される。関節部分を除く皮質骨の外層は骨膜periosteumで覆われる。骨膜は外側の線維層と内側の細胞層からなる。細胞層は骨前駆細胞を含み，骨の成長に関与する。線維層にはわずかな骨膜細胞periosteal cellが存在するが，骨膜細胞は外傷などの刺激によって分裂を開始し，骨芽細胞osteoblastへ分化する。骨幹部においては，骨膜のコラーゲン組織は骨表面に平行に並んで被膜を形成する。一方靱帯や腱の付着部では，靱帯・腱のコラーゲン線維はSharpey（シャーピー）線維Sharpey's fiberとよばれる構造を形成して骨組織に直接入り込み，骨基質のコラーゲン線維と連続する。

A ハバース管

　皮質骨において，骨膜に面した外層と骨髄に面した内層には，円周上に配向した基礎層板circumferential lamellaeがある（外基礎層板および内基礎層板）。中間層には血管を中心に同心円状に層板骨が配列した直径200～300 μmの微小区域がみられる。この微小区域の中心部分の管状領域をハバース管Haversian（osteonal）canalといい，中に神経および血管が通っている。骨細胞の突起が走行する骨細管はハバース管と連絡し，骨細胞と血管の間での物質の移動を可能としている。ハバース管を横方向に連結する神経・血管の通路をフォルクマン管Volkmann canalといい，骨膜や骨内膜表面とハバース管，およびハバース管相互を連絡する（図1-2）。

B オステオン（ハバース系）

　ハバース管を取り囲む円柱形をした微小区域をオステオンosteon（骨単位）またはハバース系Haversian systemとよぶ。オステオンは破骨細胞が破壊・吸収した場所に一致して，骨芽細胞が層板骨を形成・添加することにより作り上げられた構造であり，皮質骨を構成する基本構造である。人の場合1つのオステオンが破壊されてから再構築されるまでの期間は100～300日程度であり，再構築されたオステオンが破壊されるまでの期間は1～数年である。オステオンとオステオンの間隙は介在層板interstitial lamellaで充塡されているが，これは破壊されたオステオンの遺残である。完全な形態を保ったオステオンには血流があるが，介在層板には十分な血流がなく，壊死に陥っている領域がある。すなわち正常な皮質骨は，生きた骨と壊死骨との微細なモザイク構造になっている（図1-3）。マウスやラットなどの小動物の皮質骨はオステオンを含む中間層がない。ウサギ，イヌなどの中動物では皮質骨幅の30～70％が中間層になる。ヒトでは幼少期の皮質骨は中間層が少ないが，成長とともに増加し，成人では90％が中間層で占められる。

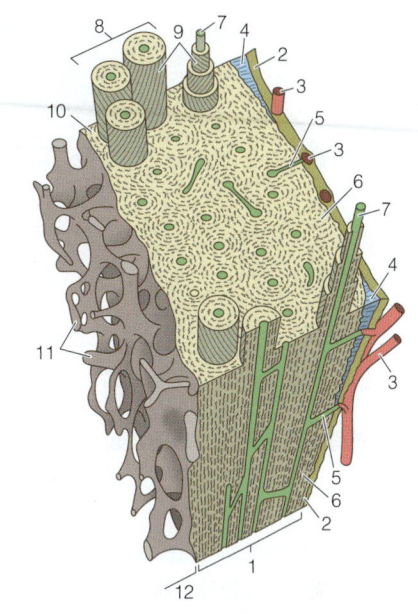

図1-2　皮質骨と海綿骨
1：皮質骨，2：骨膜，3：血管，4：シャーピー線維，5：フォルクマン管，6：外基礎層板，7：ハバース管，8：オステオン，9：ハバース層板のコラーゲン線維，10：内基礎層板，11：海綿骨，12：骨梁
(Krstic RV : Die Gewebe des Menschen und der Saugetiere. Springer-Verlag, Berlin, Heidelberg, New York, 1973)

2 海綿骨の構造

　海綿骨は柱状構造の骨で，周囲には骨髄組織が

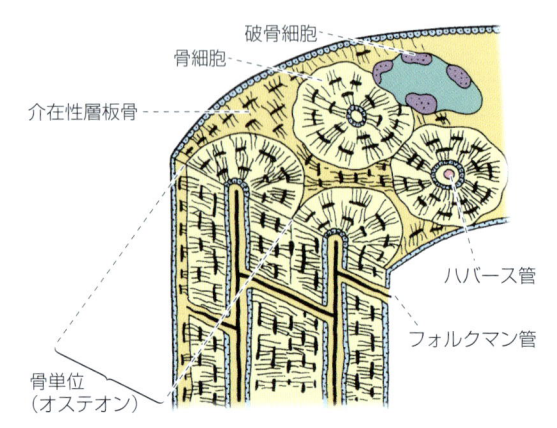

図1-3 皮質骨とオステオンの模式図

図1-4 海綿骨梁とパケット
骨組織切片の偏光顕微鏡像。層板をみると骨梁に三日月状の微小な区域（パケット）がある。

ある。柱状の部分を骨梁 trabecula という。長管骨の骨端，骨幹端，腸骨稜，椎体などで豊富にみられる。立体的に観察すると海綿骨には柱状の骨梁だけでなく，板状の構造もみられる。これを海綿骨プレートという。

A パケット

海綿骨の骨梁の断面を組織切片でみると，厚さ50〜70 μm の三日月型をした微小区域がある。連続切片で観察するとほぼ半円柱状を示している。この半円柱構造は皮質骨のオステオンに相当するもので，パケット packet とよぶ。パケットは海綿骨を構成する基本的な骨単位である（図1-4）。海綿骨の骨梁はパケットとパケットの破壊された断片である介在層板からなる。骨梁の中心にも介在層板がある。パケットは内部循環が維持されているが，介在層板では循環が維持されていない部分があり，皮質骨と同様に，壊死骨と生きている骨との微細なモザイク構造になっている。

皮質骨と海綿骨との区別は絶対的なものではなく，その比率は，部位や年齢によって異なる。また高齢骨粗鬆症患者においては，主として皮質骨骨髄側（内側）の多孔化が生じることにより，皮質骨の海綿骨化ともいうべき現象が観察される（図1-5）。

B 一次海綿骨と二次海綿骨

成長期には軟骨細胞と軟骨基質からなる成長軟骨板 growth plate がある（図1-6）。成長軟骨板では，骨幹端側にいくに従い軟骨基質のミネラル

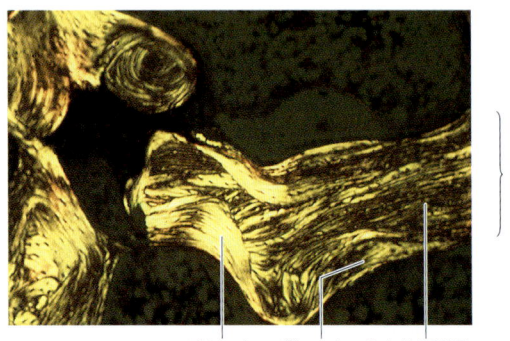

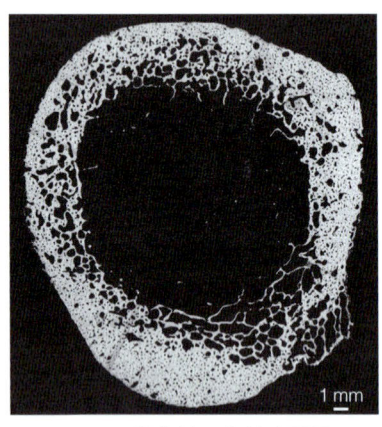

図1-5 90歳女性の女性大腿骨における皮質骨の多孔化と骨髄側の海綿骨化
（Zebaze RM, et al : Lancet 375 : 1729-1736, 2010 より改変引用）

成分が増加し，細胞は膨化（肥大化）する。肥大化した軟骨細胞はアポトーシス apoptosis によって死滅する。成長軟骨板の骨幹端側の骨髄には破軟骨細胞 chondroclast（破骨細胞 osteoclast と同じ細胞と考えられる）があり，石灰化した軟骨基質を破壊・吸収している（図1-7）。残存する軟骨基質を柱にして骨芽細胞が骨基質を添加している骨梁がみられる。これを一次海綿骨 primary spongiosa という（図1-8）。一次海綿骨の骨幹側にある，軟骨基質を含まないやや幅の細い骨梁が二次海綿骨 secondary spongiosa である（図1-8）。二次海綿骨は一次海綿骨の骨梁が破骨細胞により吸収された後，骨芽細胞により骨基質が形成，添加

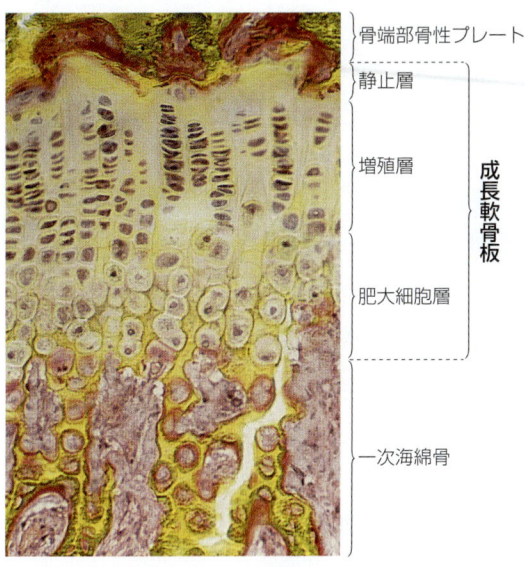

図1-6 成長軟骨板と一次海綿骨の組織像
骨端と境する骨性プレートに接して軟骨細胞の供給源である静止層がある。続いて，増殖層と肥大細胞層とがある。肥大細胞層内の最下層は石灰化層といい，石灰化した軟骨基質が黄色に染色されており，一次海綿骨に移行している。

(骨端部骨性プレート／静止層／増殖層／肥大細胞層／成長軟骨板／一次海綿骨)

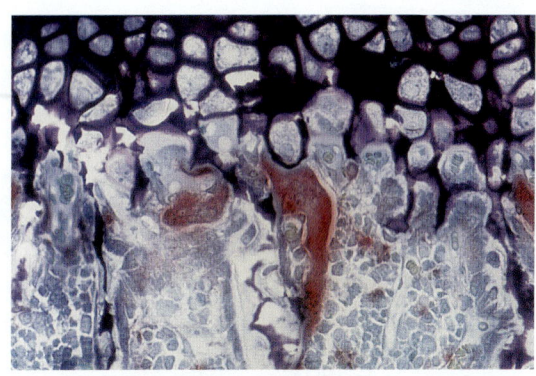

図1-7 成長軟骨板の最下部と骨幹端への移行部
赤く染色された巨大な細胞(中央部分)が，骨幹端の骨髄から出現した破軟骨細胞。紫色が石灰化軟骨基質。破軟骨細胞は軟骨基質の隔壁を吸収して，軟骨細胞を貪食している。

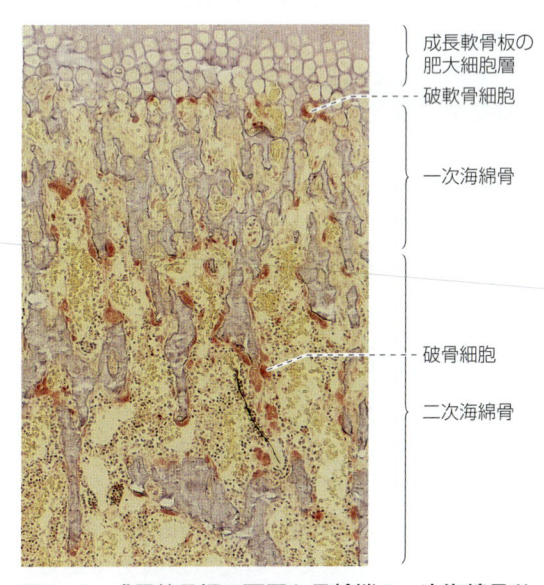

図1-8 成長軟骨板の下層と骨幹端の一次海綿骨および二次海綿骨
成長軟骨板の最下部で肥大細胞層が破軟骨細胞に吸収された後，一次海綿骨が形成される。さらに，破骨細胞で一次海綿骨が吸収され二次海綿骨が形成されていく。破軟骨細胞と破骨細胞は赤く染色されている。

(成長軟骨板の肥大細胞層／破軟骨細胞／一次海綿骨／破骨細胞／二次海綿骨)

されてできたものである。通常，二次海綿骨のことを海綿骨という。骨吸収が低下した大理石骨病モデル動物では二次海綿骨および皮質骨の形成が低下している。

　発生過程にある胎児骨格，あるいは骨折後や副甲状腺機能亢進症，骨Paget病など骨形成が高度に亢進した状態では，骨組織は層板構造を有さず，マトリックスも無構造物質を多く含み，コラーゲンの走行も不規則となり，石灰化度も低く，力学的強度も弱い。このような骨は線維骨 woven bone とよばれる。

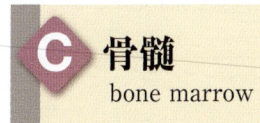

C 骨髄
bone marrow

　皮質骨の骨髄側(内側)，および骨髄腔にある海綿骨の表面は骨内膜 endosteum に覆われる。骨髄には造血細胞 hematopoietic cell と骨髄間質細胞 bone marrow stromal cell がある。骨髄間質細胞は，骨芽細胞，軟骨細胞，脂肪細胞，筋細胞など様々な細胞への分化能を有する間葉系幹細胞 mesenchymal stem cell を含む。造血細胞に分化する細胞は，造血幹細胞 hematopoietic stem cell とよばれる。骨髄は赤色骨髄，黄色骨髄に分かれ，造血は主として赤色骨髄によって担われる。黄色骨髄は増殖能力を失い脂肪組織に変化した組織である。骨髄での造血は胎生8週から始まり，生後は唯一の造血組織となる。

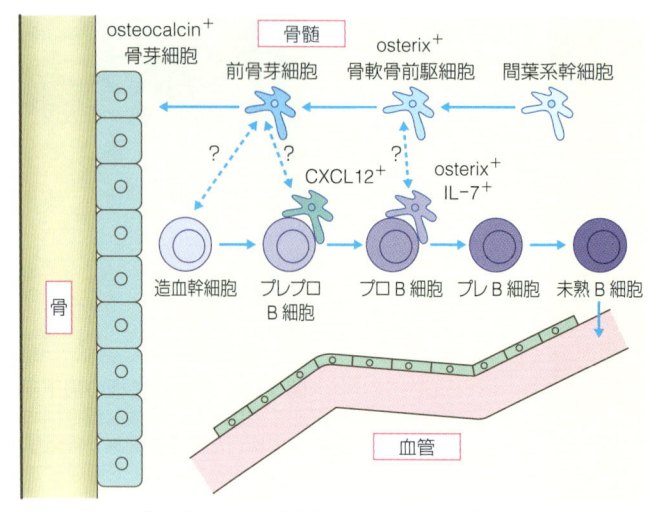

図1-9 骨芽細胞による造血幹細胞ニッチ形成とB細胞分化支持能
(Wu JY, et al：J Bone Miner Res 24：759-764, 2009 より改変引用)

Advanced Studies

近年骨芽細胞が造血幹細胞の維持や増殖に必要な様々な因子を産生することによって，造血幹細胞ニッチを形成する可能性が示唆されている。造血幹細胞ニッチとは骨髄において造血幹細胞と造血支持細胞が形成する微小環境のことを指す。骨髄における造血幹細胞ニッチとしては，骨芽細胞を中心とした「骨芽細胞性ニッチ」の他に，骨髄内血管である類洞血管の血管内皮細胞を中心とした「血管性ニッチ」などが知られている。また骨芽細胞はB細胞の分化に重要なCXCL12およびインターロイキン(IL-)7を産生することによって，B細胞分化支持能を有することも明らかにされている（図1-9）。

D 骨モデリングとリモデリング

1 骨モデリング

骨モデリング(造形)modeling は，主として成長期の外形拡大や成長完了後の形態修正など，骨の造形機能の総称である。Parfitt は「モデリングとは成長期に力学的負荷に合わせて骨の形状を改変させていく機構」であるとし，ドリフト drift によって生じる現象であるとしている（図1-10）。ドリフトとはFrostによって提唱された概念であり，成長期に骨吸収，骨形成が必要な部分に独立して生じることによって骨サイズ増加を導く現象である。モデリングが現象として骨の外形変化と密接に関連することは間違いないが，両者はイコールではない。モデリングの過程においては，「骨形成と骨吸収は互いに独立して生じる」とされているが，成長の過程においても骨形成と骨吸収とは完全に独立しているわけではない。またモデリングの際に生じるドリフトにおいては骨形成と骨吸収の協調作用が必要であることから，モデリングの過程においても何らかの骨吸収-骨形成連携が存在すると考えられる（図1-10）。

2 骨リモデリング

骨リモデリング(再造形)remodeling は元来 Wolff が「骨の外的形状 external shape の病的変化に伴って骨の内的構築 internal architecture の変化が生じるメカニズム」のことを "the law of bone remodeling" としてまとめたのが嚆矢である。Wolff はリモデリングを「何らかの病的原因による変形後に海綿骨，皮質骨の形状が(力学的要請にあわせて)変化していく」現象の説明に用いており，これは現在の骨モデリングに近い概念である。現在でも小児の骨折において，変形を残して癒合した骨のアライメント alignment が徐々に修正されていく現象を「リモデリングが生じた」と称するのはその名残であろう。

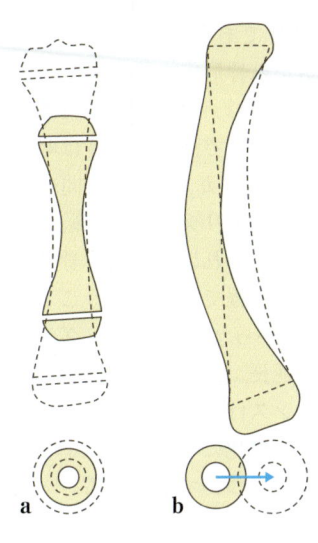

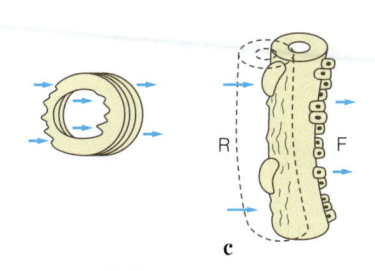

図 1-10　ドリフトによる骨モデリング
a. 実線および破線は成長期骨の成長前後の形状。長径，横径成長の際に骨形状を一定に保つために，骨形成および骨吸収の時間，空間的変化（ドリフト）が生じる。
b. 小児期の骨折後変形の矯正過程においてみられるドリフト。
c. bにおいて骨が右方向へシフトしているように見えるメカニズム。骨の凹側において形成（F）が生じると同時に凸側で吸収（R）が生じることでこのようなシフト（ドリフト）が生じる。

（Frost HM：Curr Opin Orthop 8：60-70, 1997 より引用）

しかし現在では骨リモデリングは，「皮質骨のオステオンあるいは海綿骨のパケットなどの basic multicellular unit（BMU）において，活性化相→吸収相→逆転相→形成相というサイクルを経て骨組織がバランスを保ちながら代謝改変される」という現象，すなわち骨代謝回転 bone turnover と類似したニュアンスで使用されていることが多い。このような定義の変遷は，骨芽細胞，破骨細胞など骨リモデリングに関与する細胞とその機能についての知識の集積と深く関係しており，1960年代以降，Frost, Jee, Parfitt らによって主導されてきた。Parfitt は，骨リモデリングとは古い骨を新しい骨に置き換えることによってマイクロダメージの集積を回避するプロセスであるとしており，骨形態のマクロな変化という Wolff のニュアンスはかなり薄れている（図 1-11）。このような骨リモデリングの定義が現在における主流の認識であることは，原発性骨粗鬆症において骨脆弱性を導く原因として「骨リモデリングの亢進」が挙げられていること，ビスフォスホネートなどの骨吸収抑制薬の作用機序が「骨リモデリングの抑制」であるとされていることなどからも明瞭である。
　先にも述べたように骨組織の重要な役割の1つは身体の支持であり，したがってリモデリングの意義の1つは支持組織としての骨格の維持であると考えられる。すなわち古い骨を新しい骨と置換することによってマテリアルとしての骨組織の劣化を防ぐ役割を担っているのがリモデリングであ

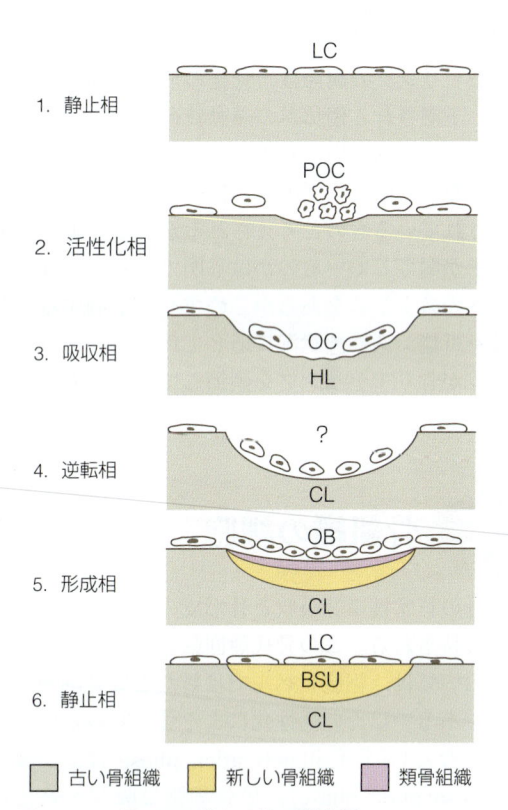

1. 静止相
2. 活性化相
3. 吸収相
4. 逆転相
5. 形成相
6. 静止相

■ 古い骨組織　■ 新しい骨組織　■ 類骨組織

図 1-11　骨リモデリングの概念図
骨内膜側でのリモデリング。LC：骨被覆細胞，POC：前破骨細胞（単核），OC：破骨細胞（多核），HL：ハウシップ窩，CL：セメントライン，OB：骨芽細胞，BSU：骨構造ユニット
〔Parfitt AM：Calcif Tissue Int 36（Suppl 1）：S37-45, 1984 より改変引用〕

る（図 1-12）。皮質骨ではメカニカルな刺激によって微小骨折などのマイクロダメージがみられることが知られているが，このようなダメージがリモデリングによって修復されることは実験的にも明らかにされている。

　しかしながらダメージが存在しないような状態でも骨組織はリモデリングを行っており，ダメージの修復のみがリモデリングの目的ではないと考えられる。また例えばリモデリングの左右対称性・同時性などはダメージの修復という視点からは説明不可能である。これらの事実は，骨組織ダメージの「予測」および「予防」メカニズムとしてのリモデリングの役割を示している可能性がある。Parfitt は修復過程としてのリモデリングを標的 targeted リモデリング，予防としてのそれを確率的 stochastic リモデリングと命名して2つを区別している。ダメージの予測・予防過程としてのリモデリングの調節は，骨格の形態，個体のサイズ，予測される個体への運動負荷などによって個別に決定されているはずである。したがってこのようなリモデリングの調節はある程度遺伝的に決定されているものと考えられるが，どのような遺伝子が関与しているのかは不明である。全身の骨格へのストレスをあらかじめすべて予測することは不可能であり，状況に応じて何らかの局所シグナルが骨リモデリングを調節していると考えられる。

E 骨組織の細胞

　骨の恒常性は骨吸収と骨形成のバランスによって維持される。この骨代謝回転（骨リモデリング）においては，細胞レベルでは新たな破骨細胞の形成，あるいはその活性化による骨の吸収が開始刺激となる（活性化相 activation phase および吸収相 resorption phase）。破骨細胞は吸収を終えるとアポトーシスによって死滅し，逆転相 reversal phase を経て骨芽細胞による骨形成期 formation phase に至り，最終的には静止相 quiescence phase に戻り，リモデリングサイクルは完成される（図 1-11）。

　リモデリングが生じる「場」となるのはオステオン・パケットなどの basic multicellular unit （BMU）とよばれる構造体である。1つの BMU において，骨吸収の開始から骨形成の終了まで，というサイクルが完成するには，ヒトの場合100〜300日程度を要するが，ここで注目すべきは吸収相（2〜4週間）と形成相（4〜6カ月）との期間の違いである。すなわち骨リモデリングとは，破骨細胞による急速な骨吸収と，それに引き続く骨芽細胞による緩徐な骨形成の過程であるということができる（図 1-12）。したがってリモデリングサイクルの亢進，吸収相の延長，あるいは形成相の短縮などによって骨バランスはマイナスに傾き，骨量の減少，すなわち骨粗鬆化にいたる。以下で骨形成，骨吸収を担う細胞について解説する。

A 骨芽細胞

　骨芽細胞 osteoblast（OB）は骨形成において中心的な役割を担う細胞であり，軟骨細胞，脂肪細胞，筋細胞などと共に，間葉系幹細胞 mesenchymal stem cell に由来する。主として皮質骨，海綿骨の表面に存在し，骨形成の盛んな部位では類円形であり，旺盛な基質合成を示す塩基性の細胞質と，豊富なミトコンドリアとゴルジ Golgi 体によって特徴づけられる（図 1-13）。一方で休止骨芽細胞または骨被覆細胞 bone lining cell とよばれる扁平な骨芽細胞は基質合成能が低いが，骨細胞との結合によって，メカニカルストレスに対する骨応答や，骨からのカルシウム・リンの血中への移動に関与する。また骨折などの病的な状態においては，類円形の形状と活発な基質合成能を回復する。

　骨芽細胞はⅠ型コラーゲン，アルカリフォスファターゼ，オステオカルシンなどの様々な特異的な遺伝子を発現するが，これらの発現は骨芽細胞の分化段階によって異なることが知られている（図 1-14）。分化の最終段階では骨基質の石灰化を生じ，骨被覆細胞あるいは骨細胞へと分化する。基質石灰化においては骨芽細胞が分泌する基質小胞 matrix vesicle が石灰化の核となることが知られている。基質小胞はアルカリフォスファターゼやピロリン酸を含み，石灰化開始部位を決定する。

B 骨細胞

　骨芽細胞が自ら作った骨基質の中に埋まって骨基質形成能を失ったものが骨細胞 osteocyte であり，骨小腔 bone cavities（lacunae）内に局在する

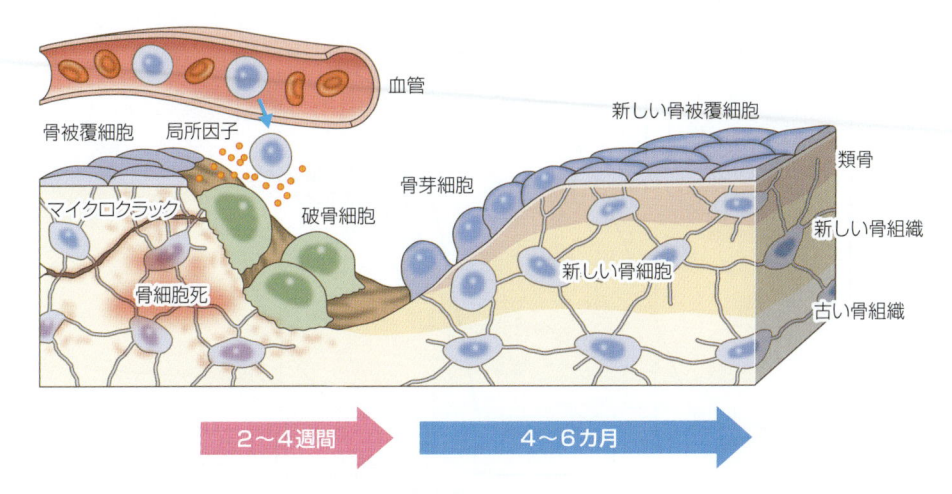

図 1-12　リモデリングにおける吸収相と形成相
古い骨組織にマイクロクラックが生じると骨細胞のアポトーシスが生じ，局所因子が分泌されることによって破骨細胞の分化・活性化を誘導する．破骨細胞による骨吸収ののちに骨芽細胞が分化し，骨基質の産生と石灰化を誘導する．ヒトにおいて吸収相は 2〜4 週間，形成相は 4〜6 カ月持続するとされている．
(Seeman E, Delmas PD：N Engl J Med 354：2250-2261, 2006 より改変引用)

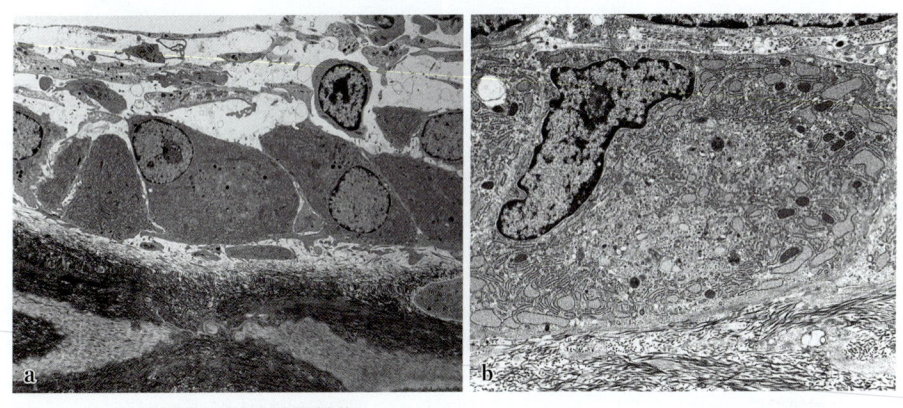

図 1-13　骨芽細胞の電子顕微鏡像
b は強拡大．骨形成の盛んな部位の骨芽細胞は類円形で，豊富なミトコンドリアと Golgi 体を有する．(松本歯科大学　中村浩彰先生より提供)

(図 1-15)．すべての骨芽細胞が骨細胞になるわけではなく，約 12 個に 1 つの骨芽細胞が骨細胞へと分化すると算定されている．骨細胞は骨組織に最も大量に存在する細胞である．成人の骨組織では 1 mm^3 あたり 25,000 個以上の骨細胞が存在する．これは骨芽細胞の 10 倍程度にあたり，すべての骨組織細胞中の 95% を占める．形態的な特徴としては発達した細胞突起が挙げられる．ギャップジャンクションによって結合した細胞突起によって骨細胞同士や骨芽細胞と細胞間ネットワークを形成し，メカニカルストレスの感受に関与する．

近年骨代謝における骨細胞の重要性が注目されており，Wnt シグナルや BMP シグナルを抑制する Sclerostin，リン代謝において中心的な役割を果たす線維芽細胞増殖因子(FGF)23 やその制御因子 dentine matrix protein-1(DMP-1)，破骨細胞分化因子である receptor activator of NF-κB ligand(RANKL)の発現が骨細胞で特異的に高いことが明らかになっている．

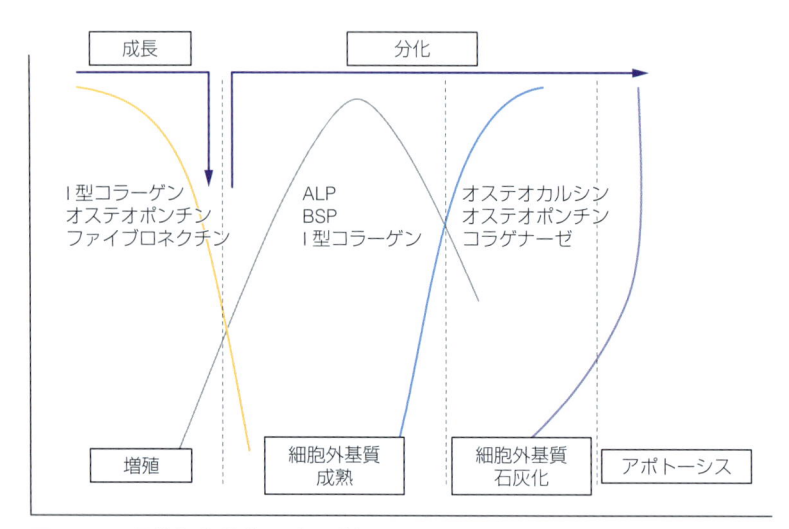

図 1-14 骨芽細胞分化と発現遺伝子
骨芽細胞分化は 4 つのステージに分割され，それぞれのステージで特異的な遺伝子発現がみられる。
(Stein GS：Oncogene 23：4315-4329, 2004 より改変引用)

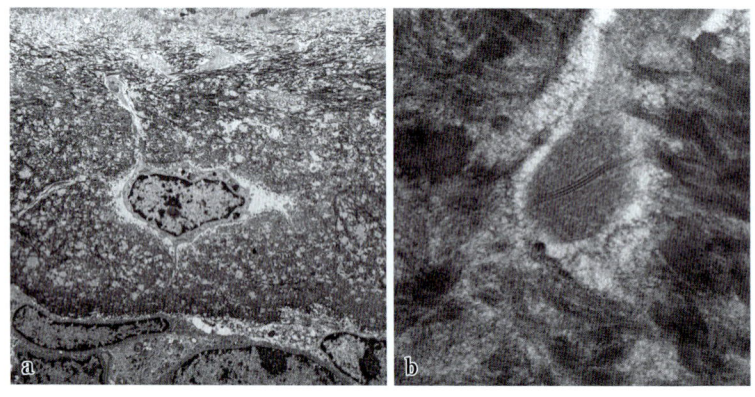

図 1-15 骨細胞の電子顕微鏡像
骨細胞は骨小腔に存在し，細胞突起をのばす(**a**)。細胞突起は互いにギャップジャンクションを形成する(**b**)。(松本歯科大学　中村浩彰先生より提供)

C 破骨細胞

破骨細胞 osteoclast は骨吸収を中心的に担う細胞である。直径 20～100 μm の巨大な多核細胞であり，骨組織においては骨表面の吸収窩〔ハウシップ(Howship)窩〕に存在する。骨吸収を行うために高度に分化しており，形態的な特徴としては，アクチンに富む明帯 clear zone によって骨と接着し，その内側に波状縁 ruffled border とよばれる複雑に入り組んだ刷毛状の膜構造を形成し，酸や酵素を分泌して骨組織の脱灰，骨基質の分解を行う(図 1-16)。酸産生には 2 型炭酸脱水素酵素が関与しており，産生された酸は波状縁から分泌される。酸分泌を担うプロトンポンプの本体は液胞型 ATPase である。骨組織への接着にはビトロネクチンレセプターとよばれる $α_vβ_3$ インテグリンが重要な役割を果たすが，その下流では癌遺伝子産物である c-Src が働いている。コラーゲンの分解にはシステインプロテアーゼのカテプシン K やマトリックスメタロプロテアーゼ(MMP)-9 が重要な役割を果たす。DC-STAMP, OC-STAMP などの分子は破骨細胞の多核化に関与す

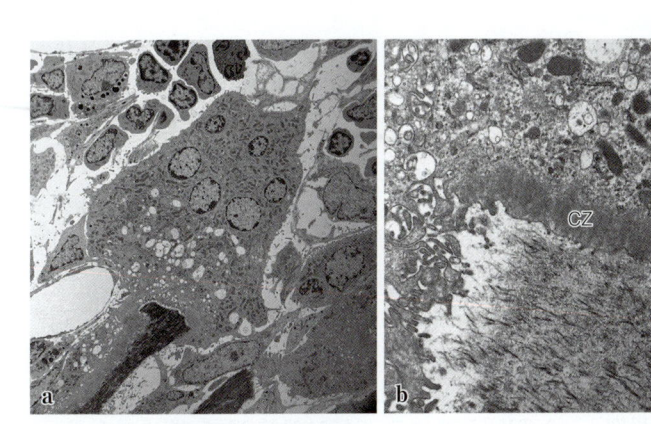

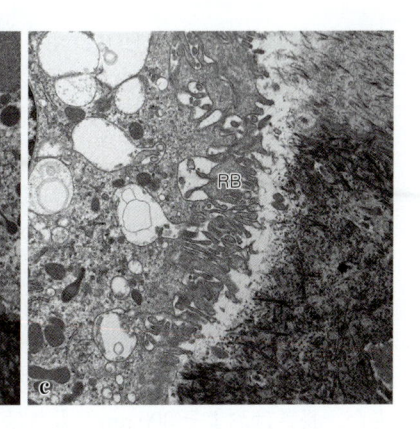

図1-16 破骨細胞の電子顕微鏡像
CZ：明帯　RB：波状縁（松本歯科大学　中村浩彰先生より提供）

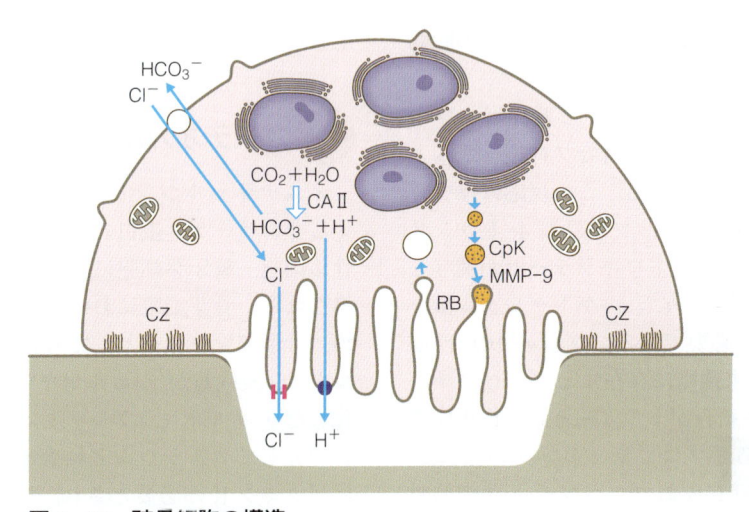

図1-17 破骨細胞の構造
CZ：明帯，RB：波状縁，CpK：カテプシン K，MMP-9：matrix metallopro-teinase-9
▮：CLC-7，●：液胞型 H^+-ATPase
（松本歯科大学大学院硬組織研究グループ：硬組織研究ハンドブック．松本歯科大学出版会，2005年より）

ることが報告されている。また酒石酸抵抗性酸ホスファターゼ tartrate-resistant acid phosphatase（TRAP）活性が強く，臨床的にも TRAP5b は骨吸収マーカーとして用いられている（図1-17）。

F 骨基質の蛋白質

骨組織にはミネラル以外に多くの基質蛋白が存在し，骨の材料特性を規定している。骨基質蛋白は大きくコラーゲンおよび非コラーゲン性蛋白に分類することができる。

1 I型コラーゲン

コラーゲン collagen は哺乳類の中で最も多量に存在する蛋白であり，全蛋白の25～30%を占める。コラーゲンの基本構造はグリシン-X-Yの繰り返し配列を有するポリペプチド鎖であり，X，Y は主としてプロリンとヒドロキシプロリンによって構成される（大部分のプロリンは X 位に，ヒドロキシプロリンは常に Y 位に存在する）。ま

た10〜15%のリシン，ヒドロキシリシンを含有する．とりわけヒドロキシプロリン，ヒドロキシリシンが存在することは他の分子にはないコラーゲンの特徴である．

　骨基質蛋白の中で最も多いのはⅠ型コラーゲンであり，全基質蛋白の90%を占め，残りを非コラーゲン蛋白が占める．Ⅰ型コラーゲンはα(Ⅰ)鎖2本とα(Ⅱ)鎖1本の3本鎖からなるtriple helix構造を持つ．この構成単位をトロポコラーゲンtropocollagenというが，Ⅰ型コラーゲンの場合，長さはおよそ300 nm，太さは1.5 nm程度である．3本鎖の形成にはグリシン残基が重要な役割を果たしており，ヒト骨形成不全症などでみられるグリシンの変異はコラーゲンの構造に重大な変化をもたらし，コラーゲンファイバーの脆弱性を高める．

　コラーゲンα鎖はまず分子量12万程度のプロα鎖として合成され，小胞体内でプロリン残基とリシン残基が水酸化を受ける．この反応にはプロリル3-トランスレラーゼ，プロリル4-トランスレラーゼおよびリシルヒドロキシラーゼが関与しており，補酵素としてFe^{2+}，α-ケトグルタル酸，アスコルビン酸が必要である．プロα鎖のtriple helix形成にはC末端側に存在するプロペプチド間のジスルフィド結合がトリガーとして作用すると考えられている．プロコラーゲン鎖のN末端およびC末端に存在するプロペプチドは細胞外への放出の後プロテアーゼによって切断され，コラーゲン分子が形成される（図1-18）．コラーゲン分子は自ら会合し，コラーゲン線維となるが，会合に際して1/4ずつずれて並んでいるため，電子顕微鏡上ほぼ65 nm周期の縞模様として観察される．コラーゲン分子のリシン残基（あるいはヒドロキシリシン残基）の一部はリシルオキシダーゼによってアルデヒド結合を有するアリシン（あるいはヒドロキシアリシン）に変換され，アリシン間で形成されるアルドール縮合や他のリシンとの間で生じるSchiff（シッフ）塩基形成を介してコラーゲン分子間に架橋結合が形成される．このような架橋は数種類知られているが，架橋の1つであるピリジノリン架橋は骨，腱，軟骨，象牙質に多く，骨吸収時に血中に放出される．Ⅰ型コラーゲンのプロセッシングの段階で産生されるN末端プロペプチド（P1NP），C末端プロペプチド（P1CP）は骨形成マーカーとして臨床的な骨代謝の評価に使用されている．

　コラーゲンの分解にはカテプシンやマトリックスメタロプロテアーゼ（MMP）などの蛋白分解酵素が関与する．MMP-1，MMP-8，MMP-13などはコラーゲン分子をN末端から3/4の部分で切断し，さらにMMP-2，MMP-9などによって細切断される．破骨細胞に特異的に発現するプロテアーゼであるカテプシンKはⅠ型コラーゲンを分解して，架橋部分を含むテロペプチドであるNTX（Ⅰ型コラーゲン架橋N-テロペプチド）やCTX（Ⅰ型コラーゲン架橋C-テロペプチド），架橋部分のDPD（デオキシピリジノリン）などの産生に関与する．これらは骨吸収マーカーとして使用されている．

❷ オステオカルシン

　オステオカルシンosteocalcinは骨基質に存在する非コラーゲン蛋白の中で最も豊富に存在し，骨芽細胞，象牙芽細胞によって特異的に産生・分泌される．骨芽細胞において豊富に産生されるため，骨形成マーカーとしても利用されている．グルタミン酸残基がγ-カルボキシラーゼによって変化したγ-カルボキシグルタミン酸（Gla）を有し，これを介してカルシウムと結合する．Glaの形成にはビタミンKが必要とされ，1分子中に2-3残基のGlaを持つ．

　ヒトやラットでは1個の遺伝子しか存在しないが，マウスでは少なくとも3種類の類似したオステオカルシン遺伝子（*OG1, OG2, ORG*）が存在する．OG1およびOG2のノックアウトマウスでは，成体になると骨量の増加が認められ，力学的な強度も増加することが報告されており，オステオカルシンが骨強度に対してネガティブに作用している可能性を示唆する結果として注目される．また最近オステオカルシンが糖代謝に関与する可能性が報告されている．

❸ オステオポンチン

　オステオポンチンosteopontinは骨以外にも様々な組織で発現が認められる非コラーゲン蛋白であり，骨組織では骨芽細胞以外に破骨細胞でも

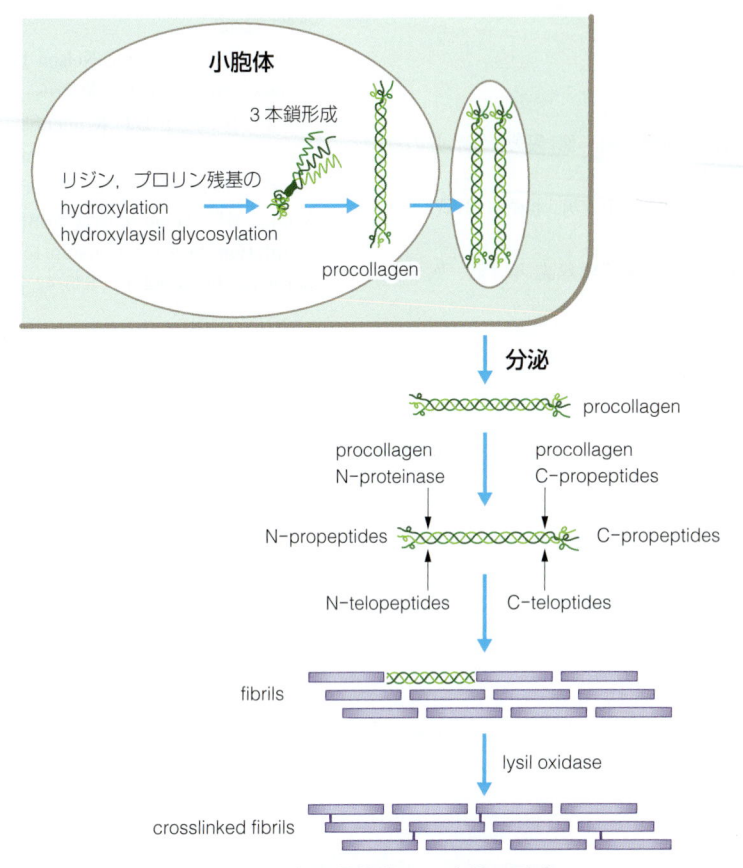

図1-18 Ⅰ型コラーゲンの転写後修飾と3本鎖の形成
(Viguet-Carrin S, et al：Osteoporosis International 17：319-336, 2006 より改変引用)

強い発現が認められる。オステオポンチンはインテグリンの認識配列であるRGD配列（アルギニン-グリシン-アスパラギン酸配列）を有し，細胞表面のインテグリンとRGD配列を介して結合することにより，骨組織への接着に関与していると考えられる。また様々な癌細胞での発現も認められ，接着を介した転移巣の形成，細胞の走化性や増殖に重要である可能性が示唆されている。オステオポンチンのノックアウトマウスは無重力下での骨量減少が生じないことが報告されており，メカニカルストレスに対するセンサーとしての役割が注目されている。

Advanced Studies

興味深い知見として，オステオポンチンは尿路結石の形成過程においてカルシウムの核になることが示され，結晶化に必須の物質と考えられている。オステオポンチンは，正常時にも，腎臓の遠位尿細管に散在しているが，尿路結石が形成される際には，大量に存在することが明らかになっている。ビスフォスホネートは腎臓におけるオステオポンチン遺伝子の発現を抑制するが，これは長期臥床患者における尿路結石形成に対してビスフォスホネートが抑制的に働くことと考え合わせると興味深い。

4 骨シアロ蛋白

骨シアロ蛋白 bone sialoprotein（BSP）はオステオポンチンとならんで代表的な骨基質内のシアロ蛋白の1つであり，その発現は骨石灰化とのつながりが強固であることが示唆されている。骨芽細胞分化において石灰化を起こす後期に発現が上昇する。しかしながらBSPノックアウトマウスの骨組織に異常は認められず，他のシアロ蛋白による代替があるものと考えられている。またin vitroの研究から細胞接着にも関与していることが示唆されており，やはりRGD配列を有し，インテグリンと結合することによって細胞の接着を

促進する。

●参考文献

1) 須田立雄,小沢英浩,高橋栄明,他(編著):新 骨の科学.医歯薬出版,2007
2) Ross MH, Pawlina W(著),内山安男,相磯貞和(訳):Ross 組織学.南江堂,2010
3) 藤田尚男,藤田恒夫:標準組織学総論 第4版.医学書院,2002
4) Feldman D, Marcus R, Nelson D, et al(eds):Osteoporosis, 3rd ed. Academic Press, 2007
5) Wu JY, Scadden DT, Kronenberg HM:Role of the osteoblast lineage in the bone marrow hematopoietic niches. J Bone Miner Res 24:759-764, 2009
6) Young MF:Bone matrix proteins:their function, regulation, and relationship to osteoporosis. Osteoporos Int 14(Suppl 3):S35-42, 2003

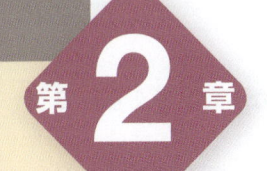

第2章 骨の発生，成長，維持

　骨の発生と成長は，間葉系細胞から骨芽細胞と軟骨細胞への分化と，各々の細胞の増殖によって担われる。さらに，骨の形態の維持と拡大には，造血幹細胞から分化する破骨細胞も重要な役割をはたしている。これらの細胞は各々の分化段階で特異的な分子を発現し，互いの機能を調節している。

A 系統発生からみた骨組織

1 骨組織の特殊性

　「骨 bone」という言葉からみなさんはどのようなイメージを思い浮かべるだろうか。「硬い」「カルシウム」「折れる（骨折）」などが代表的なものであろうか？　これらはいずれも骨組織の特徴の一断面にすぎない。骨組織の特殊性は，細胞外マトリックスがハイドロキシアパタイト結晶 hydroxyapatite crystal $[Ca_{10}(PO4)_6(OH)_2]$ によって石灰化されることにあり，これによってきわめて強固な支持能力を有するとともに，カルシウムやリン酸の供給源にもなる。しかし骨組織を系統発生の視点からとらえると，同じ脊椎動物であっても，ヒトにみられるような骨組織を有する生物がそれほど多くないことに気付く。

　例えば水生脊椎動物である魚類の骨格は，およそヒトとは異なるものである。現生の進化した硬骨魚類の骨組織には，骨細胞を持たないもの（無細胞性骨 acellular bone）と骨細胞を持つもの（細胞性骨 cellular bone）が存在する。下位真骨類 basal teleost に属するゼブラフィッシュの骨では骨細胞がみられるが，上位真骨類 advanced teleost に属するメダカでは骨細胞が存在しない

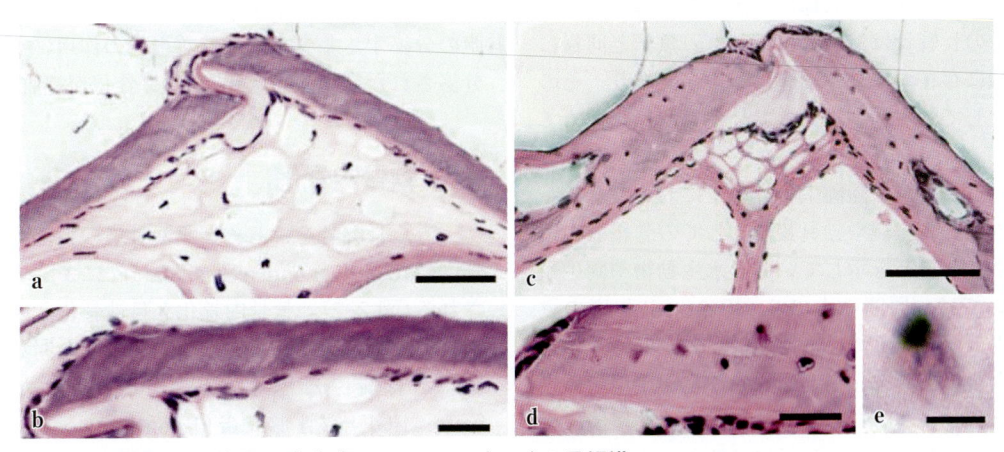

図2-1　メダカ（a, b）およびゼブラフィッシュ（c〜e）の骨組織
メダカ骨組織には骨細胞がみられない（a, b）。ゼブラフィッシュ骨組織には骨細胞が存在するが，細胞間ネットワークの発達は乏しい（c, d）。
bars = 50 μm（a, c），20 μm（b, d），5 μm（e）。
（東京医科歯科大学 山口朗先生より供与。Cao L, et al：J Bone Miner Metab 29：662-670, 2011 より改変引用）

（図2-1）。また骨細胞が存在するゼブラフィッシュにおいても，骨細胞間のネットワークの発達は両生類，爬虫類，哺乳類に比べて乏しい。この理由として，水生動物と陸生動物で骨組織の担う役割が異なることが考えられる。生体において骨組織は，重力に抗して形態を維持する，臓器を保護する，運動能を与える，カルシウムの貯蔵庫として働く，造血の場としての骨髄を確保する，など多彩な役割を担っている。なかでも水生動物と陸生動物においては，体にかかる重力，そしてカルシウム摂取効率が大きく異なっている。水中では陸上の1/6の重力しかかからないため，形態の維持組織という意味では陸生生物ほどの骨格強度は必要とされない。骨細胞の重要な役割は，メカノセンサーとして他の細胞や組織にシグナルを与えて骨構造を維持することであり，このことが高等魚類の骨組織に骨細胞が存在しない1つの要因なのかもしれない。

2 生体における骨組織の意義

世界の創生神話には生命の起源を海に求めるものが少なからず存在する。科学的にも生命は海で生まれ，数十億年をかけて霊長類に進化したというのが定説になっており，われわれの祖先が陸生を始めたのは3億6,000万年ほど前ではないかと推定されている。水生・陸生動物を繋ぐ存在である両生類のカエルでは，重力に耐える構造としての骨組織が哺乳類と同様に発達している。しかしカエルの長管骨は海綿骨に乏しく，魚類と同様に骨組織に存在する破骨細胞はわずかであり，その結果として陸生動物に比して骨代謝回転が極めて低い。

このことは，水陸両生のカエルにおいてもカルシウムの貯蔵組織や動員装置としての骨組織の役割は乏しいことを示している。水生動物や両生類においては，周囲の水に3～40 mg/dl程度のカルシウムが含まれているために，カルシウムの速やかな動員機構を必要としないことが1つの原因と考えられる。一方陸生脊椎動物は周囲環境にカルシウムが存在せず，生活に必要なカルシウムは食物から摂取する必要がある。このため恒常的にカルシウムを摂取できない場合に備えて生体内でカルシウムを貯蔵する組織，器官が必要となり，

骨格がその役割を担うようになったと考えられている。

カルシウム調節ホルモンとして，ビタミンDが硬骨魚類以降で認められるのに対し，爬虫類以降で上皮小体（副甲状腺）ホルモン parathyroid hormone（PTH）が登場したのは，体液のカルシウム恒常性維持に，より複雑な制御機構が必要になったためであろう。このように生体における骨組織の意義を考えるうえで，系統発生学的アプローチは極めて重要な示唆を与えてくれる。

B 骨の発生

骨組織は生体の中で最もダイナミックに形態や大きさを変化させる組織の1つであるが，その形成過程は大きく結合組織性（膜性）骨化，軟骨内骨化の2種類に分類される。

1 膜性骨化

膜性骨化 intramembranous ossification は軟骨形成を介さずに直接に骨が形成される様式であり，頭蓋骨や鎖骨の一部が代表的な膜性骨化組織である。骨形成部位にまず間葉系幹細胞が集積することによって膜性骨化は開始される。集積した間葉系幹細胞は直接骨芽細胞に分化し，I型コラーゲンや非コラーゲン性蛋白質を盛んに細胞外に分泌しながら類骨 osteoid を形成する。骨芽細胞の分泌する基質小胞や基質蛋白の作用によって分泌された類骨の石灰化が生じ，骨化が完成する。

2 軟骨内骨化

一方，長幹骨をはじめとする骨格の大部分は軟骨内骨化 endochondral ossification によって形成される（図2-2）。軟骨内骨化も膜性骨化と同様，間葉系細胞の集積から始まる。集積した間葉系細胞は，線維芽細胞増殖因子 fibroblast growth factor（FGF）や骨形成蛋白 bone morphogenetic protein（BMP）の作用によってII型コラーゲンを産生する軟骨芽細胞 chondroblast に分化し，軟骨原基を形成する。骨組織の基本的な形状は軟骨原基の形態によって規定される。軟骨原基を取り囲

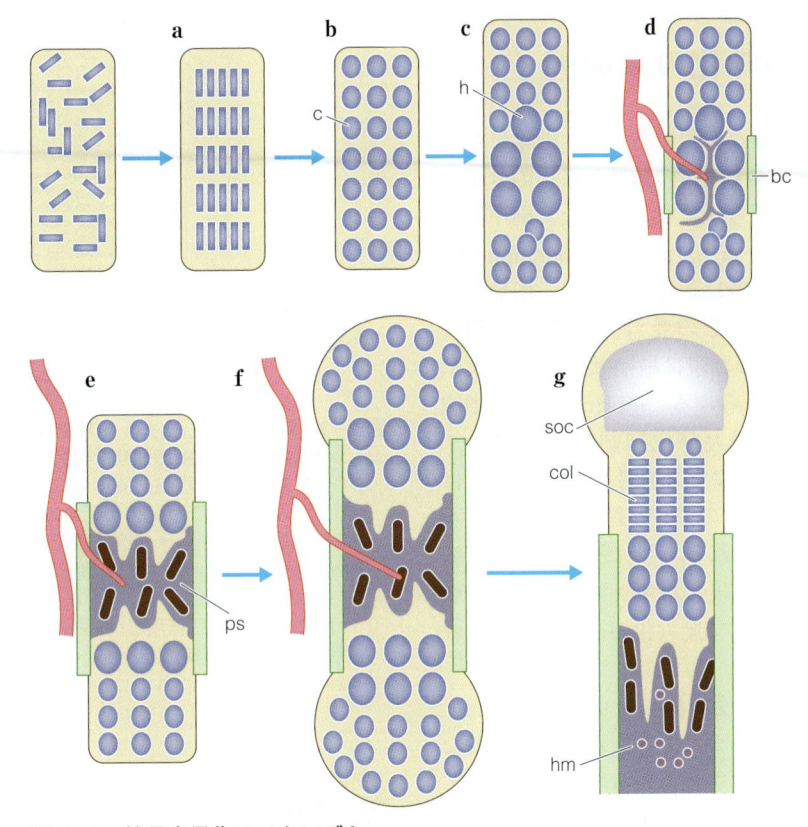

図2-2 軟骨内骨化のメカニズム

a. 間葉系細胞凝集
b. 凝集した細胞は軟骨細胞（c）に分化する。
c. 凝集の中心部の軟骨細胞は増殖をやめて肥大化する（h）。
d. 肥大軟骨近傍の軟骨膜細胞が骨芽細胞となって骨性骨膜襟（bc）を形成する。肥大軟骨は石灰化し，血管を誘導するとともにアポトーシスを生じる。
e. 骨芽細胞は血管を誘導し，一次海綿骨（ps）を形成する。
f. 軟骨細胞は増殖を続け，骨の長径成長を促す。一次海綿骨の骨芽細胞は二次海綿骨を形成し，骨性骨膜襟の骨芽細胞は皮質骨を形成する。
g. 骨端部では二次骨化中心（soc）が形成される。二次骨化中心直下の成長板においては軟骨細胞が規則正しい柱状構造（col）を形成する。間質細胞とともに造血細胞（hm）が骨髄腔で増加する。

(Kronenberg HM：Nature 423：332-336, 2003 より引用)

むように軟骨膜 perichondrium が形成される。軟骨膜の軟骨形成層から軟骨細胞 chondrocyte が分化し，基質産生を行うことで横径成長に寄与する。発育段階がある程度進むと，軟骨原基の中央部分の軟骨膜は骨芽細胞を産生するようになり，骨膜 periosteum とよばれるようになる。骨膜内では骨芽細胞の分化・成熟が起こり，膜性骨化の過程により石灰化された骨性骨膜襟 bone collar が形成される。これとほぼ期を一にして，軟骨原基中心部にある軟骨細胞は前肥大軟骨細胞 prehypertrophic chondrocyte，肥大軟骨細胞 hypertrophic chondrocyte へと分化し，石灰化が誘導される。これとともに石灰化軟骨層への血管の進入が生じ，骨組織，骨髄組織へと置換される。骨幹端部には成長軟骨板が形成され，以後の長径成長の中心となる。胎生後期あるいは生後早期には骨端部にも血管進入が起こり，二次骨化中心を形成する。成長軟骨板は性成熟の完了とともに石灰化を経て骨化組織に置き換えられ閉鎖するが，関節軟骨は成体にいたるまで骨化しないまま維持される。

C 軟骨内骨化の調節因子

　軟骨内骨化は複雑な過程であるが，近年になり様々なノックアウトマウスの知見からその分子メカニズムの一端が明らかになってきた．副甲状腺ホルモン関連蛋白質 parathyroid hormone-related protein(PTHrP)は軟骨膜の細胞，増殖軟骨層で発現しており，その受容体である PTH/PTHrP レセプターの発現は増殖軟骨，前肥大軟骨細胞において認められる．PTHrP は軟骨細胞の増殖促進作用，肥大分化抑制作用を持ち，PTHrP ノックアウトマウスの骨組織においては静止・増殖軟骨細胞数の減少，肥大化の亢進(石灰化の亢進)が認められる．これとは逆に軟骨細胞で PTHrP を過剰発現したマウスでは前肥大軟骨細胞層の増殖，そして肥大化の抑制が認められる．

　PTHrP およびその受容体の発現調節には様々な因子が関与しているが，そのなかで最も重要なものの1つとして注目されているのがインディアンヘッジホッグ indian hedgehog(IHH)である．IHH は前肥大軟骨細胞，肥大軟骨細胞においてその強い発現が認められる．IHH は *PTHrP* 遺伝子の発現を促進することによって軟骨細胞の分化に対して抑制的に働く．また前肥大軟骨層における IHH の発現は骨性骨膜襟形成部位の決定にきわめて重要である．Ihh ノックアウトマウスにおいては増殖軟骨層の減少，肥大化の促進が PTHrP，あるいは PTH/PTHrP レセプターのノックアウトマウスより高度に認められ，また骨性骨膜襟の形成が認められない．一方 PTHrP は軟骨細胞の分化を抑制することにより間接的に IHH の発現を誘導する．このようなネガティブフィードバックによって軟骨の成長，分化は巧妙に調節されていると考えられる(図2-3)．

D 骨芽細胞の分化機構

　間葉系幹細胞から骨芽細胞の分化過程に重要な役割を果たしているシグナルとして，骨形成蛋白 bone morphogenetic protein(BMP)および Wnt シグナルが挙げられる．

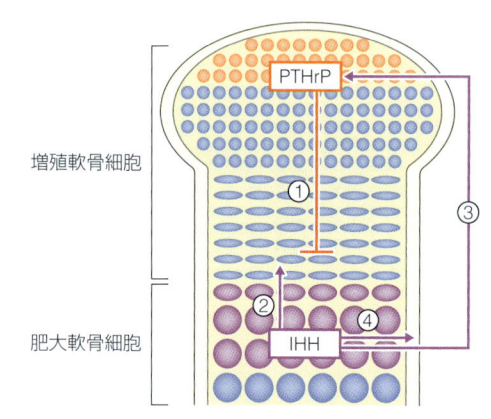

図2-3　軟骨分化における IHH および PTHrP の役割
① PTHrP は軟骨膜細胞，増殖軟骨細胞によって産生される．
② PTHrP は増殖軟骨細胞の受容体に作用し，軟骨の肥大分化を抑制することによって IHH 産生を抑制する．PTHrP 産生細胞から十分遠位にある細胞は肥大化し，IHH を産生する．IHH は軟骨細胞の増殖を促進する．
③ IHH は増殖軟骨細胞における PTHrP 産生を促進する．
④ IHH は軟骨膜細胞に作用し，骨芽細胞への分化を促進し，骨性骨膜襟を形成する．

(Kronenberg HM：Nature 423：332-336, 2003 より改変引用)

1 BMP

　BMP は脱灰骨中に存在し，異所性骨化を誘導する分子として同定された．TGF-β superfamily に属するサイトカインであり，これまでに15種類以上の BMP が同定されている．BMP-2, 4, 7 は多分化能を有する間葉系細胞株 C3H10T1/2 細胞や筋芽細胞株 C2C12 細胞を骨芽細胞へと分化誘導する．BMP はセリン-スレオニンキナーゼに属する特異的な受容体コンプレックス BMPRIA/BMPRIB に結合し，そのシグナルは Smad によって核内に伝えられる(図2-4)．進行性骨化性線維異形成症(fibrodysplasia ossificans progressive；FOP)は BMP シグナルに異常が認められる遺伝性疾患である．小児期に発症し，外傷などのトリガーによって，徐々に体幹から末梢の筋組織から異所性骨化が進行する．FOP の責任遺伝子は BMP の I 型受容体 *ACVR1/ALK2* 遺伝子であり，FOP 患者においては ACVR1/ALK2 の恒常的活性化が生じている．この事実は，BMP/ALK2 を介するシグナル伝達系が，ヒトにおいて筋⇒骨という形態変化に重要な役割を担っていることを意味する．

　BMP によって誘導される遺伝子の1つにショ

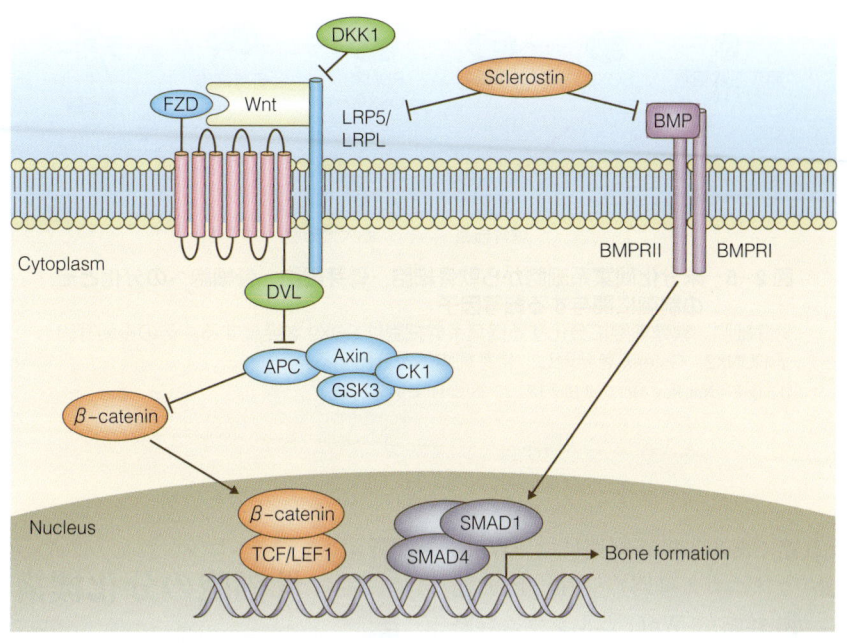

図2-4 骨形成促進シグナルとその抑制分子
間葉系幹細胞から骨芽細胞への分化はBMPおよびWnt経路で制御される。BMPの受容体への結合はSMADのリン酸化と複合体形成，核内移行を誘導する。これらの転写因子が骨芽細胞特異的遺伝子の発現を誘導する。Wnt刺激によりWNt受容体とLRP5, 6そして共受容体FZDが結合することでDVLの活性化が生じ，axin, APC, GSK3, CK1などの蛋白複合体を抑制する。この結果β-cateninの核移行が生じTCF/LEF1と複合体を形成し，DNAに結合する。DKK1とSclerostinはLRPに結合してWnt経路を抑制する。
APC：adenomatosis polyposis coli, BMP：bone morphogenetic protein, BMPR：bone morphogenetic protein receptor, CK1：casein kinase 1, DKK1：Dickkopf1, DVL：Dishevelled, FZD：Frizzled, GSK 3：glycogen synthase kinase 3, LRP：low density lipoprotein (LDL) receptor-related protein, TCF/LEF1：T cell factor/lymphoid enhancer binding factor 1.
(Choi Y, et al：Nat Rev Rheumatology 5：543-548, 2009 より引用)

ウジョウバエ体節形成遺伝子であるruntにホモロジーを持つ転写因子RUNX2がある。様々な解析からRUNX2は骨芽細胞分化に決定的な役割を果たすことが明らかになっている（図2-5）。Runx2のノックアウトマウスには成熟骨芽細胞が存在せず，著明な骨形成障害が認められる。興味深いことに，頭蓋鎖骨異形成症cleidocranial dysplasia患者では*RUNX2*遺伝子に変異が存在し，Runx2$^{+/-}$（ヘテロノックアウト）マウスはこれに類似した異常，すなわち頭蓋骨の異常，鎖骨の低形成を呈する。RUNX2はⅠ型コラーゲン，オステオポンチン，骨シアロ蛋白，オステオカルシンなど骨芽細胞特異的な遺伝子の発現を誘導する。Runx2ノックアウトマウス骨組織では一部の骨に肥大軟骨細胞が認められず，軟骨細胞分化においてもRUNX2が重要な役割を果たしている

ことが示唆される。RUNX2の発現はBMP2, 4, 7などによって誘導され，Cbfbとヘテロ二量体を形成して骨芽細胞特異的遺伝子の転写を活性化する。興味深いことにRUNX2を骨芽細胞に発現させると骨芽細胞の最終分化は遅延する。すなわちRUNX2は骨芽細胞の分化初期には必須であるが，成熟に対してはネガティブに作用することが示唆される。RUNX2とホモロジーを有するRUNX3は部分的にRUNX2の役割を代替する。またやはり骨芽細胞分化に必須な転写因子であるOSTERIXはRUNX2の下流で働くことが報告されている（図2-5）。

2 Wntシグナル

骨芽細胞分化においてカギとなるもう1つのシ

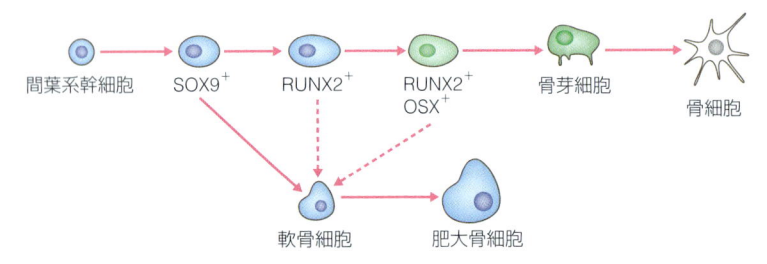

図 2-5 未分化間葉系細胞から軟骨細胞，骨芽細胞，骨細胞への分化とその制御に関与する転写因子
骨芽細胞，軟骨細胞に分化する間葉系幹細胞は SOX9 を発現する。その後転写因子 RUNX2，Osterix を発現し，骨芽細胞へと分化する。
(Long F：Nat Rev Mol Cell Biol 13：27-38, 2011 より改変引用)

グナルは Wnt 経路である。Wnt 経路には，Wnt/β-catenin 経路(カノニカル経路)，Wnt/PCP 経路(ノンカノニカル経路)，Wnt/カルシウム経路の少なくとも 3 種類が存在する。ヒトでは 19 種類の Wnt メンバーが同定されている。受容体 frizzled(FRZ)は 7 回膜貫通領域をもち，細胞外ドメインに Wnt が結合する。LRP(low-density lipoprotein receptor-related protein)は，低比重リポ蛋白質受容体に構造が類似した膜貫通蛋白質であり，このうち LRP5 と LRP6 は FRZ と受容体複合体を形成し，Wnt のシグナル伝達にかかわる(図 2-4)。

ヒトにおける LRP5 の活性型変異を有する家系が高骨密度を示すこと，また骨量の減少に起因する骨折や骨の変形を主徴とする遺伝性疾患である偽神経膠腫症候群 osteoporosis-pseudoglioma syndrome(OPPG)において LRP5 のドミナントネガティブ型変異が見出されたことがきっかけとなり，骨代謝における Wnt/LRP5 シグナルの重要性が注目されるようになった。Wnt シグナルの抑制因子としては Dickkopf(DKK；LRP5 の阻害因子)や secreted frizzled related protein(SFRP)などが知られている。また SOST は骨形成亢進を示す硬化性骨症 Sclerosteosis の原因遺伝子であるが，その遺伝子産物 Sclerostin は LRP5 や LRP6 と相互作用することによって Wnt シグナルに対して抑制的に作用することが知られている(図 2-4)。興味深いことに Sclerostin は骨細胞に高発現しており，その発現はメカニカルストレスや上皮小体ホルモンで抑制される。

E 骨細胞の分化機構

骨芽細胞から骨細胞への分化メカニズム，および骨細胞の真の役割はいまだに明らかにされていない。骨細胞は細胞突起をのばして骨芽細胞，あるいは他の骨細胞との間にギャップ結合 gap junction を形成して分子のやり取りをしている。骨細胞は骨組織に対する力学的負荷を感知し，骨組織の形態や骨量の増減を規定しているメカノセンサーとしてはたらいていると考えられている。このため骨細胞の喪失が認められる骨壊死においては，メカニカルストレスに対する調節機構が破綻して骨破壊にいたり，また骨細胞を特異的に欠失させたマウスではメカニカルストレスに対する骨組織の応答に障害が認められる。

骨細胞特異的に発現する遺伝子として DMP1，FGF23 および Sclerostin が同定され，これらの骨代謝・リン代謝における役割が注目されている(→14 頁参照)。DMP1 は歯の象牙質の cDNA ライブラリーから同定された酸性リン酸化蛋白であり，オステオポンチン，MEPE(matrix extracellular phosphoglycoprotein)，BSP などと遺伝子ファミリーを構成している。DMP1 の発現はメカニカルストレスに応じて上昇する。またカルシウムイオンと結合するため，石灰化に関与すると考えられており，骨芽細胞株に大量発現することにより石灰化の促進が認められる。Dmp1 のノックアウトマウスでは骨組織の石灰化低下が認められるが，このマウスでは骨細胞における

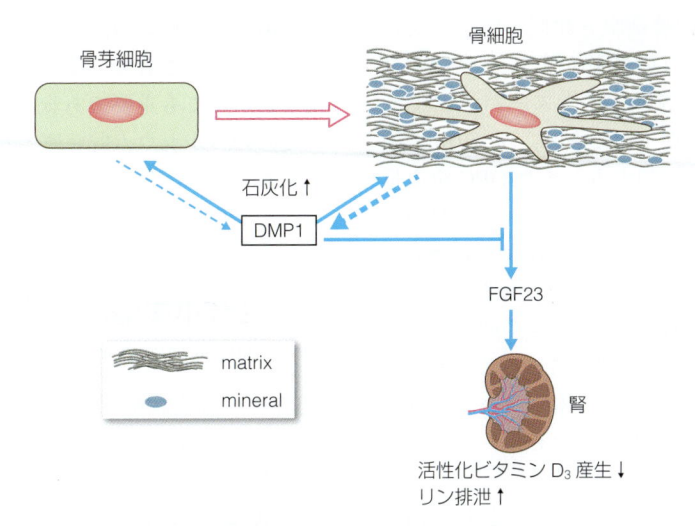

図2-6 DMP1の骨芽細胞・骨細胞に対する作用
DMP1は主として骨細胞によって産生され，骨基質の石灰化を促進する。また骨細胞のFGF23産生を負に調節する。

Fgf23の発現上昇および血中Fgf23レベルの著明な上昇が認められ，腎からのリン排泄が亢進している。またautosomal recessive hypophosphatemic rickets（ARHP）患者の家系においてもFGF23の発現上昇が認められるが，本疾患では*DMP1*遺伝子の変異が認められる。これらの結果はDMP1が骨細胞におけるFGF23の発現を負に調節しており，リン代謝に重要な役割を果たしていることを示す（図2-6）。

Wntシグナルのnegative regulatorであるSclerostinの発現はPTH刺激やメカニカルストレスによって抑制される（図2-4）。一方Sclerostinを大量に発現するトランスジェニックマウスでは低骨密度を示すとともにメカニカルストレスに不応になる。このことから，PTHやメカニカルストレスの骨形成作用の少なくとも一部はSclerostin発現抑制によるものと考えられている。またステロイド性骨粗鬆症における骨形成抑制への関与も示唆されている。

興味深いことに，骨細胞は破骨細胞分化因子receptor activator of NF-κB ligand（RANKL，→次頁参照）の主たる発現細胞でもある。骨細胞特異的にRANKLを欠損したマウスにおいては，生直後には骨組織に異常は認められないものの，生後徐々に骨密度の増加をきたす。骨細胞に発現するRANKLは免荷時の骨吸収促進に関与する。

このように骨細胞には骨組織の維持細胞としての静的な役割以外に，骨代謝に対してきわめて積極的に関与して重要な役割を有していると考えられる。

F 破骨細胞の分化機構

破骨細胞は造血幹細胞を起源とし，単球・マクロファージ系の前駆細胞に由来する。破骨細胞の分化に必須な因子として，マクロファージコロニー刺激因子（M-CSF）およびRANKLが同定されている。大理石骨病モデルマウスであるosteopetrosisマウス（op/opマウス）においては，*M-CSF*遺伝子の変異のため機能的なM-CSFが産生されておらず，そのために破骨細胞分化過程に異常が存在する。またop/opマウスにM-CSFを投与すると破骨細胞形成が誘導されることも示され，破骨細胞形成におけるM-CSFの重要性が明らかになった。しかしながら，M-CSF単独では破骨細胞を誘導するのには不十分であること，破骨細胞分化には破骨細胞前駆細胞と骨芽細胞との直接の接触が重要であることから，骨芽細胞に発現する膜結合型の破骨細胞分化誘導因子（osteoclast differentiation factor；ODF）の存在が想定された。

ODFの同定には破骨細胞分化阻害因子であるosteoprotegerin(OPG)の発見が大きな手がかりになった。OPGはTNF受容体スーパーファミリーに属するサイトカインであり，in vitroで破骨細胞形成を強力に抑制する。またOPGを大量に発現するトランスジェニックマウスにおいては，出生直後より破骨細胞の減少による骨吸収抑制を原因とする大理石骨病が認められること，リコンビナントOPGの投与によって，卵巣摘出による骨量減少の抑制効果が認められることから，OPGは培養細胞のみならず生体においても強力な骨吸収抑制因子として働くことが明らかになった。

ODFは1998年にOPGのリガンドとして同定された。このリガンドはRANKLと呼ばれ，活性型ビタミンD_3や上皮小体(副甲状腺)ホルモンなどの刺激によって骨芽細胞，骨髄ストローマ細胞に発現誘導されるTNF-αスーパーファミリーに属する膜結合型サイトカインであった。骨髄細胞を可溶型のリコンビナントRANKLとM-CSFの存在下で培養すると破骨細胞が形成されること，すなわちRANKLはODFとしての活性を有することも明らかになった。OPGはRANKLに特異的に結合することによりRANKLとその受容体との結合を競合的に阻害し，破骨細胞分化を抑制する。RANKLあるいはその受容体であるRANKのノックアウトマウスが作成され，両者において破骨細胞分化の著しい障害による大理石骨病様の病態を示すこと，逆にOPGノックアウトマウスの骨組織では破骨細胞数が増加しており，骨粗鬆症様の病態を示すことが明らかになった。これらの結果から，RANKL-RANK系が生体においても破骨細胞分化に重要な役割を果たしていることが明らかになった(図2-7)。

G ホルモン，ビタミンによるカルシウム代謝制御

骨代謝(カルシウム・リン代謝)を制御するホルモン・ビタミンとしては性ホルモン，成長ホルモン，上皮小体(副甲状腺)ホルモン(PTH)，カルシトニン，ビタミンD，線維芽細胞増殖因子23(FGF23)などが挙げられる。

血清カルシウムの濃度は，9〜10 mg/dlの範囲に厳密に維持されている。この濃度維持は生命の維持にとっても重要である。血清カルシウム維持のためのカルシウム貯蔵庫として働いているのが骨組織であり，制御に中心的な役割を果たしているのがPTH，ビタミンDである。

1 上皮小体(副甲状腺)ホルモン
parathyroid hormone (PTH)

PTHは副甲状腺によって産生される，分子量9,500，84個のアミノ酸からなるペプチドホルモンである。副甲状腺細胞において，PTHはまずmRNAレベルで115個のアミノ酸からなるprepro PTHに翻訳される。Prepro PTHは細胞内でN末端のプレペプチドを切り離して90個のアミノ酸からなるpro PTHとなり，その後Golgi体でN端の6アミノ酸を切り離し，成熟型PTHとして分泌顆粒に貯蔵される。PTHの生理的活性は，主としてN末端に存在し，N端の34個のアミノ酸でPTH作用の大部分は代替される。

副甲状腺におけるPTHの産生は血清カルシウムイオンと活性型ビタミンD[$1\alpha, 25(OH)_2D_3$]によって制御されている。すなわち血清中のカルシウムイオンを副甲状腺細胞のカルシウム受容体が感知し，カルシウムイオン濃度が上昇するとPTHの合成，分泌は抑制される。活性型ビタミンDは，血清カルシウムイオンの上昇を介して間接的にPTH分泌を抑制するとともに，副甲状腺細胞に存在するビタミンD受容体に結合し，直接的に*PTH*遺伝子の転写を抑制する。

PTHの主要な標的臓器は腎臓と骨組織である。PTHの腎作用としては近位尿細管における1α-水酸化酵素発現促進を介したビタミンDの活性化，リン酸再吸収の抑制，遠位尿細管におけるカルシウムイオン再吸収の促進が挙げられる。PTHの骨作用は骨芽細胞によるRANKL発現誘導，OPG発現抑制を介する。その結果としてPTHは破骨細胞形成および活性化を促進し，骨からのカルシウム動員を促進し，血清カルシウムを上昇させる。この結果，原発性副甲状腺機能亢進症などPTHが持続的な高値を示す疾患では，骨吸収の亢進が認められ，線維性骨炎の病像を呈する。一方間欠的なPTH投与は骨形成性の作用を有する

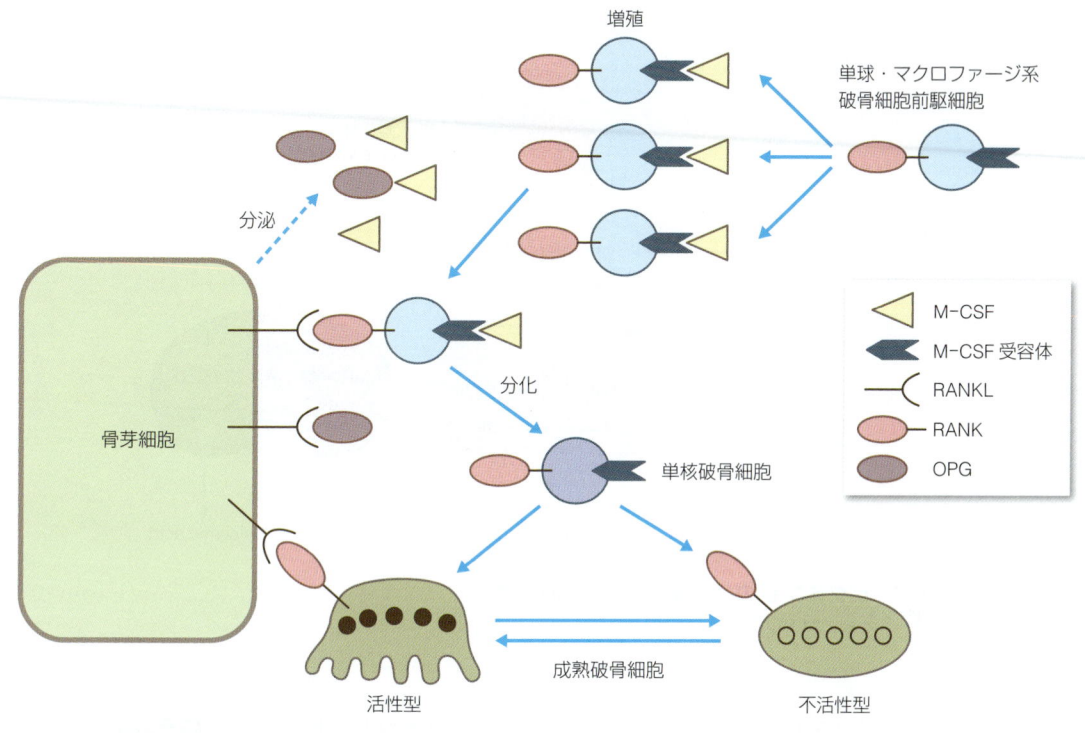

図2-7 破骨細胞分化メカニズム
単球・マクロファージ系の前駆細胞にM-CSF, RANKLが作用することによって破骨細胞分化が誘導される。RANKLは活性型ビタミンDや上皮小体ホルモン，炎症性サイトカインの刺激によって骨芽細胞，骨髄ストローマ細胞などに誘導される。
(Tanaka S, et al：Immunological Reviews 208：30-49, 2005 より改変引用)

ことが古くより報告されているが，その機序については不明な点が多い。

2 ビタミンD

ビタミンDは脂溶性ビタミンの1つである。脊椎動物では皮膚のケラチノサイト膜表面に大量に存在するプロビタミンD(7-デヒドロコレステロール)が紫外線照射によって9位と10位との間に非酵素的な開裂反応が生じて不安定なプレビタミンDとなる。これが熱で異性化されてビタミンDとなる。体内で合成された，あるいは食物から摂取されたビタミンDは肝細胞のミクロソームとミトコンドリアに存在する25-水酸化酵素(CYP27A1とCYP2R1)で25位が水酸化され，25-ヒロドキシビタミンD_3[25(OH)D]となる。25(OH)DはビタミンD結合蛋白(DBP)に結合して血中を運搬される。腎臓ではDBPに結合した25(OH)Dが近位尿細管に存在するリポ蛋白様受容体であるメガリンmegalinに結合して細胞内に取り込まれ，ミトコンドリア内で$1α$-水酸化酵素(CYP27B1)によって$1α$位が水酸化され，活性型の$1α,25(OH)_2D$が産生される(図2-8)。

$1α$-水酸化酵素活性は$1α,25(OH)_2D$自身やPTH, FGF23など，様々なホルモン，サイトカインによって厳密に調節されており，ビタミンD受容体vitamin D receptor(VDR)ノックアウトマウスでは高い活性を示す。また腎臓には24位水酸化酵素であるCYP24A1が存在し，24位の水酸化を担うことによってビタミンDの不活性化に重要な役割を果たす。CYP24の発現は$1α,25(OH)_2D$によって厳密に調節されている。

活性型ビタミンDがVDRに結合すると，VDRはダイナミックな三次元構造の変化をきたし，9-cisレチノイン酸を結合するレチノイドX受容体(RXR)とヘテロ二量体を形成して，遺伝子のプロモー

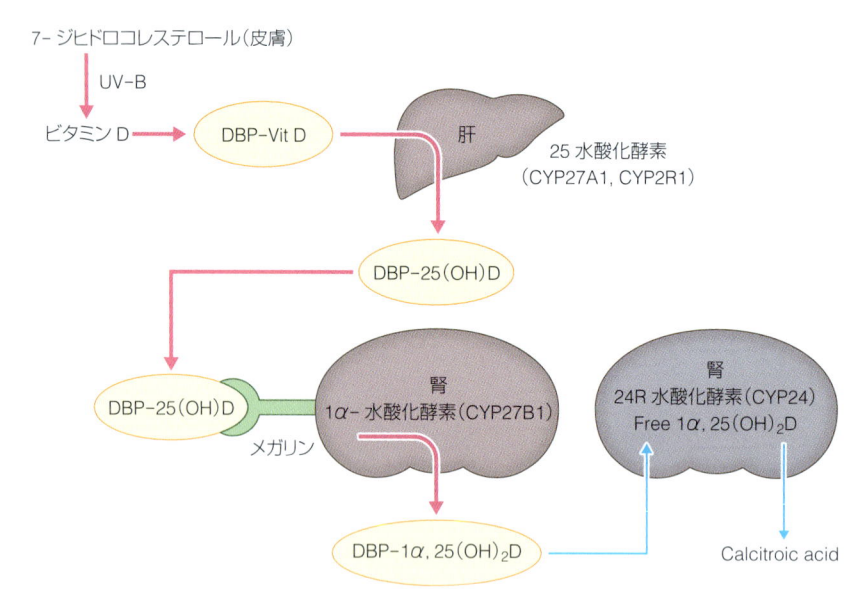

図 2-8 ビタミン D の代謝経路とその代謝産物
DBP：ビタミン D 結合蛋白

ター配列に存在するビタミン D 応答配列(VDRE)に結合することによって様々な $1\alpha,25(OH)_2D$ 依存性の遺伝子発現を誘導する。VDR ホモ欠損マウスにおいては離乳までは正常に成長するが，離乳後(3週齢)より成長障害が明らかになり，生後5週目から著明なくる病症状を示す。ホモ欠損マウスのくる病は高カルシウム，高リン食によって治癒するが，もう1つの特徴である全身の脱毛現象は回復しない。この結果は皮膚がビタミン D の重要な直接標的臓器であることを示している。また 1α 水酸化酵素は腎以外の細胞にも発現し，局所におけるビタミン D の活性化に関与している可能性がある。

H ホルモン，ビタミンによるリン代謝制御

リンは生体において，① 細胞膜の構成成分であるリン脂質の構成要素となる，② シグナル伝達に重要なリン酸化に関与する，③ RNA/DNA の構成要素である，などきわめて重要な役割を果たす。正常なヒトの体内には 15〜20 mol のリンが存在するが，その大部分が骨に分布する。ヒトにおいては毎日の食事から体重あたり約 20 mg のリンを摂取し，便中，尿中にそれぞれ 7 mg，13 mg 排出することによって恒常性が保たれている。慢性的な低リン血症の存在は骨石灰化障害，くる病，骨軟化症を引き起こすことが知られており，血中のリン濃度は厳密にコントロールされている。様々なホルモンがリン代謝に関与するが，その代表的なものは PTH, $1\alpha,25(OH)_2D$ そして FGF23 である。

1 PTH，ビタミン D

ヒトにおいて主たるリンの吸収部位は腸管および腎の近位尿細管である。PTH は近位尿細管におけるリン再吸収を抑制するとともに $1\alpha,25(OH)_2D$ の産生を促進する。$1\alpha,25(OH)_2D$ は腸管からのリン吸収を促進するが，ビタミン D 受容体欠乏マウスにおいてもリンの吸収は行われ，ビタミン D 非依存性のリン吸収機構の存在も示唆されている。低リン食などによって血中リンが低下すると血中カルシウム濃度は逆に上昇し，それとともに PTH 分泌は低下し，腎からのリン排泄が低下する。また血中リン濃度低下は，腎における 1α-水酸化酵素活性の亢進を介して血中 $1\alpha,25(OH)_2D$ 濃度上昇を誘導する。一方血中リン濃度上昇は血中カルシウム濃度の低下を誘導し，PTH 分泌が

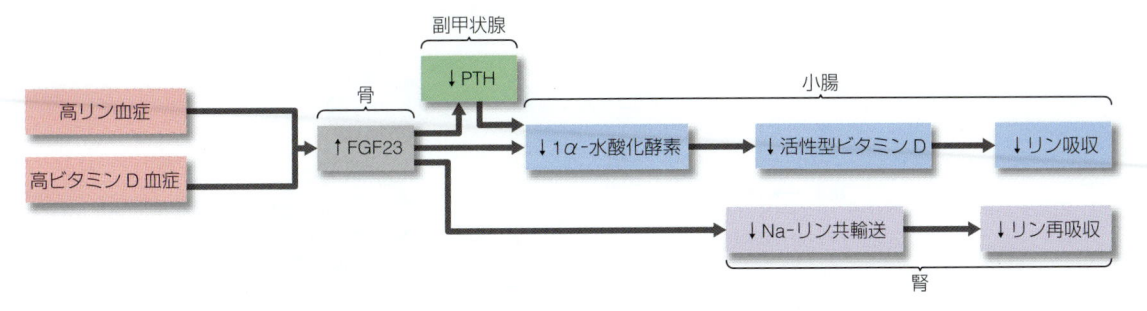

図 2-9　FGF23 の生理機能
高リン血症，高ビタミン D 血症によって骨組織での FGF23 の産生が上昇する。FGF23 は副甲状腺では PTH を低下させる。小腸では FGF23 は 1α-水酸化酵素発現を抑制し，活性型ビタミン D レベルを低下させる。腎では Na-リン共輸送を抑制する。これらの作用によって血中リン濃度は低下する。
(Beeken A, Mohammadi M：Nat Rev Drug Discov 8：235-253, 2009 より改変引用)

促進する。また 1α-水酸化酵素活性は低下し，$1\alpha,25(OH)_2D$ 濃度は低下する。これ以外にも成長ホルモン，IGF など，様々なホルモン，サイトカインがリン代謝を調節することが明らかにされている。なかでも血中リン濃度を調節する中心的な因子として注目されているのが FGF23 である。

2　FGF23

FGF23 は常染色体優性低リン血症性くる病・骨軟化症(autosomal-dominant hypophosphatemic rickets；ADHR)の原因遺伝子のポジショナルクローニング，および腫瘍性骨軟化症(tumor-induced osteomalacia；TIO)の原因遺伝子として同定された。健常人の血中にも 10～50 pg/ml 程度の FGF23 が存在するが，半減期は 20 分程度と短く，主として骨組織で骨細胞によって持続的に産生されている。FGF23 の主たる標的臓器は腎であり，腎における 1α-水酸化酵素発現を転写レベルで抑制し，24-水酸化酵素の発現を促進する。これによって血中 $1\alpha,25(OH)_2D$ 濃度は低下し，リン濃度は低下する。また FGF23 は，近位尿細管においてリン再吸収に関与する IIa 型，IIc 型 Na/Pi 共輸送担体(NaPi2a, NaPi2c)の発現を低下させることによって，尿中へのリン排泄を促進する作用を有する(図 2-9)。

近年の研究によっていくつかのリン代謝異常を示す疾患が FGF23 の異常によって惹起されることが明らかになってきた。FGF23 は N 端側に RXXR モチーフを有し，この部位でプロセッシングを生じて不活性化されるが，ADHR 患者においては RXXR モチーフの変異によってプロセッシング障害が生じ，全長 FGF23 が増加することによって低リン血症が生じるとされている。X 染色体優性低リン血症性くる病・骨軟化症患者においては endopeptidase ファミリーに属する *PHEX* (phosphate-regulating gene with homologies to endopeptidases on the X chromosome)遺伝子の不活性型変異が認められる。

また，腫瘍性くる病・骨軟化症(tumor-induced rickets / osteomalacia)患者では腫瘍組織による FGF23 の異常産生が，McCune-Albright(マッキューン-オールブライト)症候群に伴うくる病においても腫瘍組織を含む骨組織において FGF23 の異常産生が認められる。一方で家族性高リン血症性腫瘍状石灰沈着症の患者においては FGF23 の遺伝子異常によって完全な FGF23 の産生が低下しており，腎尿細管リン再吸収更新による高リン血症，および高 $1\alpha,25(OH)_2D$ 血症を呈するが，これは FGF23 ノックアウトマウスと類似した形質である。

FGF23 は細胞表面の FGF 受容体に結合して作用するが，受容体に結合する際に老化関連分子 Klotho の存在を必要とする。*In vitro* において FGF23 と Klotho は直接結合し，Klotho の存在下で FGF 受容体は FGF23 シグナルを細胞内に伝達することが可能となる。すなわち FGF23 の臓器特異性は Klotho の発現によって規定されていると考えられる。*Klotho* 遺伝子変異マウスでは高 $1\alpha,25(OH)_2D_3$，高リン血症が認められ，FGF23

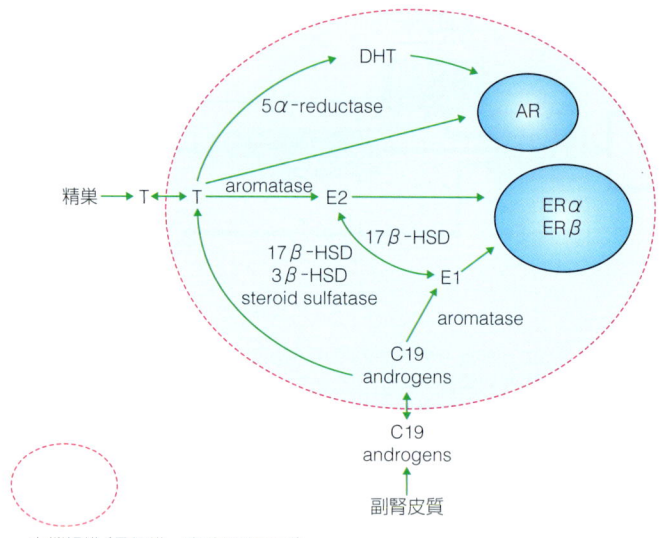

図2-10 性ホルモンの合成過程
T：テストステロン，E2：17β-エストラジオール，DHT：5α-ジヒドロテストステロン，AR：アンドロゲン受容体，ER：エストロゲン受容体
(Vanderschueren D, et al：Endocr Rev 25：389-425, 2004 より改変)

欠損マウスと類似した形質を示す。また血中FGF23濃度が正常マウスの1,000倍以上に上昇しており，FGF23の機能が低下していることが推察される。

I 性ホルモン

1 エストロゲン

エストロゲンは主として卵巣の顆粒細胞でコレステロールから合成されるC-18ステロイドである。17β-エストラジオール(E2)とその前駆体エストロン(E1)は，直接の前駆体であるテストステロンやアンドロステンジオンのA環がアロマターゼaromataseによって芳香化されて形成される(図2-10)。エストロゲンのなかで最も強い活性を有するのは17β-エストラジオールであり，閉経前女性における主たるエストロゲンである。卵巣で合成されたエストロゲンは性ホルモン結合グロブリン，あるいはアルブミンと結合して血中を輸送され，標的臓器でこれらの輸送蛋白から分離して作用する。

エストロゲンは性腺機能のみならず，中枢神経，心血管系そして骨組織などにおいて重要な役割を果たす。閉経や卵巣摘出手術などによってエストロゲンが欠乏した状態では，骨の高骨代謝回転が生じて骨量減少が認められる。このような患者にエストロゲンを投与すると，骨吸収が低下するとともに骨代謝回転が正常化し，骨密度の減少を抑制することが可能である。エストロゲンはこのように骨吸収亢進・骨密度低下に対して拮抗的に働くことが知られているが，これが骨組織への直接的な作用であるのか，あるいは他の臓器や臓器の分泌する因子を介する間接的なものであるのかについてはいまだに議論がある。

エストロゲンは特異的な受容体であるエストロゲン受容体に結合して標的臓器・背細胞に作用する。エストロゲン受容体(ER)は核内受容体スーパーファミリーに属する。ERαとERβの2種類のサブタイプが存在し，それぞれ異なった遺伝子にコードされている。ERおよびアンドロゲン受容体(AR)はいずれもリガンド依存性に直接DNAに結合して標的遺伝子の転写を活性化する。受容体はいくつかの機能ドメインに分かれており，それぞれがリガンドやDNAとの結合，他の転写因子，共役因子との相互作用に関与している。エストロゲンの主たる作用はERαを介したge-

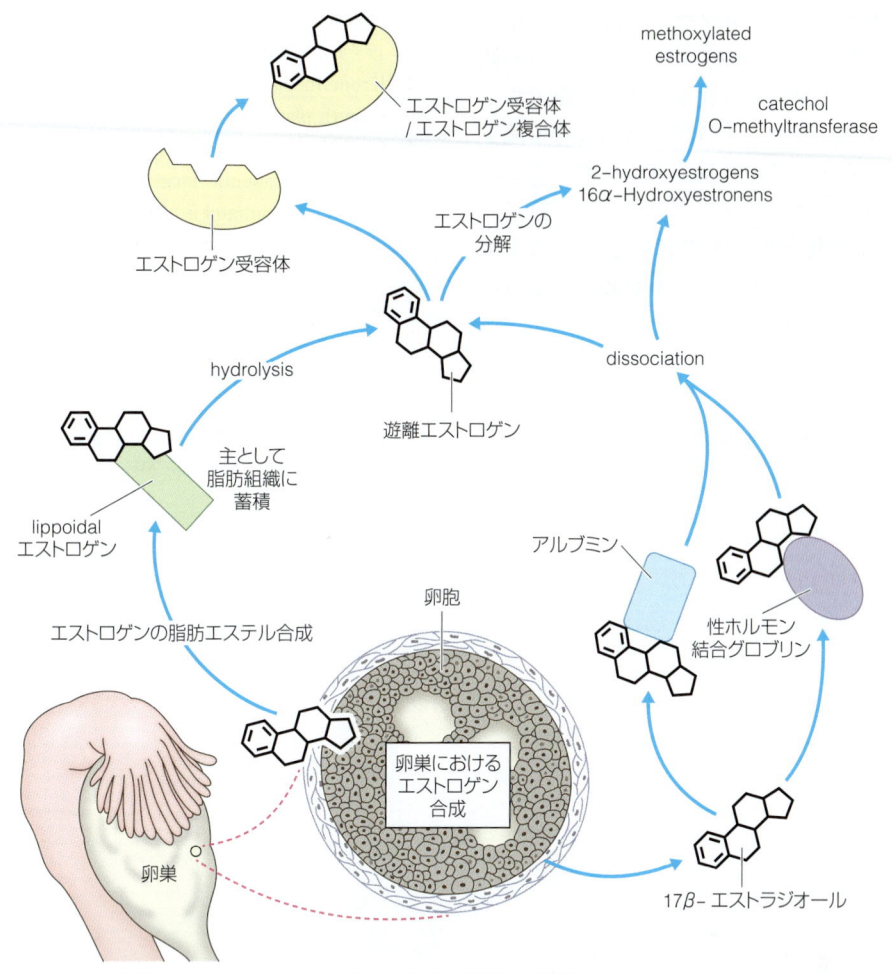

図 2-11 卵巣におけるエストロゲンの合成，輸送，代謝
(Gruber CJ, et al：N Engl J Med 346：340-352, 2002 より改変引用)

nomic action と考えられているが，ERβ を介する作用，あるいはこれら核内受容体を介さない non-genomic action も存在することが報告されている（図 2-11）。

2 アンドロゲン

アンドロゲンは精巣および副腎において合成・分泌される C-19 ステロイドであり，主たるものは精巣においてコレステロールからアンドロステンジオンを経由して合成されるテストステロンである。テストステロンは末梢組織において 5α-reductase によって，より強力な作用を有する 5α-ジヒドロテストステロン（DHT）へと代謝される。テストステロンはまたアロマターゼ作用によって 17β-エストラジオールへと代謝される。副腎皮質はジヒドロエピアンドロステロン（DHEA）や DHEA-sulfate，アンドロステンジオンなどの C-19 アンドロゲンを大量に産生する。これらはアロマターゼや steroid sulfatase, 17β-hydroxysteroid dehydrogenase（17β-HSD），3β-HSD によって代謝をうけ，エストロンに変換される。すなわちアンドロゲンは直接的，あるいは間接的に AR および ER を介して細胞に作用する（図 2-10）。

エストロゲンに比較してもアンドロゲンの骨作用には不明な点が多い。アンドロゲン受容体が骨のどの細胞に存在するかについては明らかになっていないが，成長板軟骨，骨芽細胞，骨細胞，破骨細胞において AR の存在が確認されている。アンドロゲン-AR 系の骨量維持に対する重要性は AR ノックアウトマウスの解析によって明らかに

された。ARノックアウトマウスでは著しい精巣萎縮とそれに起因する血中テストステロン値の低下が認められ，精巣性女性化症の表現形を示す。このマウスにおいては，オスでは著明な骨量減少が観察されたがメスでは骨量の減少を認めなかった。これはメスではエストロゲンが骨量維持において中心的な役割を果たすのに対してオスではARを介したアンドロゲンの作用が必須である可能性を示している。

● 参考文献

1) 須田立雄, 小沢英浩, 高橋栄明, 他（編著）：新 骨の科学. 医歯薬出版, 2007
2) 山口 朗, 森石武史, 玉村禎宏：脊椎動物の進化における骨の形態と機能の変遷. 日本骨形態計測学会雑誌 17：1-7, 2007
3) Kronenberg HM：Developmental regulation of the growth plate. Nature 423：332-336, 2003
4) Choi Y, Arron JR, Townsend MJ：Promising bone-related therapeutic targets for rheumatoid arthritis. Nat Rev Rheumatol 5：543-548, 2009
5) Takayanagi H：Osteoimmunology and the effects of the immune system on bone. Nat Rev Rheumatol 5：667-676, 2009
6) Long F：Building strong bones：molecular regulation of the osteoblast lineage. Nat Rev Mol Cell Biol 13：27-38, 2011
7) Bonewald LF：The amazing osteocyte. J Bone Miner Res 26：229-238, 2011

第3章 骨の病態，病理

A 骨の生物学的反応

　骨組織は，骨折，腫瘍，感染，自己免疫性疾患，骨代謝性疾患，遺伝子異常など，様々な外傷や疾患によって破綻し，様々な病態を呈する。骨組織は，これらの多様な原因に対して，骨溶解，骨硬化，骨萎縮，骨壊死などの生物学的反応が生じる。骨芽細胞系の異常による骨形成の亢進/低下，破骨細胞系の異常による骨吸収の亢進/低下，骨細胞の異常による骨壊死などが代表的な反応である。結果的には，X線学的に，骨陰影濃度が減少する病態あるいは，骨陰影濃度が増加する病態に分類される。ここでは，これらの全身的あるいは局所的な骨の病態・病理について解説する。

B 骨の病態と病理

1 骨陰影濃度が減少する病態

　骨は，絶えずリモデリング（→12頁参照）を繰り返しており，正常では骨形成と骨吸収のバランスが保たれている。何らかの原因で破骨細胞による骨吸収が亢進し，骨芽細胞による骨形成を上回った場合，骨量が減少し，骨陰影濃度が減少する。全身的あるいは局所的に骨陰影濃度が減少する主な疾患を挙げる。

A 骨粗鬆症（→335頁参照）
osteoporosis

　閉経や加齢による原発性骨粗鬆症と，ステロイドなどの薬剤性，内分泌疾患，栄養性，不動性，先天性などの続発性骨粗鬆症がある。いずれも全身性に骨陰影濃度が低下する。リモデリングが亢進した状態で，骨吸収が優位になるものを高回転型骨粗鬆症，リモデリングが減少した状態で，骨吸収が優位になるものを低回転型骨粗鬆症とよぶ。病理学的には，骨髄の脂肪組織が増加し，骨梁幅の減少や，骨梁の不連続などを認める（図3-1）。

B 骨軟化症（→345頁参照）
osteomalacia

　ビタミンD欠乏や腎でのリン再吸収障害などにより，石灰化していない骨基質（類骨）が増加する病態である。尿細管性アシドーシス，Fanconi（ファンコーニ）症候群，腫瘍性骨軟化症などが挙げられ，骨密度の低下に伴い，病的骨折や局所的な骨溶解像を呈することがある。偽骨折はLooser帯とよばれ，肋骨，恥骨などに好発する。病理学的には，石灰化していない骨基質（類骨osteoid）が増加する（図3-2）。

C 骨形成不全症（→315頁参照）
osteogenesis imperfecta

　遺伝子異常に起因する全身的骨脆弱性を示す疾患である。現在は7型に分類され，Ⅰ型コラーゲン遺伝子に何らかの異常を認めるものが多い。病的骨折を生じやすく，大腿骨などでは，著明な弯曲変形を呈する。病理像は，コラーゲン合成障害による，骨梁の減少および形態異常を呈する（図3-3）。

D 廃用性骨萎縮（→140頁参照）
disuse bone atrophy, Sudeck bone atrophy

　廃用による局所的な骨減少により生じる病態で，長期のギプス固定，創外固定，神経麻痺など

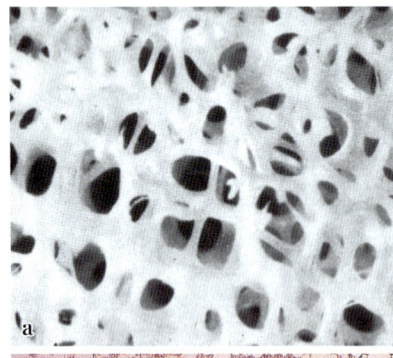

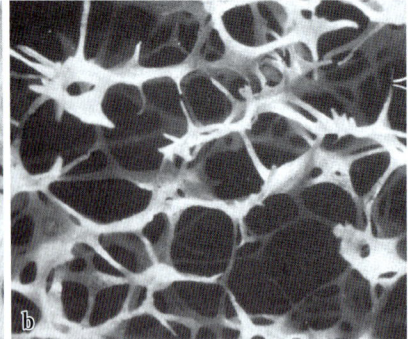

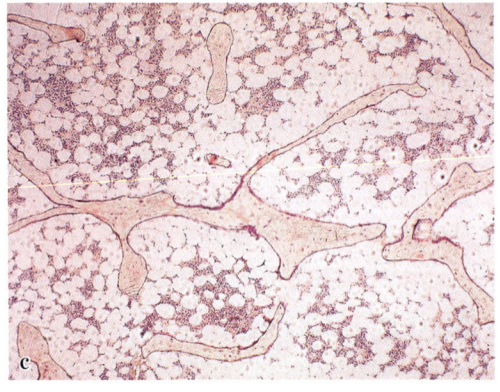

図 3-1 骨粗鬆症の微細構造
a. 健常若年者の骨梁標本。
b. 骨粗鬆症の骨梁標本。骨梁幅の減少，骨梁の不連続を認める。
c. 組織像（骨粗鬆症）：骨梁の減少と脂肪髄の増加を認める（HE染色）。

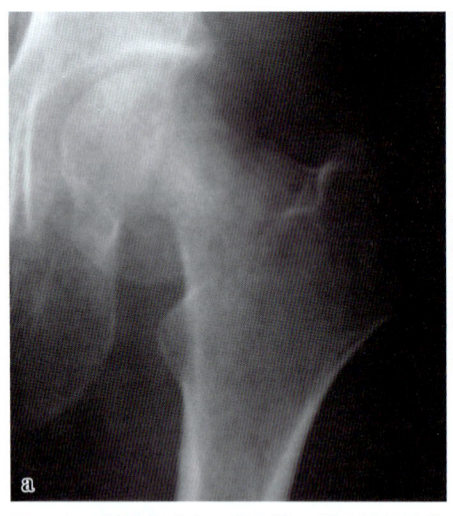

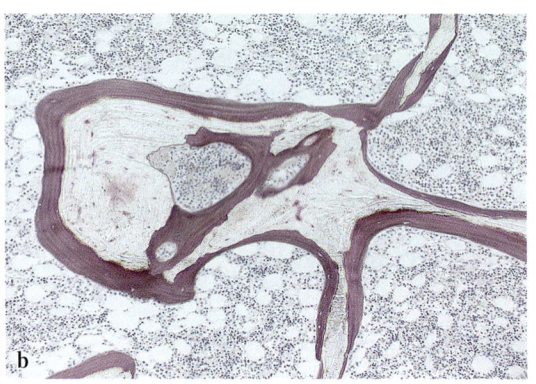

図 3-2 骨軟化症（65歳女性，腫瘍性骨軟化症）
a. 骨密度の低下と大腿骨頸部の病的骨折を認める。
b. 海綿骨梁に類骨の著しい増加を認める（Villanueva 染色：白色部が石灰化骨，紫色部が類骨）。

に起因する（図3-4）。力学的負荷がかからないことにより，破骨細胞による急速な骨吸収が生じる。メカニカルストレスの応答は骨細胞が感知していることが明らかになりつつあるが，詳細はいまだ不明である。

E 関節リウマチ（→257頁参照）
rheumatoid arthritis（RA）

関節リウマチにより続発性骨粗鬆症を惹起することがある。炎症性サイトカインや治療として用

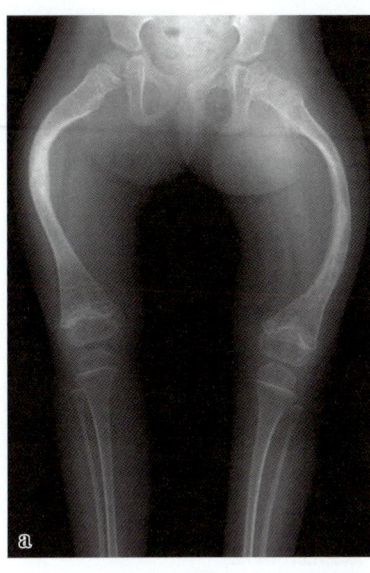

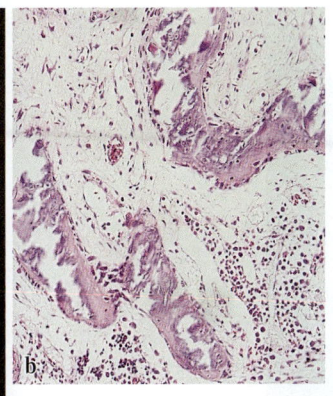

図 3-3　骨形成不全症（3 歳女児）
a. 単純 X 線像：長管骨横径の減少，骨密度の低下，大腿骨の著しい弯曲を認める。
b. 組織像：海綿骨梁は乏しく，異常な骨形成を認める（HE 染色）。

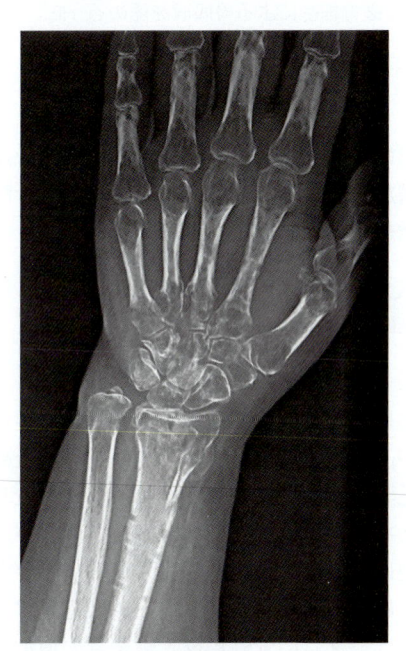

図 3-4　廃用性骨萎縮
　　　　（72 歳女性，Sudeck 骨萎縮）
橈骨遠位端骨折に対し創外固定装着を 4 週行い，抜釘後 2 週の X 線像。手指骨幹端，手根骨に著明な骨萎縮を認める。

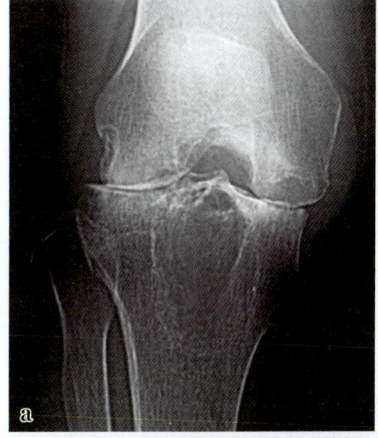

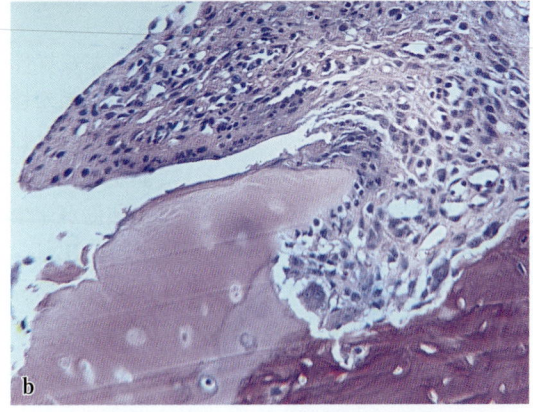

図 3-5　関節リウマチによる骨破壊（65 歳女性）
a. 単純 X 線像：関節破壊および関節近傍の骨嚢胞を認める。
b. 組織像：滑膜の増生，パンヌスの侵入による関節軟骨および軟骨下骨の破壊を認める（HE 染色）。

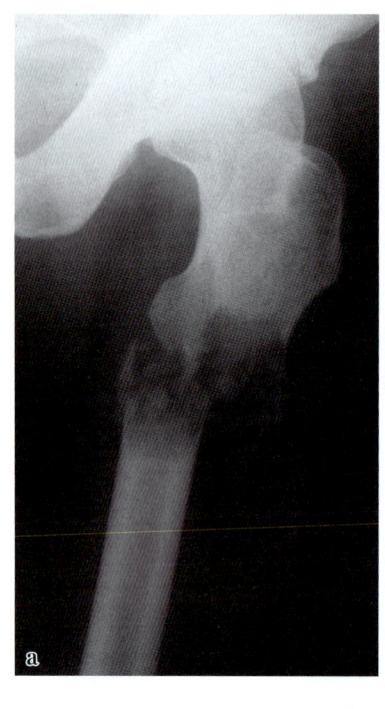

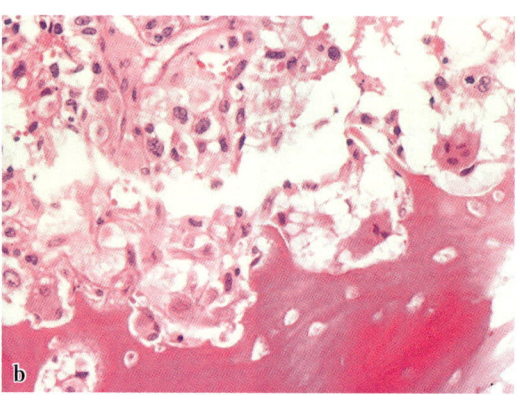

図3-6 転移性骨腫瘍（65歳男性，肺癌）
a. 単純X線像：左大腿骨に骨溶解像，病的骨折を認める。
b. 組織像：豊富な破骨細胞による骨吸収を認める（HE染色）。

いるステロイドにより，全身性の骨粗鬆症を呈する。特に関節近傍では，パンヌスによる骨侵食，破骨細胞の活性化により，局所的な骨吸収が亢進する。病理像では，滑膜の増生，パンヌスの侵入による関節軟骨および軟骨下骨の破壊を認める。骨吸収面には，多くの破骨細胞が出現する（図3-5）。

F 骨腫瘍による骨溶解（→355頁参照）
osteolysis by bone tumor

良性骨腫瘍（骨巨細胞腫，内軟骨腫，非線維性骨化腫など），骨腫瘍類似疾患（骨嚢腫，動脈瘤様骨嚢腫，好酸球性肉芽腫など），転移性骨腫瘍（肺癌，腎癌，肝癌，甲状腺癌など）により局所的な骨溶解が生じる。転移性骨腫瘍では，腫瘍が産生するPTHrP（副甲状腺ホルモン関連蛋白），IL-1，IL-6，TNF-αなどのサイトカインにより，局所の破骨細胞が活性化され，骨吸収が亢進すると考えられている（図3-6）。

2 骨陰影濃度が増加する病態

種々の原因で，全身的あるいは局所的に，骨芽細胞による骨形成が亢進した場合，あるいは，破骨細胞による骨吸収が障害された場合，骨陰影濃度が増加する。全身的あるいは局所的に骨陰影濃度が増加する主な疾患を挙げる。

A 大理石骨病（→318頁参照）
osteopetrosis

遺伝子異常による破骨細胞の機能不全により，全身性に骨硬化を示す疾患である。骨は硬化しているが，リモデリングが障害されているため，弾性に乏しく，易骨折性で，横骨折などを生じ，難治性となりやすい。乳児型は重症のことが多く，遅発型は骨折により偶然発見されることが多い。椎体では典型的なラガージャージ像を呈する。病理像では，乏しい骨髄形成，緻密骨の増加を認める（図3-7）。

B メロレオストーシス（流蝋骨症）
melorheostosis

スクレロトームsclerotomeの分布に一致して，長軸方向に蝋（ろう）を流したような骨硬化性病変を認める原因不明の疾患である。神経支配領域に一致して，骨増殖性病変が出現するため，神経調節異常が原因であると考えられている。病理像では，緻密骨が増生しており，骨髄腔はほとんど存在し

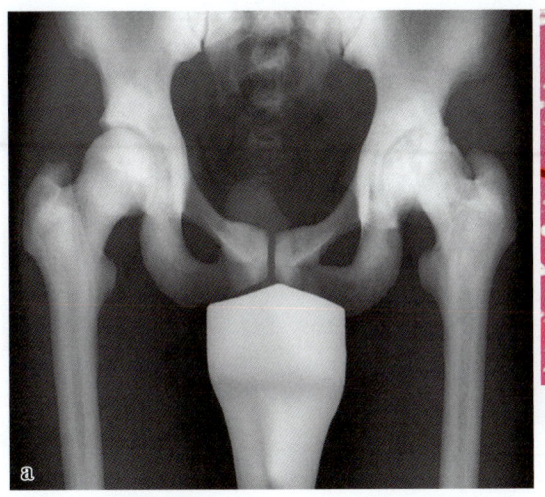

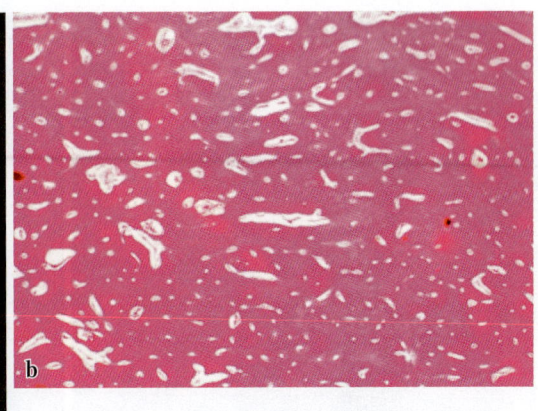

図 3-7 大理石骨病（35 歳女性）
a. 単純 X 線像：骨密度の著明な増加と骨皮質の肥厚を認める。
b. 組織像：骨髄形成に乏しく，大部分が緻密骨である（HE 染色）。

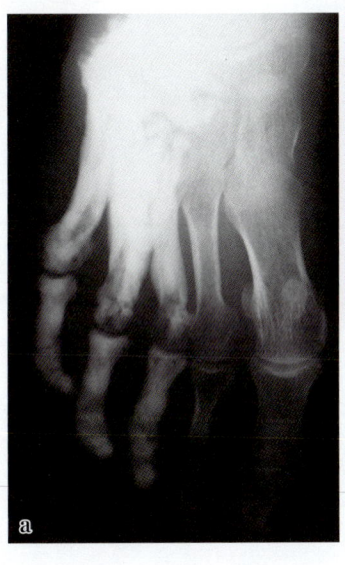

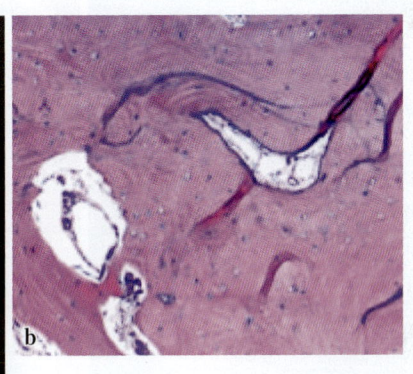

図 3-8 メロレオストーシス（38 歳女性）
a. 単純 X 線像：右足第 3〜5 趾に，蝋（ろう）を流したような骨硬化性病変を認める。
b. 組織像：骨髄形成に乏しく，大部分が緻密骨である（HE 染色）。

ない（図 3-8）。対称性，斑点状に骨硬化像が多発する骨斑紋症 osteopoikilosis，濃化異骨症 pycnodysostosis が鑑別疾患に挙げられる。

C 骨 Paget 病（→352 頁参照）
Paget disease of bone

局所での骨リモデリングの異常により，骨微細構造の変化と骨の形態的な腫大・変形とそれに伴う罹患骨強度の低下をきたす疾患である。破骨細胞の異常により亢進した骨吸収とそれに引き続く過剰な骨形成により，結果的に骨硬化像を呈する。多骨性と単骨性があり，単純 X 線所見では，骨皮質肥厚や拡大，骨透亮像と骨硬化像の混在，弯曲変形，骨梁の粗糙化がみられる。病理像では，著しい骨改変を示唆する豊富な破骨細胞の出現とモザイク様骨梁を認める（図 3-9）。

D 変形性関節症（→282 頁参照）
osteoarthritis

軟骨の変性，石灰化，破壊により，軟骨下骨は

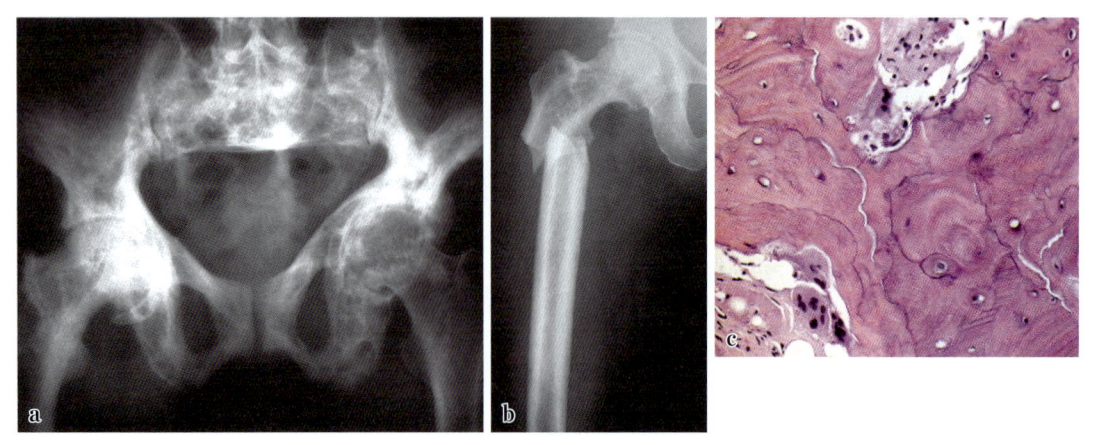

図 3-9 骨 Paget 病
a. 単純 X 線像：多骨性骨 Paget 病（65 歳女性）。
b. 単純 X 線像：大腿骨骨皮質の肥厚と病的骨折を認める（55 歳女性）。
c. 組織像：著しい骨のリモデリングを示唆する破骨細胞とモザイク様骨梁を認める（HE 染色）。

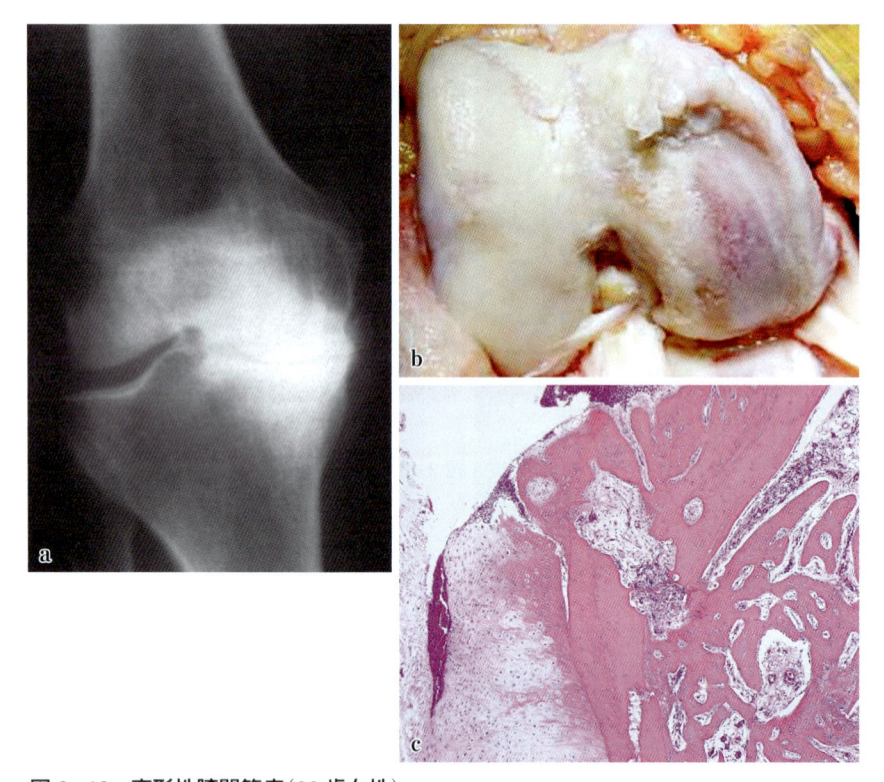

図 3-10 変形性膝関節症（68 歳女性）
a. 単純 X 線像：内側関節裂隙の消失と軟骨下骨の硬化像を認める。
b. 手術所見：内側関節軟骨の消失と象牙質化を認める。
c. 組織像：軟骨変性と軟骨下骨の反応性骨硬化を認める（HE 染色）。

反応性骨形成を生じ，関節近傍の骨硬化像を呈する。軟骨の消失により，軟骨下骨は露出し，象牙化 eburnation する。病理像では，軟骨の変性・石灰化を認め，軟骨下骨は，反応性に骨形成が生じ，骨髄腔は減少し，骨梁は肥厚する（**図 3-10**）。

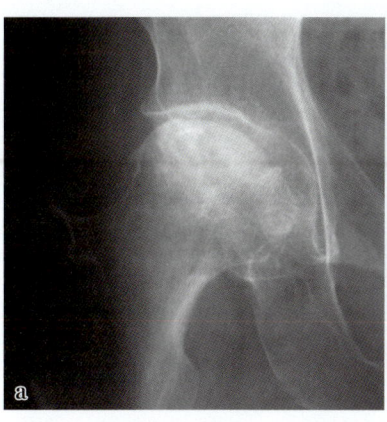

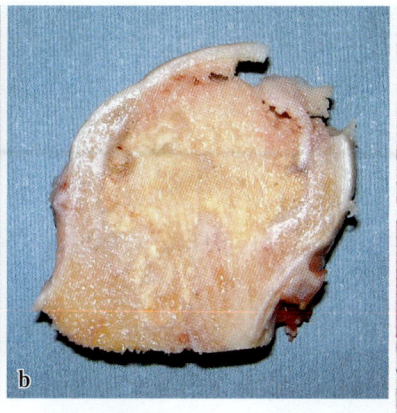

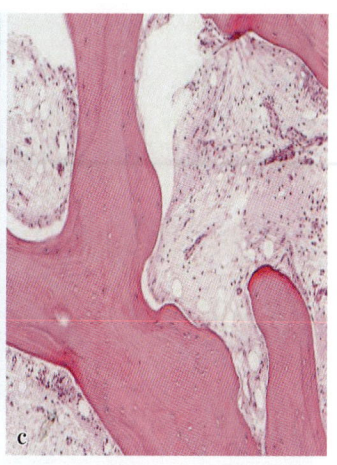

図 3-11　大腿骨頭壊死症（42 歳男性）
a．単純 X 線像：右大腿骨頭の圧潰，骨硬化像を認める。
b．摘出標本：圧潰した壊死骨と関節軟骨の亀裂を認める。
c．組織像：壊死骨および，一部に新生骨の添加を認める（HE 染色）。

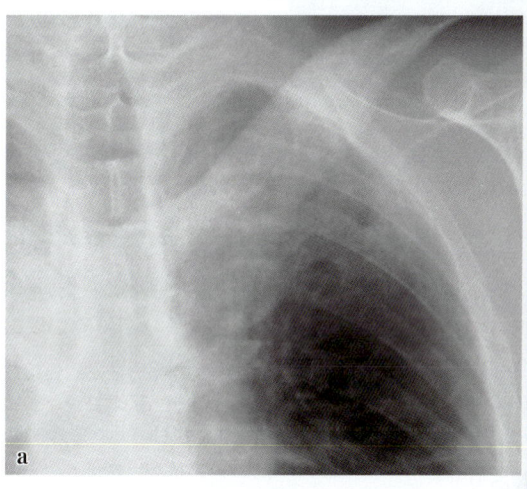

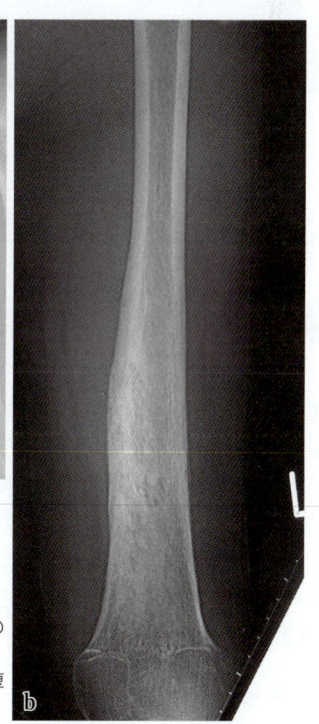

図 3-12　骨肥厚症
a．単純 X 線像：左鎖骨の著明な骨肥厚，硬化像を認める（58 歳女性）。
b．単純 X 線像：左大腿骨の内側骨皮質の著明な骨肥厚を認める（65 歳女性）。

E 骨壊死，骨梗塞
osteonecrosis, bone infarct

骨への血流障害により，骨細胞，骨髄細胞が壊死に陥った病態である。大腿骨頭壊死（➡301 頁参照）が代表的であるが，上腕骨近位や，大腿骨遠位にもしばしば見られる。壊死部は，一般に骨硬化像を呈する（図 3-11）。成長期に見られるものは，骨端症（➡302 頁参照）に分類される。骨幹や骨幹端に，小石灰化巣として出現するものは，骨梗塞 bone infarct とよばれる。

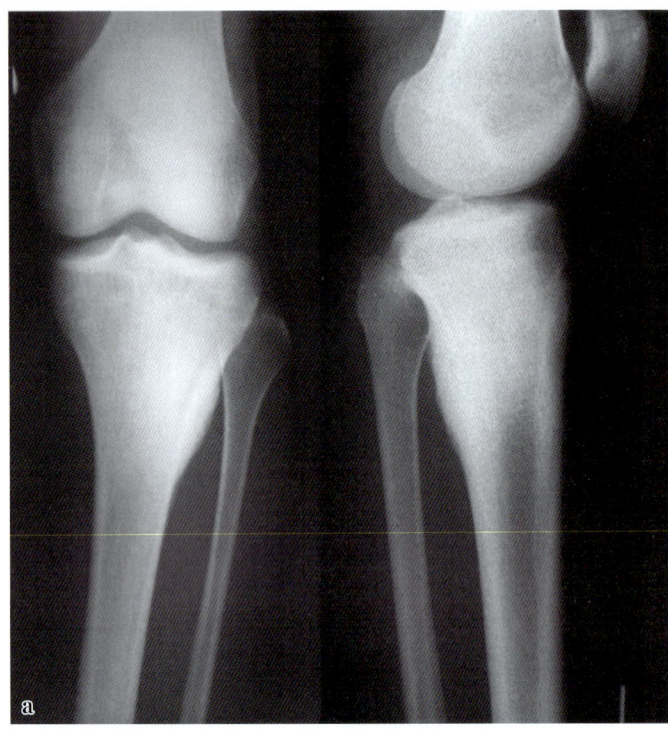

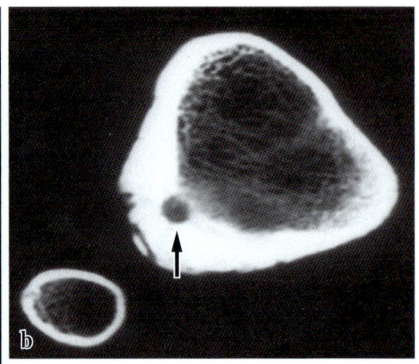

図 3-13 骨腫瘍による骨硬化（18歳男子，類骨骨腫）
a. 単純X線像：脛骨骨幹端の著明な骨硬化像を認める。
b. CT像：類骨骨腫（→）による周辺の反応性骨形成を認める。

F 骨肥厚症
hyperostosis

局所的な骨増殖性隆起を呈する原因不明の慢性炎症性疾患である。胸骨，鎖骨，肋骨を中心に発生する胸肋鎖骨肥厚症が代表的である。掌蹠膿疱症（pustulosis）に合併するものと合併しないものが存在する。皮膚の慢性炎症を伴うこともあり，SAPHO（spondylitis, acne, pustulosis, hyperostosis, osteitis）症候群の範疇に入れられる。脊椎や四肢にも同様の骨硬化性の病変を生じることがある（図 3-12）。

G 骨腫瘍による骨硬化
reactive bone formation

骨肉腫，類骨骨腫（図 3-13），軟骨肉腫，前立腺癌骨転移，胃癌転移などにより腫瘍周辺の反応性骨硬化を生じることがある。腫瘍由来の骨形成蛋白（bone morphogenetic protein；BMP）などによる反応性骨形成と考えられているが，詳細な機序は不明である。軟骨肉腫では，骨髄内の腫瘍部は骨溶解性であるが，骨皮質の肥厚を呈することがある。これも腫瘍による反応性の骨形成亢進である。

●参考文献

1) 国分正一，岩谷力，落合直之，他（編）：今日の整形外科治療指針．第6版．医学書院，2010
2) 中村耕三，吉川秀樹（編）：整形外科臨床パサージュ 3．運動器画像診断マスターガイド．中山書店，2010
3) 中村利孝，吉川秀樹（編）：最新整形外科学大系 21．骨系統疾患，代謝性骨疾患．中山書店，2007
4) 吉川秀樹：骨腫瘍と鑑別を要する疾患．骨軟部腫瘍外科の要点と盲点．文光堂，2005
5) Vigorita VJ：Orthopaedic Pathology. Lippincott, New York, 1999
6) Forest M, Tomeno B, Vanel D：Orthopedic Surgical Pathology. Churchill Livingstone, London, 1988
7) Davies, AM, Marino AJ, Evans N, et al：SAPHO syndrome：20-year follow-up. Skeletal Radiol 28：159-162, 1999
8) Hashimoto J, Ohno I, Nakatsuka K：Prevalence and clinical features of Paget's disease of bone in Japan. J Bone Mineral Metab 24：186-190, 2006
9) Folpe AL, Fanburg-Smith JC, Billings SD, et al：Most osteomalacia-associated mesenchymal tumors

are a single histopathologic entity: an analysis of 32 cases and a comprehensive review of the literature. Am J Surg Pathol 28: 1-30, 2004
10) Morris JM, Samilson RL, Corey CL, et al: Melorheostosis: review of the literature and report of an interesting case with 19-year follow-up. J Bone Joint Surg Am 45: 1191-1206, 1963
11) Yoshikawa H, Nakase T, Myoui A, et al: Bone morphogenetic proteins in bone tumors. J Orthop Sci 9: 334-340, 2004

第4章 骨の修復と再生

A 骨の力学的強度と損傷（骨折）

骨の構造は，海綿骨と皮質骨から成るが，骨の力学的強度は，主として石灰化した骨基質 bone matrix により保たれている．骨基質は骨芽細胞により合成されたコラーゲンを主成分とした有機基質にハイドロキシアパタイトを主成分とした無機基質（骨塩）が沈着して形成されている．コラーゲンは弾性を，骨塩は剛性を付与している．したがって，骨は弾性と剛性を有した複合材料と考えられる．一方，コラーゲンの走行に添って，ハイドロキシアパタイトは沈着することから，骨は，配向性を持った結晶体と考えることもできる．この力学的強度および配向性を持った複合材料が，各種外力の作用により破綻し，骨の連続性が一部または全部が絶たれたものを骨折という．重度の骨折では，骨片が粉砕し，骨の欠損が生じることがある．骨の欠損は，骨折以外でも，骨腫瘍，骨感染症，関節リウマチなど，種々の運動器疾患によっても生じる．

B 骨折治癒 fracture healing

骨組織は，優れた再生能を示すことから，古くから，骨の再生にかかわる物質の存在が推測されていた．骨折が生じても，自己の再生能力により，一定の期間で，骨折部に，幼若な骨（仮骨→46頁参照）が生じ，その後の骨のリモデリング bone remodeling（→12頁参照）により，元の骨の形態まで修復される（図4-1）．骨癒合には，一次骨癒合 primary bone healing と，二次骨癒合 secondary bone healing がある．前者は，骨幹部骨折などを正確に整復し，強固な内固定や創外固定などを施した場合，仮骨を形成せず，接触した骨同士がハバース管による生理的骨改変により骨形成が生じ癒合が完成する現象である．多くの骨折では，後者の仮骨形成を伴う二次骨癒合の過程を経て，骨折は修復される．この修復は，瘢痕形成による修復ではなく，新しい軟骨・骨組織再生による修復であり，自己再生 self renewal 現象の1つと考えられる．骨再生能は，若年ほど高く，加齢により低下する．

骨折の治癒過程では，骨折直後の血腫形成の後，胎生期の骨形成過程（軟骨内骨化と膜性骨化）と同様の過程をたどり，修復が生じる．すなわち，血腫形成や炎症細胞の出現などの初期変化に続いて，未分化間葉系細胞の増殖・遊走，軟骨形成，血管新生，石灰化軟骨の吸収，骨への置換，最終的には，骨改変による骨成熟という一連の過程である．一般に骨折治癒過程は，炎症期，修復期，リモデリング（再造形）期にステージ分類される（図4-2）．

1 炎症期

骨折直後には，破綻した骨髄，骨皮質，骨膜，周辺軟部組織に存在する血管からの出血が生じる．骨折部位は低酸素状態となり，アシドーシスに陥る．骨折端の骨は壊死に陥る．出血による血腫が形成され，壊死組織から放出される炎症性サイトカインの作用により，好中球，マクロファージ，線維芽細胞が遊走し凝血塊を形成する．局所で，PDGF，BMP，TGF-β，IGF など種々の増殖因子の作用により，未分化間葉系細胞や前骨芽

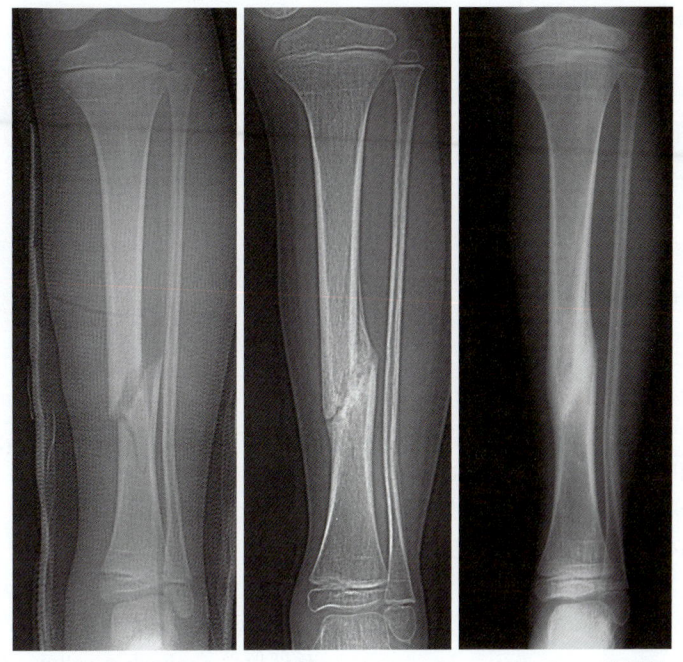

a. 炎症期（骨折後 2 日）　b. 修復期（骨折後 6 週）　c. リモデリング（再造形）期（骨折後 10 週）

図 4-1　骨折治癒過程（8 歳男児，脛骨骨折）

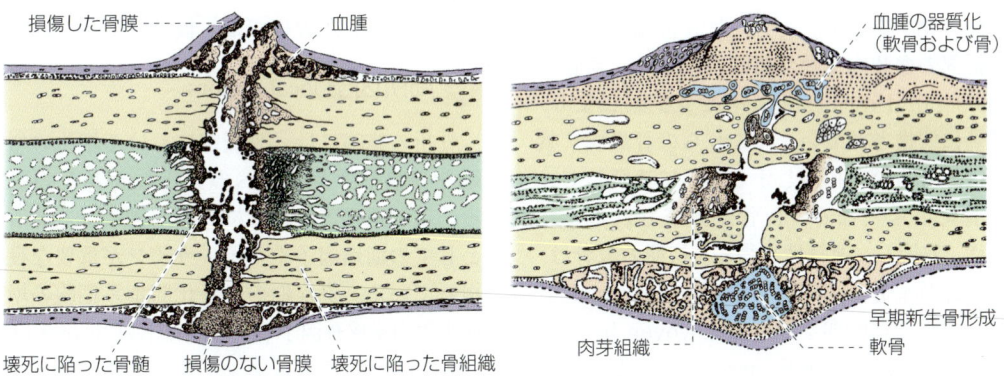

a. 炎症期

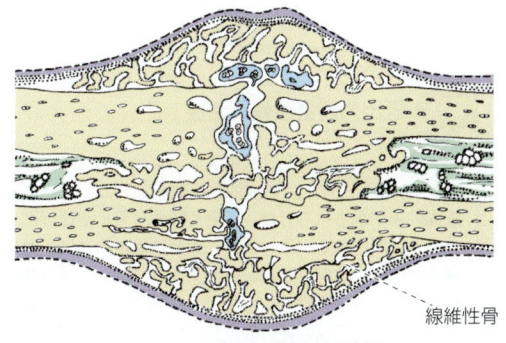

- 損傷した骨膜
- 血腫
- 壊死に陥った骨髄
- 損傷のない骨膜
- 壊死に陥った骨組織

b. 修復期

- 血腫の器質化（軟骨および骨）
- 肉芽組織
- 早期新生骨形成
- 軟骨

c. リモデリング（再造形）期

- 線維性骨

図 4-2　骨折治癒過程（仮骨形成を経た骨折の二次性癒合の経過）

〔Rockwood CA Jr, et al(eds)：Fractures in Adults, 4 th ed. JB Lippincott, pp269-271, 1996 より〕

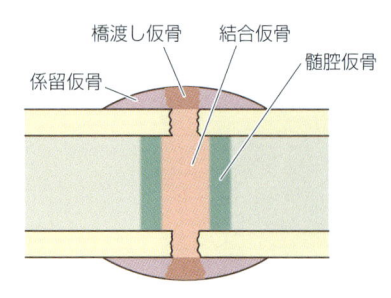

図4-3 仮骨の部位別名称

細胞の増殖が認められる。これらの細胞の由来は，骨膜の骨形成細胞，骨髄内の間質細胞，周辺筋肉内の未分化間葉系細胞であると考えられている。次いで，壊死組織の吸収とともに，骨髄内や骨膜周辺の軟部組織からの毛細血管の新生が起こる。炎症期は骨折直後～数日の期間である。

2 修復期

骨折部およびその周辺部に新しく形成された修復組織内の未分化間葉系細胞が，軟骨細胞や骨芽細胞に分化する。骨折部周辺の骨膜は増殖・肥厚し，膜性骨化が生じる。一方，軟骨形成は，主として骨折部の血腫内や軟部組織内に生じ，軟骨内骨化 enchondral ossification (→22頁参照) により，徐々に骨に置換されていく。これらの骨形成，軟骨形成は，骨折部を橋渡しするように連続していき，仮骨 callus となる。仮骨が形成されると，骨折部は，安定し，連続性を得る。初期の仮骨は，軟骨，線維性骨が主体で，軟性仮骨 (soft callus) とよび，力学的に脆弱な線維性骨 woven bone である。骨化が進み硬性仮骨 (hard callus) となるには，年齢，骨折の種類によって異なるが，通常は6～8週とされている。

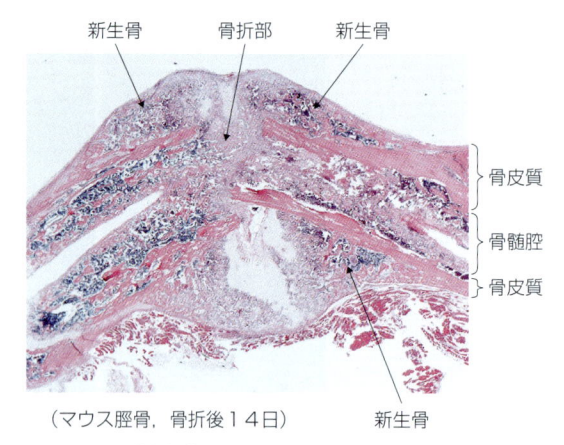

図4-4 骨折治癒過程でみられる仮骨の組織像
（マウス脛骨，骨折後14日）

A 仮骨 callus

骨折治癒過程で形成される仮骨は，部位により，係留仮骨 anchoring callus，橋渡し仮骨 bridging callus，結合仮骨 uniting callus，髄腔仮骨 sealing callus とよばれる（図4-3）。仮骨の量は，骨折部の安定性に関連する。一般に骨折部が不安定で可動性がある環境では，仮骨量が多く（図4-4），力学的に安定した骨折では，仮骨量は少ない。

B 局所因子 local factors

骨折の修復には，骨折部における細胞の増殖と軟骨細胞や骨芽細胞への分化の両者が必要である。この過程での細胞機能の制御には，局所因子としての増殖因子やサイトカインが重要な役割を担っている。炎症期の未分化間葉系細胞の増殖に血小板由来成長因子 platelet-derived growth factor (PDGF) やトランスフォーミング増殖因子 transforming growth factor-β (TGF-β) が関与し，骨

NOTE 血腫 hematoma

骨折に伴う血腫形成は，骨折治癒機転に重要である。血腫中で血小板が破壊され，血小板由来成長因子 (PDGF) やトランスフォーミング増殖因子 (TGF-β) が放出され，骨折初期の細胞増殖を促進することが推測されている。血腫内で形成された，軟骨細胞や骨芽細胞は，オートクライン autocrine，パラクライン paracrine の機序により，増殖因子のネットワークを介し，局所での骨形成を促進する。

NOTE 低出力超音波骨折治療

近年，低出力超音波パルス (low-intensity pulsed ultrasound；LIPUS) が，大規模臨床試験において，骨癒合期間短縮効果が示されており，安全で簡便な骨折治癒促進方法として注目されている。現在，超音波骨折療法は，難治性骨折や偽関節で保険診療として承認されているが，新鮮骨折での使用は保険適用外である。平成24年度の診療報酬改定により，四肢の骨折のうち，観血的手術を実施した場合で，骨折治療期間を短縮する目的で，当該骨折から3週間以内に超音波骨折治療法を開始した場合に算定できる。

基質に多く含まれているインスリン様成長因子 insulin-like growth factor（IGF）は，前骨芽細胞の増殖や軟骨細胞の基質合成に関与している。骨形成蛋白 bone morphogenetic protein（BMP）は，炎症期に骨折部近傍の骨膜や骨髄内に一過性に発現が亢進し，未分化間葉系細胞を軟骨細胞や骨芽細胞に分化させ，仮骨形成に関与する。一方，炎症性サイトカインであるインターロイキン interleukin（IL）-1 や腫瘍壊死因子 tumor necrosis factor（TNF）-α は，骨折による炎症の場で産生・分泌され，血管新生促進や，貪食反応，骨吸収に関与する。

3 リモデリング（再造形）期

形成された線維性骨が，再造形により，層板骨 lamellar bone に置換される時期である。破骨細胞による骨吸収と骨芽細胞による骨形成を繰り返し，皮質骨と骨髄腔が形成されていく。仮骨量の減少とともに次第に強度を増し，元来の解剖学的構造へと復元する。小児では，この再造形過程によって変形治癒した長管骨でも，回旋変形を除いて，解剖学的に正常な形態に自然矯正される（Wolff の法則）。成人では，自然矯正は起こりにくい。再造形の完了には，数カ月〜数年を要する。

C 骨誘導と骨伝導

骨の再生・修復は，骨誘導と骨伝導の両者から成り立っている。骨誘導 bone induction とは，発生期における組織誘導現象に例えて，何らかの誘導物質が局所に骨組織を分化誘導させる現象をよぶ。すなわち，骨形成蛋白（BMP）などの細胞分化因子を，皮下や筋肉内など本来骨の存在しない場所に移植した場合，局所の未分化間葉系細胞が軟骨細胞や骨芽細胞に分化し，骨形成が生じる現象である。BMP のほか，頻度は低いが，一部のセラミックスや金属による骨誘導現象が報告されている。

骨伝導 bone conduction とは，母床に存在する骨形成細胞が移植骨や人工骨内に三次元的に進入し内部に骨形成が生じる現象である。ハイドロキシアパタイトやリン三カルシウムなどの多孔体セラミックスなどの人工骨は，それ自体は未分化間葉系細胞を骨芽細胞に分化させる活性を有しないことから，骨誘導能を有しないが，生体親和性がよいことから，骨形成細胞が表面に付着しやすく，内部まで進入していくことから，骨伝導能を有していることがわかる。

D 骨形成蛋白による骨再生

骨形成蛋白（BMP）は，骨基質や骨肉腫に存在し，皮下や筋肉内で異所性に骨を誘導できる生理活性物質である。ラット大腿骨を 0.6N 塩酸で脱灰し，BMP を含有する骨基質蛋白を作製し，同種ラット背部皮下に移植すると，4週後に移植部に新生骨が誘導される。同様に，合成ヒト BMP-2 をコラーゲンを担体としてマウス背部に移植すると，3週後に局所に新生骨が誘導される。異所性誘導骨は，発生期の内軟骨性骨形成過程を経て形成される（図 4-5）。このように，BMP は任意の部位に骨を再生させる活性を有する。一方，BMP は骨折に伴って，初期炎症期の仮骨形成に先立って骨膜，骨髄，周辺軟部組織に発現し，軟骨細胞や骨芽細胞の分化にかかわっている（図 4-6）。TGF-β スーパーファミリーに属する蛋白であり，細胞表面の2種の受容体（BMPR-Ⅰ&Ⅱ）に結合し，シグナルを細胞以内に伝達する。BMP 受容体は，BMP 特異型転写因子 Smad1/5/8 をリン酸化する。リン酸化 Smad は，共有型 Smad4 と複合体を形成し，核に移行し標的遺伝子の発現を誘導する。抑制型 Smad6/7 は，BMPR-Ⅰに結合し，特異型 Smad のリン酸化を阻害し，シグナル伝達を抑制する（図 4-7）。近年，欧米では，脛骨偽関節や脊椎固定に対し，コラーゲンを担体として，BMP-2 や OP-1 などの合成ヒト骨形成蛋白が臨床使用されている。近い将来，人工骨などのスキャフォールド scaffold（足場）にハイブリッドし，骨再生医療に応用されることが期待されている。

E 骨移植による骨再生

骨移植 bone graft の目的は様々であるが，整

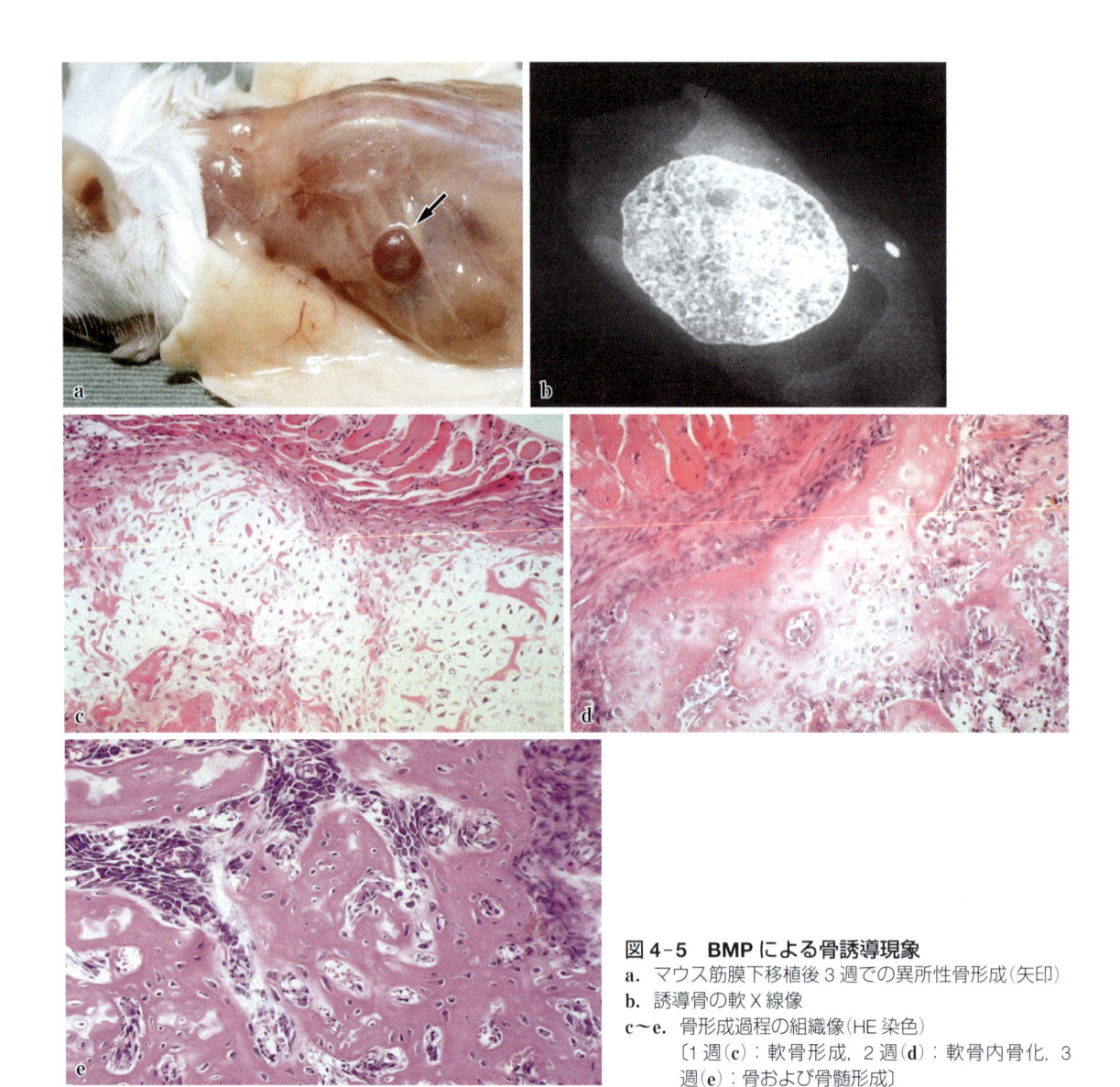

図4-5 BMPによる骨誘導現象
a. マウス筋膜下移植後3週での異所性骨形成(矢印)
b. 誘導骨の軟X線像
c～e. 骨形成過程の組織像(HE染色)
〔1週(c):軟骨形成,2週(d):軟骨内骨化,3週(e):骨および骨髄形成〕

形外科では,主として骨腫瘍や感染による骨欠損の補填,難治性骨折や偽関節などの修復促進,関節固定や脊椎固定の骨性架橋,人工関節の弛みによる母床骨の補填などに用いられる。従来から,患者自身の腸骨,腓骨などから移植骨を採取し,患部に移植するという自家骨移植が広く施行されてきた。自家骨移植は,さらに海綿骨移植,皮質骨移植,血管柄付き骨移植に分類される。一般に,自家骨移植片は,一旦吸収され,後に新生骨に置換される。海綿骨移植では,骨形成細胞が生存し骨を形成するため,骨再生効果に優れる。血管柄付き骨移植では,移植骨は壊死に陥らないため,骨再生効果は大きい。一方,自家骨のみでは量的に不十分な場合,自家骨採取の侵襲を避けたい場合などに,同種保存骨が用いられる。同種保存骨の問題点としては,生きた骨形成細胞がないことから骨再生作用は低い。また抗原抗体反応,疾病感染の危険性などが挙げられる。近年,自家骨移植に代わり,セラミックスなどの人工骨が開発され,臨床で広く使用されている。

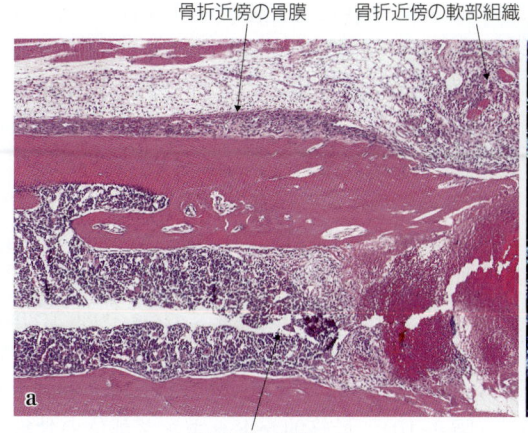

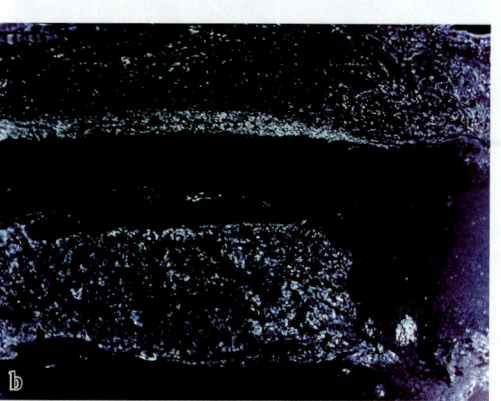

a. マウス肋骨骨折 48時間後の組織像（HE染色）　b. BMP-4遺伝子の発現（in situ hybridization法）

図4-6　骨折部におけるBMPの発現

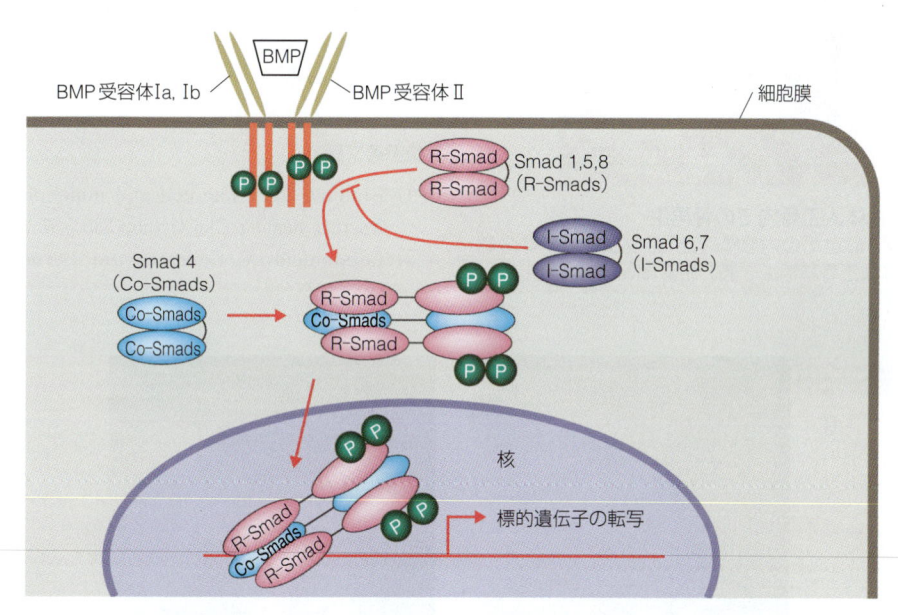

図4-7　BMPのシグナル伝達

F 創外固定器による骨欠損修復

　脛骨や大腿骨の新鮮外傷，感染，骨腫瘍などで，大きな骨欠損が生じた場合，その修復・再生には，従来より自家骨移植（遊離あるいは，血管柄付き）が行われてきた．しかし，移植骨量の不足，生着不良，再骨折，偽関節，長期の免荷期間などの多くの問題点を抱え，治療に難渋する症例がみられ

NOTE　人工骨 artifical bone

　人工骨は，①移植骨採取の侵襲がない，②任意の量，形状を調節できる，③生体適合性がよい，④免疫反応がないなどの利点を有するが，一方では，①力学的強度が弱い，②骨細胞の進入が困難である，③骨への置換が遅い，④高価であるなどの問題点も有している．材質としては，ハイドロキシアパタイト（hydroxyapatite；HA），β-リン酸三カルシウム（βTCP）などのセラミックスが普及している．なかでも連通多孔体セラミックスは，その優れた骨伝導能（図4-8）から，良性骨腫瘍の骨欠損の補塡材料，骨再生材料として，脊椎外科領域において椎弓スペーサーとしてなど，種々の疾患に対して臨床使用されている（図4-9）．

た。1950年代にIlizarov（イリザロフ）は，骨折骨片に牽引ストレスを緩徐にかけると，その間隙に新たな骨形成が生じることを発見した（distraction osteogenesis）。すなわち，骨移植を用いない骨再生法であると考えられる。近年，Ilizarovリングなどの優れた創外固定器の開発により，巨大骨欠損部に対し，この概念を応用し，bone transport（骨移動術）や短縮延長術により，骨欠損部を修復・再生させることが可能である。bone transportでは，欠損部と離れた健常部で骨切りを行い，1mm／日の速度で骨延長を行い，骨を移動させる（図4-10）。最終的なドッキング部位の骨癒合には，大部分の症例で自家骨移植術が必要である。欠損部が比較的少ない場合には，短縮延長術が可能である。一期的に骨欠損部を新鮮化し，短縮ドッキングさせ，近位の健常部で骨切りを行い，延長を行う方法であり，基本原理は，bone transportと同様である。

●参考文献

1) Einhorn TA：The cell and molecular biology of fracture healing. Clin Orthop 335：S7-21, 1998
2) Gerstenfeld LC, Cullinane DM, Barnes GL, et al：

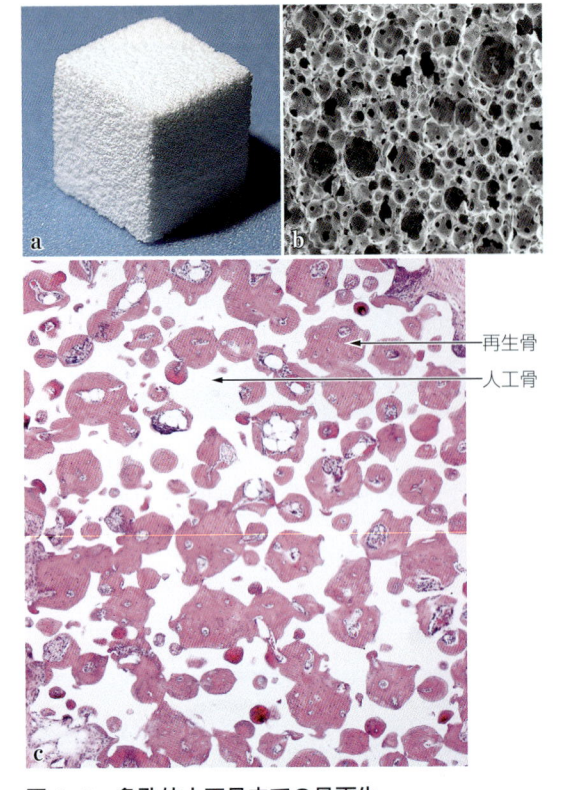

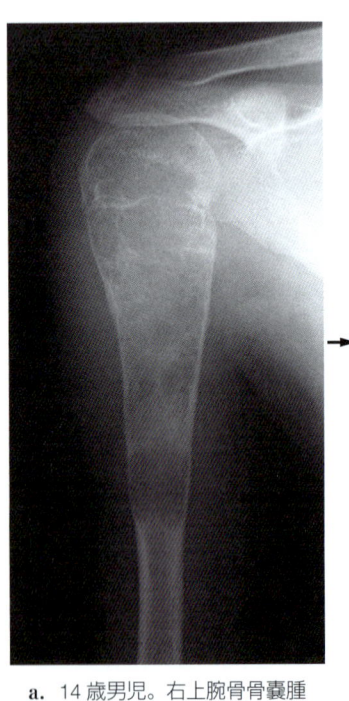

図4-8　多孔体人工骨内での骨再生
多孔体人工骨（**a**）とその内部構造（**b**）。ウサギ大腿骨骨髄内に，多孔体人工骨移植後6週の組織像（**c**，HE染色）。

a. 14歳男児。右上腕骨骨嚢腫　　　b. 術後3カ月
図4-9　人工骨移植による骨再生

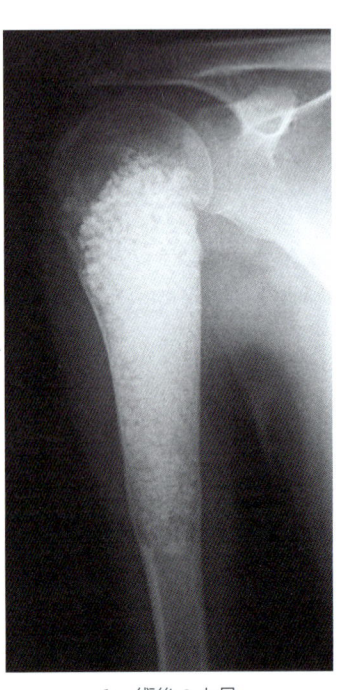

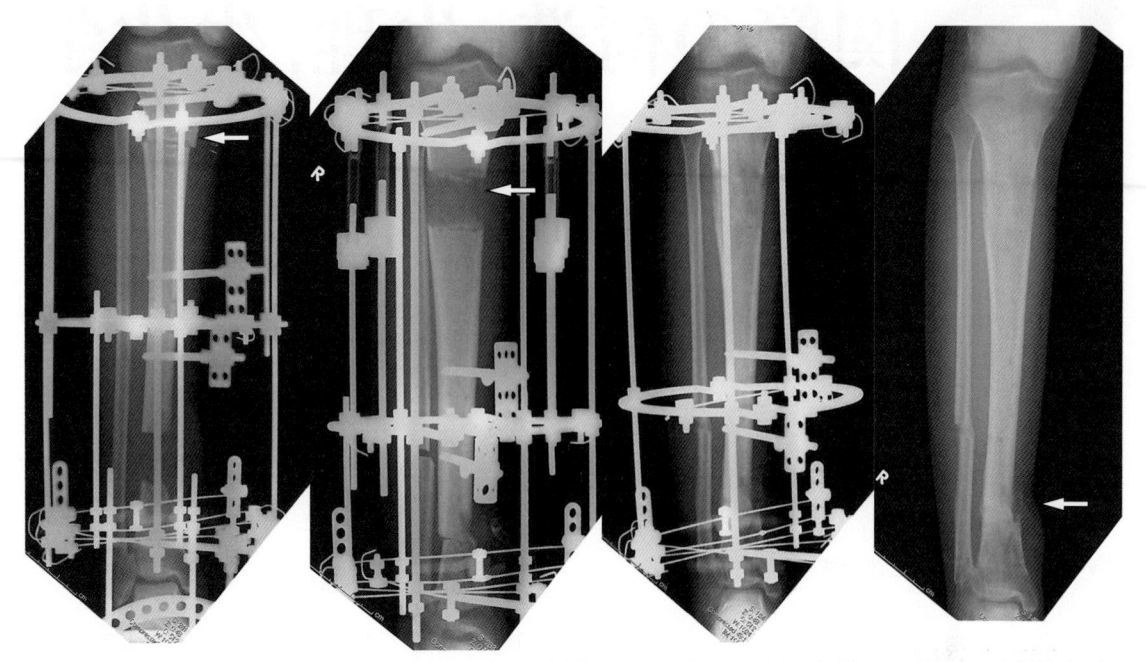

a. Bone transport のための骨切り術（矢印：骨切り部）　b. Bone transport 終了時（術後2カ月）（矢印：延長部）　c. 延長部の骨形成進行（術後7カ月）　d. 創外固定器抜去（術後8カ月）（矢印：ドッキング部）

図 4-10　Bone transport による骨再生
21歳男性。脛骨開放骨折による骨欠損（大阪船員保険病院　大野一幸先生より提供）

Fracture healing as a post-natal developmental process : molecular, spatial, and temporal aspects of its regulation. J Cell Biochem 88 : 873-884, 2003
3) Kabata T, Tsuchiya H, Sakurakichi K, et al : Reconstruction with distraction osteogenesis for juxta-articular nonunions with bone loss. J Trauma 58 : 1213-1222, 2005
4) Matsumine A, Myoui A, Kusuzaki K, et al : Calcium hydroxyapatite ceramic implants in bone tumor surgery. A long term follow-up study. J Bone Joint Surg Br 86 : 719-725, 2004
5) Miyazono K, Maeda S, Imamura T : BMP receptor signaling : Transcriptional targets, regulation of signals, and signaling cross-talk. Cytokine Growth Factor Rev 16 : 251-263, 2005
6) Nakase T, Yoshikawa H : Potential roles of bone morphogenetic proteins (BMPs) in skeletal repair and regeneration. J Bone Miner Metab 24 : 425-433, 2006

7) Romano CL, Romano D, Logoluso N : Low-intensity pulsed ultrasound for the treatment of bone delayed union or nonunion : a review. Ultrasound Med Biol 35 : 529-536, 2009
8) Tamai N, Myoui A, Kudawara I, et al : Novel fully interconnected porous hydroxyapatite ceramic in surgical treatment of benign bone tumor. J Orthop Sci 15 : 560-568, 2010
9) Urist MR : Bone : formation by autoinduction. Science 150 : 893-899, 1965
10) Vigorita VJ, Ghelman B : Fracture Healing/Callus. In : Vigorita VJ, Ghelman B, eds : Orthopaedic Pathology. pp85-94, Philadelphia, Lippincott Williams & Wilkins, 1999
11) Yoshikawa H, Tsumaki N, Myoui A : Bone biology : Development and regeneration mechanisms in physiological and pathological conditions. In : Santin M, ed : Strategies in Regenerative Medicine. pp431-448, New York, Springer, 2009

第5章 関節の構造, 生理, 生化学

A 関節

関節 articulation, joint とは, 相対する2つあるいはそれ以上の骨を連結する構造体をいう。

1 関節の分類

関節は可動性の有無により, 可動関節と不動関節の2つに分類される。

A 可動関節(滑膜関節) diarthrodial joint (synovial joint)

可動性を有する関節で, 四肢の関節の大多数がこれに属する。相対する骨端は硝子軟骨 hyaline cartilage(→74頁参照)で覆われ, 関節包 joint capsule とよばれる線維性の袋に包まれている。関節包内には関節腔 joint cavity とよばれる空隙が存在する。関節包の内面は滑膜 synovial membrane によって覆われ, 関節腔には関節液 synovial fluid が存在する。滑膜と関節腔の存在は特異的であるため滑膜関節ともよばれ, 狭義の"関節"を意味する。その形態によって図 5-1 に示すような種類がある。

B 不動関節 synarthrodial joint

可動性が全くないか, ごくわずかの可動性しか持たない関節をいい, 相対する骨を連結もしくは両骨間に介在する結合組織の種類によって次の4つに分類される。

1● 線維軟骨結合 symphysis

関節面は硝子軟骨に覆われるが, 両骨間に線維軟骨 fibrocartilage(→74頁参照)が介在し, さらに両骨間は靱帯によって強固に結合されている。関節包や関節腔, 滑膜組織を持たない。椎間板や恥骨結合がこれに相当する。

2● 軟骨結合 synchondrosis

相対する骨が硝子軟骨で連結されているもので, 成長期の長管骨の骨端と骨幹端の結合(成長軟骨

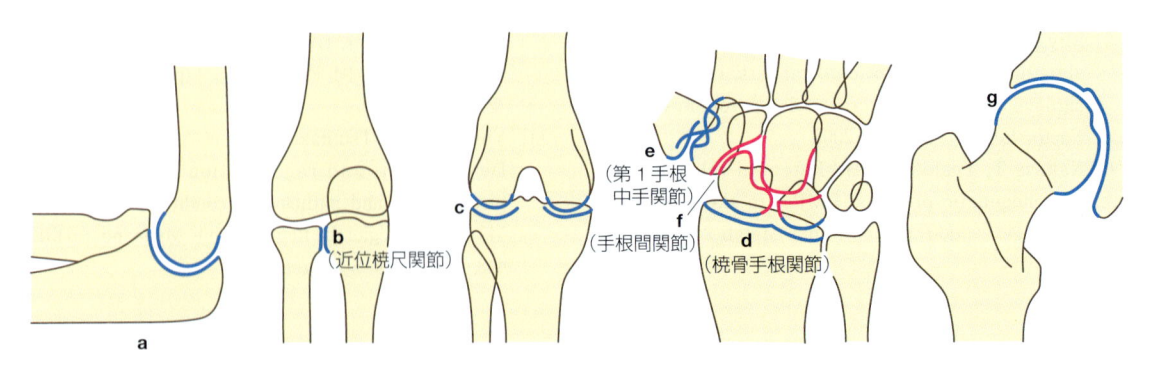

図 5-1 各種の可動関節(滑膜関節)
a:蝶番関節 hinge joint, b:車軸関節 pivot joint, c:顆状関節 condyloid joint, d:楕円関節 ellipsoidal joint, e:鞍関節 saddle joint, f:平面関節 plane joint, g:球関節 ball-and-socket joint。

板)がこれに相当する。滑膜や関節腔を欠く。

3 骨結合(骨癒合)synostosis

成長の過程で軟骨結合や靱帯結合であったものが成熟とともに癒合し，強直したものを指す。例えば，成長軟骨板は成人では消失し，骨端と骨幹端が癒合し骨結合となる。

4 靱帯結合 syndesmosis

2つの骨が線維性組織で直接に結ばれたもので，遠位脛腓関節や頭蓋骨の縫合がこれに相当する。

2 関節の機能

可動関節は，**可動性**と**支持性**の2つの機能を持つ。不動関節は支持性が重要な機能である。

3 可動関節(滑膜関節)の構造

関節の疾病の多くが可動関節と線維軟骨結合である椎間板に発生するため，この2つが臨床的に重要である。

可動関節は，骨，関節軟骨，関節包，滑膜，靱帯などから構成されている(図5-2)。関節を形成する骨端は関節軟骨 articular cartilage で覆われている。線維性結合組織である関節包は関節軟骨で覆われた相対する骨端同士を連結するように包み込んでいる。関節包の最内層は疎性結合組織の滑膜で形成されている。滑膜は関節腔を満たす関節液の産生・代謝を担っている。関節包の外層は強靱な靱帯様構造を呈し，関節の安定性に寄与している。関節腔内に靱帯を持つ関節もある。骨端の関節包外には筋肉と骨を結ぶ腱が備わっており，筋肉の収縮により関節に運動をもたらす。

膝関節，肩鎖関節，胸鎖関節，手関節などには相対する関節軟骨面の間に半月〔板〕meniscus もしくは関節円板 articular disc が存在する。

B 関節軟骨

関節軟骨 articular cartilage は組織学的には硝子軟骨(→74頁参照)である。成人の関節軟骨には血管，神経，リンパ管はなく，軟骨細胞と細胞外基質から構成される。大部分は細胞外基質(主にコラーゲンおよびプロテオグリカン)からなる。細胞は極めて少なく，全容積の2%以下に過ぎない。

> **NOTE 可動関節の発生**
>
> 中胚葉の間葉系細胞に由来する肢芽とよばれる隆起が胚子に形成されることで四肢の発生が始まり，以下の段階を経て関節が形成される。
> 1) 間葉系細胞の凝集
> 　肢芽の出現後直ちに芽体とよばれる間葉系細胞の凝集が形成される(図5-3a)。
> 2) 軟骨化
> 　発生第17〜18期(胚子齢35〜37日)に芽体は軟骨芽細胞，次いで軟骨細胞へと分化し，軟骨原基が形成される(図5-3b)。
> 3) 中間帯の形成
> 　軟骨原基は密に配列する扁平な細胞(軟骨膜)に囲まれ，隣接の軟骨原基との間は中間帯とよばれる未分化間葉細胞の密集した層によって境界される(図5-3b，4)。
> 4) 滑膜間葉の形成
> 　中間帯は中央の疎な細胞層と，これを挟んで軟骨原基面に平行に並ぶ密な細胞層の3層構造となる(図5-3c)。中央層は滑膜間葉とよばれ，発生第18〜20期(胚子齢37〜41日)頃に形成されて後に滑膜や靱帯に分化する。軟骨原基面の細胞層は関節軟骨に分化する。
> 5) 関節腔の形成
> 　滑膜間葉に小腔の形成が起こる(図5-3d)。発生第23期(胚子齢47日)頃に小腔は結合し1つの大きな関節腔を形成する(図5-3e，5)。この時期に関節内靱帯や半月などの関節腔内組織が明瞭となり，成人の関節とほぼ近似の形態となる。

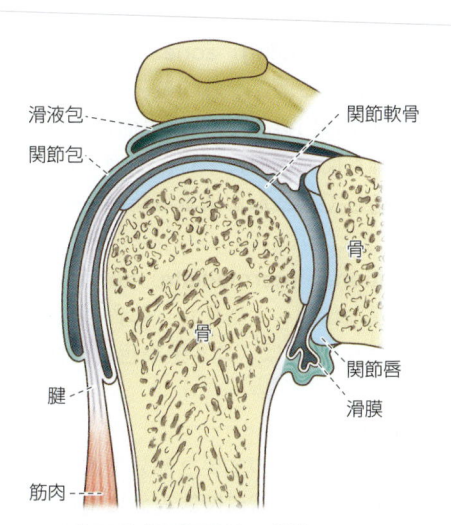

図5-2　可動関節(滑膜関節)の構造

(ラベル: 滑液包, 関節包, 腱, 筋肉, 関節軟骨, 骨, 関節唇, 滑膜)

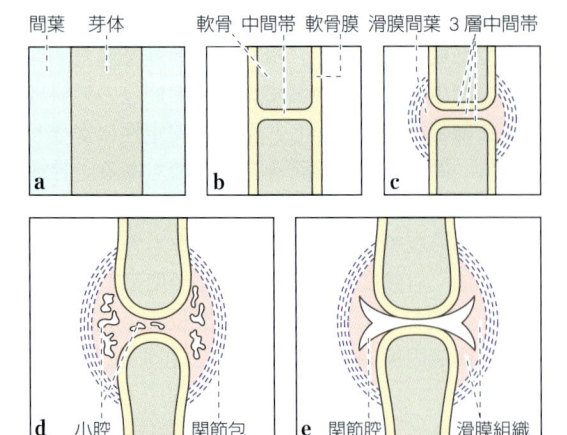

図5-3 膝関節の発生の模式図
a. 芽体の形成, b. 軟骨原基と中間帯の形成, c. 滑膜間葉の形成, d. 小腔の発生, e. 小腔の結合による関節腔の形成

〔O'Rahilly R, Gardner E：The embryology of movable joints. In Sokoloff L (ed)：The Joints and Synovial Fluid. Vol 1. Academic Press, New York, pp49-103, 1978 より改変〕

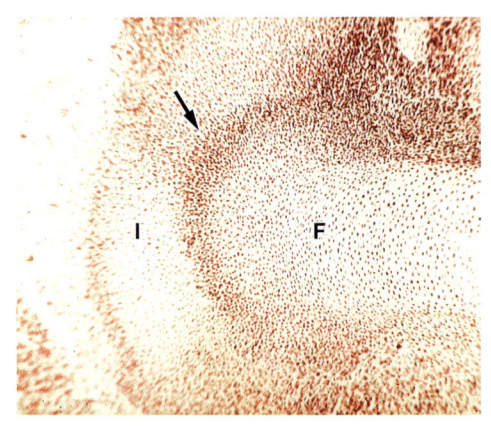

図5-4 中間帯の形成
将来，股関節となる部分に細胞が密集し，中間帯（矢印）を形成している。大腿骨（F）と寛骨（I）になる原基が明確に判別できる。胎生4週。　　　（寺山 原図）

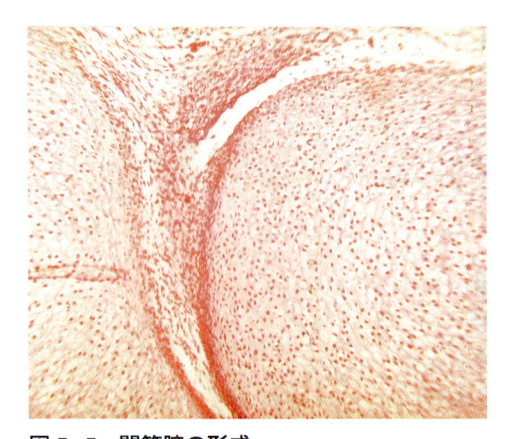

図5-5 関節腔の形成
中間帯の中央層の細胞が次第に消失し，関節腔が形成される。胎生8週。　　　　　　　　（寺山 原図）

関節軟骨の厚さは関節の大きさや関節内での部位で異なる。小関節では薄く，成人の膝関節や股関節のような大関節でも 2～4 mm の厚さである。

1 関節軟骨の構造

A 関節面

関節面 articular surface には骨膜や軟骨膜は存在しない。関節面は一見，極めて平滑であるが，電子顕微鏡レベルでみると必ずしもそうではない。しかし in vivo の関節面を観察することが不可能であるため，生体内における関節面の平滑性については，なお統一された見解は得られていない。

B 軟骨細胞
chondrocyte

軟骨細胞は軟骨基質内の小窩 lacuna に存在する。球形の場合が多いが，大きさ・形・微細構造は一様でない。成熟した関節軟骨は軟骨細胞の形態，基質の性状から大きく4層に分けられる（図5-6～8）。

1 tangential (gliding) zone

関節腔に接する関節軟骨の最表層である。この層の軟骨細胞は円盤状で，関節表面に平行に並ぶ。基質の線維も関節表面に平行に配列する。基質はムコ多糖染色でほとんど染まらない。

2 transitional (intermediate) zone

細胞形態は球形・大型化し，基質の線維配列は不規則となる。基質はムコ多糖染色で陽性を示す。

3 radial zone

この層は関節軟骨の主要な部分を占める。細胞は球形で，数個が柱状に関節表面に垂直に配列する。基質はムコ多糖染色で4層のうち最も強く陽

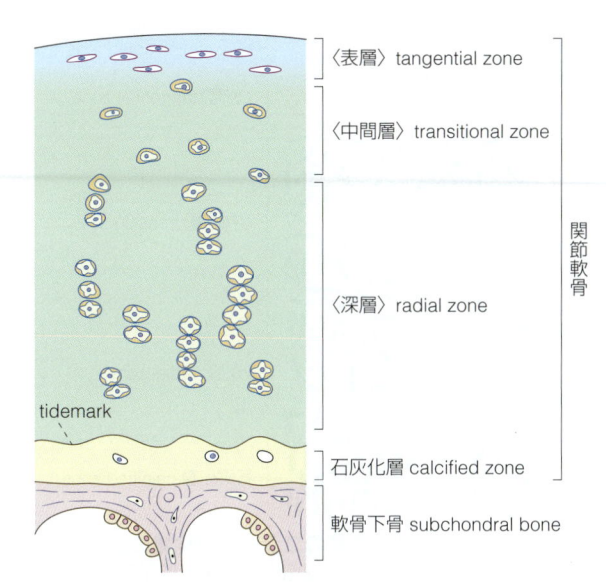

図 5-6　成人関節軟骨の形態

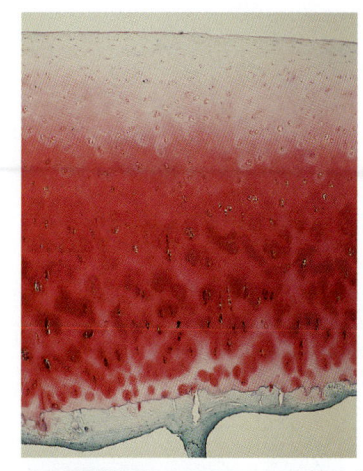

図 5-8　成人関節軟骨におけるムコ多糖の分布（サフラニン O 鉄ヘマトキシリン染色）
サフラニン O は赤色の陽イオン性染料で，ムコ多糖 glycosaminoglycan の陰性荷電部に特異的に結合し組織化学的にその分布を示す。transitional～radial zone が濃赤に染色されている。下層の青色の線は tidemark。

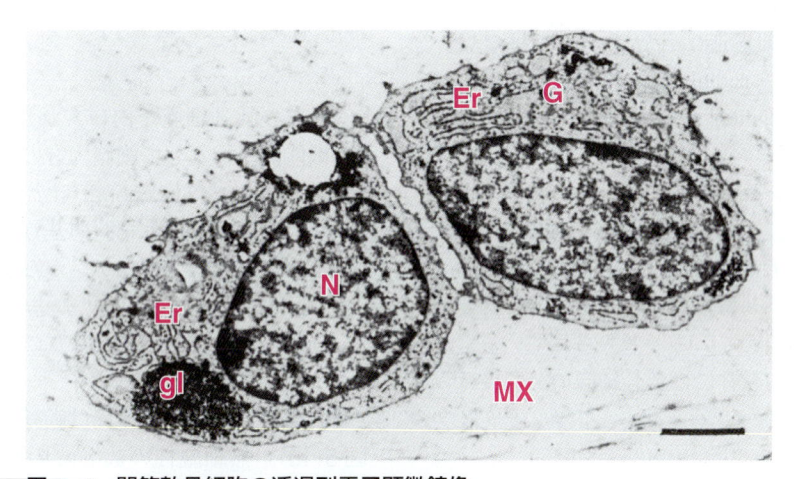

図 5-7　関節軟骨細胞の透過型電子顕微鏡像
関節軟骨細胞は微細な細胞質突起とよく発達した粗面小胞体（Er）を備える。N：核，G：Golgi 装置，gl：グリコーゲン顆粒，MX：細胞周囲基質
(Hirohata K, et al：Ultrastructure of Bone and Joint Diseases, 2nd ed. Igaku-Shoin, Tokyo, New York, p9, 1981 より)

性を示す。

4 ● calcified zone

　関節軟骨最深層であり，transitional zone, radial zone に比べ細胞密度は低くまばらで，基質は石灰化している。ゆえに基質のムコ多糖染色性は低い。この層と tangential zone～radial zone の非石灰化軟骨層との間には，ヘマトキシリン好性の青染する波状の線がみられ，これを tidemark とよぶ。

　calcified zone は骨端の軟骨下骨 subchondral bone と接する。軟骨下骨は calcified zone と接する軟骨下骨終板と，これを支えるように連なる海綿骨梁からなる。関節に加わった応力は，まず軟骨で吸収・緩和され，さらに軟骨下海綿骨梁が歪むことによって緩衝される。軟骨下海綿骨梁の剛性（stiffness：変形の起こりにくさ）が高く，その歪みが少ない場合には，軟骨に大きな応力が加わ

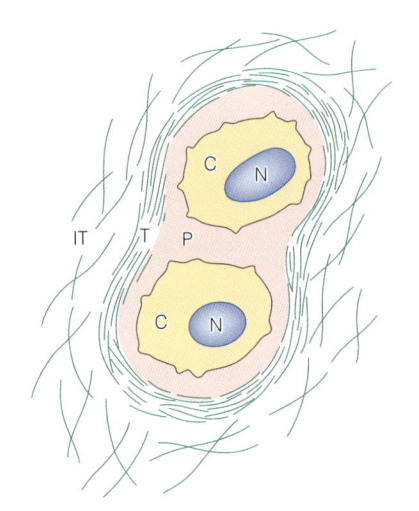

図 5-9 軟骨細胞と軟骨基質の関係
P：細胞周囲基質，T：細胞領域基質，IT：細胞間基質，N：核，C：細胞質

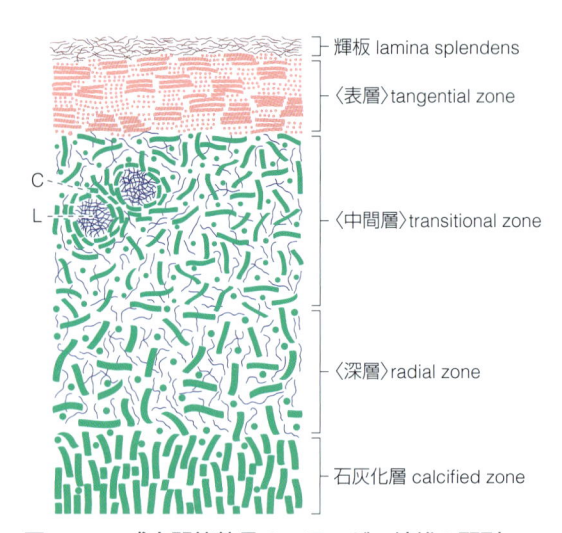

図 5-10 成人関節軟骨のコラーゲン線維の配列
C：コラーゲン線維が軟骨細胞の小窩を取り囲むように配列する。
L：軟骨細胞に近い部分では微細な線維が密な網目構造を形成する。
(Lane JM, Weiss C：Review of articular cartilage collagen research. Arthritis Rheum 18：553-562, 1975 より改変)

り損傷をもたらす。

軟骨細胞の微細構造は各層で一様ではない。transitional zone，radial zone の軟骨細胞は tangential zone，calcified zone の細胞に比べ，よく発達した粗面小胞体と Golgi（ゴルジ）装置を備え，プロテオグリカンやコラーゲンなどの軟骨基質成分を旺盛に合成・分泌している（→図 5-7，8）。ミトコンドリアも transitional zone，radial zone の細胞に豊富で，基質蛋白質の産生過程に必要なエネルギーを供給していると考えられている。成熟した正常な関節軟骨には軟骨細胞の分裂像はみられない。

C 軟骨基質
cartilage matrix

関節軟骨の細胞外成分を軟骨基質とよぶ。軟骨基質は軟骨細胞との位置的関係から細胞に近い順に，細胞周囲基質 pericellular matrix，これを取り囲む細胞領域基質 territorial matrix，そして細胞間基質 interterritorial matrix に分類される（図 5-9）。

細胞周囲基質は細胞表面を取り囲む狭い領域で，線維性のコラーゲンはみられない。細胞領域基質はさらにその外周を囲む微細なコラーゲン細線維の網目からなる部分で，カプセルのように軟骨細胞を包み込んでいる。相対する細胞や柱状に配列した細胞では1つのカプセルにまとめて包まれている。この軟骨細胞を内に入れたカプセルは，1つの機能的単位として細胞固有の微小な環境領域を形成し，軟骨単位 chondron とよばれる。細胞領域基質の外側である細胞間基質は軟骨の最も大きな部分を占め，コラーゲンからなる線維成分と線維間の無定型なゲル状の基質物質 ground substance からなる。基質物質の主な成分は水とプロテオグリカンである。

細胞間基質の構成と構築は軟骨の各層で異なる（図 5-10）。無細胞性の数 μm の厚さのコラーゲン細線維層が存在する最表層は，輝板 lamina splendens とよばれる。その下層にある tangential zone ではコラーゲン線維が関節表面に平行に並び，この層まではプロテオグリカンはごく少ない。コラーゲン線維の径は深層になるにつれ太くなる。transitional zone では線維の配列は不規則となり，プロテオグリカンが増えてくる。radial zone では線維は垂直方向に配列し疎となり，プロテオグリカンは豊富となる。calcified zone の線維は垂直に配列し，線維間は石灰化物（骨の無機質と同じハイドロキシアパタイト結晶）で埋められる（図 5-11）。このような線維配列や線維径の差異は各層の機械的な役割の違いを反映している。輝板と tangential zone は主に関節表面に平

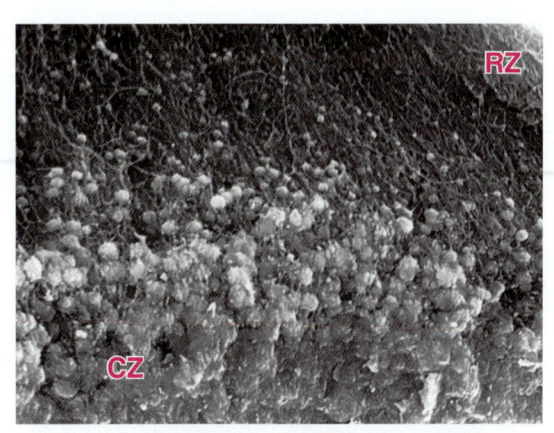

図5-11 関節軟骨深層の走査型電子顕微鏡像
radial zone (RZ) では縦方向に配列したコラーゲン線維がみられる．calcified zone (CZ) は球形の石灰化物で埋められている．両者の境界部分が tidemark に相当する．

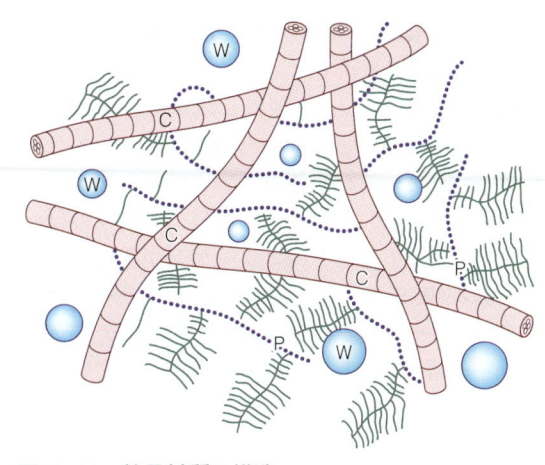

図5-12 軟骨基質の構造
コラーゲン線維（C）は梁の役目を果たし，その間にプロテオグリカン凝集体（P）が存在し，水分（W）を保持している．

行に加わる剪断力に抵抗し，transitional zone は tangential zone から radial zone への線維配列の転換区域といえる．そして，radial zone は主に圧縮力に抵抗しそれを分散する役目を担っている．calcified zone は軟骨と骨の間の物性の移行部分として，軟骨を骨につなぎ止める役割を果たしている．

各層におけるプロテオグリカンの濃度は，組織化学的に知ることができる（→図5-8）．tangential zone まではほとんど染色されず，transitional zone〜radial zone では強染性である．calcified zone の基質は細胞周囲基質を除いてほとんど染色されない．

2 関節軟骨の生化学

関節軟骨の弾性や荷重緩衝作用，そして高い耐久性などの機能的特性は，細胞外基質によってもたらされる．主成分は水分で，湿重量の70〜80%を占める．この高い水分量が軟骨の物性を特徴づけている．水分以外の構成物質は，コラーゲン，プロテオグリカン，非コラーゲン性蛋白質，糖蛋白質などである．これらの乾燥重量に占める割合は，コラーゲンが50%，プロテオグリカンが30〜35%，非コラーゲン性蛋白質と糖蛋白質が15〜20%である．

コラーゲン，プロテオグリカン，非コラーゲン性蛋白質などの高分子物質から構築された三次元構造の中に水分の一部は結合し，残りの大部分は自由水として保持されている（図5-12）．水分は軟骨に弾性をもたらし，潤滑に重要な役割を果たしている．また，電解質，低分子物質，代謝産物などを含み，軟骨における物質の移動にも重要な役割を担っている．

A コラーゲン
collagen

コラーゲンは結合組織の主要な構成蛋白質であり，軟骨においてもその有機物質の第一成分である．軟骨のコラーゲンはほとんどがコラーゲン細線維の網目構造を作り，軟骨組織の形態維持と張力に抵抗する役割を果たしている．

コラーゲンの基本分子は約1,000のアミノ酸のポリペプチド鎖（α鎖）からなる．α鎖は他の蛋白質には稀なハイドロオキシプロリンとハイドロオキシリシンを含んでいる．そのアミノ酸組成は33%がグリシン（Gly），20〜25%がプロリンとハイドロオキシプロリン，5〜11%がリシンとハイドロオキシリシンで，Gly-X-Y（X，Yはしばしばプロリン，ハイドロオキシプロリンで，ハイドロオキシリシンは絶えずYに存在する）の繰り返し構造を持つ．α鎖の3本が絡み合ってトロポコラーゲン tropocollagen が形成され，さらにトロポコラーゲンが平行に配列しコラーゲン細線維 collagen fibril が作られる．線維構造を作らないコラーゲン（Ⅳ，Ⅵ型）も存在する．これらのコ

ラーゲンでは Gly-X-Y の繰り返し構造に中断があり，球状構造が介在する。

現在，少なくとも 49 種の α 鎖が見いだされ，この α 鎖の構成の違いにより 28 のコラーゲン型が確認されている。軟骨のコラーゲンの 90～95% は II 型コラーゲンである。軟骨には II 型のほかに，VI，IX，XI 型などのコラーゲンが存在するといわれる（表 5-1）。これらの微量のコラーゲンは II 型コラーゲン線維の形成およびプロテオグリカンとの結合に関与していると考えられている。

B プロテオグリカン
proteoglycan

プロテオグリカンは蛋白質とムコ多糖の結合したもので，基質の主要な巨大分子（分子量約 2×10^6）である。これらはプロテオグリカンモノマー，または最近ではアグリカン aggrecan ともよばれる。細いコア蛋白に多数のムコ多糖が櫛状に結合した形態をとる（図 5-13）。ムコ多糖は，アミノ糖とウロン酸の 2 つの糖の繰り返し構造をとる多糖で，関節軟骨のムコ多糖はコンドロイチン硫酸とケラタン硫酸である。2 つの糖あたり 1～2 の陰性荷電（SO_3^- もしくは COO^-）を持つことが特徴で，隣り合うムコ多糖は絶えず電気的に反発し，間隙を保つよう働いている（図 5-14）。

軟骨内では，プロテオグリカンモノマーおよびモノマーがさらにヒアルロン酸 hyaluronic acid と結合した凝集体 aggregate（分子量約 2×10^8）と

表 5-1 関節軟骨コラーゲン

コラーゲン型	ポリペプチド鎖	全コラーゲン中の割合
II	$[\alpha 1(II)]_3$	90～95%
VI	$[\alpha 1(VI)\alpha 2(VI)\alpha 3(VI)]$	1% 以下
IX	$[\alpha 1(IX)\alpha 2(IX)\alpha 3(IX)]$	1～2%
XI	$[\alpha 1(XI)\alpha 2(XI)\alpha 3(XI)]$	3%
I	$[\alpha 1(I)]_2\alpha 2(I)$（軟骨・髄核にはなく，骨・腱・皮膚などに存在）	
X	$[\alpha 1(X)]_3$（成長軟骨板肥大細胞が産生）	

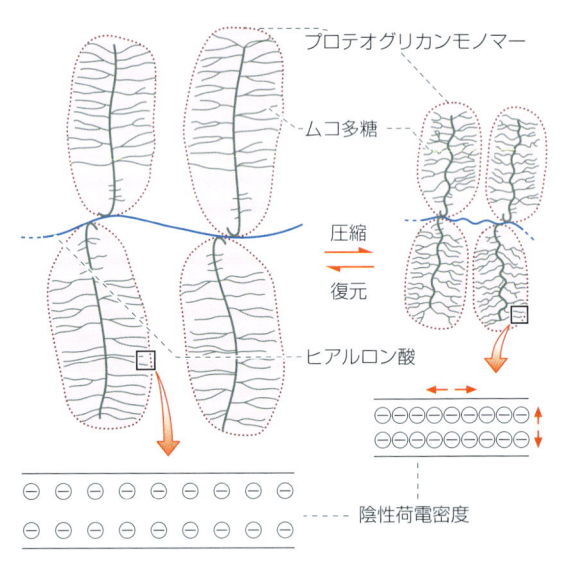

図 5-14 プロテオグリカンの圧縮と復元
荷重によって圧が加わると，ムコ多糖側鎖間の間隙は狭くなり，陰性荷電の密度は増加する（→）。圧が取り除かれると陰性荷電同士の反発力により元の形に広がる（←）。
〔Buckwalter JA：Articular cartilage. Instr Course Lect 32：349-370，1983 より改変〕

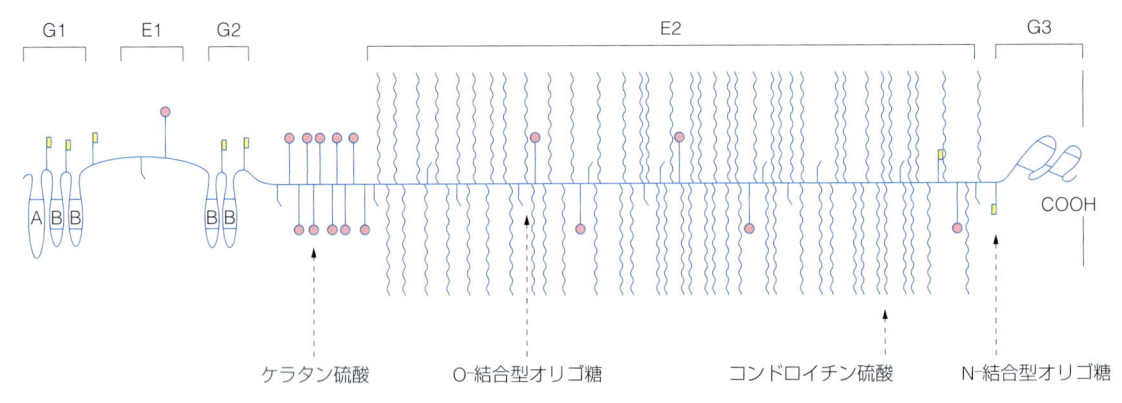

図 5-13 プロテオグリカンの構造
プロテオグリカンは共有結合でコア蛋白に多数のムコ多糖側鎖が結合した構造である。コア蛋白の球状構造部分（G）の G1 がヒアルロン酸と結合する。
〔Hardingham T, Bayliss M：Proteoglycans of articular cartilage；changes in aging and in joint disease. Semin Arthritis Rheum 20(3 Suppl 1)：12-33，1990 より改変〕

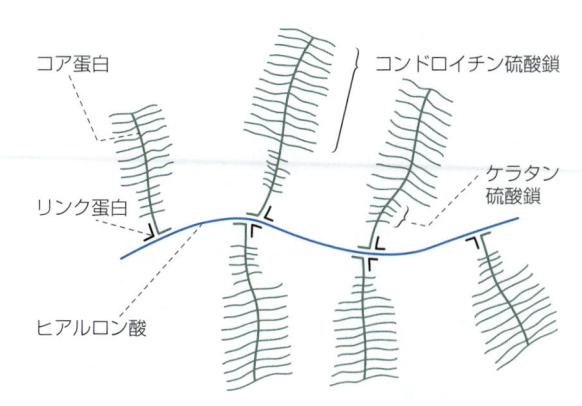

図5-15 プロテオグリカン凝集体の構造

して存在する（図5-15）。大部分は凝集体の形で存在するが，tangential zone と細胞周囲基質ではモノマーの形で存在する。凝集体においては，モノマーとヒアルロン酸の結合部位はリンク蛋白とよばれる糖蛋白質で補強されている。凝集体は大量の陰性荷電を有するため，大量の水および陽イオンを引き寄せ，膨らむ性質を持つ。軟骨基質ではこの膨化する力はコラーゲン線維によって抑制され，完全に膨化していない状態にある。この膨化の余力が軟骨に弾性を与えている。

C 関節軟骨の代謝

成熟軟骨細胞は旺盛な代謝を営み，絶えずプロテオグリカンとコラーゲンの合成と分解を行って古いものを新しいものに取り替えている。プロテオグリカンの更新の周期はコラーゲンのそれに比べて短い。この代謝は種々の全身的・局所的因子に影響されるが，主に滑膜からのサイトカインやプロスタグランジンなどによって制御されていると考えられている。この合成と分解のバランスが崩れた場合には，軟骨に変性が生じる。

3 関節軟骨の年齢的変化

A 成長期の関節軟骨の構造

成長期の関節軟骨は幼若なほど厚く，細胞密度も高い。そして関節軟骨と成長軟骨板としての2つの役割を備えている。これは成長期の関節軟骨が骨端の成長を担っているためである。したがって，成長期の関節軟骨には軟骨細胞の有糸分裂像

がみられる。tangential zone の分裂は関節軟骨の厚さの維持に関与する。transitional zone から radial zone は成長軟骨板と同様な細胞配列で，細胞増殖，肥大化，基質の石灰化，石灰化軟骨の吸収とこれへの骨添加という一連の軟骨内骨化 enchondral ossification の機序によって球状の骨端の肥大化に関与する。

成長とともに分裂像は減少し関節軟骨は菲薄化する。骨端に血流障害が発生した場合には，軟骨下の骨髄での骨化機序が障害され，軟骨基質の吸収が停滞する。ところが，軟骨の間質成長 interstitial growth は障害されないため，軟骨は肥厚する（Perthes 病の項，→621頁参照）。

B 関節軟骨の加齢による変化

高齢者の関節軟骨の表面は黄色調となる。軟骨細胞の代謝活性は加齢とともに漸減するが，軟骨全体の細胞密度，水分，コラーゲン，プロテオグリカン量は，成長完了以後の加齢によってほとんど変化しない。

コラーゲン線維は，加齢により束状化し太くなる。また，プロテオグリカンの凝集体が減少し，不完全な形の凝集体やプロテオグリカンモノマーの比率が増加するといわれている。ムコ多糖側鎖においては，コンドロイチン硫酸が減少し，ケラタン硫酸が増加する。

4 その他

A 関節軟骨の栄養

関節軟骨には血管もリンパ管もないので，栄養は滑液によってもたらされる。少なくとも tide-mark より関節表面側の非石灰化軟骨はすべて滑液に栄養されている。calcified zone については，軟骨下骨髄から栄養されているという考えもある。成長期の関節軟骨では，その栄養は滑液と軟骨下骨髄の2つの経路に由来している。

軟骨細胞による栄養分の能動的な輸送機序はない。すなわち，分子量 65,000 以下の低分子量の物質の移動は主に拡散 diffusion に依存している。さらに，その移動は，荷重と非荷重による軟骨の圧縮と復元の際の水の移動機序（pumping mechanism）によって補助されている。

B 関節軟骨の修復

関節軟骨が機械的に損傷され，部分的に亀裂や欠損が生じた場合，軟骨組織の自然修復は起こらない。軟骨下骨組織まで及ばない軟骨のみの損傷では，軟骨自体による修復機序（内因性修復 intrinsic repair）は発生せず，修復されない。軟骨下骨組織にまで達する軟骨損傷では，欠損部は骨髄由来の間葉系細胞により線維軟骨様組織として修復（外因性修復 extrinsic repair）されるが，元の硝子軟骨となることはない。

C 関節の潤滑

生体の関節は極めて摩擦が少なく，効率的な潤滑 lubrication が行われている。その摩擦係数は0.002〜0.006で，アイススケートのそれの1/10といわれる。この非常に優れた潤滑のメカニズムについて，十分には解明されていない。

工学的な潤滑理論に基づいて2つの基本的な説明がなされている。1つは境界潤滑 boundary lubrication とよばれるもので，潤滑面の表面に潤滑分子が吸着し，面間の運動はこの分子間で滑り合う潤滑様式である。もう1つは流体潤滑 hydrodynamic lubrication で，潤滑面間に流体膜 fluid film が形成され，この膜が双方の関節面にかかる負荷を受けることで直接接触を避ける潤滑様式である。軟骨の弾性や高水分量，関節液などを考慮した種々の流体潤滑の仮説が提唱されているが，生体の関節の潤滑は単一の潤滑機構のみでは説明が困難で，種々の潤滑様式が働き，生体特有の超低摩擦の潤滑をもたらしていると考えられている。

C 関節包と靱帯

関節包 joint capsule と靱帯 ligament は関節の安定性に寄与する。関節包と靱帯は一体であったり，場所によって疎な結合組織が介在し分離していることがあり，これらの厚さは関節や関節内の部位により大きく異なる。肩関節では薄く，股関節や膝関節では厚く強靱で，組織学的には平行に並んだコラーゲン線維束（I型コラーゲンが大半を占める）と，線維芽細胞（図5-16）からなる。これらの組織には有髄・無髄神経の神経終末があ

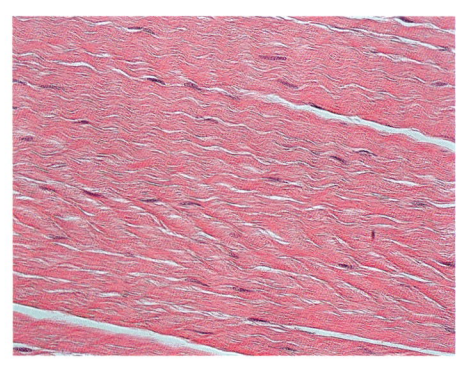

図5-16 靱帯
靱帯の長軸（図左右方向）に平行なコラーゲン線維束と線維芽細胞から構成されている。コラーゲン線維束に特徴的な波状構造がみられる（HE染色，強拡大）。

り，痛覚および固有感覚に関する情報が中枢に伝達される。

D 滑膜

滑膜 synovial membrane は関節包の内層に存在する疎性結合組織である。関節腔内にある靱帯，腱や脂肪体などの表面を覆うが，関節軟骨と半月板の表面は被覆しない。滑膜の厚さは関節により，また関節内の場所により異なる。肉眼的に表面は平滑であるが，ときにひだ状を呈し絨毛 villi とよばれる。

滑膜の最表層には2，3層の細胞が並び，滑膜表層細胞 synovial lining cell とよばれる。その深層の滑膜下層 subsynovial layer では，細胞は線維芽細胞様の外観となり，脂肪細胞が数を増し，血管が豊富にみられるようになる（図5-17）。さらに深層，すなわち外層では密なコラーゲン線維束となり，関節包に移行する。滑膜表層細胞間の連結は弛く，デスモゾーム desmosome の形成はなく，滑膜下層との間に基底膜 basal lamina もみられない。血液と関節液の物質交換は，血管内皮細胞間の間隙と滑膜細胞外基質，そして滑膜細胞によって制御されている。

滑膜表層細胞は微細形態によって大きく2種類に分けられる。好中球やマクロファージなどの食細胞に類似したA型細胞と，線維芽細胞に類似したB型細胞である（図5-18, 19）。A型細胞は

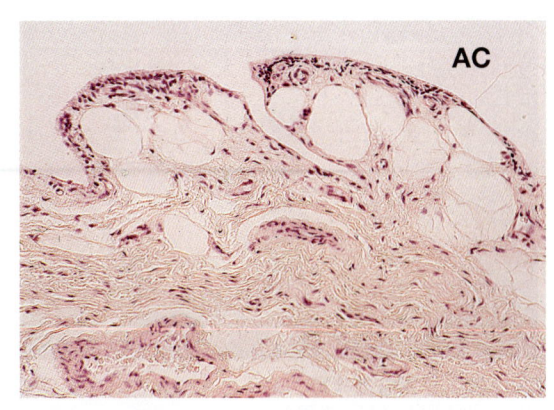

図5-17 滑膜
滑膜は，関節腔（AC）に面する滑膜表層細胞層とその深層の滑膜下層から構成されている．滑膜表層細胞層は2, 3層の滑膜細胞からなり，滑膜下層は脂肪組織や線維性組織，血管などから構成されている（HE染色，強拡大）．

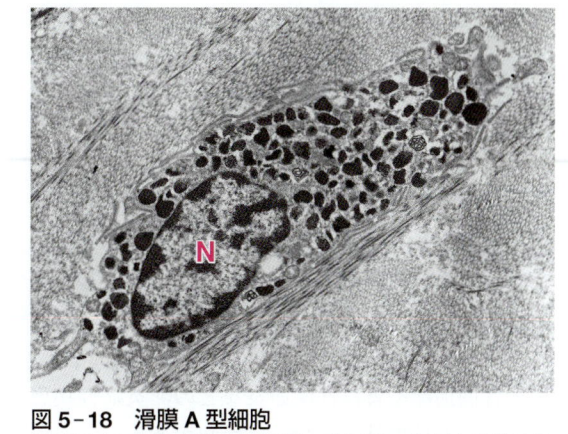

図5-18 滑膜A型細胞
関節リウマチの滑膜におけるA型細胞．粗面小胞体はみられず，多数のリソソームを細胞質に持つ．
（透過型電子顕微鏡像，N：核）

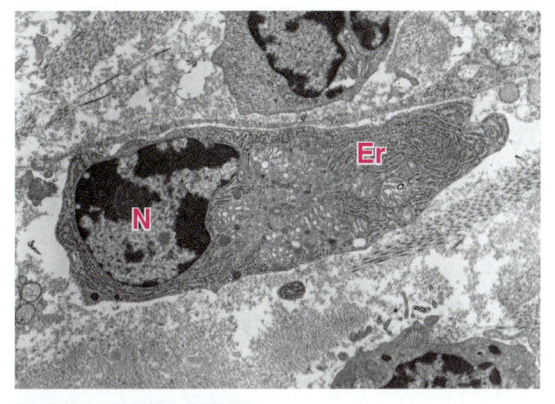

図5-19 滑膜B型細胞
粗面小胞体（Er）の発達したB型細胞．リソソームはみられない．
（透過型電子顕微鏡像，N：核）

多くの小胞やリソソームを持ち，Golgi（ゴルジ）装置がよく発達している．B型細胞は発達した粗面小胞体とGolgi装置を持つが，リソソームはほとんどみられない．A型細胞は貪食能を備え，B型細胞は糖や蛋白質の合成能を持つと考えられている．しかし，形態的に両者の中間型のC型細胞が散見されることや，A型細胞がヒアルロン酸を合成し，B型細胞が関節腔内の異物を貪食する所見もあり，滑膜細胞は各種の刺激や環境の変化によって機能的・形態的に変化（modulation）すると考えられている．

E 関節液

　関節液 synovial fluid は関節腔に貯留する粘稠な液体で，血漿濾過液に滑膜から分泌されたヒアルロン酸や糖蛋白質などが加わったものである．電解質や低分子量の物質の濃度は血液とほぼ同じであるが，高分子量の物質は血液より低濃度である．このため，関節液中のグロブリンは低濃度で，フィブリノゲンはほとんど存在しない．関節液の役割は関節摺動面における物性に基づく機械的作用と関節軟骨の栄養である．ヒアルロン酸は極めて高い粘弾性を有しており，これを高濃度に含有する関節液は，歩行などの緩やかな動きにおいては粘性が優位に作用することで潤滑作用をもたらし，走行などの速い動きにおいては弾性が優位に作用することで衝撃緩衝作用をもたらすとされている．さらに，ヒアルロン酸は軟骨保護や抗炎症など様々な作用を有することが明らかになりつつある．

　正常な関節の関節液は，最も大きな関節腔を持つ膝でさえ2ml前後と少量で，穿刺によって吸引することは困難である．その色調は無色ないし黄色調透明で，関節液を入れたガラス試験管をかざすと試験管の背後が透けて見える．一般に滑膜炎が強ければ透明度は低下し，混濁する．滑膜炎における関節液の混濁は主に滑膜組織内の血管より遊走した白血球，脱落した滑膜組織，フィブリ

ンなどに由来する。正常な関節液中に赤血球はみられず，白血球数は50〜100/mm³である。関節液中の白血球数は，関節疾患の病態（感染性，炎症性，非炎症性）の判断の指標となる。

正常な関節液は粘稠性が高く，3〜5 cmの糸を引いて滴下する（曳糸性）。低粘稠性の液は糸を引かず滴状に落下する。関節液の粘稠性はヒアルロン酸の濃度に比例する。このため，一般に蛋白分解酵素が高濃度になるような炎症性疾患（関節リウマチ，感染性関節炎など）では粘稠性は低下し，変形性関節症や外傷性関節炎などの非炎症性疾患では比較的粘稠性は保たれる傾向がある。

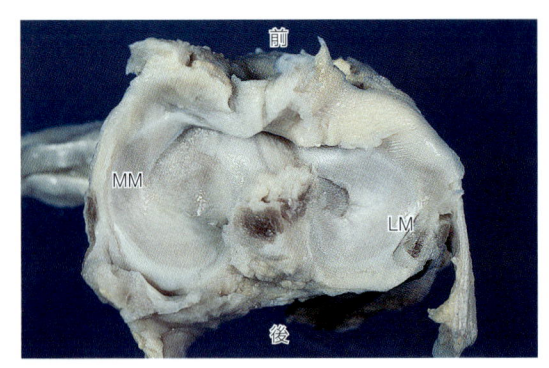

図 5-20　正常な膝半月
MM：内側半月，LM：外側半月

F 半月（半月板）

膝関節，手関節，肩鎖関節，胸鎖関節，顎関節などでは，相対する関節軟骨面の間隙を補う形で半月〔板〕meniscusや関節円板とよばれる構成体がみられる。そのなかで膝半月が臨床的に最も重要である（→661頁参照）。

1 膝半月の構造と組成

膝半月は脛骨の内・外関節面上にあり，三日月状を呈する（図5-20）。正常の膝半月は白色で，均一な半透明の線維軟骨である。その表面は平滑で，光沢がある。辺縁で厚く関節包と結合し，滑膜に移行する。内側は次第に薄くなり，最内側は自由縁となる。

成人の正常な膝半月では，血管はほぼ辺縁側10〜30％にのみみられ，この部は血行により栄養される。残りの大部分は関節軟骨と同様に関節液によって栄養される。

膝半月の大部分は細胞外の線維性基質からなる。細胞成分は関節軟骨と同様に非常に少なく，線維芽細胞と軟骨細胞より構成される。線維性基質は主にコラーゲン線維で，膝半月の前後軸に平行に配列した線維束が主体をなしている。大腿骨顆部から加わった応力は一部は吸収されるが，多くは膝半月の楔状の形態によって膝半月を外に押し出す力に変換され，コラーゲン線維と膝半月の前・後角，靱帯などの付着部が大きな力を分担すると考えられている。この荷重の緩衝と吸収，荷重負荷機能のほかに，関節の安定性保持，回旋運動の許容，潤滑などの機能を担っていると考えられている。

生化学的構成は関節軟骨に類似しているが，その組成比率や分子レベルでの組成は大きく異なる。成人の正常膝半月では，水分が湿重量の70％以上を占める。水分以外の主成分はコラーゲンで乾燥重量の60〜90％を占め，関節軟骨におけるその組成比率より若干高い。そのコラーゲンの90％はⅠ型である。

膝半月のプロテオグリカンの量は関節軟骨に比べ非常に少なく，関節軟骨の含有量の1/10程度で，湿重量の1％に過ぎない。組成の点でも，膝半月にはプロテオグリカンモノマーのムコ多糖側鎖としてデルマタン硫酸が存在するという点で，関節軟骨と異なる。

G 滑液包

滑液包 bursaは関節周囲の組織間に存在し，滑膜細胞と類似の間葉系細胞で内面を被覆された袋様構造である。筋肉，腱，靱帯，関節包などの組織間にあって，関節運動に伴う組織間の摩擦を軽減し，円滑な関節運動を補助する。

滑液包に炎症が生じると，しばしば液が貯留し腫大する。

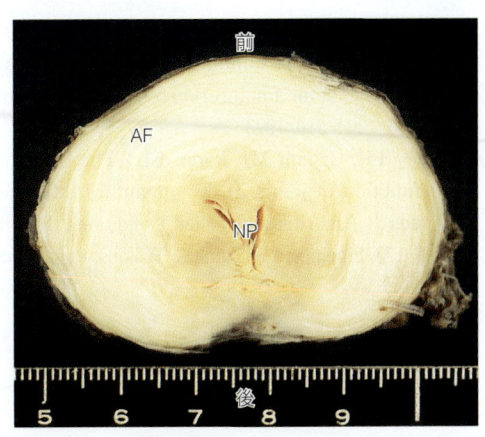

図 5-21 腰椎椎間板の横断面像
中心部の無構造性の髄核(NP)を同心円状に配列した線維輪(AF)の層板が取り囲んでいる。

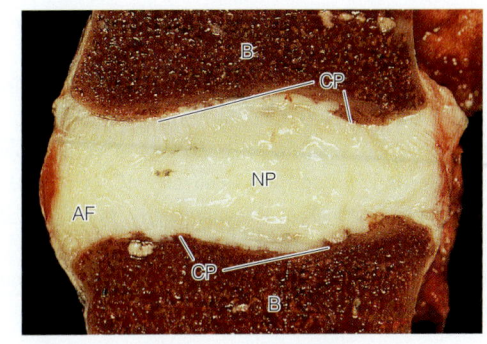

図 5-22 腰椎椎間板の矢状断面像
ゲル状の髄核(NP)は，線維輪(AF)と上下椎体(B)の軟骨終板(CP)に囲まれる。

H 椎間板

1 椎間板の機能

椎間板 disc, intervertebral disc は上下の椎体を連結することによって，脊椎の支持性と運動性を担っている。また，荷重や衝撃の吸収・緩衝という重要な機能も併せ持っている。

2 椎間板の構造と組成 (→514頁, 561頁参照)

椎間板は隣接する椎体の間に介在する円板状の組織である。関節包や関節腔，滑膜組織を欠き，その大部分は線維軟骨から構成されている。椎間板の大きさと形は頸椎，胸椎，腰椎で異なるが，その構造は同じである。その基本的な構成要素は，中心部の髄核 nucleus pulposus とこれを取り囲む線維輪 annulus fibrosus，そして椎体面に存在する軟骨終板 cartilage end-plate である(図5-21, 22)。

髄核は椎間板体積の40～60%を占め，肉眼的には白色ゲル状である。無血管の組織で，無構造の基質内に髄核細胞がまばらに存在し，ムコ多糖染色で陽性を示す。水分が豊富で湿重量の70～90%を占める。コラーゲンはⅡ型で，乾燥重量の15～20%に過ぎない。一方，プロテオグリカンは乾燥重量の約65%を占め，その高い保水性により髄核に高い内圧を発生させる。

線維輪は，同心円状に配列した層板 lamellae とよばれるコラーゲン線維層から構成される。それぞれの層板のコラーゲン線維は一定方向に走行しているが，隣接する層板ごとにその方向は異なる。この構造が線維輪に力学的強度を与えている。線維輪の厚さと構造はその部位によって異なる。外層の層板の線維は椎体の骨に直接結合するが，内層の線維は軟骨板と結合している。生化学的には，線維輪の湿重量の60～70%が水分であり，乾燥重量の50～60%をコラーゲンが占める。外層はⅠ型コラーゲンで，内層になるにしたがってⅡ型の比率が増加する。

軟骨終板は厚さ1～2 mmの軟骨層で，椎体隅角部を除く椎体の上下の皮質骨面を覆っている。このため髄核の上下面を完全に覆うが，線維輪においてはその内層のみを被覆する。組織学的には椎体側は硝子軟骨で，椎間板側は線維軟骨である。椎間板の栄養，特に髄核と線維輪内層の栄養は椎体内血管から軟骨終板を介して拡散するため，その経路として重要な役割を果たしている。

● 参考文献

1) Eyre D, Benya P, Buckwalter J, et al : The Intervertebral disc ; basic science perspectives. In Frymoyer J, Gordon S(eds) : New Perspectives on Low Back Pain. AAOS, Park Ridge, 1989
2) Freeman MAR(ed) : Adult Articular Cartilage, 2nd ed. Pitman Medical Pub, London, 1979
3) Gardner DL(ed) : Pathological Basis of the Connective Tissue Diseases. Lea & Febiger, London, 1992

4) Ghadially FN：Fine Structure of Synovial Joints. Butterworth-Heinemann, London, 1983
5) Gordon MK, Hahn RA：Collagens. Cell Tissue Res 339：247-257, 2010
6) Goldring SR, Goldring MB：Biology of normal joint. In Harris ED, Budd RC, Genovese MC, et al(eds)：Kelley's Textbook of Rheumatology, 7th ed. pp1-34, Elsevier Saunders, Philadelphia, 2005
7) Tsuji H, Hirano N, Ohshima H, et al：Structural variation of the anterior and posterior annulus fibrosus in the development of human lumbar intervertebral disc. A risk factor for intervertebral disc rupture. Spine 18：204-210, 1993
8) Wooley PH, Grimm MJ, Radin EL：The Structure and function of joints. In Koopman WJ, Moreland LW(eds)：Arthritis and Allied Conditions, 15th ed. pp149-173, Lippincott Williams & Wilkins, Philadelphia, 2005

第6章 関節の病態，病理

　関節 joint は可動性と支持性という人体が活動するために重要な機能を受け持つ。関節は関節軟骨，骨，滑膜，関節包，靱帯，半月板などによって構成されているが，変形性関節症や関節リウマチなどの関節疾患においては，これらの関節を構成する組織が種々のメカニズムで傷害され，関節としての機能が低下する。例えば，関節軟骨の変性，破壊は関節の衝撃吸収能力を低下させるとともに，滑らかな関節運動の障害となる。また，滑膜の増殖は貯留する関節液を増加させ，関節内圧の上昇をきたし疼痛を招く（→88頁参照）。

　関節を構成する組織は常に生理的な代謝により力学的ストレスに耐えられる構造を維持しているが，細胞レベルから発生する種々の代謝異常によってその機能が低下していくことが関節疾患の病態である。関節リウマチでは滑膜における炎症性の増殖が関節内における最も重要な病態である。関節は常に大きな力学的ストレスに曝されており，関節疾患における病態には力学的因子が深く関与している。力学的ストレスにより関節を構成する組織が細胞レベル，組織レベルで反応することによって病態が起こる疾患も多い。例えば関節軟骨の変性，破壊を主たる病態とする変形性関節症は肥満者に多いことが疫学的研究によって明らかにされており，関節軟骨への力学的ストレスの増大が疾患の誘因となっている。

A 関節疾患における関節軟骨の生物学的反応

　関節軟骨はその湿重量の95％を細胞外基質が，残る5％を唯一の細胞種である軟骨細胞が構成する組織である。細胞外基質の主成分はⅡ型コラーゲン，プロテオグリカン，ヒアルロン酸などであり，軟骨細胞から産生される。Ⅱ型コラーゲンは軟骨組織に抗張力を与え，プロテオグリカンはその陰性荷電により水分を保持することによって関節軟骨の粘弾性を維持している。関節軟骨はⅡ型コラーゲン線維で強化され，プロテオグリカンの陰性荷電により水分が浸透しやすい複合体である。関節軟骨は衝撃吸収作用を有し，かつ軟骨間の運動は極めて低摩擦であるが，これらの関節軟骨の機能は軟骨細胞の産生する細胞外基質によって維持されている。軟骨細胞は力学的ストレスや炎症刺激によってその代謝を活発に変動させ，軟骨の恒常性維持に働いているが，関節疾患のような病的環境では関節軟骨自身を変性，破壊する生物反応において中心的役割を演じる。

1 関節軟骨を傷害する因子

　関節軟骨の傷害原因には主として機械的因子と生化学的因子がある。機械的因子が傷害原因となる代表例は外傷による軟骨損傷である。関節軟骨は軟骨下骨と一体になって力学的ストレスに耐えられる構造を有しているが，限界を超える大きな外傷が関節に加わった場合には軟骨の機械的損傷が起こる。特に軟骨下骨と一体になって軟骨が剥離した場合を骨軟骨骨折 osteochondral fracture とよぶ。機械的に起こった軟骨欠損は自然治癒過程では元の硝子軟骨組織へ自己修復しないとされている。

　生化学的因子が直接的な傷害を起こす代表例は化膿性関節炎や結晶誘発性関節炎の急性期である。両疾患ともに関節液中に多数遊走した多核白血球から産生，放出されたライソゾーム酵素（蛋白分解酵素）が軟骨基質を直接的に融解，低分子

化する．特に化膿性関節炎では，適切な排膿がなされないと関節内圧の上昇による軟骨組織への血行障害も加わり，軟骨組織の広範な壊死，消失を招く．

② 関節軟骨の変性，破壊の機序

関節軟骨は関節の機能維持において最も重要な組織であり，すべての関節疾患において関節軟骨の変性，破壊の防止が治療の最大目標となる．関節軟骨の変性，破壊が最も特徴的に認められるのは変形性関節症である．変形性関節症は全身の諸関節に発症するが，膝，股などの荷重関節に好発する．変形性関節症は加齢を基盤として遺伝，性，力学的ストレスなどの複数の要因を背景に発症する多因子疾患である．変形性関節症は極めて多様性（heterogeneity）に富む疾患とされており，初発病変である関節軟骨の変性・破壊に至る要因，その病態も複数存在する．修復反応が存在することも変形性関節症の特徴である．正常軟骨に過大な力学的ストレスが作用するか，病的軟骨に正常な力学的ストレスが作用し続けると病態は破壊に傾き，傷害に対する細胞，組織レベルの修復反応が活発となると病態は修復に傾く（図6-1）．原因となる疾患が特定できない場合を一次性変形性関節症とよび，発育性股関節形成不全や膝靱帯損傷などの明かな原因疾患が特定できる場合を二次性変形性関節症とよぶが，判別が困難な場合も多い．関節リウマチは滑膜炎を初発病変とし，進行すれば関節軟骨が高度に変性，破壊される．変形性関節症は非炎症性疾患であり，関節リウマチは炎症性疾患であるが，両疾患における関節軟骨の変性，破壊過程には共通する細胞レベル，組織レベルの反応が関与している．

A 生化学的な軟骨基質の破壊

関節疾患における病態で最も重大な事象は関節軟骨の変性とそれに引き続く破壊である．関節軟骨の変性，破壊の誘因は疾患により複数存在するが，関節軟骨における主たる病態はある程度共通しており軟骨の細胞外基質の傷害といえる．疾患の最終過程では関節軟骨の変性，破壊は機械的因子によってではなく，軟骨基質の低分子化という生化学的因子によって起こっている．軟骨基質の

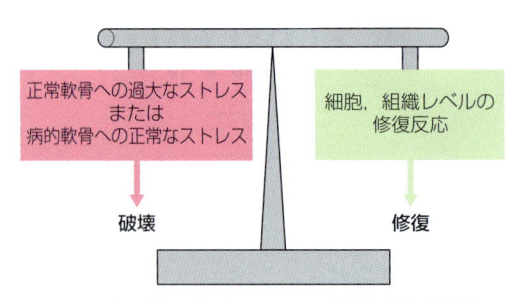

図6-1 変形性関節症における軟骨破壊と修復のバランス
破壊とともに修復の機序が存在することが変形性関節症の特徴である．正常軟骨に過大な力学的ストレスが作用するか，病的軟骨に正常な力学的ストレスが作用し続けると病態は破壊に傾き，傷害に対する修復反応により病態は修復に傾く．

恒常性は軟骨細胞からの産生と同じ軟骨細胞による破壊のバランスの上に成り立っている．

変形性関節症では軟骨基質の傷害メカニズムは産生の障害と破壊の亢進に大きく分けられる．疾患初期には軟骨細胞は加わった力学的ストレスや炎症刺激に対応し，Ⅱ型コラーゲンやプロテオグリカンなどの軟骨基質の産生を増加させ，関節軟骨を保護するが，病変が進行すると破壊が産生を上回る結果となり，軟骨に存在する基質の総量は低下する．また，変形性関節症の病変が進行すると軟骨細胞から産生されるコラーゲン種はⅡ型からⅠ型にスイッチされ，元の硝子軟骨でなく線維軟骨に近い組織になり衝撃吸収などの関節軟骨としての機能が低下していく（図6-2）．

1 軟骨基質の破壊能を有する蛋白分解酵素

関節疾患における軟骨の変性，破壊は基質の分解能を有する種々の蛋白分解酵素によって起こっている．生体内の蛋白分解酵素はその活性中心により，マトリックスメタロプロテアーゼ（matrix metalloproteinase；MMP），セリンプロテアーゼ，システインプロテアーゼ，アスパラギン酸プロテアーゼに分類されるが，これらのうち軟骨組織の環境と同じ中性領域で作用するMMPおよびセリンプロテアーゼが主として軟骨基質の変性，破壊に関与している．これらの蛋白分解酵素は軟骨細胞，滑膜細胞などの関節を構成する細胞や関節組織に遊走，浸潤した各種の炎症性細胞から産生，分泌されているが，ほとんどの関節疾患に共通し

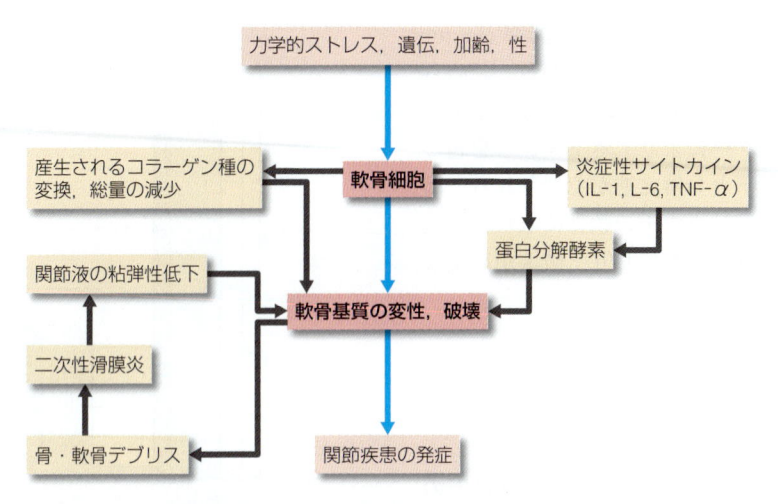

図6-2 変形性関節症における軟骨破壊の病態
力学的ストレス，遺伝，加齢，性を背景に軟骨細胞から産生されたサイトカインが軟骨細胞自身からの蛋白分解酵素の産生を調節している．骨・軟骨デブリスによって生じる二次性滑膜炎も関節液の粘弾性低下を通じて関節軟骨の破壊を促進する．

て軟骨細胞自身から産生される酵素が最も重要である．MMPは活性中心にZn^{2+}を有し，酵素活性発現には二価金属イオンを要する酵素であり，互いに一次構造に高い相同性を持つ．潜在型として産生，分泌され，他の酵素などにより活性化される．共通なインヒビターであるtissue inhibitor of metalloproteinases (TIMP)によって阻害されるなどの特徴を有する．MMPはその基質特異性から6群に分別されている．MMP-1，-8，-13などのコラゲナーゼ群は軟骨基質の主成分であるⅡ型コラーゲンをはじめとする間質性コラーゲンを分解，低分子化する．従来，Ⅱ型コラーゲン分解にはMMP-1の役割が重要視されてきたが，MMP-13の方が効率よくコラーゲンを分解する．ゼラチナーゼ群はコラーゲンがヘリックス領域の1/4と3/4の部分で切断された後，体温下で変性して生じるゼラチンを分解する．ストロムライシン群のうち，MMP-3は軟骨型プロテオグリカンであるアグリカンを効率的に分解する．MT-MMPはC末端に細胞膜貫通ドメインを有し，細胞周囲における基質破壊に重要な役割を果たす．

関節疾患における軟骨基質の変性，破壊は単独の蛋白分解酵素によって起こるのではなく，複数の酵素の共同作用の結果と考えられている．軟骨基質のなかで最も初期に分解を受けやすい基質はプロテオグリカンである．プロテオグリカンの分解は従来，MMPによるものと考えられてきたが，最近の研究ではa disintegrin and metalloproteinase with thrombospondin motifs-4，-5 (ADAMTS-4，-5)によるものであることが明かとなった．ADAMTSは関節疾患における軟骨変性の初期に関与していると考えられている．変形性関節症ではこれらの蛋白分解酵素の軟骨細胞による産生を調節しているのは，同じく軟骨細胞から産生される炎症性サイトカイン(IL-1，IL-6，TNF-αなど)や成長因子(TGF-β，bFGFなど)である．

2 一酸化窒素の関与

一酸化窒素(nitric oxide；NO)は心血管系においては恒常性維持に働くが，関節軟骨では細胞障害的に作用する多元的ガスメディエーターである．NOは生体内ではNO合成酵素(NOS)によって合成されるが，IL-1，TNF-αなどの炎症性サイトカインが軟骨細胞でinducibleなNOS(iNOS)を誘導し，軟骨破壊を増幅している．iNOSにより過剰産生されたNOは軟骨細胞における基質産生の抑制，潜在型MMPの活性化などにより軟骨組織の破壊を誘導する．

B 軟骨細胞のアポトーシス

変形性関節症や関節リウマチを含む関節疾患の病態には軟骨細胞のアポトーシスが関与してい

る。変形性関節症では関節軟骨の表層や cluster 形成部にアポトーシスに陥った細胞が多く認められる。軟骨細胞は力学的ストレスや NO を含む種々のメディエーターによりアポトーシスを起こし、基質産生の低下と分解亢進が惹起される一因となっている。関節リウマチの軟骨にも軟骨細胞のアポトーシスが観察されており、破壊が高度なほどアポトーシスの出現も高い。

C 関節液の変化

健常人の関節液は滑膜 B 細胞から産生されるヒアルロン酸の存在により高い粘弾性を有する。関節液中のヒアルロン酸は健常人では約 400 万の分子量を有するが、変形性関節症や関節リウマチなどの関節疾患ではその分子量とともに濃度も低下しているため関節液の粘弾性が低下している（図 6-3）。関節液の粘弾性は関節の衝撃吸収という重要な機能を維持するうえで大きな役割を果たしている。生体関節の潤滑には複数の様式があるが、その 1 つである流体潤滑における潤滑能は関節液の性状に依存しており、含有されるヒアルロン酸に影響される。摩擦係数を低下させるヒアルロン酸は境界潤滑でもその潤滑能に寄与している。以上のようにヒアルロン酸によって維持されている関節液の粘弾性は関節軟骨間における衝撃吸収とともに低摩擦性に寄与しており、その低下は変形性関節症における関節軟骨の変性、破壊を助長している。

B 関節疾患における関節軟骨の病理、病態

関節軟骨は血管、神経、リンパを欠く組織であり、関節液によって栄養や酸素の補給を受けている。関節軟骨は均一な組織ではなく軟骨細胞の形態の

NOTE 関節の疼痛はどの組織で感じているか

関節疾患における臨床症状として最も重要なのは疼痛である。関節軟骨は衝撃吸収や低摩擦性など関節の機能維持において最も重要な組織であるが、関節軟骨自体には侵害受容器が存在しない。関節疾患における疼痛の自覚には関節軟骨は直接、関与せず、滑膜や関節包が疼痛を認知している。

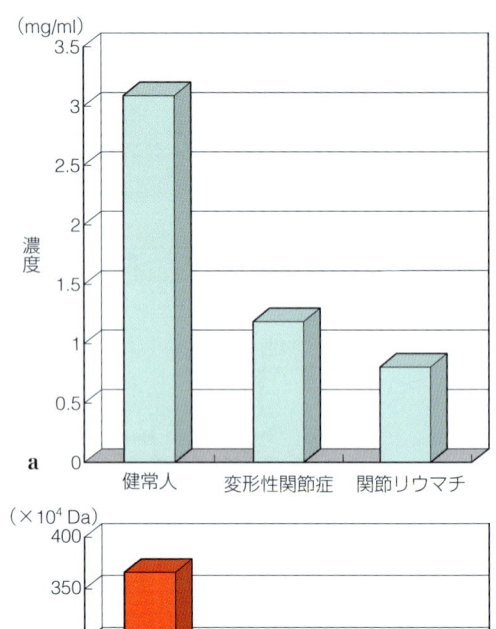

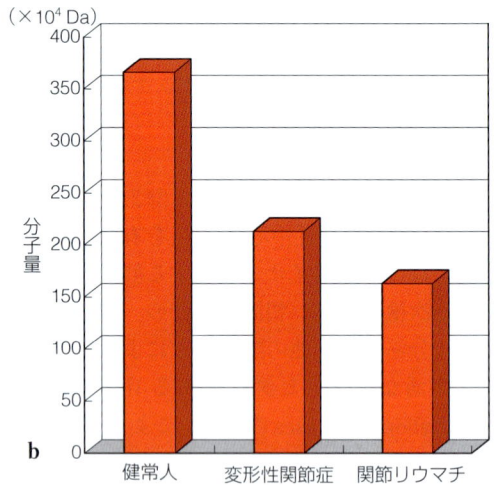

図 6-3 関節疾患における関節液中ヒアルロン酸の濃度と分子量
変形性関節症、関節リウマチともに関節液中のヒアルロン酸の濃度と分子量がともに健常人より低下している。
(Yoshida M, Sai S, Marumo K, et al.：Expression analysis of three isoforms of hyaluronan synthase and hyaluronidase in the synovium of knees in osteoarthritis and rheumatoid arthritis by quantitative real-time reverse transcriptase polymerase chain reaction. Arthritis Res Ther 6：514-520, 2004 より改変、引用)

異なる 4 層から構成される。関節軟骨に存在する唯一の細胞種は軟骨細胞である。表層の軟骨細胞は扁平で関節表面に平行に配列するが、深層に移行するにつれ、球形で大型となる。関節軟骨の下方は軟骨下骨に連続しているが、軟骨下骨と関節軟骨の間には両者を連絡する血管は存在しない。

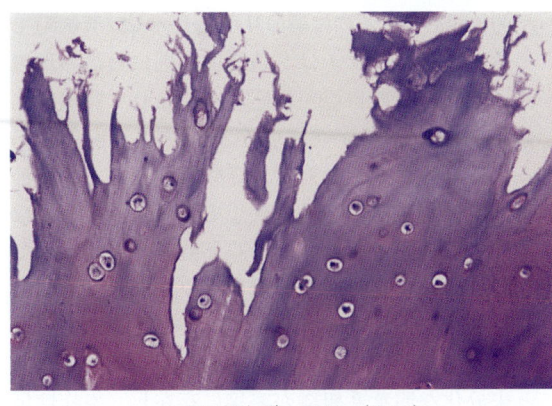

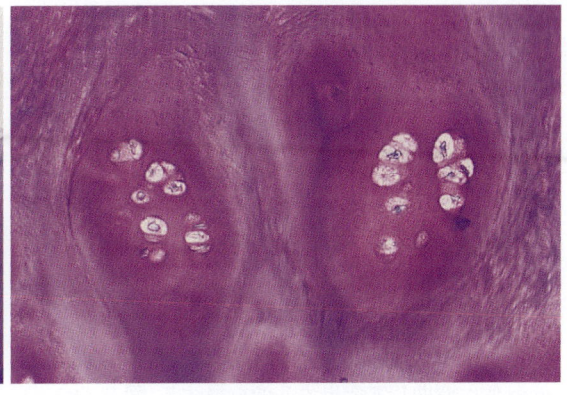

B. 関節疾患における関節軟骨の病理, 病態 ● 69

a. cleft および cracking (×50)　　　**b.** 軟骨細胞の cloning (×100)

図 6-4　変形性関節症における関節軟骨の病理所見（Ⅰ）
変形性関節症の軟骨には cleft, cracking とよばれる亀裂が表面に認められる。軟骨細胞が集落を形成する cloning が認められ, 軟骨細胞は活発な増殖能を有している。

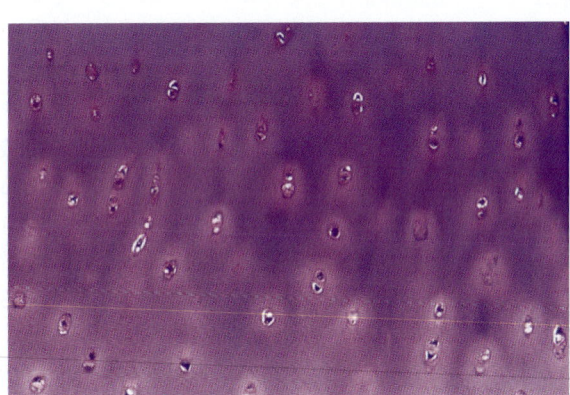

a. 軟骨細胞周囲の基質染色性の低下 (×50)　　　**b.** 複数線となった tidemark (×50)

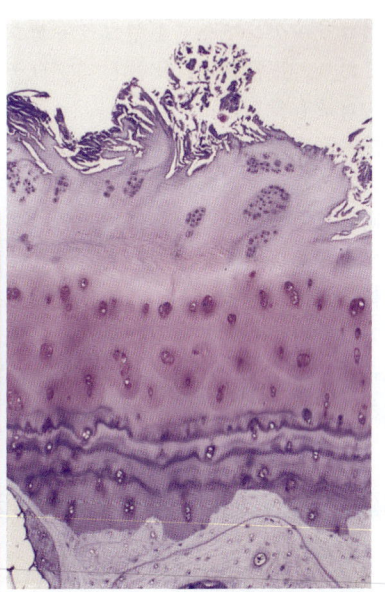

図 6-5　変形性関節症における関節軟骨の病理所見（Ⅱ）
変形性関節症では軟骨細胞の周囲におけるサフラニンOなどによる軟骨基質の染色性が低下している。軟骨細胞自身から軟骨基質を分解, 低分子化する蛋白分解酵素が分泌されて細胞周囲に作用していることを示している。変形性関節症では tidemark はしばしば複数となり, radial zone 側へ弯曲して突出する。

1 関節疾患における関節軟骨の病理的変化

　関節軟骨に病変が初発する変形性関節症において関節軟骨に最初に認められる所見は, 軟骨表面が細かく破断する線維化 fibrillation である。初期の変形性関節症の軟骨表面が光沢を失って見えるのはこの線維化のためである。変性が進行すると線維化より大きく, しばしば軟骨下骨に達する軟骨に垂直な亀裂である cleft が認められる（図6-4a）。cleft の周囲では軟骨細胞が分裂, 増殖した結果, cloning が認められる（図6-4b）。cloning した軟骨細胞はしばしば肥大化する。さらに深い亀裂となり, 石灰化層まで達するようなものをcracking と称する。初期の変形性関節症では軟骨細胞の周囲において, サフラニンOなどによ

る軟骨基質の染色性が低下している領域が観察される（図 6-5a）。この所見は変形性関節症に特徴的と考えられてきたが，関節リウマチでも認められ，両疾患ともに軟骨基質を分解，低分子化する蛋白分解酵素が軟骨細胞から分泌されて細胞周囲に作用していることを示唆している。正常関節軟骨の最深層である石灰化層と深層 radial zone の間にはヘマトキシリン好性の波状の線が認められ，これを tidemark とよぶ。変形性関節症では tidemark はしばしば二重，三重となり，radial zone 側へ弯曲して突出する像を呈する（図 6-5b）。この tidemark の異常は変形性関節症の初期から認められる。進行した変形性関節症では，元の関節軟骨の表層は失われ，残存する深層部分が修復軟骨で覆われる。この修復軟骨は線維性軟骨であり，Ⅱ型コラーゲンでなくⅠ型コラーゲンを多く含有しており，正常軟骨に比較してプロテオグリカンの含有量も少ない。

　変形性関節症はその長い経過の間に起こる骨・軟骨における修復反応の存在を特徴とする疾患である。過大な力学的ストレスに対応し，ストレスを分散するため接触面を増加させるように関節辺縁での軟骨組織が増殖する。この軟骨の修復反応によって軟骨棘が形成される。軟骨棘は後に軟骨内骨化の機序により骨化し，単純Ｘ線で特徴的な骨棘となる。

❷ 関節疾患における滑膜の病的反応

　滑膜は関節包の内面に存在し，マクロファージ様のＡ細胞と線維芽細胞様のＢ細胞からなる1，2層の滑膜表層細胞 synovial lining layer で構成されている。滑膜表層細胞と滑膜下層との間には基底膜を欠き，ここで血漿から濾過された成分にＢ細胞から分泌されるヒアルロン酸が添加されて関節液が産生される。滑膜は軟骨細胞への栄養や酸素の供給を担当する関節液を産生する重要な組織であるが，リンパ球やマクロファージなどの炎症性細胞の浸潤や間質の浮腫などの結果，滑膜炎という病的反応を起こしやすい組織であり，関節疾患の病態において重要な役割を果たしている。

Ⓐ 滑膜炎の発症機序

　滑膜炎は関節疾患に広く認められるが，最も典型的に認められるのは関節リウマチ（➡257 頁参照）である。関節リウマチは，遺伝的素因に複数の環境因子が加わって自己免疫応答が起こり，諸関節に対称的な慢性炎症性病態が惹起される疾患である。関節リウマチは血管，呼吸器病変などの関節外症状を呈する全身性の疾患であるが，主病変は関節内の滑膜で起こり，滑膜が病態形成のうえで最も重要な組織である。関節リウマチでは，関節包付着部で骨と軟骨が移行する部位である bare area で病変が初発する。bare area では毛細血管と未分化な間葉系組織が密接に存在し，炎症性細胞浸潤が起こりやすい。関節リウマチの滑膜組織にも初期には HLA/DR 陽性細胞や T 細胞などによる細胞浸潤が認められ，次第にＢ細胞やCD4 陽性Ｔ細胞が浸潤し，リンパ濾胞を形成するようになる。滑膜組織には次第にマクロファージが遊走し，IL-1，IL-6，TNF-α などの炎症性サイトカインがさかんに産生される。これらのサイトカインにより滑膜組織中の各種細胞から蛋白分解酵素やケミカルメディエーターが産生，放出される。サイトカインによって刺激されたＢ細胞は抗体を産生する。しばしば 10 層以上にも重層化した滑膜表層細胞はマトリックスメタロプロテアーゼ（MMP）やカテプシンなどの組織破壊作用を有する蛋白分解酵素を盛んに産生する。滑膜表層細胞の下方では血管新生が旺盛となり，IL-8 などの走化性物質の刺激により好中球が遊走，浸潤する。この好中球が関節腔内に遊走するため，関節リウマチの関節液中ではリンパ球，マクロファージが優位の滑膜組織と異なり，好中球が多数認められる。関節液中に遊走した好中球からも炎症性サイトカインや蛋白分解酵素が産生，分泌され，さらなる組織破壊を惹起する。滑膜の深層では炎症性細胞浸潤とともに血管新生が起こり，滑膜は次第に肉芽組織となり，腫大していく。

1 ● 関節リウマチにおける軟骨破壊の機序

　関節リウマチでは初期の滑膜炎に引き続き関節軟骨の高度な変性，破壊が起こる。関節リウマチにおける関節軟骨の破壊には2つの機序がある（図 6-6）。1つは増殖した滑膜がパンヌス pannus と呼ばれる炎症性肉芽組織となり，軟骨表面を覆うように直接的に浸潤していく機序である。パンヌスや隣接する軟骨からは種々の蛋白分解酵素が

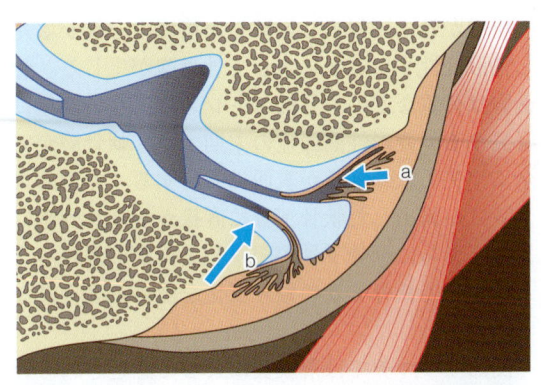

B. 関節疾患における関節軟骨の病理, 病態 ● 71

図 6-6 関節リウマチにおける関節軟骨の破壊機序
関節リウマチにおける関節軟骨の破壊は，増殖した滑膜がパンヌスと呼ばれる炎症性肉芽組織となり，軟骨表面を覆うように直接的に浸潤していく機序 (a) と，bare area から初発した炎症細胞浸潤が軟骨下骨を経由して骨髄に存在する炎症細胞を刺激することによって産生されたサイトカインや蛋白分解酵素によって表層の関節軟骨が変性，破壊されていく機序 (b) の 2 種類がある。

産生され，軟骨基質を低分子化することによって関節軟骨の破壊が進行していく。もう 1 つの機序は bare area から初発した細胞浸潤が軟骨下骨を経由して骨髄に存在する炎症細胞を刺激することによって産生されたサイトカインや蛋白分解酵素によって表層の関節軟骨が変性，破壊されていくものである。蛋白分解酵素以外にも一酸化窒素などのガスメディエーターが軟骨破壊を誘発している。

2 ● 変形性関節症における滑膜炎

変形性関節症 (→282 頁参照) でも関節リウマチほど高度ではないが，滑膜炎が存在する。変形性関節症では，先行するする関節軟骨の破壊により，骨・軟骨の摩耗粉 (デブリス debris) が産生され関節腔内に放出される。骨・軟骨デブリスは軽度の二次性滑膜炎を惹起する。二次性滑膜炎の結果，関節液貯留が高度となり，関節内圧が亢進し関節痛が増悪する。二次性滑膜炎は，変形性関節症の発症において軟骨や軟骨下骨の病態ほど重要ではないが，疼痛などの臨床症状発現には一定の役割を果たしている。滑膜炎の持続は滑膜の線維化や血行障害をきたし，軟骨細胞への栄養や酸素の供給障害，老廃物の排泄障害によって軟骨細胞の機能障害，アポトーシスを含む細胞死を招来する。

B 滑膜炎における病理的変化

初期の関節リウマチでは，滑膜における血管内

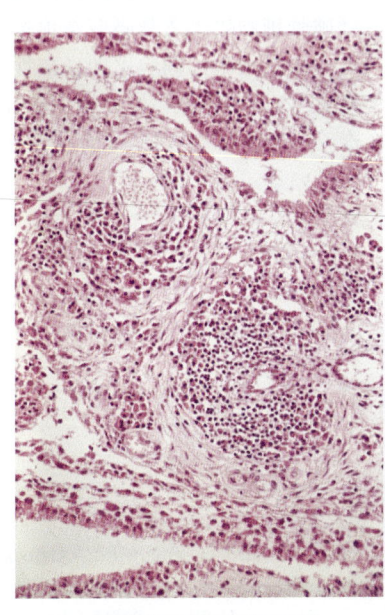

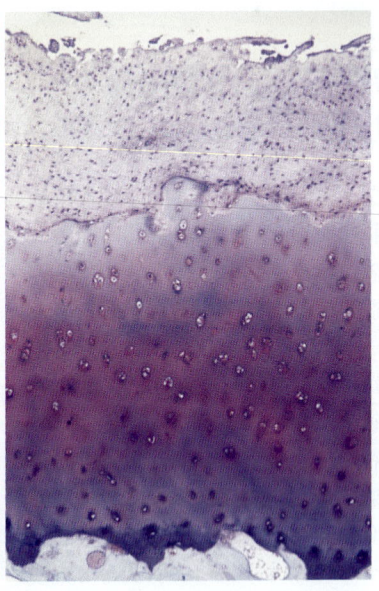

a. 重層化した滑膜 (×100)　　b. パンヌスによる軟骨の破壊 (×50)

図 6-7 関節リウマチにおける病理所見
関節リウマチでは滑膜表層細胞は多層化し絨毛性に増殖し，リンパ濾胞を形成する。増殖した滑膜は炎症性肉芽組織であるパンヌスを形成し，軟骨を表面から被覆するように破壊していく。

皮細胞の腫大，血管腔の閉鎖などの微少血管組織の傷害が認められる．この過程では，組織のうっ血，浮腫，フィブリンの析出，滑膜表層細胞の過形成も認められる．滑膜に存在するA細胞，B細胞の両者が過形成に関与する．滑膜表層細胞は多層化し絨毛性に増殖した結果，炎症性肉芽組織であるパンヌスを形成し，骨・軟骨を破壊していく（図6-7）．関節リウマチでは，滑膜組織の絨毛様増殖とリンパ濾胞形成，滑膜が骨膜に移行するbare areaからの炎症性細胞の浸潤と引き続く骨・軟骨の破壊，およびリウマトイド結節の形成が特徴的な病理所見である．関節リウマチでは，滑膜の細胞構成が変化し，滑膜が高度に増殖するが，この滑膜病理所見自体は関節リウマチに特異的なものではない．

関節リウマチでは，滑膜を中心とした高度の炎症と関節破壊が起こった後に関節内に線維化，瘢痕化が起こり，滑膜炎症が沈静化して燃え尽きたような状態になることがある．滑膜炎が燃え尽きた後の線維化によって関節の可動域が著しく低下し，ほとんど不動となった状態を線維性強直fibrous ankylosisとよび，関節を構成する両端の骨組織が骨性に癒合して可動域が全く消失した状態を骨性強直bony ankylosisとよぶ．

C 関節疾患における軟骨下骨の反応

変形性関節症などの関節疾患では関節軟骨破壊の結果，衝撃吸収能が損なわれ軟骨下骨には過大な力学的ストレスが伝達され，軟骨下骨のリモデリングが亢進するとともにしばしば微小骨折microfractureを生じる．力学的ストレスが刺激となって軟骨下骨における骨形成が促進された結果，軟骨下骨が硬化する．軟骨下骨の硬化はその剛性を高め，表層に位置する関節軟骨の力学的脆弱性を高める結果となり，関節軟骨の破壊がますます進行する．変形性関節症では軟骨下骨の活性を反映する骨シンチグラフィー（→153頁参照）で集積の高度な症例ほど将来の病変の進行が速く，軟骨下骨が関節疾患の病態に深く関与している．変形性関節症では骨囊胞の形成も認められる．変形性関節症の進行に伴う関節内圧の亢進によって線維性組織が骨内に侵入し増殖した後に中心部が壊死し粘液変性することによって骨囊胞が生じる．骨囊胞は荷重などの力学的ストレスの大きい部位に好発する．変形性関節症の末期では，軟骨層が完全に消失し軟骨下骨が表面に露出する．力学的ストレスが露出した軟骨下骨に直接かかり，刺激によってさらに軟骨下骨が肥厚し表面が磨かれることによって軟骨下骨の象牙質化を認めるようになる．

関節リウマチでは滑膜炎によって惹起される骨組織の吸収，破壊が特徴的である．この骨病変は破骨細胞による骨吸収の結果である．パンヌスに隣接する骨破壊部位では破骨細胞が多数認められるほか，酒石酸抵抗性酸フォスファターゼ（TRAP）陽性の単球系細胞が存在し，破骨細胞以外の細胞も骨吸収に関与していることを示唆している．滑膜線維芽細胞は破骨細胞の強力な分化誘導因子であるreceptor activator of NF-κB ligand（RANKL）を大量に産生し，滑膜中に存在するマクロファージ様細胞を前駆細胞として破骨細胞様細胞を誘導し骨吸収に働く．この滑膜線維芽細胞からのRANKL産生はT細胞によって制御を受けている．滑膜組織中のマクロファージから産生されるIL-1，IL-6やTNF-αなどの炎症性サイトカインは破骨細胞による骨吸収を促進する作用を有する．破骨細胞は細胞周囲に酸性の環境を誘導しMMPなどの中性領域で働く蛋白分解酵素のみなく，酸性領域で働くカテプシンが作用しやすくしている．

● 参考文献

1) Poole AR, Guilak F, Abramson SB : Osteoarthritis, 4th ed. pp27-72, Lippincott Williams & Wilkins, Philadelphia, 2007
2) 山本一彦：リウマチ病学テキスト．pp90-105，診断と治療社，2010
3) Biswas D, Bible JE, Grauer JN : AAOS Comprehensive Orthopaedic Review. pp53-63, AAOS, Rosemont, 2009
4) Heinegard D, Yngve PL : Osteoarthritic Disorders. pp229-237, AAOS, Rosemont, 1995
5) Goronzy JJ, Weyand CM : Primer on the Rheumatic Diseases, 12th ed. pp209-217, Arthritis Foundation, Atlanta, 2001

第7章 関節軟骨の修復と再生

　関節軟骨 articular cartilage は，各骨格コンポーネントの端を覆い，滑らかな関節運動を担っている。関節軟骨は外傷，関節の不安定性，関節炎，過度の荷重，加齢による変性などによって損傷される一方，軟骨組織自身に治癒能力がほとんどないため，その損傷・変性は進行する。本章では，軟骨の損傷・変性を説明した後，その修復・再生についての現状の取り組みと展望を記載する。

A 軟骨の構造

　軟骨 cartilage は，軟骨細胞外マトリックスとその中に散在する軟骨細胞 chondrocyte からなる（図7-1a）。軟骨細胞が軟骨細胞外マトリックスを作り，維持する。軟骨細胞外マトリックスはコラーゲン細線維が3次元的にネットワークを作り，その間隙をプロテオグリカンが充填する構造をとる（図7-1b）。荷重に耐えて関節運動を果たすという関節軟骨の物理的な機能は，このマトリックス構造が担っている。軟骨コラーゲン細線維はⅡ型コラーゲンと少量のⅨ型およびⅪ型コラーゲンが会合してできている（図7-1c）。一方，皮膚，骨，腱，靱帯，内臓の結合組織などの細胞外マトリックスは主にⅠ型コラーゲンで構成され，これらの組織にはⅡ，Ⅸ，Ⅺ型コラーゲンは存在しない。逆に，軟骨にはⅠ型コラーゲンは存在しない。この点において，軟骨の細胞外マトリッ

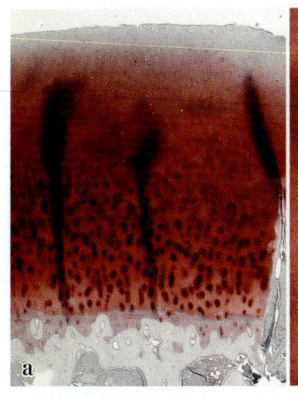

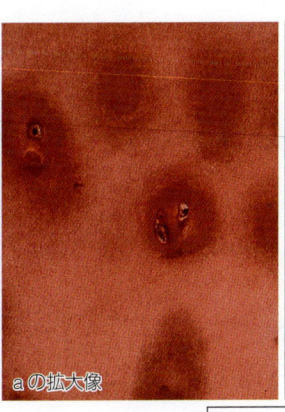

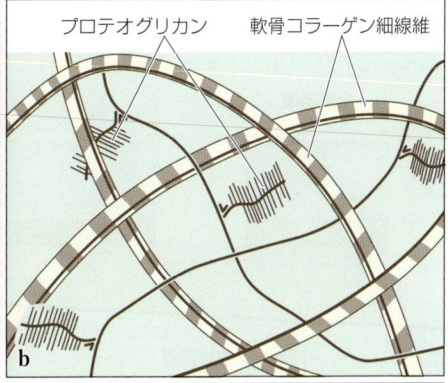

a. 軟骨の組織像（サフラニンO染色）。軟骨細胞は，豊富な細胞外マトリックス中に散在する。軟骨細胞外マトリックスのプロテオグリカンはサフラニンOによって赤色に染まる。
b. 軟骨細胞外マトリックスの構造。コラーゲン細線維とプロテオグリカンからなる。
c. 軟骨コラーゲン細線維は，Ⅱ，Ⅸ，Ⅺ型コラーゲン分子が会合してできる。

図7-1　軟骨の構造

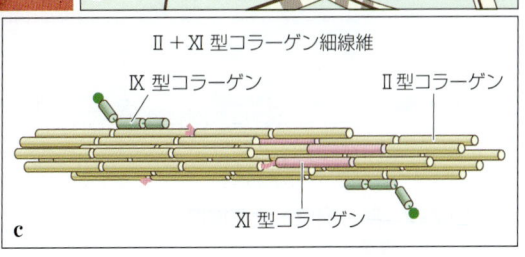

クスは，高度に特異的である。このようなマトリックスを持つ正常の軟骨は，硝子軟骨 hyaline cartilage とよばれる。

B 関節軟骨の部分損傷と全層損傷

他の組織の創傷治癒では，出血が起こり，血腫が作られ，炎症が起こるというステップを経るが，軟骨は無血管組織のため，これらのことが起こらない。損傷が浅く，軟骨下骨に達しない場合は部分損傷とよばれる（図 7-2a）。この場合，軟骨の欠損部周囲の軟骨細胞が増殖することはほとんどなく，それゆえ欠損は埋められず，徐々に拡大する。軟骨に治癒能力がないと言われるのは，この状況を指す。

損傷が軟骨全層に及び，軟骨下骨に達すると骨髄からの出血，間葉系細胞の導入，炎症が起こるが，その場合には線維軟骨 fibrocartilage とよばれる組織で治る（図 7-2b）。このことは，骨髄からの細胞が自然に軟骨細胞になることはないことを示す。

C 硝子軟骨と線維軟骨

全層損傷した軟骨の欠損部は，骨髄由来の細胞が線維軟骨とよばれる組織を作って充塡する。線維軟骨は瘢痕組織の一種である。線維軟骨では軟骨細胞の代わりに，線維性の細胞が存在しⅠ型コラーゲンを産生している（図 7-3）。線維軟骨ではプロテオグリカンやⅡ，Ⅸ，Ⅺ型コラーゲンなどで構成される軟骨細胞外マトリックスが失われ，線維性の組織で置き換わっている。

また，明らかな損傷がなくとも，過度の荷重や関節炎により軟骨に負荷がかかると，硝子軟骨が変性して線維軟骨に変わる。この場合は，硝子軟

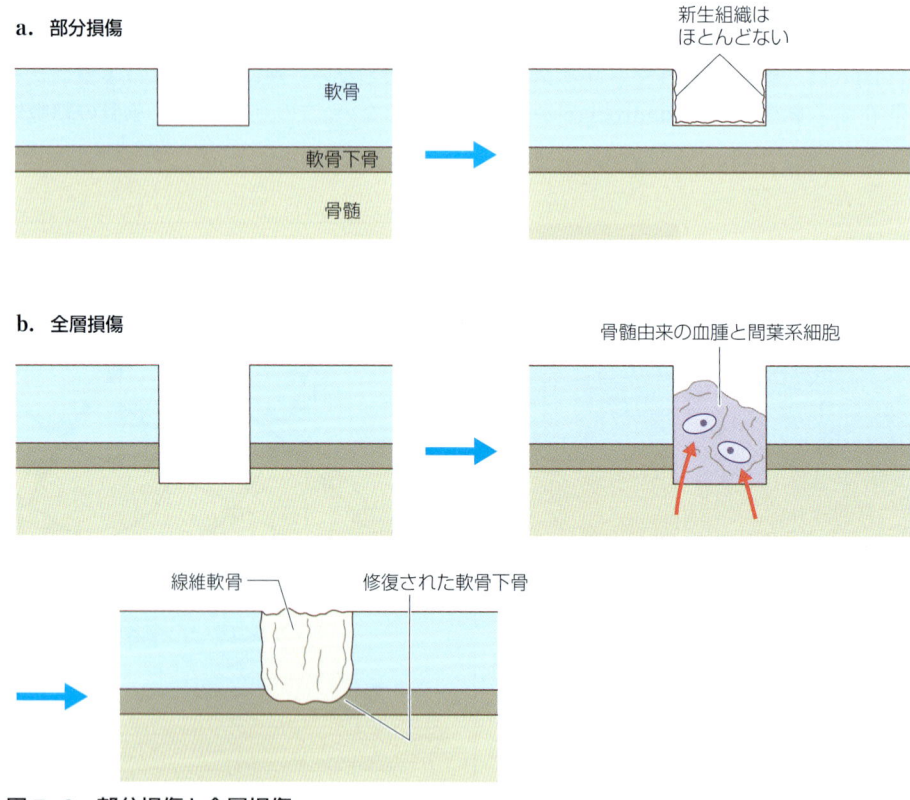

図 7-2　部分損傷と全層損傷
a．部分損傷は治らない。
b．全層損傷は骨髄由来の血腫と間葉系細胞により，線維軟骨で治る。

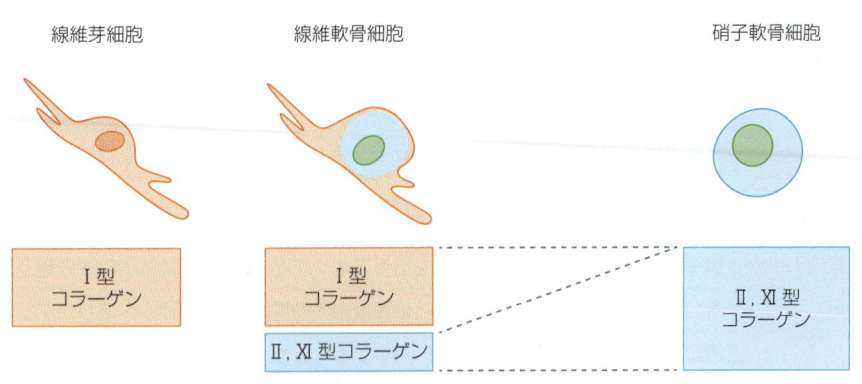

図7-3 硝子軟骨細胞，線維軟骨細胞，線維芽細胞の比較
軟骨以外の組織を構成する線維芽細胞は主にⅠ型コラーゲンを産生し，Ⅱ，Ⅸ，Ⅺ型コラーゲンは産生しない。それに対して，硝子軟骨細胞はⅡ，Ⅸ，Ⅺ型コラーゲンを産生し，Ⅰ型コラーゲンは作らない。線維軟骨細胞はⅠ型コラーゲンを産生し，出来上がる組織は線維性となる。

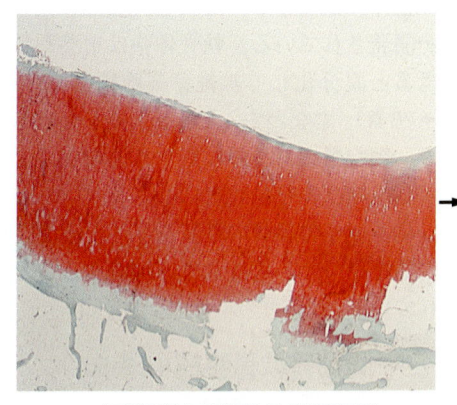

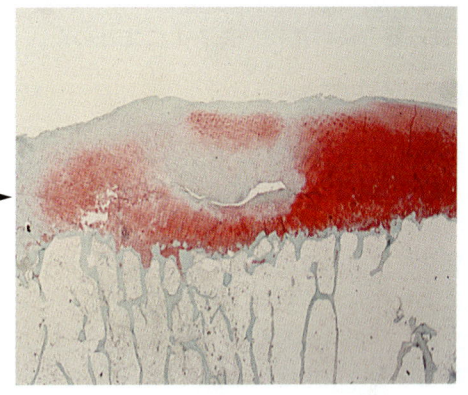

a. ほぼ正常な関節軟骨（硝子軟骨）　　b. 変性した関節軟骨（線維軟骨）

図7-4 硝子軟骨と線維軟骨
軟骨の組織切片をサフラニンO染色で染めたもの。
a. 正常な関節軟骨は硝子軟骨とよばれる。プロテオグリカンを豊富に含み，赤色に染色される。
b. 関節軟骨が変性すると，線維軟骨になる。線維軟骨では，軟骨細胞外マトリックスが失われてサフラニンOの染色性が失われる。そこでは軟骨細胞の代わりに線維芽細胞様の細胞が線維性の組織を作っている。線維軟骨は硝子軟骨に比べて物理的な機能が劣る。

骨細胞が脱分化して線維芽細胞の性質を持つようになると考えられる。このような線維軟骨は変形性関節症の経過中に認められる（図7-4）。

線維軟骨は硝子軟骨に比べて，荷重に耐えて関節運動を遂行する機能が劣り，運動障害や疼痛の原因となる。よって，軟骨病変の修復・再生は，硝子軟骨で治すことが目標になる。

D 軟骨の修復・再生

関節軟骨の病変部は，線維軟骨で埋まっている場合と，欠損している場合がある。線維軟骨で埋まっている場合は，線維軟骨を硝子軟骨に変えることができれば治癒になる。しかし，現状では不可能である。軟骨の修復・再生を行おうとすると，線維軟骨を切除して欠損を作ってから治療する。軟骨欠損部を硝子軟骨で治癒させるためには，欠

表7-1 各種軟骨移植術の比較

	モザイクプラスティー	自家軟骨細胞移植	同種骨軟骨移植*
移植組織の由来	自己の関節	自己の関節	他人の関節
移植組織	骨軟骨柱	培養軟骨細胞，またはそれを担体に埋めたもの	骨軟骨片
修復できる欠損のサイズ	小	小〜中	大
軟骨の質	硝子軟骨	細胞数を培養で増やすと，線維軟骨	硝子軟骨
免疫反応	なし	血清など培養液中の物質による抗原性	あり。マッチングが必要
感染の危険性	最小	培養中に汚染する可能性	あり。ドナーの感染症

＊海外でのみで行われている。

損部に軟骨細胞を人工的に導入する必要がある。現状では，以下の方法が行われている。骨髄刺激法を除き，軟骨組織/軟骨細胞を用意し，欠損部に移植することで，硝子軟骨で治癒させようとするものである。各方法の比較を表7-1にまとめた。

1 骨髄刺激法(図7-5a)

軟骨欠損部の底面に，軟骨下骨を貫いて骨髄に達する孔をあける。原理的には上述した軟骨全層の欠損の状況を作り出し，骨髄からの出血と間葉系細胞を軟骨欠損部へ導入するものである。よって，これにより作られる組織は硝子軟骨ではなく線維軟骨であり，根治的とは言えない。しかし，現実には疼痛などの臨床症状は軽減されることがあり，また手技が比較的簡便という利点がある。

2 モザイクプラスティー(図7-5b)
mosaic plasty

自己の骨軟骨組織を移植する方法。罹患関節または他の関節の関節面の辺縁部から骨付きの軟骨を円柱状に採取する。軟骨欠損部を形成し，採取した骨軟骨円柱をはめ込む。しばらくするとはめ込んだ骨組織は周囲の骨組織と癒合する。結果，硝子軟骨での修復となる。骨軟骨円柱の隙間は骨髄由来の修復により，線維軟骨で埋まる。限界として，採取できる骨軟骨円柱の量が限られること，採取部周辺の軟骨変性や骨折の危険性が挙げられる。

3 自家軟骨細胞移植(図7-5c)

罹患関節または他の関節の関節面の辺縁部から軟骨組織を少量採取し，そこから軟骨細胞を培養して数を増やし，欠損部に注入して移植する。細胞を局所に留めておくために，骨膜で欠損部を覆う。その後改良され，細胞をコラーゲンゲルなどの担体に播種して，それを欠損部に充填する方法が開発されている。軟骨細胞は培養して増やしすぎると脱分化して線維芽細胞様になる(図7-6，→78頁)。すなわち，大きな欠損を充填しようとして，細胞数をあまりにたくさん増やすと，出来上がる組織は線維軟骨様になるジレンマがある。脱分化させずに軟骨の性質を保ったまま，軟骨細胞の数を増やせる培養条件を開発することが求められている。

4 同種骨軟骨移植(図7-5d)

亡くなられた他人の骨軟骨組織の移植が海外では行われている。モザイクプラスティーや自家軟骨細胞移植に比べて，関節表面の形を合わせやすい，一度の手術で硝子軟骨の移植ができる，大きな欠損にも対応できる，軟骨採取部の不都合がない，などの利点がある。一方，拒絶反応を抑えるためにドナーとレシピエントのマッチングを行う必要がある。

E 再生医療による治療

再生医療の1つの目標は細胞のタイプを変えることだと言える。自己の軟骨細胞ではない細胞(例えば皮膚細胞)から軟骨細胞を誘導し，さらには軟骨組織を作って自家移植する研究が行われている。

a. 骨髄刺激法

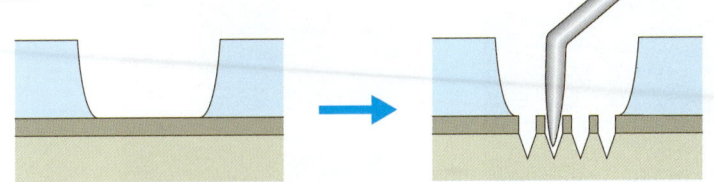

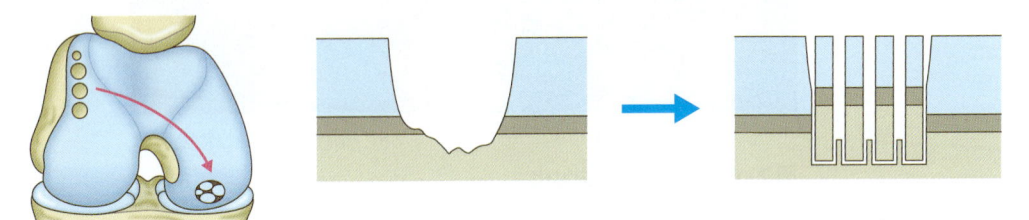

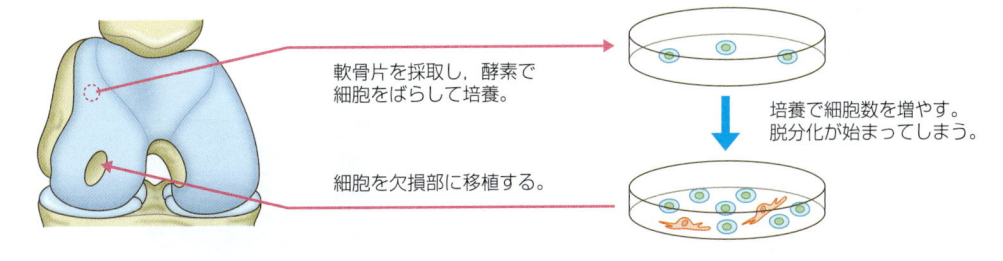

b. モザイクプラスティー

c. 自家軟骨細胞移植

軟骨片を採取し，酵素で細胞をばらして培養。

培養で細胞数を増やす。脱分化が始まってしまう。

細胞を欠損部に移植する。

d. 同種骨軟骨移植

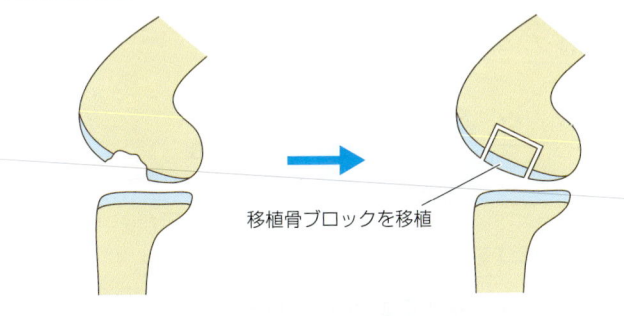

移植骨ブロックを移植

図7-5　軟骨欠損の修復方法
a. 骨髄刺激法
b. モザイクプラスティー
c. 自家軟骨細胞移植
d. 同種骨軟骨移植

Advanced Studies

ここで重要なのは，線維軟骨ではなく，硝子軟骨を作ることである。軟骨を誘導する元の細胞として，骨髄由来間葉系細胞が研究されてきた。ES細胞は他家であること，その由来が倫理的な問題をはらんでいることから，その使用は積極的には考えられていない。近年はinduced pluripotent stem（iPS）細胞が新たな細胞ソースとして研究されている。iPS細胞は，例えば皮膚細胞に，c-MYC, KLF4, OCT3/4, SOX2という4つのリプログラミング因子を導入することで作り出せる細胞で，無限に増やせ，かつ体のすべてのタイプの細胞に分化しうる能力を持つ（図7-7）。すなわち，この点においてES細胞と同等の性質を持つ。患者の皮膚細胞を採取して培養し，iPS細胞に変換した後に軟骨細胞に分化させることができれば，本人の軟骨欠損部に移植できる。軟骨細胞への分化は，BMP, FGF, WNTといった増殖因子を順次添加することで行う。別のアプローチとして，皮膚細胞にキーとなる遺伝子を複数導入して，軟骨細胞を直接誘導することも考えられる。

このようにiPS細胞を含めて細胞のタイプを変えることができるのは，各タイプの細胞が共通の遺伝子配列（ゲノム）を持ちながら，遺伝子の修飾（エピゲノム）が異なることで細胞のタイプが異なるからである。キーとなる転写因子（軟骨ならばSOX9など）を細胞に導入することによって遺伝子の修飾が変わり，細胞のタイプを変換できるわけ

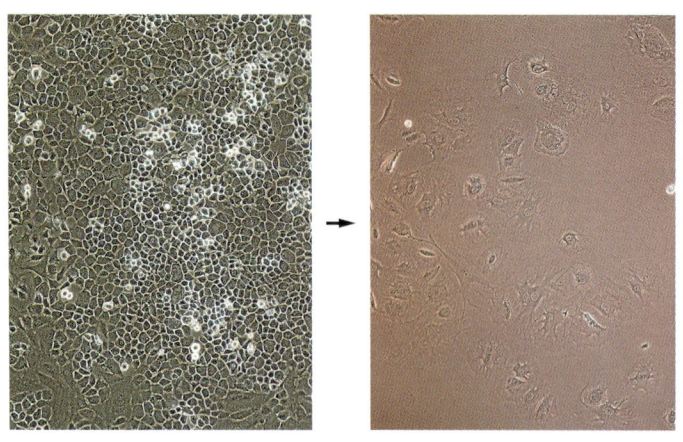

図 7-6 軟骨細胞の脱分化
マウス軟骨をコラゲネース処理し，細胞をばらばらにして培養した直後（**a**：passage 0）と，増やした後（**b**：passage 11）の細胞の写真（100 倍）
a. 培養直後の軟骨細胞は多角形をしている．Ⅱ型コラーゲンを高発現する．
b. 軟骨細胞を増やすと，軟骨の性質を失い，形は線維芽細胞状になる．Ⅱ型コラーゲンの発現は低下し，Ⅰ型コラーゲンの発現が上昇する．

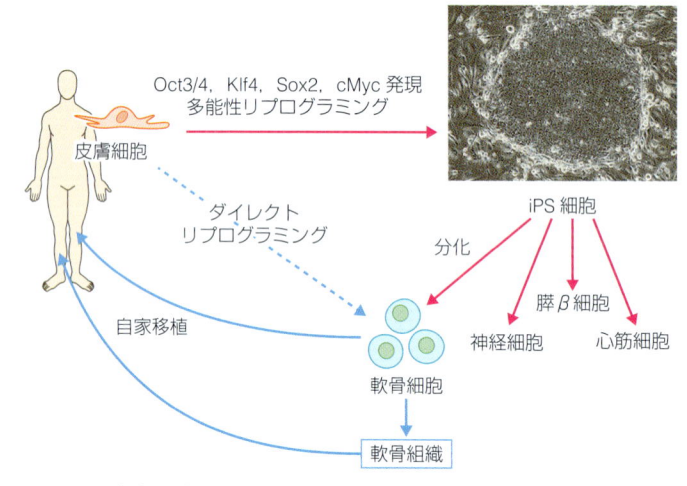

図 7-7 皮膚細胞から疾患臓器の細胞を作る 2 つのアプローチ
1 つのアプローチは皮膚細胞に 4 つのリプログラミング因子を導入して，iPS 細胞を誘導し，その後に目的の細胞に分化させる（赤矢印）．
もう 1 つのアプローチは，皮膚細胞にキーとなる複数の転写因子を導入して，目的の細胞に変換する（青矢印）．この過程はダイレクトリプログラミングとよばれる．

である．このように細胞のエピゲノムを操作して細胞のタイプを変えることを細胞リプログラミングとよぶ．

以上の方法では，細胞を体外に取り出して培養し，そのタイプを変えている．これをさらに進めて，体の中の細胞を操作して，その場で軟骨細胞に変える治療も考えられる．線維軟骨を構成する細胞に対して細胞リプログラミング操作を行い，軟骨細胞に変えて，硝子軟骨をその場に作り出すことができれば，それは軟骨を治療したと言える．細胞をリプログラミングする方法は，現在は遺伝子導入で行われている．将来的に細胞をリプログラムできる薬剤が見つかれば，それは治療薬になりうるだろう．

第8章 筋・神経の構造, 生理, 化学

A 骨格筋の構造と機能

1 骨格筋の機能

骨格筋 skeletal muscle は，主として骨に付着して関節や脊柱を動かす．皮膚や他の骨格筋に付着するものもある．骨格筋は原則的に随意筋 voluntary muscle である．

骨格筋の機能として，①骨格を動かすことのほかに，②重力に抗して姿勢を保つ，③収縮により熱を産生する，④内臓を保護することなどが挙げられる．

2 骨格筋のマクロ構造と作用

骨格筋は1つ以上の関節をまたいで，両端が骨（あるいは筋膜，関節包）に付着する．筋の両端部はコラーゲン線維束からなる腱 tendon となる．腱が膜状に広がるものを腱膜 aponeurosis という．

骨格筋の付着部のうち，身体の中心に近く動きの少ない方を起始 origin，末端に近く動きの大きい方を停止 insertion という（図8-1）．

身体の運動において積極的に収縮し，主に力を発揮するものを主動筋 agonist という．その運動を補助するものは協力筋 synergist とよばれる．一方，主動筋と反対の作用を持つものは拮抗筋 antagonist とよばれ，運動の際に弛緩し，また適度な緊張を保つことにより運動の速さ・強さを調節する．重力に抗して緊張して立位姿勢を保つ役割を演じている筋肉（脊柱起立筋，殿筋など）は抗重力筋とよばれる．

3 骨格筋のミクロ構造

A 骨格筋の被膜

筋線維 muscle fiber は，筋内膜 endomysium という薄い被膜により包まれる．これが十数個集合し，筋線維束 fasciculus を形成する．筋線維束は，筋周膜 perimysium により包まれる．さらに，筋線維束の集合は，筋上膜 epimysium すなわち筋膜 fascia により包まれる（図8-2）．

B 筋線維

筋線維とは骨格筋細胞のことである．骨格筋細胞は非常に大きく，下肢の筋肉では太さが100 μm，長さが30〜40 cm に及ぶものがある．骨格筋細胞は，発生過程で，筋芽細胞 myoblast が融合してできるため多核である．1個の骨格筋細胞に数百個の核がある．骨格筋細胞自身は分裂能を失っている．

骨格筋細胞の細胞膜である筋線維鞘 sarcolemma は，細胞質である筋形質 sarcoplasm を包ん

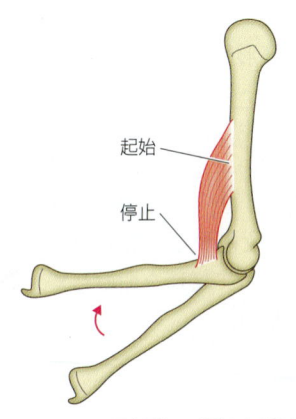

図8-1 骨格筋の起始と停止

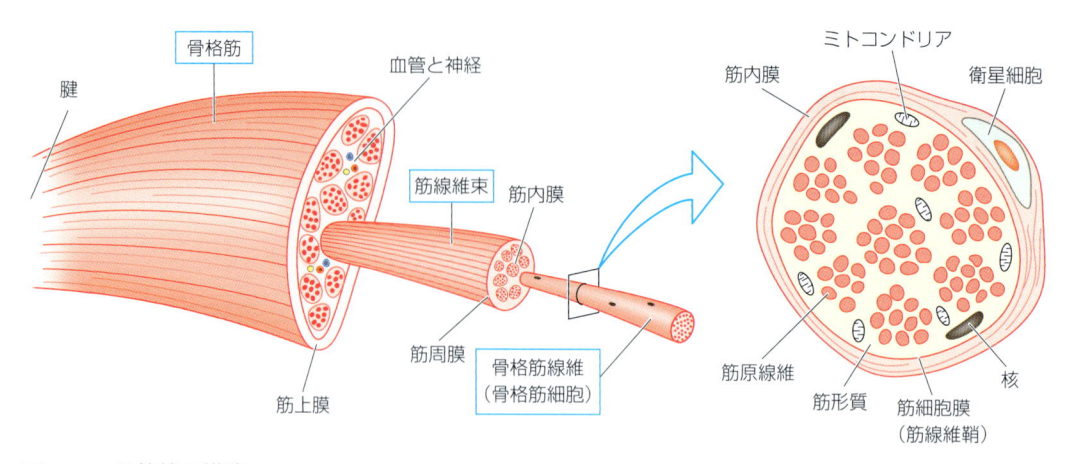

図 8-2　骨格筋の構造

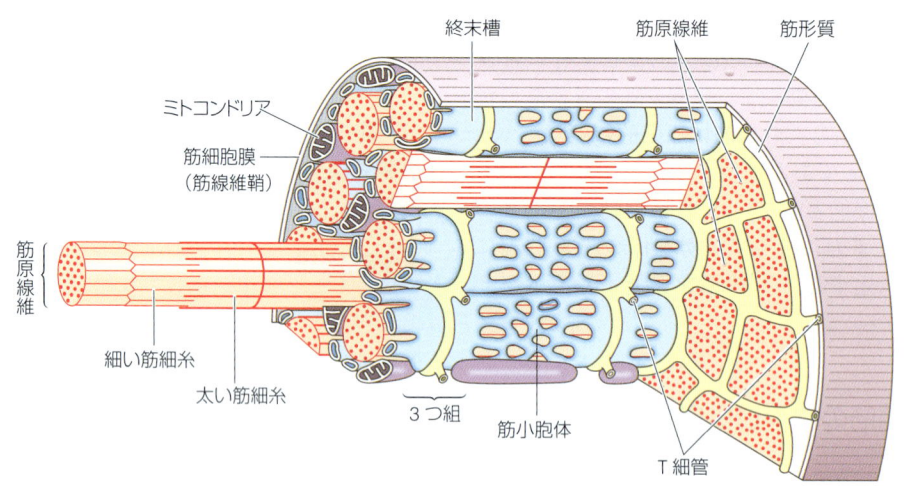

図 8-3　筋線維の内部構造

でいる。筋形質内には，筋原線維 myofibril が存在する。筋形質の成分は，一般的な細胞内液と同様に，多量の K，Mg，リン酸塩，蛋白質分解酵素からなる。筋形質はミトコンドリア，グリコーゲンを含み，ミトコンドリアでの呼吸により，グリコーゲンから生じたグルコースが分解されることにより筋収縮のエネルギーが供給される。骨格筋細胞の周囲には，単核で紡錘状の衛星細胞 satellite cell が散在する。衛星細胞は，筋の損傷などの刺激によって増殖を開始して，筋の修復を助ける（図 8-2, 3）。

C 筋原線維

1本の骨格筋細胞には数百〜数千本の筋原線維が含まれている。筋原線維の直径は 1〜2 μm で，長さは細胞の全長に及ぶ。筋原線維は筋細糸（筋フィラメント myofilament）が規則的に配列した束である（図 8-3）。

筋細糸には，細いアクチンフィラメント actin filament と太いミオシンフィラメント myosin filament がある。この両者が交互に配列することで，偏光顕微鏡で見える横縞（横紋）が作られる。横縞は，明調の I 帯と暗調の A 帯からなる。I 帯の中央に Z 線がある。Z 線からは長さ約 1 μm のアクチンフィラメントが両側に突き出し，一部が A 帯に入り込んでいる。A 帯には長さ約 1.5 μm のミオシンフィラメントが並んでいる。A 帯の中央部は，アクチンフィラメントが入り込まない

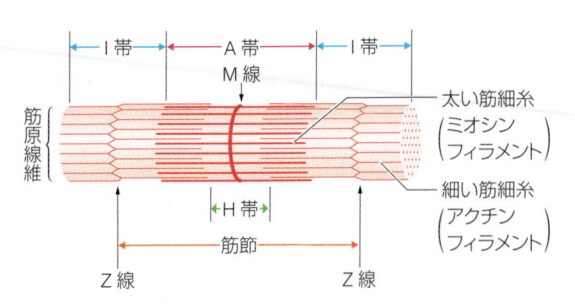

図 8-4 筋節の構成

表 8-1 骨格筋線維の分類

	赤筋	白筋	
	I 型	II A 型	II B 型
収縮の速さ	遅い	速い	速い
発生張力	小	中	大
毛細血管	多い	多い	少ない
ミトコンドリア	多い	多い	少ない
ミオグロビン	多い	多い	少ない
グリコーゲン	少ない	多い	多い
ATPase 活性	低	高	高
解糖系酵素活性	低	高	高
酸化的酵素活性	高	高	低

ために若干明るく見え，H 帯と呼ばれる。H 帯の中央に見える M 帯は，ミオシンフィラメントを連結する格子状構造である。隣り合った 2 つの Z 線の間の区画は筋節 sarcomere とよばれ，筋収縮の基本単位である（図 8-4）。

D T 細管と筋小胞体

筋細胞膜が落ち込んでできた管状構造を T 細管（横細管）transverse tubule とよぶ。T 細管は A 帯と I 帯の境界に沿って，筋原線維を横切るように走る。電気刺激は筋細胞膜と T 細管によって伝えられ，筋収縮を引き起こす。

筋小胞体 sarcoplasmic reticulum は，筋原線維を網目状に取り巻く滑面小胞体の一種であり，内腔に Ca^{2+} を蓄えている。筋小胞体の T 細管に接する部分が終末槽 terminal cisterna である。T 細管とその両側の終末槽を合わせて 3 つ組 triad と呼ばれ，ここで膜電位の変化に伴う Ca^{2+} 放出が引き起こされ筋収縮の引き金となる（図 8-3）。

E 骨格筋線維の種類

骨格筋はその色合いによって赤筋 red muscle と白筋 white muscle に分類される。赤筋はミオグロビン含量が多いため赤く見える。長時間姿勢を維持する筋（抗重力筋など）に多く遅筋 slow muscle ともよばれる。白筋は，瞬発力を要する筋や精巧な動きにかかわる筋（手の筋など）に多くみられ速筋 fast muscle ともよばれる。

筋線維は組織学的に，I 型，II A 型，II B 型の 3 型に分類される。I 型（赤筋）は主に好気的エネルギーを得ており，収縮は遅いが疲労しにくい。II B 型（白筋）は主に嫌気的にエネルギーを得ており，速く収縮できるが疲労しやすい。II A 型は両者の中間型だが，ヒトではその比率は低い（表 8-1，図 8-5）。

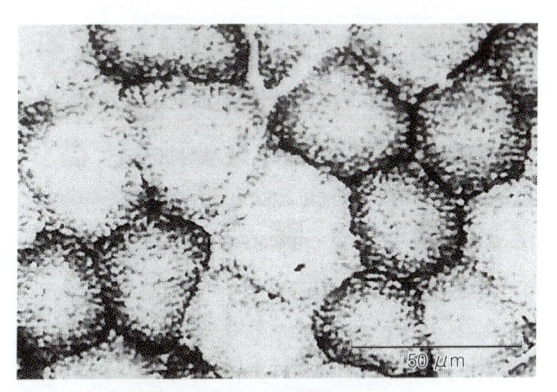

図 8-5 筋線維の組織学的構造
NADH-tetrazolium reductase 染色
濃染した（NADH 活性の高い）筋線維は I 型線維，染色されない（NADH 活性の低い）筋線維は II 型線維。
（太田勲博士提供）

4 骨格筋の収縮メカニズム

A 滑り説

筋収縮のメカニズムは滑り説 sliding filament theory で説明される。すなわち，アクチンとミオシンの分子間の相互作用によって，アクチンフィラメントとミオシンフィラメントが互いに滑り合い，筋節が短縮する。収縮の引き金には Ca^{2+} が関与し，収縮自体には ATP が必要である（図 8-6）。

B 筋収縮の分子機構

細胞内 Ca^{2+} 濃度の増加により，Ca^{2+} がトロポニン C に結合すると，トロポニンの構造変化が起こり，それまで隠れていたアクチンのミオシンとの結合部が露出する。これにより，ミオシンとアクチンの相互作用が始まる。

ミオシン分子は，ATP の加水分解によって得た化学エネルギーを機械的エネルギーに変え，アクチン頭部を首振りにより動かすことにより，アクチンフィラメント上を移動する（図 8-7）。ミオシン頭部は，1本のフィラメントに約 300 個あり，首振りを 1 秒間に 5 回繰り返す。アクチン分子は，1 回の ATP 分解サイクルで 10〜20 nm 移動する。

5 筋収縮のエネルギー源

筋収縮は大量の ATP を消費する。したがって筋収縮を持続するためには，ATP を以下のようなメカニズムで補充する必要がある。

A クレアチンリン酸（ホスホクレアチン）

細胞内に取り込まれたクレアチンは，クレアチンキナーゼ（CK）よってリン酸化され，クレアチンリン酸として蓄えられる。細胞内 ATP が消費され ADP が増加すると，下記の式のように，CK の反応が逆転し，ADP の再リン酸化により

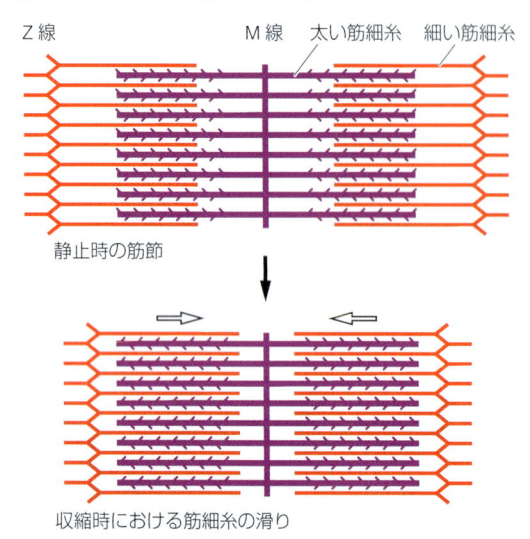

図 8-6 骨格筋の収縮における筋節の変化

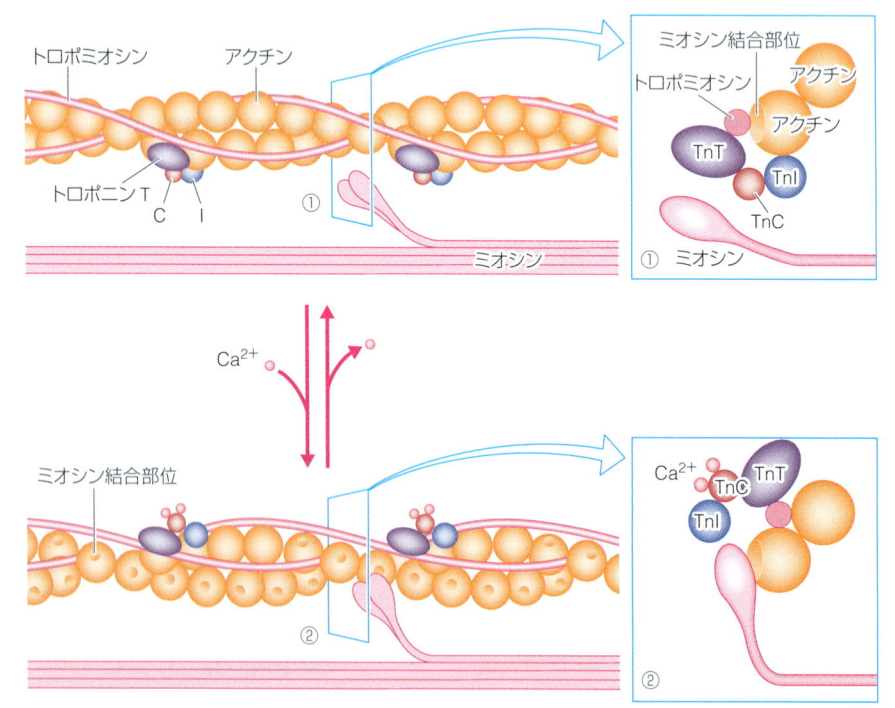

図 8-7 筋フィラメントの構造変化
① Ca^{2+} 非存在下では，トロポミオシンはアクチンのミオシン結合部を覆い隠している。
② Ca^{2+} がトロポニン C（TnC）に結合すると，トロポニンの構造変化が起こり，トロポミオシンを移動させ，ミオシン結合部が露出する。

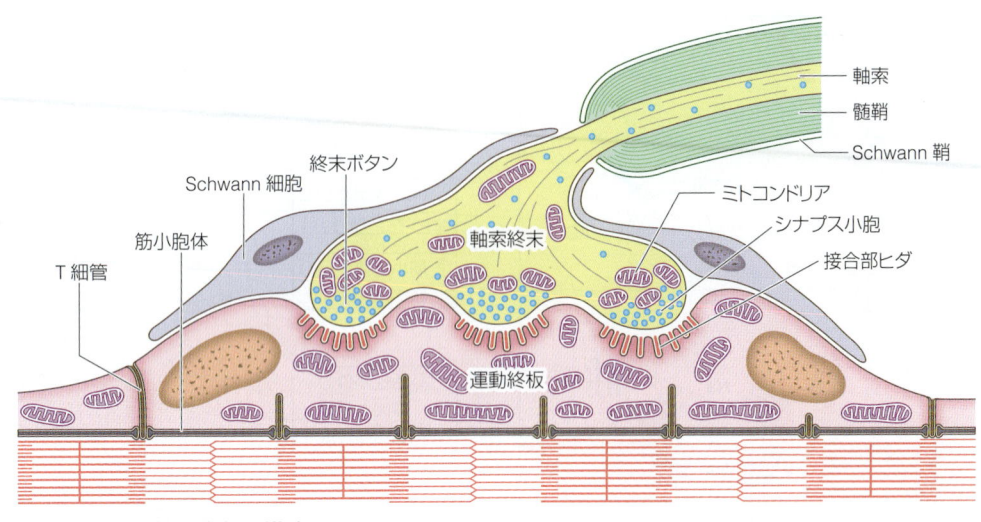

図 8-8　神経筋接合部の構造

ATP を合成して筋収縮を持続させる。

$$\text{クレアチンリン酸} + \text{ADP} \underset{}{\overset{\text{CK}}{\rightleftarrows}} \text{クレアチン} + \text{ATP}$$

B 嫌気的解糖

運動時には交感神経とアドレナリンの作用により，筋内に蓄えられているグリコーゲンの分解が亢進し，グルコースを生じる。グルコースは解糖系によりピルビン酸に分解され，2分子の ATP が合成される。

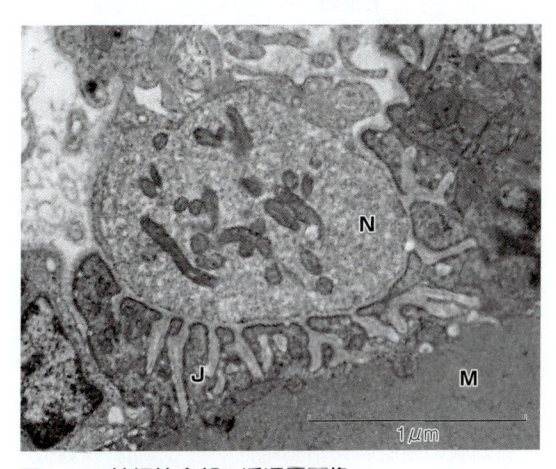

図 8-9　神経接合部の透過電顕像
N：運動神経終末，M：筋線維，J：接合部ヒダ
(太田勲博士提供)

6 神経筋伝達メカニズム

A 神経筋接合部の構造

骨格筋に分布する運動神経線維は，筋内膜で多くの枝に分かれ，個々の筋線維との間にシナプスをつくる。このシナプスは神経筋接合部 neuromuscular junction とよばれる。1本の筋線維につき1個の神経筋接合部が存在する。

神経筋接合部における運動神経終末は髄鞘を失い，これに対する筋線維の表面は運動終板 motor endplate とよばれる。運動終板は，接合部ヒダ junctional fold を有してシナプス後膜の表面積を増大している。シナプス間隙は 50～60 nm である(図 8-8, 9)。

B 神経筋興奮伝達

運動神経終末の内部には，シナプス小胞が多数存在する。シナプス小胞内には1万分子ものアセチルコリン acetylcholine (Ach) が入っている。活動電位が運動神経終末に達すると，電位依存性 Ca^{2+} チャネルが開き，神経終末内に Ca^{2+} が流入する。これによりシナプス小胞が開口し Ach がシナプス間隙に放出される。

Ach がシナプス後膜に存在する Ach 受容体と結合すると，Na^+ チャネルが開き，Na^+ が筋細胞内に流入し脱分極が発生する。これを終板電位

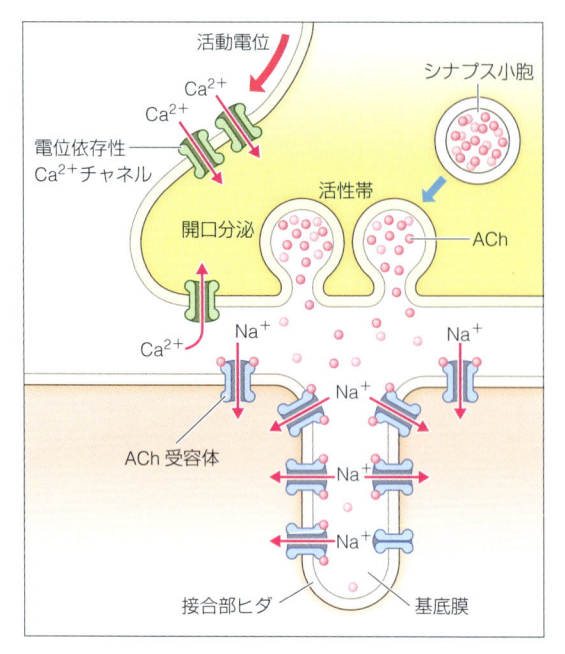

図8-10 神経筋の興奮伝達

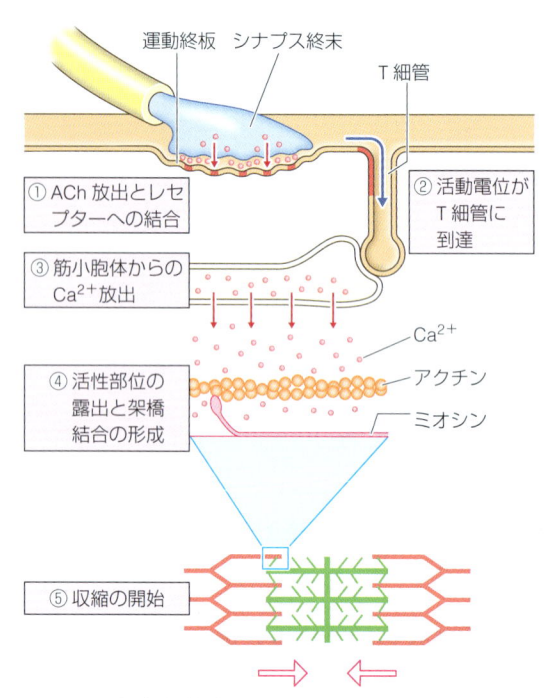

図8-11 興奮収縮連関

endplate potential(EPP)とよぶ．1回の神経インパルスで発生する終板電位は，筋線維の活動電位の閾値を大きく上回るため，神経インパルスの到達により必ず筋線維は収縮する（図8-10）．

C 興奮収縮連関

筋細胞の細胞膜に活動電位が生じ，筋の収縮が起こるまでの一連の過程を興奮収縮連関 excitation contraction coupling という（図8-11）．筋活動電位はT細管に沿って広がり，筋小胞体のCa^{2+}放出チャネルを開き，筋形質内Ca^{2+}濃度を増加させる．Ca^{2+}がトロポニンと結合することにより，筋収縮が始まる（→82頁，「4-B．筋収縮の分子機構」参照）．

B 神経組織の構造と機能

1 神経系の構造

神経系 nervous system は，極めて大量のニューロンとそれを上回る数のグリア細胞からなる．神経系は，脳と脊髄からなる中枢神経系 central nervous system(CNS)と，CNSの外部にある神経組織を含む末梢神経系 peripheral nervous system(PNS)に分けられる．

A 神経細胞

神経細胞（ニューロン neuron）は，細胞体 cell body と突起からなる．細胞体は，核とその周囲の細胞質からなり，細胞質中にはリソゾーム，ミトコンドリア，Golgi 装置といった細胞小器官が存在する．また，ニッスル小体 Nissl bodies とよばれる粗面小胞体の集合体が存在する．

突起には，軸索 axon と樹状突起 dendrite がある．軸索は神経線維 nerve fiber ともよばれ，1つの神経細胞に通常1本存在する．通常，脂質からなる髄鞘 myelin sheath で包まれている．軸索の終末（神経終末）はシナプス synapse を介して他の神経細胞や筋細胞へシグナルを伝える．樹状突起は，1つの神経細胞に多数存在し，興奮を求心性に細胞体に伝える（図8-12）．

B 脊髄と脊髄神経

脊髄 spinal cord は中枢神経の一部で，上端は大後頭孔，下端は成人では第1～2腰椎の高さに

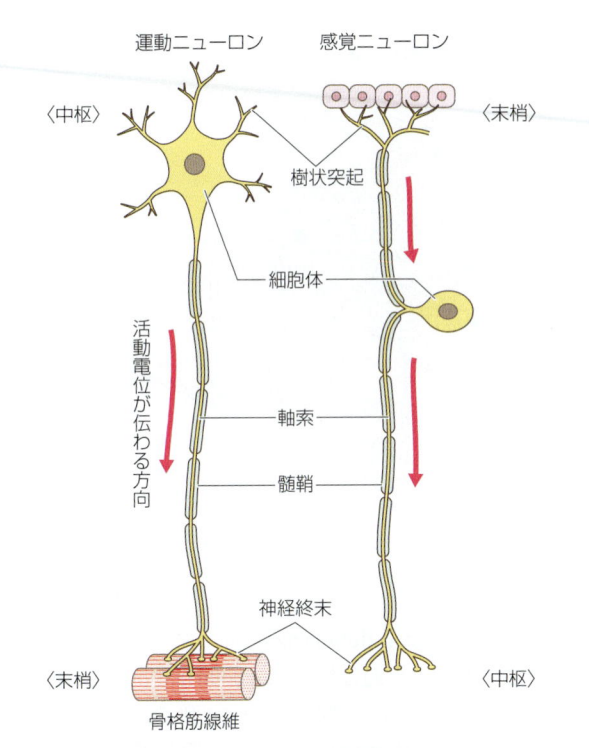

図 8-12　ニューロンの基本形

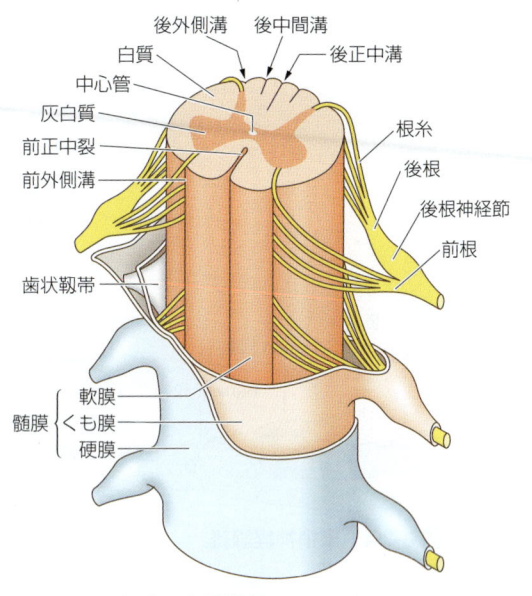

図 8-13　脊髄と脊髄神経

一致する。下端部は，円錐形に細くなり脊髄円錐 conus medullaris とよばれ，その尖端は神経細胞を有しない終糸 filum terminale となる。

　脊髄は外側から，硬膜，くも膜，軟膜で覆われている。硬膜と椎骨の間は硬膜外腔 epidural space とよばれ，血管や脂肪に富んでいる。くも膜と軟膜の間はくも膜下腔 subarachnoid space で，脳脊髄液が潅流している。

　脊髄の横断面では，内側の灰白質 gray matter，外側の白質 white matter に分けられる。灰白質には神経細胞体や樹状突起が存在し，前角・側角・後角がある。白質は主として有髄神経線維からなり，上下行する伝導路（前索，側索，後索）がある（図 8-13）。

　脊髄からは 31 対の脊髄神経 spinal nerve が出る。左右の椎間孔から 1 本ずつ出る。脊柱の分節に応じて，8 対の頚神経 cervical nerve（C），12 対の胸神経 thoracic nerve（T），5 対の腰神経 lumbar nerve（L），5 対の仙骨神経 sacral nerve（S），1 対の尾骨神経 coccygeal nerve（Co）がある。腰仙髄から出た脊髄神経は，脊髄円錐のさらに下方で束となり，馬尾 cauda equina を形成する。

　脊髄の前外側溝から出る遠心性線維の集まりが前根 ventral root であり，後外側溝に入る求心性線維の集合が後根 dorsal root となる。後根は外側に後根神経節 dorsal root ganglion を形成し，そのさらに外側で前根と合流して 1 本の神経幹となる。遠心性の体性運動ニューロンの細胞体は脊髄前角に起始核を形成する。求心性の感覚ニューロンの細胞体は後根神経節に存在する（図 8-13）。

C 末梢神経

　脊髄神経が脊髄硬膜外に出たところから終末の効果器官に達するまでの総称が末梢神経 peripheral nerve である。末梢神経の結合組織は，神経上膜 epineurium，神経周膜 perineurium，神経内膜 endoneurium の 3 層からなる。脊髄神経の神経上膜は，神経孔部で脊髄硬膜に移行している。神経周膜によって，神経はいくつかの区画に分けられ，そこには神経束 fascicle とよばれる軸索の束が入っている。神経周膜は，内外に基底膜を有する扁平な細胞の層状構造をなす。拡散関門 diffusion barrier として，神経束内血管内皮細胞の血液神経関門 blood-nerve barrier とともに，軸索周囲の組織液の恒常性を維持している。神経内膜は，各神経線維を取り巻く繊細な結合組織である。神経上膜からは動・静脈が出入りし，神経

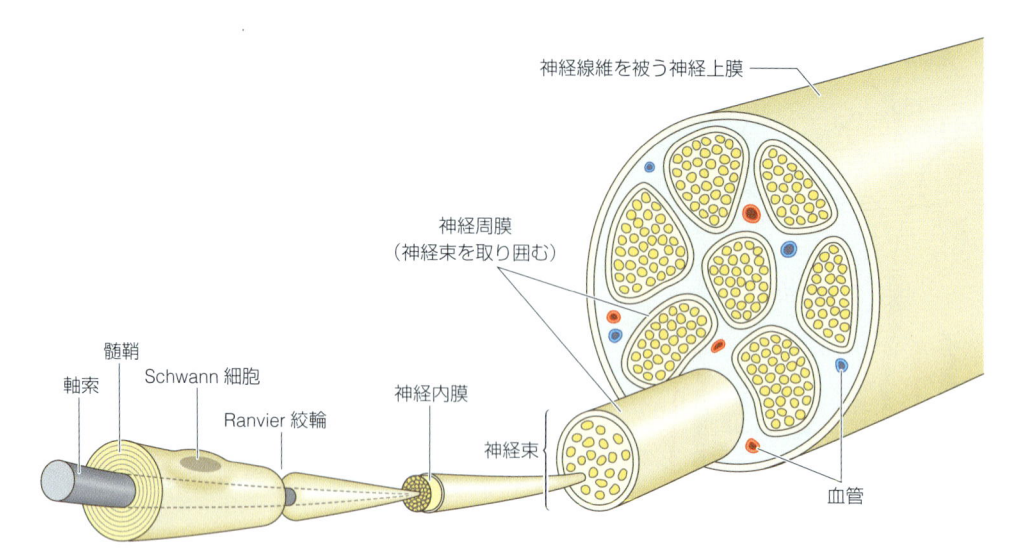

図 8-14　末梢神経線維

周膜内で枝分かれして神経内膜に至る（図 8-14）。

末梢神経では，軸索は Schwann（シュワン）細胞 Schwann cell によって取り囲まれている。Schwann 細胞の細胞膜は，軸索のまわりを幾重にも取り巻いて円筒状の鞘を作る。これを髄鞘（ミエリン鞘 myelin sheath）という。髄鞘のある神経線維を有髄線維，ないものを無髄線維という。髄鞘は 1〜2 mm の長さの節に分かれている。髄鞘の切れ目は Ranvier（ランビエ）絞輪 node of Ranvier とよばれる。

2 神経系の機能

A 神経線維の種類

末梢神経線維は軸索の直径や髄鞘の有無によって A（α，β，γ，δ），B，C 線維に分類される。感覚神経線維を I〜IV群線維に分ける分類もある（表 8-2）。一般に軸索の直径が大きいほど伝導速度は速くなる。また有髄線維のほうが無髄神経よりも伝導速度が速い。

B 神経の興奮と伝導

神経細胞内は細胞外に対して負電位（約 −60〜−90 mV）になっている。これを静止膜電位 resting membrane potential とよぶ。膜電位は，細胞内外の様々な条件や刺激により変化する。膜電位が通常の静止膜電位よりもプラス方向に変化することを脱分極 depolarization，マイナス方向に変化することを過分極 hyperpolarization とよぶ。

神経細胞では，膜電位の急激な一過性（約 1 msec）の上昇（約 100 mV）が，間欠的に（1 秒間に 1〜100 回）発生する。これを活動電位 action potential とよぶ。活動電位は，Na^+，K^+ の細胞内外への移動によって発生する。神経細胞に脱分極が起きると，電位依存性 Na^+ チャネルが開き，濃度勾配と電位勾配にしたがって細胞外から細胞内に Na^+ が流入する。Na^+ の流入により，脱分極がさらに進行し膜電位が急激に上昇し，ついには細胞内が細胞外に対して正電位になる（オーバーシュート）。その後，開いていた電位依存性 Na^+ チャネルは不活性化していき Na^+ の流入が止まる。Na^+ チャネルより少し遅れて電位依存性 K^+ チャネルが開き，濃度勾配にしたがって細胞内から細胞外へ K^+ が流出する。K^+ の流出により細胞内はしだいに負電位に傾き，一時的にマイナスの電位に下がり（後過分極），その後もとの静止膜電位に戻る（再分極）（図 8-15）。

活動電位は軸索を伝導し，遠く離れた神経終末まで伝えられる。軸索の隣接部位に次々と活動電位が発生し伝導していく。有髄神経線維の Ranvier 絞輪部の軸索膜には豊富な Na^+ チャネルが存在し，一方，髄鞘は絶縁体となる。そのため，脱分極が起きると電流は絞輪間の軸索に沿ってすばやく流れ，次の Ranvier 絞輪に至る。このように，活動電位の発生があたかも Ranvier 絞輪間を

表8-2 神経線維の分類

	髄鞘の有無	直径（μm）	伝導速度（m/sec）	機能
Aα（Ⅰ群）	有髄（厚い）	12〜20	70〜120	運動線維（骨格筋） 感覚線維（筋紡錘，腱器官）
Aβ（Ⅱ群） Aγ Aδ（Ⅲ群）		5〜12 3〜6 2〜5	30〜70 15〜30 12〜30	感覚線維（触・圧覚） 運動線維（錘内筋） 感覚線維（温・痛覚）
B	有髄（薄い）	1〜3	3〜15	自律神経節前線維
C（Ⅳ群）	無髄	0.5〜2	0.2〜2	自律神経節後線維 感覚線維（痛覚）

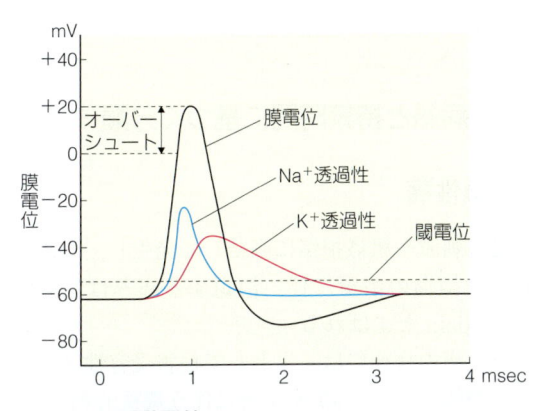

図8-15 活動電位

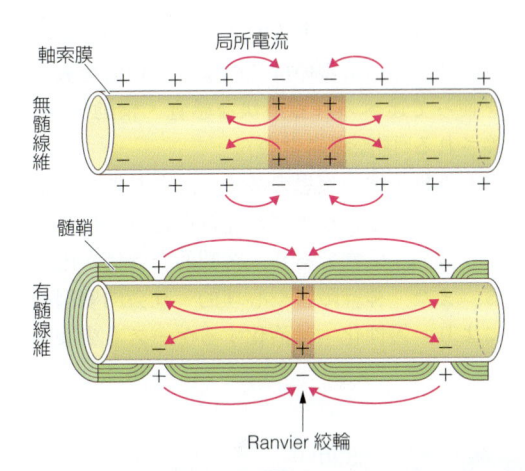

図8-16 活動電位の伝導

跳躍するかのように伝わっていくことを跳躍伝導 saltatory conduction とよぶ（図8-16）。したがって有髄線維は無髄線維よりも興奮伝導速度が速い。

C 軸索輸送

軸索の中には，軸索輸送 axoplasmic transport とよばれる細胞質の流れがある。軸索内には蛋白合成を行う細胞内小器官がないため，軸索の成長などに必要な蛋白や小器官は，細胞体で合成されたのち，軸索流で輸送される（順行性軸索輸送）。逆に神経終末で取り込まれた栄養因子や化学物質は逆行性軸索輸送により細胞体へ輸送される。

順行性輸送のうち，低速輸送（10 mm/day 以下）においては細胞骨格（アクチン，ニューロフィラメント，微小管）が，中間速輸送（60 mm/day）においてはミトコンドリアが，高速輸送（100〜400 mm/day）においてはシナプス小胞が運ばれる。逆行性輸送（100〜200 mm/day）では，ライソゾームなどが運ばれる。

軸索輸送のレールの役目を微小管が演じ，順行性輸送の動力としてキネシン kinesin などの蛋白が，逆行性の輸送にはダイニン dynein が働く。

● 参考文献

1) 河田光博，稲瀬正彦：神経系（1）．坂井建雄，河原克雅（総編集）：カラー図鑑，人体の正常構造と機能．Ⅷ．日本医事新報社，2004
2) 坂井建雄，宮本賢一，工藤宏幸：運動器．坂井建雄，河原克雅（総編集）：カラー図鑑，人体の正常構造と機能．Ⅹ．日本医事新報社，2004
3) Martini FH, Timmons MJ, McKinley MP：井上貴央（監訳）：カラー人体解剖学．構造と機能：ミクロからマクロまで．西村書店，2003

第9章 痛みの基礎科学と臨床

A 痛みの定義

痛み pain とは，「実質的または潜在的な組織損傷に結びつく，あるいはこのような損傷を表す言葉を使って述べられる不快な感覚・情動体験」と定義される（国際疼痛学会）。

整形外科領域の疾患の多くは，運動器の外傷・炎症・変性などに起因する痛みを伴う。痛みは極めて主観的な感覚であり，客観的な評価が困難である。また，神経障害や心理的・社会的要因の関与により，慢性化・難治化するケースも少なくない。

B 痛みの分類

1 痛みのメカニズムに基づく分類

まず侵害受容性疼痛 nociceptive pain と病態生理学的疼痛 pathophysiological pain に大別される。これらは更に，生理的疼痛 physiological pain，炎症性疼痛 inflammatory pain，神経障害性疼痛 neuropathic pain に分けられる（図9-1）。生理的疼痛とは，狭義の侵害受容性疼痛とも言うべきもので，主として機械的な有害刺激に侵害受容器が反応して生じる痛みである。炎症性疼痛は，組織の損傷・変性・感染などに起因する炎症に伴い放出される内因性発痛物質が侵害受容器を刺激して発生する。神経障害性疼痛とは，神経組織自体の損傷や遷延する侵害刺激により，疼痛伝達にかかわる神経システム自体に異常をきたして生じる痛みであり難治性となる場合がある。これらの痛みのメカニズムは互いにオーバーラップして作用している。この他に心因性疼痛 psychogenic pain がある。心因性疼痛は，稀に精神医学的疾患として単独で現れることもあるが，多くの場合は，修飾因子として上記のすべての痛みに関与する。

2 病態と持続時間に基づく分類（表9-1）

A 急性痛

侵害刺激や組織損傷に直結して発生し，刺激の消失や損傷の治癒に伴い消退する痛みは急性痛 acute pain とよばれる。

急性痛の病態には，主として侵害受容性メカニズムが関与する。外傷や手術に伴う機械的刺激は，侵害受容器に作用し強い痛みをひき起こす（生理的疼痛）。組織損傷に続発する炎症も急性期の痛みに関与する（炎症性疼痛）。急性痛には，生体組織の防御のための警告信号としての機能がある。

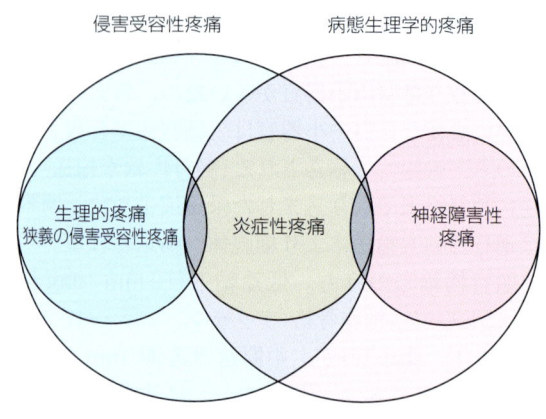

図9-1 痛みのメカニズムに基づく分類

表9-1　疼痛の分類：急性痛と慢性痛

急性痛 (侵害受容性疼痛)	慢性痛	
	慢性侵害受容性疼痛	神経障害性疼痛
警告信号としての役割 (有用な感覚)		不用な感覚
・組織の障害	・炎症(変性，感染　など) ・脊柱・関節の不安性	・神経組織の傷害 ・神経系の可塑性変化 ・心因性要因の関与
・外傷 ・術後痛　など	・変形性関節症 ・変形性脊椎症 ・関節リウマチ　など	・CRPS ・FBSS※ ・脊損後疼痛　など

※ FBSS : failed back surgery syndrome

表9-2　運動器疾患に伴う主な神経障害性疼痛

1. 末梢性神経障害性疼痛
   - 複合性局所疼痛症候群(CRPS)
   - 幻肢痛
   - 絞扼性末梢神経障害(手根管症候群など)
   - 医原性神経障害(FBSSなど)
   - 神経根障害
   - 腕神経叢引き抜き損傷後疼痛
   - 慢性馬尾障害
   - 有痛性神経腫
   - 腫瘍の浸潤による二次性神経障害

2. 中枢性神経障害性疼痛
   - 脊髄損傷後疼痛
   - 脊柱管狭窄による圧迫性脊髄症
   - 脊髄腫瘍に伴う疼痛

B 慢性痛

　一般に3～6カ月以上続く痛みは，慢性痛chronic painとよばれる。慢性痛には，侵害刺激が持続的あるいは反復的に作用している病態(慢性侵害受容性疼痛)と，疼痛伝達にかかわる神経システムに異常をきたしている病態(神経障害性疼痛)がある。慢性侵害受容性疼痛をきたす疾患の代表が，変形性関節症・脊椎症や関節リウマチである。一方，運動器に関連する神経障害性疼痛には表9-2に示すようなものがある。これらのうち，神経根性疼痛などは比較的予後良好であるが，複合性局所疼痛症候群(CRPS)，幻肢痛などにおいては痛みの刺激や発生源が消失してもなお痛みが持続している。この場合痛みは，もはや人間にとって無用な有害感覚であると言える。また，慢性痛症例においては，心理的・社会的要因が関与する場合があり，病態を複雑化・難治化する。

C 痛みの生理学

1 運動器の痛みの受容システム

A 侵害受容器

　運動器を構成する各要素，すなわち骨・骨膜や関節包，滑膜，筋・靱帯，脂肪体，半月，血管などの組織には，感覚受容器(感覚神経終末)が存在する。一方，関節軟骨には受容器は同定されていない。運動器に存在する感覚受容器の多くは，機械的な刺激を感知するものであり，機械受容器mechanoreceptorとよばれる。

　機械受容器のうち，自由神経終末free nerve endingは，侵害刺激に反応し，侵害受容器nociceptorとよばれる。一方，嚢に包まれた球状あるいは錐状の形態をとるもの〔Ruffini(ルフィニ)終末，Pacini(パチニ)小体など〕は，関節の位置や運動速度，靱帯や関節包への張力や圧を感知し，固有感覚受容器proprioceptorとよばれる(図9-2)。

　侵害受容器には，機械的侵害刺激のみに反応する高閾値機械受容器と，機械的刺激のほか化学的刺激や熱刺激にも反応するポリモーダル受容器polymodal receptorがある(図9-3)。運動器の侵害受容，特に炎症性疼痛のメカニズムにはポリ

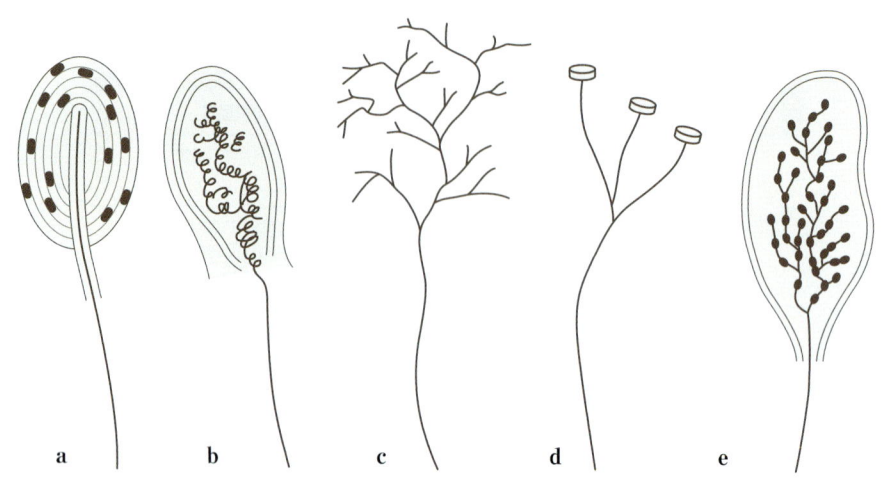

図 9-2　運動器に分布する機械受容器
a. Pacini 小体（運動感覚，圧覚）
b. Meissner 小体（触覚）
c. 自由神経終末（痛覚）
d. Merkel 終盤（触覚，圧覚）
e. Ruffini 終末（関節角度，圧覚）

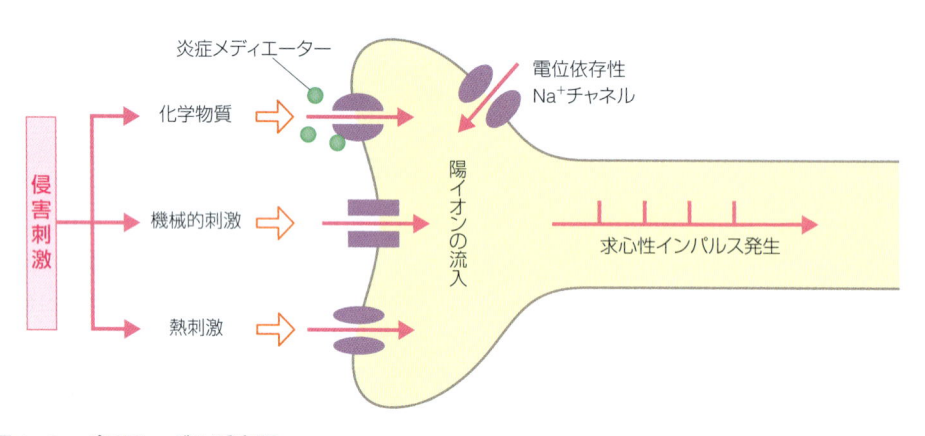

図 9-3　ポリモーダル受容器

モーダル受容器が重要な役割を演じている。

B 侵害受容神経線維

　感覚神経線維は，その伝導速度により，Aα，Aβ，Aδ 線維と，C 線維に分類される（Ⅰ～Ⅳ群に分類する方法もある）（→87 頁の表 8-2 を参照）。痛覚は，小径の有髄線維である Aδ 線維と無髄線維である C 線維により伝達される。機械的侵害刺激のみに反応する高閾値侵害受容器からの信号は，主として Aδ 線維により伝導される。ポリモーダル受容器からの信号は，C 線維により伝達されることが多い。

　針で刺されたときに感じるチクッとする短い鋭い痛み（一次痛，fast pain）は Aδ 線維により伝導される。一方，熱刺激が加えられた時に感じるジーンとする遷延性で鈍い痛み（二次痛，slow pain）は C 線維を介して伝達される（**表 9-3**）。

表 9-3 痛みの種類（一次痛と二次痛）

痛みの種類	誘発される刺激	伝達する神経線維	痛みの性質	伝達速度
一次痛 fast pain	機械的刺激，熱刺激，化学的刺激	Aδ線維	鋭い痛み	速い
二次痛 slow pain	機械的刺激，熱刺激，化学的刺激，冷刺激	C線維	鈍い痛み	遅い

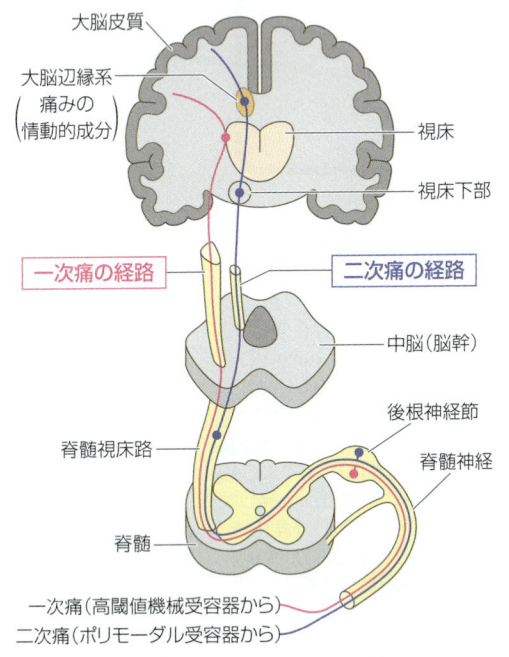

図 9-4 痛みの伝導経路（一次痛と二次痛）

（図 9-4）。

一次痛は，主として痛みの識別に関与している。一方，二次痛は痛みの識別のほかに，情動，自律機能，記憶など様々な神経機能にも影響を及ぼす。

3 痛みの慢性化のメカニズム

A 炎症性疼痛

組織の損傷・変性・感染あるいは関節リウマチなどの疾患により炎症が生じると，組織や細胞からブラジキニン，ATP，サイトカイン，セロトニンなど種々の内因性発痛物質が放出される。これらは，ポリモーダル受容器に対し興奮作用を及ぼし痛みを発生する。また，侵害受容器に存在するTRPV1（transient receptor potential vanilloid subfamily 1）などのイオンチャネルが活性化し，痛みに対する感受性が亢進する。このように，炎症が侵害受容器に対し興奮性作用excitationと感作作用sensitizationを及ぼすことが，痛みの遷延化・慢性化の原因となる。

2 運動器からの痛みの伝達

一次痛の信号は，一次求心性ニューロンを通り，脊髄後角に伝えられる。後角において一次ニューロンは二次ニューロンとシナプスを形成する。痛み信号の伝達により，一次ニューロン（Aδ線維，C線維）末端より神経伝達物質がシナプス間隙に放出される。主要な伝達物質としてグルタミン酸とサブスタンスPがある。二次ニューロンの信号は反対側の前外側索（脊髄視床路）を上行し，視床を経由して大脳皮質の体性感覚野に送られ，痛みとして意識に上る。一方，二次痛の信号は，ポリモーダル受容器の活動から始まり，延髄，橋，中脳，視床下部などの脳幹部に入力し。さらに島，前帯状回，扁桃体など大脳辺縁系にも中継される

B 神経障害性疼痛

神経障害性疼痛は，「体性感覚系に対する障害や疾患の直接的結果として生じている痛み」と定義される（2011年，国際疼痛学会）。一般に慢性・難治性の痛みとなる場合が多いが，神経根性疼痛のように比較的予後良好な痛みも含まれることに留意すべきである。

神経障害性疼痛の発生メカニズムとしては，末梢性機序として，①神経細胞のNa$^+$チャネルの活性化，②交感神経の関与，③侵害受容神経における受容体の感作など，中枢性機序として，①脊髄後角におけるシナプスの感作（図9-5），②グリア細胞の活性化などが挙げられる。これらの機序により，疼痛伝達にかかわる神経システムに可塑

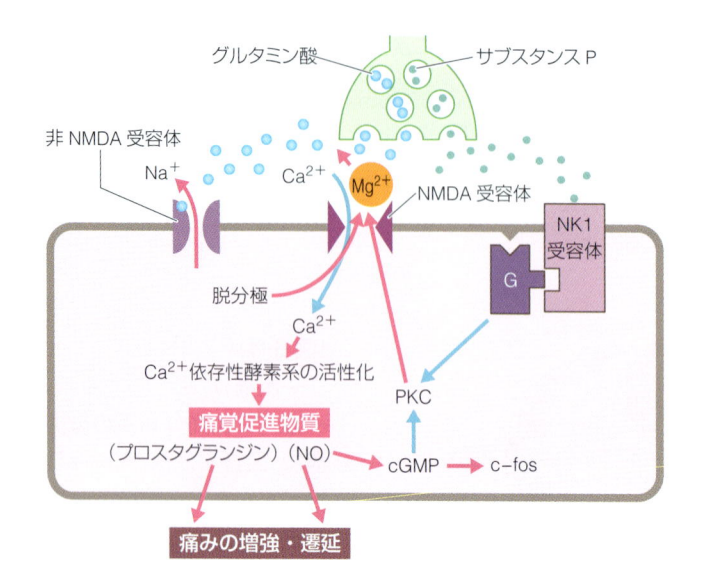

図 9-5　脊髄における中枢性感作
脊髄後角シナプスにおける痛覚伝達物質として，興奮性アミノ酸（グルタミン酸）とサブスタンス P がある．二次ニューロンに存在するイオンチャネル型のグルタミン酸レセプターである NMDA（N-methyl-D-aspartate）受容体は，正常ではあまりシナプス伝達に関与しない．ところが，遷延する侵害刺激による脱分極が持続すると NMDA 受容体チャネルは活性化される．また，サブスタンス P 受容体である NK1 受容体の G 蛋白（G）を介して PKC（protein kinase C）が活性化され，NMDA 受容体はリン酸化を受ける．これらの結果，細胞内 Ca^{2+} 濃度が上昇し，一酸化窒素（NO）やプロスタグランジンなどの痛覚促進物質が産生される．また，細胞内における c-fos などの最初期遺伝子の活性増加が生じ，さらに長期にわたる中枢神経の可塑性変化がもたらされる．

性変化が生じることにより，痛みが難治化する．

D　痛みの評価法

痛みは極めて主観的な感覚であり，客観的な評価法，診断法はまだ確立されるに至っていない．

まず，問診・視診，理学的検査（身体所見，神経学的検査），画像検査（X 線撮影，MRI など），血液検査などにより，痛みの背景にある病態の把握に努める．また，患者の心理的側面，社会的背景も考慮することが必要な場合がある．

痛みの強さの評価法としては，一般に numerical rating scale（NRS），visual analogue scale（VAS），フェイススケールなどのスケールが用いられる（図 9-6）．質問票形式のものとしては，McGill pain questionnaire（MPQ）などがある．痛みに伴う心理的要因の関与に関する評価法としては，整形外科患者に対する精神医学的問題評価のための簡易質問票（brief scale for psychiatric problems in orthopaedic patients：BS-POP）などがある．

E　運動器の痛みの治療

1　薬物療法

侵害受容性疼痛に対しては，非ステロイド抗炎症薬（NSAIDs）の処方が基本となる．長期使用に伴う消化管潰瘍などの副作用に注意を要する．NSAIDs 無効例にはオピオイドの使用が考慮されるが，便秘・吐き気などの副作用対策や，患者選択，乱用・中毒の防止に留意すべきである（表 9-4）．

神経障害性疼痛に対しては，原則的に NSAIDs は無効である（ただし神経根性疼痛などでは有効な場合がある）．神経障害性疼痛に対する薬物療法としては，プレガバリン（Ca^{2+} チャネル $\alpha_2\delta$ リガンド）や三環系抗うつ薬（保険適用外）などが用い

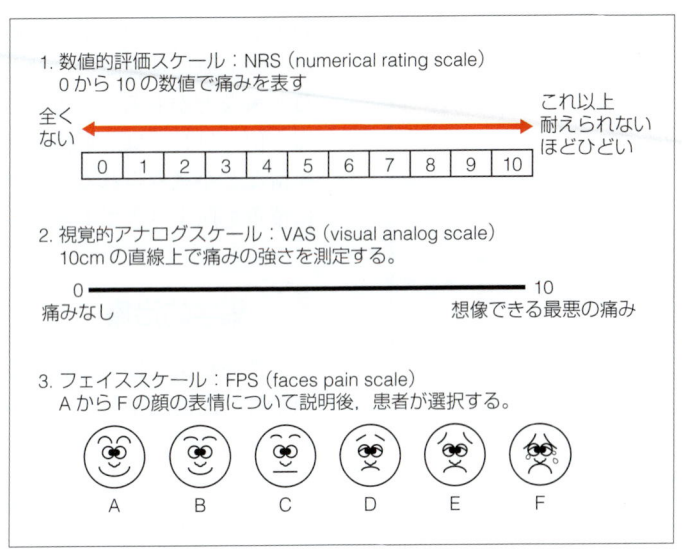

```
1. 数値的評価スケール：NRS (numerical rating scale)
   0 から 10 の数値で痛みを表す
   全く                                           これ以上
   ない                                           耐えられない
                                                  ほどひどい
   [0][1][2][3][4][5][6][7][8][9][10]

2. 視覚的アナログスケール：VAS (visual analog scale)
   10cm の直線上で痛みの強さを測定する。
   0                                          10
   痛みなし                              想像できる最悪の痛み

3. フェイススケール：FPS (faces pain scale)
   A から F の顔の表情について説明後，患者が選択する。
   A   B   C   D   E   F
```

図9-6　痛みの評価法

表9-4　オピオイドの適応症例，非適応症例

オピオイドの適応症例	・侵害受容性疼痛と診断され，非ステロイド性抗炎症薬(NSAIDs)では十分な除痛が得られない，もしくは，NSAIDsの使用が困難な患者 ・神経障害性疼痛と診断され，他の薬物では十分な除痛が得られない，もしくは他の薬物の使用が困難な患者
オピオイドの非適応症例	**非器質的要因が痛みに影響している可能性が高い** ・治療目標がはっきりしていない患者 ・明らかな心因性[疼]痛を訴えている患者 ・心理的・社会的要因が痛みの訴えに影響している患者 **乱用・依存の危険性が高い** ・医師の指導を守れない患者（薬のアドヒアランス，コンプライアンスが悪い） ・過去に物質あるいはアルコール依存のある患者 ・重篤な精神疾患患者 ・認知機能の低下している患者 **長期的なオピオイド治療に懸念がある** ・他に有効な治療手段がある患者 ・治療目標がはっきりしていない患者 ・定期的な通院が困難な患者（遠方から通院，家族の支援が望めないなど） ・家庭環境が不良な患者

〔非がん性慢性(疼)痛に対するオピオイド鎮痛薬処方ガイドライン，p31, 真興交易医書出版部，2012〕

られる。難治性症例にはオピオイドの使用も考慮される（図9-7）。

2 神経ブロック療法

神経根性疼痛に対して，硬膜外ブロック，選択的神経根ブロックが行われる。侵害受容性疼痛に対する神経ブロック療法として，椎間関節ブロック，肩甲上神経ブロック，トリガーポイントブロックなどが行われる。難治性の神経障害性疼痛に対する神経ブロック療法の効果は限定的だとされているが，交感神経ブロックが有効な場合がある。

3 理学療法（→188頁，927頁参照）

慢性痛症例においては，廃用性障害による身体機能不全が認められることが多い。運動療法による機能回復訓練は，生活の質(QOL)を確保する

第一選択薬
［複数の病態に対して有効性が確認されている薬物］
- 三環系抗うつ薬（TCA）
  ノルトリプチリン，アミトリプチリン，イミプラミン
- Caチャネル$\alpha_2\delta$リガンド
  プレガバリン，ガバペンチン

第二選択薬
［1つの病態に対して有効性が確認されている薬物］
- ワクシニアウイルス接種家兎炎症皮膚抽出液含有製剤（ノイロトロピン®）
- デュロキセチン
- メキシレチン

第三選択薬
- 麻薬性鎮痛薬
  フェンタニル，モルヒネ，オキシコドン，トラマドール，ブプレノルフィン

図9-7 神経障害性疼痛に対する薬物療法
（神経障害性疼痛薬物療法ガイドライン．p20，真興交易医書出版部，2011）

ためにも重要なアプローチである．

運動療法による関節可動域の回復や姿勢の改善は疼痛の軽減に有効だが，それに加えて，運動を継続することによるモチベーションアップが脳内のドーパミンシステムに影響し鎮痛効果をもたらすことが指摘されている．

4 手術療法（→194頁参照）

侵害受容性疼痛に対する手術療法としては，人工関節置換術，病巣掻破術などの発痛組織を除去するもの，椎間固定術などの不安定性を解消するものがある．
神経障害性疼痛に対する手術療法には，神経根性・脊髄性・馬尾性疼痛に対する椎弓切除術，椎間板切除術などや，手根管症候群，肘部管症候群などの絞扼性神経障害に対する神経剝離術，神経移所術などがある．一方，CRPSなどの難治性疼痛症例に対しては，末梢神経切除術や人工神経置換術などが試みられることがあるが，その適応には慎重を期すべきである．

5 集学的治療

慢性痛症例では，器質的要因の他に，心理的要因や社会的要因が関与している場合がしばしばあり，その治療には，複数の診療科や職種が連携した集学的アプローチ（multidisciplinary approach）が必要である．集学的治療においては，疼痛コントロール，身体機能回復訓練，心理療法が3本柱となる．

●参考文献

1) 熊澤孝朗：痛みの概念の変革とその治療．熊澤孝朗（編）：痛みのケア．慢性痛，がん性疼痛へのアプローチ．pp2-24，照林社，2006
2) 厚生労働科学研究：「痛み」に関する教育と情報提供システムの構築に関する研究班：痛みの教育コンテンツ．2012
3) 山下敏彦：運動器からの痛みの受容と伝達．山下敏彦（編）：運動器のペインマネジメント．整形外科臨床パサージュ　8．pp2-8，中山書店，2011
4) 日本ペインクリニック学会神経障害性疼痛薬物療法ガイドライン作成ワーキンググループ（編）：神経障害性疼痛薬物療法ガイドライン．真興交易医書出版部，2011
5) 日本ペインクリニック学会非がん性慢性〔疼〕痛に対するオピオイド鎮痛薬処方ガイドライン作成ワーキンググループ（編）：非がん性慢性〔疼〕痛に対するオピオイド鎮痛薬処方ガイドライン．真興交易医書出版部，2012

第II編 整形外科診断総論

本編で何を学ぶか
- 整形外科診療に携わるのに必要な心構え，記録の取り方，問診の仕方，観察方法などを学ぶ。
- 主訴や主症状から想定すべき疾患を整理して理解する。
- 整形外科的な現症の基本である体型，姿勢，四肢変形，皮膚の異常などを知る。
- 関節の診断方法を学び，腫脹，熱感，拘縮，強直，弛緩および不安定性などの概念と評価法を理解する。
- 関節可動域，上肢長，下肢長などの測定法を理解する。
- 筋力テストの判定基準を知り，ごまかし運動について理解する。
- 運動器の神経学的評価法を学ぶ。
- "つまむ" "シャツのボタンをかける" "片脚で立つ" などの日常動作と関連した総合的な機能の診かたを学ぶ。
- 関節の症候と病態からの診断プロセスについて理解し，関節穿刺と関節液の検査法を学ぶ。
- 検査計画の原則を知り，画像検査の重要性と画像以外に必要な検査についても知る。
- 単純X線診断の手順を知り，骨のX線像の診かたの基本である外形，輪郭，濃淡などの変化を知り，構造と組織レベルでの異常と関連づけて理解する。
- 運動器領域におけるMRI，CT，PETなどの有用性を理解する。
- 全体を通じて，疾患を診断するには鋭い観察と精密な思考が必要であることを認識する。それらの能力を身に付けるよう努力する心構えを養う。
- 無駄なく早期に診断することの重要性を認識し，そのことが的確で侵襲の少ない治療に結びつくことを理解する。

第Ⅱ編　整形外科診断総論の構成マップ

10章　診療の基本

- 診療の心得 ——— 98頁
- 診療記録 ——— 99頁
- 問診の仕方 ——— 100頁

11章　主訴，主症状から想定すべき疾患

- 診断の実際 ——— 104頁
  - 考える手順 ——— 104頁
    [病理学的分類，解剖学的部位別あるいは組織別，性・年齢別の頻度]
- 主訴，主症状から想定すべき疾患一覧表 ——— 106頁
  - 頚・肩・腕痛 ——— 106頁
  - 腰痛，下肢のしびれ・痛み，坐骨神経痛 ——— 107頁
  - 頚部・脊柱の変形と運動制限 ——— 107頁
  - 背部痛，胸壁痛 ——— 108頁
  - 脊髄麻痺 ——— 108頁
  - 手指のしびれと麻痺 ——— 109頁
  - 肩の痛みと変形 ——— 109頁
  - 肘の痛みと変形 ——— 110頁
  - 手関節部の痛みと変形 ——— 110頁
  - 手指の痛みと変形 ——— 111頁
  - 股関節部の疼痛と異常歩行 ——— 112頁
  - 膝関節部の疼痛と異常歩行 ——— 113頁
  - 下腿の痛み ——— 114頁
  - 足関節部・踵部の疼痛と異常歩行 ——— 115頁
  - 足・足趾の疼痛 ——— 116頁
- 病的骨折の原因疾患 ——— 117頁
- 異常歩行（疼痛なしの場合）——— 117頁

12章　整形外科的現症の取り方

- 視診 ——— 118頁
- 触診 ——— 122頁
  - 関節の動きの診察 ——— 125頁
    関節可動域は巻末資料参照
- 四肢の計測と筋力評価 ——— 126頁
  - 徒手筋力テストは巻末資料参照
- 整形外科領域の各種検査 ——— 129頁
- 神経学的診察 ——— 130頁
  [感覚，反射，クローヌス]
- 機能評価 ——— 134頁

13章 検査

- 検査総論 ——— 136頁
- 画像検査 ——— 138頁
  - 単純X線撮影 ——— 138頁
  - X線透視検査 ——— 145頁
  - 磁気共鳴撮像法(MRI) ——— 145頁
  - コンピュータ断層撮影(CT) ——— 150頁
  - 各種造影法 ——— 151頁
    - 関節造影法 ——— 151頁
    - 脊髄造影法(ミエログラフィー) ——— 151頁
    - 椎間板造影法,神経根造影法 ——— 152頁
    - 血管造影法 ——— 153頁
    - リンパ管造影 ——— 153頁
    - 瘻孔造影 ——— 153頁
  - 核医学検査 ——— 153頁
    - 放射線同位体シンチグラフィー ——— 153頁
    - 陽電子放出断層撮影(PET),単光子放出コンピュータ断層撮影(SPECT) ——— 154頁
  - 超音波検査法 ——— 155頁
- 検体検査 ——— 156頁
  - 血液・尿生化学検査 ——— 156頁
  - 微生物検査 ——— 158頁
  - 関節液検査 ——— 160頁
  - 脳脊髄液検査 ——— 162頁
- 生体検査 ——— 163頁
  - 電気生理学的検査 ——— 163頁
  - 関節鏡 ——— 164頁
  - 生検 ——— 164頁
  - 生体用金属材料による有害事象に対する検査 ——— 165頁
- 主要疾患の画像および検査所見による鑑別一覧表 ——— 167頁
  - 骨,関節感染症 ——— 167頁
    [壊死性筋膜炎,急性化膿性骨髄炎,急性化膿性関節炎,結核性脊椎炎,ガス壊疽,化膿性脊椎炎,結核性骨関節炎]
  - 慢性関節疾患 ——— 168頁
    [関節リウマチ,強直性脊椎炎,変形性関節症,痛風,偽痛風,血友病性関節症,色素性絨毛結節性滑膜炎]
  - 骨壊死性疾患 ——— 168頁
    [離断性骨軟骨炎,特発性骨壊死]
  - 代謝性骨疾患 ——— 169頁
    [骨粗鬆症,くる病,骨軟化症,原発性副甲状腺(上皮小体)機能亢進症,続発性副甲状腺(上皮小体)機能亢進症,骨Paget病,ビタミンD過剰症]
  - 良性骨腫瘍 ——— 170頁
    [骨軟骨腫,外骨腫,内軟骨腫,非骨化性線維腫,軟骨芽細胞腫,類骨骨腫,骨巨細胞腫,単発性骨囊腫,動脈瘤様骨囊腫,線維性骨異形成症]
  - 悪性骨腫瘍 ——— 171頁
    [骨肉腫,軟骨肉腫,Ewing肉腫,脊索腫,多発性骨髄腫,癌の骨転移]
  - 良性軟部腫瘍 ——— 172頁
    [脂肪腫,血管腫,神経鞘腫,腱鞘巨細胞腫,ガングリオン]
  - 悪性軟部腫瘍 ——— 172頁
    [線維肉腫,悪性線維性組織球腫,平滑筋肉腫,横紋筋肉腫,滑膜肉腫]

第10章 診療の基本

A 診療の心得

　初対面の患者から必要な情報を的確に聞き出し，理学所見，検査結果から診断へと導き，それに対する適切な治療を行う，という一連の行為を診療とよぶ。診療において大切なことは医師と患者の信頼関係をきちんと樹立することである。そのためには，まず患者に接する態度が重要である。医師と患者は対等な関係にあることを念頭に置き，様々な症状に苦しんで医療機関を受診する患者に温かくやさしく接することが大切である。患者を見下すような態度をとれば，患者は医師に対して不快感をもち，診療に必要な情報を聞き出しにくくなるだろう。あるいは患者が攻撃的になり，その後の診療に差し支えるようになるかもしれない。患者によっては最初から横柄な態度をとるものもいるが，医師は常に冷静に対応しなければならない。

　言葉づかいや服装も大切である。患者に誤解を与えるような服装は慎むべきであり，きちんとした身だしなみと言葉づかいが求められる。あらゆる年齢層の患者が受診するので，相手に応じて，こどもであればこどもにも理解できる言葉で，また耳の遠い高齢者であれば大きい声でゆっくりと話しかけるなどの配慮が必要である。

　診察がひととおり終わって，必要な検査を行う場合，また診断がついて治療に移る場合に，これから行おうとしている医療行為（検査や手術など）を患者にわかりやすく説明（inform）したうえで，同意（consent）を得ることが必要である。これを説明と同意（インフォームド・コンセント informed consent）とよぶ。説明内容としては，対象となる医療行為の名称・内容，期待される結果，代替治療，副作用，費用，予後など，その医療行為に関連した正確な情報が広く含まれなければならない。言葉だけでは理解しにくい場合には，模型を使って説明したり，図や絵を使って説明したりするとよい。患者と家族は説明を十分に聞き内容を理解したうえで，検査や治療法を選択し，承諾書に署名することで承諾したことを意思表示する。医療行為に先立ってこのような説明と同意を得ることは医師の責務（説明義務）であり，これを怠った場合に説明義務違反に問われる。

　最初に医師・患者間の信頼関係がうまく築けないと，その後の診療行為にも様々な支障が生じることになる。不信感をもった患者は些細なことでも医師に対する不満を募らせ，医療訴訟に発展する場合がある。医療訴訟の多くは，その根底に医師・患者間の人間としての信頼関係の欠如があるといわれている。

　医療事故裁判では医師に過失があったかどうかが問われる。過失の有無は，「診療当時の臨床医学の実践における医療水準」に照らして判断される。つまり，過失の有無は，訴訟が行われている時点

> **NOTE　医療事故**
>
> 　医療事故とは，患者の疾患そのものではなく，医療行為によって患者あるいは医療従事者に傷害が引き起こされた出来事と定義されている。この場合の傷害とは，一過性のものや簡単な処置で治るものは含めず，濃厚な処置や治療を要する高度な傷害（国立大学病院医療安全管理協議会の定めるレベル3ｂ以上のもの）を指す。
> 　医療事故は「過失による事故」と「過失のない事故」に分けられ，前者は「医療過誤」，「医療ミス」ともよばれる。2001年以降，大学病院や国立病院などで起こった医療事故は厚生労働省に報告するよう義務づけられた。それは医療事故情報を分析，共有することで，今後の医療安全対策に生かすことができるからである。

ではなく，あくまで当該医療行為が行われた時点での医療水準に照らして判断されるべきである。ここでいう医療水準とは，「本来あるべき水準」という規範的な概念であり，平均的な医師が通常行っている水準（医療慣行）と一致するとは限らない。薬や器械を新しく使う場合には，その添付文書や取り扱い説明書をよく読み，それに従った使い方をすることが大切である。

B 診療記録

医師法第24条1項に，「医師は，診療をしたときは，遅滞なく診療に関する事項を診療録に記載しなければならない。」，2項に「病院又は診療所に勤務する医師のした診療に関するものは，その病院又は診療所の管理者において，その他の診療に関するものは，その医師において，5年間これを保存しなければならない。」と定められている。すなわち，医師は診療内容を記録し（診療録），これを5年間保存することが義務付けられている。診療録以外にも診療に関する諸記録として，処方箋，手術記録，看護記録，検査結果，画像データ，紹介状などがあり，診療録とそれ以外の諸記録を合わせて診療記録とよぶ。日本ではカルテという用語がよく用いられるが，これは診療録を指す場合と診療記録を指す場合とがある。「カルテは5年間の保存が義務付けられている」という場合は前者であり，日常診療で用いている「外来カルテ」や「入院カルテ」という場合には医師の記録以外に手術記録や検査結果なども一緒に綴じ込まれており後者の意味で使われる。ちなみにカルテはドイツ語のKarteからきている。以前のわが国ではドイツ医学が中心だったため，診療のなかでは数多くのドイツ語が使われていたが，戦後アメリカ医学の影響で英語が広く使われるようになった。しかし，医療現場ではハルン（Harn：尿），ブルート（Blut：血液）など依然として多くのドイツ語が残っている。ガーゼ（Gaze），ギプス（Gips）などは医療現場だけではなく一般人に広く認知されている言葉であり，カルテ（Karte）もその1つである。近年では電子カルテという用語も使われている。カルテのことを英語ではchart（チャート）あるいはmedical record（メディカル・レコード）と

いう。

診療録は，行った医療行為の記録であるため，きわめて重要な意味をもつ。例えば医療事故が起こり，医療裁判になった場合に，診療録を含めた診療記録が重要な証拠として扱われる。もちろんそれが目的ではないが，患者の訴え，身体所見，鑑別診断，診断確定のための検査，最終診断，それに対する治療，その後の経過，という一連の診療行為の流れがわかるように記載されていなければならない。

診療録記載の一般的原則は**表10-1**のとおりであり，診療録の書き方として，広く使われているのはSOAP方式である（**表10-2**）。

予期せぬ出来事が発生した場合は，事実を時系列的に正確に記載する。あくまでも起こった事実，その評価・判断，それに対して行った処置を記載し（SOAP方式），推測や仮定に基づいた記載，あ

表10-1 診療録記載の原則

- 診察と指示，診断・治療等を行った場合には，遅滞なく記載する。
- 誰もが読める字で記載し，一般的に通用しない造語や符号等は使用しない。
- 外国語またはその略語は，病名・人名および術名等の範囲とし，記述は日本語が推奨される。
- 必ず日付を付して事実を正確に記載し，署名する。記載していない医療行為や医学的判断は行わなかったものとみなされる。
- 鉛筆による記載は避け，行間や余白を残さない。誤記等により訂正が必要な場合は，二重線で原記載が読めるように消した上で追記し，日付を付して署名する。
- 医師の私的メモや備忘録，医療に無関係な患者・家族に関する事項，第三者の利益を損なう事項等は記載しない。

NOTE 電子カルテ

電子カルテとは，従来の紙のカルテを，電子情報として一括管理する仕組みのことである。狭義には，医師法で5年間の保存が義務付けられた診療録自体の電子化を指すが，広義には検査オーダー，処方，検査結果などのオーダリングシステムも含める。電子カルテは，判読が容易，大量のデータが長期保存可能，端末のある場所なら院内のどこからでもアクセス可能，などの利点がある一方で，カルテ入力が煩雑，システムの導入・維持に高額の費用がかかるなどの欠点がある。電子カルテの普及率は，2012年現在，200床以上の病院で62%，20〜199床の病院で28%，診療所で26%となっている。

表10-2 SOAP方式

S：subjective	患者の主訴，訴えなどの主観的情報
O：objective	身体所見や検査所見などの客観的情報
A：assessment	情報に基づく評価，分析，診断
P：plan	治療方針や追加検査の計画

るいは自己弁護や責任を転嫁するような記載は行わない．事実と異なる記載，恣意的な未記載，記載の改ざん・削除は犯罪行為である．

C 問診の仕方

1 初診時の自己紹介

診察はまず自己紹介から始まる．こちらはすでに診察室に入ってくる患者の情報を得ているが，患者は医師の情報を全く得ていない場合が多い．人と人との対話が自己紹介から始まるように，診察もまず自己紹介から始める．「整形外科医の○○です」，「研修医の○○です」のように始めるとよい．自己紹介することで，緊張している患者の気持ちをほぐし，患者自身が落ち着いて症状を説明しやすい環境を作ることができる．

2 問診中の観察

診察は患者が診察室に入ってくるときから始まっている．ドアの開け方，歩き方，椅子への腰掛け方などの動作から，どのような運動器症状があって来院したかが推測できる．また，表情，話し方から患者の心理状態も察することができる．ときには患者の訴えと動作が食い違うようなこともある．このような隠れた情報は，その後診察を進めていくうえで有用であり，問診中には，患者の話す内容だけからではなく，患者全体からできるだけ多くの情報を収集することが診療のコツである．また，ドアを開けて入室する動作が困難であればドアを押さえておく，問診中に腰掛けている姿勢がつらそうであれば診察台に休んでもらうなど，情報収集しながらも患者に対する細かい気配りを忘れてはならない．

3 聞き上手

問診は患者から情報を聞きだす作業である．患者に自分の症状を説明しやすいような環境を作ることから始める．「今日は雨のなか，大変でしたね」とか「ずいぶんお待たせしました」など一言二言言葉をかけた後で本題に入るのもよい．こちらに必要な情報をできるだけ手際よく聞きだしたいのであるが，患者によっては自分の話したいことを要領よく話せない人もいる．その場合には「どこが痛いのですか？」「いつからですか？」と助け舟を出すとよい．逆にとめどもなく話す人もいる．そのときには，その話のなかからこちらに必要な情報を取捨選択してゆくことになるが，ときには話が脱線してしまい，患者の病歴とは全く関係ない方向に逸れてしまうこともある．そのような場合には，相手を傷つけないように気をつけながらも，患者を病歴の話へ誘導する必要がある．患者がこどもの場合には，多くは親が症状や病歴を説明するが，親が必ずしも的確に症状を把握していない場合もある．親の話が正しいかどうかの確認のためにも，ぜひこども本人からも話を聞くようにしたい．

4 専門用語を用いない

医師同士，あるいは医師と理学療法士や看護師との間の会話では専門用語を使うが，患者にとっては意味のわからない言葉である．できるだけ患者に理解できるように，噛み砕いて話をする必要がある．これは，わかっているようで意外にむずかしい．例えば，普段何げなく使っている「上肢」，「下肢」という言葉は専門用語なので患者には理解できない．「上肢を挙上できますか？」ではなく「うでを上げられますか？」と聞くべきである．「歩行中に下肢痛が出てきますか？」では理解してもらえないので，「歩いているうちにあしの痛みが出てきますか？」のように聞かなければならない．患者が「はい，5分くらい歩くとあしが痛くて歩けなくなります」と答えたら，カルテには「5分の間欠跛行あり」と記録する．患者との会話は日常用語を用い，聞き出した情報は専門用語で記録する，という作業に慣れる必要がある．

5 年齢・性別

疾患によっては好発年齢や性別があるため，知っていると診断を絞り込む手助けになる。同じ股関節痛でも6歳の男児であればPerthes病を，30歳の女性であれば発育性股関節形成不全をまず疑う。外傷でも小児に多い上腕骨顆上骨折や外顆骨折，高齢女性に多い大腿骨近位部骨折や椎体骨折など，年齢や性別に特色のある疾患や外傷があるので覚えておくとよい（→106頁〜の疾患一覧表を参照）。

6 生活環境と家族構成

患者の生活環境は，疾患の発症や進行にかかわることがある。例えば変形性膝関節症を例にとると，エレベーターのない4階建てアパートの最上階に暮らしている人は，毎日の階段昇降で膝に大きな負担がかかる。それが一人暮らしであればなおさらである。さらに強度の肥満（体格），重量物を運ぶ仕事（職業），舗装道路の長距離走（スポーツ）なども膝にかかる負担を増す要因となる。このような因子が変形性膝関節症の発症，進行に種々の程度に関与してくると考えられる。治療法選択あるいは治療のゴール設定の際にも，介護してくれる家族の有無（家族構成）や生活環境を十分に考慮する必要がある。

7 発症様式，受傷機転

症状がどのように出てきたのかを知ることは大切である。発症様式は誘因なく徐々に発症，誘因なく突然発症，繰り返す外力（スポーツなど）により徐々に発症，単一の外力により突然発症，の4つに大きく分けられる。これらの発症様式により，それぞれ考えられる疾患，傷害が異なる。また，単一の外力による外傷であっても，外力の大きさ，方向，受傷時の肢位などにより損傷部位，損傷形態が異なってくる（図10-1）。同じ高齢者の転倒でも，前に手をついて転倒すれば橈骨遠位端骨折や上腕骨近位部骨折，後にしりもちをつくように転倒すれば椎体骨折，側方に転倒すれば大腿骨近位部骨折を起こしやすい。また，肩に直達外力が作用すると肩鎖関節脱臼，長軸方向の介達外力で

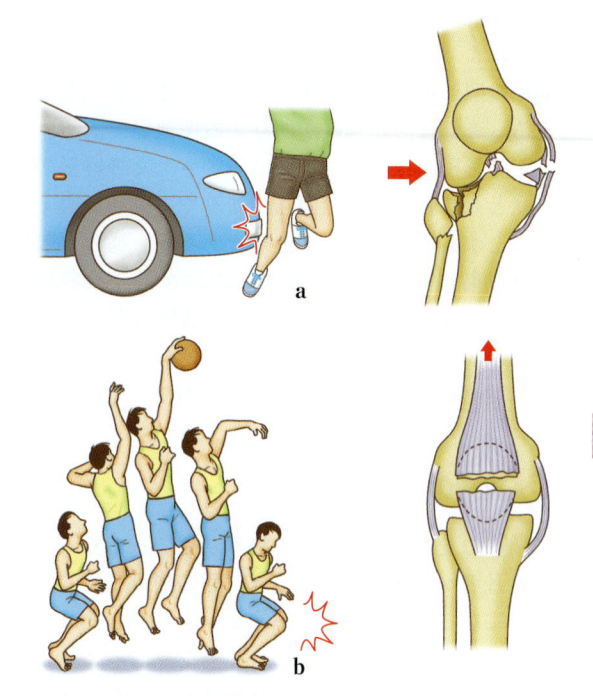

図10-1 単一の外力による受傷の例
a. 直達外力による受傷：外力（車の衝突）が直接作用する。
b. 介達外力による受傷：筋肉の瞬間的で強力な収縮作用（着地時の大腿四頭筋の収縮）で生じる。

は上腕骨近位部骨折，肩を伸展させる介達外力では肩関節脱臼や肩甲下筋腱断裂を起こしやすい。病態を考えるうえで，発症様式，受傷機転を詳細に聞くことが大切である。

8 疼痛

整形外科を受診する患者の主訴で最も多いものは痛みである。疼痛を感じる部位，その範囲，痛みの性質，どのようなときに痛みがでるのか，特に痛みが増強する動作などを聞くことで，痛みの生じる機序がある程度推定できる。

A 疼痛の部位

痛みの多くは病態のある部位に一致してみられる。しかしときには病巣から離れた部位に痛みを感じることがあり，関連痛 referred pain とよばれる。病巣からの痛覚刺激が神経経由で脳に達するが，その神経が分布する他の部位の痛みとして脳が誤認する現象である。日常，よく経験する例として冷たいものを食べたときにこめかみが痛く

なるが，これは咽頭神経の刺激を頭痛と誤認することによって起こる。単純性股関節炎やPerthes病は股関節疾患であるが，しばしば膝の痛みを訴える。これは閉鎖神経が関与する関連痛である。また腰椎椎間板ヘルニアでは障害された神経根の症状として股関節や膝関節の痛みや下肢痛を訴えることがある。これも関連痛であるが，痛みが咳や体動時に末梢まで放散することがあり放散痛 radiating pain ともいわれる。放散痛も関連痛の1つである。痛みを訴える患者の診察においては，常に関連痛を念頭に置いて診察にあたる必要がある。

Ⓑ 疼痛の起こりかた

多くの変性疾患は徐々に痛みが起こってくる。数カ月前から立ち上がるときに膝の痛みを感じるようになったが歩行中は痛まない，しかし徐々に痛みが強くなり，歩行中にも痛みを感じるようになってきたなどという経過は典型的な変形性膝関節症の痛みの起こりかたである。一方，急に起こる痛みは外傷，感染，血管性病変を疑う。スポーツ中にそれまで痛みのなかった膝が急に痛み出したとすれば，靱帯損傷，半月損傷，あるいは骨折などの外傷を考える。

Ⓒ 疼痛の性質

痛みにも様々な種類があり，刺すような鋭い痛み，焼けるような痛み，重苦しい痛み，締め付けるような痛み，拍動性の痛みなど様々である。骨折では骨折部の動きに伴い激痛が生じるため，応急処置として副子固定を行う。化膿性関節炎などの急性炎症では拍動性の痛みを感じる。蟻走感 formication や電激痛 lancinating pain は絞扼性神経障害に特徴的である。多くの痛みは動作により誘発されたり，増強したりする。動作時にみられる痛みは運動時痛あるいは動作時痛 motion pain という。一方，安静にしているときにもみられる痛みを安静時痛 rest pain という。夜間就寝中に痛みで目が覚める夜間痛 night pain は，肩関節疾患でよくみられる。日中には肩は懸垂状態にあるが，夜間臥床時には上肢の重さによる懸垂がなくなり，上腕骨頭が相対的に上方へ偏位することが夜間痛の一因と考えられている。脊髄腫瘍で姿勢により腫瘍の位置が変化するものは，ある姿勢で痛みが強くなり，ある姿勢では痛みが消失するということが起こりうる。

Ⓓ 疼痛の強さの評価

痛みの強さを評価する方法には次のようなものがある。

1 ● 視覚的アナログスケール visual analog scale
（→93頁の図9-6参照）

10cmの長さの線の上で，左端が全く痛みのない状態，右端がこれ以上の痛みはないという極限の痛み，と仮定し，患者の痛みがその線上のどの部分に相当するのかを患者自身に印をつけてもらう。左端から印までの長さ(mm)で表現する。

2 ● 数値的評価スケール numerical rating scale

痛みの強さを0〜10までの11段階で評価する方法。

3 ● 口頭式評価スケール verbal rating scale

痛みを表す言葉(痛くない，少し痛い，かなり痛い，耐えられないほど痛いなど)を痛みの程度に応じて点数化し評価する方法。

4 ● フェイススケール faces pain scale
（→93頁の図9-6参照）

痛みを表している顔の絵(笑顔から泣き顔まで6段階)で選ぶ評価法。小児に適している。

❾ 身のまわり動作，日常生活動作

患者が自分の身のまわりの動作 self-care activity をどの程度できるのか，日常生活動作(活動) activities of daily living(ADL)をどこまでこなせるのかを患者自身に聞いておく。最近では診察前の待ち時間に患者自身にADLや生活の質 quality of life(QOL)のアンケートに記入してもらう医療機関も多くなっている。事前にその患者の生活環境や必要としている動作がわかることで，治療目標を立てやすくなるという利点がある。最終的にどのレベルを目標に治療を行うのかを初診時にある程度明確にしておくことは双方にとって大切なことである。

10 既往歴

　既往歴のなかには運動器疾患との関連を示唆するものがある。例えば，糖尿病の既往歴をもつ患者が肩の痛みと可動域制限を訴えて来院した場合には難治性の凍結肩が疑われる。全身性エリテマトーデスでステロイド治療中の患者が股関節部痛を訴えて来院した場合には，まずステロイド性の大腿骨頭壊死症を疑う。骨粗鬆症で治療中の患者が腰痛や背部痛を訴えた場合には新規椎体骨折あるいは既存椎体骨折の増悪が考えられる。放射線治療中や難治性糖尿病の患者は易感染性宿主 compromised host であるので，感染に対する注意を要する。薬剤に対するアレルギーの有無は必ず確認し，禁止薬剤があればカルテに赤字で明記し，医療チーム全体で情報を共有する。

11 家族歴

　運動器疾患のなかには家族性に発症するものがある。例えば，頸椎後縦靱帯骨化症，臼蓋形成不全，外反母趾，多発性骨軟骨腫などは家族内発生が知られているので，家族の既往歴についてもよく聞いておく。

12 職業歴と生活歴

　患者の職業歴や生活歴を聞くことで，関連のある疾患を想起することができる。農業従事者は，筋，骨格系に大きな負担がかかるため変形性関節症を起こしやすい。重量物運搬に携わる者では腰痛症が，大工など手関節に負担がかかる職業では Kienböck 病（月状骨軟化症）が発生しやすい。潜水夫は水深の深い場所で作業していると高圧のため血中に多くの窒素が溶解する。その状態から急速に浮上すると血液中に溶けた窒素が減圧のため気泡化して塞栓を起こす（潜函病）。スポーツでよくみられる外傷や障害には，野球肩，テニス肘，ボクサー骨折などスポーツ名が付けられたものが多い。

第11章 主訴，主症状から想定すべき疾患

A 診断の実際

1 診察の基本的態度

　経験豊富な医師は，患者の性，年齢と問診だけで，その患者の診断の見通しがつく。その見通しを確認したり，症状の進行程度を知るために手順よく診察が進められる。

　専門家としての修練を積み重ねる間に蓄積された経験から，即時的に診断の見当がつくようになる。そのエッセンスが第16章以降の冒頭のコラム[診療の手引き]である。

　患者に直接触れて診察したり検査をする前に，まず**考えることの重要性**を強調したい。むやみに多種の検査を行い，検査結果が出てから考えるという行為は厳に慎まなければならない。症状の程度，各種の症状の組み合せ，経過の様式などパターンとして認識しなければならないことは医学には多い。検査機器がいかに発達しても，医師の判断なしには正しい診断はできない。そのような重要な判断のできる医師となるためには，**コミュニケーション力，観察力，思考力**を養うよう常に努力しなければならない。

2 考える手順

A 病理学的分類に従って該当する疾患を思い出してみる

　肩関節痛を主訴とする症例を例にとってみる。まず，病態に応じてどのような疾患が考えられるかを思い出してみる。外傷であれば，上腕骨近位端骨折，肩鎖関節脱臼，肩関節脱臼，鎖骨骨折などがよくみられる。感染であれば化膿性関節炎，炎症性疾患では関節リウマチや石灰性腱炎を考える。良性腫瘍では，骨軟骨腫，単発性骨嚢腫が，また悪性腫瘍では転移性骨腫瘍，軟骨肉腫などが肩周辺に好発する。変性疾患では腱板断裂が多い。肩そのものに病態がなくても，頸椎疾患で肩に痛みを呈する場合もあるので，頸椎椎間板ヘルニアなどの頸椎疾患との鑑別は常に念頭に置く必要がある。

B 解剖学的部位別あるいは組織別に該当する疾患を考えてみる

　次に，解剖学的部位あるいは組織別に該当する疾患を考えてみる。肩であれば，皮膚，皮下組織，三角筋，肩峰下滑液包，腱板，関節包，軟骨，骨という順番にどのような疾患が考えられるか挙げてみる。皮下組織にみられるのは脂肪腫などの軟部腫瘍が多い。筋肉・腱では外傷やスポーツによる筋断裂や腱断裂がよくみられる。肩峰下滑液包は腱板断裂や腱板炎に伴って二次的に炎症を起こし，肩の疼痛の主病巣となることが多い。透析患者ではアミロイドが沈着しやすい部位でもある。腱板は加齢とともに変性に陥り断裂を起こすことがよく知られている。関節包が肥厚すると関節の可動性が悪くなる。投球肩では後方関節包肥厚による可動域制限がみられ，凍結肩では関節包全体が肥厚してあらゆる方向に関節可動域が減少する。軟骨の限局性の損傷は外傷によって起こることが多く，また広範な軟骨変性による変形性関節症は腱板断裂などに続発するものが多い。骨の疾患としては，骨折，骨挫傷，骨腫瘍，骨壊死などが挙げられる。

C 性別，年齢別の頻度は実際の診療において非常に重要である

さらに，患者の性別，年齢から可能性の高い疾患を絞り込むことができる．骨端線閉鎖前の成長期の学童では野球の過度の投げ込みによる骨端線離開（Little Leaguer's shoulder）が起こりやすく，骨端線閉鎖後であれば，関節唇損傷や腱板損傷が起こりやすくなる．これらの外傷や障害は男性に圧倒的に多い．中高年者では腱板の変性が進行し，男女いずれにおいても加齢とともに腱板断裂の有病率が増す．高齢者，特に女性では骨粗鬆症を基礎疾患として有することが多く，転倒により上腕骨近位端骨折を起こしやすい．このように年齢と性別から頻度の高い疾患をある程度絞り込むことができる．

3 索引の活用

医学の全領域で要求される知識の絶対量が膨大なものになっている．臨床実習の段階では，前述の考える手順を駆使しても，必要かつ十分な疾患が念頭に浮かばないこともある．教科書やノートを参考にしても該当する疾患をなかなか探し出せない場合，索引を十二分に活用するとよい．

索引は名詞と数字の羅列であり，読者に話しかけるようなところではない．しかし教科書の作成にあたって最も苦労をするところであり，活用の仕方によっては最も役に立つところである．次項の「主訴，主症状から想定すべき疾患一覧表」を自分なりに確立していくためにも，本書の読者には索引で関連する語を探すという努力を怠らないでほしい．

B 主訴，主症状から想定すべき疾患一覧表（→106～117頁参照）

日常外来でよく遭遇する主訴や主症状について，想定しなければならない疾患の一覧表を示す．しかしこれらはあくまで考えるための一助に過ぎないものであり，以下の3点を特に断っておきたい．

①実際の診療にあたっては，この一覧表に出ていない疾患がたくさんある．第一選択として表に挙げた疾患を考えた後，さらに他の疾患の可能性があるか否かを考察してほしい．

②便宜上，好発年齢を棒グラフで示したが，これはしっかりした統計データに拠ったものではない．日常診療からの印象をもとに，理解しやすいように大まかに示したものである．正しい好発年齢は，本文やより詳しい参考書で確かめてほしい．

③最終診断に到達するまでには，他にいくつもの症状，臨床所見，X線所見，各種の検査結果を総合して判断しなければならない．

この一覧表は部位と症状と年齢という簡単な情報から疾患が想定できるよう構成してある．この表を活用し，その疾患についてのキーワードを1つでも2つでも知識として増やして記憶に残すようにしてほしい．

NOTE　有訴率と運動器疾患

厚生労働省は1986年から毎年，政策の基礎資料にするため国民生活基礎調査を実施している．特に3年ごとの大規模調査で健康に関するデータが収集されている．病気やけがなどで自覚症状のある者を有訴者といい，人口1,000人当たりの有訴者の比率を有訴率（有訴者率）という．2010年の国民生活基礎調査によると，全体の有訴率は322.2であり，男性286.8，女性355.1で女性が高くなっている．有訴率の上位3症状は男性では「腰痛」，「肩こり」，「鼻がつまる，鼻汁が出る」，女性では「肩こり」，「腰痛」，「手足の関節が痛む」であり，いずれも腰，関節の痛みやこりなど運動器に関連した愁訴の多いことがわかる．一方では，整形外科が運動器疾患を専門に扱う科であることを知らない国民がまだ多いという現実がある．日本整形外科学会は「ロコモティブシンドローム locomotive syndrome（運動器症候群，ロコモ）」という概念を新たに提唱し，運動器疾患の啓発に力を注いでいる．厚生労働省も2013年3月から始まる「健康日本21（第二次）」の中で，むこう10年間で国民のロコモ認知度を現状の17.3％から80％に上げるという目標値を掲げている．

主訴，主症状から想定すべき疾患一覧表

	頁
1. 頚・肩・腕痛	106
2. 腰痛，下肢のしびれ・痛み，坐骨神経痛	107
3. 頚部・脊柱の変形と運動制限	107
4. 背部痛，胸壁痛	108
5. 脊髄麻痺	108
6. 手指のしびれと麻痺	109
7. 肩の痛みと変形	109
8. 肘の痛みと変形	110
9. 手関節部の痛みと変形	110
10. 手指の痛みと変形	111
11. 股関節部の疼痛と異常歩行	112
12. 膝関節部の疼痛と異常歩行	113
13. 下腿の痛み	114
14. 足関節部・踵部の疼痛と異常歩行	115
15. 足・足趾の疼痛	116
16. 病的骨折の原因疾患	117
17. 異常歩行（疼痛なしの場合）	117

［創案］寺山和雄

■ きわめて頻繁かつ重要な疾患　■ 日常よく遭遇する疾患　■ 稀ではない疾患　■ 稀な疾患

1. 頚・肩・腕痛（肩甲間部痛は頚椎に起因することが多い）

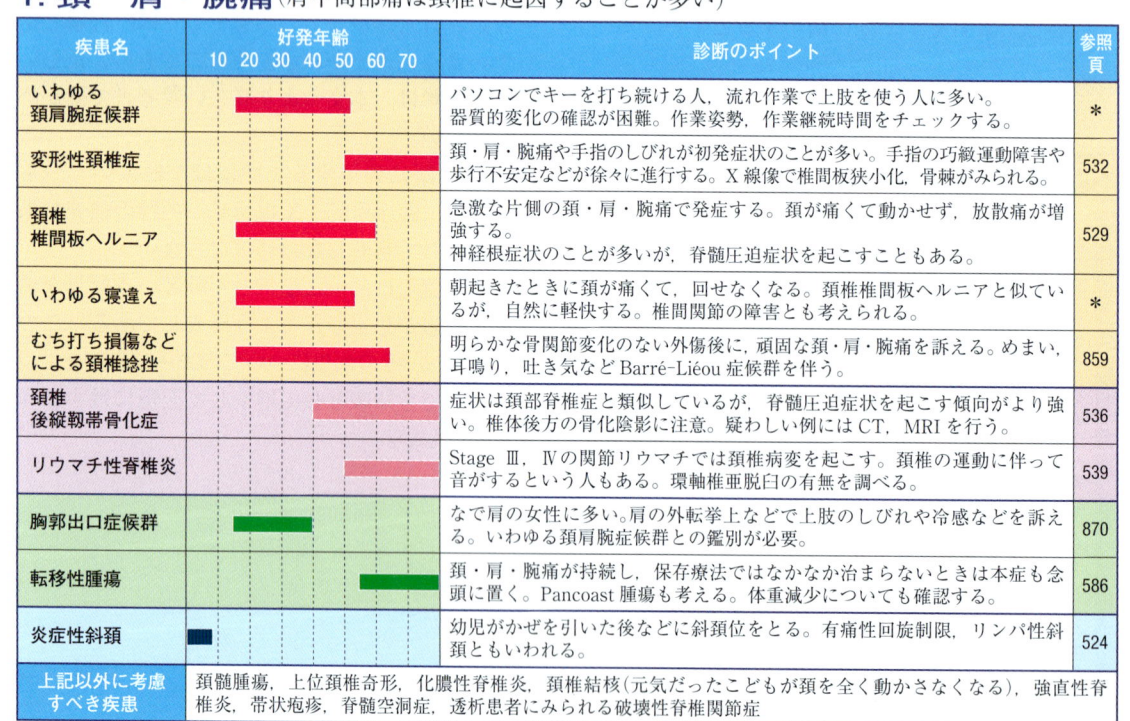

疾患名	好発年齢	診断のポイント	参照頁
いわゆる頚肩腕症候群	20-50	パソコンでキーを打ち続ける人，流れ作業で上肢を使う人に多い。器質的変化の確認が困難。作業姿勢，作業継続時間をチェックする。	*
変形性頚椎症	40-70	頚・肩・腕痛や手指のしびれが初発症状のことが多い。手指の巧緻運動障害や歩行不安定などが徐々に進行する。X線像で椎間板狭小化，骨棘がみられる。	532
頚椎椎間板ヘルニア	20-60	急激な片側の頚・肩・腕痛で発症する。頚が痛くて動かせず，放散痛が増強する。神経根症状のことが多いが，脊髄圧迫症状を起こすこともある。	529
いわゆる寝違え	20-50	朝起きたときに頚が痛くて，回せなくなる。頚椎椎間板ヘルニアと似ているが，自然に軽快する。椎間関節の障害とも考えられる。	*
むち打ち損傷などによる頚椎捻挫	20-50	明らかな骨関節変化のない外傷後に，頑固な頚・肩・腕痛を訴える。めまい，耳鳴り，吐き気などBarré-Liéou症候群を伴う。	859
頚椎後縦靱帯骨化症	40-70	症状は頚部脊椎症と類似しているが，脊髄圧迫症状を起こす傾向がより強い。椎体後方の骨化陰影に注意。疑わしい例にはCT，MRIを行う。	536
リウマチ性脊椎炎	30-70	Stage Ⅲ, Ⅳの関節リウマチでは頚椎病変を起こす。頚椎の運動に伴って音がするという人もある。環軸椎亜脱臼の有無を調べる。	539
胸郭出口症候群	20-40	なで肩の女性に多い。肩の外転挙上などで上肢のしびれや冷感などを訴える。いわゆる頚肩腕症候群との鑑別が必要。	870
転移性腫瘍	40-70	頚・肩・腕痛が持続し，保存療法ではなかなか治らないときは本症も念頭に置く。Pancoast腫瘍も考える。体重減少についても確認する。	586
炎症性斜頚	10以下	幼児がかぜを引いた後などに斜頚位をとる。有痛性回旋制限，リンパ性斜頚ともいわれる。	524
上記以外に考慮すべき疾患		頚髄腫瘍，上位頚椎奇形，化膿性脊椎炎，頚椎結核（元気だったこどもが頚を全く動かさなくなる），強直性脊椎炎，帯状疱疹，脊髄空洞症，透析患者にみられる破壊性脊椎関節症	

主訴,主症状から想定すべき疾患一覧表

■ きわめて頻繁かつ重要な疾患　■ 日常よく遭遇する疾患　■ 稀ではない疾患　■ 稀な疾患

2. 腰痛，下肢のしびれ・痛み，坐骨神経痛

疾患名	好発年齢 (10 20 30 40 50 60 70)	診断のポイント	参照頁
いわゆる腰痛症	20–50	調べても原因がわからない腰痛の一群。慢性の筋疲労，姿勢異常。急性の椎間関節捻挫もぎっくり腰の一種であるが，病変を確認できない。心因背景，内臓疾患，股関節疾患などに注意。	560, 572
腰椎椎間板ヘルニア	20–50	ぎっくり腰の主要原因。最初は腰痛，間もなく片側性の下肢放散痛を訴える。ときに歩行困難。下肢の感覚運動障害。増悪と寛解を繰り返す。	566
変形性脊椎症	40–70	脊椎加齢変化で，必ずしも病気ではない。椎間板や椎間関節の狭小化，骨棘形成などのX線所見，労作で腰痛が起こる場合は腰部脊柱管狭窄を疑う。	577
腰部脊柱管狭窄	40–70	高齢者の腰痛・坐骨神経痛の原因。歩行すると，両下肢のしびれが出る。前かがみで小休止すると軽快して歩けるが，しばらく歩くとまたしびれる。	578
骨粗鬆症	40–70	女性に多発。骨粗鬆症だけでは疼痛がない。ちょっとしたことで脊椎圧迫骨折を起こし寝がえりが困難となる。円背，腰背痛を残す。	335
脊椎分離症,分離すべり症	10–20	分離症は激しいスポーツを続ける青少年の腰痛の原因で，分離すべり症は分離症に引き続いて起こる。	574
変性脊椎すべり症	40–70	中高年以後では分離症なしに発生し，腰部脊柱管狭窄症の原因となる。起床時や前屈作業の後に腰痛と下肢痛が出現する。	574
転移性腫瘍	40–70	腰痛が持続的に進行するときは本症を念頭に置く。起き上がりが困難，夜間痛がある。原発巣不明の例もある。他部位の手術既往を確かめる。	586
強直性脊椎骨増殖症	50–70	前縦靱帯骨化像が特徴。後縦靱帯骨化を伴って神経症状を呈することもある。強直性脊椎炎とは異なり，加齢変化の一型である。	537
化膿性脊椎炎,腸腰筋膿瘍	20–70	発熱を伴う腰背痛では本症を考える。糖尿病や重症肝障害に合併して発生することが多い。腰椎近傍への鍼や注射の既往にも注意。	246, 582
胸・腰椎結核(結核性脊椎炎)	20–60	腰痛のみならず，脊柱不撓性があれば本症を疑う。結核の既往（家族歴），ツベルクリン反応を調べる。びまん性の骨萎縮と椎間板狭小化。	250, 584
強直性脊椎炎	20–50	初発症状は腰仙部痛。仙腸関節の強直がまず起こり，末期では竹様脊柱という脊柱の強直がみられる。HLA-B27陽性。	276, 585
馬尾腫瘍	30–50	激しい腰痛，下肢痛が進行性である。しばしば椎間板ヘルニアと間違えられる。MRIが有用。	593
潜在性二分脊椎,緊張性終糸	10	小児の腰痛や下肢痛を成長痛と片づけてはならない。こどもがじっとしていない，夜尿が続くなどに注意。脊髄係留症候群ともいう。	550, 551
上記以外に考慮すべき疾患		腰痛の一次的要因が股関節疾患の場合もある。原発性骨腫瘍，多発性骨髄腫，骨軟化症，外傷後遺症，梨状筋症候群。その他各種の疾患が腰痛の原因になる。	

3. 頚部・脊柱の変形と運動制限

疾患名	好発年齢 (10 20 30 40 50 60 70)	診断のポイント	参照頁
骨粗鬆症による円背	50–70	骨粗鬆症による多発性脊椎圧迫骨折の結果，円背となる。骨折自体が治癒すれば痛みを訴えない。	335
脊柱側弯症	10–20	思春期の女子に多い。肩の高さや前屈位で背部より診たときの胸郭の左右差に注意。多くは特発性だが，他の原因も調べる。	552
先天性筋性斜頚	0–10	新生児や乳児の顔が片方を向いたままで，反対の方向に回さない。胸鎖乳突筋の腫瘤，対側後頭部の扁平化。	524
強直性脊椎炎	20–50	頚部の運動制限が主訴となるのは進行例である。全脊柱の骨性強直，胸郭運動制限がある。仙腸関節の変化に注意。	276, 585
Scheuermann病(青年性亀背)	10–20	思春期の円背を主訴とする症例。椎体の二次骨核形成障害。ときに背部の重だるさ。残存変形による愁訴は成人例にもある。	301, 552
Hüftlenden-strecksteife	10	10歳台の椎間板ヘルニアでは，疼痛の訴えなしに，腰椎と下肢が棒のように硬くなる。下肢伸展挙上テストで骨盤が持ち上がる。	565
肩甲骨高位症(Sprengel変形)	0–10	男児に多い。一側の肩甲骨の形成障害。患側の肩が後頭部に接する。Klippel-Feil症候群を伴いやすい。	446
先天性骨性斜頚	0–10	特に上位頚椎に注意。脊柱側弯症もチェックする。	524
Klippel-Feil症候群	0–10	先天性頚椎癒合症，短頚，髪の生え際の低下，頚椎運動制限がある。	527
痙性斜頚	30–50	反射的に反復する斜頚位。心理的検査，脳神経の検査が必要。	524
上記以外に考慮すべき疾患		各種の先天性骨系統疾患	

4. 背部痛, 胸壁痛

凡例: ■ きわめて頻繁かつ重要な疾患 / ■ 日常よく遭遇する疾患 / ■ 稀ではない疾患 / ■ 稀な疾患

疾患名	好発年齢	診断のポイント	参照頁
自然に発生する胸椎圧迫骨折	60〜70代（■）	外傷の覚えがなくて背部痛を訴える場合, 骨粗鬆症, 骨軟化症, 骨髄腫, 転移腫瘍などによる病的骨折を考える。副腎皮質ステロイド内服の有無を確かめる。	335, 383, 867
自然に発生する肋骨骨折	60〜70代（■）	高齢者の胸壁痛では肋骨骨折を考える。骨軟化症ではX線でLooser改構層が特徴。抗てんかん薬使用, 胃切除の既往を確かめる。	345
転移性腫瘍	50〜70代（■）	背部痛が持続的で増強するときは本症を考える。原発巣が不明なことも多い。体重減少, 全身衰弱などに注意。	384, 586
原因不明の背痛	20〜40代（■）	脊椎過敏症ともいわれるが, 安易につける診断名ではない。妙齢の婦人で原因不明の背痛を訴える例があるのは事実。	*
帯状疱疹	40〜70代（■）	片側の肋間神経痛では本症の可能性を考える。痛みが先行し, 発疹が後に出現する。高齢発症ほど症状は激しい。詳しくは皮膚科書参照。	545
強直性脊椎炎	20〜40代（■）	不定の背・胸壁重圧感が本症の初期症状であることがある。	276, 585
胸肋鎖骨肥厚症	40〜50代（■）	胸肋関節と胸鎖関節部に限局性の発赤, 腫脹, 痛みを訴える。X線像で鎖骨の胸骨端部の骨硬化と肥厚がみられる。ほとんどの例で掌蹠(しょうせき)膿疱症を合併する。	545
Tietze症候群	20〜30代（■）	肋骨の骨軟骨移行部の疼痛と膨隆。若い女性に多い。	279
上記以外に考慮すべき疾患		原発性骨腫瘍, 胸椎・肋骨結核, Scheuermann病, 胸椎椎間板ヘルニア, 黄色靱帯骨化, 背痛, 特に肩甲間部痛を訴える場合や発作性の胸部絞扼感を訴える場合には頚椎疾患も考える。心臓などの内臓疾患にも注意。	

5. 脊髄麻痺

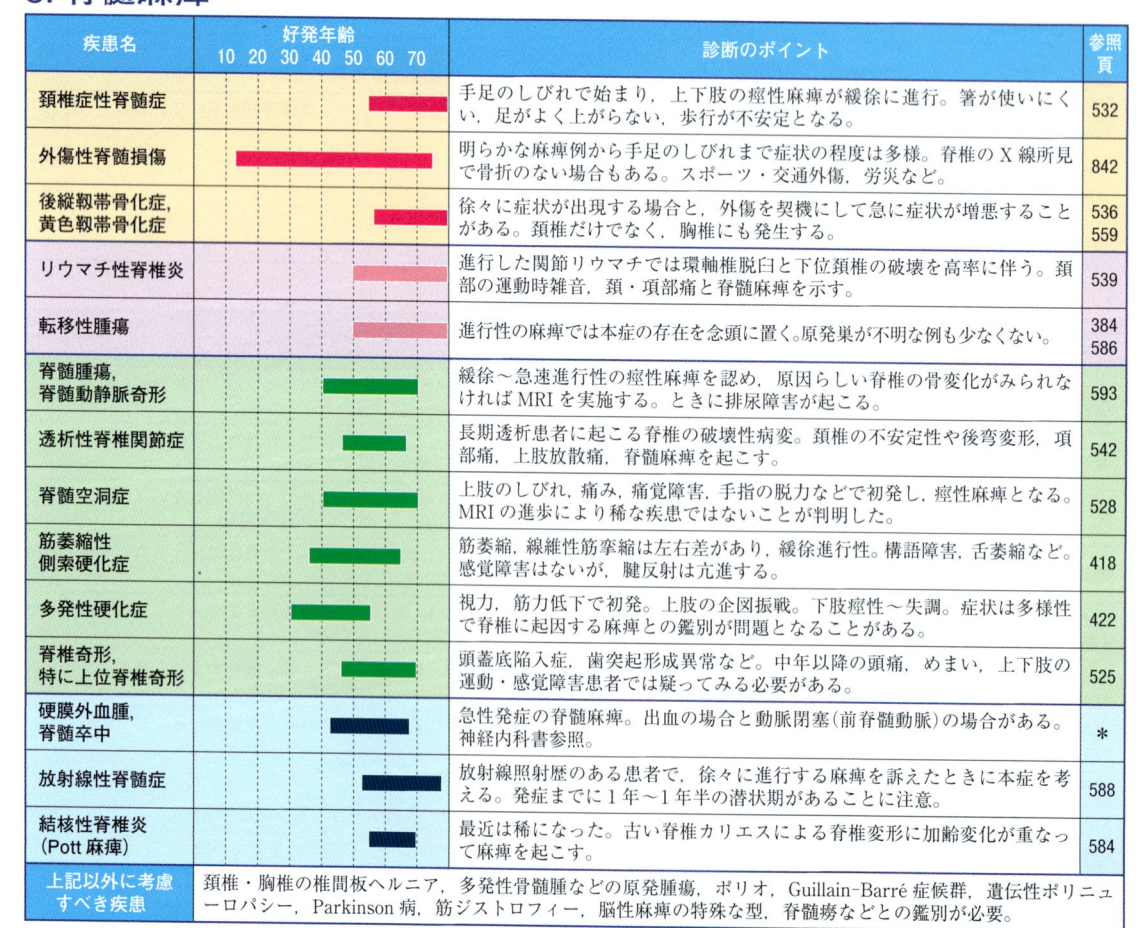

疾患名	好発年齢	診断のポイント	参照頁
頚椎症性脊髄症	50〜70代（■）	手足のしびれで始まり, 上下肢の痙性麻痺が緩徐に進行。箸が使いにくい, 足がよく上がらない, 歩行が不安定となる。	532
外傷性脊髄損傷	20〜60代（■）	明らかな麻痺例から手足のしびれまで症状の程度は多様。脊椎のX線所見で骨折のない場合もある。スポーツ・交通外傷, 労災など。	842
後縦靱帯骨化症, 黄色靱帯骨化症	50〜70代（■）	徐々に症状が出現する場合と, 外傷を契機にして急に症状が増悪することがある。頚椎だけでなく, 胸椎にも発生する。	536, 559
リウマチ性脊椎炎	40〜60代（■）	進行した関節リウマチでは環軸椎脱臼と下位頚椎の破壊を高率に伴う。頚部の運動時雑音, 頚・項部痛と脊髄麻痺を示す。	539
転移性腫瘍	50〜70代（■）	進行性の麻痺では本症の存在を念頭に置く。原発巣が不明な例も少なくない。	384, 586
脊髄腫瘍, 脊髄動静脈奇形	30〜50代（■）	緩徐〜急速進行性の痙性麻痺を認め, 原因らしい脊椎の骨変化がみられなければMRIを実施する。ときに排尿障害が起こる。	593
透析性脊椎関節症	40〜60代（■）	長期透析患者に起こる脊椎の破壊性病変。頚椎の不安定性や後弯変形, 項部痛, 上肢放散痛, 脊髄麻痺を起こす。	542
脊髄空洞症	20〜40代（■）	上肢のしびれ, 痛み, 痛覚障害, 手指の脱力などで初発し, 痙性麻痺となる。MRIの進歩により稀な疾患ではないことが判明した。	528
筋萎縮性側索硬化症	40〜60代（■）	筋萎縮, 線維性筋攣縮は左右差があり, 緩徐進行性。構語障害, 舌萎縮など。感覚障害はないが, 腱反射は亢進する。	418
多発性硬化症	20〜40代（■）	視力, 筋力低下で初発。上肢の企図振戦。下肢痙性〜失調。症状は多様性で脊椎に起因する麻痺との鑑別が問題となることがある。	422
脊椎奇形, 特に上位脊椎奇形	20〜40代（■）	頭蓋底陥入症, 歯突起形成異常など。中年以降の頭痛, めまい, 上下肢の運動・感覚障害患者では疑ってみる必要がある。	525
硬膜外血腫, 脊髄卒中	50〜70代（■）	急性発症の脊髄麻痺。出血の場合と動脈閉塞(前脊髄動脈)の場合がある。神経内科書参照。	*
放射線性脊髄症	40〜70代（■）	放射線照射歴のある患者で, 徐々に進行する麻痺を訴えたときに本症を考える。発症までに1年〜1年半の潜伏期があることに注意。	588
結核性脊椎炎 (Pott麻痺)	50〜70代（■）	最近は稀になった。古い脊椎カリエスによる脊椎変形に加齢変化が重なって麻痺を起こす。	584
上記以外に考慮すべき疾患		頚椎・胸椎の椎間板ヘルニア, 多発性骨髄腫などの原発腫瘍, ポリオ, Guillain-Barré症候群, 遺伝性ポリニューロパシー, Parkinson病, 筋ジストロフィー, 脳性麻痺の特殊な型, 脊髄癆などとの鑑別が必要。	

6. 手指のしびれと麻痺

疾患名	好発年齢 10 20 30 40 50 60 70	診断のポイント	参照頁
いわゆる頚肩腕症候群	20-50	パソコンでキーを打ち続ける人，流れ作業で手を使う人に多い．器質的変化の確認が困難．作業姿勢，作業継続時間をよく調べる．	*
頚椎症性神経根症	40-60	頚・肩・腕痛や手指のしびれなどをきたす．手指の巧緻運動障害や歩行不安定性を伴うこともある．	532
頚椎椎間板ヘルニア	30-50	急激な片側の頚・肩・腕痛で発症する．頚が痛くて動かせない．神経根症状のことが多いが，脊髄圧迫症状を起こすこともある．	529
肘部管症候群	40-70	小指のしびれが初発症状．前腕・手尺側の放散痛，内在筋の萎縮．利き手に多い．変形性肘関節症，外反肘に続発する．	468 / 871
手根管症候群	30-60	母指，示指，中指掌側のしびれと夜間の痛み．手関節部における正中神経の絞扼障害．手の過度使用が誘因．妊婦，主婦や透析患者に多い．	503 / 872
橈骨神経麻痺	20-60	主訴は下垂手．上腕骨骨幹部骨折に伴うもの，注射によるもの，honeymoon palsyなどがある．橈骨神経の深枝麻痺である後骨間神経麻痺では感覚障害がないことに注意．	505 / 886
頚椎後縦靱帯骨化症	40-60	症状は頚部脊椎症と類似しているが，脊髄圧迫症状を起こす傾向がより強い．この病気を念頭に置いてX線読影する．	536
胸郭出口症候群	20-40	なで肩の女性に多い．肩の外転挙上などで上肢のしびれや冷感などを訴える．いわゆる頚肩腕症候群との鑑別が必要．	870
脊髄空洞症	20-50	上肢のしびれ，痛み，痛覚障害と脱力や筋萎縮が特徴．MRIの普及により本症がよくみつかるようになった．先天的・後天的脊髄疾患に続発する．	528
腕神経叢損傷，分娩麻痺	0, 20-30	多くはバイクの転倒事故による．一側上肢の感覚脱失，弛緩性麻痺による上肢挙上困難．分娩麻痺は新生児にみられる腕神経叢麻痺．	884
上記以外に考慮すべき疾患		正中神経の分枝である前骨間神経やGuyon管での尺骨神経の絞扼障害もある．明らかな外傷性の末梢神経損傷は除いた．頚椎・頚髄腫瘍，上位頚椎奇形などの他，神経・筋疾患，脊髄変性疾患も鑑別の対象になる．	

7. 肩の痛みと変形

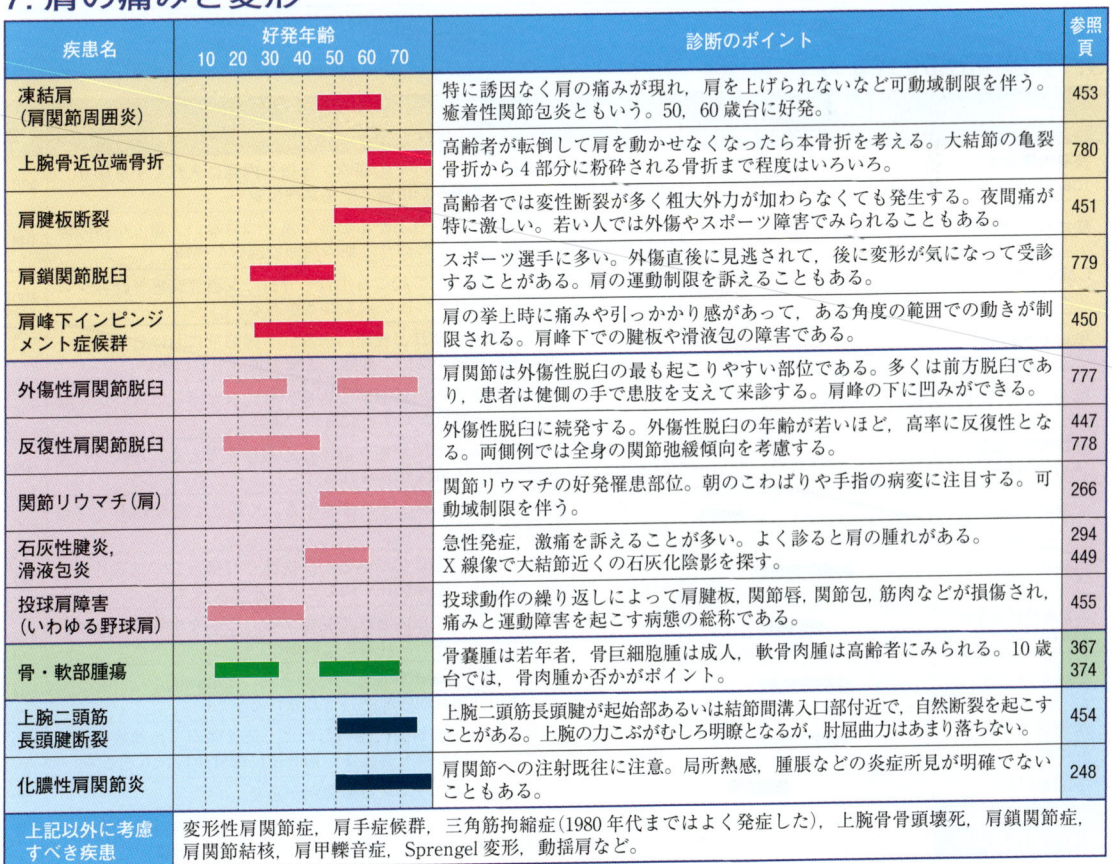

疾患名	好発年齢 10 20 30 40 50 60 70	診断のポイント	参照頁
凍結肩（肩関節周囲炎）	40-60	特に誘因なく肩の痛みが現れ，肩を上げられないなど可動域制限を伴う．癒着性関節包炎ともいう．50，60歳台に好発．	453
上腕骨近位端骨折	60-70	高齢者が転倒して肩を動かせなくなったら本骨折を考える．大結節の亀裂骨折から4部分に粉砕される骨折まで程度はいろいろ．	780
肩腱板断裂	40-60	高齢者では変性断裂が多く粗大外力が加わらなくても発生する．夜間痛が特に激しい．若い人では外傷やスポーツ障害でみられることもある．	451
肩鎖関節脱臼	20-30	スポーツ選手に多い．外傷直後に見逃されて，後に変形が気になって受診することがある．肩の運動制限を訴えることもある．	779
肩峰下インピンジメント症候群	20-40	肩の挙上時に痛みや引っかかり感があって，ある角度の範囲での動きが制限される．肩峰下での腱板や滑液包の障害である．	450
外傷性肩関節脱臼	20-50	肩関節は外傷性脱臼の最も起こりやすい部位である．多くは前方脱臼であり，患者は健側の手で患肢を支えて来診する．肩峰の下に凹みができる．	777
反復性肩関節脱臼	20-40	外傷性脱臼に続発する．外傷性脱臼の年齢が若いほど，高率に反復性となる．両側例では全身の関節弛緩傾向を考慮する．	447 / 778
関節リウマチ（肩）	30-60	関節リウマチの好発罹患部位．朝のこわばりや手指の病変に注目する．可動域制限を伴う．	266
石灰性腱炎，滑液包炎	30-50	急性発症，激痛を訴えることが多い．よく診ると肩の腫れがある．X線像で大結節近くの石灰化陰影を探す．	294 / 449
投球肩障害（いわゆる野球肩）	20-30	投球動作の繰り返しによって肩腱板，関節唇，関節包，筋肉などが損傷され，痛みと運動障害を起こす病態の総称である．	455
骨・軟部腫瘍	10-20, 40-50	骨嚢腫は若年者，骨巨細胞腫は成人，軟骨肉腫は高齢者にみられる．10歳台では，骨肉腫か否かがポイント．	367 / 374
上腕二頭筋長頭腱断裂	50-60	上腕二頭筋長頭腱が起始部あるいは結節間溝入口部付近で，自然断裂を起こすことがある．上腕の力こぶがむしろ明瞭となるが，肘屈曲力はあまり落ちない．	454
化膿性肩関節炎	50-60	肩関節への注射既往に注意．局所熱感，腫脹などの炎症所見が明確でないこともある．	248
上記以外に考慮すべき疾患		変形性肩関節症，肩手症候群，三角筋拘縮症（1980年代まではよく発症した），上腕骨骨頭壊死，肩鎖関節症，肩関節結核，肩甲軋音症，Sprengel変形，動揺肩など．	

第11章 主訴，主症状から想定すべき疾患

凡例: ■ きわめて頻繁かつ重要な疾患　■ 日常よく遭遇する疾患　■ 稀ではない疾患　■ 稀な疾患

8. 肘の痛みと変形

疾患名	好発年齢 (10-70)	診断のポイント	参照頁
上腕骨外側上顆炎（テニス肘）	40-50	中年の女性に多い。テニスに限らず腕の使いすぎで起こる。タオルしぼり，戸の開閉などで肘の外側から前腕にかけて痛い。	470
変形性肘関節症	40-60	肉体労働を続けた高齢の男性に多い。野球肘の末期像でもある。運動時の関節痛と屈曲・伸展が障害される。	468
上腕骨内側上顆炎（野球肘，ゴルフ肘）	10, 30-50	野球，ゴルフなど腕の使いすぎによる。肘の内側に痛みが起こる。年少児では上腕骨小頭の骨化核障害も起こる(Little Leaguer's elbow)。	464, 901
肘内障	1-5	親と手をつないでいた小児が，手を引っ張られて急に泣き出し，腕を動かさなくなったら本症を考える。慣れた医師は容易に整復。	463
関節リウマチ（肘）	30-60	関節リウマチの好発部位。朝のこわばり，手指の腫脹，変形に注目。肘頭部にはリウマトイド結節がみられることがある。	471
肘部管症候群	40-60	小指のしびれが初発症状。前腕・手部尺側の放散痛，内在筋の萎縮。利き手に多い。変形性肘関節症，外反肘に続発する。	468, 871
離断性骨軟骨炎，肘関節遊離体	10-20	スポーツ少年に多い。使いすぎによる上腕骨小頭の骨軟骨損傷で，骨軟骨片が遊離して関節ねずみとなる。運動時痛と引っかかり感。	302, 471
上腕骨顆上骨折	5-10	5〜10歳のこどもが手をついて転倒して受傷。健側の手で肘を抑えて来院する。局所は強く腫脹。初期治療ではVolkmann拘縮の防止が重要。変形治癒（内反肘）をきたしやすい。	829
上腕骨外側顆骨折	2-4	2〜4歳のこどもが転倒して起こりやすい骨折。手術して転位骨片を整復する必要がある。整復されないと外反肘となる。	832
肘頭滑液包炎	40-60	かつては畳職人など肘頭部をこすりつける仕事の人にみられた。痛風患者や透析患者にもみられる。	472
上記以外に考慮すべき疾患		内反肘，外反肘，肘関節結核，化膿性関節炎，神経病性関節症（脊髄空洞症によるものが多い），Panner病（上腕骨小頭の骨端症），上腕骨滑車形成不全，骨化性筋炎，橈骨頭脱臼（見逃されたMonteggia骨折）。	

9. 手関節部の痛みと変形

疾患名	好発年齢 (10-70)	診断のポイント	参照頁
狭窄性腱鞘炎（de Quervain病）	40-50	母指基部から手関節橈側にかけての痛み。母指を内側に入れて手を握り，手関節を尺側に曲げると痛みが増強。中年女性に多い。	498
関節リウマチ（手）	30-60	関節リウマチの好発部位。立ち上がるとき手掌をつけない。環・小指の伸筋腱皮下断裂に注意。朝のこわばり，他の関節の腫脹や疼痛。	498
Colles骨折，その後遺症	50-70	高齢女性が手をついて転倒して起こる手首の骨折。反射性交感神経性ジストロフィーを起こし，腫れと疼痛が続くことがある。	790
手根管症候群	30-60	母指，示指，中指掌側のしびれと夜間の痛み。手関節部における正中神経の絞扼障害。手の過度使用が誘因。妊婦，主婦や透析患者に多い。	503, 872
手背ガングリオン	20-50	手関節の背側に弾性のある円い腫瘤ができる。それほど痛みはないが，気になる。ゼリーのような粘液がたまったものである。	506
月状骨軟化症（Kienböck病）	30-50	ハンマーを使う職業の人が手関節痛を訴えたら本症を考える。月状骨の無腐性壊死，X線像で硬化圧潰像がみられる。	502
変形性手関節症	40-60	手関節部の外傷やKienböck病などに続発する。X線像で変化があっても疼痛を訴える例は少ない。	500
舟状骨骨折	20-40	手を強くついたときに起こる骨折であるが，捻挫や打撲として見逃されていることがある。受傷後，痛みが長く続くときは本症を考える。	791
三角線維軟骨複合体（TFCC）損傷	20-40	手をついて倒れたり，過度に回内されて受傷する。なかなか回復しない手関節尺側部痛の原因として判明されてきた病態。	496
手根不安定症	20-40	外傷の既往がある手関節の痛みの原因の1つとしてLinscheidらによって唱えられた病態。手根骨相互間の配列異常とされる。	494
尺骨突き上げ症候群	20-40	橈骨に対して尺骨の長さが相対的に長いために，尺骨頭が三角線維軟骨や手根骨を突き上げて，手関節痛を訴える。橈骨遠位端骨折後にも起こる。	495, 790
手関節結核	40-50	現在は稀となったが，関節リウマチとの鑑別が必要。	250
上記以外に考慮すべき疾患		Guyon管における尺骨神経絞扼障害，Preiser病（手舟状骨の骨端症），Madelung変形，遠位橈尺関節症，橈骨末端の骨巨細胞腫，手関節背側腱鞘炎，石灰性腱炎，有鉤骨骨折，手根中手こぶ，手根骨嚢腫。	

10. 手指の痛みと変形

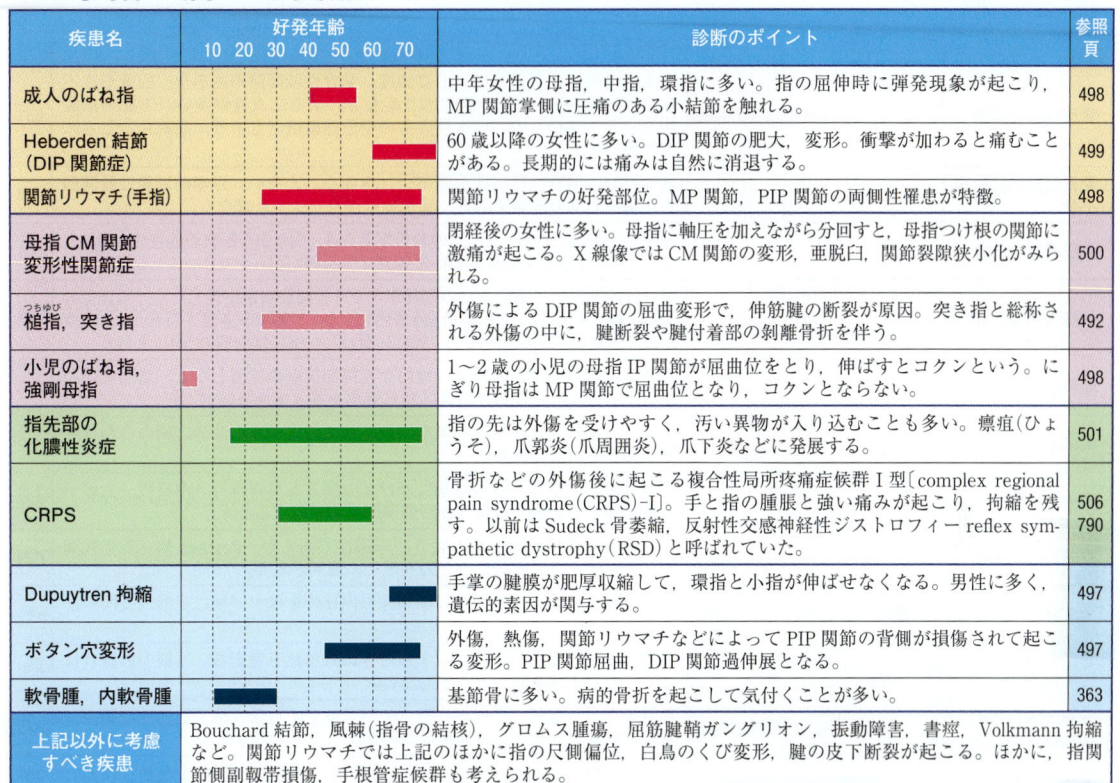

疾患名	好発年齢 10 20 30 40 50 60 70	診断のポイント	参照頁
成人のばね指	40-50	中年女性の母指, 中指, 環指に多い. 指の屈伸時に弾発現象が起こり, MP関節掌側に圧痛のある小結節を触れる.	498
Heberden結節（DIP関節症）	50-70	60歳以降の女性に多い. DIP関節の肥大, 変形. 衝撃が加わると痛むことがある. 長期的には痛みは自然に消退する.	499
関節リウマチ(手指)	20-60	関節リウマチの好発部位. MP関節, PIP関節の両側性罹患が特徴.	498
母指CM関節変形性関節症	50-70	閉経後の女性に多い. 母指に軸圧を加えながら分回すと, 母指つけ根の関節に激痛が起こる. X線像ではCM関節の変形, 亜脱臼, 関節裂隙狭小化がみられる.	500
槌指, 突き指	20-50	外傷によるDIP関節の屈曲変形で, 伸筋腱の断裂が原因. 突き指と総称される外傷の中に, 腱断裂や腱付着部の剥離骨折を伴う.	492
小児のばね指, 強剛母指	0-5	1～2歳の小児の母指IP関節が屈曲位をとり, 伸ばすとコクンという. にぎり母指はMP関節で屈曲位となり, コクンとならない.	498
指先部の化膿性炎症	10-60	指の先は外傷を受けやすく, 汚い異物が入り込むことも多い. 瘭疽(ひょうそ), 爪郭炎(爪周囲炎), 爪下炎などに発展する.	501
CRPS	30-50	骨折などの外傷後に起こる複合性局所疼痛症候群I型〔complex regional pain syndrome(CRPS)-I〕. 手と指の腫脹と強い痛みが起こり, 拘縮を残す. 以前はSudeck骨萎縮, 反射性交感神経性ジストロフィー reflex sympathetic dystrophy(RSD)と呼ばれていた.	506 790
Dupuytren拘縮	50-70	手掌の腱膜が肥厚収縮して, 環指と小指が伸ばせなくなる. 男性に多く, 遺伝的素因が関与する.	497
ボタン穴変形	20-60	外傷, 熱傷, 関節リウマチなどによってPIP関節の背側が損傷されて起こる変形. PIP関節屈曲, DIP関節過伸展となる.	497
軟骨腫, 内軟骨腫	10-30	基節骨に多い. 病的骨折を起こして気付くことが多い.	363
上記以外に考慮すべき疾患		Bouchard結節, 風棘(指骨の結核), グロムス腫瘍, 屈筋腱鞘ガングリオン, 振動障害, 書痙, Volkmann拘縮など. 関節リウマチでは上記のほかに指の尺側偏位, 白鳥のくび変形, 腱の皮下断裂が起こる. ほかに, 指関節側副靱帯損傷, 手根管症候群も考えられる.	

凡例: ■ きわめて頻繁かつ重要な疾患　■ 日常よく遭遇する疾患　■ 稀ではない疾患　■ 稀な疾患

■ きわめて頻繁かつ重要な疾患　■ 日常よく遭遇する疾患　■ 稀ではない疾患　■ 稀な疾患

11. 股関節部の疼痛と異常歩行

疾患名	好発年齢 10 20 30 40 50 60 70	診断のポイント	参照頁
変形性股関節症	■■■■■■	成人の股関節疾患として最も高頻度。発育性股関節形成不全，臼蓋形成不全，Perthes病，大腿骨頭すべり症などによる二次性が多い。下記の前股関節症と一連のもの。一次性のものや急速破壊型もあり，高齢化とともに増加傾向にある。	631
発育性股関節形成不全	■■■■	乳幼児期の発育性股関節形成不全は疼痛を訴えない。思春期以後に股関節から膝関節部の疼痛を訴え，異常歩行が目立つようになる。	613
大腿骨近位部骨折	■■■■	高齢者が転倒したら，まずこの骨折を考える。明らかな転倒の既往のないこともあるので注意を要する。正面X線像で骨折線が明らかでないこともある。	804
大腿骨頭壊死症	A■■　B■■■■	発育性股関節形成不全などの既往がなくて股関節痛が出現したら，本症を考える。A：ステロイド性は20，30歳台に，B：アルコール性・特発性は40歳以降に多い。両側発生例が多いので，疑わしい例には両側のMRIを行う。	637
転移性腫瘍	■■■■■■	骨盤，大腿骨近位部の腫瘍は頑固な股関節部痛の原因となる。原発巣がわからないときは，後腹膜腫瘍，特に腎癌を疑ってみる。	643
関節リウマチ（股）	■■■■■	関節リウマチではかなりの頻度で股関節の障害がみられる。朝のこわばりや手関節の病変に注意。	642
Perthes病	■	男児に多い。歩行時の大腿部にかけての痛みと異常歩行。内反股，大転子高位を残して治癒。将来，変形性関節症に移行する。	621
単純性股関節炎	■	幼児の股関節痛では本症も疑う。一過性であるが，Perthes病，若年性関節リウマチ，股関節結核などの初期との鑑別が重要。	629
大腿骨頭すべり症	■	肥満男児に多い。片側または両側性の内反股を残す。後に変形性股関節症へ移行する。	626
急性化膿性股関節炎	■	乳児がおむつ交換の際に号泣するときには本症を考える。外観上の腫れはなく，ただ患肢を動かそうとしない。	630
骨盤・大腿骨の腫瘍性疾患	■■■■■■	軟骨肉腫，骨嚢腫，骨巨細胞腫，骨軟骨腫症，色素性絨毛結節性滑膜炎，線維性骨異形成症など原発腫瘍や腫瘍類似疾患の好発部位。	643
強直性脊椎炎	■■■■	股関節は強直性脊椎炎の好発部位なので，強直性脊椎関節炎ともいわれる。仙腸関節の変化に注意。男性に多い。	585 / 646
結核性股関節炎，大転子結核	■■■■■	現在は稀な疾患だが，忘れてはならない。大転子周囲に石灰化陰影を認める。	630
上記以外に考慮すべき疾患	若年性関節リウマチ，腸腰筋炎（膿瘍），離断性骨軟骨炎，滑液包炎，石灰性腱炎，弾発股，一過性大腿骨頭萎縮症，寛骨臼底突出症なども考えられる。腰痛を主訴として受診したが，真の原因は股関節疾患であったという例がある。		

■ きわめて頻繁かつ重要な疾患　■ 日常よく遭遇する疾患　■ 稀ではない疾患　■ 稀な疾患

12. 膝関節部の疼痛と異常歩行

疾患名	好発年齢 10 20 30 40 50 60 70	診断のポイント	参照頁
変形性膝関節症		中高年の膝関節痛の原因として最も頻度が高い。内反変形(O脚)が多い。歩行時に膝内側部が痛む。	687
靱帯損傷, 捻挫		激しい外力では側副靱帯・十字靱帯・半月損傷を疑う。限局した圧痛や不安定性を確かめる。捻挫は靱帯の一部線維の断裂から完全断裂を含む診断名である。	677
半月損傷		若年者では円板状半月，青年期には外傷性損傷が多い。壮年以後は半月の変性による。click, locking, giving way が3徴候。	674
関節リウマチ		関節リウマチの好発部位で，腫脹と関節水症をきたす。朝のこわばり，他の関節罹患に注意。変形性膝関節症と鑑別する。	257 642
Osgood-Schlatter病→ ジャンパー膝→		Osgood-Schlatter病では脛骨粗面が膨隆し，限局した痛みがある。ジャンパー膝では大腿四頭筋の膝蓋骨付着部に圧痛がある。膝蓋骨下端と膝蓋腱移行部に痛みを訴えることもある。	672 673
膝蓋大腿関節症, 膝前部痛		膝蓋骨軟化症，滑膜ひだ障害，膝蓋骨亜脱臼など膝蓋骨と大腿骨との関節障害の総称である。10歳台の女性に多く，特に階段の昇降やしゃがみ込みに膝蓋骨周囲に痛みを訴える。X線像や関節鏡視でも異常がみられず，膝前部痛と症候診断名が付けられる場合がある。	686 687
他覚的所見の確認 困難な幼児の膝痛		円板状半月，単純性股関節炎，終糸過緊張症候群，Perthes病などの可能性がある。小児では股関節疾患の症状として膝を痛がる。	621 629
偽痛風		激痛発作の時は化膿性関節炎と紛らわしいことがある。半月石灰化に注意。関節液中のピロリン酸カルシウム結晶を検査する。	288 692
特発性骨壊死		初期に激痛がある例が多いが，変形性膝関節症の症状と大差ない例もある。大腿骨内側顆関節面の陥凹，硬化像に注意。	692
骨肉腫		外傷を契機にして発見されることもある。痛みを自覚せずにかばっているので，大腿四頭筋萎縮が先行している。	370
化膿性膝関節炎, 化膿性骨髄炎		高齢者では関節内薬剤注入後に起こる例が多い。急性発症と徐々に発症する例がある。小児では骨髄炎に続発する。	242 248
ステロイド関節症		頻回なステロイド関節内注入の影響で起こる。神経病性関節症に類似の関節破壊がみられる。	695
離断性骨軟骨炎		活発なスポーツ少年に多い。大腿骨内側顆関節面に発生する。運動後の不快感や疼痛が初発で，進行すれば嵌頓症状を起こす。	670
色素性絨毛結節性滑膜炎		再発を繰り返す関節水症，特に赤褐色の関節液をみたら本症が考えられる。関節血腫後の滑膜炎や滑膜肉腫との鑑別が必要。	696
神経病性関節症		脊髄癆，脊髄空洞症など脊髄・末梢神経麻痺後に起こりうる。無痛なので関節破壊が急速に進行する。	694
上記以外に考慮すべき疾患	膝蓋軟骨軟化症，膝蓋下脂肪体障害，滑膜ひだ障害，習慣性膝蓋骨脱臼，膝関節結核，痛風，骨巨細胞腫，その他の骨腫瘍，滑膜骨軟骨腫症，血友病性関節症など。膝痛を主訴としながら真の病変が股関節にあることもある。		

13. 下腿の痛み

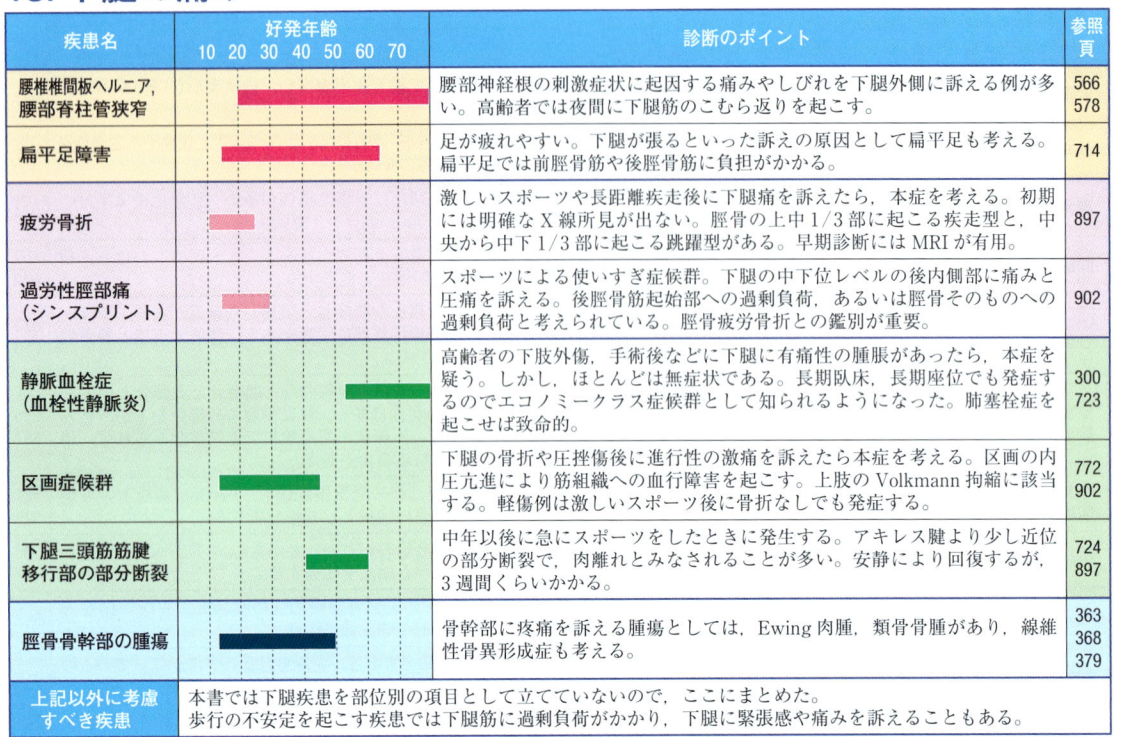

■ きわめて頻繁かつ重要な疾患　■ 日常よく遭遇する疾患　■ 稀ではない疾患　■ 稀な疾患

疾患名	好発年齢 10 20 30 40 50 60 70	診断のポイント	参照頁
腰椎椎間板ヘルニア，腰部脊柱管狭窄		腰部神経根の刺激症状に起因する痛みやしびれを下腿外側に訴える例が多い．高齢者では夜間に下腿筋のこむら返りを起こす．	566 578
扁平足障害		足が疲れやすい．下腿が張るといった訴えの原因として扁平足も考える．扁平足では前脛骨筋や後脛骨筋に負担がかかる．	714
疲労骨折		激しいスポーツや長距離疾走後に下腿痛を訴えたら，本症を考える．初期には明確なX線所見が出ない．脛骨の上中1/3部に起こる疾走型と，中央から中下1/3部に起こる跳躍型がある．早期診断にはMRIが有用．	897
過労性脛部痛（シンスプリント）		スポーツによる使いすぎ症候群．下腿の中下位レベルの後内側部に痛みと圧痛を訴える．後脛骨筋起始部への過剰負荷，あるいは脛骨そのものへの過剰負荷と考えられている．脛骨疲労骨折との鑑別が重要．	902
静脈血栓症（血栓性静脈炎）		高齢者の下肢外傷，手術後などに下腿に有痛性の腫脹があったら，本症を疑う．しかし，ほとんどは無症状である．長期臥床，長期座位でも発症するのでエコノミークラス症候群として知られるようになった．肺塞栓症を起こせば致命的．	300 723
区画症候群		下腿の骨折や圧挫傷後に進行性の激痛を訴えたら本症を考える．区画の内圧亢進により筋組織への血行障害を起こす．上肢のVolkmann拘縮に該当する．軽傷例は激しいスポーツ後に骨折なしでも発症する．	772 902
下腿三頭筋筋腱移行部の部分断裂		中年以後に急にスポーツをしたときに発生する．アキレス腱より少し近位の部分断裂で，肉離れとみなされることが多い．安静により回復するが，3週間くらいかかる．	724 897
脛骨骨幹部の腫瘍		骨幹部に疼痛を訴える腫瘍としては，Ewing肉腫，類骨骨腫があり，線維性骨異形成症も考える．	363 368 379
上記以外に考慮すべき疾患	本書では下腿疾患を部位別の項目として立てていないので，ここにまとめた．歩行の不安定を起こす疾患では下腿筋に過剰負荷がかかり，下腿に緊張感や痛みを訴えることもある．		

■ きわめて頻繁かつ重要な疾患　■ 日常よく遭遇する疾患　■ 稀ではない疾患　■ 稀な疾患

14. 足関節部・踵部の疼痛と異常歩行

疾患名	好発年齢 10 20 30 40 50 60 70	診断のポイント	参照頁
捻挫, 靱帯損傷	10–50	足関節はくじきやすい。いわゆる捻挫と靱帯損傷を伴うものがある。前脛腓靱帯, 前距腓靱帯, 踵腓靱帯などの圧痛と不安定性をよく調べる。	824
果部骨折	20–60	スポーツ外傷や交通事故によって頻発する骨折。高齢者では転倒によっても容易に骨折を起こす。	820
アキレス腱周囲炎, 滑液包炎	20–50	使いすぎにより足関節後方に痛みを訴える。アキレス腱周囲の炎症, アキレス腱と踵骨間の滑液包の炎症が起こる。	724
関節リウマチ(足)	30–60	関節リウマチの好発部位。他の関節罹患, 朝のこわばりに注目。	260, 722
アキレス腱断裂	30–50	後ろからボールが当たった, 蹴られたような感じがしたと訴える。アキレス腱断裂があっても, 歩行することや非荷重時の足関節の底屈は可能。つま先立ちができない。	724
変形性関節症(足)	40–70	外傷後の足関節関節面不適合や不安定性に続発する例が多い。明らかな原因がなく, 両側性に発症する例もある。	715
痛風, 偽痛風	30–70	急激な疼痛発作が特徴。足関節周囲の腱鞘滑膜に発生することがある。血中尿酸値上昇があれば痛風, 軟骨石灰化があれば偽痛風。	285, 723
先天性内反足, 麻痺性内反足	0–40	足変形により突出した外果などが装具や靴に当たって痛みを訴える。片麻痺による内反尖足は頻度が高い。先天性内反足で痛みを訴えるのは稀。	708, 718
足関節不安定症	20–40	でこぼこ道を歩いたりしたときに容易に足関節捻挫を繰り返す。前距腓靱帯, 踵腓靱帯の弛緩がある。	*
足根管症候群	30–60	内果の後方から遠位に圧痛があり, 足底部への放散痛を伴う。脛骨神経の絞扼障害である。	720
踵骨骨折後距踵関節症	30–60	踵骨骨折後に距骨下関節の不適合が残存して起こる関節症。足根管症候群の原因にもなる。	825
足底腱膜炎	30–50	踵骨の内側底面に付着する足底腱膜に繰り返しの牽引力が加わって発症する。骨棘形成を認めることがあるが, 症状とは無関係。	725
踵骨骨端症 (Sever病)	10	10歳前後の男児に多く, 踵の後方に痛みを訴える。踵骨結節部の骨端症 (Sever病)とされている。自然に治癒する。	721, 900
上記以外に考慮すべき疾患	足根骨癒合症, 距骨の離断性骨軟骨炎, 踵骨骨嚢腫, 腓骨筋腱脱臼(実際には出たり入ったりのsnapping), 外果部滑液包炎など種々の原因による扁平足や内反尖足などの足部変形も足関節部痛の原因になる。		

15. 足・足趾の疼痛

凡例:
- ■ きわめて頻繁かつ重要な疾患
- ■ 日常よく遭遇する疾患
- ■ 稀ではない疾患
- ■ 稀な疾患

疾患名	好発年齢 (10 20 30 40 50 60 70)	診断のポイント	参照頁
外反母趾	40–60	足の母趾が小趾側に曲がる変形。中足骨は内側に拡がるので、母趾のMP関節が突出する形となる。靴に当たってバニオン bunion(滑液包の腫脹)を形成し、痛くなる。女性に多い。靴下や靴が影響する。	715
関節リウマチ (足趾)	30–60	関節そのものの痛みのほかに、外反母趾、内反小趾、三角扁平変形、鉤爪変形による胼胝(べんち=たこ)を形成することによる痛みもある。	260, 722
痛風	40–60	母趾MP関節に発作性の激痛を訴える男性には、まず本症を考える。血清尿酸値を調べる。	723, 285
第5中足骨基底部骨折	50–70	高齢女性の足部捻挫ではしばしばこの骨折がみられる。足部外側の腫脹と圧痛に注目。	827
扁平足, 成人期扁平足	10, 20, 40–50	小児扁平足は痛みはなく、自然治癒する。学童期以後の扁平足は長時間の立位が誘因。中年期の肥満と筋力低下により、後脛骨筋機能不全が原因で起こる。	714
有痛性外脛骨	10–30	足舟状骨の内側にできる過剰骨の突出。10～15歳くらいで、スポーツ時に痛みを訴える。	719
槌趾, 鉤爪趾	30–70	関節リウマチや片麻痺患者によくみられる。脳性麻痺、二分脊椎、Charcot-Marie-Tooth病にも合併する。胼胝(べんち=たこ)を形成し、その部が痛い。	717
中足骨疲労骨折	10–20	中足骨の疲労骨折を行軍骨折ともいう。発育期に多い。長距離歩行やスポーツ過重練習が誘因となる。初期のX線像は所見を呈さない。	898
強剛母趾	30–60	母趾MP関節の関節症。MP関節の疼痛、肥厚、屈曲拘縮がみられる。男性に多い。痛風との鑑別が必要。	717
Morton病	40–50	第3、4中足骨間で趾神経が圧迫されて起こる絞扼性神経障害。足趾先に放散する痛みがある。中年以後の女性に多い。	719
陥入爪, 爪下外骨腫	20–50	足爪の側縁が皮膚にくい込み、炎症を起こして痛くなるのが陥入爪。爪の下の末節骨が慢性圧迫刺激によって骨増殖するのが爪下外骨腫。	717
第2 Köhler病	10–20	第2中足骨骨頭の無腐性壊死。思春期の女性に多く、中足骨頭部の疼痛、腫脹を訴える。Freiberg病ともいう。	721
第1 Köhler病	10	4～8歳の男児に好発し、足舟状骨に一致して運動痛と圧痛を訴える。舟状骨の一過性骨壊死で、自然治癒する。	720
上記以外に考慮すべき疾患		閉塞性動脈硬化症、閉塞性血栓血管炎(Buerger病)などの血流障害による足・足趾痛。痛みがない糖尿病性足部障害に留意。第1中足骨種子骨痛。鶏眼(けいがん=うおのめ)は皮膚疾患であるが、足痛の原因として重要である。	

16. 病的骨折の原因疾患

分類	疾患名	参照頁
骨の形成異常	骨形成不全症	315
	大理石骨病	318
	先天性下腿弯曲症	712
廃用性の骨萎縮	外傷後の廃用性骨萎縮	35
	麻痺性骨萎縮	413
	関節リウマチ	257
	人工関節挿入によるストレス遮蔽	*
骨自体の疾患	人工関節摩耗粉による骨溶解	653
	急性骨髄炎	242
	梅毒性骨炎	253
	骨 Paget 病	352
骨腫瘍と腫瘍類似疾患	単発性骨囊腫	367
	線維性骨異形成症	368
	多発性骨髄腫	383
	原発性骨腫瘍	361
	転移性骨腫瘍	384
代謝性骨疾患	骨粗鬆症	335
	骨軟化症	345
	副甲状腺機能亢進症	350
	ステロイドの長期連用	695

17. 異常歩行（疼痛なしの場合）

分類	疾患名	参照頁
下肢全体の異常に原因	脳性麻痺	413
	各種の脊髄麻痺	844
	各種の筋萎縮症	413
	先天異常・骨系統疾患	306 323
股関節疾患に原因	発育性股関節形成不全	613
	Perthes 病	621
	内反股(小児, 思春期)	607
	不良肢位強直	630
転子部から大腿骨骨幹部に原因	骨折の変形治癒	739
	くる病・骨軟化症による変形	345
	大腿四頭筋拘縮症	670
膝関節から下腿に原因	内反膝, 内反変形(O脚) (くる病, Blount 病)	345 670
	外反膝	670
	先天性下腿弯曲症	712
	反張膝	669
足関節以下に原因	先天性内反足	708
	先天性扁平足, 垂直距骨	710
	麻痺性足部変形	718

第12章 整形外科的現症の取り方

患者の訴えから種々の疾患を想定する必要があるが（→104頁参照），本章では患者が有する整形外科的疾患の病態を把握し，想定される疾患を鑑別するために必要な現症（身体所見）の取り方について述べる。

問診により，ある程度疾患を絞り込むことは可能であるが，例えば膝関節周囲の疼痛を訴える患者では，膝関節の疾患のみならず，股関節疾患，脊椎疾患などでも関連痛 referred pain として膝関節周辺に疼痛を訴えることがあり，これらを鑑別するために先入観を持たずに慎重に診察を進めることが重要である。

問診に引き続き，視診，触診を行い，各々の部位ごとに各種診察法を用いて診察を進めていく（図12-1）。身体所見を取り終えたら，画像所見などの各種検査所見と合わせて総合的に病態を把握し，診断を行うことが肝要である。

外傷患者では，障害が強い部位の症状のみを訴えることが多いため，生命徴候 vital sign（脈拍，呼吸，体温，血圧）の観察に引き続き，全身をくまなく診察する必要がある。また，小児や女性を診察する際には，恐怖心を取り除き，羞恥心にも配慮しなければならない。

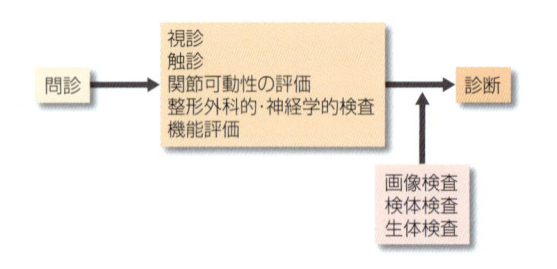

図12-1 診察の流れ

A 視診 inspection

身体所見を取る際には，まず視診から始める。患者の入室時には，体型，姿勢，肢位，歩容など様々な情報を得ることができる。また，患者が椅子に腰掛ける動作，ベッドに上がる動作，脱衣動作などを観察することで，患者の日常生活活動 activities of daily living（ADL，→925頁参照）での能力を把握することができる。診察は患者全体の把握から始め，局所の観察に移るようにする。

1 全身・脊椎の視診

A 体型 habitus

体型が疾患と関連することは多い。肥満女性の膝関節痛では変形性膝関節症，やせ型の中・高年女性の背部痛は骨粗鬆症による脊椎の圧迫骨折，肥満の男児の股関節痛では大腿骨頭すべり症，低身長では軟骨形成不全症を関連する疾患として念頭に置く。

B 歩容 gait

歩容を観察すると障害部位が推測できることがある。跛行には様々な種類が存在し（表12-1），入室時から注意深く観察する。

C 姿勢 posture

脊椎には生理的に頸椎前弯，胸椎後弯，腰椎前

表 12-1　異常歩行（跛行）の種類

1. 疼痛回避歩行　antalgic gait	疼痛を避けるために，患肢をゆっくりと着地させ，しかも立脚期を短縮して荷重を避けようとする歩行。逃避性歩行ともよばれる。
2. 下肢短縮に基づく異常歩行　limping	骨の長軸短縮に基づく歩行状態で，硬性墜下性歩行ともいう。
3. 弾性（軟性）墜下性歩行　elastic falling limp	股関節が脱臼し大腿骨頭が筋肉内に位置している状態での歩行。
4. 筋力低下に基づく異常歩行　limp due to muscle weakness	進行性筋ジストロフィーでみられる前進時に体幹を左右に揺すって歩くあひる歩行 waddling gait や，中臀筋の筋力低下のために骨盤が反対側に傾き，体幹を患側に傾けて歩行する Trendelenburg（トレンデレンブルク）歩行がその典型である。
5. 関節の変形に基づく異常歩行　limp due to joint deformity	股関節や膝関節の拘縮や関節破壊で関節変形が生じると下肢は相対的に短縮する。その程度が著明になると異常歩行が認められる。
6. 関節の不安定性や動揺性に基づく異常歩行　limp due to joint instability or flail joint	関節を支持する複数の靱帯が断裂している場合や関節破壊がある場合に認められる歩行状態。
7. 末梢神経麻痺による異常歩行　limp due to peripheral nerve palsy	例えば腓骨神経麻痺で麻痺側の足が背屈できないため，膝関節を高く挙げ，続いて足を投げ出すように足底全体を接地させる鶏歩 steppage gait がその典型である。なお麻痺性歩行 paralytic gait は中枢神経障害による痙性麻痺も含む用語である。
8. 痙性歩行　spastic gait	脳性麻痺で遊脚期に股関節が過剰に内転し，一方の下肢を他方の下肢と交互に交差させて歩くはさみ脚歩行 scissors gait が典型である。
9. 失調性歩行　ataxic gait	酩酊状態にあるかのように歩行時に上体が前後，左右に揺れる。小脳性歩行 cerebellar gait，脊髄癆性歩行 tabetic gait がこれに含まれる。

弯が存在する。この生理的弯曲の異常の有無を観察する。側面より眺めて，胸椎部では生理的後弯が増強した円背 round back を認めた場合には，思春期であれば Scheuermann（ショイエルマン）病を，高齢者であれば胸腰椎の圧迫骨折，椎間板変性，筋力低下した高齢者に多い円背（老年性脊柱後弯）を考える。著しい角状に突出した亀背 gibbus では結核性脊椎炎を疑う（図 12-2）。背部より観察した際，腰部の棘突起が階段状になっていれば高度の脊椎すべり症を想定する。側弯症では，脊椎の側弯のみならず，体幹の非対称，前屈した際に肋骨隆起 rib hump がみられる（図 12-3）。

2 四肢・関節・体幹の視診

A 変形
deformity

四肢長の左右差，四肢のアライメント alignment 異常の有無を観察する。四肢の短縮は，関節の脱臼や変形など関節が原因である場合と，長管骨の変形や短縮が原因の場合がある。

健常人　Scheuermann 病　老人性円背　結核性脊椎炎による亀背

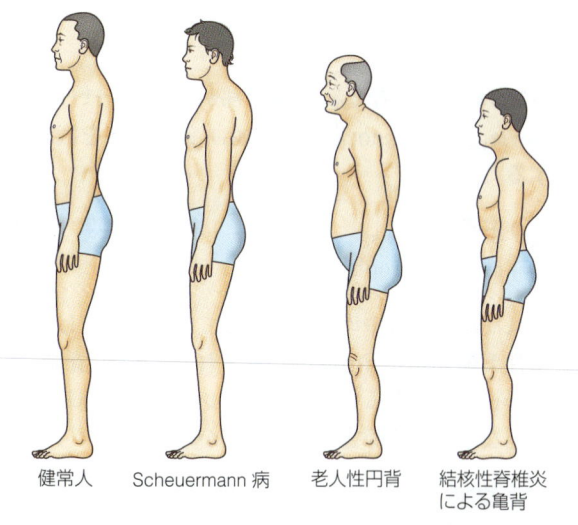

図 12-2　立位姿勢（生理的弯曲の異常）の観察

関節リウマチ（→257 頁参照）では，手指の変形，手関節の尺側偏位（図 12-4），遠位指節間（DIP）関節に屈曲変形や膨隆がある場合には Heberden（ヘバーデン）結節（→499 頁参照），新生児で足部の内反変形を認めた場合には先天性内反足（図 12-5，

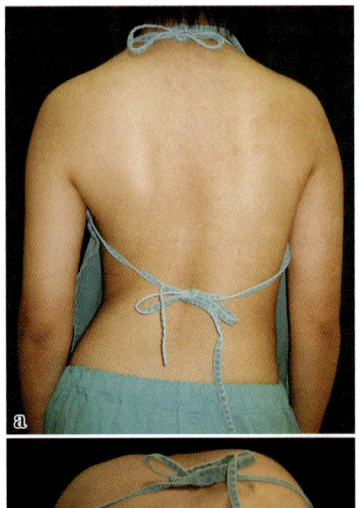

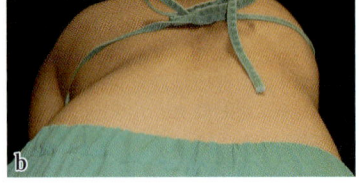

図12-3 背部の診察
a. 思春期脊柱側弯症の女子。ウエストラインが左右非対称である。
b. 前屈させると，右肋骨の隆起が左より高い。これを肋骨隆起 rib hump という（→554頁参照）。

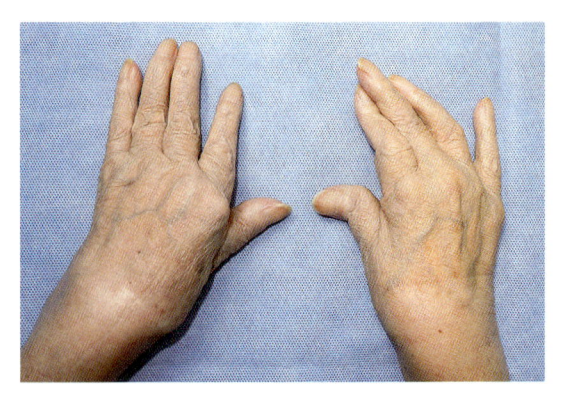

図12-4 関節リウマチ患者の手の変形（橈側偏位などがみられる）

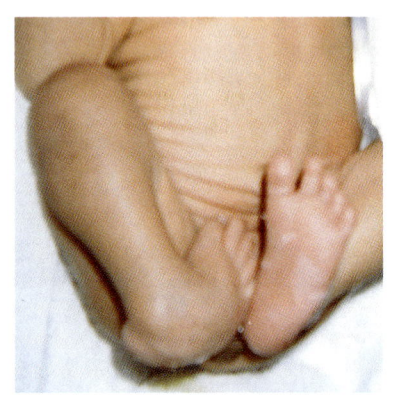

図12-5 先天性内反足（右足に club foot を認める）

→708頁参照）を考える。膝関節部から下腿ではO脚 bowleg，X脚 knock-knee，屈曲変形などを観察する。

B 筋萎縮
muscle atrophy

長期臥床患者や疼痛が持続している患肢では廃用性萎縮 disuse atrophy がみられる。また，脊髄，神経根レベルあるいは末梢神経レベルでの神経の圧迫などによる障害でも筋萎縮がみられる。

C 腫脹
swelling

皮下，関節内に炎症があると腫脹が認められる。また外傷の際には，数時間以内に外力が加わった部位に腫脹が起こってくる。腫脹の拡がり，皮膚の色調を観察することが大切である。関節の腫脹は関節内部の炎症（関節炎 arthritis）でよくみられ，急性化膿性炎症ではしばしば発赤を伴う。関節液が貯留すると関節水症 hydrarthrosis，血液が貯留すると関節血症 hemarthrosis といい，いずれも関節腫脹の原因となる。なお，肩関節や股関節は周囲を筋肉などの軟部組織で囲まれているため関節腫脹は観察しにくい。

関節痛や関節腫脹を主訴とする患者の診察においては，それが1カ所の関節に限局しているのか多発性か，多発性ならば両側性あるいは対称性であるか否か，熱感が存在するか，皮膚，爪，他臓器の病変があるか否かなどを十分にチェックする必要がある。

D 腫瘤
tumor

皮膚に盛り上がりが認められることがあり，脂肪腫 lipoma などの軟部腫瘍（→388頁参照）やガングリオン ganglion（→506頁参照）は疼痛を伴わず，腫瘤に気づいて来院することが多い。腫瘤の診察では，急速に増大しているか，縮小傾向にあるのかなど

患者から聴取し，参考にする。急速に増大する腫瘤では悪性腫瘍よりも炎症性肉芽腫が考えやすい。骨腫瘍であっても腫瘍が増大してくると局所は腫瘤状になる。痛風結節 tophus (➡286頁参照) は耳介や第1足趾，リウマトイド結節 rheumatoid nodule (➡262頁参照) は肘頭部に小さな腫瘤を形成することがあるが，これら以外の部位でも皮下に結節を形成する。

E 皮膚の異常

小児 (若年者) の関節痛では全身の皮疹の有無を調べることが大切である。小児の多関節炎では風疹性関節炎 rubella arthritis と若年性関節リウマチ (JRA) の鑑別に苦慮することがあり，皮疹の出現が鑑別の決め手になることがある。そのほか乾癬性関節炎 psoriatic arthritis や掌蹠膿疱症性関節骨炎 pustulotic arthro-osteitis では皮疹が関節痛に先行する場合がある (➡279頁参照)。

疼痛を伴う発赤があると急性炎症を，チアノーゼや蒼白であると循環障害を考える。急性化膿性炎症では，皮下組織だけでなく関節の炎症でも腫脹とともに発赤を認めることが多い。カフェオレ斑 café-au-lait spots (図12-6a) とよばれる褐色の色素斑がみられると神経線維腫症 neurofibromatosis や Albright (オールブライト) 症候群を，小児期より存在し増大傾向がない赤あざとよばれる暗赤色の静脈性血管奇形 (図12-6b) がみられると Maffucci (マフッチ) 症候群を疑う手がかりとなる。

1 皮膚の光沢

腫脹があると表面の皮膚は光沢が増し，しわが少なくみえる。末梢神経麻痺があると，麻痺領域の皮膚は萎縮し，発汗消失のため乾燥する。

2 静脈怒張 venous dilatation

高齢出産を経験したことのある女性では下腿に静脈瘤 varix が多く認められる。下腿静脈瘤は術後の肺血栓塞栓症 (➡300頁参照) を起こす危険因子の1つである。変形性膝関節症 (➡687頁参照) との関連も指摘されている。

3 異常発毛 hairy patch

本来細い軟毛であるはずの体毛が太く濃くなる

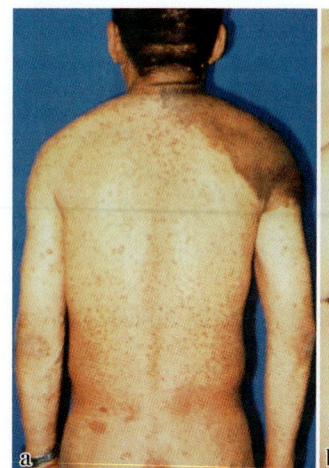

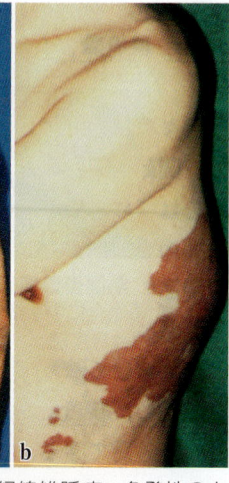

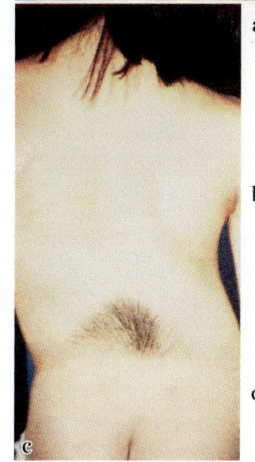

a. 神経線維腫症：多発性のカフェオレ斑と多発性の皮下神経腫。直径1.5 cm以上の色素斑が6個以上あればほぼ本症は確定的である。家族歴にも注意する。
b. 体幹にみる皮膚および皮下の大きな血管腫：このような場合，内臓諸器官にも血管腫が存在することがある。もし皮膚の血管腫に加えて，多発性，非対称性の内軟骨腫があれば，Maffucci症候群である。
c. 異常発毛：二分脊椎 (脊椎披裂) の存在を示唆する所見である。
(辻原図)

図12-6 皮膚の異常

と異常所見である。腰殿部に認められると二分脊椎 (脊椎披裂) を疑う (図12-6c)。

4 瘢痕 scar

熱傷や外傷後あるいは手術後には，瘢痕がしばしば認められる。治療を受けた創傷 wound では植皮術 skin graft の瘢痕が確認できる。瘢痕は美容上の問題だけでなく，瘙痒感を伴うことがあり，特に関節付近の瘢痕は関節運動を妨げ屈曲変形の原因ともなる (図12-7)。

5 瘻孔 fistula

化膿性関節炎，化膿性骨髄炎，骨・関節の結核では膿が皮膚を破って外に出た後，閉鎖せずに深部と連続性を持つ病的な管が皮膚に形成される。これを瘻孔という (図12-8)。瘻孔は難治性で

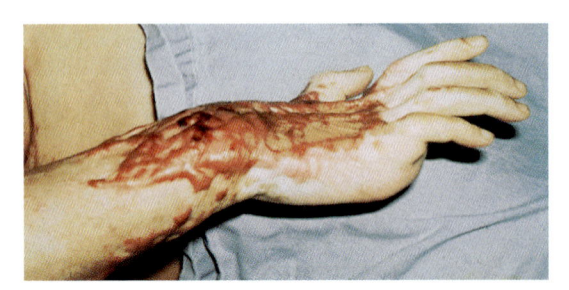

図 12-7 熱傷後の瘢痕
瘢痕のため徐々に中手指節（MP）関節が過伸展し，屈曲ができなくなった症例。
（鳥巣 原図）

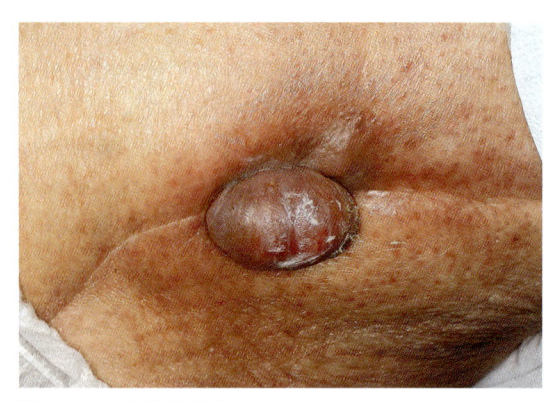

図 12-8 瘻孔（腰部）

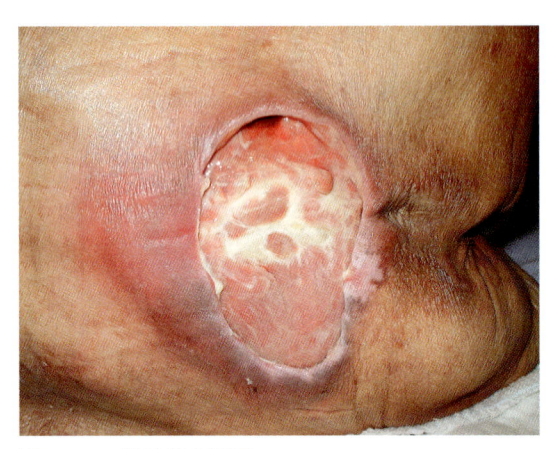

図 12-9 仙骨部の褥瘡

り，漫然と治療されていると稀に皮膚癌が発生することがある。

F 創傷 wound

　四肢や体幹に急激に外力が加わるとその程度に応じて皮膚や筋肉が損傷される。骨折に創を伴うと開放骨折 open fracture という。また，意識障害や感覚障害がある患者をベッドに寝かせたままにしておくと，殿部や足部に褥瘡 bedsore が生じる（図 12-9）。これは，局所の慢性的な圧迫により血流が障害され，皮膚や皮下組織が壊死するためである。多くの場合，褥瘡は頻回の体位変換などにより予防可能である。創の観察では，新鮮なものか時間を経たものか，周囲が汚れているか否かにまず注目する。時間を経たものでは分泌物や肉芽組織の有無を観察し，肉芽組織があれば赤みを帯びた健常なものか壊死物を伴う不良肉芽かなどを判断する。局所の悪臭は重要な所見であり，ガス壊疽 gas gangrene（→237 頁参照）などは特有な

臭いがある。

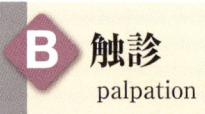

B 触診 palpation

　視診による観察を行ったら，次に局所の触診を行う。触診では様々な情報を得ることができる。触診で注意することは，いきなり疼痛のある部位に触れるとその後の診察ができなくなることがあるため，健側あるいは疼痛がない部分から始め，疼痛がある部位に進めることである。また，冬場などは冷たい手で触れることは避け，少し温めるなどの心配りも必要である。局所解剖を念頭に置きながら診察する。

1 皮膚温

　熱感や冷感の有無を調べる。炎症など血流が増加していると，局所の温度が上昇する。一方，麻痺があると血液循環が悪くなり冷たくなる。四肢では，検者の手掌で交互に両側を比較すると差がよくわかる。

2 筋腱の触知

　正常な筋肉は緊張させると弾性硬の筋腹を触知できる。麻痺している筋肉は緊張がない。また，肩こり，腰背痛では筋肉の緊張が認められる。ある種の結合組織炎で筋肉が硬結している状態を筋

硬結症 myogelosis という。筋肉に力を入れさせると腱の走行をよく触知できるが，腱鞘炎 tenosynovitis（→497頁参照）では腱周囲の滑膜が肥厚し圧痛を伴う。腱断裂では腱の緊張が消失する。アキレス腱断裂（→724頁参照）では断裂部に陥凹が触知できる。

3 腫瘤・腫瘍の触診

腫瘤 tumor を触診する際には，大きさ，硬さ，周囲との癒着，圧痛などを調べる。腫瘤内に液状物が貯留していると波動 fluctuation を触知できるが，脂肪組織も波動を触れるように感ずることがあるので，画像検査による鑑別が必要である。関節を動かしてみることにより腫瘤がより明瞭に観察できることがある。

4 圧痛，叩打痛
tenderness, knocking pain

局所の圧痛は，その部位に何らかの異常が存在することを示している。新鮮骨折では，骨折線に伴う著明な圧痛があり，これを Malgaigne（マルゲーニュ）圧痛とよぶ。多発外傷患者では，訴えのない部位でも圧痛を確認することで骨折を発見できることがある。

局所を叩打することによって生じる疼痛を叩打痛という。単純X線像で骨折線がはっきりしないような骨折が存在する長管骨では，骨折部から離れた部位を叩打しても骨折部位に疼痛を訴える。また，股関節炎では大転子部を叩打すると疼痛を誘発する。これを介達痛という。

損傷された末梢神経 peripheral nerve を遠位より近位に軽く叩いていくと，損傷された部位で，その神経の固有感覚領域にチクチク感 tingling や蟻走感 formication が生じる。これを Tinel（ティネル）徴候という。切断された神経の近位端より軸索が遠位に伸びていく再生過程において，髄鞘に覆われていない軸索の先端を叩打するために生じる徴候である。また，癒着した神経の病変部分を叩くときに生じる遠位の放散痛は Tinel 様徴候とよぶ。

5 骨の触診

形状が正常であるか，弯曲，肥厚，隆起，欠損などの有無を調べる。圧痛が存在する場合には，骨あるいは骨膜に原因があるのか，骨と皮膚との間の筋，腱，軟部組織に原因があるのか注意深く診察する。

6 関節の触診

関節症により破壊された小さな軟骨片や骨片の刺激で関節内滑膜に炎症が生じると，その結果滑膜の増生・肥厚が生じ，これに炎症性水腫も加わり関節の外から関節の腫脹として触知される。関節リウマチ rheumatoid arthritis（RA，→257頁参照）における手指の小関節の関節炎では紡錘状の腫脹が出現することが特徴であり，関節の側方あるいは掌側・背側より押さえても疼痛が出現する。一方，手掌の腱鞘滑膜炎 tenosynovitis においては手掌側の腱の走行に沿った圧痛があるが，関節の背側に圧痛はない。手指，手関節，膝関節，足関節，足趾など比較的表在性の関節においては関節腫脹の触知が容易であるが，肩関節や股関節は関節が深在性で周囲を筋肉に囲まれているため，関節腫脹を触知し難い。

関節の腫脹では，滑液包炎，関節周囲リンパ節炎，筋，腱疾患などとの鑑別も重要となる。

滑液包炎 bursitis（→294頁参照）は，関節周囲に存在する滑液包に生じた炎症による疼痛であり，関節痛と誤診しやすい。例えば，鵞足滑液包炎 anserine bursitis（→699頁参照）は膝関節内側の痛みが出現するため膝関節炎と誤診しやすいので，触診による圧痛部位の診断が重要となる。また，滑液包と関節腔との間には交通の存在する場合があり，40歳以下では肩峰下滑液包は肩関節腔との交通は全くないが，膝の半腱膜様筋腱包はその50％が膝関節腔と交通している。

関節周囲に存在するリンパ節の炎症も念頭に置く。ネコひっかき病 cat scratch disease（→241頁参照）では肘関節部のリンパ節炎が出現し，下肢の関節や皮下に化膿性炎症があると同側の鼠径部リンパ節の腫脹をきたすことがある。

血清反応陰性脊椎関節症 seronegative spondyloarthropathy（→276頁を参照）では腱靱帯付着部にしば

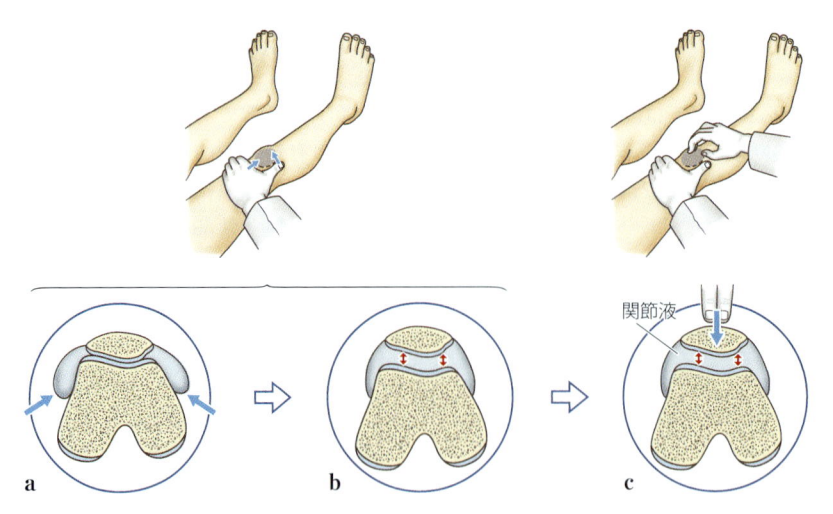

図 12-10 膝関節液貯留の診察法
手掌と指で膝蓋上嚢に貯留した関節液を遠位に圧迫移動させると，受け手側に貯留液の移動を感じる（a → b）。同時に側方からも圧迫を加えると膝蓋骨と大腿骨関節面の間に関節貯留液が入り込み膝蓋骨が浮き上がる（b）。
この状態で膝蓋骨を大腿骨に押しつけるようにすると膝蓋骨が上下に浮き沈みする現象を指で感じることができる。この現象を膝蓋跳動という（c）。

しば炎症（腱付着部症 enthesopathy）が存在する。また股関節部におけるスポーツ外傷の1つとして下前腸骨棘の大腿直筋起始部や恥骨の内転筋付着部に炎症が生じると，患者はその疼痛を股関節痛として訴える場合があるため，触診による鑑別が重要となる。

指や手関節の腫脹では，ときに浮腫との鑑別が重要となる。全身性強皮症 systemic sclerosis では初発症状として指や手背の浮腫が出現し，次第に皮膚の硬化が進行してくる。関節リウマチ（RA）ではリンパ浮腫が合併することがある。

また，関節周囲には種々の軟部腫瘤が触知されるので，十分な鑑別を行わねばならない。鑑別の必要な疾患としては，ガングリオン ganglion，血管腫 hemangioma，骨軟骨腫 osteochondroma，サルコイドーシス sarcoidosis や，稀ではあるが骨肉腫や骨巨細胞腫などの骨腫瘍や滑膜肉腫 synovial sarcoma も念頭に置かねばならない。

膝関節における診察法を例に挙げると，まず圧痛の部位をチェックし，疼痛が関節内・外のどちらに由来するかを確認する。内側関節裂隙の部位に圧痛が存在する場合には内側側副靱帯や内側半月板の損傷，外側の場合には外側側副靱帯や外側半月板の損傷，膝蓋骨下端部の場合にはジャンパー膝 jumper's knee，膝蓋腱脛骨粗面付着部の場合には Osgood-Schlatter（オズグッド-シュラッター）病，膝蓋腱内側の場合にはタナ障害が疑われる。次に関節液の貯留の有無をチェックするが，その診察法を述べる。

A patellar tap test（図 12-10）

①患者を仰臥位にして検側の膝をできるだけ伸展させる。
②膝蓋骨の位置を確認し，膝蓋上嚢に貯留した関節液を一方の指で遠位に圧迫移動させると，受け手側に貯留液の移動を感じる。
③同時に側方からも圧迫を加えると膝蓋骨と大腿骨関節面の間に関節貯留液が入り込み膝蓋骨が浮き上がる。

NOTE 多発性関節炎 polyarthritis

リウマチ性疾患，ウイルス性疾患，白血病での関節痛や関節腫脹は多発性のことが多い。炎症性関節炎の場合は発熱，皮疹，関節外の臓器障害を伴うことが多い。3カ所以上の関節腫脹では関節リウマチ（RA）を鑑別しなければならない。易感染性宿主 immunocompromised host に生じる血行性化膿性関節炎では複数の関節が同時に冒されることがある。

④次に膝蓋骨を大腿骨に押しつけるようにすると，貯留液が内側あるいは外側の関節腔へと移動するのが触知されるとともに膝蓋骨が上下に浮き沈みする現象を指で感じられる。

この現象を膝蓋跳動 ballottement of patella といい，このことで関節液が貯留していることを知ることができる。

B wipe test

関節液が貯留していない場合や，その量がごくわずかで膝蓋跳動を感じることができない場合には図 12-11 の方法を用いる。このテストによる膝関節内側への貯留液の移動を bulge sign（膨隆サイン）とも称する。

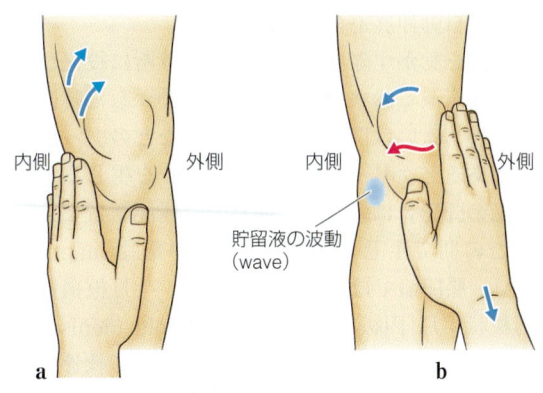

図 12-11 膝関節の wipe test
最初に膝蓋上嚢を越えて内側から外側に圧迫を加え（a），次に外側から内側に膝蓋骨の上をこするように圧迫を加える（赤矢印）。膝蓋骨内下方にわずかに貯留していた関節液を触知できる（b）。本法は少量の関節液の診断に適している。

7 関節の動きの診察

関節拘縮，関節弛緩，関節の不安定性などを診察する。関節の自動あるいは他動運動を調べ，関節動揺性や関節不安定性を診察する際には，蝶番関節では本来動かない側方の動揺性を調べる。

患者自身が筋肉を作用させたときに生じる関節運動を自動運動 active movement，患者自身の随意的努力ではなく，他人の手や器械の補助で可能な関節運動を他動運動 passive movement という。筋力低下，関節拘縮があると自動運動と他動運動で関節可動域に差が生じるが，正常でも関節を屈曲する際に，他動運動での可動域がわずかに大きくなることがある。関節の伸展で，他動運動より自動運動の伸展角度が小さいことを自動伸展不全 extension lag という。筋力低下や関節水症

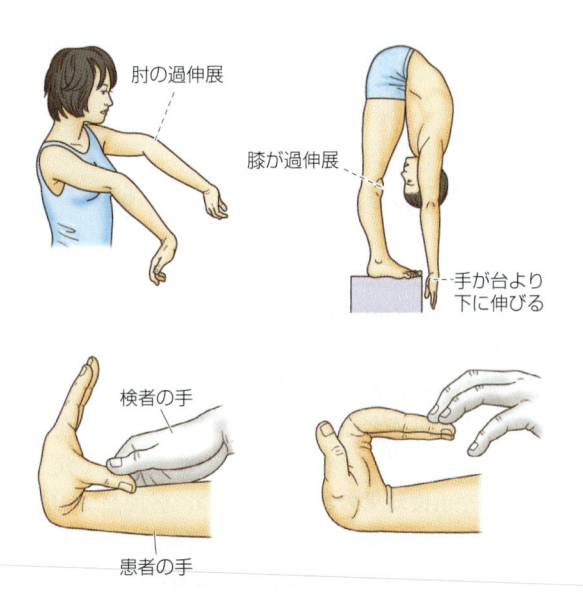

図 12-12 関節弛緩のみかた
関節弛緩は全身性に生じることが多い。

> **NOTE 関節拘縮と関節強直**
>
> 関節拘縮 joint contracture とは関節運動が制限された状態をいい，皮膚性，筋肉性，神経性，関節性に分けることができる。関節拘縮は筋膜，腱，関節包の癒着など関節外にある軟部組織が原因で関節運動が制限された状態をいう。一方，関節強直 ankylosis とは関節内に生じた病変で関節運動が著しく制限された状態をいう。関節可動域が全く消失したものを完全強直，わずかながら残存するものを不完全強直とよぶ。病態からみると，完全強直になるのは骨性に癒合した骨性強直であり，不完全強直は線維組織の介在する線維性強直である。

> **NOTE 関節弛緩**
>
> 関節可動域が正常な範囲を超えて異常に増大した状態を関節弛緩 joint laxity という。患者をリラックスさせながら関節を動かすとよくわかる（図 12-12）。関節包や靱帯の緊張が低下あるいは弛緩しているために生じ，肘・指・膝関節では過伸展 hyperextension が可能となる。全身性に認める例では，Ehlers-Danlos（エーレルス-ダンロス）症候群，Marfan（マルファン）症候群では特徴的である。

などで自動伸展不全を生じやすい。

　関節を動かす際に聞こえる音も診断に役立つため，注意深く診察を行う。関節を動かした時に，関節外あるいは関節内に軟部組織などの引っかかりがあるとクリック徴候 click sign を生じる。股関節の弾発音は多くが関節外で，腸脛靱帯と大転子との間で生じることが多い（弾発股 snapping hip）。膝関節では関節内が原因で，半月板損傷，円板状半月（円板状メニスクス discoid meniscus）によるものが多い。関節軟骨が消失して軟骨下骨同士が触れあうようになるとゴリゴリと音がする。関節内に線維性成分の貯留が著しい場合には，指頭で圧迫するとギュッギュッといういわゆる握雪音を生じる。骨折部で骨片同士が接触すると軋音 crepitation が聞かれる。手関節背側の腱鞘滑膜炎では，手関節の屈伸に際しギシギシという音がすることがある。ばね指 snapping finger（→498頁参照）では，指の屈伸に伴いコクンという音が聞こえる。

C 四肢の計測と筋力評価

　計測 measurement を行うことにより，四肢の長さ，筋肉の萎縮，腫脹の程度，関節可動域などを数値であらわし，視診や触診によって観察した左右差が実際にどの程度であるかを客観的に把握することが可能となる。診察では，巻き尺や角度計を用いる。また，定期的に計測することで疾患の経過や治療効果の判定に役立つ。肘関節での肘外偏（反）角 carrying angle（→460頁参照），膝関節でのQ角（→685頁参照）など各部位に特有の計測法は各論に譲り，ここでは四肢長，周囲径，関節可動域の測定法を記す。

> **NOTE　動揺関節と関節不安定性**
> 　正常では存在しない異常な関節運動が生じている関節を動揺関節 flail joint という。原因により神経性，靱帯性，骨性に分けられる。特に靱帯損傷や骨の形態異常により異常な関節運動が生じている際には，関節不安定性 joint instability があるという。関節不安定性の診察においては患者に力を抜かせリラックスさせて診察することが肝要であり，外傷直後で激しい疼痛がある場合には，麻酔下での診察が必要になる。

1 四肢長

　骨の突出した部分を目安に図 12-13 のように巻き尺を当てて行う。骨の突出部のどの部位を基準においてもよいが，左右ともに同じ部位を基準に計測する。

A 上肢長

　肩峰から橈骨茎状突起までの距離をいう。肘関節を完全に伸展し，前腕を回外位とし手掌を前方に向け，上肢が体幹に接した状態で測定する。

B 上腕長

　肩峰より上腕骨外側上顆までの距離をいう。

C 前腕長

　前腕回外位での上腕骨外側上顆と橈骨茎状突起，または肘頭から尺骨茎状突起までの距離をいう。

D 下肢長

　2種類ある。上前腸骨棘突起から内果までの棘果間距離 spina malleolar distance（SMD）と，大腿骨の大転子から外果までの距離 trochanter malleolar distance（TMD）を測定する場合とがある。骨の突出した部分を目安に図 12-13 のように巻き尺を当てて行う。SMD は股関節を含めた下肢長であり，TMD は下肢のみの長さである。下肢長の左右差を，脚長差 leg length discrepancy（LLD）という。腰椎に側弯があり骨盤が傾斜していると，SMD は正常でも**見かけ上の脚短縮**があるように見える（図 12-13）。また，変形性股関節症などで一側の股関節が亜脱臼しているときには，SMD には左右差が生じるが TMD には差が生じない。

2 周径

　肉眼的に差が認められないようなわずかな左右差であっても，巻き尺を用いて計測すると客観的に評価できる。

　上腕周囲径は上腕二頭筋の筋腹，前腕周囲径は前腕の最も太い部分（肘関節のやや遠位）で測定する。

　大腿周囲径は通常，膝蓋骨近位端より 10 cm 近位を測定する。小児の場合 10 cm では近位す

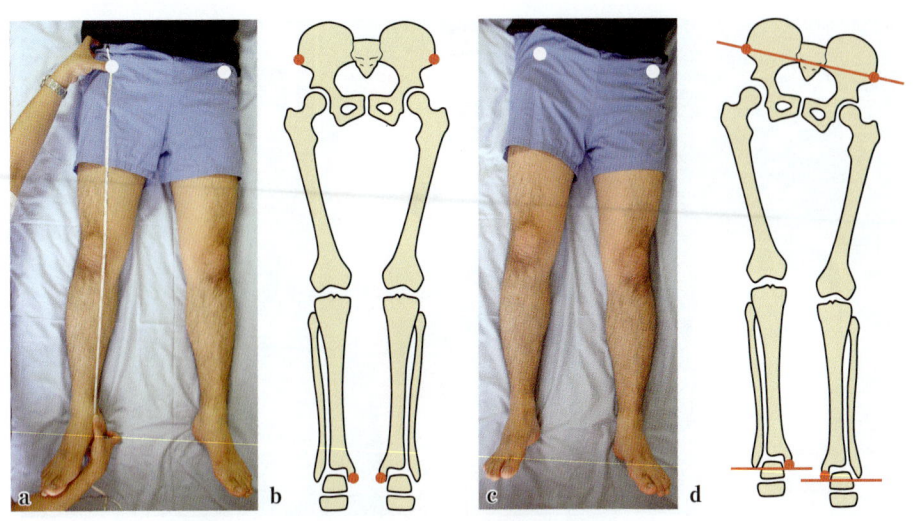

図 12-13 下肢長差の測定(写真内の白丸は上前腸骨棘を示す)
a, b. SMD は上前腸骨棘から内果までの距離である。骨盤に対し両下肢を対称的に置いて測定する。
c, d. 骨盤が側方傾斜した状態で測定すると、両側ともに同じ SMD であっても、見た目には一側下肢が短縮しているようにみえる。

ぎるため、5 cm 近位で測定する。片側の膝蓋骨高位などにより、基準の高さが異なる際には、関節裂隙から 10 cm 近位を測定する。下腿周囲径は下腿が最も太い近位 1/3 の部位で測定する。左右同じ測定部位で測定し比較することが大切である。

3 筋力

A 徒手筋力テスト
manual muscle testing(MMT)

個々の筋肉で筋力が低下しているかどうかを徒手的に評価する検査法である(巻末資料：→964 頁参照)。

筋力は**表 12-2** の判定基準のとおり 6 段階で評価する。各段階の中間的な筋力と判断すると 5−や 4＋と表現することもあるが、これらの細部の判定はあくまでも 6 段階を熟知したうえで使用しなければならない。徒手筋力テストは単に筋力を判定するだけでなく、検査を行っている筋の神経支配から、神経障害の高位や程度を知ることもできるため、筋肉の脊髄神経支配を覚えておくことが大切である。

表 12-2 筋力の判定基準

5 (normal)	強い抵抗を加えても、重力にうちかって関節を正常可動域いっぱいに動かすことができる筋力がある。
4 (good)	かなりの抵抗を加えても、重力にうちかって正常な関節可動域いっぱいに動かす筋力がある。
3 (fair)	抵抗を加えなければ、重力にうちかって正常な関節可動域いっぱいに動かすことができる。しかし、抵抗が加わると関節が全く動かない。
2 (poor)	重力を除けば正常な関節可動域いっぱいに関節を動かす筋力がある。
1 (trace)	筋肉の収縮は認められるが、関節運動は全く生じない。
0 (zero)	筋肉の収縮が全く認められない。

B 上肢の筋力と握力

上肢の筋力を大まかに診察するためには、肘を伸ばした状態で上肢を十分に挙上できるか否か(バンザイの肢位)、握手して握力 grip strength が落ちていないかを調べる。把持機能を計量するには握力計 hand dynamometer を用いる(**図 12-14a, b**)。関節リウマチなどで握力が著しく低下してい

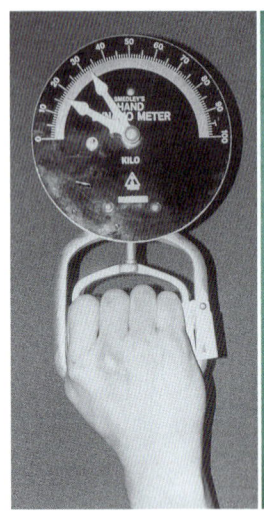

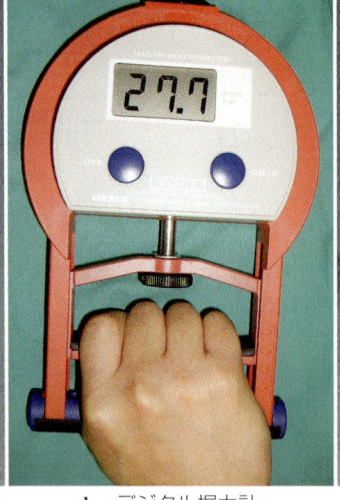

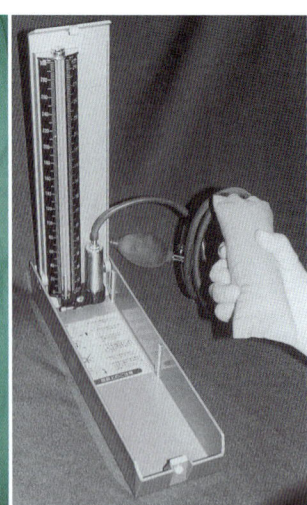

a. Smedley 型握力計　　**b.** デジタル握力計　　**c.** 水銀血圧計を改良した握力計
図 12-14　握力計 (a, c：鳥巣 原図)

る場合には，水銀血圧計を改良した握力計を用いる（図 12-14 c）。カフを膨らませて水銀柱を 20 mmHg まで上げて固定し，そのカフを患者に握らせて上昇した水銀柱の目盛りを握力として記録する（20 を引くわけではない）。関節リウマチの疾患活動性の指標である Lansbury（ランスバリー）活動指数（→268 頁参照）を求めるときには，片手で 3 回測定しその最高値をとる。手が左右ともに冒されている症例ではその平均値を記入する。指先で物をつまむピンチ力をみるにはピンチ計 pinch meter が有用である（図 12-15）。

ⓒ 下肢の筋力

　下肢の筋力低下を大まかに診察するためには，片脚で安定した状態で立っていられるか，つま先立ちで歩けるか（爪先歩行 toe gait），踵立ちで歩けるか（踵歩行 heel gait）を調べる。爪先歩行に際しては，踵の上がり具合を左右比較しながら観察する。もし，一側の踵の上がりが不十分であれば，第 1 仙骨神経支配の腓腹筋の筋力低下を意味している。踵歩行では足趾および足関節が十分背屈されているかに注目する。これらの背屈が不十分であれば，第 5 腰神経支配の足趾の伸筋や前脛骨筋の筋力低下と判定する。

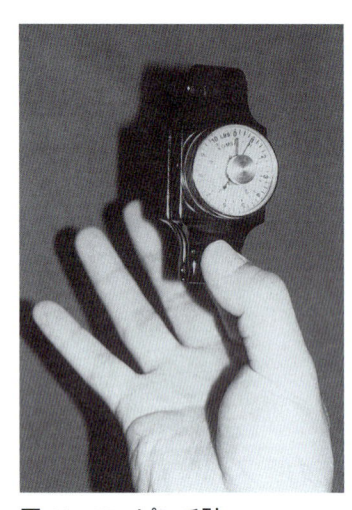

図 12-15　ピンチ計 (鳥巣 原図)

> **NOTE　ごまかし運動**
>
> 　1 つの目的の動作では，関節を動かす主動筋 agonist だけでなく共動筋 synergist も作用する。そのため主動筋が完全に麻痺していても，共動筋やその近傍の筋群の収縮で見せかけの関節運動が起こることがある。これを，ごまかし運動 trick motion とよぶ。例えば尺骨神経麻痺で母指内転筋に麻痺がある患者に，母指と示指の間で紙を挟ませ検者がその紙を引き抜こうとすると，患者は低下した母指内転筋の力をカバーしようとして健常な屈筋を収縮させ，母指を屈曲させて挟もうとする〔Froment（フロマン）徴候，→485 頁参照〕。ごまかし運動に惑わされて，麻痺の存在を見逃さないように注意する。

4 関節可動域

関節が動く範囲を関節可動域 range of motion（ROM）という。測定には角度計 goniometer を用いる。膝関節の屈曲変形や外反変形の程度も角度で表現する（図 12-16）。

脊柱を含め各関節の正常な動きの範囲は，日本整形外科学会ならびに日本リハビリテーション医学会で定められた関節可動域表示ならびに測定法（巻末資料，→956 頁参照）がある。この測定法で用いられている外旋，内旋などの関節運動の表現を理解することは大切なことなので，主なものを図 12-17 に示す。

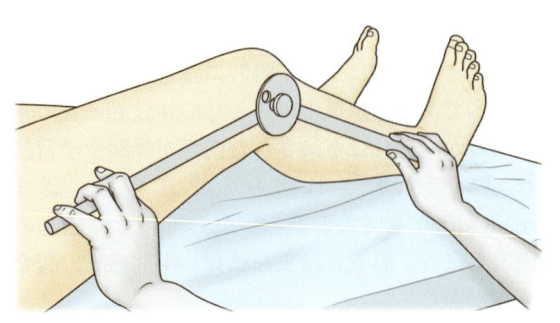

図 12-16 膝屈曲角度の測定

D 整形外科領域の各種検査

全身，局所の診察に引き続き，各部位ごとに詳しく診察を行っていくことになるが，詳細な診察

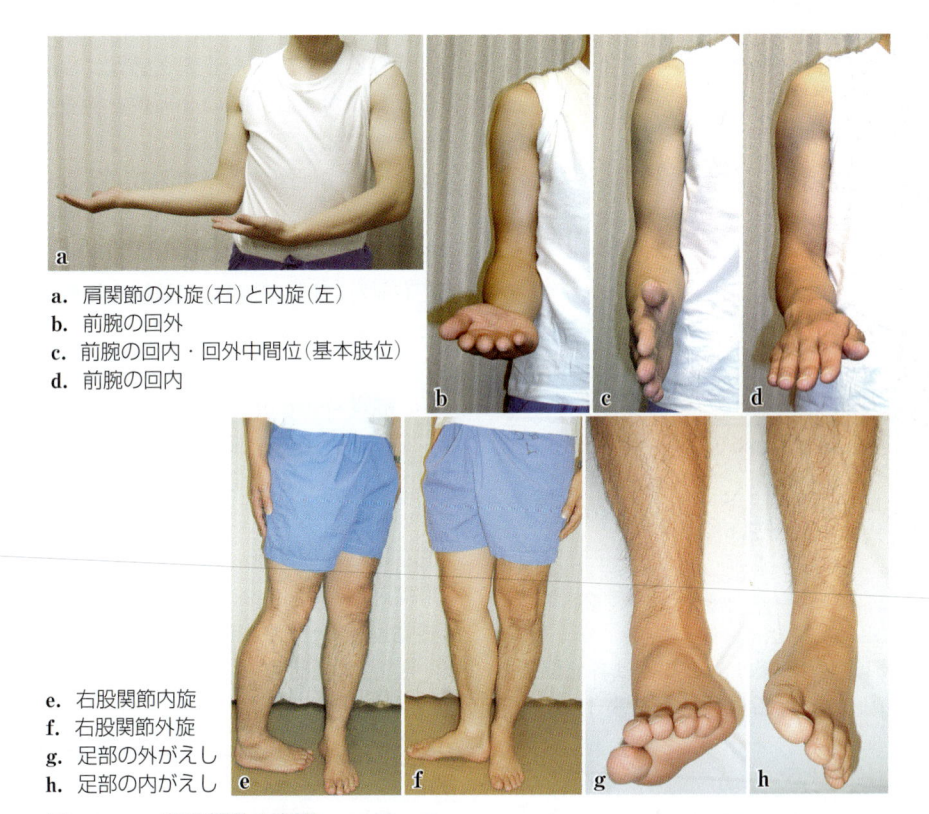

a. 肩関節の外旋（右）と内旋（左）
b. 前腕の回外
c. 前腕の回内・回外中間位（基本肢位）
d. 前腕の回内

e. 右股関節内旋
f. 右股関節外旋
g. 足部の外がえし
h. 足部の内がえし

図 12-17 関節運動の表現

外旋 external rotation と内旋 internal rotation：肩関節および股関節に関しては，上腕軸または大腿軸を中心として外方へ回旋する動きが外旋，内方へ回旋する動きが内旋である（a, e, f）。

回外 supination と回内 pronation：前腕に関しては，前腕軸を中心にして外方に回旋する動き（手掌が上を向く動き）が回外，内方へ回旋する動き（手掌が下に向く動き）が回内である（b, d）。

外がえし eversion と内がえし inversion：足部の運動で，足底が外方を向く動き（足部の回内，外転，背屈の複合した運動）が外がえし，足底が内方を向く動き（足部の回外，内転，底屈の複合した運動）が内がえしである（g, h）。

その他は，巻末資料参照。

表 12-3 整形外科領域における各種検査

部位	検査
肩関節	Yergason test ドロップアームテスト Neerのインピンジメント・テスト 不安定性テスト
肘関節	靱帯支持性テスト テニス肘テスト 尺骨神経の Tinel sign
手指	Allen's test Finkelstein test Perfect "O" test Froment sign Intrinsic plus test Phalen test
頸椎	Jackson test Spurling test Adson test
腰椎	下肢伸展挙上テスト(SLRT) 大腿神経伸展テスト(FNST) Hoover test Kernig's sign Valsalva test Gaenslen sign 骨盤不安定性テスト
股関節	Trendelenburg test Patrick test インピンジメント徴候(FADER test)
膝関節	McMurray test Apley test Lachman test 前方引き出し・後方引き出しテスト 内反・外反動揺性テスト
足関節・足	Thompson test Homans sign 足関節背屈テスト 内反・外反テスト

方法については各論に譲り，ここでは各部位ごとの整形外科領域における各種検査を表12-3に示す。

E 神経学的検査

神経学的な診察の目的は，体幹や四肢に生じた感覚障害や運動障害の障害高位を診断することであり，その障害の程度が完全か不完全かを可能な限り把握することにある。例えば，手のしびれを主訴に来院した患者の障害部位が，脊髄にあるのか末梢神経にあるのかを，感覚，徒手筋力テスト，腱反射で判断するといった一連の診察である。

1 感覚
sensation

感覚とは刺激によって瞬時に惹き起こされる意識内容である。類似の用語として知覚 perception があるが，これは意識された内容が経験や学習に基づいて解釈されたものを意味し，認知 recognition と同義である。整形外科では感覚の障害を扱う。感覚には表在感覚，深部感覚，複合感覚がある。

A 表在感覚
superficial sensation

受容器が皮膚にある表在感覚には触覚，痛覚，温度覚が含まれ，この3種類を検査する。検査に先立って知っておかねばならないことは，表在感覚の髄節支配図の大略である。Keegan(キーガン)の皮膚感覚帯 dermatome と末梢神経幹別にみた支配領域を図12-18に示す。表在感覚の検査は，左右対称に同じ神経支配領域を比較し，さらに異なる神経支配領域も比較しながら行っていく。

1 ● 触覚 sense of touch

柔らかい毛筆や脱脂綿の小片を軽く接触させて調べる。このとき毛筆や脱脂綿をこすってはならない。なでるときには，神経支配領域ごとに常に左右同じ範囲で行い比較するよう行う。診察の結果は感覚鈍麻 hypesthesia，感覚消失 anesthesia，感覚過敏 hyperesthesia として表現し記載する。

触覚の閾値を検査できる Semmes-Weinstein (セメス-ワインシュタイン)モノフィラメントによる検査もよく行われている(図12-19)。

2 ● 痛覚 pain sensation

安全ピンや，裁縫でデザインを写すときに使うルーレット roulette の針先を鋭利にした痛覚刺激器などを用いる。ルーレット自体の重みで刺激しながら遠位から近位へ転がしてくると，痛覚低下部から正常部への移行点が容易に判別できる。皮膚の表在感覚は神経の二重支配があるために，障

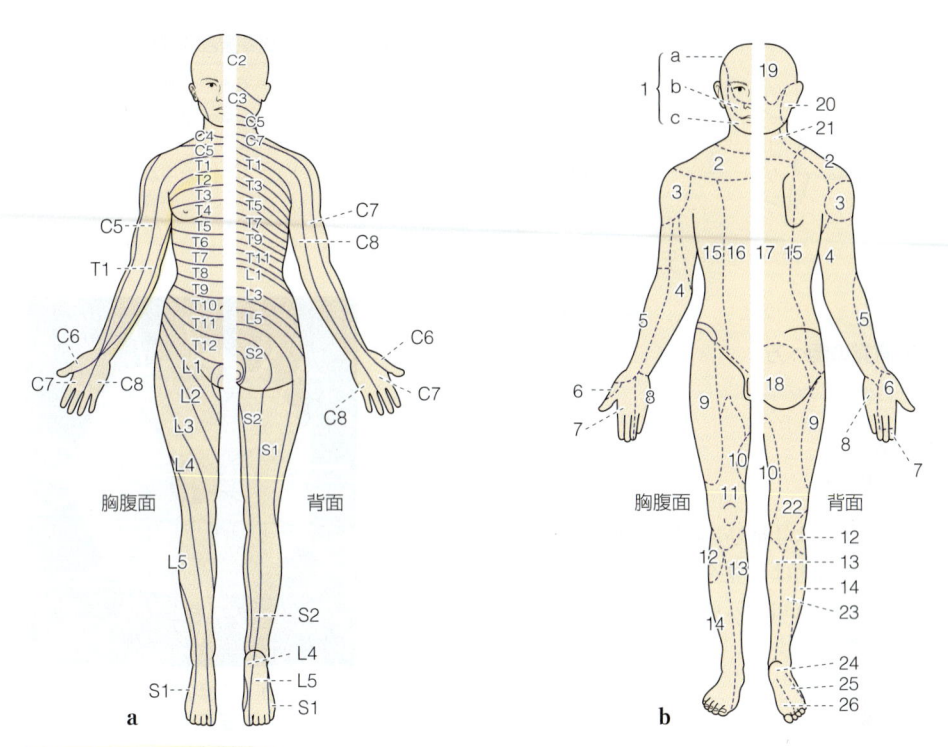

図 12-18　皮膚感覚帯

a. Keegan の皮膚感覚帯：脊髄レベル（神経根）別にみた表在感覚帯である。(Keegan & Garrett, 1948 より改変)

b. 末梢神経幹別にみた支配領域：手の神経損傷などの診断には大切である。

1. 三叉神経（a. 前頭神経　b. 上顎神経　c. 下顎神経）　2. 鎖骨上神経　3. 腋窩神経　4. 前腕皮神経（橈骨神経の枝）5. 外側前腕皮神経（筋皮神経の枝）　6. 橈骨神経浅枝　7. 正中神経　8. 尺骨神経　9. 外側大腿皮神経　10. 閉鎖神経　11. 大腿神経前皮枝　12. 総腓骨神経　13. 伏在神経　14. 浅腓骨神経　15. 胸神経外側皮枝　16. 胸神経前皮枝　17. 胸神経内側皮枝　18. 仙骨神経後枝　19. 大後頭神経　20. 大耳介神経　21. 頚部神経　22. 後大腿皮神経　23. 腓腹神経　24. 脛骨神経　25. 外側足底神経　26. 内側足底神経

(Chusid JG, McDonald JJ：Correlative Neuroanatomy and Functional Neurology, 18 th ed. Lange, 1982 より一部改変)

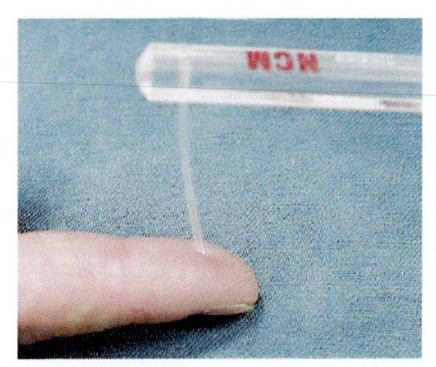

図 12-19　Semmes-Weinstein モノフィラメント

フィラメントの太さによって，皮膚にかかる圧力が異なる。触覚の閾値を計測することができる。　　　　　　　　　　（越智 原図）

害部位と健常部位との境界が必ずしも明確でないこともある。診察の結果は，痛覚鈍麻 hypalgesia，痛覚消失 analgesia，痛覚過敏 hyperalgesia で表現し記載する。

3　温度覚 temperature sensation

42℃ 前後の温湯と約 10℃ 程度の冷水を別々の試験管に入れて検査を行う。接触させる時間は 3 秒程度でよい。「感じますか？」と尋ねるよりも温かいか冷たいかを聞くことが大切である。検査結果は，温度覚鈍麻 thermohypesthesia，温度覚消失 thermal anesthesia，温度覚過敏 thermohyperesthesia と表現し記載する。

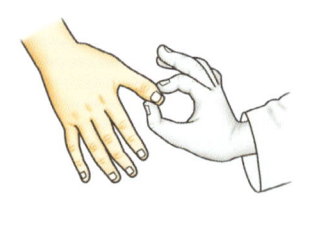

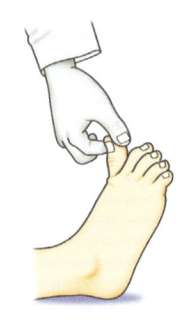

図12-20 位置覚の調べ方

表12-4 音叉での障害部位の判定

鎖骨	C4	腸骨稜	L2
橈骨遠位	C6	脛骨粗面	L3, 4
示指	C7	内果	L4
尺骨遠位	C8	母趾	L5
		腓骨	S1

(Inman & Saundersによる)

B 深部感覚
deep sensation

深部感覚の受容器は骨格筋，腱，関節包，骨膜に存在する。深部感覚は視覚を用いずに関節の運動方向や位置などを認知する感覚で，位置覚，深部痛覚，振動覚を検査する。

1 ● 位置覚 position sense

関節がどの肢位にあるのかを調べるときには，閉眼させて行う。検者は患者の指の側面を親指と示指で挟むことが大切である（図12-20）。頸髄レベルの診察では母指（C6神経支配），中指（C7神経支配），小指（C8神経支配）の3カ所を調べる。

2 ● 深部痛覚 deep pain sense

精巣（睾丸）やアキレス腱を強く握ると強烈な痛みを訴える。脊髄癆などでは，この感覚が鈍麻もしくは消失する。神経炎では逆に過敏となる。

3 ● 振動覚 pallesthesia, vibratory sense

音叉を用いて調べる。解剖学的部位と支配髄節との関係を表12-4に示す。

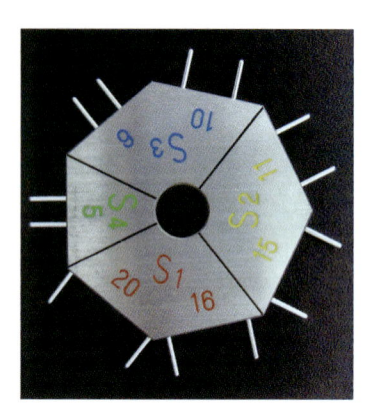

図12-21 二点識別覚を調べるテスター

C 複合感覚
combined sensation

皮膚に書かれた字を当てるとか，手で物体を識別可能かどうか検査するもので，大脳の前頭葉が関係している。整形外科領域では，二点識別覚 two-point discrimination（2 PD, TPD）が重要である。図12-21に示すテスターを用い，皮膚の二点に同時に刺激を加え識別可能な二点間の最小距離をもって表示する。健常な指尖で3〜5 mm，手掌で7〜10 mm程度である。手が十分に機能を発揮するためにはこの感覚が不可欠であり，正中神経など末梢神経損傷では，神経回復の判定にしばしば用いられている。開眼させた状態で診察する。

2 反射
reflex

反射を調べることで，障害の部位が脊髄にあるのか末梢神経にあるのか，脊髄であればどの高位に病変が存在するのか見極めることができる。腱反射，表在反射，病的反射が重要である。

> **NOTE　錯感覚と自発性異常感覚**
>
> 錯感覚 paresthesiaとは表在感覚の障害であって，外から与えられた刺激に対し，正常では経験しない質的に異なった感覚，例えば焼け付くような（burning），あるいはチクチクするような（tingling）感覚をいう。
> 自発性異常感覚 dysesthesiaとは，中枢または末梢の神経障害で，外からの刺激がないのに自発的に経験する異常な感覚をいう。

表12-5 深部腱反射

反射名	支配髄節	支配神経
下顎反射	脳橋より上位	
上腕二頭筋腱反射	C5～6	筋皮神経
腕橈骨筋反射	C5～6	橈骨神経
上腕三頭筋腱反射	C6,7～8	橈骨神経
胸筋反射	C5～T1	前胸神経
膝蓋腱反射（PTR）	L3～4	大腿神経
アキレス腱反射（ATR）	S1～2	脛骨神経

表12-6 表在性皮膚反射

反射名	支配髄節
腹壁反射 上	T7～9
下	T11～12
挙睾反射	T12, L1
肛門反射	S2～4
足底反射	L5, S1～2

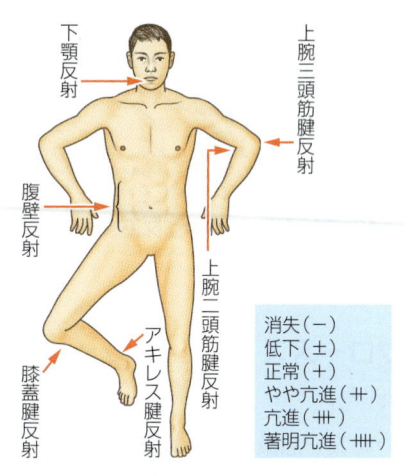

図12-22 腱反射の記録

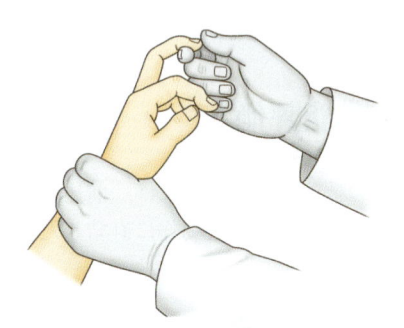

消失（－）
低下（±）
正常（＋）
やや亢進（＋＋）
亢進（＋＋＋）
著明亢進（＋＋＋＋）

図12-23 Hoffmann反射

A 腱反射
tendon reflex

　筋の緊張をほぐし，検査しようとする筋腱をやや伸展させた状態で行う．腱を急に叩打することでその刺激が引きがねとなって瞬間的に筋肉が収縮する現象である．表12-5に示すような反射を近位より遠位に向けて調べ，図12-22のように記載する．脊髄レベルでの障害では，障害髄節高位の反射は低下し，障害髄節より遠位を中枢とする反射は亢進する．例えば第5頸椎(C5)髄節の圧迫病変では，二頭筋反射は低下し，腕橈骨筋以下の腱反射が亢進する．馬尾や末梢神経の障害では，腱反射は消失もしくは減弱する．

B 表在反射
superficial reflex

　皮膚または粘膜に刺激を与え筋肉の反射的収縮を引き起こさせる診察である．腹壁反射，挙睾反射，肛門反射が重要で，反射の消失は錐体路障害を意味する（表12-6）．なお，脊髄損傷の完全麻痺では肛門周囲の皮膚粘膜移行部の触覚と痛覚が消失し，肛門反射が消失する．

C 病的反射 pathologic reflex

　皮膚表面の刺激で引き起こされる異常な手指や足趾の動きをみる．病的反射は健常では出現しない．病的反射が出現すると，末梢神経障害ではなく錐体路障害を疑う．上肢では，中指の爪をはじき母指が屈曲するか否かをみるHoffmann（ホフマン）反射（図12-23），中指先端を背側に強くはじき母指の内転屈曲の有無をみるTrömner（トレムナー）反射，手指の掌側をハンマーで叩き4指および母指が屈曲するか否かをみるWartenberg（ワルテンベルグ）反射（図12-24）などがある．また，下肢では脛骨外果の後下方をこするときに母趾が背屈するChaddock（チャドック）反射，足趾に近い測定隆起部を叩打すると全足趾が測定方向へ屈曲をするRossolimo（ロッソリーモ）反射，足底外縁を踵の方から足趾の方向にこするときに母趾が緩徐に背屈するBabinski（バビンスキー）反射などがある．

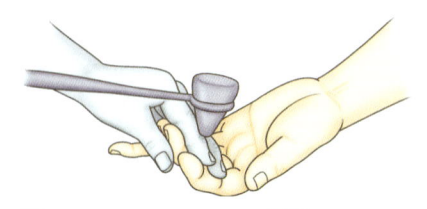

図12-24　Wartenberg反射

3 クローヌス
clonus

患者の筋腹を急激に他動的伸展させると，律動的な筋肉の収縮が連続して生じるもので，錐体路障害が考えられる。膝クローヌスと足クローヌスがある。

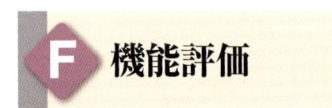

F 機能評価

運動器の機能障害の評価には，前述の各診察項目の所見とともに，日常動作に直結した総合機能の診察が必須である。個別の機能障害が統合されて起こるADLでの能力低下（障害）disabilityの改善を目指すには，患者が困っていると想定されるADLに類似した動作などを診察室でできるだけ再現し，その動作に伴う苦痛や動作の異常を記載する。歩容，脱衣動作，診察室の扉の開閉など注意深く観察するとともに，具体的にどのような日常生活動作が困難であるかを患者に聞き，実際に動作を行ってもらって評価することが肝要である（表12-7, 8）。

●参考文献
1) 杉岡洋一（監修），岩本幸英（編集）：神中整形外科学 第22版．南山堂，2004
2) Hoppenfeld S（原著），野島元雄（監訳）：図解四肢と脊椎の診かた．医歯薬出版，1984
3) Cipriano JJ：Photographic manual of regional orthopaedic and neurological tests, 5 th ed. Lippincott Williams & Wilkins, Philadelphia, 2010
4) Cleland JA, Koppenhaver S：Netter's orthopaedic clinical examination：An evidence-based approach, 2 nd ed. Saunders, Philadelphia, 2010

表12-7　上肢の総合機能

① 手を口まで持っていく	肩関節の挙上と肘関節の屈曲。
② 手掌を顔につける	肘関節の屈曲と手関節の背屈。
③ 茶碗を手掌で持つ	前腕の回外。
④ 握る	指の屈曲。最大限に努力させて屈曲したときの指先と手掌間の距離（finger palm distance：FPD）を計測すると定量化できる。
⑤ つまむ	母指と示指や小指間のつまみは，様々な関節や神経機能の異常で障害される。
⑥ 箸をつかう	手指の複合機能。
⑦ 開眼で机上のコインをつまむ	手指の複合機能。
⑧ 閉眼で指を使ってコインを識別する	手指の感覚。
⑨ 指の屈伸を繰り返す	できるだけ早く行わせる。10秒間に何回繰り返せるかを数える（10秒テスト）。頚髄の障害では，回数が低下し完全伸展ができなくなる。
⑩ 上肢が後頭部に届く（結髪）	肩関節の挙上と外旋。
⑪ 上着の袖に腕を通す	肩関節の挙上。不自由があれば，患側は腕を先に通し，健側を後で通して羽織る。
⑫ シャツの最上のボタンをかける	肘関節の屈曲。口に手が届いても，肘関節の軽度の屈曲制限でこの動作ができないことがある。動作に時間がかかれば機能障害があると考える。
⑬ 腰の中央に手が届く（結帯）	肘関節の屈曲と肩関節の伸展と内旋。
⑭ 椅子を運ぶ	ある程度の重みのものを持ち上げる機能の評価。肩，肘，手など痛みのために持ち上げられない状態を確認。また，痛みを回避するための動作を見極める。
⑮ 手掌をついて身体を支える	上肢支持機能の総合的な評価。椅子から立ち上がるときに手掌を肘掛けや机に置いて支えるのが普通の動作。手関節の痛みや背屈制限があると，この動作が困難となる。握りこぶしで支えたり，指で机の縁につかまったりして代償する。

表12-8 下肢の総合機能

① 手の支えなしに椅子から立ち上がる	両側膝関節が110°以上屈曲できないと，反動をつけなければ立ち上がれない。片側に痛みや筋力低下や可動域制限があれば，健側のみに力を入れて立ち上がる。片側だけで立ち上がれれば大腿四頭筋は正常とみなせる。高齢者では統合機能が低下すると痛み，筋力低下や可動域制限がなくても困難になり，時間を要する。
② 片側で立っている（片脚起立）	下肢の痛み，筋力，安定性の評価になる。
③ 片脚爪先立ち，爪先歩行 toe gait	下腿三頭筋筋力，足関節の安定性。下腿三頭筋力が正常か否かの検査は立位で行う。
④ 踵歩行 heel gait	前脛骨筋，足趾伸筋力の評価になる。
⑤ しゃがみ込み（蹲踞，うずくまり）squatting	股関節と膝関節の屈曲制限，足関節の背屈制限およびこれらの関節の疼痛があると制限される。しゃがんだときに膝や踵の高さの左右差に注目。股関節の屈曲制限があれば，膝が床面に近づき，足関節の背屈制限があれば踵が浮く。
⑥ 階段の昇降	股関節，膝関節，足関節の運動制限および下肢筋力の評価になる。小さい踏み台を診察室に用意すると，実際の動作を観察できる。股関節や膝関節の痛みがあると，昇るときは健側上段，降りるときは患側下段にして，1段ごとに両脚をそろえて昇降する。
⑦ あぐらをかく	股関節の屈曲と外転制限すなわち開排制限があると困難になる。
⑧ 靴下を履く	股関節，膝関節の屈曲制限があると困難になる。
⑨ 膝頭を対側の肩に近づける	股関節の屈曲，内転が十分できないと困難。大腿骨頭の変形が起こる Perthes（ペルテス）病，大腿骨頭すべり症，大腿骨頭壊死，変形性股関節症などで制限される。
⑩ 膝伸展位での下肢挙上	ベッド上で検者が患者の下肢を挙上すると（下肢伸展挙上テスト straight leg raising test）腰椎椎間板ヘルニアなどでは Lasègue（ラゼーグ）徴候とよばれる疼痛が誘発される（→564頁参照）。しかし，患者に自動的に行わせると，大腿四頭筋の筋力低下，股関節の疼痛などを反映した下肢の統合機能を知ることができる。股関節の痛みが強くなると，ベッドへの移動や車に乗るときなどに，自分の脚を持ち上げることができず，手で脚を持ち上げるようになる。

5) 武内重五郎（著），谷口興一，杉本恒明（改訂）：内科診断学 第15版．南江堂，1997
6) Hoppenfeld S（原著），津山直一（監訳）：整形外科医のための神経学図説．南江堂，1979
7) McRae R：Clinical orthopaedic examination, 6 th ed. Churchill Livingstone Elsevier, Edinburgh, UK, 2010

第13章 検査

検査総論

1 検査の目的

正しい診断に至るための最初のステップは詳細な病歴聴取と的確な理学的所見の獲得であることは論を俟たないが，検査はさらに診断確定のための有力な情報を与えてくれる．骨関節を対象とする整形外科領域ではX線検査は日常診療において最も簡便，かつ使用頻度の高い検査であるが，近年，CT，MRI，超音波など他の画像診断技術の発達に見られるように，各種検査技術の進歩は著しく，検査のオプションは着実に拡大している．これらを適切に組み合わせて利用すれば極めて有効なツールとなり，診断確定の目的以外にも病態の把握，重症度や予後の判定，治療方針の決定，さらには治療効果の判定などにおいて重要な役割を果たすことが可能となる．

2 検査における心構え

A 検査に関する最新の知識を得る

ある疾患に関して，どのような検査が存在するのか，現在どのような検査法が主流となっているかを知っておく必要がある．例えば，半月板損傷に対する関節造影は過去の検査となりMRIに取って代わられたように，すでに臨床的意義を失った検査法や他の検査に淘汰された検査法も稀ではない．常に最新の動向に留意し，時代の流れに遅れを取らないようにすべきである．本章では検査の歴史的な意味を知るうえで，使用頻度の低くなった項目もできるだけ記載するようにつとめたが，現在の臨床的位置づけについても示している．

B 検査の基本原理について理解する

各検査の基本的な原理について十分理解しておくことが重要である．例えばMRIのT1，T2緩和時間についての知識は，各画像の特徴を理解するうえで役立つし，超音波の周波数モードに関する知識も確実な画像所見の獲得や読影に有用である．

C 無駄のない検査計画を立てる

当然のことながら無用な検査を実施すべきではない．正しい診断に至るための必要最小限の検査に限定し，漫然と不要な検査を追加しないこと，綿密な検査計画を立てることが重要である．ただし，施設によっては利用できない検査もある．現在，利用できる範囲で最善の結果が得られるような検査計画を立てなければならない．

D スキル向上に努める

関節鏡，脊髄造影など高い技術が要求される検査では，日々スキルの向上に努めることを忘れてはならない．達人の優れた技術を観察し，それを模倣すること．そして，独自に新たな工夫を加えることが重要である．

E 患者への説明

患者にとって検査は不安や恐怖をもたらす．できるだけ非侵襲の検査を選択し，検査の意義や合併症のリスクについて十分な説明を行い，患者の

苦痛や恐怖心を軽減するように努めるべきである。必要があれば同意書を取っておく。また，手術時に採取した組織などを安易に他の目的で使用することは厳に慎むべきであり，特に遺伝子検査などを無断で行ってはならない。

3 検査結果をどうとらえるか

検査は万能ではない。例えば細菌培養検査の感度（→NOTE「特異度と感度」を参照）は決して高くない。Cockerill らの報告によると，血液培養 1 セットの感度は 65.1%，2 セットの感度は 80.4% である。これは血液培養 1 セットの採取では，約 35%

> **NOTE　特異度と感度**
>
> 検査は疾患を検出するため，あるいは疾患を除外する目的で行われる。有病者を正しく陽性と判定することを真陽性 true positive，無病者を誤って陽性と判定することを偽陽性 false positive という。また有病者を誤って陰性と判定することを偽陰性 false negative，無病者を正しく陰性と判定することを真陰性 true negative という。
>
> 感度 sensitivity とは，ある検査について「有病者を正しく陽性と判定する割合」として定義される値である。感度が高い検査では，偽陰性（見逃し）は少なくなるが，逆に通常は偽陽性が増える。すなわち感度が高い検査が陰性ならば，その疾患を除外しやすいと言える。
>
> 特異度 specificity とは，ある検査について「無病者を正しく陰性と判定する割合」として定義される。特異度が高い検査では偽陽性は減るが，通常，偽陰性は増える。すなわち特異度が高い検査が陽性ならば，その疾患の確定診断に有用である。感度・特異度は疾患側からみて，検査そのものの特性を評価するものである。
>
> なお，陽性的中率とは検査の陽性者のうち有病者の割合，陰性的中率とは検査の陰性者のうち無病者の割合と定義される。これらは検査結果側からみて，ある群における疾患の存在する確率を示しており，有病率の影響を受ける。たとえば陽性的中率は，同じ感度，特異度の検査であっても有病率が低いほど低くなる（表 13-1）。
>
> 理想的な検査とは，感度，特異度ともに 100% の検査であるが，そのような検査は存在しない。カットオフ値とはある検査における正常と異常の境界値を指すが，感度と特異度，両方の値をできるだけ高くするよう適切なカットオフ値を設定することが原則である（図 13-1）。
>
> 横軸に偽陽性率（1－特異度），縦軸に感度をプロットし，カットオフ値をパラメータとして変化させたものが，ROC 曲線である（図 13-2）。カットオフ値を大きな値から徐々に小さくしていくと，最初は感度，偽陽性率も 0 であるが，次第に感度が上昇し，遅れて偽陽性率が上がる。最終的には感度も偽陽性率も 100% となる。全く意味のない検査では ROC 曲線は対角線に一致する。有効な検査であればあるほど，対角線から左上に移動し，完璧な検査では ROC 曲線は左辺-上辺に一致する。

表 13-1　検査の 2×2 表

	疾患（＋）	疾患（－）	計
検査（＋）	a	b	a＋b
検査（－）	c	d	c＋d
計	a＋c	b＋d	a＋b＋c＋d

感度 a/(a＋c)，特異度 d/(b＋d)，陽性的中率 a/(a＋b)，陰性的中率 d/(c＋d)
有病率（a＋c）/(a＋b＋c＋d)

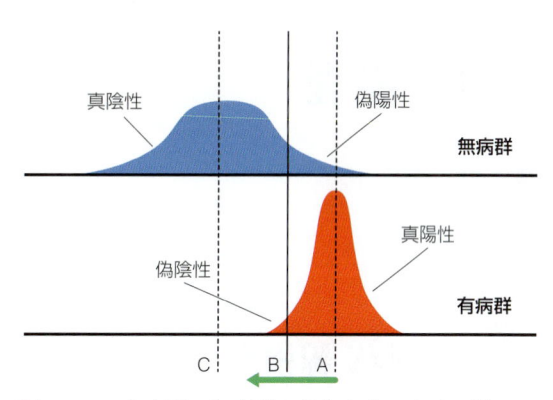

図 13-1　有病群，無病群の分布とカットオフ値
カットオフ値を A, B, C と移動させると，真陽性，偽陰性，偽陽性，真陰性は変化する。

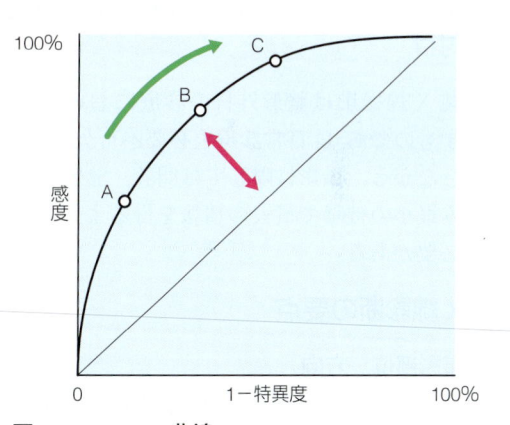

図 13-2　ROC 曲線
横軸に偽陽性率（1－特異度），縦軸に感度をプロットし，カットオフ値をパラメータとして変化させたものである。

の菌血症が見過ごされることを意味する。感度を上げるためには，複数検体の採取や繰り返し検査が必要な場合も少なくない。

X線検査においても撮影方法，撮影時期，画質によって感度は異なってくる。1回の検査結果のみを鵜呑みにせず，他の臨床所見との整合性を慎重に判断することによって総合的な診断能力は高まっていく。そして，その結果を次の診療にフィードバックしていく態度が必要である。

画像検査

A 単純X線検査

1 X線診断にあたって留意すべきこと

A 整形外科診療におけるX線診断の位置付け

単純X線撮影は整形外科の診療において根幹をなすものであり，日常診療上必要不可欠である。しかしながら，撮影に際しては問診，診察の手順を踏み最小の被曝で最大の情報を得るように心がける必要がある。

B X線診断の要点

1● 撮影部位，方向

正面像と側面像の2方向の撮影を原則とする。部位ごとの正しい正面像，側面像の解剖学的知識が不可欠である。必要に応じて斜位，機能撮影，ストレス撮影や立位での撮影を追加する。ストレス撮影は，靱帯損傷や偽関節が疑われる場合に行われ，不安定性の有無を明らかにすることができる。立位での撮影は，臥位では得られない日常生活動作に近い荷重条件下での脊椎や下肢関節の状態を再現することができる。関節の撮影においては，関節裂隙をきちんと描出することが必須であり，各関節の解剖学的特性に応じて接線方向にX線が入射されるよう工夫する。

2● 正常と異常の区別

X線診断に際しては性別，年齢，部位ごとの正常像の知識が不可欠である。骨端閉鎖前の症例に対しては，骨端核の出現時期，骨の正常な成長過程についての注意深い観察が必要である。また，四肢関節の単純X線像は，左右の対比がしばしば有効である。一見，異常と思われる陰影でもnormal variantの可能性があり，正常と異常を見極める読影力が求められる。

3● 骨，関節，軟部組織などの観察

単純X線像の読影の際はまず全体像に目を向け，骨の外形と輪郭の変化をチェックする。次に細部に目を移し，皮質骨と海綿骨の変化を観察するが，骨陰影の辺縁の鮮明度，連続性，濃淡の有無について注意深く読影する。骨膜反応の有無を確認することも重要である。関節周囲では関節裂隙の幅，骨嚢胞，骨棘など関節疾患特有の変化に留意する。脊椎では椎骨相互の配列に注目する。さらに骨外軟部組織の腫脹や石灰化などの所見も見逃してはならない。

4● 経時的撮影

初診時には異常所見が明らかではないことも少なくない。その際は臨床所見，CT，MRIなど他の検査所見とも併せて，経過を追ってX線検査を追加することも必要である。

5● 放射線被曝

1回の胸部X線検査での一般的なX線撮影における被曝量は胸部0.04 mSv，腹部1.2 mSv，上部消化管8.7 mSv，胸部CT 7.8 mSv，腹部CT 7.6 mSvである。骨関節のX線撮影での被曝量はさらに低いとされているが，患者のみならず，医療関係者自身も放射線被曝を最小限に留めるように配慮する。

C 成長期における骨の単純X線像

乳児の骨の単純X線像では骨関節の輪郭の大部分はまだ軟骨組織からなり，外形のすべてが写し出されることはない。出生時にみられる骨化核は一次骨化核 primary ossification center とよば

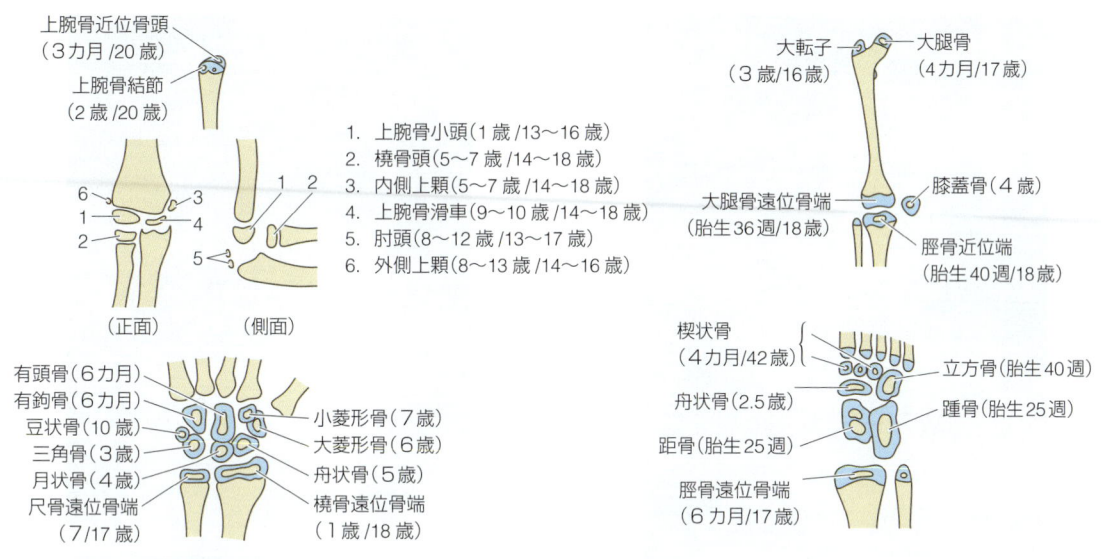

図 13-3　二次骨化核の出現時期と癒合時期（出現時期/癒合時期）

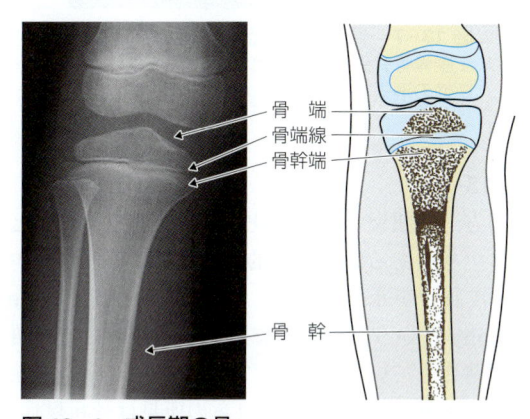

図 13-4　成長期の骨

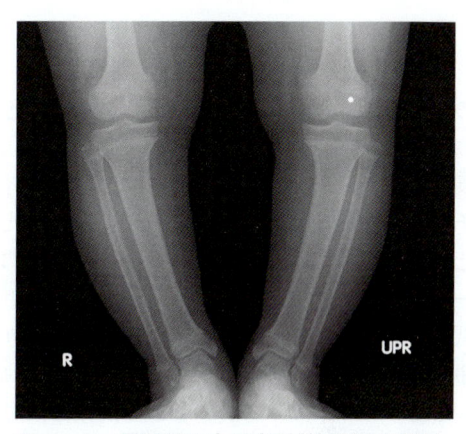

図 13-5　下腿骨の内反変形（軟骨無形成症）

れ，その後，二次骨化核 secondary ossification center が出現する。これらが癒合することで骨が完成する。骨化核の出現時期と癒合時期は骨の成熟度を示し，成長の指標の1つとなる。骨化核の数と大きさなどのX線所見と暦年齢を対比したものを骨年齢 bone age とよぶ（図 13-3）。

成長期の四肢長管骨の単純X線像では，骨端 epiphysis と骨幹端 metaphysis の間に成長軟骨板 growth plate が存在する。成長軟骨板は成長が進むにつれて線状となり，骨端線 epiphyseal line とよばれる。成長とともに骨端線は消失し，骨端と骨幹端は癒合して骨髄は連続する（図 13-4）。

D 病的単純X線像

1 骨の変化

a 外形と輪郭の異常

骨は常にリモデリング（→12頁参照）されており，その形状は力学的，遺伝的要因のほかに，栄養，代謝，腫瘍，炎症，外傷，加齢など様々な疾患で変化する。原発性あるいは転移性腫瘍により骨の輪郭の不整や構造の変化がしばしばみられる。骨陰影の濃度や骨梁構造に異常を伴わない骨端や骨幹端の変形は遺伝的な骨疾患に多い（図 13-5）。変形性脊椎症，変形性関節症などの変性疾患も骨の外形が変化する。輪郭の不整や陥凹は局所的に

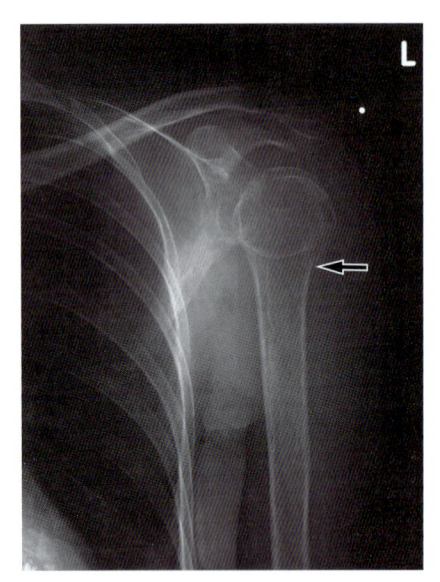

図13-6 上腕骨近位部骨折
上腕骨頸部に輪郭の不整を認める(矢印)。

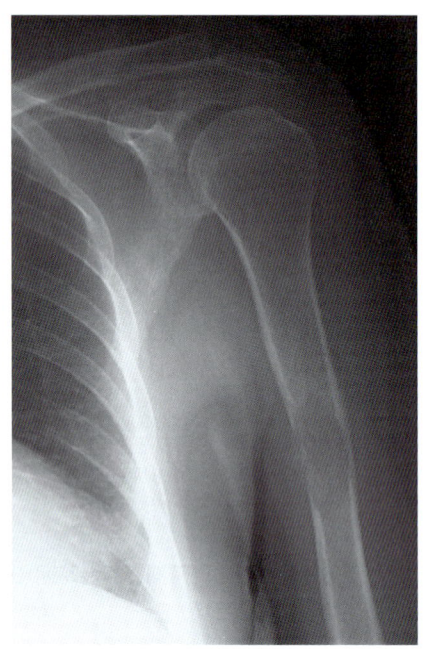

図13-7 骨透亮像(転移性骨腫瘍)
上腕骨骨幹部に透亮像と皮質骨の菲薄化,連続性の消失を認める。

骨の構造に異常をきたしていることを示し,悪性腫瘍の転移,炎症,骨折(図13-6)などを示唆する。成長期では年齢に応じた骨化核出現/癒合の有無をチェックする。骨化核の出現が早い疾患の代表例としてはMcCune-Albright(マッキューン-オールブライト)症候群などの性早熟疾患や甲状腺機能亢進症などがある。骨化核の出現が遅れる疾患にはクレチン病,下垂体機能低下症,くる病,Cushing(クッシング)症候群などの内分泌疾患や代謝障害(→334頁参照)がある。

b 皮質骨と海綿骨の陰影

一般に正常な皮質骨の陰影は濃淡の乱れはなく一様である。骨陰影の強弱(濃淡)は,骨組織内カルシウムの分布異常と骨の構造変化を表す。皮質骨では骨陰影の強弱,皮質幅,局所の輪郭が重要である。これらの所見は海綿骨にも同様にみられることもあり骨梁構造の変化にも留意する。局所的に骨陰影の濃度が低下して骨が抜けて見えるものを骨透亮像translucencyという。骨透亮像には孤立性のもの,多発性で皮質全体に斑紋状に透明巣が広がっているもの,透明部の中に硬化像が混在するものなど様々なパターンがある。骨透亮像を認めたら皮質骨陰影の幅や輪郭をさらに観察する。さらに皮質骨が不規則に薄くなり消失している所見は,骨髄炎や悪性腫瘍の浸潤を示唆する(図13-7)。

一方,骨粗鬆症,骨軟化症,関節リウマチなどでは全身的あるいは局所的に骨陰影の濃度が減少し,皮質骨が菲薄化する。この状態を骨萎縮 bone atrophyという。全身的に骨陰影が減少し骨皮質が菲薄化している場合は,海綿骨の骨梁構造の陰影濃度も低下している。これらの所見は骨粗鬆症,骨軟化症,副甲状腺(上皮小体)機能亢進症,骨形成不全症などにみられる。白血病や骨髄腫など骨髄細胞がびまん性に増殖する腫瘍性疾患でも皮質骨が菲薄化する。局所的に皮質骨が菲薄化する疾患にSudeck(ズーデック)骨萎縮〔複合性局所疼痛症候群タイプⅠ complex regional pain syndrome (CRPS) typeⅠ〕(図13-8)がある。骨折,靱帯損傷などの外傷後に急激に骨萎縮を生じ激しい疼痛を訴える。

逆に皮質や骨梁が増加することにより,骨陰影の増強所見として観察される状態を骨硬化 sclerosisという。局所的な骨硬化像は悪性腫瘍,特に前立腺癌の骨転移,骨髄炎,疲労骨折 fatigue fracture,類骨骨腫 osteoid osteoma,骨Paget(パジェット)病などでみられる。全身的に骨硬化性陰影を呈するものには大理石骨病 osteopetrosis

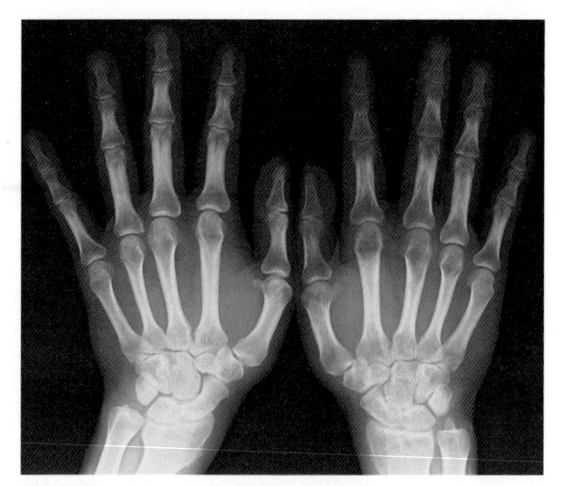

図13-8 Sudeck骨萎縮(CRPS type I)
右手手指骨にびまん性に骨萎縮を認める。

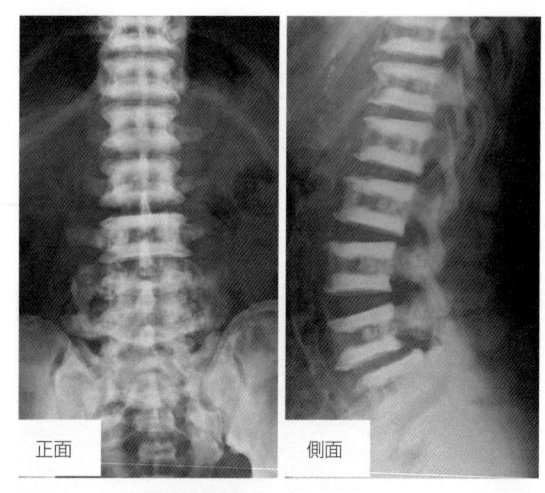

図13-9 大理石骨病
骨性終板が幅広い硬化像を呈し，ラガージャージ像 rugger-jersey appearance あるいはサンドイッチ脊椎 sandwich spine と称される特徴的な所見を示す。

〔Albers-Schönberg(アルバース-シェーンベルグ)病〕があり，ラガージャージ像 rugger-jersey appearance あるいはサンドイッチ脊椎 sandwich spine と称される特徴的な所見を示す(図13-9)。

c 骨膜反応

骨膜は関節部以外の骨皮質を覆っており，通常は単純X線像には写らない。単純X線像での骨膜陰影の出現は病的状態を意味し，骨膜反応 periosteal reaction とよばれる。骨膜反応は疲労骨折，化膿性骨髄炎などでもみられるが，悪性腫瘍には特に注意を要する。骨膜反応には Codman(コッドマン)三角，太陽光線様の針状骨膜陰影 spicula appearance，肥厚 thickening，玉ねぎ様骨膜反応 onion-peel appearance などがある(図13-10)。

2 ● 関節の変化

関節の読影に際しては関節の位置関係，関節裂隙の狭小・拡大，関節内の石灰化，遊離体の存在，関節近傍の骨陰影の変化などに注意する。脱臼や亜脱臼では関節を構成する骨の位置関係に異常をきたす。変形性関節症，関節リウマチ，化膿性関節炎など多くの関節疾患で関節軟骨が消失し関節裂隙が狭小化する。変形性関節症では関節裂隙の狭小化とともに骨は反応性に増殖し，骨棘 osteophyte 形成や軟骨下骨の硬化 subchondral sclerosis が観察される。さらに進行すると軟骨下層に骨囊胞 subchondral cyst が形成される。関節リウマチでも関節裂隙の狭小化がみられるが，骨棘

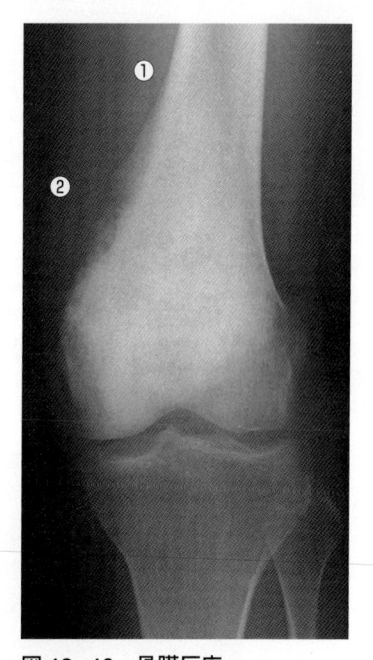

図13-10 骨膜反応
Codman三角(①)や太陽光線様の針状骨膜陰影 spicula appearance(②)が認められ，骨の輪郭の不整や構造の変化が観察される。

形成や軟骨下骨硬化などの増殖性変化は乏しい。膝関節の変形性関節症では内反変形を，関節リウマチでは外反変形を示すことが多い（図13-11）。大腿骨頭壊死症の典型的な単純X線像では関節裂隙の狭小化はないが，骨頭圧潰に陥った部分の軟骨下骨に線状の三日月形をした透過陰影crescent signが認められる（図13-12）。関節腔内の石灰化像は偽痛風などを疑い（図13-13），また，関節内遊離体の存在は，離断性骨軟骨炎（図13-14）や滑膜性骨軟骨腫症，あるいは骨軟骨骨折などの可能性がある。神経病性関節症〔Charcot（シャルコー）関節〕では感覚神経の障害により著明な関節破壊像が観察されるが，関節障害に比して疼痛の程度は少ない（図13-15）。

荷重やストレスをかけた状態で撮影は病態把握において重要である。膝関節などで関節軟骨が部分的に消失している場合には，荷重負荷（立位）状態で撮影すると関節裂隙の消失が明瞭となる（図13-16）。また，関節リウマチ患者における環軸

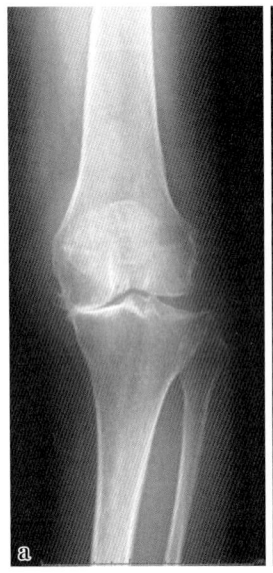

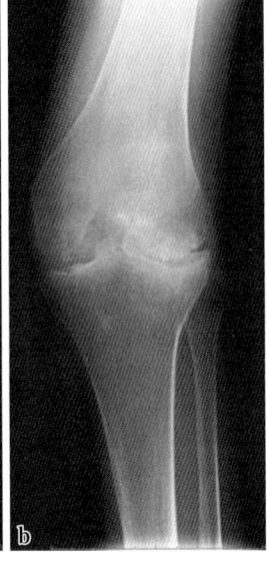

図13-11　膝関節疾患
変形性膝関節症（a）では内側関節裂隙の狭小化，骨棘形成が見られ，内反変形を呈している。関節リウマチ（b）でも関節裂隙の狭小化は見られるが，骨棘形成や軟骨下骨硬化などの増殖性変化は乏しい。また，関節リウマチでは外反変形を認めることが多い。

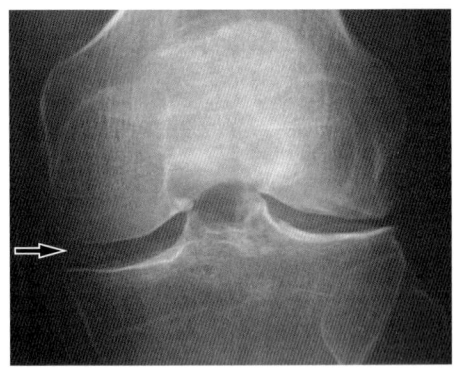

図13-13　偽痛風
内側半月板の石灰化を認める（矢印）。

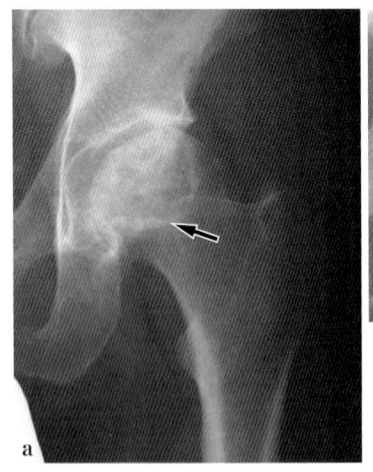

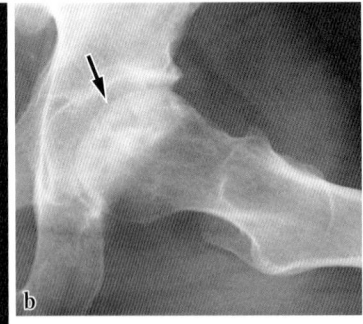

図13-12　大腿骨頭壊死の単純X線像
正面像（a）にて左大腿骨頭内に帯状硬化像が認められる（矢印）。側面像（b）にて，大腿骨頭の軟骨下線に線状の三日月形をした透過陰影crescent signが認められる（矢印）。

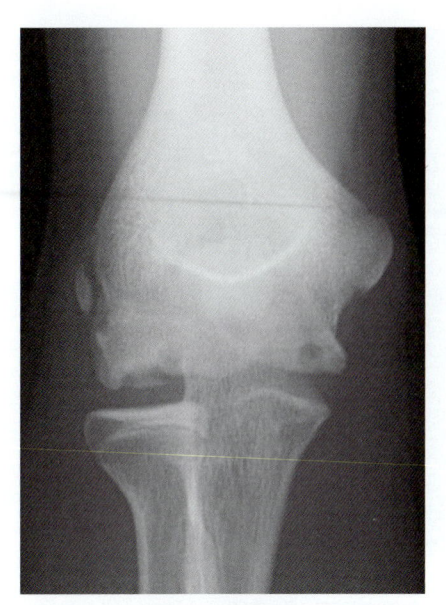

図 13-14 離断性骨軟骨炎
上腕骨小頭関節面に骨軟骨片を認める。

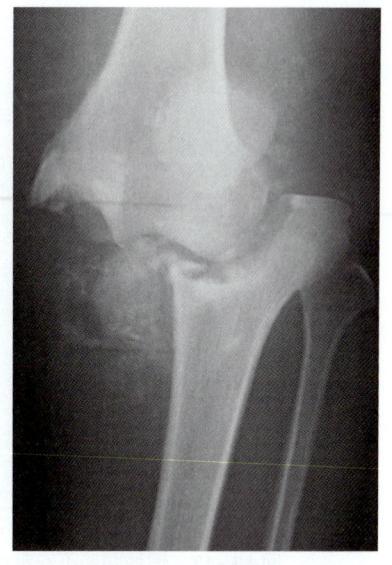

図 13-15 Charcot 関節
左膝関節の著明な骨破壊像を認める。

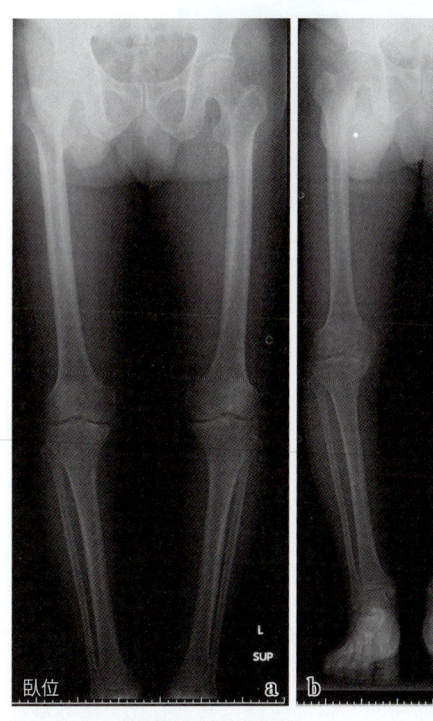

図 13-16 荷重負荷での撮影
通常は臥位で撮影されるが（a），立位での撮影で荷重負荷状態での観察ができる（b）。すなわち，変形性膝関節症などの関節疾患では立位により内反変形は増強し，関節裂隙はさらに狭小化あるいは消失する。

関節不安定症（図 13-17）や変性すべり症における腰椎不安定性（図 13-18）が疑われる症例では立位での前・後屈位での側面像の比較によりその評価ができる。X 線検査が MRI や CT に比べて有用な点は容易に動的な病態解析ができることである。

3 軟部組織の変化

軟部組織とは皮膚，皮下組織，筋肉，血管，神経など骨以外の組織・器官を指す。関節滑膜の増殖に伴い関節の腫脹が認められるが，単純 X 線像でも軟部陰影の腫脹として観察できる（図 13-19）。また，これらに石灰沈着や骨化（異所性骨化）を起こすと単純 X 線像に写るようになる。軟部組織の石灰化陰影には ① カルシウムの沈着，② 異所性骨化 heterotopic ossification，③ 結石などがある。

【① カルシウムの沈着】

変性や壊死に陥った骨髄，結核病巣や冷膿瘍などにカルシウム沈着が起こることを異栄養性石灰化 dystrophic calcification という。肩腱板内の慢性炎症に伴う石灰化は激烈な疼痛を伴う（石灰性腱炎 tendinitis calcarea）。強皮症などの膠原病では皮下組織から始まり結合組織に沿って石灰化が進展し，筋組織内の中隔に及ぶことがあり，石灰沈着症 calcinosis の所見がみられる。慢性腎不全，

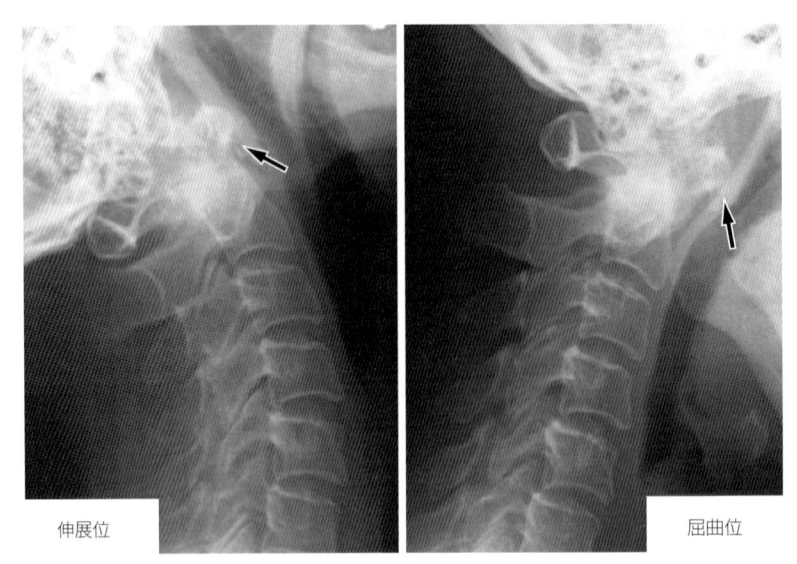

図 13-17　環軸関節不安定症（RA）
屈曲位にて環軸関節亜脱臼を認めるが，伸展位にて整復されている（矢印）。

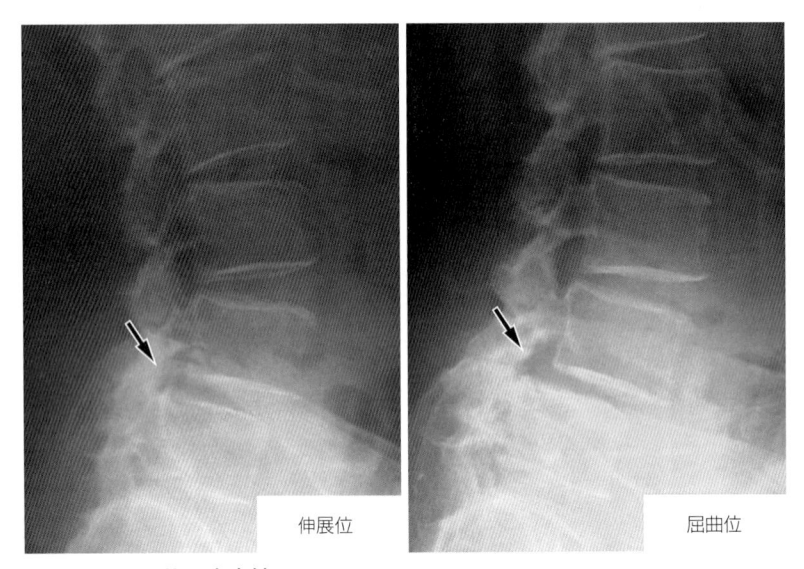

図 13-18　腰椎不安定性
屈曲位にて第4腰椎の前方すべりが増強する（矢印）。

副甲状腺（上皮小体）機能亢進症，ビタミンD中毒など全身性疾患によって細胞外液中のカルシウム，リンが上昇した結果，末梢動脈壁や粘液囊胞などに生じる石灰沈着は異所性石灰化 heterotopic calcification という。そのほか高齢者では動脈硬化症に伴う大動脈壁の石灰化しばしば見られ，Mönckeberg（メンケベルク）症候群として知られる。

【② 異所性骨化 heterotopic ossification】

腱の骨付着部に好発する。脊髄損傷患者の膝関節，股関節周囲の軟部組織に異常骨化を生じる。外傷や手術後の局所の組織内に異所性骨化を生じることがある（図 13-20）。全身の筋組織で異所性骨化を生じる疾患としては進行性骨化性筋炎 myositis ossificans progressiva が有名である。脊椎では前縦靱帯や後縦靱帯に骨化が生じやすくしばしば多発する。

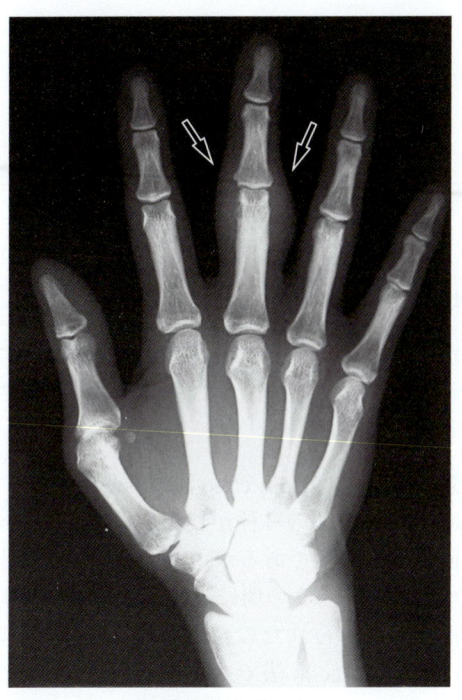

図13-19　PIP関節腫脹（RA）
PIP関節の軟部腫脹を認める（矢印）。

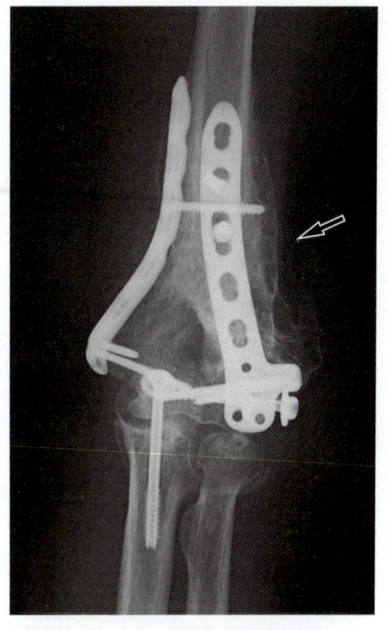

図13-20　骨化性筋炎（外傷後）
上腕骨顆上骨折に対する骨接合術後に異所性骨化を認める（矢印）。

【③結石】

　肝・胆道系（総胆管，胆囊），尿路系（腎，尿管，膀胱），血管系（静脈，リンパ管）に好発する。特に肝・胆道系や尿路系の結石は脊椎疾患との鑑別を要することが稀ではない。

B X線透視検査

　リアルタイムで関節や骨の動きが観察できるので動揺性，不安定性などの機能評価に適している。また，造影剤の使用により関節，脊髄腔などの評価が可能である。固定式のX線透視装置と移動式のものがあり，それぞれ目的に応じて使い分ける。特に移動式のX線透視装置は手術室での位置確認や整復状態の評価に優れている。

　偽関節が疑われる場合はX線透視下に外反，内反などの負荷（ストレス）をかけて観察すると不安定性が証明できることがある。脱臼・骨折の徒手整復術，術中ピンニングの際の位置や固定性の確認など，治療においても応用範囲は広い。近年ではコンピュータ支援手術 computer assisted surgery と組み合わせて用いられることもあり，その有用性はさらに増加している。

　ただし，連続して撮影するため放射線照射時間が長くなる傾向があるので，放射線被曝を最小限に留める配慮が必要である。

C 磁気共鳴撮像法（MRI）
magnetic resonance imaging

1 MRIの原理

　生体に変動磁場を作用させ，生体組織を構成する物質の水素原子核（プロトン）の共鳴状態から画像を構成するものである。任意の断層方向での優れた解像度を有し，かつ低侵襲性であることから整形外科疾患に対する画像診断法として広く用いられている。

　患者がMRI装置の磁石の中に入ると，患者自身に固有の磁場が生じる。この外部磁場に沿った縦方向の磁化を縦磁化という。しかし，外部磁場と同じ方向の磁化は測定できないので，ラジオ波（RFパルス）を送ることで横磁化を作り出し，RF

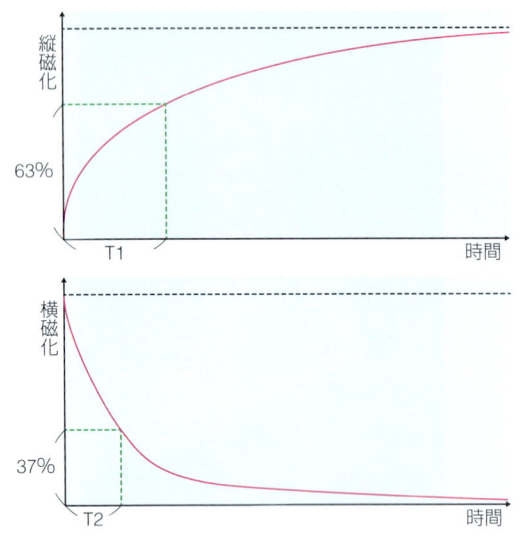

図 13-21　T1 緩和時間と T2 緩和時間
T1 は元の縦磁化の値の 63% に回復した時間，T2 は横磁化が元の値の 37% に減少した時間と定義される。

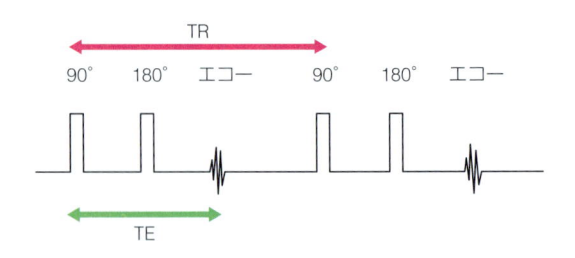

図 13-22　TR と TE
RF パルスを一定の時間ごとに繰り返して送るときの時間を繰り返し時間（TR：time to repetition），90°パルスからスピンエコーまでの時間をエコー時間（TE：time to echo）とよぶ。

パルスにより縦磁化は減少する。その後 RF パルスを切ると，すべてのシステムが元の定常状態に戻ろうとする。つまり，新たにできた横磁化は時間とともに減少し（T2 緩和），縦磁化は回復していく（T1 緩和）。

T1 は元の縦磁化の値の 63% に回復した時間，T2 は横磁化が元の値の 37% に減少した時間と定義されている（図 13-21）。通常，T1 は約 300～2,000 msec，T2 は約 30～150 msec 程度である。T1 緩和曲線と T2 緩和曲線を組み合わせることで，ある組織からどのくらいの画像コントラストを得られるかを知ることができる。

RF パルスを一定の時間ごとに繰り返して送るときの時間を繰り返し時間（TR：time to repetition）という。TR を長くすると縦磁化は完全に回復するので組織間の差が出にくく，短くすると縦磁化の回復に差がみられ，画像にコントラストができ，TR は T1 強調像のパラメータの 1 つとなる。また，spin echo 法では，通常 90°と 180°の 2 つの RF パルスを用いており，180°パルスはばらばらになっていた陽子を再び集め，スピンエコーという強い信号を発生させる。90°パルスからスピンエコーまでの時間をエコー時間（TE：time to echo）といい，TE 時間を長くしてコントラストがつく信号を得るのが T2 強調像である（図 13-22）。

現在，一般には spin echo 法，fast spin echo 法，gradient echo 法の 3 種が使用されている。spin echo 法は高画質であるが，撮像時間が長いという欠点がある。TR の間に複数のエコーを取得し，時間短縮が図られたのが fast spin echo 法である。gradient echo 法ではさらに短時間で T2 強調像に近い T2*（T2 スター）強調像を撮像することができる。また，脂肪抑制法は撮像範囲内の脂肪成分が低信号として描出され，同部位が脂肪であることの確認や，脂肪組織と接する組織の描出向上が期待できる。

脊椎・脊髄疾患において，MRI は単純 X 線撮影の次に選択すべき検査である。骨髄，軟骨，腱，靱帯，脂肪なども描出されるので，骨壊死，関節炎，軟骨・靱帯損傷，腱断裂，骨・軟部腫瘍など広範な疾患の診断に極めて有用である。装置が高価で単純 X 線撮影に比べて撮像時間が長く，検査料も高いことが欠点といえるが，放射線被曝の心配は皆無である。軟部組織の観察には積極的に利用してよい検査である。

ただし，心臓のペースメーカー，人工内耳，人工中耳などの刺激電極を身につけている場合は，誤作動を起こす可能性があり，適応外である。人

> **NOTE　磁場の単位**
>
> 磁場の強さを表す単位として磁束密度があり，単位はテスラ（表記 T）もしくはウェーバ毎平方メートル（Wb/m²）。磁場はその発生源から距離の 2 乗に比例して減少する。1 T は 10^4 ガウス（表記 G）。日本で臨床使用されている一般的な MRI の磁場は 0.5～1.5 T であるが，より鮮明な画像が得られる 3.0 T の機器が一部で導入されている。

工関節，骨折の内固定材料，脊椎インストゥルメント，脳血管クリップなど体内に使用されている磁性体は，負荷された変動磁場により発熱，振動する可能性がありよい適応とはなりにくいが，近年は低磁性体であるチタン製品も増えており，主治医や放射線科医と相談してから実施すべきである。

2 正常組織の信号強度と異常時の信号強度

正常なヒトのMRIでは骨髄，脂肪組織は高信号で白く描出され，骨皮質，靱帯，腱，関節包，線維軟骨は低信号で黒く描出される。筋組織は中間ないし低信号である。T1強調像で低信号，T2強調像で高信号を示すのは，硝子軟骨，関節液，脳脊髄液，水腫，炎症および腫瘍性病変などである（図13-23）。腫瘍，炎症などではガドリニウムgadolinium（Gd）を静注することによりコントラストが強調される（図13-24）。

A 脊椎・脊髄

脊椎・脊髄の静的な状態を把握するのにMRIは最も適している。椎体や椎間板とともに脊髄や神経が描出されることによって，骨棘や椎間板と神経組織の位置関係が把握しやすい。椎体は骨と骨髄液，脂肪の混合体であり，通常T1，T2ともに中等度の信号であるが，骨硬化が起こるとT1，T2ともに低信号になり，圧迫骨折では椎体に水平にT1低信号のライン（圧潰では椎体上半分がT1低信号になるなど）が描出される（図13-25）。感染症などの炎症では，T1低信号，T2高信号となり，腸腰筋内の膿瘍形成（T1低信号，

T2＼T1	低信号	中等度	高信号
低信号	石灰化軟組織 腱・靱帯 骨皮質 椎間板（線維輪） 半月板，軟骨円板		
中等度	脊髄	筋肉	骨髄（赤色髄）
			骨髄（黄色髄）
高信号	椎間板（髄核） 脳脊髄液 関節液 水	硝子軟骨	脂肪

図 13-23　整形外科で扱う正常組織のMRI信号強度

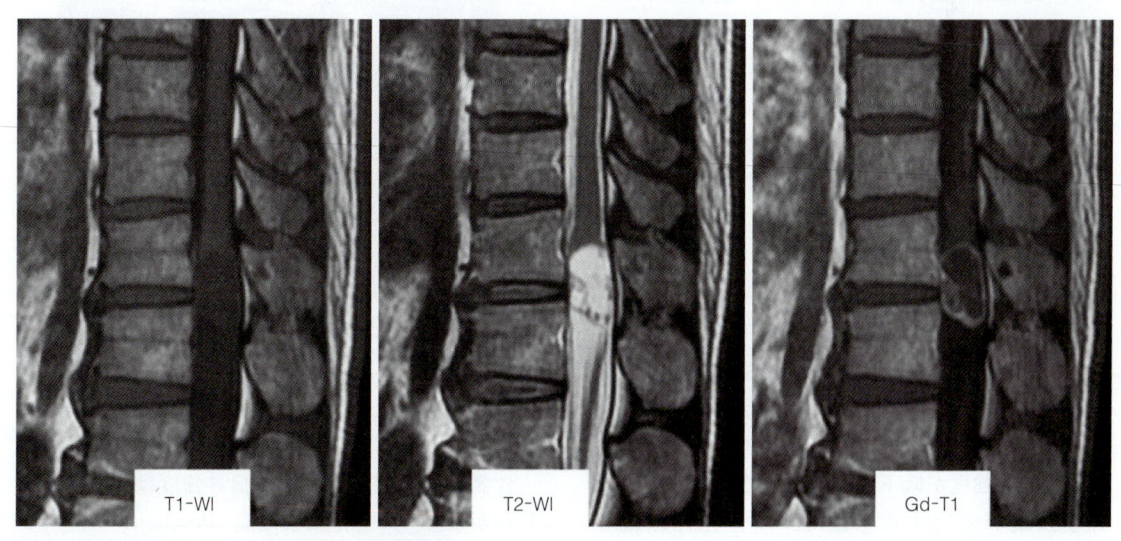

図 13-24　MRI による病変の描出（胸髄腫瘍）
胸腰椎移行部の硬膜内髄外腫瘍を認める。病理組織学的には神経鞘腫であった。T1強調像で低信号であり，T2強調画像では高信号を呈しているが，一部に信号強度の異なる部分が混在している。Gdで腫瘍の辺縁と腫瘍内部の一部分が造影されている。典型的な神経鞘腫の像である。

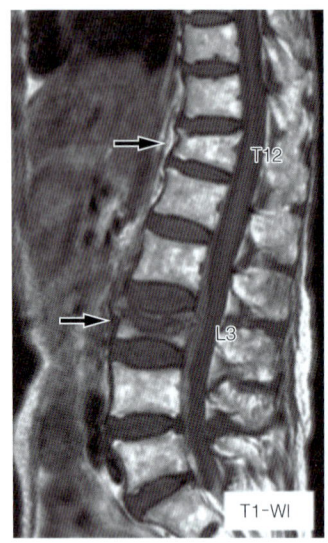

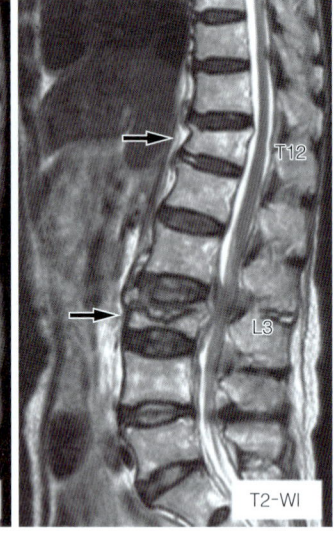

図 13-25 脊椎圧迫骨折
第3腰椎は新鮮骨折であり，T1強調像で低信号のラインを認める（下矢印）。第12胸椎は陳旧性の骨折である（上矢印）。

T2高信号の液体貯留）がみられることもある。
　脳脊髄液はT1低信号，T2高信号で，神経組織はT2強調画像で相対的に低信号の組織として描出される。正常な椎間板は中心部が水分を多く含み，T2で高信号を示すが，変性が進むとともに水分が減少し，低信号になっていく。
　椎間板ヘルニアの多くは，椎体間の椎間板と連続する椎間板と同じ輝度の組織の脊柱管内突出であり，比較的容易に診断されるが，遊離型ではしばしば腫瘍と紛らわしいことがある。また，MRIで描出される椎間板ヘルニアは無症候性のものも多く，症状との因果関係については慎重に判断されるべきである。その他，MRIは脊髄腫瘍の描出にも優れているが，血腫や嚢腫との鑑別に造影剤（Gd）の併用が有用である。

B 骨・関節

　骨腫瘍や骨髄炎の拡がりを知るのにMRI画像の価値は大きい。多くの腫瘍性病変はT1強調像では低信号，T2強調像では高信号である。しかし腫瘍内部で骨が形成されている場合には，その部分は信号強度が低下し，変性するとその部分は信号強度が変化する。また，非骨化性線維腫 nonossifying fibroma，類腱腫 desmoid など水分含量の少ない腫瘍では，T1強調像・T2強調像とも低信号である。

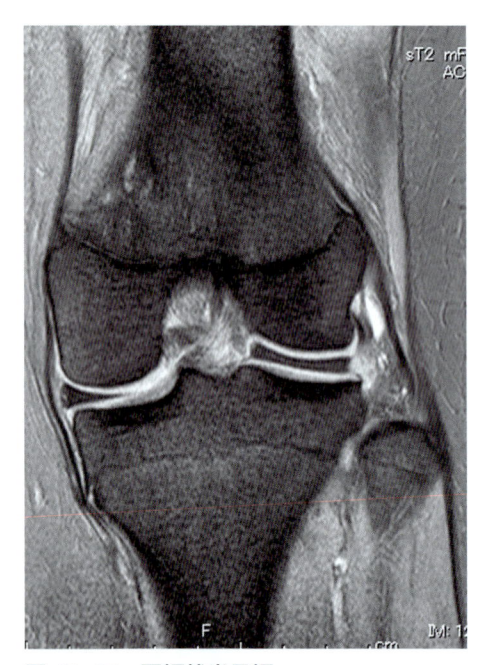

図 13-26 円板状半月板
関節中央部付近まで伸びる外側半月板を認める。実質部はやや高信号を示し，水平断裂が疑われる。

　骨髄組織が壊死に陥ると信号強度は低下する。したがって，大腿骨頭壊死症，Perthes（ペルテス）病（→621頁参照），Kienböck（キーンベック）病（→502頁参照）などでは，骨の構造変化が生じる前に骨髄の虚血性病変を描出でき，早期診断に役立つ。し

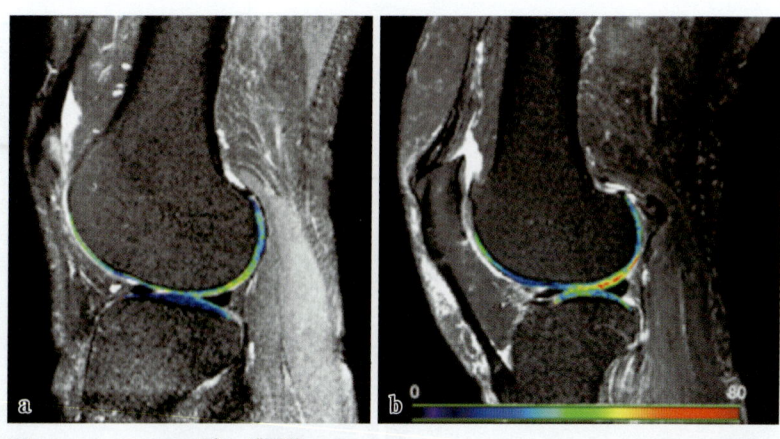

図 13-27　T2 マッピング画像
a. 健常膝（38 歳男性），b. 内側型変形性膝関節症の外側コンパートメント（68 歳女性）大腿骨側軟骨に T2 値の上昇が認められる。
〔岡崎　賢：最新の軟骨画像評価技術．MB Orthop 25(6)：7-13, 2012〕

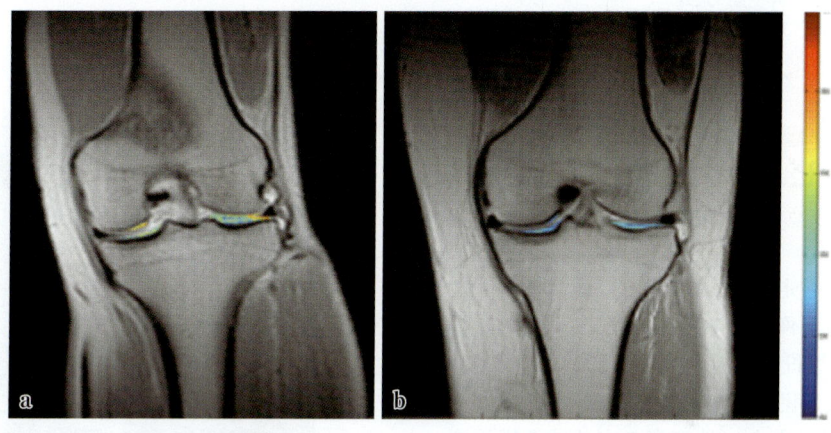

図 13-28　dGEMRIC 画像
a. 健常膝（28 歳男性），b. 関節リウマチ（29 歳女性）。X 線像にて関節裂隙の狭小化はないが，T1 値の低下が認められる。
〔岡崎　賢：最新の軟骨画像評価技術．MB Orthop 25(6)：7-13, 2012〕

かし，骨髄の虚血性病変の存在と骨構造の破壊とは必ずしも一致しない。常に単純 X 線像と合わせて診断することが必要である。膝十字靱帯損傷，半月板損傷（図 13-26），肩腱板断裂などの診断にも MRI は役立つ。しかし，病理組織学的な異常を生じている部分だけでなく，周囲の反応性浮腫組織も T1 強調像で低信号，T2 強調像で高信号を呈しやすい。したがって，MRI で異常信号のみられる範囲のすべてが必ずしも病変ではない。

> **NOTE　MRI の最近の知見**
>
> MRI による軟骨の撮像方法には，軟骨の厚みや表面不整などの形態を評価する目的の撮像法と，軟骨器質の変性変化を信号強度の変化として表す目的の撮像法とがある。前者は，MRI による軟骨の評価において，関節軟骨と周囲組織とのコントラストを高めた方法が開発され，大規模な臨床研究においても使われている。後者については，関節軟骨の水分含量やコラーゲン配列の乱れを評価する方法として T2 マッピング（図 13-27）があり，グリコサミノグリカンの含有量を評価する方法として遅延層軟骨造影 MRI（dGEMRIC）（図 13-28）と T1 rho マッピング（図 13-29）があり，軟骨の形態変化が現れる前の初期の変化をとらえる方法として注目されている。

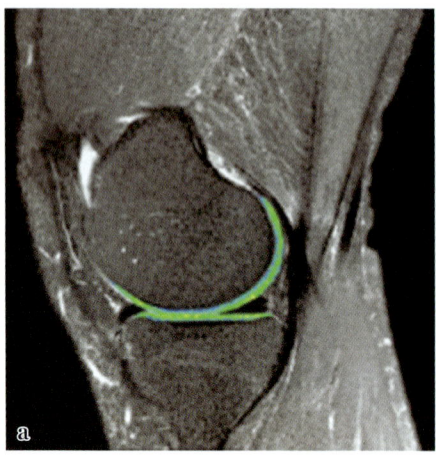

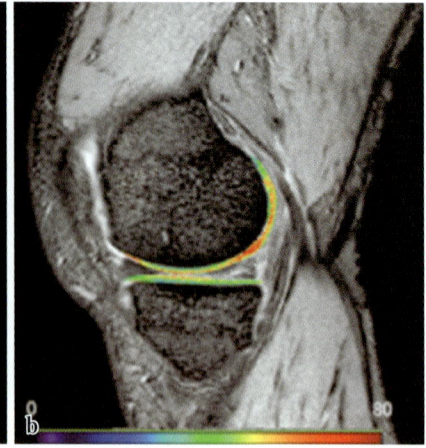

図 13-29　T1 rho マッピング画像
a. 健常膝（46 歳男性），b. 内側半月板変性断裂（55 歳男性）。X 線像で OA 変化を認めず，単純 MRI 像においても軟骨厚の変化や表面不整は認められなかったが，大腿骨内顆後方に T1ρ 値の上昇を認める。

〔岡崎 賢：最新の軟骨画像評価技術．MB Orthop 25(6)：7-13, 2012〕

C　コンピュータ断層撮影（CT）
X-ray computed tomography

　X 線ビームを走査（スキャン）しコンピュータ処理により断層像を得る方法である。単純 X 線撮影の補助的な役割を担う検査として，靱帯や軟部組織の描出に優れているのは MRI であるが，MRI では描出できない骨病変の立体的な構造変化を観察することに有用な検査である。脊椎疾患（**図 13-30**），骨関節外傷，腫瘍性疾患などの術前診断や手術計画に威力を発揮する。

　近年，螺旋状に走査するヘリカルスキャン CT，さらにはマルチスライススキャン CT（多列検出器型 CT）が多くの施設に導入され，分解能が 0.2 mm 幅の断層撮影が可能な機種もある。また，従来の X 線 CT では体軸に直交する冠状断層面しか得られなかったものが，より広範囲における多断層再構成 multi-planar reconstruction（MPR）像や三次元像の高分解能画像の作成が可能となっている。三次元表示は特に，複雑な形態を持つ骨折型の把握に有用で，視点を変えて骨片の形状や転位を観察できる（**図 13-31**）。また骨の内部は多断層再構成を併用して骨折線の走行の確認が可能である。

　X 線 CT では，ヨード造影剤を静注すると腫瘍

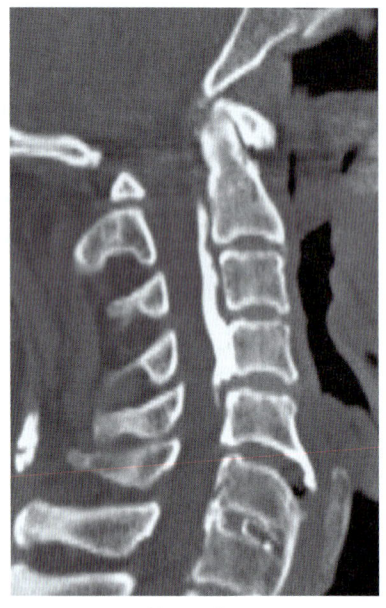

図 13-30　X 線 CT 像
第 2〜4 頚椎に連続型の後縦靱帯骨化を認める。

内の血管密度や全貌を容易に観察可能となり CT angiography（CTA）とよばれる。水溶性非イオン性造影剤を脊髄腔内に注入した後 CT を撮影すると脊髄内にコントラストがついて脊髄や馬尾の圧迫や走行がよくわかる〔CT myelography（CTM）〕。

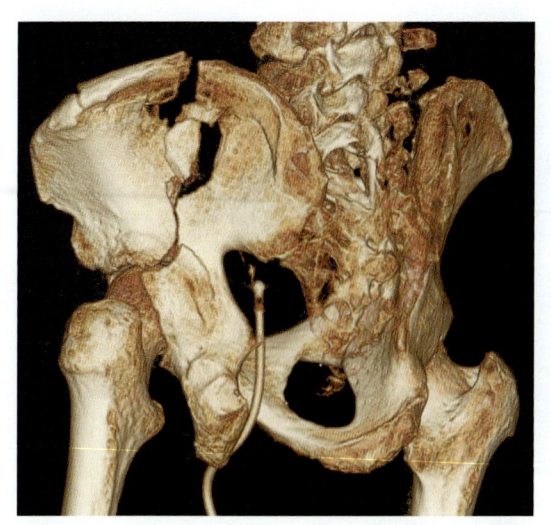

図 13-31　ヘリカル CT による三次元画像
骨盤骨折の部位や骨片の転位の立体的な位置関係が明瞭となる。

E　各種造影法

単純 X 線像では，関節腔，脊髄腔，椎間板，血管，死腔などは，X 線透過度の差が少なく十分な画像が得られない場合がある。各部位に適した造影剤を注入して X 線撮影を行うことにより，関節や脊椎においては動的な変化を知ることもできる。しかし，これらの造影法は侵襲的で感染の危険もあるため，必要な例にのみ行う検査である。

1　関節造影法
arthrography

関節内に造影剤を注入し，関節外への造影剤の漏れや拡がりを調べることにより，関節内構成体の軟部組織である靱帯・腱・半月板・関節唇・滑膜の増殖，関節面の不整などを知ることができる。これまでは膝を中心に多くの関節でよく行われていたが，MRI の普及とその解像度の向上により施行頻度は低くなっている。しかし，肩関節の腱板断裂や臼蓋縁の骨欠損の描出，手関節痛の原因検索や発育性股関節形成不全の整復障害因子の検索には現在も広く用いられている。

その種類としては，空気のみを注入する空気造影，造影剤を関節腔に充満して注入する陽性造影，空気と造影剤を混在して注入する二重造影がある。

関節造影の一般的な注意点としては，感染を避けるために無菌的操作を遵守すること，陽性造影剤を使用する際にはヨード過敏症に対する問診を実施することである。

2　脊髄造影法（ミエログラフィー）
myelography

通常非イオン性の水溶性造影剤［オムニパーク®（イオヘキソール），イソビスト®（イオトロラン）］を 5～10 ml，L3/4 あるいは L4/5 椎弓間から穿刺，注入する。穿刺に際しては，感染に注意し，十分な消毒と清潔操作を心がけるべきである。

脊髄造影検査は MRI の登場により，その必要性がやや低下している。腰椎椎間板ヘルニアのガイドラインでは脊髄造影は腰椎椎間板ヘルニアの診断に必須の検査ではないとされている。しかし腰部脊柱管狭窄症では動的な要素で神経圧迫が生じることから，造影剤注入下での機能写（側面での屈曲，伸展など）で腰椎屈曲時のみに造影剤の途絶が観察されることもある（図 13-32）。したがって，手術に際して必要十分な除圧範囲の決定に脊髄造影は有用である。また，腰椎分離症で伸展時に分離した椎弓が脊柱管内に嵌頓し，神経圧迫が生じることもある。頚椎レベルの検査を行

> **NOTE　撮影構造について**
>
> ノンヘリカルスキャン（コンベンショナルスキャン）とは，1 スライスごとに寝台の移動と停止を逐次繰り返しながら行う撮影構造で，撮影時間が長くなるがアーチファクトが少なくなる利点を活かし，微妙な濃度差を検出する必要のある脳のルーチン撮影では，現在でもノンヘリカルスキャンが一般的に行われている。
>
> ヘリカルスキャンとは，X 線管が被検体の周囲を螺旋状に連続回転運動しながら X 線を連続照射し，投影データを収集する CT 撮影方式でスパイラル（螺旋）スキャンとも言われる。ノンヘリカルスキャンに比べて走査時間を短縮でき，一度の息止めで体幹部全体を撮像することも可能である。
>
> また，マルチスライススキャンは元来 1 列であった対側の検出器自体を細分割して多列化した CT であり，1 回の線源の回転でより多くの範囲の撮影が可能で，2004 年頃からは 64 列の検出器を備えた CT が開発され広く普及し，現在では最大 320 列の検出器を備えた CT 装置が稼働している。

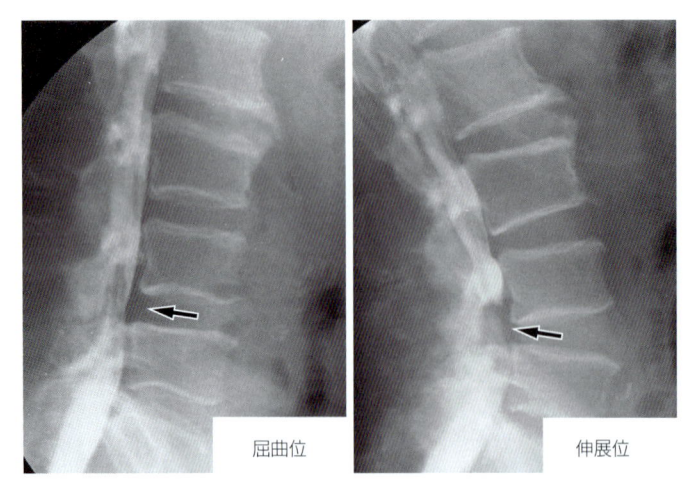

図13-32 造影剤注入下での機能写
腰椎側面で伸展位のみで造影剤の途絶が観察される(矢印)。

う場合には，頸部側面や後頭窩から穿刺する技術もあるが，リスクを伴うので腰椎から注入した造影剤を体位で頸部まで上行させる方法が一般的である。

　脊椎外科領域でのMRIの適応はますます広まっていくと考えられるが，ペースメーカー挿入などの理由でMRI検査ができない患者では脊髄造影は重要であり，この検査技術の維持は必要である。

3　椎間板造影法，神経根造影法
discography, radiculography

　椎間板造影は，主に腰椎椎間板ヘルニアの際に行われ，脊髄造影と同じ非イオン性水溶性造影剤を1〜2 ml注入する(図13-33)。通常ヘルニア門を描出するため，ヘルニアの反対側の後側方から針を刺入す

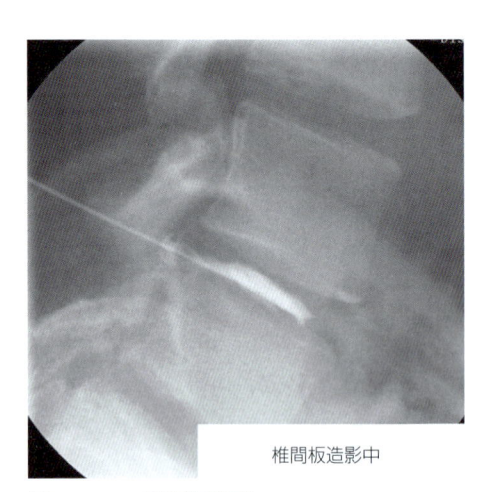

図13-33 椎間板造影
髄核の変性と後方への漏出を認める。

る。造影後CTを撮り，髄核の変性や線維輪の変性や亀裂(ヘルニア門)を描出する(図13-34)。造影剤を注入する際に，ヘルニアの圧が上がり，圧迫されている神経に強い痛みが再現されることが，疼痛の誘発による部位診断として有用であるが，腰椎椎間板ヘルニアのガイドラインでは必須の検査ではないとされている。しかしこの手技(椎間板穿刺)は化膿性椎間板炎の際に椎間板腔から菌を採取する際にも有用なので，整形外科医が習得しておくべき手技の1つである。

　神経根造影は神経根の硬膜外に造影剤を1 ml

> **NOTE　造影剤の取り間違えに注意**
> 脊髄造影検査で間違って尿路血管造影剤であるウログラフイン®を脊髄腔に注入し，患者が死亡したケースがある。医師は業務上過失致死罪による禁錮10カ月，執行猶予2年の有罪判決を受けた。ウログラフイン®の注意書きには「本剤を髄腔内に投与すると重篤な副作用を発現するおそれがあるので髄腔内には使用しない」とある。くれぐれも注意すること。脊髄造影には専用の非イオン性の水溶性造影剤を用いること。

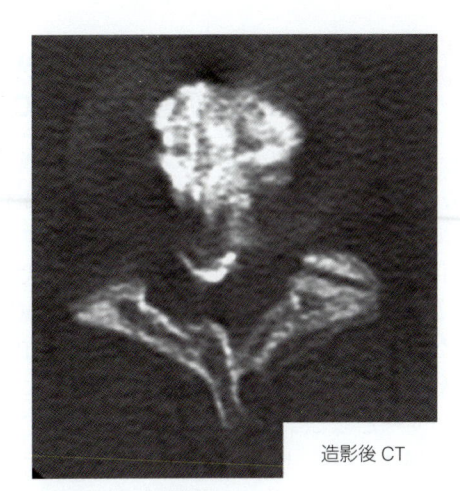

図13-34　造影後CT
造影剤の脊柱管内への漏出とヘルニア門の確認ができる。

程度流して，神経の走行を観察する検査である。神経根の圧迫があると，神経根に沿って流れるべき造影剤が途絶する。通常は神経根ブロックと併用で行われることが多く，造影後に少量（1〜2 ml）の局所麻酔薬を注入し，痛みの軽減を観察する。この検査も，近年 MRI の技術の進化により，神経根の描出が容易になり，必ずしも必須の検査ではなくなってきている。

4 血管造影法
angiography

動脈造影 arteriography は，近年では悪性腫瘍に対する抗腫瘍薬の選択的注入や腫瘍血管塞栓術などに用いられている。静脈造影 venography は，術後の下肢深部静脈血栓症（DVT，➡300頁参照）の検索に用いられている。以前は整形外科自身で血管造影を行っていたが，近年，技術の専門化に伴い放射線科に依頼することが多くなった。

5 リンパ管造影
lymphangiography

頻度は低いが，関節リウマチなどではリンパ浮腫が突発的に生じることがあり，深部静脈血栓症（DVT）との鑑別に利用されることがある。

6 瘻孔造影
sinography

瘻孔からヨード造影剤を注入しX線撮影を行うと，膿瘍の範囲を写し出すことができる。

F 核医学検査

1 放射性同位体シンチグラフィー
RI scintigraphy

シンチグラフィーは放射線同位体（RI）を用いた検査方法で，RI で標識された化合物の生体内の局在を画像化することで，全身性の骨代謝疾患，骨髄炎，腫瘍の拡がり，骨転移の有無などを調べることができる。骨シンチグラフィーではビスフォスフォネート系を担体とする ^{99m}Tc-methylene-diphosphonate（^{99m}Tc-MDP）と ^{99m}Tc-hydroxymethylene-diphosphonate（^{99m}Tc-HMDP）が用いられている。これらの放射性物質は骨代謝が亢進している骨表面のハイドロキシアパタイト hydroxyapatite に集積する。特に転移性骨腫瘍のスクリーニングに優れ，単純X線撮影で診断できない時期にも骨シンチグラフィーでは集積像を認めることができる。壊死に陥った骨は集積が減弱する。骨端線や萎縮性の骨変化や骨棘などの反応性骨形成にも集積する。最近では癌の骨転移のスクリーニングに関しては後述の PET-CT を用いることが多くなっている。

そのほかのシンチグラフィーとしては塩化タリウム（^{201}Tl-chrolide）が用いられる。^{201}Tl はカリウムと類似の性質を持つ陽イオンで，能動系イオン交換輸送に依存して細胞内に取り込まれる。集積する因子としては血流と腫瘍細胞密度が重要であり，早期像と後期像での集積程度で良性と悪性を推定したり，化学療法の効果判定に用いられている（図13-35）。

クエン酸ガリウム（^{67}Ga citrate）シンチグラフィーは骨軟部腫瘍に対して以前用いられていたが，最近は用いられることが少なくなってきている。

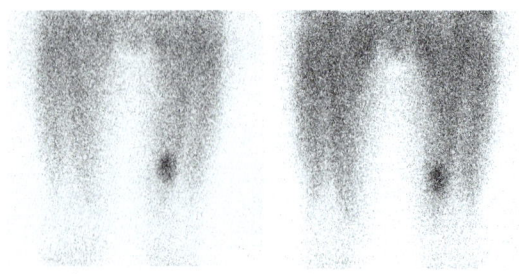

a. 10 min   90 min

b. 10 min   90 min

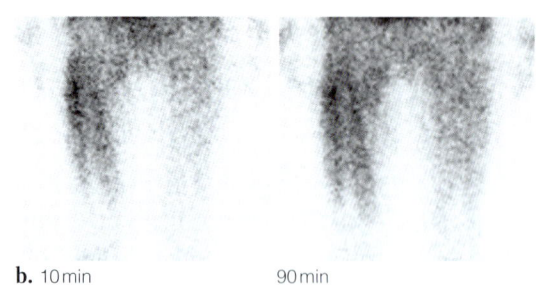

図 13-35 ²⁰¹Tl シンチグラフィー
60歳女性，左大腿多形型脂肪肉腫。
a. 化学療法前。早期像（左）及び後期像（右）で病変に一致して集積を認める。
b. 化学療法3クール施行後。集積は認めず化学療法の効果判定ができる。

2 陽電子放出断層撮影（PET），単光子放出コンピュータ断層撮影（SPECT）

糖，アミノ酸，ヌクレオチドなどを炭素，窒素，酸素，フッ素などの陽電子 positron を放出する核種で標識して体内に投与し電子線を測定することで代謝や血流量を測定する。グルコース代謝の指標となる ^{18}F-fluorodeoxy glucose（^{18}F-FDG）を用いた FDG-positron emission tomography（PET）が一般的で，脳血流量や酸素代謝量の測定には，トレーサーとして，^{15}O でラベルした H_2O, CO_2, O_2 などを用いる。増殖中の腫瘍細胞は糖代謝が亢進しているため腫瘍に対する感受性が高く，集積が腫瘍の増殖を反映している。PET 検査は，通常癌や炎症の病巣を調べたり，腫瘍の大きさや場所の特定，良性・悪性の区別，転移状況や治療効果の判定，再発の診断などに利用されている。CT と組み合わせることで PET-CT（図 13-36）として立体的に病変が評価でき，骨シンチグラフィーや Tl シンチグラフィーに取って代わってきている。単光子放出コンピュータ断層撮影 single-photon emission computed tomography（SPECT）は単光

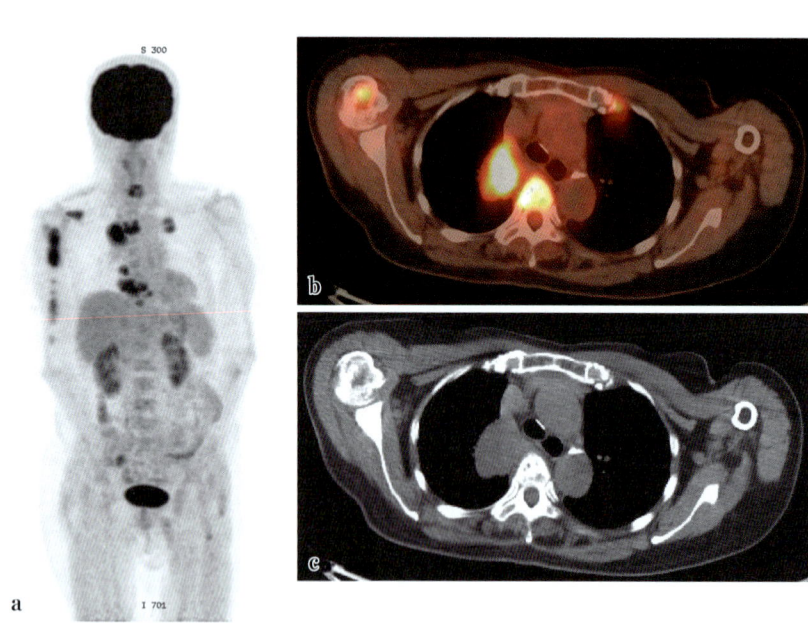

図 13-36 PET-CT による病巣および転移巣の評価
74歳女性，肺癌・転移性骨腫瘍。
a. PET で左肺に原発巣である肺癌と右上腕骨および脊椎に多発骨転移を認める。
b. PET-CT にて左肺野と胸椎と右上腕骨に集積を認める。
c. 胸部 CT で左肺野に腫瘤を認める。

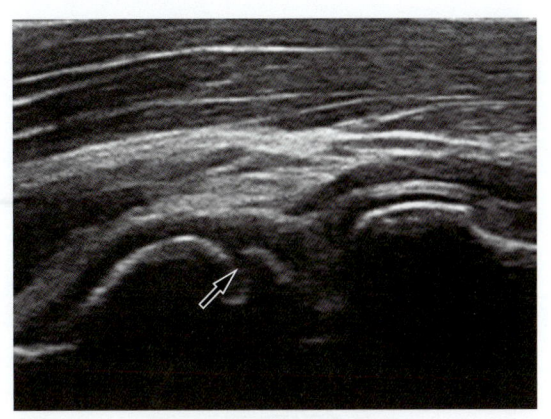

図 13-37　上腕骨小頭離断性骨軟骨炎
上腕骨小頭軟骨下骨の途絶像を認める（矢印）。

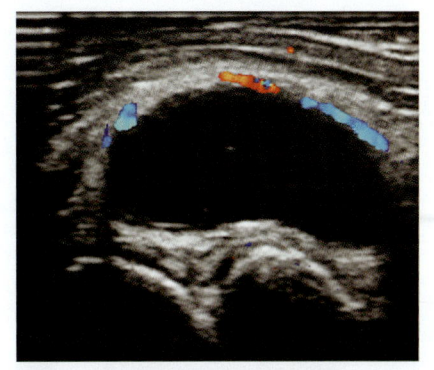

図 13-38　肘関節のガングリオン
ガングリオンに一致して低エコーの領域を認める。

子線（γ線）を放出する核種を用いてコンピュータ断層画像を構築する検査で，心筋機能や脳機能の検査として用いられることが多く整形外科領域では腫瘍の検索のために行われるが，PETに比べて感度が悪く，画像が不鮮明になる傾向がある。

G 超音波検査法
ultrasonography

　超音波で組織の断層像を得る方法である。近年の超音波機器の進歩により，得られる画質が飛躍的に向上し，単純X線像では観察できない軟骨，筋，腱，靱帯，神経，軟部腫瘍の評価が可能になった（図13-37, 38）。またカラーDopplerを組み合わせることで血管の評価も可能で，整形外科分野では特に深部静脈血栓症（DVT）のスクリーニングに有用である（図13-39）。一方，骨や石灰化巣では照射した超音波のかなりの部分が反射されるので，骨の内部や石灰化組織で囲まれた部分の変化は描出できない。また前十字靱帯など体表から離れた組織も鮮明に描出できない。したがって，従来のX線やMRIに取って代わる検査ではなく，それらと組み合わせて行うものである。超音波検査法の利点は，非侵襲的に，繰り返し，かつリアルタイムに病変を観察できるところにある。プローブの当て方によって，得られる画像が大きく変化するため，目的とする組織のエコー正常像および立体解剖を熟知しておく必要がある。プロー

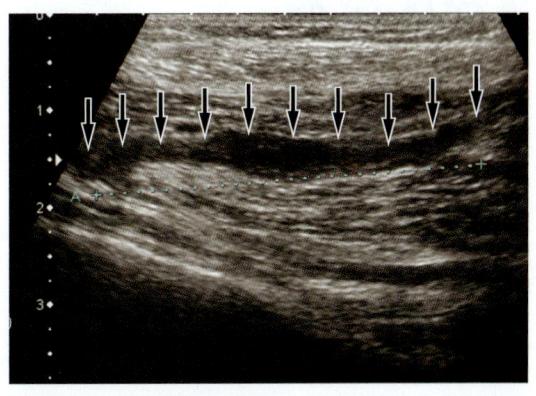

図 13-39　大腿静脈内血栓
血栓の存在により圧迫を加えても血管の虚脱を認めない（矢印）。

ブの種類は各種あるが，超音波は周波数が高くなるに従い解像度が良くなる反面，体内での減衰が著しくなるので，目的組織の場所に応じてプローブの種類を選ぶ。通常体表に近い場所では7〜10 MHz，深部では5〜7 MHzの周波数が適している。近年，超音波装置が小型軽量化され，院外に持ち運ぶことも可能となり，特にスポーツ医学の検診現場で活用されている（図13-40）。

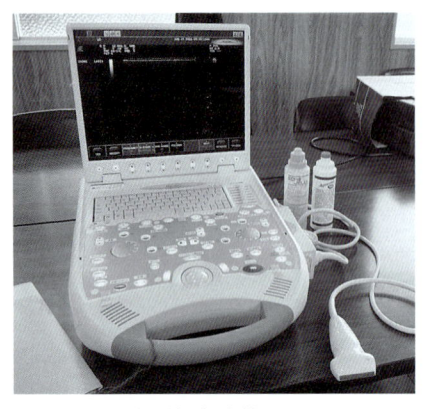

図 13-40　小型超音波装置
小型化，高機能化が進んでいる。

表 13-2　炎症性疾患における検査

項目	意義
白血球 （白血球分類）	細菌感染症，血液疾患など
	炎症などにて核の左方移動を評価
CRP	炎症時に肝臓から産生される急性相反応物質
ハプトグロビン	炎症時に肝臓から産生される急性相反応物質
シアル酸	ほぼすべての炎症疾患で増加
プロカルシトニン	細菌性感染症に特異度の高い炎症マーカー 甲状腺から分泌されるカルシトニンの前駆物質

検体検査

A　血液・尿生化学検査

1　炎症性疾患

炎症性疾患を評価する場合，C反応性蛋白（CRP），赤血球沈降速度（血沈），白血球数は必須である。CRPは急性炎症時にインターロイキン-6（IL-6）などの炎症性サイトカインによって肝臓から産生される急性相反応物質の1つである。CRPは血沈に比べ炎症状態に対する反応が鋭敏であり，CRPが正常化しても血沈値の正常化は2～4週間程度遅れる。CRPの他に，ハプトグロビン，シアル酸などがあり，CRPはいくつかの急性炎症疾患でも明らかな高値を認めないことがあるが，シアル酸はほぼすべての炎症疾患で増加する。炎症性疾患の鑑別は重要であり，感染症を疑う場合においては，その病因，特に病原体を検出することが感染の確定診断となる。しかし，検査以前に抗菌薬を投与されている場合など，菌検出が困難なこともあり，陰性所見から感染なしと判定することは危険である。

骨・関節の感染症ではCRP亢進を認めないこともあり，局所所見と合わせた診断が要求される。細菌性感染症が疑われる場合は白血球分類検査も行う。この場合には自動計数機による白血球分類ではなく，塗抹標本の目視による分類を行う。自動計数機では，好中球を桿状核球と分葉核球とに区別できないため核の左方移動が判断できないなどの理由がある。

近年，細菌性感染症に特異度の高い炎症マーカーとして，甲状腺から分泌されるカルシトニンの前駆物質であるプロカルシトニンが注目されている（表 13-2）。

Antistreptolysin O（ASLO，ASO）は溶血性連鎖球菌感染の経過観察に有用である。クラミジアは寒天培地では培養できないので，抗原検出もしくは抗体検出によって診断をつける。結核が疑われる場合には，塗抹・PCR・培養検査・ツベルクリン反応（ツ反）が行われる。血中クォンティフェロン（QFT）は，結核菌感染者のリンパ球ではインターフェロンγが放出されるが，非感染者では放出されないことを利用して結核感染の有無を評価するものである。BCGの影響は受けないが，結核既感染者では陽性となり，30～49歳においては極めて精度の高い検査である。真菌症の診断ではカンジテック®やβ-D-グルカンの測定が有用である（表 13-3）。

関節リウマチ（RA）が疑われる場合はRAテストをリウマチ因子の検出の目的で行う。RAテストは感度は高いが，特異度は低く陽性であっても直ちに関節リウマチと診断することはできない。近年，cyclic citrullinated peptide（CCP）がRAの

滑膜に抗原として存在していることが判明し，その抗原は抗CCP抗体のみによって認識できる。抗CCP抗体はRAに対し高感度，高特異度の自己抗体で，RA発症早期から陽性となる検査である。膠原病の診断には抗核抗体，補体検査が必要であり，そのほかにも多くの特殊抗体，抗原抗体複合体の検出，T細胞のサブセットなどの検査が発展しつつある。痛風や偽痛風では顕著なCRP亢進を認める場合が多く，血清尿酸値は診断・治療効果の判定に必要である。

2 代謝・内分泌疾患

骨粗鬆症の評価では各種骨代謝マーカーを評価する（表13-4）。骨形成機能の指標となる骨代謝マーカーとして血清オステオカルシン（OC），骨型アルカリフォスファターゼ（BAP），Ⅰ型プロコラーゲン-N-プロペプチド（P1NP）などがある。骨吸収の指標となる骨代謝マーカーとしては，尿中ピリジノリン（PYD），尿中デオキシピリジノリン（DPD），血清・尿中Ⅰ型コラーゲン架橋N-テロペプチド（NTX），血清・血漿・尿中Ⅰ型コラーゲン架橋C-テロペプチド（CTX）や破骨細胞内酵素として知られている酒石酸抵抗性酸フォスファターゼのアイソザイムである骨型酒石酸抵抗性酸フォスファターゼ-5b（TRACP-5b）を検査する。これらの骨吸収マーカーは癌の骨転移や高齢女性に広く起こる閉経後骨粗鬆症でも上昇する。

代謝性骨疾患が疑われる場合には，血清カルシウム，リン，アルカリフォスファターゼは必須の検査である。副甲状腺（上皮小体）疾患では血清カルシウムの評価が重要である（表13-5）。原発性副甲状腺機能亢進症，悪性腫瘍の骨転移，甲状腺機能亢進症などでは血清カルシウム値が増加する。長期臥床などによる廃用性骨萎縮では尿中カルシウムの排泄が亢進する。一方，副甲状腺機能低下症や腎不全，くる病，骨軟化症では血清カルシウム値は低下しやすい。血清リン値は一般に腎不全で上昇し，副甲状腺機能亢進症，くる病，骨軟化症では低下するが，食事の影響を受けやすい。痛風やLesch-Nyhan（レッシュ-ナイハン）症候群において血清尿酸値が増加することはよく知られているが，悪性腫瘍や溶血性貧血など細胞の増殖・破壊が亢進する病態でも高尿酸血症を示す。また，サイアザイド系の血圧降下薬の使用や腎不全でも血清尿酸値は増加することがある。血清クレアチニンは筋の挫滅や壊死などで増加し，血清CK値は筋ジストロフィー，多発性筋炎，皮膚筋炎などの筋原性疾患で上昇する。骨の発育・成長および代謝異常を評価する際には，甲状腺ホルモン，成長ホルモン，インスリン様成長因子Ⅰ型（IGF-1），エストロゲン，アンドロゲン，副腎皮質ホルモン，ACTH，副甲状腺（上皮小体）ホルモン，$1,25(OH)_2$-ビタミンDなどを検査する。

表13-3 感染症における検査

疾患	検査
溶連菌感染症	Antistreptolysin O（ASLO，ASO）
クラミジア	クラミジア抗原，抗体検出
結核	ツベルクリン反応，PCR，培養，血中クォンティフェロン（QFT）
真菌	カンジテック®，カンジダ抗原，β-D-グルカン

表13-4 骨代謝マーカー

	マーカー	略語	検体
骨形成マーカー	オステオカルシン	OC	血清
	骨型アルカリフォスファターゼ	BAP	血清
	Ⅰ型プロコラーゲン-N-プロペプチド	P1NP	血清
骨吸収マーカー	ピリジノリン	PYD	尿
	デオキシピリジノリン	DPD	尿
	Ⅰ型コラーゲン架橋N-テロペプチド	NTX	血清，尿
	Ⅰ型コラーゲン架橋C-テロペプチド	CTX	血清，血漿，尿
	骨型酒石酸抵抗性酸フォスファターゼ-5b	TRACP-5b	血清，血漿，尿

表 13-5 副甲状腺(上皮小体)疾患および類似疾患の鑑別

	Ca ↑	Ca →	Ca ↓
PTH ↑	原発性副甲状腺機能亢進症 腫瘍の PTH 関連蛋白分泌 アルミニウム骨症	―	偽性副甲状腺機能低下症 続発性副甲状腺機能亢進症
PTH →	―	偽性偽性副甲状腺機能低下症	―
PTH ↓	PTH 産生腫瘍以外の悪性腫瘍(myeloma, ALT, 他) 肉芽腫症 長期臥床 薬剤性(ビタミン D, サイアザイド系利尿薬)	―	副甲状腺機能低下症

③ 腫瘍性疾患

　原発性悪性骨腫瘍や癌の骨転移では，アルカリフォスファターゼ alkaline phosphatase(ALP)が高値となる．血清乳酸脱水素酵素 lactate dentate dehydrogenase(LDH)は悪性腫瘍において高値になることがある．CRP の上昇や白血球増多など炎症反応が悪性線維性組織球腫や Ewing(ユーイング)肉腫や好酸球性肉芽腫で認められることがある．これらの検査は感度は高いが特異度が低いのが問題である．前立腺癌の骨転移では酸フォスファターゼ acid phosphatase(ACP)や前立腺酸フォスファターゼ prostatic acid phosphatase(PAP)や前立腺特異抗原 prostatic specific antigen(PSA)の値が上昇するのが特異的である．多発性骨髄腫では総蛋白量やグロブリンが上昇し尿中の Bence Jones 蛋白質の出現は特異性が高い．小児の神経芽細胞腫では尿中バニリルマンデル酸 vanillylmandelic acid(VMA)が上昇する．悪性リンパ腫では可溶性インターロイキン 2 受容体(sIL-2 R)が上昇することが多く，診断の補助や病勢のマーカーとして用いられているが，リンパ節腫脹を認める種々の疾患で上昇することが知られており特異的ではない．

④ 静脈血栓塞栓症(VTE)

　日常診療において VTE が問題となることがあり，予防の指標として線溶系マーカーのうち D-dimer がスクリーニングに有用との報告がある．D-dimer は感度が高いが，特異度はそれほど高くないので，除外診断には有用であるが，確定診断をすることはできない．

　整形外科疾患の診断に必要な臨床検査項目のうち代表的なものの数値を表 13-6 に示す．

B 微生物検査

　感染性疾患(➡234 頁参照)を疑う症例において，病原体の検出と抗菌薬感受性検査は，感染の確定診断と治療計画を立てる上において必要不可欠である．そのため，分泌物，膿性貯留液，穿刺液(関節液，脳脊髄液など)の細菌培養検査が頻繁に行われる．

　菌検出が困難な場合もあるため，培養検査が陰性であったから感染なしと判断することは危険である．また培養検査以前に抗菌薬が投与されていると陰性所見を得ることがあり，臨床症状やその他の検査結果も総合して判定を下すべきである．

　今日問題となっている感染症の起因菌の主たるものは，黄色ブドウ球菌や表皮ブドウ球菌などのグラム陽性球菌である．まず，一般細菌の分離培養・同定，薬剤感受性検査が行われる．しかし抗菌薬の多様化により，多剤耐性菌の発生頻度が増加し混合感染が多数存在することが治療を難渋させている．抗菌薬に反応しない症例や慢性化した症例では，MRSA やグラム陰性桿菌，真菌，結核菌感染の存在を疑って検査することが大切である(表 13-7)．

① 好気性細菌による感染

　代表的な起因菌として，黄色ブドウ球菌(MSSA，MRSA)，表皮ブドウ球菌(MSSE，MRSE)，緑膿菌などがあげられる．菌のグラム

表 13-6　知っておくべき血液・尿生化学検査値(基準値)と整形外科的疾患

	基準値	異常値となる整形外科学的疾患
血清		
総蛋白質	6.5～8.0 g/dl	
アルブミン	3.7～5.2 g/dl	
グロブリン	2.5～3.8 g/dl	多発性骨髄腫↑
A/G	1.1～1.7	
蛋白分画		
Alb	49.0～59.0%	
α_1-Glb	2.4～5.2%	
α_2-Glb	6.1～10.1%	
β-Glb	8.9～12.3%	多発性骨髄腫↑
γ-Glb	18.2～24.6%	多発性骨髄腫↑
免疫グロブリン		多発性骨髄腫↑
IgG	700～1,500 mg/dl	
IgM	60～170 mg/dl	
尿酸　男性	4.0～6.8 mg/dl	痛風↑
女性	3.2～5.0 mg/dl	
CK　　男性	55～200 IU/l	進行性筋ジストロフィー↑
女性	30～180 IU/l	
LDH	200～400 IU/l	各種悪性腫瘍↑
フォスファターゼ		
ACP	4.0 IU/l/37℃ 以下	前立腺癌の骨転移↑
PAP	3 ng/ml 以下	
ALP	80～260 IU/l	筋原性疾患, 骨肉腫, 上皮小体機能亢進, くる病, 骨折↑
PSA	4.0 ng/ml 以下	前立腺癌↑
D-ダイマー	400 ng/ml 以下 (ELISA)	深部静脈血栓症, 肺血栓塞栓症↑
トランスアミナーゼ		
AST(GOT)	11～40 IU/l/37℃	
ALT(GPT)	6～43 IU/l/37℃	
電解質		
Na^+	137～147 mEq/l	
K^+	4.0～5.0 mEq/l	周期性四肢麻痺↑
Ca^{++}	8.5～10.5 mg/dl (4.2～5.2 mEq/l)	上皮小体機能亢進症↑, 腎性くる病↓
Cl^-	100～106 mEq/l	
IP(無機リン)　小児	4～6 mg/dl	上皮小体機能亢進↑, 慢性腎不全↑
成人	2.5～4.0 mg/dl	ビタミンD中毒↑, 骨転移癌末期↑, くる病↓
尿		
BJP	早朝尿陰性	多発性骨髄腫で陽性
VMA	1.3～5.1 mg/日	神経芽細胞腫↑

染色において菌体がその場で証明されれば診断は容易である。分離培養・同定検査では, 分泌物, 膿性貯留液, 穿刺液培養で起因菌が確認できない場合でも, 手術などで得られる生検組織の培養が陽性となるケースもあり重要である。また, 38℃以上の発熱がある症例は, 敗血症が疑われるので血液培養検査も有用である。

2 嫌気性菌による感染

破傷風(→238頁参照)やガス壊疽(→237頁参照)などを引き起こす嫌気性菌にも注意は常に必要である。

表 13-7　微生物検体の採取方法と注意点

検体の採取時期	抗菌薬投与前に採取する。 抗菌薬投与中の場合，投与を 24 時間中止して採取する。 抗菌薬投与を中止できない場合は，抗菌薬の血中濃度が最も低い時期に採取する。
検体の採取方法	採取部位の清拭・消毒を行い，常在菌の混入をさける。 開放性膿の場合，皮膚や潰瘍部を洗浄・清拭し，病巣部分の表層の膿や分泌物，壊死組織を除去した後，新鮮な膿や滲出液を採取する。 開放創の採取では，創部の表面を洗浄清拭し，傷口の深部から採取する。
検体量	検体はできるだけ多量に採取する。 検体が少ない場合，保存培地がついた容器か，液体培地が入った試験管を使用し，乾燥による菌の死滅をさける。 嫌気性菌を疑う（閉鎖性病巣，悪臭のある検体）場合，検体をできるだけ多量に採取して，容器内の死腔を少なくする。
検体の保存	検体の保存は冷蔵保存（4℃）が原則である。 冷蔵保存された検体は，24 時間以内（最大 48 時間）に検査を開始する。 長時間の室温放置は菌が増殖するので原則禁止である。 室温保存された検体は，2 時間以内に検査室へ提出する。
検体の輸送	専用の輸送培地に採取して，冷蔵して輸送する。

代表的な嫌気性菌として，ガス壊疽を引き起こすクロストリジウム菌とバクテロイデス属などの非クロストリジウム菌，破傷風を引き起こす Clostridium tetani などがある。嫌気性菌の診断には，滲出液や膿などのグラム染色標本観察が必要である。分離培養・同定検査も必要であるが，その際には好気性・嫌気性菌の 2 つの培養検査が必要である。

3 真菌による感染

真菌性関節炎や骨髄炎は，免疫不全状態に伴う日和見感染症を生じることが多い。代表的な真菌症として，カンジダ症，クリプトコッカス症（ハトの糞との接触），アスペルギルス症，スポロトリクス症（園芸歴）などがある。真菌症の診断には，抗原・抗体の免疫血清学的診断が有効である。確定診断には，真菌用培地におけるコロニー形成の観察やスライドカルチャーによる顕微鏡的観察が行われる。

4 結核菌による感染

結核は，ヒト型結核菌による呼吸器感染であり，年間 4 万人の新しい患者が生じている。整形外科関連では，骨関節結核として脊椎や股関節・膝関節に発生する。また，病理組織像が結核に類似する非結核性抗酸菌症（魚の棘や釣り針による受傷歴）の存在にも注意を要する。診断には，ツベルクリン反応や病理組織検査が有効である。迅速で簡便な結核菌検出法として，膿や関節液の塗抹標本を抗酸菌染色し検鏡が行われる。結核菌分離培養・同定検査も有効であるが，結果が出るまで 4〜8 週間が必要であり，また結核菌の陽性率は 60〜70% でしかない。現在では，結核菌を DNA レベルで証明する PCR 法（ポリメラーゼ連鎖反応法）が可能で，数時間で結果が得られる。しかし，薬剤感受性の確認のためにも結核菌分離培養・同定検査は必要であり，PCR 法とともに平行して行われるべきである。

また，患者が結核患者であると診断した医師は，24 時間以内に「結核発生届」を所定の書式に従い，最寄りの保健所長に提出する義務がある。

C 関節液検査

関節穿刺を行うことにより関節液を採取し，その外観・性状を調べ，細菌検査，白血球数や偏光顕微鏡による検査などを追加する。簡便でありながら，関節疾患の鑑別診断における重要な情報源となり，治療方針の決定に有用である。

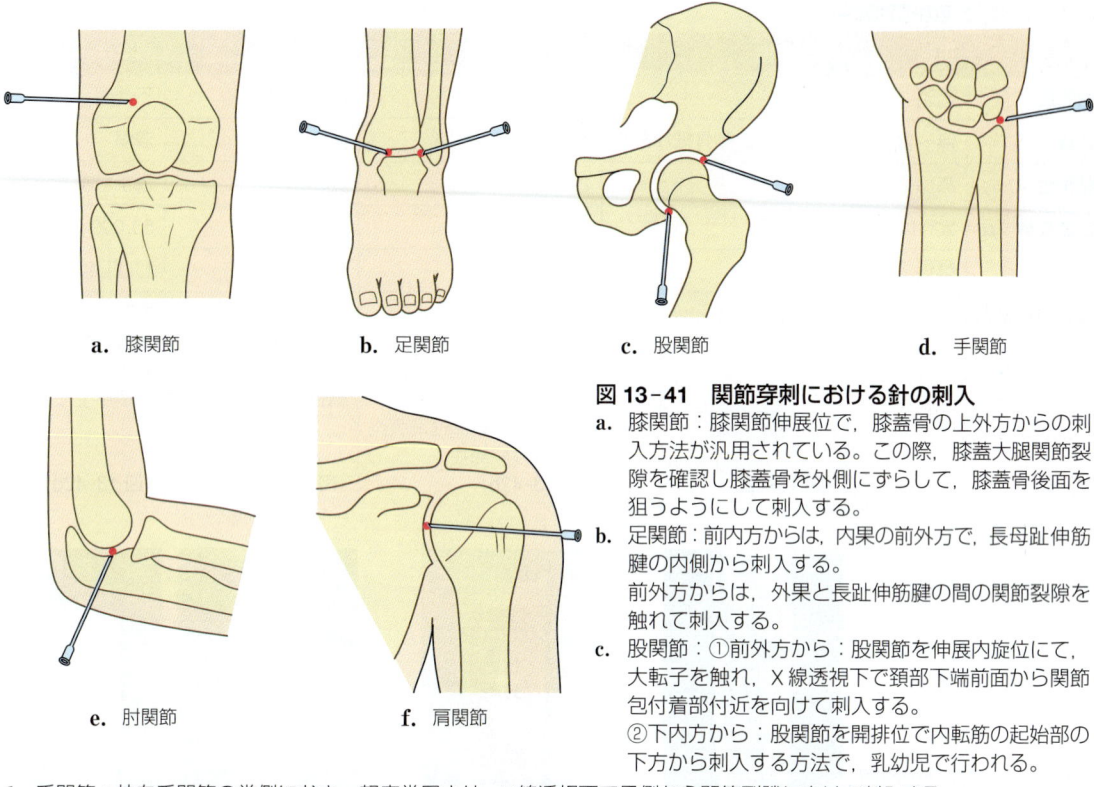

a. 膝関節　**b.** 足関節　**c.** 股関節　**d.** 手関節

e. 肘関節　**f.** 肩関節

図 13-41　関節穿刺における針の刺入
a. 膝関節：膝関節伸展位で，膝蓋骨の上外方からの刺入方法が汎用されている．この際，膝蓋大腿関節裂隙を確認し膝蓋骨を外側にずらして，膝蓋骨後面を狙うようにして刺入する．
b. 足関節：前内方からは，内果の前外方で，長母趾伸筋腱の内側から刺入する．
前外方からは，外果と長趾伸筋腱の間の関節裂隙を触れて刺入する．
c. 股関節：①前外方から：股関節を伸展内旋位にて，大転子を触れ，X 線透視下で頚部下端前面から関節包付着部付近を向けて刺入する．
②下内方から：股関節を開排位で内転筋の起始部の下方から刺入する方法で，乳幼児で行われる．
d. 手関節：枕を手関節の掌側におき，軽度掌屈させ，X 線透視下で尺側から関節裂隙に向けて刺入する．
e. 肘関節：肘を軽度屈曲させ，上腕骨小頭・肘頭・橈骨頭に囲まれた関節裂隙より刺入する．
f. 肩関節：前方から烏口突起直下で骨頭内側部から関節裂隙に向けて刺入する．

1 関節穿刺
joint puncture, arthrocentesis

　関節穿刺を行う際には，無菌的に行うことが必須である．穿刺部位を中心に少なくとも 10 cm 四方の皮膚をポビドンヨード（イソジン®）などで十分に消毒する．アルコール綿での消毒は，筋肉注射や静脈注射に使用されるが，関節内の感染を完全に予防するには十分でないため，アルコール綿による消毒を行った後に塩酸クロルヘキシジンアルコールによる消毒を行うことが多い．必要に応じ刺入部の皮膚・皮下組織に 1〜2 ml の塩酸リドカインによる局所麻酔を行い，穿刺時の痛みを軽減する．
　関節穿刺における針の刺入部位と方法を図 13-41 に示す．

2 関節液の性状と成分（表 13-8）

　正常関節液は，無色・透明かつ粘稠度が高く，膝関節の場合，数 ml の採取が可能である．非炎症性のうち黄色・透明でときに軟骨細片がみられるものは変形性関節症が考えられ，均一に血性の場合は関節内出血で，脂肪滴を含むと関節内骨折の存在を示す．また，褐色調であれば色素性絨毛結節性滑膜炎 pigmented villonodular synovitis (PVS) を疑う．炎症性では，黄色調で半〜不透明で，痛風では偏光顕微鏡にて棒状の尿酸結晶（強い負の複屈折性）が観察されるが，偽痛風はピロリン酸カルシウム calcium pyrophosphate dehydrate (CPPD) 沈着であり，複屈折性を示さないことが多い．関節リウマチでは，半透明で粘稠度は低く，正常より白血球が増加し，顆粒状の封入体を有する RA 細胞が約 60% の症例で認められる．関節リウマチや変形性関節症では，関節軟骨

表 13-8 関節液の鑑別診断

	正常	非炎症性		炎症性	感染性
透明度	透明	透明	不透明	半～不透明	不透明
色調	無～麦黄色	黄色ときに軟骨細片あり	血性・褐色調	黄色	混濁
粘稠性	高い	高い	さまざま	低い	さまざま
白血球数 /μl	200 以下	200 以下	さまざま	5,000 以上	50,000 以上
培養	陰性	陰性	陰性	陰性	しばしば陽性
疑われる疾患		変形性関節症 （図 13-42a）	半月板損傷 靱帯損傷 関節内骨折 特発性関節血症 色素性絨毛結節性滑膜炎 神経病性関節症 （図 13-42b）	結晶性関節炎 （痛風または偽痛風） 関節リウマチ 結合組織病 （図 13-42c）	細菌感染 化膿性関節炎 真菌感染 免疫不全による （図 13-42d）

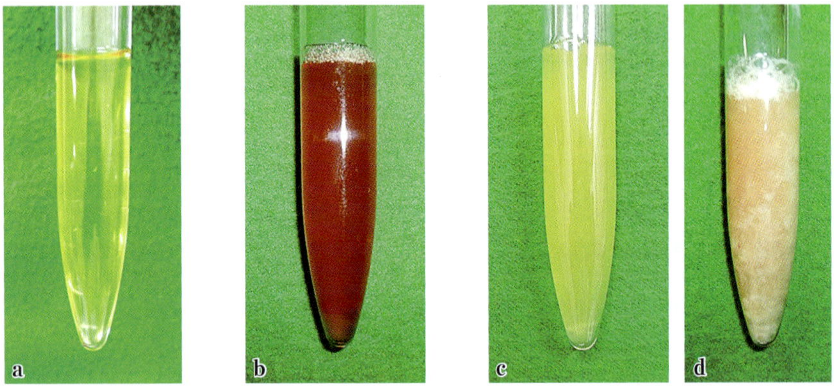

図 13-42 関節液の肉眼所見
a. 非炎症性・変形性関節症
b. 非炎症性・靱帯損傷
c. 炎症性・偽痛風
d. 感染性・化膿性関節炎

の損傷・変性によりⅡ型プロコラーゲンC末端プロペプチド（コンドロカルシン）が増加する。

D 脳脊髄液検査

脳脊髄液検査は患者を側臥位，腰部前屈位を取らせ，通常 L4/5 椎間よりスパイナル針（22～23 G）を用いて行う。髄液の色調が黄色を呈するキサントクロミーは脊柱管の長期の脳脊髄液の途絶が疑われ，採取した脳脊髄液は蛋白，糖，細胞などの検査が行われる。髄液検査が診断上必要とされる疾患としては，髄膜炎（糖の低下，菌の同定，PCR，抗原・抗体の同定など），癌性髄膜炎（腫瘍細胞の証明），HTLV-I associated myelopathy（HAM）で抗 HTLV-I 抗体の測定などである。その他，髄液中のオリゴクローナルバンドやミエリン塩基性蛋白（MBP）の出現が多発性硬化症などの疾患でみられるが，疾患に特異的な所見ではない。

生体検査

A 電気生理学的検査

1 筋電図

　筋電図検査とは針電極を用いて運動単位の状態を調べる検査である。ここでいう運動単位とは脊髄前角細胞から軸索そして神経終末を経て終板といわれる神経筋接合部を介し筋線維に至る部分を指す。骨格筋線維鞘の内側と外側の間には透過性の異なるイオン濃度比に由来する電位差(静止膜電位)が存在しており，安静時の膜電位は内側が陰性で−70〜−90 mV で分極とよばれる状態にある。ここに運動神経のインパルスが終板を介して筋線維に達すると，Na イオンが筋線維内に流入し膜電位の極性が一時的に逆転する。これが骨格筋線維の活動電位 action potential である。この興奮が引き金となって筋小胞体から Ca イオンが放出され筋原線維に収縮力が発生する。筋電図はこの骨格筋線維活動電位を，筋線維を取り巻く媒体を通し細胞外から導出したものである。

　1つの運動ニューロン細胞が興奮すると，その支配筋線維すべてにほとんど同時期に興奮を起こす。この筋線維活動電位を加重したものが運動単位電位 motor unit potential(MUP)とよばれる。MUP の基本要素は，波形，持続，振幅の3つのパラメータで表される(図 13-43)。波形には，相 wave form とノッチ notch がある。相とは基線を超える電位変化で，超えないものがノッチである。5相以上のものを多相性 polyphasic MUP とよび，ノッチの多いものは偽多相性 pseudopolyphasic MUP または鋸歯状活動電位とよばれる。波形は MUP を構成する筋線維活動電位の同期性の程度を表し，相とノッチの多さは非同期性の程度を反映する。持続時間 duration は，基線からの最初のずれから元に戻るまでの時間で表す。持続の長さは運動単位領域の大きさを反映する。振幅 amplitude は，MUP の最下点と最上点の間，

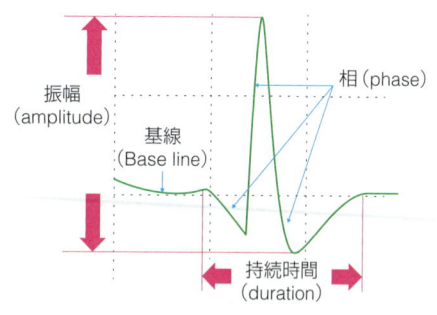

図 13-43　MUP のパラメータ

頂点間で計測する。記録電極から半径 0.5 mm 以内の範囲における運動単位の筋線維密度の指標となる。

　運動単位の主な病的状態には神経原性変化と筋原性変化がある。神経原性変化では，α-運動ニューロンが脱落することで残存する運動ニューロンによる脱神経筋線維の再支配が生じる。これにより神経支配比が増大し運動単位領域の拡大と筋線維密度の増大が生じ，MUP では持続時間の延長，振幅の増加，さらに波形は複雑化あるいは多相化することとなる(図 13-44)。また神経原性変化を生じた骨格筋の最大収縮時に認める干渉波の特徴としては，干渉不十分で，高振幅(5 mV 以上)さらに持続の長いスパイクが目立つ波形となる。筋原性変化では，運動単位を構成する筋線維が脱落することで，一部には筋線維の再生や神経再支配の機序も加わり，MUP の持続時間は短縮，振幅は低下する。また神経再支配の機序から波形は多相化傾向を示すこととなる(図 13-45)。また筋原性変化を生じた骨格筋の最大収縮時に認める干渉波の特徴として運動単位数は変わらないため完全干渉波型を示すが MUP の短い持続，低い振幅，多相化傾向を反映して低振幅(1 mV 以下)で持続の短いスパイクからなる干渉型となる。

2 神経伝導速度検査

　神経伝導速度検査とは，末梢神経を電気刺激してインパルスを発生させ，それに伴う誘発電位，すなわち運動神経の場合には複合筋活動電位である M 波を，感覚神経の場合には神経自体の活動電位を記録し，それらの伝導時間と伝導距離から速度を計算するものである。運動神経伝導速度は

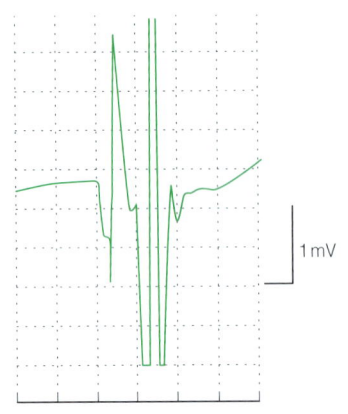

図 13-44　神経原性多相性 MUP
持続時間の延長，振幅の増加，さらに波形の複雑化あるいは多相化を認める。

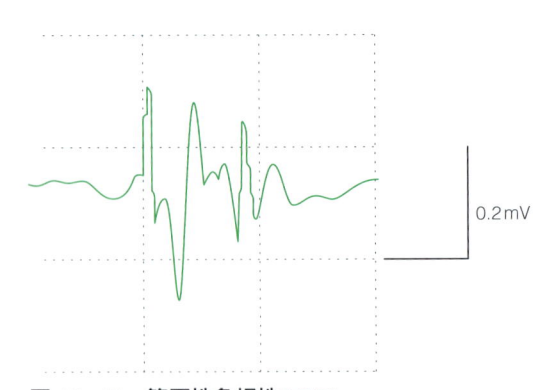

図 13-45　筋原性多相性 MUP
多層化傾向を示すが，持続時間は短縮，振幅は低下する。

motor nerve conductive velocity (MNCV)，感覚神経伝導速度は sensory nerve conductive velocity (SCV) とよばれる。

　MNCV の測定は運動神経を近位と遠位の 2 カ所で経皮的に電気刺激を行うが，刺激開始から M 波の立ち上がりまでの時間を潜時 latency とよび，近位点と遠位点の刺激間距離を近位刺激の潜時と遠位刺激の潜時の差で除したものが MNCV である。特に遠位刺激で誘発された M 波の潜時は，終末潜時 terminal latency とよばれる。臨床上，神経伝導速度検査は，手根管症候群における終末潜時の測定（正常値 3.2±0.42 ms）（図 13-46）や肘部管症候群に対するインチング法により伝導ブロックの部位を決定するために用いられることが多い。

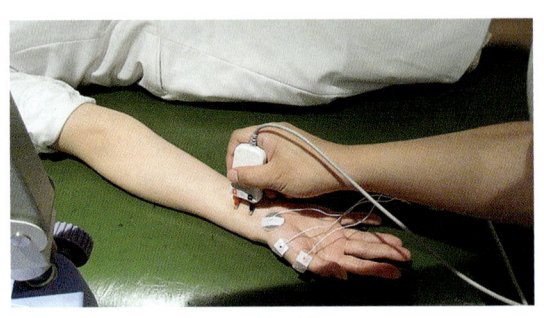

図 13-46　神経伝導速度の測定
手根管症候群における終末潜時を測定している。

B 関節鏡

　様々な関節に臨床使用されており，現在は初回関節鏡を検査のみの目的で行うことは少なく，ほとんどの場合に鏡視下手術として，あるいは術後再鏡視を目的として行われる。関節腔内に硬性鏡である関節鏡 arthroscope を挿入して，関節内構成体を観察する。関節鏡をカメラヘッドに接続し，テレビモニター上に映し出す。直視鏡や斜視鏡を使い分け，より広い範囲で関節内の軟骨，滑膜，靱帯，半月板，遊離体などの観察を行う。関節内のみならず手根管など関節腔外を鏡視しながら手術を行うこともある。

C 生検
biopsy

1 目的

　診断の確定と治療方法の決定のために病変部から組織を採取して病理組織診断を行う。骨軟部腫瘍，代謝性骨疾患，神経疾患，代謝性および先天性ミオパシー，筋炎などの疾患で診断のために行われる。

2 方法

A 針生検
needle biopsy

外来にて施行可能であり，早期に診断結果を得ることができるが，採取できる組織が少量であるために確定診断に至らない場合もある。施行前にMRIなどの画像診断で病変部位の解剖学的位置を確認しておくことが重要であり，超音波画像やCTをガイドとして針生検を行うこともある。

B 切開生検
incisional biopsy

麻酔下に皮膚を切開して，直視下に病変部を確認して組織を採取する方法で，十分量の組織が採取できる。原則として手術室で行う。腫瘍の生検の場合には小さな皮膚切開で行い，生検ルートは広範切除を考えて最短距離で進入し，筋間や重要な血管神経を避けて腫瘍を展開する。できれば迅速病理検査で腫瘍が採取できていることを確認し，生検後は止血を十分に確認することが重要である。多発性筋炎，ミオパシーなどで生検を行う場合には筋電図などで病的な活動電位が得られる部位から採取を行う。中等度に侵された筋肉を選択することが重要で，病変が進行した筋肉では脂肪変性のために診断がつかないことがある。神経変性疾患の診断のために末梢神経の生検が必要な場合がある。通常は腓腹神経を用いることが多く，神経束生検もしくは神経幹生検を行う。

C 切除生検
excisional biopsy

腫瘤または腫瘍全体を切除し病理組織診断を行う方法で，病変の大きさが針または切開生検を行うには小さいこと（2〜3cm未満），皮下にあること，重要な血管神経と離れていて剥離する必要がないこと，MRIなどの術前画像診断が行われており，悪性であった場合には追加広範切除が行えることが条件となる。

3 標本の処理

病理組織診断を確定するためには採取した組織をできるだけ早くホルマリン固定し，パラフィン包埋後切片を染色して診断を行う。染色法としてはヘマトキシリン・エオジン染色（HE染色）が一般的であり，診断目的に応じて特殊染色（PAS染色など）や免疫組織学染色を行う。

滑膜肉腫や骨外性Ewing肉腫などの一部の悪性腫瘍では腫瘍特異的な染色体転座とそれに伴う融合遺伝子が存在することが知られており，悪性を疑う場合には生検時に凍結標本を保存しておくことが望ましい。

4 病理組織診断

一般的な疾患の病理組織所見を知っておくことは治療方法を決定するうえで非常に重要である。詳細は各疾患の病理の項を参照されたい。

D 生体用金属材料による有害事象に対する検査

整形外科領域で使用する生体用金属材料には，十分な力学特性とともに安全性に対する十分な考慮がなされなくてはならない。特に，金属の耐食性（金属イオンの溶出）・耐摩耗性（微小摩耗粉の人体への影響）や金属元素の細胞毒性などに対する配慮が重要である。以前から金属接合部における腐食corrosionや金属インプラント同士が擦れ合い金属粉が生じるmetallosisなどの問題が存在していた。最近では，金属アレルギーやmetal-on-metal人工股関節における血中金属イオン濃度の上昇などが注目されている。

金属アレルギーとは，金属から溶出した金属イオンをハプテンとするIV型アレルギー反応のこ

> **NOTE 悪性腫瘍の生検**
>
> 悪性腫瘍の生検では針生検，切開生検ともに操作によって腫瘍の播種や転移を促進する可能性がある。進入ルートにも①皮膚切開は長軸に沿うこと，②重要な神経血管は避けること，③筋間ではなく筋内に設定することなど注意点が多いため，悪性腫瘍を強く疑う場合には安易に生検を行わず，骨軟部腫瘍専門医にコンサルトすることが重要である。

とである。金属アレルギーを起こす頻度が高い金属は，ニッケル，コバルト，クロム，水銀などである。整形外科領域で使用頻度が高い金属素材は，ステンレス鋼（鉄，クロム，ニッケルの合金），コバルトクロム合金，チタン合金などであり，これまでに，ニッケルを多く含むステンレス鋼に対するニッケルアレルギーの報告が散見される。一方，チタンおよびチタン合金は金属アレルギーを起こしにくい金属として報告されているが，チタン合金の中にはアルミニウム，バナジウムなど生体毒性が強い元素が少量含まれており，少数ではあるがアレルギーの報告がある。

Ⅳ型アレルギーである金属アレルギーが疑われる場合には，原因物質を推定しパッチテストを行う必要がある。しかし，パッチテストの感度と特異度は70〜80％とされており，偽陽性，偽陰性が多くなる可能性がある。現在のところ，人工関節手術前に行うスクリーニングとしてのパッチテストの意義は不十分と言わざるをえない。最近では，患者の末梢血リンパ球を採取して金属抗原を添加し，リンパ球幼若化反応をみるリンパ球刺激試験 lymphocyte stimulation test（LST）の有用性が報告されている。

また，metal-on-metal 人工股関節における偽腫瘍形成 pseudotumor や adverse reactions to metal debris（ARMD）が注目されている。術後早期から，血中・尿中の金属イオン濃度の上昇が認められ，早期に再置換を要する症例の報告がなされている。原因として，金属アレルギーや金属摩耗粉による細胞毒性などが考えられており，術後3ヵ月以降の血中のコバルト濃度もしくはクロム濃度の計測が必要である。

●参考文献

1) Cockerill FR, Wilson JW, Vetter EA, et al：Optimal testing parameters for blood cultures. Clin Infect Dis 38：1724-1730, 2004
2) Keats TE, Anderson MW：Atlas of normal roentgen variants that may simulate disease. 9 th ed. Saunders, 2006
3) 日本整形外科学会（監修）：腰椎椎間板ヘルニア診療ガイドライン改訂第2版．南江堂，2011
4) 廣瀬和彦：筋電図判読テキスト第4版．文光堂，1997
5) 日本整形外科学会（監修）：軟部腫瘍診療ガイドライン2012．南江堂，2012
6) 日本整形外科学会　骨・軟部腫瘍委員会（編）：悪性軟部腫瘍取り扱い規約　第3版．金原出版，2002
7) 日本整形外科学会　骨・軟部腫瘍委員会（編）：悪性骨腫瘍取り扱い規約　第3版．金原出版，2000

主要疾患の画像および検査所見による鑑別一覧表

[創案] 中村利孝

1 骨，関節感染症

疾患名	単純X線所見	その他の画像所見	検査の進め方	その他
壊死性筋膜炎 →236頁	血行性である場合は正常	〈MRI〉筋膜周囲炎症像があり（筋組織は侵されない）	血液検査 MRI 血液培養	境界不明瞭な発赤・腫脹 皮膚の緊満と水疱形成 脂肪組織や筋組織の壊死の出現
急性化膿性骨髄炎 →242頁	1週間以内の早期診断は無効 その後，骨破壊像，骨吸収像，骨膜反応が出現	〈MRI〉骨髄内病変の広がり，膿瘍の描出 〈Tcシンチ〉病変部の集積	単純X線像 血液検査 MRI Tcシンチ 血液培養	赤沈値亢進 白血球増多 CRP高値
急性化膿性関節炎 →248頁	早期：軟部組織腫脹 発症8～10日：骨萎縮 進行期：関節裂隙狭小化，軟骨下骨の骨融解像	〈In-Oxineシンチ〉集積 〈MRI〉骨髄内の浮腫，滑膜の増生，関節液貯留	単純X線像 血液検査 MRI 関節液検査 細菌検査	関節の疼痛，腫脹，熱感，発赤 赤沈値亢進 白血球増多 CRP高値 混濁した関節液
結核性骨関節炎 →250頁	早期：関節周囲の骨萎縮，軟部組織腫脹 進行期：関節裂隙の狭小化，関節破壊像	〈MRI〉膿瘍の存在確認，骨髄内肉芽の進展，滑膜の増生，関節液貯留 〈造影MRI〉病巣周辺の造影効果	単純X線像 血液検査 ツベルクリン反応 MRI，造影MRI 喀痰検査 関節液検査	赤沈値亢進 ツ反強陽性 塗末染色検査 結核菌培養 PCR法
ガス壊疽 →237頁	皮下に広がる異常ガス像 筋肉内のガス像	〈CT〉ガス像	単純X線像 CT検査 血液検査 血液培養	腫脹，浮腫，境界明瞭なピンク色の発赤 強い腐敗臭を持つ滲出液 軟部組織の握雪感
化膿性脊椎炎 （椎間板炎） →246頁	椎間板腔の狭小化 罹患椎間板に面した終盤の破壊像 慢性で骨硬化像	〈MRI〉T1低信号，T2高信号の膿瘍が椎間板腔や腸腰筋内にみられる。炎症が広がっている椎体はT1低信号，T2高信号となる。	単純X線検査 血液検査 血液培養 CT, MRI 椎間板穿刺培養	CRP上昇 白血球増加 分画でリンパ球低下 プロカルシトニン増加
結核性脊椎炎 →250頁	椎体破壊（椎間板ではなく椎体中心） 一部に骨硬化像 腸腰筋内に膿瘍陰影	〈CT〉骨破壊と増殖の混じった像や腸腰筋内の膿瘍 〈MRI〉椎体中心のT1低信号，T2高信号の変化，Gd造影で膿瘍の周辺が描出される。	単純X線検査 胸部X線検査 喀痰検査（塗抹および培養） 血液検査（クオンティフェロン） CT MRI 病変部の穿刺・培養・PCR	クオンティフェロンが有用 病変部位の穿刺液をPCR検査

2 慢性関節疾患

疾患名	単純X線所見	その他の画像所見	検査の進め方	その他
関節リウマチ →257頁	関節周囲の骨萎縮 関節裂隙狭小化 関節軟骨変性，破壊像		単純X線撮影，血液検査 ↓ 関節鏡検査	血液：赤沈値亢進 炎症性貧血 リウマトイド因子(RF)陽性 関節液：淡黄色混濁，低粘度，IgGリウマトイド複合体陽性 ACR診断基準を照合
強直性脊椎炎 →276, 585頁	竹様脊柱 仙腸関節骨びらん 椎体方形化		単純X線撮影，血液検査	HLA-B27陽性 RF陰性 貧血傾向
変形性関節症 →282, 631, 687頁	骨棘形成，関節裂隙の狭小化，軟骨下骨の骨硬化，骨嚢胞の形成，亜脱臼		単純X線撮影	血液検査，尿検査では特に異常なし。 膝関節では内反膝変形をとることが多い。
痛風 →285頁	骨打ち抜き像(母趾MP関節に好発)		血液検査，単純X線撮影	特徴的な病歴 高尿酸血症
偽痛風 →288頁	関節軟骨石灰化像		関節液検査	関節液中にピロリン酸カルシウム結晶をみる。
血友病性関節症 →290, 697頁	骨破壊と骨硬化の混在	関節穿刺により血性関節液(易出血性のため穿刺は慎重に)	血液検査	血液：血友病AではⅧ因子活性低下 血友病BではⅨ因子活性低下 家族歴，既往歴に注意
色素性絨毛結節性滑膜炎 →696頁	初期には異常は認められない。 進行例では関節周囲に透亮像，骨破壊像	⟨MRI⟩滑膜の表面は結節状で多彩な信号 T2：ヘモジデリンの多い部分は低信号，関節液貯留では高信号	単純X線撮影 ↓ MRI，関節鏡検査	関節液：赤褐色混濁 滑膜組織：コレステロール結晶を含んだ泡沫細胞を認める。

3 骨壊死性疾患

疾患名	単純X線所見	その他の画像所見	検査の進め方	その他
離断性骨軟骨炎 →670頁	離断母床の透明巣 関節内に遊離した小骨片(関節ねずみ)	⟨MRI⟩T1：低信号 T2：低信号	単純X線撮影→ 超音波検査→ MRI→CT→ 関節鏡検査	青少年期 野球肘
特発性骨壊死 →41, 301, 637頁	初期：壊死骨周辺部の帯状硬化像，関節面不整，関節裂隙はほぼ正常 進行期：陥没破壊(大腿骨頭)，亜脱臼 末期：関節の変形	⟨MRI⟩T1：帯状(バンド状)低信号域 T2：高信号，低信号の混在 ⟨^{99m}Tcシンチ⟩ cold in hot像	単純X線撮影 ↓ MRI ↓ ^{99m}Tcシンチ ↓ 静脈造影	副腎皮質ステロイド薬服用歴 多量・長期の飲酒歴

4 代謝性骨疾患

疾患名	単純X線所見	その他の画像所見	検査の進め方	その他
骨粗鬆症 →335頁	骨皮質の菲薄化, 骨陰影の低下, 縦の骨梁の相対的な鮮明化, 楔状椎, 扁平椎, 円背	—	単純X線撮影 ↓ 血液尿検査 ↓ 骨量測定	骨代謝マーカー
くる病, 骨軟化症 →345頁	成長期:骨陰影の低下, 骨幹端の横径拡大, 杯状陥凹(cupping), 下肢長管骨の弯曲 成人:骨陰影低下, Looserの骨改構層 魚椎様椎体変形が多発	—	単純X線撮影 ↓ 血液検査 ↓ 腸骨生検	血液:ALP上昇, Ca正常〜低下, P低下 Ca×P低下 血清:25(OH)D低下, PTH上昇
原発性副甲状腺(上皮小体)機能亢進症 →350頁	骨膜下骨吸収像, 頭蓋骨斑状脱灰(salt&pepper appearance), 歯槽硬線消失, 骨囊胞 (褐色腫瘍 brown tumor)	〈頸部エコー〉 腺腫描出 〈99mTcシンチ〉 骨格全体に集積↑	単純X線撮影 ↓ 血液検査 ↓ エコー ↓ 99mTcシンチ	血液:ALP上昇, Ca上昇, P低下, PTH上昇 血清:25(OH)D上昇, オステオカルシン上昇 尿:Ca上昇, P低下, %TRP低下, cAMP上昇
続発性副甲状腺(上皮小体)機能亢進症 →351頁	骨吸収, 脱灰(salt & pepper appearance), 歯槽硬線消失, 異所性石灰沈着	—	単純X線撮影 ↓ 血液検査	慢性腎不全によるものが多い。 血液:ALP上昇, Ca低下, P上昇, PTH上昇
骨Paget病 →352頁	骨吸収と骨形成の亢進により, 骨透亮像と骨硬化像がモザイク状に混在	〈99mTcシンチ〉 骨溶解期と骨形成期で集積像	単純X線撮影 ↓ 血液検査 ↓ 99mTcシンチ, 骨生検	血液:ALP著明に上昇, Ca正常〜やや上昇, P正常〜やや上昇
ビタミンD過剰症 →349頁	異所性石灰化(腎, 血管壁, 大脳鎌状膜など)	—	単純X線撮影 ↓ 血液検査	血液:ALP上昇, Ca上昇, P正常〜やや上昇 血清:25(OH)D上昇

5 良性骨腫瘍

疾患名	単純 X 線所見	その他の画像所見	検査の進め方	その他
骨軟骨腫，外骨腫 →361 頁	四肢骨の骨幹端に有茎性または広基性に突出	〈MRI〉軟骨帽が T1 低信号，T2 高信号 〈CT〉骨突出、正常骨髄と連続	単純 X 線撮影 ↓ MRI ↓ CT ↓ 骨シンチ ↓ 病理組織検査	
内軟骨腫 →363 頁	手指や足趾の骨膨隆，骨皮質の菲薄化，骨透亮像	〈MRI〉T1 低信号，T2 高信号		
非骨化性線維腫 →365 頁	骨皮質に辺縁硬化像を伴う骨透亮像	〈MRI〉T1・T2 低信号 〈CT〉骨皮質の陥凹像		
軟骨芽細胞腫 →365 頁	骨端に好発し硬化像を伴う類円形の骨透亮像	〈MRI〉T1 低信号，T2 等信号・高信号が混在		
類骨骨腫 →363 頁	骨透亮像の中心に骨硬化像。周辺の皮質の反応性骨硬化像	〈MRI〉nidus が T1 低信号，T2 高信号 〈CT〉nidus を確認できる 〈骨シンチ〉nidus と周囲に強い集積		
骨巨細胞腫 →364 頁	骨幹端から骨端にかけての骨溶解像。辺縁硬化像は少ない。泡沫状陰影（soap-bubble appearance）を呈することがある。	〈MRI〉T1 低信号，T2 高信号，不均一 〈CT〉薄くなった骨皮質が病変を取り囲み，皮質が破れていることもある。		
単発性骨嚢腫 →367 頁	骨皮質の膨隆，菲薄化を伴う骨透亮像	〈MRI〉液体貯溜に伴う T1 低信号，T2 高信号		
動脈瘤様骨嚢腫 →370 頁	骨皮質の膨隆，菲薄化を伴う骨透亮像。泡沫状陰影もみられる。	〈MRI〉液体貯溜に伴う T1 低信号，T2 高信号		
線維性骨異形成症 →368 頁	すりガラス様陰影，骨硬化像と溶解像が混在。羊飼い杖変形（shepherd's crook deformity）	〈MRI〉T1・T2 低信号 〈骨シンチ〉集積増強		

6 悪性骨腫瘍

疾患名	単純X線所見	その他の画像所見	検査の進め方	その他
骨肉腫 →370頁	長幹骨骨端部に皮質骨の破壊を伴う辺縁不明瞭な像，軟部組織への浸潤，綿花様骨硬化像，Codman三角，spicula形成，玉ねぎ様骨膜反応	〈MRI〉T1低信号，T2低信号から高信号 〈CT〉骨破壊像 〈血管造影〉腫瘍濃染像 〈骨シンチ〉集積増強	単純X線撮影 ↓ 血液検査 ↓ MRI ↓ CT（転移巣の検査も） ↓ 骨シンチもしくはPET-CT タリウムシンチ ↓ 生検，病理組織検査	血液：ALP上昇，LDH上昇
軟骨肉腫 →374頁	境界不明瞭な透亮像，膨隆性骨破壊像，ポップコーン状・斑紋状石灰化像	〈MRI〉T1低信号と高信号が混在，T2硝子様軟骨が高信号 〈CT〉石灰化像 〈血管造影〉腫瘍濃染像 〈骨シンチ〉集積増強		
Ewing肉腫 →379頁	長幹骨の骨幹から骨幹端に虫食い像，浸潤性骨破壊像，玉ねぎ様骨膜反応	〈MRI〉T1低信号，T2高信号		
脊索腫 →382頁	骨破壊を伴う巨大腫瘤（仙骨が多い）	〈MRI〉T1低信号，T2高信号		
多発性骨髄腫 →383頁	全身性骨萎縮，頭蓋骨の打ち抜き像，椎体圧迫骨折	〈MRI〉T1低信号，T2高信号		血液：貧血，赤血球連銭形成，Ca上昇，免疫電気泳動にてM-bow形成 尿：Bence Jones蛋白質
癌の骨転移 →384頁	造骨型・溶骨型・混合型に分けられる，椎体圧迫骨折，四肢骨の病的骨折	〈MRI〉腫瘍の広がり 〈CT〉病的骨折の評価 〈骨シンチ〉集積増強		血液：ALP上昇，Ca上昇，腫瘍マーカーの上昇

7 良性軟部腫瘍

疾患名	単純X線所見	その他の画像所見	検査の進め方	その他
脂肪腫 →398頁	境界明瞭な脂肪透瞭性陰影，ときに石灰化像	〈MRI〉T1高信号，T2高信号 〈CT〉低濃度 〈エコー〉境界明瞭な高エコー	↑ 単純X線撮影，エコー ↓ MRI ↓ CT ↓ 病理組織検査 ↓	
血管腫 →399頁	石灰化，静脈石	〈MRI〉T1・T2ともに点状の高信号 〈CT〉造影剤で不規則に造影される 〈エコー〉嚢胞性・充実性エコーの混在		病理組織： 第Ⅷ因子関連抗原
神経鞘腫 →400頁		〈MRI〉神経との連続性を認める。split-fat sign，target sign 〈エコー〉神経との連続性を認める。		
腱鞘巨細胞腫 →401頁		〈MRI〉T1低信号，T2低信号 〈エコー〉低エコー		手指の関節近傍に発生
ガングリオン →155頁		〈MRI〉T1低信号，T2高信号 〈エコー〉無～低エコー	穿刺・吸引	ゼリー状内容物

8 悪性軟部腫瘍

疾患名	単純X線所見	その他の画像所見	検査の進め方	その他
線維肉腫 →403頁		〈MRI〉T1・T2低信号	↑ 単純X線撮影，エコー ↓ 血液検査 ↓ MRI ↓ CT（転移巣の検査も） ↓ PET-CT タリウムシンチ ↓ 生検，病理組織検査 ↓	
悪性線維性組織球腫 →404頁		〈MRI〉T1低信号，T2線維成分は低信号，粘液成分は高信号 〈エコー〉低エコー		血液：α₁アンチトリプシン陽性
脂肪肉腫 →404頁		〈MRI〉高分化型はT1高信号，T2高信号 粘液型はT1低信号，T2高信号		病理組織：S-100蛋白質陽性
平滑筋肉腫 →405頁				病理組織：アクチン，デスミン陽性
横紋筋肉腫 →406頁				病理組織：アクチン，デスミン，ミオグロビン陽性
滑膜肉腫 →408頁	石灰化像，骨化像を認めることがある。	〈MRI〉T1等信号，T2高信号		

第III編

整形外科治療総論

本編で何を学ぶか

- 治療計画を立てるに当たっては,患者の社会的・経済的背景,家庭環境,職業を含めた生活の質を十分に考慮する必要がある。
- 「インフォームド・コンセントとは何か」について十分に理解していること,患者の診断・治療について熟知していることは当然であり,さらに鑑別診断,種々の治療法について熟知している必要がある。
- 患者・家族には可能な限り平易な言葉を用いて説明を行い,どのようなことでも(医師側からの説明および患者側からの質問など)必ず,カルテへの記載ができるよう心がける。
- 保存療法の重要性を理解し,1つの疾患における手術療法との長所・短所の比較を十分に説明できるようにする。
- 保存療法の1つに安静があるが,その効果を説明する際には,特に高齢者において生じやすい日常活動性の低下,認知症の発症・進行について患者および家族に十分に説明できるようにする。
- 1つの疾患に対して現在行われている種々の手術法を説明し,そのなかから何故今回の手術法を選択したのか,また周術期,術後にどのような合併症が生じ得るかをできるだけわかりやすく,詳しく説明できるようにする。
- 整形外科の手術療法のなかには人工関節手術のように既存の症状をほぼ完全に治すことが可能な手術と,各種骨切り手術のように症状をゼロにすることはできなくとも将来的に症状の進行・増悪を防ぐ効果がある手術があることを十分に理解する。
- リハビリテーションは手術後可能な限り早期に開始することが重要であること,疾患によっては術前のリハビリテーション(可動域改善・筋力訓練など)が重要なことを患者・家族に理解してもらえるよう知識を深める。

第Ⅲ編　整形外科治療総論の構成マップ

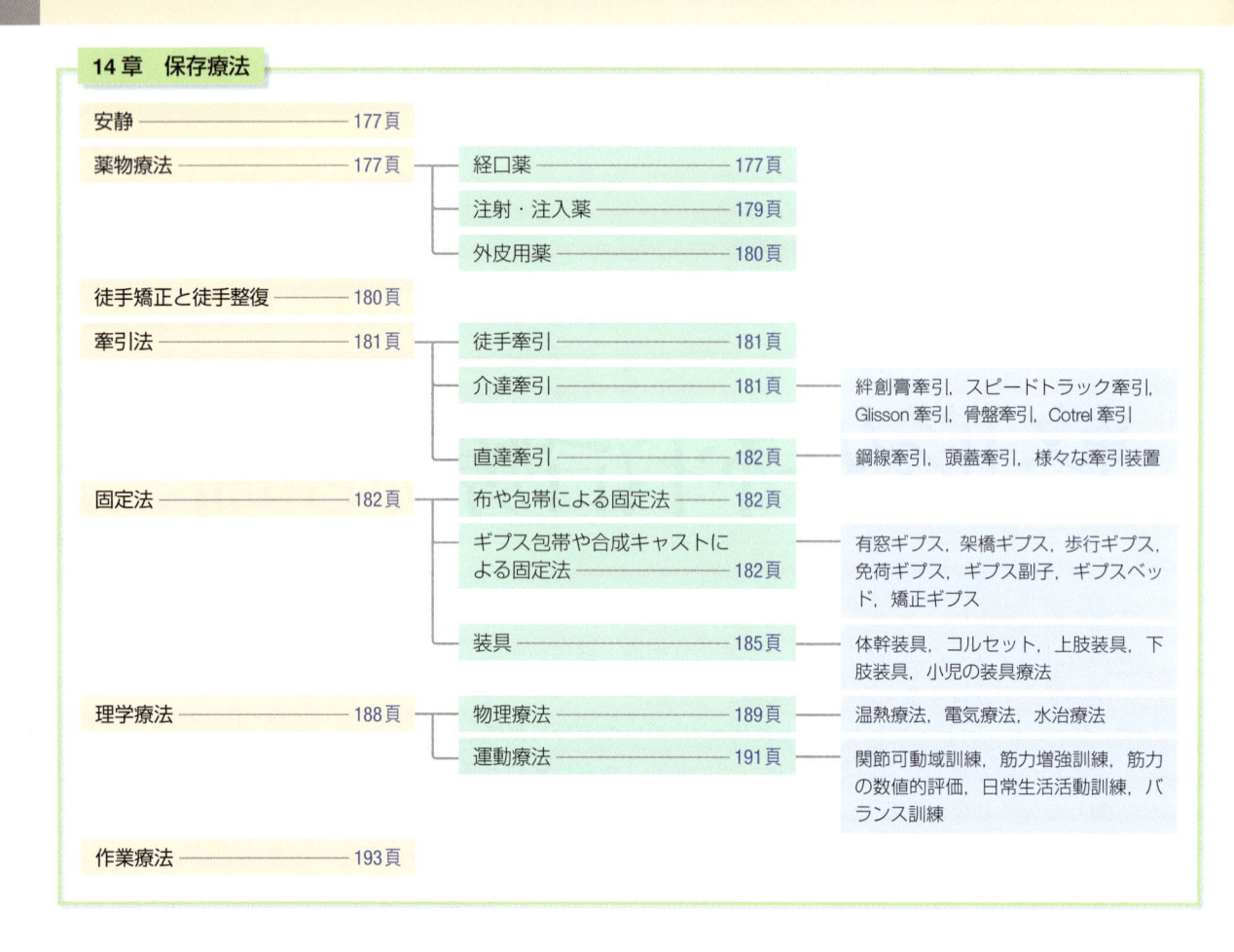

14章　保存療法

- 安静 ───── 177頁
- 薬物療法 ───── 177頁
  - 経口薬 ───── 177頁
  - 注射・注入薬 ───── 179頁
  - 外皮用薬 ───── 180頁
- 徒手矯正と徒手整復 ───── 180頁
- 牽引法 ───── 181頁
  - 徒手牽引 ───── 181頁
  - 介達牽引 ───── 181頁 ── 絆創膏牽引，スピードトラック牽引，Glisson牽引，骨盤牽引，Cotrel牽引
  - 直達牽引 ───── 182頁 ── 鋼線牽引，頭蓋牽引，様々な牽引装置
- 固定法 ───── 182頁
  - 布や包帯による固定法 ───── 182頁
  - ギプス包帯や合成キャストによる固定法 ───── 182頁 ── 有窓ギプス，架橋ギプス，歩行ギプス，免荷ギプス，ギプス副子，ギプスベッド，矯正ギプス
  - 装具 ───── 185頁 ── 体幹装具，コルセット，上肢装具，下肢装具，小児の装具療法
- 理学療法 ───── 188頁
  - 物理療法 ───── 189頁 ── 温熱療法，電気療法，水治療法
  - 運動療法 ───── 191頁 ── 関節可動域訓練，筋力増強訓練，筋力の数値的評価，日常生活活動訓練，バランス訓練
- 作業療法 ───── 193頁

15章　手術療法

- 周術期の管理 ── 194頁
  - クリニカルパス ── 194頁
  - 輸血・麻酔 ── 194頁
  - 感染対策 ── 195頁, 196頁
  - 術野の洗浄と消毒 ── 196頁
  - 呼吸管理 ── 196頁
  - 疼痛管理 ── 196頁
  - 合併症への対応 ── 196頁
- 基本手術器具の構造と使い方 ── 197頁
  - メス（手術刀），鋏，剪刀，ピンセット（摂子），鉗子，持針器，骨切りのみと槌，動力骨鋸，ドリル（穿孔器） ── 197頁～201頁
- 手術の基本手技 ── 201頁
  - 皮膚切開 ── 201頁
  - 止血と血管の結紮 ── 201頁
  - 糸結び ── 201頁
  - 基本的な展開（アプローチ）法 ── 201頁
- 基本的手術法 ── 202頁
  - 皮膚の手術 ── 202頁
    - 創傷の処置，皮膚縫合，皮膚移植（植皮）
  - 筋・腱の手術 ── 203頁
    - 腱切り術，腱延長術，腱縫合術，腱移植術，腱移行術
  - 末梢神経の手術 ── 204頁
    - 神経剥離術，神経縫合術，神経移植術，神経移行術
  - 脊柱・脊髄に対する手術 ── 204頁
    - 椎弓切除術，ヘルニア摘除術，脊椎固定術，脊柱管拡大術（椎弓形成術）
  - 骨の手術 ── 205頁
    - 骨穿孔術，骨移植，骨切り術，骨接合術，成長軟骨板閉鎖術，肢延長術
  - 関節の手術 ── 207頁
    - 滑膜切除術，関節デブリドマン，関節軟骨の手術，関節固定術，関節形成術，関節制動術
- 切断 ── 209頁
- 生体材料を使用した手術法 ── 213頁
- 上下肢関節の関節鏡視下手術 ── 218頁
- 脊椎内視鏡手術 ── 220頁
- マイクロサージャリー ── 221頁

第14章 保存療法

保存療法の基本

1 保存療法とは

　整形外科治療は手術だけではない。実は患者のほとんどに保存療法 conservative therapy が行われているのである。それと意識せずに保存療法を行っている場合もある。例えば，痛みが強くて予後の悪い病気ではないかと不安いっぱいで受診する患者に，診察の後に自信をもって「大丈夫ですよ」と声をかけることは保存療法そのものである。小児患者であれば，まず心配している親にアプローチし，その信頼を勝ち取ることが小児の治療には必須の保存療法そのものである。歴史的には小児の変形に対する徒手矯正や，骨折に対する徒手整復とギプス固定に代表されるように，保存療法が整形外科治療であった。症状によっては外来のみならず，入院のうえで保存療法を行うことが必要で，特に牽引などで有効な場合が多い。はじめから安易に手術療法を選択せず，まずは保存療法の選択肢を吟味することを診療の原則にすべきである。

2 EBMとNBM

　現在では保存療法の内容も多様化しており，その治療原理も少しずつではあるが evidence based medicine（EBM）に基づいて吟味・淘汰されつつある。しかしEBMだけでは不十分である。質問を巧みに交え，現在の症状を構成している心理的・社会的因子を患者自身に語らせ，それを理解して医師との信頼関係を樹立させてゆく narrative based medicine（NBM）のあたりまえの理念が今，改めて見直されつつある。患者が，自身に症状をもたらしている様々な因子を認識できると，それまで漠然とした不安のなかで他力本願で被害者的・受動的にしかとらえられなかった症状を，主体的に自分の問題としてとらえ直し，まさに自分が主治医になって立ち向かわなければならないのだと受け止められるようになる。例えば慢性の腰痛や膝痛でも腹背筋や大腿四頭筋のエクササイズを指導され，筋力計などによって自分の努力が客観的・肯定的に評価されることにより，痛みに対する恐怖感が克服され，自分で治療できるのだということを実感することである。

3 生体の自己治癒力の活性化

　保存療法の本質は，ひとえに生体の自己治癒力を活性化させることにある。そのためにも患者自身が主体となれるように治療動機を高めることが何より大事である。手段は画一的な手術治療とは異なり，多様でありもちろんオーダーメイドとなる。例えば Parkinson（パーキンソン）病患者や脳性麻痺患者にリズミカルなダンスを指導すると運動訓練効果が増すといわれているが，治療・訓練への楽しさや期待感という強い動機づけは保存治療にはなくてはならない。こういった心療的な理解と治療手段は，後述する各論的な様々な治療手段の底を流れる治療理念であり，新しい「保存法」の土台である。

　保存療法は一般的に手間と時間がかかるが，患者を害するリスクは低く，医師も無用なリスクを

負うことはない。とはいえ危険や合併症もある。治療は決して押しつけるものではない。治療法を選択する権利はあくまで患者にあることも忘れてはならない。

本章では運動器の疾患，あるいはスポーツ，リハビリテーションなどに興味をもつ医学生にぜひ知っておいてほしい基本的な保存療法について述べる。

保存療法各論

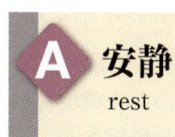

A 安静 rest

安静は，最も根源的で重要な治療法である。生体が備えている自然治癒力を最大限に発揮させるためには，一定期間の全身あるいは患部の安静が必要である。安静にはいくつかの段階や種類がある。例えば全身的な安静には，入院，自宅臥床，休業，休学といった段階がある。安静の種類としては，原因となった運動動作の禁止，体幹や四肢のギプス固定（→182頁参照），シーネ（副子）固定 splintage（→185頁参照），あるいは各種の装具による局所的な固定（→185頁参照）などがある。患者に安静を指示するにあたっては，安静による治癒の原理と効果を十分に説明し，期待をもたせ，積極的に受け入れてもらうことが必要である。

しかし臥床が必要な場合でも，患部以外の関節や筋肉の運動を積極的に勧め，廃用症候群 disuse syndrome（→921頁参照）を予防しなければならない。また損傷関節をギプス包帯などで固定している場合では，その関節を動かすように力を入れる等尺性訓練（→928頁参照）は筋萎縮の予防のために必須である。特に高齢者の場合，安静臥床は禁忌といってもよい。活動性の低下はたちまち意欲の低下や認知症の発症・進行につながるので，安静臥床が必要な期間でも日中はなるべくベッド上で座位で過ごすよう指示する。勤労者では，社会的活動力をできるだけ維持しながら，例えば装具などを使用して局所の安静治療を行える手段を，患者とともに考えなければならない。

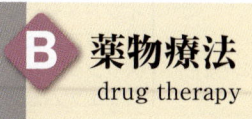

B 薬物療法 drug therapy

1 経口薬 oral administration

A 消炎鎮痛薬

痛みは最も根源的な身体防衛反応であるが，絶対的尺度はないといってよい。関節リウマチはもとより，たとえ骨折といえどもその痛みの認容と訴え方は様々である。特に運動器の痛みには，患者性格，精神的ストレス，家庭環境や社会的要因などが幾重にも影響し，原因病態が取り除かれたはずであるのに痛みや不安が続く場合も少なく

表14-1 主な経口非ステロイド性抗炎症薬（酸性抗炎症薬）

化学構造的分類	一般名（代表的な商品名）
サリチル酸系	アスピリン（アスピリン）
フェナム酸系	メフェナム酸（ポンタール） トルフェナム酸（クロタム） フロクタフェニン（イダロン）
アリール酢酸系	ジクロフェナクナトリウム（ボルタレン） スリンダク（クリノリル） インドメタシン（インテバン，インダシン） プログルメタシンマレイン酸塩（ミリダシン） インドメタシンファルネシル（インフリー） エトドラク（ハイペン）
プロピオン酸系	イブプロフェン（ブルフェン） ナプロキセン（ナイキサン） ケトプロフェン（カピステン） フルルビプロフェン（フロベン） プラノプロフェン（ニフラン） チアプロフェン酸（スルガム） ロキソプロフェンナトリウム（ロキソニン） ザルトプロフェン（ソレトン，ペオン）
オキシカム系	ピロキシカム（フェルデン，バキソ） アンピロキシカム（フルカム） テノキシカム（チルコチル） メロキシカム（モービック） ロルノキシカム（ロルカム）

表14-2　非ステロイド性抗炎症薬の副作用

共通してみられる副作用	特異的にみられる副作用	
胃腸障害	アスピリン	耳鳴り，難聴
皮疹	インドメタシン	めまい，頭痛，パーキンソン症候群の悪化
肝障害	イブプロフェン	髄膜刺激症状
アスピリン過敏現象	スリンダク	
造血臓器障害	メフェナム酸	溶血性貧血

ない。

炎症・腫脹を伴う痛みには非ステロイド性抗炎症薬 nonsteroidal anti-inflammatory drugs（NSAIDs）が主に用いられる。これらは，化学構造からおおむね5つのグループに分類される（表14-1）。NSAIDsにはそれぞれ独特の副作用があり，また胃腸障害は共通して起こりうるため，慎重に用いなくてはならない（表14-2）。オキシカム系のNSAIDsはシクロオキシゲナーゼ cyclo-ygenase-2（COX-2）阻害薬であり，胃腸障害作用が少なく，主に抗炎症作用だけを期待できるものである。

中枢性の筋弛緩薬は筋肉痛や強い筋肉のこり，あるいは痙性による筋肉痛に使用されることがある。

前述したように運動器の疼痛は精神的状態を強く反映しているので，複数個所の疼痛と不安のために何をする気も起こらないといったうつ状態の患者には，エチゾラムのような抗不安薬が著効することも多い。

関節リウマチに対してはNSAIDsや副腎皮質ステロイドのほかに，メトトレキサート（MTX），ブシラミンなど多数の疾患修飾性抗リウマチ薬（DMARDs）が早期から使用される（→271頁）。また，抗サイトカイン効果を期待して生物学的製剤が何種類も臨床導入されている。骨破壊を抑制し，早期リウマチであれば寛解に導くことも可能となるなど一定の評価を得ているが，それぞれの副作用や，高いコストなど問題点も多い。

B 抗菌薬

抗菌薬は起炎菌を証明し，かつ薬剤感受性を検索した後に選択するのが基本である。整形外科領域では起炎菌はグラム陽性球菌（黄色ブドウ球菌，表皮ブドウ球菌など）が多いが，免疫能が低下している患者ではグラム陰性菌も起炎菌となりうる（→158頁参照）。起炎菌がどうしても証明されない場合には患者の状態からある程度の推測をして治療にあたる。しかし抗菌薬をいたずらに長期間使用することは，耐性菌を生むだけで厳に戒められるべきことである。メチシリン耐性黄色ブドウ球菌（MRSA）感染（→254頁）の場合も，抗菌薬の至適な組織内および血中濃度を維持することが重要である。この点では従来用いられてきたバンコマイシン（VCM）の組織内移行性が実は非常に低いことを整形外科医は留意すべきであり，血中濃度だけに留意した使用は実は感染創には無効であり，また腎障害など合併症も多い。オキサゾリジノン系抗菌薬であるリネゾリド（LZD）は組織内移行性が高く感染創治療に有効であるが，血小板減少といった骨髄抑制などの合併症には注意が必要である。

抗菌薬を手術の感染予防のために用いるときは，清潔手術（→195頁）の場合，原則的には術直前（執刀30分前）投与が最も重要であり，術後は24〜48時間で投与を終了するべきである。予防のために使用する抗菌薬は，通常第一世代セフェムや広域ペニシリンがよく使用される。しかし何をどのように使用するにせよ，今後は医師個人の責任によってだけではなく，感染制御医師 infection control doctor（ICD）を中心とした院内感染予防チームが作られて施設内で統一された感染制御を行うことが社会から求められている。

C 骨粗鬆症・骨代謝改善薬

高齢社会となった今日では，骨粗鬆症の治療はさかんに行われている（→341頁）。骨吸収抑制薬として骨折予防効果のエビデンスが明確なビスフォスフォネート製剤やエストロゲン受容体調節薬が主に使用される。その他，骨吸収抑制効果のある活性型ビタミンD_3，骨形成促進効果のあるビタミンK_2，鎮痛効果のあるカルシトニンなどが使

用されている。また最近，直接骨芽細胞の分化を刺激して骨量増加を図る副甲状腺ホルモン活性部分製剤であるテリパラチドがわが国でも承認された。運動や食事など生活習慣の改善を指導し，適応をよく考えたうえで使用する。

D 抗悪性腫瘍薬（→360頁, 398頁）

アドリアマイシン(ADR)，メトトレキサート(MTX)，シスプラチン(CDDP)，イホスファミド(IFO)などの化学療法薬による多剤併用療法が，手術による切除範囲の縮小化や肺転移の予防を目的として用いられている。これらの化学療法薬の効果増強の目的で，カフェインなどのDNA修復阻害薬や，放射線治療との併用も行われている。また，悪性腫瘍の骨転移巣に対してはビスフォスフォネートが用いられている。さらに癌の増殖や転移に必要な分子を特異的に抑える分子標的治療薬が試みられている。

2 注射・注入薬
injection

A 鎮痛薬

鎮痛の目的で局所麻酔薬を関節，腱鞘，滑液包，硬膜外腔などへ注入することがある。神経性の疼痛に対する末梢神経ブロックには多くの手技があり，四肢の頑固な血管・神経症状に対しては星状神経節や腹部交感神経節ブロックが有効な場合もある。また腰痛や頚部痛に対して圧痛を示す部位の末梢神経皮枝に対する局所麻酔薬注射もよく行われている。

一般的に局所麻酔薬の注射療法は疼痛寛解に即効性を示すことが多いが，危険を伴う治療法であることも忘れてはならない。十分な説明を行うとともに，合併症を避けるために細心の注意を払うことが必要である。また，即効性の疼痛寛解効果に頼って注射あるいはブロック依存症とでもいうべき状態に陥ってしまう患者も少なくない。あくまで原因治療を優先し，注射治療の乱用は避けるべきである。

B 関節軟骨の保護・再生促進薬

変形性関節症，関節リウマチでは，高分子ヒアルロン酸を関節内に注入することがある。ヒアルロン酸のもつ抗酸化作用が炎症の抑制に有効であるとされる。分子量90万と190万の2種類のヒアルロン酸注射液が市販されている。炎症の程度によりこの2種類を使い分けるとよいという報告もある。また最近，欧米で主に使用されてきた分子量600万のヒアルロン酸も承認された。

C 非感染性の炎症に対する薬剤

炎症を抑える目的で，副腎皮質ステロイドを用いることがある。関節リウマチなどでは関節内へ直接注入することも多い。肩関節，股関節あるいは膝関節腔内には，プレドニゾロン換算で1回につき25 mg程度を用いる。局所麻酔薬と混合して関節内や関節周辺に注射すると炎症は鎮静化され疼痛も軽快する。しかし，頻回の注入は軟骨破壊や骨壊死といった重篤な副作用を生じる。また，関節内注入には感染の危険が常にある。いったん感染すると重篤な結果を招くので，厳重な清潔操作が必要である。わずかでも感染性関節炎が疑われる例や，感染巣が付近にある場合は注入は禁忌である。

また，腰部の神経根性疼痛に対して，その炎症性病変の鎮静化を目的とした硬膜外ブロックや選

NOTE 医薬品と食品（健康食品）

1991年に保健機能食品制度が定められ，科学的根拠を提出して表示許可を得た特定保健用食品と，特定の栄養素を含む栄養機能食品，そして一般食品に分けられている。巨大な通販市場を展開している"コラーゲン"や"ヒアルロン酸"や"コンドロイチン"などのいわゆる「健康食品」はあくまで食品にすぎず，人体への効能効果を謳うことは薬事法違反になるため，テロップや宣伝文で「使用した個人の感想です」と明記せねばならない。いずれにせよ経口物は腸管でアミノ酸まで分解され，そのままの形で関節に届くはずもない。ビタミンなどの栄養素や，動物・植物の抽出物を含むものは「サプリメント」とも呼ばれる。錠剤やカプセルといった医薬品とまぎらわしい形態のものでも食品であることを明記すれば販売が許されている。

しかし以前は牛由来のプラセンタによる狂牛病感染のおそれすら指摘されたことがある。また患者に持病があり何らかの医薬品を服用している場合，サプリメントと医薬品との相乗・相反作用によりもとの病態を悪化させ，時には致命的ですらある。必ず主治医や薬剤師に相談するよう説明すべきである。

択的神経根ブロックの際に局所麻酔薬と副腎皮質ステロイドとの混合液を使用する場合もある。硬膜外注入の際，誤ってくも膜下腔へ注入すると脊髄麻痺などの重篤な合併症を招く。慎重で確実な手技とともに，患者への十分な説明が必要である。

3 外皮用薬
ointment

経皮的に薬物を吸収させる外用薬として運動器疾患でよく用いられるものとしては軟膏やクリーム，ローション，そしてパップやテープなどの貼付薬がある。含有される薬物は，消炎鎮痛効果のあるインドメタシン，ケトプロフェン，ジクロフェナクナトリウム，フェルビナク，フルルビプロフェン，ロキソプロフェンナトリウムなどの抗炎症薬が主たるものである。

貼付薬の場合，厚みのあるパップ剤のほかに薄いテープ剤がある。薄く伸縮性に富む基布に粘着力のある基剤を塗布することにより，関節近傍でも，あるいは運動時にも剥がれにくいため，よく用いられる。粘着力のあるテープ剤には関節局所のある程度の固定効果も期待できる。添加物として加えられるアルコール性の揮発成分や芳香成分により局所の冷却効果やアロマ効果も期待できる。ヘパリン類似物質を含んだ軟膏は打撲や外傷後の血腫，硬結やケロイド瘢痕，筋肉の拘縮による痛みなどに対して用いられる。

外皮用薬の適応は製品によって異なるが，腰痛性疾患，筋・筋膜炎，関節リウマチや変形性関節症などの関節疾患，関節周囲炎，腱鞘炎，外傷後の腫脹・疼痛など極めて広く，副作用も重篤なものは少ないために安易に処方されやすい。貼付薬の副作用は接触皮膚炎が最も多く，5％前後に発生する。

また，本来は癌性の疼痛に対して用いていたフェンタニルといった強力な合成麻薬の貼付剤を非常に需要が多い運動器の慢性疼痛にも適応を広げようという動きがあり，近年効能追加承認された。しかし欧米ですでに問題になっているように，患者によっては容易に過剰使用やaddiction（中毒，依存）に陥るおそれがあり，投薬の厳重な管理と使用状況の監視が必要である。

C 徒手矯正と徒手整復

1 徒手矯正
manual correction

徒手矯正とは，無理のない他動運動によって関節可動域を増加させること，また変形を矯正する手技のことを指す。例えば，骨折後あるいは手術後の関節拘縮，凍結肩による拘縮などで，関節内やその周辺に癒着がある場合には，時間をかけて力を加えることにより癒着を剥離し，組織を伸長させつつ関節の可動域を増加させる。また特に小児の場合では，例えば先天性内反足のような変形を徒手矯正し，矯正肢位をギプスで保持すると組織が増殖・伸長され比較的容易に変形が改善される。徒手矯正は粗暴に行うと骨折，筋・腱断裂，血管・神経損傷などを生じる危険がある。変形や拘縮の病態を熟知した医師によって慎重に行われるべきである。

2 徒手整復
manipulation

骨折や脱臼を術者の手によって非観血的に解剖学的位置に戻す手技である。決して暴力的に整復を行ってはならない。関節周囲骨折を引き起こし，将来にわたる異常動揺性をきたす危険があるためである。関節の外傷性脱臼を徒手整復するには麻酔が必要であるが，麻酔の前には末梢神経の損傷程度を慎重に診察し，確認・記載しておかなければならない。転位骨折の場合，近傍を走行する血管・神経の走行を熟知し，整復操作によってさら

NOTE　手技治療，手技矯正術の危険性

急性腰痛症をはじめ様々な運動器の症状や，さらには内臓疾患に対してまで，全身のバランスを整える名目で脊椎や骨盤の矯正術が行われることがある。しかし脊柱管狭窄，椎間板ヘルニアや腫瘍といった脊柱管内の占拠性病変，あるいは椎体に骨粗鬆症や転移性腫瘍などが存在する場合，それらを知るすべのない非医師によって行われる脊椎への療術・矯正手技は，頸髄損傷，四肢麻痺，椎体骨折などの重篤な障害を引き起こす危険性が高い。医師による病態診断が必須である。

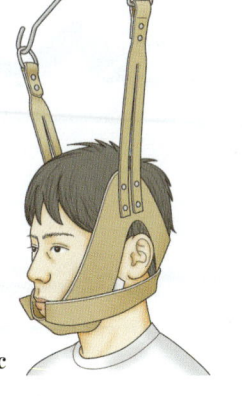

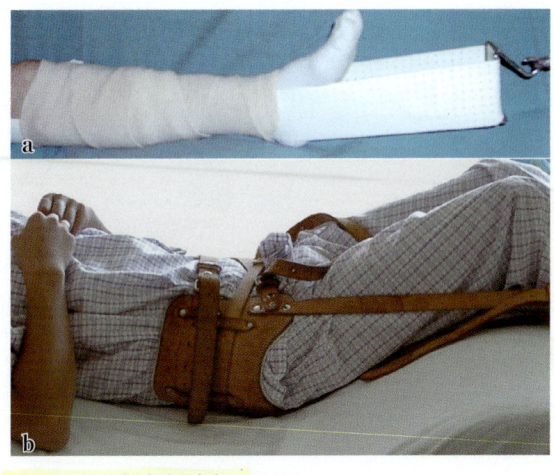

図 14-1　介達牽引法
a. スピードトラック牽引，b. 骨盤牽引，c. Glisson 係蹄を用いた頸椎牽引

に損傷させないよう注意が必要である。完全損傷ではなくても損傷を受け浮腫などで傷みやすくなっているからである。軟部組織や骨片が介在して整復障害因子になっている可能性が疑われる場合は観血的に整復を行うべきである。

D 牽引法
traction

牽引治療の目的は，骨折や脱臼の愛護的な整復，術前の関節拘縮の除去，椎間板や関節の内圧低下による疼痛の緩和，安静による筋緊張や炎症の鎮静化などである。治療効果が得られるのに時間がかかるため，適切な予防をしないと筋萎縮をきたす可能性もあるが，局所の安静を確保し，生体に備わった治癒力を安全に引き出すという意味でも重要な治療手段である。方法と種類は以下のとおりである。

1 徒手牽引
manual traction

骨折，脱臼の整復に際して行われる。始めは特にゆっくりと愛護的に牽引する。反対牽引 counter traction を行う助手との連携が必要である。手指の脱臼には麻酔が不要な場合もあるが，それ以外の関節整復前牽引や，骨折整復前牽引は麻酔によって除痛と筋弛緩を得なければ困難であるし，徒手整復の項で述べたように危険である。骨折・脱臼の鎮痛と無麻酔整復を目的として次に述べる介達や直達の牽引を行う場合もある。

2 介達牽引
indirect traction

皮膚・軟部組織を介して牽引する方法をいう。

1 絆創膏牽引，スピードトラック牽引

絆創膏あるいはスポンジバンド（スピードトラック）を皮膚にあてて弾性包帯で圧迫固定し（図 14-1a，→ 835 頁の図 37-92a も参照），四肢を牽引する方法。簡便ではあるが直達牽引と比較して牽引力が弱く（約 3 kg まで），皮膚に摩擦による炎症や水疱形成あるいは神経圧迫をきたしやすい。強い牽引力を要しない場合に短期間使用する。

2 Glisson（グリソン）牽引，骨盤牽引

Glisson 牽引は頸椎に用いられる。Glisson 係蹄（図 14-1c）を下顎と後頭骨にかけ，頸椎を前屈 10〜30°で頭方向に牽引する。骨盤牽引 pelvic traction は下腹部から骨盤に軟性コルセットを装着させ，股関節と膝関節を屈曲して腰椎前弯を減らし，大腿の長軸方向に牽引する（図 14-1b）。

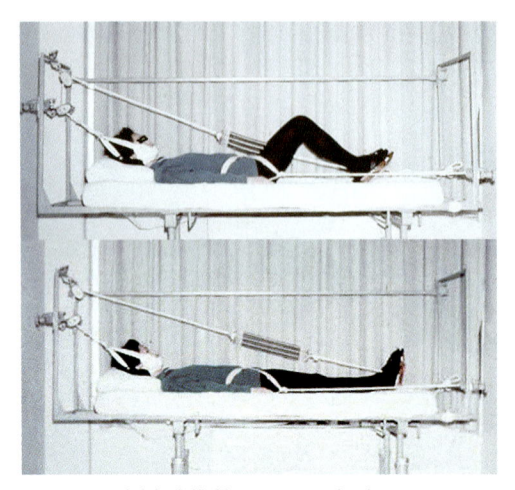

図 14-2　側弯症術前の Cotrel 牽引
膝を伸ばすと脊柱も伸展される。
(元大野記念病院脊椎・側弯センター病院, 瀬本喜啓氏より提供)

3 ● Cotrel(コトレル)牽引

主として側弯症の術前に弯曲の柔軟性を獲得する目的で行う。下肢の伸展力を利用して脊柱全体を伸長させる装置である(図 14-2)。

3 直達牽引
direct traction

骨を介して牽引力を作用させる方法をいう。

1 ● 鋼線牽引 wire traction

長管骨に Kirschner(キルシュナー)鋼線を刺入して締結器に取り付け,重錘で牽引する。下肢の骨折の場合,鋼線は大腿骨顆部,脛骨近位部,踵骨などに刺入される。股関節脱臼に対しては大転子部に,上腕骨顆上骨折に対しては肘頭部などに刺入して牽引する。

2 ● 頭蓋牽引 skull traction

頭蓋骨にピンを押しあてて牽引するもので,頸椎の脱臼や骨折に用いられる。Crutchfield(クラッチフィールド)牽引や Barton(バートン)牽引などがある(➡864 頁の図 38-23 参照)。金属製のリングを用いる頭蓋輪牽引(ヘイロー牽引)halo traction の場合,頸椎の脱臼整復後や手術後に,そのままヘイローベスト(ハローベストともよぶ)halo-vest による外固定に移行できる。

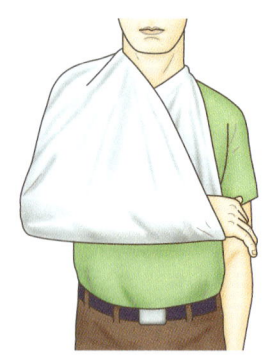

図 14-3　三角巾固定

3 ● 牽引装置

ベッドから離れて日常生活をしながら牽引を維持できるよう,様々な装置が考案されている。骨の延長や変形の矯正に用いられる単支柱式創外固定器,あるいは Ilizarov(イリザロフ)式の環状式創外固定器などは携帯型の牽引装置と考えることができる。

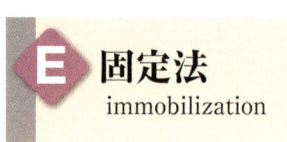

E 固定法
immobilization

保存療法の基本は患部の安静による治癒促進である。そのために様々な固定方法がある。

1 布や包帯による固定法

布,バンド,紐を利用した,三角巾固定 triangle bandage(図 14-3),アームスリング arm sling,Velpeau(ヴェルポー)包帯固定はいずれも上肢・肩関節の安静を図る,簡便で実用性の高い固定法である。鎖骨骨折の簡易固定にはこどもでも体格に応じて即製できる 8 字包帯 figure-of-eight bandage が便利である(➡828 頁参照)。

2 ギプス包帯や合成キャストによる固定法
plaster cast, synthetic cast

ギプス固定(キャスト法)は,局所の安静を得る

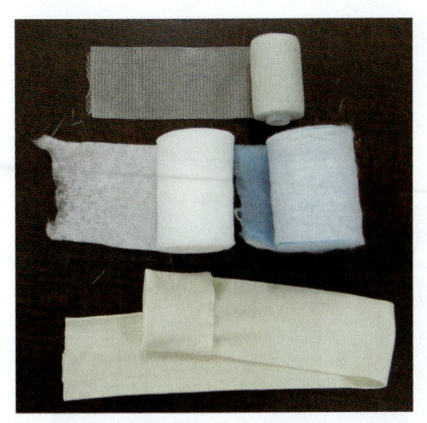

図 14-4 ギプス固定の材料
上から，ガラス繊維＋ポリウレタン樹脂性の包帯，下巻き，弾力性のあるメリヤス筒

ために歴史的に最もよく用いられてきた簡便で有効な固定法である。ギプス（Gips；独語）とはもともと石膏（硫酸カルシウム粉末）のことであり，この白色の石膏を塗布したギプス包帯をぬるま湯に浸して巻き，硬化させたものである。しかし均一な厚みのギプスに仕上げるには技術を要し，石膏は硬化後も濡れると壊れるので注意が必要であった。現在ではこの石膏を用いた外固定材（ギプス包帯）は小児で用いられるだけ（→708頁など）で，ほとんどの場合，以下で述べる合成キャストが使用される。

A 合成キャストの巻き方

現在一般的に用いられている合成キャストはガラス繊維やポリエステル繊維をポリウレタン樹脂加工したもので，常温の水に浸けると数分で硬化する（図 14-4）。強く，濡れても壊れず，X線もよく透過し，軽量である。しかし，従来のギプス包帯に比べて患肢の形に合わせにくく，辺縁が鋭利になりやすいので小児に使用する場合は特に注意が必要である。

下巻きとしてまず薄い弾力性のあるメリヤス筒（ストッキネットなど）で患肢を包み（図 14-5①），その上に綿包帯をしっかりと巻く。特に骨性突起部は十分厚めに巻く（図 14-5②）。キャストは強く締めつけてはいけない（図 14-5③）。またモールドする際には，手のひらや母指球部全体で圧迫するようにし，くれぐれも神経や骨突起部を指先で局所的に圧迫しないように注意する（図 14-5

④）。綿包帯が薄かったり，樹脂が突出すると痛みが発生し，褥瘡の原因となる。

固定範囲は，骨折の場合，上下の関節を含めることを原則とする。これは筋肉の起始部と停止部を含めて固定しなければいけないためである。例えば下腿中央部の骨折では近位は膝関節，遠位は足関節をも固定しなければならない。

B ギプス固定（キャスト法）による循環障害

ギプス（キャスト）装着後に患部が浮腫や出血で腫脹すると，筋内圧が上昇し，循環障害をきたす。重篤な場合には筋肉の阻血性壊死と拘縮〔Volkmann（フォルクマン）拘縮→496頁〕を生じる。ギプス（キャスト）装着後24時間は，数時間ごとに循環と運動機能をチェックする必要がある。適切なギプス固定（キャスト法）では患部の安静が得られるために疼痛は増強しないはずである。もし疼痛やしびれが刻一刻と増強するような場合は循環障害を疑い，すみやかにギプス（キャスト）の長軸方向に割れ目を入れ，その全長を開大させなければならない。このとき下巻きの綿包帯やメリヤス筒まで十分に切離しなければ除圧にならない。ギプス（キャスト）を開大しても疼痛が軽減しない場合は区画症候群（→772頁参照）を疑い緊急の筋膜切開術が必要である。また装着後の循環・運動がしっかり観察できるように，はじめに装着時に手指や足趾の部分を必ず見えるようにしておくことも大切である。

また外傷の重症度とは関係なく，下肢ギプス内で足部を免荷や不動状態に置くことによって深部静脈血栓症（DVT，→300頁参照）が発生し，肺塞栓症（PTE）を発症したという報告が少なからずある。できるだけ荷重させるだけではなく，足部をギプス内で底屈させる等尺性運動を励行させ，ヒラメ筋静脈の還流を常に促すことが重要である。

C ギプス（キャスト）の種類

ギプス（キャスト）には，目的や形状によって以下のようなものがある。

1 ● 有窓ギプス（有窓キャスト）windowed cast

外傷や開放創，あるいは手術創に一致する部位を開窓し，創の観察や治療ができるようにしたもの。

① 弾力性のあるメリヤス筒をしわがよらないように被せる
② 下巻きを骨性隆起部を厚めに，全体に固めに巻く
③ ぬるま湯で湿らせた合成キャストをころがすように巻く
④ 足底のアーチ，内果部などを手の平や母指球部を用いてよくモールドする
⑤ 完成（写真⑤は内側から足底部のアーチを示す）
⑥ 歩行の際はオーバーシューズを装着する

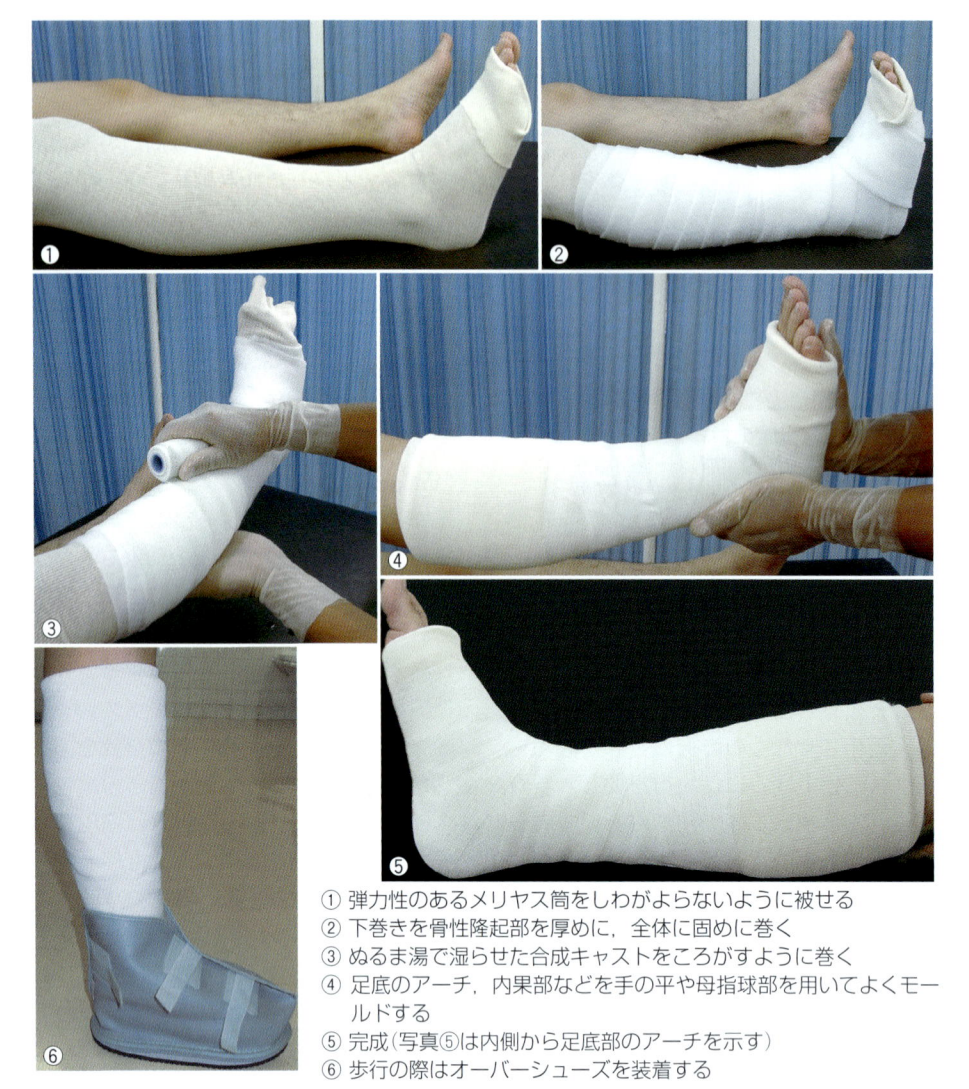

図14-5　合成キャストの巻き方（主に足関節周囲損傷を例に）

2 ● 架橋ギプス（架橋キャスト）bridging cast

　創傷が広範囲でかつ全周にあるときなど，創の開放のためにギプスを上下に分離し，支柱により架橋して一体化させることがある．現在このような開放損傷では創外固定を用いることが多い．

3 ● 歩行ギプス（歩行キャスト）walking cast

　ギプス（キャスト）にゴム製のヒールあるいは下駄型の足底部を付けて，ギプス（キャスト）を装着したまま歩行できるようにしたもの．日常生活に便利であるとともに，骨軸方向に適度の圧を加えることにより骨折の治癒を促進できる．足部全体を包むオーバーシューズを履いて歩行しても同様の効果が得られる（図14-5⑥）．

4 ● 免荷ギプス（免荷キャスト）
non-weight-bearing（NWB）cast

　歩行はできるが，患部に直接荷重がかからないようにしたギプス（キャスト）のこと．下腿骨折に対する膝蓋腱支持ギプス（キャスト）patellar tendon bearing cast（PTB cast），膝関節骨折などで免荷歩行するため，坐骨結節で体重を受けられるようにした長下肢ギプス（キャスト）long leg cast などがある。

5 ギプス副子（ギプススプリント）plaster splint

副子とは添え木のこと。ギプス包帯，合成キャストまたは熱可塑性樹脂の板などを必要な長さと幅に折り重ね帯状としたものを，患肢にあてて硬化させたもの（ギプスシーネ plaster slab。独語の Gipsschiene）をいう。全周性にギプス包帯や合成キャストなどを巻いてよくモールドし，硬化した後に半切し，下綿やストッキネットでカバーして作製するものはギプスシャーレ plaster shell という。

6 ギプスベッド plaster bed

脊椎感染症などで体幹の絶対安静を必要とするときなどに作製する。患者を腹臥位としてギプス副子（ギプススプリント）と同じように何回も折り返し，固定しようとする脊椎の彎曲に応じ適当な厚さと幅で硬化させて作製する。患者の負担が大きいので使用頻度は低い。

7 矯正ギプス（矯正キャスト）corrective cast

新生児の内反足や垂直距骨といった重度の足変形，あるいは内反手などの矯正後の保持に用いられる。頻回に巻き直しかつ長期に渡ることが多いので皮膚にやさしい石膏のギプス包帯を用いる。

8 その他

骨幹部骨折の初期治療として，できるだけ整復した後にまずギプス包帯（合成キャスト）を装着し，もし無視できない程度の彎曲変形が残存している場合，そのギプス包帯（合成キャスト）を変形部で楔状に切除し，これを閉じる形で変形を矯正することがある。

3 装具
orthosis, brace

装具療法は本書第Ⅷ編にも運動器リハビリテーションの観点から詳述されている（→930頁参照）。ここでは整形外科の日常診療において必要とされる知識を整理する。

装具装着の目的は固定，免荷，麻痺肢の支持，そして変形の矯正などである。かつては重くてかさばり，また不自由で外観も不満足なものが多かったが，最近は軽量で身体によくフィットし，見た目にも美しい装具が作製されるようになった。これは，デザインに生体工学を取り入れるとともに，チタンなど軽量合金，強化プラスチックや熱可塑性樹脂，さらに強力な接着テープやバンドなど軽量で扱いやすく強い素材が開発されてきたことによる。

装具の使用には，疾患が治癒するまでの一時的な使用，疾患の進行を防ぐための予防的な使用，日常生活活動（ADL）を確保するための常時使用などがある。例えば橈骨神経麻痺に対する手背屈装具は神経が回復するまで一時的に使用する装具であるし，麻痺足に対する歩行装具などはADLを確保するために常用する装具である。また，スポーツ実践時の各種サポーターなどには，疾患の進行を防止し予防する役割がある。サポーター類などはフリーサイズで市販されているものも多いが，基本的には装具の処方，作製，装着の指示，改良などは整形外科医あるいはリハビリテーション医と義肢装具士が患者の意見を取り入れつつ，オーダーメイドで行うものである。装具の種類は，体幹装具，上肢装具，下肢装具，その他に分けられている。

A 体幹装具，コルセット
spinal orthosis, corset

頚椎外傷や術後の固定用装具として頚椎カラーや頭蓋胸郭型装具がある（図14-6a〜c）。肋骨骨折には胸郭固定のためにバストバンドとよばれるサポーターをよく使用する。

腰椎部の固定によく使用されている装具に，腰仙椎装具 lumbosacral orthosis（ダーメンコルセット，独語で Damenkorsett）がある（図14-6c）。軟らかく一部網目状になった布にステンレス製のバネを芯に入れたもので，胸骨下部より恥骨まで達するものがよい。陰性モデルを作って，個人の体型に合ったものを作製するのが基本であるが，最近は主要な部位を採寸するだけで作製されることも多い。また，腰椎下部と骨盤を支えるものとして市販のサポーターも使用される。

枠組みと支柱に金属を用いたコルセット（metal frame brace）もあり，硬性コルセットとよばれる。これは腰椎前彎を減少させるように作られる。体幹の支持性がよいので，脊椎圧迫骨折，腰椎固定

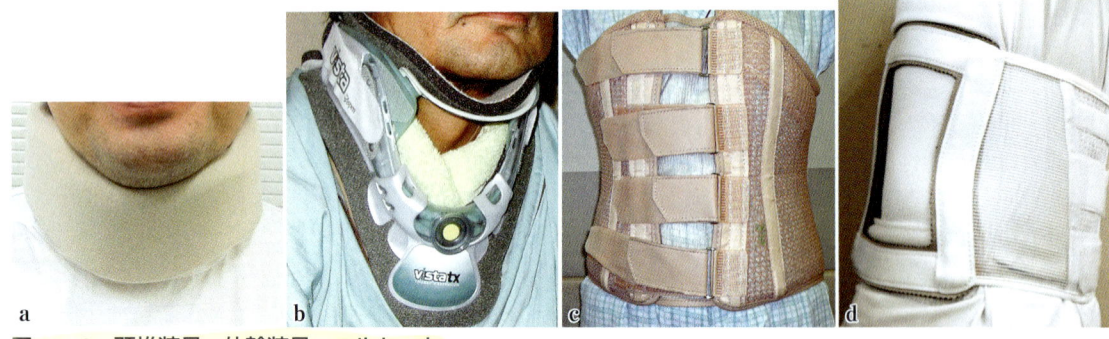

図14-6 頚椎装具，体幹装具，コルセット
a. 頚椎カラー（ソフトタイプ）
b. 頚椎装具
c. 腰仙椎装具（ダーメンコルセット）
d. Williams型腰仙椎装具（近畿大学改良型）。体幹の伸展を予防する。間欠跛行を呈する腰部脊柱管狭窄症に用いる。

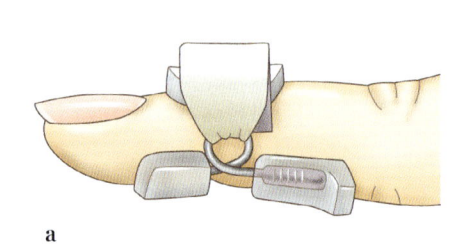

図14-7 上肢装具
a. 手指DIP関節伸展装具。槌指などに用いる。
b. 鎖骨骨折に用いるクラビクルバンド

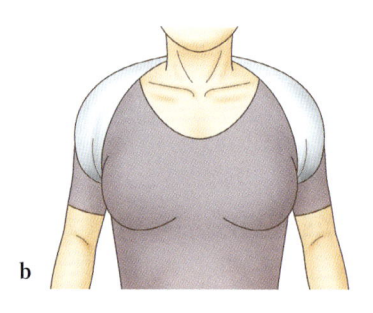

術後などに処方される。

Williams（ウィリアムズ）型腰仙椎装具は腰椎の伸展防止装具であり，腰部脊柱管狭窄で下肢症状が体幹の前屈で軽快する例に有効である（図14-6d）。

NOTE 装具依存の防止

体幹装具やサポーターを頚部や腰に装着すると，項部筋，腹筋，傍脊柱筋などの筋萎縮を容易にきたす。そのため装具を除去すると筋疲労感，項部痛あるいは腰痛をいっそう強く覚えるために不安になり，装具に依存しがちになる。頚椎や腰椎の捻挫など急性症状が軽快すれば，できるだけ早く除去するよう指導する。受傷後長くて数日であろう。特に交通事故が絡む頚椎捻挫では不安感や被害者意識で装用期間が長くなりがちで，その結果，項部筋の萎縮と緊張から項部痛や頭痛をはじめ，上下肢症状などをいっそう多彩に呈するようになる。慢性腰痛などですでに常用しているようなら，腹筋・腰背筋のエクササイズを行わせ，装具をできるだけ早く除去するよう指導する。また装具を装着した状態でもできるエクササイズの工夫も必要である。

B 上肢装具
upper extremity orthosis

肩，肘，手，指などの関節用にそれぞれ装具が開発されている。

肩関節では手術後に上肢を挙上位で維持するゼロポジション装具，肩鎖関節脱臼に用いる肩鎖関節バンドなどがある。

橈骨神経麻痺に対する手背屈装具，正中神経麻痺に対する母指対立装具，把持装具，MP関節拘縮に対するナックルベンダ knuckle bender，槌指変形に対する指装具などがよく使用される（図14-7a）。

鎖骨骨折は保存的治療が原則であり，クラビクルバンド clavicle band（図14-7b）とよばれる装具がよく用いられる。

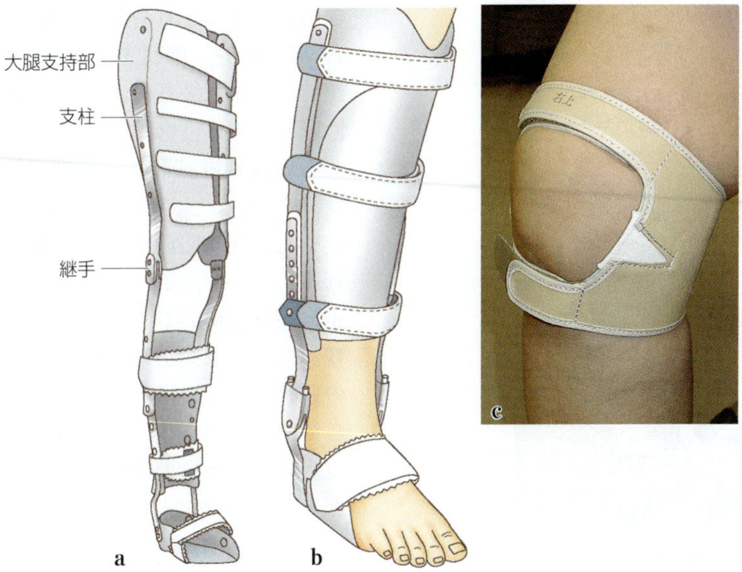

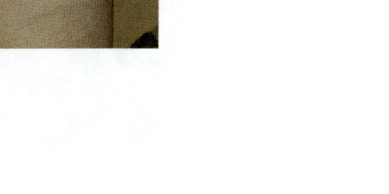

図 14-8　下肢装具
a. 長下肢装具：継手を含み総プラスチック製で非常に軽量で強度も優れ，膝を含む下肢の障害に使用する。
b. 短下肢装具：足部をプラスチックにした PTB 短下肢装具
c. Duke Simpson 装具：変形性膝関節症，関節リウマチなどに用いる。

C 下肢装具
lower extremity orthosis

1 股装具 hip orthosis（HO）
小児股関節疾患，変形性股関節症の術後や大腿骨頚部骨折に対する固定，あるいは痙性対麻痺のはさみ足歩行の改善などに用いられる。

2 長下肢装具 knee ankle foot orthosis（KAFO）
膝関節と足関節の動きを抑制したい場合に用いる。膝の動きを抑制するには継手を用い，ロックできる装置を取り付ける。生理的な 2 軸式継手，麻痺肢に使用されるリングロック，膝拘縮の治療に用いられるダイアルロックなど様々なタイプが考案されている。最近は素材の改良で極めて軽量のものが作られている（図 14-8a）。下肢全体の免荷のためには坐骨支持装具 ischial weight-bearing orthosis が使用される。

3 膝装具 knee orthosis（KO）
スポーツ人口の増加による膝外傷や，高齢社会に伴う変形性膝関節症患者の増加により需要が増加し，様々なタイプのものが考案されている。なかでも Duke Simpson（デュークシンプソン）装具は簡便で，膝の動揺性を軽減する効果があり，様々の段階の変形性膝関節症や関節炎，動揺膝などに有効である（図 14-8c）。ほかに損傷靱帯に応じたスポーツ用膝装具が各種市販されている。

4 短下肢装具 ankle foot orthosis（AFO）
下腿から足関節を固定する装具であり，金属支柱付きや，プラスチック製で素足に装着できるものまで種々ある。麻痺足の背屈補助力としてゴム，プラスチック，金属などの弾力を利用した軽量なものが作られている。足関節の継手としては Klenzak（クレンザック）継手がよく用いられる。前述（→184 頁）の PTB ギプス（PTB キャスト）に類似した膝蓋腱支持 patellar tendon bearing（PTB）装具もよく使用される（図 14-8b）。

5 足装具 ankle orthosis（AO）
術後の制動やスポーツ活動時の捻挫再発防止などに使用される。サポータータイプの軟性装具からプラスチックガードを用いた頑丈なものまで

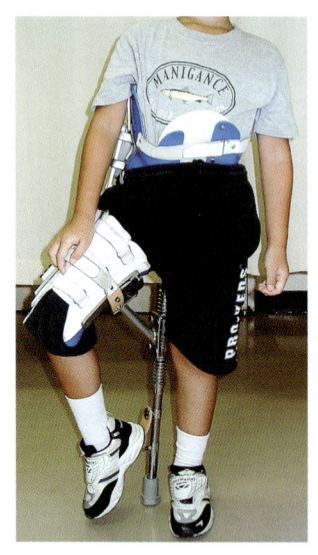

図14-9 SPOC装具
Perthes病に対するSPOC式股関節外転外旋屈曲・部分免荷装具

様々である．テーピングはスポーツの現場でよく用いられるが，10分間の運動でその固定力の約60%を失うといわれている．競技ごとにその動きの特性やルールに応じて装具やテーピングを使い分けるとよい．そのほか外反母趾や扁平足による歩行障害の治療のための整形靴 orthopaedic shoes，靴の中に挿入する足底挿板 insole や，外反母趾の矯正具などの足底装具（足装具）foot orthosis（FO）がある．

D その他

上腕骨骨幹部骨折に対して，機能的装具 functional brace がよく用いられる．これは骨幹部骨折に対し，内固定を行わずに，近傍の関節の動きによる筋肉の緊張を利用して整復位を保ち，骨癒合が得られるまで装着する装具である．

E 小児の装具療法

小児疾患の治療に用いられる装具として，発育性股関節形成不全（DDH）に対するPavlik（パヴリック）ハーネス（独語でリーメンビューゲル Riemenbügel．Rbと略すこともある）や股関節開排装具，先天性内反足のDenis Browne（デニスブラウン）副子，Perthes（ペルテス）病に対し骨頭の臼蓋内保持を目的とした片側用の外転・外旋装具（図14-9），脚長差の補正のための補高靴などがある．また装具による治療の対象としては，脳性麻痺児の痙性麻痺による内旋歩行や足の変形，あるいは脊椎披裂による弛緩性麻痺，Blount（ブラント）病などによる病的な内反膝，骨形成不全症や先天性偽関節症などの骨折予防などが挙げられる．しかし，これら以外の小児における変形矯正に装具を用いることは少ない．小児にみられる変形は，自家矯正力が旺盛なことや生理的な発達の過程における過渡的な変形であることも多いからである．例えば，1歳半のO脚，3歳のX脚や歩容異常などは大部分が生理的なものであり年齢とともに正常化する．親や家族が心配するからと矯正装具を安易に処方すると，親によっては反対変形をきたしてしまう危険すらある．経過を数年にわたり観察し，改善傾向の有無を見極める必要がある．

F 理学療法
physical therapy

物理療法や運動療法などの理学的手段を利用した治療法は，運動器リハビリテーション（→914頁参照）として保存療法のなかで主要なものである．患者ごとのゴール設定を適切に行うためには，障害の状況や残存能力，潜在能力を評価し，患者が社会生活を営むうえで必要とされる運動レベルを見極めなければならない．患者の生活環境を把握することも重要で，仕事は何か，誰と住んでいるのか，誰が主に介護してくれるのか，何階に住んでいるのか，階段の手すりや廊下の幅はどうなっているか，最寄りの駅にエレベーターがあるかどうかといった社会的な背景因子を把握する必要がある．また，心臓血管障害や糖尿病などの全身的合併症の評価や，うつや認知症，意欲障害などの精神的評価も，治療の動機づけ motivation を行ううえで重要である．様々な科の医師・医療スタッフと共同して実施するという意味で，運動器リハビリテーションはまさにチーム医療であるが，各種療法を処方した整形外科医あるいはリハビリテーション医は進行度をチェックし，必要ならば処方やゴールを変更する責任を負う．逐次，患者の満

足度の評価も重要である．自宅で継続して訓練を行わせる場合には，高い動機づけが可能なメニューを考案し，また当面の目標も示すことが重要である．

後述する各種の物理療法や運動療法は生体の反応を利用するため，高齢者や循環器系に基礎疾患を有する可能性のある患者に行う場合，ショックなど重篤な合併症が突発的に引き起こされる可能性が常にある．治療開始当初や，その患者にとって負荷の大きい訓練については医師が常駐し，緊急の医学的対応が可能な環境でしか行ってはならない．

1 物理療法 (→930頁も参照)
physical therapy

温熱や電気や水などを用いた物理療法は物理刺激に対する生体の反応を利用して機能の活性化を図る治療法で，よく行われる．主な目的は痛みのコントロールである．物理刺激には，その生体反応のメカニズムが組織・細胞から遺伝子のレベルまで明らかにされているものもあるが，科学的根拠の全く明らかでない，あるいは有効性がすでに否定されているものもある．また，施行時期や適応を誤ると，局所の安静という治癒・治療の原点に背き，むしろ組織に損傷を加え，傷害を大きくする原因ともなる．有効性が認められている物理刺激には温熱，電流，電磁波，高周波，コロナ放電，低出力レーザー，光線，水，超音波などがあり，最近は低出力の衝撃波なども導入されている．鍼灸 acupuncture and moxibustion treatment も嗅覚や温熱あるいは体表の神経反射などを利用した物理療法に含めることができる．

A 温熱療法 (表14-3)
thermotherapy

温熱療法は効果的で簡単に行えるという利点があり，安静に次いで根源的な保存療法である．古来より温泉・入浴は種々の痛みを癒してきた．一般的に疼痛は冬季に増悪し，春の訪れとともに軽快する．夏季でも冷房によって増悪する例は，日常診療でよくみられる．実際，急性の神経痛や関節痛の多くは温熱療法だけで寛解する．温めることは痛みの感覚受容閾値を上昇させ，また組織の代謝を促進して疼痛を軽減すると考えられる．急性炎症以外のすべての疼痛に有効であるといってよい．首や肩の痛み，腰痛，筋肉痛，慢性の関

> **やってはいけない医療行為**
> 温熱療法は頻繁に用いられるが，熱傷に注意を要する．特に急性炎症局所や感覚低下のある部分には禁忌である．また皮膚の萎縮や，反応や意欲の低下がみられる高齢者にも注意を要する．

表14-3 医療施設で用いられる温熱療法

種類	方法	特徴・注意点
ホットパック hot pack	専用のパックを約80℃に温めて乾布に包み，10〜20分患部に当てる．	頻繁に用いられるが，熱傷に注意を要し，急性炎症や感覚低下のある部位には禁忌である．
極超短波透熱療法 microwave diathermy	熱以外のエネルギーである極超短波を熱エネルギーに変換して局所を温める．	深達度が深く，筋深層での発熱が大である．衣服の上から照射することができ簡便であるが，電磁波であるため，発汗が多いと体表面の水分を加熱し熱傷を生じる危険がある．また，体内に埋め込まれたプレートや鍼などの金属を加熱する危険もある．生殖器や成長期の骨端，眼球への照射なども禁忌とされている．
超音波療法 ultrasonic therapy	毎秒0.8〜1.5 MHzの振動を与え，5cm程度の深部に熱を発生させる．	深部に金属があっても使用できる．慢性関節炎，筋・筋膜痛などに適応がある．また組織修復を促す効果も報告されており，骨芽細胞を活性化し骨折の治癒促進効果もあるので骨折治療専用の機器も普及している．
赤外線療法 infrared therapy	赤外線（短波0.7〜12μm）を発生させる装置を用いる．	赤外線の温熱効果は強い．深達度が数mmと浅いので，深部に金属があっても使用できる．

表14-4 医療施設で用いられる電気治療法

種類	方法	特徴・注意点
疼痛の軽減を目的とするもの		
低出力レーザー	生体透過性の高い波長の半導体レーザーで100 kw以下の低出力のものを，神経や筋膜上の発痛点に照射する。	光生物学的活性化作用により疼痛寛解を得る。最近，頚部痛に対する有効性もメタアナリシスで証明された。創傷治癒効果も有しているようである。
コロナ放電	430 kHzの電磁波を用い，放電電極でプラズマを発生させ発痛点に照射する。	発生する活性種によるとされる疼痛軽減が報告されている。
経皮的電気神経刺激法（TENS）	疼痛部位に電極を配置し，30 Hz以下の低周波や70〜100 Hzの高周波で刺激する。	神経原性の慢性疼痛の寛解方法として使用される。鎮痛機序については脊髄での疼痛刺激の抑制，疼痛に対する閾値の上昇，疼痛減少物質の産生などが考えられている。
麻痺の回復を目的とするもの		
低周波療法	廃用性筋萎縮の防止を目的に，周波数10 kHz以下の交流あるいは直流を治療に応用したもの。	末梢神経麻痺に適応があり運動点に刺激を加える。ペースメーカー使用者，妊婦の腹部，悪性腫瘍の病巣，出血性疾患などには禁忌である。
筋電図バイオフィードバック療法	筋電図を利用して，麻痺筋の活動電位を音で聞こえる，あるいは目で見えるようにし，障害された筋肉への入力を促進させようとする手段。	大人の痙性斜頚の場合は逆に筋活動を抑制する訓練に利用する。
機能的電気刺激療法	上位運動ニューロンの損傷のために損なわれた四肢運動機能を，末梢神経を刺激することにより再建する目的で行われる。	脳卒中片麻痺，脊髄損傷などにおける麻痺筋に対して約30 Hzのパルス波を加えて，歩行や把持などの機能的動作の補助力を得ようとするものである。

痛などもまず温めることが勧められる。市販されている使い捨ての貼付式のカイロなどは患者個人で施行可能な温熱療法の手段である。

上記と反対に，冷熱を作用させる寒冷療法 cold therapy や冷凍療法 cryotherapy もある。寒冷療法は毛細血管の透過性低下による急性浮腫の抑制，代謝の低下による炎症の鎮静，疼痛の麻痺などの作用がある。極低温ガスの噴霧による冷凍療法は一時的な鎮痛や消炎を期待して行われる。

B 電気療法（表14-4）
electrotherapy

電気を用いて神経や筋を刺激する治療には，疼痛を伝える神経線維の閾値上昇による疼痛軽減を目的とするものや運動神経刺激により麻痺筋の萎縮予防や早期回復を目指すものがある。

C 水治療法
hydrotherapy

浮力による免荷効果や水の抵抗などを利用した筋力強化，マッサージ効果，温熱効果，精神的リラックス効果などを目的に行われる。

1 温水プール

水の抵抗を利用したプール内歩行や水中運動により筋力強化を図る。免荷効果とリラックス効果を利用して，腰痛などの慢性疼痛や，疼痛とともに不安を伴うことの多い外傷後や術後の歩行訓練などに有効である。

2 渦流浴，気泡浴 whirlpool bath, bubble bath

部分浴として上肢や下肢に用いることが多い。水温は約42℃とすることで，温熱効果やマッサージ効果が得られる。渦流や気泡に対する軽い抵抗運動も可能である。骨折のギプス（キャスト）除去後や関節手術の前後に用いられる。パラフィン浴も同様の目的で行われる。

2 運動療法
therapeutic exercise

A 関節可動域訓練（→927頁も参照）
range of motion (ROM) exercise

　関節拘縮は関節の固定や手術，関節近傍の外傷やいわゆる周囲炎といった炎症，あるいは中枢性または末梢性の麻痺による運動障害などによって容易に発生する．関節可動域訓練はこういった関節拘縮の予防，あるいは拘縮除去の目的で行われる．

1● 自動介助訓練 active assistive exercise

　徒手筋力テスト（→127頁，921頁，巻末資料2参照）で筋力が2，あるいは手の腱手術の後のように，一部の可動域の運動だけが許される場合には，他者が介助しながら，患者が自ら関節を動かす訓練が行われる．

2● 自動訓練 active exercise

　徒手筋力テストで筋力が3以上の場合，患者が自ら関節を動かして行う関節可動域訓練が可能である．

3● 他動訓練 passive exercise

　関節をある範囲以上は患者が自力で動かせない場合に，徒手的または装置・装具を利用して行う訓練である．急激な他動運動は軟部組織を損傷するので，無理なく愛護的に行うことを原則とする．

> **NOTE** distraction tissue neogenesis
>
> 　新しい組織形成に関して distraction tissue neogenesis（伸展組織新生）という概念がある．これは脚延長術の技術的進歩の過程で明らかになった概念であり，組織に伸展力を加え続けると軟部組織の細胞増殖が起こり，皮膚，筋腱，関節包などが伸びてくるというものである．内反足の治療でギプス（キャスト）を巻くが，毎週巻き直しのたびに組織の伸展能力を示され驚かされる．つまり他動伸展訓練の回数を増やすことよりも，矯正位にできるだけ長い時間保持するほうが効果的ということである．矯正位の維持は自分で工夫できるので自宅における訓練も行いやすい．臨床的に，例えば肩の拘縮に対して，滑車などを用いて痛みの伴う他動的訓練を繰り返すよりも，自宅で上肢を棚や頭の上に置き，痛みの耐えられる範囲の外転位を維持するほうがより愛護的でしかも有効である．このような治療原理は，スポーツにおけるストレッチングとも共通するものである．

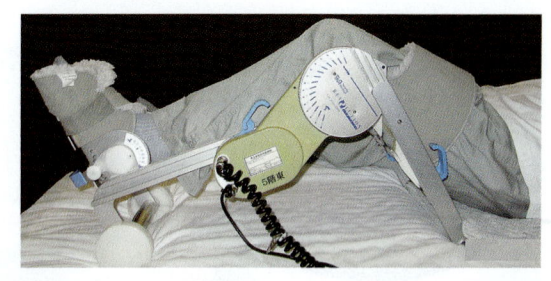

図14-10　CPM装置

　手術後の訓練には持続的他動運動 continuous passive motion（CPM）装置（図14-10）が用いられる（→927頁も参照）．これは，患者が気付かないくらいゆっくりした速度で関節運動を行わせる装置で，痛みや不安による訓練に対する抵抗感が少ない．

B 筋力増強訓練
muscle strengthening exercise

　適度な運動は，筋力増強，筋萎縮の予防などに効果的であるとともに，疲労性疼痛（いわゆるこりなど）を軽減させる．筋エクササイズの目的は，筋力 muscle strength と筋持久力 muscle endurance の強化である．筋力とは発揮できる最大の収縮力であり，筋持久力は筋が仕事を続ける能力をいう．筋力の増強には等尺性収縮（関節の運動を伴わない）が，筋持久力向上のためには等張性収縮（関節の運動を伴う）が有効とされている．

　等尺性訓練はギプス（キャスト）による関節固定中であっても行わなければいけない．下肢の手術直後から指導する大腿四頭筋セッティングも等尺性訓練の1つである．

　等張性訓練として，靱帯手術の後などでは主動筋と拮抗筋を同時に作用させる閉鎖的運動連鎖訓練 closed kinetic chain exercise が安全である．

> **NOTE** 加圧トレーニング
>
> 　加圧トレーニング Kaatsu training は四肢に圧迫を加え，適度に血流を制限した状態で筋肉を運動させることにより，より短期間により軽い負荷で筋肉を肥大させる効果を期待するものである．そのため通常の筋力の増強を目的としたトレーニングのみならず，筋肉の廃用性萎縮を予防するといった目的で高齢者，あるいは障害者のリハビリテーションにも取り入れられるようになっている．

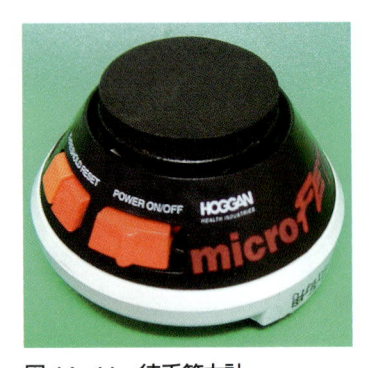

図14-11　徒手筋力計
(micro FET2™, Hoggan Health社製．日本メディック社販売)

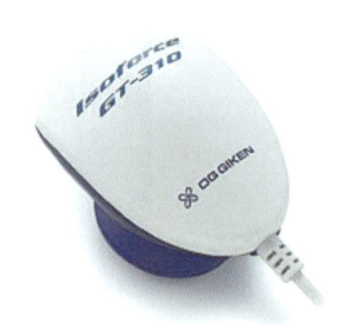

図14-12　徒手筋力センサー
〔Isoforce GT-310, OG技研(株)製作・販売〕

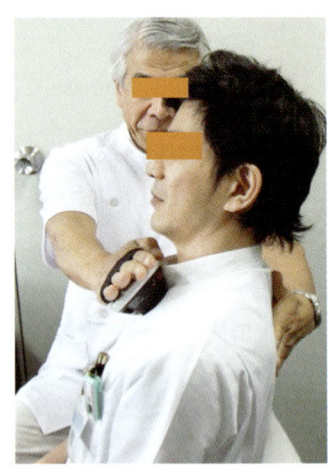

図14-13　腹腔周囲筋力の測定
本法では「コルセット」機能を果たす腹腔周囲筋群を総合的に評価する。まず座位で上半身を約10°後傾させる。次に徒手筋力計を胸部にあて、背中をまっすぐにしたままゆっくりと起きるように指示する。それを検者が押し返し、被検者のつま先が浮き上がるまでの力を測定する。
筋力は20歳の男/女では平均110/90(N)だが、70歳では80/66(N)と加齢とともに減少する。腰痛や腰下肢痛患者では30〜50%程度低下していることが多い。(1N≒0.102kg)

例えば、膝前十字靱帯再建術後にはローウォークやクウォータースクワットなどが推奨される。抵抗運動を行わせる機器として等運動性筋収縮訓練装置 isokinetic muscular contraction machine がある。これは等速度や等加速度で訓練ができる装置で、求心性収縮運動や遠心性収縮運動に取り入れられているだけでなく、筋力の評価にも用いられる。訓練の前には、十分なストレッチングを行い、靱帯や筋腱移行部を引き伸ばして神経や血管を賦活し、心肺機能を整えておくことが必要である。

C 筋力の数値的評価

筋力増強訓練を指導する場合、筋力の客観的・数値的評価が必要である。徒手筋力テストmanual muscle testing(MMT)のみによる評価は全く不十分である。具体的な測定値で筋力を示すことができると、その数値に驚いた患者には訓練への動機が生まれ意欲が高まる。また訓練が数値の増加で報われると痛みや愁訴が遠のくことが経験される。筋力を数値的に評価できる機器としては前述の等運動性筋収縮訓練装置があるが、これは大型の装置であって外来で多数の患者を対象に簡便に筋力が評価できる機器とは言えない。ところが最近、非常に使いやすい徒手筋力計(図14-11, 12)が手に入るようになった。MMT4以上の筋力評価が必要なあらゆる場合にニュートン(N)を単位とする数値的評価が可能で、筋力回復状態を詳細に追うことができる。膝障害での大腿四頭筋力、腰痛性疾患患者における腹腔周囲筋力(図14-13)、外傷性頚部症候群での項部筋力など、数値的評価が治療に影響する病態は少なくない。本項の冒頭(→188頁)でも述べたが、患者が主体的に治療に取り組む動機づけに欠かせないのが筋力数値評価である。

D 日常生活活動訓練
activities of daily living(ADL)exercise

人間が独立して生活するために基本的に必要で、しかも各人に共通して毎日繰り返される一連の身体動作群を、日常生活活動(ADL)という。

> **NOTE　筋疲労とマッサージ**
>
> 筋疲労や過緊張が原因と考えられる痛みは多い。例えば慢性腰痛、慢性項部痛、肩こりなどである。このような部位を揉んだり、たたいたり、強くマッサージしたりすることは、筋線維をさらに損傷し、微小出血や浮腫、腫脹といった傷害をもたらす。患者は一時的にすっきりするが翌日にはさらに痛みが増大し、「揉み返し」と言われて通い続け、マッサージ依存症というべき状態に陥ることも少なくない。筋肉はそれ自体がポンプであり、外から揉むよりも、ポンプ自体が駆動すれば筋肉内の循環が改善され、新鮮な血液を補充し、発痛物質を流し出すことができる。温熱療法と組み合わせて、痛む筋肉にはむしろ規則的に軽い負荷運動を行わせることが疼痛の軽減に効果的である。

ADL訓練はADLテストに基づいて処方される．ADLテストの内容には，起居動作，移動動作，移乗動作，さらには階段昇降や交通機関の利用などの応用動作が含まれ，介護保険の審査にも用いられている．そのほか，住居や周辺の環境，介護者の有無などもチェックし，ゴールを設定する．

訓練は主として理学療法士（PT）によって行われる．Parkinson病や脳性麻痺患者にリズミカルなダンスを指導すると運動訓練効果が増すといわれているように，楽しさや期待感は訓練を続ける強い動機づけになる．何によってそれが導入できるかが医師やPTに問われている．

E バランス訓練
balance training

関節可動域（ROM）訓練や筋力増強訓練とともに，起居・歩行の訓練の基礎としてバランス訓練が有効である．病後の訓練は，まず座位や立位の保持などの静的なものから始め，動的バランスを必要とする歩行訓練へと進める．歩行には高度のバランス機能が要求されるので，平行棒内歩行，松葉杖歩行，杖使用，さらに独歩訓練へと進めるのが一般的である．また，高齢者は運動器不安定症（MADS）（→690頁参照）という転倒しやすい状態にあり，その予防としての片脚起立などのバランス訓練も有用で，集団による転倒予防教室などへの参加が勧められる．前述したADL訓練と同様に，楽しさが得られることが大事である．

G 作業療法
occupational therapy

作業療法とは，身体機能や精神機能の障害による能力低下に対して，種々の作業を通して，障害の回復，機能退行の予防，残存機能の向上などを図り，より早い社会復帰，新たなる経済能力の獲得，より上質なQOLが獲得できるように援助する治療法である．訓練は主として作業療法士（OT）が指導する．

作業の例としては着脱衣，整容，入浴，排泄，食事，調理，そしてキーボード操作などがあり，ADLの自立のための訓練を行う．障害のない四肢，首，顔面の動き，さらには口や目の動きなどを利用し，パーソナルコンピュータの操作やインターネットなどが利用できるようになれば広くコミュニケーションが可能となり，社会復帰に大きく役立つ．移動手段としての車椅子の操作や，さらに改造自動車運転のための訓練も重要である．また木工，手工芸，陶芸，園芸，ゲーム，レクリエーションなど，楽しい動機を見つけることで自宅での訓練もさらに有効になる（→919頁，929頁の表42-4参照）．

●参考文献
1) 東　博彦，他（編）：整形外科学辞典．南江堂，1994
2) 加倉井周一，初山泰弘，渡辺英夫（編）：装具治療マニュアル，第2版．医歯薬出版，1993
3) 日本新薬（編）：常用新薬集　第41版．日本新薬，2010
4) 日本整形外科学会（編）：整形外科学用語集，第7版．南江堂，2011
5) 日本整形外科学会・日本リハビリテーション医学会（監修）：義肢装具のチェックポイント，第7版．医学書院，2007
6) 日本リハビリテーション医学会（編）：リハビリテーション医学用語集，第7版．文光堂，2007

第15章 手術療法

整形外科領域における手術の特徴

整形外科は四肢や体幹という広い範囲が治療の対象となり，また骨が直接の主操作器官となることが多い。また悪いところを単に切除する手術は稀で，機能を再建する手法が必ず織り込まれている。具体的には表15-1のような特徴がある。

表15-1　整形外科領域の手術の特徴

- 完全な無菌操作が要求される
- 駆血・止血帯を使用できる部位では，無血手術が可能である
- 金属，合成樹脂，セラミックスなどの生体材料を使用する例がある
- 骨移植をする例がある
- 大がかりな特殊手術機器を使用する例がある
- 術中にX線撮影・透視をする場合がある
- 術中創外固定を行ったり，術後ギプス固定をする場合がある

手術的治療の基本

A 周術期の管理

1 術前

A クリニカルパス
clinical path

クリニカルパス（クリティカルパス critical path ともよばれる）はアメリカで医療費の軽減を図るために DRG/PPS（診断群別包括支払い方式）が導入されたとき，New England Medical Center の看護師である Karen Zander（カレン・ザンダー）が製造業で工期短縮法として使用されていたものを医療用に改良し導入した。クリニカルパスは同一病院で同一疾患の治療はほぼ同一の治療法が行われるという事実から出発し，治療の体系と行程を明示したものである。したがって医療費の軽減や在院日数の短縮に役立つうえに，良質で標準的な医療の提供，インフォームド・コンセントの充実，医療チームの連携強化に役立つため，業務の効率化とリスクマネジメント，患者の医療への参加，新人教育ツールなど，多くの目的で導入する病院が急増している。

B 輸血・麻酔

輸血療法は手術療法と同様にインフォームド・コンセントが必要である。現在の血液製剤の使用指針では全血製剤は除外され，成分輸血を行うことになっている。赤血球濃厚液（RC-MAP），新鮮凍結血漿（FFP），血小板製剤，アルブミン製剤を目的に応じて使用する。

整形外科手術は術前に貯血する自己血輸血（貯血式）がよく行われている。術中や術後の出血を無菌的に回収して戻す自己血輸血（回収式）が行われることがある。麻酔導入直後に自己血を採血し希釈して戻す方法（希釈式）も行われる。

麻酔には全身麻酔と脊椎麻酔を含む局所麻酔がある。止血帯が使用できない股関節手術や脊椎手

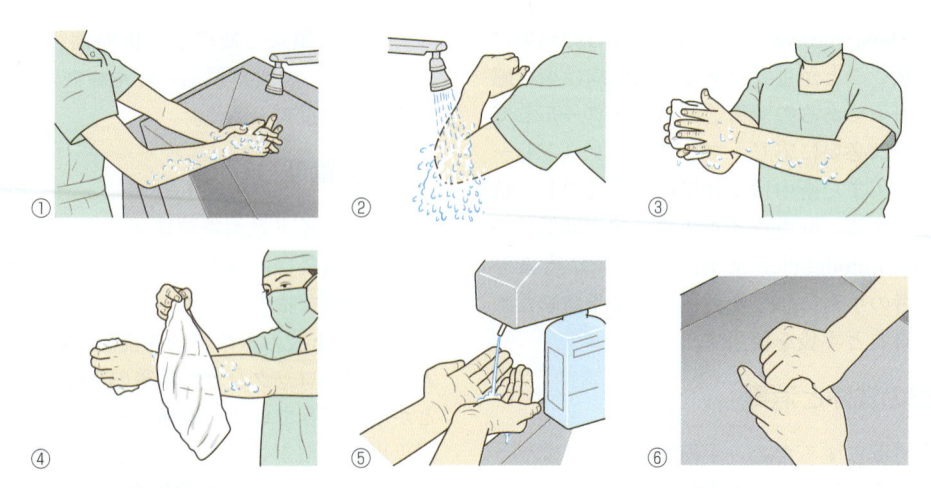

図15-1 術者の手洗い
手から肘上まで洗浄し水分を拭き取ったうえ，アルコールを手先から擦りこむ。

術では低血圧麻酔を行うことで，出血量の減少，手術時間の短縮，輸血量の節約，合併症の予防などにつながる。四肢の手術では星状神経節ブロック，腕神経叢ブロック，硬膜外ブロックなどの局所麻酔が使用されることがある。

C 感染対策

術前の感染対策として，以前は手術部位の剃毛をすることが一般的であったが，現在では行われなくなってきている。手術部位感染 surgical site infection (SSI) は剃毛をしなかった患者で最も低いとのデータがある。また，米国の手術部位感染防止ガイドラインでは30日前からの禁煙を勧めている。

手術時の手洗いについても考え方が大きく変化している。現在ではもみ洗い法（ラビング rubbing）で手洗いをする方法が一般的になりつつある。通常，消毒薬剤もしくは石鹸で両手指から肘関節の上まで十分に洗浄し，流水にて洗い流す。水分をタオルで十分に拭き取った後，アルコールを用いた擦式消毒で，アルコールを肘から手指まで乾くまで十分に擦りこむ。指の間や母指の消毒は不十分になる事が多いので特に注意が必要である。有効な手洗いには，スキンケアを十分に行って手荒れを防ぎ，爪を短く切っておくことが大切である（図15-1）。

この後，清潔な術衣に着替える。

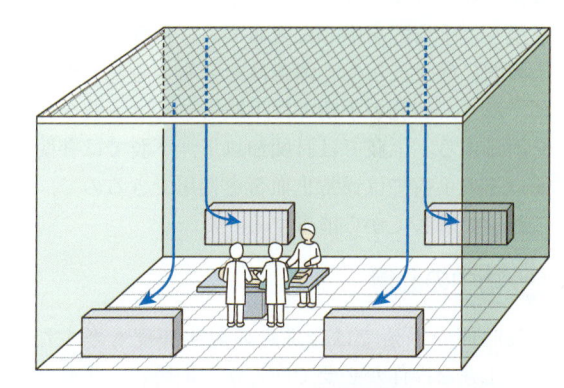

図15-2 クリーンルームの空気の流れ
天井に取りつけた特殊なフィルターで除菌し，ゴミなどをとり除いた空気がクリーンルームへ送り込まれる。クリーンルーム内の空気は床の近くに設置された別の排気口から送り出される。

2 手術時

A 感染対策

骨や関節に感染を生じると，極めて難治性である。生体材料を用いる場合には，特に重篤な合併症をきたす可能性がある。このため，通常は皮膚切開前に予防的な抗菌薬の点滴投与を行う。また人工関節置換術ではクリーンルーム clean room を使用する（図15-2）。さらに術者や手術に参加するスタッフは感染を防ぐため，サージカルヘルメット付きの手術服を着用することが多い。なかでもメチシリン耐性黄色ブドウ球菌 methicillin-resistant *Staphylococcus aureus*(MRSA)の感染には注意を払うことが重要である。糖尿病は術後感染の危険因子であるので術前にコントロールしておく。術野は必要に応じ，プラスチック・ドレープで被覆し，また術中は十分に局所を洗浄し，抗菌薬を投与する。肝炎ウイルスや，頻度は低いが human immunodeficiency virus(HIV)に感染している患者の手術には，術者への感染予防のため特別な手術衣と手袋を使用する。

B 術野の洗浄と消毒

術野を清潔にするため，手術室で洗浄，ブラッシングを行う。手術室での術野の消毒は，ポビドンヨード液もしくはクロルヘキシジン(またはクロルヘキシジン・エタノール溶液)に綿球や刷毛を浸し，手術野を中心に塗布する。術野を含め，広範囲に残すことなく消毒液を塗布することが原則であり，四肢の手術では上肢もしくは下肢全体を消毒する。上肢では肘関節以下，下肢では膝関節以下の手術では通常止血帯を使用できるので，これを装着してから消毒する。

C 術中の心得

長時間の手術では合併症の発生頻度も増すため，迅速な操作が必要であるが，同時に，正確な手技を心がけることが大切である。神経・血管組織など局所解剖を十分に把握し，損傷しないようにすることは大原則であり，また術者は助手，看護師その他のスタッフとのチームワークを保ち，手術を円滑に完遂するよう努める。

3 術後

A 呼吸管理

高齢者では特に大切である。帰室後には酸素吸入を開始し，酸素飽和度を監視しておくとよい。体位変換や呼吸リハビリテーションなどにより喀痰排出を容易にして術後肺炎の予防に努める。

B 感染対策

抗菌薬の術後予防投与の効果については正確なデータはないが，人工関節手術の術後には3～4日程度の抗菌薬予防的投与が一般的である。ドレーンは閉鎖式を使用し，48時間後に抜去することが多い。深部静脈血栓症や肺炎の予防のため早期離床は重要である。

C 疼痛管理

非ステロイド系消炎鎮痛薬(NSAIDs)が用いられる。術直後は内服より坐剤が一般的である。疼痛が強い例ではモルヒネ，ペンタゾシンなどが使用される。下肢の手術では持続硬膜外ブロックや，大腿神経ブロックなどで術後の疼痛管理をすることが増えてきている。疼痛を感じ始めた患者自身が専用の小型ポンプを押すことで，自己投与が繰り返し可能となる患者管理鎮痛法 patient-controlled analgesia(PCA)を行うこともある。

4 合併症への対応

A 基礎疾患のある例

心疾患のある患者では術後の心筋梗塞に注意する。術後5日以内に起こることが多いので，術前に用いていた処方薬はできるだけ早期に再開する。糖尿病は術前と同じコントロールを行うことになるが，侵襲が大きい手術の後ではインスリン必要量は増加する。頻回に血糖を測定し，インスリンの投与量を適宜調節しなければならない。いずれの場合も内科専門医とよく相談して対応すべきである。

B 静脈血栓塞栓症および肺血栓塞栓症

肺血栓塞栓症 pulmonary thromboembolism(PTE)と，静脈血栓塞栓症 venous thromboembolism(VTE)のなかの深部静脈血栓症 deep vein thrombosis(DVT)は1つの連続した病態であると考えられる(→300頁参照)。静脈血栓塞栓症は，手術後や骨折，出産後，また急性内科疾患などの入院中に発症することが多く，稀ではあるが非常に重篤で死に至る不幸な転帰をたどることから，発症予防が非常に重要である。また，手術前にインフォームド・コンセントを十分にしておかなければならない。また静脈血栓塞栓症の予防ガイドラインが作成されているので参考にすべきである。

1 ● VTE 予防の重要性

　整形外科の手術後に血流のうっ滞は下肢のヒラメ筋から始まるが，静脈の一部に血栓が形成されると静脈壁に固着し，炎症が生じてさらに中枢に向かって血栓が進展してゆく．下肢の腫脹や疼痛が典型的な症状であるが，手術後の患者では，手術そのものによる影響があるため，肺血栓塞栓症に至るような下肢，骨盤内の静脈血栓を事前に把握できない可能性もある．肺血栓塞栓症を生じた場合には，自覚症状として，呼吸困難と胸痛を生じることが多い．肺血栓塞栓症は術後安静を経て離床し始めたときに多く，離床早期の排便，排尿後の呼吸困難やショックなどは肺血栓塞栓症の発生を疑わせる．

2 ● VTE の危険因子

　静脈血栓は血液凝固反応によって生じるが，Virchow（ウィルヒョー）によって示された，血流の停滞（術後の安静や，うっ血性心不全，脱水など），静脈内皮障害（手術操作や，直接外傷による血管組織への侵襲など），血液凝固能の亢進（手術そのものが凝固能を亢進させるなど）の概念は重要である．具体的な危険因子としては，静脈血栓症の既往，手術，骨盤および股関節周囲部の骨折，下肢ギプス固定，長期臥床，麻痺，悪性腫瘍，高齢者，肥満などを伴う例である．

3 ● VTE の予防法

　具体的な予防法としては，理学的予防法と薬物的予防法がある．理学的予防法として，早期離床，下肢の自動運動，弾性ストッキングの装着，間欠的空気圧迫方法（フットポンプ）などが薦められる．フットポンプによる手術中からの持続的な健側下肢のポンピングも行う施設が増えている．一方，長時間のフットポンプ使用による，神経麻痺やコンパートメント症候群などの合併症の報告もあり，注意深く用いることも重要である．薬物的予防法としては，一般的にワルファリン，未分画ヘパリン，エノキサパリン，フォンダパリヌクスなどが使用される．実際の使用は出血合併症と静脈血栓塞栓症のリスクを考慮して，使用薬剤の半減期・効果・安全性などを勘案し，投与量，投与間隔，投与期間を決定する．

4 ● VTE の診断と治療

　症状は血栓の発生する部位によって異なるが，下肢の腫脹・浮腫，発赤，疼痛などがあれば深部静脈血栓症を疑う．無症候性のことも少なくない．診断は超音波 Doppler（ドプラ）法や静脈造影，造影 CT などによる．D-ダイマー高値が補助診断として有用である．大腿部に深部静脈血栓を認めたときは安静にし，線溶療法に引き続き抗凝固療法を行う．血栓の大きさや浮遊性によっては下大静脈フィルターを留置することもある．

B 基本手術器具の構造と使い方

1 メス（手術刀）
scalpel, surgical knife

　オランダ語の mes が語源である．通常の鋼刃のほかに，電気メス，レーザーメス，超音波メスなどがある．鋼刃メスには一般に丸型の円刃刀とよばれる刃と，先端のとがった尖刃刀とよばれる刃があり，それぞれの目的に応じて使用する．メスは一般にハンドル部分と替刃メスを組み合わせて使用する（図 15-3）．メスの持ち方にはバイオリン弓把持法，食卓刀把持法，執筆把持法がある（図 15-4）．

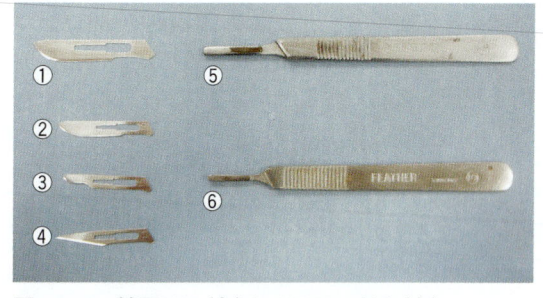

図 15-3　替刃メス（左）とメスハンドル（右）
① No.2 替刃メス―円刃刀
② No.10 替刃メス―円刃刀
③ No.15 替刃メス―円刃刀
④ No.11 替刃メス―尖刃刀
⑤ メスハンドル（替刃メス No.20 ～ 27 用）
⑥ メスハンドル（替刃メス No.10 ～ 15 用）

a. バイオリン弓把持法

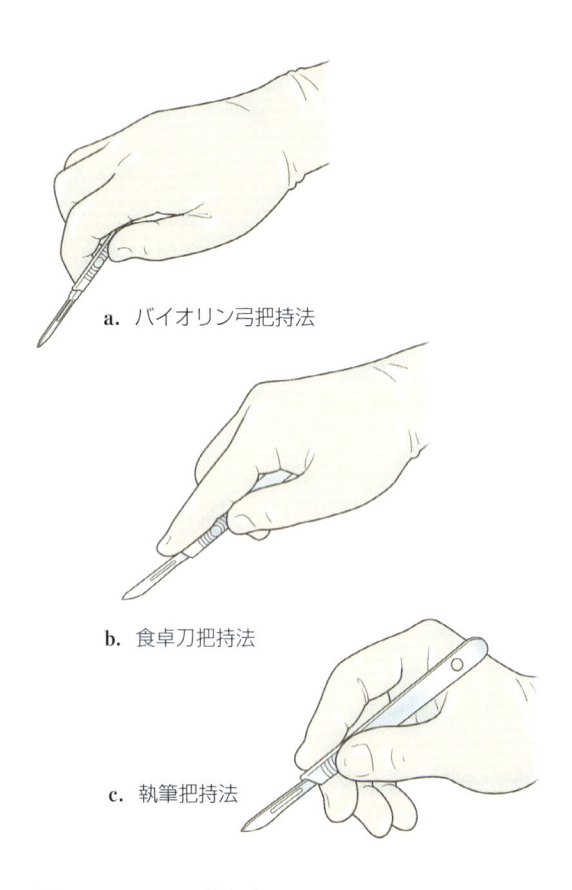

b. 食卓刀把持法

c. 執筆把持法

図 15-4　メスの持ち方

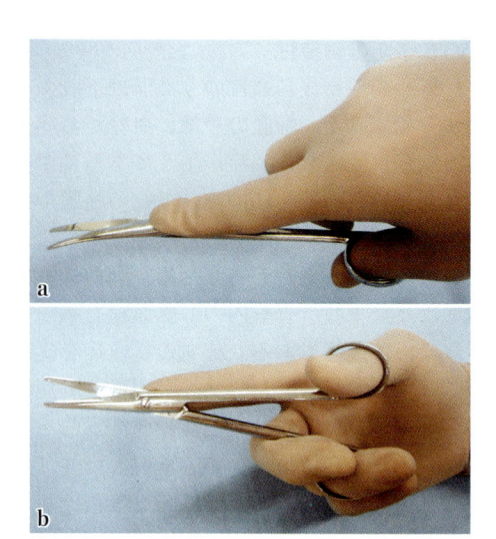

図 15-5　鋏の持ち方
a. 母指と環指を把子に入れ，中指と示指で押さえる．
b. 手掌側からみた，鋏の持ち方

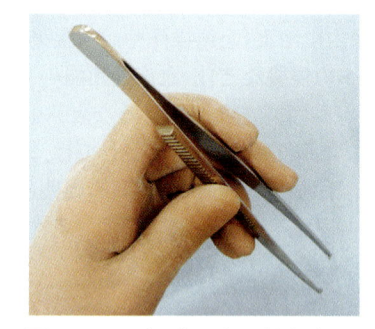

図 15-6　ピンセットの持ち方

2 鋏，剪刀
scissors

　鋏には先端が弯曲していない直鋏と，先端が弯曲している曲鋏がある．用途により曲鋏には先端までの形態が異なる種々の種類の鋏がある．鋏は結紮糸を切断することのほか，組織間を離したり，組織を切離する際などに使用する．鋏は母指と環指を把子に入れ，中指と示指で押さえて保持する（図 15-5）．

3 ピンセット（摂子）
forceps

　オランダ語の pincet が語源である．先端に鉤があるもの（有鉤ピンセット）とないもの（無鉤ピンセット）とがあり，また大小様々な長さのものがある．手術のとき，組織を把持するためのもので，通常は利き手と反対の手で図 15-6 のように鉛筆を持つように把持する．

4 鉗子
clamp, forceps

　血管を圧挫し止血をしたり，組織を把持する目的で使用する．軽く弯曲し鋸歯のある Kocher（コッヘル）鉗子，鋸歯のない Péan（ペアン）鉗子がよく使われるが，弯曲のないものもある．そのほか弯曲した長い Kelly（ケリー）鉗子や小型のモスキート mosquito 鉗子などがある（図 15-7）．鉗子の保持の仕方は鋏の保持と同様であり，先端で目的とした組織を確実に把持するように心がける．

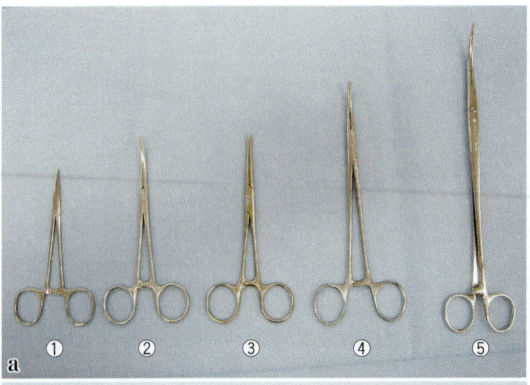

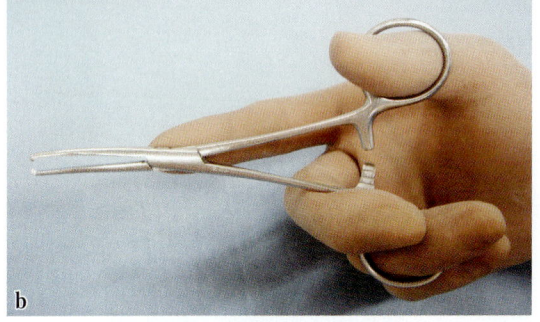

図 15-7 鉗子とその持ち方
a. ①モスキート鉗子，②Kocher 鉗子（曲），③Kocher 鉗子（直），④Péan 鉗子，⑤Kelly 鉗子
b. 鉗子の持ち方は，鋏の保持と同様。

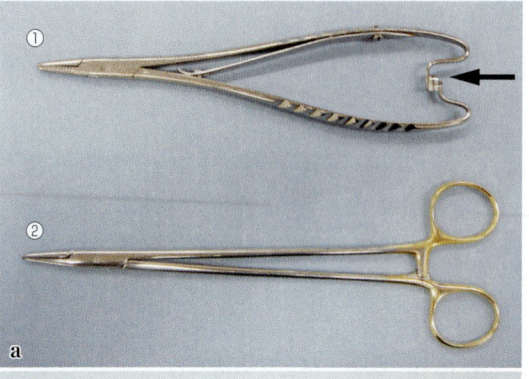

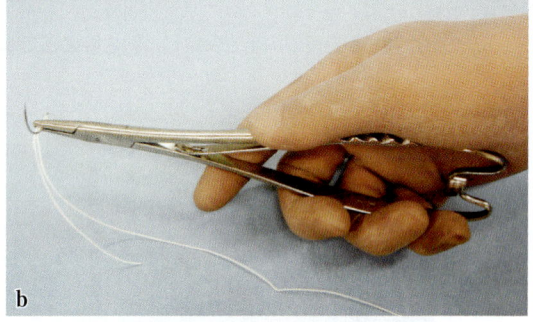

図 15-8 持針器とその使い方
a. ① Mathieu 持針器（矢印はラチェット）
② Mayo-Hegar 型のダイヤモンド持針器
b. Mathieu 持針器の持ち方

5 持針器
needle holder

縫合糸を通した縫合針を保持し，組織を縫合するために使用する。通常は Mathieu（マチュー）持針器を使用するが，小さな手術創では Mayo-Hegar（メイヨー-ヘガール）持針器を用いる（図 15-8a）。なお後者の形で針を保持する部分にダイヤモンドが入ったものはダイヤモンド持針器とよばれる。図 15-8b のように柄の部分を保持し，カチカチという音を鳴らせて根元にある噛みこみ（ラチェット ratchet）を締め上げ，針を保持する。

6 骨切りのみと槌
osteotome and hammer

骨を切除したり，骨表面を削ったりするのに用いる。のみは片刃のみ chisel，両刃骨切りのみ osteotome そして丸のみ gouge の 3 種類あり，幅や長さなどでさらに多数の種類に分かれる（図 15-9a）。通常は両刃のみを用いる。図 15-9b のようにのみを握り，利き手に持った槌（ハンマー）で叩く強さを調節する。原則としてのみを打ち入れる反対側には，レトラクター retractor やエレバトリウム elevatorium を入れて組織を保護する。また，骨が硬く感じるときには無理をすると不必要な骨折を生じるので注意を要する。

7 動力骨鋸
bone saw

電動式と圧搾空気による気動式があり，骨鋸の動き方によって振動骨鋸 oscillating bone saw と往復骨鋸 reciprocating bone saw に分けられる。種々のサイズ，形状の鋸刃があり，対象となる骨のサイズや処理法によって使い分ける（図 15-10）。のみと違い短時間で滑らかな骨切りが可能であるが，粗暴な操作で不必要な骨切りを行ったり，周囲の軟部組織などを損傷しないように注意が必要である。

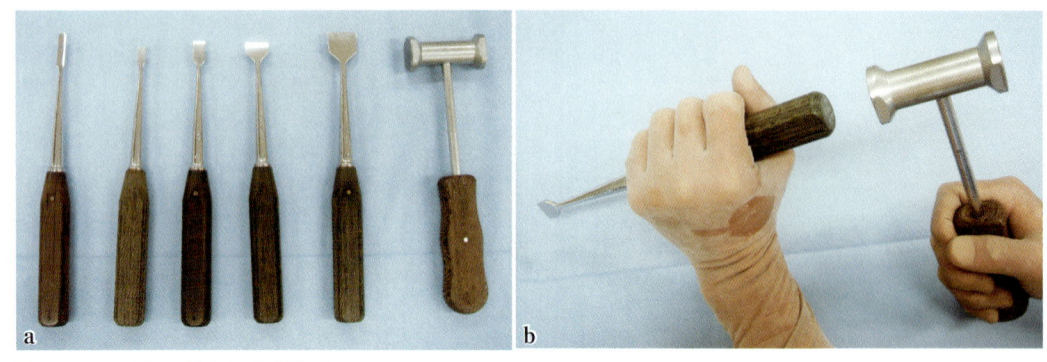

図 15-9　のみ，槌とその持ち方
a. 各種ののみと槌
b. のみは利き手と反対の手で保持し，利き腕の槌で叩く強さを調節する。

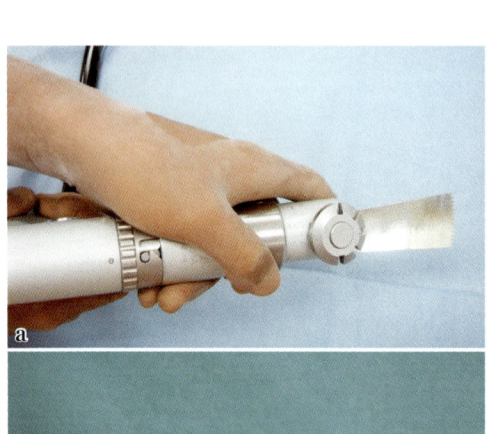

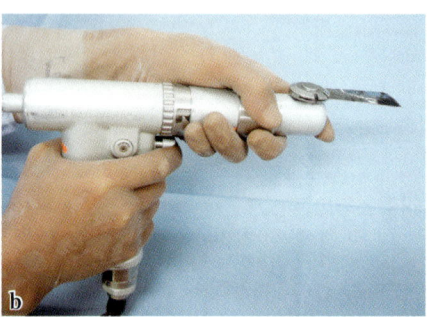

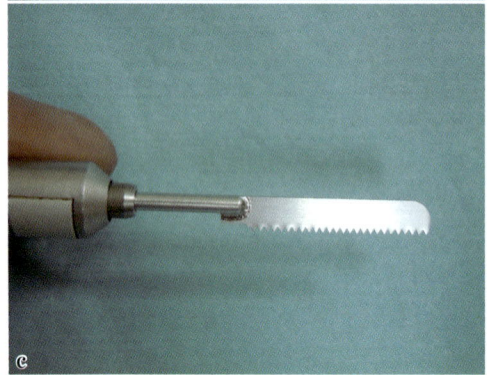

図 15-10　動力骨鋸とその持ち方
a. 動力骨鋸の使い方。両手でしっかりとハンドピースを保持し，骨切り面を描きながらゆっくりと骨切りをする。
b. 側面よりみたところ
c. 往復骨鋸の歯の面

8　ドリル（穿孔器）
　drill

　通常，ねじ（スクリュー screw）の通る孔を開けるために使用する（図 15-11）。ドリルで骨に孔を作製するときには熱を生じるため，生理的食塩水をかけながらゆっくり操作をする。ドリルで骨孔を開けた後，必要に応じてタップ tap とよばれる器具でねじ山を切り，ねじを挿入する。

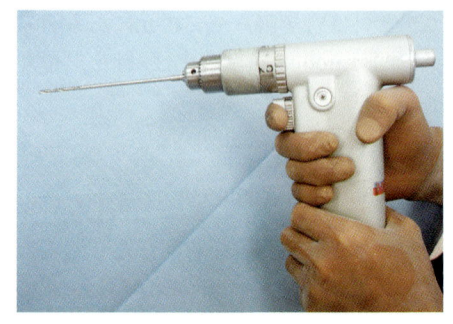

図 15-11　ドリルとその持ち方
ねじ（スクリュー）を通す穴をドリルで開ける。

9 その他

骨膜剥離子 raspatory，鋭匙 curette，破骨鉗子 rongeur など，骨処理のための様々な器具が用いられる。

手術手技と手術法の基本

A 手術の基本手技

1 皮膚切開
skin incision

すべての手術療法における最初のステップが皮膚切開である。目的とする手術操作を安全に，しかも正確に行うことができること，術後の創が円滑に治癒すること，瘢痕が疼痛や運動障害を引き起こさず，また目立たないことなどの条件を踏まえて，それぞれの手術には適切な皮膚切開が考案されている。

2 止血と血管の結紮

切断された血管からの出血に対する迅速で確実な処置が重要である。比較的小さな血管の場合は，血管切断端を双極電気凝固器 bipolar coagulator で凝固処置する。比較的大きな血管では Kocher 鉗子や，モスキート鉗子の先端で血管断端をつまみ，単極電気凝固器 monopolar coagulator で凝固する。しかし一定以上の太さの血管では結紮糸を用い，縫合止血する（図 15-12）。

3 糸結び
knot-tying

血管の結紮や創の縫合などに頻繁に用いられる基本的な手技である。糸の結び方には結び目の形からいくつかの分類があるが，第1結びと第2結びが同じ方向になるのが "女結び（たて結び）

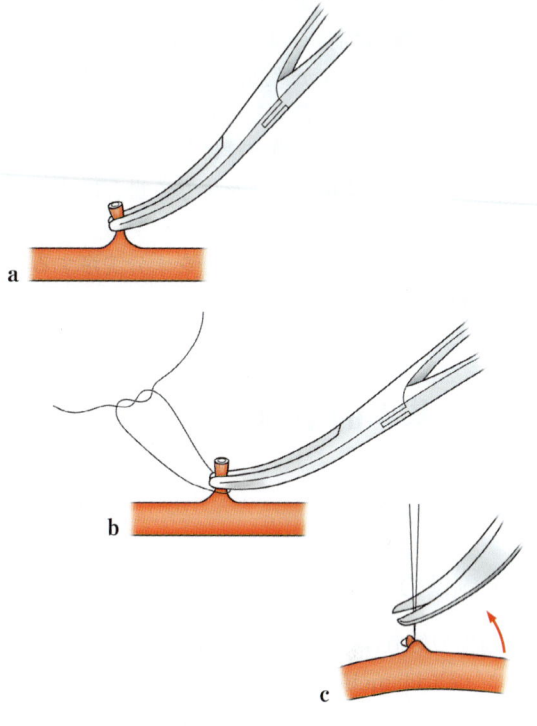

図 15-12 止血と血管の結紮
出血点を確認し鉗子の先端でつまみ（a），結紮糸をかけ（b），結紮後切断する（c）。

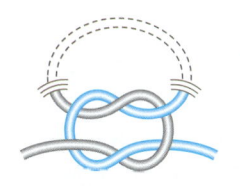

a. たて結び（女結びともいう）　　b. 本結び（男結びともいう）

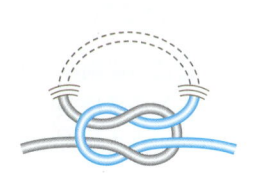

図 15-13 糸結びの方法

granny knot" で，反対方向になるのが "男結び（本結び）square knot" である（図 15-13）。女結びは弛みやすいため，基本的には男結びを行う。

4 基本的な展開（アプローチ）法

皮膚切開の後，筋膜切開を加え深部に到達する。通常は，主要な血管や神経を避けるルート（internervous plane）を選ぶ。止血と血管の結紮を繰り

返し行い，確実な止血を得るようにする。展開された軟部組織には筋鉤 soft tissue retractor をかけて深部の処置を行うが，筋鉤を長時間かけることによる神経損傷に留意する。骨の処置を行うに際しては，必要以上の骨膜剝離は避けるよう心がける。骨鋸などの使用時に熱を生じる場合には生理的食塩水で冷却し，骨の壊死を防止する。また手術中には，生理的食塩水で術野を十分洗浄することが感染防止に不可欠である。

B 基本的手術法

1 皮膚の手術

A 創傷の処置

創傷の処置は，創の洗浄と創面清掃（デブリドマン débridement）を基本とし，可能であれば一時的に創の閉鎖を行う。デブリドマンは，異物を除去し，挫滅・汚染された組織を切除し，さらに薬剤による消毒を行う。以上の処置で清浄化が達成されたと判断されれば，通常は創の閉鎖が可能となる（→490頁，750頁，および764頁などを参照）。

B 皮膚縫合

縫合法の原則は，創縁を正確に合わせることである。初心者は表皮のみを合わせようとしがちであるが，真皮層もよく合わせるべきである。縫合糸をきつく締め過ぎないことも重要で，無理な場合は減張切開を加える。整形外科領域における創の縫合には，外傷に基づく開放創の縫合（二次創傷治癒過程）と，各種手術の後の創縫合（一次創傷治癒過程）とがある。感染巣があれば十分にデブリドマンを行った後，ドレーンを挿入し縫合する。

C 皮膚移植（植皮）
skin grafting

皮膚の欠損を閉鎖する方法の1つが植皮である。植皮は遊離植皮と皮弁に分けられる。

1 遊離植皮 free grafting

採皮部より完全に離断して得られた移植皮片を，目的とする皮膚欠損部に移植するもの。採皮と移植が同一個体であるものを自家植皮 autograft，同種であるものを同種植皮 allograft，異種であるものを異種植皮 heterograft という。また植皮片の厚さと含まれる皮膚組織によって，遊離分層植皮と遊離全層植皮に分けられる。分層植皮 split-thickness skin graft は全層植皮 full-thickness skin graft より着生は良好であるが，色素沈着や収縮が起こりやすい。分層植皮のなかで厚さ 0.3〜0.4 mm の植皮片で真皮の約 1/2 を含むものを中間層植皮 split-thickness skin graft とよぶ。着生しやすく大量に採皮でき，かつ採皮部に瘢痕を残すことが少ない。

2 皮弁 skin flap

周囲組織と部分的に連続性をもつ弁状の皮膚と皮下組織を皮弁といい，これで皮膚欠損を修復することを有茎植皮 pedicle grafting といっていた。しかし皮膚血行動態の概念の変遷とマイクロサージャリーの発達につれて，皮弁は本来の有茎皮弁と動静脈吻合による遊離皮弁とを表すようになってきている。

NOTE　皮弁の種類

有茎皮弁 pedicle flap

皮弁が作製される部位によって局所皮弁と遠隔皮弁に分けられる。

局所皮弁 focal flap：移植床に隣接する部位に作製されるもので，前進皮弁 advancement flap，回転皮弁 rotation flap，転位皮弁 transposition flap などがある（図 15-14）。

遠隔皮弁 distant flap：移植床から離れた部位に作られる皮弁で，直接皮膚欠損部へ移植する場合を直達皮弁 direct flap といい，腹部の皮弁をいったん前腕へ移植し，次にこの前腕を介して二次的に顔面に移植する場合を介達皮弁 indirect flap という（図 15-15）。

遊離皮弁 free flap

必要な大きさの皮弁を，それを栄養する血管とともに摘出し，目的とする皮膚欠損部に，マイクロサージャリー手技（→221頁参照）を用いて移植するもの。この場合，下層の筋肉とともに移植することも行われ，これを筋皮弁 musculocutaneous flap という。ほとんどの皮膚欠損例は，遠隔皮弁を用いることなく，遊離皮弁で治療が可能である。

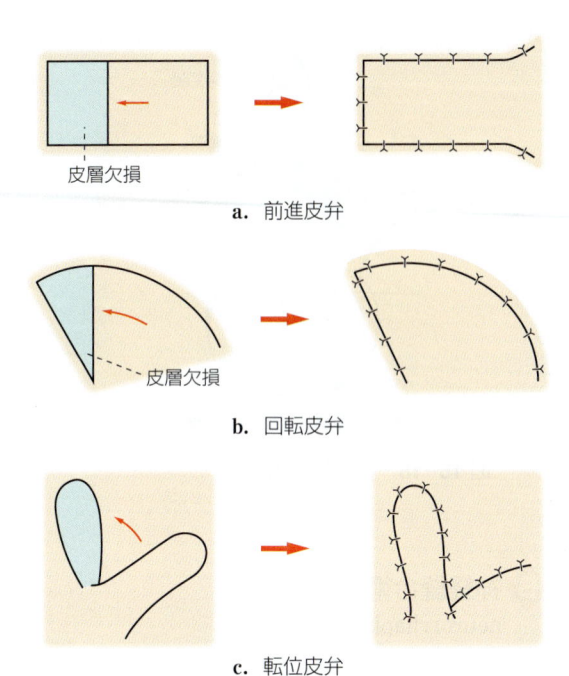

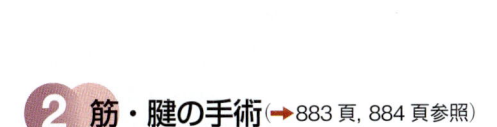

図 15-14　局所皮弁の種類
a. 前進皮弁
b. 回転皮弁
c. 転位皮弁

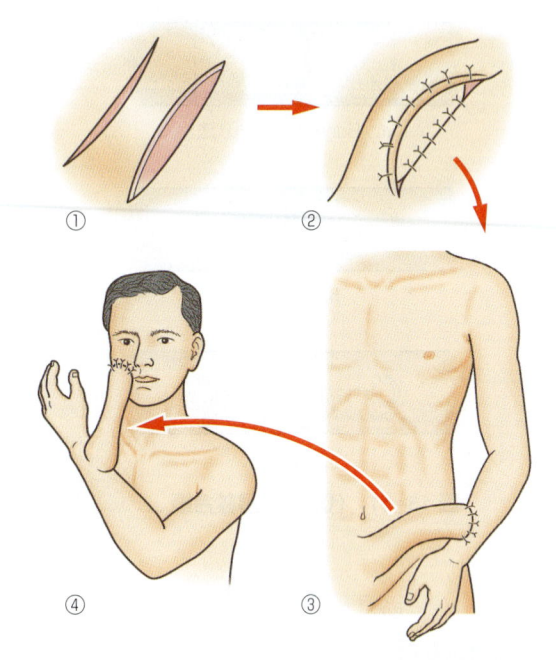

図 15-15　遠隔皮弁の1例（介達皮弁）
腹壁で筒状の皮弁を作り（①，②），一端を切り離していったん前腕に移植し，前腕からの血行が回復した時点で（③），皮弁を腹壁から切り離して頬に移植する（④）。

2 筋・腱の手術（→883頁，884頁参照）

A 腱切り術
tenotomy

　筋の拘縮のため関節の運動制限や変形がある場合に，当該筋の腱をその付着部近くで切離する手術である。よく行われる手術としては，筋性斜頸（→524頁参照）における胸鎖乳突筋腱，先天性内反足（→708頁参照）におけるアキレス腱などの腱切り術などである。Vulpius（ヴルピウス）法は筋腱移行部で切離が行われる。

B 腱延長術
tendon lengthening

　腱切り術を行うと筋の機能低下が危惧される場合には，関節可動域の改善と筋力の保持のために腱延長術が選択される。麻痺性尖足におけるアキレス腱（図15-16）や先天性内反足における後脛骨筋の延長術がよく行われる。

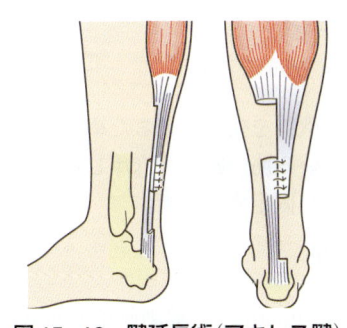

図 15-16　腱延長術（アキレス腱）

C 腱縫合術
tendon suture

　腱の断裂には開放創を伴う場合と，皮下断裂とがあり，前者は手指の屈筋や伸筋腱断裂が多く（→763頁参照），後者ではアキレス腱断裂（→767頁参照）がある。腱縫合法には縫合材料を腱の滑り面に露出させないために種々の方法が考案されている（図15-17）。

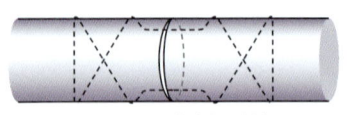

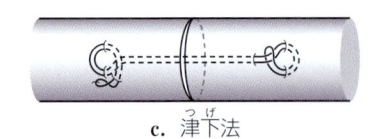

figure 15-17 代表的な腱縫合術
a. Bunnell(バネル)法
b. 田島法
c. 津下法

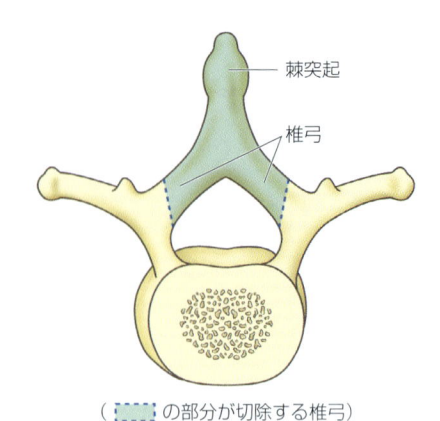

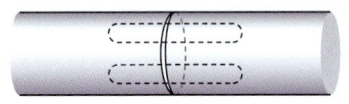

図15-18 椎弓切除術
棘突起
椎弓
(の部分が切除する椎弓)

D 腱移植術
tendon grafting

陳旧性の腱断裂や腱の高度の損傷で，断端の接着が不可能な場合に，長掌筋や足底筋の腱を用いて遊離腱移植術を行う。

E 腱移行術
tendon transfer(TT)

麻痺筋の機能を代償させるために，隣接する正常に働いている筋の腱を，麻痺した筋の腱や周辺の骨に縫合・固定する手術。

F その他

腱固定術 tenodesis，腱剝離術 tenolysis，人工腱移植 artificial tendon grafting などがある。

3 末梢神経の手術(➡881頁)

A 神経剝離術
neurolysis

末梢神経が周囲瘢痕と癒着または絞扼され麻痺がある場合に，瘢痕を切除して圧迫を解除する手術である。神経幹を周囲組織より易動性にする神経外剝離術 external neurolysis と，手術用顕微鏡下に神経線維間の癒着を除去する神経内剝離術 internal neurolysis がある。

B 神経縫合術
neurorrhaphy

新鮮外傷で神経の完全断裂があり，断端の引き寄せが無理なくできて，しかも感染の危険がないと判断される場合には一次縫合の適応がある。また，完全断裂かどうかが不明な場合には，損傷後3～6カ月間経過をみて，麻痺回復の徴候がない場合に縫合術が行われる(➡882頁の図39-12参照)。

C 神経移植術
nerve grafting

神経の欠損が大きくて断端の引き寄せが困難な場合，他部位の神経を摘出し欠損部に移植する手術である。

D 神経移行術
nerve transfer

麻痺筋の回復のために，正常の神経と麻痺した神経とを縫合する手術である。

4 脊柱・脊髄に対する手術

A 椎弓切除術
laminectomy

後方より脊椎に到達して棘突起，椎弓，黄色靱帯を切除して脊椎管内を露出する手術である(図15-18)。脊髄の圧迫をきたす疾患がこの手術の適応となる。脊髄腫瘍，脊柱管狭窄，後縦靱帯骨化

症，椎間板ヘルニア，脊椎脱臼骨折が代表的適応疾患である。

B ヘルニア摘除術
herniotomy

　保存療法に抵抗する椎間板ヘルニアに対して，脱出した髄核や一部の椎間板組織を摘出する手術である。腰椎椎間板ヘルニアの場合に後方から進入して部分的に椎弓を切除し，ヘルニアを摘出する後方椎間板切除術〔通称 Love（ラブ）法〕（➡572 頁の図 31-43）や内視鏡下髄核摘出術などがある。頸部椎間板ヘルニアに対しては原則として前方椎間板切除固定術（➡532 頁の図 29-26）が行われる。

C 脊椎固定術
spinal fusion

　不安定性のある脊椎に対し支持性を獲得させるための手術である。脊椎の脱臼骨折，結核性脊椎炎，脊椎腫瘍，椎間板症，椎間板ヘルニア，脊椎すべり症，側弯や後弯などの脊椎変形が主な適応となる。脊椎の後方あるいは後側方要素間を固定する方法と前方の椎体間を固定する方法がある。自家骨を用いて固定するのが基本であるが，最近では内固定材料を用いた脊椎インストゥルメンテーション（➡214 頁参照）も一般的になっている。

D 脊柱管拡大術（椎弓形成術）
laminoplasty

　椎弓を切除することなく脊柱管を拡大する手術である。基本的には椎弓の椎間関節内側部に側溝を作り，他部位で椎弓を切離し，これを先に作っておいた側溝を蝶番 hinge として持ち上げることにより脊柱管を拡大し，脊髄の除圧を図ろうとするものである（➡537 頁の図 29-33 参照）。頸椎症性脊髄症や後縦靱帯骨化症が適応となる。

5 骨の手術

A 骨穿孔術
drilling of the bone

　骨にドリルや Kirschner（キルシュナー）鋼線で孔を開けることによって，血流増加や骨形成の促進など生物学的効果を期待するものであり，骨折の遷延治癒，骨端炎などに対して行われる。その効果は必ずしも一定しておらず，あくまでも補助的な方法である。

B 骨移植
bone graft

　骨欠損部の補填や骨癒合促進のために他部位より採取した骨を移植すること。骨髄炎や骨腫瘍における病巣搔爬後の骨欠損の補填，骨折の遷延治癒や偽関節，また関節固定や脊椎固定術などに行われる。

1 同種骨移植 allograft
　他人から採取した骨を使用する方法である。臓器移植では通常，組織適合性や免疫抑制が問題となるが，骨の場合はこれらはほとんど無視できる。−20〜−80℃ の冷凍保存骨 bank bone を用いる場合が多い。今後骨バンクの整備などが検討される必要がある。

2 自家骨移植 autograft
　患者自身の骨を使用する方法で，遊離骨移植と有柄骨移植とがある。遊離骨移植は腸骨，脛骨，腓骨などより採取した骨片を目的とする部に移植する（図 15-19）。また腓骨，腸骨，肋骨からの移植骨を栄養血管を付けたまま採取し，マイクロサージャリーの手法を用いて移植を行う血管柄付き遊離骨移植もよく行われている（➡後述の図 15-47, 48 参照）。有柄骨移植は血管や筋肉，靱帯などを付着させたまま骨を採取し，その近傍の骨欠損部に移植するものである（図 15-20）。

C 骨切り術
osteotomy

　骨を，のみ，線鋸，骨鋸などで切離したあと，目的の形態に再構築し種々の方法で固定する方法である。骨切り術は，単に変形を矯正するためのものもあるが，大部分は骨切り術後の骨片の操作によって関節の適合状態を改善し，これを生体力学的に正常化しようとする目的を持っており，これらの骨切り術は関節機能再建術という範疇でとらえることもできる。最もよく行われる骨切り術は，内反肘に対する上腕骨顆部の矯正骨切り術，臼蓋形成不全に対する骨盤骨切り術（➡650 頁の図

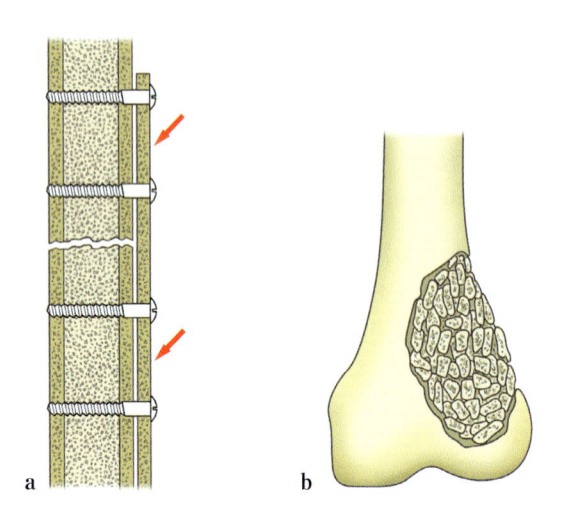

図 15-19　遊離骨移植術
a. 長管骨骨折に対して，脛骨より採取した皮質骨を移植骨としてねじ固定した模式図。
b. 骨腫瘍搔爬後の骨欠損部に，腸骨より採取した海綿骨を移植した模式図。

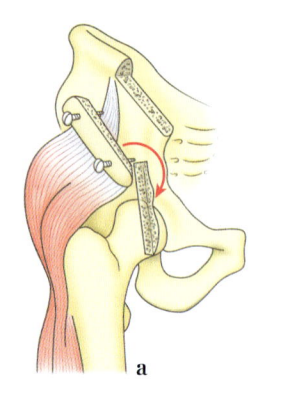

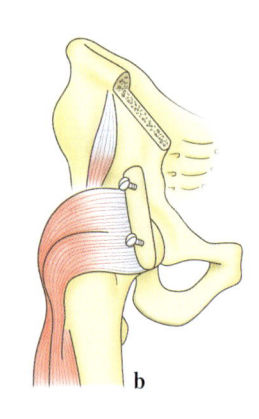

図 15-20　有柄骨移植術
a. 大腿筋膜張筋や中殿筋が付着したままの腸骨片を採取し，採取した骨を移植する部分（矢印の先で，この図では股関節の部分）に骨の溝を作製している。
b. 筋肉のついた骨片を移動させ，ねじで固定した状態。

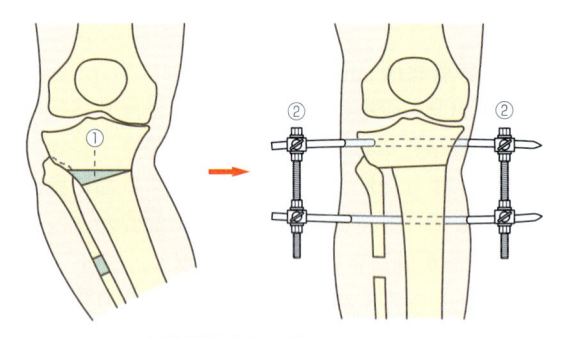

図 15-21　高位脛骨骨切り術
楔状の骨片（①）を摘出し，創外固定器（②）やプレートなどで固定する。

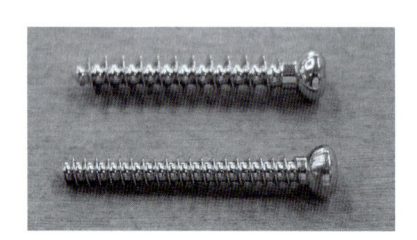

図 15-22　海綿骨ねじ（上）と皮質骨ねじ（下）

32-75），変形性股関節症に対する内・外反骨切り術（→649 頁の図 32-71，649 頁の図 32-72 参照），内反膝に対する高位脛骨骨切り術（図 15-21，→691 頁の図 33-66 も参照）内反足変形に対する矯正骨切り術などがある。

D 骨接合術
osteosynthesis

骨折に対する整復固定術である。骨折手術の基本は分断され転位した骨片を解剖学的に整復し，これを強固に固定することである。そのために下記のような数多くの固定材料が開発され，骨折の部位，骨片の数，転位の程度，皮下骨折か開放骨折かによって適宜使い分けられる。

1● 鋼線 wire
Kirschner 鋼線など（→815 頁の図 37-60 参照）。

2● ねじ（スクリュー）screw
皮質骨まで貫いて固定する皮質骨ねじ cortical bone screw（図 15-22 下），海綿骨で固定する海綿骨ねじ cancellous bone screw（図 15-22 上），大腿骨頸部骨折に対する dynamic hip screw などがある。

3● 副子，プレート splint, plate
AO プレートほか，次に挙げる各図を参照。
→747 頁の図 35-21〜23 参照

4● 髄内釘 intramedullary rod
Küntscher（キュンチャー）髄内釘（→747 頁参照），

Ender（エンダー）の可撓性骨髄内ピン，ガンマ形髄内釘が代表的である。

5 ● 創外固定法 external skeletal fixation

Hoffmann（ホフマン）法，Ilizarov（イリザロフ）法などがある。

→748 頁の図 35-25 参照

6 ● 引き寄せ[鋼線]締結法 tension band wiring

→746 頁の図 35-19，815 頁の図 37-60 参照

E 成長軟骨板閉鎖術 epiphyseal arrest

成長軟骨板の障害により下肢短縮や骨の変形が出現してきた場合に，正常な骨の発育を阻止して，脚長差の補正や変形の矯正を図る手術である。成長軟骨板をまたぐように鎹（かすがい，ステープル）staple を打ちこむ方法（鎹止め stapling）や，骨移植を行う方法〔Phemister（フェミスター）法〕がある。下肢短縮の場合は両側（内外側）の，部分的な成長抑制で変形をきたしている場合は成長抑制がみられない側のみの成長軟骨板に対し処置を行う。手術部位は大腿骨遠位端，脛骨近位端の成長軟骨板が最も多い。

F 肢延長術 limb lengthening

下肢の長さに左右差があると異常歩行を生じ，日常生活活動（ADL）において問題になる。また，高度の左右差が長期間持続すると側弯症が発生する。そこで脚長差を補正する必要があり，肢延長術が行われる。脚長差補正の方法として長いほうを短縮する方法もあるが，一般に受け入れられ難い。

1 ● 仮骨延長術 callotasis

大腿骨または脛骨の骨幹端や骨幹を骨切りし，骨切り部の近位と遠位にピンを経皮的に刺入してこのピンを創外で延長器に取り付けて延長する方法と，骨端と骨幹にピンを刺入し，これを延長器に取り付け，骨端線に牽引力を加え骨端線の部で延長する成長軟骨板牽引法 chondrodiastasis とがある。

前者の方法には骨延長終了後プレートによる内固定と骨移植を行う Wagner（ワーグナー）法と，骨切り部の仮骨の形成に応じて延長していく仮骨延長術 callus distraction（図 15-23）がある。この仮骨延長法は骨膜を温存して皮質骨だけを骨切りし，骨髄組織を損傷しないようにすること，骨切り後創外固定器を取り付けるが，延長は骨切り部の仮骨形成が確認されてから行うこと，延長は仮骨の破断を生じないように 1 日 4 回（0.25 mm／6 時間）に分けて行うこと，などを特徴とする方法である。延長後の新生骨が荷重に耐えるように適合させる目的で，創外固定器を付けたままで荷重させる〔軸圧負荷（ダイナマイゼーション）dynamization〕。大腿骨で延長 1 cm あたり平均 36 日を必要とする。

成長軟骨板牽引法は骨切り術の必要がなく，骨形成が良好などの利点はあるが，手術は年齢に制限があること，延長後骨端線の閉鎖が起こることが指摘されている。上記の各方法によって 1 回の手術により 10 cm 以上の延長も可能ではあるが，延長度が大きければ大きいほど，合併症の発生頻度も高くなる。合併症としては，血管・神経障害，関節の拘縮や関節症の発生，ピン刺入部の軟部組織の感染や骨髄炎，延長部の骨折や変形が挙げられる。仮骨延長の適応となるのは脚長差が 3 cm 以上ある場合であるが，そのほかに骨系統疾患に起因する低身長に対しても仮骨延長術は適用されている。

6 関節の手術

A 滑膜切除術 synovectomy

関節包の内層を被っている滑膜に結核性関節炎，化膿性関節炎，関節リウマチなどで病変がある場合，その滑膜を摘出する手術をいう。

B 関節デブリドマン joint débridement

関節を切開し，滑膜切除のみでなく関節内に介在している壊死物質の除去，骨棘の切除，関節内遊離体の摘出，断裂した半月板の切除などを併せ行う手術である。

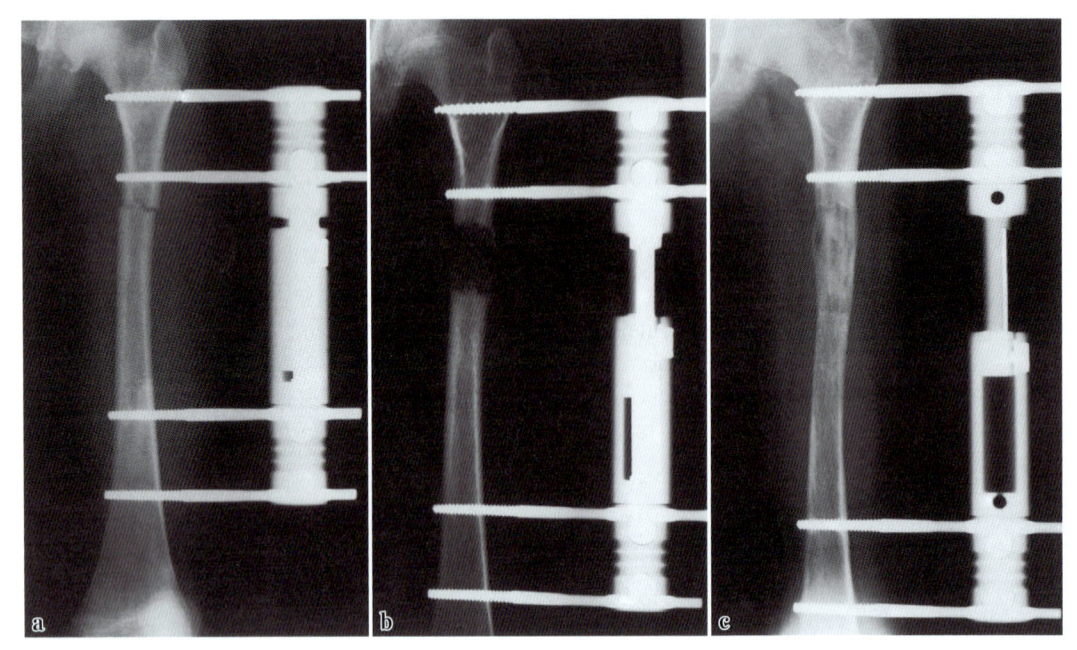

図 15-23 仮骨延長術
a. 延長器を装着し，大腿骨骨切りを行ったところ。まだ延長していない。
b. 延長開始後 5 週目。延長部に仮骨がみられる。
c. 同 35 週目

C 関節軟骨の手術
surgery for articular cartilage

関節軟骨の変性に対し異常な部分を関節鏡で切除する軟骨そぎ取り術 shaving とよばれる手術，軟骨再生を期待して軟骨下の骨まで穿孔する穿孔術 drilling，骨軟骨柱移植術 osteochondral graft transplantation などがある（→672 頁参照）。

D 関節固定術
arthrodesis

関節を構成する 2 つの骨に骨性強直を起こさせる手術をいう。本手術により関節の可動性は失われるが，無痛性と支持性が獲得されるので，疼痛や不安定性のため機能が障害されている場合に適応となる。また結核性や化膿性関節炎の場合には，この手術によりこれら原疾患の病変も治癒させることができる。適応の決定に際しては，関節病変や愁訴とともに，年齢，性別，生活様式，職業などを十分に考慮しなければならない。固定肢位は日常生活活動（ADL）にとって最も都合のよい肢位（良肢位）をとるべきである。

E 関節形成術
arthroplasty

本来は骨性，線維性に強直を起こした関節の両端を，関節として適合するように造形し，さらに骨の再癒合を防ぐために両骨間に中間挿入物を介在させて，機能を再建させる手術である。中間挿入物としては自家大腿広筋膜や，それを加工したJK膜などが使用されてきた。これらは生理学的関節形成術とよぶことができる。しかし，これらの関節形成手術は次第に行われなくなってきており，現在行われるのは，中間挿入膜を用いない切除関節形成術 resection arthroplasty ぐらいである。

このような従来の関節形成術に代わって登場したのが，種々の生体材料を使用する人工関節置換術（→216頁，647頁参照）である。また，関節の形態異常を骨に操作を加えることによって矯正補正し，関節を生体力学的に正常化する手術として関節形成術をとらえる考え方もある。動揺性肩関節に対する関節窩形成術 glenoplasty，臼蓋形成不全を伴う変形性股関節症に対する Chiari（キアリ）手術

(➡650頁の図32-75参照)や寛骨臼回転骨切り術(➡図32-76参照)，変形性膝関節症に対する高位脛骨骨切り術(➡691頁の図33-66参照)などが代表的なものであるが，この考え方によれば，関節形成術の概念は非常に広いものになる．

F 関節制動術
arthrorisis

関節の一定方向の運動を制限する手術である．例えば，麻痺性尖足で足関節が底屈してしまう例では，脛骨の後方にある踵骨の一部を楔状に起こして足関節の底屈を防ぐ後方制動術などがこれにあたる．

C 切断

切断 amputation とは四肢などの身体の突出部が切離・除去されることであり，関節部で切断された場合には関節離断 disarticulation とよばれる．切断術を行うにあたっては，適切な切断レベルの選択，術前後の全身管理，切断端の適切な管理，義肢の選択および装着訓練を経て，社会生活に復帰するまでのトータルマネジメントが求められる．したがって治療の際には，医師のみならず理学療法士，作業療法士，看護師，義肢装具士，臨床心理士，医療ソーシャルワーカーなどの協力が不可欠である．

切断術に至る原因としては，以前は外傷による血行不全や広範軟部組織損傷が大部分を占めていたが，近年では生活環境や食生活の変化によって，糖尿病や動脈硬化症を基盤とした慢性血行障害〔閉塞性血栓血管炎 thromboangiitis obliterans（TAO），閉塞性動脈硬化症 arteriosclerosis obliterans（ASO）など〕が増加している．したがって，高齢者に対して切断術を適応することが増えてきており，より慎重かつ綿密な全身・局所管理が要求される．その他の切断術の病因としては，重篤な感染症（ガス壊疽，破傷風など），悪性骨腫瘍や悪性軟部腫瘍に対して腫瘍切除術後の機能再建が不可能な場合，先天奇形に対して機能再建が不可能な場合などが挙げられる．

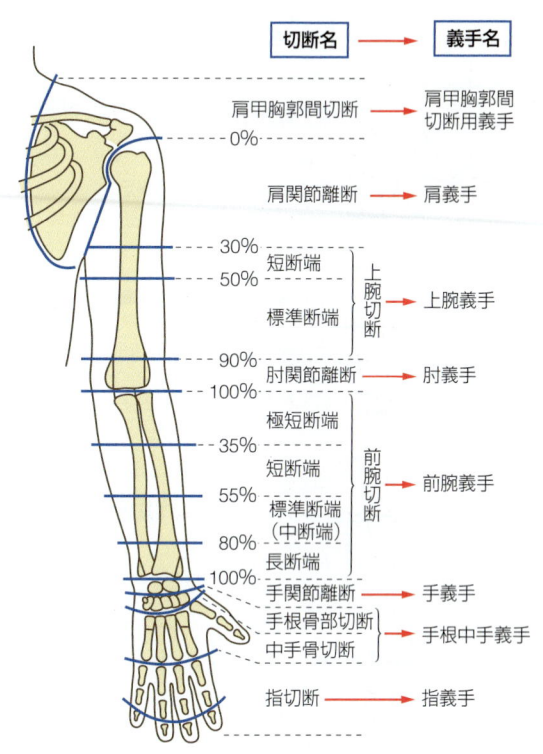

図15-24 上肢切断の部位別名称と義手名

1 切断部位

切断レベルについては，創離開や切断端部の感染などを原因とする再切断を防ぐため，患肢の病態や血行動態を十分に把握したうえで決定することが重要である．また義肢を使用する際の適合性や力学的伝達を考慮すると，できるだけ四肢を長く残すことが原則となる．

A 上肢切断 (図15-24)

肩甲胸郭間切断では健側肩甲骨と体幹の側屈，肩関節離断では肩甲骨運動が義手の力源となるが，機能的には実用性に乏しい．上腕骨は長く残すことによって義手の操作性は向上する．前腕切断では前腕回内・回外運動が断端長に影響され，機能上も比較的優れているが，軟部組織が乏しい部位であるため断端の感染や循環障害には注意が必要である．手指の切断についてはできるだけ長い断端が望ましいが，示指と小指の基節骨を残存させると機能的・美容的によくないため，中手骨

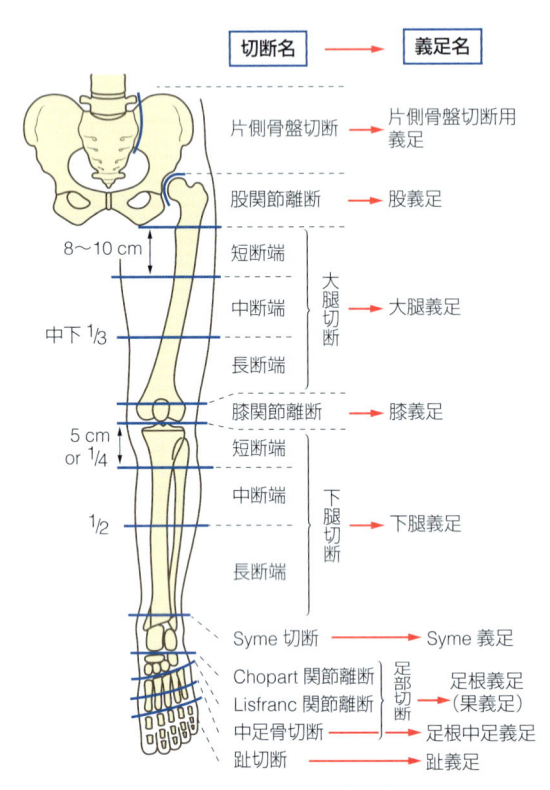

図 15-25　下肢切断の部位別名称と義足名

基部での切断を選択することがある。

B 下肢切断（図 15-25）

片側骨盤離断ではソケットを用いた股義足が適応となる。また，股関節離断および坐骨結節レベルまでの大腿切断は機能的には同様であり股義足が用いられる。大腿切断は above knee（国際標準化機構の表記では trans-femoral ➡ 942 頁の表 43-1 参照），下腿切断は below knee（trans-tibial）とよばれ，切断後の義足の機能性がよく汎用性も高い。足関節より遠位の切断では，Syme（サイム）切断は機能的には優れているが，外観が不良であるため女性には不適当である。Chopart（ショパール）切断は内反・尖足変形，Lisfranc（リスフラン）切断は尖足変形をきたしやすいため注意が必要である。

2 切断術の注意点

A 皮膚

皮膚切開は，魚口状皮切 fishmouth incision で行うことが一般的である。下肢の切断術で循環障害が顕著である場合には，後方に皮膚弁を延長する方法（後方皮膚弁延長法）が用いられる。断端部の皮膚は適度の可動性と緊張性を有し，断端荷重面の皮膚と皮下組織との癒着や瘢痕形成がないことが重要である。

B 血管，神経

感染の予防や切断端の固着のためには血腫形成を予防することが大切である。また循環障害を有する場合には，切断端の軟部組織からの出血を確認する必要がある。神経切断部には神経腫が形成されるが，神経腫が皮下に存在すると義肢装着時の疼痛の原因となるため，十分に引き出したうえで鋭利に切断し，神経切断端が筋肉内に埋没するように注意する。

C 骨

骨の切断部位は断端よりやや近位となり，骨切断端はヤスリなどにて表面を滑らかにしておく。骨膜は長めに残して断端を覆うようにするとよい。また肘関節の離断の際には内外側上顆の一部，手関節離断の際には橈尺骨の茎状突起の一部を切除すると，義肢のソケット装着が容易となる。

D 筋肉

断端筋の生理的な緊張を保つことによって，義肢ソケットの適合性を高めることができる。筋断端の処置を行わないと切断端に骨断端部が直接接触するために疼痛を伴いやすく，また筋緊張不良によって義肢のコントロールが困難になる。このため，筋断端同士の縫合（筋形成術 myoplasty），もしくは骨断端部に骨孔を作製して筋断端を縫着（筋固定術 myodesis）させることが大切である。

3 切断端の術後管理

手術後の切断端の管理で注意する点は，出血，浮腫，関節拘縮の予防である。出血と浮腫のコントロールには被覆 dressing が重要であり，関節拘縮に対しては肢位保持が大切である。大腿切断と上腕切断では患肢を中間位に保ち，下腿切断では膝伸展位，前腕切断では肘関節屈曲 90° に固定する。

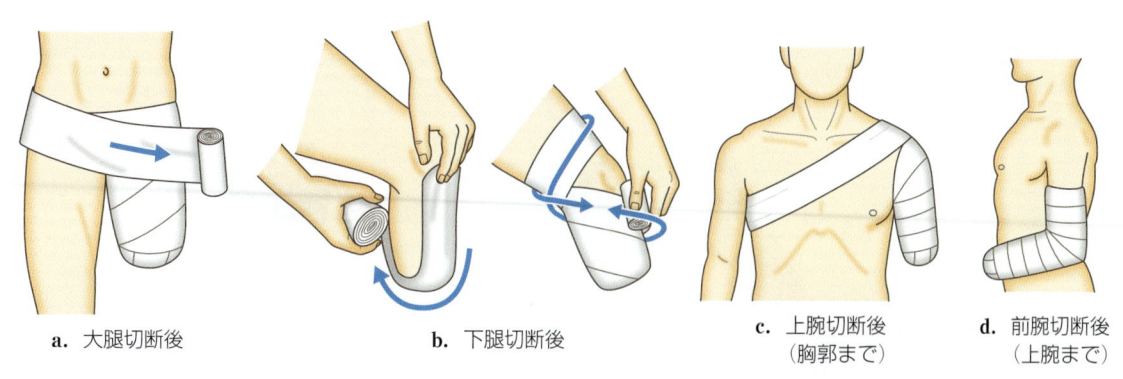

a. 大腿切断後　　b. 下腿切断後　　c. 上腕切断後（胸郭まで）　　d. 前腕切断後（上腕まで）

図15-26　切断端の包帯の巻き方

A soft dressing 法（弾性包帯固定法）

　遠位から近位に向けて断端肢に一定の圧力がかかるように包帯で固定する。このためには断端の末梢部を強く，斜めに巻き上げていくことが必要である。本法の長所は創の観察が可能であることであるが，短所は巻き方に熟練を要し，また固定性が低いため近位関節の拘縮，幻肢痛や切断痛を生じやすいことが挙げられる。

B rigid dressing 法（ギプス固定法）

　術直後よりギプス包帯を用いて，断端肢の全体に接触するように固定する。この方法は出血や浮腫の予防効果が高く，幻肢痛や不良肢位による拘縮も起こりにくいとされているが，創部の管理は煩雑となる。また，骨突出部を含めて均一にギプス固定する必要があり，手技が困難である。

C semi-rigid dressing 法

　弾力性のある材料や透明なエアバッグで断端を包み込む方法である。創の観察が可能であるうえ，出血や浮腫も生じにくい。

4 後療法

A 断端訓練

　術後早期より近位関節の自動運動から開始し，その後は断端筋の等尺性運動，抵抗下の筋力増強訓練へと移行していく。同時に健側や体幹筋の訓練を行うことで全身性に義肢のコントロールを図っていく。関節拘縮の予防には，日常的な姿勢・肢位の保持訓練，早期からの関節可動訓練が重要である。

B 義肢（図15-27, 28 ➡ 942頁も参照）

　義肢は義手と義足に大別され，義手には外観，手触りを主目的とした装飾用，作業に適応することを主目的とした作業用，他動力によって可動する能動の3種類が存在する。従来法では創の治癒，浮腫の消退，断端の成熟を得た後に義肢の採型を行っていたが，永久義肢の完成まで長期間を要する。これに対して術直後義肢装着法 immediate post-operative prosthetic fitting は，rigid dressing を行った後に仮義肢を作製し，早期よりリハビリテーションを行う方法であり，2～3カ月程度で永久義肢の装着が可能となる。

C 断端の合併症

　断端部痛の原因としては，神経腫形成，循環障害，幻肢痛が挙げられる。特に幻肢痛 phantom

> **NOTE** 切断端への包帯の巻き方（図15-26）
>
> 　切断端に義肢もしくは仮義肢を装着していないときには，断端の浮腫の予防，創治癒の促進，断端の成熟促進などを目的として弾性包帯を巻いておくとよい。この際，下肢については大腿切断であれば大腿部から骨盤にかけて，下腿切断であれば大腿部まで巻き上げるのが原則である。また，上肢では上腕切断であれば上腕から胸郭，前腕切断であれば上腕まで弾性包帯を巻くのがよい。使用する弾性包帯の幅は，大腿部の切断端に対しては15 cm程度，下腿部または上肢の切断端に対しては10 cm程度のものが適している。

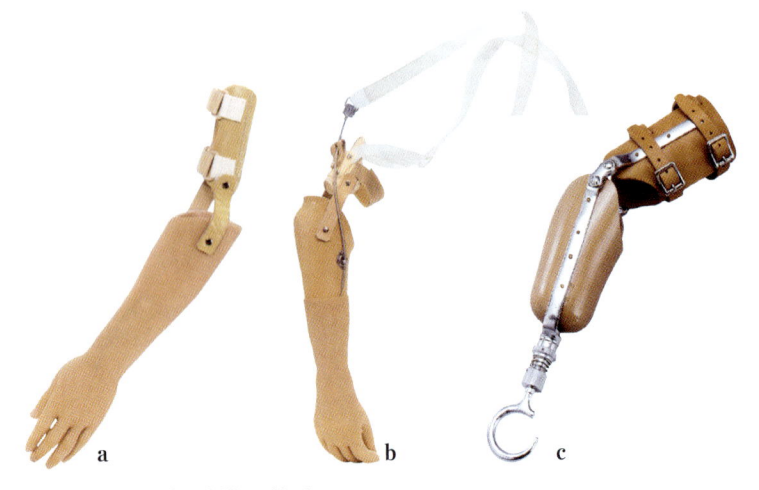

図15-27 前腕切断後の義手
a. 装飾用義手　b. 能動義手　c. 作業用義手

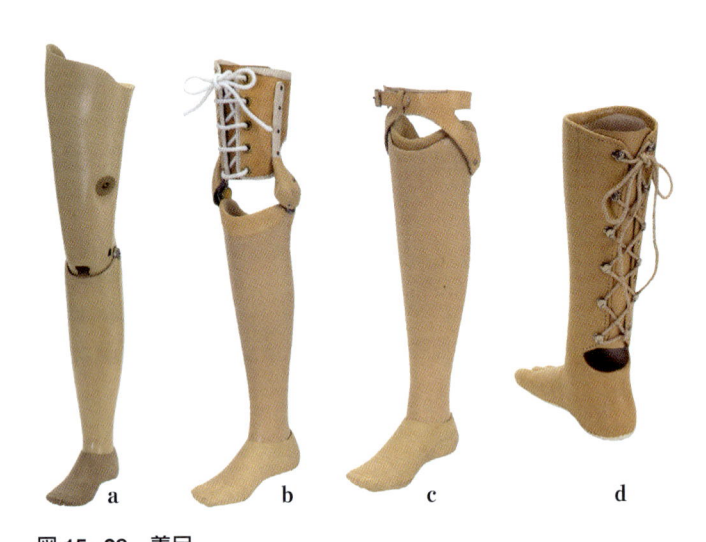

図15-28 義足
a. 大腿義足　b. 差込式下腿義足　c. PTB下腿義足　d. Syme義足

painは上肢に多く，気候による変動があることが多いが，一般的には義肢の装着が日常的になると消失していく。疼痛が著しい場合には薬物療法や心理療法を行う。また，断端の義肢装着部では湿疹，擦過傷，白癬，接触性皮膚炎などの皮膚障害をきたしやすいため，清潔保持，衛生管理は重要である。

> **やってはいけない医療行為**
>
> 下腿切断後では，股・膝関節屈曲位で保持してはならない。切断端の下垂位，外転位にて容易に拘縮を生じるためである。

表15-2 主な生体材料

材料		主な使用法
金属	ステンレス鋼	骨折内固定材
	コバルトクロム合金	人工関節
	チタン合金	
セラミックス	アルミナ	人工関節（摺動面）
	ジルコニア	
	ハイドロキシアパタイト	骨補填材
	リン酸三カルシウム	
生体吸収材料	ポリグリコール酸	吸収糸
	ポリ乳酸	吸収性骨接合材
その他	テフロン	人工靱帯
	ポリエステル	
	超高分子ポリエチレン	臼蓋ライナー
	骨セメント	人工関節固定材
	シリコンゴム	人工関節（指関節）

特殊な材料，器具を用いた手術法

A 生体材料を使用した手術法

1 代表的な生体材料（表15-2）

　生体材料 biomaterial とは生体に適合する人工材料の総称である。整形外科領域では19世紀後半に骨折治療の材料として金属製のプレートとスクリューを使用したことを契機として生体材料についての研究が発展した。1936年のコバルトクロム系の合金材の開発により生体適合性は飛躍的に上昇し，プレート，髄内釘，ねじ釘など，骨接合材として現在汎用されているステンレス鋼，コバルトクロム（Co-Cr）合金，チタン合金の基礎となった。また非金属性のものにはアルミナ，ジルコニアといったセラミックスがあり，これらは無機粉末を焼き固めて生成する生体材料である。セラミックスは耐摩耗性に優れており，人工関節の摺動部に用いられる。その他，生体内で用いられる生体材料として，ハイドロキシアパタイト（hydroxyapatite：HA），リン酸三カルシウム（tricalcium phosphate：TCP）といった骨補填剤，ポリグリコール酸（polyglycolic acid：PGA），ポリ乳酸（polylactic acid：PLA）などの吸収性材料，骨セメント（ポリメチルメタアクリレート polymethyl methacrylate：PMMA），超高分子ポリエチレン（ultra-high molecular weight polyethylene：UHMWPE）などが存在する。

2 骨補填材

　骨折や骨腫瘍の掻爬・切除などによって生じた骨欠損部に対しては骨移植が必要となるが，自家骨採取のみでは骨採取量に限りがあり，採取部位に痛みや骨折などの合併症の危険性が伴うこと，本邦では同種骨の入手が比較的困難であることなどから，人工骨の開発が進められてきた。主に用いられる材料はハイドロキシアパタイト，リン酸カルシウムペースト，β-リン酸三カルシウムであり，これらは軟部組織を介さずに骨組織と直接結合するため骨移植材料に適している。特にβ-リン酸三カルシウムは生体親和性が非常に高く，気孔の連通性が良く，周囲正常骨からの新生骨形成能が旺盛であり，最終的には吸収されて骨組織に変換されるため（図15-29, 30），有用性が高い。

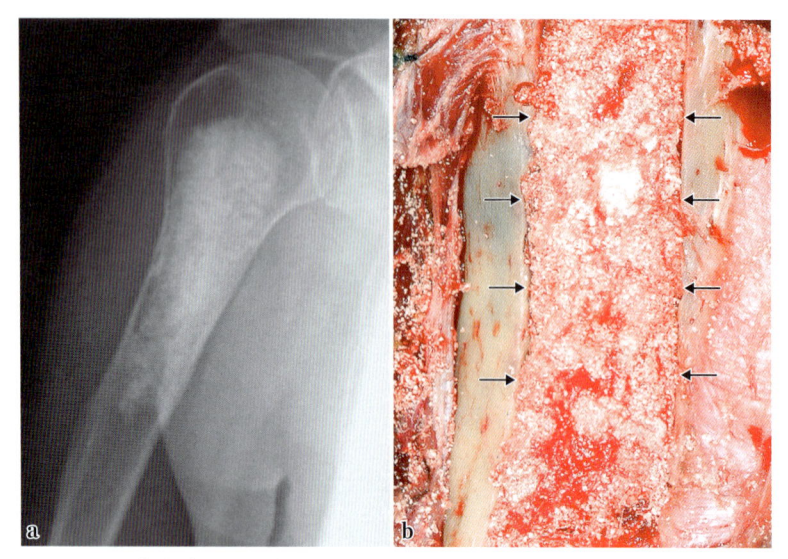

図15-29　右上腕骨骨腫瘍に対する腫瘍切除，人工骨（β-TCP）移植術
a．人工骨充填後の単純X線像
b．術中写真。骨開窓，腫瘍掻爬後に人工骨（矢印）を移植した。

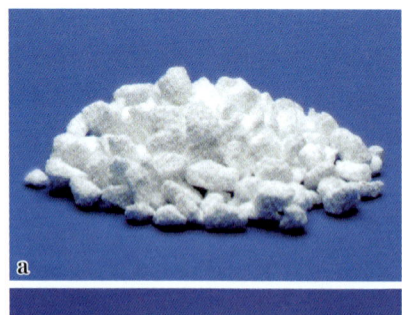

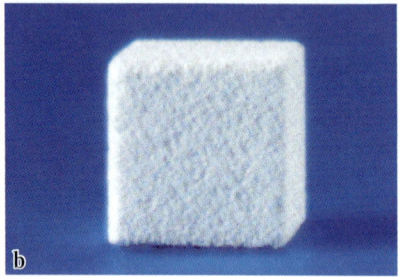

図15-30　骨補填材（β-リン酸三カルシウム）（ペンタックス製）
a．顆粒状
b．四角柱状

③ 骨折の治療に用いる内固定材

　骨折に対する骨接合術に用いる内固定材料にはステンレス鋼，チタン合金が多く使用されている。ステンレス鋼は生体許容性材料とよばれ，生体内での毒性は少ないが骨組織と直接連結することはなく，金属表面に線維性の結合組織膜を形成する。プレート，スクリュー，ワイヤーといったインプラントとして長く使用されてきたが，生体内での耐食性の点では劣っている。これに対してチタン合金は，ステンレス鋼に比較して同等の強度があり，骨組織と直接結合しないものの介在する軟部組織は非常に少なく，さらに生体内での金属腐食への耐性が高いため，現在多くの内固定材として用いられている（図15-31）。またポリ乳酸は生体吸収性材料として，抜去する必要のないピン，スクリューなどに応用されているが，力学的強度は低い。

④ 脊椎インストゥルメンテーション

　脊柱再建におけるインストゥルメンテーションの意義は三次元的な変形矯正と支持性の獲得である。脊椎の変性・破壊性病変，腫瘍性病変，外傷

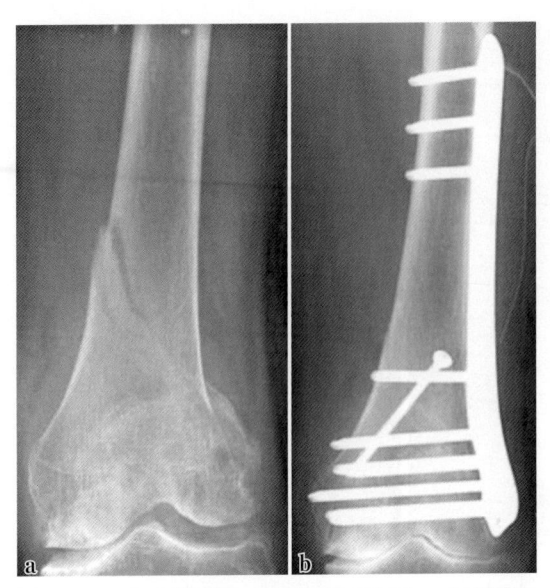

図 15-31　左大腿骨顆上骨折に対するプレート固定術
a. 大腿骨顆上部の斜骨折
b. プレート固定術後8カ月のX線像

など，種々の疾患に対してワイヤー，スクリュー，ロッドを用いた脊柱再建術が行われている。

頚椎部では外傷，関節リウマチに伴う環軸椎亜脱臼や先天異常などに伴う不安定性を解決するためにインストゥルメンテーションが行われる。歴史的にみると1930年代にGallieが頚椎のワイヤー固定について報告して以来，内固定法は徐々に発展し，環軸関節間に後方からスクリューを挿入し固定を行うMagerl（マゲール）法や，Brooks（ブルックス）法に代表されるワイヤーと骨移植による環軸椎後方固定など，様々な手術法が存在する。また，関節リウマチなど頭蓋移行部に病変をきたす疾患もあり，その際には後頭骨-上位頚椎固定術が選択される（図 15-32）。

胸椎部のインストゥルメンテーションは，Harrington systemの開発による脊椎側弯症の治療を中心に大きく発展してきた。椎体の再建材料としては自家骨移植のほかに，人工椎体が用いられる（図 15-33）。人工椎体には金属製，カーボン製など様々な種類が存在し，その内部には周囲の椎体との癒合を図るために，通常の骨と同様にリモデリング作用によって吸収と形成が行われるとされるβ-TCP（三リン酸カルシウム）や初期強度に優れた骨補填材料であるハイドロキシアパタイト（HA）を混入させる場合がある。脊椎後方からの固定材料の代表例は椎弓根スクリュー，フック，ロッドなどであり，側弯症などの脊椎変形に対する弯曲・回旋の制御を目的として多椎体にわたって使用される。

腰椎すべり症などに対する手術では，後方椎体間固定術（PLIF：posterior lumbar interbody fusion）が選択される場合があるが，ここでは椎弓根スク

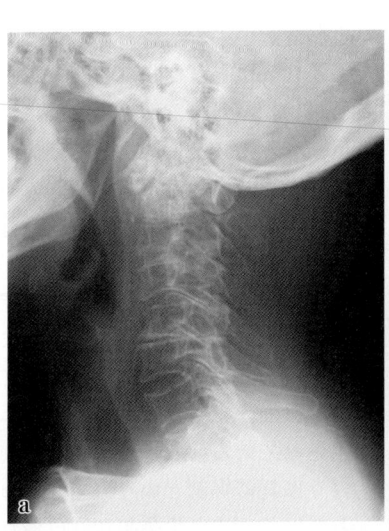

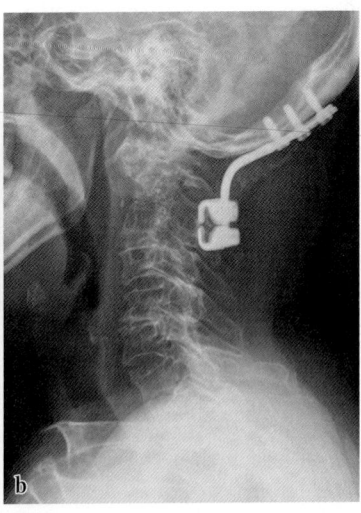

図 15-32　関節リウマチによる環軸椎亜脱臼
a. 術前X線像（頭蓋底嵌入と環軸椎亜脱臼を認める）
b. フック，ロッドによる後頭骨-上位頚椎固定術

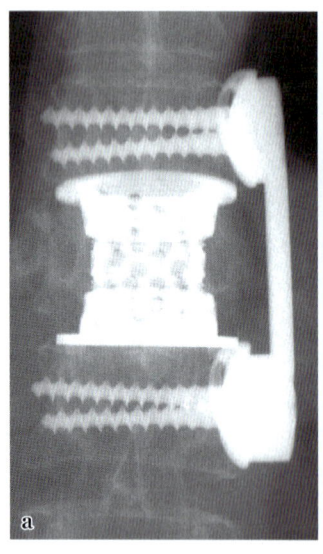

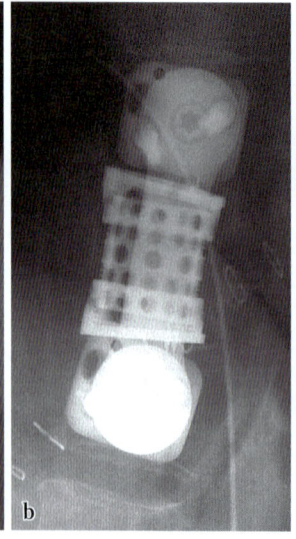

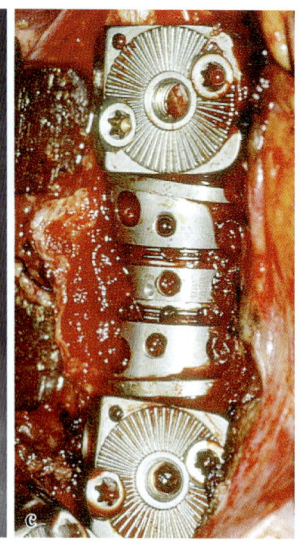

図 15-33 胸椎椎体圧潰に対する人工脊椎置換術
a, b. 単純 X 線像
c. 術中写真。人工椎体内部には自家骨および人工骨を充填している。

リューに加え，椎体間骨癒合・支持性強化のために各種椎間スペーサーが用いられる。材質には，ハイドロキシアパタイト，セラミックス，チタン合金，カーボンファイバーなどがある。

これらのインストゥルメンテーションをより精密に挿入するために，最近ではナビゲーションシステムが用いられることがある。

合併症として，脱転や弛み，破損などの問題が生じる可能性があることや，深部感染を起こした場合には治療に非常に難渋することがあることを十分に念頭に置く必要がある。

> **NOTE 脊椎椎体形成術 vertebroplasty**
>
> 骨粗鬆症性椎体圧迫骨折に対して，脊椎後方（経椎弓根）から損傷した椎体を整復し，その椎体内にハイドロキシアパタイト（HA）ブロック，β-リン酸カルシウム系骨ペースト，リン酸カルシウム骨ペースト（CPC）などを充填する手術である（図 15-34）。この手術により早期からの疼痛抑制，椎体圧潰の進行予防などの効果が得られるが，一方でこれらの生体材料の脊柱管や椎体外への漏出は，神経症状発現や軟部組織・大血管障害，血栓症誘発などを引き起こす可能性があるため注意が必要である。また，圧迫骨折の程度や骨強度の観点から，椎弓根スクリューを併用する場合があるが，この場合にはスクリュー自体の固定性が問題になることがあり，スクリューを挿入する骨孔に骨セメントやハイドロキシアパタイトスティックなどの骨補填材料を使用する場合がある。

❺ 人工関節置換術

関節の軟骨面の一部または全部を金属，セラミックス，超高分子ポリエチレンなどの生体材料で置換し，疼痛の改善と伴に関節機能の再獲得を図る手術である。大腿骨頚部骨折や大腿骨頭壊死に対する人工骨頭置換術，変形性膝関節症に対して内側もしくは外側に限局した関節面の置換を行う単顆型人工膝関節置換術，粉砕・転位の著しい上腕骨近位端骨折に対する人工上腕骨頭置換術などが代表例として挙げられる。また，人工関節全置換術は相対する関節面双方に対して生体材料に置換する術式であり，股関節（図 15-35），膝関節（図 15-36）に最も多く行われているが，上下肢および手指の関節に対しても広く行われている。

Charnley 型人工股関節の登場以来，人工関節に用いられる素材についての研究は飛躍的に進歩し，かつてはステンレス鋼が主に用いられていたが，現在では生体親和性に優れているため，関節の摺動面の素材に超高分子ポリエチレンが多く使用されている。しかし耐久性の向上，長期使用に伴う摩耗の抑制という点でさらなる研究が進められている。また生体親和性に優れているという点でセラミックス材料も摺動面に用いられることもある。また，人工関節を骨に固定する材料には骨

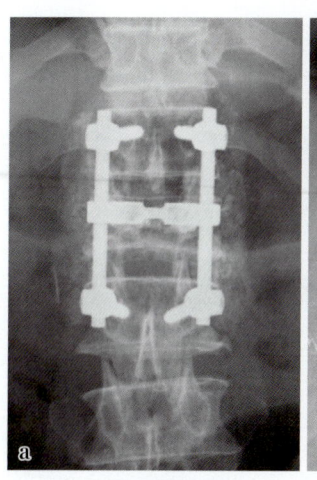

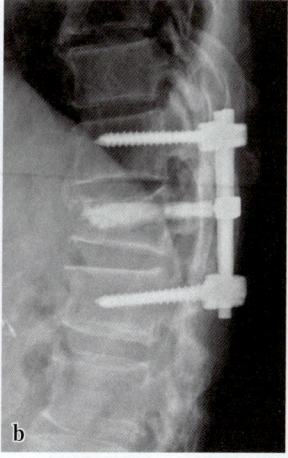

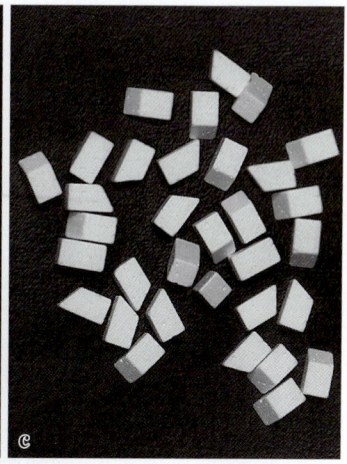

図 15-34　胸椎圧迫骨折に対する椎体形成術
a, b. 単純X線像（術後）
c. ハイドロキシアパタイトブロック（オリンパス製）

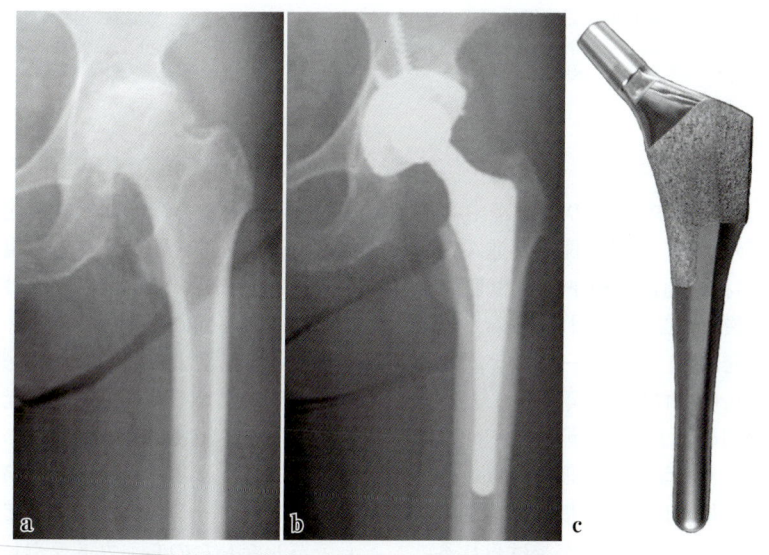

図 15-35　左変形性股関節症に対する人工股関節置換術
a. 術前の単純X線像（58歳女性）
b. 人工股関節置換術後の単純X線像
c. 大腿骨コンポーネント〔Anatomic Fit™型（京セラメディカル）〕

セメントが用いられることがあるが，骨セメントが硬化する際に発生する熱（70〜80℃）の周囲組織への影響，組織適合性，耐久性などに問題を有している．セメント非使用（セメントレス）による人工関節の固定では，人工関節の骨との接触面に対して微細な凹凸を作製したり，生体親和性の高いチタンやハイドロキシアパタイトによって表面をコーティングすることで骨の侵入 bone ingrowth を促す工夫がなされている．

B 関節鏡，内視鏡

1 関節鏡手術の歴史

関節鏡は1920年に東京大学の高木憲次博士が世界ではじめて試作し，屍体膝関節内の観察を行った．その後，1959年に渡辺式21号関節鏡が開発されて，臨床への実用化に成功した．開発当

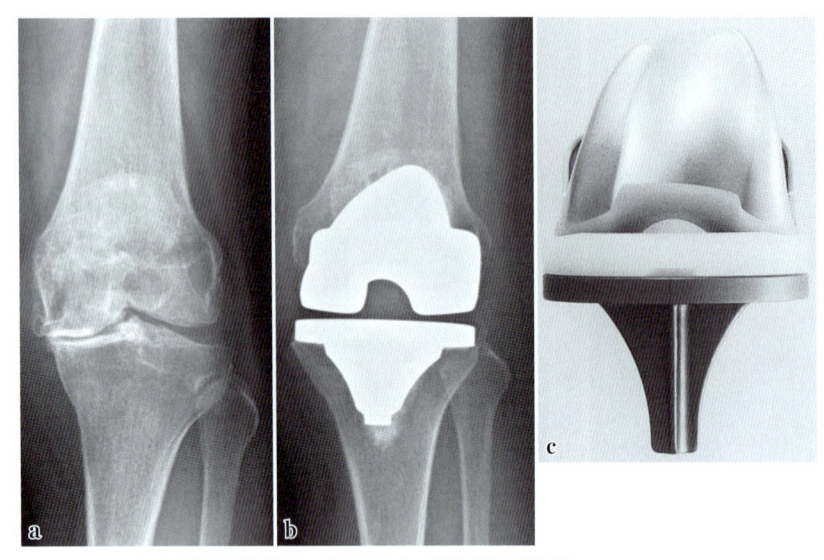

図 15-36　左変形性膝関節症に対する人工膝関節置換術
a. 術前の単純 X 線像（65 歳女性）
b. 人工膝関節置換術後の単純 X 線像
c. 膝関節コンポーネント（人工関節実物写真，ストライカー社製）(国分正一，鳥巣岳彦(監)：標準整形外科学 10 版．医学書院，2008．図 13-31 より抜粋)

初は関節鏡視による関節内病変の診断が中心であったが，関節鏡の改良，器具の開発が進んだ結果，1962 年に世界初の関節鏡視下半月板切除術が行われた．その後，関節鏡は壊れにくく，視野が良好なものが開発され，モニターシステムの進歩や特殊鉗子，手術用プローブ，電動シェーバーなどの手術機械の開発により，関節鏡視下の手術操作は大きく向上した．鏡視下手術の利点は，手術侵襲が関節切開手術と比較して極めて小さく，患者への負担軽減，早い社会復帰が挙げられる．

また，関節外からの展開では到達が容易ではない部位の観察も可能となるため，現在では股関節，足関節，肩関節，肘関節，手関節にも応用されて，徐々に適応が拡大してきている．

現在，主に用いられている関節鏡は硬性鏡であり，グラスファイバーを用いて光源を送り込むシステムである．使用する関節鏡の直径は手術する関節に応じたサイズで行い，関節鏡本体以外には光源，モニターシステムによって関節内を映像として写しだしたのち，カメラやビデオによって撮影する必要がある（図 15-37）．

> **NOTE　人工関節の弛み loosening**
> 骨と人工関節の間に弛みを生じると疼痛の原因となる．弛みの原因としては，ポリエチレンインサートの摩耗粉，人工関節の接触摩耗による金属摩耗粉，骨セメントの耐久性低下，手術手技の問題（不正確な人工関節の設置，不十分なセメント手技など），感染，外傷，骨粗鬆症やストレス遮蔽による骨母床の劣化などが挙げられる．特に，ポリエチレン摩耗粉や金属摩耗粉はマクロファージによって貪食され，マクロファージが各種のサイトカインを発現する．これらのサイトカインによって，無菌性炎症の進行，破骨細胞刺激による骨破壊・吸収の促進が生じて骨溶解 osteolysis を進行させるため，人工関節弛みの病態の 1 つとして非常に重要である．

② 上下肢関節の関節鏡視下手術
（図 15-38）

膝関節に対する関節鏡は最も汎用性が高く，膝関節疾患では多くのものが関節鏡視下手術の適応となる．画像所見では確認しにくいような半月板，前・後十字靱帯，関節軟骨，関節包，滑膜などの病変を観察することができ，これら病変の切除，再建を行うことが可能である．また，スポーツ外傷などでみられる肢位の変化に伴う病変も捉えることができ，関節内構成体の損傷部位や損傷程度

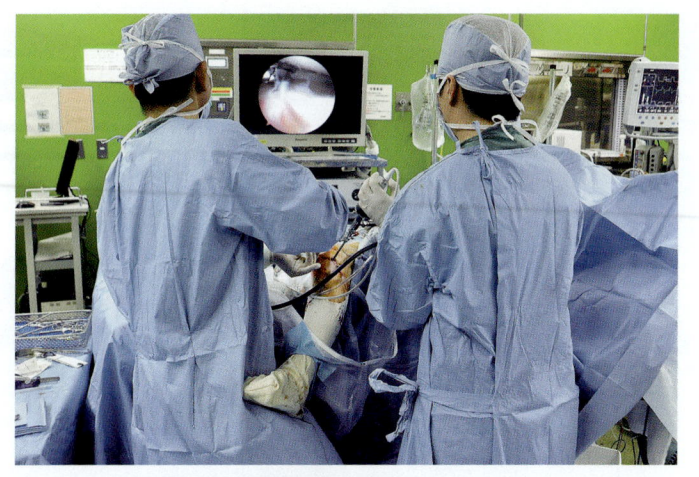

図 15-37　関節鏡視による手術風景

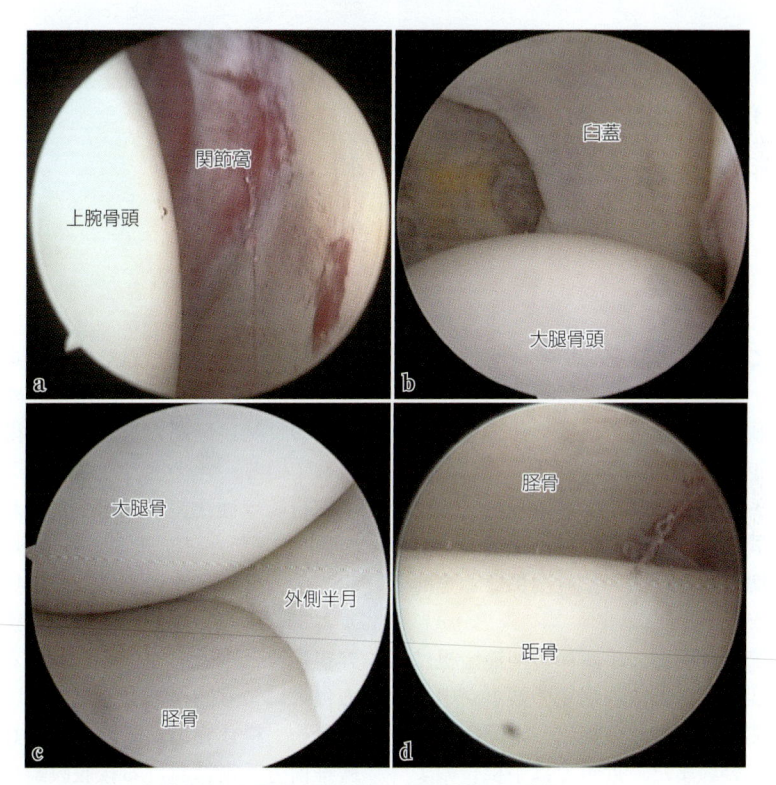

図 15-38　左変形性膝関節症に対する関節鏡視下手術
a. 肩関節鏡。上腕骨頭と関節窩の観察。
b. 股関節鏡。大腿骨頭と臼蓋面の観察。
c. 膝関節鏡。外側コンパートメントの観察。
d. 足関節鏡。距腿下関節面の観察。

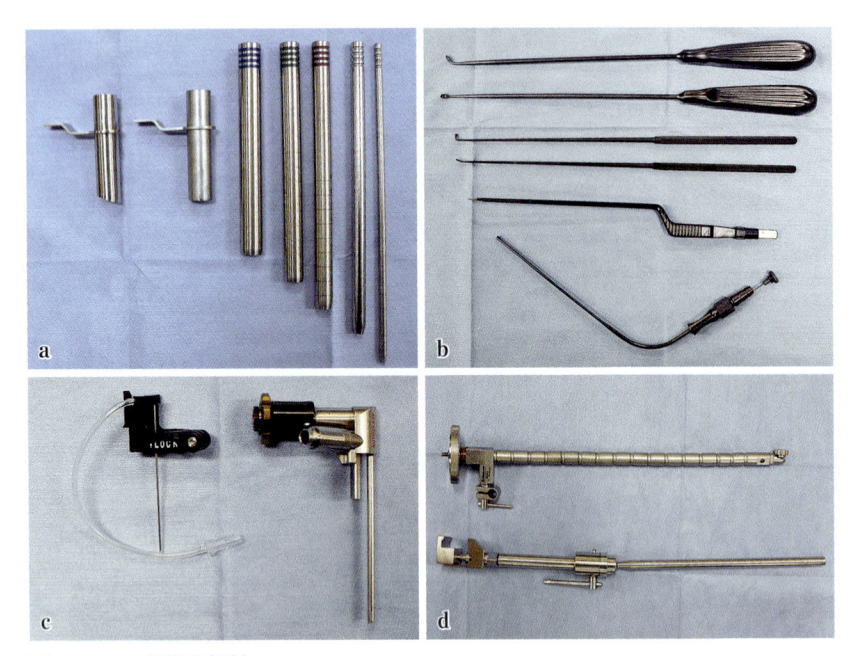

図 15-39　脊椎内視鏡
a. 円筒状レトラクター
b. 内視鏡手術用の鉗子，鑷子，鋭匙
c. CCD カメラと光源
d. フレキシブルアーム（手術台との連結器）

を的確に把握して，治療方針を立てていくことができる。

　肩関節疾患は軟部組織の複合損傷の形態をとることが多く，関節内遊離体の有無や滑膜，軟骨の障害程度に加え，挙上動作時の肩峰下 impingement の状態，腱板断裂における断裂状態の把握，動揺性障害における関節窩と骨頭の位置関係などを的確に捉えることができる。

　股関節，足関節，肘関節，手関節の関節鏡視は主に関節軟骨病変の把握と滑膜病変の観察が中心であり，これら関節内遊離体の摘出や滑膜病変の切除に有用性が高い。また，近年では手根管のような関節腔が存在しない部位における神経除圧や良性腫瘍の摘出などにも鏡視下手術が応用されている。

3 脊椎内視鏡手術

　1990 年代初めより脊椎手術に内視鏡を応用した手技が開発され，1997 年に MED（microendoscopic discectomy）法の報告以来，脊椎内視鏡手術も本格的に導入されはじめた。本術式は除圧術の際の傍脊柱筋の展開を最小限にとどめることで術後創部痛の軽減，早期の社会復帰獲得を目的として行われている。

　内視鏡は硬性鏡が汎用されており（図 15-39），CCD カメラと TV モニターを組み込んだ映像をみて手術を行う。近年，この手技は腰椎椎間板ヘルニアのみならず，腰部脊柱管狭窄症，頚椎部神経根症などへ適応が拡大している。また，胸椎前方侵入による胸椎部脊髄症の除圧術，脊柱変形の矯正術，椎体腫瘍切除術などに対する胸腔鏡や，腰椎前方手術における後腹膜鏡などに応用されているが，画面に映し出される映像は実像でみる遠近感，色調，組織形状と全く同じではないため，骨，神経，血管を含めた解剖学的な位置関係を熟知する必要がある。今後，脊椎ナビゲーションシステムなどを組み合わせて行うことにより，脊椎内視鏡手術の安全性および確実性が向上すると考えられる。

C マイクロサージャリー
microsurgery

1 マイクロサージャリーとは

マイクロサージャリーとは手術用双眼ルーペ（拡大鏡，2〜6倍）または手術用顕微鏡を用いて行う微小手術である（図15-40）。切断肢再接着は肉眼では不可能であり，整形外科を含む外科医にとってその成功は永年にわたる夢であった。1960年にJacobson（ヤコブソン）とSuarez（スアーレス）によってマイクロサージャリーが初めて紹介され，1962年にMalt（モールト）とMcKhann（マックハン）が初めて少年の右上腕再接着術に成功した。わが国でもマイクロサージャリーの研究は発展し1968年，玉井進が世界で初めて母指完全切断の再接着術に成功した。以来，マイクロサージャリーは発展を続け，指尖損傷の再接着術ばかりでなく，遊離自家組織移植による身体欠損部の再建も可能になった。

マイクロサージャリーは主に血管や神経の微小剥離 microdissection と，血管吻合や神経縫合に用いられる。

A 微小血管外科
microvascular surgery（図15-41）

肉眼では吻合が不可能な1.0 mm以下の血管吻合も手術用顕微鏡を用いて20倍以上に拡大すれば高い成功率（鋭利切断では90%以上）が得られる。2.0〜3.0 mmの血管は肉眼でも吻合可能であるが，顕微鏡やルーペを用いたほうが成功率が高い。

B 微小神経外科
microneural surgery

末梢神経の剥離，縫合や神経移植にもマイクロサージャリーは有用であり，顕微鏡を用いた微小剥離により神経束縫合 funicular repair（→881頁参照）も可能になった。

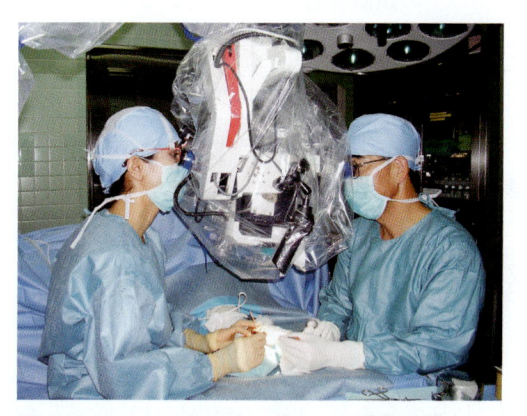

図15-40 マイクロサージャリー手術風景
中央にあるのが手術用顕微鏡。

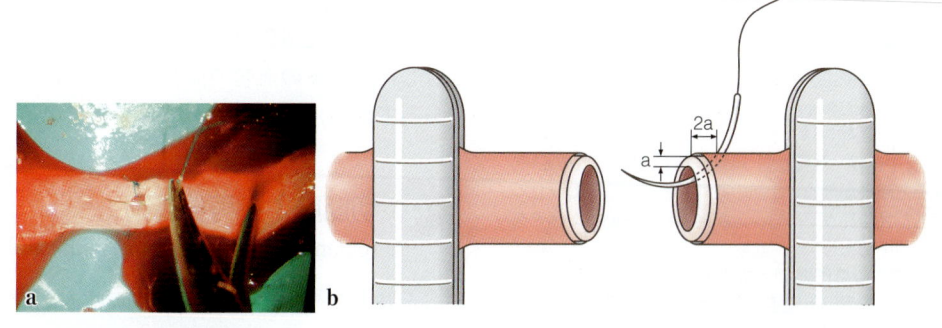

図15-41 微小血管外科
a. 1.0 mmの血管を10-0ナイロン糸（針60 μm，糸25 μm）で吻合。後壁を縫合し，前壁に糸をかけているところ。
b. 血管吻合のシェーマ：針のバイト（創縁から針の刺入部位までの距離）は血管壁の2倍，径1 mmの血管で6針を目安とする（1 mm × 3.14/6 ≒ 0.5 mm 間隔）。

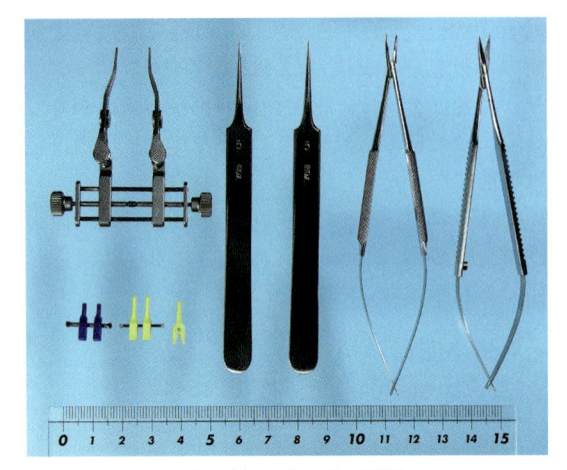

図 15-42 マイクロサージャリー器具
左から，血管クリップ（生田式，玉井式），摂子，持針器，鋏

表 15-3 マイクロサージャリーで用いる手術器具

マイクロ摂子 forceps（2本以上）
マイクロ剪刀 scissors（直，曲各1本）
マイクロ持針器 needle holder
血管吻合用クリップ vascular clamp*
　*血管径に応じたダブルおよびシングルクリップ
糸付き縫合針 atraumatic needle**
　**針の弯曲は3/8が使いやすい．糸の太さの目安を
　以下に示す．
　手関節部（橈骨・尺骨動脈）：6-0か7-0ナイロン糸
　手掌部：8-0か9-0ナイロン糸
　MP～DIP関節：9-0か10-0ナイロン糸
　DIP関節以遠：10-0～12-0ナイロン糸

2 マイクロサージャリーに必要な器具
microsurgical instruments（図 15-40, 42）

A 手術用双眼ルーペ（拡大鏡）
magnifying loupes

2～6倍の固定倍率型のものが一般的であり，助手であれば2～3倍，術者は3～5倍が使いやすい．

B 手術用顕微鏡
operation microscope

径1.0 mmの血管吻合には倍率10～20倍の手術用顕微鏡が必要である．近年，わが国で倍率50倍以上の顕微鏡も開発されている．

C 手術用器具
microsurgical instruments

マイクロサージャリーに特有の主な手術器具を表 15-3 に挙げる．

3 マイクロサージャリーの技術
microsurgical technique

マイクロサージャリーは整形外科医にとって必須の技術であるが，技術の習得には最低でも連続して1日5時間，5～6日のトレーニングが必要である．手袋や練習用の人工血管，そして骨付き鶏肉の血管で練習してからラットの頚動脈（径1.5 mm）や大腿動脈（径1.0 mm）吻合を行う．吻合したラットの血管の開存を指導医に確認してもらってから，再接着術を行うべきである．

4 切断肢・指再接着術
replantation of amputated limbs and digits

上肢では手関節，下肢では足関節より近位の切断肢を major[limb]amputation，その再接着術を major[limb]replantation（図 15-43）とよび，遠位の切断を minor[limb]amputation，その再接着術を minor[limb]replantation（図 15-44）とよぶ．

NOTE 止血

major amputation が運び込まれたら，最初に行わなければならないのは失血性（低容量性）ショックの評価と止血である（→743頁参照）．止血には，直接止血と間接止血がある．

直接止血：出血点を直接圧迫または鉗子・結紮を用いて止血する方法である．視野を確保できずに出血点を鉗子で挟むことは困難ばかりでなく，併走している神経（上腕動脈-正中神経，尺骨動脈-尺骨神経，指動脈-指神経）を損傷する危険性がある．止血の原則は手袋をしてガーゼで出血点を抑えることであり，上腕動脈や膝窩動脈以遠であれば止血可能である．

間接止血：直接圧迫で止血できない場合には緊縛またはタニケットを用いる間接止血を考えるが，動脈性出血を止めるためには上肢で収縮期圧の1.5～2倍，下肢で2～3倍の圧を要する．間接止血を行う際は，300 mmHg以上の圧迫は強い痛みを伴うこと，圧が低いと動脈は閉塞せず静脈のみが閉塞してかえって出血が増えること，緊縛部以遠が阻血になることを念頭に置く．

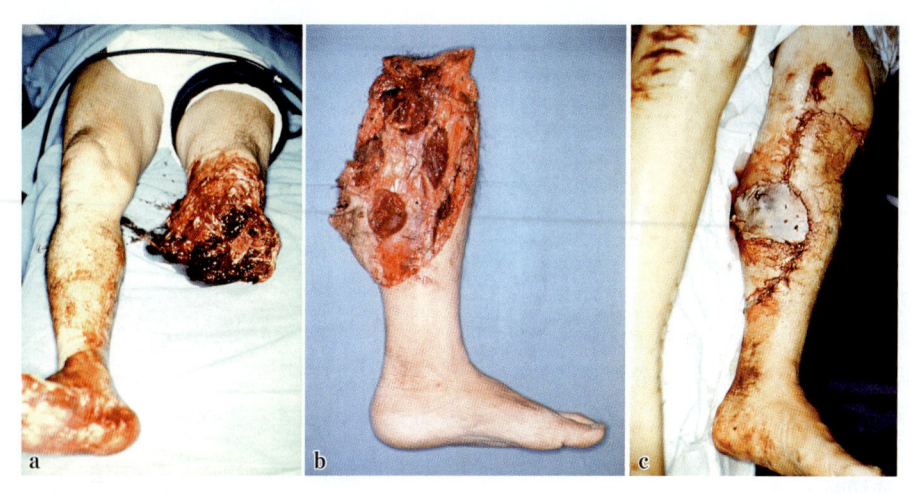

図 15-43　major replantation
a. 42歳男性。下腿切断（挫滅切断），4時間の温阻血
b. 切断肢
c. 再接着術直後

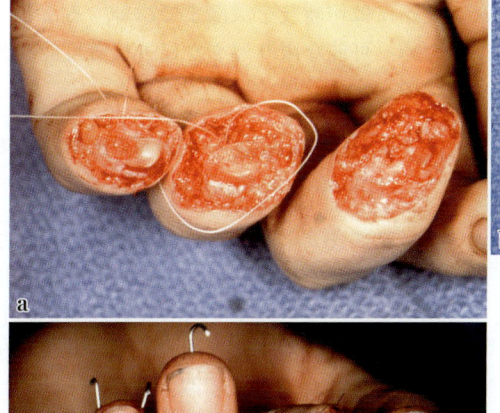

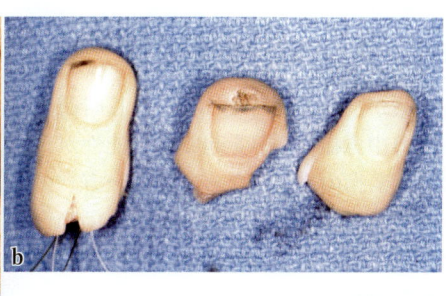

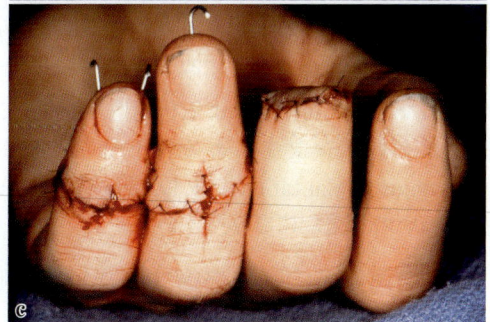

図 15-44　minor replantation
a. 36歳男性。右中・環・小指切断（鋭利切断）
b. 切断指
c. 環・小指再接着術後。中指の動脈は径0.3 mm以下で再接着を断念した。

切断指は骨，腱，関節，神経，血管を含む複合組織であり，切断肢はこれに筋が加わる。再接着肢の機能的回復にはそれぞれの組織の治癒が必要である。上肢の切断肢再接着の場合，前腕遠位〜手関節では優れた機能的回復が得られる。一方，切断部位が近位になるにつれて神経再生に必要な距離が長くなるため感覚や運動の回復は劣り，さらに阻血に弱い筋肉が増えることから機能的回復も劣る。

A 切断肢・指の分類

1 鋭利切断 guillotine amputation

カッターやナイフによる切断。再接着成功率は90〜95%と最も成績良好である。

表 15-4　再接着術の絶対的適応（上肢）

1. major amputation（特に手関節〜前腕遠位部）
2. 手掌切断
3. 母指切断
4. 多数指切断
5. 患者が小児，女性の場合

2● 挫滅切断 crush amputation

切断端の挫滅を伴っているためデブリドマンを要する。再接着術を行うためには骨短縮，あるいは静脈移植が必要になる。

3● 引き抜き切断 avulsion amputation

引き抜き（→884頁参照）による切断であり，動脈・神経は広範囲に損傷されている。再接着術の成功率が最も低いばかりでなく，術後の機能的回復も劣る。

B 切断肢・指再接着術の適応

挫滅や汚染が高度な切断肢・指や，長時間の温阻血で再接着中毒症（後述）を起こす可能性が高い切断肢は再接着術の対象にならない。一方，マイクロサージャリーの進歩に伴い，指尖損傷を含めて，再接着可能な切断肢・指はすべて再接着術の相対的適応である。

上肢における再接着術の適応を表15-4に示す。

C 再接着肢・指の保存方法

切断肢・指の汚れを落とす。この際，血管内膜を損傷するので消毒薬，特にアルコールで断端を消毒することは禁忌である。

切断肢・指趾は乾燥を防ぐため固くしぼった生食ガーゼにくるみ，ビニール袋または手袋に入れ密封する。血管内膜が膨化するので直接，水に浸けてはいけない。

氷の入った容器（ビニール袋など）に切断肢・指趾を入れ密封したビニール袋を入れて直ちに搬送する（図15-45）。低温損傷を避けるため直接，氷に浸けない。手術を待つ間であれば密封したビニール袋を通常の冷蔵庫（4℃）に入れておくとよい。

D 再接着可能時間

切断肢・指は複合組織であり，筋が最も阻血に弱い。筋を含まない切断指は室温で12時間，4℃で24時間保存可能である。筋を含む切断肢は室温で6時間，4℃で12時間保存可能であるが，実際には切断肢を深部まで冷却することは困難なため，可能な限り速やかに再接着可能な医療機関に搬送する。

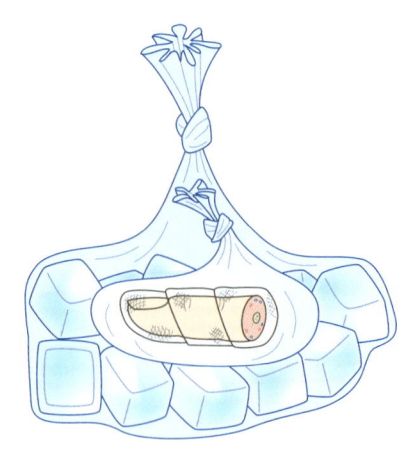

図 15-45　切断指保存方法

E 再接着中毒症（→759頁の挫滅症候群も参照）
replantation toxemia

長時間（6時間以上）の温阻血におかれた切断肢を再接着した場合，壊死筋からの代謝産物が体循環に入り，ショックを含む全身状態への悪影響を生じる。これが再接着中毒症であり，具体的には再接着術直後の高カリウム血症による心停止，乳酸などの代謝産物による代謝性アシドーシス，ミオグロビン血症による腎不全などを生じる。major replantationで生じ，近位切断ほど筋量が多いので重症になりやすい。

F 再接着の際に修復すべき組織と順序
（表15-5）

解剖学的修復が原則であるが，阻血時間が長い場合や手術時間が制限される場合は必要最小限の修復を行う。原則として深層から浅層に向けて修復し，マイクロサージャリーは閉創の前に行う。major replantationで阻血時間に余裕がない場合は最初に動脈を吻合し血流を再開させる場合もある。

表15-5 手関節, 指の再接着術における修復すべき組織と順序

a. 手関節部切断（最小限の修復）
  1. 橈骨（できれば尺骨も）
  2. 屈筋腱（深指屈筋腱, 長母指屈筋腱, 尺側または橈側手根屈筋腱）
  3. 伸筋腱（指伸筋腱, 長・短母指伸筋腱, 母指外転筋腱, 短橈側手根伸筋腱）
  4. 正中神経および尺骨神経
  5. 橈骨または尺骨動脈（できれば両方）
  6. 手背静脈　1本（できれば2本）
  阻血時間が長い場合は神経縫合の前に血管吻合を行う場合もある。
b. 指切断（最小限の修復）
  1. 指節骨
  2. 深指屈筋腱・指伸筋腱　各1本
  3. 橈側または尺側指動脈　1本（できれば両方）
  4. 指神経　1本（できれば両方）　橈側指神経（示指〜環指）, 尺側指神経（母指, 小指）
  5. 指背指静脈　1本（できれば2本）
  動脈（掌側深部）, 神経（掌側中間部）, 静脈（背側表層部）の順に修復することが多いが, 鋭利切断では静脈→動脈→神経の順に修復することもある。

表15-6 マイクロサージャリーの術後管理

a. 水分補給（輸液）: 2,000 ml/日を目安とし, うち500 mlは低分子デキストラン製剤を用いる。
b. 愛護的な創処置, 保温: 疼痛や機械的刺激, 寒冷刺激により吻合血管の攣縮を生じやすい。切断指再接着で感染などの徴候がなければ5〜7日間は包交しない。
c. 術後禁煙, カフェイン摂取の禁止
d. 血栓溶解薬ウロキナーゼ24万単位/日の点滴静注
e. 血管拡張薬プロスタグランジン120μg/日の静注
f. ヘパリン投与

G 再接着術の術前計画

鋭利切断では損傷組織の解剖学的修復を目指せばよいが, 挫滅切断では術前に骨短縮量や静脈採取部位の目安をつけておく。引き抜き切断では近位に吻合できる血管断端がない場合の血管移植術および血管移行術の計画をたてておく。多数指切断の際には, 切断指をより機能的な位置に再接着する一期的機能再建術 primary reconstruction を術前に考慮しておく。

H 再接着術の術後管理

マイクロサージャリーの成功率に最も関与するのは吻合技術であるが, 血管吻合の成功率を上げるために有効な術後管理として表15-6のa〜cは必ず遵守する。d〜fは引き抜き切断, 45歳以上, 喫煙者, 糖尿病合併などリスクの高い症例に行う。ヘパリンは少量（5,000単位/日）であれば出血傾向を生じず, 比較的安全に処方できる。

5 マイクロサージャリーを用いた再建術・遊離組織移植術（図15-46）

近年, 新しい皮弁（穿通枝皮弁など: →228頁のNOTE参照）が開発されている。整形外科医としてすべての皮弁に習熟する必要はなく, 各種皮弁の特徴を知り数種類の皮弁に精通すれば十分である。整形外科医に重要な各種組織移植を表15-7に列挙する。なお, 皮弁・筋皮弁の大きさは, 大は幅10cm以上, 中は5〜10cmを目安としている。

A 術前計画

遊離組織移植の成功には緻密な術前計画が必須である。

1 移植組織（ドナー）の検討

どの組織を用いるか, 組織の大きさは適当か, 血管茎の長さは十分か, 手術の体位はどうするか, 検討する。

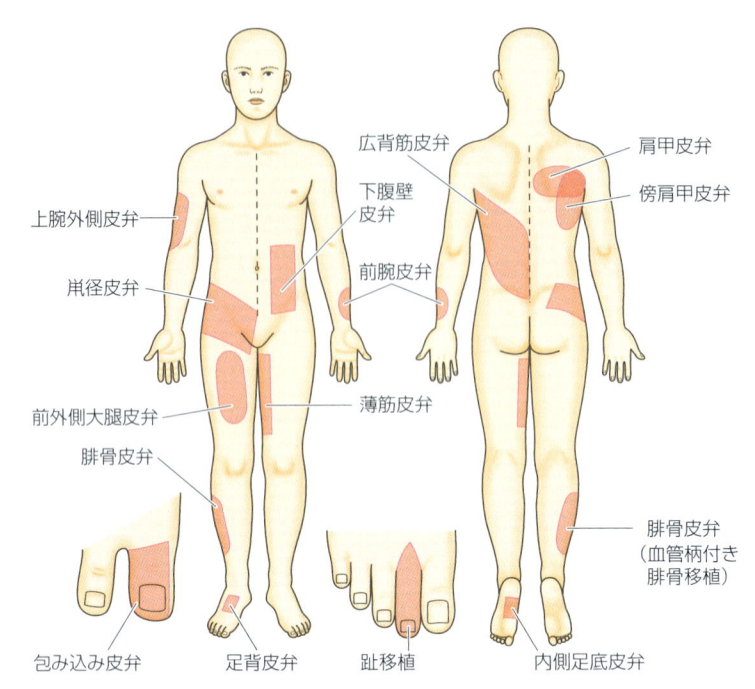

図 15-46 遊離組織移植の皮弁採取部位

表 15-7 整形外科に重要な各種組織移植

> **遊離皮弁 free cutaneous flap**
> 1. 鼡径皮弁（大，血管茎細く変異が多い）
> 2. 前外側大腿皮弁（大，血管茎細く変異が多い，要植皮）
> 3. 肩甲皮弁（大，背臥位・側臥位で採取）
> 4. 上腕外側皮弁（中，血管変異が少ない）
> 5. 前腕皮弁（中，橈骨動脈が犠牲になる，要植皮）
> 6. 内側足底皮弁（中，土踏まずの皮弁，荷重部の皮膚欠損に適応）
>
> **遊離筋皮弁 free musculocutaneous flap**
> 1. 広背筋皮弁（大，側臥位で採取）
> 2. 薄筋皮弁（中，運動神経を縫合して機能的筋移植として使用）
>
> **遊離血管柄付き骨移植 free vascularized bone graft**
> 1. 腓骨（25～30 cm の真っすぐな管状骨，腓骨皮弁との合併可）
> 2. 肩甲骨（10 cm の皮質・海綿骨，肩甲皮弁との合併可）
> 3. 腸骨（弯曲した大きな皮質・海綿骨）
>
> **遊離足趾移植：free toe transfer 足趾からの移植：爪があり感覚がよいことから指欠損の治療に適応**
> 1. 足趾移植（第 2 趾を手指の再建に用いる）
> 2. 包み込み皮弁（wrap around flap：骨移植で再建した母指を母趾皮弁で覆う）
> 3. 血管柄付き関節移植（趾関節で手指関節を再建）

2 ● 血管吻合の検討

遊離移植組織の血管（donor）と受容部の血管（recipient）を組織が損傷されていない部位で吻合する．必要であれば静脈移植を行う．血管吻合は端々吻合か，端側吻合か検討する（下腿の血管が 1 本しかない例では端側吻合または flow-through flap を行う）．

3 ● 動脈硬化の検討

動脈硬化は上肢より下肢に強く，血管吻合を困難にする．高齢者や糖尿病合併例は動脈硬化が強いため，上肢・体幹の皮弁を選択する．

B 遊離血管柄付き組織移植術

主な組織移植の特徴，大きさ，血管茎と長さを挙げる。

1 血管柄付き皮弁移植術（図15-47）

a 鼠径皮弁
遊離皮弁ばかりでなく有茎皮弁として上肢の被覆に用いられる。利点は薄く大きな皮弁（20×10 cm）が採取可能，採皮部が目立たず一期的に閉鎖可能なことであり，欠点は血管径が細く，解剖学的変異が多いことである。血管茎は浅腸骨回旋動静脈（径0.8〜1.5 mm，長さ10 cm）である。

b 上腕外側皮弁
上腕から採取できる中等度の大きさの筋膜皮弁（15×7 cm）であり，利点は手の外傷や再建時に同一肢から採取可能なことである。血管茎は深上腕動静脈で，径1.5〜2 mm，長さ12 cm。

c 内側足底皮弁
利点は荷重に耐えられる無毛皮膚であり，欠点は採皮部の閉鎖に植皮を要すること，血管径が細いことである。血管茎は内側足底動静脈（径2〜3 mm，長さ約5 cm）である。

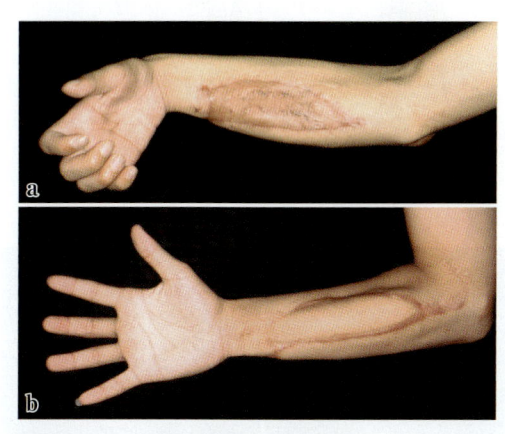

図15-47　血管柄付き皮弁移植術
上腕外側皮弁：18歳男性。パワーショベルで右前腕挫創（皮膚およびFDS欠損）。
a. 他院にて植皮，手関節80°屈曲拘縮，正中・尺骨神経麻痺をきたし来院した。
b. 術後6カ月。手指，手関節の運動制限なく，正中・尺骨神経麻痺なし。

2 筋皮弁移植術（図15-48）

a 広背筋皮弁
側臥位で採取する。最も使いやすく安全な筋皮弁である。利点は大きな筋皮弁（筋体40×40 cm，皮弁30×20 cm）を採取できることであり，解剖学的変異も少ない。血管茎は胸背動静脈（径2〜3 mm，長さ10〜12 cm）である。

b 薄筋皮弁
筋の活動距離が長く（12〜15 cm），腱も長いことから運動神経を縫合して機能的筋移植として

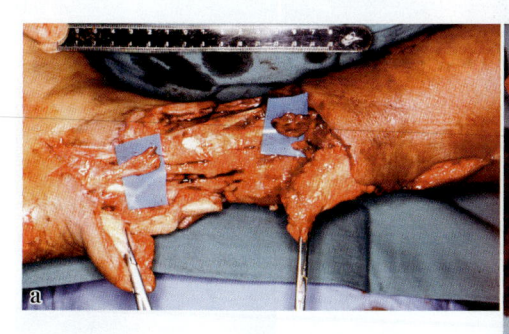

図15-48　筋皮弁移植術
a. 皮膚欠損（30×15 cm），アキレス腱欠損（10 cm），後脛骨動脈欠損（10 cm），脛骨神経欠損（8 cm）。
b. 腱移植（5本）によるアキレス腱再建，神経移植（ケーブル移植5本）。
c. 広背筋皮弁（33×8.5 cm）と植皮（20×7.5 cm）により創被覆。

31歳男性。大型バスに右下腿後面を轢かれて他院にて初期治療を受けたが，感染を併発し紹介受診した。下肢は前脛骨動脈のみ開存していた。

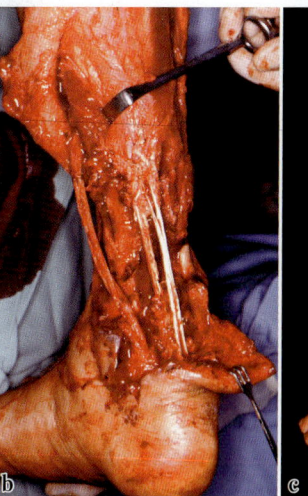

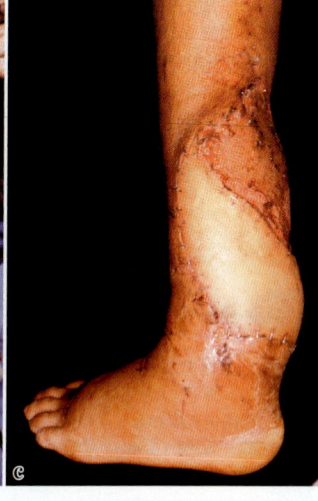

肘, 手, 手指機能の再建に用いられる。血管茎は内側大腿回旋動静脈(径1.0〜2.0 mm, 長さ6 cm)である。

3 ● 血管柄付き骨移植術
a 腓骨移植(図15-50, 51)

25〜30 cmの真っすぐな管状骨を採取でき, 四肢骨の再建に最もよく用いられる。足関節の動揺性を防ぐため原則として遠位を7 cm以上残す。腓骨皮弁(20 × 10 cm)も同時に採取できる。血管茎は腓骨動静脈(径1.5〜2 mm, 長さ5〜

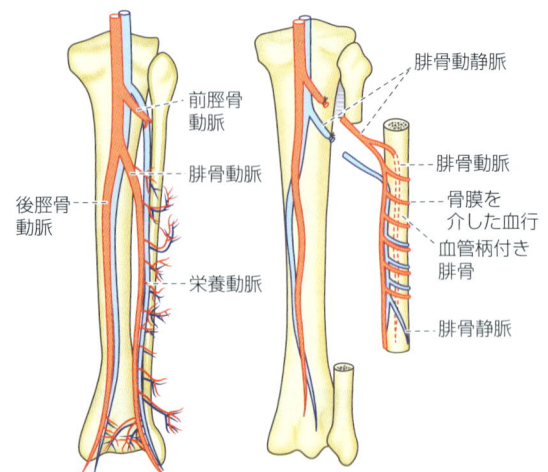

図15-50 腓骨移植

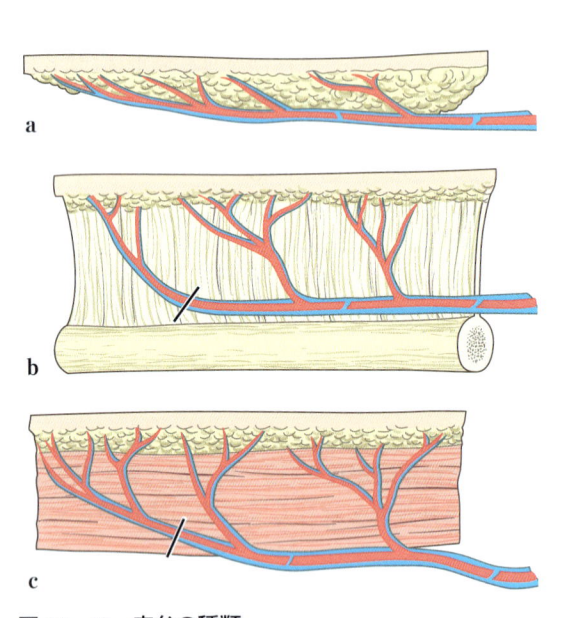

図15-49 皮弁の種類
a. 血管軸皮弁 axial pattern flap:鼡径皮弁, 肩甲皮弁
b. 中隔皮弁 septocutaneous flap:外側上腕皮弁, 腓骨皮弁
c. 筋皮弁 musculocutaneous flap:広背筋皮弁, 腹直筋皮弁
穿通枝皮弁 perforator flap は中隔皮弁(b), 筋皮弁(c)の皮膚に向かう穿通枝(黒線より遠位)を血管茎とする皮弁。前外側大腿皮弁, 腹直筋穿通枝皮弁がある。

> **NOTE 皮弁の分類**
>
> 皮弁の微小循環が研究されるにつれて皮弁の分類も変化しつつあり, 現在はまだ統一されていない。本項では遊離血管柄付き皮弁を血管軸皮弁, 中隔皮弁, 筋皮弁に分けて記載する(図15-49)。中隔皮弁または筋皮弁の穿通枝を用いた皮弁を穿通枝皮弁 perforator flap とよぶ。穿通枝皮弁は筋を付けないので採取による機能障害は少ないが, 血管茎が細く短いため十分な術前計画と超微小血管外科の技術を要する。

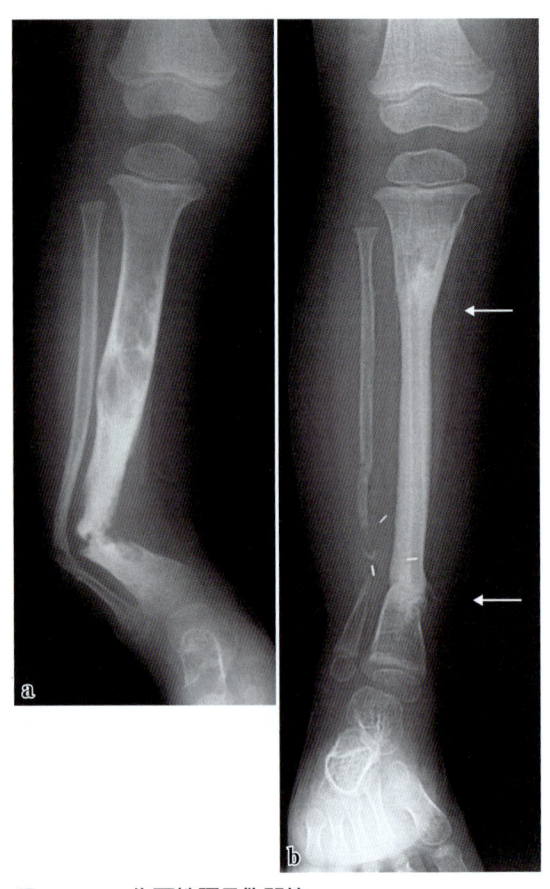

図15-51 先天性脛骨偽関節
a. 術前(2歳7カ月)
b. 術後4カ月。血管骨付き腓骨を矢印で示す(対側から)。

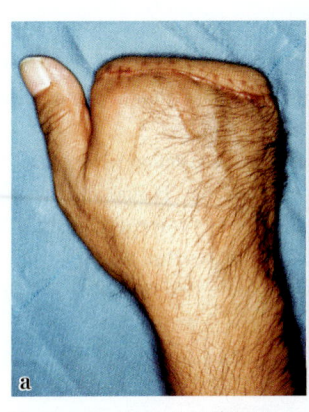

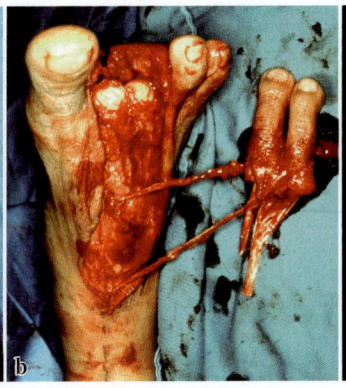

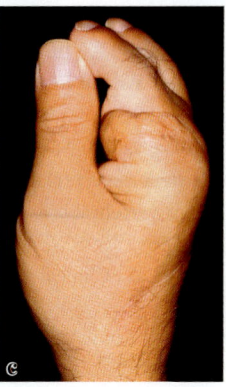

図 15-52 趾からの移植術
49歳男性。プレス機による右示指～小指切断。
a. 術前
b. 右2, 3趾を移植するために採取した。
c. 術後6カ月。ピンチ（つまみ動作）可能。

10 cm）である。小児では負荷により横径が増大する（Wolffの法則 → 12頁参照）。

b 肩甲骨移植

腹臥位・側臥位で採取する。皮質骨が薄く比較的海綿骨に富み直線で約10 cmの骨が採取可能である。肩甲皮弁も同時に採取することができる。血管茎は肩甲回旋動静脈（径1.5～2 mm，長さ5～10 cm）である。

4 ● 趾からの移植術（図15-52）

a 足趾移植

母指のMP関節より近位の切断と示指～小指の切断指の再建に用いる。採取しても機能障害が少ないことから通常第2趾が用いられる。血管茎は足背動脈（径1.5～2 mm，長さ10 cm），背側または底側中足動脈（径1.0～1.5 mm，長さ5 cm），趾動脈（径1.0 mm，長さ1～2 cm）である。

b wrap around flap

母指欠損を母趾で再建すると大きすぎ，第2趾では小さいため，MP関節以遠であれば骨移植を行い，健側母指を基にデザインした母趾皮弁で包み込む術式であり整容的に優れている。血管茎は足趾移植と同じである。

● 参考文献

1) 生田義和，土井一輝，吉村光生：微小外科 第2版．南江堂，1993
2) 稲川喜一，光嶋 勲，森口隆彦：前外側大腿皮弁の挙上方法．マイクロサージャリー 10：37-43, 1997
3) 金谷文則：指（趾）切断に対する処置，再接着の適応と手技．In：茨木邦夫，斉藤英彦，吉津孝衛（編）：手の外科診療ハンドブック．pp168-179, 南江堂, 2004
4) 黒川高秀（編）：整形外科手術手技I．手術器械，手術手技．中山書店，1996
5) 別府諸兄（編）：整形外科医のためのマイクロサージャリー基本テクニック．メジカルビュー社，2000
6) 玉井 進：Microsurgeryの基礎と臨床．日整会誌 51：1311, 1997
7) 中島英雄，今西宣晶：最近15年間の新しい皮弁の概念と改訂した私たちの皮弁分類法．形成外科 43：215-228, 2000
8) 平瀬雄一：やさしいマイクロサージャリー．pp35-48, 克誠堂，2004
9) 別府諸兄（編）：整形外科医のための新マイクロサージャリー．メジカルビュー社，2008
10) 守屋秀繁，山縣正庸（監）：整形外科鏡視下手術．診断と治療社，1999
11) Askari M, Fisher K, Weniger FG, et al：Anticoagulation therapy in microsurgery：a review. J Hand Surg 31：836-846, 2006
12) Charnley J：Low friction arthroplasty of the hip：Theory and practice. Berlin, Springer Verlag, 1979
13) Chew WY, Tsai TM：Major upper limb replantation. Hand Clin 17：395-410, 2001
14) Crenshaw AH：Surgical techniques and approaches. In：Canale ST (ed)：Campbell's Operative Orthopaedics. vol 1. 10th ed. pp3-122, St. Louis, Mosby, 2003
15) Harkess JW, Daniels AU：Introduction and overview, arthroplasty. In：Canale ST (ed)：Campbell's Operative Orthopaedics. vol 1. 10th ed. pp223-242, St. Louis, Mosby, 2003

16) Kirk RM（著）：三島好雄（監訳）：目でみる外科の基本手技 第3版．廣川書店, 1990
17) Peacock EE Jr：Wound Repair, 3rd ed. Philadelphia, WB Saunders, 1984
18) Uchida K, Kobayashi S, Nakajima H, et al：Anterior expandable strut cage replacement for osteoporotic thoracolumbar vertebral collapse. J Neurosurg Spine 4：454-462, 2006
19) Venable CS, et al：Clinical uses of vitallium. Ann Surg 117：772-782, 1943
20) Gallie WE：Skeletal traction in the treatment of fractures and dislocation of the cervical spine. Ann Surg 106：770-776, 1937
21) Charnley J：Low friction arthroplasty of the hip：Theory and practice. Berlin, Springer Verlag, 1979
22) Foley KT, et al：Microendoscopic Discectomy Techniques in Neurosurgery, Vol 3. Philadelphia, Lippincott-Raven, 1997

第IV編 整形外科疾患総論

本編で何を学ぶか

- 軟部組織・骨・関節に発生する感染症の病因や病態の総論を理解し，四肢・脊椎の感染症の治療について学ぶ。外傷後や人工関節後に発生する感染症の治療を学ぶ。
- 全身疾患でもある関節リウマチとその類縁疾患を，自己免疫疾患，病因・病態のいまだ明らかではない炎症性疾患，という立場から全体像や治療法を学ぶ。
- 慢性の関節疾患には代謝性や変形性のものに加えて，血友病や代謝産物の沈着による関節症などがあることを理解し，その治療法を学ぶ。
- 外傷に関連して発生する四肢の血流障害や阻血性疾患を，コンパートメント症候群や阻血性拘縮を代表とする病態として理解し，あわせて血流障害性骨壊死や閉塞性の動静脈炎などの重要疾患を学ぶ。
- 先天性の骨系統疾患や四肢発生・発育異常の病態では，コラーゲン代謝や軟骨，骨形成異常が遺伝子異常などによることを理解し，幅広い先天異常症候群の病態を学ぶ。
- 代謝性の問題では，骨粗鬆症や Ca・P 代謝異常，上皮小体，甲状腺，成長ホルモンなどの代謝異常の病態と治療法を学ぶ。
- 脊椎を含めた骨・軟部組織に発生する良性腫瘍や悪性腫瘍の特徴や，画像所見，治療法を学ぶ。
- 中枢神経や末梢神経に発生する多様な病態を理解し，あわせて筋肉の炎症性，先天性疾患を学ぶ。

第Ⅳ編　整形外科疾患総論の構成マップ

16章　軟部組織・骨・関節の感染症

- 軟部組織感染症 — 235頁
  [壊死性筋膜炎, ガス壊疽, 破傷風, 化膿性腱鞘滑膜炎, 結核性腱鞘滑膜炎, 腸腰筋膿瘍, ネコひっかき病]
- 骨髄炎 — 242頁
  [急性化膿性骨髄炎, 慢性骨髄炎, Brodie骨膿瘍, Garré硬化性骨髄炎, 化膿性脊椎炎]
- 感染性関節炎 — 248頁
  [化膿性関節炎, 淋菌性関節炎, 嫌気性菌関節炎, 真菌性関節炎, スピロヘータ関節炎, マイコプラズマ関節炎, ウイルス性関節炎]
- 特殊な骨関節感染症 — 250頁
  [結核性骨関節炎, 結核性脊椎炎, 結核性関節炎, 非結核性抗酸菌症, 骨関節の梅毒, 人工関節置換術, 脊椎インストゥルメンテーション, 手術後の感染, 薬剤耐性菌感染症(MRSA感染症, VRE感染症, 多剤耐性緑膿菌感染症)]

17章　関節リウマチとその類縁疾患

- 関節リウマチ — 257頁
- 悪性関節リウマチ — 273頁
- 若年性関節リウマチ — 273頁
- 成人発症Still病 — 275頁
- 回帰性リウマチ — 276頁
- リウマチ性多発筋痛症 — 276頁
- 血清反応陰性脊椎関節症 — 276頁
  [強直性脊椎炎, 反応性関節炎(Reiter症候群), 乾癬性関節炎]
- 掌蹠膿疱症性関節骨炎 — 279頁
  Tietze症候群
- その他の類縁疾患 — 279頁
  [サルコイドーシス, Jaccoud関節炎, 線維筋痛症, 線維筋痛症候群]

18章　慢性関節疾患（遅行性, 代謝性）

- 変形性関節症 — 282頁
- 結晶誘発性関節炎 — 285頁
  [痛風, 高尿酸血症, 偽痛風, CPPD結晶沈着症, 塩基性リン酸カルシウム, その他の結晶による関節疾患]
- 神経病性関節症（Charcot関節） — 290頁
- 血友病性関節症 — 290頁
- 蓄積性および沈着性関節疾患 — 292頁
  [腎性骨ジストロフィー, アミロイド関節症, アルカプトン尿性関節症, ヘモクロマトーシス, Wilson病]
- 肺性肥厚性骨関節症 — 294頁
- 関連する関節周囲疾患 — 294頁
  [滑液包炎, 異所性骨化, 骨化性筋炎]

19章　四肢循環障害と阻血壊死性疾患

- 四肢循環障害の診察・診断 — 297頁
- 四肢循環障害をきたす疾患 — 299頁
  [閉塞性血栓血管炎, 閉塞性動脈硬化症, 静脈血栓塞栓症, 静脈瘤, Raynaud現象]
- 外傷後血管障害 — 300頁
- 骨壊死 — 301頁
  [骨端症（離断性骨軟骨炎）, 特発性骨壊死（特発性大腿骨頭壊死症, 膝関節特発性骨壊死）, 症候性大腿骨頭壊死症（外傷, 放射線による二次性）, 塞栓に起因する骨壊死（Gaucher病）, 一過性骨髄浮腫症候群]

20章　先天性骨系統疾患

- 軟骨無形成症 — 310頁
- 先天性脊椎骨端異形成症 — 312頁
- 骨幹端異形成症 — 313頁
- 多発性骨端異形成症 — 313頁
- Larsen症候群 — 315頁
- 骨形成不全症 — 315頁
- 低リン血症性くる病 — 317頁
- 大理石骨病 — 318頁
- ムコ多糖症 — 319頁
- 多発性軟骨性外骨腫症 — 321頁

25章　神経疾患, 筋疾患

- 中枢神経疾患 — 413頁
  - 脳性麻痺 — 413頁
  - 脳血管疾患 — 415頁
  - 運動ニューロン疾患 — 418頁
    [筋萎縮性側索硬化症, 脊髄性進行性筋萎縮症]
  - 神経変性疾患 — 420頁
    [Parkinson病, 脊髄小脳変性症]
  - 脱髄疾患 — 422頁
    [多発性硬化症, 急性散在性脳脊髄炎]

21章　先天異常症候群

- 先天異常症候群 —— 324頁
  - Marfan症候群 —— 324頁
    [先天性拘縮性くも指症, Loeys-Dietz症候群, Shprintzen-Goldberg症候群, ホモシスチン尿症, Stickler症]
  - Ehlers-Danlos症候群 —— 326頁
  - 神経線維腫症1型 —— 327頁
  - 先天性多発性関節拘縮症 —— 328頁
  - 絞扼輪症候群 —— 329頁
  - 上肢形成不全を呈する先天異常症候群 —— 329頁
    [Poland症候群, Holt-Oram症候群, 橈骨無形成・血小板減少症候群(TAR症候群), VATER連合]
  - 片側四肢の肥大を示す先天異常症候群 —— 331頁
    [Klippel-Trenaunay-Weber症候群, Beckwith-Wiedemann症候群]
  - 染色体異常症 —— 331頁
    [Down症候群, Turner症候群]

22章　代謝性骨疾患

- 骨粗鬆症 —— 335頁
- くる病, 骨軟化症 —— 345頁
- 腎性骨ジストロフィー —— 349頁
- 高(低)カルシウム血症をきたす要因と, 上皮小体(副甲状腺)機能異常 —— 350頁
- 甲状腺機能異常 —— 352頁
- 成長ホルモン異常 —— 352頁
  [先端巨大症, 巨人症, Cushing症候群]
- 骨Paget病 —— 352頁

23章　骨腫瘍

- 骨腫瘍の分類と疫学 —— 巻末資料, 356頁
- 骨腫瘍の診断 —— 356頁
- 骨腫瘍の治療 —— 360頁
- 原発性良性骨腫瘍 —— 361頁
  [骨軟骨腫, 軟骨腫, 内軟骨腫, 類骨骨腫, 骨巨細胞腫, 線維性骨皮質欠損, 非骨化性線維腫, 軟骨芽細胞腫, 良性骨芽細胞腫, 軟骨粘液線維腫, 骨腫]
- 骨腫瘍類似疾患 —— 367頁
  [単発性骨嚢腫, 線維性骨異形成症, Langerhans細胞組織球症, 好酸球性肉芽腫, 動脈瘤様骨嚢腫]
- 原発性悪性骨腫瘍 —— 370頁
  [骨肉腫, 軟骨肉腫, Ewing肉腫, 悪性リンパ腫, 脊索腫, 骨髄腫]
- 続発性悪性骨腫瘍 —— 384頁
  [前駆病変からの続発性悪性骨腫瘍, 転移性悪性骨腫瘍]

24章　軟部腫瘍

- 軟部腫瘍の定義, 分類, 疫学 —— 389頁
- 軟部腫瘍の診断 —— 391頁
- 軟部腫瘍の治療 —— 397頁
- 軟部肉腫の転移 —— 398頁
- 軟部肉腫の予後 —— 398頁
- 良性軟部腫瘍 —— 398頁
  [脂肪腫, 血管腫, 神経鞘腫, 色素性絨毛結節性滑膜炎, 腱鞘巨細胞腫, デスモイド型線維腫症]
- 悪性軟部腫瘍(軟部肉腫) —— 403頁
  [線維肉腫, 悪性線維性組織球腫, 脂肪肉腫, 平滑筋肉腫, 横紋筋肉腫, 血管肉腫, 滑膜肉腫, 悪性末梢神経鞘腫瘍, 胞巣状軟部肉腫, 類上皮肉腫, 淡明細胞肉腫]

- 末梢神経障害 —— 423頁
  - 単神経障害[絞扼性神経障害] —— 423頁
  - 多発性単神経障害 —— 423頁
  - 多発神経障害 —— 424頁
    [遺伝子ポリニューロパシー, Guillain-Barré症候群, 慢性炎症性脱髄性多発根ニューロパシー]
- 筋疾患 —— 426頁
  - 炎症性筋疾患[多発筋炎, 皮膚筋炎, 封入体筋炎] —— 426頁
  - 先天性筋疾患 —— 427頁
    [進行性筋ジストロフィー(Duchenne／Becker型筋ジストロフィー, 福山型先天性筋ジストロフィー, 顔面肩甲上腕型筋ジストロフィー, 肢帯型筋ジストロフィー)]

第16章 軟部組織・骨・関節の感染症

診療の手引き

- [ ] 1. 運動器の急性感染症は機能障害をきたすだけでなく患肢や生命までも脅かす可能性があるため，診断と治療に急を要する救急疾患の1つと考えるべきである．
- [ ] 2. 適切な病態把握と治療のためには，発赤，熱感，腫脹，疼痛という炎症徴候を的確に評価することが臨床の現場では極めて重要である．
- [ ] 3. 感染症の動向は時と場所で大きく異なり，耐性菌も増加しているため，治療にあたっては積極的に感染症専門医に相談する．
- [ ] 4. 急に疼痛を訴えて来院した患者では，感染性疾患を念頭に置いて診察を進める．疼痛の部位を訴えることのできない乳幼児では，全身をくまなく診察する．
- [ ] 5. 急性感染性疾患では，触れたり動かしたりすると激烈な疼痛がある．疼痛を訴える部位の発赤と腫脹の有無を確かめる．次に，触診して局所熱感と圧痛の範囲を診る．
- [ ] 6. 診察の後，直ちに臨床検査とX線撮影を行う．臨床検査では，体温，CRP，赤沈，白血球数を調べる．
- [ ] 7. 炎症初期のX線像は正常像と区別がつきにくいため，軟部組織の腫れも注意して観察する．骨の初期変化は骨萎縮と骨溶解である．早期診断にはMRIが有用である．
- [ ] 8. 細菌培養は好気性菌だけでなく，嫌気性菌，真菌も想定して行う．
- [ ] 9. 臭気がある創傷感染では，ガス壊疽を疑う．
- [ ] 10. 壊死性筋膜炎と蜂巣炎（蜂窩織炎）との鑑別は，前者では皮膚に水疱や壊死が生じる点である．
- [ ] 11. 感染性関節炎の診断には関節穿刺が最も有用である．関節液の混濁は白血球に由来するため，混濁と炎症の程度は比例する．
- [ ] 12. 穿刺液は1滴あれば光学顕微鏡で検査が可能で，偽痛風や痛風との鑑別もできる．白血球数算定と細菌培養を行う．
- [ ] 13. 慢性化した難治性の疾患では結核との鑑別が必要である．結核の初期X線像は，びまん性の骨萎縮である．最近は結核の感染診断と結核菌の証明に遺伝子検査が導入されている．
- [ ] 14. 易感染性宿主の化膿性脊椎炎が増加している．強い腰背部痛のある場合にはまず化膿性脊椎炎を想起する．MRIが早期診断に有用である．
- [ ] 15. 人工関節手術を受けた患者が急にその部の違和感や疼痛を訴えた場合には感染を疑う．混濁した関節液，CRPと赤沈の高値があれば，その疑いが濃厚となる．

軟部組織・骨・関節の感染症は日常診療の中でしばしばみられるが，そのなかには患部そのものの温存だけでなく，生命までをも危機にさらす感染症が存在する．感染症治療は細菌学やウイルス学の進歩，抗菌薬やワクチンの開発，公衆衛生学の浸透や栄養状態の改善などにより，以前に比べると飛躍的に進歩し，わが国では結核や梅毒，淋病などのように減少している感染症がある．しか

表 16-1 壊死性軟部組織感染症分類

ガス壊疽	クロストリジウム性ガス壊疽	
	非クロストリジウム性ガス壊疽	
壊死性筋膜炎	通常の壊死性筋膜炎	
	特殊な壊死性筋膜炎	劇症型A群β溶血性連鎖球菌感染症
		ビブリオ壊死性筋膜炎

し，抗悪性腫瘍治療薬，免疫抑制薬，副腎皮質ステロイドなどの薬物療法，放射線療法，血液透析を受けている患者の増加や，糖尿病，末梢血管障害性疾患などを合併している患者の増加により，易感染性宿主 compromised host となっている患者が増え，その結果，運動器感染症や日和見感染などが増加してきている。また，抗菌薬の汎用に伴い，メチシリン耐性黄色ブドウ球菌 methicillin resistant *staphylococcus aureus*（MRSA）を代表とする抗菌薬耐性細菌も増加し，院内感染や手術後の創感染，人工材料への感染の主要な起炎菌となっている。

病原性微生物の感染に対して生体組織は炎症 inflammation という反応様式を示す。炎症の主徴は発赤，熱感，腫脹，疼痛そして機能障害であるが，これらの徴候はすべての感染症に一律に出現するわけではなく，微生物の種類や宿主の抵抗性，感染部位，病期など多くの因子に左右される。発赤と熱感は局所の血流増加と血管の拡張によって引き起こされ，腫脹は血管透過性の亢進による滲出液によって発生する。疼痛は組織の内圧の上昇によって引き起こされ，骨髄や関節腔などの閉鎖空間ではその内圧上昇が著しいため，急性化膿性骨髄炎（→242頁参照）や急性化膿性関節炎（→248頁参照）では極めて疼痛が強くなることが多い。機能障害は，初期には疼痛によって発生するため可逆的であるが，骨や関節および関節軟骨などの破壊，線維化による拘縮などに至れば，不可逆的な機能障害が発生する。

炎症徴候の理学的な評価は病態把握と治療法の選択に多大な情報をもたらすため，臨床の現場では極めて重要である。治療のわずかな遅れが重篤な結果をもたらす可能性があり，炎症の徴候を的確に捉えて早期に診断を行い，適切な治療を行うことが大切である。運動器の感染症は疼痛や機能障害をきたすだけでなく患肢や生命までも脅かすため，的確な診断と治療を要する救急疾患の1つと考えるべきである。

A 軟部組織感染症
soft tissue infection

日常診療における軟部組織感染症は，外傷に起因する局所の開放創，糖尿病や透析患者，易感染性宿主などに発生しやすい血行性感染に伴う蜂巣炎（蜂窩織炎ともいう），褥瘡などに合併してみられる。また，その軟部組織感染症のなかで壊死性筋膜炎やガス壊疽，破傷風は頻度こそ高くないが，致死性で救急治療を必要とするため重要であり，それら壊死性軟部組織感染症の予防法や治療法について理解しておく必要がある。

壊死性軟部組織感染症は表 16-1 のごとく分類され，健常人の外傷でも発生するクロストリジウム性ガス壊疽や劇症型A群β溶血性連鎖球菌感染症，糖尿病や動脈硬化症，血液透析患者にみられる非クロストリジウム性ガス壊疽，肝疾患やアルコール依存患者などにみられるビブリオ壊死性筋膜炎がある。

> **NOTE 毒素性ショック症候群**
> **toxic shock syndrome（TSS）**
>
> 黄色ブドウ球菌感染で認められる，高熱，紅斑，ショック症状，血小板減少，腎障害，肝障害などの重篤な多臓器障害を伴う症候群である。黄色ブドウ球菌の産生毒素である toxic shock syndrome toxin（TSST）-1 やエンテロトキシンが関与している。A群溶血性連鎖球菌感染でも類似の症候群が発生するが，この場合は毒素性ショック様症候群（TSLS）あるいは劇症型A群溶血性連鎖球菌感染として区別する。

表 16-2　医師が届け出を行う感染症（太字は整形外科診療でかかわり深いもの）

1　全数把握の対象
　一類感染症（略）

　二類感染症（略）

　三類感染症（略）

　四類感染症
　　（18）E 型肝炎，（19）ウエストナイル熱（ウエストナイル脳炎を含む），（20）A 型肝炎，（21）エキノコックス症，（22）黄熱，（23）オウム病，（24）オムスク出血熱，（25）回帰熱，（26）キャサヌル森林病，（27）Q 熱，（28）狂犬病，（29）コクシジオイデス症，（30）サル痘，（31）腎症候性出血熱，（32）西部ウマ脳炎，（33）ダニ媒介脳炎，（34）炭疽，（35）チクングニア熱，（36）つつが虫病，（37）デング熱，（38）東部ウマ脳炎，（39）鳥インフルエンザ（H5N1 を除く），（40）ニパウイルス感染症，（41）日本紅斑熱，（42）日本脳炎，（43）ハンタウイルス肺症候群，（44）B ウイルス病，（45）鼻疽，（46）ブルセラ病，（47）ベネズエラウマ脳炎，（48）ヘンドラウイルス感染症，（49）発しんチフス，（50）ボツリヌス症，（51）マラリア，（52）野兎病，（53）ライム病，（54）リッサウイルス感染症，（55）リフトバレー熱，（56）類鼻疽，（57）レジオネラ症，（58）レプトスピラ症，（59）ロッキー山紅斑熱

　五類感染症（全数）
　　（60）アメーバ赤痢，（61）ウイルス性肝炎（E 型肝炎及び A 型肝炎を除く），（62）急性脳炎（ウエストナイル脳炎，西部ウマ脳炎，ダニ媒介脳炎，東部ウマ脳炎，日本脳炎，ベネズエラウマ脳炎及びリフトバレー熱を除く），（63）クリプトスポリジウム症，（64）クロイツフェルト・ヤコブ病，**（65）劇症型溶血性レンサ球菌感染症**，（66）後天性免疫不全症候群，（67）ジアルジア症，（68）髄膜炎菌性髄膜炎，（69）先天性風しん症候群，（70）梅毒，**（71）破傷風**，**（72）バンコマイシン耐性黄色ブドウ球菌感染症**，**（73）バンコマイシン耐性腸球菌感染**，（74）風しん，（75）麻しん

　新型インフルエンザ等感染症
　　（102）新型インフルエンザ，（103）再興型インフルエンザ

2　定点把握の対象
　五類感染症（定点）
　　（76）RS ウイルス感染症，（77）咽頭結膜熱，（78）A 群溶血性レンサ球菌咽頭炎，（79）感染性胃腸炎，（80）水痘，（81）手足口病，（82）伝染性紅斑，（83）突発性発しん，（84）百日咳，（85）ヘルパンギーナ，（86）流行性耳下腺炎，（87）インフルエンザ（鳥インフルエンザ及び新型インフルエンザ等感染症を除く），（88）急性出血性結膜炎，（89）流行性角結膜炎，（90）性器クラミジア感染症，（91）性器ヘルペスウイルス感染症，（92）尖圭コンジローマ，（93）淋菌感染症，（94）クラミジア肺炎（オウム病を除く），（95）細菌性髄膜炎，（96）ペニシリン耐性肺炎球菌感染症，（97）マイコプラズマ肺炎，（98）無菌性髄膜炎，**（99）メチシリン耐性黄色ブドウ球菌感染症**，（100）薬剤耐性アシネトバクター感染症，**（101）薬剤耐性緑膿菌感染症**

〔「感染症の予防および感染症の患者に対する医療に関する法律」（平成 23 年 2 月 1 日改正）より〕

1 壊死性筋膜炎
necrotizing fasciitis

　壊死性筋膜炎は筋膜と皮下脂肪組織の感染症で，筋膜に沿って急速に拡大し，広範な壊死と毒素性ショックによって重篤な全身症状を引き起こす。致死率は 30〜40% とも報告され，予後不良で，四肢，特に下肢に多い。糖尿病患者などの易感染性宿主に発生しやすいが，基礎疾患が特になくても発生しうる。起炎菌は通常の壊死性筋膜炎として A 群溶血性連鎖球菌，嫌気性溶血性連鎖球菌，黄色ブドウ球菌，バクテロイデス属菌などがあり，混合感染のこともある。劇症型溶血性連鎖球菌感染症は感染症法において五類感染症（全数把握の感染症）に指定されており，診断後 7 日以内に保健所へ届け出ることが義務づけられている（表 16-2）が，統計によると 2000 年に比べ，2011 年の届け出数は約 4 倍に増加している。

【症状，診断】

　臨床像は蜂巣炎（蜂窩織炎）に類似し，局所には境界不鮮明な発赤や腫脹，著明な圧痛がみられ，3〜5 日で皮膚に水疱が発生する。水疱内の液は濃ピンクもしくは紫色を示す。進行すると，局所は神経障害のために無痛となり，皮膚や皮下組織の壊死をきたす。ガス壊疽と異なり壊死性筋膜炎では通常，筋組織は侵されない。本症を疑った場合には，局所試験切開を行い筋膜の性状を観察しなければならない。筋膜に変性所見があり，ゾンデが抵抗なく刺入可能な場合には，本症と診断して差し支えない。

　一方，劇症型 A 群 β 溶血性連鎖球菌感染による壊死性筋膜炎は突発的に発症する四肢の疼痛，

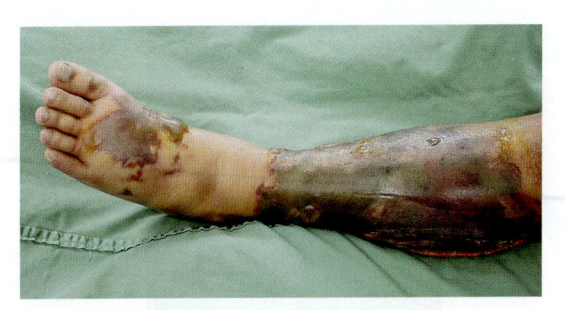

図 16-1　ビブリオ壊死性筋膜炎
左足，左下腿に腫脹，発赤，水疱，皮膚壊死が認められる。局所試験切開が行われている。起炎菌は Vibrio vulnificus であった。患者はアルコール性肝硬変の既往があり，夏場に発症した。

急速に多臓器不全に進行する敗血症性ショック病態が合併することが特徴であり，初期症状として皮膚腫脹，水疱，発赤が認められる。発熱や中毒様症状を示すこともある。予後は極めて不良である。連鎖球菌のなかで，血液寒天培地の中で完全に溶血するものをβ溶血性連鎖球菌とよぶ。また群抗原によりA群からG群まで存在し，突発的に発症する起炎菌がA群β溶血性連鎖球菌で，化膿性連鎖球菌ともよばれているが，近年ではA群のみならず，B，C，G群による劇症型溶血性連鎖球菌感染症も報告されている。血液や胸水，腹水，脊髄などから溶血性連鎖球菌が検出されれば確定診断の根拠となる。

ビブリオ壊死性筋膜炎（図16-1）は健常な人に発生することは稀であるが，肝疾患，糖尿病，アルコール依存患者などの易感染性宿主に発生する。致死率は50〜70%と非常に高い。起炎菌は Vibrio vulnificus で，温かい海水中の魚介類表面で増殖するため，日本では，夏場に魚介類を食したりすることで発症する。細菌が血液中に侵入して数時間〜数日の経過で，皮膚・皮下病変に及び，敗血症症状を呈する。嫌気性の環境で細菌は増殖し，皮膚壊死が皮下組織の血栓形成の結果として生じる。

【治療】
感染または壊死した領域のデブリドマン débridement（→750頁参照），感受性のある抗菌薬の全身的投与を行う。救命のために切断を要することもある。局所試験切開時の細菌培養による起炎菌同定には数日を要するため，グラム染色を行い起炎菌の形態を観察することが重要である。グラム染色で連鎖球菌が認められたならば，抗菌薬としてはペニシリン系抗菌薬が第一選択薬である。また，極端な敗血症に陥った状態では細胞内移行性の高いクリンダマイシンが推奨されている。A群連鎖球菌迅速診断キットの有用性も報告されており，早期診断の一助になりうる。

また，ビブリオ壊死性筋膜炎においては第3セフェム系，テトラサイクリン系抗菌薬の大量投与とデブリドマンが重要であり，早期に治療を開始しなければ致死率は高くなる。

2　ガス壊疽
gas gangrene

一般にガス壊疽とはクロストリジウム属細菌による筋など軟部組織の壊死性感染症で20〜40%の死亡率が報告されている重篤な疾患である。クロストリジウム属は嫌気性のグラム陽性桿菌で，起炎菌の大半は土壌中に存在する Clostridium perfringens であり，創傷からの感染が一般的である。稀に外傷のない例に発症することがあり，Clostridium septicum がしばしば認められ，大腸癌，腸管梗塞，好中球減少性腸炎などの消化管疾患を有していることが多い。またガス産生菌による軟部組織感染症の総称として用いられることも多く，起炎菌によりクロストリジウム属以外のものを非クロストリジウム性ガス壊疽（図16-2a）とよび，連鎖球菌や大腸菌，クレブシエラなどによって引き起こされる。

【症状，診断】
典型例では数時間〜数日の潜伏期間の後に皮膚の変色，腐敗臭を伴った滲出液を認め，広範かつ急速に伸展する腫脹と早期からの激痛がある。またデブリドマンによる筋収縮や出血が認められないことも特徴の1つである。病態の進行により，皮膚は浮腫状で水疱形成を伴って黒色化（bronze colorと称される）する。皮下のガス形成のため握雪感が触知され，筋膜や筋間も壊死するため，単純X線やCTにて羽毛状にガス像の広がりを認める（図16-2b, c）。血液検査では白血球増加と溶血性貧血の所見があり，菌血症が約15%に認められる。全身症状としては頻脈が特徴的で，混合感染がなければ発熱は軽度のことが多く，血圧や意識もショックに陥るまでは保たれる。最終的

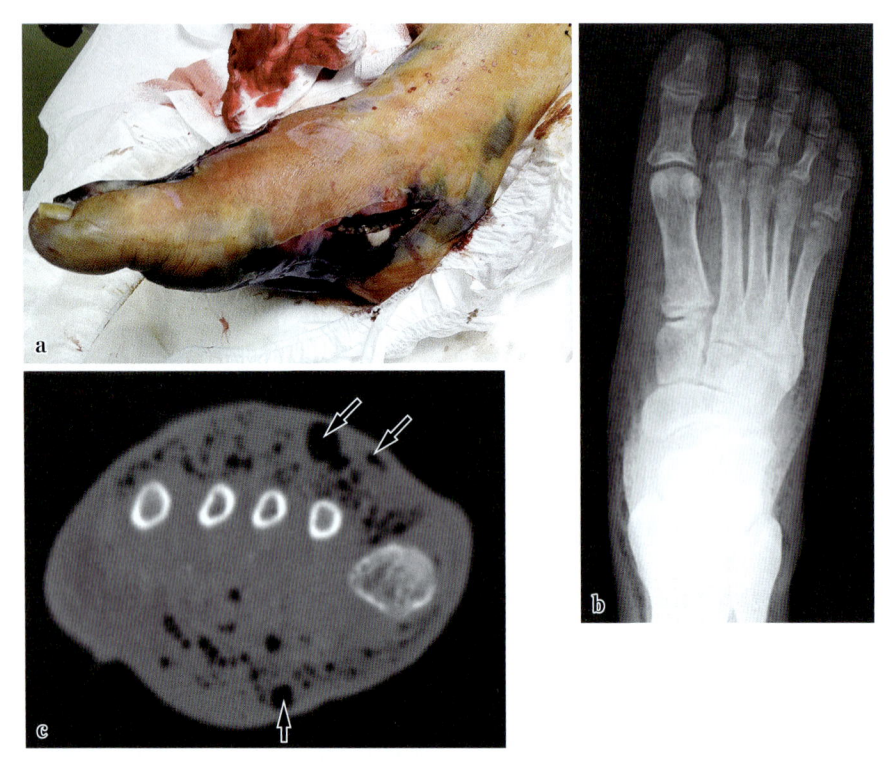

図 16-2 非クロストリジウム性ガス壊疽
a. 糖尿病患者に発症。起炎菌は *Streptococcus intermedius* であった。
b. X 線像にて軟部組織中に多数のガス像を認める。
c. CT 像。右足は著しく腫脹し，軟部組織中に多数のガス像（矢印）を認める。

に広範な筋壊死や毒素の広がりにより，腎不全，肝不全に陥り，多臓器不全や播種性血管内凝固症候群（DIC）により死亡する。

【治療】

血液・画像検査にてガス壊疽を疑った場合，外科的処置を躊躇してはならない。壊死組織の十分なデブリドマン，感染を疑う筋膜，筋肉を十分に切除し，開放創として洗浄や郭清を行う。外科的デブリドマンは繰り返して行う必要があることも説明しておき，感染組織を徹底的に切除する。抗菌薬はペニシリンGを大量に使用し，クリンダマイシンも併用する。また高圧酸素療法は白血球の殺菌作用力の増加，毒素産生の抑制，クロストリジウムの増殖抑制が示されており，有用である。しかし，実施可能な施設が限られることが欠点である。

3 破傷風
tetanus

破傷風菌 *Clostridium tetani* により産生された神経毒（テタノバスミン）が原因の致命的な疾患である。わが国では定期予防接種（3種混合：百日咳，ジフテリア，破傷風）が施行されてから激減しており，実際に遭遇することは稀である。しかし，現在もその報告例はあり，また，感染による致命率も高く（成人で20～50%，新生児で80～90%），依然として注意を要する疾患である。破傷風菌は世界中の土壌中やほ乳類の糞便に芽胞として存在するグラム陽性桿菌で，泥土による創傷部の汚染で感染する危険性がある。本疾患は五類感染症全数把握疾患に定められており，診断した医師は7

> **NOTE　高圧酸素療法 hyperbaric oxygenation**
> ガス壊疽の治療に用いられて以来，嫌気性菌感染症の治療に主に用いられている。最近では好気性菌による重症・難治性の運動器感染症治療に併用されることもある。

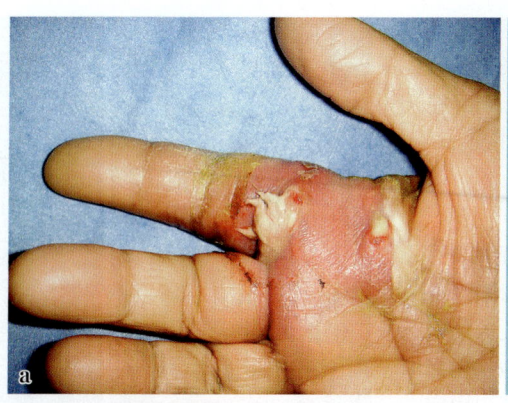

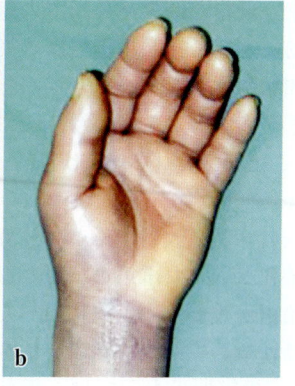

図16-3 化膿性腱鞘炎
a. 79歳女性。右示指化膿性腱鞘炎。掌側に皮膚潰瘍を形成し，深指屈筋腱，浅指屈筋腱は断裂している。
b. 馬蹄形膿瘍（糖尿病例）。母指の刺創から感染が波及し，尺側滑液腔まで腫脹を認める。

日以内に最寄りの保健所に届け出なければならない。

【症状，診断】

切除標本や局所の膿などの細菌学的検査で菌が検出されることは少なく，臨床症状から診断することがほとんどである。感染後3～21日の潜伏期があり，肩こりや開口障害から始まる。次に開口障害の増悪と表情筋痙攣のため，苦笑いをしているように見える痙笑を認める。その後，頚部や背部の筋緊張に発展し，発作的な強直性痙攣，重篤なものでは呼吸筋麻痺にて死亡することもある。

【治療】

臨床症状から本疾患を疑った場合，直ちに治療を開始する必要がある。治療は破傷風毒素に対する特異的治療薬である抗破傷風ヒト免疫グロブリンの投与が最も重要で，局所の洗浄・デブリドマン，抗菌薬投与も行う。さらに対症的に抗痙攣薬の投与，呼吸や血圧といった全身管理も要する。整形外科医は四肢末梢の擦過傷など感染部位の初期治療にあたることが多く，破傷風は覚えておくべき疾患である。また泥土による汚染が強いものや家畜業の作業中における受傷において，予防接種が未施行のものでは予防的に破傷風トキソイドの投与を行うことを検討する。

4 化膿性腱鞘滑膜炎
pyogenic tenosynovitis

一般に手における屈筋腱腱鞘の感染であり，起炎菌は黄色ブドウ球菌が多い。本病態を理解するには屈筋腱腱鞘の解剖が重要である。示指から環指の屈筋腱腱鞘はMP関節近位，すなわち手掌部中央のやや遠位から，DIP関節レベルまで拡がっており，それぞれが独立した滑膜性腱鞘である。また母指と小指の屈筋腱腱鞘は手掌から手関節レベルに存在する橈側滑液腔 radial bursae と尺側滑液腔 ulnar bursae に各々連続しており，さらに橈側滑液腔と尺側滑液腔は前腕遠位のParona腔とよばれる大前腕腔 major forearm space で交通している。

【症状，診断】

本疾患の原因は，作業中の釘や調理中の刃物による刺し傷，あるいは咬傷など，ほとんどが刺傷である。受傷直後に受診したものでは化膿性腱鞘炎の危険性を説明しておくのもよい。重要な診察所見として Kanavel の4主徴（Kanavel's 4 cardinal symptoms）があり，①罹患指の屈筋腱腱鞘に沿った圧痛，②罹患指全体の腫脹，③罹患指が軽度屈曲位を呈する，④罹患指の強制伸展による激痛である。この4主徴はよく知られているが，すべてが存在しないこともあることを念頭に置き，本疾患を疑えば治療を開始することが重要である。また前述した屈筋腱腱鞘の解剖学的特性

から示指，中指，環指では各々の指での感染にとどまる(図 16-3a)が，母指と小指では感染の拡大により，橈側滑液腔・尺側滑液腔から Parona 腔へと炎症が波及し，馬蹄形膿瘍 horseshoe abscess をきたすことがある(図 16-3b)。

【治療】

化膿性腱鞘炎の状態を放置すると屈筋腱への感染の波及から壊死といった重篤な状態となる。そのため早期の治療が重要で，上記に述べた臨床像からの早期診断が極めて重要である。治療は発症から1〜2日以内の早期のものでは，患部の固定を含めた安静と抗菌薬の投与を行う。しかし翌日までに治療に反応しないものや，発症から時間が経過しているものでは観血的治療が必要である。手術は DIP 関節レベルと MP 関節レベルに部分切開を加えて，腱鞘内にチュービングし，洗浄・ドレナージを行う閉鎖式灌流法と，観血的に腱鞘滑膜切除を行うものがある。また，予後不良因子としては，糖尿病，診断治療の遅れ，複数の起炎菌などが報告されている。

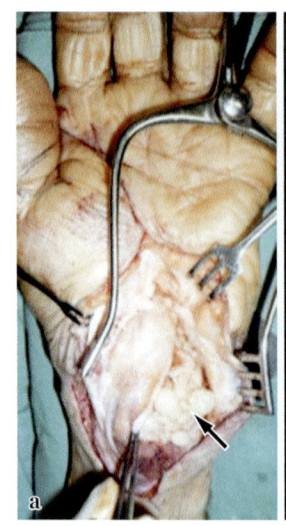

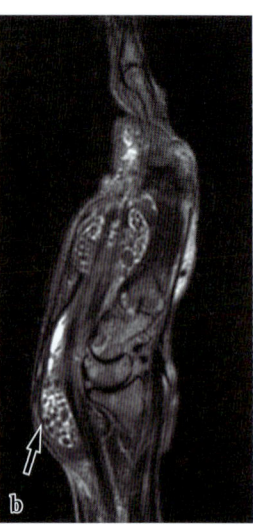

図 16-4　結核性腱鞘滑膜炎
a. 術中所見　b. MRI 像
屈筋腱腱鞘滑膜の腫脹と滑膜内に多数の米粒体(矢印)を認める。

5 結核性腱鞘滑膜炎
tuberculous tenosynovitis

整形外科が扱う運動器への結核菌感染のうち，約 10% が手に認められ，そのほとんどが腱鞘への感染である。男性の利き手に認めることが多いと報告されており，伸側よりも屈側に，橈側よりも尺側に認めることが多い。腱鞘滑膜病変は慢性の経過をたどり，診察時には腫脹に気付いてから長期間経過しているものが多い。

【症状，診断】

症状の進行は緩徐であるため，発赤や熱感といった炎症所見に乏しいにもかかわらず，局所の腫脹は強い例が大半である。しかし実際の臨床像は様々で，軽度の疼痛や手指の動作不良を訴える例や，瘻孔を認める例，手根管症候群[Parona 腔(→239頁)への炎症の波及]を伴う例もある(図 16-4)。診断のため胸部単純 X 線撮影，ツベルクリン反応，赤沈値(特異的ではないが，大半で亢進)などが施行されるが，ツベルクリン反応では偽陰性に注意を要する。確定診断は切除した腱鞘による抗酸菌培養，病理組織学的検査(Ziehl-Neelsen 染色)，または polymerase chain reaction(PCR)法による遺伝子検査で行う。しかしこれらの検査においても陰性のことが少なくない。

【治療】

確定的なものはないが，抗結核薬による化学療法が中心である。肺結核に準じた化学療法が一般的であり，イソニアジド(INH)，リファンピシン(RFP)，ストレプトマイシン(SM)，エタンブトール(EB)，ピラジナミド(PZA)を第一選択薬とし，INH を必ず含んで3剤あるいは4剤併用を推奨する報告が多く，各々の薬剤の副作用には注意を要する。観血的治療は病巣の生検術，滑膜切除，排膿や手根管開放術による症状の緩和を目的としており，根治目的では行われない。

6 その他の軟部組織感染症

Advanced Studies

A. 腸腰筋膿瘍 iliopsoas abscess

化膿性脊椎炎や虫垂炎など隣接の炎症が波及して膿瘍が形成されることが多い。結核性脊椎炎は減少しているが，近年，易感染性宿主の化膿性脊椎炎は増加傾向にあり，それに伴う腸腰筋膿瘍が増えている。膿瘍は筋線維に沿って大腿部や殿部に拡がることもある。起炎菌は黄色ブドウ球菌が最も多い。

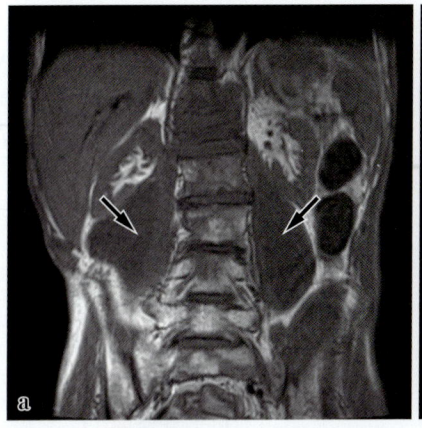

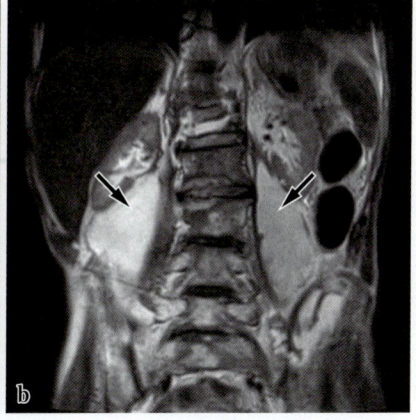

図 16-5　腸腰筋膿瘍(第 1 腰椎発症例)
腰椎の前額断画像：MRI T1 強調像(a)にて両側の腸腰筋部に筋肉よりやや低信号，MRI T2 強調像(b)にて高信号の膿瘍(矢印)を認める。CT ガイド下穿刺にて確定診断し，持続ドレナージと抗菌薬投与を行った。

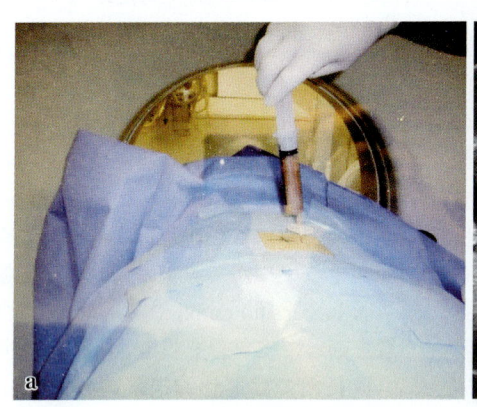

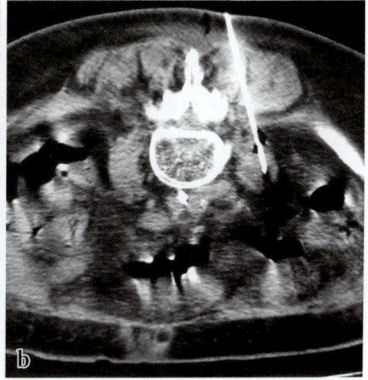

図 16-6　CT ガイド下腸腰筋膿瘍穿刺(69 歳女性)
a. 腹臥位とし，正中から側方へ約 2 cm の部位から CT ガイド下に腸腰筋まで硬膜外針を進め，15 ml の膿を吸引した。起炎菌は大腸菌であった。
b. 膿瘍内に針先が刺入されている。

【症状，診断】
　発熱，下腹部や殿部の疼痛，股関節の屈曲拘縮，有痛性腫瘤の触知などである。膿瘍を証明できれば診断は確定する。X 線学的には前後像で腸腰筋陰影の膨隆または消失，ガス像や石灰化陰影などが認められる。診断上，より有用な検査は CT と MRI(図 16-5a, b)で，いずれの画像検査でも膿瘍の部位や大きさが容易に判断できる。

【治療】
　原因となった一次感染病巣に対する処置を行う。抗菌薬の投与を行い，膿瘍に対しては CT または超音波ガイド下に穿刺排膿を行う(図 16-6a, b)。

B. ネコひっかき病 cat scratch disease

　本疾患は限局性リンパ腺炎でリケッチアに属するグラム陰性菌の *Bartonella henselae* が起炎菌となる人獣共通感染症である。*Bartonella henselae* はネコノミの体内で増殖し，排泄されることでネコの歯や爪に付着して，そのネコに咬まれたり，ひっかかれることでヒトに感染する。わが国ではネコの 9〜15% が菌を保有しており，若いものに保菌率が高いという報告がある。イヌなど他の動物からの感染も報告されている。

【症状，診断】
　ネコひっかき病は一般に小児に認められることが多く，大半が片側性のリンパ節腫大にて受診する。リンパ節腫大はネコとの接触から 1〜2 週間で認められ，肘関節部や腋窩部など上肢に認めることが最も多く，頸部や鼠径部にも認める。倦怠感，発熱，食思不振といった全身症状を訴えるものもある。このようにリンパ節腫大を認める疾患を鑑別する必要があり，黄色ブドウ球菌など一般細菌による化

膿性リンパ節炎や Epstein-Barr virus 感染による伝染性単核球症，また非感染性疾患として悪性リンパ腫などが重要である。細菌培養は困難であるため，IFA 法や ELISA 法による血清学的検査が最も有用である。しかし，Bartonella henselae への感染既往やネコをペットとしているものなどの偽陽性がみられ，特異性に劣る。一方，PCR 法を用いる遺伝子検査では特異度は高いものの感度が低い。したがって臨床像やネコとの接触歴などから総合的に診断する必要がある。

【治療】

大半のものでは数週〜数カ月でリンパ節腫大は軽減し，抗菌薬投与は不要であることが多い。アジスロマイシンの投与により早期にリンパ節腫脹が軽快したことから推奨する報告もある。

B 骨髄炎
osteomyelitis

骨と骨髄の感染症である。先行する感染病巣からの血行性感染，隣接する感染病巣からの直接的な波及，開放骨折や手術による直接感染の3つの経路で発生する。骨髄という閉鎖空間に炎症が発生すると，著しい内圧上昇により激しい疼痛をきたすことと，血中に比べて骨組織の抗菌薬の濃度は低いため難治性という特徴を持つ。糖尿病や人工透析，薬物療法（副腎皮質ステロイドや免疫抑制薬など），放射線療法などによる易感染性宿主の増加に伴い，小児以外での発症も増えつつある。Cierny-Mader の分類が広く知られており，骨組織の感染の部位や範囲，および患者の compromised な要因から分けられている。

1 急性化膿性骨髄炎
acute pyogenic osteomyelitis

運動器の最も重篤な炎症性疾患の1つである。血行性感染での骨髄炎は，成長期での発生が特徴的で，長管骨骨幹端部の血管系の解剖学的特異性に起因する。女児より男児に多く，好発部位は大腿骨，脛骨，上腕骨の長管骨骨幹端部である。それに対し，成人では脊椎が最も多く，その他長管骨，骨盤，鎖骨にも発生する。

【起炎菌】

感染した創や皮膚病変，上気道の感染症などが一次感染病巣となっていることが多い。黄色ブド

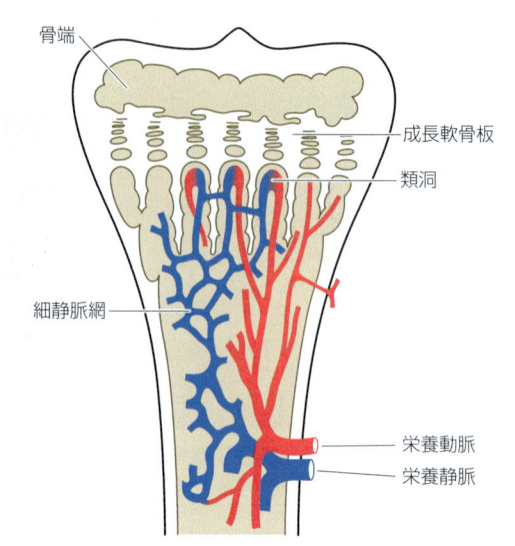

図 16-7 成長期長管骨の骨髄内の血行
骨幹端部の類洞では血管は径を増し，方向を180°変えるため，血流は遅くなる。このため，細菌はこの部で停留しやすい。
(Hobo T : Acta Scholae Medicinalis 6 : 1-35, 1921 より改変)

ウ球菌が最も一般的な起炎菌である。

【病態，病理】

感染初期には，細菌性炎症によるうっ血と浮腫が起きる。やがて膿瘍が形成され，膿瘍はハバース管 haversian canal やフォルクマン（Volkmann）管を通って皮質骨を貫き，骨膜下に達する。

成長期では，骨幹端部の類洞 sinusoid で血管は径を増し，方向を180°変えるため，血流は遅くなる。このため，細菌はこの骨幹端部で停留し塞栓を形成して，感染が発症する（図 16-7）。成長期の骨膜は骨との結合が弛いため，剥離されて骨から持ち上がり骨膜下膿瘍 subperiosteal abscess が形成される（図 16-8）。通常はこの状態に至る前に治療が行われ，感染は終息する。

治療が遅れた場合には，骨髄内や皮質骨の血液循環系は障害され，骨壊死が生じる。感染した壊死骨を腐骨 sequestrum とよぶ（図 16-9）。腐骨の周辺の生きている骨や持ち上がった骨膜から反応性の骨形成が起こり，腐骨を囲む。これを骨柩 involucrum とよぶ。腐骨と骨柩の間は汚溝 cloaca とよばれ，膿や炎症性肉芽で満たされている。

小児の骨幹端は基本的に関節外なので，血行性骨髄炎が化膿性関節炎になることはない。しかし，骨幹端部が関節包内にある大腿骨近位端（全体）や

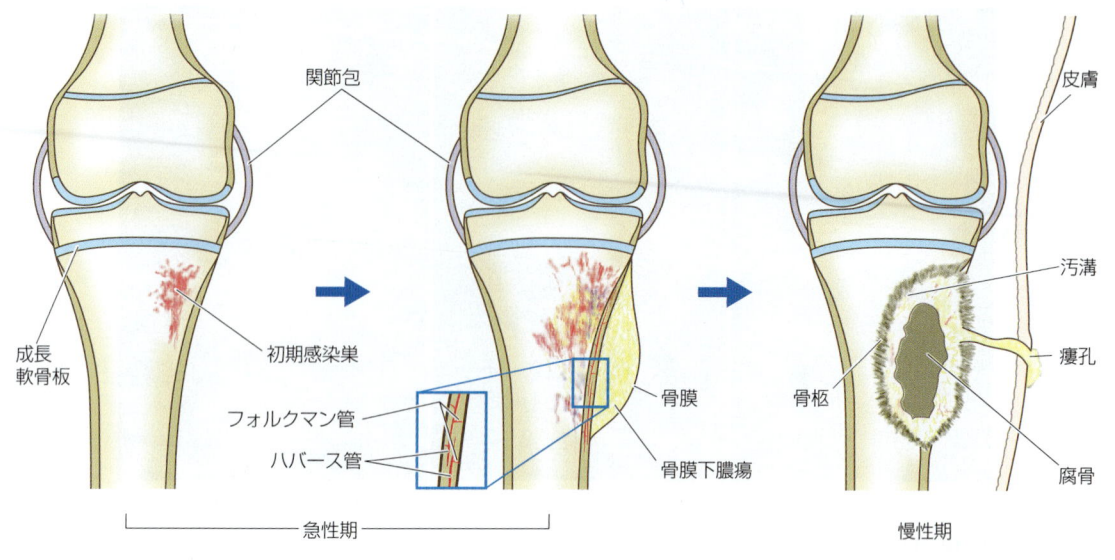

図 16-8 小児の化膿性骨髄炎の病態と経過

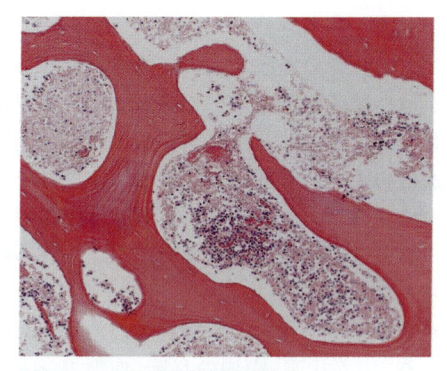

図 16-9 急性化膿性骨髄炎
壊死骨とその周囲に好中球を中心とした炎症細胞浸潤がみられる(HE 染色, 弱拡大)。

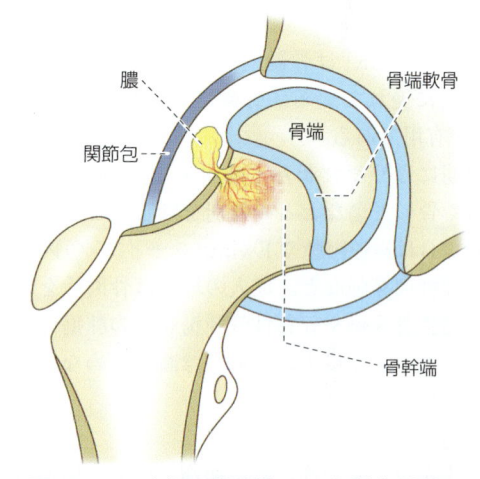

図 16-10 小児の股関節での急性化膿性骨髄炎の広がり方
骨幹端が関節包内にある部位では, ただちに化膿性関節炎へと進展する。代表的な部位は股関節である。関節内に化膿性炎症が波及すると, 関節内圧が著しく上昇する。その結果, 大腿骨頭骨端は血流障害を起こして阻血性壊死に陥る。ゆえに, ただちに関節包を切開し排膿により内圧を下げなくてはならない。これが急性化膿性股関節炎の初期治療の基本である。
　　　　　　　　　　　　　　　　　(鳥巣 原図)

上腕骨近位端(一部)では, 骨膜がないために膿瘍は容易に関節腔内に侵入し, 化膿性関節炎 pyogenic arthritis へと進展する(図 16-10)。

【症状, 診断】
　小児での症状は発熱, 局所の疼痛, 不機嫌, 活動性の低下, 患肢の不動などがみられる。成人でも疼痛, 発熱を認める。感染が骨外に及ぶと軟部の腫脹や発赤, 熱感を認め, 敗血症に至れば, 倦怠感や食欲不振, 発熱などの全身症状も認める。
　基本的に白血球増多, CRP 高値, 赤沈の亢進がみられる。血液培養ではこの疾患の基礎に菌血症があるにもかかわらず, 全例で陽性とはならない。X 線学的には, 少なくとも発症後 1 週以内では骨の異常所見はみられない。その後, 骨破壊や骨膜性骨新生の像が出現する(図 16-11)。したがって早期診断に X 線検査は無効で, MRI が有

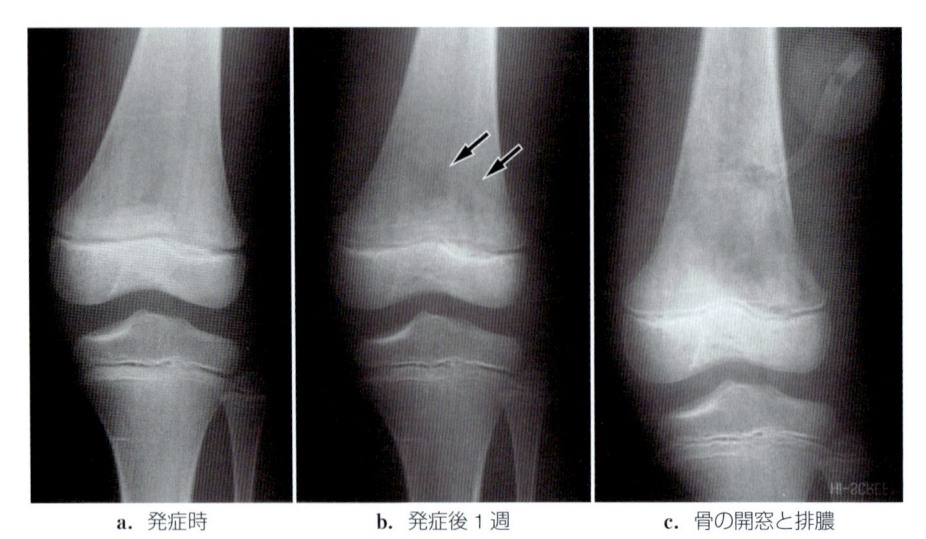

図 16-11 小児の急性化膿性骨髄炎（9 歳男児）
発症時には X 線学的な異常はみられない。発症後 1 週の時点で，骨幹端部の骨破壊像（矢印）と軟部の腫脹がみられる。左大腿骨遠位骨幹端を開窓し，排膿をした後に，骨髄内に灌流用ドレーンを留置した。

a. 発症時　　b. 発症後 1 週　　c. 骨の開窓と排膿

用である。MRI は骨髄内の病巣の広がりや膿瘍の描出に優れている。骨破壊の状態の把握にはCT が有用である。

初期にはリウマチ熱や蜂巣炎（蜂窩織炎），軟部組織や骨の外傷などとの鑑別をはじめとして，小児の場合は，骨肉腫や Ewing（ユーイング）肉腫，好酸球性肉芽腫など，成人の場合は骨肉腫を含めた原発性骨腫瘍や転移性骨腫瘍などの腫瘍性疾患の可能性も念頭に入れて鑑別診断を進めなければならない。

【治療】
起炎菌は，骨組織，軟部組織，血液，関節液などからの培養などで同定され，抗菌薬投与は，培養結果での感受性の高い抗菌薬を選択すべきである。培養結果が出るまでは経験的なレジメンでなされることが多いが，採取した検体のグラム染色は，短時間で結果が出るうえ，菌種を絞れるため，抗菌薬の選択に役立つことがある。解熱や局所の臨床的改善が得られ，CRP 値や赤沈が正常化した後も，再燃防止のため少なくとも 2 週間は抗菌薬の静脈内投与を継続する。不用意な抗菌薬の中断は慢性骨髄炎をもたらす可能性があるため，その後も局所の観察と血液検査を行いながら，6～8 週間は内服抗菌薬を継続する。

外科的処置としては，適切なドレナージ，デブリドマン，死腔の充填，創の被覆である。デブリドマンは，壊死組織をすべて切除する。その後には広範な骨欠損（死腔）が残存する。死腔の充填には，血行のよい血管柄付き骨移植や筋皮弁での充填が古くから行われているが，最近は抗菌薬入りハイドロキシアパタイトが充填に用いられる場合もある。

易感染性宿主の場合，基礎疾患の治療を行う必要がある。栄養状態，喫煙の有無，血糖コントロール，血行状態や使用薬剤などに注意し，患者の状態を改善するよう努める。しかし，標準治療が生命の危険を招く場合は，姑息的治療や切断などを選択せざるを得ない場合もある。

2 慢性骨髄炎
chronic pyogenic osteomyelitis

急性化膿性骨髄炎の診断の遅れや不適切な治療によって，腐骨が残った場合に慢性骨髄炎となる。易感染性宿主の場合は，すでに慢性化して発見される場合もある。また，骨腫瘍との鑑別を要する場合があるので，注意が必要である。

【病態，病理】
慢性骨髄炎の最も重要な病理学的変化であり，自然治癒を阻害する因子は腐骨である。無菌性の

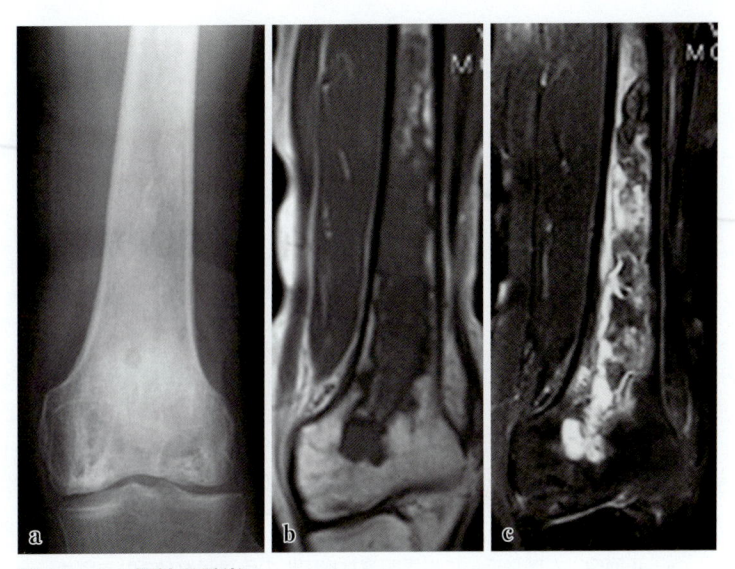

図 16-12 慢性骨髄炎
a. X線像。大腿骨骨幹から遠位骨幹端にかけて軽度の骨透亮像を認める。
b. MRI T1強調像。同部位は低信号を呈する。
c. MRI T2強調像。同部位は不規則な低〜高信号を呈する。

壊死骨とは異なり,感染した壊死骨(腐骨)は汚溝に囲まれているため,血行は再開されない。したがって,腐骨はいつまで経っても破骨細胞によって吸収されない。そのため,腐骨内の細菌はハバース管やフォルクマン管の中で生存し,感染の源として残存する。

【症状,診断】
過労や体調不良時に感染が再燃し,急性に局所の発赤や腫脹,疼痛が発現する。瘻孔 sinus のある場合もある。血液検査で白血球や CRP 値が異常値を示さないときもあるので,注意を要する。X線や CT,MRI が診断に有用である(図 16-12)。しかし,原発性や転移性骨腫瘍との鑑別が困難な場合は,生検による培養,病理検査が有用である。瘻孔がある場合,瘻孔造影 sinography は感染源の局在を確かめるのに有用なこともある。

【治療】
腐骨が残っている限り慢性骨髄炎は完治しない。外科的に腐骨摘出術 sequestrectomy と病巣掻爬を行う。術後,骨髄内にチューブを留置し,生理食塩水や抗菌薬の持続灌流を行うこともある。骨や皮膚の欠損のある場合には,骨移植や創外固定器を用いた骨延長法,皮膚移植などの再建手術が必要である。

【合併症】
骨幹端部のうっ血によって成長軟骨板の細胞分裂が刺激され過成長が起こったり,逆に成長軟骨板が損傷され成長抑制が起こったりすることがある。長期間の局所の安静によって関節を動かさないため関節拘縮が発生する。感染の骨破壊による局所性の骨脆弱性が起こり,軽微な外力でも病的骨折を起こすことがある。長年にわたって瘻孔があった場合,稀に瘻孔部に扁平上皮癌が発生することがある。

3 Brodie(ブローディ)骨膿瘍
Brodie abscess

急性期症状を欠く慢性骨髄炎である。血行性に発生する急性化膿性骨髄炎が何らかの原因で骨幹端部の初期病巣の段階で停止し,進行しなかったものと考えられている。好発部位は急性化膿性骨髄炎と同様に大腿骨や脛骨などの長管骨骨幹端部で,起炎菌も黄色ブドウ球菌が多く,小児期や青年期に好発する。

【症状,診断】
軽度の炎症症状を繰り返す例や急性炎症症状を呈する例など様々である。無症状で偶然に X 線像によって発見されることもある。炎症症状に応

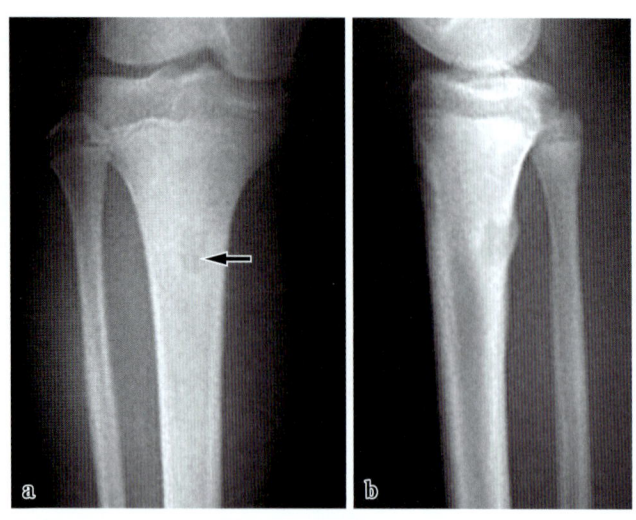

図 16-13　Brodie 骨膿瘍（12 歳男児）
a. 正面像：右脛骨近位に境界明瞭な楕円形の骨透明巣（矢印）を認める。
b. 側面像：辺縁の骨硬化像を認める。

じて白血球数や CRP，赤沈に異常を認める。X 線像は特徴的で，辺縁の骨硬化を伴う，円形ないし楕円形の骨透明巣を呈する（図 16-13）。内容物は膿や炎症性肉芽である。骨腫瘍との鑑別が難渋することもあるので，注意を要する。

【治療】
　抗菌薬の全身投与で症状や臨床所見は改善するが，再燃を繰り返すため，病巣掻爬と骨移植術を要することが多い。

Advanced Studies
Garré（ガレー）硬化性骨髄炎 Garré sclerosing osteomyelitis
　Brodie 膿瘍と同様，急性期症状を欠く慢性骨髄炎である。極めて稀で，膿瘍や腐骨の形成はみられない。下顎骨に多い。X 線像は骨硬化像が特徴的で，皮質骨の骨肥厚による骨の紡錘状の膨隆がみられる。

4　化膿性脊椎炎
pyogenic spondylitis

　高齢者や易感染性宿主の増加により，化膿性脊椎炎は増えている。近年，脊椎インストゥルメンテーションの術後感染が増加してきている。頸椎と胸椎には少なく，腰椎発生例が最も多い。骨盤や腹部の感染病巣の細菌が椎骨静脈叢〔Batson（バトソン）静脈叢〕を通じて，椎体終板に達し感染すると考えられている（図 16-14）。

【症状，診断】
　発症形式から急性型，亜急性型，慢性型に分類される。急性型は罹患椎体部の疼痛と発熱で発症する。疼痛は激しい自発痛と体動時痛で，臥床時にも持続するのが特徴である。亜急性型と慢性型の場合には，疼痛はさほど激しくないこともある。腰背部，頸部の痛みを訴え，発熱を伴うときには，血液検査と画像検査を行う必要がある。白血球増多，CRP 高値と赤沈の亢進が認められる。初期には X 線像での変化はみられない。発症後 2～3 週を過ぎると，椎間板腔狭小化や椎体終板の骨破壊が出現する（図 16-15a, b）。同時に骨形成像も認められる。早期診断には MRI が最も有用で，本疾患を疑う場合には可能な限り早期に行う。炎症のある椎体は T1 強調像で低信号，T2 強調像で高信号を呈する（図 16-15c, d）。椎体周囲に膿瘍を形成することもあり，脊柱管壁と脊髄硬膜の間に形成された場合，硬膜外膿瘍とよぶ（図 16-16）。頸椎と胸椎の罹患では脊髄麻痺を合併しやすいが，腰椎の罹患では少ない。

　鑑別すべき疾患は，結核性脊椎炎と癌の脊椎転移である。結核では X 線像で骨破壊部に腐骨がみられ，造影 MRI で辺縁増強効果を呈することが多い。脊椎転移では椎弓根部より発症することが多いため，X 線前後像で椎弓根陰影の左右差を認める。確定診断には X 線透視下または CT ガ

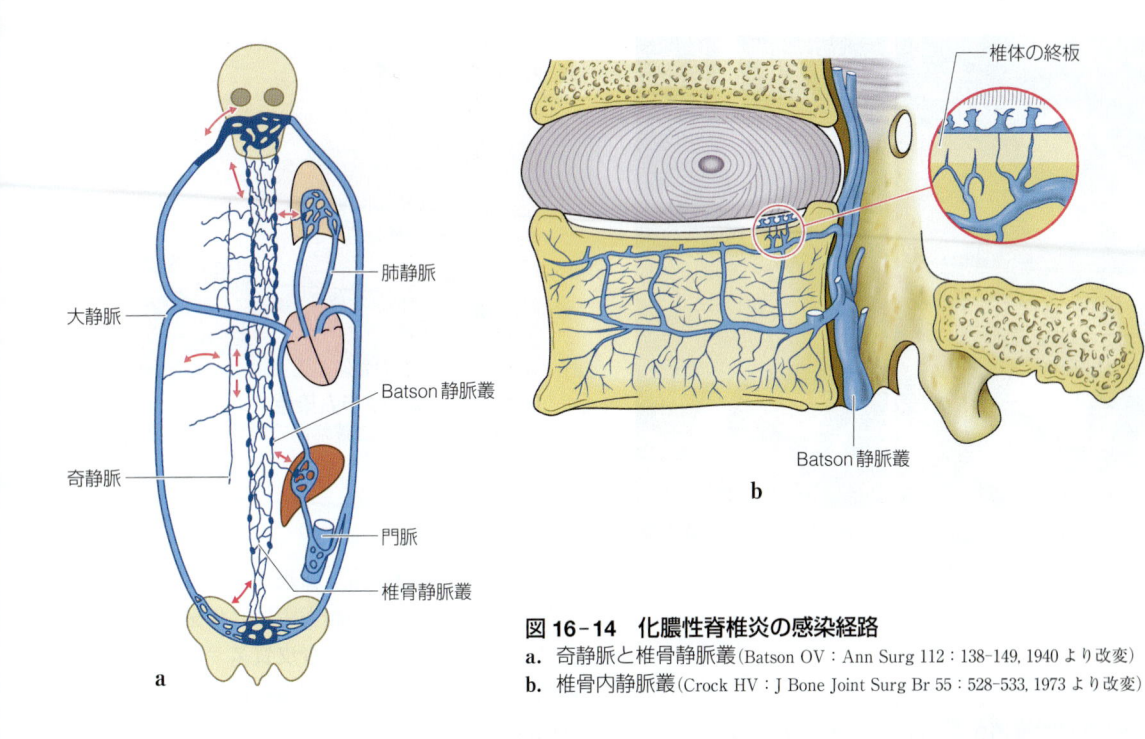

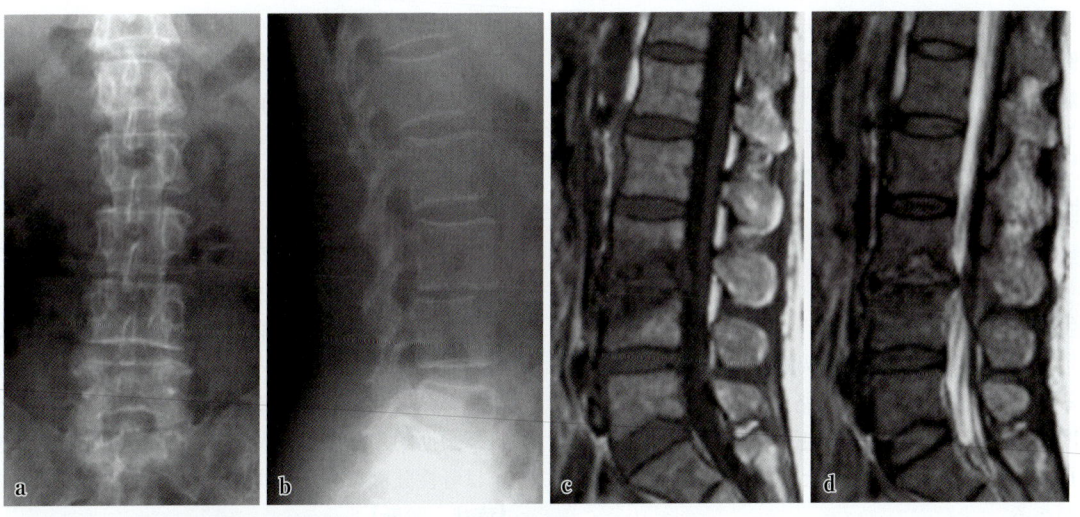

図 16-14 化膿性脊椎炎の感染経路
a. 奇静脈と椎骨静脈叢(Batson OV：Ann Surg 112：138-149, 1940 より改変)
b. 椎骨内静脈叢(Crock HV：J Bone Joint Surg Br 55：528-533, 1973 より改変)

図 16-15 化膿性脊椎炎(58 歳女性。第 3, 4 腰椎発症例)
a. X 線正面像，b. X 線側面像。椎間板腔の狭小化と椎体終板の不整像を認める。
c. MRI T1 強調像，d. MRI T2 強調像。T1 強調像で病巣部は椎体を含めて低信号，T2 強調像で病巣部(膿)は高信号を呈する。

イド下に病巣組織を採取し，細菌学的検査と病理組織検査を行う。

【治療】
　病巣組織の培養検査，血液培養検査によって起炎菌を同定し，感受性のある抗菌薬を投与すること，局所の安静を保つことが重要である。発熱のため抗菌薬がすでに使用されていることも多いため，起炎菌の検出率は 40% 程度と低い。抗菌薬が使われている場合は，3 日間その使用を中止して組織を採取することが推奨されている。起炎菌は黄色ブドウ球菌や大腸菌などが多い。易感染性宿主では黄色ブドウ球菌のなかでも MRSA や，

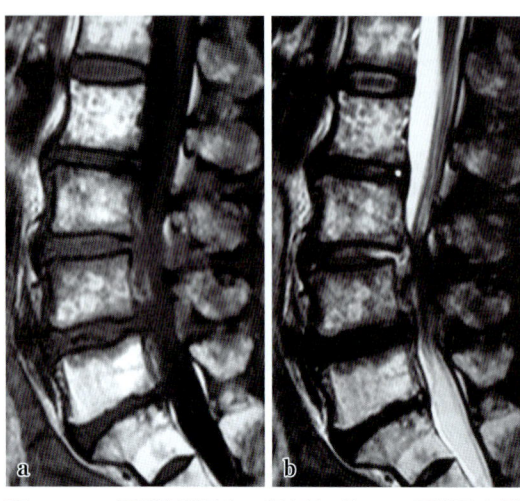

図 16-16　硬膜外膿瘍（52 歳女性，第 3, 4 腰椎発症例）
MRI T1 強調像（a）で低信号，MRI T2 強調像（b）で高信号を呈する膿瘍を脊柱管内に認める。起炎菌は Streptococcus agalactiae であった。

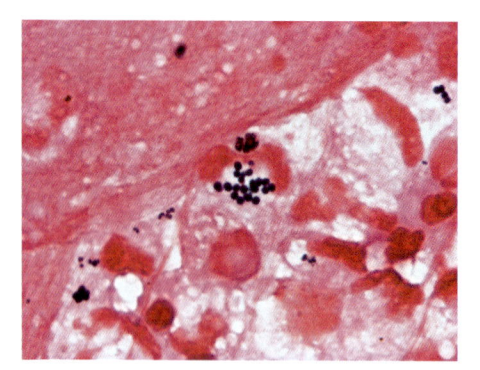

図 16-17　膿のグラム染色
白血球に貪食された濃紫色のグラム陽性球菌が確認される（強拡大）。

その他の弱毒菌や真菌による発症が増えている。保存療法が原則である。保存療法で沈静化が得られない場合や椎体破壊によって不安定性が生じた例，麻痺発生例には手術を選択する。近年，早期離床，骨癒合率の向上を目的とした脊椎インストゥルメンテーションの有用性が報告されている。

C 感染性関節炎
infectious arthritis

　種々の病原性微生物が関節内に侵入し，発症する関節炎である。侵入経路には ① 血行性，② 周囲の軟部組織や骨からの感染の波及，③ 開放骨折や手術，関節内注射などによる直接侵入の 3 つがある。

1 化膿性関節炎
pyogenic arthritis

　滑膜関節に細菌が侵入した場合に起こる。小児期には ② の様式で股関節の急性化膿性骨髄炎から波及することが多い。そのほか，肩関節や肘関節（橈骨近位端の骨髄炎）にも起こる。成人では，① と ③ の経路での感染が大半であるため，いずれの関節にも起こりうる。表皮ブドウ球菌，グラム陰性桿菌，連鎖球菌，肺炎球菌なども起炎菌になりうるが，最も多い起炎菌は，年齢を問わず黄色ブドウ球菌である。副腎皮質ステロイドや免疫抑制薬などによる長期の薬物療法，糖尿病などが危険因子である。

【病態，病理】
　感染は進行性で，その速度は急である。滑膜炎が発生し，関節腔内の大量の細菌と遊走した多形核白血球由来の蛋白分解酵素によって関節軟骨基質の破壊が急速に進行するため，適切な治療が行われなければ重篤な関節破壊をもたらす。関節破壊の速度は，関節リウマチや結核性関節炎に比べて極めて速い。関節腔内は膿や，充血し増殖した滑膜で満たされ，関節包は伸張されるため，病的脱臼が発生する。股関節においては，膿によって増大した関節内圧のため骨への血流が遮断され，大腿骨頭壊死が発生することもある。不適切な治療は長期的には変形性関節症や線維性強直，ときには骨性強直をもたらす。

【症状，診断】
　乳幼児期で特徴的な所見は，患肢を動かすことを嫌がって，まるで麻痺しているかのようにみえることである。これを偽性麻痺 pseudoparalysis とよぶ。関節部を押さえたり，他動運動を行うと泣き叫ぶ。化膿性関節炎を疑った場合には，ただちに穿刺を行う。濁った外観であれば白血球数算定やグラム染色（図 16-17），細菌培養を行う。本症であれば白血球は 100,000／ml 以上である。X線学的には，初期には変化はみられない。股関節では病的脱臼（大腿骨頭の外側偏位）がみられる

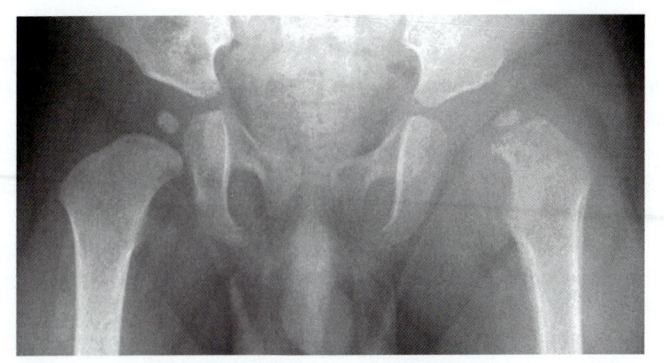

図 16-18　乳児化膿性股関節炎（7 カ月男児）
発症後 5 週。MRSA が検出された。左股関節の病的脱臼および左大腿骨に骨膜反応を認める。

（図 16-18）。年長児や成人では，強い関節の痛みや運動時痛を訴える。膝や肘関節などの体表面に近い関節では，関節の腫脹や発赤，熱感がみられる（図 16-19）。全身の発熱をみることもある。白血球増多，CRP 高値と赤沈の亢進がみられる。X 線学的には，早期には軟部腫脹のみで，進行すれば関節裂隙狭小化や軟骨下骨の骨溶解像がみられる。

【治療】

関節機能を温存するため，早期からの強力な治療を必要とする。関節軟骨の破壊は急速であるため，ただちに関節切開術や関節鏡視下に関節腔の洗浄を行う。すでに滑膜炎の所見があれば，滑膜切除術も追加する。通常，その後に関節腔にチューブを留置し，生理的食塩水で持続潅流を行う。潅流の排液の細菌培養で 3 回連続して菌が検出されなければチューブを抜去する。術後の患肢の安静は必要であるが，持続的他動運動装置（CPM）を用いて，関節強直や拘縮を防止する。検体として関節液を採取した後で，抗菌薬の静脈内投与を行う。

不適切な治療によって広範な関節軟骨の破壊や軟骨下骨の骨溶解が遺残した場合には，関節の除痛と支持性獲得のため関節固定術が広く行われていたが，近年では炎症が完全に治まったと判断された場合には人工関節置換術なども行われる。

【合併症】

早期合併症は敗血症による死亡，関節破壊，病的脱臼，大腿骨頭壊死などである。晩期合併症は変形性関節症，関節強直・拘縮である。

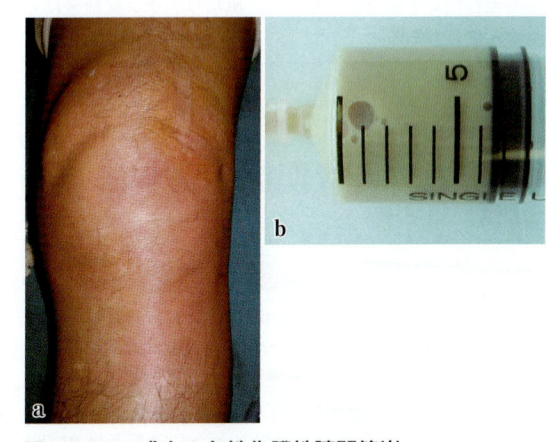

図 16-19　成人の急性化膿性膝関節炎
a. 発赤と関節包に一致した腫脹が著明である。
b. 関節液は混濁している。

Advanced Studies

A. 淋菌性関節炎 gonorrheal arthritis

淋菌 Neisseria gonorrhoeae による播種性の関節炎で，米国では頻度が高いが，今日のわが国では稀である。激しい関節痛が特徴で，しばしば発熱や腱鞘滑膜炎，皮疹，下腹部痛，排尿時痛を伴う。

B. 嫌気性菌関節炎 anaerobic bacterial arthritis

Peptococcus 属や Peptostreptococcus 属，Bacteroides fragilis などの嫌気性菌を起炎菌とする関節炎で，稀である。術後感染のほか，腹腔内病変や褥瘡から血行を介して感染する。

C. 真菌性関節炎 fungal arthritis

Candida 属や Sporotrichum 属などの真菌によって発生する関節炎で，稀である。易感染性宿主へ血行性に感染することもあるが，関節内注射による医原性感染が多く，主

に膝にみられる。

D. スピロヘータ関節炎 arthritis caused by spirochetes

マダニに媒介されたスピロヘータ科ボレリア属菌の *Borrelia burgdorferi* によってライム関節炎が発症する。皮膚病変や発熱, 倦怠感を主症状とするライム病の部分症としてみられる。稀である。

E. マイコプラズマ関節炎 mycoplasmal arthritis

マイコプラズマ属の細菌によって発生する関節炎で, 稀である。飛沫感染により広まる。易感染性宿主に発生し, 関節リウマチ様の多関節炎を呈することもある。

F. ウイルス性関節炎 viral arthritis

parvovirus B19 による伝染性紅斑や hepatitis B virus による B 型肝炎, rubella virus による風疹, mumps virus による流行性耳下腺炎に併発する。風疹ワクチン接種後に発生することもある。

D 特殊な骨関節感染症

Advanced Studies

A. 結核性骨関節炎 tuberculosis of bone and joint

結核菌 *Mycobacterium tuberculosis* による骨関節感染症である。わが国における結核罹患率は戦後順調に減少していたが, 高齢者や易感染性宿主の増加に伴い, 減少率は鈍化している。2010 年に新規登録された結核患者は 23,261 人で, 骨関節結核は 398 人, そのうち最も多い結核性脊椎炎は 239 人と報告されている。残りは股・膝関節, 仙腸関節, 手関節などの結核性関節炎と手の結核性腱鞘滑膜炎などである。

結核の診断法として, これまではツベルクリン反応が唯一の検査法であった。ツベルクリン反応は BCG ワクチン接種者においても陽性となるため, 感染診断の特異度は低く, この問題を解決するため全血インターフェロンγ応答測定法クォンティフェロン第二世代(QuantiFERON TB-2G)が診断に用いられている。結核菌の証明についても培養検査に加えて, PCR 法による遺伝子検査が用いられている。

化学療法には一次抗結核薬(イソニアジド, リファンピシン)を中心に多剤を用いる。抗結核薬は長期間使用せざるを得ないので, 副作用と多剤耐性結核菌への対応に気をつける。

結核は二類感染症に含まれ, 診断後ただちに保健所へ届け出ることが義務づけられている。

B. 結核性脊椎炎 tuberculous spondylitis

腰椎(主に上位)と胸椎(主に下位)に多い。小児から高齢者まであらゆる年齢に発症するが, 高齢者の割合が高くなっている。肺結核や尿路結核に続発し, 椎骨静脈叢(Batson 静脈叢)の血行を介して感染する。

【症状】

全身症状は倦怠感や微熱である。局所症状として, 初期には体動時痛や脊柱の不撓性 stiffness, 棘突起の叩打痛を認め, 進行すれば Pott(ポット)の 3 徴候といわれる, 亀背(後弯変形)gibbus, 冷膿瘍 cold abscess, 脊髄麻痺(Pott 麻痺)が認められる。進行は緩徐であることが特徴である。

【診断】

結核既往の有無を問診し, CRP や赤沈, 喀痰検査(抗酸菌培養, 抗酸菌遺伝子検査), ツベルクリン反応を行う。

X 線像では, 初期には椎体の骨萎縮が現れ, 続いて椎体終板が不鮮明となり, やがて椎間板腔の狭小化と椎体前方の骨破壊像が出現する(図 16-20, 21a)。骨形成像はみられないことが特徴である。結核性肉芽が椎体の皮質骨を貫き, 感染は前・後縦靱帯に沿って上下に拡大し, 膿瘍が形成される。さらに進行すると椎体は楔状に圧潰し, 亀背となる。胸椎罹患では椎体の両側に膨隆する傍脊柱膿瘍 paravertebral abscess の陰影がみられ, 腰椎罹患では膿瘍が腰筋に沿って沈下し, 流注膿瘍 gravitation abscess を生じ, 腰筋陰影が非対称性に膨隆してみえる。治癒期には罹患椎体は癒合して塊椎 block vertebra を形成する。骨腫瘍や癌の骨転移でも椎体の破壊を示すが, 椎間板腔は保たれている点が結核と異なる。

鑑別診断として最も重要な疾患は化膿性脊椎炎である。X 線像では鑑別が困難であるため, MRI 検査が必要である。MRI では, 病変部は T1 強調像で低信号, T2 強調像では高信号(図 16-21b), 造影では膿瘍周囲に辺縁増強 rim enhancement を呈する。膿瘍や結核性肉芽が硬膜を圧迫する状態も観察することができる。確定診断には, X 線透視下または CT ガイド下に病変部を生検し, 細菌学および組織学的検査を行う。

【治療】

保存療法として肺結核に準じた抗結核薬による化学療法, 安静とコルセットによる固定を行う。麻痺発生例や椎体の高度破壊例, 保存療法の無効な場合は手術の適応で, 病巣掻爬や前方固定術などの手術が行われる。近年, 脊椎インストゥルメンテーションを用いて脊柱再建を行う治療が多く報告されている。化学療法は少なくとも 1 年は続ける必要がある。

C. 結核性関節炎 tuberculous arthritis

血行性に結核菌が骨端の軟骨下骨に感染し結核性骨髄炎(図 16-22)を形成した後, これが関節腔内に波及して発症する(骨型)。滑膜に感染して発症すること(滑膜型)もあるが, 骨型の頻度が高い。結核全盛期には若年者に多発していたが, 現在では肺結核と同様に高齢者に多い。股関節と膝関節に好発する。

【症状, 診断】

滑膜炎による多量の水腫や滑膜増殖, 肥厚が発生し関節

緑：病変部位
ピンク：膿瘍，結核性肉芽
紫：残存した結核性肉芽

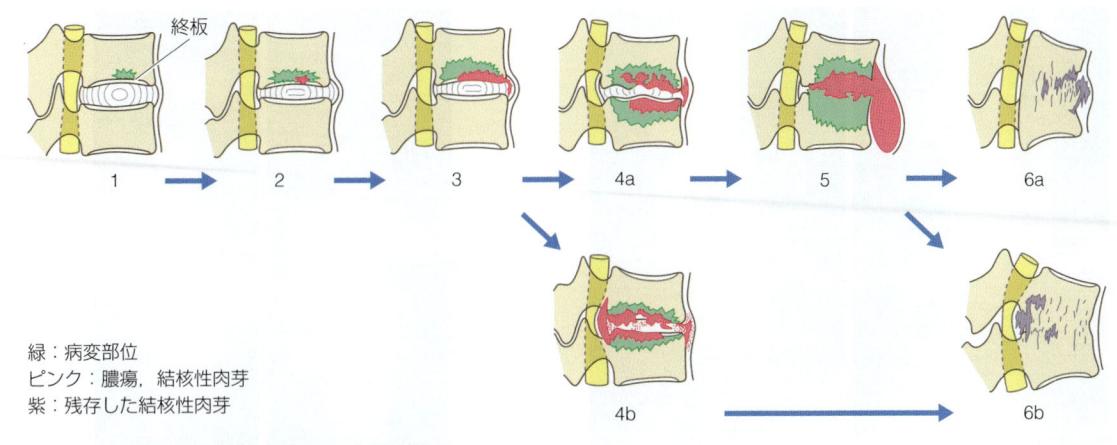

図16-20　結核性脊椎炎の進展と合併症(辻 原図)
1：初期病変は軟骨終板に近い椎体海綿骨に発生する。
2：結核性肉芽は乾酪壊死を起こし，X線像上骨萎縮像を呈する。
3：結核性肉芽や膿は椎体前方の薄い皮質骨を破って前縦靱帯の下面に広がる。
4a：病変は隣接椎にも及び，軟骨終板の一部も侵され椎間板は高さを減じ始める。
4b：病変が椎体後方に広がれば，結核性肉芽や膿，腐骨などが脊髄を圧迫し，圧迫性脊髄麻痺(Pott麻痺)を引き起こす。
5：炎症が続くと，椎体と椎間板の破壊は進行し，傍脊柱膿瘍が形成される。
6a：椎体前方が圧潰して，亀背を形成し，塊椎をつくり，治癒する。
6b：治癒期でも，椎体前方の圧潰による椎体後方の突出や結核性肉芽によって圧迫性脊髄麻痺(Pott麻痺)が発生する。

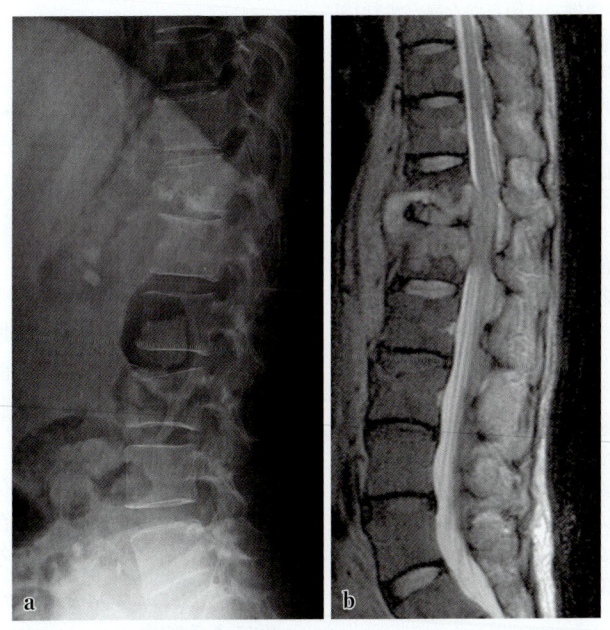

図16-21　結核性脊椎炎(52歳女性。第12胸椎，第1腰椎発症例)
a. X線側面像。椎間板腔の狭小化と，第12胸椎・第1腰椎椎体前方の骨破壊像を認める。
b. MRI T2強調像。病巣は第12胸椎および第1腰椎椎体内で高信号を示し，椎体前方で連続している。脊柱管内にも病巣の進展を認める。

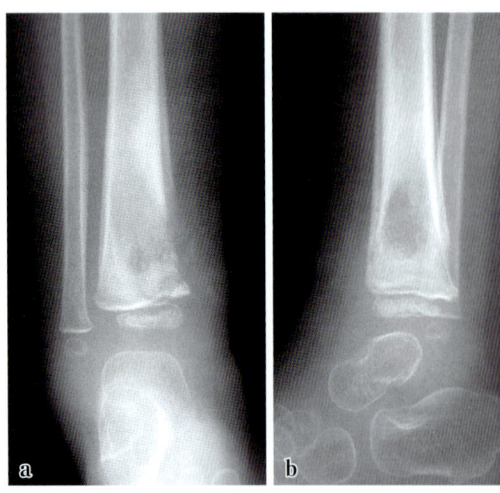

図 16-22　脛骨結核性骨髄炎（2 歳女児）
a. X 線正面像　b. X 線側面像
脛骨遠位骨幹端部に骨破壊像を認める。PCR 陽性であった。

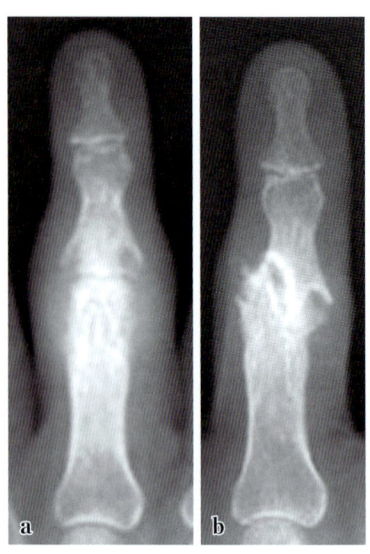

図 16-23　中指 PIP 結核性関節炎（76 歳女性）
a. 初診時：PIP 関節包の腫大による軟部陰影の増大，関節裂隙の狭小化，関節面の虫食い像，骨萎縮を認める。
b. 術後 2 年：関節は高度に破壊されている。

腔内は肉芽や乾酪物質によって満たされ，関節は腫脹する。しかし，発赤や熱感などの急性炎症症状はみられない。関節軟骨は破壊され，慢性的な関節の違和感や疼痛，関節拘縮が発現する。下肢関節の罹患例では明らかな異常歩行（跛行）を呈する。小児では，周囲が注意をすると正常歩行に戻るが，しばらくすると再び異常となる，随意性跛行 voluntary limping が認められる。早期からの筋萎縮も特徴である。赤沈は亢進し，ツベルクリン反応は陽性である。早期の X 線像は骨萎縮（図 16-24a）と関節周囲の軟部腫脹である（図 16-23a）。晩期には骨端の骨溶解が明らかとなり，関節裂隙の狭小化や骨破壊が認められる（図 16-23b，24b，c）。診断と治療が遅れると関節包外に冷膿瘍や瘻孔を作ることもある。診断は滑膜と関節液の組織学的・細菌学的検査で確定する。

【治療】
抗結核薬の投与，全身的な安静，栄養改善そして局所関節炎の治療を行う。早期で感染が主に滑膜に限られている場合には滑膜切除術によって軟骨や骨の損傷を防ぎ，関節の機能を温存できることもある。関節軟骨が破壊された場合には，除痛と関節支持性の獲得のため関節固定術が広く行われていたが，近年では炎症が完全に治まったと判断された場合には人工関節置換術なども行われる。

1 非結核性抗酸菌症
non-tuberculous mycobacteriosis infection

抗酸菌のなかで結核菌と癩菌以外を非結核性抗酸菌といい，近年多くの亜種が報告されている。様々な組織に感染を引き起こすが，呼吸器感染症の頻度が高い。運動器においても，脊椎や関節，手の屈筋腱腱鞘に認められる。HIV 感染や化学療法を施行されているものなど易感染性宿主での感染を認めることがあり，注意を要する。

【症状，診断】
臨床像は結核菌感染症に似ており，炎症所見はほとんど認めず，緩徐な進行を示し，長期間経過しているものが多い。診断に関しても結核菌感染症と同様で，身体所見や血液一般検査，画像検査での鑑別は困難であるが，赤沈値の亢進を認めないものが大半で，結核との鑑別に有用である。診断を確定するためには抗酸菌培養検査と PCR 法による遺伝子検査を行う。また手の感染では *Mycobacterium marinum* の報告が比較的多く，魚による咬傷やヒレでの創傷により発症しうるため，職業（漁業関係など）に関する問診は診断の助けとなる。

【治療】
結核感染と同様で抗結核薬による化学療法が主体である。外科的切除も補助的に行われるが，診断確定のための生検術を目的とすることがほとんどである。

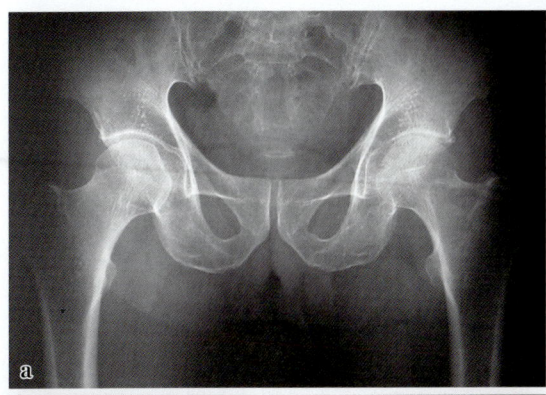

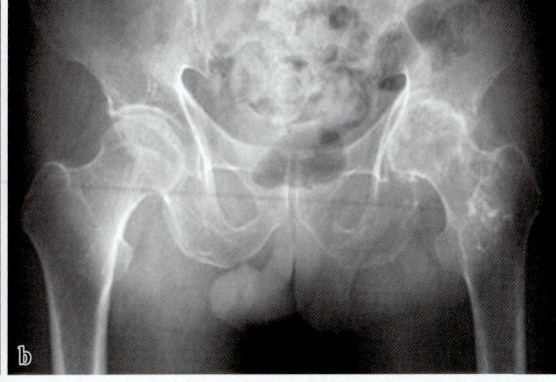

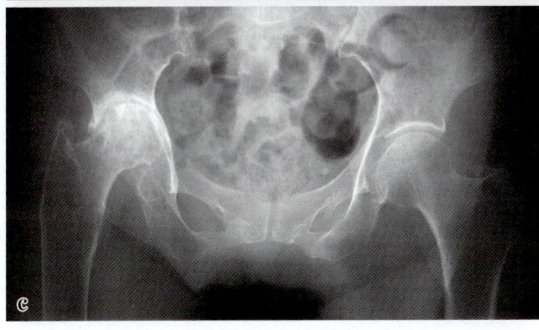

図 16-24 結核性股関節炎
a. 66歳男性発症時。左大腿骨頭の骨萎縮，荷重部関節裂隙の狭小化を認め，同時に左大腿骨頚部から転子部にかけて囊腫様透明巣を認める。
b. 術後13年。関節裂隙はほぼ消失し，転子間部に石灰化像を認める。
c. 75歳女性。発症後1年8カ月。右大腿骨頭および寛骨臼に著明な骨破壊が認められる。

Advanced Studies

A. 骨関節の梅毒 syphilis of bone and joint

　梅毒は，*Treponema Pallidum* という細菌によって起こされる性感染症（STD：sexually transmitted disease）で，米国の統計によれば，20～39歳の人で多くみられ，女性より男性にやや多くみられる。わが国では梅毒は著しく減少しており，骨関節梅毒は稀であるが，母体から胎児への垂直感染により，先天梅毒が発生しうる。先天梅毒の骨病変は骨端軟骨部の骨軟骨炎で，生後3カ月までに肩や膝，手関節などに両側性に発症する。X線像では軟骨内骨化障害に基づく成長軟骨板の拡大と隣接の骨幹端部の横走する線状の透明帯が認められる（図16-25）。骨端離開が起これば疼痛と腫脹によって患児は患肢を動かさず，麻痺が起こったかのようにみえる。これを Parrot（パロー）偽性麻痺とよぶ。関節梅毒は骨軟骨炎の後遺症として小児期に発症する。

　梅毒の感染は，平均3週間の潜伏期を経た後，硬性下疳 chancre が出現する第一期と，かゆみのない発疹が出現する第二期，内臓障害などが明らかになる第三期があるが，後天梅毒では第二期の終わりに，局所の夜間痛や腫脹，圧痛が出現する。脛骨や頭蓋骨に多く，X線像で骨吸収と骨増殖性の変化を伴う骨膜炎が認められる。第三期に関節軟骨や骨に形成されたゴム腫によって，無痛性の関節水腫を主徴とする関節炎（ゴム腫性関節炎 gummatous arthritis）が発症する。

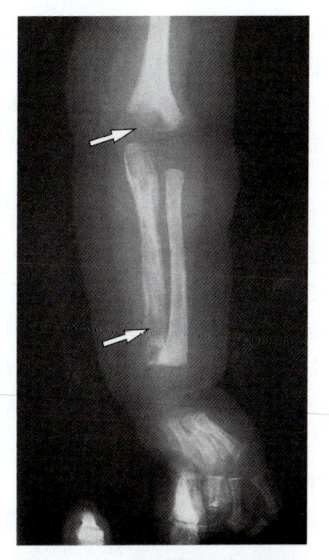

図 16-25 先天梅毒乳児の骨関節炎
軟骨内骨化障害による，上腕骨や尺骨の骨幹端部の骨化不整像（矢印）がみられる。

【診断】
　培養による細菌検出は困難で，梅毒トレポネーマ感作赤血球凝集試験（TPHA）などの免疫学的検査法が用いられる。

【治療】

ペニシリン系抗菌薬を主とした駆梅療法を行う。また、母親の梅毒反応が陽性であるとき、児の X 線検査で骨に梅毒性変化が認められた場合には、児の梅毒反応が陰性であっても、速やかに駆梅療法を行う必要がある。

❷ 人工関節置換術，脊椎インストゥルメンテーション手術後の感染

手術部位感染 surgical site infection（SSI）は、切開部の皮膚・皮下組織までの表層 SSI と深部軟部組織や骨、関節に至る深部 SSI に分けられる。また、発生時期によって早期感染と晩期感染に分けられる。人工関節置換術や脊椎インストゥルメンテーション手術では金属や超高分子ポリエチレンなどの人工材料が体内に留置される。人工材料には血行がないため、ひとたび深部 SSI が発生すると極めて難治となる。

【発生頻度】

人工関節置換術後の深部 SSI 発生率は初回置換術で 0.2〜2.9%、再置換術で 0.5〜17.3% 程度である。人工股関節置換術より人工膝関節置換術で、原疾患が変形性関節症より関節リウマチで頻度は高い。脊椎手術でもインストゥルメンテーションを使用していない手術に比べて使用した手術で SSI の発生頻度の高いことが報告されている。

【起炎菌と感染経路】

起炎菌は黄色ブドウ球菌と表皮ブドウ球菌が多い。最近では MRSA が増えている。感染経路は、術中、術後の細菌の創部への侵入と、術後経過中の他の感染病巣からの血行性感染が考えられる。早期感染は前者、晩期感染は後者の経路によるものと考えられている。

【症状，診断】

発熱、局所の発赤や熱感、腫脹、疼痛が認められる。白血球増多、CRP 高値や赤沈の亢進がみられる。穿刺液が得られれば、白血球数算定やグラム染色、細菌培養を行う。X 線学的には、早期感染では変化はみられない。晩期感染では人工材料の弛みや骨溶解、骨萎縮の像がみられることもあるが、感染に特異的な変化はない。

【治療】

抗菌薬投与のみで沈静化することは困難な場合が多い。発症から早い時期であれば、人工材料を抜去することなく、創部の洗浄、外科的デブリドマン、持続灌流で沈静化できることもある。人工関節に弛みのある場合や脊椎インストゥルメンテーションの周囲に骨溶解像がある場合には、人工材料を抜去して創部の洗浄、外科的デブリドマンを行う。人工関節を抜去したあとは、起炎菌の種類などを考慮して、抜去と同時に再置換を行う一期的再置換術や、抗菌薬を混入したセメントビーズ（図 16-26a）やハイドロキシアパタイト（図 16-26b）、あるいは脚長の短縮を防ぎ関節機能を維持するため人工関節と同型のセメントスペーサー（図 16-26c）を一時的に留置した後に再置換を行う二期的再置換術が選択される。

❸ 薬剤耐性菌感染症

A MRSA 感染症

抗菌薬メチシリンに対する耐性を獲得した黄色ブドウ球菌をメチシリン耐性黄色ブドウ球菌 methicillin-resistant *staphylococcus aureus*（MRSA）とよぶ。実際には多くの抗菌薬に耐性を示す多剤耐性菌である。MRSA は黄色ブドウ球菌が耐性化した病原菌であるが、黄色ブドウ球菌同様に常在菌の 1 つであると考えられ、健常な人の鼻腔や皮膚などから検出されることもある。しかし、一般のブドウ球菌とは異なり、本菌では β ラクタム系抗菌薬によって細胞壁合成が阻害されないため、耐性を示す。薬剤耐性であるため、抗菌薬の使用が多い病院でみられることが多く、抗菌薬の乱用により出現するともいわれているが、近年は病院外での健常者の感染起炎菌としても見つかることがあるため、日常診療での起炎菌としても留意する必要がある。

【症状】

院内感染症として入院中の患者に発症することが多いが、発症するとほとんどの抗菌薬は効かないため、骨髄炎や感染性心内膜炎、臓器膿瘍などは難治化し、高齢者や易感染性宿主では死に至ることもある。他の細菌感染症同様、発熱、発赤、膿瘍形成、敗血症など、感染部位により、多彩な臨床症状を呈するが、整形外科領域での術後 MRSA 感染症では内固定材料や人工関節の抜去を余儀なくされる場合も多く、患者に多大な損害

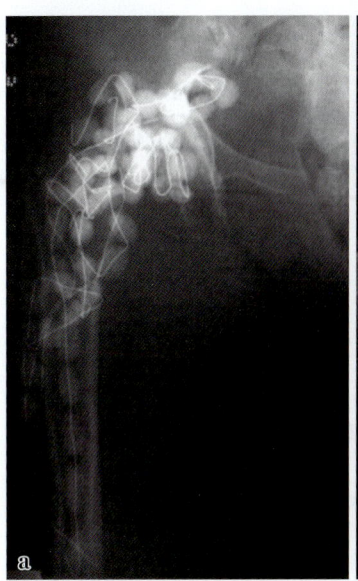

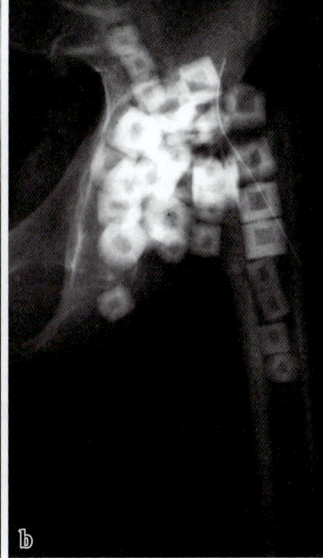

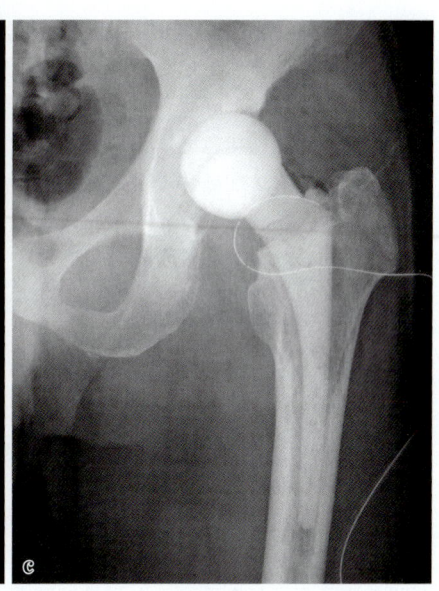

図16-26 人工股関節置換術後感染
a. 抗菌薬混入セメントビーズが留置されている．
b. 抗菌薬充填ハイドロキシアパタイトブロックが留置されている．
c. 抗菌薬混入セメントスペーサーが留置されている．

を与えると同時に，医療機関の経済的損失も大きい．

【治療】
　整形外科領域におけるMRSA感染症に対しては，感染創部の徹底的な洗浄，外科的デブリドマンと抗菌薬の投与を行う．代表的な治療薬はバンコマイシン，テイコプラニン，アルベカシン，リネゾリドである．菌種によっては，ミノサイクリン，クリンダマイシン，レボフロキサシンやST合剤（スルファメトキサゾール・トリメトプリム合剤）などが有効なことがあり，耐性菌であっても薬剤感受性試験を行うことが重要である．院内で感染が判明した場合，感染者に対する治療も重要であるが，MRSA感染は，医療従事者を介した接触性感染であるため，80％エタノール消毒や手指衛生の励行や個人防護具（手袋，マスク，ゴーグル，エプロンなど）の使用などの接触感染予防策を講じることが重要である．

B VRE感染症

　MRSAの治療に用いられるバンコマイシンに対して耐性を持った腸球菌 vancomycin-resistant enterococci（VRE）は1986年に英国で初めて報告され，1990年代に欧米で急速に感染が拡大した．MRSAと同様に多剤耐性菌である．腸球菌自体は腸内の常在菌であるため病原性は弱いが，高齢者や易感染性宿主では，心内膜炎や敗血症，尿路感染症など致命的な感染症となりうる．便を感染源とする院内感染例が多く，医療従事者による接触感染の防止が重要である．有効な薬剤としてリネゾリド，キヌプリスチン・ダルホプリスチンがあるが，すでに耐性が報告されており，院内感染などで最も注意しなければならない感染症の1つである．また，VREの拡大はバンコマイシンなどの抗菌薬の多用との関連が指摘されていることにも留意が必要である．また，米国では，MRSAまたは通常の黄色ブドウ球菌がVREからバンコマイシン耐性遺伝子を受け継いだ結果，バンコマイシンに耐性を示すバンコマイシン耐性黄色ブドウ球菌 vancomycin-resistant staphylococcus aureus（VRSA）が確認されており，MRSAとVREが蔓延する環境下でVRSAが発生したと考えられる．

C 多剤耐性緑膿菌感染症

　多剤耐性緑膿菌 multiple-drug-resistant *Pseu-*

domonas aeruginosa(MDRP)という用語は，既に1970年代に論文などに登場しているが，1980年代後半になると，緑膿菌を含むグラム陰性桿菌に広く効果が期待できるニューキノロン，広域βラクタム，アミノ配糖体などに耐性を獲得した株に対して使用されるようになった．最近では緑膿菌に対し強い抗菌薬活性が期待できるシプロフロキサシンやレボフロキサシンなどのフルオロキノロン系やイミペネムなどのカルバペネム系，アミカシンなどの抗緑膿菌用アミノ配糖体の三系統の抗菌薬に耐性を獲得した株を多剤耐性緑膿菌とするようになってきた．緑膿菌自体は弱毒菌であり，健常人に感染症を発症させることはほとんどないが，易感染性宿主で血管留置カテーテルや人工関節などの手術を受けたときなどに，不適切かつ長期間の抗菌薬投与を受けると耐性緑膿菌が発生すると報告されている．病院感染の予防として，標準予防策の徹底と医療器具の適正使用や衛生管理，抗菌薬の適正使用が重要である．また，MDRPに対する治療としては外科的処置や薬剤耐性化のパターンを解析し，薬剤感受性を回復させるために，抗菌薬を中止することも必要で，不必要な抗菌薬の投与を中止し，緑膿菌感染症に限定した薬剤耐性菌の選択・増殖を許さない短期強力型の抗菌薬治療計画が重要となる．

●参考文献

1) 川嶌眞人，田村裕昭，佐々木誠人，他：整形外科領域における感染症について．日整会誌 79：221-227, 2005
2) 川辺芳子：クォンティフェロン第二世代の結核対策への応用と課題．結核 82：61-66, 2007
3) 結核予防会（編）：結核の統計 2010．結核予防会，2010
4) 土田芳彦：集中治療を要する整形外科感染症：破傷風，壊死性軟部組織感染症．日整会誌 78：400-410, 2004
5) 富田勝郎，仲 克己：骨・関節結核の診断と治療のポイント．別冊整形外科 15：222-225, 1989
6) 鳥巣岳彦：化膿性関節炎の病態．日整会誌 65：1238-1244, 1991
7) 日本感染症学会，日本化学療法学会（編）：抗菌薬使用のガイドライン．協和企画，2005
8) 日本整形外科学会診療ガイドライン委員会，骨・関節術後感染予防ガイドライン策定委員会（編）：骨・関節術後感染予防ガイドライン．南江堂，2006
9) 野原 裕，植山和正，川原範夫，他：日本脊椎脊髄病学会脊椎手術調査報告．日脊会誌 15：546-553, 2004
10) McCarty DJ, Koopman WJ：Arthritis and Allied Conditions：A Textbook of Rheumatology, 12th ed. Lea & Febiger, Philadelphia, pp1975-2100, 1993
11) Salter RB：Textbook of Disorders and Injuries of the Musculoskeletal System, 3rd ed. Williams & Wilkins, Baltimore, pp207-231, 1999

第17章 関節リウマチとその類縁疾患

診療の手引き

- [ ] 1. 外傷の既往なしに関節の痛みや腫脹を訴える場合は，関節炎を念頭に置いて診察をすすめる。
- [ ] 2. 痛みや腫脹のある関節が1カ所か数カ所か，片側性か両側性かを問診する。3カ所以上の関節炎があれば関節リウマチ(RA)をまず疑う。遠位指節間(DIP)関節の腫脹では，Heberden結節や乾癬性関節炎を疑う。
- [ ] 3. 疼痛の程度や性状をよく問診する。急激に発症した疼痛であれば化膿性関節炎，結晶性関節炎，痛風発作などをまず考える。手の"朝のこわばり"はRAでよく認められる。60歳以上で頸部や両側肩甲部の筋肉痛を訴える場合は，リウマチ性多発筋痛症も念頭に置く。
- [ ] 4. 比較的若年者で，両側性の殿部痛がある場合は強直性脊椎炎も考える。
- [ ] 5. 問診に続き，発熱，皮疹，リウマトイド結節の有無などを診察する。RAでは37℃台の微熱は稀ではないが，38℃を超える発熱は少ない。若年性関節リウマチや成人発症Still病では，弛張熱と発疹が特徴的である。乾癬があれば乾癬性関節炎を，掌蹠膿疱症があれば掌蹠膿疱症性関節骨炎を考える。リウマトイド結節はRAに特徴的で，肘の伸側，後頭部，手指などに生じる。
- [ ] 6. 痛みを訴える関節を目で見て，腫脹や発赤の有無を確認する。股関節や足趾は，衣服や靴下に被われるため正しい診断が遅れがちとなるので注意する。
- [ ] 7. 検者の手掌全体で，痛みのある部位と反対側を交互に触り，局所の温度差(熱感)を診断する。
- [ ] 8. 痛みのない周辺部から触診をすすめ，圧痛や腫脹の程度と範囲を確認する。膝における膝蓋跳動や，波動の有無により関節液貯留を診断する。
- [ ] 9. 自動および他動の関節可動域を愛護的に調べる。
- [ ] 10. X線検査を行い，軟部組織腫脹，限局性骨萎縮，びらん，関節裂隙の狭小化，アライメント異常の有無を調べる。
- [ ] 11. 臨床検査として，一般血液検査，生化学検査，赤沈，CRP，リウマトイド因子および検尿を実施する。
- [ ] 12. 明らかな関節液の貯留がある場合は関節穿刺を行う。関節液の外観や粘稠度を調べ，結晶成分の鏡検，細胞数測定，あるいは糖値測定，細菌培養などを行う。

A 関節リウマチ
rheumatoid arthritis (RA)

【概要】

関節リウマチは，多発性の関節炎を主症状とする原因不明の全身性疾患である。病変は関節の滑膜炎で始まり，当初は手足あるいは膝などに限局した疼痛と腫脹が主体であり，次第に全身の関節が侵され，関節の変形，疼痛，動揺性が生じて機能障害をきたす。関節外の症状として，リウマトイド結節，肺線維症，アミロイドーシス，多発性

単神経炎などがみられる。Sjögren（シェーグレン）症候群など他の自己免疫性疾患の合併も少なくない。

わが国では，RAは「慢性関節リウマチ」（→関節リウマチ）という病名が長く定着していたが，2002年4月より「関節リウマチ」へと変更された。

【頻度】

有病率は診断基準を厳密に適用した場合，約0.5％と考えられている。わが国の1998年の疫学調査では，全国のRA患者は約60万人と推定されている。20～50歳台に好発するが，高齢で発症する場合もある。女性の罹患率は男性の約5倍である。

【病因】

RAの病因はいまだ解明されていないが，遺伝的因子に環境因子が加わって発症するものと考えられている。家族内発症がみられることや，一卵性双生児での発症一致率が15～34％と高いことなどは遺伝的因子のかかわりを示すものである。RAの原因となる遺伝的因子は複数あると考えられるが，その1つとして主要組織適合抗原であるヒト白血球抗原 human leucocyte antigen（HLA）クラスII分子がある。そのなかでRAの発症に特に関連のあるものにHLA-DR4とDR1があり，これらは shared epitope とよばれる共通の認識部位（特有のペプチド）配列をもつ。これらのクラスII分子が，関節炎を惹起する自己抗原をCD4陽性T細胞へ提示すると考えられている。HLA-DR4の陽性者は陰性者と比べRAの発症率が相対的に高く，またHLA-DR4のサブタイプDRB10405陽性RA患者は陰性患者に比して重症化しやすい。

環境因子として，細菌あるいはウイルス感染の関与が研究されている。細菌感染としてはマイコプラズマ属やマイコバクテリウム属，ウイルス感染としてはEpstein-Barr（エプスタイン-バー）ウイルス（EBV），ヒトT細胞白血病ウイルス（HTLV-I），風疹ウイルス，パルボウイルスなどの関与が報告されているが，証明されるには至っていない。

【病理・病態】

RAは滑膜の異常増殖とそれに伴う骨・軟骨組織の破壊を特徴とする。正常滑膜は1～2層の滑膜表層細胞と血管を含む疎な結合組織から構成される。滑膜表層細胞はマクロファージ様の滑膜A細胞と線維芽細胞様の滑膜B細胞からなる。RAではこれらが増殖，重層化し，絨毛状を呈する。表層下の間質では小血管が増生し，リンパ球，形質細胞，マクロファージ，好中球などの炎症細胞の浸潤を認める。滑膜に浸潤するT細胞の多くはCD4陽性である。B細胞は増生した小血管周囲にリンパ濾胞を形成する。滑膜表層にはフィブリンまたはフィブリノイド物質が沈着する。

滑膜に浸潤した活性化マクロファージは，腫瘍壊死因子 tumor necrosis factor（TNF-α）やIL-1などの炎症性サイトカインを産生し，さらにT細胞，滑膜A細胞あるいは血管内皮細胞などを活性化させ，これらの細胞の相互作用によって炎症が慢性化すると考えられている。また，TNF-α，IL-1などの炎症性サイトカインは，滑膜細胞や炎症細胞のアポトーシス apoptosis を抑制することも知られており，アポトーシス機構の破綻が滑膜組織の異常増殖の一因とも考えられる。

パンヌス pannus は炎症性細胞や新生血管を含む増殖した滑膜であり，前述の機序で軟骨辺縁の骨性部分から骨内に浸潤し，骨組織を破壊する（図17-1a）。最近の研究で，この肉芽組織内のマクロファージ系多核巨細胞が破骨細胞様の機能をもつことが明確となった。進行すると同じく滑膜組織が存在する滑液包や腱鞘にも炎症は波及し，腱の伸長や断裂が起こることがある。

関節外症状の1つであるリウマトイド結節 rheumatoid nodule はRAに比較的特異的であり，特徴的な病理組織像を呈する。典型的な組織像は中央部にフィブリノイド壊死巣，その周囲を取り囲む柵状・放射状配列の細胞群，さらにこれを取り囲むリンパ球や形質細胞からなる肉芽組織から構成されている（→図17-1）。

❶ 関節症候

RAは手指の近位指節間（PIP）関節，中手指節（MP）関節，手関節，足趾，膝関節に初発することが多い。手指の遠位指節間（DIP）関節に初発することは稀である。左右対称性に生じることが多く，診断基準の1項目にもなっているが，対称性でない場合もある。

A. 関節リウマチ

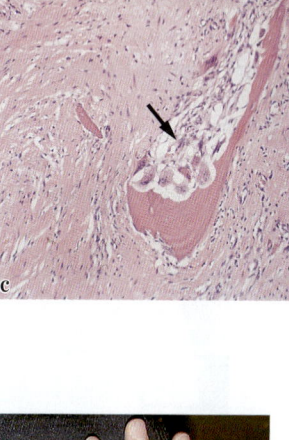

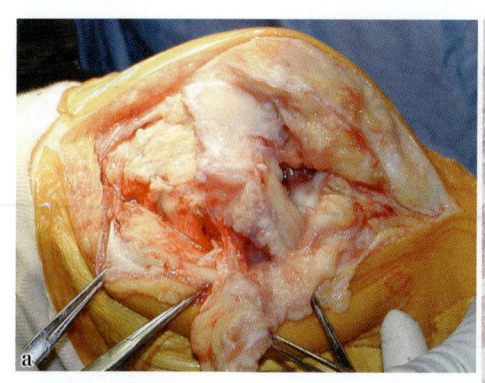

a. 膝関節の肉眼像。
b. 滑膜の絨毛状増生，滑膜表層細胞の増殖，リンパ球を中心とする炎症細胞浸潤，リンパ濾胞形成が認められる。
c. 肉芽内における破骨細胞(矢印)による骨梁の吸収像。

図 17-1　関節リウマチの肉眼所見と病理組織像(b, c：鳥巣 原図)

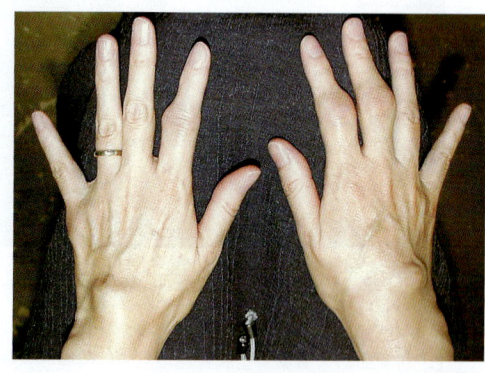

図 17-2　手関節および手指 PIP 関節の紡錘状腫脹

A 朝のこわばり
morning stiffness

起床時に関節がこわばり，指が動かしにくい症状を"朝のこわばり"という。体を動かし始めると多くは消退し，その持続時間が RA の活動性の指標の1つとなる。患者が"朝のこわばり"を理解しにくい場合は，「朝，手が普通に動くまでにどのくらいの時間がかかりますか？」と尋ねるとよい。

B 疼痛
pain

関節の自発痛，圧痛，運動時痛を訴える。疼痛は天候の影響を受ける場合がある。疼痛の訴えは個人差が大きく，必ずしも関節の変形や X 線所見と合致しない。

C 腫脹
swelling

炎症性の滑膜肥厚，関節包の肥厚および関節液の貯留による腫脹を認める。手指の PIP 関節では特徴的な紡錘状の腫脹をきたす(図 17-2)。手指や肘関節，膝関節では腫脹は触診で容易に診断できるが，股関節の触診による腫脹の診断は困難である。膝関節で膝窩部に滑液包炎を生じ，膝窩嚢胞 popliteal cyst となることがある。

D 関節動揺性

関節周囲の支持組織の弛緩および関節破壊が進行すると，関節動揺性が生じる。関節端が著しく吸収され，骨欠損を生じる RA をムチランス型とよび，多くは関節外症状を合併し予後は不良である(表 17-1，図 17-3)。

E 関節可動域制限

疼痛による反応性の可動域制限と，関節面の破壊および関節周囲の軟部組織の拘縮による可動域制限がある。手関節では関節拘縮が進行して強直をきたすことも多い。

表 17-1　RA 病型分類（越智分類）

	頻度	破壊関節数	臨床的特徴
少関節破壊型（LES） less erosive subset	65～70%	20 以下	罹病 5 年ぐらいまでは徐々に破壊関節数が増すが，罹病 10 年以後は不変。手足の末梢小関節破壊が中心。日常生活の制限は少ない。
多関節破壊型（MES） more erosive subset	30%	20～40	末梢関節に加えて，股関節，膝関節などの大関節も関節破壊が進行する。
ムチランス型（MUD） mutilating disease subset	5%	40 以上	罹患早期から急速に関節破壊が進行する。心筋壊死や諸臓器のアミロイド変性など全身合併症を併発する。車椅子や寝たきりとなる可能性がある。

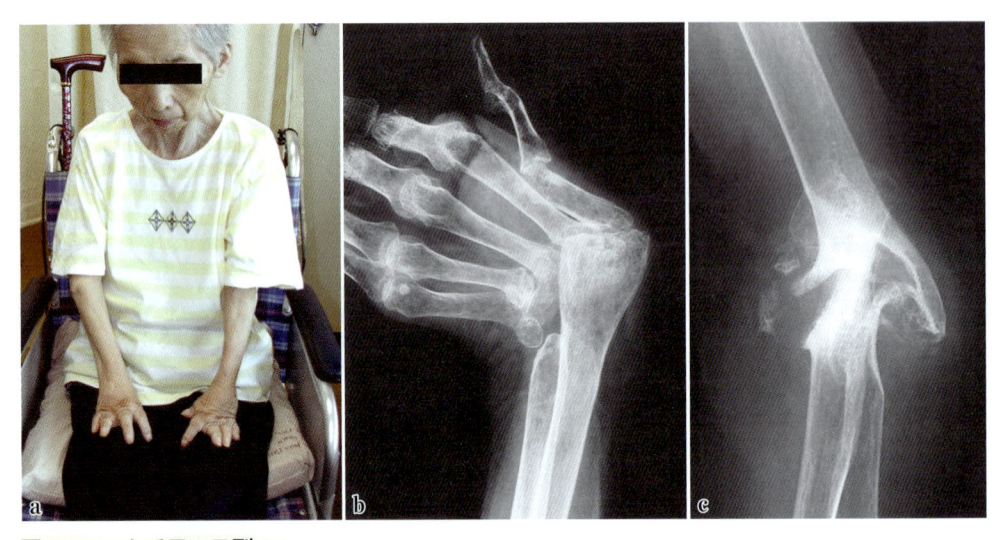

図 17-3　ムチランス型 RA
a．肉眼的所見。
b．手関節の X 線像：手根骨と橈骨・尺骨遠位の骨吸収が著しい。
c．肘関節の X 線像：上腕骨遠位および橈骨・尺骨近位の著明な骨吸収がみられる。

F 手指に生じる変形

1 尺側偏位 ulnar drift

MP 関節の弛緩と伸筋腱の尺側脱臼により関節に亜脱臼が生じ，尺側に偏位する。軽度の場合は疼痛は少なく，機能障害も軽度であるが，変形が高度になると把持動作が著しく制限される（図 17-4a）。

2 白鳥のくび変形 swan-neck deformity

PIP 関節が過伸展し，DIP 関節が過屈曲する変形。PIP 関節の屈曲が不能となり，ピンチ動作が制限される（図 17-4b）。

3 ボタン穴変形 buttonhole deformity

PIP 関節が過屈曲し，DIP 関節が過伸展する変形。基節骨頭が側索の間からボタン穴に入るように突出するため，こうよばれる（図 17-4c）。

4 オペラグラス手 opera-glass hand

ムチランス型 RA の変形で，手指が支持性を失い，他動的に伸縮する変形。通常疼痛は軽度である（図 17-4d）。

G 足趾に生じる変形（→722 頁参照）

外反母趾 hallux valgus（HV），開張足 splay foot，槌趾 mallet toe，扁平三角状変形 avant-pied plat triangulaire などの足趾の変形は高頻度に生じ，中足趾節（MP）関節に背側脱臼が生じる。

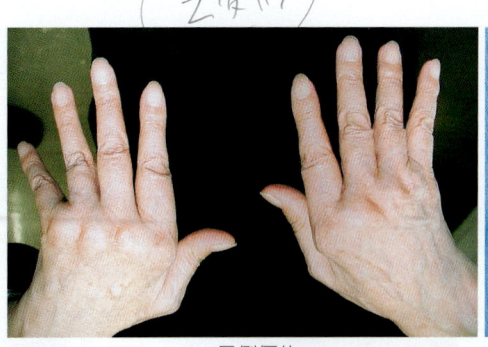

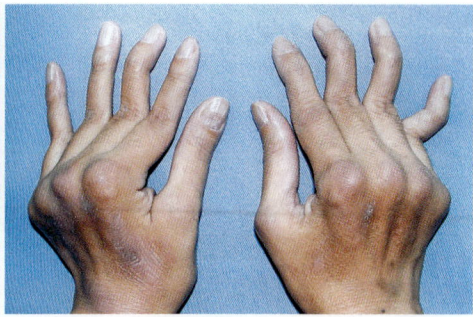

a. 尺側偏位　　　　　　　　　b. 白鳥のくび変形

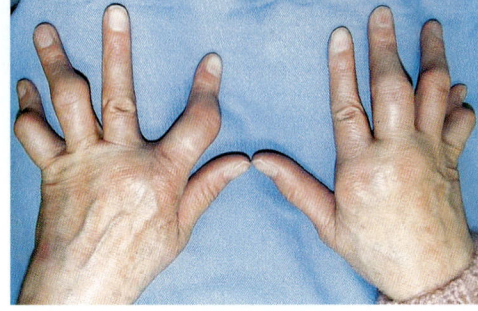

c. ボタン穴変形　　　　　　　d. オペラグラス手

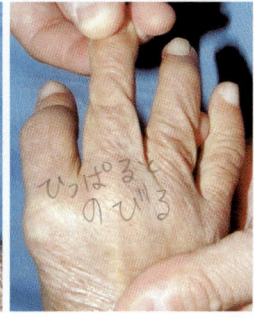

図 17-4　手指に生じる変形

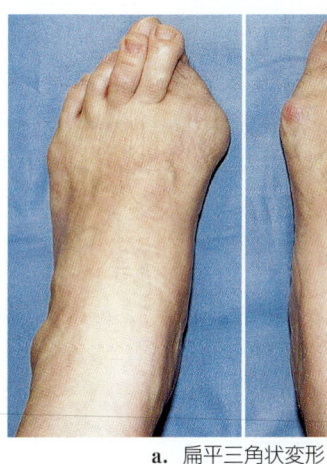

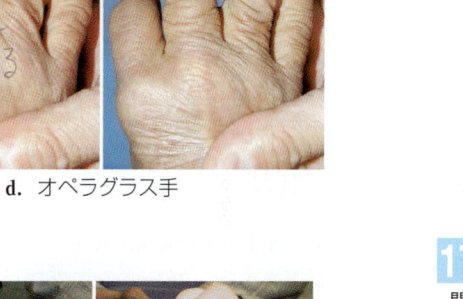

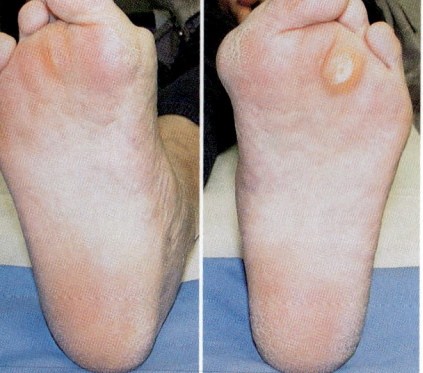

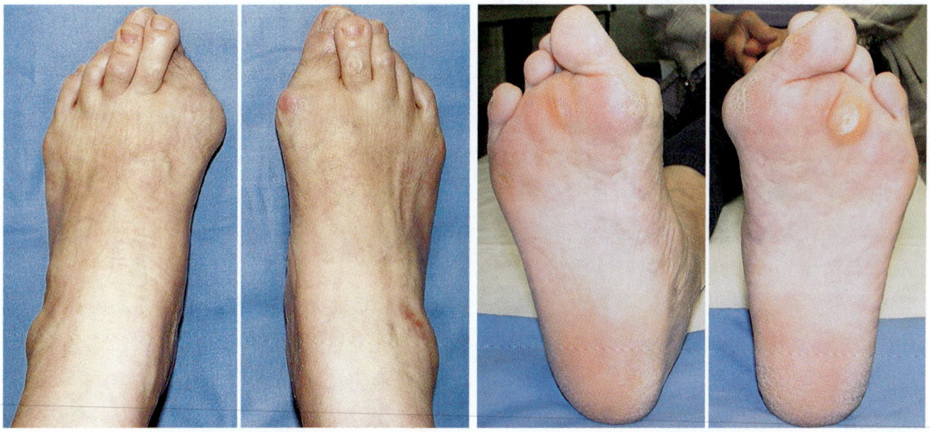

a. 扁平三角状変形　　　　　　b. 足底の有痛性胼胝

図 17-5　足趾に生じる変形

中足骨頭の突出による足底の有痛性胼胝(べんち)を認めることが多い(図 17-5)。

H 膝関節に生じる変形

変形性膝関節症では膝関節の内反変形を生じることが多いが，RA では内反変形のみならず，外反変形や屈曲拘縮を生じることが多い。

I 握力低下

関節の疼痛，拘縮，筋力低下に伴い，握力が低下する。RA では通常の握力計による測定が困難なことがあり，水銀血圧計を改造した握力計を用いる(→128 頁の図 12-14c 参照)。

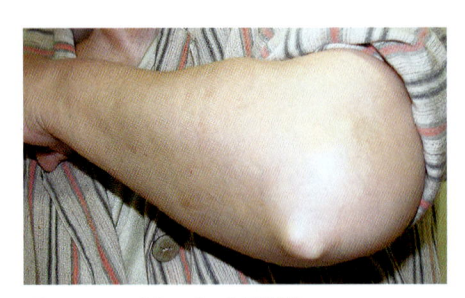

図17-6 リウマトイド結節

2 関節外症候

A 全身症状

37℃台の微熱は稀ではない。ただし38℃を超える発熱の場合には，感染症の併発，成人発症Still（スティル）病を考える。

B 皮膚症状

リウマトイド結節 rheumatoid nodule が肘の伸側，後頭部，手指に好発する。疼痛はなく，通常は切除術の適応とならない（図17-6）。

C 眼症状

上強膜炎は急性に発症するが，多くは数日〜10日以内に治癒する。強膜炎は予後不良である。Sjögren（シェーグレン）症候群では乾燥性角結膜炎がよくみられ，Schirmer（シルマー）テストが診断に有用である。角膜穿孔も稀にみられ，患者が「熱い涙がでた」などと訴えた場合はこれを疑い，すぐに眼科を受診させる。

D 血液障害

1 貧血

貧血は活動性の高いRAで高頻度に合併する。小球性低色素性貧血で，鉄結合能は正常〜低値である。経過中に急速な貧血の進行を認めた際には，消化管出血を疑う。

2 白血球減少

脾腫に白血球減少（2,000/μl以下）を伴うRAの一亜型をFelty（フェルティー）症候群という。疾患修飾性抗リウマチ薬 disease-modifying anti-rheumatic drugs（DMARDs）の投与中に急激な白

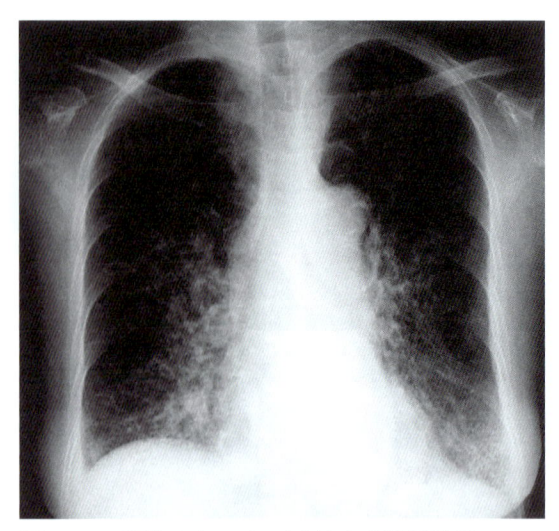

図17-7 関節リウマチに合併した間質性肺炎
両側の下肺野に不規則な線状・網状陰影を認める。

血球減少をみたときは，薬剤性の骨髄抑制を疑う。

E アミロイドーシス
amyloidosis

ネフローゼや下痢をきたす症例ではアミロイドーシスの合併を疑う。腸管生検で確定診断が得られるが，難治性である。関節内にアミロイドが沈着する場合もある。

F 腎障害

RAでは糸球体病変は稀である。蛋白尿の出現は，続発性アミロイドーシスによる場合と，薬剤性腎障害による場合が多い。

G 呼吸器症状

RAでは間質性肺炎を合併することが多く，リウマチ肺ともよばれる。間質性肺炎は，下肺野に好発し，通常無症候性である（図17-7）。メトトレキサートなどの使用中に薬剤性の急性間質性肺炎を生じる場合があり，この場合は休薬と大量のステロイド療法が必要になる。

H 心・血管障害―リンパ浮腫

RAに伴うリンパ管炎により，しばしば一側または両側性に難治性の浮腫が生じる。蜂巣炎（蜂窩織炎）を併発し，難治性となることもある。

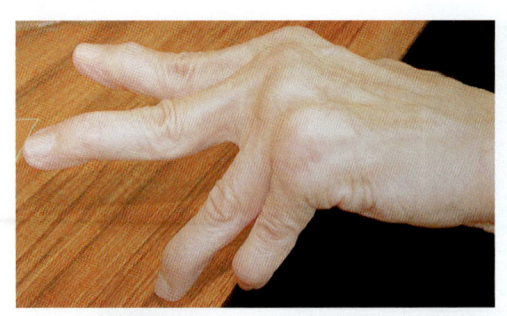

図17-8 環指および小指の伸筋腱皮下断裂

I 神経症状

環軸関節亜脱臼(→540頁参照)が生じるとしばしば項部痛や脊髄症状が出現する。また，屈筋腱周囲の腱鞘滑膜の炎症と肥厚により正中神経が圧迫されて手根管症候群(→503頁参照)をきたすこともある。さらに，多発性単神経炎の存在にも注意が必要である。

J 骨粗鬆症
osteoporosis

RAの初期には局所的な傍関節性骨粗鬆症を生じる。加齢，閉経，運動量低下，副腎皮質ステロイドなどの影響で全身性の骨粗鬆症が進行すると，脆弱性骨折 insufficiency fracture が生じることもある。

K 腱鞘滑膜炎
tenosynovitis

手指，手関節，足関節部では腱鞘滑膜炎を生じることがある。手関節では，伸筋腱周囲の腱鞘滑膜炎に遠位橈尺関節の不安定性が加わり，特に環指，小指の伸筋腱の皮下断裂を生じることがある(図17-8)。

3 検査所見

A 単純X線像

軟部組織の腫脹によるX線透過性の低下，関節周囲の骨萎縮(傍関節性骨粗鬆症)，関節辺縁のびらん erosion，骨洞 geode，関節裂隙狭小化，関節面の破壊，関節亜脱臼・脱臼を認める(図17-9)。

1 Larsen(ラーセン)分類

Larsen分類は，関節破壊の程度をスタンダードフィルムを参考としてgrade分類するもので，広く用いられている(図17-10，表17-2)。

2 Sharp(シャープ)スコア

手および手関節の関節裂隙狭小化とびらんのスコアを算出して関節の破壊の程度を評価する方法で，現在では足も対象に加えたmodified Sharpスコアがよく用いられる(表17-3，図17-11)。薬剤の効果判定などに適している。

B その他の画像

1 CT

関節面の破壊を診断するためには，CTが有用である。三次元CT(3D-CT)を用いると，アライメントの変化を視覚的に理解しやすい。

2 MRI

MRIを用いると，触診や単純X線像では診断の困難な滑膜，骨髄，関節軟骨，靱帯，腱などの描出が可能である。炎症性滑膜の描出にはガドリニウム gadolinium-diethylene-triamine pentaacetic acid(Gd-DTPA)を用いた造影MRIが有用である。炎症滑膜はT1強調像で低信号，T2強調像で中程度の信号の領域として認識され，関節液や骨洞の内容物などとの判別が難しいが，造影後T1強調像では炎症滑膜は明瞭な高信号領域として描出され，周囲との識別が容易である(図17-12→266頁)。滑膜炎の早期鑑別診断や治療効果判定に有用である。

C 血液・関節液の検査所見

赤沈値が亢進し，CRP値が上昇する。白血球数は正常あるいは軽度増加する。血小板や好酸球の増加を認めることもある。

リウマトイド因子 rheumatoid factor(RF)は70〜90%で陽性となる。RFは，ヒトあるいは異種動物のIgG(Fc部分)と特異的に反応する自己抗体で，それ自身はIgMに属する。健常ヒト血清でも1〜5%で陽性で，他の炎症性疾患でも陽性となることがある。さらに肝疾患患者や高齢者では陽性率が高くなるため診断に際しては注意が必要である。IgM-RFの力価は活動性と相関せず，

a. 手関節　　　b. 肘関節　　　c. 肩関節

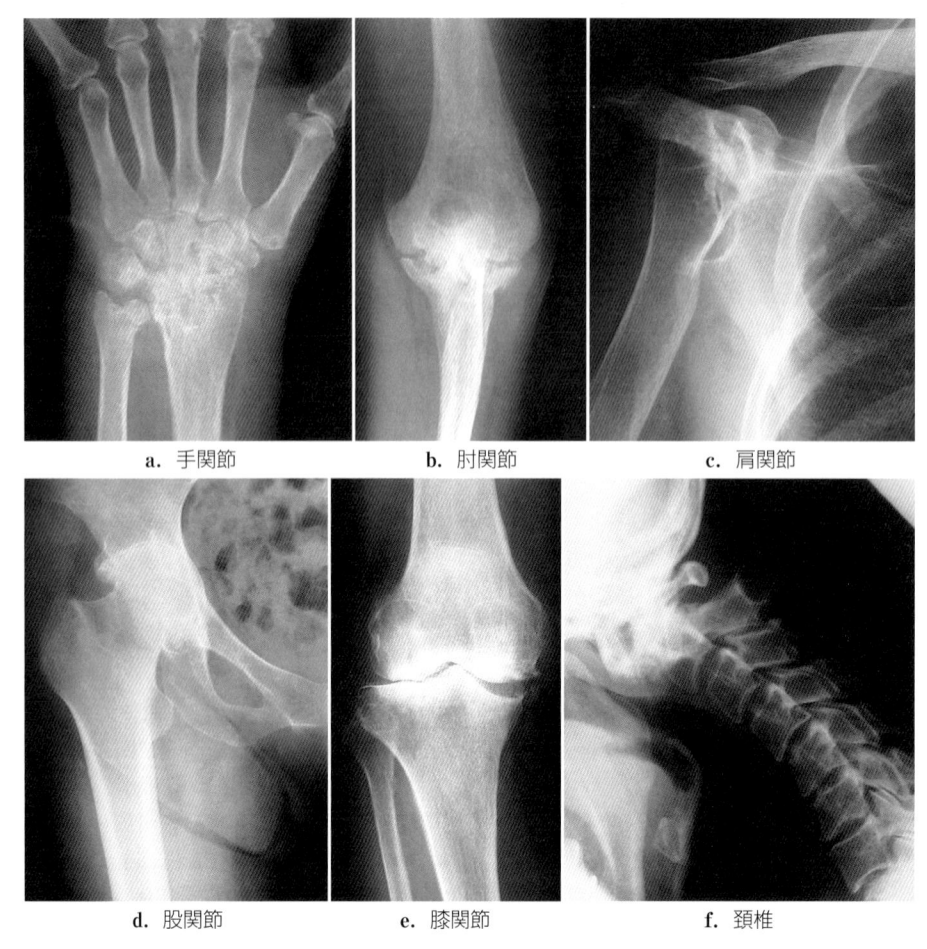

d. 股関節　　　e. 膝関節　　　f. 頚椎

図 17-9　関節リウマチの単純 X 線像
関節裂隙の狭小化, 関節面の著しい破壊, 関節の亜脱臼などの所見がみられる。

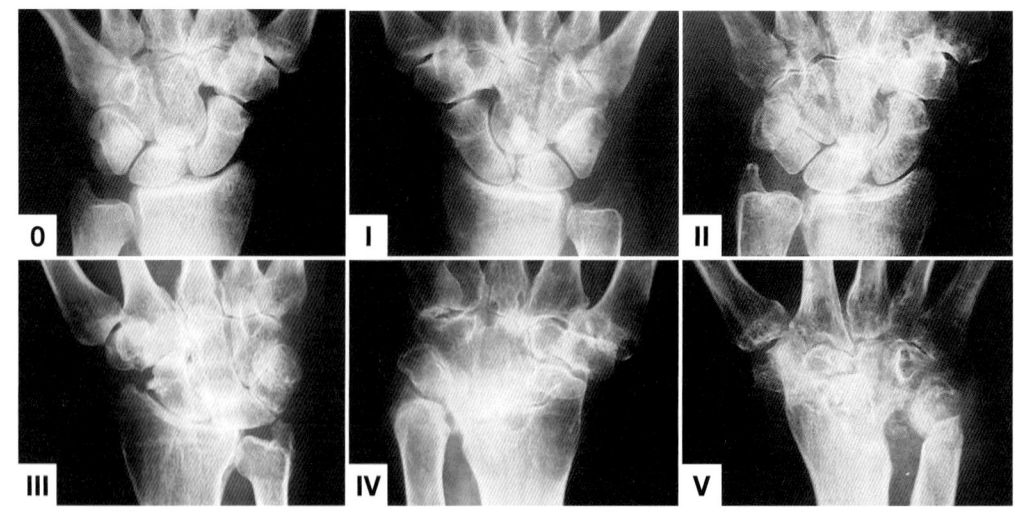

図 17-10　Larsen 分類（手関節）

表17-2 X線像のLarsen分類（→図17-10参照）

grade 0	正常。変化はあっても関節炎とは関係ないもの。
grade I	軽度の異常。関節周囲の軟部腫脹，傍骨性骨粗鬆症，軽度の関節裂隙狭小化のうち1つ以上が存在する。
grade II	初期変化。びらんと関節裂隙狭小化。びらんは非荷重関節では必須。
grade III	中等度の破壊。びらんと関節裂隙狭小化。びらんは荷重関節でも必須。
grade IV	高度の破壊。びらんと関節裂隙狭小化。荷重関節では骨変形。
grade V	ムチランス変形。関節端が原形をとどめないもの。

(Larsen A, Dale K, Eek M：Radiographic evaluation of rheumatoid arthritis and related conditions by standard reference films. Acta Radiol Diagn 18：481-491, 1977 より)

表17-3 modified Sharpスコア（→図17-11参照）

関節裂隙狭小化スコア
- スコア0：異常なし
- スコア1：局所的または疑い
- スコア2：全般的（50%以上残存）
- スコア3：全般的（50%以下残存）または亜脱臼
- スコア4：骨性強直または完全脱臼

びらんスコア
- スコア0：異常なし
- スコア1：個々に存在する場合
- スコア2～5：びらんが存在する関節表面の面積に応じてスコアリング
- スコア5：関節が完全に破壊

(van der Heijde DM：Plain X-rays in rheumatoid arthritis：overview of scoring methods, their reliability and applicability. Baillieres Clin Rheumatol 10：435-453, 1996 より)

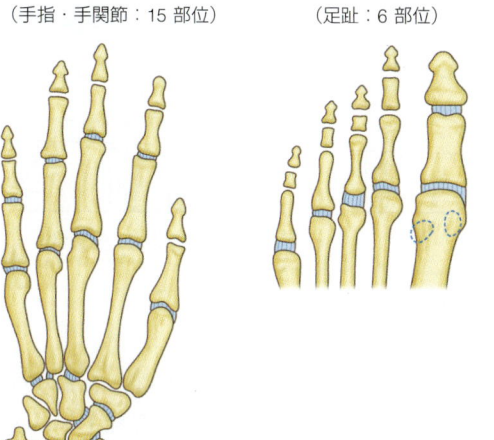

図17-11 modified Sharpスコアの対象となる部位（赤色部分）

a. 手指・手関節では15部位，足趾では6部位のスコアを合計する。最大スコアは両側の手指・手関節の15部位すべてスコア4とすると120となり，足趾では48となる。
b. 手指・手関節では16部位，足趾では12部位を対象とする。最大スコアはそれぞれ160と120である。

予後判定にも有用でない。最近では，抗環状シトルリンペプチド（anti-cyclic citrullinated peptide：CCP）抗体が，RAの有用な血清マーカーとして報告されている。わが国でも2007年に保険収載され，一般診療における使用が可能になった。このほか，免疫グロブリン値の上昇や血小板増多を認めることがある。全身性エリテマトーデス（SLE）と異なり血清補体価は低下しない。経過中に著明な低補体血症を認めたときは，悪性関節リウマチ（MRA）を疑う。

関節液は淡黄緑色のことが多く，混濁し，滑膜の細片の浮遊を認めることもある。粘稠度は低下している（図17-13，→162頁の表13-8参照）。

4 診断

米国リウマチ学会（American College of Rheumatology：ACR）の分類基準（1987年改訂）を用いる（表17-4）。7項目中，少なくとも4項目を満たす症例をRAとする。

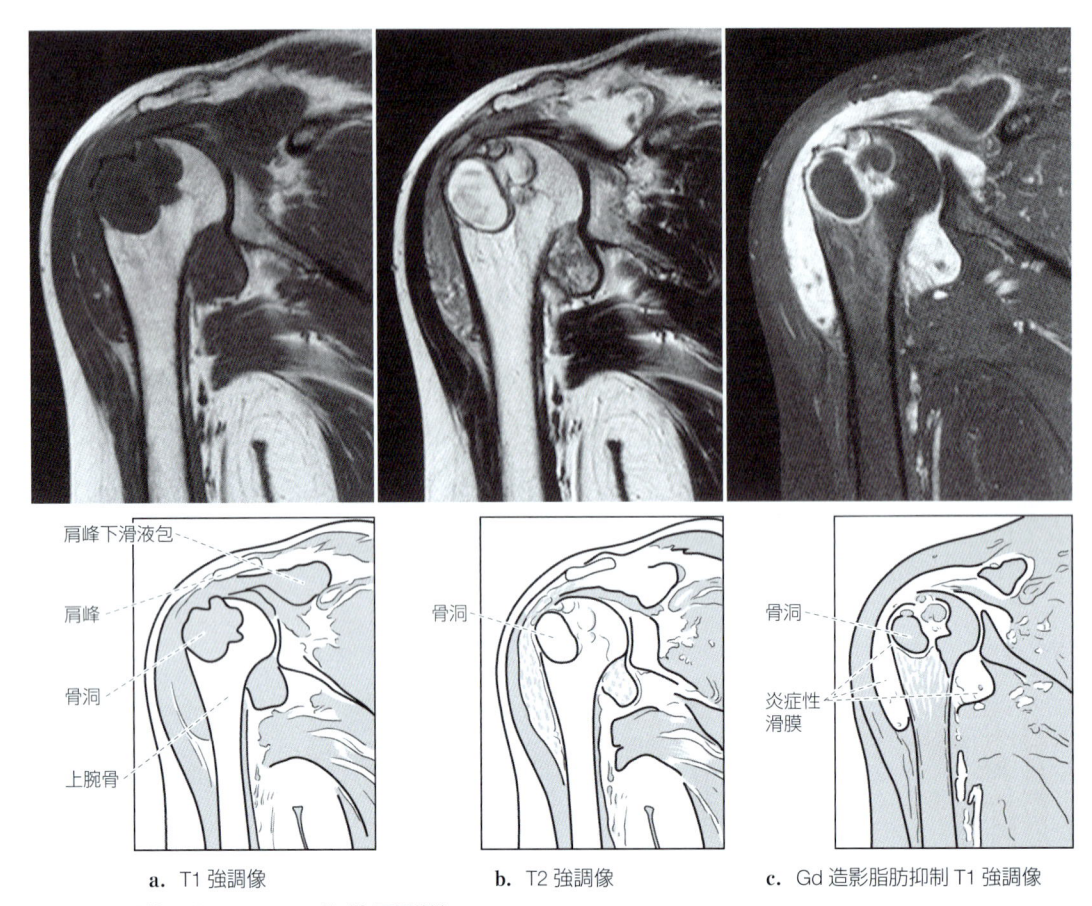

図 17-12 関節リウマチの MR 像（右肩関節）
T1・T2 強調像に Gd 造影 T1 強調像を加えることで，炎症滑膜がよく判別できる。

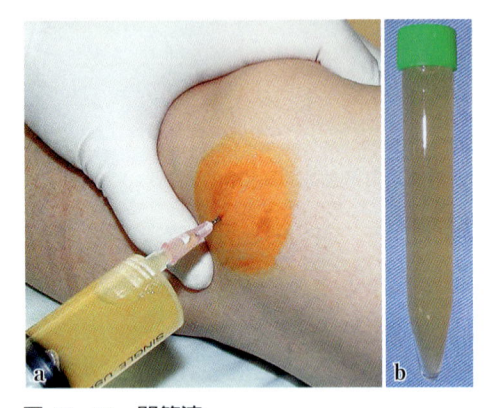

図 17-13 関節液
a. 膝関節穿刺　b. 採取した関節液

近年の薬物療法の進歩に伴い，より早期の診断が求められているが，この分類基準では，関節症状は 6 週間以上持続しなければ RA と診断できないという問題点がある。このため，早期診断を目的とした診断基準も考案されている。日本リウマチ学会の早期 RA の診断基準は，発症 1 年以内の早期 RA の診断を目的に作成された（表 17-5）。この基準では，左右の対称性の関節炎と X 線診断の 2 つの項目は含まれない。

また，厚生労働省が作成した早期 RA 診断（classification tree：CT）法では，ACR の RA 分類基準（→表 17-4）の 1〜4 の項目について，症状の持続を 1 週間と短縮している。また，項目 1 の朝のこわばりについては 15 分以上と短くした。さらに，項目 2 における判定すべき関節領域に左右の DIP 関節と肩関節を加えている（図 17-14）。

また，RA をできるだけ早期に診断し，持続的関節炎や骨びらんをきたす可能性の高い症例の薬物療法を開始し，関節破壊を阻止することを目的として，ACR と EULAR（European League Against Rheumatism；ヨーロッパ・リウマチ学会）の合同による RA の新分類基準が作成された

表 17-4 関節リウマチの分類基準〔米国リウマチ協会(現 米国リウマチ学会),1987 年〕

項目	定義
1. 朝のこわばり	朝のこわばりは少なくとも 1 時間以上持続すること。
2. 3 関節領域以上の関節炎	少なくとも 3 つの関節領域で、軟部組織の腫脹または関節液の貯留を医師が確認すること。判定すべき関節領域は左右の PIP 関節、MCP 関節、手関節、肘関節、膝関節、足関節、MTP 関節の 14 カ所である。
3. 手の関節炎	手関節、MCP 関節または PIP 関節の、少なくとも 1 カ所の関節領域に腫脹があること。
4. 対称性の関節炎	対称性に関節炎が同時に認められること。PIP、MCP、MTP 関節領域では完全に左右対称でなくともよい。
5. リウマトイド結節	骨が突出した部分または関節周囲の伸側にみられる皮下結節を医師が確認すること。
6. 血清リウマトイド因子	いずれの方法でもよいが、正常対照群が 5% 以下の陽性率を示す方法で異常値を示すこと。
7. X 線像の変化	手関節または指の X 線前後像で関節リウマチに典型的な変化を示すこと。すなわち、関節もしくはその周囲にびらんまたは限局性の骨萎縮が認められること(変形性関節症様の変化のみでは不十分)。

＊少なくとも 4 項目を満たす症例を RA とする。なお項目 1～4 までは少なくとも 6 週間持続していること。

表 17-5 早期 RA の診断基準(日本リウマチ学会,1994 年)

1. 3 関節以上の圧痛または他動運動痛
2. 2 関節以上の腫脹
3. 朝のこわばり
4. リウマトイド結節
5. 赤沈 20 mm 以上の高値または CRP 陽性
6. リウマトイド因子陽性

＊以上 6 項目中、3 項目以上を満たすものを早期 RA とし、該当する患者は詳細に経過を観察し、病態に応じて適切な治療を開始する必要がある。

(表 17-6)。この分類基準では、少なくとも 1 つ以上の明らかな腫脹関節(滑膜炎)があり、他の疾患では説明できない患者を使用対象とし、腫脹または圧痛関節数、血清学的検査、滑膜炎の期間、急性期反応の 4 項目についてそれぞれ点数化し、合計点で 6 点以上の場合に明らかな関節リウマチと診断するとした。

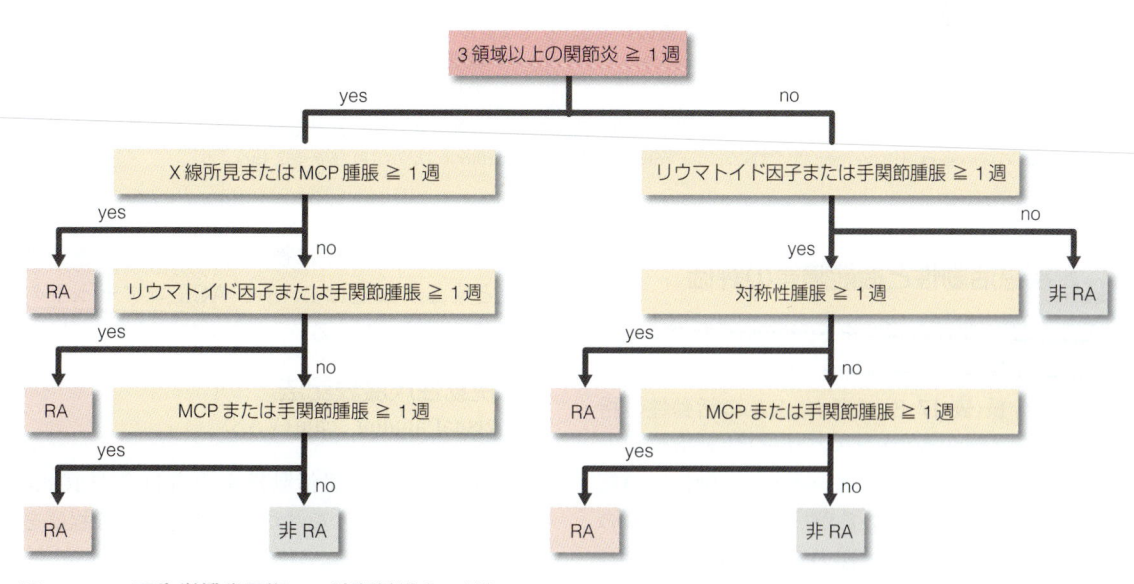

図 17-14 厚生労働省早期 RA 診断基準(CT 法)

表17-6 新RA分類基準

腫脹または圧痛関節数（0-5点）	
1個の中～大関節**	0
2-10個の中～大関節**	1
1-3個の小関節*	2
4-10個の小関節*	3
11関節以上（少なくとも1つは小関節*）	5
血清学的検査（0-3点）	
RFも抗CCP抗体も陰性	0
RFか抗CCP抗体のいずれかが低値の陽性	2
RFか抗CCP抗体のいずれかが高値の陽性	3
滑膜炎の期間（0-1点）	
6週間未満	0
6週間以上	1
急性期反応（0-1点）	
CRPもESRも正常値	0
CRPかESRが異常値	1

スコア6点以上ならばRAと分類される。

*：MCP，PIP，MTP2-5，1st IP，手首を含む
**：肩，肘，膝，股関節，足首を含む
***：DIP，1st CMC，1st MTPは除外

低値の陽性：基準値上限より大きく上限の3倍以内の値
高値の陽性：基準値の3倍より大きい値

表17-7 関節リウマチのstage分類

stage Ⅰ：初期
 *1. X線像に骨破壊像はない。
  2. X線像の所見として骨粗鬆症はあってもよい。
stage Ⅱ：中期
 *1. X線で軽度の軟骨下骨の破壊を伴う，あるいは伴わない骨粗鬆症がある。軽度の軟骨破壊はあってもよい。
 *2. 関節運動は制限されていてもよいが，関節変形はない。
  3. 関節周囲の筋萎縮がある。
  4. 結節および腱鞘炎のような関節外軟部組織の病変はあってもよい。

stage Ⅲ：高度進行期
 *1. 骨粗鬆症に加え，X線像で軟骨および骨の破壊がある。
 *2. 亜脱臼，尺側偏位，あるいは過伸展のような関節変形がある。線維性または骨性強直を伴わない。
  3. 強度の筋萎縮がある。
  4. 結節および腱鞘炎のような関節外軟部組織の病変はあってもよい。
stage Ⅳ：末期
 *1. 線維性あるいは骨性強直がある。
  2. それ以外はstage Ⅲの基準を満たす。

*印のついている基準項目は，特にその病期，あるいは進行度に患者を分類するために必ずなければならない項目である。
（Steinbrocker O, Traeger CH, Batterman RC：Therapeutic criteria in rheumatoid arthritis. JAMA 140：659-662, 1949 より）

5 疾患活動性と機能障害の評価

　RA病変の進行の程度をSteinbrockerのstage分類（表17-7）で，機能障害の程度をACR改訂のclass分類（表17-8）で表す。RAの活動性の指標としてLansbury（ランスバリー）活動指数もよく用いられてきた。このLansbury活動指数の算定には本来6項目を用いるが，わが国では，朝のこわばりの持続時間，握力grip power（GP），Lansbury関節点数（図17-15），赤沈値の4項目に関し，それぞれ％に換算し，その合計を評価点数とする。最近はDASやACRコアセットのほうがよく用いられる。

A 視覚性尺度表記法
visual analog scale（VAS）

　疼痛あるいは疾患活動性を患者自身が10 cmの線上に印をつけ，左端からの距離でその程度を表現する方法である。

表17-8　関節リウマチの機能分類のための改訂基準 (米国リウマチ学会, 1991年)

class Ⅰ	日常生活活動を完全にこなせる（日常の自分の身のまわりの世話，職場での機能性，趣味，スポーツなどの活動性）。
class Ⅱ	日常の自分の身のまわりの世話および職場での機能性は果たせるが，趣味・スポーツなどの活動性は限定されている。
class Ⅲ	日常の自分の身のまわりの世話はできるが，職場での機能性および趣味・スポーツなどの活動性は限定される。
class Ⅳ	日常の自分の世話，職場での機能性，趣味・スポーツなどの活動性が限定される。

*「日常の自分の身のまわりの世話」は衣類の着脱，食事，入浴，身支度，用便などの動作を含む。「趣味・スポーツなどの活動性」はレクリエーションおよび/またはレジャーに関する活動，「職場での機能性」は職場，学校，家事に関する活動が患者の希望どおり，ならびに年齢・性別に相応していることを意味する。

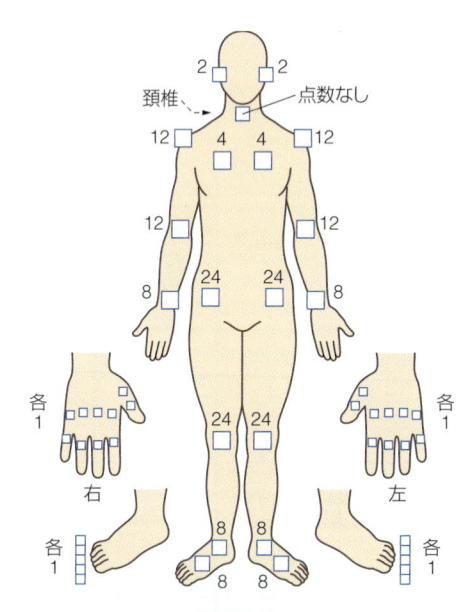

図17-15　Lansbury関節点数
疼痛がある関節には×を，腫脹がある関節には○をつける。Lansburyの原著では関節の圧痛または運動痛を関節炎症ありと判断し点数化している。

B HAQ

health assessment questionnaire (HAQ) は20項目の質問から構成され，RA患者の日常生活活動 (ADL) の障害度を点数化して判定する方法である（**表17-9**）。これを簡略化した modified HAQ (mHAQ) も用いられる。

C 表情尺度
face scale

20段階の表情から，その日の気分を表しているものを選ばせる方法で，スクリーニング検査に適しているとされる。

D ACRコアセット

ACRが提唱する治療法の有効性を評価する指標で，広く用いられている（**表17-10**）。7項目からなり，治療前後に (1.)，(2.) がともに20%以上改善し，かつ (3.)～(7.) の5項目のうち3項目以上が20%以上改善した場合，その治療法はACR20で有効と判定される。同様に，改善度に応じてACR 50，ACR 70という基準が用いられる。

E DAS

disease activity score (DAS) はヨーロッパ・リウマチ学会 (European League Against Rheumatism；EULAR) が推奨する疾患活動性の評価法である。オリジナルのDASは (1) Ritchie (リッチー) 関節指数，(2) 腫脹関節数，(3) 患者による全般的健康状態 visual analog scale (VAS)，(4) ESR（またはCRP）の4項目を測定して公式を用いて算出するが，これを簡略化し，評価する関節を28関節として，圧痛をその有無だけに絞ったDAS28がよく用いられている。DAS28の値によって疾患活動性の基準が決められており，通常，DAS28 ≤ 3.2 が "low disease activity"，3.2 < DAS28 ≤ 5.1 が "moderate disease activity"，5.1 < DAS28 が "high disease activity" と設定される。DAS28-CRPはDAS28-ESRより低い値となりやすいため，評価を行う際にはDAS28-CRPとDAS28-ESRを混在させないように注意する。

6 関節リウマチの治療

薬物療法の進歩によって，発症早期からの積極

表 17-9　HAQ（health assessment questionnaire）

各項目の日常生活活動について，この1週間のあなたの状態を平均して右の4つから1つ選んで✓印をつけてください．	何の困難もない（0点）	いくらか困難である（1点）	かなり困難である（2点）	できない（3点）
[1] 衣類着脱および身支度				
A．靴ひもを結び，ボタンかけも含め自分で身支度できますか	□	□	□	□
B．自分で洗髪できますか	□	□	□	□
[2] 起床				
C．肘掛けのない垂直な椅子から立ち上がれますか	□	□	□	□
D．就寝，起床の動作ができますか	□	□	□	□
[3] 食事				
E．皿の肉を切ることができますか	□	□	□	□
F．いっぱいに水が入っている茶碗やコップを口元まで運べますか	□	□	□	□
G．新しい牛乳のパックの口を開けられますか	□	□	□	□
[4] 歩行				
H．戸外で平坦な地面を歩けますか	□	□	□	□
I．階段を5段登れますか	□	□	□	□
[5] 衛生				
J．身体全体を洗い，タオルで拭くことができますか	□	□	□	□
K．浴槽につかることができますか	□	□	□	□
L．トイレに座ったり立ったりできますか	□	□	□	□
[6] 伸展				
M．頭上にある5ポンドのもの（約2.3 kgの砂糖袋など）に手を伸ばして，つかんで下に降ろせますか	□	□	□	□
N．腰を曲げ床にある衣類を拾い上げられますか	□	□	□	□
[7] 握力				
O．自動車のドアを開けられますか	□	□	□	□
P．広口のビンの蓋を開けられますか（既に口が切ってあるもの）	□	□	□	□
Q．蛇口の開閉ができますか	□	□	□	□
[8] 活動				
R．用事や，買い物で出かけることができますか	□	□	□	□
S．車の乗り降りができますか	□	□	□	□
T．掃除機をかけたり，庭掃除などの家事ができますか	□	□	□	□

[1]～[8]の各カテゴリーのなかの最高点をその点数とし，最高点総和/回答したカテゴリー数を求める．
（Fries JF, et al：Arthritis Rheum 23：137-145, 1980）

表 17-10　ACR コアセット

1. 圧痛関節数
2. 腫脹関節数
3. 患者による疾患の評価（VAS）
4. 患者による疾患活動性の全般的評価（VAS）
5. 医師による疾患活動性の全般的評価（VAS）
6. 患者による身体機能評価（HAQ）
7. 急性期反応物質（ESR あるいは CRP）

的治療による疾患コントロールが可能となった．2002年のACRによるガイドラインでは，RAの治療目標を，関節破壊を阻止もしくはコントロールすること，機能障害を阻止すること，疼痛を緩和させることと設定している．

2007年にはEULARの早期関節炎ガイドラインが発表され，RAの骨びらんは発症早期に生じ，80%以上の症例で2年以内にX線上の関節破壊が生じていること，また，発症早期の多発関節炎に対しては，数カ月のDMARDsによる治療開始の遅れが，X線上の関節破壊の進行，機能障害および就労能力に影響すること，さらにDMARDsを開始するまでの期間が，治療反応性を規定する

最大の因子であることが指摘されている。そのうえで，発症早期のRAに対する"window of opportunity（治療の機会）"の概念が多くの研究で指示されているとし，ガイドラインのrecommendationとしてDMARDsの早期導入を挙げている。また，2008年にはACR Recommendationsが発表され，罹病期間，疾患活動性，予後不良因子の3項目をもとに，従来のDMARDsおよび生物学的製剤を使用するためのアルゴリズムが作成された。

A 患者指導

まずRAの経過と治療について十分に説明し，患者の不安を軽減させることが治療の第一歩となる。RAは全身性，進行性の場合が多いため，患者の生活の質 quality of life（QOL）を改善するためには，家族や医療従事者が病状について十分に理解し，支援することが必要である。疼痛を緩和させるためには，十分な睡眠，適度な体操，鉄分やカルシウムが豊富でバランスのとれた食事が大切である。関節の腫脹や疼痛の強いときには局所安静と保温に努め，腫脹や疼痛が軽減しているときには関節の可動域訓練やADLの改善訓練を積極的に行う。

B 関節リウマチの薬物療法

薬物療法には，非ステロイド性抗炎症薬，疾患修飾性抗リウマチ薬，生物学的製剤および副腎皮質ステロイドが使用される。

1 非ステロイド性抗炎症薬 nonsteroidal anti-inflammatory drugs（NSAIDs）

関節の疼痛や腫脹を軽減させる目的でNSAIDsが投与される。NSAIDsには多くの種類があり，それぞれの特徴を理解して使用する必要がある。頻度の高い副作用として胃・十二指腸潰瘍があり，高齢者，潰瘍の既往のある患者，副腎皮質ステロイド投与中および複数のNSAIDsを投与する場合には注意が必要である。NSAIDsの主な作用はプロスタグランジン合成酵素であるシクロオキシゲナーゼ cyclooxygenase（COX）の抑制にあるが，そのサブタイプとしてCOX-1とCOX-2がある。COX-2を選択的に阻害する薬剤が開発され，消化器系の副作用は軽減している。

2 疾患修飾性抗リウマチ薬 disease-modifying antirheumatic drugs（DMARDs）

RAの炎症の沈静化と関節破壊の抑制を目的にDMARDsが使用される。持続する滑膜炎と関節破壊を認めた場合には，可及的早期に投与を行い，効果が得られない場合には別のDMARDsに変更する。サラゾスルファピリジン，メトトレキサート（MTX），レフルノミド，タクロリムス，金製剤，D-ペニシラミン，ブシラミンなどがあり，それぞれ異なった特徴を持つ。RAの薬物療法の基本は，できるだけ早期に最適なDMARDsの投与を行い，疾患活動性のコントロールをすることである。DMARDsの併用療法も行われているが，その有益性に関してはいまだ明らかではない。

3 生物学的製剤 biological agents

生物学的製剤とは，生物が産生した蛋白質を利用し，遺伝子工学を用いて開発された薬剤のことを指す。わが国では，インフリキシマブ（キメラ型抗TNF-αモノクローナル抗体）が2003年，エタネルセプト（可溶性TNFレセプター融合蛋白）が2005年に承認され，TNF阻害療法施行ガイドラインが作成されている。また，2007年には，アダリムマブ（ヒト型抗TNF-αモノクローナル抗体）とトシリズマブ（ヒト化抗IL-6受容体抗体）がRAに対して承認された。さらに，2010年にはアバタセプト（ヒト化CTLA-4 IgG1 Fc融合蛋白），2011年にはゴリムマブ（完全ヒト型抗TNFα抗体）も相次いで承認された。これら生物学的製剤は非常に強い抗炎症作用と，関節破壊の抑制効果が報告されているが，アナフィラキシーショックや日和見感染（結核など）の顕性化といった副作用がある。このほか，多くの種類の生物学的製剤が開発中であり，RAの薬物療法におけるこれらの役割はさらに拡大していくことが予想される。

4 副腎皮質ステロイド（糖質コルチコイド glucocorticoids）

低用量の経口副腎皮質ステロイドの投与は強い抗炎症効果があり，愁訴の改善に高い有効性をもつ。全身性の炎症所見が強い場合，関節外症状を有する場合，多関節炎でADLが著しく制限されている場合，およびDMARDsの効果が得にくい

場合などに使用される。関節内や腱鞘内に副腎皮質ステロイドを注射投与する方法も用いられる。

副作用として易感染性，骨の脆弱化，耐糖能低下，高血圧，体重増加，むくみ，高脂血症，白内障などがある。副腎皮質ステロイドの継続投与を行っている患者では，骨密度の定期的評価が必要である。

C 関節リウマチの手術療法

1 滑膜切除術 synovectomy

増殖した滑膜を外科的に切除する手術である。膝関節，手関節，肘関節などに対して行われることが多い。一般に全身性の炎症のコントロールが良好でも滑膜炎の沈静化が得られない関節に対して，関節破壊が進行する以前の段階で行われる。

2 切除関節形成術 resection arthroplasty

足趾に対する中足骨頭切除術や，遠位橈尺関節障害に対する尺骨遠位端切除術などがある。

3 関節固定術 arthrodesis

変形と不安定性による機能障害が強い関節に対して行われる手術である。手関節，手指，足関節などに適応があり，除痛効果に優れている。頚椎における高度の環軸関節亜脱臼に対しては，環軸椎間固定術が行われる。

4 人工関節全置換術 total joint arthroplasty

股関節に対する人工股関節全置換術 total hip arthroplasty（THA）や膝関節に対する人工膝関節全置換術 total knee arthroplasty（TKA）（図17-16）が多く行われているが，肘関節，母趾MP関節，手指MP，PIP関節，足関節に対する手術も行われる。

5 腱移行術，腱移植術 tendon transfer, tendon graft

手関節背側において，指伸筋腱の皮下断裂を生じることがあり，固有示指伸筋腱を用いた腱移行術または長掌筋腱などを用いた腱移植術が行われる。

6 脊椎に対する手術

環軸関節亜脱臼 atlantoaxial subluxation（AAS），

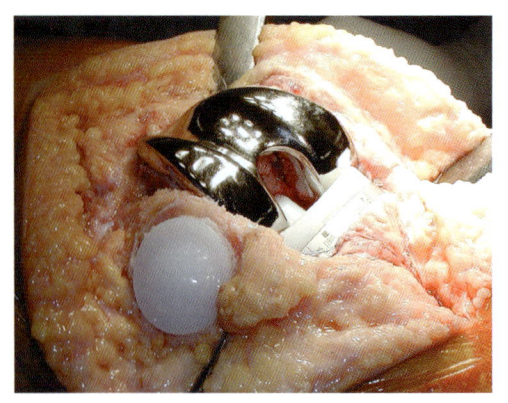

図17-16 人工膝関節全置換術
右膝に対して各コンポーネントの設置を終了した状態。

軸椎垂直亜脱臼 vertical subluxation（VS）あるいは軸椎下亜脱臼 subaxial subluxation（SS）などの重度の頚椎の障害では，手術療法の適応となることが多い。圧迫された脊髄に対して除圧術が，支持性の再獲得のため脊椎固定術が行われる。

D 関節リウマチのリハビリテーション

RAの治療において，リハビリテーション（リハビリ）は薬物療法，手術療法とともに重要な位置を占める。徐々に進行する多様な関節障害によって低下していく患者のADLをできる限り維持ないし改善することは，患者のQOLを高めるために重要である。そのためには，医師がリハビリの重要性を十分認識し，理学療法士，作業療法士，義肢装具士らと連携して治療にあたることが必要である。

RAのリハビリの特殊性として，多発関節障害があること，炎症のコントロールの状況や手術療法によって患者の状態が変化すること，長期罹患によって骨粗鬆症，呼吸障害，腎機能障害などのリハビリの障害因子が発生してくることなどが挙げられる。さらに，長期間の罹患に伴い精神面のケアも必要となる。

RAのリハビリには，主に理学療法（運動療法と物理療法），作業療法，装具療法がある。運動療法としては，関節の可動域訓練，筋力訓練，歩行訓練などが行われ，患者のADL改善や維持が基本となる。運動療法を補助する手段として，ホットパック，渦流浴，超短波などの温熱療法や低周波治療といった物理療法を併用し，疼痛や筋の痙

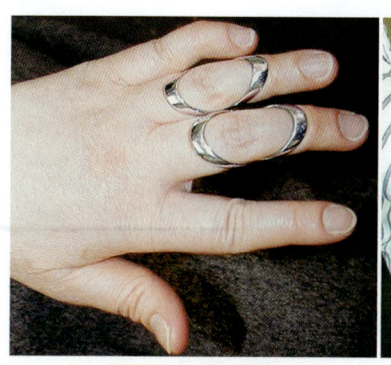

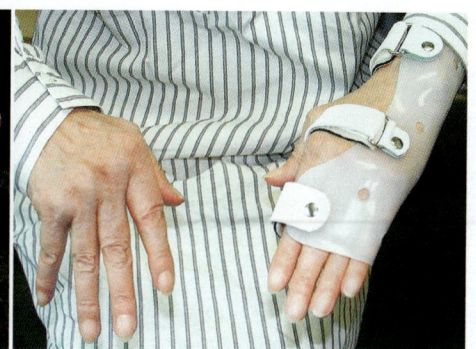

a. 白鳥のくび変形矯正装具　　　b. 尺側偏位矯正装具

図 17-17　RA で用いる装具

性の緩和を図る。プール内の水治療法は荷重関節への負荷の軽減に有効で，抵抗運動による筋力トレーニングにも効果がある。

作業療法は，上肢の機能障害に対するアプローチが主となる。排泄，整容，食事，家事一般などの ADL を，障害の程度を評価しながら必要に応じて自助具を用いて訓練する。

装具療法は，局所の安静や疼痛の緩和，変形の矯正や防止，支持性の獲得などを目的に行う（図 17-17）。また，多発する関節変形によって低下した ADL を改善するために，種々の自助具を処方する。自助具は主に食事や整容動作で活用されるもので，患者に合わせてテーラーメイドで作製することが大切である。

また，家屋の改造もリハビリの一環として重要であり，屋内の移動のための手すりの設置や段差の排除，ドアノブや水道の蛇口の変更，トイレ・浴室の改造などを行い，障害をもった患者が，できるだけ自立した生活ができるように支援する。

B　悪性関節リウマチ
malignant rheumatoid arthritis（MRA）

血管炎を主体とし，多彩な関節外症状を呈する RA（rheumatoid arthritis with vasculitis）で，難治性で重篤な臨床症状を伴うものをわが国では悪性関節リウマチ（MRA）とよぶ。特定疾患の 1 つである。RA として罹病期間の長い進行例に多く，男女比はおよそ 1：2 である。

【診断】
わが国では，厚生労働省特定疾患研究班の提唱する診断基準（表 17-11）が用いられる。

【臨床症状】
血管炎による臓器障害として，間質性肺炎または肺線維症，皮膚出血，潰瘍形成，指趾の壊死（図 17-18），糸球体腎炎，胸膜炎，心囊炎，心筋炎，消化管潰瘍，多発性単神経炎などの重篤な症状が出現し，種々の治療に抵抗して予後は不良である。

【検査所見】
リウマトイド因子が高値（RAHA テスト 2,560 倍以上）を示し，特に IgG-RF は MRA に特異性が高いとされる。低補体価は血管炎の活動性の高い時期にみられる。通常の RA よりも赤沈値や CRP 値が高値を呈し，白血球数も増加する。

【治療】
通常の RA に対する DMARDs 療法に加え，副腎皮質ステロイドの中〜大量療法や血漿交換療法も行われる。

C　若年性関節リウマチ
juvenile rheumatoid arthritis（JRA）

16 歳未満の小児に発生する原因不明の慢性関節炎であり，現在，世界共通の新しい分類が提唱され，検討が行われている。世界保健機関（WHO）と国際リウマチ学会（ILAR）が協議し，新しい共通の分類基準として若年性特発性関節炎 juvenile idiopathic arthritis（JIA）が提案されたが，ここではわが国で一般化している概念に基づき，若年性関節リウマチ（JRA）の用語を使用する。

表17-11 悪性関節リウマチ診断の手引き(厚生労働省研究班,1989年より)

A. 臨床症状,検査所見
① 多発性神経炎:知覚障害,運動障害いずれを伴ってもよい。
② 皮膚潰瘍または梗塞または指趾壊疽:感染や外傷によるものは含まない。
③ 皮下結節:骨突起部,伸側表面もしくは関節近傍にみられる皮下結節。
④ 上強膜炎または虹彩炎:眼科的に確認され,他の原因によるものは含まない。
⑤ 滲出性胸膜炎または心嚢炎:感染症など,他の原因によるものは含まない。癒着のみの所見は陽性にとらない。
⑥ 心筋炎:臨床所見,炎症反応,筋原性酵素,心電図,心エコーなどにより診断されたものを陽性とする。
⑦ 間質性肺炎または肺線維症:理学的所見,胸部X線,肺機能検査により確認されたものとし,病変の広がりは問わない。
⑧ 臓器梗塞:血管炎による虚血,壊死に起因した腸管,心筋,肺などの臓器梗塞。
⑨ リウマトイド因子高値:2回以上の検査で,RAHAテスト2,560倍以上の高値を示すこと。
⑩ 血清低補体価または血中免疫複合体陽性:2回以上の検査で,C3,C4などの血清補体成分の低下またはCH_{50}による補体活性化の低下をみること,または,2回以上の検査でC1q結合能を基準とする血中免疫複合体陽性をみること(ただし,医療保険が適用されていないので検査のできる施設に限る)。

B. 組織所見
皮膚,筋,神経,その他の臓器の生検により小ないし中動脈に壊死性血管炎,肉芽腫性血管炎ないしは閉塞性内膜炎を認めること。

判定:関節リウマチの診断基準を満たし,以下に該当する場合。
(1) Aの項目の3項目以上満たすもの
(2) Aの項目の1項目以上とBの項目があるもの
鑑別疾患:アミロイドーシス,Felty(フェルティ)症候群,全身性エリテマトーデス(SLE),多発性筋炎(PM),混合結合組織病(MCTD)など。

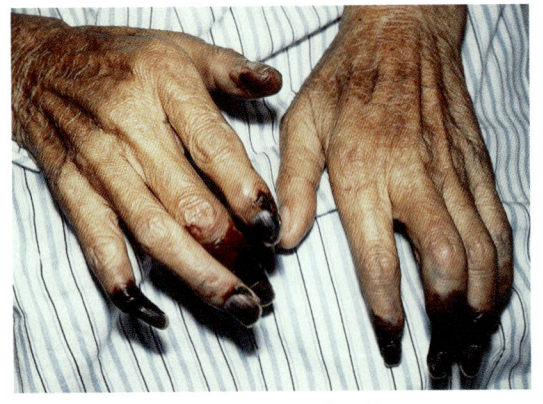

図17-18 悪性関節リウマチの指の壊死(鳥巣 原図)

【病型】(表17-12)
・全身型 systemic type〔Still(スティル)病〕
関節炎とともに,関節外症状が主症状となる病型である。日内変動が3~4℃もある弛張熱 remittent fever(スパイク熱 spiking fever)が認められる。40℃以上の高熱をきたすこともあるが,日内変動が著明で,下降時には平熱となる。皮疹,リンパ節腫脹,肝脾腫,心膜炎,稀に胸膜炎を合併する。検査所見では血清フェリチン値の著明な上昇を認める。RF,抗核抗体の陽性率は低い。アミロイドーシスを約10%に合併する。自然寛解することが多いが,関節炎の予後は多彩である。

・多関節型 polyarticular type
成人のRAに類似し,6カ月以内に5カ所以上の関節が侵襲される病型である。RF陽性型と陰性型があり,陽性型は関節炎の予後が悪い。長期経過した例では,貧血,発育不良,性的発達遅延などがみられる。

・少(単)関節型 pauciarticular type
関節炎が発症6カ月以内に4関節以下に限局する病型である。関節炎は通常非対称性で,単関節炎の場合もあり,膝,足関節などに多い。合併症として慢性虹彩炎があり,失明することがある。抗核抗体の陽性率が高い。

【診断】
厚生労働省の診断手引きに基づいて行う(表17-13)。

【治療】
JRAの治療はRAに準じるが,病型に応じた治療が必要である。NSAIDsの投与が基本であるが,副腎皮質ステロイドやDMARDsが必要となる例もある。欧米では,難治例に生物学的製剤の使用も開始されている。

表 17-12 若年性関節リウマチの発症病型

	全身型	少(単)関節型	多関節型
頻度	20%	30～40%	40～50%
年齢	幼児に多い	一定しない	年長者に多い
性差	なし	女児にやや多い	女児に多い
発熱　高熱	100%	0%	0%
微熱	0%	50%	80%
発疹	90%	20%	40%
リンパ節腫大	85%	20%	40%
脾腫	75%	20%	25%
肝腫大	20%	15%	5%
心膜炎	35%	0%	5%
心筋炎	10%	0%	0%
肺臓炎/胸膜炎	30%	0%	5%
虹彩毛様体炎	5%	20%	5%
皮下結節	0%	0%	20%
関節炎の分布	一定せず	1～4個	5個以上
リウマトイド因子	0%	0%	25%
抗核抗体	0%	70%	35%

(松本美富士：成人 Still 病．リウマチ 26：51-59, 1986)

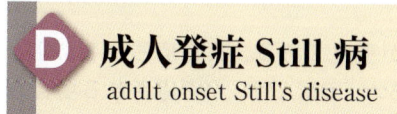

表 17-13 若年性関節リウマチ診断の手引き
(厚生労働省研究班, 1980 年)

① 6 週間以上続く多関節炎
② 6 週間未満の多関節炎(または単関節炎, 少関節炎) の場合にはつぎの 1 項目を伴うもの.
　a. 虹彩炎
　b. リウマトイド疹
　c. 朝のこわばり
　d. 弛張熱
　e. 屈曲拘縮
　f. 頸椎の疼痛または X 線像の異常
　g. リウマトイド因子陽性
③ 下記疾患と確定したものは除外し, 鑑別不能の場合は「疑い」とする.
　　リウマチ熱, 全身性エリテマトーデス, 多発性動脈炎, 皮膚筋炎, 進行性全身性硬化症, 白血病, 敗血症, 骨髄炎, 感染性関節炎, 川崎病.

〔注意すべき点〕
1) 関節炎は移動性でなく固定性であること.
2) リウマトイド疹とは, 直径数～10 mm の鮮紅色の紅斑で, 発熱とともに出現し, 解熱時に消退することもある.
3) 弛張熱とは, 日差が 3～4℃ で, 下降時は平熱またはそれ以下となることがあり, 1 週間以上続くこと.
4) リウマトイド因子(RA テスト)は, 肝疾患や他の自己免疫疾患でも陽性となることがある.

D. 成人発症 Still 病
adult onset Still's disease

Still(スティル)病と同様の病像が成人に発症したものと考えられる. 20, 30 歳台に好発し, 発熱, 皮疹, 関節炎が三主徴である. 発熱は急性に生じ, 夕方～夜間にかけて 39℃ 以上に達し, 弛張熱を呈する. 皮疹はリウマトイド疹とよばれ, 発熱とともに一過性に出現する. サーモンピンク色と表現される丘疹状紅斑である. 関節炎は膝関節, 手関節, 足関節に多い. 検査所見としては, 白血球増多, 赤沈値亢進, CRP 値高値などの強い炎症症状に加えて血清フェリチン値高値が特徴的である. RF や抗核抗体は通常陰性である. 厚生労働省研究班の診断基準を示す(表 17-14).

治療に用いるのは副腎皮質ステロイドが中心となるが, DMARDs が必要となることもある.

表 17-14 成人発症 Still 病の診断基準
(厚生労働省・成人スティル病調査研究班, 1992 年)

大基準
1. 1 週間以上持続する発熱(39℃ 以上)
2. 2 週間以上持続する関節痛
3. 定型的皮疹(リウマトイド疹)
4. 好中球増多(80% 以上)を伴う白血球増加(WBC 10,000/mm^3 以上)

小基準
1. 咽頭痛
2. リンパ節腫大または脾腫大
3. 肝機能異常
4. リウマトイド因子, 抗核抗体陰性

除外疾患
i. 感染症(敗血症, 伝染性単核症)
ii. 悪性腫瘍(悪性リンパ腫)
iii. リウマチ性疾患(結節性動脈周囲炎：PN, 悪性関節リウマチ)

判定：大基準 2 項目以上を含む計 5 項目以上を満たす場合. ただし除外疾患は含まれない.

E 回帰性リウマチ
palindromic rheumatism

発作性に手指，膝，肩関節に腫脹を伴う関節炎が出現するが，数時間〜数日で関節の変形をきたさずに関節炎は消退する。発作は再発せず寛解する場合もあるが，しばしば繰り返す。関節周囲に紅斑が生じることもある。血液検査上，炎症所見を認めないことが多い。臨床経過上，RAやその他の膠原病に移行することがあり，慎重な経過観察が必要である。

F リウマチ性多発筋痛症
polymyalgia rheumatica（PMR）

主症状は体幹部，上肢帯，下肢帯の筋痛とこわばりであり，多くは60歳以上の高齢者に生じる。側頭動脈炎の合併をしばしば認める。前駆症状として全身倦怠感，微熱，食欲低下などを認める場合と，前駆症状を欠き，比較的急速に症状が進行する場合がある。検査所見としては赤沈値の亢進を認めることが多く，CRP値も高値である。RFは陰性である。

治療には副腎皮質ステロイドが使用される。

G 血清反応陰性脊椎関節症
seronegative spondyloarthropathy（SNSA）

1 強直性脊椎炎
ankylosing spondylitis（AS）

疫学調査ではわが国における発生率は人口の0.04％で，家族内発生が高率に認められる。男性に多く，男女比は9：1〜5：1と報告されている。好発年齢は10歳台後半〜20歳台である。

【初発症状】
腰痛，殿部や背部の痛み，運動制限が認められる。このほか深呼吸時の胸部痛，関節痛，アキレス腱部痛などが生じる。合併症としてぶどう膜炎がある。

【検査所見】
HLA-B27が約90％に陽性（健常な日本人での出現頻度は約1％）である。赤沈値がしばしば亢進し，RFは通常陰性である。

【X線像】
強直性脊椎炎で最初の異常所見は仙腸関節に認められることが多い。通常両側性で，びらんが出現すると関節裂隙はむしろ開大してみえる。次いでびらんの周辺に硬化像が認められ，関節裂隙は狭小化し，最終的に強直に至る。脊椎での初期像としては，前縦靱帯の椎体付着部からの骨化，すなわち靱帯骨棘形成 syndesmophyte が始まり，側面像で椎体の方形化 squaring が認められる。進行すると椎体は互いに竹節状となり強直する（竹様脊柱 bamboo spine，図17-19，➡586頁の図31-63参照）。このほか，坐骨結節や踵骨部に腱（靱帯）付着部症 enthesopathy の所見を伴う。

【診断】
New Yorkの疫学的診断基準（表17-15）およびその改訂版（表17-16）がよく用いられるが，主に診断の拠り所となるのは仙腸関節のX線像である（表17-17）。仙腸関節に生じる疾患を表17-18に挙げる。重要なことは，若い男性で腰背部痛を訴える場合は本症を念頭に置くことである。HLA-B27は補助診断として有用である。強直性脊椎骨増殖症 ankylosing spinal hyperostosis（➡ASH，Forestier病：537頁参照）との鑑別が必要である。

【治療】
運動療法が重要である。薬物療法はNSAIDsが基本となるが，DMARDsが考慮される場合もある。

2 反応性関節炎（Reiter症候群）
reactive arthritis

Reiter（ライター）症候群は，関節炎，結膜炎，非特異性尿道炎を三主徴とする疾患である。現在は三主徴すべてを伴わない型も同一疾患と考えられ，反応性関節炎とよばれている。クラミジアによる尿道炎または細菌性下痢後1〜3週に関節炎を生じる。関節炎は非対称性で大関節に多く，アキレス腱や足底の疼痛を伴う〔腱（靱帯）付着部症 enthesopathy〕。HLA-B27陽性者が多く，脊椎炎や仙腸関節炎を生じることもある。

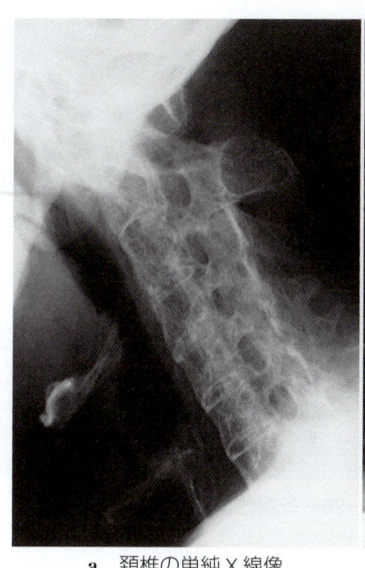

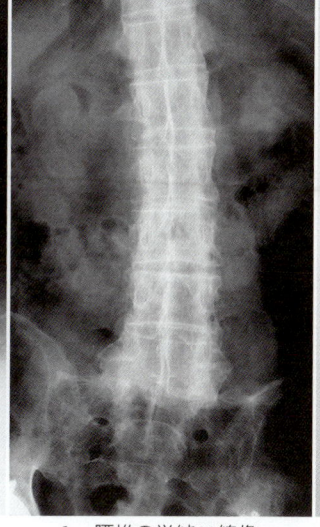

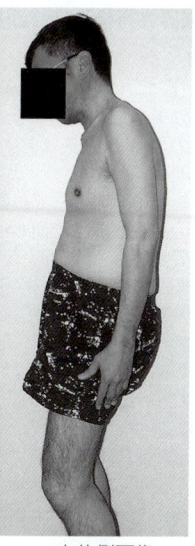

a. 頚椎の単純X線像　　b. 腰椎の単純X線像　　c. 立位側面像

図17-19　強直性脊椎炎
脊椎が強直して竹様脊柱を呈し，可動域制限が著しい。

表17-15　強直性脊椎炎の疫学的診断基準
（New Yorkの疫学的診断基準，1966年）

臨床症状
1. 腰椎の運動制限（屈曲，伸展，側屈の全方向）があること
2. 胸腰椎移行部または腰椎部の，痛みの病歴があること
3. 胸郭の拡張性の低下（2.5 cm以下：第4肋間のレベルで測定）

仙腸関節のX線像
grade 0：正常
　　　1：疑わしい変化
　　　2：軽度の変化；小さな限局性の侵食像や硬化像
　　　3：中程度の変化；侵食像や硬化像の拡大，関節裂隙の幅の変化
　　　4：著しい変化；強直

診断
definite
1. 両側仙腸関節 grade 3〜4　＋　臨床症状1, 2, 3のうち1項目以上
2. 片側仙腸関節 grade 3〜4 または
　 両側仙腸関節 grade 2　＋　臨床症状1または2＋3

probable
　両側仙腸関節 grade 3〜4，臨床症状 なし

除外項目　fluorosis, hypophosphatemic osteomalacia, brucellosis, familial Mediterranean fever

表17-16　Lindenの改訂診断基準
（改訂New York診断基準，1984年）

A. 診断
1. 臨床的基準
    a) 3カ月以上続く腰背部痛とこわばり感。休息によっても軽快せず運動で改善する
    b) 矢状面と前額面において腰椎の可動性が制限される
    c) 同年代の健常者に比して胸郭拡張が制限されている
2. X線所見（仙腸関節の度数）
    仙腸関節炎が両側grade 2ないしgrade 4, もしくは片側grade 3ないしgrade4である
    grade 0：正常
    grade 1：変化が疑われる
    grade 2：わずかな異常がある（びらんあるいは硬化像が小さく限局して部分的にみられるが関節裂隙は不変）
    grade 3：明らかな異常（中等度のびらん，硬化像がみられ，関節裂隙の拡大，あるいは部分的癒合もみられる）
    grade 4：著しい異常（全強直の状態）

B. 診断の段階付け
1. AS（確定）
    臨床的基準の1つ以上とX線所見があてはまる
2. AS（疑い）（以下のaまたはb）
    a 臨床的基準がすべてあてはまる
    b X線所見は合致するが，臨床的基準があてはまらない

表 17-17　強直性脊椎炎の診断基準

Ⅰ．主要症状
1. 腰痛（最低 3 カ月以上，運動で軽快し，安静による効果なし）
2. 腰椎の可動制限（矢状および前額面）
   a．前屈測定検査
      後腸骨棘の高さで，垂直に測定した 10 cm の間隔が前屈で何 cm 伸延したかを計測
      異常：5 cm 以下
   b．側屈測定検査
      腋窩正中線状，任意に引かれた 20 cm の線が側屈で何 cm 伸延したかを計測
      異常：5 cm 以下
3. 胸郭拡張の低下
   胸郭拡張測定検査
   第 4 肋間の高さで，最大呼気時の胸囲と最大吸気時の胸囲との差を計測
   異常：2.5 cm 以下

Ⅱ．必要検査
1. 仙腸関節 X 線像
   (1) 両側仙腸関節炎　2〜3 度
   (2) 片側仙腸関節炎　3〜4 度
      0 度：正常
      1 度：疑い
      2 度：軽度（小さな限局性の侵食像や硬化像）
      3 度：中等度（侵食像や硬化像の拡大，関節裂隙狭小）
      4 度：強直
2. HLA-B27 陽性

Ⅲ．除外疾患
1. Reiter 症候群
2. 乾癬性関節炎
3. 腸疾患合併関節炎
4. 反応性関節炎

Ⅳ．診断基準
確実例：主要症状 1, 2, 3 のうち 1 項目以上＋必要検査 1 の(1)
疑い例：主要症状なし＋必要検査 1 の(1)あるいは(2)
付記：HLA-B27 の成績を記載のこと

〔東京都特殊疾病(難病)患者診断手引き，1990 年〕

表 17-18　仙腸関節疾患

1. 硬化性腸骨骨炎
2. 変形性関節症
3. 強直性脊椎炎 ┐
4. 乾癬性関節炎 │ 血清反応陰性脊椎関節炎の疾患
5. Reiter 症候群 ┘ 概念に属する。
6. Crohn 病
7. 掌蹠膿疱症性関節骨炎
8. Behçet 病
9. 関節リウマチ ……………………………… 稀
10. 痛風性関節炎 ……………………………… 稀
11. 副甲状腺機能亢進症
12. Paget 病
13. 化膿性関節炎 ……………………… 多くが一側性
14. 結核性関節炎 ……………………… 多くが一側性
15. サルコイドーシス

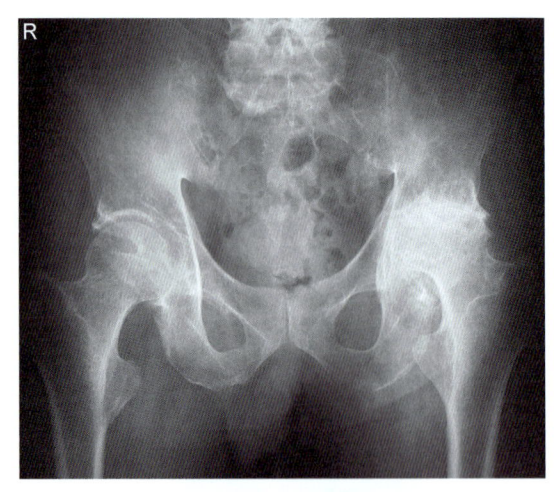

図 17-20　乾癬性関節炎の X 線像

3 乾癬性関節炎
psoriatic arthritis（PsA）

皮膚，爪に乾癬を伴い，末梢関節や脊椎，仙腸関節などに炎症を生じる慢性進行性炎症性疾患である。

【症候】

非対称性の少関節炎や単関節炎は RA と異なり DIP 関節が侵されやすい。RA に類似した対称性関節炎を生じる場合や，脊椎炎，仙腸関節炎が中心となる例もみられる。関節炎の症状は皮膚症状とともに寛解増悪を繰り返す。

【検査所見】

X 線像では RA 類似の関節裂隙狭小化やびらんを認め，関節端の吸収や破壊が生じる（図 17-20）。進行例では末節骨近位部が盃状に増殖し，先細り状になった中節骨を覆う変形（pencil-in-cup deformity）を認める（図 17-21）。血液検査では通常 RF は陰性である。

【鑑別診断】

RF 陽性例では RA の合併の診断が問題となる。脊椎炎合併例では HLA-B27 陽性例が多いとされる。

【治療】

皮膚症状に対する局所療法として，副腎皮質ステロイド，活性型ビタミン D_3 製剤などが用いられる。DMARDs や生物学的製剤の使用が考慮される場合もある。

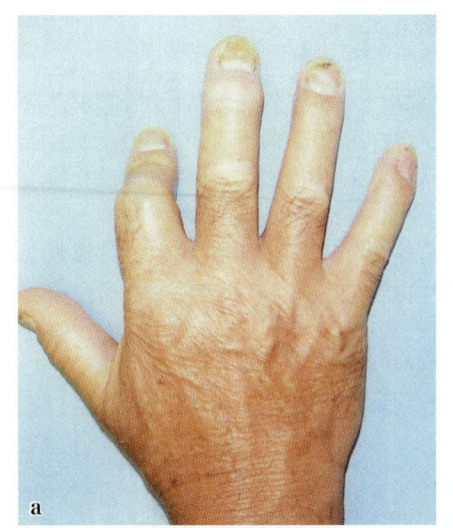

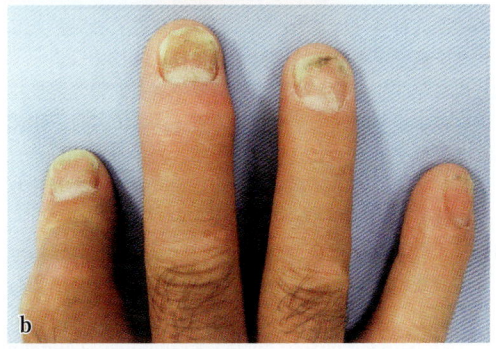

図17-21　乾癬性関節炎

H 掌蹠膿疱症性関節骨炎
pustulotic arthro-osteitis(PAO)

掌蹠膿疱症 palmoplantar pustulosis は手掌や足蹠にできる膿疱，痂皮を特徴とする疾患である。病因として病巣感染説，内分泌異常説，耐糖能異常説，免疫異常説，金属アレルギー説などがある。胸肋鎖骨関節炎や脊椎椎間板炎，仙腸関節炎などの脊椎炎を合併することがあり，進行すれば炎症部位の骨化，変形を生じる（→胸肋鎖骨肥厚症 sternocostoclavicular hyperostosis, 545頁参照）。関節炎や脊椎炎の症状は，皮膚症状の増悪，軽快にほぼ相関するとされ，掌蹠膿疱症が治癒すると関節炎も消失する場合が多い。

【診断】
手掌や足蹠の膿皮疹の既往を問診することが重要である。脊椎炎をきたした場合は化膿性脊椎炎との鑑別診断が必要となる。

【検査所見】
X線像では胸肋鎖骨関節の変形や骨化を認めるが，初期の段階では所見に乏しい。骨シンチグラフィーが初期の診断に有用で，炎症部位に異常集積を認める。血液検査では，赤沈値，CRP値などの上昇を認める。リウマトイド因子やHLA-B27との関連はない。

【治療】
掌蹠膿疱症に対しては，レチノイド，ビオチン，紫外線療法，外用ステロイド剤，低用量のシクロスポリン，テトラサイクリンなどの有用性が報告されている（海外の報告を含む）。掌蹠膿疱症性骨関節炎に伴う疼痛に対してはNSAIDsが投与される。扁桃炎が責任病巣と考えられる例に対しては扁桃摘出術も行われる。

Advanced Studies

Tietze（ティーツェ）症候群は今日ではPAOに属すると考えられている。上部肋軟骨の腫脹を伴う疼痛，圧痛を生じる原因不明の疾患であり，第2もしくは第3肋軟骨部に好発する。疼痛は肩まで放散することがある。若い成人女性にやや多いが，小児や高齢者にも生じる。血液検査では異常を認めない。X線像でときに肋軟骨部に一過性の石灰化像を認めることがある。一般に疼痛や腫脹は一過性に治癒するが，NSAIDsの投与や副腎皮質ステロイドの局所注射も行われる。

I その他の類縁疾患

1 サルコイドーシス
sarcoidosis

原因不明の，全身性肉芽腫性疾患である。肺症状の頻度が最も高く，乾性咳嗽，呼吸困難，胸痛が生じ，単純X線像で肺門リンパ節腫大などの異常を認める。関節炎は足関節や膝関節に多いが手指PIP関節，MP関節や手関節に生じる場合もある。早期の関節炎に結節性紅斑を伴うことが多い。関節炎の多くは一過性で，骨破壊を伴わない。5％以下の頻度であるが，慢性型で破壊性および囊胞性の所見を生じることがあり，指骨では打ち抜き像として認められる。

【診断】
成人発症Still病，RA，痛風などとの鑑別が必要であり，確定診断には臨床症状，組織所見，ア

ンジオテンシン転換酵素 angiotensin converting enzyme(ACE)上昇，ツベルクリン反応減弱などが重視される．

【治療】
　自然寛解する例が多いが，心病変，中枢神経病変，眼病変，進行性呼吸障害をきたす例では副腎皮質ステロイドが用いられる．

2　Jaccoud(ジャクー)関節炎
Jaccoud arthritis

　リウマチ熱の患者には高頻度に多関節炎を生じるが，稀な病型としてJaccoud関節炎がある．これは手指や足趾の関節炎が反復した結果，変形を生じるもので，RAとの鑑別が必要である．滑膜炎の症状に乏しく，初期には関節裂隙の狭小化やびらんは生じない．全身性エリテマトーデス(SLE)，強皮症，混合結合織病(MCTD)，無γ-グロブリン血症，Ehlers-Danlos(エーレルス-ダンロス)症候群，Sjögren(シェーグレン)症候群でも認められることがある．

3　線維筋痛症，線維筋痛症候群
fibromyalgia(FM), fibromyalgia syndrome(FMS)

　慢性に持続する身体の広範囲の疼痛と圧痛閾値の低下を生じる原因および病態不明の疾患であり，頭痛，全身倦怠感，朝のこわばり，しびれ，睡眠障害，過敏性胃腸症状，頻尿などの多彩な症状を随伴する．

　2009年に，日本線維筋痛症学会は「線維筋痛症診療ガイドライン2009」を発表した．このなかで，線維筋痛症の診断基準や鑑別診断に関する考え方が示され，さらに病態を，筋緊張亢進型，腱付着部炎型，うつ型，重複型の4つに分けて治療法を明記している．

【診断】
　一般に1990年の米国リウマチ学会の診断基準が用いられており，全身18カ所の基準圧痛点のうち11カ所以上の圧痛閾値が低下している場合に陽性と判断する．ただし，他の疼痛性疾患の除外が前提であり，関節リウマチなどの膠原病疾患との鑑別が問題となる．現在のところ，本疾患に特異的な血液生化学およびその他の検査所見は見い出されていない．

【治療】
　線維筋痛症という疾患概念の十分な理解が重要である．疼痛の強さ，機能障害，うつ状態，疲労や不眠といった随伴症状に応じて，非薬物療法と薬物療法を組み合わせた多角的なアプローチが行われる．有効性のある非薬物療法として，温水プール，エアロビクス，ストレッチ，認知行動療法，リラクゼーション，リハビリテーション，物理療法や精神的サポートなどがある．薬物療法としては，比較的弱い鎮痛薬や抗うつ薬が使用される．

●参考文献

1) 一般社団法人　日本リウマチ学会生涯教育委員会，財団法人日本リウマチ財団　教育研修委員会(編)：リウマチ病学テキスト．診断と治療社，2010
2) 居村茂明：疫学と患者実態．厚生省長期慢性疾患総合研究事業平成9年度研究報告書．pp 107-112, 1998
3) 久保俊一，他：MRI．長野　昭，岩本幸英(編)：ゴールドスタンダード整形外科．診察・検査・画像診断．南江堂，pp386-399, 2003
4) 日本リウマチ学会(編)：リウマチ入門，第12版．萬有製薬(発行)，2003(原書：アメリカ関節炎財団(編)：Primer on the Rheumatic Diseases, 12th ed.)
5) ACR Subcommittee on RA Guidelines：Guidelines for the management of rheumatoid arthritis：2002 update. Arthritis Rheum 46：328-346, 2002
6) Carville SF, Arendt-Nielsen S, Bliddal H, et al：EULAR evidence based recommendations for the management of fibromyalgia syndrome. Ann Rheum Dis, 2007
7) Combe B, Landewe R, Lukas C, et al：EULAR recommendations for the management of early arthritis：report of a task force of the European Standing Committee for International Clinical Studies Including Therapeutics(ESCISIT). Ann Rheum Dis 66：34-45, 2007
8) Harris ED Jr, Budd RC, Firestein GS, et al(eds)：Kelly's Textbook of Rheumatology. 7th ed. Elsevier Saunders, Philadelphia, 2005
9) Herkowitz HN, Garfin SR, Eismont FJ, et al：Rothman-Simeone the Spine, 5th ed. Elsevier, USA, 2006
10) Koopman WJ, Moreland LW (eds)：Arthritis and Allied Conditions：A Textbook of Rheumatology, 15th ed. Lippincott Williams & Wilkins, Philadelphia, 2004
11) Pincus T, Summey JA, Soraci SA Jr, et al：Assessment of patient satisfaction in activities of daily living using a modified Stanford Health Assessment Questionnaire. Arthritis Rheum 26：1346-1353, 1983

第18章 慢性関節疾患（退行性，代謝性）

診療の手引き

- [ ] 1. 関節痛などの関節症状を訴えて来院する患者は非常に多い。症状は様々な関節・関節周囲疾患に起因する。
- [ ] 2. 関節疾患の診療には，症状の部位に加え，関節痛が安静時にもあるか運動時のみか，急性発症か徐々に発症したか，単関節か多関節か，一過性か持続性か，関節外の症状があるかどうかなど，病歴からのアプローチが重要である。
- [ ] 3. 診察の際は，関節痛のみならず腫脹（関節液貯留，滑膜肥厚，および骨性腫脹），発赤・熱感の有無，1関節に限局しているか否か，圧痛部位は関節のどこか，可動域制限の有無，発熱などの全身症状を伴うか否かに留意する。
- [ ] 4. ほとんどの関節は触診可能であり，股関節を除けば関節腫脹も診察できる。
- [ ] 5. 関節疾患として変形性関節症が最も多く，なかでも変形性膝関節症は中壮年期以降に高頻度に認められる。変形性股関節症，あるいは手指の関節症であるHeberden（ヘバーデン）結節も頻度が高い。
- [ ] 6. 痛風や偽痛風などの結晶誘発性関節炎では，発作性に発症することが多い。ときに慢性に移行する。
- [ ] 7. 頻度は少ないが，全身代謝性疾患や内分泌疾患などに伴う種々の関節疾患，あるいは神経病性関節症などもあり，関節疾患を適切に診断するためにはこれらの知識も不可欠である。
- [ ] 8. 一般に，1関節に限局した症状で炎症所見が明らかな場合には，迅速な治療が必要となることが多いので注意する。
- [ ] 9. 画像診断では単純2方向X線撮影が基本である。可能であれば荷重関節では荷重位での撮影，左右関節の撮影が有用である。
- [ ] 10. 炎症性関節疾患の疑いがある場合には，血液検査でCRP値，赤沈値，白血球数，尿酸値，リウマトイド因子あるいは抗CCP抗体などを調べる。
- [ ] 11. 関節液貯留を認める場合には，関節穿刺により採取した関節液の色調，粘稠度，混濁度，さらに細菌学的検査，結晶の確認が鑑別診断上有用である。

　関節痛 arthralgia をはじめとする関節および関節周囲の症状を訴えて来院する患者は非常に多い。その原因疾患には頻度が高い変形性関節症を筆頭に多数の疾患が含まれるが，なかには比較的頻度の低いものもある。診断のためには，年齢，性別などとともに，詳細な病歴聴取，外傷歴，職業歴，既往歴などが多くの情報を与えてくれるので，病歴からのアプローチが重要である。さらに関節の理学的所見とX線撮影などの画像検査，必要に応じた血液検査で診断が可能な場合が多い。同時に比較的頻度の低い疾患についての知識も必要である。

A 変形性関節症
osteoarthritis, osteoarthrosis(OA)

【概念】

変形性関節症は関節軟骨をはじめとする関節構成体の退行性疾患であり，中高年の多くが罹患するcommon disease（ありふれた疾患）である。基本的には関節軟骨の変性・破壊と，それに続く変化としての関節辺縁や軟骨下骨における骨の増殖性変化があり，さらに二次的な滑膜炎のみられる疾患である。それらに伴う症状として関節痛や関節水腫，可動域制限，変形などが現れる。

変形性関節症は多因子疾患であり，その発症と疾患の進展には，全身的要因や局所的要因など多種の要因がかかわっている。何らかの疾患に続発して発症するものを二次性変形性関節症 secondary osteoarthritis，原因となる疾患を見いだせないのを一次性変形性関節症 primary osteoarthritis に分類する。変形性関節症は膝，股関節などの四肢荷重関節，手指関節，脊椎（変形性脊椎症）によくみられる。

【頻度】

変形性膝関節症の有病率は，X線像上の変形性膝関節症が7～71％，有症性の変形性膝関節症が5～24％と様々に報告されている。これは変形性関節症の定義が一定しないことによる。さらにX線像で変化を認める人が，必ずしも症状を呈するわけではない。しかし変形性膝関節症が加齢とともに高頻度で認められることは間違いなく，本邦では50歳以上男性の45％，女性の67％にX線上の変化がみられ，その1/3程度が有症性と推定されている。その多くが一次性の変形性膝関節症である。

変形性膝関節症に比べて変形性股関節症の頻度はあまり高くなく50歳以上でもX線像上で数％以下とされるが，機能障害が強いために受診患者は多い。わが国では原因疾患が明らかでない一次性股関節症は少なく，発育性股関節形成不全や臼蓋形成不全に続発する場合が多い。変形性肘関節症は外傷，スポーツや職業による過度使用で好発する。

【成因】

変形性関節症の発症には多種の要因がかかわっ

表18-1 変形性関節症の分類

一次性（特発性）変形性関節症	
末梢小関節	指節間関節〔Heberden結節（DIP関節），Bouchard結節（PIP関節）など〕
他の末梢関節	母指CM関節など
大関節	膝関節，股関節など
脊椎	椎間関節，椎体間
その他	全身性［変形性］関節症（GOA），びまん性特発性骨増殖症（DISH）
二次性（続発性）変形性関節症	
外傷	急性，慢性（スポーツ，職業関連）
基礎関節疾患 局所性	骨折，感染，骨壊死，股関節脱臼，臼蓋形成不全，Perthes病，骨頭すべり症，半月板切除後など
全身性	関節リウマチ，関節弛緩，出血性素因
結晶誘発性（沈着性）疾患	尿酸ナトリウム（痛風），ピロリン酸カルシウム（偽痛風）など
全身性代謝疾患・蓄積性疾患	破壊性脊椎関節症，アルカプトン尿症，ヘモクロマトーシス，Wilson病など
内分泌疾患	末端肥大症，副甲状腺（上皮小体）機能亢進症
神経病性関節症（Charcot関節）	脊髄癆，糖尿病など
家族性変形性関節症	多発性骨端異形成症や脊椎骨端異形成症などの骨系統疾患に伴うもの
その他	

ているが，一般に全身的要因として加齢，肥満，性別，遺伝的素因などが挙げられ，また局所的要因として関節の不安定性，関節外傷，関節への過度の力学的ストレスなどがある。

変形性関節症の分類および原因疾患の例を表18-1に挙げる。

Advanced Studies

関節軟骨の軟骨病理学的変化および生化学的変化

初期変化として，関節軟骨では水分含有量が増加し軟化がみられる。続いて関節軟骨基質（マトリックス）破壊の進行に伴って，表層の不整がみられ，さらに細線維化 fibrillation や亀裂 fissuring が認められるようになる（→69頁参照）。軟骨は次第に厚さを減じ，さらに広範な軟骨消失が起こって骨が露出し，荷重部では骨露出と骨硬化を伴って象牙質化 eburnation する。軟骨細胞では代謝変化が生じる。一部の細胞はアポトーシス apoptosis に陥るが，

局所的に増殖しクラスター cluster を形成する。軟骨細胞の一部は病的に肥大化を起こす。関節辺縁では軟骨細胞の増殖と軟骨棘形成，さらに次第に骨化して骨棘 osteophyte の形成が起こる。荷重部では骨硬化と tidemark の乱れを生じ，血管結合組織が侵入し骨囊胞 cyst が形成される。

滑膜では変形性関節症の進行とともに二次性の滑膜炎が生じ，滑膜表層細胞には軽度の増生がみられ，軽微な血管増生と炎症性細胞浸潤も散在する。わずかに異物巨細胞が出現する場合もある。いずれも比較的軽度の非特異的な滑膜炎所見である。

関節軟骨破壊は生化学的には軟骨基質の破壊・分解であり，基質の構成成分であるプロテオグリカン proteoglycan やコラゲン collagen の分解が認められる。この基質分解には，軟骨細胞や滑膜で産生される酵素であるアグリカナーゼや種々のマトリックスメタロプロテアーゼ（MMPs）が関与している。

【症候と診断】

典型的な変形性関節症の発症は中高年に緩徐に起こり，関節の軽い痛みから始まる。重い感じやこわばり感として現れることも多い。通常は運動時の軽微な痛みであって，関節の使用や負荷により生じ，安静により軽減消失する。また初期には運動開始時に痛みが出現し，動き始めると次第に軽快することが多い。疾患の進行とともに次第に運動時や荷重時痛の増大，関節の軋轢音，運動後もしばらく続く疼痛，関節液の貯留に伴う関節腫脹を認めるようになる。さらに進むと関節の変形や拘縮を呈するようになる。膝関節症では，立ち上がり時や階段を降りる際の疼痛や不安定感を訴えるようになる。股関節症では鼡径部や大腿部の運動・荷重時痛，手指の変形性関節症では遠位指節間（DIP）関節や手根中手（CM）関節の骨腫大と運動時痛がみられる。頚椎と腰椎では加齢に伴う椎間板および椎間関節の変性が起こり，慢性の頚部痛や腰痛を呈する。このような関節症状の程度と X 線上の変化の程度とは必ずしも一致しないが，一般に荷重関節では早期から症状が現れやすい。

- **疼痛 pain**

運動開始時の痛み（starting pain）と，安静で軽快する疼痛が一般的である。関節軟骨には神経の分布がないものの，他の関節構成体である滑膜，関節包，靱帯，軟骨下骨，骨膜には神経支配があることから，疼痛の発現機序は以下のように考えられる。

①罹患関節の軟骨下の骨髄内静脈のうっ血。

②関節の変形や拘縮に伴う関節周囲の腱・靱帯の異常緊張，筋腱付着部炎。

③骨棘など変形突出した骨軟骨表面と滑膜・関節包の摩擦，関節包の異常緊張，二次的滑膜炎。

④痛みに対する反応性筋緊張による疼痛の惹起。

- **腫脹 swelling**

非炎症性疾患である変形性関節症では，関節液の貯留や骨増殖に伴う腫脹を認めるが，熱感や発赤はほとんどない。もし関節の熱感や発赤があって腫脹も著しい場合には，化膿性関節炎，関節リウマチ，結晶誘発性関節炎などの炎症性疾患を考える必要がある。深部にある股関節を除いて，主要関節のほとんどは検者の手で外から触れることができ，腫脹の有無を診察することが可能である。

- **運動制限**

初期には反応性の筋緊張，二次的炎症による関節包の肥厚・線維化による軟部組織の拘縮が主体である。さらに関節面の変形や不適合が加わり運動制限が進行する。

- **変形 deformity**

初期の関節軟骨の摩耗による関節面の変化，軟骨下骨変化，さらに加齢に伴う骨形状変化も加わり，関節の外観が変化する。また拘縮による肢位異常も伴う。膝関節症で認められる内反膝変形がその例である。

【画像診断】

- **単純 X 線検査**

単純 X 線像は変形性関節症の画像診断には必須である（図 18-1）。簡便性のうえでも単純 X 線検査は最初に行われるべき画像検査である。変形性関節症の X 線変化として，まず関節軟骨の摩耗にしたがって関節裂隙の狭小化を認める。さらに進行すれば関節裂隙は消失する。骨変化として，関節辺縁の骨棘形成，軟骨下骨の硬化像が出現する。ときには骨囊胞像や関節内の遊離体が出現する。関節裂隙の狭小化は荷重位で明らかになることが多いので，荷重関節では立位での X 線像撮影が重要である。亜脱臼やアライメントの異常も起こる。傍関節性の骨萎縮像，軟骨下骨の著明な骨びらんなどは出現しない。

- **CT 検査**

単純 CT により骨・関節の詳細な検討が可能であり，また三次元 CT を用いれば複雑な骨関節形態の把握が容易となる。診断上というより，手術

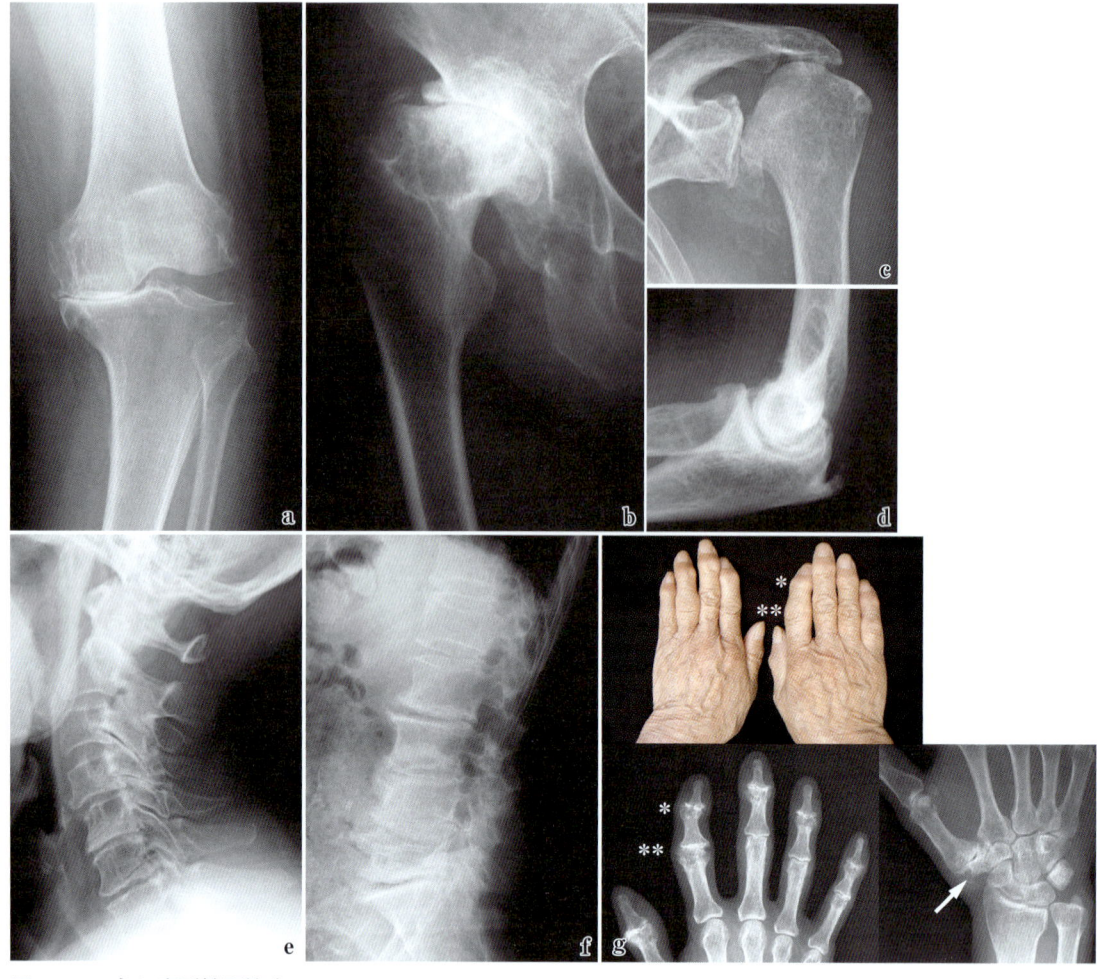

図 18-1 主な変形性関節症
a. 変形性膝関節症：関節裂隙の消失と骨棘形成，内反変形 → 687 頁
b. 変形性股関節症：関節裂隙の消失と骨棘，囊胞形成 → 631 頁
c. 変形性肩関節症：骨棘形成を認める。一次性の肩関節症は頻度が低い。
d. 変形性肘関節症：関節裂隙の狭小化と骨棘。→ 468 頁
e. 頸椎の変形性関節症（頸椎症）：椎間間隙の狭小化，前方・後方骨棘 → 532 頁
f. 腰椎の変形性関節症：椎間間隙の狭小化，前方・後方骨棘 → 577 頁
g. 手指の変形性関節症（*Heberden 結節，**Bouchard 結節，↑母指 CM 関節症）→ 499 頁

方針の決定や評価に有用である。

・MRI 検査

　MRI 検査により，関節内病変（関節水腫，骨軟骨病変，滑膜変化など）の描出，病変の範囲と程度の判定が可能である。また軟骨の厚さや質的変化についても，詳細な評価ができるようになってきている。

・骨シンチグラフィー

　補助診断として骨シンチグラフィーが用いられることがある。テクネチウムリン酸化合物である ^{99m}Tc-MDP は骨代謝の亢進部に集積するため，変形性関節症の罹患関節では早期に集積が認められる。特異性は高くない。骨壊死との鑑別，あるいは変形性関節症に対する手術後の評価に有用であるとする報告もあるが，空間分解能は低い。

【検査所見】

　血液検査では，CRP 値，赤沈値などは正常であり，特別な異常値を示すものはない。

　血液，尿，関節液中の種々の軟骨基質成分の断片が，関節マーカーとして診断や病態評価に果た

す役割を期待できるが，現時点ではまだ一般的ではない．

変形性関節症の関節液は淡黄色で混濁がなく粘稠度も高い．細胞成分は少なく通常は数百/mm^3以下であり，多型核白血球(好中球)の割合も25%以下である．結晶成分として少量のピロリン酸カルシウム結晶などを認めることがある．進行して二次性の滑膜炎がやや強い場合には軽度の混濁を認め，また骨軟骨破壊に伴う赤血球の混在を認めることがある．

【診断】
病歴聴取と臨床症状，そしてX線所見によって診断する．

【治療】
変形性関節症の治療の原則は，症状の軽減と関節機能の維持または改善である．運動療法，理学療法，薬物療法，そして手術療法がある．膝関節，股関節，脊椎などの各部位の関節症治療は整形外科領域で必須の分野であり，それぞれの項を参照されたい．

Advanced Studies

変形性関節症の疾患感受性遺伝子

多因子疾患である変形性関節症の発症には種々の遺伝子が関与していると考えられてきた．手指の関節症であるHeberden結節や，Heberden結節を伴う原発性全身性関節症 generalized osteoarthritis(GOA)での遺伝傾向が古くから知られてきた．近年，変形性膝関節症や変形性股関節症の疾患感受性遺伝子が相次いで発見され，変形性関節症の発症にかかわる遺伝的要因が少しずつ明らかになっている．すでにアスポリン(*ASPN*)，*GDF5*，*DVWA*，*FRZB*などの遺伝子が変形性関節症と関連することが明らかにされており，これらの遺伝子産物が軟骨の分化・形成や基質産生，代謝などに関与し，変形性関節症の発症にかかわる可能性が解明されつつある．

変形性関節症の主要病変部位

関節軟骨が変形性関節症の主要な病変部位であるが，軟骨下骨の代謝亢進を初期病変とする考えがある．また手指の変形性関節症では，関節軟骨病変の出現前に先立って靱帯や靱帯付着部の異常が存在するとの意見もある．関節軟骨のみならず，種々の関節構成体も変形性関節症の重要な病変部位である．

B 結晶誘発性関節炎
crystal-induced arthritis

関節内に結晶が析出することにより起こる関節炎の総称である．炎症の程度には結晶の生化学的組成よりも，結晶の形態，サイズ，溶解性，量などが関与する．尿酸塩，ピロリン酸カルシウム(CPPD)，塩基性リン酸カルシウムなどのほかに，治療目的で関節内注射された懸濁性ステロイドも原因となる．

1 痛風，高尿酸血症
gout, hyperuricemia

【概念】

痛風は尿酸の生成・排泄異常による高尿酸血症の結果，尿酸-1-ナトリウム結晶が組織に析出・沈着し，急性関節炎発作，痛風結節・尿路結石の形成，腎障害，虚血性心疾患など，多臓器に多彩な臨床症状を引き起こす疾患である．痛風と高尿酸血症はメタボリックシンドローム metabolic syndrome とのかかわりも強く，高血圧，脂質異常症，耐糖能異常，肥満などと合併することが多い．遺伝因子も関与し，家系内に痛風患者を有する場合が多い．

わが国での痛風の有病率は成人男性の1%以上で，高尿酸血症は30%に達していると推定されている．痛風は30～50歳台の男性に好発するが，最近の調査では30歳台の発症が最も多い．閉経前の女性での発症は稀である．高尿酸血症の存在が常に痛風の発症を意味するものではないが，血清尿酸値が高いほど痛風発作頻度が増加することがわかっており，高尿酸血症は痛風の危険因子である．

最近では比較的早期から高尿酸血症に対する治療が行われるようになり，痛風結節や長期放置による慢性の多関節炎などの頻度は低くなっている．

【病理，発症機序】

血中の尿酸は核酸を構成するプリン体(アデニンやグアニンを中心とした，プリン$C_5N_4H_4$を基本構造として持つ物質の総称)の最終代謝産物であり，主に肝臓で産生される．細胞崩壊や体内で再合成されたプリン体に由来するものがほとんど

であり，一部が食物に由来する。

体内に存在する尿酸プールは正常では1,200 mg程度で，肝臓，腎臓，その他の結合組織に分布している。1日に約700 mgが体内で合成され，このうち1日に約500 mgが腎から尿へ，約200 mgが腸へ排泄され平衡を保っている。尿酸は体液中で難溶性の物質であり，その溶解度は37℃血清中では7 mg/dl程度で，これ以上の濃度では過飽和の状態であり関節内や他の組織に結晶として析出しやすくなる。

痛風における急性関節炎の発症（痛風発作）は，過飽和で析出した尿酸塩が好中球に貪食されてリソソーム酵素や遊走因子などが放出され，滑膜細胞やマクロファージからはプロスタグランジンや炎症性サイトカイン，蛋白質分解酵素などが放出されて引き起こされる。

痛風発作は，高尿酸血症の続いた後に血清尿酸値が低下したときにも発症する。尿酸塩結晶が新たに形成された時だけではなく，過飽和状態下で沈着・蓄積した結晶が，機械的刺激その他により関節腔内に遊離すること（crystal shedding）によっても痛風発作が生じる。

高尿酸血症のほとんどは原因の明らかでない特発性のものであるが，遺伝的要因と環境要因の相互作用によるものが多いと考えられる。薬剤性の高尿酸血症（利尿薬，β遮断薬などによる）があることにも注意を要する。

【臨床症状】

急性痛風性関節炎：痛風の特徴的症状は，急性に発症する関節炎（痛風発作）で，母趾の中足趾節（MTP）関節に初発する場合が多い（約70％）。そのほかに足根部，アキレス腱などの関節外，あるいは膝関節など下肢を中心に起こりやすい。定型的にはムズムズする前兆に続いて夜間に突然の疼痛を伴って発症し，疼痛，腫脹，発赤が著しくなり歩行困難となる。発作のほとんどは単関節炎で，24時間以内にピークに達し7～10日程度で軽快する。次の発作が起こるまでは数カ月～数年以上にわたって全く無症状であるが，高尿酸血症の治療をせずに放置すると，次第に発作の頻度が増加し，再発を繰り返し慢性関節炎に移行する。関節滑膜，関節包，軟骨，腱に尿酸塩が沈着し関節が破壊されて変形を伴うようになる。

・**痛風結節 tophus**

痛風発作後の無症状期に血清尿酸値がコントロールされずに長期にわたると，手指や足趾の皮下，耳介などに尿酸塩の沈着を主体とした肉芽組織が形成される。痛風結節は，これらの体温の低い部位に発生しやすい。

・**腎障害，心・血管障害**

尿酸塩は腎臓にも沈着し慢性間質性腎炎を引き起こし腎障害をきたす（痛風腎）。腎障害から尿毒症への進展は，高尿酸血症に対する有効な治療法がある現在では著減している。一方，高尿酸血症を有する場合には，脳血管障害と虚血性心疾患の頻度が高いことが明らかになっている。尿酸が単独でそれらを引き起こしているのか，あるいは高尿酸血症に合併しやすい肥満や高血圧，高脂血症が原因であるか否かに関しては，意見が分かれている。

【病型分類】

高尿酸血症は，腎における排泄障害（尿酸排泄低下型），尿酸の生合成の過剰（尿酸産生過剰型），あるいは両者の合併（混合型）に大別されるが，尿中尿酸排泄量（E_{UA}），尿酸クリアランス（C_{UA}），腎機能による補正（クレアチニンクリアランス：C_{cr}）を用いて判断する。

【X線所見】

痛風の初期のX線所見は発作時の軟部組織の腫脹のみで，骨変化を認めない。慢性結節性関節炎になると，関節に骨びらんや打ち抜き像が生じる。骨びらんは一見すると関節リウマチに類似するが，関節裂隙が比較的よく保たれており，また軟骨下骨の骨萎縮を認めない。

【診断】

特徴的な急性の単関節炎と，以前からの高尿酸血症の存在が確認できれば診断は比較的容易である。関節液中の尿酸塩結晶の同定も重要である。なお，痛風発作中には血清尿酸値は必ずしも高値を示さない。診断基準として米国リウマチ協会（現 米国リウマチ学会）の提唱した分類基準（試案）がある（**表18-2**）。

【鑑別診断】

偽痛風，蜂巣炎（蜂窩織炎），化膿性関節炎などの急性の炎症性疾患が挙げられる。軽い発作の場合や足部以外の発症もあり，外反母趾，関節リウマチ，変形性関節症，回帰性リウマチ，腰椎疾患

表18-2 痛風の分類基準(米国リウマチ学会, 1977)

a) 特徴的な尿酸塩結晶が関節液中に存在
b) 尿酸塩結晶を含む痛風結節の存在を化学的または偏光顕微鏡検査で証明
c) 以下の12項目の臨床所見, 検査所見, X線所見のうち6項目以上の存在
　1. 1日以内にピークに達する炎症
　2. 2回以上の急性関節炎の既往
　3. 単関節炎
　4. 関節の発赤
　5. 第1趾MP関節の疼痛または腫脹
　6. 片側の第1趾MP関節の発作
　7. 片側の足根骨関節の発作
　8. 痛風結節の疑い
　9. 高尿酸血症
　10. X線像上の非対称性腫脹
　11. X線像上のびらんのない骨皮質下嚢胞
　12. 発作中の関節液の細菌培養陰性

a)またはb), またはc)の6項目以上を満たせば痛風と診断できる。
(注:より簡便な11診断項目が実診療では用いられることがある)

による症状などとの鑑別を要する場合がある(表18-3)。

【治療】
　痛風発作の治療:痛風発作には比較的大量(常用量の2～3倍)の非ステロイド性抗炎症薬(NSAIDs)を短期間に限って用いる(NSAIDパルス療法)。症状の軽減に伴って服用量を減じる。コルヒチンは,痛風発作の前兆期または発症直後に1錠(0.5 mg)のみ用いて発作を頓挫させるが,発作の著しい時期には投与しない。また痛風発作中の尿酸コントロール薬の投与開始は血清尿酸値を下げるものの,発作を悪化, 遷延化させるので行ってはならない。

　高尿酸血症の治療:生活習慣指導と薬物治療を行う。過食,常習飲酒,運動不足などの生活習慣を正す指導が必要である。血圧,血糖,体重,脂質のコントロールが重要である。高尿酸血症・痛風の治療ガイドライン第2版(日本痛風・核酸代謝学会)によると,無症候性高尿酸血症では血清尿酸値9 mg/dl以上,他の生活習慣合併症のあ

表18-3 関節疾患の鑑別診断(寺山)

	関節リウマチ(→257頁)	変形性関節症(→282頁)	痛風(→285頁)	強直性脊椎炎(→276頁)
性, 年齢	20～40歳台の女性に好発	壮老年者	圧倒的に男性に多い	男性に多い。発症は10, 20歳台
発病	一般に徐々, ときに急性のものあり	過労時の軽い疼痛を繰り返して徐々に	急性発作で発病するものが多い	非常に潜行性
全身状態	ひよわな感じ, 軽い貧血, 微熱	不変	一見異常なし, 進行例では腎障害出現	初期不変, 進行例では不良
罹患部位	多発性, DIPを除く小関節から, 全身の諸関節	単発性あるいは両側性, 膝, 股, 肘関節などが主。DIPにはHeberden結節	手, 足の小関節, 特に母趾MP関節。脊椎, 肩, 股関節にはきわめて稀	仙腸関節, 脊椎, 胸郭のほか股, 肩などの大関節
関節症状	滑膜炎が必ず先行し, 骨変化が続く	軟骨, 骨の変化が潜行して機械的炎症を起こす	結晶滑膜炎が発作的に起こる	滑膜炎症状は目立たない。徐々に関節強直へ進行する
筋萎縮	全身性に次第に増強	罹患関節中枢側のみ	ほとんどなし	全身性に次第に増強
X線所見	びまん性の骨萎縮像(びらんerosion)から, 関節全面にわたる破壊性の変化	変化が応力の集中する部位に偏在。骨硬化像, 骨嚢腫像の混在, 骨棘形成	びらん, 打ち抜き像, 進行すれば広範な破壊も起こる	仙腸関節のびらん, 脊椎靱帯の骨化, 大関節の関節裂隙狭小化
関節強直	手根部, 足根部などにあり	完全強直にならない	なし	多発性強直
赤沈	亢進	正常	正常	亢進
経過予後	軽快と増悪を繰り返して徐々に進行, コントロールされない場合は高度の機能障害	関節変化は進行性であるが, 全身の高度の機能障害にはならない	発作と発作の間は症状がない。合併症がなければ予後良好	10～20年にわたって徐々に進行, 重大な機能障害を残す
特異点	リウマチ因子陽性, 関節液は混濁, 粘稠度が低くさらさらしている	各種の治療により関節機能改善傾向あり, 関節液は透明, 粘稠度が高く糸をひく	高尿酸血症, 発作時コルヒチン有効, 痛風結節	HLA-B27

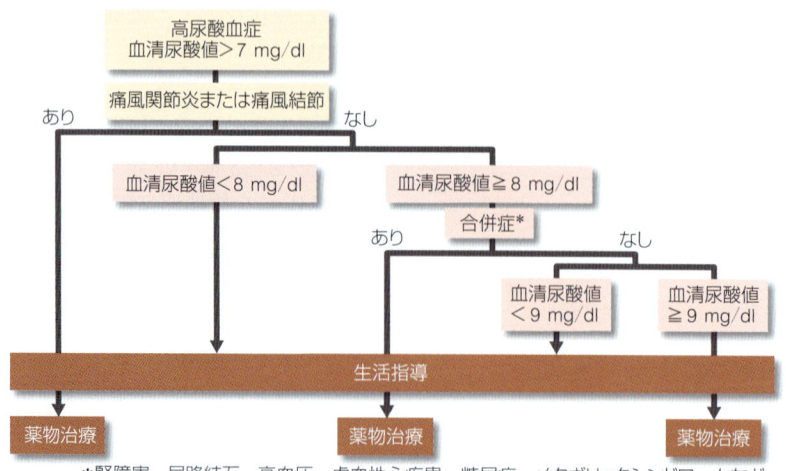

図18-2 高尿酸血症の治療方針
〔日本痛風・核酸代謝学会ガイドライン改訂委員会(編):高尿酸血症・痛風の治療ガイドライン第2版. 2010より〕

る場合には8 mg/dl以上,すでに痛風発作や痛風結節がある場合には7 mg/dlを目安に薬物療法を開始する。いずれの場合にも血清尿酸値を6 mg/dl以下に,3～6カ月かけてコントロールすることが望ましい(図18-2)。

投薬は,原則的には尿酸産生過剰型か尿酸排泄低下型かを判断し,それぞれ尿酸生成抑制薬,尿酸排泄促進薬を用いる。尿酸生成抑制薬(アロプリノール)は血清尿酸値の急速な低下で痛風発作を惹起することがあるため,50 mg/日程度の少量から使用を開始する。また腎機能障害を合併する場合には血中濃度が上昇して副作用をきたす可能性があるので,投与量を調節する。尿酸生成抑制薬として,他にフェブキソスタットがある。一方,尿酸排泄促進薬(ベンズブロマロン,プロベネシドほか)は尿酸排泄低下型に用いられるが,いずれも尿アルカリ化薬を併用すべきである。プロベネシドは薬剤相互作用が多く,処方される頻度は減少している。

2 偽痛風,CPPD結晶沈着症
pseudogout, CPPD deposition disease

【概念】

偽痛風はピロリン酸カルシウム2水化物($Ca_2P_2O_7 \cdot 2H_2O$;calcium pyrophosphate dihydrate, CPPD)が原因となって痛風に類似した急性関節炎を起こす病態である。病因からCPPD結晶沈着症,X線所見からは軟骨石灰化症 chondrocalcinosis とよばれる。CPPD結晶沈着症,軟骨石灰化症の一部が偽痛風発作を起こす。軟骨石灰化は膝関節に最も多く,手関節の線維軟骨,恥骨結合,関節唇,椎間板線維輪にも認められやすい。稀に脊椎の黄色靱帯石灰化を伴うこともある。軟骨石灰化は加齢とともに増加し,80歳台までには約半数の人に認められるようになる。

【臨床症状】

偽痛風は多くの場合は1～数カ所までの急性関節炎である。圧倒的に高齢者に多い。男女差はあ

NOTE 痛風の原因

ヒトは尿酸代謝酵素ウリカーゼを進化の段階で欠損したため,他の動物に比べて尿酸値が高い。この尿酸の有する抗酸化作用は,ヒトの生存に有利に働いている,との説もある。疾患としての高尿酸血症や痛風は,遺伝的要因と環境要因により発症し,ほとんどの痛風患者は病因を特定できない一次性特発性痛風である。特殊な例として,プリン体代謝経路の酵素の遺伝子異常で hypoxanthine-guanine phosphoribosyl transferase (HPRT) の欠損による Lesch-Nyhan(レッシュ-ナイハン)症候群がある。本症は男児に発症し,幼児期以後に始まる錐体外路性の不随意運動,高尿酸血症(腎結石),知能遅滞,自傷行為などを呈する。ほかにも尿酸の過剰産生に phosphoribosyl pyrophosphate synthetase (PRPS) などの異常の関与が,また尿酸の排泄障害には尿酸トランスポーター遺伝子 ABCG2 の異常が関与することが知られている。

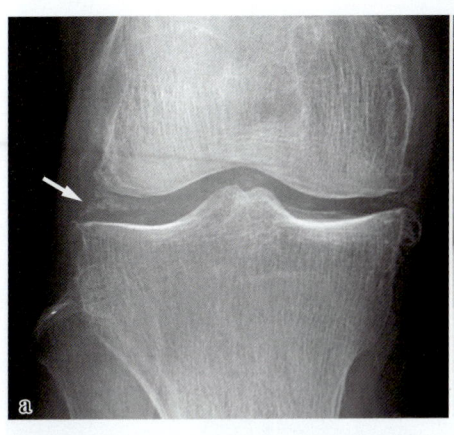

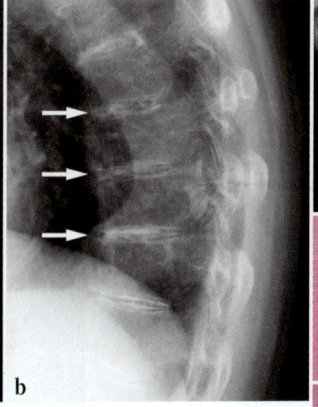

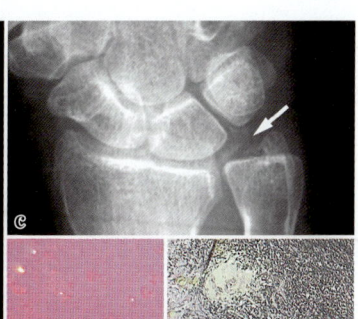

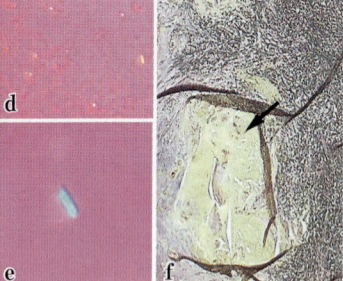

a. 膝半月板石灰化像　b. 線維輪石灰化像
c. 手関節三角線維軟骨複合体（TFCC）石灰化像．矢印は石灰化部分を示す．
d. CPPD結晶の偏光顕微鏡像，e. その強拡大像．正の複屈折性を示す．
f. 黄色靱帯の組織像．矢印は石灰化部分を示す（EV染色）．

図18-3　偽痛風とCPPD結晶沈着

まりないとされる．発症する関節は膝関節が多く約半数を占め，続いて足関節などの大関節の場合が多い．関節炎は数時間〜1日程度の間にピークに達し，数日〜2週程度持続して軽快する．関節炎の程度は軽度から著明な場合まであり，全身症状を伴って発熱，白血球数増多，CRP値の上昇，赤沈値の亢進がみられることもある．また関節液は好中球の増加により混濁しており，化膿性関節炎と間違われやすい．

【診断】
　関節炎所見とともに，X線像で膝関節半月板などの石灰化像があれば本症が疑われる．多くの例で変形性関節症所見も認める．
　確定診断には関節液中や病変部のCPPD結晶を証明する（図18-3）．採取された関節液は2,000 rpm程度で5分間遠心して沈渣を鏡検する．CPPD結晶は単斜晶または三斜晶であり，方形〜棒状にみえる．偏光顕微鏡下で弱い正の複屈折性を示す．小さな結晶は好中球に貪食されている場合が多い．

【治療】
　ピロリン酸カルシウム濃度をコントロールできる原因療法はなく，偽痛風の関節炎に対する対症療法が中心となる．
　急性期の関節炎には，関節液の穿刺排液，局所の安静，NSAIDsの経口投与を行う．関節炎症状の強いときには，副腎皮質ステロイドの経口投与または関節内投与，関節洗浄も有効である．慢性期で変形性関節症症状が中心となった場合は，変形性関節症に対する治療を行う．

3　塩基性リン酸カルシウムおよびその他の結晶による関節疾患

　関節および関節周囲組織には，ハイドロキシアパタイトなどの塩基性リン酸カルシウムbasic calcium phosphate（BCP）結晶，シュウ酸カルシウム結晶など，多種多様な結晶が沈着することがある．BCPの凝集体はアリザリンレッドS染色で検出されるが，BCP結晶そのものは小さく光学顕微鏡では検出困難で，X線結晶構造回折やRaman（ラマン）顕微鏡などの特殊な方法が必要である．変形性関節症の関節液中にはしばしばBCP結晶が存在するが，変形性関節症の成因に関与しているかどうかは不明である．BCPは大関節破壊性関節症（ミルウォーキー肩症候群など）にも関連するといわれる．BCPは関節周囲で腱にも沈着し，石灰化腱炎を引き起こす．

C 神経病性関節症（Charcot 関節）
neuropathic arthropathy, Charcot joint

【概念】
　感覚神経障害の結果として生じる関節の退行性疾患であり，関節には不規則な破壊と骨増殖が生じる。1860年代にCharcot（シャルコー）により脊髄癆と運動失調に伴う破壊性関節疾患として報告された。
　痛覚，深部感覚などの関節の体性感覚障害により，関節は生理機能を障害されて過度の負荷や外傷を受けやすくなる。その結果，関節軟骨の変性と骨破壊とともに，不規則な反応性の骨増殖を生じる。本症を呈する代表的な原疾患として，脊髄癆のほかに糖尿病，脊髄空洞症，脊髄髄膜瘤，癒着性くも膜炎，脊髄損傷，多発性末梢神経炎，先天性痛覚異常症などがある。膝関節に多いが，糖尿病によるものは足部に多い。

【臨床症状】
　感覚神経障害と，関節の腫脹，疼痛，不安定感がある。関節水症は多量であることが多く，頑固に持続する。明白な関節動揺性を伴うことが多い。他覚的所見やX線像における顕著な関節破壊がみられるにもかかわらず疼痛が軽いことが特徴である。X線像では骨破壊と関節面の不規則な硬化像，骨形成像が混在し，不整な関節内遊離体や亜脱臼所見も出現する（図18-4）。

【診断】
　高度の関節腫脹，変形，関節動揺性を示すが炎症所見に乏しいこと，また原因不明の高度の関節水症が頑固に続き，局所所見と画像所見に比べて軽微な疼痛を訴える場合には本症を疑う。感覚神経障害を引き起こす基礎疾患についての神経学的診断も必要である。
　脊髄空洞症の診断にはMRIが有用である。脊髄癆の場合には，Argyll Robertson（アーガイルロバートソン）徴候や，血液あるいは脳脊髄液の梅毒反応試験が陽性である。
　鑑別を要する疾患として，変形性関節症，結晶誘発性関節炎，ステロイド関節症などがある。

【治療】
　基礎疾患治療が必要である。本症の関節破壊に対しては，保存的療法として免荷装具や固定装具などにより動揺関節の保護を行う。
　手術的治療として関節固定術が行われることがある。本症に対する人工関節置換術は弛みのため中長期成績が不良である。ただ膝関節破壊例に対してやむなく人工膝関節置換術が行われる場合もある。早期に再置換が必要となる頻度も高いことから，慎重な適応が必要である。

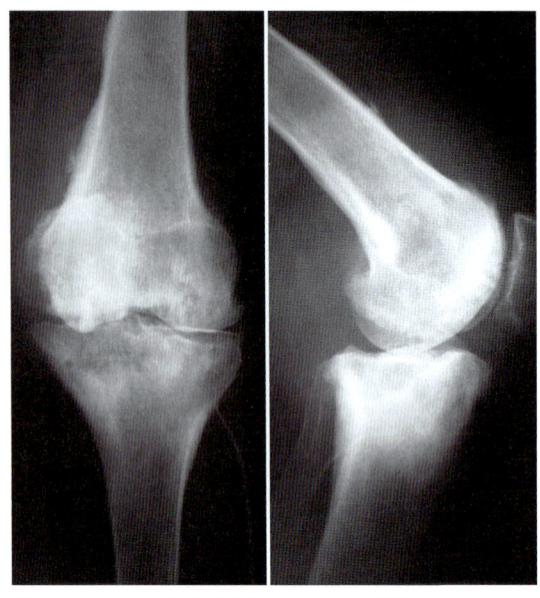

図18-4　神経病性関節症（Charcot 関節）
関節の不規則で広範な破壊像と骨硬化像が混在する。

D 血友病性関節症
hemophilic arthropathy

【概念】
　先天性の血液凝固因子の欠乏により，急性の関節内出血およびその反復の結果，滑膜の増殖肥厚，続いて関節軟骨の破壊・変性が生じ，関節症変化を起すものである。血友病は第Ⅷ因子または第Ⅸ因子の欠損あるいは活性低下による血液凝固障害であり，X染色体に存在するこれらの遺伝子異常による伴性劣性遺伝の疾患である。第Ⅷ因子の欠損・活性低下を血友病A，第Ⅸ因子の欠損・活性低下を血友病Bとよび，血友病Aが約8割を占める。血液凝固因子活性が1%未満が重症，1〜5%が中等症，5%以上が軽症とされる。関節内出血は主に重症-中等症の血友病患者で起

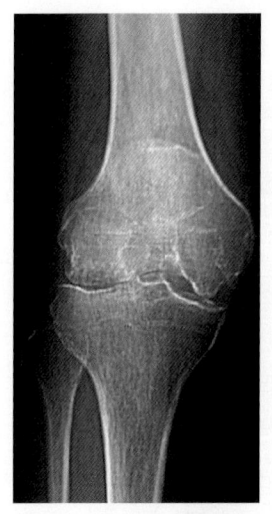

図 18-5　血友病性関節症
大腿骨骨端幅の軽度拡大，軟骨下骨の不整と嚢胞を認める。

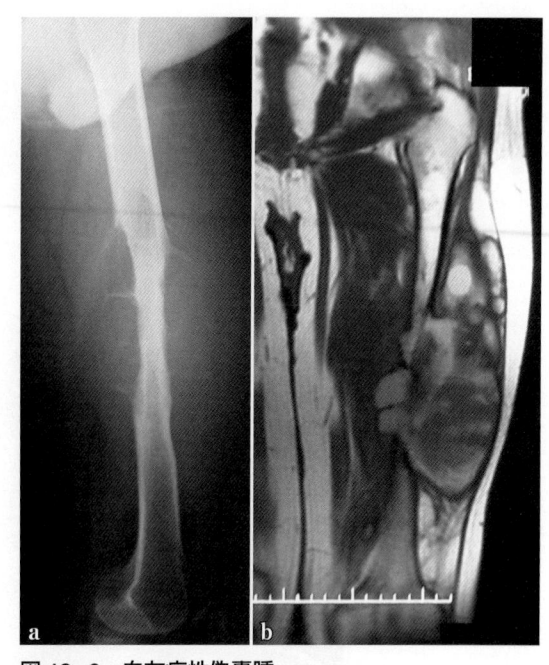

図 18-6　血友病性偽嚢腫
a. X線像：大腿骨の骨破壊・骨融解を示す。
b. MRI：左大腿の巨大腫瘤形成を認める。
(東京大学医科学研究所附属病院，竹谷英之氏より提供)

こり，乳児期でなく歩行開始後に明らかになることが多い。

特に誘因なく，あるいは打撲や過負荷などの軽微な外傷後に関節内出血を引き起こす。足関節，膝関節，肘関節の順に出血頻度が高い。小関節での出血は比較的少ない。いったん生じた関節内出血は容易には凝固せずに残存し，ヘモジデリンが滑膜に沈着し，滑膜の絨毛増殖とリンパ球浸潤をもたらす。また関節軟骨細胞のアポトーシスも進行する。関節内出血が繰り返されると，滑膜の慢性増殖と軟骨変性，関節周囲組織の線維化が進行し，高度の関節破壊に至ると考えられているが，まだ不明な点が多い。

【症状】
関節内出血をきたした急性期には，疼痛，腫脹，熱感が出現し，関節運動が制限される。関節内出血を反復すると，関節可動域の低下，変形，関節周囲筋萎縮がみられるようになる。

【診断と治療】
X線所見では，小児では骨端部の過成長や不整がみられる。進行すると骨萎縮，関節裂隙の狭小化，軟骨下骨の嚢胞形成などの関節症変化を認める(図 18-5)。また骨膜下や骨髄内に出血を繰り返しながら軟部組織へ波及し骨破壊も伴って，血友病性偽嚢腫を形成することもある(図 18-6)。血友病の診断には，血液学的に凝固因子の異常を確認することが必要である。関節内出血を初めてきたした時点では，いまだ血友病の診断がついていないことも多いので注意が必要である。

関節内出血に対する治療の原則は，迅速な止血治療，すなわち凝固因子(血液製剤)の補充療法である。出血の程度や部位により凝固管理がやや異なるので，血液内科などの協力を得て投与する。局所の安静と冷却を行い，必要に応じた副子や包帯固定を行う。関節内出血に対する関節穿刺と洗浄も行ってもよい。

反復する関節内出血に伴う肥厚性の滑膜炎に対して，関節鏡視下滑膜切除術が行われる場合がある。末期の血友病性関節症で日常生活動作に障害がある場合には，人工関節置換術が行われる。若年患者の場合には適応を十分に検討する必要がある。ヒト免疫不全ウイルス(HIV)やC型肝炎ウイルス(HCV)などウイルス感染症がある場合には，それらの対応が必要である。一方，血友病性関節症は複数の隣接関節罹患の場合もあり，関節固定術の適応は少ない。足関節では保存的治療の自然経過で関節強直となる場合もある。近年は凝固因子の定期補充療法が推奨されて関節内出血を

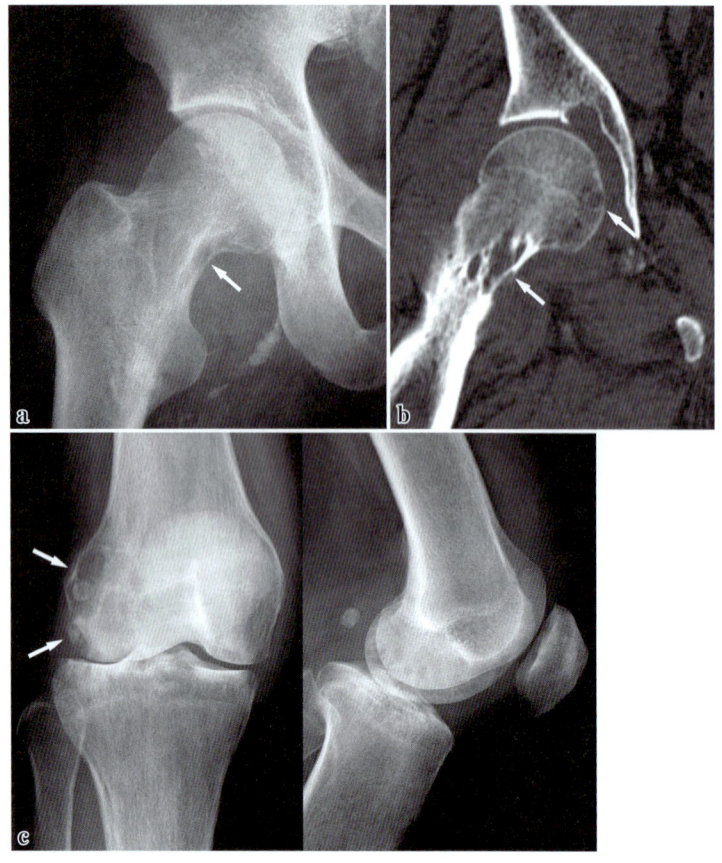

図18-7 アミロイド関節症
大腿骨頸部にスキャロップがあり(a),CT像では囊胞を認める(b)。膝関節にも囊胞が認められ,軽度の関節裂隙狭小化がある(c)。

きたす場合が減少してきており,関節障害の重症例は減少してきている。

E 蓄積性および沈着性関節疾患

1 血液透析と骨・関節症

慢性腎不全と長期血液透析により,様々な骨・関節障害が引き起こされる。

慢性腎不全に伴って骨障害をきたした状態を**腎性骨ジストロフィー** renal osteodystrophy(ROD)とよぶ。線維性骨炎,骨軟化症,あるいは異所性石灰化などをきたす(→349頁)。

一方,長期血液透析に伴って,β_2-ミクログロブリン(β_2m)由来のアミロイド蛋白であるAβ_2mが,靱帯,腱,滑膜,関節包,骨,線維輪や軟骨終板などに沈着する。特に長期透析後には高頻度に透析アミロイドーシスが生じ,骨・神経・関節障害を引き起こす。透析アミロイドーシスには,手根管症候群,破壊性脊椎関節症(DSA)(→543頁),アミロイド関節症や骨囊腫形成がある。

アミロイド関節症 amyloid arthropathy は股関節,膝関節,肩関節,手関節に発症しやすい。しばしば両側性に罹患する。関節および関節近傍のアミロイド沈着は長期にわたり無症状であるが,やがて疼痛と腫脹,水腫,こわばりをきたすようになる。X線像では軟骨下および傍関節性の骨囊腫やスキャロップ(scallop,ホタテ貝様陥凹),骨萎縮を伴うが,関節裂隙は比較的保たれている。上腕骨や大腿骨近位部には骨変化が起こりやすく,股関節では大腿骨頸部の病的骨折を引き起こすことも多い(**図18-7**)。

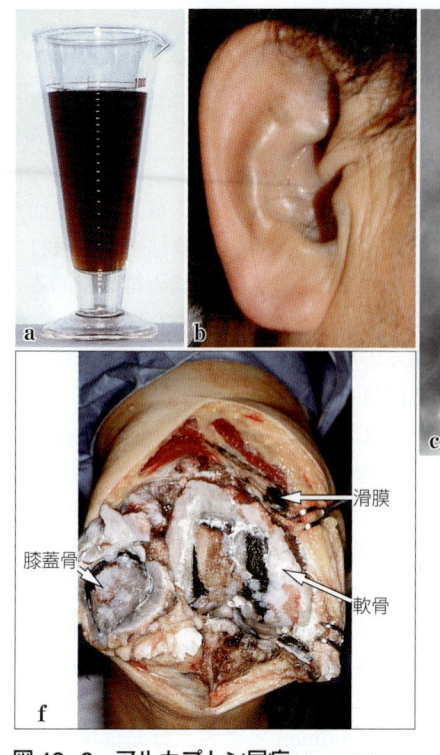

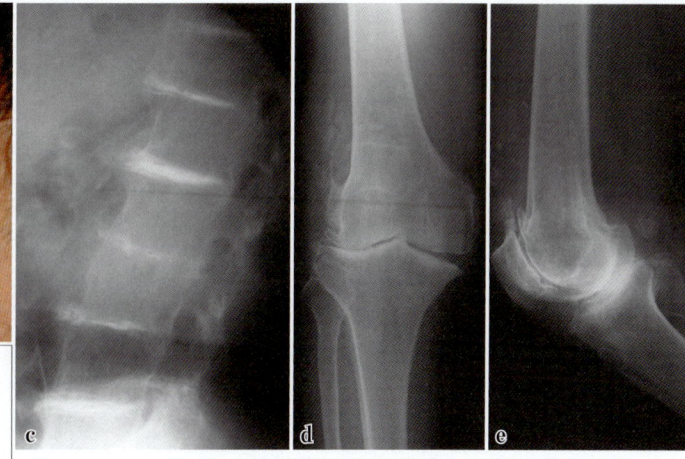

E. 蓄積性および沈着性関節疾患 ● 293

図18-8 アルカプトン尿症（内田 原図）

a. 空気中24時間放置後の尿
b. 耳介の黒褐色変化
c. 腰椎側面単純X線像：椎間の狭小化と骨硬化像を認める。
d, e. 右膝単純X線像：軽度の侵食像を伴う骨硬化と骨棘形成
f. 術中所見

2 アルカプトン尿性関節症
alkaptonuric arthropathy

アルカプトン尿症（alkaptonuria または alcaptonuria）は，チロシンの代謝経路にあるホモゲンチジン酸酸化酵素の先天的異常により，ホモゲンチジン酸が体内に蓄積する常染色体性劣性遺伝疾患である。ホモゲンチジン酸を含む尿が放置されると，酸化により黒褐色化する（図18-8a）ので，おむつや下着の黒褐色化で乳幼児期に発見されることも多い。体内の結合組織，ことにコラーゲン線維に蓄積したホモゲンチジン酸は酸化により黒褐色に変色し，20～30歳台になると強膜や耳介などに黒褐色変化が現れる〔組織褐変症（オクロノーシス，ochronosis）（図18-8b）〕。

ホモゲンチジン酸が沈着した結合組織は脆弱化し，特に関節や脊椎では関節症変化をきたす。脊椎では椎間板の石灰化症から強直に至る。関節症状の発症は40～50歳台に多く，膝，股，肩関節などの大関節に関節症をきたす。小関節にはほとんど変化を生じない。臨床症状は通常の変形性関節症と同様である。X線所見（図18-8c～e）も変形性関節症変化であるが，ときに軟骨石灰化や傍関節の石灰沈着像をみる。

診断は組織褐変症の存在を知っていれば，尿の黒褐色化の有無の問診や脊椎の典型的X線像などで容易である。関節破壊が進行した場合は，人工関節置換術などが適応となる（図18-8f）。

3 ヘモクロマトーシス
hemochromatosis

種々の原因による組織内鉄沈着の増加はヘモジデローシス hemosiderosis とよばれるが，過剰な鉄沈着により組織傷害をきたす場合にはヘモクロマトーシスとよばれる。原発性（遺伝性）ヘモクロマトーシスでみられる鉄過剰症は，主としてヘモクロマトーシス遺伝子（HFE）の変異による。中年以降に症状が発症し，肝細胞機能障害と肝硬変，青銅様皮膚色素沈着，糖尿病，心不全，不整脈，下垂体機能不全などが出現する。関節では，MP関節やPIP関節に疼痛や運動制限をきたすことが多いが，膝，股，肩関節などの大関節が侵される場合もある。慢性に進行し変形性関節症様のX

線所見を呈する。関節症状が他の症状に先立ってみられることもある。治療は瀉血療法と各々の臓器障害に対する対応である。

4 Wilson（ウィルソン）病
Wilson disease

ウィルソン病は肝レンズ核変性症ともよばれる。銅の膜輸送機能の障害による遺伝性銅代謝異常症であり、摂取された銅が正常に肝臓から胆汁中に排泄されず、肝臓や脳などに多量に蓄積し、肝炎、肝硬変、神経・精神症状、眼症状を引き起こす。3～15歳の間に、肝障害にて発見されることが多い。関節障害は、手指MP関節、手関節、膝関節あるいは脊椎に早期変形性関節症変化として認められる。関節症発症の病態は明らかではない。

F その他の慢性関節疾患

色素性絨毛結節性滑膜炎は696頁を、先端巨大症に伴う変形性関節症は352頁を参照。

1 肺性肥厚性骨関節症
hypertrophic pulmonary osteoarthropathy

肥厚性骨関節症は、ばち状指と長管骨の骨膜性肥厚、四肢の関節痛・腫脹を呈する症候群である。原発性肺癌などの肺疾患に伴ってみられる（肺性肥厚性骨関節症）が、そのほかに縦隔疾患、心疾患、肝疾患などにも随伴する。発症原因については不明であるが、血小板と血管内皮の活性化などの関与が指摘されている。関節症状は足関節、手関節および膝関節に多い。ときに関節痛と少量の関節液貯留を認めるが、増殖性の滑膜炎はない。有痛性骨関節症にはNSAIDsが有効である。原疾患の治療により、症状が速やかに改善する。

G 関連する関節周囲疾患

強直性脊椎骨増殖症 ankylosing spinal hyperostosis（ASH）、びまん性特発性骨増殖症 diffuse idiopathic skeletal hyperostosis（DISH）は537頁を参照。

1 滑液包炎
bursitis

滑液包は、骨と皮膚、筋、腱、靱帯などの間の摩擦を受ける部位に存在し、滑膜様細胞に裏打ちされ少量の滑液を含む平らな袋状の組織である。全身には生理的に多数の滑液包が存在する。この滑液包が種々の原因で炎症を起こし滑液が増大した状態が滑液包炎である。

滑液包炎には、外傷性、化膿性、石灰沈着性、関節リウマチなど関節炎に伴うものなどがあるが、原因はしばしば不明である。発症しやすい部位として、足関節前外方、肘頭、膝蓋前部、膝窩部、鷲足部、アキレス腱周囲、さらに肩、股がある。膝窩の腓腹筋半膜様筋滑液包に滲出液が貯留したものは Baker（ベイカー）嚢胞（膝窩嚢胞 popliteal cyst）とよぶ。また外反母趾に合併するものをバニオン bunion とよぶ。好発部位で波動を伴う弾性軟の腫瘤を触れれば、滑液包炎を疑う。

急性の滑液包炎は突然に発症して圧痛と運動時痛を呈し、皮膚に近い滑液包炎では腫脹を認める。特に石灰沈着性や感染性の急性滑液包炎は痛みが激しく、発赤や熱感が認められる。一方、慢性の滑液包炎は、外傷や過剰な摩擦の繰り返しによって起こることが多く、滑液包壁は肥厚している。

外傷性などの非感染性の急性の滑液包炎は、安静・固定、滑液の穿刺、NSAIDs 投与などの保存的治療によく反応する。また石灰沈着性の場合には、穿刺などで石灰沈着が軽減されると症状が軽減する。感染が否定できる場合には、滑液穿刺後の副腎皮質ステロイドの滑液包内注射も有効である。化膿性滑液包炎では、急性例であれば穿刺（必要に応じて滑液包内洗浄）と抗菌薬投与により軽快することが多い。

慢性滑液包炎でも同様の治療が行われるが、部位によっては、関節機能の維持のための筋力強化、理学療法が重要である。保存療法が無効の場合や再発を繰り返す場合には、滑液包切除も行われる。

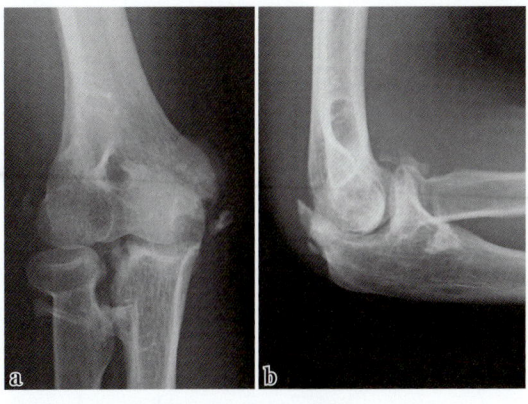

図 18-9　肘関節脱臼後の異所性骨化
a. 正面像，b. 側面像

2 異所性骨化，骨化性筋炎
heterotopic ossification, myositis ossificans

　異所性骨化は，骨・関節周囲の軟部組織，すなわち筋，筋膜，関節包，靱帯などに起こる異常骨化であり，石灰沈着とは異なって骨梁構造が認められる．発症機序についてはいまだ議論が多い．外傷による刺激（打撲，骨折，脱臼，粗暴な徒手整復など）によって起こることが多く，これは外傷性異所性骨化（限局性骨化性筋炎）とよばれる（図 18-9）．脊髄損傷，頭部外傷，熱傷，人工関節置換術後などにも続発する．

　症状は関節周囲の疼痛と軽度の腫脹，熱感に伴って，次第に関節可動域が減少する．血清アルカリフォスファターゼ（ALP）値の上昇がみられ，CRP 値も軽度上昇することがある．X 線所見では，初期には関節周囲の淡い石灰化様陰影として認められ，1～数カ月で線状あるいは塊状の骨陰影となる．初期には非特異的な炎症所見のため，血栓性静脈炎や骨形成性腫瘍，術後感染などとの鑑別が必要となることがある．

　外傷性異所性骨化に対しては，急性期には局所への刺激を避けて安静を保ち，NSAIDs の投与，さらにエチドロネートの投与を行って骨化の沈静化を待つ．非外傷性の異所性骨化には愛護的な可動域訓練も行い，可動域の維持に努めることも必要である．慢性期には可動域改善のために骨化の摘出を行うことがあるが，炎症所見や ALP 値が正常化し，X 線上で骨成熟が完成してから行う．原疾患によるが，発症から 6～12 カ月以上経過してから施行する．

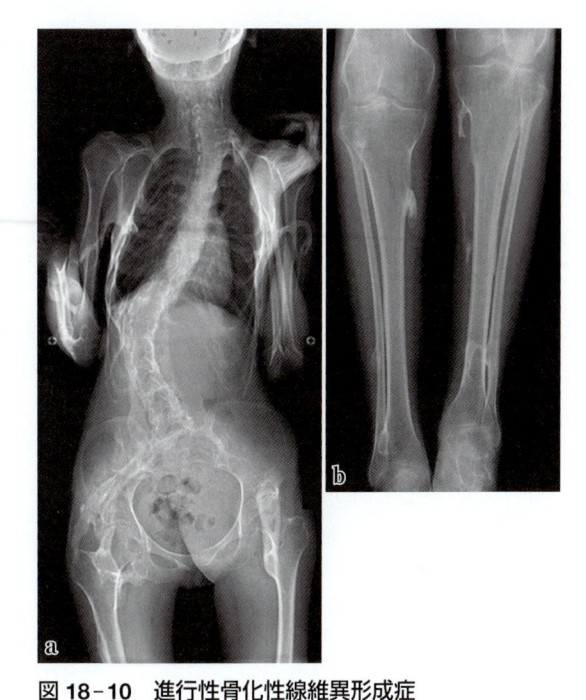

図 18-10　進行性骨化性線維異形成症
（都立小児総合医療センター，西村玄氏，Dept of Radiology, Ajou University, Dr. Ok Kim より提供）

　進行性骨化性線維異形成症 fibrodysplasia ossificans progressiva（FOP）は，全身の骨格筋を中心に腱や靱帯などに進行性の骨化が生じる疾患である（図 18-10，➡24 頁も参照）．200 万人に 1 人程度に発症する稀な疾患であるが，難治性疾患克服研究事業対象疾患（いわゆる難病）として認定されており，BMP の受容体である ACVR1（別名 ALK2）の遺伝子変異が原因である．異所性骨化は乳児～学童期に初めて気づくことが多く，痛みを伴う腫瘤や硬結を伴いながら進行し，しだいに四肢・体幹の可動域制限や変形がみられるようになる．FOP では，外傷や打撲などによる筋損傷に続いて急激な骨化が進行しやすい．また，筋肉内注射や生検，あるいは骨組織切除などによって骨化が増悪する．現時点では確立した治療法はない．

● 参考文献

1) Stone JH, Crofford LJ, White PH (eds)：Primer on the Rheumatic Diseases, 13th ed. Arthritis Foundation：Springer, 2008
2) 住田孝之（編）：EXPERT 膠原病・リウマチ，改訂第 2 版．診断と治療社，2005

3) 越智隆弘(編)：最新整形外科学大系19巻―関節リウマチと類縁疾患. 中山書店, 2007
4) Firestein GS, Budd RC, Harris Jr ED(eds)：Kelley's Textbook of Rheumatology, 8th ed. Saunders, Philadelphia, 2008
5) Moskowitz RW, Altman RD, Hochberg MC, et al (eds)：Osteoarthritis. Diagnosis and Medical / Surgical Management, 4th ed. Lippincott Williams & Wilkins, Philadelphia, 2007

第19章 四肢循環障害と阻血壊死性疾患

診療の手引き

- [ ] 1. 循環障害は急性発症(外傷など)と慢性発症に分けて考える。
- [ ] 2. 循環障害は早期診断と迅速な対応がきわめて重要である。
- [ ] 3. 急性循環障害(動脈閉塞や損傷)の示す5P's徴候は疼痛pain，感覚異常paresthesia，運動麻痺paralysis，脈拍消失pulselessness，蒼白pallorである。
- [ ] 4. 間欠跛行では一定の時間を歩くと下肢痛，下肢のしびれを感じ，歩けなくなり休息を必要とする。休息後は再び，歩行可能となる。下肢血行障害以外に，腰部脊柱管狭窄症でも同様の症状を呈する。
- [ ] 5. 外傷による急性血流障害は区画症候群およびVolkmann拘縮をもたらす。
- [ ] 6. 骨端症は成長期の長管骨骨端核，筋付着部骨端核，手・足根骨にみられる阻血性骨壊死で，疼痛を生じ，骨硬化を伴う骨欠損を呈する。
- [ ] 7. 離断性骨軟骨炎は骨端核が癒合完成する思春期から青年期にみられる。軟骨下に起こる特殊な骨壊死で，骨軟骨が離断する。
- [ ] 8. 壊死性疾患の診断にはMRI T1強調像が有用である。予後推定にも用いられる。

A 四肢循環障害の診察・診断

四肢動静脈が障害されると，循環障害をきたす。病態として狭窄，閉塞，炎症などがあり，急性発症(外傷など)と慢性の経過ののちに発症するものがある。早期診断と迅速な対応がきわめて重要である。急性循環障害(動脈閉塞や損傷)の症状として5P's徴候(疼痛pain，感覚異常paresthesia，運動麻痺paralysis，脈拍消失pulselessness，蒼白pallor)に注目する(→769頁)。

1 症状と身体所見

A 疼痛 pain

疼痛は動脈性血流障害例でよくみられ，姿勢の変化，運動負荷で増悪し，安静により軽減する。血流障害が高度な阻血状態では安静時にも持続した疼痛を訴える。静脈性還流障害ではうっ血をきたすとともに鈍痛，だるさを訴える。

B 感覚異常，冷感

しびれ感，冷感を訴える。他の感覚異常をきたす疾患や病態(脊髄症，糖尿病，脊柱管狭窄症など)と鑑別する。高齢者では種々の病態を重複合併していることも多い。

C 皮膚温，色調

循環障害における皮膚の色調は蒼白，チアノーゼcyanosisを示す。慢性の静脈血行障害では色素沈着をきたす。
皮膚温の低下の有無は触診で確認する。周囲の温度などに影響されていることもあるので注意す

る．検者の手の温度にも注意し，四肢では患者の左右を比較することも必要である．

D 皮膚潰瘍，壊死

外傷による急性・高度の血行障害では皮膚壊死を生じる．慢性に血行障害があると皮膚潰瘍，壊死をきたす．糖尿病では血行障害と感覚障害により，皮膚障害をきたす．慢性腎不全患者では薄く乾燥した皮膚に血流障害による潰瘍・壊死をきたすことがある．

E 脈拍

動脈拍動の触診は重要である．拍動の有無，拍動の強さ，左右の差異を診察する．

下肢では足背動脈，上肢では橈骨，尺骨動脈を触診する．次いで近位の動脈（下肢：後脛骨動脈，膝窩動脈，大腿動脈，上肢：鎖骨下動脈）の触診を行う．

F 腫脹，浮腫

静脈閉塞ではうっ血し，腫脹をきたし，高度では罹患肢全体の浮腫を呈する．静脈循環障害では表在静脈の怒張，蛇行がみられる．静脈瘤でも同様な所見を呈するので鑑別を要する．

高度で疼痛を伴う例は区画症候群（→772頁参照）の可能性も考える．

G 間欠跛行

一定の時間を歩くと下肢痛，下肢のしびれを感じ，歩けなくなり休息を要するのが間欠跛行の特徴である．休息後再び，歩行は可能となる．血行障害（末梢動脈疾患 peripheral arterial disease；PAD）や腰部脊柱管狭窄症においても同様の症状を呈する．一般に動脈閉塞（PAD）による血管性間欠跛行では立ち止まって休息するだけで症状は改善する．一方，腰部脊柱管狭窄症では脊柱の前屈姿勢をとることで改善する．このように休息時の姿勢などを考慮して鑑別することが重要である（→563頁）．

② 徒手検査

A Allen（アレン）テスト（→486頁も参照）

橈骨動脈あるいは尺骨動脈の閉塞が疑われる場合の検査である．

患者に「手指を握る，開く」を数回，できるだけ早く行い，その後に手をきつく握るように指示する．次いで検者は検者の母指，示指を患者の橈骨，尺骨動脈上に置き，圧迫する．または検者の両手の母指を患者の橈骨，尺骨動脈の血管上に置き，それ以外の指は前腕後面に置き固定性を高め，血管を圧迫する．検者は血管を圧迫したままで，患者に手を開くように指示すると手指は蒼白のままである．検査する血管（橈骨あるいは尺骨動脈の一方）への圧迫を緩め，指への血行が再開され色調が赤色になるかを確認する．蒼白のままであれば，その血管（橈骨あるいは尺骨）の血流障害を疑わせる．また橈骨あるいは尺骨動脈のどちらが主に手指への血液を供給しているかを確認できる．橈骨，尺骨動脈を個別に，さらに比較のため両手について行う．

B 爪圧迫テスト

爪を圧迫し，色調が回復の有無，回復の速度を確認する．手指，足趾の循環を評価できる．

C Homans（ホーマンズ）徴候

膝関節伸展位で足関節の背屈を他動的に強制する．腓腹部に疼痛を訴える場合（Homans徴候陽性）には下腿の深部静脈血栓症（DVT，→300頁）の可能性を示唆する．腓腹部の触診での圧痛もDVTを疑う所見である．

皮膚蒼白か，足背動脈触知減弱の有無を併せて診察する．

D 下肢挙上下垂テスト

背臥位で両下肢を挙上する．両足関節の自動運動を行い，足部の色調変化（蒼白），腓腹部の疼痛の有無を確認する．次いで椅子に腰掛け，下肢を下垂する．足の赤色への色調変化までの時間を調べ，血行障害を評価する．

3 画像，生理検査

A 単純X線撮影（→138頁参照）

動脈硬化，石灰化像を確認できる。

B 血管およびリンパ管造影（→153頁参照）

血流障害の部位，程度を確認するうえで有用であるが，造影剤を用いる点で侵襲性である。動脈造影では外傷に伴う血管損傷の有無や，慢性期血行障害の診断および治療法の選択・決定に重要な情報が得られる。

C MR angiography（MRA）（→522頁参照）

MRAにより血管を描出する手法で，非侵襲性である。

D 血圧測定

閉塞部位診断のために上肢，下肢の血圧を測定し，両血圧の差異を評価する。
ABI（ankle brachial index）は足関節部での最高収縮期圧を上腕部での最高収縮期圧で割った値。正常は0.95〜1.2。腰部脊柱管狭窄症と末梢動脈疾患（PAD）との鑑別に有用で，0.9以下で閉塞性病変（PAD）が疑われる。

E 指尖容積脈波

指尖部の小動脈に流入する血液によって起こる容積変化を電気的変動としてとらえるもので，四肢末梢の血流障害の評価に有用である。

F 血流測定

超音波血流計〔超音波Doppler（ドプラ）血流計〕により，血管内の血流速度として測定・評価する。臨床の場で簡便にできる。

G 皮膚温測定（→879頁参照）

皮膚表面温度は局所血流を反映しており，サーモグラフィーにより測定・評価できる。

B 四肢循環障害をきたす疾患

1 閉塞性血栓血管炎
thromboangitis obliterans（TAO）

Buerger（バージャー，ビュルガー）病ともいう。30，40歳台の青壮年男性に多く，女性では稀（男性：女性＝9：1）である。患者の90％以上に喫煙習慣があり，本症との関連があるとされる。四肢の主幹動脈の閉塞性の全層性血管炎をきたす。下肢動脈に多く，虚血症状として間欠跛行，安静時痛，虚血性皮膚潰瘍，壊死を伴う。

【病因】
遺伝性素因に何らかの刺激が加わり，発症すると推測されている。喫煙による血管攣縮が誘因となる。

【症状および検査所見】
末梢が虚血状態となる。虚血が軽度の場合は冷感，しびれ感，寒冷時のRaynaud（レイノー）現象がみられる。高度虚血では間欠跛行，安静時痛，さらには指趾の潰瘍，壊死をきたす。潰瘍は難治性である。閉塞性動脈硬化症（ASO），糖尿病性壊疽，大動脈炎症候群（高安動脈炎，脈なし病），膠原病と鑑別する。
血管（動脈）造影では血行の途絶状，先細り状閉塞が多発性にみられる。側副血行としてブリッジ状あるいはコイル状血行路がみられる。

【治療】
禁煙を厳守する。皮膚潰瘍，損傷を防ぐために保温，保護，清潔維持などの生活指導を徹底する。症例の重症度に応じて局所療法（潰瘍治療，保護），薬物療法（抗血小板製剤，プロスタグランジン製剤），交感神経節ブロック・切除術，血行再建術を選択する。生命予後は悪くないが，完治は難しい。血行不良の四肢では切断を要する例もある。

2 閉塞性動脈硬化症
arteriosclerosis obliterans（ASO）

中等大の動脈に粥状硬化による内腔狭窄，閉塞をきたし，虚血症状を呈する。下肢に多く，上肢は稀である。高血圧，糖尿病は危険因子である。男性に多い。

【症状および検査所見】

Fontaine 虚血重症度分類がある。軽症では無症状。症状が進むと虚血症状として足趾，足部の冷感，しびれ感を訴える。さらに進行すると間欠跛行を示す例もあり，脊柱管狭窄症による間欠跛行との鑑別が重要である。広範囲閉塞，高度閉塞では安静時痛，皮膚潰瘍をきたすこともある。

単純 X 線で血管の石灰化を認める。動脈造影で動脈の閉塞，動脈壁の虫喰い像を認める。

【治療と予後】

保温，皮膚の保護および食事面での生活指導を行う。薬物療法では抗血小板薬，血管拡張薬を用いる。手術的には血行再建術(バイパス術など)を行う。

3 静脈血栓塞栓症(→753頁)
venous thromboembolism(VTE)

血栓性静脈炎 thrombophlebitis，深部静脈血栓症 deep venous thrombosis(DVT)ともいう。体内の静脈，特に下肢深部静脈に生じた血栓により，下肢の疼痛，腫脹をきたし，遊離血栓が肺血栓塞栓症 pulmonary thromboembolism(PTE)をきたすことがある。PTE の 9 割は下肢 DVT を発生源としており，発症すると 3 割が死に至る。整形外科領域では VTE の発症をきたすリスクの高い患者(基礎疾患を有する患者，高齢患者)を手術の対象とすることも多く，また骨を操作する手術内容であることから周術期，外傷患者治療において，発症予防は重要で不可欠である。体表面の手術に比して脊椎手術はおよそ 4 倍，股関節や四肢は約 4.8 倍リスクが高いと報告されている。

【症状】

下肢の緊満感を自覚する。身体所見としては腫脹，皮膚の色調変化(暗赤色化)，自発痛，運動時痛，Homans(ホーマンズ)徴候陽性などがみられる(→298頁)。

【診断】

症状および身体所見および超音波検査，CT(造影)などによる血栓の描出が有用である。静脈造影で静脈陰影の欠損，途絶を確認することは有用であるが，侵襲的であるので適応をよく検討すべきである。

【治療】

周術期には弾性ストッキング，間欠空気圧迫法，静脈フットポンプなどを用いた予防対策をとる。

予防的抗凝固療法も有効である。その際，出血に注意する必要がある。抗凝固療法として用いる薬剤にはワルファリン，ヘパリンなどがある。ほかに血栓溶解療法，血栓摘除術が行われることもある。血栓のリスクの高い例，あるいは血栓溶解を行う際に，肺塞栓防止のために頸部静脈から下大静脈にフィルターを設置することもある。

4 静脈瘤

静脈弁不全による。下肢に多く，下肢の痛み，不快感，だるさなどを訴える。表在のものは小さな傷ができて，出血を繰り返す例もある。

圧迫包帯，弾性ストッキングなどを用いて対処する。また重症では手術を行うこともある。

5 Raynaud(レイノー)現象

寒冷曝露，精神的要因で末梢動脈，特に小動脈の発作性収縮を起こし，手指，足趾先端の蒼白などの色調変化をきたす現象である。女性に多い。

基礎疾患が明らかでないもの(一次性 Raynaud 病)と，膠原病，外傷，振動工具使用などによる二次性のものとに分けられる。

【診断】

病歴，身体所見，二次性 Raynaud 現象をきたす可能性のある基礎疾患の有無など，病態の把握が重要である。

【治療】

精神的要因に対しては不安を除く対応をする。保温に努め，寒冷曝露を避けるなどの生活指導を行う。

C 外傷後血管障害

外傷による急性血流障害は重篤な合併症をもたらす。特に区画症候群(→772頁)および Volkmann(フォルクマン)拘縮(→496頁，754頁)に注意する。

D 骨壊死
osteonecrosis

骨の細胞(骨細胞, 骨髄細胞)を含む骨組織の壊死をきたした状態である。骨壊死は骨への血流障害, すなわち動脈性阻血と静脈性還流障害により発生する。原因としては血栓, 脂肪塞栓, 血管炎, 血管攣縮などが推測されている。

なお骨壊死 osteonecrosis という語は骨, 骨髄細胞の壊死を表している。骨幹, 骨幹端の壊死には骨梗塞 bone infarct が用いられる。

骨壊死は全身いずれの骨にも発生するが, 大腿骨頭, 上腕骨頭などによくみられる。

骨壊死(広義)には骨端症, 特発性骨壊死, 続発性骨壊死がある。発育・成長期にみられる骨壊死は骨端症として総称され, 血管の狭窄, 閉塞などの動脈性阻血, 静脈性還流障害さらに外傷が加わった病態と考えられる。続発性骨壊死, 特発性骨壊死は成人期にみられる壊死である。続発性骨壊死は原因別に外傷性, 放射線照射, 減圧症, Gaucher病, 鎌状赤血球症などに分けられる。特発性骨壊死は原因不明であるが, ステロイド使用, 飲酒(アルコール多飲)が有意な危険因子である。

表19-1 骨端症の障害部位と第一報告者名

障害部位		報告者名	特徴	参照頁
長管骨骨端部	第2, 3手指基節骨骨頭 (近位骨端)	Thiemann(ティーマン)	稀	―
	大腿骨頭	Legg-Calvé-Perthes (レッグ-カルヴェ-ペルテス)	4～7歳の男児に多い	621頁
	第2中足骨骨頭部, 第3中足骨頭	Freiberg-Köhler (フライバーグ-ケーラー)	第2Köhler病。13歳以降の女児に多い	721頁
	膝蓋骨(下極)	Sinding Larsen-Johansson (シンディングラーセン-ヨハンソン)	―	673頁
	上腕骨小頭	Panner(パンナー)	10歳以下の男児に多い。離断性骨軟骨炎との鑑別が重要	―
短骨一次骨核	足舟状骨	Köhler(ケーラー)	3～7歳の男児に多い	720頁
	月状骨	Kienböck(キーンベック)	20, 30歳台, 男性, 手作業従事者に多い	502頁
	手舟状骨	Preiser(プライザー)	非常に稀	503頁
骨突起部	脛骨粗面	Osgood-Schlatter (オズグッド-シュラッター)	10～14歳の男児に多い	672, 899頁
	第5中足骨結節部	Iselin(イセリン)	10～15歳に多い	―
	踵骨	Sever(シーヴァー)	7～12歳に多い	721頁
	恥・坐骨結合	van Neck(ヴァン・ネック)	(正常所見)	―
	恥骨結合	Pierson(ピアソン)	―	―
その他の部位	踵骨	Haglund(ハグルント)	―	―
	離断性骨軟骨炎(大腿顆部)	König(ケーニッヒ)	―	―
	脊椎椎骨	Scheuermann(ショイエルマン)	学童～少年期, 思春期	118頁
	脊椎椎骨	Calvé(カルヴェ)	外傷, 炎症, 無腐性壊死, 好酸球性肉芽腫	589頁
	脛骨近位内側骨	Blount(ブラント)	―	302, 670頁

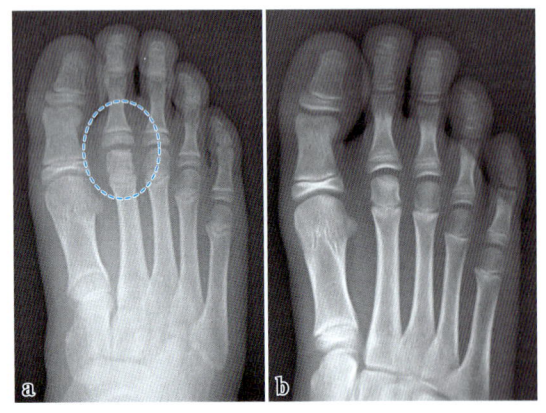

図 19-1　Freiberg 病(11 歳男児)
第 2 中足骨頭部の壊死(a)と，修復が進んだ像(b)。

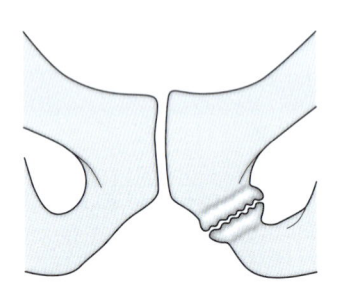

図 19-2　van Neck 病(ischiopubic synchondritis)のシェーマ
不整な骨化像があるが正常範囲内の所見である。骨折などとの鑑別を要する。

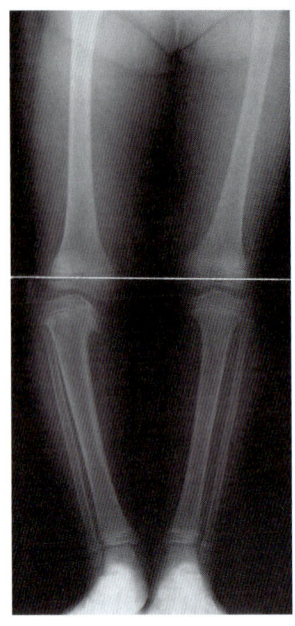

図 19-3　Blount 病
脛骨近位部の骨化障害により，膝内反変形をきたす。

1 骨端症 (→899 頁も参照)
apophyseopathy, osteochondrosis

成長期の長管骨骨端核は epiphysis，筋付着部骨端核は apophysis とよばれる。手・足根骨にみられる阻血性骨壊死 osteonecrosis で，骨変化と疼痛を伴う(表 19-1，図 19-1〜3)。

原因は血管の狭窄・閉塞による血流障害，微小な繰り返し外力など様々である。遺伝性疾患，内分泌性疾患による骨化障害もある。

A 離断性骨軟骨炎(図 19-4, 5)
osteochondritis dissecans

骨端核が癒合完成する思春期から青年期にみられる。軟骨下に起こる特殊な骨壊死で骨軟骨が離断する。外傷，虚血，骨端骨化障害などが原因と考えられている。膝(大腿骨内側顆の外側など；→670 頁参照)，足(距骨内側など)，肘関節(上腕骨小頭；→464 頁参照)によくみられる。

初期には X 線像では病的所見を確認できないが，進行すると軟骨下骨の透亮像，囊腫状変化，骨硬化を伴う骨欠損を認める。MRI は X 線撮影よりも早期に異常所見をとらえることができる。

2 特発性骨壊死
idopathic osteonecrosis

循環障害による阻血壊死である。原因は特定できない。特発性大腿骨頭壊死症などがある。
【病態・症状】
骨壊死が発生しても必ずしも疼痛などを伴うわけではない。壊死部が圧潰して初めて症状(疼痛)を発症し，顕在化する。壊死の部位や大きさがその後の圧潰あるいは無症状に経過するかを左右する。
【画像所見】
・X 線(図 19-6〜8)
壊死発生後，数か月を経てはじめて X 線像上の変化が確認される。軟骨下骨の弧状透亮像 crescent sign，帯状硬化像が特徴的である。
・MRI
T1 強調像で壊死の有無の診断可能である。予

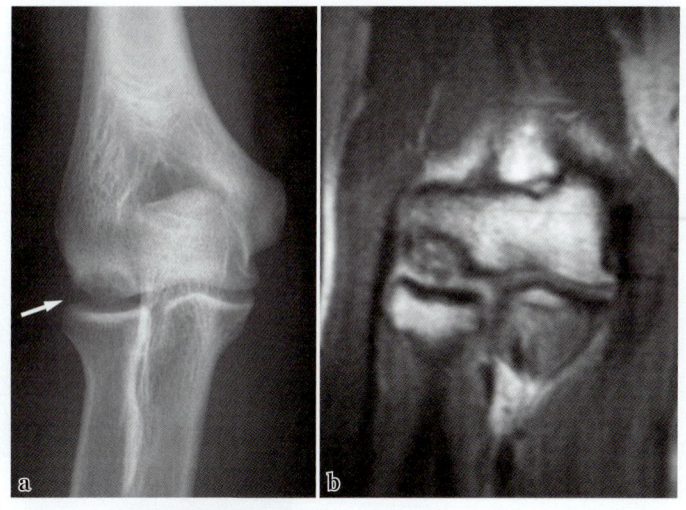

図 19-4　肘関節離断性骨軟骨炎（15 歳男児）
a．正面像，b．MRI（T2）
上腕骨小頭に透明像（骨透亮像）を認める。

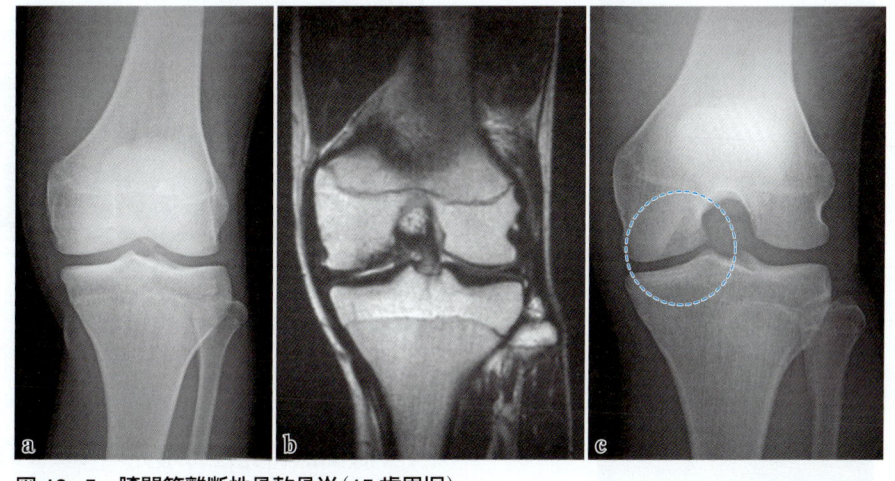

図 19-5　膝関節離断性骨軟骨炎（15 歳男児）
a．正面像，b．MRI，c．顆間窩撮影像。
大腿骨内側顆の顆間寄りの部分に病巣を認める（b, c）。

後推定にも用いられる
・骨シンチグラフィー
　以前は壊死の早期診断目的に行われていたが，現在は MRI で早期診断が行われる。全身の病変把握には有用である。
【骨組織・病理所見】
　壊死層，虚血層，反応層，正常層に分けられる。虚血による壊死部の周囲には反応性変化（血管拡張，滲出液，炎症性細胞浸潤）がみられる。

A 特発性大腿骨頭壊死症（→637 頁も参照）

　骨頭壊死の要因は明らかではない。病歴や背景としてステロイド薬使用や長期間のアルコール飲用歴と，壊死との関連が明らかにされている。そのためステロイド性大腿骨頭壊死，アルコール性大腿骨頭壊死症と称することもある。
　若年から壮年の男性に多い。男女比は 1.2：1 である。ステロイド使用，アルコール飲用者，それ以外がそれぞれおよそ 1/3 ずつを占める。ス

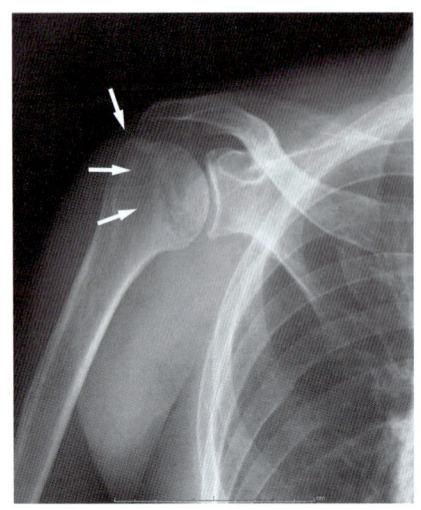

図 19-6　上腕骨頭壊死(50 歳男性)
血液疾患にてステロイドを服用していた。

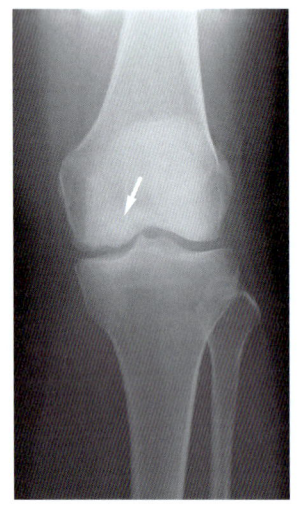

図 19-8　左膝関節部(大腿骨内側顆) 壊死(40 歳女性)
ステロイド治療歴あり。

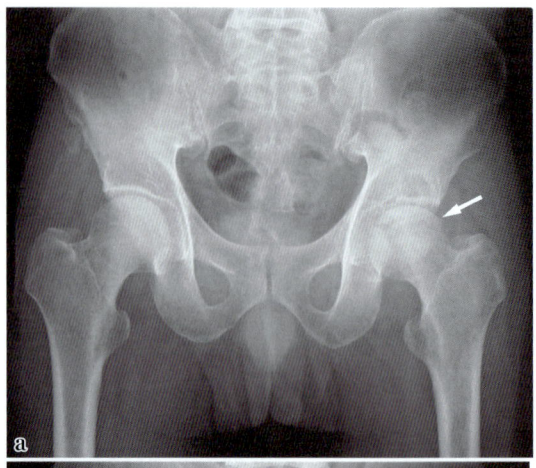

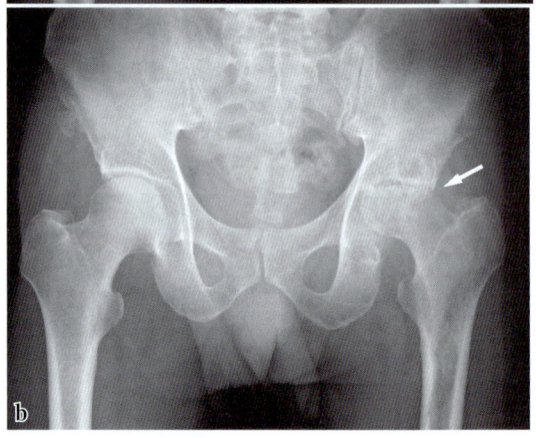

図 19-7　大腿骨頭壊死(50 歳男性)
ステロイド服用例。左大腿骨頭に壊死を認める(a)。骨萎縮が高度で骨頭圧潰、変形に至る(b)。

テロイド使用開始から1年以内の発生が多い。MRIによる診断感度、特異度はともに極めて高く、早期診断に有用である。特発性大腿骨頭壊死に関する調査研究班による病期分類(stage 1, 2, 3 A, 3 B, 4)、病型分類(A, B, C-1, C-2)がある。治療方法の選択と決定のためには壊死範囲の評価が必要不可欠である。

B 膝関節特発性骨壊死(→692 頁も参照)

中年から高齢女性に好発する。大腿骨内顆の関節下骨に起こる骨粗鬆症を基盤とした軟骨下脆弱性骨折に起因すると推測されている。

症状としては比較的急性発生の疼痛、夜間痛がみられる。X線所見としては軟骨下骨の骨吸収像、関節面の圧潰変形、MRIでは限局した異常信号域、関節軟骨の亀裂・欠損を認める。

ステロイドによる壊死、離断性骨軟骨炎との鑑別が必要である。

③ 症候性大腿骨頭壊死症(外傷、放射線による二次性)

骨壊死の原因が特定でき、その原因に続発する

骨壊死の総称である。

A 外傷性，骨折に続発する壊死

大腿骨頚部（いわゆる内側）骨折後，外傷性股関節脱臼後の大腿骨頭壊死（→637頁，802頁参照）や距骨骨折後の距骨骨壊死，舟状骨骨折後の近位骨の壊死などがある。

大腿骨頭では大腿骨頚部骨折や股関節脱臼により，深大腿動脈回旋枝からの血流障害などが起こり壊死が生じる。壊死は外傷後数カ月～1年以上経過してから出現し圧潰へと進展することもある。外傷後からの経過観察と患者への壊死発生の危険性の説明が必要である。

MRI，骨シンチグラフィーが診断に有用である。

B 放射線照射によるもの

腫瘍などへの放射線療法に伴い，みられる。骨盤部への照射による大腿骨近位部に壊死を生じ，その後圧潰変形へ至る。

放射線照射の有無，部位・範囲を確認して治療方針を立てる。

4 塞栓に起因する骨壊死

A 潜水病，減圧症によるもの

潜函作業や潜水作業において環境の圧変化が急激に起こった際，窒素ガスなどの生体内の不活化ガスが過飽和となり気泡を形成し，血管内に塞栓をきたす。その結果，骨壊死を発症する。

B 特殊疾患によるもの

Gaucher（ゴーシェ）病は骨髄の細胞に糖脂質が蓄積することにより，骨変形や骨壊死を呈する。

5 一過性骨髄浮腫症候群
transient bone edema syndrome

原因不明の骨髄浮腫で，単純X線像では明らかな所見はない，あるいは骨萎縮・骨粗鬆症などを認める。診断にはMRIが有用である。骨シンチグラフィーでは集積亢進がみられる。

経過としては一過性であり，数カ月～1年程度で症状は改善し画像所見も回復する。外傷，骨壊死，感染とはこの点で異なる。骨壊死との鑑別が必要である。

● 参考文献
1) 難病対策研究会（編）：難病の診断と治療指針 第3版．東京六法出版，2005
2) 鳥畠康充，富士武史（編）：整形外科診療における肺血栓塞栓症．ライフサイエンス出版，2009
3) 野口康男：四肢血管系の整形外科．杉岡洋一（監修）：神中整形外科学 改訂22版．pp775-779，南山堂，2004
4) 福田国彦，杉本英治，上谷雅孝，他（編）：関節のMRI．メディカル・サイエンス・インターナショナル，2007
5) 辻　陽雄，高橋栄明（編）：整形外科診断学 改訂第3版．金原出版，1999
6) Magee DJ：Orthopedic Physical Assessment, 4 th ed. Saunders, 2002

第20章 先天性骨系統疾患

診療の手引き

☐ 1. 骨系統疾患の患者は低身長や骨変形を主訴とすることが多く，必ずしも疼痛や機能障害を訴えない場合がある。診断や遺伝相談を目的に受診する場合も少なくない。診察にあたっては，特徴的な顔貌や体型に対して奇異な目で接してはならない。

☐ 2. 問診を行う際には患者の人格を傷つけない配慮が必要である。家族歴をとる際にも遺伝性の有無などで家庭内に不和が生じないよう配慮する。

☐ 3. 患者の同意を得てできるだけ裸になってもらい全身をよく観察する。低身長の場合は身長と指端距離を比較し，四肢短縮型か体幹短縮型か，または均整型かなど，四肢・体幹のプロポーションをまず把握する。これだけでかなり診断がしぼれる。

☐ 4. 身体的特徴をチェックする。
　頭蓋：頭蓋周径，大・小泉門，毛髪
　顔面：両眼開離，近視，前額突出，鼻根部陥凹，鞍鼻，口蓋裂，高口蓋，副耳，難聴
　体幹：胸郭変形，脊柱の側弯・後弯，股関節脱臼，外性器異常
　四肢：O脚，X脚，内反足，外反足，関節拘縮・弛緩，多合指，爪変形
　皮膚：母斑，カフェオレ斑，皮下腫瘍，皮膚陥凹
　精神・運動発達：知能低下，運動麻痺，視聴覚の異常

☐ 5. X線検査は臨床診断の鍵を握るが，被曝を最小限にとどめる配慮が必要である。骨系統疾患か否かのスクリーニングには，頭蓋骨側面，脊柱2方向，骨盤・股関節，膝関節，手正面で十分である。他院より紹介の場合は過去のX線像を持参させる。

☐ 6. X線像において病態の主座が骨端にあるか(epiphyseal dysplasia)，骨幹端にあるか(metaphyseal dysplasia)，または両方にあるか(epi-metaphyseal dysplasia)を調べる。これと椎体変形のパターンでおよそのX線診断がつく。骨密度の低下や増加についても調べる。

☐ 7. 遺伝子解析を行う場合は患者，家族の同意を得て文書でインフォームド・コンセントをとったうえで行う。遺伝相談は専門家の意見をよく聞いて慎重に行う。

☐ 8. 変形矯正骨切り術や四肢延長術などの治療を行う場合は，整容面だけでなく患者の生活上の不自由，社会的不利益などを考慮したうえで慎重に適応を考える。外観を改善することにより機能障害を残してはならない。

A 先天性骨系統疾患総論

1 骨系統疾患の概念と分類

骨系統疾患 skeletal dysplasia とは，骨・軟骨の発生・成長の異常により骨格の形態や構造に系統的な異常をきたす疾患の総称である．全身の骨格に病変がある骨軟骨異形成症 osteochondrodysplasia と，一部の骨のみに病変が限られる異骨症 dysostosis とに分けられるが，この区別は明確でなく，さらに骨病変を示す先天性代謝異常などを含める考え方もある．またこれらの疾患は必ずしも出生時から症状を示すとは限らない．

骨系統疾患は種類が非常に多い．このため International Skeletal Dysplasia Society（ISDS）による国際分類が数年ごとに更新されている．これは，遺伝性骨格系疾患 genetic skeletal disorders を包括する分類で，2010年度版の分類では456疾患が40グループに分類されている（表20-1）．

表20-1 骨系統疾患国際分類（2010）のグループと代表的な疾患

1. FGFR3 軟骨異形成症グループ （軟骨無形成症，軟骨低形成症，タナトフォリック骨異形成症）	21. 点状軟骨異形成症グループ （点状軟骨異形成症）
2. 2型コラーゲングループおよび類似疾患 （先天性脊椎骨端異形成症，Kniest 骨異形成症，Stickler 症候群1型）	22. 新生児骨硬化性異形成症 （Caffey 病）
3. 11型コラーゲングループ （耳脊椎巨大骨端異形成症，Stickler 症候群2型）	23. 骨変形を伴わない骨硬化性疾患グループ （大理石骨病，濃化異骨症，メロレオストーシス）
4. 硫酸化障害グループ （捻曲性骨異形成症）	24. 骨幹端・骨幹罹患を伴う骨硬化性疾患グループ （頭蓋骨幹端異形成症）
5. Perlecan グループ	25. 骨形成不全症と骨密度低下を示すグループ （骨形成不全症，特発性若年性骨粗鬆症）
6. Aggrecan グループ	26. 異常骨石灰化グループ （低フォスファターゼ症，低リン血症性くる病）
7. Filamin グループと関連疾患 （Larsen 症候群）	27. 骨変化を伴うリソソーム蓄積症 （ムコ多糖症，ムコ脂質症）
8. TRPV4 グループ （変容性骨異形成症，脊椎骨端異形成症 Kozlowski 型）	28. 骨溶解症グループ
9. 短肋骨異形成症（多指症を伴う/伴わない）グループ （軟骨外胚葉性異形成症（Ellis-van Creveld），短肋骨多指症候群）	29. 骨格成分の発生異常グループ （多発性軟骨性外骨腫症，進行性骨化性線維異形成症，内軟骨腫症）
10. 多発性骨端異形成症および偽性軟骨無形成症グループ （多発性骨端異形成症，偽性軟骨無形成症）	30. 骨格罹患を示す過成長症候群 （Sotos 症候群，Marfan 症候群）
11. 骨幹端異形成症 （骨幹端異形成症 Schmid 型，軟骨・毛髪低形成症）	31. 遺伝性炎症性/リウマチ様骨関節症 （進行性偽性リウマチ様骨異形成症）
12. 脊椎骨幹端異形成症 （脊椎骨幹端異形成症 Sutcliffe / corner fracture 型）	32. 鎖骨頭蓋異形成症および単独頭蓋骨化障害グループ （鎖骨頭蓋異形成症）
13. 脊椎・骨端（・骨幹端）異形成症 （Dyggve-Melchior-Clausen 骨異形成症）	33. 頭蓋骨癒合症候群 （Apert 症候群，Crouzon 症候群）
14. 重症脊椎異形成症	34. 頭蓋顔面骨罹患を主とする異骨症
15. 遠位肢異形成症 （毛髪鼻指節異形成症）	35. 脊椎罹患（肋骨異常を伴う/伴わない）を主とする異骨症 （脊椎肋骨異骨症）
16. 遠位中間肢異形成症 （遠位中間肢異形成症 Maroteaux 型）	36. 膝蓋骨異骨症 （爪・膝蓋骨症候群）
17. 中間肢・近位肢中間肢異形成症 （異軟骨腫症，中間肢異形成症）	37. 短指症（骨外形態異常を伴う/伴わない） （短指症，Albright 遺伝性骨異栄養症）
18. 弯曲骨異形成症 （屈曲肢異形成症，後弯肢異形成症）	38. 四肢低形成/欠失グループ （Holt-Oram 症候群，欠指・外胚葉異形成・口蓋裂症候群）
19. 狭細骨異形成症グループ	39. 多指・合指・母指三指節症グループ （多合指症）
20. 多発性脱臼を伴う骨異形成症 （Desbuquois 骨異形成症）	40. 関節形成不全・骨癒合症 （多発性骨癒合症候群，近位指節癒合症）

（カッコ内は各グループ内の代表的な疾患を示す）

（Warman ML, et al：Nosology and classification of genetic skeletal disorders：2010 revision. Am J Med Genet A 155 A：943-968, 2011 より引用改変）

表20-2 患者数の多い骨系統疾患

	疾患名	登録数
1	骨形成不全症	681
2	軟骨無形成症	593
3	多発性軟骨性外骨腫症	291
4	多発性骨端異形成症	137
5	低リン血症性くる病	122
6	先天性脊椎・骨端異形成症	107
7	骨幹端異形成症	87
8	ムコ多糖症	85
8	線維性骨異形成症	85
10	内軟骨腫症	83

日本整形外科学会の骨系統疾患全国登録に1990-2010年に登録された4,525例のうち登録数が多いものを示す。

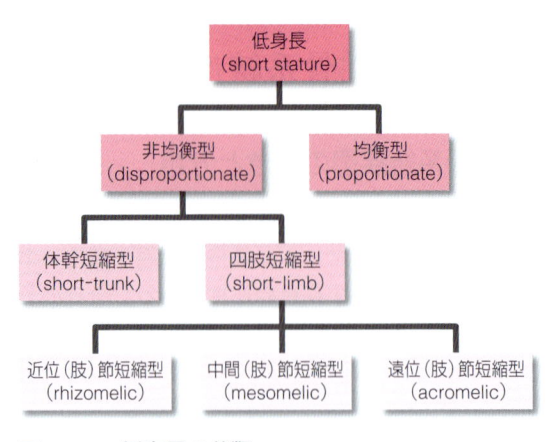

図20-1 低身長の分類

低身長 (short stature)
├ 非均衡型 (disproportionate)
│ ├ 体幹短縮型 (short-trunk)
│ └ 四肢短縮型 (short-limb)
│   ├ 近位(肢)節短縮型 (rhizomelic)
│   ├ 中間(肢)節短縮型 (mesomelic)
│   └ 遠位(肢)節短縮型 (acromelic)
└ 均衡型 (proportionate)

1980年代から骨系統疾患の原因遺伝子が次々に明らかになり，国際分類も原因遺伝子に基づいたグループ分けが行われるようになっている。日本で症例数が多いのは，骨形成不全症や軟骨無形成症などであり（表20-2），これは海外と同様である。

2 病因と病態

骨の発生・成長，すなわち骨化には軟骨内骨化 enchondral ossification と膜内骨化 intramembranous ossification の2種類の様式がある（→22頁参照）。軟骨内骨化は軟骨が分化・成長し石灰化を生じたところに血管が進入して骨梁を形成する様式で，管状骨の海綿骨部，後頭部，頭蓋底，椎骨・扁平骨の大部分で生じる。膜内骨化は未分化間葉系細胞が骨芽細胞に分化し直接骨が発生する様式で，管状骨皮質骨部，後頭部以外の頭蓋骨，顔面骨の大部分，下顎骨の大部分，鎖骨の大部分，椎骨・扁平骨の一部で生じる。

骨系統疾患は，骨・軟骨の発生と骨化・成長に異常をきたしたために生じると考えられ，これには遺伝子の変異に伴う蛋白の異常が関与している。この結果として，軟骨内骨化，膜内骨化のいずれか，あるいは両者に異常を生じることが骨系統疾患の病態と考えられる。骨系統疾患のほとんどは単一遺伝子の変異を示すと考えられており，メンデル遺伝に従う遺伝性を示すものが多い。原因となる遺伝子には，骨・軟骨の細胞分化や成長にかかわる因子，細胞外基質の構成因子などが含まれる。

3 臨床症状と診断

骨系統疾患患者の主訴の多くは，低身長，四肢・体幹の変形，関節機能の異常，易骨折性である。近年は胎児の超音波画像検査などで，四肢骨の短縮や変形などを指摘され受診することも多くなっている。病歴聴取に際して，家族歴と既往歴は重要である。前者は遺伝性の確認，後者は合併症の確認を通じて診断に役立つことがある。また現病歴では，臨床症状の発現時期とその程度の変化が重要である。

低身長 short stature に関しては，どのようなプロポーションを示すかが診断につながることが多い。低身長は，四肢と体幹のバランスが取れている均衡型 proportionate と取れていない非均衡型 disproportionate に分かれ，非均衡型はさらに体幹短縮型 short trunk と四肢短縮型 short limb に分かれる。四肢短縮型は，近位肢節すなわち上腕部と大腿部，中間肢節すなわち前腕部と下腿部，遠位肢節すなわち手部と足部の短縮が目立つ型に細分類される（図20-1）。体幹短縮，四肢短縮の判断には，指極長（指端距離）arm span を計測する。これは両肩関節を90°外転した（両上肢を横に広げた）状態で左右の中指先端を結んだ長さで，通常は身長にほぼ等しい。また，上節長と下節長

表 20-3　四肢の変形・非対称や関節可動域異常を示す主な骨系統疾患

1) 四肢長管骨の弯曲
   屈曲肢異形成症，後弯肢異形成症，骨形成不全症，内軟骨腫症，多骨性線維性骨異形成症
2) 関節変形・拘縮
   軟骨無形成症，変容性骨異形成症，Kniest 骨異形成症，先天性脊椎骨端異形成症，偽性軟骨無形成症，ムコ多糖症，点状軟骨異形成症 Conradi-Hünermann 型，骨幹端異形成症，異軟骨症，進行性骨化性線維異形成症，低リン血症性くる病
3) 関節弛緩性
   Stickler 骨異形成症，偽性軟骨無形成症，ムコ多糖症（4 型），骨形成不全症
4) 関節脱臼
   異軟骨症（肘・手関節），Larsen 症候群
5) 四肢の非対称
   点状軟骨異形成症 Conradi-Hünermann 型，片肢性骨端異形成症，内軟骨腫症

表 20-4　脊柱の変形や不安定性を示す主な骨系統疾患

1) 脊柱側弯
   変容性骨異形成症，Kniest 骨異形成症，先天性脊椎骨端異形成症，偽性軟骨無形成症，ムコ多糖症（4 型），進行性骨化性線維異形成症
2) 歯突起形成不全，頸椎不安定性
   変容性骨異形成症，偽性軟骨無形成症，先天性脊椎骨端異形成症，ムコ多糖症，脊椎骨幹端異形成症 Kozlowski 型，Larsen 症候群
3) 胸腰椎移行部の後弯変形
   軟骨無形成症，ムコ多糖症

の関係をみる方法も用いられる。下節長 lower segment とは立位における恥骨結合上縁から床面までの距離で，これを身長から引いた長さを上節長 upper segment とよぶ。成人の上節長と下節長はほぼ等しい。

四肢の変形や関節可動域の異常を示す主要な疾患を表 20-3 に示す。疾患により全身性に起こる場合と局在に特徴のある場合がある。例えば軟骨無形成症（→310 頁参照）や偽性軟骨無形成症では肘に屈曲拘縮が，膝に O 脚または X 脚を生じる。またムコ多糖症（→319 頁参照）の 4 型〔Morquio（モルキオ）病〕では関節弛緩性が，4 型以外では関節拘縮が特徴であるが，ムコ多糖症 4 型でも股関節など一部の関節には拘縮を認める。

脊柱の変形は側弯や後側弯の形で現れることが多く，脊椎異形成を示す多くの疾患に伴う（表 20-4）。これらの疾患では歯突起の形成不全や頸椎の不安定性を示し，麻痺を生じることもあるので注意が必要である。軟骨無形成症やムコ多糖症では胸腰椎移行部の後弯を示し，腰椎の前弯が増強する。

4　画像診断ほか

骨系統疾患の診断にいたるための画像検査の基本は，単純 X 線検査である。骨系統疾患を疑う場合には全身の骨 X 線撮影 bone survey を行うが，最低限必要な検査として頭蓋骨 2 方向，下位胸椎～腰椎 2 方向，骨盤正面，下腿骨（膝・足関節を含む）正面，左手前後像の撮影を行い，必要に応じ他部位を追加するのがよい。また乳幼児では腰椎の代わりに全脊椎 2 方向，骨盤・下腿骨の代わりに全下肢（骨盤を含む）正面を撮影する。

管状骨の X 線像は，骨端部，骨幹端部，骨幹部に分けて観察する。骨端部の異常は骨端異形成とよばれ，骨端核（二次骨化中心）の出現遅延，扁平化，辺縁不整（図 20-2a）などの形態異常を示す。これは骨端核の軟骨内骨化の異常により生じる。代表的な骨端核の出現は（→139 頁参照），大腿骨近位が生後 4 カ月，大腿骨遠位が胎生 36 週，脛骨近位が胎生 40 週頃であり，満期産児で出生後に大腿骨遠位の骨端核が出現していない場合には，骨端異形成を考える必要がある。骨幹端部の異常には盃状変形 cupping，不整像（図 20-2b），

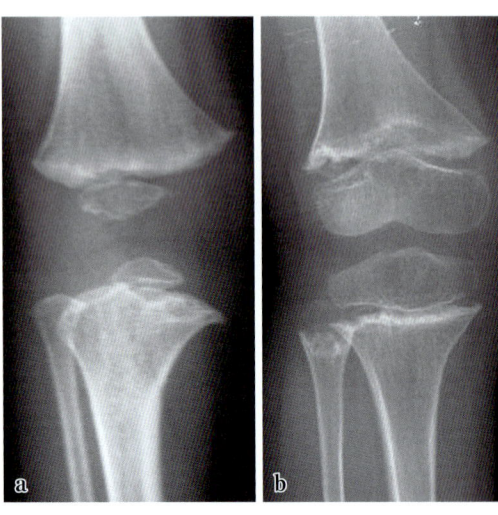

図20-2 管状骨X線像の特徴
a. 骨端部の異常（骨端核が小さく変形している：先天性脊椎骨端異形成症）
b. 骨幹端部の異常（骨端線の不整：骨幹端異形成症）

splaying や flaring とよばれる横径の拡大などがある。骨幹部の横径成長には膜内骨化が関与するため、これが過剰である場合には骨幹部が太くなり、膜内骨化が妨げられる場合は細くなる。

脊椎のX線像では、側面像における椎体の形態に注目する。軟骨内骨化の障害では扁平椎 platyspondyly を示し、さらに修飾を受け特徴的な形態を示すことがある（図20-3）。

管状骨、脊椎以外にも、頭蓋骨、骨盤骨などで疾患により特徴的な所見を示すことがある。またX線所見からおよその診断をつけたら、疾患により血液や尿の検査を行う。代謝性骨疾患では血清Ca、Pの他各種ホルモンや骨代謝マーカーを調べる。ムコ多糖症などを疑う場合は、酵素分析を行う。原因遺伝子の判明している疾患では、遺伝子解析を行うことにより診断を確定できる。

B 先天性骨系統疾患各論

1 軟骨無形成症
achondroplasia

軟骨無形成症は「FGFR3 軟骨異形成症グループ」に含まれる疾患で、四肢短縮型低身長を示す骨系統疾患の代表である（図20-4a）。FGFR3 は線維芽細胞増殖因子受容体3型 fibroblast growth factor receptor-3 のことであり、細胞膜貫通型の受容体である。これは FGF（線維芽細胞増殖因子）のシグナルに抑制的に働くと考えられており、

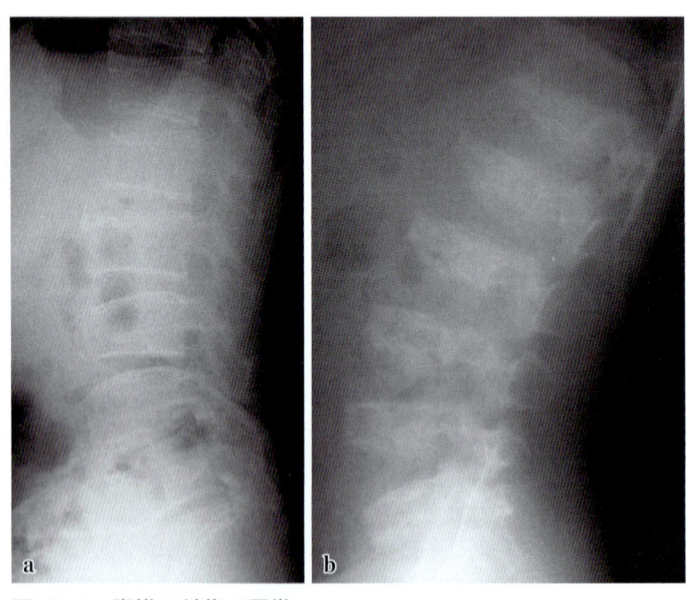

図20-3 脊椎X線像の異常
a. 扁平椎と椎間板腔の狭小化（進行性偽性リウマチ様骨異形成症）
b. 扁平で舌状の椎体（変容性骨異形成症）

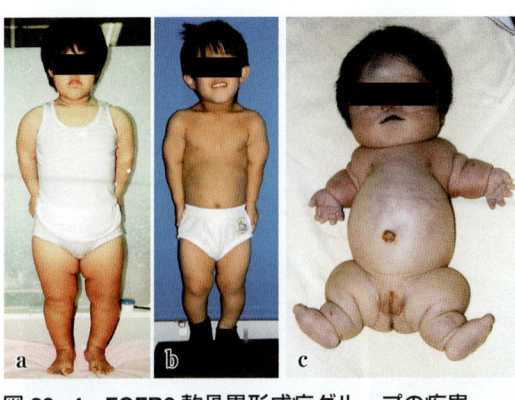

図 20-4　FGFR3 軟骨異形成症グループの疾患
a. 軟骨無形成症（四肢短縮型低身長を示す，顔貌異常を伴う）
b. 軟骨低形成症（低身長，四肢短縮の程度が軽い，顔貌は正常）
c. タナトフォリック骨異形成症（低身長，四肢短縮の程度が強い）

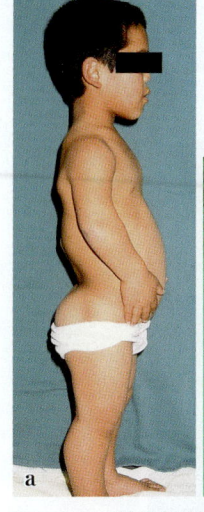

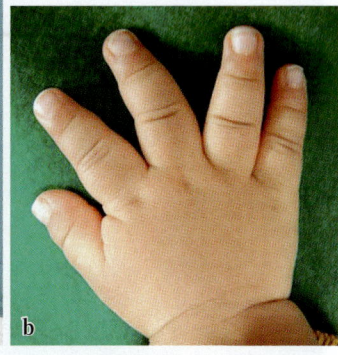

図 20-5　軟骨無形成症の臨床像
a. 四肢短縮，顔貌異常，肘の屈曲拘縮，腰椎前弯の増強がみられる（10 歳男児）。
b. 中指と環指の間が広く，三尖手を示す（3 歳女児）。

FGFR3 の遺伝子変異により FGF 抑制シグナルが常に働き，軟骨内骨化の障害がおきる。同じ FGFR3 軟骨異形成症グループには，より軽症の表現型を示す軟骨低形成症，重症の表現型を示すタナトフォリック骨異形成症が含まれている（図 20-4 b, c）。

軟骨無形成症の発生頻度は 10 万出生あたり 5 人前後と考えられる。遺伝形式は常染色体優性であるが，罹患者の 80～90％ が新突然変異である。この場合父の年齢が高いことが知られている。本症のホモ接合は重症で致死性である。

治療を受けていない日本人の軟骨無形成症患者では，17 歳時の平均身長は男性 130 cm，女性 124 cm と推定されている。本症の四肢短縮は特に近位肢節に著しいとされているが，X 線計測では必ずしも近位肢節短縮を示さない。顔貌は特徴的で，頭部は大きく，前顎部，下顎は突出している。鼻根部は陥凹し，顔面中央部低形成を示す。上肢では肘関節の伸展制限を示すことが多い。手指は太く短く，三尖手 trident hand を示す。下肢では膝から下腿が内反位をとる。体幹では胸腰椎移行部は後弯し，腰椎前弯は増強する（図 20-5）。知能発達，生命予後は正常である。

軟骨無形成症の X 線所見では，管状骨は太く短い。骨端核は小さく，骨幹端部は盃状変形を示す。腓骨が脛骨より相対的に長く，足関節は内反する。脊椎では，腰椎正面像では椎弓根間距離が頭側から尾側に向かうに従い狭くなり（interpediculate narrowing），側面像では椎体後縁は後方凹となる（posterior scalloping）。骨盤では，腸骨翼は方形で，腸骨遠位側は短縮し坐骨切痕が小さくなる。また臼蓋は水平である（図 20-6）。

軟骨無形成症では，四肢短縮および低身長に対する治療として，脚延長手術と成長ホルモンの投与が行われている。脚延長は創外固定器を利用した仮骨延長法が行われており（図 20-7），下腿骨のほか上腕骨の延長も行われている。成長ホルモンは，分泌不全を伴わない症例でも投与が認められている。本症に伴う下腿内反変形は装具治療に反応せず，程度が強い場合には手術を行うこともある。本症では脊椎の成長障害により脊柱管狭窄症が若年で発症することがある。特に胸腰椎移行部の後弯変形が強い場合には発症のリスクが高いとされ，後弯変形を予防するため幼児期に体幹装具を装着することもある。

整形外科領域以外で本疾患に合併するものとして，大後頭孔狭窄による水頭症，睡眠時無呼吸，中耳炎などがある。小児科，脳神経外科，耳鼻咽喉科などと協力して診療に当たる必要がある。

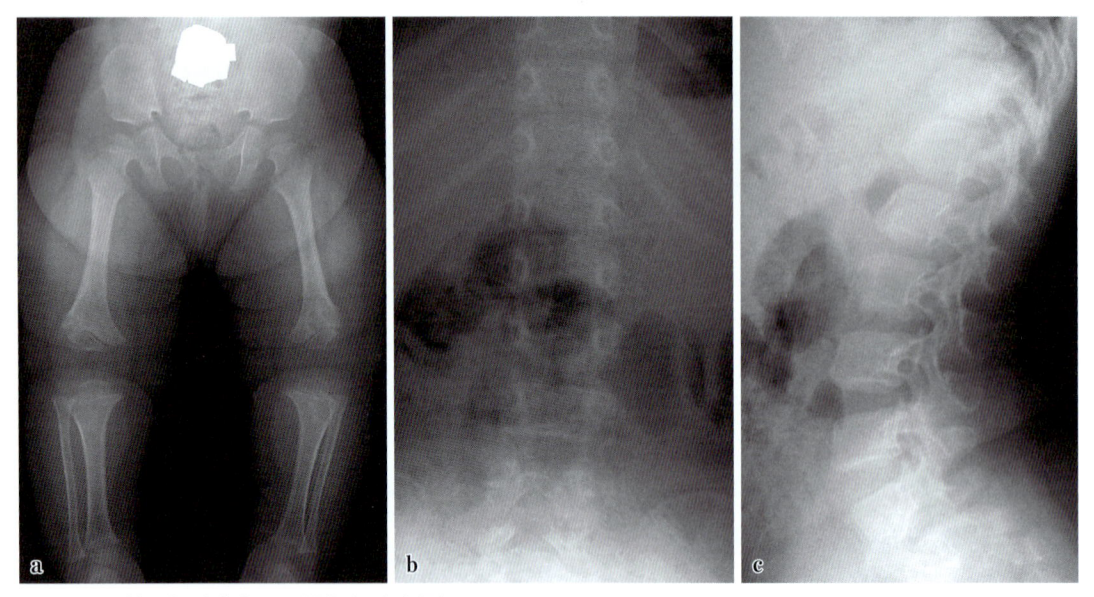

図20-6 軟骨無形成症のX線像（2歳女児）
a. 下肢管状骨は太く短い。骨端核は小さく，骨幹端部は盃状変形 cupping を示す。腓骨が脛骨より相対的に長く，足関節は内反している。骨盤では，腸骨翼は方形で坐骨切痕が小さい。臼蓋は水平である。
b. 腰椎正面像で椎弓根間距離が頭側から尾側に向かうに従い狭くなる（interpediculate narrowing）。
c. 側面像では椎体後縁は後方凹となっている（posterior scalloping）。

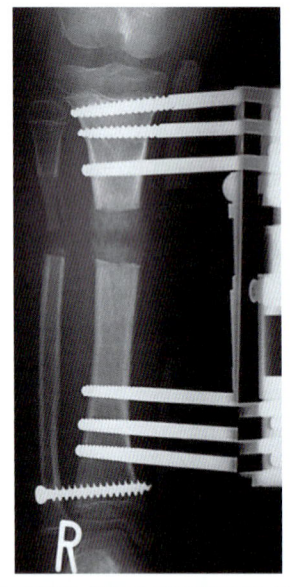

図20-7 軟骨無形成症の下腿骨に対する延長手術

2 先天性脊椎骨端異形成症
spondyloepiphyseal dysplasia congenita（SEDC）

　先天性脊椎骨端異形成症は「2型コラーゲングループおよび類似疾患」に含まれる疾患で，Ⅱ型コラーゲン遺伝子（COL2A1）の変異を認め，体幹短縮型低身長を示す骨系統疾患の代表である。Ⅱ型コラーゲン分子は3つのα1（Ⅱ）鎖で構成され，軟骨基質の主成分である。また軟骨以外にも脊索，硝子体に分布する。同じ COL2A1 の遺伝子変異を認める骨系統疾患には，軟骨無発生症2型，軟骨低発生症，脊椎骨端骨幹端異形成症 Strudwick（ストラドウィック）型，Kniest（ニースト）骨異形成症，Stickler（スティックラー）症候群1型などがあり，いずれも遺伝形式は常染色体優性であり，脊椎や管状骨骨端部の異形成を示す。
　先天性脊椎骨端異形成症は生下時から体幹短縮の目立つ低身長を示し，成人の身長は85〜145cmである。手足の大きさは正常である。内反足，内反膝，外反膝を合併することがある。胸郭は樽状で，腰椎の前弯が目立つ。側弯変形を伴うことがある。顔面中央部は低形成である（図20-8）。

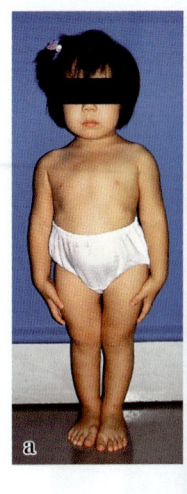

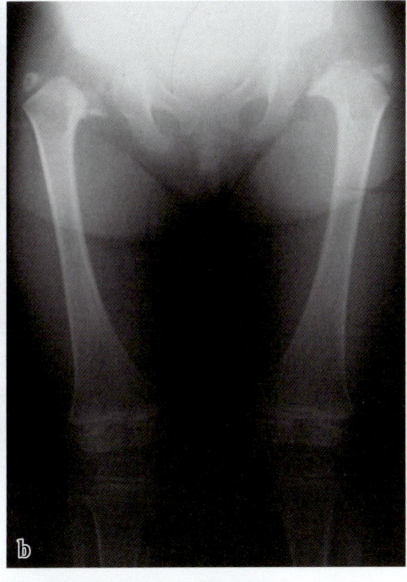

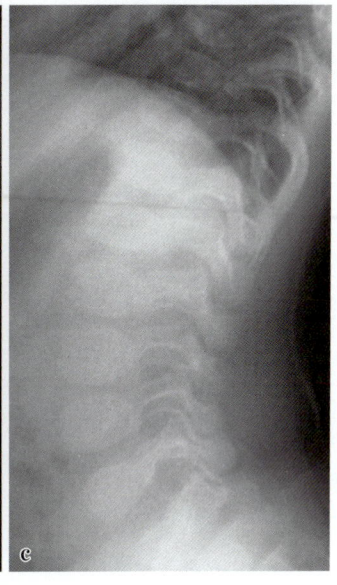

図 20-8　先天性脊椎骨端異形成症（4 歳女児）
a. 体幹短縮，樽状胸郭，顔面中央部の軽度低形成を認める。
b. 下肢 X 線像では，大腿骨近位の骨端核出現が遅れ内反股を示す。大腿骨遠位・脛骨近位の骨端核は扁平で不整である。
c. 腰椎側面像で，西洋梨型の椎体を認める。

　X 線所見で特徴的なのは長管骨骨端部の骨化障害であり，生下時に大腿骨遠位，脛骨近位の骨化はみられない。成長しても骨端部は扁平で，若年性の変形性関節症に至る。大腿骨近位の骨端核の骨化も著しく遅れ，内反股を合併する。脊椎では乳幼児期の腰椎が特徴的である。すなわち側面 X 線像で辺縁が丸く，椎体高は前方より後方が低く，西洋梨型とよばれる（図 20-8c）。頸椎では軸椎歯突起の低形成があり，環軸椎脱臼の原因となることがある（図 20-9）。
　本症に対する根本的な治療法はなく，低身長に対する成長ホルモン投与は効果が少ないとされている。内反膝や外反膝などの関節変形，内反股に対して，若年性の変形性関節症の発症をできるだけ遅らせるという考えで手術が行われることがある。脊柱変形に対して手術が行われることは少ないが，環軸椎の病変では不可逆的な脊髄症を生じないように手術が行われることがある。
　整形外科領域以外で本症に合併するものとして，眼科的異常と口蓋裂の頻度が高い。眼科的異常では近視の合併率が高く，時に網膜剥離を合併することがあり注意を要する。

3　骨幹端異形成症
metaphyseal dysplasia

　骨幹端異形成症には，Schmid（シュミット）型，McKusick（マクージック）型（軟骨・毛髪低形成症），Jansen（ヤンセン）型などがあり，管状骨骨幹端の異形成とそれに伴う関節近傍の変形や四肢短縮型低身長を示す。
　このなかで Schmid 型は最も頻度が高く，成長軟骨の肥大軟骨に発現する X 型コラーゲン遺伝子（COL10A1）の遺伝子変異を認める。四肢短縮型低身長，内反膝を示す。X 線像では管状骨骨幹端部の異形成があり，内反股，内反膝を示す。管状骨骨端部，脊椎は正常である（図 20-10）。

4　多発性骨端異形成症
multiple epiphyseal dysplasia（MED）

　多発性骨端異形成症は「多発性骨端異形成症および偽性軟骨無形成症グループ」に含まれる疾患で，成長期に管状骨の骨端部に異形成が多発し，四肢関節の形態異常と機能障害をきたす。原因遺伝子として，cartilage oligomeric matrix protein

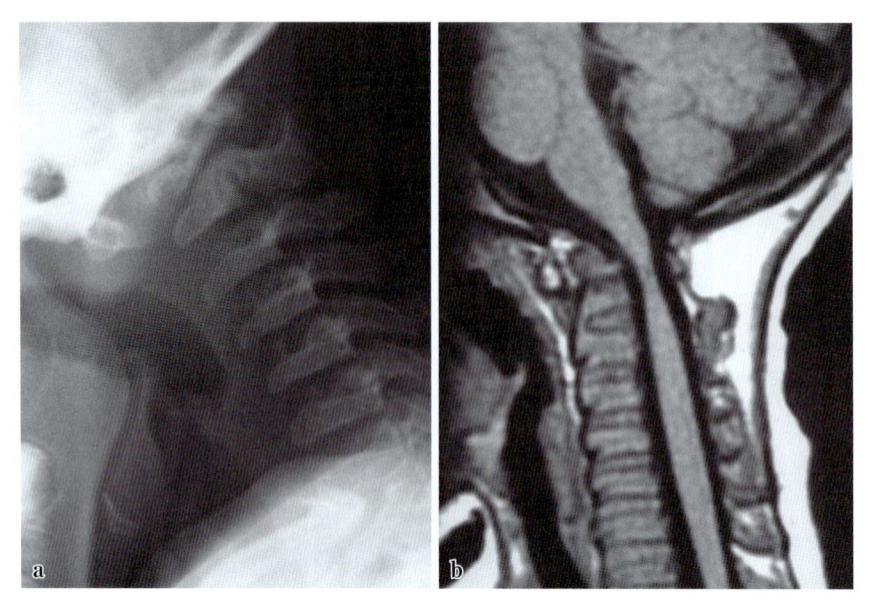

図 20-9　先天性脊椎骨端異形成症（9 歳女児）の環軸椎亜脱臼
a. 前屈位側面 X 線で，歯突起の形成不全と環軸椎前方亜脱臼を認める。
b. MRI では環軸椎の高位で脊髄の圧迫を認める。

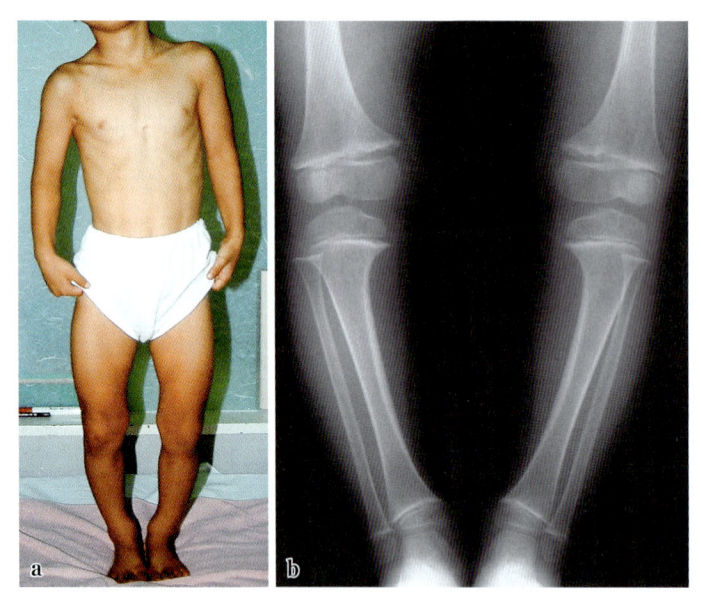

図 20-10　骨幹端異形成症 Schmid 型（女児）
a. 四肢短縮型低身長と内反膝変形を認める（6 歳時）。
b. 下肢 X 線像では骨幹端部の異形成があり，関節近傍に変形を認める（3 歳時）。

(COMP), matrilin 3 (MATN3)，IX 型コラーゲン遺伝子などが知られている。遺伝形式は一部を除き常染色体優性遺伝である。COMP は，軟骨無形成症に類似した四肢短縮型低身長を示すが顔貌が正常な偽性軟骨無形成症の原因遺伝子でもある。

症状は主に四肢大関節の可動域制限，変形，疼痛で，成人後に早発性の変形性関節症で診断がつくこともある。手指の短縮や軽度の低身長を示す

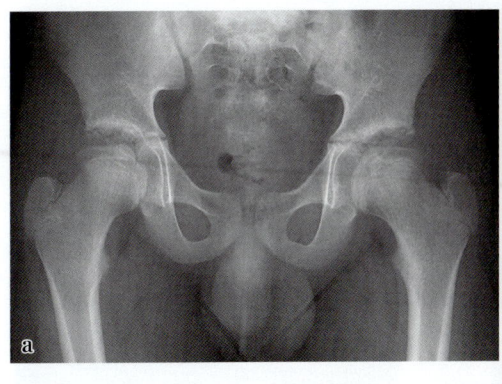

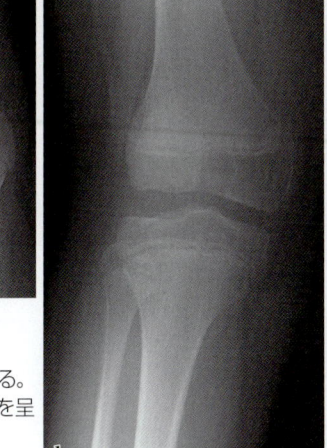

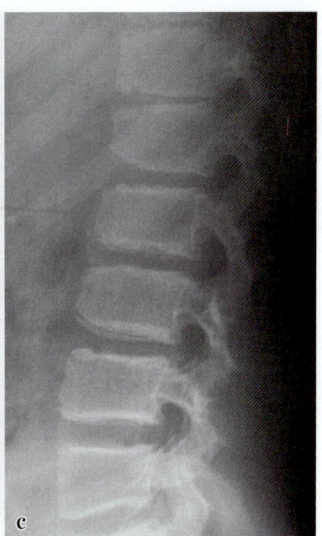

a. 股関節では，大腿骨近位骨端核が扁平，不整である。
b. 膝関節も骨端部が変形で，この症例では外反膝を呈している。
c. 脊椎では胸腰椎移行部を中心に終板の不整がある。

図20-11　多発性骨端異形成症（10歳男児）

こともある。顔貌，知能は正常である。

X線像では，長管骨の骨端核は出現が遅延し，出現後も分節化，辺縁不整，扁平化といった所見を示し，骨幹端部にも軽度の変化を示すことがある。脊椎は正常だが，胸腰椎移行部の椎体終板に軽度の不整をみることがある（図20-11）。

治療として下肢変形に対して骨切り術を行うことがある。変形性関節症に至った場合，年齢や多関節罹患であることを考慮し，保存的治療，骨切り術や人工関節置換術を選択する。

5 Larsen（ラーセン）症候群

Larsen症候群は，先天的に多発関節脱臼を示す骨系統疾患の代表であり，「Filaminグループと関連疾患」に含まれている。Filamin B（*FLNB*）の遺伝子変異が判明しており，常染色体優性遺伝の遺伝形式を示す。

関節脱臼は大関節，特に股関節，膝関節，肘関節に多い。膝関節脱臼は生下時には反張膝を示すことが多い。足部は内反尖足や外反足を示すことがある。手の母指は，「へら状母指」とよばれ，末端部が太い。顔貌は平坦で，dish faceと表現される。気管・喉頭軟化症による呼吸障害を合併することがある。

X線像では，大関節の脱臼の他，骨端部の変形を認める。骨端核の過剰が特徴的で，特に踵骨の二重骨化は有名である。頚椎の形成不全に後弯変形を伴い，脊髄障害を呈することがある（図20-12）。

治療は対症的に行うが，関節脱臼，足部変形，頚椎変形のいずれも難治性である。

6 骨形成不全症
osteogenesis imperfecta

骨形成不全症は易骨折性を示す骨系統疾患の代表であり，「骨形成不全症と骨密度低下を示すグループ」に含まれる。発生頻度は2〜3万出生に1である。本症の分類法としてSillence（シレンス）によるⅠ〜Ⅳ型の分類が有名であり（表20-5），さらに現在までにⅪ型までが追加されている。Sillence分類のⅠ〜Ⅳ型ではⅠ型コラーゲン遺伝子（*COL1A1*, *COL1A2*）の変異が判明している。遺伝子変異によるⅠ型コラーゲンの量的・質的異常は，骨の細胞外基質内の正常Ⅰ型コラーゲンが低下を通じて基質の石灰化に影響を与え，骨強度が低下すると考えられている。

骨脆弱性は易骨折性や四肢・脊柱・胸郭の変形につながる。骨脆弱性の程度は幅広く，生下時に多発骨折を認める症例から，生涯を通じて数回以内しか骨折しない症例まである。SillenceのⅠ型，Ⅲ型では青色強膜を示す。Ⅰ型とⅣ型の一部では歯牙形成不全を伴う（図20-13）。

骨形成不全症では膜性骨化が障害される。し

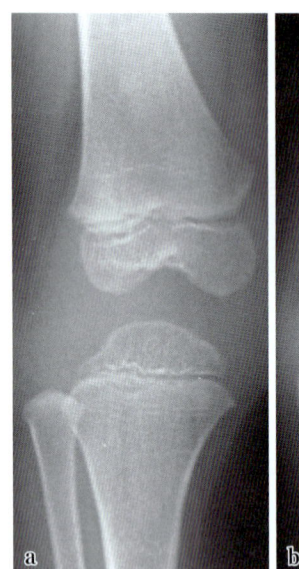

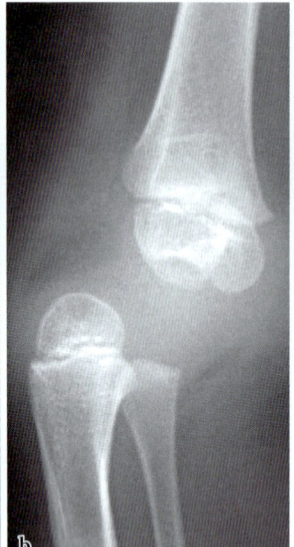

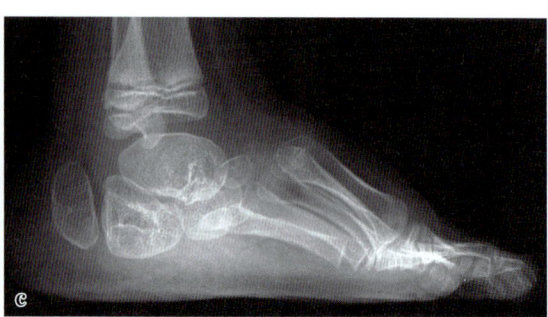

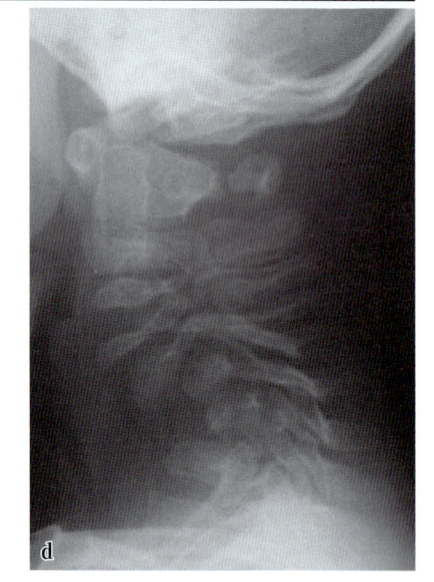

図 20-12 Larsen 症候群
a, b. 膝関節脱臼に骨端部の変形を伴う(2歳男児)。
c. 踵骨の二重骨化(8歳男児)
d. 頚椎の形成不全を伴う後弯変形(4歳男児)

表 20-5 Sillence による骨形成不全症の分類

分類	特徴	亜分類	遺伝形式	遺伝子変異
Ⅰ型	様々な程度の骨脆弱性 青色強膜, 成人期難聴	A：歯牙正常 B：歯牙形成不全	AD	COL1A1
Ⅱ型	周産期致死性 最重度の骨脆弱性	A：幅広い長管骨, ビーズ状肋骨 B：幅広い長管骨, 正常肋骨 C：細い長管骨, 細いビーズ状肋骨	AD	COL1A1, COL1A2
Ⅲ型	重度骨脆弱性 青色→正常強膜		AD	COL1A1 COL1A2
Ⅳ型	中等度骨脆弱性 正常強膜	A：歯牙正常 B：歯牙形成不全	AD	COL1A1 COL1A2

AD：常染色体優性遺伝

(Sillence DO：Osteogenesis imperfecta nosology and genetics. Ann NY Acad Sci 543：1-15, 1988. より引用改変)

がってX線像では, 長管骨は骨幹部・骨幹端部が狭小化する。頭蓋骨は膜性骨化障害によるWorm(ワーム)骨を示し, 脊椎では椎体高が低くなり, 魚椎変形などを示す(図20-14)。

骨形成不全症に対する治療の基本は, 骨折の予防と変形の矯正である。長管骨骨折の骨癒合は通常は良好であり, 特に乳幼児期には介達牽引やギプス固定などの保存的治療を原則とする。弯曲変

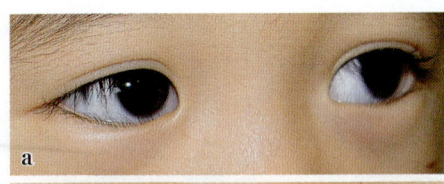

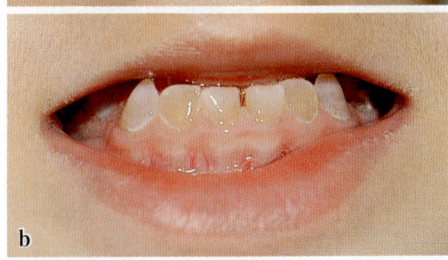

図 20-13　骨形成不全症の臨床像（4 歳男児）
a. 青色強膜　b. 歯牙形成不全

形を残さずに骨癒合を得ることが再骨折の予防に重要である．特定の長管骨に骨折を繰り返す場合や変形が著しい場合は，矯正骨切りと髄内釘固定を行う．年齢などにより伸長可能な髄内釘を使用する（図 20-14b）．本症に伴う脊柱変形の治療は困難であるが，近年は積極的に手術も行われる．薬物治療としてビスフォスフォネートにより，骨折頻度や骨痛の減少，骨密度や運動機能の上昇が報告されている．

Ⅰ型コラーゲンは骨の他に，靱帯，腱，血管などに存在するため，関節弛緩性，腱の断裂，心大血管の異常を合併することがある．加齢とともに難聴の頻度が高くなる．

7 低リン血症性くる病
hypophosphatemic rickets

低リン血症性くる病は，「異常骨石灰化グループ」に含まれる疾患で，ビタミン D 欠乏性くる病とは異なる遺伝性のくる病である．原因遺伝子により 6 型に分類されており，遺伝形式も常染色体優性・劣性，X 染色体優性・劣性と様々である．いずれもビタミン D 代謝の異常を通じて，低リン血症を示す．

臨床症状としては，歩行開始遅延，O 脚などの下肢変形，低身長，齲歯などがあり，成人では脊

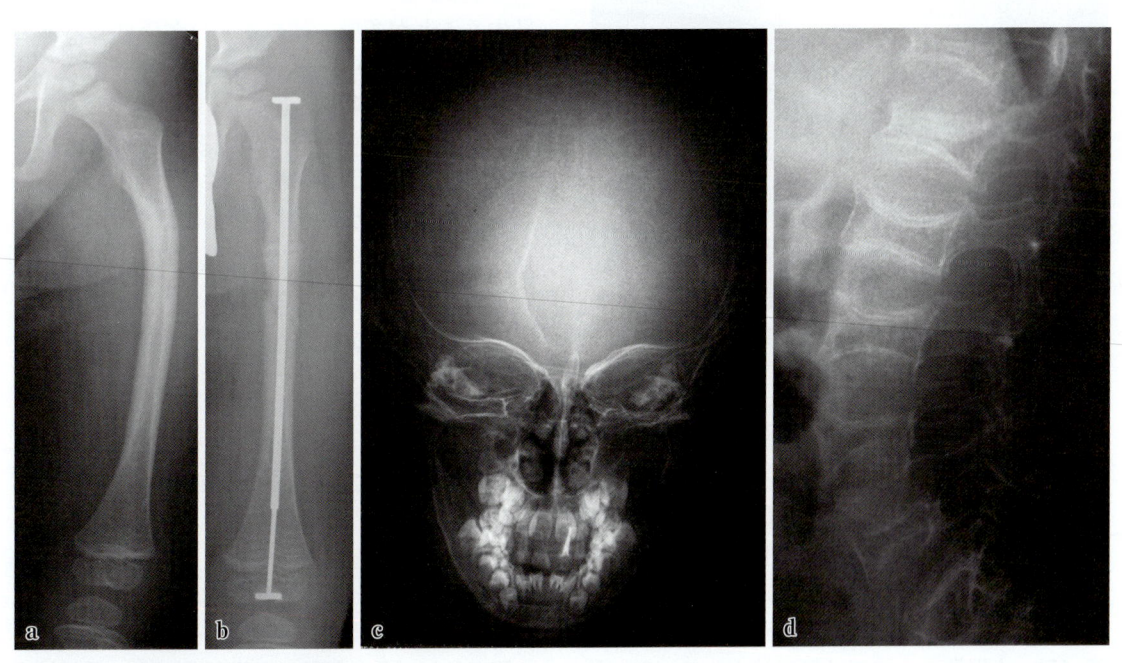

図 20-14　骨形成不全症の X 線像
a. 大腿骨の変形と骨幹部・骨幹端部の狭小化（3 歳男児）
b. 大腿骨変形に対する，成長と共に伸長する髄内釘を用いた手術（3 歳男児）
c. 頭蓋骨の Worm 骨（頭蓋冠がモザイク状にみえる）（5 歳男児）
d. 腰椎椎体の魚椎変形（5 歳男児）

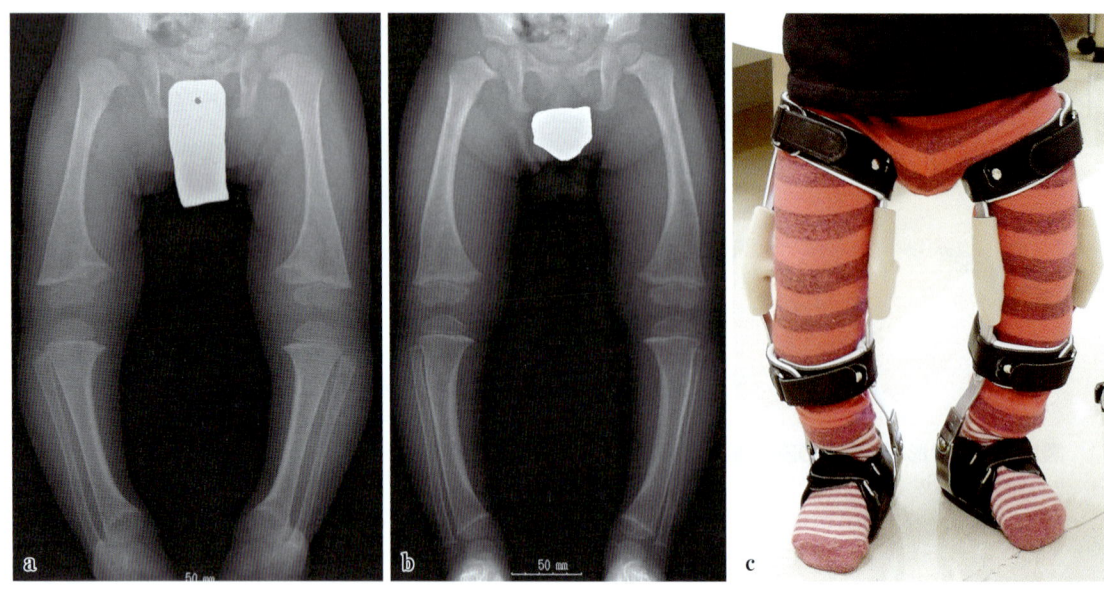

図 20-15 低リン血症性くる病(常染色体優性型,男児)
a. 1歳8カ月の初診時:骨幹端部の拡大,中央部の陥凹(脛骨遠位に顕著)があり,O脚変形を示す。
b. 薬物治療を継続中の2歳5カ月時:骨幹端中央部の陥凹は改善し,O脚変形も改善傾向にある。
c. O脚変形に対する装具治療。

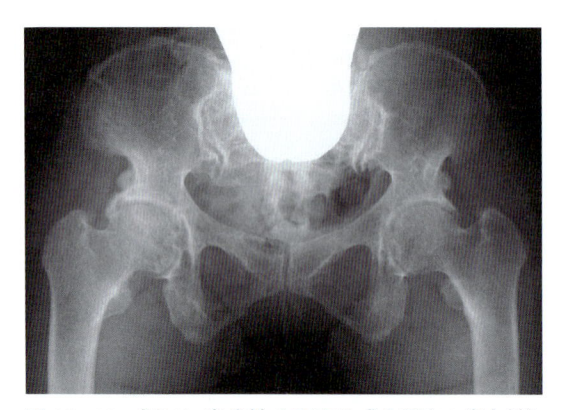

図 20-16 低リン血症性くる病の成人例(46歳女性)
腱・靱帯付着部の骨増殖性変化,変形性股関節症の所見を認める。

柱管狭窄症や変形性関節症が問題となる。

X線像では,管状骨骨端核の出現遅延,骨幹端部の拡大,毛羽立ち様変化,中央部の陥凹(cupping),骨端線の拡大を示し,長管骨は変形する(図20-15)。小児期の骨濃度は軽度減少している。成長終了後には骨軟化症 osteomalacia 性の変化を示し,腱・靱帯付着部の骨増殖が生じる(図20-16)。

検査所見は低リン血症を主体とし,アルカリフォスファターゼは高値,血清カルシウムは正常値を示す。血中PTHは正常上限からやや高値を呈することが多い。ビタミンD欠乏性くる病と異なり25(OH)Dは正常である。

治療の基本は薬物治療である。活性型ビタミンD単独あるいは中性リン製剤との併用療法を行う。下肢の変形は薬物療法で改善することがあるが,改善が不十分な場合は装具治療や骨切り術を行う(図20-15)。

8 大理石骨病
osteopetrosis

大理石骨病は,「骨変形を伴わない骨硬化性疾患グループ」に含まれる疾患で,破骨細胞の機能不全のため全身の骨の硬化を示す。重症新生児・乳児型,中間型,遅発型,腎尿細管アシドーシスを伴う型に大別される。遺伝形式は遅発型が常染色体優性遺伝,他は常染色体劣性遺伝である。

臨床的には易骨折性,骨髄機能不全,脳神経症状を生じる。本症では破骨細胞による骨吸収の障害のため,未熟骨から成熟骨へのリモデリングが損なわれ,骨の大部分が未熟骨で占められる。未

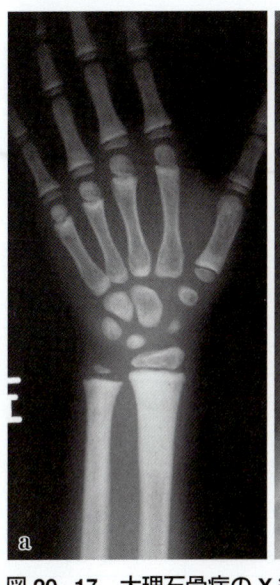

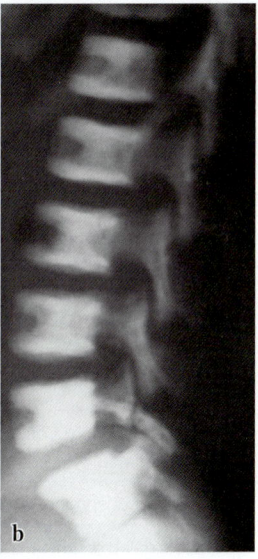

図 20-17　大理石骨病の X 線像（7 歳男児）
a. 全体に骨硬化が強く，長管骨骨幹端部は棍棒状である。
b. サンドイッチ様椎体

熟骨は成熟骨に比べ脆弱であるために易骨折性を生じる。未熟骨の残存により骨髄腔は形成されないため，骨髄機能不全を生じる。臨床症状としては，貧血，出血傾向，易感染性（下顎骨骨髄炎が多い），髄外造血による肝脾腫である。脳神経症状は，頭蓋底の骨肥厚による神経孔狭窄から生じる。乳児型ではこれらの症状が著しく，骨髄機能不全により乳幼児期に死亡することが多い。

X 線所見では全身骨の硬化を認め，長管骨は骨幹端部で棍棒状変形を示す。脊椎は特徴的なサンドイッチ様椎体を示す（図 20-17）。骨硬化のため関節への負荷が過大となり，変形性関節症を生じることがある。

根本的治療法はないが，骨髄移植の報告がある。骨折や骨髄炎に対しては整形外科的治療を行う。

9 ムコ多糖症
mucopolysaccharidosis

ムコ多糖症とは，細胞基質の構成成分であるムコ多糖類に対する加水分解酵素の欠損により，デルマタン硫酸，ヘパラン硫酸，ケラタン硫酸，コンドロイチン硫酸の逐次的な分解反応が阻害され，分解途中のムコ多糖が全身組織の細胞内リソソームに蓄積し，また尿中に過剰排泄される疾患群である。臨床所見，変異遺伝子と欠損酵素からⅠ～Ⅸ型（Ⅴ，Ⅷ型は欠番），計 16 疾患に分類されている。疾患により尿中に排泄されるムコ多糖の種類は異なる（表 20-6）。

いずれの疾患も程度の差はあるが，ムコ多糖の蓄積に伴う共通の症状を示す。顔貌は特徴的で「疎な顔貌（coarse face）」とよばれ，大頭，前額部突出，短頸，眼間開離，膨らんだ頬，平坦で幅広い鼻，開いた人中，薄い唇，巨舌，小さく間隔のあいた歯，歯肉腫脹を示す。体毛は濃く，皮膚は厚く硬い。低身長，胸腰椎移行部の後弯，四肢の多発関節拘縮（Ⅳ型では関節はむしろ弛緩）がある（図 20-18）。精神運動発達遅滞を認めることがある。合併症として，鼠径ヘルニア，臍ヘルニア，肝脾腫，心臓弁の肥厚，冠動脈の異常，角膜混濁，緑内障，水頭症，難聴などがある。

ムコ多糖症の X 線所見は，dysostosis multiplex とよばれる共通の像を示す。頭蓋骨は大きく肥厚するが，顔面骨は低形成であり，前頭部は突出する。トルコ鞍は拡大し J 型になる。鎖骨は近位部が太く遠位部が細い。肋骨は前方が太く後方が細いため，オール状とよばれる。脊椎椎体は側面像で前方凹となり前下縁が舌状に突出し，後縁も凹となる。胸腰椎移行部で著しい後弯変形を示すことがあり，側弯変形を示すこともある。骨盤では腸骨遠位部が狭小化し，相対的に腸骨翼は横径が広く見える。大腿骨は外反股を示し，骨頭骨端核の不整を示すことがある。指節骨は短く，中節骨・基節骨の遠位は狭小化し，小弾丸様とよばれる。中手骨は短く，近位に向かい細くなる（図 20-19）。

臨床検査としては，尿中のムコ多糖排泄増加をスクリーニングとして検査する。確定診断は酵素活性分析や遺伝子検査による。

内科的治療としては，骨髄移植と酵素補充療法が一部のムコ多糖症に対して行われている。整形外科的には，四肢の関節拘縮に対して関節可動域訓練が行われる。脊柱の異常では，軸椎歯突起形成不全に伴う環軸椎脱臼や胸腰椎移行部での後弯変形が問題となり，神経学的症候を示す場合には手術的治療が行われる。手根管症候群やばね指を発症した場合には通常の整形外科的治療が行われる。

表 20-6　ムコ多糖症の分類

疾患名	遺伝形式	染色体座位	変異遺伝子	欠損酵素	尿中に排泄されるムコ多糖
ⅠH（Hurler）	AR	4p16.3	IDUA	α-L-iduronidase	DS, HS
ⅠH/S（Hurler/Scheie）	AR	同上	同上	同上	DS, HS
ⅠS（Scheie）	AR	同上	同上	同上	DS, HS
ⅡA（Hunter 重症型）	XR	Xq28	IDS	iduronate-2-sulfatase	DS, HS
ⅡB（Hunter 軽症型）	XR	同上	同上	同上	DS, HS
ⅢA（Sanfilippo A）	AR	17q25.3	SGSH	heparin N-sulfatase	HS
ⅢB（Sanfilippo B）	AR	17q21.2	NAGLU	α-N-acetylglucosaminidase	HS
ⅢC（Sanfilippo C）	AR	8p11.21	HGSNAT	Acetyl-CoA：α-glucosaminide N-acetyltransferase	HS
ⅢD（Sanfilippo D）	AR	12q14.3	GNS	N-acetylglucosamine-6-sulfatase	HS
ⅣA（Morquio A 重症型）	AR	16q24.3	GALNS	N-acetylgalactosamine-6-sulfatase	KS-CS
ⅣA（Morquio A 軽症型）	AR	同上	同上	同上	KS-CS
ⅣB（Morquio B）	AR	3p22.3	GLB1	β-galactosidase	KS-CS
Ⅴ（欠番）					
Ⅵ（Maroteaux-Lamy 重症型）	AR	5q14.1	ARSB	N-acetylgalactosamine-4-sulfatase	DS
Ⅵ（Maroteaux-Lamy 軽症型）	AR	同上	同上	同上	DS
Ⅶ（Sly）	AR	7q11.21	GUSB	β-glucuronidase	DS, CS
Ⅷ（欠番）					
Ⅸ（Hyaluronidase deficiency）	AR	3p21.31	HYAL1	hyaluronidase	HA

AR：常染色体劣性遺伝，XR：X染色体劣性遺伝
DS：デルマタン硫酸，HS：ヘパラン硫酸，KS-CS：ケラタン硫酸-コンドロイチン硫酸複合体，HA：ヒアルロン酸，
〔祐川（早坂）和子，折居忠夫：遺伝性ムコ多糖症．小児内科 35 巻増刊号：小児疾患診療のための病態生理 2．第 3 版，p484，2003 より引用，一部改変〕

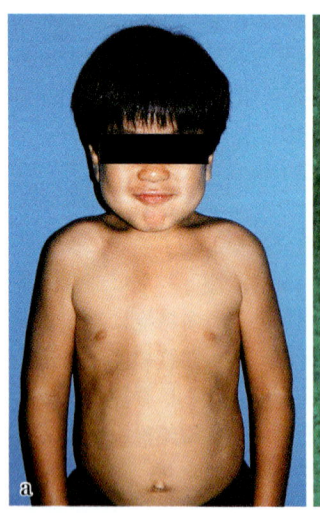

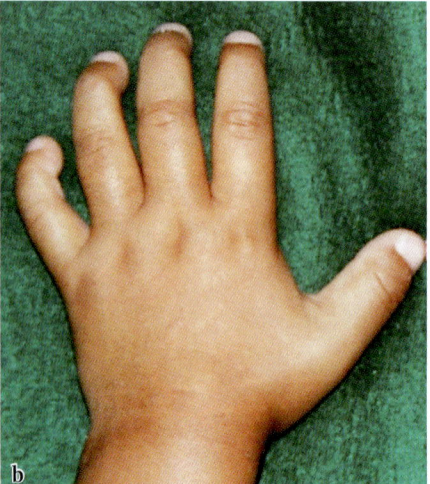

図 20-18　ムコ多糖症の臨床像（5 歳男児，Ⅱ型：Hunter）
　a．特徴的な「疎な顔貌」
　b．手指の短縮と拘縮

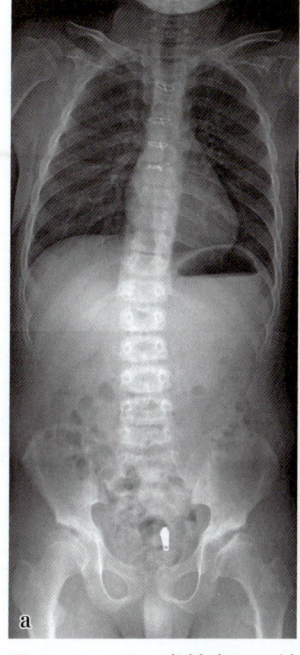

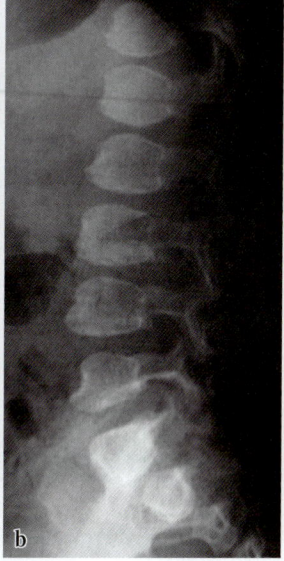

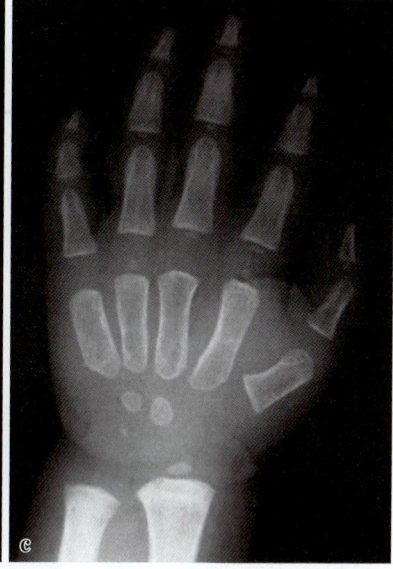

図 20-19 ムコ多糖症の X 線像（男児，Ⅰ型：Hurler）
a. 近位部が太く遠位部が細い鎖骨，オール状の肋骨，脊柱側弯変形，腸骨遠位部の狭小化，臼蓋形成不全を伴う骨頭変形を認める（13 歳時）．
b. 椎体は前方凹で前下縁が舌状に突出し後縁も凹である（3 歳時）．
c. 小弾丸様の中節骨・基節骨，近位に向かい細くなる中手骨を認める（3 歳時）．

10 多発性軟骨性外骨腫症

multiple cartilaginous exostoses

多発性軟骨性外骨腫症は「骨格成分の発生異常グループ」に含まれる疾患で，文字どおり外骨腫（骨軟骨腫）が全身に多発する疾患である．遺伝形式は常染色体優性遺伝で，EXT1，EXT2 の 2 種類の遺伝子変異が知られている．

症状は幼児期に発見される骨性腫瘤で，骨成熟に至るまで増大する．外骨腫は主に長管骨骨幹端部に生じるが，短骨や扁平骨にも生じうる．通常は無痛性だが，発生部位により疼痛，関節可動域制限，神経・血管の圧迫症状を示す．成人で外骨腫が増大する場合は軟骨肉腫への悪性化を疑う必要がある．悪性化は体幹や四肢近位の外骨腫に多く，頻度は 2～20％ と報告により異なる．軽度の低身長を認めることがある．顔貌，知能は正常である．

X 線所見では，管状骨の骨幹端部より骨幹部方向に向かう骨性突出を認める．基部は広いか茎状である．外骨腫基部の外殻は母床の骨皮質に連続し，骨梁も連続している．二次的な関節変形を認めることがあり，特に前腕・下腿では 2 つの骨の成長の差異により変形を生じる（図 20-20）．

無症状の外骨腫は治療を必要としない．疼痛，関節可動域制限，神経・血管の圧迫症状に対しては摘出術を行う．強い変形に対しては腫瘍の摘出と変形矯正術を行う．

●参考文献

1) 「小児内科」「小児外科」編集委員会：目でみる骨系統疾患 2004．小児内科 36（増刊号），2004
2) 西村 玄：骨系統疾患 X 線アトラス．医学書院，1993
3) 日本整形外科学会小児整形外科委員会：骨系統疾患マニュアル，第 2 版．南江堂，2007
4) Jones KL : Smith's Recognizable Patterns of Human Malformation. 6 th ed. Philadelphia, Elsevier Saunders, 2006
5) Lachman RS : Taybi and Lachman's Radiology of Syndromes, Metabolic Disorders, and Skeletal

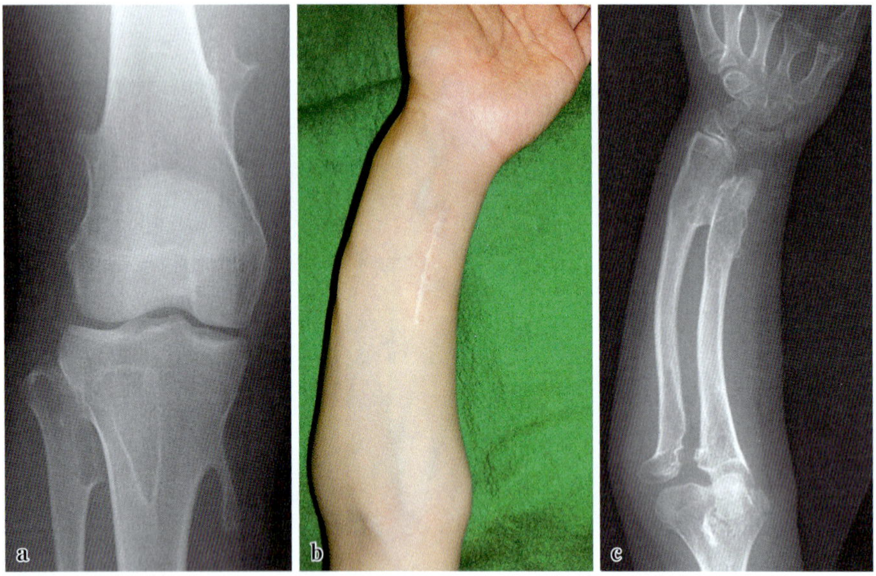

図20-20 多発性軟骨性外骨腫症
a. 骨幹端部より骨幹部方向に向かう外骨腫が多発している（16歳女子）。
b，c. 尺骨の成長障害に伴う前腕の変形（12歳男児）

Dysplasias. 5 th ed. St. Louis, Mosby, 2007
6) Online Mendelian Inheritance in Man (OMIM). http://www.ncbi.nlm.nih.gov/omim
7) Spranger JW, Brill PW, Poznanski AK：Bone dysplasias：an atlas of genetic disorders of skeletal development. 2 nd ed. Oxford, Oxford University Press, 2002
8) Warman ML, et al：Nosology and classification of genetic skeletal disorders：2010 revision. Am J Med Genet A 155 A：943-968, 2011

第21章 先天異常症候群

診療の手引き

- 1. 先天異常により受診する患者の多くが小児であるため，両親から病歴を聞くことになるが，切迫流産，骨盤位分娩，家系内での同じ病気あるいは類似の病気の有無を尋ねる。
- 2. 患児を自由にさせておいて全身を観察する。服を脱いでもらう前に，運動能力や，毛髪，爪，顔貌，頚部などの外表を観察する。
- 3. 患児を泣かさないようにして，肩関節，肘関節，手指の機能，起立，歩行能力を大まかに判定する。その後に，触診を行う。
- 4. 手足では，爪の状態，指趾の短縮，欠損，偏位，関節の腫脹と可動域を観察する。
- 5. 先天異常症候群の診断では各部位の先天異常の組み合わせをパターンとして認識し，診断する。部位ごとに正常か異常かの判断をすることが必要である。
- 6. 診断が即座にできない場合には，四肢，脊柱，頭蓋，顔貌，その他の臓器の合併症，X線像の特徴を整理し，診断に有用と思われる症状を抜き出して専門書や論文を調べる。
- 7. 染色体検査や遺伝子検査を行う場合は，その意味と必要性を十分説明し，承諾を得る必要がある。病院や施設の倫理委員会の了解を得ることが必要な場合がある。
- 8. 奇形という用語は当事者が使って欲しくない用語であるという理由からなるべく用いない。先天異常あるいは先天性疾患などという用語を用いる。

A 先天異常総論

1 先天異常と先天異常症候群

先天異常 congenital anomaly とは原因が胎生期にある疾患の総称で，形態の異常を伴うものが多い。形態に異常を生じる機序は，以下の4つに分類される。
① 形態異常 malformation
　器官の形成過程における発生・分化の異常によるもの
② 変形 deformation
　一旦正常に形成された器官が物理的圧迫などにより変形したもの
③ 破壊・離断 disruption
　正常に形成されてきた組織・器官が血流障害などにより壊死に陥ったもの
④ 異形成 dysplasia
　組織を構成する細胞の異常な形成によるもの

形態の異常が一定の原因に基づいて複数の器官に認められるものを先天異常症候群 congenital anomaly syndrome とよぶ。本章では整形外科で扱う四肢・体幹の形態の異常を示す先天異常症候群を取り上げる。このうち一部は20章の「骨系統疾患の概念と分類」で説明した2010年度版の国際分類（→307頁）に含まれているが，狭義の骨系統疾患である骨軟骨異形成症とは異なるため本章で取り

上げる。

2 先天異常症候群の診断

先天異常症候群の診断には，患者の病歴や所見を正しく記録することが最も重要である。妊娠・分娩経過を含む既往歴は疾患の原因や合併症の特定につながる。正確な家族歴は遺伝形式の決定に役立つ。現症では四肢・体幹だけでなく全身を診ることが大切で，顔貌，皮膚・毛髪・爪の状態，筋緊張，内臓奇形などにも注目する。

得られた所見をもとに診断を絞り込む。これには，症状による検索が可能なアトラスやデータベースが役に立つ。

3 先天異常症候群のマネジメント

先天異常症候群の症候のなかには，治療可能なものと不可能なものとがある。また治療不可能な症候でも，薬物治療，リハビリテーションなどにより悪化を防ぐことができる可能性もある。成書などに基づいて，年齢や重症度に応じた適切なマネジメントを行う必要がある。

先天異常では遺伝相談が必要となる場合も多い。正確な診断，遺伝形式の決定が前提条件となり，成書などを参考に対応することになるが，中途半端な知識に基づく説明は避けるべきである。日本では日本遺伝カウンセリング学会と日本人類遺伝学会が共同認定する，認定遺伝カウンセラーという資格がある。

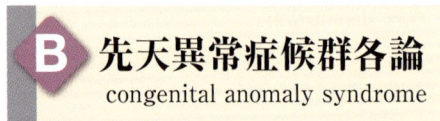

B 先天異常症候群各論
congenital anomaly syndrome

1 Marfan（マルファン）症候群

【概念と病態】

結合組織の異常により全身の骨格の異常，眼症状，心・大血管の異常を示す代表的な疾患であり，発生頻度は出生10,000に1～2例の割合と考えられる。細胞外マトリックスの構造蛋白であるfibrillin-1をコードする *FBN1* 遺伝子の変異が明らかになっており，常染色体優性の遺伝形式を取る。fibrillin-1は皮膚，血管，軟骨，腱，筋肉，角膜，毛様小帯などに広く分布するため，fibrillin-1の構造異常は全身に多彩な臨床症状をもたらす。

【臨床所見】

やせ型で身長が高い。四肢は細くて長く，指極長（arm span）が身長より長い。手指も細長く，くも状指と呼ばれ，thumb sign（母指を中にして手を握った際に手の尺側から母指の爪全体が出る），wrist sign（母指と小指で反対側の手関節を握ると母指の先端が小指の末節部を超える）が陽性である。側弯などの脊柱変形，漏斗胸などの胸郭変形を伴うことが多い。全身の関節弛緩性があり，足部は外反扁平足を示す（図21-1a～e）。

眼症状としては水晶体（亜）脱臼の頻度が高く，50～80％といわれている。心・大血管では，大動脈の拡張，大動脈弁逆流，解離性大動脈瘤，僧帽弁逸脱や逆流などがある。

【X線所見】

側弯症はダブルカーブ，トリプルカーブが多い（図21-1f）。手のX線像で短管骨が細長い。第2～4中手骨の長さを，その中央部の幅で割った値の平均値を metacarpal index（図21-1g）と呼び，8.4以上はくも状指と判断するが，Marfan症候群の診断にあまり有用でないとの報告もある。

【臨床経過，治療】

小児科，整形外科，循環器科，眼科など多くの科が協力して診療にあたる必要がある。Marfan症候群患者の健康管理に関しては，米国小児科学会のガイドラインが参考になる。

死亡原因の多くは心血管系合併症であるが，適切な管理を受けることで寿命は正常になるとの報告もある。眼合併症の管理も重要である。整形外科的には側弯症の管理が重要であり，装具治療を行うが，必要な場合は心血管系合併症に注意したうえで手術を行う。外反扁平足に対して装具治療を行うことがある。

2 Marfan症候群の関連疾患

A 先天性拘縮性くも指症
congenital contractural arachnodactyly

多発性関節拘縮，くも状指，耳介変形を主徴と

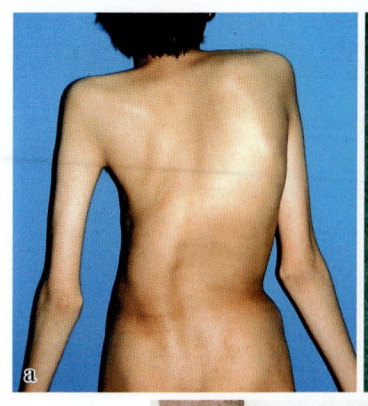

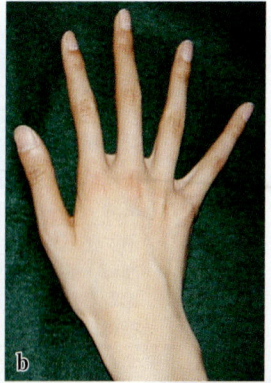

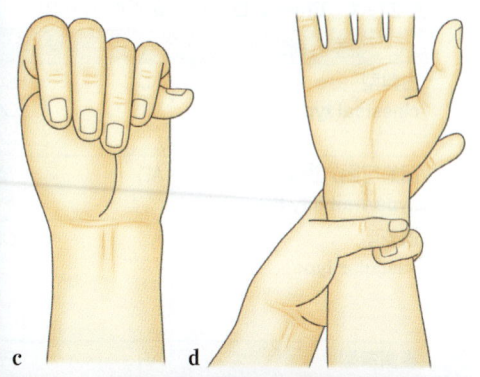

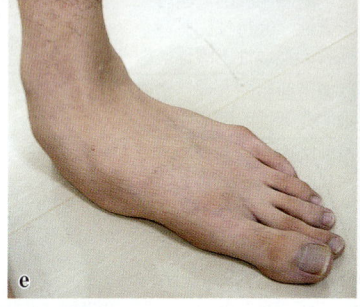

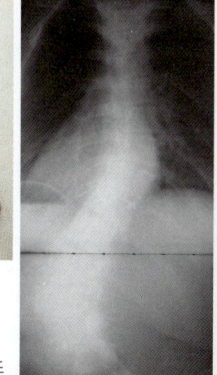

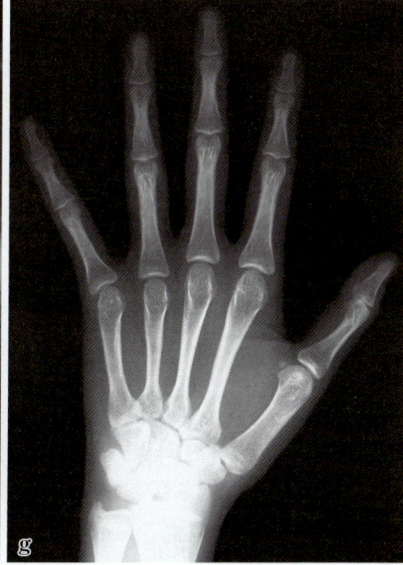

図 21-1　Marfan 症候群
a. 高身長，細長い上肢，側弯変形（15 歳女児）
b. くも状の手指（15 歳女児）
c. thumb sign：母指を曲げて他の指で握ったときに手の尺側から母指の爪全体が出れば陽性と判定する．
d. wrist sign：母指と小指で反対側の手首を握ったときに母指の先端が小指の末節骨を越えれば陽性と判定する．
e. 外反扁平足
f. 脊柱 X 線像，ダブルカーブの側弯変形（12 歳女児）
g. 手の X 線像，metacarpal index = 9.0（12 歳女児）

する疾患で，Beals 症候群ともよばれる．Fibrillin-2 をコードする *FBN2* 遺伝子の変異があり，常染色体優性の遺伝形式を取る．細長い四肢，側弯症や足部変形を示すことはあるが，眼病変，心・大血管系の病変の合併は Marfan 症候群より少ない．

B Loeys-Dietz（ロイス-ディーツ）症候群

Loeys-Dietz 症候群は，血管系症状（脳動脈，胸部動脈，腹部動脈の動脈瘤や解離）と骨格系所見（胸郭変形，側弯，環軸椎不安定性，関節弛緩性，くも状指，足部変形）を示す疾患である．眼間解離，二分口蓋垂・口蓋裂，頭蓋骨早期癒合症を呈する 1 型と，これらの特徴的顔貌を欠く 2 型がある．1 型は TGF-β receptor 1 をコードする *TGFBR1* 遺伝子，2 型は TGF-β receptor 2 をコードする *TGFBR2* 遺伝子の変異があり，いずれも常染色体優性遺伝を示す．Marfan 症候群と異なり，高身長や水晶体亜脱臼を示さない．

Loeys-Dietz 症候群の自然歴では，若年進行性の広範な動脈瘤（平均死亡年齢：26.1 歳）と高率の妊娠時合併症（周産期死亡，子宮破裂）に注意する必要がある

C Shprintzen-Goldberg（シュプリンツェン-ゴールドバーグ）症候群

Shprintzen-Goldberg 症候群は，Marfan 様体型に頭蓋骨癒合症を伴う疾患である．顔貌異常，筋緊張低下，精神発達遅滞を合併することも多い．

表 21-1　Ehlers-Danlos 症候群の分類

病型	遺伝形式	原因遺伝子	診断基準（大基準のみ）
古典型 classical type	AD	COL5A1 COL5A2	皮膚過伸展 萎縮性皮膚瘢痕 関節過動
関節可動亢進型 hypermobility type	AD	TNXB* （一部のみ）	皮膚病変（過伸展またはベルベット様） 全身の関節過動
血管型 vascular type	AD	COL3A1	薄い透過性のある皮膚 血管・腸管・子宮の脆弱性・破裂 広範な皮下出血 特徴的な顔貌
後側弯型 kyphoscoliosis type	AR	PLOD*	全身の関節弛緩性 生下時の重度筋低緊張 先天性・進行性の側弯 強膜の脆弱性と眼球破裂
多発関節弛緩型 arthrochalasia type	AD	COL1A1 COL1A2	反復性亜脱臼を伴う重度の全身関節過動 両側先天性股関節脱臼
皮膚脆弱型 dermatosparaxis type	AR	ADAMTS2**	重度の皮膚脆弱性 たるんだ余剰な皮膚

* TNXB：Tenascin XB
* PLOD：Procollagen-lysine, 2-oxyglutarate 5-dioxygenase
** ADAMTS2：A Disintegrin-like and Metalloproteinase with Thrombospondin Type 1 Motif

（Beighton P, et al：Ehlers-Danlos syndrome：Revised nosology, Villefranche, 1997. Am J Med Genet 77：31, 1998 より引用改変）

環軸椎の異常を伴うことがあり，注意が必要である。Marfan 症候群と同様，一部の症例で FBN1 遺伝子の変異が報告されている。

D ホモシスチン尿症

Marfan 症候群に臨床徴候は類似するが，知能障害，骨粗鬆症，血栓塞栓症の合併がある。新生児マススクリーニングでチェックされる。

E Stickler（スティックラー）症候群

Stickler 症候群は骨端異形成を示す骨系統疾患である。眼症状を示しⅡ型コラーゲンα1鎖遺伝子（COL2A1）の変異による1型，XI型コラーゲンα1鎖遺伝子（COL11A1）の変異による2型，眼症状を示さずXI型コラーゲンα2鎖遺伝子（COL11A2）の変異による3型に分類される。いずれも年長児は四肢が細く，くも状指，関節弛緩性も示すが，身長は正常で四肢も長くはない。若年性の変形性関節症を生じる。

3 Ehlers-Danlos（エーレルス-ダンロス）症候群

【概念と病態】

皮膚の過伸展，関節弛緩性など結合組織の脆弱性を持つ疾患群であり，全体としての頻度は5,000人に1人程度とされている。古典型 classical type，関節可動亢進型 hypermobility type，血管型 vascular type，後側弯型 kyphoscoliosis type，多発関節弛緩型 arthrochalasia type，皮膚脆弱型 dermatosparaxis type の6型に分類され，古典型，関節可動亢進型，血管型の頻度が比較的高い。遺伝形式は，後側弯型と皮膚脆弱型は常染色体劣性遺伝，その他は常染色体優性遺伝である。Ⅰ型，Ⅲ型，Ⅴ型コラーゲン遺伝子などの変異が判明している（表21-1）。

【臨床所見】

結合組織の脆弱性に基づく皮膚や関節の症状を中心とするが，病型により特徴が異なる。皮膚は伸びやすく，また損傷しやすい。古典型では損傷した皮膚は，広がった萎縮性の皮膚瘢痕として治癒する（図21-2）。関節の症状は過動性 hypermobility や弛緩性 laxity とよばれ，痛みを伴ったり，

B. 先天異常症候群各論 ● 327

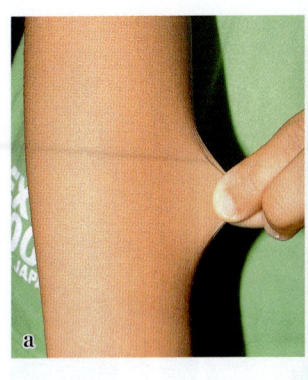

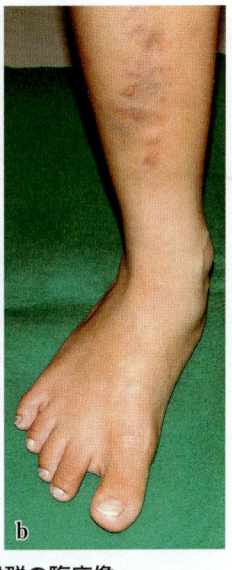

図 21-2　Ehlers-Danlos 症候群の臨床像
　　　　（古典型，男児）
a．皮膚の過伸展．
b．外反扁平足と下腿前面皮膚の萎縮性瘢痕．

表 21-2　神経線維腫症 1 型の診断基準

以下の 7 項目中 2 項目以上で診断
1) 6 個以上のカフェオレ斑（思春期後で直径 1.5 cm 以上，思春期前は 0.5 cm 以上）
2) 2 個以上の神経線維腫または 1 つ以上の叢状神経線維腫
3) 腋窩あるいは鼠径部の雀卵斑様色素斑（freckling）
4) 視神経膠腫
5) 2 個以上の虹彩小結節（Lisch nodule）
6) 特徴的な骨病変（蝶形骨異形成，長管骨骨皮質の菲薄化）
7) 第 1 度近親に同疾患

(National Institute of Health Consensus Development Conference : Neurofibromatosis : Conference statement. Arch Neurol 45 : 575-578, 1988 より引用)

脱臼・亜脱臼に至ることもある．外反扁平足や脊柱変形を示す症例もある．

【臨床経過，治療】
　一般に生命予後は良好であるが，血管型では動脈破裂などに注意を要する．損傷した皮膚の治療には注意を要し，手術創の抜糸は遅らせる必要がある．関節過動による障害は治療が困難であるが，必要に応じ手術治療，装具治療など行う必要がある．

4　神経線維腫症 1 型
neurofibromatosis type 1

【概念と病態】
　神経線維腫症 1 型は，von Recklinghausen（フォンレックリングハウゼン）病ともよばれ，カフェオレ斑，神経線維腫を主徴とし，骨病変，眼病変，神経腫瘍，そのほか多彩な症候を呈する全身性母斑症である．neurofibromin をコードする NF1 遺伝子の変異が判明しており，遺伝形式は常染色体性優性である．発生頻度は 3,000 出生に 1 程度である．

【臨床所見】
　表 21-2 に診断基準を示す．皮膚のカフェオレ斑は，個々の形状は不規則だが辺縁は比較的整である（図 21-3a）．診断基準に含まれていない症状として，精神発達遅滞，痙攣発作などを示す場合がある．骨病変は多様であり，整形外科領域では先天性下腿偽関節症，側弯症が特に問題となる．末梢神経などの神経鞘腫も稀ではない（図 21-3d）．

【X 線所見】
　先天性下腿偽関節症（図 21-3b，c）は，前外側凸の変形を伴う．骨折するまでは髄腔の狭小化を伴う変形のみのことも多い．側弯症には，脊椎や肋骨の病変（脊椎椎体後面の scalloping，椎間孔の拡大，椎体の楔状変形，肋骨の狭細化）を伴う dystrophic form（図 21-3e）とこれらを伴わない non-dystrophic form があり，前者は進行が速く治療が困難である．

【臨床経過・治療】
　小児科，整形外科，皮膚科，眼科，神経内科など多くの科が協力して診療にあたる必要がある．神経線維腫症 1 型患者の健康管理に関しては，米国小児科学会のガイドラインが参考になる．
　先天性下腿偽関節症とこれにつながる下腿弯曲の治療は困難を極める．乳幼児期には装具を装着し，骨折の発生を予防する．骨折に対する保存的治療は無効であり，偽関節に対しては創外固定器を用いた手術か血管柄付き骨移植が行われている．non-dystrophic form の側弯症では保存的治療が効果的なこともあるが，dystrophic form では早期手術を行って進行を予防することが奨励されている．神経線維腫などからの悪性腫瘍の発生には注意が必要である．平均寿命は 61.1 歳との報告がある．

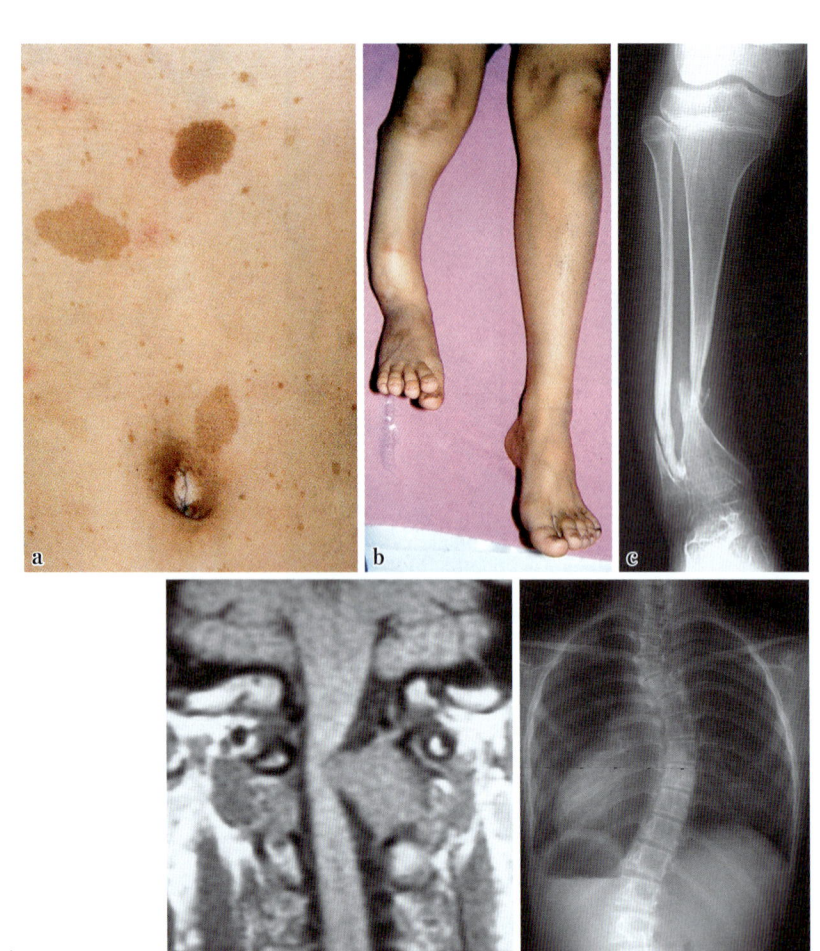

図 21-3 神経線維腫症 1 型
a. 腹部のカフェオレ斑(7 歳女児)
b, c. 先天性下腿偽関節症による変形と脚長差(12 歳男児)
d. 神経鞘腫による頸髄の圧迫(13 歳女児)
e. 上位胸椎椎体の楔状変形を示す dystrophic form の側弯症(15 歳女児)

5 先天性多発性関節拘縮症
arthrogryposis multiplex congenita

【概念と病態】

　先天性多発性関節拘縮症は，生まれつき四肢の複数の関節に拘縮や変形を認める疾患の総称である．筋肉の低形成を伴い遺伝性を示さない amyoplasia(古典型ともよばれる)，四肢遠位の拘縮が主体であり常染色体優性遺伝を示す遠位型関節拘縮症 distal arthrogryposis，中枢神経の異常や神経疾患に伴うもの，の3つに大きく分類される．遠位型関節拘縮症はさらに 10 以上に分類される．遠位型関節拘縮症 2A 型は Freeman-Sheldon(フリーマン-シェルドン)症候群ともよばれ，口をすぼめて笛を吹くような顔貌(whistling face)が特徴的である．

【臨床所見】

　四肢の拘縮には一定の特徴がある．上肢では，肩関節は内旋し，肘関節は屈曲している場合と伸展・回内している場合がある．手関節は屈曲・尺屈し，母指は内転し手指は握った状態で開きにくい．下肢では，股関節は屈曲し脱臼しているか，外転外旋している．膝関節も屈曲拘縮の場合と伸展拘縮(過伸展を含む)の場合がある．足部は内反足や舟底足変形を示すことが多い．遠位型関節拘縮症では，拘縮・変形は手関節・足関節から遠位

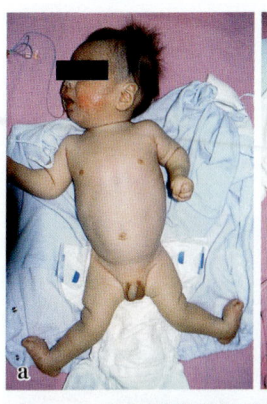

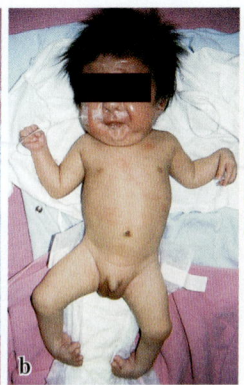

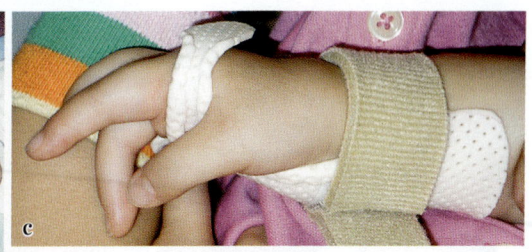

図21-4 先天性多発性関節拘縮症
a. amyoplasia（古典型）の0歳男児
b. 遠位型関節拘縮症 2A型（Freeman-Sheldon症候群）の0歳男児
c. 手関節屈曲，母指内転変形に対するスプリント治療（1歳女児）

が主体となる（図21-4）。四肢の自発運動は低下しており，筋力が弱い。脊柱変形の合併も多い。

体格は小さく運動発達も遅れることが多い。一部の中枢神経の異常を伴う場合を除き，知能は正常である。

【X線所見】

骨形態は基本的に正常であるが，股関節・膝関節などの脱臼がある場合，二次的な関節変形を示す。

【臨床経過・治療】

運動機能の予後は，疾患の重症度に依存する。多くは知能が正常であり，関節拘縮に対する積極的な治療は効果が期待できる。可能であれば新生児期から徒手的な変形矯正やギプス固定やスプリントなどによる保持を行う。乳児期以降も必要に応じてリハビリテーションに装具治療や手術を組み合わせ，運動機能の向上を目指す。筋力の低下も装具を使用して支持することにより補うことができる。

6 絞扼輪症候群
constriction band syndrome

【概念と病態】

絞扼輪とは四肢の皮膚がリング状に絞扼されたように見える状態を示し，これが多発するものを絞扼輪症候群と呼んでいる。絞扼輪より遠位の部分は成長障害，変形，浮腫を示すことがある。また，先端合指症，先天性切断を示す場合もあり，形態異常を生じる機序のうち破壊・離断に相当する。

多発する絞扼輪は羊膜破裂シークエンス amnion rupture sequence の一症状の場合がある。羊膜破裂シークエンスは，胎生早期の羊膜破裂と引き続く羊水過少と索状物形成により，頭蓋・顔面，四肢，その他に破壊性病変をきたすものをいう。四肢以外では，口蓋裂・顔面裂，眼瞼裂欠損，胸壁・腹壁破裂，側弯などを生じる。

【臨床所見】

絞扼輪の深さは様々で，絞扼輪部の皮膚が骨膜に癒着している場合もある。下肢では絞扼輪の遠位に内反足を認めることが多い。尖端合指症とは，指尖部が癒合しその近位部が分離しているものである（図21-5）。

【臨床経過・治療】

絞扼輪は，深部の瘢痕を含めて切除するが，全周性の絞扼輪では半分ずつ2回に分けた手術が安全との考えもある。先端合指症に対しては形成術を行い，内反足の治療は通常の先天性内反足に準じる。先天性切断では義肢を処方することがある。

7 上肢形成不全を呈する先天異常症候群

上肢の形成不全が症状の1つである先天異常症候群は数多い。このなかで比較的頻度が高い，あ

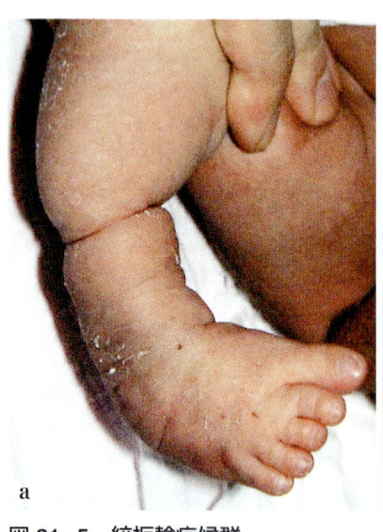

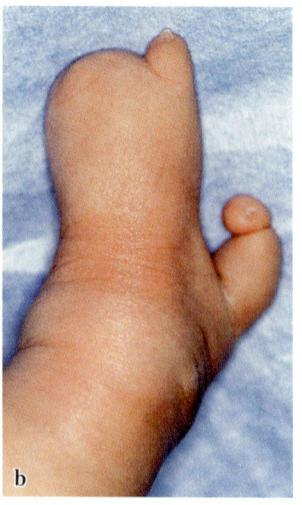

図 21-5　絞扼輪症候群
a. 下腿の全周性の絞扼輪と内反足変形（0 歳乳児）
b. 絞扼輪症候群に伴う足趾の絞扼輪と先天性切断（0 歳女児）

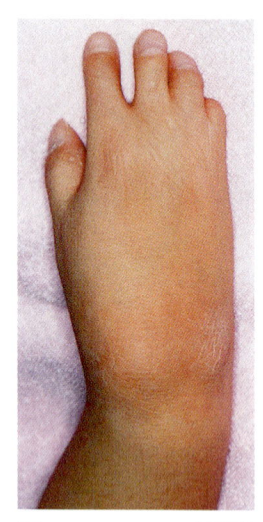

図 21-6　Poland 症候群
右大胸筋欠損に短指を伴う 6 歳男児

るいは重要な疾患をいくつか取り上げる。

A Poland（ポーランド）症候群

片側の胸筋（大胸筋・小胸筋）の形成不全または欠損に，同側の手の形成不全を伴う疾患である。胸筋欠損には，乳頭や肋骨の欠損を伴うこともある。手の形成不全は，短指，合指，欠損など様々である（図 21-6）。

Poland 症候群，Klippel-Feil（クリッペル-ファイル）症候群（頚椎の先天性癒合，後毛髪線低位を示す），Möbius 症候群（先天性顔面神経麻痺，外転神経麻痺，四肢異常を示す）はいずれも鎖骨下動脈の血流障害により生じる，という考えがある。

B Holt-Oram（ホルト-オラム）症候群

上肢の形成不全に先天性心疾患を伴う疾患である。上肢形成不全の程度は様々である（図 21-7）。先天性心疾患は，心房中隔欠損，心室中隔欠損が多い。鎖骨や肩甲骨の低形成を伴うことがある。

C 橈骨無形成・血小板減少症候群（TAR 症候群）

両側の橈骨形成不全に血小板減少を伴う疾患である。汎血球減少を示すこともあり，幼児期に 40％ が死亡する。橈骨列形成不全には，尺骨や上腕骨の形成不全を伴うことがある。

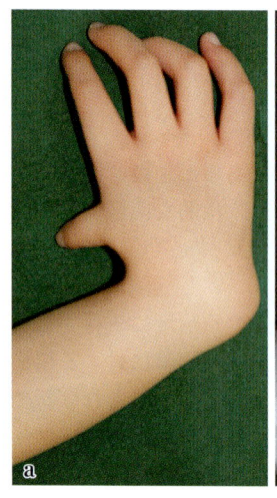

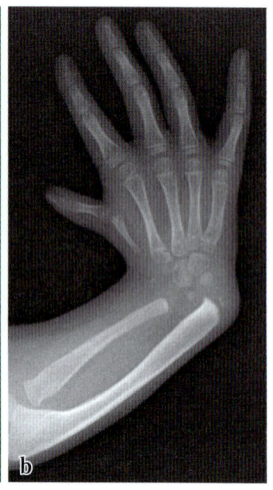

図 21-7　Holt-Oram 症候群（8 歳男児）
a. 内反手と母指形成不全
b. Ｘ線では橈骨形成不全を認める。

D VATER 連合

VATER 連合とは，脊椎異常（vertebral defects），鎖肛（anal atresia），食道閉鎖を伴う気管食道瘻（tracheoesophageal fistula with esophageal atresia），橈骨および腎の異形成（radial and renal dysplasia）を合併する疾患であり，それぞれの頭文字を取って VATER または VATERR 連合とよばれる。本疾患には先天性心疾患，単一

臍動脈，子宮内発育遅延の合併も多い。橈骨は欠損または低形成で，母指の欠損・低形成を伴う。

8 片側四肢の肥大を示す先天異常症候群

先天異常症候群のなかには，四肢の肥大を示す疾患があり，特に片側四肢の肥大を示す場合，下肢長不等による歩行障害が問題になる。

A Klippel-Trenaunay-Weber（クリッペル-トレノーニー-ウェーバー）症候群

主に片側下肢の脈管系の異常と，その肢の骨・軟部組織の肥大を示す疾患である。脈管系の異常は海綿状血管腫，単純性血管腫，リンパ管腫などであり，静脈瘤を伴うこともある。また血管腫は四肢だけでなく内臓に認められることもあり，ときに内臓の肥大を伴う。巨指（趾），進行性の関節拘縮を合併することがある（図 21-8）。類似した症状を示す疾患に Proteus 症候群がある。Proteus 症候群では指趾の肥大が目立ち，足底に母斑を伴い，悪性腫瘍発生のリスクが高い。いずれの疾患も家族内発生は稀である。

B Beckwith-Wiedemann（ベックウィズ-ウィードマン）症候群

臍ヘルニア，巨舌，巨人症を主徴とする疾患で，片側肥大を伴うことがある。腎臓，膵臓，肝臓など内臓器の肥大も伴う。Wilms（ウィルムス）腫瘍などの悪性腫瘍の合併がある（図 21-9）。

9 染色体異常症

染色体は遺伝子の担体であり，1本の染色体に数百〜数千の遺伝子が存在する。したがって遺伝子の異常は多彩な症状を呈し，そのなかには運動器の障害も含まれる。

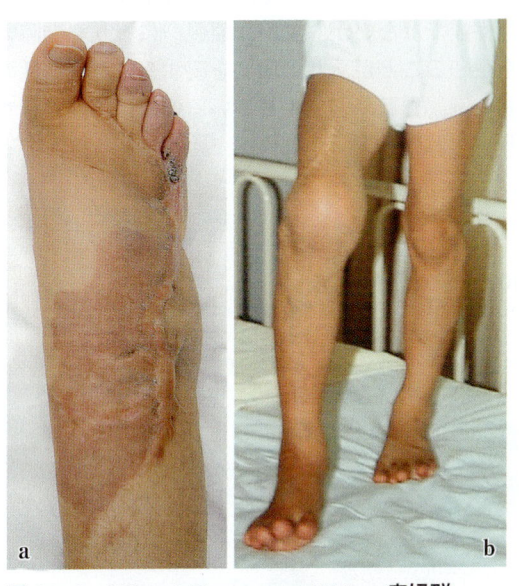

図 21-8 Klippel-Trenaunay-Weber 症候群
a．皮膚の血管腫（13 歳男児）
b．右下肢の肥大と膝関節拘縮（6 歳男児）

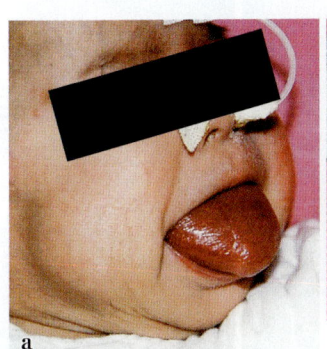

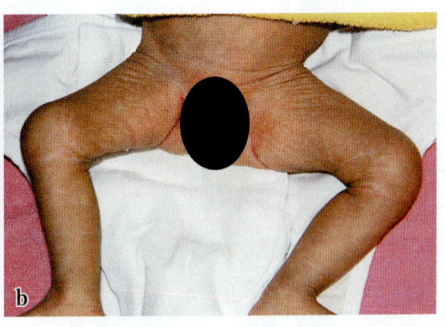

図 21-9 Beckwith-Wiedemann 症候群
a．巨舌
b．左下肢の肥大

A Down（ダウン）症候群
Down syndrome

Down症候群は最も頻度の高い染色体異常症であり，知的障害，特徴的な顔貌，多発奇形，その他の合併症を伴う疾患である．知的障害の程度には幅があり，IQの平均は45〜48で最高は70程度とされている．成長障害の程度にも幅があり，身長は平均の−2SDから−4SD程度となる．筋低緊張は年齢とともに徐々に軽快するが，運動発達には正常の2倍程度かかるとされる．Down症候群の95%は21トリソミーであり，4%が21番染色体を含む転座，1%はモザイクであるとされる．モザイクでは，21トリソミーや転座と比較して軽症である．

Down症候群における骨格系の特徴や合併症は多彩であり（表21-3），合併症の多くは関節弛緩性に基づくものである．外反扁平足は頻度の高い合併症で，第1・2趾間の開大，開張足を伴う．自然軽快は少なく，足底挿板などの治療が行われる．膝蓋骨脱臼は，先天性の恒久性脱臼，後天性の反復性脱臼などがみられる．歩行障害につながる場合は手術が行われる．環軸椎不安定性は多い合併症ではないが，脱臼，亜脱臼により脊髄障害を生じることがあり，注意を要する．不安定性の強い例，脊髄障害を生じている例では手術が行われる（図21-10）．

表21-3 Down症候群の骨格系の特徴と合併症

1）ほぼ全例にみられるもの	2）一部の症例にみられるもの
関節弛緩性 太く短い指 小指内弯 第1・2趾間の開大 外反扁平足	環軸椎不安定性 側弯 股関節脱臼 膝蓋骨脱臼 合趾

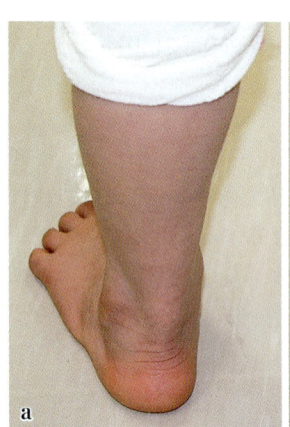

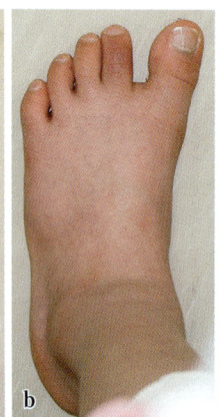

図21-10 Down症候群
a，b．外反扁平足と第1・2趾間の開大（4歳女児）
c．第1・2趾合趾症（4歳男児）
d．恒久性膝蓋骨脱臼のX線像（8歳女児）
e，f．四肢麻痺に至った環軸椎脱臼のX線とMRI（5歳女児）

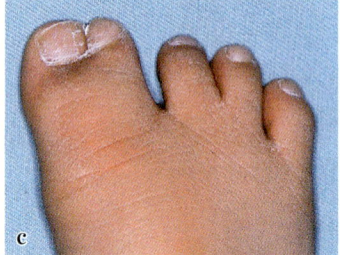

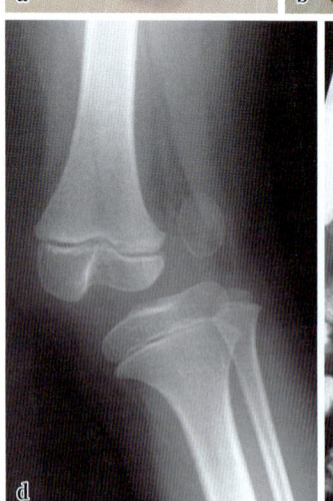

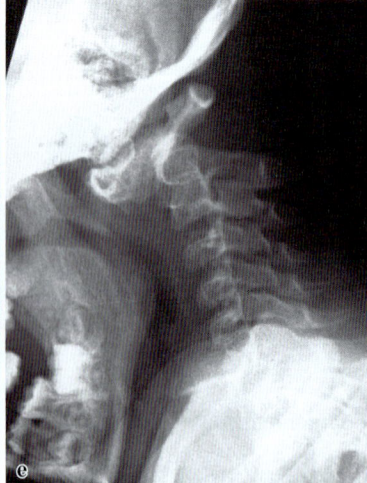

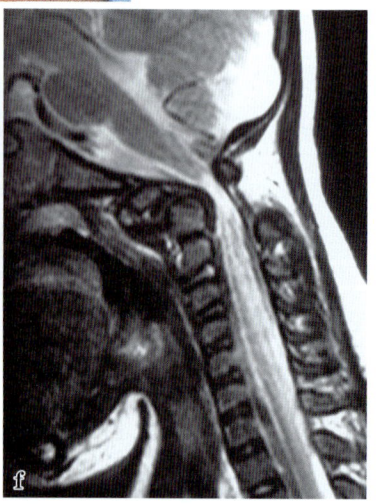

B Turner（ターナー）症候群

　Turner症候群はX染色体のモノソミーにより低身長，二次性徴発現不全，特徴的身体症状を示す疾患である。特徴的身体症状には，翼状頸，外反肘，第4中手骨短縮，大動脈縮窄などの先天性心疾患などがあり，知能は正常である。側弯症や股関節脱臼を合併することがあり，整形外科的治療の対象となる。

● 参考文献

1) 井村裕夫，福井次矢，辻 省次：症候群ハンドブック．中山書店，2011
2) 梶井 正，新川詔夫，黒木良和，他：新先天奇形症候群アトラス．南江堂，1998
3) American Academy of Pediatrics：Health supervision for children with Marfan syndrome. Pediatrics 98：978-982, 1996
4) Cassidy SB, Allanson JE：Management of Genetic Syndromes. New Jersey, Wiley, 2005
5) Chen H：Atlas of Genetic Diagnosis and Counseling. New Jersey, Humana Press, 2006
6) Hersh JH, American Academy of Pediatrics：Health supervision for children with neurofibromatosis. Pediatrics 121：633-642, 2008
7) Jones KL：Smith's Recognizable Patterns of Human Malformation. 6 th ed. Philadelphia, Elsevier Saunders, 2006
8) Lachman RS：Taybi and Lachman's Radiology of Syndromes, Metabolic Disorders, and Skeletal Dysplasias. 5 th ed. St. Louis, Mosby, 2007
9) Online Mendelian Inheritance in Man (OMIM)．http://www.ncbi.nlm.nih.gov/omim
10) POSSUM web. http://www.possum.net.au

第22章 代謝性骨疾患

診療の手引き

- [ ] 1. 代謝性骨疾患とは骨の代謝の異常により，全身的あるいは局所的に骨組織の成長や構造に障害をきたすものである．
- [ ] 2. 病態を考えるうえで骨の動態（リモデリング：再造形），すなわち骨の吸収や骨の形成がどのように障害されているかを基に考えると理解しやすい．
- [ ] 3. 早期診断が治療上，重要である．身長，体重，上肢長・下肢長，四肢と体幹（躯幹）とのバランス，脊柱変形の有無に関する所見は重要である．
- [ ] 4. 病歴・職歴を含めた生活状況，家族歴では同様な身体所見，症状を有している近親者の存在を調べる．
- [ ] 5. 画像検査はX線検査が基本である．小児では骨年齢の評価を行う．
- [ ] 6. 脊椎骨折では疼痛を伴う場合を臨床骨折，椎体の変形の程度より判定した形態骨折がある．
- [ ] 7. 骨折には既存骨折と新規骨折がある．
- [ ] 8. 骨密度測定，X線所見は骨粗鬆症診断に重要な検査である．骨密度値の評価においては測定部位，測定機器別に基準値が異なることに注意する．
- [ ] 9. 骨組織生検所見は骨の動態，代謝回転を組織レベルで評価できるものである．
- [ ] 10. くる病・骨軟化症は骨石灰化障害であり，未石灰化骨（類骨：石灰化していない骨）が増加する．
- [ ] 11. カルシウムは体内には体重の1.5%（成人では約1 kg）あり，そのうちの99%は骨に，1%は血液，体液にある．血清カルシウム濃度は厳密にコントロールされている．
- [ ] 12. 骨Paget病（変形性骨炎）ではアルカリフォスファターゼ（ALP）は高値から高度高値となる．悪性腫瘍など（癌の骨髄転移）との鑑別が重要である．

骨組織は細胞（骨芽細胞，骨細胞，破骨細胞，前駆細胞など）と基質からなる組織である．代謝性骨疾患とは骨の代謝の異常により，全身的あるいは局所的に骨組織の成長や構造に障害をきたすものである．

代謝性骨疾患の原因はホルモン，ビタミンの代謝異常による．例えば，上皮小体（副甲状腺）ホルモン parathyroid hormone（PTH）の異常として上皮小体（副甲状腺）機能亢進症，低下症があり，他にも甲状腺ホルモン，女性・男性ホルモン，ビタミンD，グルココルチコイドの異常などが原因となる．原因が特定できない疾患もある．

病態を考えるうえで細胞や組織レベルでの骨の動態（リモデリング：再造形 remodeling，➡ 12頁参照），すなわち骨の吸収や骨の形成がどのように障害されているかを基に考えると理解しやすい．

早期診断が治療上，重要である．診察において身長，体重，上肢長・下肢長，四肢と体幹（躯幹）とのバランス，脊柱変形についての所見を得る．病歴・職歴を含めた生活状況，家族歴は重要で，同様な身体所見，症状を有している近親者の存在を調べることは診断上有用である．

身体的特徴は発現時期により，異なることもある。成長ホルモン growth hormone (GH) 過剰を例にとると成長完了以前では巨人症，成長完了以後では先端巨大症を呈する。

画像検査はX線検査が基本である。病変が局所に限定されているか，全身骨に及んでいるか，骨のサイズ（長径，横径）や形状変化の有無，成長軟骨板の変化（拡大，不整など），骨陰影の程度（濃淡，骨梁の変化），小児では骨年齢の評価を行う。

A 骨粗鬆症
osteoporosis

1 概念

骨粗鬆症は自立が障害される運動器疾患である。骨粗鬆症および骨粗鬆症を基盤とする骨折により，移動，活動などの基本的な日常生活動作 activities of daily living (ADL) が不自由となり，生活の質 quality of life (QOL) が低下する。高齢社会のわが国では「認知症，寝たきりにならない状態，心身ともに自立した生活・活動期間である健康寿命の延伸」が望まれている。健康寿命を阻害する要因として骨粗鬆症とそれを基盤とする骨折が大きな割合を占めていることから，骨粗鬆症は「運動器の脆弱化状態で ADL, QOL を障害し，健康寿命を障害する重篤な疾患」と捉えることができる。

2 定義，経過

骨粗鬆症とは「骨折リスクを増すような骨強度上の問題をすでに持っている人に起こる骨格の疾患」と定義されている〔2000年，NIH（米国国立衛生研究所）コンセンサス会議〕。骨粗鬆症は骨強度（＝骨密度＋骨質）の低下により骨が脆弱化し，骨折をきたしやすくなった病態である。軽微な外力で骨折を生じるが，高度な骨粗鬆症では外傷がはっきりしない例や，寝たきり高齢者のおむつ交換時に骨折をきたす例もある。

骨粗鬆症でみられる骨折は脊椎椎体骨折（➡339頁参照）が最も多く，次いで大腿骨近位部骨折（➡804頁参照）である。そのほか橈骨遠位骨折，上腕骨頚部骨折，骨脆弱が高度では骨盤（恥骨，坐骨，仙骨）の骨折がみられる。骨粗鬆症による骨折直後は，疼痛と活動制限が生じる。脊椎椎体骨折では骨折治癒後も椎体の変形が残存し，脊柱後弯変形となる。高度な後弯は胸郭の腹部への圧迫，逆流性食道炎 gastroesophageal reflux disease (GERD) を併発し，身体的に生活機能を障害する。さらに，心理面でも転倒や再骨折への不安をもたらす。QOL が低下する。生命予後の面では大腿骨近位部骨折，脊椎椎体骨折いずれも不良である。

3 疫学

骨粗鬆症と診断される方は男性300万人，女性980万人，計1,280万人と推定されている。また，大腿骨近位部骨折は日本全体で15万骨折／年（2007年厚労省研究班報告）と推定されている。経年的特徴では新潟県全県調査結果による1985年から2010年の25年間で約5倍に増加しており，他の国内の研究においても増加が続いているとの報告が多い。

4 成因，病理

遺伝的要因および加齢，閉経後エストロゲンの減少など多因子による。生活習慣，ライフスタイルとも密接に関連しており，生活習慣病の1つとして捉えることができる。原発性骨粗鬆症のほかに，薬剤，内分泌異常などによる続発性骨粗鬆症がある。

成長完了後，健常状態ではリモデリングにより骨吸収と骨形成の均衡が保たれており，骨量もほぼ一定に維持される。骨粗鬆症では海綿骨骨梁の細小，途絶，皮質骨の菲薄など骨構造の変化がみられる。これはリモデリングの異常によるもので，骨吸収が骨形成を上回り，結果として骨量の減少に至る。代謝回転からみると骨吸収，骨形成ともに亢進した「高回転型」と，骨吸収，骨形成ともに低下した「低回転型」がある。

5 診断および診断手順

診断は日本骨代謝学会の原発性骨粗鬆症診断基準（2012年度改訂版）による（表22-1）。この診断

表 22-1　原発性骨粗鬆症の診断基準(2012 年度改訂版)
低骨量をきたす骨粗鬆症以外の疾患または続発性骨粗鬆症を認めず，骨評価の結果が下記の条件を満たす場合，原発性骨粗鬆症と診断する。

I．脆弱性骨折(注1)あり
1. 椎体骨折(注2)または大腿骨近位部骨折あり
2. その他の脆弱性骨折(注3)があり，骨密度(注4)が YAM の 80% 未満

II．脆弱性骨折なし
骨密度(注4)が YAM の 70% 以下または－2.5 SD 以下

YAM：若年成人平均値(腰椎では 20〜44 歳，大腿骨近位部では 20〜29 歳)
注1　軽微な外力によって発生した非外傷性骨折。軽微な外力とは，立った姿勢からの転倒か，それ以下の外力をさす。
注2　形態椎体骨折のうち，3 分の 2 は無症候性であることに留意するとともに，鑑別診断の観点からも脊椎 X 線像を確認することが望ましい。
注3　その他の脆弱性骨折：軽微な外力によって発生した非外傷性骨折で，骨折部位は肋骨，骨盤(恥骨，坐骨，仙骨を含む)，上腕骨近位部，橈骨遠位端，下腿骨。
注4　骨密度は原則として腰椎または大腿骨近位部骨密度とする。また，複数部位で測定した場合にはより低い % 値または SD 値を採用することとする。腰椎においては L1〜L4 または L2〜L4 を基準値とする。ただし，高齢者において，脊椎変形などのために腰椎骨密度の測定が困難な場合には大腿骨近位部骨密度とする。大腿骨近位部骨密度には頸部または total hip (total proximal femur) を用いる。これらの測定が困難な場合は橈骨，第二中手骨の骨密度とするが，この場合は % のみ使用する。表 3 に日本人女性における骨密度のカットオフ値を示す。

付　記
骨量減少(骨減少)〔low bone mass (osteopenia)〕：骨密度が－2.5 SD より大きく－1.0 SD 未満の場合を骨量減少とする。

〔宗圓聰，福永仁夫，杉本利嗣，他：日本骨代謝学会，日本骨粗鬆症学会合同原発性骨粗鬆症診断基準改訂検討委員会：原発性骨粗鬆症の診断基準(2012 年度改訂版)．J Bone Miner Metab 31：247-257，2013，Osteoporosis Jpn 21：9-21, 2013 より〕

基準は「脆弱性骨折あり」，「脆弱性骨折なし」からなる。

高齢で背部痛などの症状のある患者，検診での要精検者に対し，診断手順に沿って「骨粗鬆症(原発性)，骨量減少，正常」と診断する。他の原因による低骨量を呈する疾患と鑑別する(図 22-1, 2)。

A 医療面接と身体診察

続発性骨粗鬆症をきたす疾患や既往歴の有無，骨折危険因子の有無(特に喫煙，過度のアルコール摂取，運動習慣，カルシウム摂取状況など)について聴取する。家族歴(両親の大腿骨近位部骨折歴，骨粗鬆症罹患など)，女性では月経(初潮時期，閉経時期など)について確認する。

身長および身長短縮の有無と程度，体重，脊柱変形(後弯，円背)，腰部・背部痛の有無を調べ，特に 25 歳時の身長より 4 cm 以上の身長の短縮，高度の後弯では骨粗鬆症の精査が推奨される。

B X 線検査

胸椎，腰椎 2 方向(前後，左右)，股関節正面を基本に撮影し，骨折の有無，骨粗鬆化を診断する。骨折の診断は QM 法，目視による半定量的(SQ 法)，あるいはデジタイザーなどによる定量的評価が行われるが，X 線撮影条件，X 線の入射方向，患者の脊柱変形，変形性関節症，骨棘の有無，程度に注意する(図 22-3〜5)。

脊椎椎体骨折では疼痛を伴う例以外に，疼痛もなく，X 線撮影にてはじめて骨折が確認される例もある。新規骨折のうち疼痛を伴う場合を臨床骨折 clinical fracture と称し，椎体の変形の程度より(圧潰変形などで，変形性脊椎症にみられる変形のことではない)判定する形態骨折 morphometric fracture がある。

また骨折には骨折が認められる時期により既存骨折 prevalent fracture (ある特定の一時点における X 線検査で椎体の変形の程度により判定される)と新規骨折 incident fracture (2 つの時点に

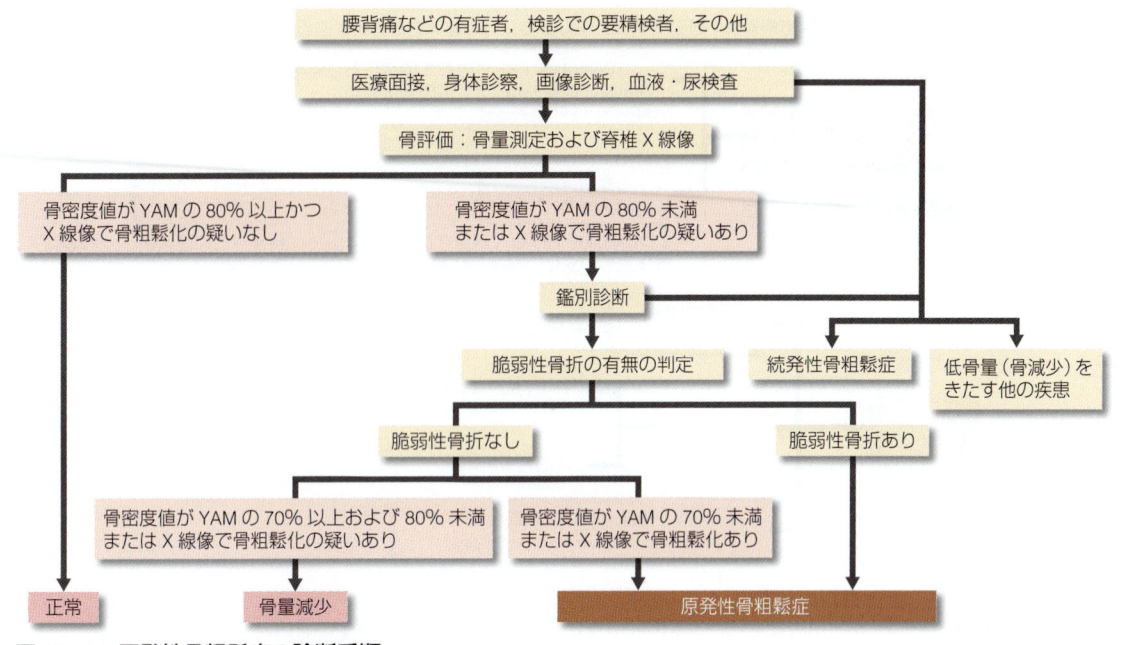

図22-1 原発性骨粗鬆症の診断手順

```
腰背痛などの有症者，検診での要精検者，その他
          ↓
医療面接，身体診察，画像診断，血液・尿検査
          ↓
骨評価：骨量測定および脊椎X線像
          ↓
  ┌──────────────┴──────────────┐
骨密度値がYAMの80%以上かつ    骨密度値がYAMの80%未満
X線像で骨粗鬆化の疑いなし      またはX線像で骨粗鬆化の疑いあり
                                    ↓
                                  鑑別診断
                    ┌───────────────┼────────────────┐
             脆弱性骨折の有無の判定  続発性骨粗鬆症   低骨量（骨減少）を
                                                      きたす他の疾患
              ┌─────┴─────┐
           脆弱性骨折なし  脆弱性骨折あり
           ┌─────┴──────┐        │
     骨密度値がYAMの    骨密度値がYAMの70%未満
     70%以上および80%未満  またはX線像で骨粗鬆化あり
     またはX線像で骨粗鬆化の疑いあり
     ↓        ↓                  ↓
   正常    骨量減少         原発性骨粗鬆症
```

〔骨粗鬆症の予防と治療ガイドライン作成委員会（日本骨粗鬆症学会 日本骨代謝学会 骨粗鬆症財団）（委員長：折茂 肇）（編）：骨粗鬆症の予防と治療ガイドライン2011年版．日本骨代謝学会雑誌18：78, 2001より〕

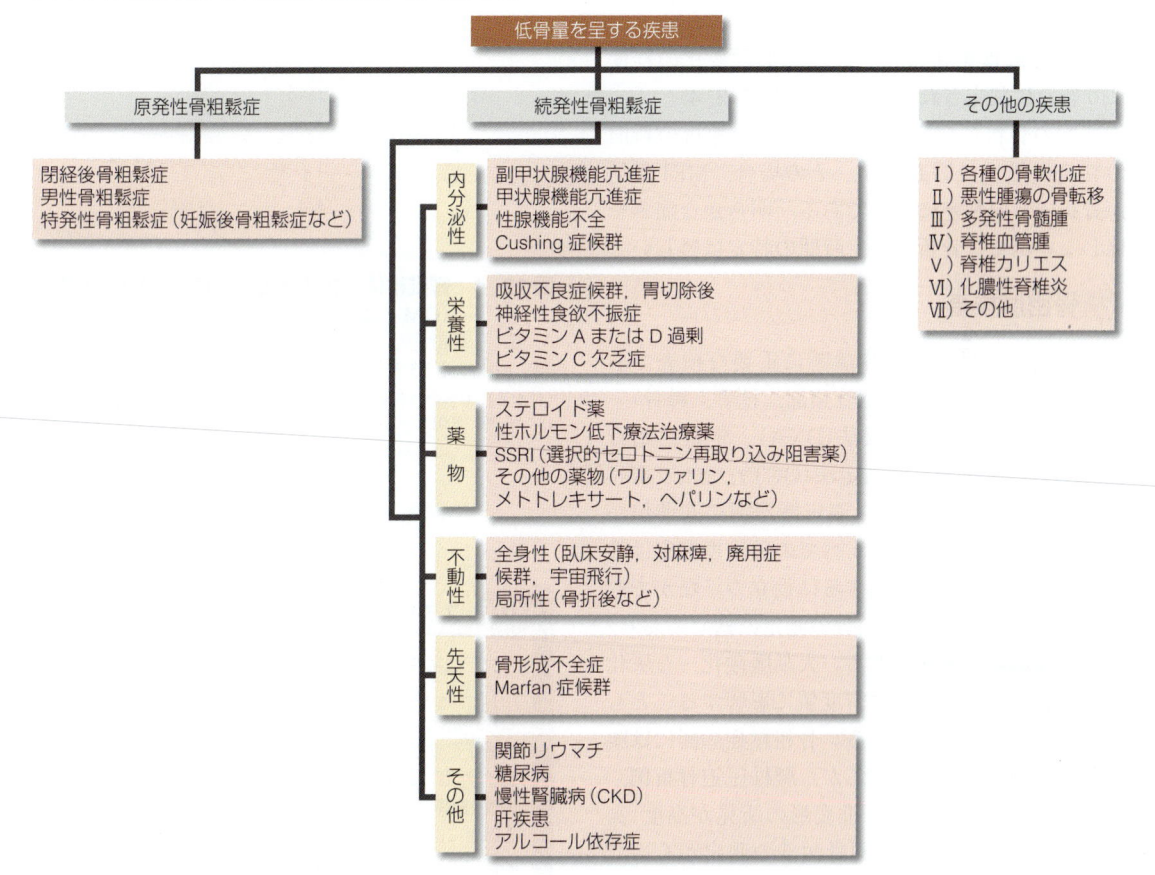

図22-2 低骨量を呈する疾患

低骨量を呈する疾患

- **原発性骨粗鬆症**
  - 閉経後骨粗鬆症
  - 男性骨粗鬆症
  - 特発性骨粗鬆症（妊娠後骨粗鬆症など）

- **続発性骨粗鬆症**
  - 内分泌性
    - 副甲状腺機能亢進症
    - 甲状腺機能亢進症
    - 性腺機能不全
    - Cushing症候群
  - 栄養性
    - 吸収不良症候群，胃切除後
    - 神経性食欲不振症
    - ビタミンAまたはD過剰
    - ビタミンC欠乏症
  - 薬物
    - ステロイド薬
    - 性ホルモン低下療法治療薬
    - SSRI（選択的セロトニン再取り込み阻害薬）
    - その他の薬物（ワルファリン，メトトレキサート，ヘパリンなど）
  - 不動性
    - 全身性（臥床安静，対麻痺，廃用症候群，宇宙飛行）
    - 局所性（骨折後など）
  - 先天性
    - 骨形成不全症
    - Marfan症候群
  - その他
    - 関節リウマチ
    - 糖尿病
    - 慢性腎臓病（CKD）
    - 肝疾患
    - アルコール依存症

- **その他の疾患**
  - Ⅰ）各種の骨軟化症
  - Ⅱ）悪性腫瘍の骨転移
  - Ⅲ）多発性骨髄腫
  - Ⅳ）脊椎血管腫
  - Ⅴ）脊椎カリエス
  - Ⅵ）化膿性脊椎炎
  - Ⅶ）その他

〔骨粗鬆症の予防と治療ガイドライン作成委員会（日本骨粗鬆症学会 日本骨代謝学会 骨粗鬆症財団）（委員長：折茂 肇）（編）：骨粗鬆症の予防と治療ガイドライン2011年版．日本骨代謝学会雑誌18：78, 2001より〕

図 22-3　椎体骨折の分類
〔日本骨形態計測学会・日本骨代謝学会・日本骨粗鬆症学会・日本医学放射線学会・日本整形外科学会・日本脊椎脊髄病学会・日本骨折治療学会・椎体骨折評価委員会（委員長：森　諭史）：椎体骨折評価基準（2012年度改訂版）．Osteoporosis Jpn 21：25-32, 2013 より〕

おけるX線像を比較し，椎体の形態変化の程度より新たに判定される）がある（図22-3, 4）。

高度の骨粗鬆症症例ではX線での骨折の新旧の判定は難しい例もあり，その場合，MRI所見が骨折の新旧判定に有用である。明らかな痛みを伴わない例では骨折の発生時期の特定は難しい。

C 骨密度検査

骨密度測定は骨粗鬆症診断に重要な検査である。測定部位（腰椎，大腿骨頸部，橈骨，踵骨），測定方法〔二重X線吸収法（DXA），定量的超音波（QUS），定量的CT測定法（QCT），microdensitometry（MD）法など〕，測定機器別に基準値が異なることに注意する。すべての骨密度測定は骨粗鬆症骨折リスクを予知するに役立つ。なかでも躯幹骨DXAは椎体，大腿骨の測定に適しており，骨粗鬆症診断に最適である。大動脈硬化・石灰化例では腰椎前後方向の骨密度値に影響することもあり，評価に注意を要する。骨粗鬆症診断には腰椎骨密度測定を原則とするが，腰椎圧迫骨折例，高齢で変形性脊椎症，脊椎変形の所見が高度（高齢の男性に多い）では大腿骨頸部の測定が有用である。症例に応じては椎体と大腿骨近位部両者の測定が望ましい。

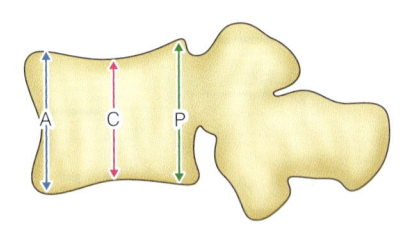

図 22-4　脊椎椎体骨折のX線での定量的な判断基準（QM：Quantitative Measurement 法）
A，C，Pを計測し，各々の比を算出。C/A，C/Pが0.8未満，A/Pが0.75未満では骨折と判定できる。
（日本骨代謝学会骨粗鬆症診断基準検討委員会：日本骨代謝学会雑誌 18：76-82, 2001）

> **NOTE　ステロイド性骨粗鬆症**
>
> ステロイドの副作用として骨粗鬆症が生じることが知られている。原発性骨粗鬆症に比して比較的高い骨密度値でも骨折をきたすことから，その管理と治療を適切に行うことが重要である。「ステロイド性骨粗鬆症の管理と治療のガイドライン」（図22-6）によれば，ステロイド投与〔プレドニゾロン（PSL）換算で5mg，3カ月間以上〕あるいは投与が予定される患者にはステロイド投与早期から注意深い観察と治療が必要である。PSL 5mg/日以上では，骨密度値YAM80%を治療開始基準としている。ステロイド投与の患者では骨粗鬆症以外に，骨壊死（特に大腿骨頭壊死）に注意する。

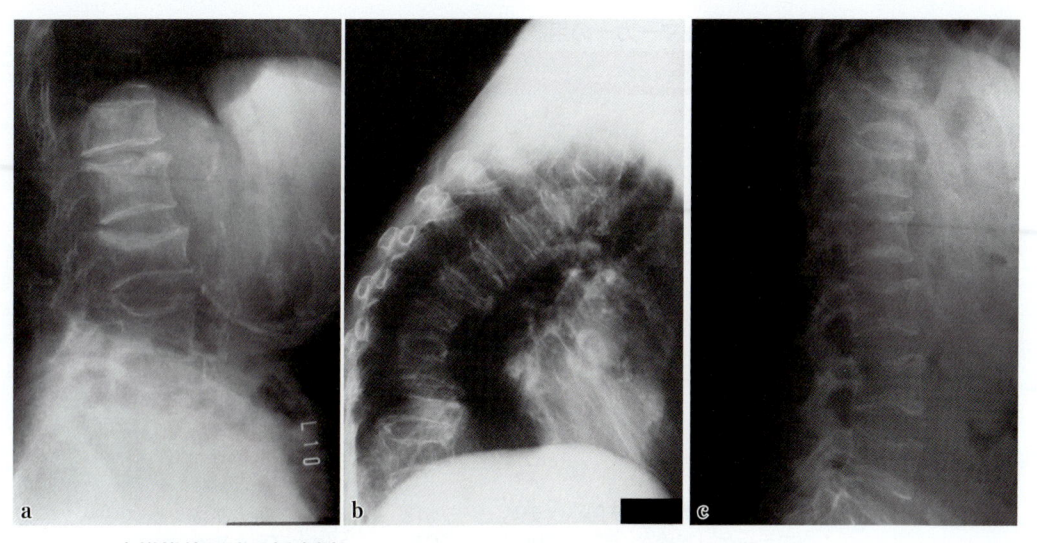

図22-5 脊椎椎体圧迫骨折症例
a, b. 原発性骨粗鬆症。腰椎，胸椎側面にて胸椎部の高度後弯変形を認める。
c. ステロイド性骨粗鬆症。腰椎側面像。多発性の脊椎椎体骨折を認める。

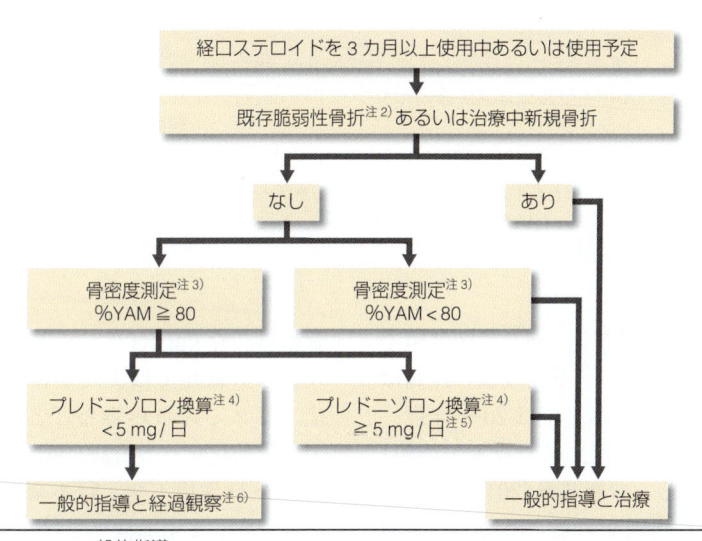

図22-6 ステロイド性骨粗鬆症の管理と治療のガイドライン[注1]（2004年度版）
注1）本ガイドラインは18歳以上を対象とする。
注2）脆弱性骨折の定義は原発性骨粗鬆症と同一である。
注3）骨密度測定は原発性骨粗鬆症（2000年度改訂版）に準ずる。
注4）1日平均投与量。
注5）1日10 mg以上の使用例では骨密度値が高くても骨折の危険性がある
　　（骨折閾値 %YAM 90）。
注6）高齢者では骨折の危険性が高くなる。
YAM：若年成人平均値（20～44歳）　　（Nawata H, et al：J Bone Miner Metab 33：105-109, 2005）

表 22-2 骨代謝マーカーの用語と略語

骨形成マーカー	略語	コメント
オステオカルシン	OC	
アルカリフォスファターゼ	ALP	
骨型アルカリフォスファターゼ	BAP	
Ⅰ型プロコラーゲン-N-プロペプチド	P1NP	1はワンと呼ぶ
Ⅰ型プロコラーゲン-C-プロペプチド	P1CP	1はワンと呼ぶ
骨吸収マーカー	**略語**	**コメント**
ヒドロキシプロリン	HYP	
ピリジノリン	PYD	
デオキシピリジノリン	DPD	
Ⅰ型コラーゲン架橋N-テロペプチド	NTX	Xは大文字とする
Ⅰ型コラーゲン架橋C-テロペプチド	CTX	Xは大文字とする
Ⅰ型コラーゲン-C-テロペプチド	1CTP	1はワンと呼ぶ
酸フォスファターゼ	ACP	Cは大文字とする
酒石酸抵抗性酸フォスファターゼ	TRACP	
酒石酸抵抗性酸フォスファターゼ-5b	TRACP-5b	
骨マトリックス関連マーカー	**略語**	**コメント**
低カルボキシル化オステオカルシン	ucOC	
ペントシジン*	—	現段階では用いない
ホモシステイン	HCY	

(日本骨粗鬆症学会骨代謝マーカー検討委員会：骨粗鬆症診療における骨代謝マーカーの適正使用ガイドライン2012年版. Osteoporosis Jpn 20：38, 55, 2012)
*骨量減少は骨折リスクとなるエビデンスがさらに集積されれば，期待される骨質マーカー。

　低骨密度は骨折リスクであり，同じ骨密度値では高齢ほど骨折発生率は高い。骨密度値の評価は young adult mean（YAM：腰椎では20～44歳，大腿骨近位部では20～29歳，若年成人平均値）を基準にして判定する。診断基準（2012年）では脊椎骨折を効率よく判別できることから YAM 70%以下または−2.5 SD以下を基準としている。

D 血液・尿検査

　骨粗鬆症として特異的な血液・尿所見はない。血清カルシウム，リン，アルカリフォスファターゼ（ALP）は診断上，最低限必要な検査項目であり，血清カルシウム，リンは基準値以内であるが，ALP は基準値内あるいはやや高値（基準値の1.5倍以内）を示す。低骨量を呈する疾患，二次性に骨粗鬆症をきたす疾患，病態との鑑別が重要である。ALP高値では骨軟化症，上皮小体（副甲状腺）機能亢進症，甲状腺機能亢進症，骨髄腫，腫瘍の骨転移，骨 Paget（パジェット）病との鑑別，高カルシウム血症では上皮小体（副甲状腺）機能亢進症，ビタミンD中毒などとの鑑別，低リン血症では骨軟化症との鑑別，低カルシウム血症ではビタミンD作用不全，腎不全との鑑別が重要で，必要に応じて追加検査を行う。

　また身体的特徴は鑑別に有用である。例えば，「青色強膜の有無，多数回の骨折の既往，難聴」を確認することは骨形成不全症による続発性骨粗鬆症との鑑別に役立つ。

E 骨代謝マーカー

　骨代謝マーカーは骨粗鬆症の病態解明，治療方針を決定，治療効果を評価するうえで有用な臨床指標である（表22-2）。骨代謝マーカーには骨吸収マーカーと骨形成マーカーがあり，骨吸収マーカー高値は骨吸収亢進状態を示唆し，脊椎圧迫骨折，大腿骨頸部・転子部骨折のリスクが高いこと

が知られている。

骨吸収マーカーとしてはコラーゲンのヒドロキシピリジニウム架橋であるデオキシピリジノリン（DPD，尿中），Ⅰ型コラーゲン架橋テロペプチド〔N-テロペプチド（NTX），C-テロペプチド（CTX）：それぞれ尿，血清測定〕，TRACP-5bがある。骨吸収マーカー値は骨量低下のリスク，将来の骨折リスクの判断指標として有用である。

骨形成マーカーとしては骨型アルカリフォスファターゼ（BAP），オステオカルシン（OC）などがある。

骨代謝マーカーは運動量（クレアチニン），骨折，食事，性周期，日内変動が影響するため，検体の採取時刻，時間帯を一定にする必要がある。尿は通常，早朝第1あるいは第2尿とし，クレアチニン補正値を用いる。NTX値は新規骨折後3～6カ月間影響を受け，高値を示すことから測定前3カ月間程度の骨折既往を確認し，骨代謝マーカー測定値を評価する。

F 骨折リスク評価と骨折連鎖

骨折の臨床的危険因子として既存骨折が注目される。脊椎骨折や大腿骨近位部骨折を起こすと，次に大腿骨近位部骨折を起こすリスクが高く，「骨折連鎖」と言える。また両親の大腿骨近位部骨折歴は骨折リスクであり，薬剤治療開始基準の1つの指標として考慮される。

近年，ビタミンD不足も注目されている。

G 骨組織生検

骨生検は骨の動態，代謝回転を組織レベルで評価できる。骨形成および骨吸収の状態を静的および動的な指標により，時間的要素を加えた評価が可能である。また類骨の所見は，組織的に骨軟化症（→345頁参照）の診断に有用である。

H QOL評価

骨粗鬆症ではQOLが低下する。患者の視点での評価であり，日常生活面，心理面を含めて骨粗鬆症や骨折が患者にどの程度影響を及ぼしているかを知ることができる。代表的なものに日本骨代謝学会骨粗鬆症患者QOL評価質問表（JOQOL）がある（表22-3）。

I 総合的，包括的評価

骨粗鬆症を有する高齢者の多くが，内科的疾患，認知症，嚥下障害などを合併している。特に糖尿病，腎不全，肝疾患，消化器疾患は，骨障害をきたす。骨粗鬆症患者の評価は骨のみにとどまらず，内科的疾患の有無，栄養，認知機能，動揺性（転倒しやすさ），筋力（運動機能）を含めて包括的に行うことが重要である。

6 治療

「骨粗鬆症の予防と治療ガイドライン」（2006年版，2011年版）によると，骨粗鬆症の治療と予防の目的は骨折の予防で，骨折危険性を低減し，QOLの維持・向上を図ることである。

食事ではカルシウム，ビタミンD，ビタミン類を十分に摂取する。高齢者では蛋白質の不足例も多く，適切な摂取が望ましい。骨粗鬆症治療のた

> **NOTE 生活習慣病と骨粗鬆症**
>
> 生活習慣病と骨粗鬆症はいずれも加齢と関連しており，さらにこの2者はお互いに深く関連している。
>
> 糖尿病，高血圧，慢性腎臓病（CKD）では骨粗鬆症をきたし，酸化ストレス，AGEs（advanced glycation end-products）が病因とも示唆されている。特に骨質に影響することから，骨密度の低下がなくても骨脆弱により骨折をきたすことがある。

> **NOTE 糖尿病と骨粗鬆症**
>
> 大腿骨頸部骨折リスクは非糖尿病と比して糖尿病1型では約6.9倍，2型では約1.4倍高いと報告されている。骨量が比較的維持されているものの，高血糖による終末糖化産物（AGE）産生が骨芽細胞機能を低下させ，骨質の劣化を起こすと考えられている。

> **NOTE ビタミンK，ucOCと骨**
>
> 骨基質にある骨グラ蛋白（BGP）〔オステオカルシン（OC）ともいう〕はビタミンK依存性蛋白質であり，骨の代謝に関連している。ビタミンK不足は骨脆弱化をきたすと考えられる。血液中の非グラ化オステオカルシン（ucOC）中濃度はビタミンKの充足度を示しており，ucOCが高い群では新規大腿骨頸部骨折の発生率が高いことが報告されている。

表 22-3 骨粗鬆症患者 QOL 評価質問表（2000 年度版）
現状表と評価表からなる。評価表を以下に示す。

Ⅰ．痛み：先週の状態についての質問
　1. 先週何日くらい，背中や腰に痛みがあったか
　2. 痛みは日中どのくらい続いたか
　3. じっとしているとき，痛みはどの程度であったか
　4. 身体を動かすとき，どの程度でしたか
　5. 痛みのために眠れないことがあったか

Ⅱ．日常生活動作：現在の状態に関する質問
　A. 身の周りのこと
　　6. 服の着替えは一人でできるか
　　7. トイレで一人で用を足せるか
　　8. 和式あるいは洋式トイレを使えるか
　　9. お風呂に一人で入れるか
　B. 家事
　　10. 自分で食事の支度ができるか
　　11. 掃除ができるか
　　12. 棚へ手を伸ばせるか
　　13. 買い物を一人でできるか
　　14. 5 kg を 10 m 運べるか
　C. 移動
　　15. 椅子から立ち上がれるか
　　16. 畳から立ち上がれるか
　　17. 前屈して手が床に届くか
　　18. 50 m 連続して歩行できるか
　　19. 杖を使うか
　　20. 階段昇降を一人でできるか
　　21. バス，電車を利用できるか

Ⅲ．娯楽・社会的活動
　22. 先週の外出日の回数
　23. 過去1年間，友人，親戚を訪問したか
　24. 過去1年間，お祭り，集会などへ参加しているか
　25. 過去1年間，旅行，行楽などへ参加しているか
　26. 過去1年間，庭仕事，園芸活動などをしているか

Ⅳ．総合的健康度：現在に関する質問
　27. 健康状態はよいか
　28. 1年前と比較してよいか
　29. 1年前に比較して生活に満足しているか

Ⅴ．姿勢・体型：現在について聞く
　30. 10年前と比較して身長は低下したか
　31. 10年前と比較して背中が丸くなったか
　32. 体型変化についての感想
　33. 背中が丸くなったことで出た症状

Ⅵ．転倒・心理的要素：2週間のことを聞く
　34. 転倒するのではないかとの不安があったか
　35. やりたいことをあきらめたか
　36. 目覚めたとき，さわやかと感じたか
　37. 悩んだことがあったか
　38. 他の人に頼るのではないかと心配か

Ⅶ．総括

（高橋栄明，他：日本骨代謝学会雑誌 18：83-101, 2001 より改変）

めのカルシウム摂取目標量として 800 mg 以上が推奨される。

運動としては，散歩がよいとされる。高齢者では，背筋訓練は椎体骨折の予防効果がある。また開眼片足立ち訓練は転倒防止効果がある。

A 薬物治療開始基準と薬剤選択

骨折危険因子（低骨密度，既存骨折，年齢，過度のアルコール摂取，現在の喫煙，大腿骨頚部骨折の家族歴）を考慮して薬物療法の開始を決定する。脆弱性骨折予防のための薬物開始基準を表22-4，図 22-7 に，各薬剤の特徴とエビデンスを

> **NOTE** ビスホスホネート（ビスフォスフォネート）と顎骨壊死／非定型骨折 bisphosphonate-related osteonecrosis of the jaw（BRONJ）／atypical fracture
>
> ・ビスホスホネート（BP）は破骨細胞に作用し，骨吸収を阻害する。骨粗鬆症，悪性腫瘍の骨転移の治療として広く使われ，有用である。近年，BP 投与を受けている患者が抜歯などの侵襲的歯科治療を受けた後に顎骨壊死をきたす例が報告されている。顎骨壊死の発症機序は不明であるが，予防には口腔内の衛生管理を十分に行うことが重要とされている。整形外科医はビスホスホネート処方医として患者の情報を歯科医と共有し，対応することが必要である。
> ・大腿骨転子下に非定型な所見を伴う骨折が稀に生じることがあると報告されている。骨粗鬆症に非典型的な転子下や骨幹部に骨折を生じるもので，骨折前に大腿部痛や違和感を訴える方もいる。骨組織では著明な代謝回転抑制（SSBT）を認め，ビスホスホネート服用（ステロイドを併用している例では特に）との関連が示唆されている。日本整形外科学会の調査では非定型骨折者の 30〜40％にビスホスホネート使用歴があった。

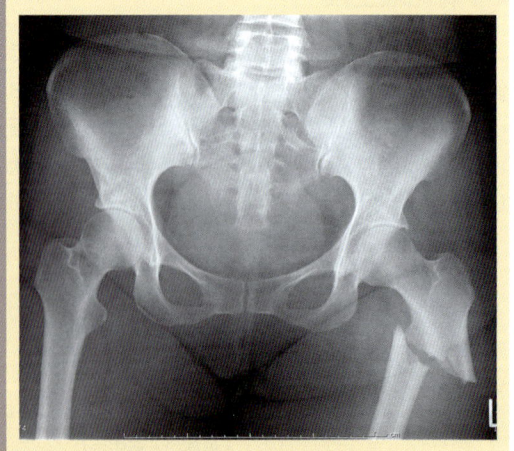

関節リウマチでビスホスホネートとステロイド服用中であった女性。尻もちをつき，受傷する。
（オルソタイムズ，2013　新潟大学近藤直樹先生提供）

表22-4　骨粗鬆症治療の目的と薬物治療開始選択基準

骨粗鬆症治療についての基本的な考え方

1. 骨粗鬆症治療は骨折危険性を抑制し，QOL の維持改善を図ることを目的とする。
2. 脆弱性骨折予防のための薬物治療開始基準は，骨粗鬆症診断基準とは別に定める。
3. わが国では骨折危険因子として，低骨密度，既存骨折，年齢に関するエビデンスがあり，WHO のメタアナリシスでは過度のアルコール摂取（1日2単位以上），現在の喫煙，大腿骨頸部骨折の家族歴が確定している。
4. 骨粗鬆症の薬物治療開始は上記の骨折危険因子を考慮して決定する。

脆弱性骨折予防のための薬物治療開始基準

Ⅰ　脆弱性既存骨折がない場合
　1）腰椎，大腿骨，橈骨または中手骨 BMD が YAM 70% 未満。
　2）YAM 70% 以上 80% 未満の閉経後女性および 50 歳以上の男性で，過度のアルコール摂取（1日2単位以上），現在の喫煙，大腿骨頸部骨折の家族歴のいずれか 1 つを有する場合。

Ⅱ　脆弱性既存骨折がある場合（男女とも 50 歳以上）

＊過度のアルコール摂取（1日2単位以上），現在の喫煙，大腿骨頸部骨折の家族歴は骨折のリスクを約2倍に上昇させる。

（骨粗鬆症の予防と治療ガイドライン 2006 年版．ライフサイエンス出版，p53，2006 より）
※アルコール摂取量の基準とされる「お酒の1単位」とは，エタノール 8〜10 g（英国基準値による）

表22-5 に示す。ビタミン D 製剤は日本において 30 年余使われてきたが，近年，新しいビタミン D 剤も使われるようになった。ビスホスホネートとビタミン D の併用が重症の骨粗鬆症における骨折予防効果に有用と報告された。2010 年にはわが国でも骨形成促進作用がある上皮小体ホルモン（PTH）の間欠投与剤が使われるようになった。

B　大腿骨近位部骨折とクリティカルパス

クリティカルパス critical path（クリニカルパス clinical path ともいう）は医療を標準化し，診療計画，診療結果を共有できる。平成 18 年度診療報酬改訂で「大腿骨頸部骨折地域連携クリティカルパスに関する地域連携診療計画管理料，地域連携診療計画退院時指導料」が設けられ，各地で運用されている。パスを通じて医療スタッフが協力し，急性期病院と回復期病院の連携，機能分担が図られている。平成 22 年度の改訂ではいっそうの地域連携が勧められている。

C　多職種連携とリエゾンサービス

骨粗鬆症治療を継続して行い，次なる骨折を予防することが重要でそのために多職種連携による取り組みやリエゾンサービスが進められつつある。

NOTE　fracture risk assessment tool（FRAX®）

WHO が開発したもので，骨粗鬆症患者の骨折リスクを評価し，個人レベルにおける 10 年間の骨折確率を推計し，これを基に治療開始基準とすることを提案している。FRAX® で使われている骨折危険因子は年齢，性，大腿骨頸部骨密度〔骨密度がない例では体容積指数 body mass index（BMI）〕，既存骨折，両親の大腿骨近位部骨折歴，喫煙，飲酒，ステロイド使用，関節リウマチ，続発性骨粗鬆症である。
診療をサポートするツールである。2011 年版のガイドラインにおいて薬物治療開始基準の 1 つの指標として組み入れられている。

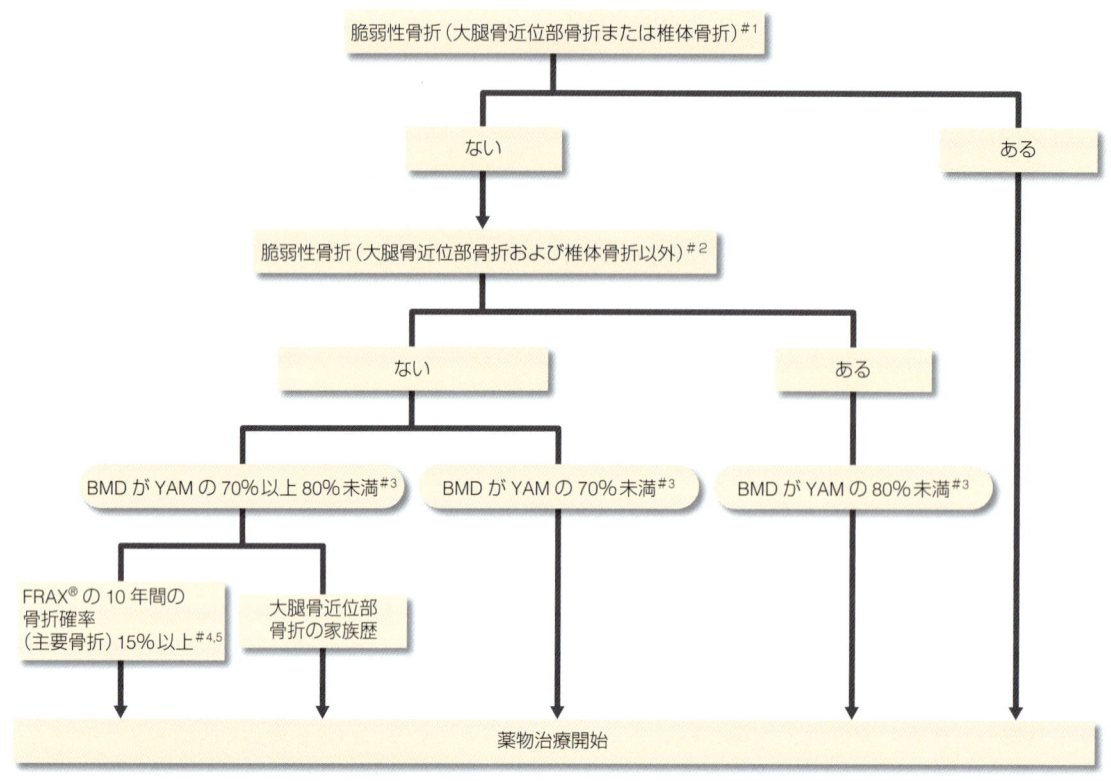

図 22-7　原発性骨粗鬆症の薬物治療開始基準

#1：女性では閉経以降，男性では 50 歳以降に軽微な外力で生じた，大腿骨近位部骨折または椎体骨折をさす。
#2：女性では閉経以降，男性では 50 歳以降に軽微な外力で生じた，前腕骨遠位端骨折，上腕骨近位部骨折，骨盤骨折，下腿骨折または肋骨骨折をさす。
#3：測定部位によっては T スコアの併記が検討されている。
#4：75 歳未満で適用する。また，50 歳代を中心とする世代においては，より低いカットオフ値を用いた場合でも，現行の診断基準に基づいて薬物治療が推奨される集団を部分的にしかカバーしないなどの限界も明らかになっている。
#5：この薬物治療開始基準は原発性骨粗鬆症に関するものであるため，FRAX® の項目のうち糖質コルチコイド，関節リウマチ，続発性骨粗鬆症にあてはまる者には適用されない。すなわち，これらの項目がすべて「なし」である症例に限って適用される。

〔骨粗鬆症の予防と治療ガイドライン作成委員会（日本骨粗鬆症学会，日本骨代謝学会，骨粗鬆症財団）（委員長：折茂　肇）（編）：骨粗鬆症の予防と治療ガイドライン 2011 年版．ライフサイエンス出版，2011〕

表22-5　骨粗鬆症治療薬の推奨グレード一覧

分類	薬物名	骨密度	椎体骨折	非椎体骨折	大腿骨近位部骨折
カルシウム薬	L-アスパラギン酸カルシウム	C	C	C	C
	リン酸水素カルシウム	C	C	C	C
女性ホルモン薬	エストリオール	C	C	C	C
	結合型エストロゲン[*1]	A	A	A	A
	エストラジオール	A	C	C	C
活性型ビタミンD_3薬	アルファカルシドール	B	B	B	C
	カルシトリオール	B	B	B	C
	エルデカルシトール	A	A	B	C
ビタミンK_2薬	メナテトレノン	B	B	B	C
ビスホスホネート薬	エチドロン酸	A	B	C	C
	アレンドロン酸	A	A	A	A
	リセドロン酸	A	A	A	A
	ミノドロン酸	A	A	C	C
SERM	ラロキシフェン	A	A	B	C
	バゼドキシフェン	A	A	B	C
カルシトニン薬[*2]	エルカトニン	B	B	C	C
	サケカルシトニン	B	B	C	C
副甲状腺ホルモン薬	テリパラチド(遺伝子組換え)	A	A	A	C
その他	イプリフラボン	C	C	C	C
	ナンドロロン	C	C	C	C

[*1]：骨粗鬆症は保険適用外
[*2]：疼痛に関して鎮痛作用を有し、疼痛を改善する（グレードA）

グレードA：行うよう強く勧められる　　　グレードB：行うよう勧められる
グレードC：行うよう勧めるだけの根拠が明確でない　　グレードD：行わないよう勧められる

〔骨粗鬆症の予防と治療ガイドライン作成委員会（日本骨粗鬆症学会，日本骨代謝学会，骨粗鬆症財団）（委員長：折茂 肇）（編）：骨粗鬆症の予防と治療ガイドライン2011年版．ライフサイエンス出版，2011〕

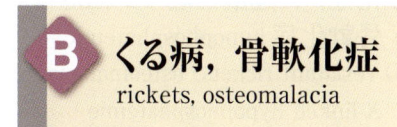

B くる病，骨軟化症
rickets, osteomalacia

1 概念

くる病・骨軟化症は骨石灰化障害である。骨は骨基質の形成（matrix formation）後に、ミネラル（カルシウム，リン）の沈着/石灰化（mineralization/calcification）が起こるが、くる病・骨軟化症ではビタミンD作用不全や低リン血症により、骨石灰化が障害され、未石灰化骨（類骨 osteoid：石灰化していない骨）が増加する（→22，35頁参照）。

組織学的には類骨過剰状態を呈し、骨形成の障害と骨脆弱性の亢進がみられる。成長期では成長軟骨板での骨化が障害され、軟骨細胞の不規則配列や不整、成長軟骨板の横径拡大がみられる。X線で骨端線の拡大、不整がみられる（→8，10頁参照）。

骨端線閉鎖以前ではくる病 rickets、骨端線閉鎖完了後の成人では骨軟化症 osteomalacia とよばれる。

表 22-6　くる病，骨軟化症の分類

1. ビタミンD作用不全 ［ビタミンDの欠乏，作用障害，活性化障害］	・ビタミンD欠乏性くる病・骨軟化症 ・ビタミンD依存性くる病・骨軟化症Ⅰ型（VDDR-Ⅰ） ・ビタミンD依存性くる病・骨軟化症Ⅱ型（VDDR-Ⅱ） ・腎性骨異栄養症（慢性腎不全）renal osteodystrophy（ROD）
2. リン欠乏（低リン血症） ［リン吸収障害や腎尿細管におけるリン再吸収障害］	・家族性低リン血症性くる病・骨軟化症 　X連鎖性低リン血症性くる病・骨軟化症（XLH） ・腫瘍性骨軟化症（TIO）
3. アシドーシス（低リン血症）	・尿細管性アシドーシス ・腎尿細管性アシドーシス ・Fanconi（ファンコーニ）症候群 ・アルミニウム中毒，カドミウム中毒，鉛中毒
4. その他	・低フォスファターゼ症 ・薬剤性くる病・骨軟化症

2 成因

原因としてはビタミンD欠乏や作用不全，リン欠乏，アシドーシス，消化管の吸収障害，肝腎臓の機能障害，薬剤などがある。

3 分類

ビタミンD作用不全，リン欠乏（低リン血性），アシドーシス，その他に分けられる（表22-6）。

A ビタミンD欠乏性くる病・骨軟化症
vitamin D deficiency rickets/osteomalacia

ビタミンD，カルシウム摂取不足，吸収不良などによる。生活習慣，職業による紫外線（日光）曝露不足があり，小児で食物アレルギーによりビタミンDを摂取できない例や成人で過度なダイエットなどによる摂食制限，偏食例にみられる。また胃切除後，消化管疾患による吸収障害（post-gastrectomy osteomalacia），肝・胆道疾患などでみられる。

過度の菜食主義，自然食主義で肉，魚，卵などを摂取しない家庭でみられることもある。

NOTE　カルシウム代謝異常

カルシウムは体内には体重の1.5％＝1kgあり，そのうちの99％は骨に，1％は血液，体液にある。血清カルシウム濃度は厳密にコントロールされている。異常値を示した場合には精査し，病態解明に努める。

血清カルシウム値は正常あるいは低値。ALP高値。血清25(OH)Dは低値である。

B ビタミンD依存性くる病・骨軟化症
vitamin D dependent rickets/osteomalacia（VDDR）

ビタミンD-1α-水酸化酵素の遺伝子異常により活性化が障害されているⅠ型と，ビタミンD受容体異常のⅡ型がある。Ⅰ型は稀で，生後早期から2歳頃までに成長障害，骨変形を呈する。血中 $1,25(OH)_2D_3$ は低値を示す。治療として通常量の活性型ビタミンDを要する。Ⅱ型は出生時に異常は認めず，生後6カ月以降にくる病を発症する例が多い。テタニー，骨折，歩行障害の他に，脱毛症 alopecia を50％に伴う。血中カルシウム低値，$1,25(OH)_2D_3$ 高値，PTH高値を呈する。治療として大量のビタミンD投与を要する。

C 低リン血症性ビタミンD抵抗性くる病・骨軟化症，X連鎖性低リン血症性くる病・骨軟化症 hypophosphatemic vitamin D resistant rickets/osteomalacia（VDRR），X-linked hypophosphatemic rickets/osteomalacia（XLH）

伴性優性遺伝で家族性である。phosphate-regulating gene with homologies to endopeptidase on X chromosome（*PHEX*）遺伝子の異常により線維芽細胞増殖因子23（FGF23）が分解されず，FGF23が過剰となり，腎からのリン利尿が亢進し，低リン血症，石灰化障害を呈する（図

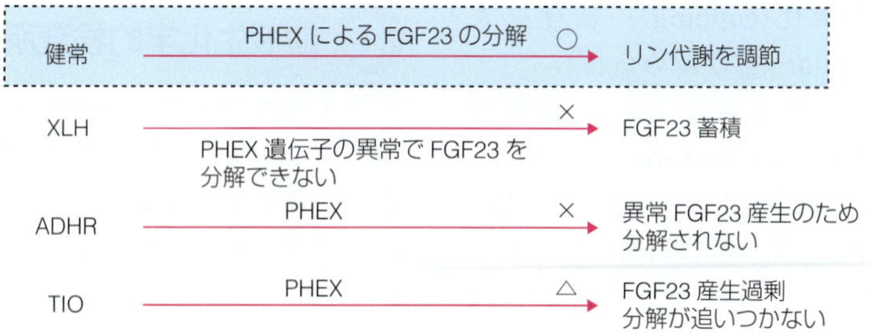

図 22-8 低リン血症をきたす疾患別病態における FGF23

22-8)。出生直後から低リン血症，過リン酸尿，低身長を呈する。成人での発症例もある。治療はビタミン D に加え，中性リン製剤を必要とすることが多い。

上記以外の遺伝性低リン血症疾患として常染色体優性遺伝性低リン血症性くる病・骨軟化症 autosomal dominant hypophosphatemic rickets/osteomalacia（ADHR）（*FGF23* 遺伝子の異常）がある。

D 腫瘍性骨軟化症
tumor-induced osteomalacia（TIO）

腫瘍が産生する液性因子がリンの再吸収を抑制し低リン血症をきたすことにより，骨軟化症を呈するものである。このリン利尿因子として FGF23 などがあり，TIO 腫瘍では高発現している。TIO をきたす腫瘍として良性間葉系腫瘍が多い。腫瘍は 1 cm 程度の小さなものも多く，局在診断が難しいため，長期に経過する例も多い。腫瘍摘出により，骨軟化症は改善する。悪性腫瘍に伴う例もある。

E 尿細管性アシドーシス
renal tubular acidosis（RTA）

尿細管障害により，酸塩基バランスの異常，リン喪失をきたし，骨の石灰化障害を呈する。多飲，脱水，腎の石灰化，低カリウム血症を示す。

> **NOTE** fibroblast-growth factor 23（FGF 23）
>
> 腎近位尿細管に働き，Na-P 交換輸送を阻害することにより 1, 25(OH)$_2$D$_3$ の産生低下⇒血清リンを下げる作用を示す。

F Fanconi（ファンコーニ）症候群

近位尿細管におけるリン，アミノ酸などの再吸収が障害され，尿の酸性化が障害される。尿からのカルシウム排出増加，リン酸尿，腎性糖尿を示し，血液では低リン血症を呈する。低リン血症と代謝性アシドーシスにより，くる病・骨軟化症をきたす。

二次性 Fanconi 症候群の原因として後天性疾患（多発性骨髄腫，リンパ腫など）や，薬物（アルミニウム，カドミウム，鉛中毒）がある。

G 薬剤性のくる病・骨軟化症

抗痙攣薬（フェノバルビタール，ジフェニルヒダントインなど）の長期服用により，肝でのビタミン D 活性化障害が起こり，くる病・骨軟化症に至ることもある。

4 症状と臨床所見

低身長，下肢変形（長管骨の弯曲，O 脚），あひる歩行 goose gait（動揺歩行 waddling gait）がみられる。小児，乳児ではくる病数珠 rachitic rosary，横隔膜付着部の陥凹〔Harrison（ハリソン）溝〕などの胸郭変形，頭蓋軟化 craniotabes，下肢変形がみられ，成人では筋力低下，筋肉痛，骨萎縮（脆弱性の亢進），骨折，骨痛・圧痛を呈する。

5 X 線所見（図 22-9～12）

石灰化障害と骨萎縮により，骨陰影濃度は低下している。長管骨は弯曲し，骨端線閉鎖以前では骨端線には拡大・不整がみられ，骨幹端には不規

則な透亮像で杯状変化(cupping)，横径拡大(fraying)，辺縁不整(flaring)が認められる。

骨軟化症が高度ではX線でLooser改構層Looser zone，偽骨折pseudofractureがみられる。これは骨皮質長軸にほぼ垂直に入る亀裂状の透明帯であり，石灰化障害のある骨に負荷が加わり生じるもので長管骨皮質部，骨盤(坐骨，恥骨)，大腿骨頸部，肋骨，肩甲骨などにみられる。

成人低リン血症骨軟化症では靱帯の骨化(後縦靱帯骨化など)を合併し，あたかも強直性脊椎炎類似の画像所見を呈する例もある。

6 血液生化学的検査所見

アルカリフォスファターゼ(ALP)はいずれの病態のくる病・骨軟化症でも著明高値である。血清リン値はビタミンD欠乏性，低リン血症くる病・骨軟化症では低値である。他の検査値，PTH，25-OH-D，1,25(OH)$_2$D$_3$レベルは病態ごとに異なる。

ALP高値を示す上皮小体(副甲状腺)機能亢進症，甲状腺機能亢進症，転移などの骨破壊性病変，骨Paget病と鑑別する必要がある。

7 診断

くる病の診断はX線所見，血液検査所見および身体所見による。食事，日光曝露などの生活習慣，食物アレルギー，肝・消化器疾患の有無，家族歴などは有用な情報となる。

成長完了以後，疼痛，骨萎縮，骨折などを契機に受診される例もある。成人で骨軟化症を疑う例では小児期のくる病の既往を聴取する。また成人後に発症する骨軟化症もあり，原因究明が待たれる。

必要に応じて骨組織生検により，石灰化障害である類骨過剰状態や石灰化の遅延が認められれば，診断は確定する。

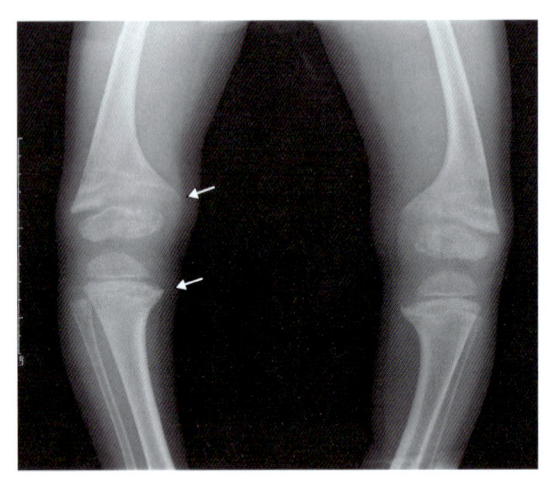

図22-9　くる病(ビタミンD欠乏)(3歳男児)
骨端線の拡大・乱れ・不整に注目(矢印)。

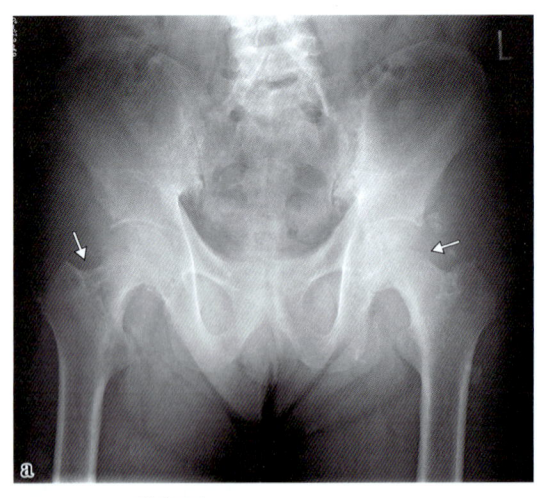

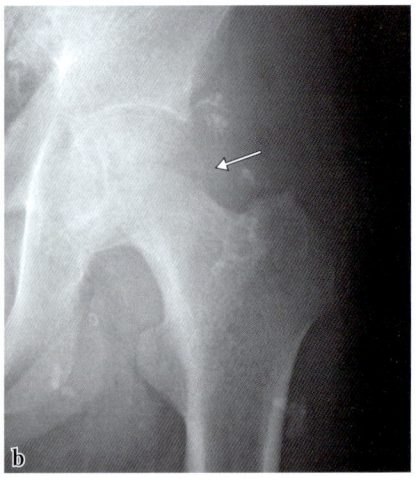

図22-10　透析骨症
透析30年以上。大腿骨骨頭～頸部に骨嚢腫形成，骨全体に骨萎縮を認める。bは拡大像。

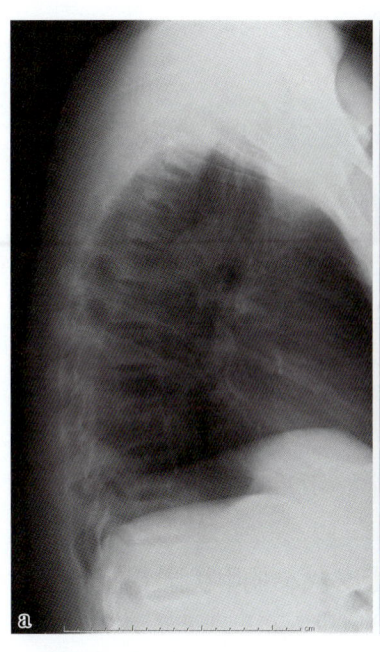

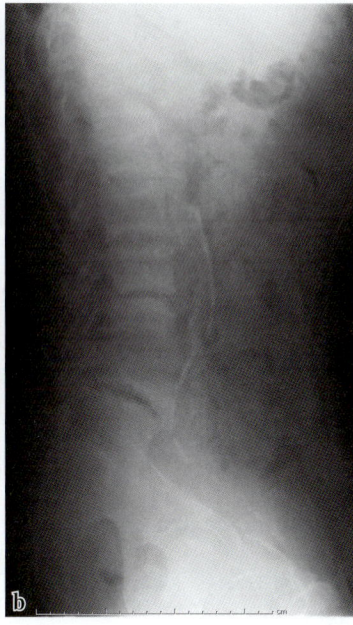

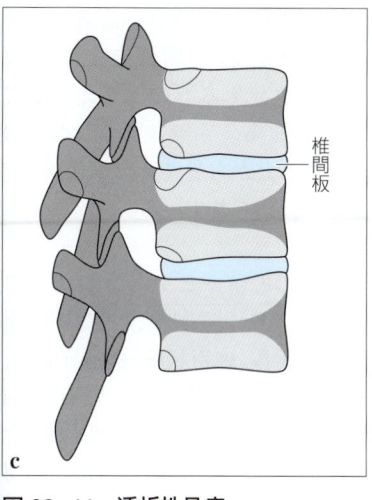

図 22-11 透析性骨症
透析30年以上。ラガージャージ像 rugger-jersey appearance を認める(**a**, **b**)。ラグビーのユニフォームに類似したしま模様の所見を示す(**c**)。

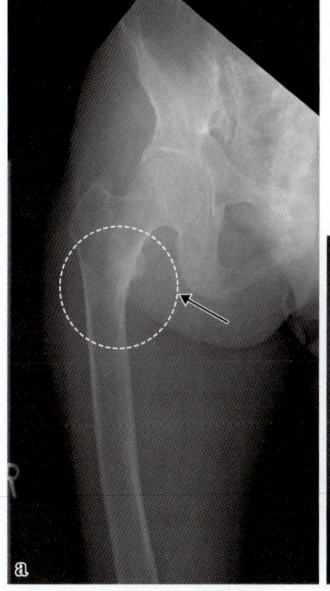

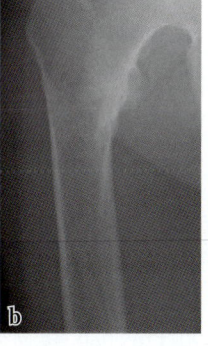

図 22-12 Looser 改構層
低リン血症性骨軟化症例。骨軸に直交するようにし、横走する。亀裂像が認められる。**b** は拡大像。

8 治療

ビタミンD不足、作用不全によるものはビタミンD補充により改善する。低リン血症性では尿中へのリン漏出の程度が高度なほど骨変化も著明であり、リン補充も必要である。腫瘍性骨軟化症では腫瘍摘出により改善が期待できる。

薬物療法として、小児では骨成長障害、骨端線の著明な拡大の所見を認める例にはビタミンD製剤〔$1\alpha(OH)D_3$, $1,25(OH)_2D_3$〕の単独あるいは中性リン製剤の併用療法を行う。定期的に血液あるいは尿検査を行い、高カルシウム血症に注意する。原則として薬物療法は成長完了まで続ける。

成長完了以後の薬物治療の要否については一定の指針はないものの、骨痛、Looser 改構層、骨折を認める例では、ビタミンD投与の継続が必要と思われる。

手術療法については、下肢変形高度では下肢骨の矯正骨切り術が考慮される。

C 腎性骨ジストロフィー
renal osteodystrophy (ROD)

【概念】

腎機能低下に伴う骨、カルシウム、リン代謝異常を呈する骨病変の総称。腎性骨症 renal bone disease、透析骨症 uremic bone などとよぶこともある。

慢性腎臓病 chronic kidney disease (CKD) は腎

疾患の総称で，CKD の患者は健常者に比して骨折リスクが高い。腎機能低下に伴い，骨質，骨量に影響を与えるものと考えられている。さらに CKD によるミネラル異常は骨病変，血管病変をきたすことから骨ミネラル代謝異常(CKD-MBD)として捉えられている。

【病態】

　リンの貯留やビタミン D の活性化障害により PTH ホルモン過剰状態となり，骨吸収亢進〔二次性上皮小体(副甲状腺)機能亢進〕，高カルシウム血症，骨減少をきたす。腎不全では骨の PTH 抵抗性を示す。骨組織では線維骨炎型，骨軟化型，混合型，軽度変化型，無形成型がある。

　長期透析例ではアミロイド(β_2-ミクログロブリン)が骨，関節に沈着し，骨破壊，骨萎縮，骨囊腫をきたし，疼痛，神経障害を呈することもある。脊椎では破壊性脊椎関節症 destructive spondyloarthropathy(DSA)を呈する(→542 頁参照)。

D 高(低)カルシウム血症をきたす要因と，上皮小体(副甲状腺)機能異常

　高カルシウム血症をきたす要因，病態には悪性腫瘍，Basedow(バセドウ)病，サルコイドーシス，消化管からの吸収亢進：ビタミン D 中毒，尿細管からのカルシウム再吸収亢進，腫瘍〔悪性腫瘍随伴高カルシウム血症 malignancy-associated hypercalcemia(MAH)：副甲状腺関連ペプチド(PTHrP)の産生〕，長期臥床，上皮小体(副甲状腺)機能亢進症などがある。血液中カルシウム値高値では第1に上皮小体(副甲状腺)機能亢進症を考える。

　低カルシウム血症をきたす疾患，病態は稀である。上皮小体(副甲状腺)機能低下症などがあり，低カルシウム血症の症状にはテタニー，しびれ，びりびり感，痙攣がある。また Chvostek(クボステック)徴候(耳の前方で顔面神経を刺激すると口角などの筋収縮が誘発される)，Trousseau(トルソー)徴候(図 22-13)がみられる。

　上皮小体(副甲状腺)ホルモン parathyroid hormone(PTH)は上皮小体(副甲状腺)で産生・分泌される。低カルシウム血症では PTH 分泌が亢進し，腎，骨，消化管に作用し，血清カルシウム上昇，リン排泄へ作用する。

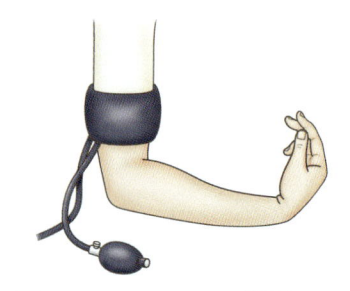

図 22-13　Trousseau 徴候
上腕に巻いたマンシェットで前腕への血流を止めると筋収縮が誘発され，特異的な肢位(助産師の手)となる。

1 原発性上皮小体(副甲状腺)機能亢進症
primary hyperparathyroidism

【概念】

　PTH 産生過剰により高カルシウム血症，高カルシウム尿症，低リン血症を呈する。上皮小体(副甲状腺)の単発性腺腫が多い。癌は稀である。

【分類】

　血清カルシウム値により3つの型に分けられる(表 22-7)。

【X 線所見】

　皮質骨優位の骨量減少を認める。骨吸収亢進は特に手指，手根骨，頭蓋，脊椎でみられ，破骨細胞性骨吸収で骨膜側から吸収される(periosteal bone resorption)。骨量低下は海綿骨よりも皮質骨で著明である。線維性嚢胞性骨炎 ostitis fibrosa cystica，褐色腫 brown tumor などがみられる。頭蓋骨では脱灰像 salt and pepper skull，下顎，歯では歯硬線の消失がみられる。高度の例では脊椎ラガージャージ像(→141頁の図 13-9, 319 頁の図 20-17b, 349 頁の図 22-11 など参照)を呈する。

【検査】

　血液検査でカルシウム高値，リン低値，ALP 高値を認める。尿中カルシウム排泄増加，リン再吸収率(%TRP)は低値となる。

　骨量は高カルシウム血症の程度や持続期間によるが，基本的に骨吸収亢進により骨密度低値を示す。

【診断】

　医療面接で結石の既往，多尿，多飲，潰瘍，体

表22-7 原発性上皮小体(副甲状腺)機能亢進症の分類

	カルシウム(Ca)値	特徴
生化学型	10～11 mg/dl	臨床症状なし，あるいは軽度の全身倦怠感のみ
腎結石型	11～12 mg/dl	腎結石などがみられる〔注：繰り返す結石症例では上皮小体(副甲状腺)機能の精査を考慮する〕
骨病変型	12～13 mg/dl	全身倦怠感，易疲労感，筋脱力感，集中力低下，多尿，口渇，多飲がみられる ガストリン分泌亢進による消化管潰瘍をみる

重減少について聴取する．X線，血液検査結果より診断できる．悪性腫瘍による高カルシウム血症との鑑別が重要である．

【治療】
　保存的療法：脱水，不動を避け，定期的血液検査を行う．ビスホスホネート製剤などを用いる．
　手術療法：CT，超音波エコーで局在，腫大した上皮小体(副甲状腺)を同定する．シンチグラフィーにて ^{99m}Tc-MIBI の取り込みを確認し，手術にて腫大した上皮小体(副甲状腺)を摘出する．

2 続発性上皮小体(副甲状腺)機能亢進症
secondary hyperparathyroidism

　低カルシウム血症をきたす疾患に続発する機能亢進状態となり，PTHが過剰に分泌される．上皮小体(副甲状腺)は過形成となる．その原因として慢性腎不全，くる病・骨軟化症がある．

【検査】
　血清カルシウム低値，リン高値，ALP高値を呈する．

【治療】
　①高カルシウム血症，高リン血症の治療と異所性石灰化の手術を行う．②上皮小体摘出術，PEIT(エタノール注入)．

3 三次性上皮小体(副甲状腺)機能亢進症
tertiary hyperparathyroidism

　続発性上皮小体(副甲状腺)機能亢進症の経過が持続し，その経過で上皮小体(副甲状腺)が腺腫状となり，PTHを過剰に産生する．

【検査】
　血清カルシウム高値を認める．

【治療】
　①高カルシウム血症，高リン血症の治療と異所性石灰化の手術を行う．②上皮小体摘出術，PEIT(エタノール注入)．

4 特発性上皮小体(副甲状腺)機能低下症
idiopathic hypothyroidism

【概念】
　PTH分泌低下による低カルシウム血症，高リン血症を示し，テタニー痙攣などの徴候を呈する．PTHは低値．PTH遺伝子異常あるいは，Ca感知受容体遺伝子異常による．

【症状】
　テタニー，全身痙攣，便秘，知能低下，うつ，白内障，モリニア症(皮膚，粘膜，爪)．

【検査】
　X線検査では歯槽硬線肥厚．血液・尿検査では血清カルシウム低値，リン高値，$1,25(OH)_2D_3$ 低値．心電図にてQT延長を示す．

【治療】
　①PTH補充．②活性型ビタミンD投与．血清カルシウムを正常下限に維持する．

5 続発性上皮小体(副甲状腺)機能低下症
secondary hypoparathyroidism

　甲状腺や上皮小体(副甲状腺)の手術後，低マグネシウム血症，ヘモクロマトーシス hemochromatosis, Wilson(ウィルソン)病などが原因で続発性にPTH低下をきたす．

【治療】
　①PTH補充．②活性型ビタミンD投与．血清カルシウムを正常下限に維持する．

6 偽性上皮小体（副甲状腺）機能低下症
pseudo hypoparathyroidism

標的組織におけるPTH受容体異常により，PTHの作用不全をきたしている。低カルシウム血症だが，血中PTHは高値である。

この患者の多くが，低身長，肥満，円形顔貌，中手骨・中足骨の短縮を特徴とするオールブライト遺伝子骨形成異常症 Albright hereditary osteodystrophy（AHO）を合併している。

7 偽性偽性上皮小体（副甲状腺）機能低下症

偽性上皮小体（副甲状腺）機能低下症に類似している身体的特徴（AHOなど），臨床徴候を示すが，血液生化学検査値に異常は認めない。

E 甲状腺機能異常

1 甲状腺機能亢進症
hyperthyroidism

甲状腺機能亢進症では骨吸収，骨形成ともに亢進した高回転型骨代謝となり骨粗鬆症を示す。治療としてステロイドを用いることがあるが，骨への影響を考えるうえでステロイドの量，期間に注意が必要である。

検査所見として血清ALP高値を示す。血中カルシウム，リン値は基準値内である。甲状腺ホルモン thyroid hormone（T3, T4）高値となる。
【治療】
甲状腺機能亢進症の治療をまず行う。

2 甲状腺機能低下症
hypothyroidism

低回転型骨代謝を示す。小児では骨格の成長障害，第二次性徴障害，精神発達遅延，クレチン症 cretinism を呈する。
【治療】
甲状腺機能低下症の治療を行う。骨所見代謝状態に合わせた治療を行う。

F 成長ホルモン異常

1 先端巨大症と巨人症
acromegaly, gigantism（giantism）

【概念】
成長ホルモン過剰による。骨端線閉鎖以前では下垂体性巨人症，閉鎖以後では先端肥大を呈する。身体的特徴として巨人症では高身長，先端巨大症では顔貌の変化，下顎突出，声の低音変化，手足のサイズの変化などがみられる。
【検査所見】
X線像では巨大骨，手指末節骨のカリフラワー状変形，足底軟部組織の肥厚，変形性関節症がみられる。

骨変化として骨量増加あるいは減少がみられる。成長ホルモンは細胞レベルでは骨形成に作用する。

実際の臨床例では成長ホルモン過剰による影響のほか，下垂体腺腫による下垂体機能障害，下垂体手術後のホルモン異常，骨・関節障害による活動性低下などが影響し，症例ごとに様々な病態（骨形成亢進，骨形成低下，骨吸収の亢進と低下）を呈する。骨所見に応じた薬剤治療を行う。

2 Cushing（クッシング）症候群

副腎・下垂体腫瘍などにより，コルチゾールが過剰に分泌される病態である。糖尿病，脂質異常症，中心性肥満を示す。骨粗鬆症を合併する例が多い。若年者で外傷既往のない多発性脊椎圧迫骨折から診断がつく例もある。Cushing症候群の治療を行い，骨所見に応じた薬物治療を行う。

G 骨Paget（パジェット）病
Paget disease of bone

【概念】
James Pagetが1877年に変形性骨炎（→骨パジェット病）osteitis deformans（→Paget disease of bone）として発表した。白人で多く，アジア系では稀である。局所において亢進した骨吸収と骨形成が不規則に交じり合ったモザイク状の組織を呈

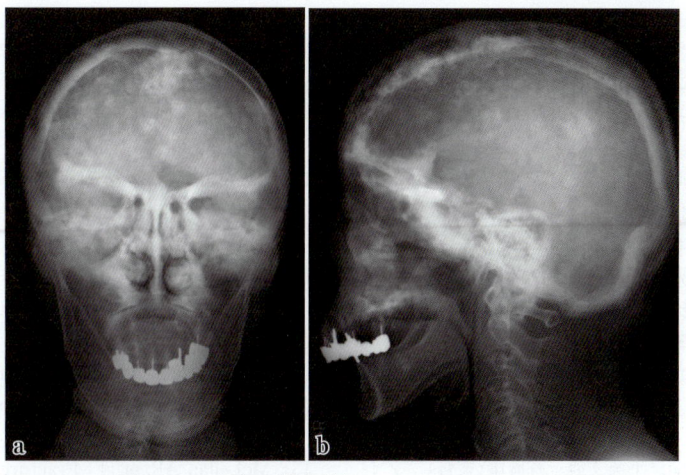

図 22-14　骨 Paget 病（70 歳女性）
a．単純 X 線前後像
b．単純 X 線側面像
頭蓋骨全体に骨透亮像と骨硬化像の混在（綿花様陰影 cotton-wool appearance）を認める〔文献 7) を参照〕。

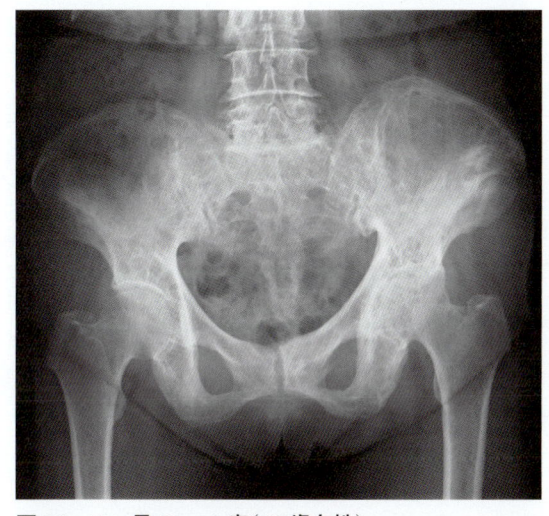

図 22-15　骨 Paget 病（65 歳女性）
単純 X 線前後像。骨形成（骨硬化像）と骨吸収（骨透亮像）の混在。

し，巨大破骨細胞 pagetic osteoclast を伴う。骨は変形し，肥大・肥厚を伴う。脊椎，骨盤，頭蓋に多くみられる。

原因は不明であるが，パラミクソウイルス感染の関連が報告されている。

【臨床徴候】
中年〜高齢者に多く，初期には無症状だが，後に疼痛，骨の肥厚，変形，病的骨折，難聴，神経圧迫症状を示す。

【検査】
X 線像では骨透亮像と骨硬化像の混在，骨皮質の肥厚を認める（図 22-14, 15）。骨シンチグラフィーでは異常集積をみることがある。骨代謝マーカーは高値を示す。ALP 高値〜高度高値である。

【診断】
ALP 高値で偶然みつかる例もある。特徴的な X 線所見，検査値から診断可能である。悪性腫瘍など（癌の骨髄転移）との鑑別が重要である。また，骨 Paget 病の悪性変化の報告もある（→384 頁）。

【治療】
疼痛には鎮痛薬で対処する。骨吸収が亢進していることから，ビスホスホネートが有効である。成人の場合，リセドロン酸ナトリウム 17.5 mg を 1 日 1 回，8 週間連日経口服用する〔文献 8) を参照〕。

●参考文献
1) 日本骨代謝学会，日本骨粗鬆症学会合同骨粗鬆症診断基準改訂検討委員会：原発性骨粗鬆症の診断基準（2012 年度改訂版）．Osteoporosis Japan 21：9-21, 2013
2) 日本骨形態計測学会，日本骨代謝学会，日本骨粗鬆症学会，日本医学放射線学会，日本整形外科学会，日本脊椎脊髄病学会，日本骨折治療学会，椎体骨折評価委員会：椎体骨折評価基準（2012 年度改訂版）．Osteoporosis Japan 21：25-32, 2013

3) 骨粗鬆症の治療(薬物治療)に関するガイドライン作成ワーキンググループ：骨粗鬆症の治療(薬物療法)に関するガイドライン2002年度改訂版. Osteoporosis Japan 10：637-709, 2002
4) 日本骨粗鬆症学会骨粗鬆症診療における骨代謝マーカーの適正使用に関する指針検討委員会：骨粗鬆症診療における骨代謝マーカーの適正使用ガイドライン(2004年度版). Osteoporosis Japan 12：191-238, 2004
5) 遠藤直人, 高橋栄明：組織学的骨形態計測法. 辻陽雄, 高橋栄明(編)：整形外科診断学改訂第3版. pp745-757, 金原出版, 1999
6) 骨粗鬆症の予防と治療ガイドライン作成委員会：骨粗鬆症の予防と治療ガイドライン2006年版. ライフサイエンス社, 2006
7) 遠藤直人：骨軟化症. 下条文武, 斉藤康(監修)：ダイナミックメディシン. pp26/90-91, 西村書店, 2003
8) Takata S, Hashimoto J, Nakatsuka K, et al：Guidelines for diagnosis and management of Paget's disease of bone in Japan. J. Bone Miner Metab 24：359-367, 2006
9) 骨粗鬆症の予防と治療ガイドライン作成委員会(代表 折茂 肇)：骨粗鬆症の予防と治療ガイドライン2011年版. ライフサイエンス社, 2011
10) Hagino H, Endo N, Yamamoto N, et al：Nationwide one-decade survey of hip fractures in Japan. J Orthop Sci 15：737-745, 2010
11) Sakuma M, Endo N, Hagino H, et al：Serum 25-hydorxy vitamin D status in hip and spine -fracture patients in Japan. J Orthop Sci 16：418-423, 2011
12) Sakamoto K, Endo N, Harada A, et al：Why not use your own body weight to prevent falls? A randomized, controlled trial of balance therapy to prevent falls and fractures for elderly people who can stand on one leg for $\leq$15 s. J Orthop Sci 18：110-120, 2013
13) McLellan AR, et al：Fracture liaison services for the evaluation and management of patients with osteoporotic fracture：a cost-effectiveness evaluation based on data collected over 8 years of service provision. Osteoporos Int 22：2083-2098, 2011

第23章 骨腫瘍

診療の手引き

- [ ] 1. 骨腫瘍患者は疼痛，腫脹を主訴として来院することが大半であり，その性状を正確に把握する必要がある．類骨骨腫では "NSAIDs で軽快する夜間痛" を訴える．骨肉腫は 10 歳台の膝関節痛を訴える患者に多く，全く外傷の既往がない場合には，骨腫瘍を念頭に置いて診療を進める．
- [ ] 2. 骨腫瘍には好発年齢，性差，好発部位があることを認識しておく．
- [ ] 3. 好発年齢は，骨肉腫は 10～17 歳，骨巨細胞腫は骨端線閉鎖後の 17～30 歳，転移性骨腫瘍は 40 歳以降である．
- [ ] 4. 性差があり，多くの骨腫瘍は男性のほうが発生頻度が高い．
- [ ] 5. 好発部位は，内軟骨腫は手指骨，骨肉腫は大腿骨遠位・脛骨近位，軟骨肉腫は大腿骨近位・上腕骨近位・骨盤である．長管骨内の好発部位は，骨巨細胞腫や軟骨芽細胞腫は骨端，骨肉腫は骨幹端に多い．
- [ ] 6. 40 歳以降の患者の X 線像で骨破壊像があれば，転移性腫瘍の可能性を考慮して種々の検査を行う．
- [ ] 7. 単純 X 線撮影では，症状のある部位と腫瘍の存在部位が異なることがあるので撮影部位に注意する．例えば，股関節腫瘍の患者が大腿部・膝関節痛を訴えることがある．
- [ ] 8. 単純 X 線像では，骨破壊の形態，周囲の骨反応の有無と程度を読む．骨膜反応の種類で良性・悪性の判断ができる．
- [ ] 9. 単純 X 線である程度の診断をつけ，さらに CT，MRI，骨シンチグラフィーを行って，腫瘍の性状，浸潤範囲，転移の有無を確定する．
- [ ] 10. 貧血の有無およびその程度，ALP 値，LDH 値，赤沈の検査を行う．
- [ ] 11. 画像検査で確定診断がつかない場合には，生検を行う．
- [ ] 12. 病理組織標本の提出に際しては，すべての臨床情報を病理医に伝える．病理診断依頼書に書ききれない場合には，直接病理医に会って情報を伝える．そして病理診断に際してはできるだけ病理医と顕微鏡を囲んで討議する．

骨腫瘍総論

A 骨腫瘍の分類と疫学

骨腫瘍は，原発性骨腫瘍 primary bone tumor，骨腫瘍類似疾患 tumorous conditions of bone，続発性骨腫瘍 secondary bone tumor に分類される。原発性骨腫瘍は，良性骨腫瘍と悪性骨腫瘍（肉腫）に分類される。続発性骨腫瘍は，転移性骨腫瘍と浸潤性骨腫瘍に分類される。わが国で病理診断に用いられている骨腫瘍分類は，世界保健機関（WHO）の分類をベースに，日本整形外科学会骨・軟部腫瘍委員会により作成されたものである（→977頁，巻末資料4参照）。

【発生頻度】

骨腫瘍は，肺癌，乳癌，胃癌，大腸癌などと比べ極めて稀な腫瘍である。悪性骨腫瘍で最も頻度の高い骨肉腫でさえ，わが国で年間200例以下の発生である（表23-1）。一方，近年の癌治療の進歩により，癌患者の生存率が向上し，転移性骨腫瘍（癌の骨転移）の頻度が最も高くなった。良性骨腫瘍では，骨軟骨腫や内軟骨腫の頻度が高く，次いで，骨巨細胞腫，類骨骨腫が多い。悪性骨腫瘍では，骨肉腫が最も頻度が高く，次いで，軟骨肉腫，悪性リンパ腫，骨髄腫が多い。腫瘍類似疾患では，単発性骨嚢腫，非骨化性線維腫，線維性骨異形成症の頻度が高い。

【好発年齢】

原発性骨腫瘍，骨腫瘍類似疾患の多くは10歳台，20歳台に発生し，骨肉腫やEwing（ユーイング）肉腫 Ewing sarcoma などもこの中に含まれる。骨巨細胞腫は20歳台以降，軟骨肉腫や悪性線維性組織球腫は30歳台以降，癌の骨転移や脊索腫は50歳台以降に好発する。

【好発部位】

骨肉腫や多くの良性骨腫瘍，腫瘍類似疾患は，長管骨の骨幹端が最も多い。Ewing肉腫は長管骨の骨幹や骨盤に好発する。骨巨細胞腫や軟骨芽細胞腫は骨端に発生しやすい。軟骨肉腫は骨盤，脊索腫は仙骨に好発する。

B 骨腫瘍の診断

1 診察

日常診療における骨腫瘍の診断には，年齢，性，既往歴，家族歴，発生部位，経過，局所所見（疼痛，腫脹，熱感，発赤など）の臨床所見が重要である。良性骨腫瘍では，安静時痛のないことが多く，骨折が切迫（切迫骨折）すれば疼痛を生じる。運動時の突然の激痛は，病的骨折の合併を考える。類骨骨腫では，夜間痛や消炎鎮痛薬が著効するなど，特徴的な症状を訴える。悪性骨腫瘍では，数週〜数カ月，持続あるいは増悪する疼痛を認める。疼痛が持続した後に病的骨折で発症することもしばしばである。悪性では，局所の腫脹，熱感，発赤の進行がみられる。

2 血液検査

骨肉腫では，血清アルカリホスファターゼ（ALP）値の上昇を認めることが多い。骨巨細胞腫では，血清酸ホスファターゼ（ACP）値の上昇を認めることが多い。Ewing肉腫や悪性リンパ腫では血清乳酸脱水素酵素（LDH）値上昇やC反応性蛋白（CRP）高値などの炎症所見を呈することがあるが，特異性は低い。悪性リンパ腫では，可溶性インターロイキン-2（IL-2）受容体が高値を示すことがある。転移性骨腫瘍では，原発癌の各腫瘍マーカーが高値となる。

3 画像診断

A 単純X線

骨腫瘍の画像診断では，単純X線により得られる情報が最も多い。骨皮質の破壊，骨膜反応，腫瘍内の石灰化・骨化の描出に優れ，早期発見や悪性/良性の鑑別などに有用である。

1 骨腫瘍の骨破壊パターン

地図状，虫食い状，侵蝕状の3つに分類される

表 23-1　わが国における各骨腫瘍の発生頻度（2006-2010）

	総数	全例に対する%	原発性骨腫瘍に対する%	原発性良性骨腫瘍に対する%	原発性悪性骨腫瘍に対する%	骨腫瘍類似疾患に対する%
癌の骨転移	4,112	26.4				
骨軟骨腫	1,549	9.9	20.6	30.9		
内軟骨腫	1,478	9.5	19.6	29.5		
単発性骨囊腫	949	6.1				27.7
骨肉腫	895	5.7	11.9		36.5	
非骨化性線維腫	816	5.2				23.8
線維性骨異形成	784	5.0				22.9
骨巨細胞腫	704	4.5	9.4	14.1		
軟骨肉腫	471	3.0	6.3		19.2	
類骨骨腫	305	2.0	4.1	6.1		
悪性リンパ腫	251	1.6	3.3		10.2	
骨髄腫	240	1.5	3.2		9.8	
動脈瘤様骨囊腫	200	1.3				5.8
血管腫	185	1.2	2.5	3.7		
骨線維性異形成	159	1.0				4.6
好酸球性肉芽腫	157	1.0				4.6
脂肪腫	153	1.0	2.0	3.1		
軟骨芽細胞腫	151	1.0	2.0	3.0		
ユーイング肉腫-原始神経外胚葉性腫瘍	150	1.0	2.0		6.1	
骨膜軟骨腫	147	0.9	2.0	2.9		
脊索腫	131	0.8	1.7		5.3	
肉腫骨転移	126	0.8				
悪性線維性組織球腫	102	0.7	1.4		4.2	
登録総数	15,587		7,528	5,009	2,455	3,425

〔日本整形外科学会骨軟部腫瘍委員会：全国骨腫瘍患者登録一覧表（平成22年度）．国立がん研究センター，pp26-29，2010 より集計〕

（図23-1）。

a　geographic（地図状）パターン

最も増殖の緩徐な骨破壊パターンで，均一な骨溶解像，骨皮質の菲薄化・膨隆，辺縁骨硬化像などを呈する。時に，内部に隔壁構造 trabeculation や soap bubble appearance を認めることがあるが，これも良性所見である。骨囊腫，動脈瘤様骨囊腫，非骨化性線維腫，骨巨細胞腫など大部分の良性骨腫瘍にみられる所見である。

b　moth-eaten（虫食い状）パターン

増殖のある程度速い，典型的な悪性骨腫瘍の骨破壊パターンで，多くの骨肉腫，悪性線維性組織球腫などに見られる所見である。腫瘍の増殖が速いため，骨梁を一部残して進展し，虫食い状を呈する。骨皮質の破壊をしばしば認める。

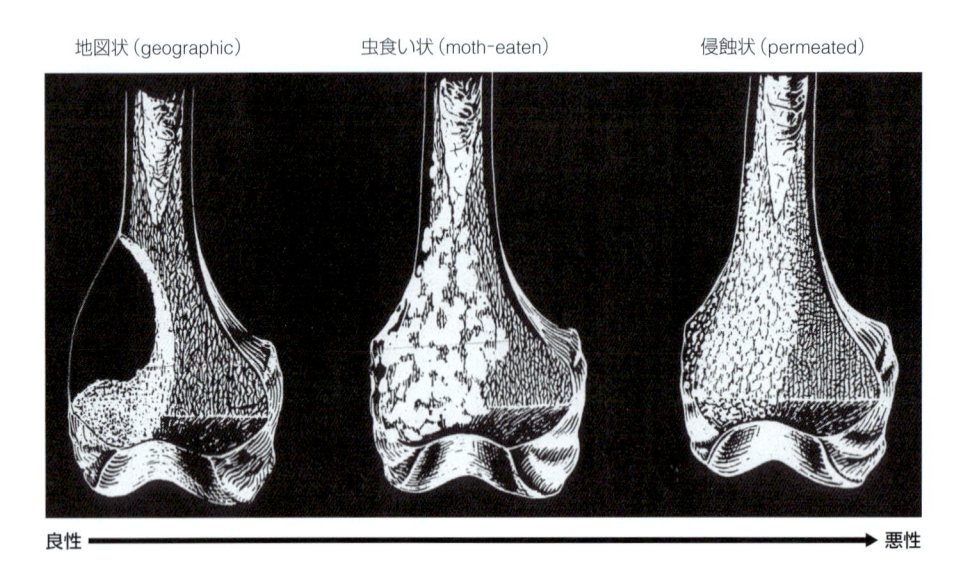

図 23-1　骨腫瘍の骨破壊パターン
(Mirra JM : Bone Tumor. Lea & Febiger, Philadelphia, p79, 1989 より改変)

c permeated(侵蝕状)パターン

最も増殖の速い悪性腫瘍の骨破壊パターンで，侵蝕状 permeation を呈する。海綿骨梁の間隙を腫瘍細胞が増殖・進展するため，骨梁が大部分残るため，単純X線では，最も見のがしやすいパターンである。Ewing 肉腫や悪性リンパ腫にしばしば見られる所見で，わずかでも骨変化を認めた場合は，MRI などの精査が必要である。

2● 骨膜反応 periosteal reaction

骨髄内の病変が骨皮質を破壊し，骨膜に進展すると，骨膜に存在する骨芽細胞が反応し，骨形成を惹起する。骨肉腫，Ewing 肉腫などの悪性骨腫瘍では，Codman(コッドマン)三角 Codman triangle，スピクラ spicula, sunray appearance, sunburst appearance, 玉ねぎ皮様反応 onion-peel appearance, onion skinning などの骨膜反応が現われることがあるので，悪性骨腫瘍としての診断的意義は大きい(図 23-2)。

B CT

骨腫瘍の範囲，骨皮質の破壊，骨膜反応，腫瘍内の石灰化・骨化の描出に有用である。単純X線での描出が困難な，脊椎や骨盤などで有用である。点状石灰化は，内軟骨腫や軟骨芽細胞腫など

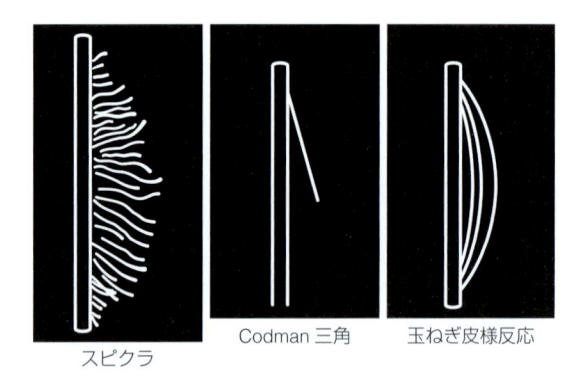

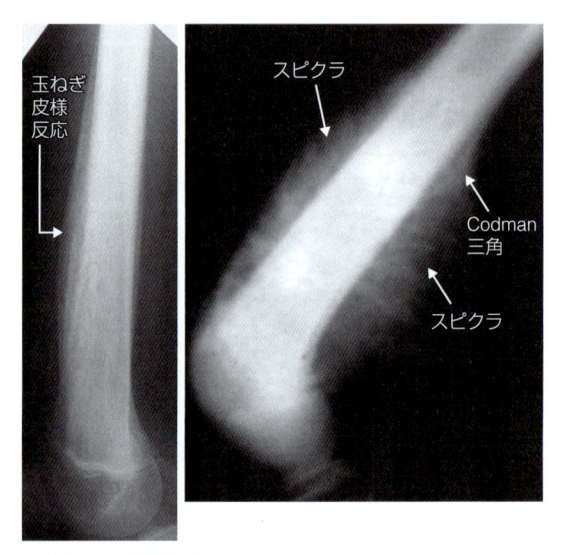

図 23-2　骨膜反応

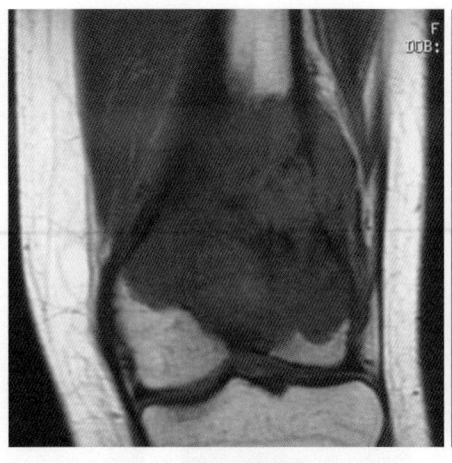

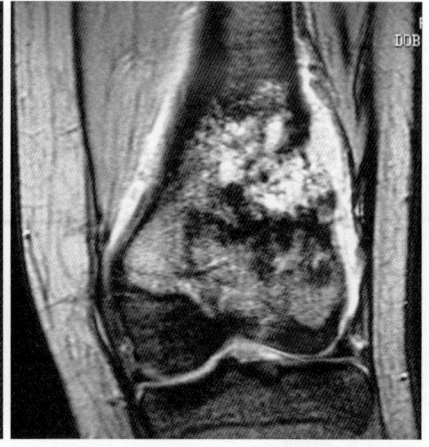

a. MRI T1 強調像　　　　b. MRI T2 強調像

図 23-3 骨肉腫の MRI 像(16 歳女子，左大腿骨骨肉腫)

の軟骨性腫瘍を示唆する。

ⓒ MRI

　腫瘍構成成分の評価が可能であり，骨腫瘍の鑑別診断に有用である。骨髄内での長軸方向への進展，骨外への進展，血管束への浸潤，関節内浸潤などの評価が可能であり，手術計画に有用な情報が得られる(図 23-3)。軟骨性腫瘍では，T1 低-中信号，T2 高信号を示し，囊腫様病変では T1 低信号，T2 高信号を示し，時に液面形成 fluid-fluid level が観察される。

ⓓ シンチグラフィー

　骨シンチグラフィーは，骨形成や石灰化の部位にテクネシウム ^{99m}Tc-MDP が集積することにより異常部位を検出する画像診断である(図 23-4)。全身の撮影が可能であることから，骨転移の検索や類骨骨腫の病巣(nidus)の発見に有用である。骨肉腫では，集積が極めて高い。タリウムシンチグラフィー(^{201}Tl)やガリウムシンチグラフィー(^{67}Ga)は，悪性腫瘍に集積するため，良悪性の鑑別診断や化学療法の効果判定に有用である。

ⓔ FDG-PET

　ポジトロン断層法 positron emission tomography(PET)は，原発性骨腫瘍の転移巣の検索や，転移性骨腫瘍の原発巣の検索に有用である(図 23-5)。

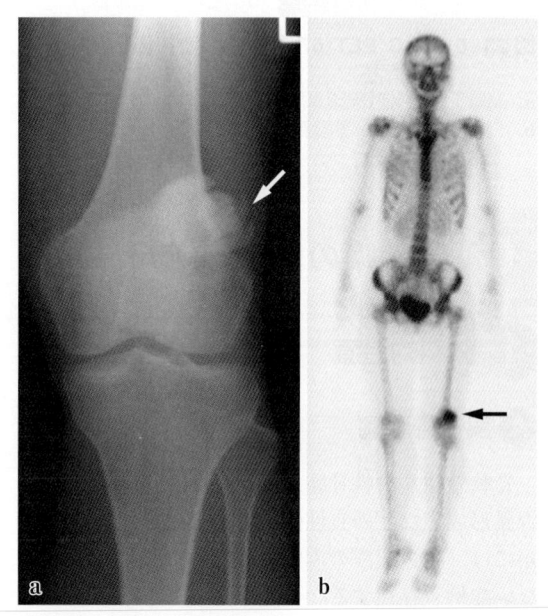

図 23-4 骨シンチグラフィー(32 歳女性，左大腿骨傍骨性骨肉腫)
a. 単純 X 線像：石灰化陰影を認める(矢印)。
b. 骨シンチグラフィー：病変部に強い集積を認める(矢印)。

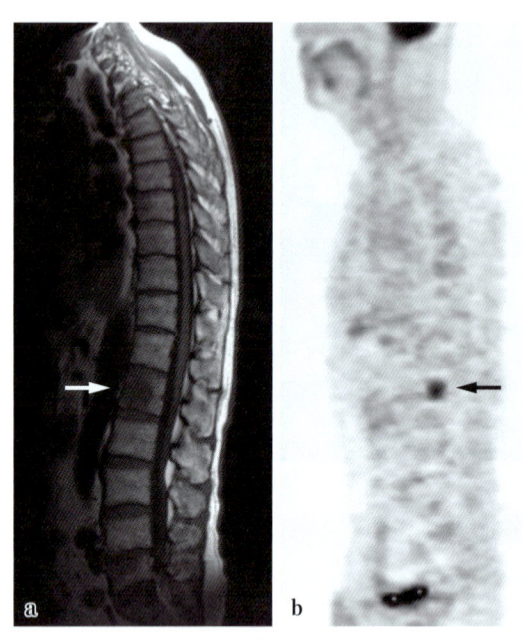

図 23-5　FDG-PET（67 歳男性，肺小細胞癌の脊椎 L1 転移）
a. MRI T1 強調像（矢印：病変部）
b. FDG-PET（矢印：病変部）

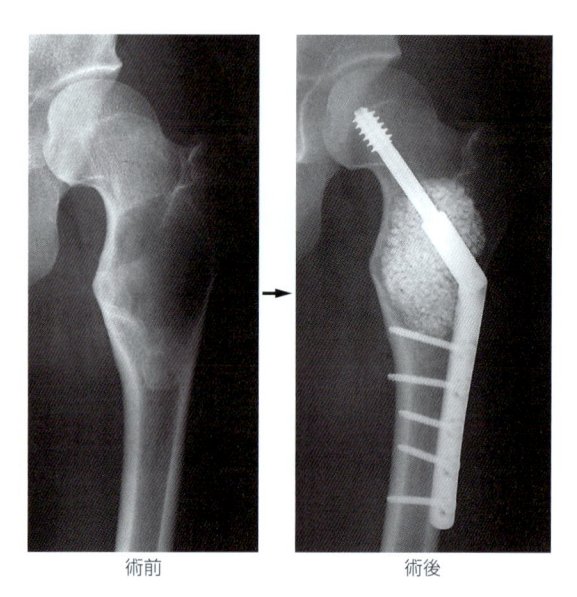

図 23-6　良性骨腫瘍（腫瘍類似疾患）の治療
18 歳女子，線維性骨異形成症。病巣を掻爬し，プレート固定後，人工骨を充填した。

C 骨腫瘍の治療

1 外科的治療

A 良性骨腫瘍

　骨軟骨腫，内軟骨腫，非骨化性線維腫，線維性骨異形成症などの良性骨腫瘍や腫瘍類似疾患のなかには，経過観察のみで積極的な治療を必要としない症例も存在する。再建を必要としない肋骨や腓骨の骨腫瘍では，切除術のみを行う。骨軟骨腫は，軟骨帽を含め，本来の骨皮質のレベルまで，腫瘍を切除する。小児期の手指内軟骨腫，好酸球性肉芽腫，類骨骨腫などは，掻爬術のみで治癒することが多い。骨欠損の大きい症例では，掻爬術に人工骨移植や自家骨移植を追加する。病巣部の骨皮質を開窓し，腫瘍を十分に掻爬する。掻爬後，顆粒状あるいはブロック状のハイドロキシアパタイトやリン酸三カルシウムなどの移植を行う。病的骨折を生じた症例や，大腿骨，脛骨などの荷重骨に骨溶解性の骨腫瘍がある場合，術後の病的骨折のリスクが高いと考えられる症例では，病巣掻爬後，プレート，Ender（エンダー）釘，Küntscher（キュンチャー）釘，ヒップ・スクリューなどで内固定術を追加する（図 23-6）。

B 悪性骨腫瘍

　骨肉腫を中心とする悪性骨腫瘍に対しては，1980 年頃までは，切断術や離断術が行なわれていた。1980 年代に入り，強力な術前化学療法の導入に伴い，良好な局所コントロールが達成でき，患肢温存手術が可能となってきた。さらに CT や MRI などの画像診断の進歩により，腫瘍の進展や神経，血管，骨への浸潤の有無などの正確な術前の画像評価が可能となった。これらの飛躍的な進歩により，現在では患肢温存手術が標準的外科治療法となりつつある。腫瘍用人工関節置換術は，四肢の悪性骨腫瘍切除術後の広範な骨・関節欠損部に対し，欠損部の補填，関節機能の温存，早期の歩行機能の獲得を達成できる最も確実な再建方法である。特に膝関節部や大腿骨近位部の悪性腫瘍では，現在のところ標準的な患肢温存術式と考えられる（図 23-7）。

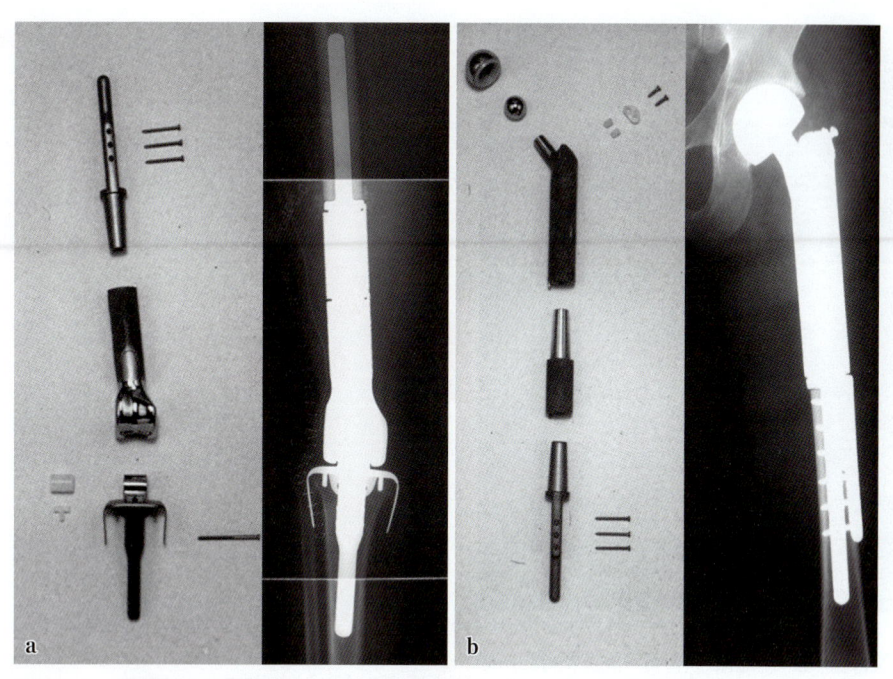

図23-7　腫瘍用人工関節（Howmedica Modular Resection System）

2 薬物療法，化学療法

　良性骨腫瘍では，骨囊腫や好酸球性肉芽腫などに対してステロイドの局所注射や経口投与が有効な症例がある．骨肉腫やEwing肉腫に対しては，多剤併用の系統的化学療法が必須であり，著明な予後改善が示されている．アドリアマイシン，シスプラチン，メトトレキサート，イホスファミドなどの抗癌剤を，術前，術後に使用する．通常は10〜12カ月施行する（→370頁，悪性骨腫瘍の項参照）．

3 放射線療法

　Ewing肉腫は放射線感受性が高く，局所治療として使用されることがある．骨肉腫は感受性が低いので放射線治療は施行しない．近年，骨盤，脊椎などの根治的手術が困難な部位の悪性骨腫瘍に対して，重粒子線治療の有効性が報告されつつある．

D 予後

　一般に，良性骨腫瘍，骨腫瘍類似疾患の手術後の経過は良好で，機能的にも術前とほぼ同様のレベルに回復する．良性であっても，単発性骨囊腫，骨巨細胞腫は再発率が高く，注意深い経過観察が必要である．疼痛などの症状が出た場合は再発を疑う．骨巨細胞腫は，良性腫瘍であるが，病巣搔爬後，約1〜2%の頻度で，肺に病巣が出現することがあるので，注意を要する．一方，悪性骨腫瘍の予後は，多剤併用の系統的化学療法の進歩により，飛躍的に改善した．初診時，転移のない症例では，骨肉腫で，70〜80%，Ewing肉腫で，50〜60%の5年生存率を達成できている（→370頁，悪性骨腫瘍の項参照）．

骨腫瘍各論

A 原発性良性骨腫瘍

1 骨軟骨腫
osteochondroma, osteocartilaginous exostosis

【概念】
　主として10歳台の長管骨の骨幹端部に好発す

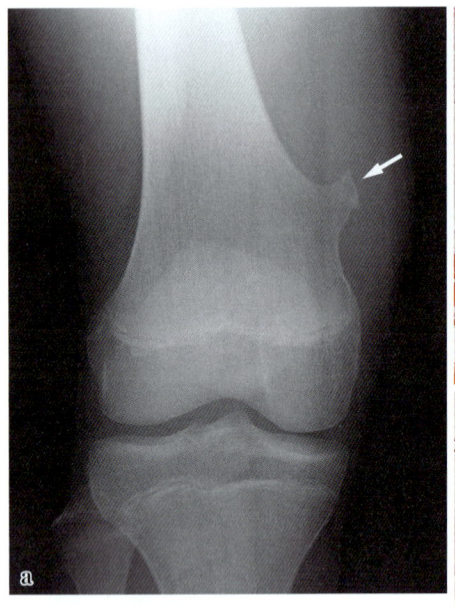

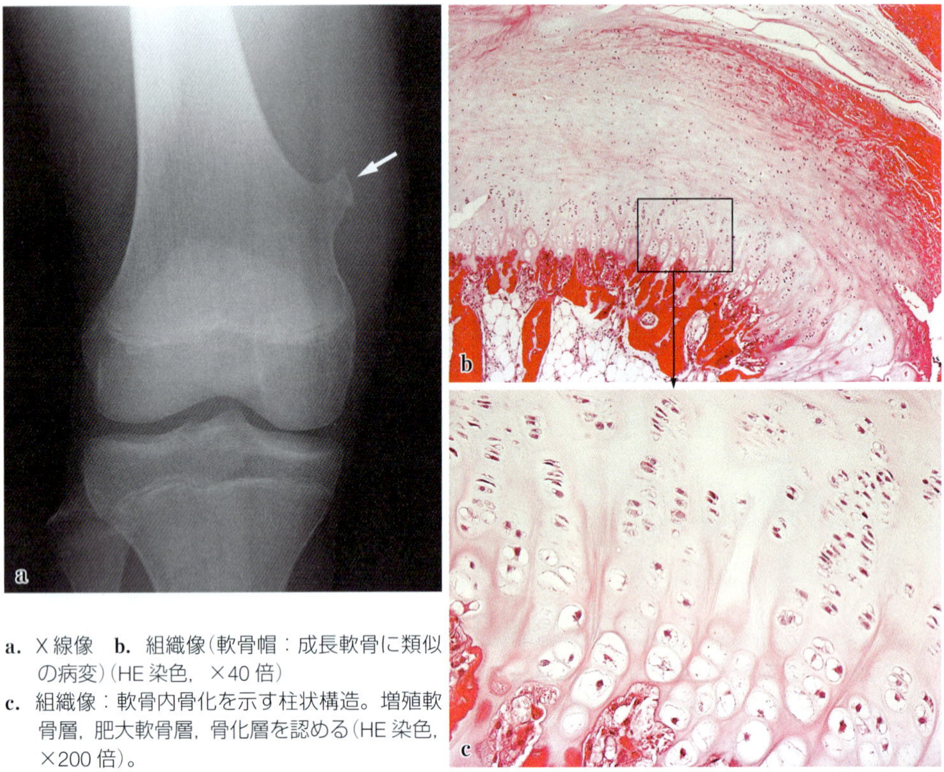

a. X線像　b. 組織像(軟骨帽：成長軟骨に類似の病変)(HE染色，×40倍)
c. 組織像：軟骨内骨化を示す柱状構造。増殖軟骨層，肥大軟骨層，骨化層を認める(HE染色，×200倍)。

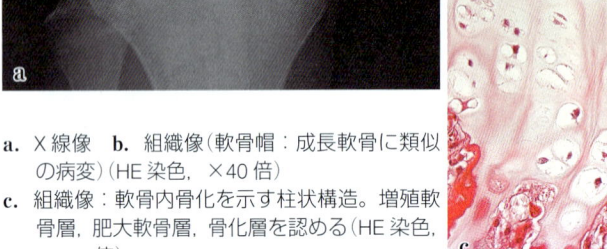

図 23-8　骨軟骨腫(15歳男子)

る良性骨腫瘍で，軟骨内骨化により，成長する。患者の成長が完了すると腫瘍の発育も停止する。大部分は骨幹端に発生する。有茎性に膨隆した骨性の腫瘍で，表面は軟骨帽 cartilage cap をかぶっている。骨腫瘍総数の約20%を占め，癌の骨転移に次いで第2位の出現頻度である。単発性と多発性がある。特に多発性の家族発生例は常染色体優性遺伝のことが多く，骨系統疾患の範疇に入れられる。

【発生年齢】
約半数が，10歳台に発生するが，10歳以下や20歳台にもみられる。

【発生部位】
好発部位は大腿骨遠位，脛骨近位，および上腕骨近位の骨幹端部である。肩甲骨や骨盤にも稀に発生する。

【症状】
腫瘍が小さい場合には無症状のことが多い。成長に伴い増大する腫瘍による周囲軟部組織，血管神経系の圧迫症状，および罹患骨と隣接骨の変形などが生じる。

【X線像，病理】
単純X線像では，骨幹端の骨皮質表面より茸状，台地状の骨性隆起を呈する。腫瘍の骨髄腔(海綿骨梁)と罹患骨の骨髄腔が連続していることが特徴である。骨性の腫瘍の頭部には軟骨帽とよばれる軟骨組織が存在する。腫瘍の全体は外骨膜に覆われている。軟骨帽は成長軟骨板と類似の組織構造を示し，腫瘍は軟骨内骨化で発育する(図23-8)。

【治療，予後】
症状があるもの，美容的問題があるものに対して，腫瘍の軟骨帽を含めて腫瘍を切除する。軟骨帽を取り残すと腫瘍が再発することがある。骨成長の完了後に疼痛を伴い増大する場合は，軟骨肉腫への悪性化が疑われる。多発性のもの(多発性遺伝性外骨腫)に悪性化の傾向が多く，その頻度は5〜25%である。

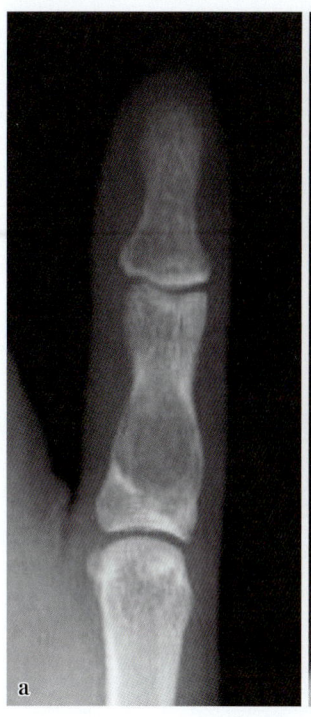

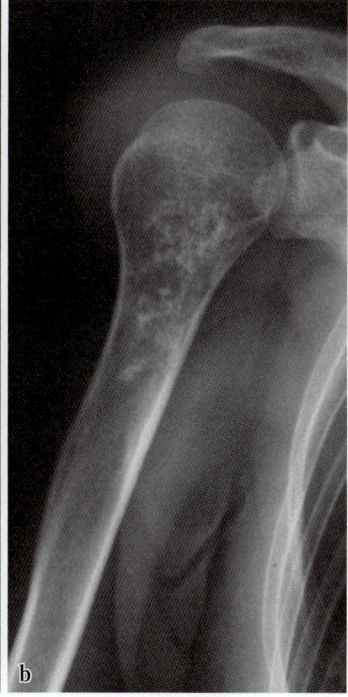

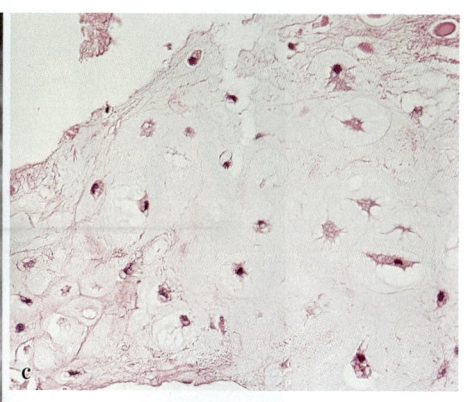

図 23-9 内軟骨腫
a. X線像：骨溶解像と骨皮質の菲薄化，膨隆を認める（35歳女性，右手小指中節骨）。
b. X線像：骨溶解像と斑点状の石灰化を認める（54歳女性，右上腕骨）。
c. 硝子軟骨様の軟骨基質と異型性のない腫瘍細胞を認める（HE染色，×200倍）。

2 軟骨腫，内軟骨腫
chondroma, enchondroma

【概念】

骨軟骨腫に次いで多い良性骨腫瘍で，原発性骨腫瘍の約20%を占める。単発性と多発性がある。片側半身の多発性内軟骨腫を伴うものをOllier（オリエ）病，多発性の内軟骨腫に軟部組織の血管腫を伴うものをMaffucci（マフッチ）症候群とよぶ。

【発生年齢】

約半数は10～20歳台である。長管骨に偶然発見されるものは，中高年に多い。

【発生部位】

40%以上は手の指節骨と中手骨，足の趾骨に発生する。次いで上腕骨近位や大腿骨遠位に発生する。肩甲骨や骨盤などにも発生するが，頻度は低い。

【症状】

手足の指趾を打撲し，病的骨折によって発見されることが多い。長管骨では，無症状で，X線検査により偶然発見されることが多い。

【X線像，病理】

指趾骨のX線像では骨幹端部から骨幹部に骨皮質の菲薄化と膨隆を伴った境界明瞭な骨透明巣として認められる。腫瘍内に種々の程度の石灰化巣を認める。上腕骨近位や大腿骨遠位などの長管骨では，点状石灰化のみで，骨溶解像が明らかでないことも多い。組織学的には成熟した硝子様軟骨が分葉状に増殖する（図23-9）。

【治療，予後】

病巣搔爬術，人工骨移植が一般的な治療法である。指趾骨では，搔爬術のみでも治癒が得られることがある。長管骨に点状石灰化を示す症例で，症状のないものは，経過観察でよいが，疼痛を伴う例や骨溶解像が増大する症例では軟骨肉腫が疑われる。Ollier病（図23-10），Maffucci症候群では，軟骨肉腫への悪性化の頻度が高い。

3 類骨骨腫
osteoid osteoma

【概念】

大きさ1cm以下の骨形成性の骨腫瘍である。主として長管骨の骨皮質内や骨髄内に発生する。病巣（nidus）の増大傾向はみとめないが，周辺の骨硬化は進行する。夜間痛や消炎鎮痛薬による鎮痛効果があれば，本腫瘍を疑う。

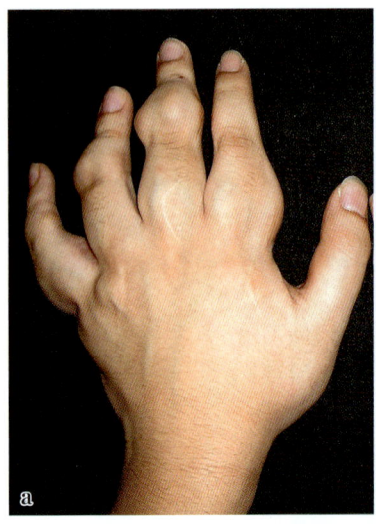

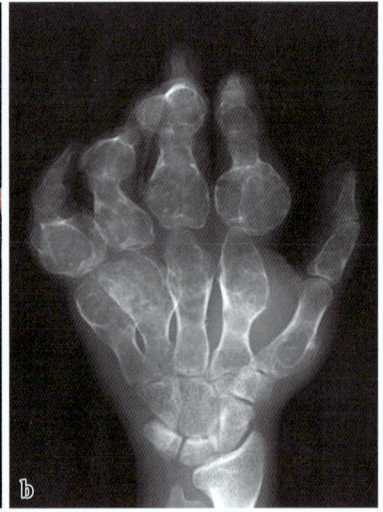

図 23-10　多発性内軟骨腫症（Ollier 病）（23 歳男性）

【発生年齢】
10～20 歳台が大半を占める。
【発生部位】
70％ 以上は下肢骨（大腿骨，脛骨など）の骨幹部に発生する。稀に，手足の骨にも発生する。
【症状】
長期に及ぶ夜間痛や，ロキソプロフェン，ジクロフェナクなどの消炎鎮痛薬による鎮痛効果があれば，本腫瘍を疑う。
【X 線像，病理】
単純 X 線像で，骨硬化像に囲まれた小円形骨透明巣 nidus を認める（図 23-11）。内部に石灰化を認めることもある。周辺の骨硬化が著明ではなく，骨透明像だけが認められることもある。診断には CT や骨シンチグラフィーが有用である。組織学的には骨芽細胞に囲まれた類骨と血管増生に富む線維性の間質よりなる。
【治療】
病巣（nidus）の十分な搔爬で，疼痛は直後から消失し治癒する。周囲の硬化性骨組織を切除する必要はない。近年，先進医療によるラジオ波焼灼術による低侵襲手術が普及しつつある。

4　骨巨細胞腫
giant cell tumor of bone

【概念】
組織起源は明らかでないが，間質腫瘍細胞と多数の多核巨細胞の 2 種類の細胞成分よりなる骨腫瘍である。発生頻度は比較的高く，原発性骨腫瘍の 9.4％，第 4 位の頻度である。
【発生年齢】
骨成長完了後（成長軟骨板閉鎖後）の 20～30 歳台に好発する。
【発生部位】
長管骨では骨端～骨幹端に発生する。過半数が大腿骨遠位骨端か脛骨近位骨端である。次いで，骨盤，上腕骨近位，大腿骨近位，橈骨遠位，腓骨近位に発生する。
【症状】
発育は緩慢であるが，疼痛，腫脹，関節運動制限がある。しばしば病的骨折を起こす。
【X 線像，病理】
長管骨の骨端～骨幹端部に偏在性で囊胞状の骨透明巣として認められる（図 23-12）。骨皮質は菲薄化，膨隆するが，骨外に進展したり骨膜反応を示すことは少ない。骨溶解像の内部には隔壁構造 trabeculation や石鹸泡状陰影 soap bubble appearance を認めることがある。MRI で，内部に囊胞形成や液面形成 fluid-fluid level を伴うこ

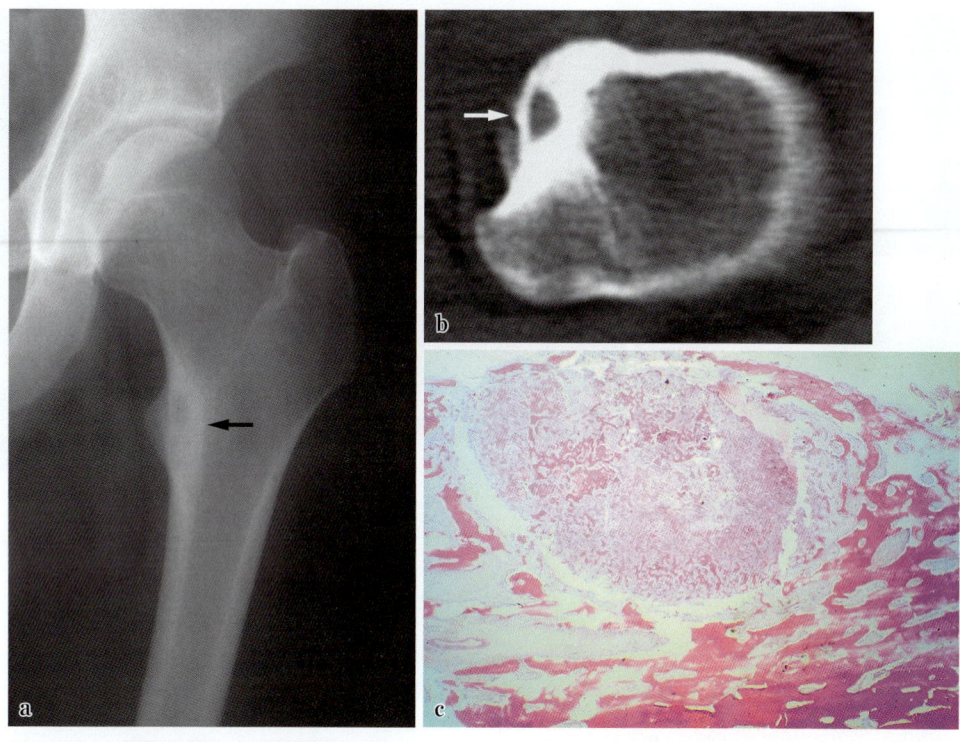

図 23-11 類骨骨腫 （18歳男子）
a. X線像：骨硬化に囲まれた骨溶解像を認める（→ nidus）。
b. CT：骨硬化に囲まれた骨溶解像を認める（→ nidus）。
c. 組織像：骨硬化に囲まれた病巣（nidus）（HE染色，×40倍）

とがある．病理では，間質腫瘍細胞と多数の破骨細胞型巨細胞の2種類の細胞成分を示す．従来，異型細胞や各分裂像を多く含むものを悪性骨巨細胞腫と診断していたが，現在は，巨細胞型骨肉腫あるいは悪性線維性組織球腫と診断される傾向にある．

【治療，予後】

単なる腫瘍内掻爬，骨移植術を行った場合の再発率は40〜50％と高率である．再発率を低下させるために掻爬後の内壁に対し，液体窒素処理，アルコール処理，フェノール処理などが併用される．腫瘍切除後には，人工骨移植，自家骨移植，セメント充填などが行われる．再発を完全に防ぐためには腫瘍広範切除術が必要となる．また関節を含めて広範切除した場合には腫瘍用人工関節置換術を併用する．腫瘍の完全な摘出がなされれば，再発はなく予後は良好である．病巣掻爬後の肺への転移（移植）が約1％生じることがあるので，胸部X線フォローが必要である．

Advanced Studies

- **線維性骨皮質欠損，非骨化性線維腫 nonossifying fibroma, fibrous cortical defect**（図23-13）

発育期の大腿骨遠位および脛骨近位骨幹端に好発する線維性骨腫瘍で，両者は組織学的には同一である．単純X線では，線維性骨皮質欠損は，骨皮質に辺縁硬化像を有する小透明巣として認められる．一方，非骨化性線維腫は多房性に骨髄腔内に進展する．腫瘍周囲には骨硬化像が認められる．多くは無症状で，偶然にあるいは病的骨折をきたして発見される．自発痛や病巣の拡大があり，病的骨折の危険性がある場合に手術適応となる．通常は経過観察により自然治癒する．

- **軟骨芽細胞腫 chondroblastoma**（図23-14）

比較的稀な軟骨起源の良性腫瘍である．成長軟骨板閉鎖前の若年者（10歳台）の脛骨，大腿骨，上腕骨などの骨端部に好発する．単純X線像では，骨端に境界明瞭な円〜楕円形の骨透明巣として認められる．病巣内には斑点状の石灰化陰影が存在することがある．組織学的には，異型性の少ない円形の軟骨芽細胞の増殖と類軟骨 chondroid の産生が主体である．これに巨細胞や類骨形成が混在する．軟骨芽細胞周囲の輪状石灰化 chicken-wire calcification の存在が診断の決め手になる．十分な病巣内切除と骨移植で予後は良好である．再発率は低い．

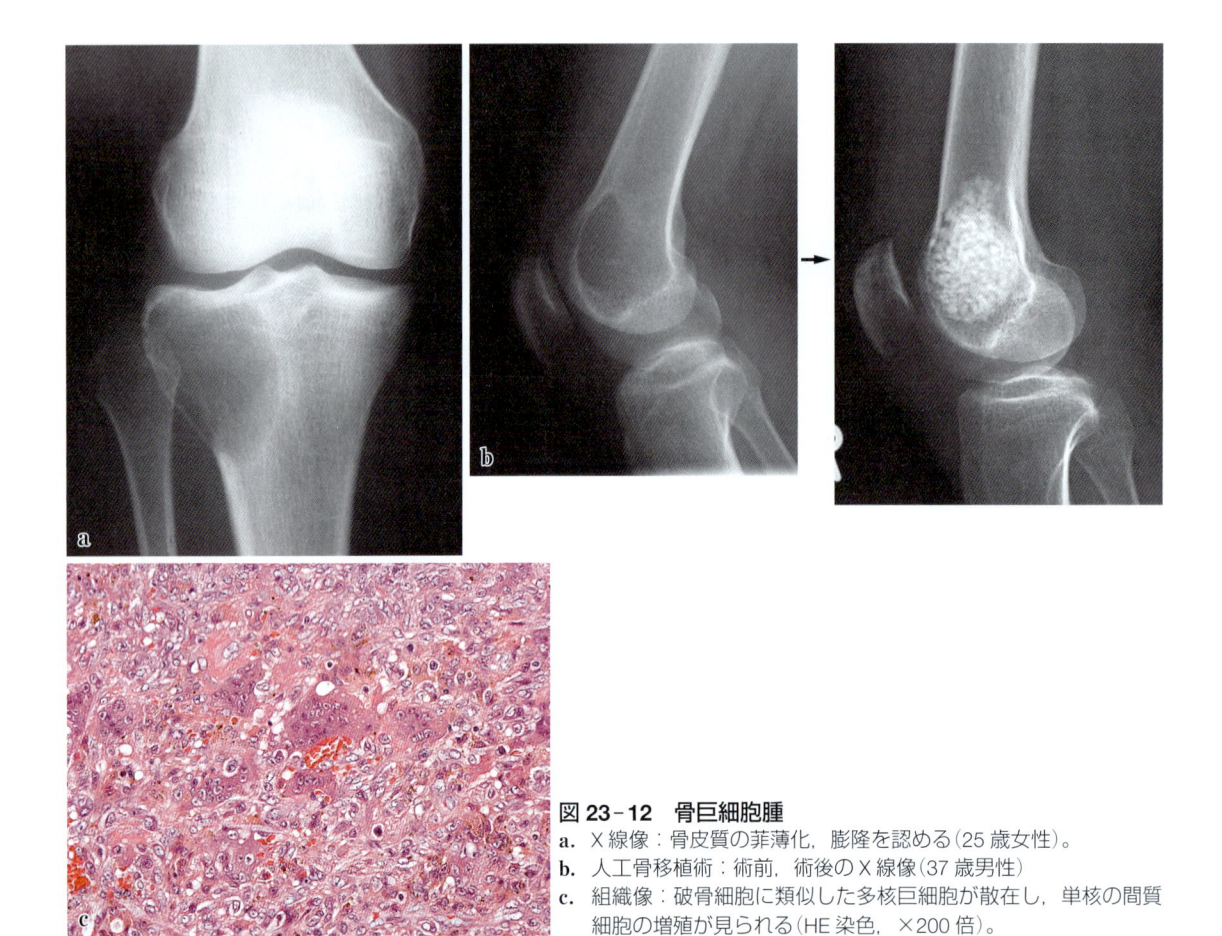

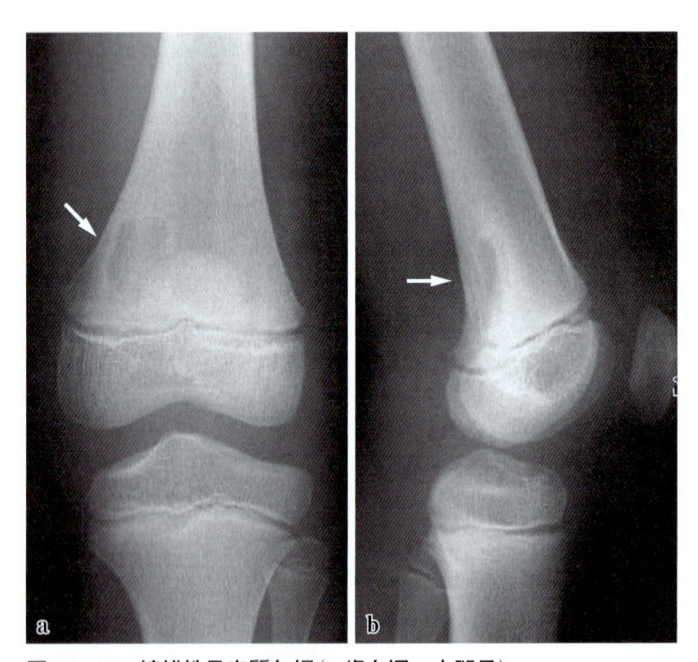

図 23-12 骨巨細胞腫
a. X線像：骨皮質の菲薄化，膨隆を認める（25歳女性）。
b. 人工骨移植術：術前，術後のX線像（37歳男性）
c. 組織像：破骨細胞に類似した多核巨細胞が散在し，単核の間質細胞の増殖が見られる（HE染色，×200倍）。

図 23-13 線維性骨皮質欠損（8歳女児，大腿骨）

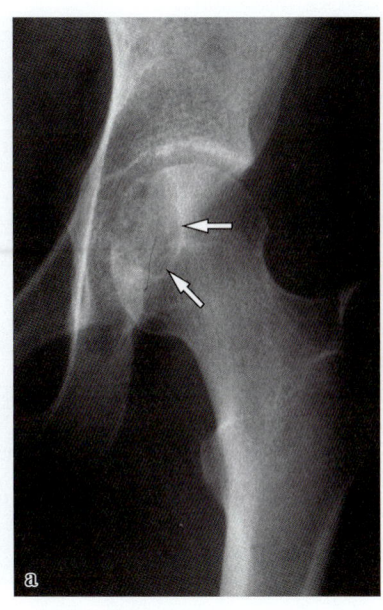

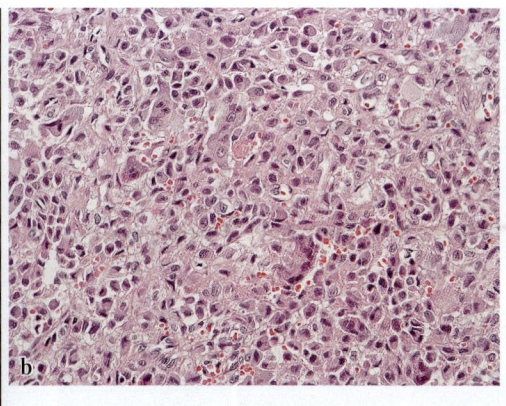

図23-14 軟骨芽細胞腫（15歳女子，左大腿骨頭）
a. X線像：大腿骨頭に骨透亮像を認める。
b. 組織像：円形の腫瘍細胞および，破骨細胞に類似した多核巨細胞が散在する（HE染色，×200倍）。

・良性骨芽細胞腫 benign osteoblastoma

　類骨骨腫と類似の病理像を示す骨形成性腫瘍である。病巣は類骨骨腫より大きい（通常2cm以上）。10～20歳台の若年者の脊椎後方要素（椎弓など）や骨盤，肩甲骨などの扁平骨に好発する。単純X線像では，周辺に反応性骨硬化像を伴わない限局性の骨溶解像として認められる。腫瘍内に種々の程度の腫瘍性骨化像を認める。夜間痛や消炎鎮痛薬による鎮痛効果がないことで類骨骨腫と区別される。通常は掻爬術で治癒するが再発を繰り返す場合は，臨床的にaggressive osteoblastomaと称される。

・軟骨粘液線維腫 chondromyxoid fibroma

　長管骨の骨幹端部（脛骨近位，大腿骨遠位など）に，境界明瞭な偏在性，多房性の骨透明巣として認められる。10～20歳台に好発する，極めて稀な腫瘍である。組織像は，粘液線維腫の像であり，疎な紡錘形細胞が分葉状に増生する。部分的に類軟骨 chondroid の産生をみる。硝子様軟骨を認めた場合には軟骨肉腫の可能性が高いので注意を要する。

・骨腫 osteoma

　若年者の頭蓋，顔面骨などに発生する稀な腫瘍である。X線像は半球状の限局性骨形成像を示す。組織像は成熟した層状骨の増生が主体である。真の腫瘍というより，過誤腫の一種と考えられる。通常外観上（美容上）の問題がある場合にのみ外科的切除が行われる。

B 骨腫瘍類似疾患

1 単発性骨嚢腫
solitary bone cyst（図23-15）

【概念】
　原因は不明であるが，骨髄内に漿液性の内容液を貯留し，徐々に拡大する腫瘍類似疾患である。発生頻度は比較的高く，全骨腫瘍の8.4%を占める。

【発生年齢】
　10歳未満と10～20歳台で80%以上を占める。男性が女性よりやや多発する。

【発生部位】
　上腕骨近位，大腿骨近位，踵骨の発生が70%以上を占める。その他の四肢長管骨，骨盤などにも発生する。

【症状】
　通常は無痛性であるが，切迫骨折では運動時などに疼痛を生じる。上腕骨，大腿骨では，病的骨折を生じ激痛により受診することが多い。

【X線像，病理】
　長管骨の骨幹端部に骨端軟骨線に接する中心性の単房性骨透明巣として認められる。境界は明瞭である。骨皮質は菲薄化し軽度膨隆するが，骨膜反応は生じない。嚢腫が骨端軟骨線に接するもの

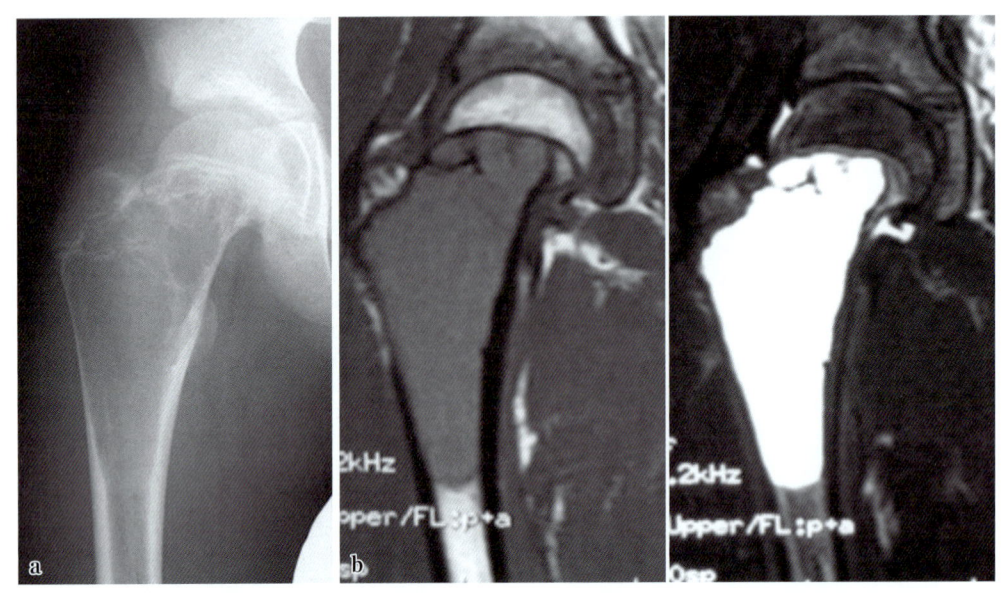

図23-15 単発性骨嚢腫（12歳女児，右大腿骨）
a. X線像：右大腿骨に境界明瞭な骨溶解像を認める。
b. MRI：左；T1強調像，右；T2強調像　液体成分を示唆する。

をactive phase，骨幹に移動したものをlatent phaseと呼ぶ。病的骨折を起こすと，嚢腫内に小骨片が落下するのが特徴的なX線所見である（fallen fragment sign）。嚢腫内には漿液性の液体が充満しているが，病的骨折があると血性となる。薄い疎な線維性結合組織の膜が嚢腫内壁をおおっている。

【予後，治療】
菲薄化した骨皮質を開窓して内壁の結合組織性膜を掻爬し骨移植を行う。若年者のactive phaseでは再発率が高い。一般には，菲薄化した骨皮質を開窓して，内容液を吸引し，内壁を掻爬し人工骨移植を行う。再発率は10〜20％前後である。ステロイド局所注射やピンニングによる持続排液なども試みられている。

2 線維性骨異形成症
fibrous dysplasia（図23-16）

【概念】
骨形成障害の一種であり，骨が線維性組織で置換されている腫瘍類似疾患である。全骨腫瘍の約5％を占め，日常比較的多く遭遇する。単発性monostoticと多発性polyostoticがある。多発性のタイプは全身の骨に発生するが，一側性に現れることが多い。①多発性で，②皮膚色素沈着（カフェオレ斑），③思春期早発症を伴う内分泌障害を有する疾患はAlbright（オールブライト）症候群とよばれる。

【発生年齢】
半数以上は10歳未満と10歳台に発生する。

【発生部位】
大腿骨近位が最も多い。半数以上は大腿骨および脛骨である。長管骨発生例では骨幹端から骨幹にかけて進展する。そのほか骨盤，肋骨にも発生する。

【症状】
通常は疼痛を伴わず，偶然発見されることが多い。切迫骨折に伴う疼痛や病的骨折で受診することもある。大腿骨近位が侵されると，わずかの外力で骨折を繰り返し，変形することがある。

【X線像，病理】
単純X線像では，すりガラス様ground glass appearanceとよばれる単胞あるいは多胞性の半透明巣を呈する。骨皮質は内方より腫瘍に置換されて，菲薄化膨隆し，横径は拡大し変形する。ときに不全骨折も認められる。大腿骨近位部に発生すると特徴的な羊飼の杖変形shepherd's crook deformityとよばれる内反股を呈する。病理像は，線維性結合組織と未分化な線維性骨woven bone

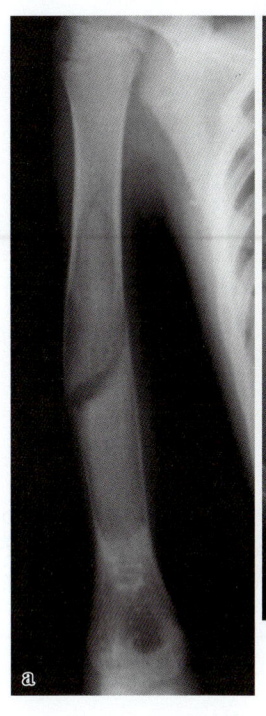

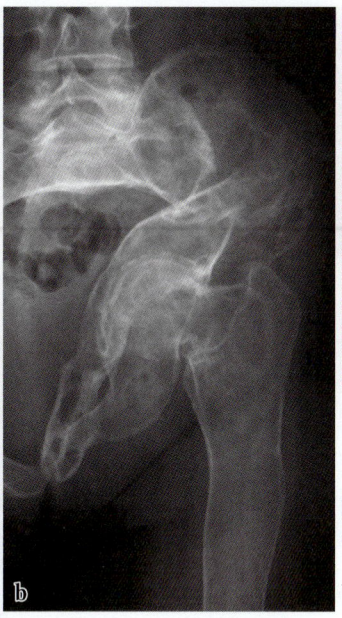

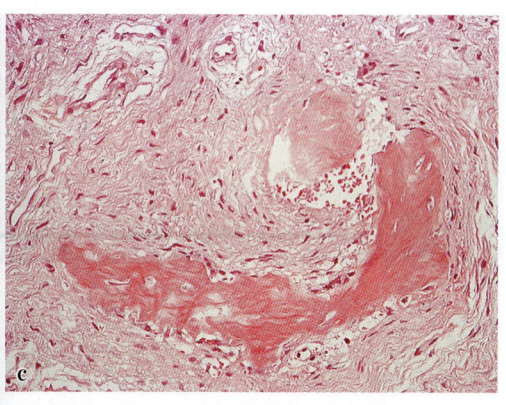

図 23-16　線維性骨異形成症
a. X 線像：右上腕骨にすりガラス状骨変化および病的骨折を認める（4 歳男児，右上腕骨）。
b. X 線像：骨盤，大腿骨（羊飼いの杖変形）に多骨性の病変を認める（39 歳女性，多骨性）。
c. 組織像：線維性組織の増殖の中に線維性骨の骨梁が散在する（HE 染色，×200 倍）。

から成る骨梁が種々の割合で混在する。これらの骨梁の周囲に骨芽細胞の lining のないこと，骨梁が特徴的な形（アルファベットの C-shape 様）をとることが特徴である。ときに囊腫状の変性をきたすことがある。

【治療，予後】
　疼痛を伴わない場合は，経過観察が原則である。大きな病巣や多発例に対しては，病的骨折と変形の予防に治療の主眼が置かれる。切迫骨折や，囊腫様変化を起こした場合は，病巣搔爬，人工骨移植術，内固定術を行う。成人になると腫瘍の発育は停止する。大腿骨近位部では変形，骨折が生じやすく，治療に難渋することが多い。

3　Langerhans（ランゲルハンス）細胞組織球症，好酸球性肉芽腫
Langerhans cell histiocytosis, eosinophilic granuloma（図 23-17）

【概念】
　細網細胞，組織球の増殖を主体とする疾患であり，腫瘍類似疾患に分類される。多発性に発生することもある。Langerhans 細胞組織球症は，好酸球性肉芽腫，Hand-Schüller-Christian 病および Letterer-Siwe 病の総称である。ここでは，好酸球性肉芽腫について述べる。

【発生年齢】
　10 歳未満に好発する。次いで 10 歳台に発生する。

【発生部位】
　長管骨，頭蓋骨，骨盤，肩甲骨，椎体などに発生する。長管骨では骨幹に発生しやすい。

【症状】
　疼痛が主な症状であり，ときに発熱，腫脹を伴う。病的骨折は稀である。

【X 線像，病理】
　単純 X 線像は多彩である。通常，長管骨，頭蓋骨，肩甲骨などに類円形の骨透明巣として認め

> **NOTE　Hand-Schüller-Christian（ハンド-シュラー-クリスチャン）病**
> 大多数は 10 歳未満に発生する。地図状頭蓋，眼球突出，尿崩症が 3 主徴である。また脾腫，肝腫や貧血をみる。治療で延命は期待できるが，完治は困難である。

> **NOTE　Letterer-Siwe（レテラー-ジーヴェ）病**
> 乳幼児に多い。肝腫，脾腫，表在性リンパ節腫大，発熱，貧血，紫斑病様の発疹をみる。あらゆる治療に抵抗し，数カ月以内に死亡するものが多い。

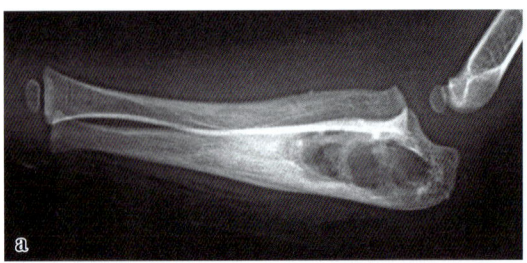

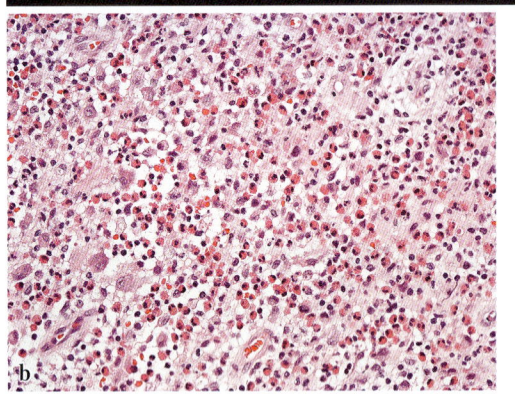

図 23-17 好酸球性肉芽腫（3 歳女児，右尺骨）
a. X 線像：右尺骨に多房性の骨溶解像，周辺の反応性骨硬化像を認める。
b. 組織像：組織球様細胞である Langerhans 細胞とリンパ球や好酸球を混在する肉芽腫像を示す（HE 染色，×200 倍）。

表 23-2　骨肉腫の亜型分類

組織像による分類	1. 骨内通常型骨肉腫 　a．骨形成型 　b．軟骨形成型 　c．線維形成型 2. 血管拡張性骨肉腫 3. 骨内高分化骨肉腫 4. 円形細胞骨肉腫 5. 二次性骨肉腫
臨床的（部位による）分類	1. 傍骨性骨肉腫 2. 骨膜性骨肉腫 3. 骨外（軟部）骨肉腫 4. 多発性骨肉腫

られる。種々の程度の骨膜反応を伴う。ときに，激しい骨膜反応や骨外腫瘤を伴い，悪性骨腫瘍（Ewing 肉腫など）との鑑別が困難である。脊椎発生例では椎体は圧潰，扁平化し，Calvé 扁平椎とよばれる。病理像では，比較的大型の組織球様細胞（Langerhans 細胞）と，リンパ球や好酸球が混在する肉芽腫を呈する。

【治療】
　病巣の小さいものは搔爬術で治癒する。経口ステロイド剤やビスフォスホネート製剤も有効である。小児における骨病変のみの例では自然治癒も多く存在するため，病的骨折の恐れさえなければ経過観察で十分である。

Advanced Studies

・動脈瘤様骨嚢腫 aneurysmal bone cyst（ABC）
　10～20 歳台の長管骨の骨幹端部に好発する。内部に拍動性の血液を貯留する骨囊腫である。好発部位は大腿骨，上腕骨，脛骨などである。他の原発性腫瘍（骨巨細胞腫，軟骨芽細胞腫など）の二次変化として発現することが大半で，骨皮質の膨隆を伴った偏在性骨透明巣として認められる。囊腫壁は血管および疎な線維性結合組織よりなる。囊腫内には血液が満たされる。囊腫壁を詳細に検索し，他の原発性骨腫瘍の組織が認められるかどうかを検索することが重要である。搔爬術と人工骨移植術で再発は少なく予後良好である。

C 原発性悪性骨腫瘍

　WHO の分類では約 20 種類の原発性悪性骨腫瘍が表記されているが，多くは極めて稀なものであり，骨肉腫，軟骨肉腫，そして Ewing 肉腫が大部分を占める。

1 骨肉腫
osteosarcoma

【概念】
　骨組織に発生し，腫瘍細胞が直接類骨あるいは骨組織を形成する腫瘍と定義される。骨に原発する悪性腫瘍のなかでは，多発性骨髄腫に次いで頻度が高く，人口 100 万人に 2～3 人の発生率といわれている（→表 23-1）。発生部位及び病理組織像からいくつかの亜型に分類される（表 23-2, 3）。

【発生年齢】
　第二次成長期の 15 歳前後に好発し，10 歳台が約 60%，20 歳台が約 15% を占める。欧米では骨 Paget（パジェット）病から二次性に発生する骨肉腫が多いため，中高年にもう 1 つのピークがある。

【発生部位】
　膝関節周囲，すなわち大腿骨遠位と脛骨近位の骨幹端からの発生例が全体の約 60% であり，次

表23-3 骨肉腫の亜型分類

骨内骨肉腫 central (medullary) osteosarcoma
通常型骨肉腫 conventional central osteosarcoma
血管拡張性骨肉腫 telangiectatic osteosarcoma
骨内高分化骨肉腫 intraosseous well-differentiated osteosarcoma
円形細胞骨肉腫 round-cell osteosarcoma
表在性骨肉腫 surface osteosarcoma
傍骨性骨肉腫 parosteal (juxtacortical) osteosarcoma
骨膜性骨肉腫 periosteal osteosarcoma
表在性高悪性骨肉腫 high-grade surface osteosarcoma

いで上腕骨近位骨幹端が多く，これらで全体の75%を占める．脊椎，手指骨，足趾骨，扁平骨の発生は少ない．

【症状】

無症状で外傷を契機として診断される場合もあるが，多くは運動時痛で初発し，自発痛，そして局所の腫脹と続く．血液検査所見としては血清アルカリホスファターゼと乳酸脱水素酵素が高値を示すことがある．

【X線像】

境界不明瞭な虫喰い状および浸透状の骨溶解像と種々の程度の腫瘍性骨新生像（境界不鮮明の淡い綿花様あるいは綿球様の硬化像）が混在した画像が認められる（図23-18a, b）．病期によるが，多くの場合，何らかの骨膜反応が認められ，典型的なものとしては腫瘍の骨外進展による sunburst appearance (sunray spicula) （図23-18a）や Codman（コッドマン）三角（図23-18b）などがある．

【病理】

優勢を示す組織像より，骨芽細胞（骨形成）型 osteoblastic type（図23-19a），軟骨芽細胞（軟骨形成）型 chondroblastic type（図23-19b），線維芽細胞（線維形成型 fibroblastic type）（図23-19c）の3つのタイプに分類されるが，異型性の強い紡錘形・多形細胞が，種々の程度の類骨および骨を形成する像が認められることが，診断に必須の所見である．

【治療】

骨肉腫の治療の要点は，迅速な診断に続いて，原発巣に対する局所制御治療と，診断時80～90%の患者において存在しているとされる微小肺転移巣に対する治療を，確立されたプロトコールに基づいて遅延なく遂行することである．

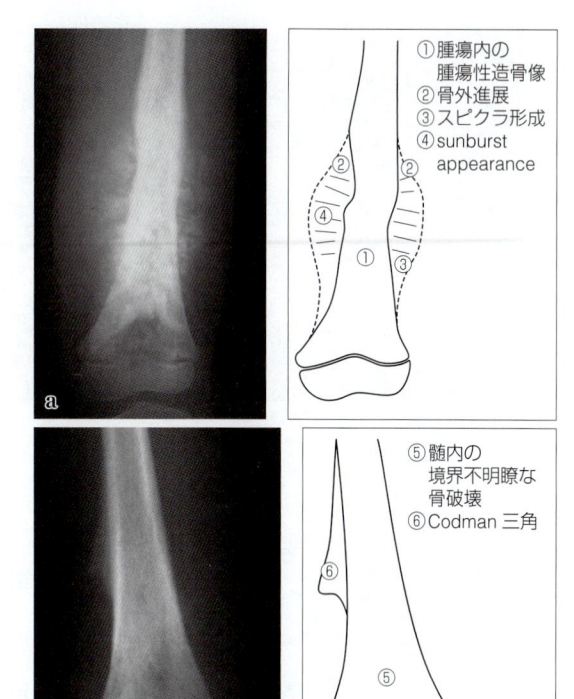

図23-18 通常型骨肉腫
a. 8歳男子　b. 9歳男子．大腿骨遠位骨幹端に骨硬化像を伴った境界不明瞭な骨破壊像を認め，sunburst appearance や Codman 三角などの骨膜反応を認める．

・治療方針

生検により診断が確定すれば，まず各種画像診断法（CT像，MRI像，骨シンチグラム，PETなど）を用いて，局所における腫瘍の進展範囲および遠隔転移の有無を把握する．そして術前補助化学療法 neoadjuvant chemotherapy を行った後，局所に対する外科的治療を行い，その後さらに術後補助化学療法 adjuvant chemotherapy を行う．肺転移巣が存在する場合でも基本的に同様な治療が行われ，さらに転移巣に対する外科的治療が加わる．

・化学療法

多剤併用療法とよばれる複数の薬剤を用いたプロトコールが用いられる．様々な内容のプロトコールが用いられてきたが，現在では多施設共同研究により，科学的なエビデンスが示されている

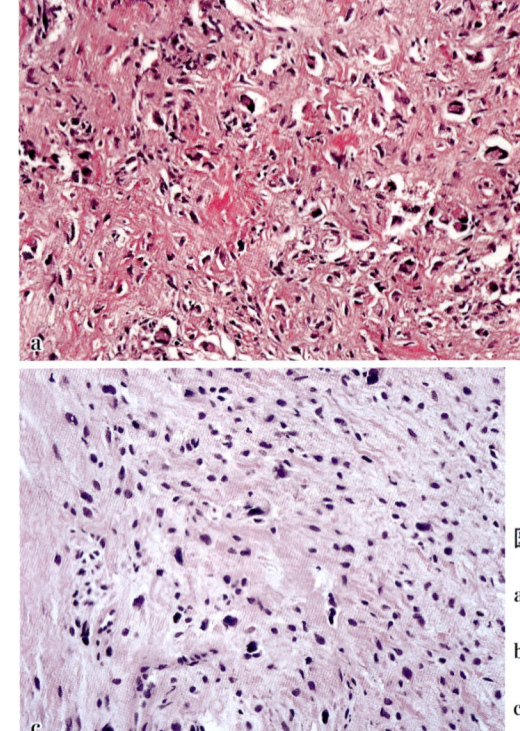

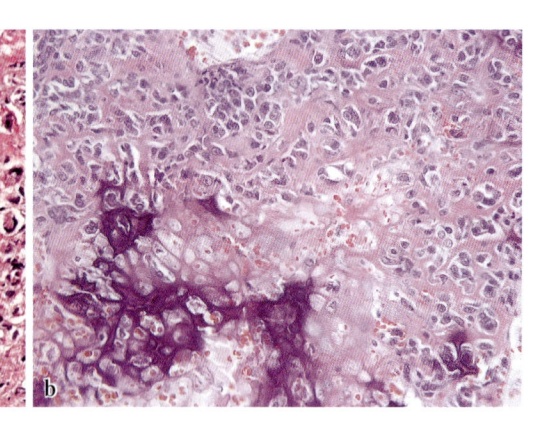

図 23-19 通常型骨肉腫の病理組織像（HE 像，×200 倍）

a. 骨芽細胞型（骨形成型）：異型の強い大小不同の腫瘍細胞が，未熟な腫瘍性類骨を形成している。
b. 軟骨芽細胞型（軟骨形成型）：軟骨様組織に連続して腫瘍性類骨が認められる。
c. 線維芽細胞型（線維形成型）：紡錘形細胞の間にわずかながら基質産生傾向が認められる。

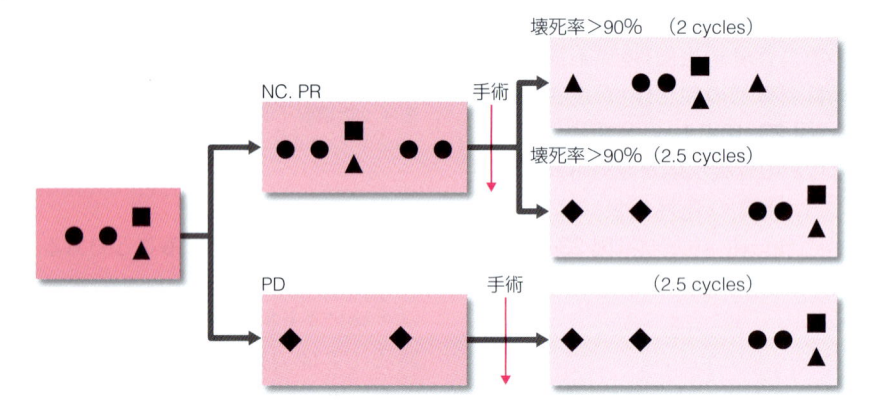

NC：No change, PR：Partial Response, PD：Progressive Disease
● : HD-MTX（8〜12 g/m^2） ■ : CDDP（120 mg/m^2） ▲ : ADM（60 mg/m^2） ◆ : IFM（16 g/m^2）

図 23-20 骨肉腫に対する NECO95 J プロトコール
まず HD-MTX，CDDP および ADM を投与し，画像評価および切除組織での壊死率により IFO を用いる治療に変更する。

> **NOTE** NECO95 J プロトコール
>
> わが国における骨肉腫に対する標準的治療プロトコール確立のため 1993 年に多施設共同研究の形で NECO93 J が開始され，さらに若干の修正を加えて NECO95 J がスタートした。中間解析では 5 年累積生存率が 77.1% と良好な結果が得られ，現時点でわが国の骨肉腫化学療法標準的治療の代表的プロトコールである。

ものに集約されつつあり，わが国では NECO95 J（図 23-20）がその代表である。使用される薬剤はアドリアマイシン（ADM），メトトレキサート（MTX），シスプラチン（CDDP）およびイホスファミド（IFO）の 4 種類が中心である。これらは骨髄抑制，心筋障害，腎障害など，重篤な副作用が発生する可能性のある薬剤であり，その投与は経験

のある医師の指示のもとで注意深く行わなくてはならない。

Advanced Studies

局所に対する補助療法として，持続動脈内注入法（根治手術を行う前に腫瘍の主要栄養動脈内にカテーテルを挿入し，輸血ポンプを用いて高濃度の抗癌薬を局所の腫瘍組織に作用させる），局所灌流法（腫瘍動脈と静脈にカテーテルを入れ，患肢の体外循環を行い，高濃度薬剤を作用させる）などが行われることがある。

・手術療法

治療開始前の画像診断に加えて，術前化学療法後に，骨内における腫瘍の範囲，skip metastasisの有無，腫瘍の軟部組織，特に主要血管，神経束への浸潤の程度に関して再度画像評価を施行し，腫瘍周辺の正常組織も合併切除する広範切除術を計画する。広範切除術が不可能な場合は，切断・離断術の適応となるが，現在四肢発生例では90％以上で患肢温存が可能である。再建術としては腫瘍用人工関節置換術が主体であるが，その他に骨延長術や処理骨を用いた生体組織による再建術も応用されている。

・放射線療法

放射線治療抵抗性であり縮小目的には用いられないが，神経血管束周囲に腫瘍組織の残存の可能性がある場合に術前あるいは術後に部分的に使用されることがある。

【予後】

1970年代までは5年生存率が15～20％と最も予後の不良な腫瘍の1つであったが，その後の多剤併用化学療法の導入により徐々に予後は改善し，現在では四肢発生で初発時に転移がない症例の5年生存率は70％以上にまで向上している。また各種画像診断法の進歩により病変範囲が正確に把握できるようになり，再発なく患肢を温存できることから，機能的予後も改善してきている。

> **NOTE 処理骨再建法**
>
> 近年，特にわが国において人工材料による再建法に加えて，腫瘍に罹患した骨を体外に取り出した後，何らかの方法により腫瘍細胞を死滅させて局所再建に用いる方法が用いられている。処理法としては，大量放射線照射あるいは液体窒素を用いた凍結解凍処理などが用いられている。

Advanced Studies

骨肉腫の亜型分類（→表23-3）

骨肉腫はその発生部位から髄内に発生する中心性骨肉腫 central or medullary osteosarcoma と骨表面に発生する表在性骨肉腫 surface osteosarcoma に大別され，さらに組織像により，いくつかの亜型に分類されている。

A. 傍骨性骨肉腫

表在性骨肉腫の1つで，全骨肉腫の約4％の稀な腫瘍である。大腿骨遠位骨幹から骨幹端にかけた後面が好発部位である。20～30歳台の若年成人に好発し，女性に多く発生する傾向がある。

【X線像】

骨皮質に接する塊状，分葉状の境界明瞭な骨硬化性腫瘤像を示す（図23-21a）。腫瘍は骨表面（傍骨性）に発生し，骨表面と広いベースをもって付着する。骨皮質との境界に透亮像が観察される場合もあるが，確認できない場合も多い（図23-21b）。造骨像は基部で顕著で腫瘍辺縁部では弱く，異所性骨化の場合と逆の像を示す。

【病理】

比較的成熟した規則的な骨梁の間に，軽度の異型性を示す線維芽細胞様の腫瘍細胞が認められる。約半数の症例で腫瘍の骨髄内浸潤が認められるが，組織学的には低悪性度であり，核分裂像は稀である。（図23-21c）

【治療，予後】

補助療法は無効で，広範切除術の適応となる。予後は5年生存率は90％以上と良好であるが，稀に肺転移を生じる例がある。

B. 骨膜性骨肉腫

【概念】

表在性骨肉腫の1つで，組織像は悪性度の高い軟骨芽細胞型骨肉腫の像を示す。好発年齢は通常の骨肉腫と同様10～20歳で，脛骨骨幹部に好発する。

【X線像】

長管骨の骨幹部表面にspicula様の骨膜反応を示す硬化像を示す（図23-22）。骨髄内浸潤は示さない。硬化像に近接した軟部に石灰化が観察される場合がある。

【病理】

典型的な軟骨形成型骨肉腫の像を示す。腫瘍性軟骨の増生と腫瘍性類骨形成を認める。

【治療，予後】

広範切除術の適応となる。補助療法は絶対的適応ではないが，使用される場合もあり，通常の骨肉腫と傍骨性骨肉腫の中間の予後を示す。

C. 高悪性度表在性骨肉腫

【概念】

表在型骨肉腫のなかで，最も予後不良のもので，組織学的には通常型の骨肉腫と同等の悪性度を示す。発生年齢も通常型と同様で，大腿骨骨幹部に好発する。

【X線像】

骨皮質に接して不規則な石灰化を伴う像を示し，骨膜反応および骨皮質の破壊像を認める。

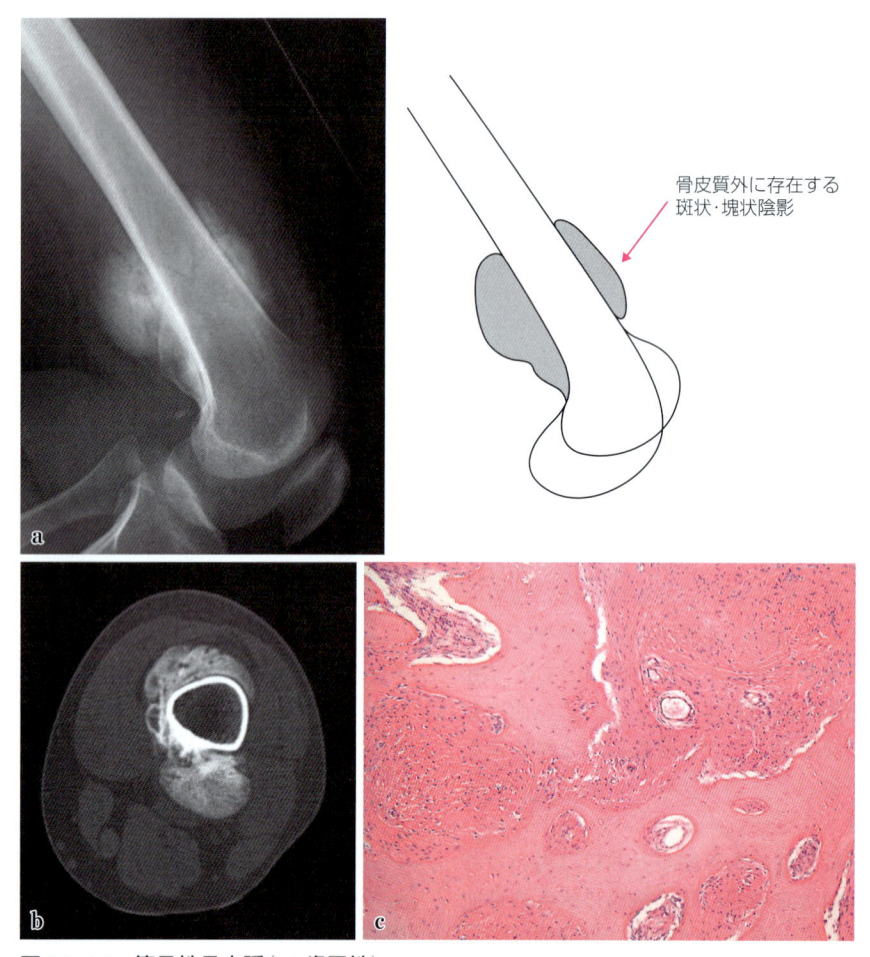

図 23-21 傍骨性骨肉腫（38 歳男性）
a. X 線像および模式図
b. CT 像：骨皮質と広く付着している。
c. 組織像（HE 染色, ×100 倍）：比較的異型の乏しい紡錘形細胞が骨梁間に増生している。

（図中）骨皮質外に存在する斑状・塊状陰影

【病理】
　高悪性度の線維芽細胞型ないしは骨芽細胞型の骨肉腫の像を示す。

【治療，予後】
　通常の骨肉腫に準じた，補助療法を含む治療が必要となる。予後は通常型より不良とされている。

D. 血管拡張性骨肉腫

【概念】
　X 線像では腫瘍骨形成を認めない完全な溶骨型で，肉眼的にも骨形成を全く認めない。組織学的にはごく一部にわずかな悪性腫瘍細胞による腫瘍骨形成を認める（図 23-23）。発生年齢，発生部位は通常の骨肉腫と変わらない。動脈瘤様骨嚢腫，骨巨細胞腫との鑑別が重要である。

【治療，予後】
　治療は通常の骨肉腫に準じる。化学療法に感受性が高く，予後も通常の骨肉腫とほぼ同じである。

E. 骨内高分化骨肉腫

　傍骨性骨肉腫に類似した低悪性度の分化した組織像を示す骨肉腫が，通常の骨肉腫と同様に髄内に発生したものである。好発年齢は 20 歳台後半～30 歳台で，女性に多い傾向を示す。組織は線維芽細胞型骨肉腫の像を示し，線維性異形成との鑑別がしばしば問題となる。広範切除術による患肢温存手術の適応であり，予後は良好である。化学療法，放射線療法の適応はない。

2 軟骨肉腫
chondrosarcoma

【概念】
　骨肉腫に次いで発生頻度が高い原発性悪性骨腫瘍である。腫瘍性の硝子様軟骨様組織を形成する腫瘍として定義されており，骨・類骨は形成しない。原発性軟骨肉腫と，軟骨腫または骨軟骨腫が

悪性変化した続発性軟骨肉腫に分類される。亜型として間葉性軟骨肉腫，淡明細胞型軟骨肉腫，脱分化型軟骨肉腫などがある。

【発生年齢】

10〜70歳台と幅広い年齢分布を示すが，50歳以上が半数以上を占める。男女比は2：1で男性に多い。

【発生部位】

大腿骨近位，骨盤，肋骨，上腕骨近位が好発部位であり，全体の70％を占める。発生部位より骨髄腔内に発生した中心型軟骨肉腫(図23-24)と骨表面から発生した末梢型軟骨肉腫(図23-25)に分類される。

【症状】

末梢型の場合は無痛性の腫瘤や運動制限を初発症状とする場合が多く，中心型の場合は骨皮質の破壊による疼痛を主訴とする場合が多い。続発性軟骨肉腫は数年ないし数十年にわたって良性腫瘍(軟骨腫，骨軟骨腫など)として存在し，悪性化すると急速に増大する。

【X線像】

中心型軟骨肉腫では，骨髄腔内に境界不明瞭な多房性の骨溶解像が認められる。腫瘍は骨皮質を内側から波状に浸食(endosteal scalloping)，時に完全に破壊し軟部へ浸潤する(図23-24a，b)。腫瘍内に種々の程度の輪状，弓状，ポップコーン状および斑紋状の石灰化像が認められる(図23-24a)。骨表面から発生した末梢型軟骨肉腫の多くは骨軟骨腫に続発したと考えられるもので，腫瘍の輪郭が不明瞭となり，斑点状，輪状の石灰化像がX線あるいはCTにより検出される(図

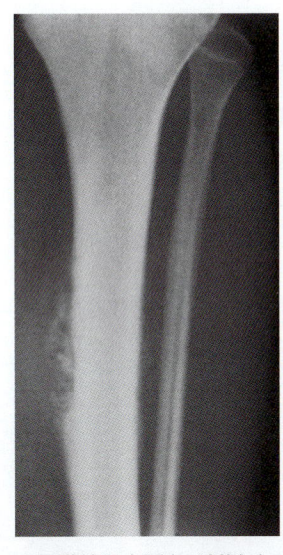

図23-22　骨膜性骨肉腫(X線像)(15歳女子)
脛骨骨幹表面に石灰化を伴う腫瘍形成を認める。腫瘍は骨皮質に浸潤するが，骨髄内浸潤はない。

a．X線像：大腿骨遠位骨幹端から骨端にかけて広範な骨破壊が存在するが，異常石灰化像や骨化像は認めない。
b．組織像：拡張した血管腔と嚢腫壁が認められ，壁内に悪性度の高い腫瘍細胞と腫瘍骨形成が存在する(HE染色，×200倍)。

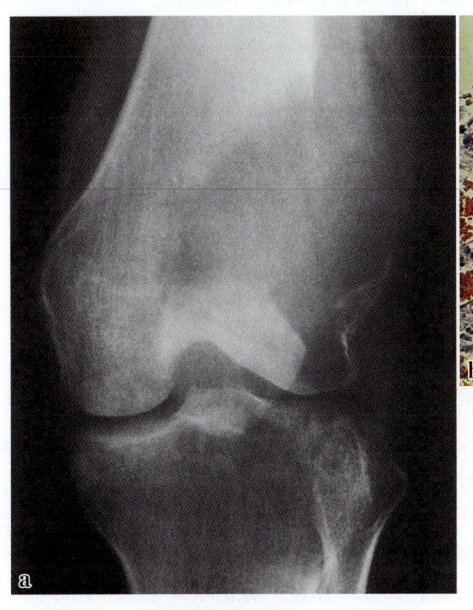

図23-23　血管拡張性骨肉腫(18歳男性)

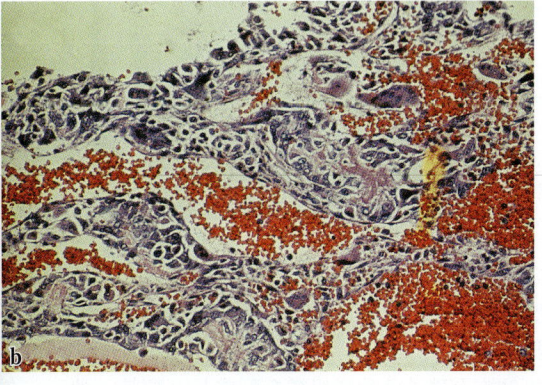

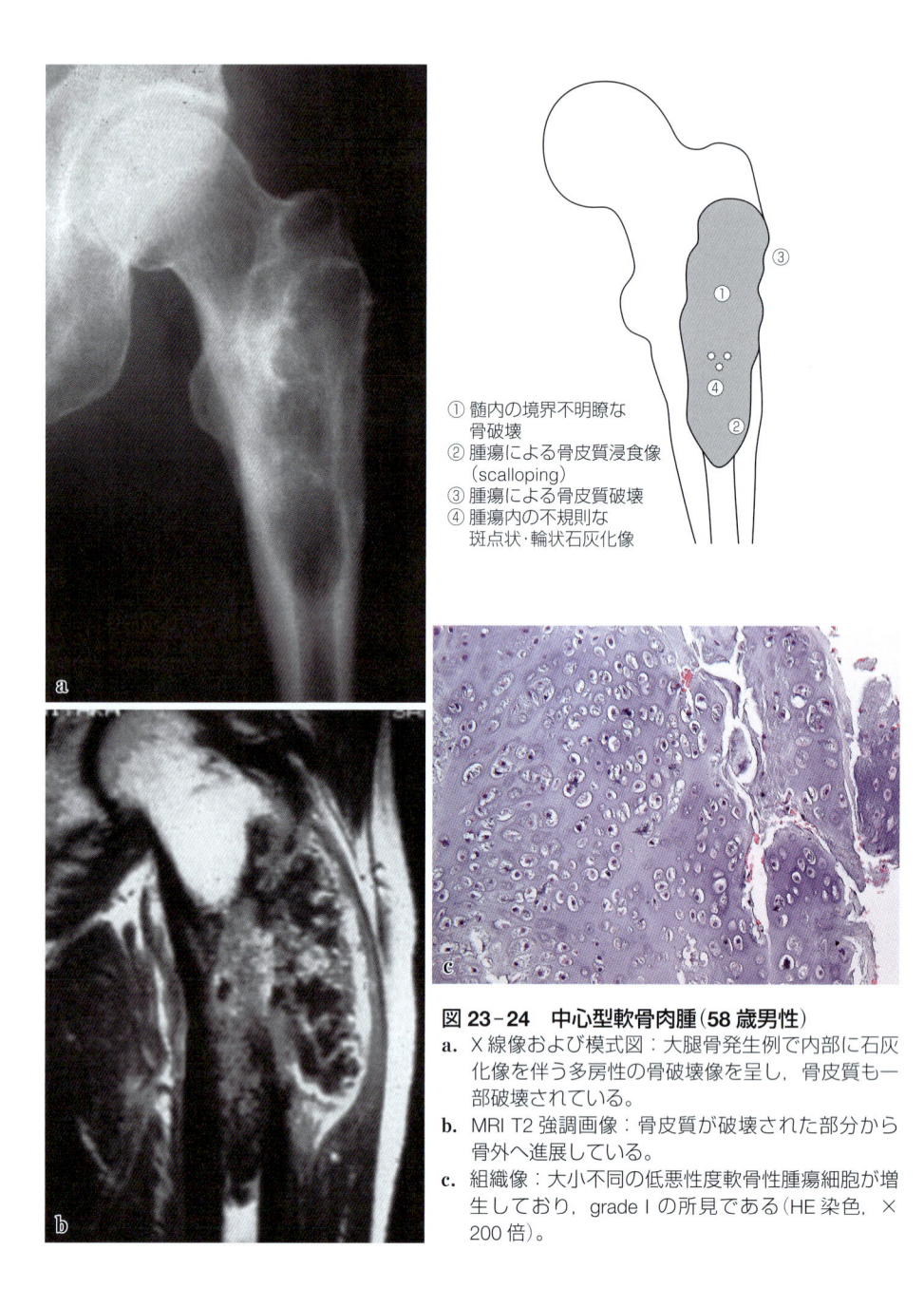

① 髄内の境界不明瞭な
　骨破壊
② 腫瘍による骨皮質浸食像
　(scalloping)
③ 腫瘍による骨皮質破壊
④ 腫瘍内の不規則な
　斑点状・輪状石灰化像

図 23-24　中心型軟骨肉腫（58歳男性）
a. X線像および模式図：大腿骨発生例で内部に石灰化像を伴う多房性の骨破壊像を呈し，骨皮質も一部破壊されている。
b. MRI T2強調画像：骨皮質が破壊された部分から骨外へ進展している。
c. 組織像：大小不同の低悪性度軟骨性腫瘍細胞が増生しており，grade I の所見である（HE染色，×200倍）。

23-25）。

【病理】
　腫瘍細胞が硝子軟骨様組織を形成し，類骨・骨組織を直接形成していないことが診断上重要な点である。悪性度は細胞密度，粘液変性，二核細胞などを基準に3段階に分類され，grade 1 の腫瘍は良性腫瘍との鑑別が困難な場合がある。疼痛などの臨床症状やX線像における骨皮質の破壊などを合わせて総合的に診断する必要がある。

【治療】
　一般に化学療法および放射線治療法は無効で，外科的切除が主体となる。低悪性度の腫瘍に対しても広範切除術が必要であるかについては意見の分かれるところであるが，原則的には広範切除術を行う。高悪性度の症例には骨肉腫に準じた化学療法を行う。頭蓋底や脊椎など広範切除が不可能な場合には，重粒子線治療が考慮される。

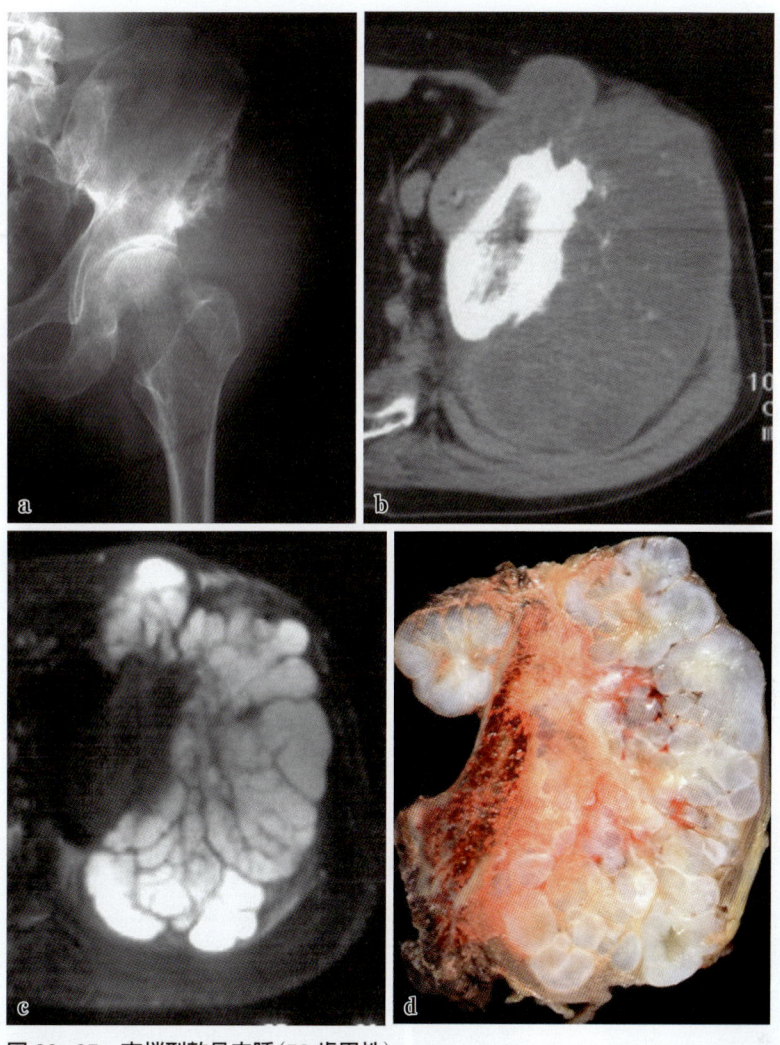

図 23-25　末梢型軟骨肉腫（50 歳男性）
a．X 線像：腸骨発生例で，骨表面の不整と巨大な骨外腫瘤を認める。
b．CT 像：病変は骨表面から発生して，内部に石灰化像を認める。
c．MRI T2 強調脂肪抑制画像：多房性の病変
d．切除組織：割面像で分葉状の軟骨様組織を認める。

【予後】

広範切除術が可能であれば，予後は組織学的悪性度に相関し，grade 1〜2 の症例の 5 年生存率は 70〜80% と良好である。しかし再発を繰り返すと悪性度が亢進し，遠隔転移も発生する。潜伏期間が長いために骨肉腫より長期間の経過観察が必要である。

Advanced Studies

稀な軟骨肉腫の亜型

A．間葉性軟骨肉腫 mesenchymal chondrosarcoma

10〜30 歳に好発する未分化小円形細胞と，低悪性度の軟骨腫瘍細胞が共存する稀な腫瘍で，約 1/3 の症例が軟部発生である。肉眼的に石灰化を伴うことが多い（図 23-26a）。組織像は島嶼状に存在する高分化軟骨肉腫細胞群の間に未分化小円形細胞が密に増生している二相性の像を呈する（図 23-26b）。高率に遠隔転移を生じる予後不良な腫瘍である。

B．淡明細胞型軟骨肉腫 clear cell chondrosarcoma

極めて稀な軟骨肉腫の亜型で，軟骨肉腫の 2% 程度である。20〜40 歳の大腿骨近位骨幹端に好発する。X 線所見は，辺縁に硬化像を伴い，内部に石灰化を認める骨透亮像を示す（図 23-27a）。組織学的には，明るい胞体を有する円形の腫瘍細胞がシート状に配列し，軟骨基質を産生し，その中に類骨や骨基質が存在することが特徴である（図 23-27c）。広範切除術が可能であれば，再発・転移の頻度は低く，予後は比較的良好である。

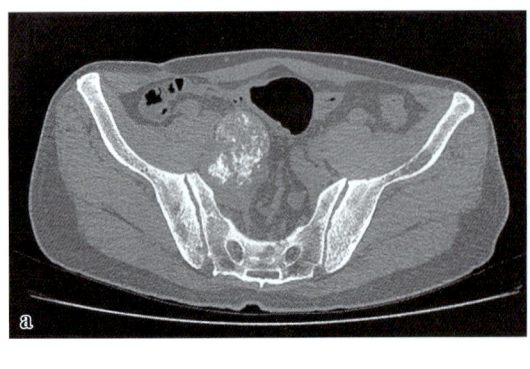

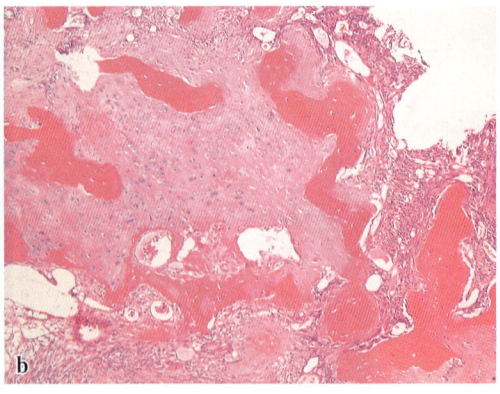

図 23-26 間葉性軟骨肉腫（48 歳男性）
a. CT 像：骨盤内に石灰化を伴う軟部腫瘤を認める。
b. 組織像：分化した軟骨肉腫細胞の間に未分化小円形細胞が増生している（HE 染色，×100 倍）。

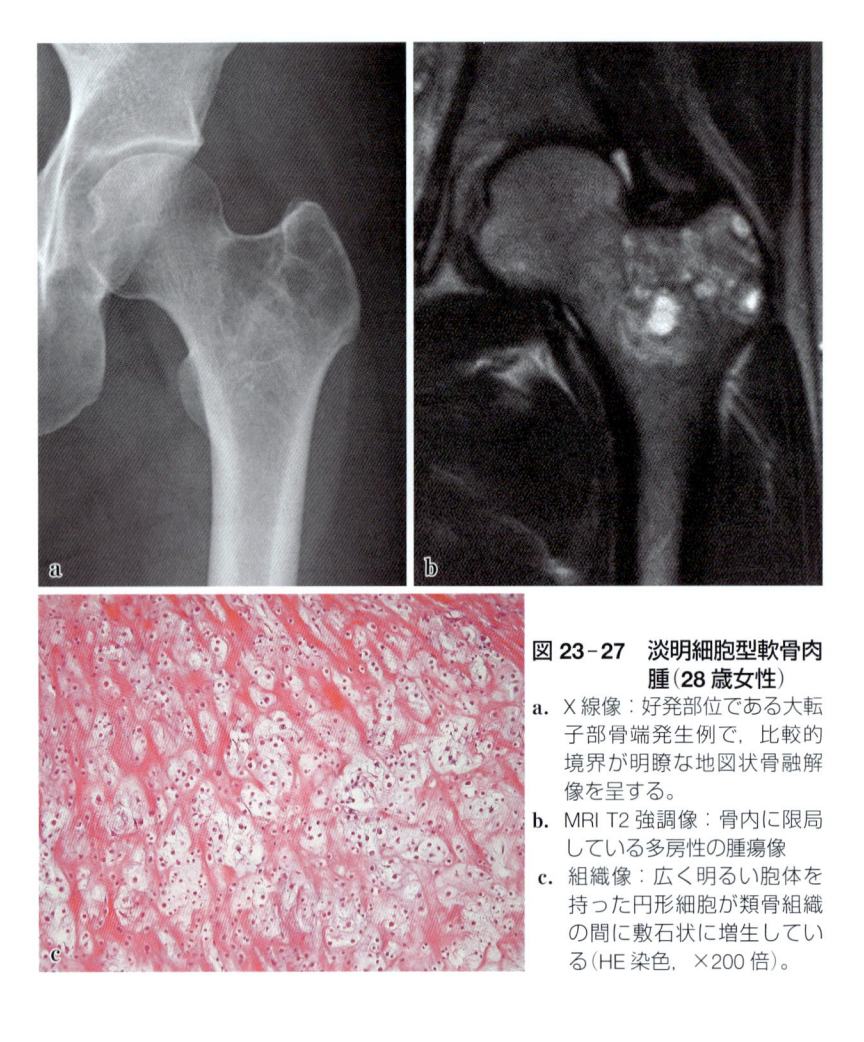

図 23-27 淡明細胞型軟骨肉腫（28 歳女性）
a. X 線像：好発部位である大転子部骨端発生例で，比較的境界が明瞭な地図状骨融解像を呈する。
b. MRI T2 強調像：骨内に限局している多房性の腫瘍像
c. 組織像：広く明るい胞体を持った円形細胞が類骨組織の間に敷石状に増生している（HE 染色，×200 倍）。

C. 脱分化型軟骨肉腫 dedifferentiated chondrosarcoma

低悪性度軟骨肉腫（図 23-28a）に隣接して紡錘形細胞肉腫様の軟骨性の特徴を全く示さない高悪性度未分化肉腫（図 23-28c）が存在する病変である。2 つの病変が移行領域をもたず，突如として切り替わることが特徴である（図 23-28b）。好発年齢は 40～70 歳発生部位などは通常型軟

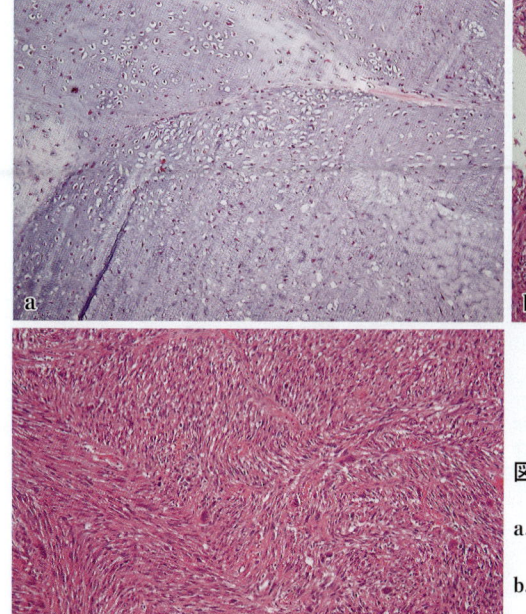

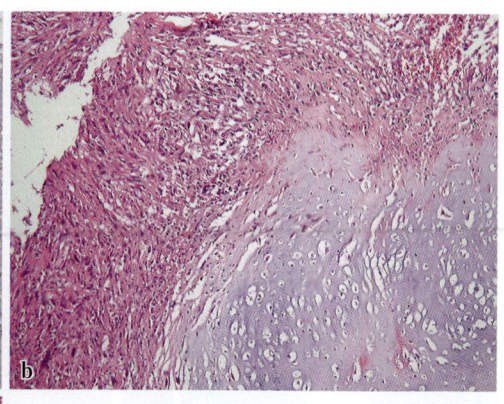

図23-28 脱分化型軟骨肉腫(75歳女性)(HE染色, ×100倍)
a. 低悪性度軟骨肉腫領域：通常の分化度の高い軟骨肉腫の像である。
b. 境界領域：組織学的な移行領域がなく，低悪性度軟骨肉腫が突如として高悪性度未分化肉腫に替わっている。
c. 高悪性度未分化肉腫領域：軟骨肉腫とは全く異なる紡錘形肉腫の像である。

骨肉腫と同等である。化学療法に対して抵抗性で高率に遠隔転移を生じ，予後は極めて不良である。

3 Ewing(ユーイング)肉腫

【概念】

　小円形細胞が密生し，比較的均一な組織像を呈する悪性腫瘍である。組織学的な起源は不明であるが，組織学的所見ならびに分子遺伝学的特徴から原始神経外胚葉性腫瘍(primitive neuroectodermal tumor；PNET)と同一の起源を持つと推定され，Ewing/PNET family tumor(EFT)と呼称される。発生頻度は骨髄腫，骨肉腫，軟骨肉腫に次ぐが，明らかに人種差があり，コーカソイドに比べモンゴロイドおよびネグロイドでの発生率は低い。

【発生年齢】

　平均年齢は骨肉腫より低く，80％は10歳台に発生する。3：2の比率で男性に多い

【発生部位】

　長管骨発生例が2/3を占めるが，腸骨などの扁平骨や肋骨にも発生する。長管骨においては骨幹に発生することが特徴である。

【症状】

　初発症状は局所の疼痛，腫脹，熱感で，発熱や白血球増多，CRP高値などの全身炎症症状を合併するのが特徴であり，骨髄炎との鑑別が重要となる。

【X線像】

　長管骨発生例では，骨幹から骨幹端にかけて境界不明瞭な虫喰い状あるいは浸透状の骨破壊像を示す。しばしば onion peel appearance や Codman 三角などの骨膜反応が認められる(図23-29a)。腫瘍細胞が骨皮質を破壊せずにハバース管などを

> **NOTE　肉腫における遺伝子診断**
>
> 　近年，いくつかの肉腫において染色体相互転座によって生じる腫瘍特異的な融合遺伝子が報告されており，病理診断の補助として遺伝子診断が使用されてきている。悪性骨腫瘍ではEwing肉腫におけるt(11；22)(q24；q12)による *EWS-Fli1* 遺伝子あるいはt(21；22)(q22；q12)による *EWS-ERG* 遺伝子が知られており，その他では間葉性軟骨肉腫における8q内での欠失により生じる *HEY1-NCOA2* 遺伝子がある。

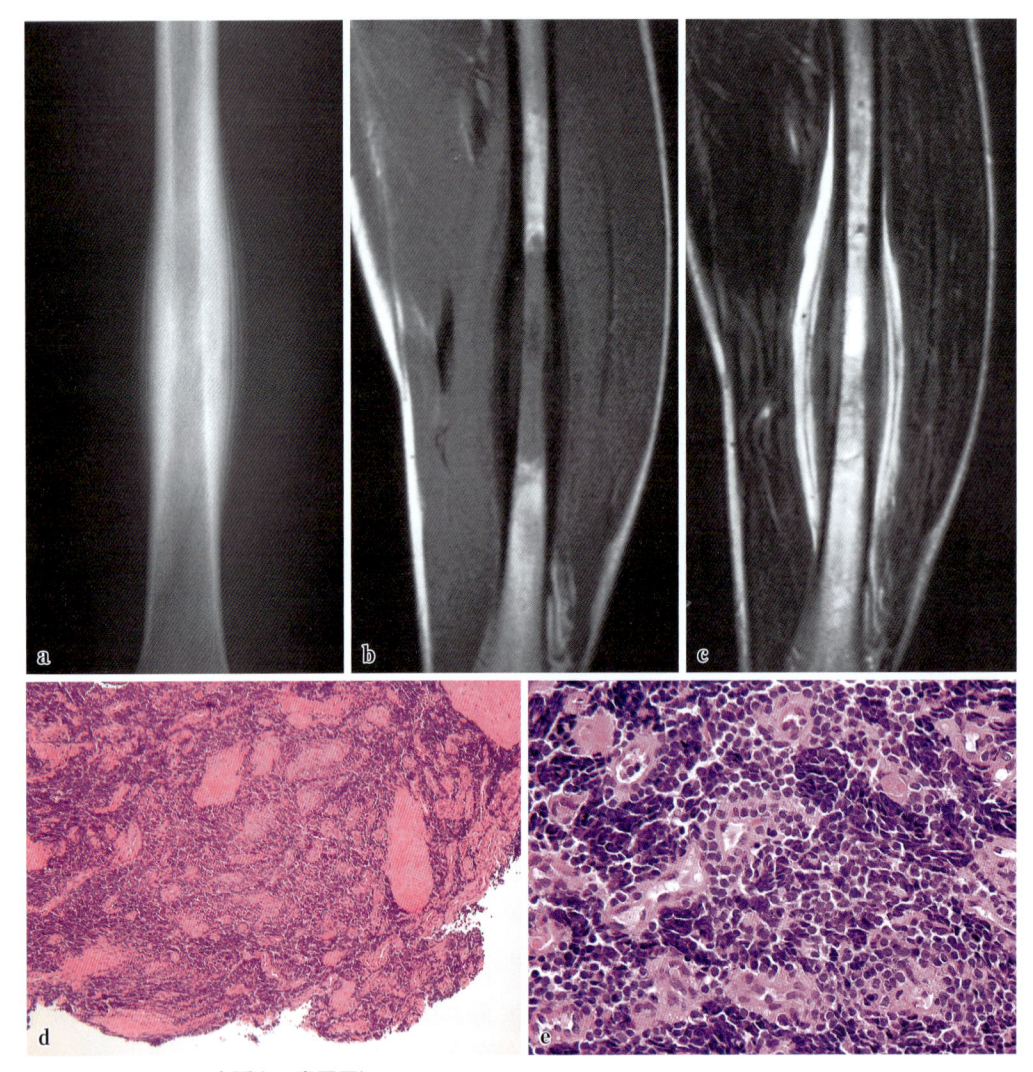

図 23-29　Ewing 肉腫（15 歳男子）
a. X 線像：大腿骨骨幹部の病変で，onion-peal appearance を認める。
b. MRI T1 強調画像。
c. MRI T2 強調画像：骨膜反応の外側に浮腫を伴う病変が拡大している。
d. 組織像：線維性隔壁に囲まれて円形細胞が増生している（HE 染色，×100 倍）。
e. 組織像：小円形細胞が敷石状，巣状あるいは索状に配列している（HE 染色，×200 倍）。（三重大学・松峯昭彦先生よりの提供資料）

経て，軟部組織内に浸潤する場合があり，その場合皮質骨が外部から浸食された像（saucerization）を示す。

【病理】
　線維性隔壁に囲まれて小円形細胞が密に増殖した像を示し，（図 23-29c），細胞は敷石状，巣状あるいは索状に配列する（図 23-29d）。壊死像も著明である。神経系への分化傾向が強い PNET ではロゼットの形成を認める。免疫染色では CD99 が高率に検出され，遺伝子解析では染色体相互転座により形成された EWS-Fli1 あるいは EWS-ERG 融合遺伝子が大多数の症例で検出される。

【治療】
　極めて悪性度の高い腫瘍であり，高率に遠隔転移を生じることから，術前および術後の化学療法は必須であり，場合によっては造血幹細胞移植も併用される。また比較的放射線感受性であり，広範切除が困難な症例に併用される場合がある。

【予後】
　近年の多剤併用化学療法を中心とした治療によ

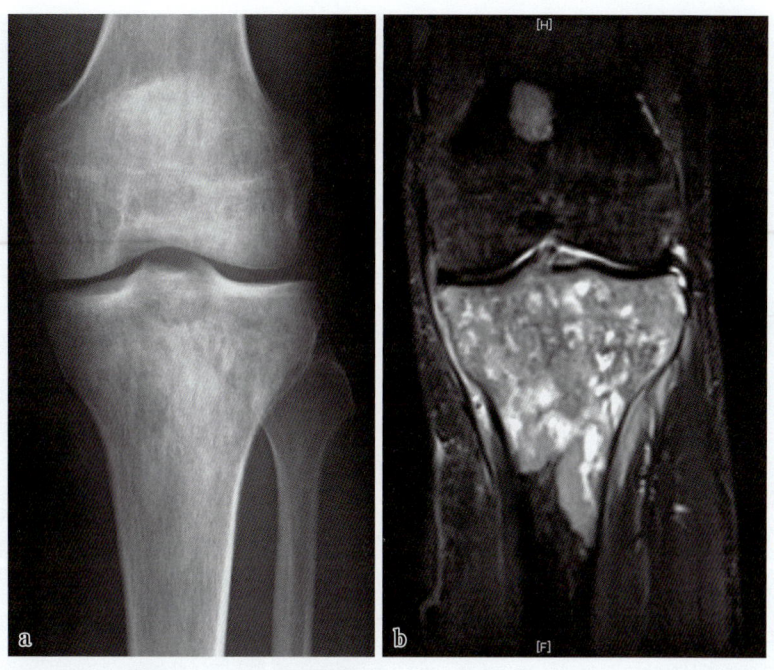

図 23-30 悪性リンパ腫(58 歳男性)
a. X線像：脛骨近位発生例で境界不鮮明な浸透状骨溶解像を呈している。
b. MRI T2 強調脂肪抑制画像：大腿骨に skip metastasis が認められる。

り,本邦の 5 年累積生存率は 68% と向上している。

4 悪性リンパ腫
malignant lymphoma

【概念】

骨髄腫,Ewing 肉腫とともに,骨原発小円形細胞腫瘍の範疇に属する。骨発生の場合,9 割以上が non-Hodgkin リンパ腫である。

【発生年齢】

20～40 歳台に発生する。Ewing 肉腫と異なり,20 歳以下の発生例は少ない。

【発生部位】

赤色髄が残存する部位に発生するとされ,大腿骨,脛骨の骨幹から骨幹端にかけて好発する。脊椎,骨盤も好発部位である。約 1/3 は多発性である。初診時には骨の単独腫瘍として発見されても,その後の検索によりリンパ節や他の骨外臓器に病変が発見されることもある。

【症状】

疼痛と腫脹である。骨以外に発生した場合と異なり,発熱などの全身性症状を呈しないことが特徴である。

【X 線像】

長管骨の骨幹に境界不明瞭な浸透性の骨破壊像を認める場合が多いが(図 23-30),X 線検査では異常が検出されない症例もあり,骨皮質を破壊することなく,軟部組織へ浸潤することが特徴である。

【病理】

腫瘍細胞は小円形ないし楕円形で,Ewing 肉腫と比較すると多様で,細胞辺縁が明瞭,核に切れ込みがあるなどの特徴を示す。腫瘍細胞間に好銀線維が存在することも鑑別点となる。

【治療】

放射線感受性が高く,かつ骨以外にも腫瘍が存在している可能性もあることから,全身的に化学療法を行い,局所的に放射線でコントロールすることが一般的である。麻痺あるいは骨折の危険性がある場合以外は外科治療の適応はない。

【予後】

5 年累積生存率は約 61% である。

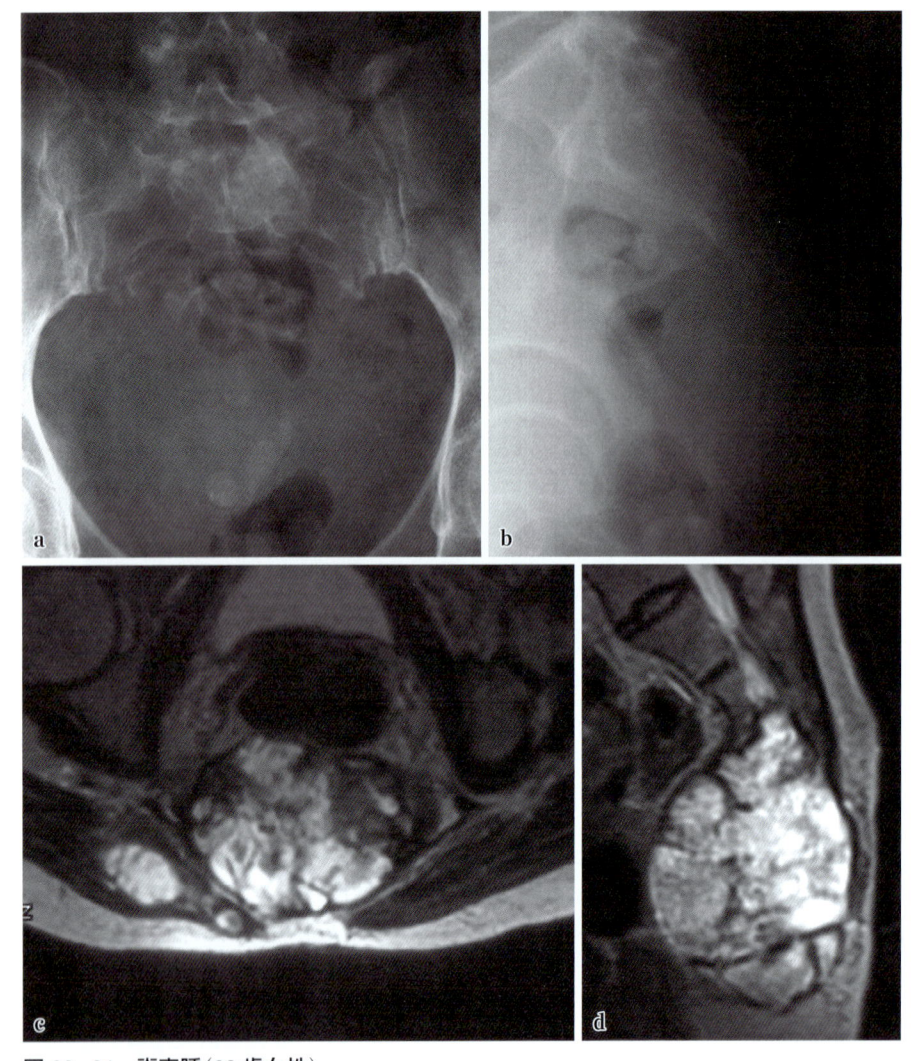

図 23-31 脊索腫（68 歳女性）
a, b. X 線像：S2 以下の仙骨が不鮮明となっている。
c, d. T2 強調 MRI 画像：高輝度の分葉状病変が骨盤腔内に突出しており、大殿筋内も拡がっている。

5 脊索腫
chordoma

【概念】
　胎生期の脊索の遺残組織より発生するとされている。30～50 歳台に好発し、性差はほとんどない。仙椎発生が約半数で、頭蓋底の斜台が 35%、仙椎以外の脊椎発生が 15% である。

【症状】
　仙骨発生例では腰痛、坐骨神経痛で発見されるが、すでに巨大な腫瘤を形成して膀胱直腸障害を合併している場合が多い。頭蓋底発生例では早期より脳神経の症状が認められる。

【X 線像】
　仙椎発生の場合、単純 X 線正面像では骨破壊像が腸管ガスなどにより被覆され見逃されることがあり、側面像での確認が必要である（図 23-31a, b）。MRI により仙骨の破壊と骨盤腔に膨隆する粘液成分を示唆する T2 高輝度の軟部腫瘤が認められる（図 23-31c, d）。

【病理】
　粘液様の組織で腫瘍内に、脂肪細胞のような担

空胞細胞を認める。
【治療】
　通常の補助療法は無効であり，外科的切除が中心となる。しかし発生部位が脊髄や馬尾神経に近接しているため，広範切除が不可能な場合が多く，その場合，高率に再発を繰り返す。そのため仙椎発生例では仙骨神経叢を犠牲にして高位仙骨切断術が行われてきた。しかし最近では重粒子線治療の有効性が実証され，機能温存治療が選択される例が増加している。
【予後】
　仙骨手術例の5年生存率は80%であるが，無病生存率は60%と低く，5年以降にも再発例が多い。仙骨発生例に対する重粒子線治療の5年生存率は88%と極めて優れた成績であるが，長期の解析が必要である。

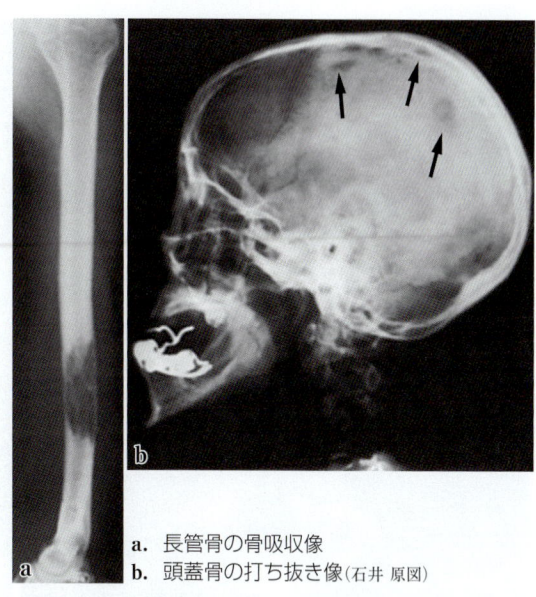

a. 長管骨の骨吸収像
b. 頭蓋骨の打ち抜き像（石井 原図）

図 23-32　骨髄腫（X 線像）（55 歳男性）

6 骨髄腫 myeloma

【概念】
　Bリンパ球系細胞である形質細胞が骨髄内で腫瘍性に増殖した疾患であり，通常多発性である。最も頻度の高い原発性悪性骨腫瘍であり，本邦での発生頻度は10万人に2人とされている。
【発生年齢】
　50～70歳台に多く，40歳以下は稀である。2：1で男性に多い。
【発生部位】
　頭蓋骨，肋骨，脊椎，骨盤など赤色髄を有する扁平骨に多発する。長管骨では大腿骨，上腕骨の骨幹端に発生する。
【症状】
　多くは徐々に増悪する腰背部痛で発症し，全身倦怠感，高Ca血症による意識障害など全身症状を呈する場合が多いことが骨悪性リンパ腫と異なる。病状の進行に伴い，貧血，腎障害，あるいは圧迫骨折による麻痺が発生する。
【X線像】
　頭蓋骨や骨盤の扁平骨に打ち抜き像 punched out lesion とよばれる小円形の境界明瞭な骨破壊像が多発する。脊椎では椎体の圧潰を生じ，楔状化，扁平化する。長管骨では骨幹に不規則で境界不鮮明な骨破壊像として認められる（図23-32）。

【病理】
　未分化な形質細胞である骨髄腫細胞の増殖を認める。腫瘍細胞が産生する異常蛋白質（骨髄腫蛋白質，M蛋白）が尿中に検出されたものが，Bence Jones（ベンスジョーンズ）蛋白であり，約半数の症例で認められる。
【治療】
　化学療法が主体であり，造血幹細胞移植も併用される。高Ca血症や骨病変に対する補助療法としてビスホスフォネートが併用される。腫瘍切除を目的とした局所外科治療は適応がなく，脊椎発生例における麻痺に対する除圧固定術，病的骨折に対する髄内釘固定術などが行われる。
【予後】
　多発性骨髄腫の予後はいまだ不良であり，5年生存率は25%，10年生存率は10%である。感染症，腎障害，出血などが死因となる。

> **NOTE　骨悪性線維性組織球腫 malignant fibrous histiocytoma（MFH）**
>
> 　MFHは1980年代より軟部発生肉腫の筆頭に挙げられてきたが，近年その疾患概念が見直され，未分化な横紋筋肉腫，線維肉腫，脂肪肉腫などに再分類された結果，最新のWHO分類からは削除されている。類似の組織像を呈する腫瘍が骨に発生したものが骨MFHと診断されてきたが，これも同様に削除されたため，本書では取り上げていない。

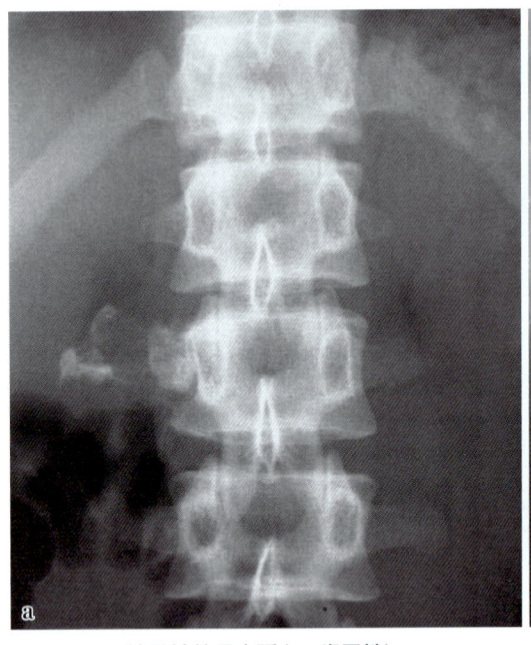

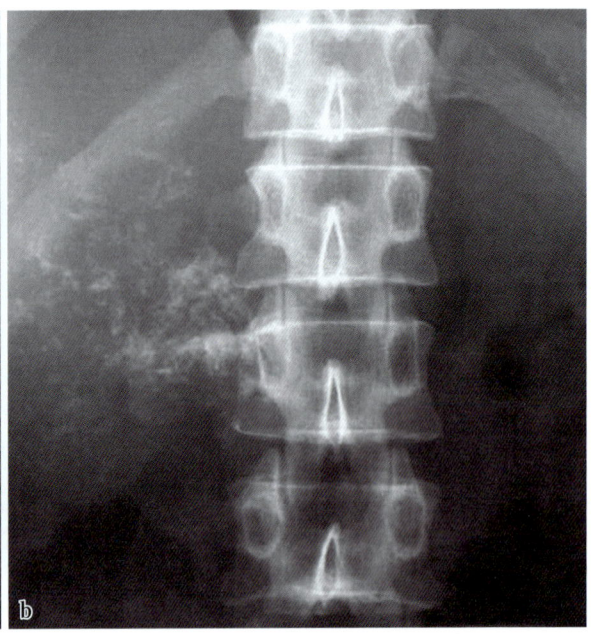

図 23-33　続発性軟骨肉腫（30 歳男性）
a. X 線像：18 歳時に撮像された良性病変
b. X 線像：30 歳時の同部位の病変。びまん性の石灰化を伴う病変が増大している。

Advanced Studies
その他の原発性悪性骨腫瘍
　骨原発の線維肉腫，血管肉腫，脂肪肉腫，神経肉腫，エナメル上皮腫などがあるがこれらの発生頻度は極めて低い。

D　続発性悪性骨腫瘍

　"続発性"を狭義に解釈すると，骨軟骨腫，軟骨腫などの良性骨腫瘍，あるいは線維性異形成，骨 Paget 病などの腫瘍類似疾患などの，最初に存在した病変が二次的変化を遂げて悪性化したものを意味するが，広義の続発性悪性骨腫瘍では，癌の転移による転移性悪性骨腫瘍も含む。

1　前駆病変からの続発性悪性骨腫瘍

　骨軟骨腫，軟骨腫などの良性軟骨形成腫瘍からの軟骨肉腫が発生する場合があり，特に多発性の病態（多発性骨軟骨腫，Ollier 病，Maffucci 症候群など）では発生頻度が高いとされている（図 23-33）。その他に線維性異形成や骨 Paget 病からの骨肉腫の発生が挙げられる。

2　転移性悪性骨腫瘍

　かつては対症療法のみであった骨転移巣に対する治療は，原発巣に対する治療法の進歩や骨転移巣を標的とした薬剤の開発などにより，症例ごとに異なる治療方針を選択する必要性が生じている。
【発生頻度】
　骨転移と診断された患者の原発巣の種類別頻度では，原発巣の発生頻度に依存して男性では肺癌が 24.1％，女性では乳癌が 33.3％ で最も多く，続いて，男性では腎癌，前立腺癌，肝癌，女性では肺癌，甲状腺癌，腎癌と続く（表 23-4）。それぞれの癌での骨転移の発生頻度に関しては病期によって異なるため，正確に把握することは困難である。例えば肺癌の場合診断時の骨転移の頻度は 15～20％ であるが，再発乳癌の場合の骨転移発生率は 65～75％，前立腺癌の剖検例では 50～70％ と高値である。骨転移が発生しやすい癌を調べるための前向き調査の結果では，1 位が腎癌（28.8％）であり，ついで前立腺癌，乳癌，肺癌となる（表 23-5）。これら成人の癌に加えて，小児癌で骨転移をきたすものとして副腎髄質や交感神経節から

表23-4 骨転移癌の原発巣別頻度（2006～2010）

原発巣	総数(%)	男性(%)	女性(%)
肺	991(24.1)	641(27.2)	350(19.9)
乳房	591(14.4)	5(0.2)	586(33.3)
腎臓	443(10.8)	339(14.4)	104(5.9)
前立腺	290(7.1)	289(12.2)	1(0.06)
肝臓	271(6.6)	215(9.1)	56(3.2)
大腸	218(5.3)	119(5.1)	99(5.6)
甲状腺	186(4.5)	55(2.3)	131(7.4)
胃	150(3.6)	92(3.9)	58(3.3)
食道	106(2.6)	92(3.9)	14(0.8)
子宮	72(1.8)	1(0.04)	71(4.0)
膵臓	68(1.7)	41(1.7)	27(1.5)
膀胱	60(1.5)	49(2.1)	11(0.6)
原発不明	249(6.1)	159(6.1)	90(5.1)
総数	4,112	2,353	1,759

〔日本整形外科学会・骨軟部腫瘍委員会（編）：平成22年（2010年）度全国骨腫瘍登録一覧表．国立がん研究センター，p26～29より〕

表23-5 X線画像読影からみた原発巣ごとの骨転移率

原発巣	骨転移症例数	原発登録症例数	骨転移率
腎臓	34	118	28.8%
前立腺	32	125	25.6%
乳房	172	844	20.4%
肺	212	1,143	18.5%
甲状腺	18	112	16.1%
肝臓	33	272	12.1%
膵臓	13	193	6.7%
膀胱	12	188	6.4%
子宮	22	464	4.7%
大腸	40	918	4.4%
食道	11	260	4.2%
胃	35	1,591	2.2%

〔がんの骨転移に対する予後予測方法の確立と集学的治療法の開発班（編）：骨転移治療ハンドブック．p6，金原出版，2004より〕

発生する神経芽細胞腫がある．
【発生部位】
　原発性悪性骨腫瘍と異なり，肋骨，脊椎，骨盤に多く，大腿骨，上腕骨が続く．約半数が多発性である．
【症状】
　多くは局所の疼痛で発症するが，脊椎転移の場合は下肢脱力などの麻痺症状で発症する場合もあ

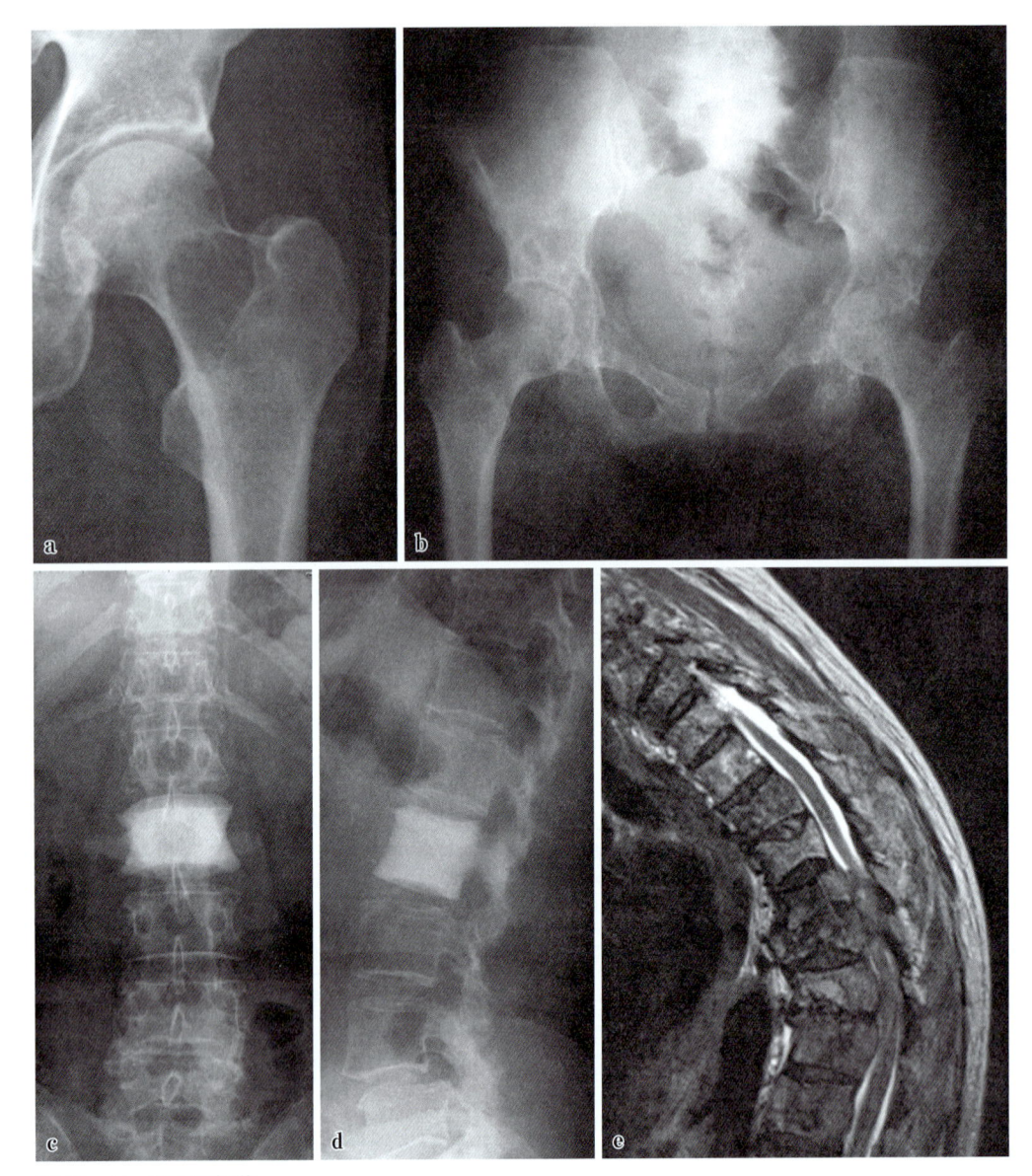

図 23-34 癌の骨転移
a. 腎癌：大腿骨近位部の溶骨性病変
b. 乳癌：骨盤骨から大腿骨にかけての広範な溶骨性病変
c, d. 前立腺癌：第2腰椎に限局した造骨性病変（ivory vertebra）
e. 乳癌：多発性脊椎転移で第10胸椎レベルで脊髄圧迫所見を認める。

る。30〜40％の症例では，転移巣が検出された時点で原発巣が不明である。多発骨転移の場合，アルカリホスファターゼ値の上昇や高Ca血症となることもあり，前立腺癌での前立腺特異抗原，肝癌でのAFPなどの癌マーカーが高値となる場合もある。神経芽細胞腫の場合は尿中にバニリルマンデル酸が陽性となる。

【X線像】
　転移巣のX線像は原発腫瘍により異なり，腎

> **NOTE　片桐の予後予測表**
> 　原発巣，ADL，内臓転移，過去の化学療法，骨転移の多発から合計8点満点でスコアをつけるもので，生存率と相関し予後の評価に有用である。

癌，甲状腺癌では溶骨性変化がほとんどで，骨破壊が著しく，軟部への進展も認められる場合が多い（図 23-34a, b）。一方前立腺癌，治療中の乳癌などでは造骨性変化が主体で（象牙様椎骨 ivory vertebra），骨内に限局しており，他の多くの癌では両者の変化が混在している（図 23-34c, d）。肺癌は浸透状の骨破壊を示し容易に骨折する，いわゆる切迫骨折の状態のものが多い。脊椎では圧迫骨折がしばしば認められる（図 23-34e）。

【治療】

治療にあたっては，まず予後の把握が最も重要であり，片桐の予後予測表などを用いて評価する。一般的に予後が 6 カ月以内と予測される場合は，保存的治療が選択され，逆に 2 年以上が期待されるような場合は，将来の QOL が悪化することのないように，積極的な外科治療の適応となる。保存的治療としては，原発腫瘍別の治療（ホルモン療法など）に加えて，近年では抗骨転移巣薬としてビスホスフォネートが広く用いられており，乳癌，前立腺癌，肺癌，腎癌において有効性が示されている。放射線治療は主として除痛および脊椎転移に対する麻痺予防のために用いられる。その他にアイソトープ治療としてストロンチウム 89（Sr^{89}）が用いられることがある。外科的治療における術式の選択には，やはり予後予測が重要となる。脊椎転移の手術は後方からの除圧固定が主体であるが，長期予後が期待できる場合は，脊椎全摘術を選択する場合もある。長管骨の病変に対しても，予後不良の場合には除痛，骨折予防のための髄内釘固定が選択されるが，長期の予後が期待できる場合は，腫瘍用人工骨頭置換術などにより，局所病変の制御を目指すべきである。

● 参考文献

1) 内田淳正：必見！ 悪性腫瘍を見逃さないための X 線診断．金原出版，2002
2) 江原 茂：骨・関節の X 線診断．金原出版，1995
3) 厚生労働省がん研究助成金 がんの骨転移に対する予後予測方法の確立と集学的治療の開発班（編）：骨転移治療ハンドブック．金原出版，2004
4) 国分正一，岩谷力，落合直之，他（編）：今日の整形外科治療指針第 6 版．医学書院，pp190-210，2010
5) 富田勝郎（編）：新図説臨床整形外科講座第 13 巻，骨・軟部腫瘍及び類似疾患．メジカルビュー社，1995
6) 日本整形外科学会 骨・軟部腫瘍委員会（編）：整形外科・病理 悪性腫瘍取扱規約 第 3 版．金原出版，2000
7) 日本整形外科学会骨・軟部腫瘍委員会（編）：骨・軟部肉腫切除縁評価法．金原出版，1989
8) 日本整形外科学会骨軟部腫瘍委員会，国立がん研究センター（編）：全国骨腫瘍患者登録一覧表（平成 22 年度）．2010
9) 平澤泰介，楠崎克之（編）：わかりやすい骨腫瘍の診断と治療．南江堂，2000
10) 町並陸生，牛込新一郎（編）：取扱い規約に沿った腫瘍鑑別診断アトラス『骨』．文光堂，1992
11) 吉川秀樹（専門編集）：最新整形外科大系第 20 巻 骨・軟部腫瘍および関連疾患．中山書店，2007
12) Fletcher CDM, Unni KK, Mertens F (eds)：Pathology and genetics of tumours of soft tissue and bone (World Health Organization Classification of Tumours). IARCP press, Lyon, 2002
13) Malawer MM, Sugarbaker PH (eds)：Musculoskeletal Cancer Surgery. Treatment of Sarcomas and Allied diseases. Kluwer Academic Publishers, Dordrecht, 2001
14) Mirra JM：Bone Tumors：Clinical, Radiological and Pathologic Correlations. Lea and Febiger, Philadelphia, 1989
15) Schajowicz F：Tumors and Tumorlike Lesions on Bone, 2 nd ed. Springer-Verlag, Berlin, 1994
16) Simon MA. Springfield DS (eds)：Surgery for bone and soft-tissue tumors. Lippincott Williams ＆ Wilkins, Baltimore, 1998
17) Unni KK, Inward CY：Dahlin's bone tumors. General aspects and data on 10,165 cases. 6 th ed. Lippincott Williams ＆ Wilkins, Baltimore, 2010

第24章 軟部腫瘍

診療の手引き

- [ ] 1. 年齢，性別，発生部位，腫瘍の大きさ・広がり，腫瘍の深達度などが診断に重要である。
- [ ] 2. 腫瘍の広がりは，単純X線像のみでは診断が困難であり，CTやMRIによる診断が必須である。
- [ ] 3. 造影CT，造影MRI，脂肪抑制MRIなどの画像診断を活用することが重要である。
- [ ] 4. 5cm以上の腫瘍は悪性であることが多い。しかし表在性で小さい悪性腫瘍が存在することも認識しなければならない。
- [ ] 5. 1カ月以内に急に発生，増大する腫瘤は炎症性であることが多い。
- [ ] 6. 完全に「良性」の診断がつかない限り，いかに小さな腫瘤（腫瘍）であっても軟部腫瘍の診断・治療の経験が乏しい整形外科医が気軽に生検や切除術を行ったりすべきではない。
- [ ] 7. 悪性腫瘍を疑えば，胸部X線撮影やCT，MRIあるいはPET-CTで所属リンパ節転移，肺転移の有無を確認する。
- [ ] 8. 治療を行う前には整形外科医，放射線診断医，病理診断医がそろって十分な討議を行い，治療方針を決定する必要がある。
- [ ] 9. 画像検査で診断がつかない場合には生検を行う。
- [ ] 10. 生検は骨・軟部腫瘍診断・治療の経験が豊富な医師が行う。
- [ ] 11. 針生検では超音波エコー下あるいはCT下における生検が有用である。
- [ ] 12. ［開創直視下］生検においては，その後の腫瘍切除術を考慮に入れて，常に長軸に平行に皮切を加える。
- [ ] 13. 病理組織標本の提出においては，画像診断情報を含めたすべての情報を病理医に伝える。病理診断依頼書に書ききれない場合には直接病理医に会って情報を伝える。
- [ ] 14. 病理標本を提出すれば診断がつくと思ってはならない。臨床診断が紛らわしいものは組織診断も典型的でない。病理医と緊密な連絡を取り合い，できるだけ病理医と顕微鏡を囲んで討議する。
- [ ] 15. 脂肪肉腫，横紋筋肉腫などは亜型により治療法，予後が異なることを認識すべきである。
- [ ] 16. 多くの悪性軟部腫瘍は悪性骨腫瘍と異なり，化学療法や放射線療法の効果が少ないため，手術においては的確な［治癒的］広範切除術を行う必要がある。

軟部腫瘍総論

A 軟部腫瘍の定義, 分類, 疫学

1 定義

軟部腫瘍 soft tissue tumor とは筋肉・脂肪といった軟部組織から発生した腫瘍の総称である。この場合の軟部組織とは，筋肉，脂肪，血管，末梢神経，腱や靱帯などの非上皮性組織を指し，骨，網内系，グリア，および実質臓器の支持組織は含まないと定義されている。ほとんどが中胚葉由来であるが，例外として外胚葉由来の末梢神経腫瘍が含まれている。また軟部腫瘍のなかで悪性のものを軟部肉腫とよんでいる。

2 分類

軟部腫瘍の分類は，発生した組織に基づいて分類する組織分類，その悪性度から分類する悪性度分類，悪性度分類に臨床情報を加えた病期分類がある。

A 組織分類

組織分類の代表的なものに Enzinger & Weiss 分類と WHO 分類がある。しかし，これらの分類は非常に詳細に記されており，発生頻度が稀なものも含めて 100 種類以上に分類されていて実際の臨床診断にはあまり有用ではない。発生頻度の高い主なものだけを取り上げた軟部腫瘍診断ガイドラインの分類が日本整形外科学会により作成されている (表 24-1)。

B 悪性度分類

組織学的に悪性度 (Grade) を判定したもので，転移発生などの臨床経過の予測や治療方針の決定に役立つ。悪性度を評価する指標として，腫瘍の分化度・核分裂像・腫瘍内壊死の程度をスコアリ

表 24-1 軟部腫瘍診断ガイドラインによる分類

	良性	悪性
線維組織由来腫瘍	線維腫，結節性筋膜炎，弾性線維腫，腹壁外デスモイドなど	線維肉腫
線維性組織球由来腫瘍	黄色腫など	隆起性皮膚線維肉腫，悪性線維性組織球腫
脂肪組織由来腫瘍	脂肪腫，脂肪芽細胞腫，血管脂肪腫など	脂肪肉腫 (高分化型，粘液型，円形細胞型，多形型，脱分化型)
平滑筋組織由来腫瘍	平滑筋腫，血管平滑筋腫など	平滑筋肉腫
横紋筋組織由来腫瘍	横紋筋腫	横紋筋肉腫 (胎児型，ブドウ状型，紡錘細胞型，胞巣型，多形型)
血管・リンパ管組織由来腫瘍	血管腫，リンパ管腫，グロムス腫瘍，血管周皮腫など	血管内皮腫，血管肉腫など
滑膜組織由来腫瘍	腱鞘巨細胞腫，色素性絨毛結節性滑膜炎など	悪性腱鞘巨細胞腫
末梢神経組織由来腫瘍	神経鞘腫，神経線維腫，顆粒細胞腫	悪性末梢神経鞘腫，淡明細胞肉腫，悪性顆粒細胞腫など
骨・軟骨組織由来腫瘍	骨化性筋炎，骨外性軟骨腫，骨外性骨軟骨腫	骨外性骨肉腫，骨外性軟骨肉腫，間葉性軟骨肉腫
組織由来不明腫瘍	粘液腫など	滑膜肉腫，胞巣状軟部肉腫，原始神経外胚葉性腫瘍など

ングして評価する FNCLCC（Fédération Nationale des Centres de Lutte Contre le Cancer）grading system があり，Grade 1〜3 まで 3 段階で評価している。他にも 2 段階（低悪性度，高悪性度）で評価するものや 4 段階で評価する分類もある。

C 病期分類

組織学的悪性度に加えて，腫瘍のサイズや広がり，転移の有無など臨床情報を加えた分類である。軟部腫瘍は組織型が多彩であり，組織型のみで臨床経過を予測し治療方針を立てることが困難である。病期分類は組織型に囚われることなく患者の予後を予測し治療方針を決定できるため，治療の観点からは重要な分類である。

軟部肉腫の病期分類には一般的に AJCC（American Joint Committee on Cancer of Soft tissue sarcomas）分類（表 24-2）と Enneking 分類 Surgical Staging System（表 24-3）が用いられる。いずれも組織学的悪性度，腫瘍の大きさ，深達度，転移の有無を加味した分類である。

3 発生頻度

良性軟部腫瘍の発生頻度は人口 10 万人あたり年間 300 人程度と言われている。しかし一般的に無治療であることも多く詳細な頻度は不明である。組織型としては脂肪腫の割合が最も多く約 1/3 と言われており，他には神経鞘腫や血管腫などの頻度が高い。

悪性軟部腫瘍（軟部肉腫）の発生頻度は人口 10 万人あたり年間 3 人程度であり，良性軟部腫瘍と比較すると 1/100 程度である。全悪性腫瘍のなかでも 1% 以下であり，他の癌腫と比較すると非常に稀である。軟部肉腫のなかで発生頻度が高い

表 24-2　AJCC（American Joint Committee on Cancer of Soft tissue sarcomas）分類

2 段階評価	3 段階評価	4 段階評価
低悪性度	Grade 1	Grade 1
		Grade 2
高悪性度	Grade 2	Grade 3
	Grade 3	Grade 4

病期 Stage	腫瘍のサイズと発生深度 Tumor size & location	所属リンパ節転移 Lymphnode metastasis	遠隔転移 Distant metastasis	組織学的悪性度 Grade
ⅠA	5 cm 以下	—	—	低悪性度
ⅠB	5 cm 以上	—	—	低悪性度
ⅡA	5 cm 以下	—	—	高悪性度
ⅡB	5 cm 以上で表在性	—	—	高悪性度
Ⅲ	5 cm 以上で深在性	—	—	高悪性度
Ⅳ	Any	+	+	Any

（Edge SB, Byrd DR, Compton CC, et al：AJCC Cancer Staging Manual, 7 th ed.：Springer, New York, 2010）

表 24-3　Enneking 分類 Surgical Staging System

病期 Stage	組織学的悪性度 Grade	腫瘍の局在 Tumor location	転移 Metastasis
ⅠA	低悪性度	コンパートメント内	—
ⅠB	低悪性度	コンパートメント外	—
ⅡA	高悪性度	コンパートメント内	—
ⅡB	高悪性度	コンパートメント外	—
Ⅲ	Any	Any	+

表24-4 わが国における悪性軟部腫瘍の発生頻度（1985～2007）*

組織診断	総数	全悪性軟部腫瘍に対する%
1. 脂肪肉腫	1,531	26.9%
2. 悪性線維性組織球腫	1,328	23.3
3. 滑膜肉腫	425	7.5
4. 悪性末梢神経鞘腫瘍	349	6.1
5. 平滑筋肉腫	338	5.9
6. 横紋筋肉腫	241	4.2
7. 線維肉腫	117	2.1
8. 粘液線維肉腫	114	2.0
9. 骨外性Ewing肉腫	106	1.9
10. 骨外性軟骨肉腫	104	1.8
11. 類上皮肉腫	101	1.8
12. 胞巣状軟部肉腫	90	1.6
13. 隆起性皮膚線維肉腫	88	1.5
14. デスモイド型線維腫症	69	1.2
診断未決定	270	4.7

1985～2007年の間に登録された5,688例の悪性軟部腫瘍
〔日本整形外科学会 骨・軟部腫瘍委員会（編）：全国悪性軟部腫瘍登録一覧表（平成19年度），国立がんセンター，pp22-23, 2007より〕
*（ただし1995～2001，2004～2005を除く）

表24-5 悪性軟部腫瘍の好発年齢と好発部位

腫瘍	好発年齢	好発部位
脂肪肉腫	50～70	大腿，下腿，上腕，肩，胸背部，殿部
悪性線維性組織球腫	60～80	大腿，下腿，上腕，前腕，背部，殿部，後腹膜
滑膜肉腫	20～50	大腿，膝部，下腿，前腕，肩，腹部
平滑筋肉腫	50～80	大腿，下腿，後腹膜
横紋筋肉腫	0～20	大腿，下腿，後腹膜
悪性末梢神経鞘腫瘍	20～70	大腿，下腿，上腕，頚部，背部，後腹膜

ものは脂肪肉腫，悪性線維性組織球腫，滑膜肉腫，悪性末梢神経腫瘍，平滑筋肉腫である（表24-4）。また軟部肉腫はいかなる年齢・部位にも発生しうるが，四肢，特に大腿部に発生することが多く，また中高年者に好発する。その組織型によっても好発年齢・好発部位に特徴があり，これらは診断をするうえでの大きな手がかりとなる（表24-5）。

B 軟部腫瘍の診断

四肢・体幹部に発生した腫瘤性病変を診察する際，腫瘍なのか炎症性の腫瘤なのか，また腫瘍であれば良性なのか悪性なのかということを常に念頭に置く必要がある。軟部腫瘍ガイドラインに示されている診断手順を表に示す（図24-1）。

軟部腫瘍の診断に際しては，各検査所見が非特異的なことが多いため，様々な所見を統合して診断を下す必要があり，そのためには整形外科医，放射線科医，病理医が協力・連携しながら診断を進めていくことが重要である。

1 問診，診察

腫瘍により好発年齢・部位・性別があるため，まずこれらの情報を聴取することが重要である。次に疼痛の有無や腫瘍の増大傾向の有無・スピード，また外傷の既往などがあるかどうかについても問診を行う。多発性の神経線維腫と関連の深い神経線維腫症1型（von Recklinghausen病）など遺伝性の疾患もあるため，家族歴の聴取も必須である。

次に視診と触診で，腫瘤の局在（表在性か深在性か），大きさ（5cm以上あるか），圧痛の有無，局所熱感や発赤の有無，腫瘤の硬さ（充実性か囊胞性か），単発性か多発性か，神経に沿った関連痛の有無，リンパ節の腫脹の有無などを調べる。これらは，その腫瘍が炎症性腫瘤か，または良性腫瘍か悪性腫瘍かの鑑別に役立つ情報である（表24-6）。ただし，これらの特徴に一致しない病変もあるため，臨床所見だけで診断することは難しい。これらの臨床情報をもとに鑑別診断を考えながら以下に記す検査を進めていく。

2 血液検査所見

炎症性腫瘤（膿瘍など）ではCRP上昇などの炎症所見を認めることが多い。また悪性線維性組織球腫の一部（inflammatory MFH）でもCRPや白血球数の上昇を認めることがある。しかし一般的に，軟部腫瘍に特異的な腫瘍マーカーや血液検査所見はないため，診断に有用となることは少ない。

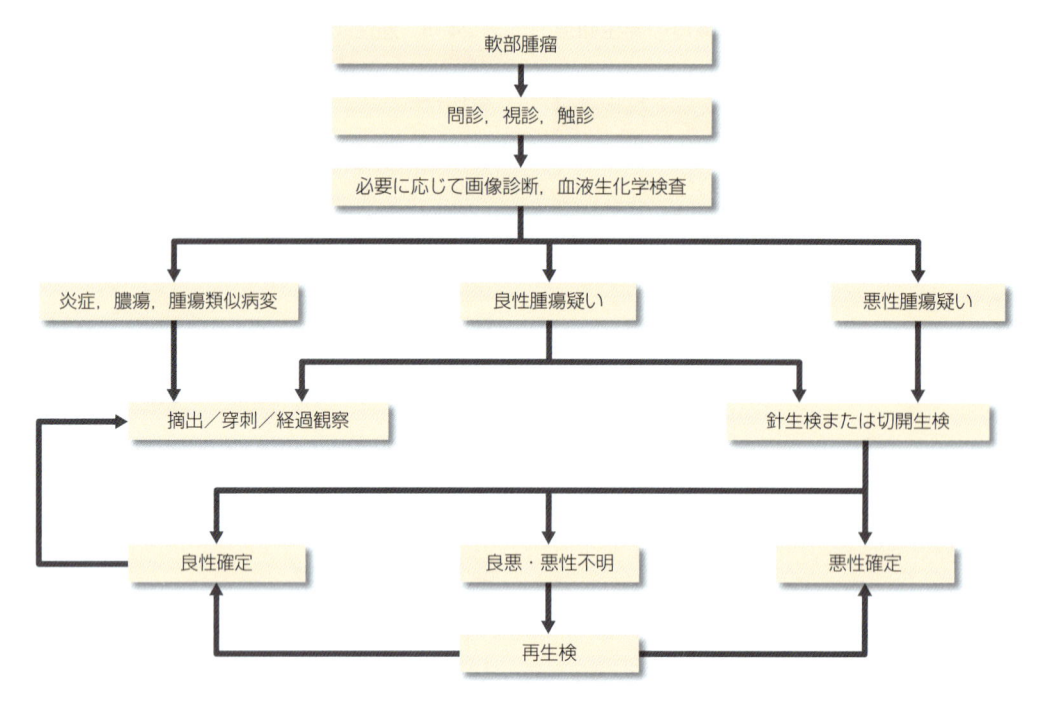

図 24-1 軟部腫瘍の診断手順〔日本整形外科学会（監）：軟部腫瘍診断ガイドライン 2012．p4，南江堂，2012 より〕

表 24-6 軟部腫瘍の身体所見とその意義

腫瘍の局在	深部発生の腫瘍の場合は悪性を考慮する。
腫瘍の大きさ・増殖速度	大きさが 5 cm を超える場合は悪性を考慮する。また急速な増大傾向を示すものは悪性や炎症性腫瘤を考慮する。
圧痛，局所熱感	圧痛や局所熱感を伴う場合は炎症性腫瘤や悪性を考慮する。また良性軟部腫瘍のなかでも血管性腫瘍（血管腫やグロムス腫瘍）は疼痛を生じることがある。
神経に沿った関連痛	神経鞘腫で特徴的な所見である。また腫瘍が神経束に接している場合も生じることがある。
腫瘍の硬さ	充実性で弾性硬の腫瘍は悪性の可能性を考慮する。
単発性か多発性か	多発性に発生する腫瘍としては神経線維腫 1 型，多発性神経鞘腫，多発性脂肪腫症などの限られた疾患である。
リンパ節の腫脹	炎症性疾患の場合はリンパ節の腫脹を伴うことが多い。また一部の軟部肉腫（横紋筋肉腫，淡明細胞肉腫，類上皮肉腫など）では時にリンパ節転移を生じることがある。

3 画像所見

A 単純 X 線

骨腫瘍に比べると軟部腫瘍においては単純 X 線の診断的価値は低い。しかし血管腫や滑膜肉腫のような石灰化を伴う軟部腫瘍を診断するためには有用なスクリーニング検査である（**図 24-2a**）。また脂肪腫や高分化型脂肪肉腫では正常脂肪と同程度に軟部陰影の透過性が亢進する（**図 24-2b**）。他にも骨との境界にできた軟部腫瘍の場合は，軟部腫瘍による圧排で生じた骨の scalloping（→376 頁参照）や，腫瘍の骨内への浸潤に伴う骨破壊像（→356 頁参照）を認めることがある。

B MRI

MRI は優れたコントラスト分解能を有し，病変の範囲・他の構造物との位置関係を把握するために非常に有用である。また腫瘍の内部の性状（脂肪性分，液体成分，出血，細胞密度など）も判断

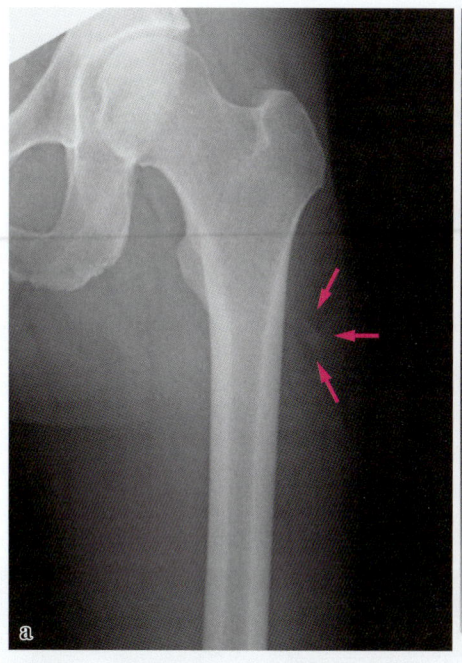

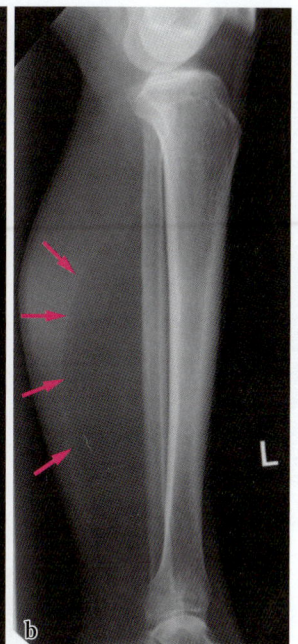

図 24-2 単純 X 線による軟部腫瘍の評価
a. 滑膜肉腫の石灰化
b. 高分化脂肪肉腫における軟部陰影の透過像

できるため，軟部腫瘍においては最も診断能力の高い検査である。

一般的に軟部腫瘍は T1 強調像で低信号から等信号，T2 強調像で高信号を示すことが多く，内部に出血や壊死・変性を生じると不均一な信号となる。また T1 強調像・T2 強調像ともに高信号を示す場合は脂肪性腫瘍を，ともに低信号を示す場合は線維性の腫瘍やヘモジデリン沈着を生じる腫瘍を考える。また軟部腫瘍の検査で MRI を撮影するときは可能な限り造影剤を用いたほうが得られる情報量が多くなる。造影効果は腫瘍内部の血流や細胞の密度をよく反映するため，高悪性の腫瘍の場合は強い造影効果を示すことが多く，また嚢胞性病変の場合は隔壁だけが造影され内部は造影されないことが多い。

MRI の欠点としては，骨破壊や石灰化などの描出に適さないこと，撮像時間が長いため動きのある胸郭周囲では画像が不鮮明になること，人工関節などの金属周囲でのアーチファクトが強いことなどが挙げられる。

C CT

腫瘍内部の石灰化や骨化病変の描出に優れており，また腫瘍に隣接した骨の変化の描出にも優れている。また造影剤を用いることで，腫瘍への血流や周囲の血管との位置関係を正確に知ることができる（図 24-3）。しかし軟部腫瘍の診断においては MRI と比較すると得られる情報は少ない。軟部腫瘍の質的診断の目的以外には，CT ガイド

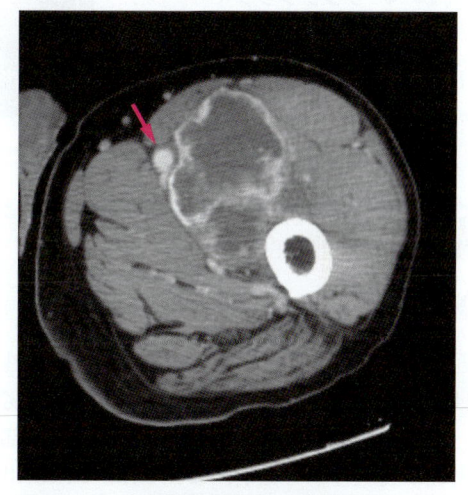

図 24-3 大腿部軟部肉腫の造影 CT
矢印で示すのが大腿動脈。腫瘍が血管・骨と隣接し，また腫瘍の周囲が強く造影されている。

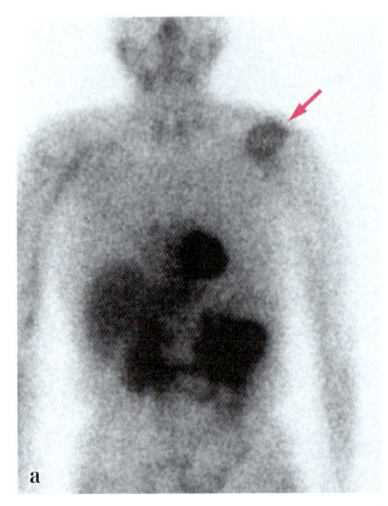

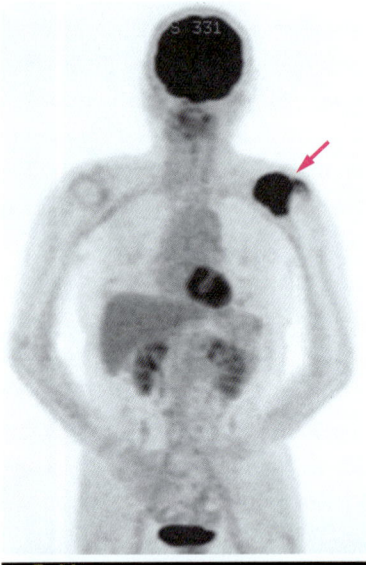

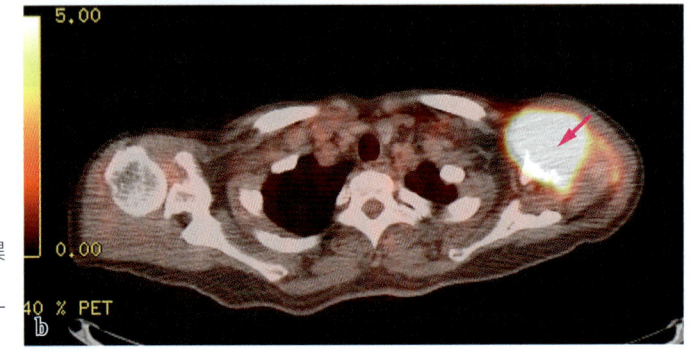

図 24-4 シンチグラフィー
a. 左肩 MFH 症例の Tl scan：左肩に異常集積を認める（矢印）。
b. 左肩 MFH 症例の PET-CT：a と同一症例，異常集積がより鮮明である。

下で針生検を行ったり，悪性軟部腫瘍の場合は肺転移の検出に胸部 CT を施行する。

D 超音波

近年，整形外科領域でも超音波検査の有用性が注目を集めている。質的診断は他の検査より劣るが，外来で簡便にできるのが利点である。内部が充実性か嚢胞性かの鑑別，また MRI では検出が難しいような小さな腫瘤性病変の検出に有用である。他にも針生検の際，正確に検体を採取するために針先の位置を確認する目的でも使用される。

E シンチグラフィー

Tl^{201}（タリウム）シンチグラフィーは軟部腫瘍の良・悪性の鑑別に用いられる（図 24-4a）。高悪性度の腫瘍は強い集積を示すことが多く診断の助けになるが，神経鞘腫など一部の良性腫瘍でも集積を認めることがあるため注意を要する。近年では FDG-PET が悪性軟部腫瘍にも保険適用となり，軟部腫瘍の良・悪性の鑑別や転移巣の検出に用いられるようになってきた（図 24-4b）。またこれらの核医学検査を悪性軟部腫瘍に対する化学療法の効果判定に用いることもある。

F 血管造影

高悪性度の軟部肉腫においては，その豊富な血流を象徴して腫瘍濃染像を認めることがあり，また腫瘍周囲に発達した新生血管や栄養動脈なども描出される。胞巣状軟部肉腫や腫瘍類似疾患である動静脈奇形においては特徴的な像を示す（図 24-5）。以前は良悪性の鑑別に用いられることもあったが，MRI などの非侵襲的検査の質の向上に伴い，血管造影の適応は限られたものとなりつつある。

4 生検術

　軟部腫瘍における最終的な診断は病理診断で決定する。軟部腫瘍は骨腫瘍と異なり典型的な画像所見を示さないことが多く，生検術は良・悪性の鑑別を含め診断・治療方針の決定に不可欠な検査といえる。また生検材料を提出する際には，詳細な臨床情報・画像情報を病理医に伝えることも正確な診断を得るために重要である。

A 吸引細胞診

　簡便に行うことができるという利点があるが，硬い腫瘍では組織の採取が困難であり，また偽陰性も多いことから，その適応は慎重に選ぶべきである。

B 針生検（図24-6）

　比較的低侵襲で，かつ外来で局所麻酔下に行うことができる。画像所見を参考にし，壊死部や嚢胞部ではなく腫瘍の実質部を採取するように心がける。また触知することができない深部の軟部腫瘤や，神経血管が隣接している場合，また後腹膜腔の軟部腫瘍などでは超音波ガイド下もしくはCTガイド下での生検術を行うことが望ましい。

　画像上や臨床所見から神経原性腫瘍を疑うときは，盲目的に生検を行うと神経損傷を引き起こす可能性があるため禁忌である。採取される検体量が少なく腫瘍の全体像を見ることができないため，切除標本での最終診断とは異なった診断となる可能性があることを念頭に置かなければならな

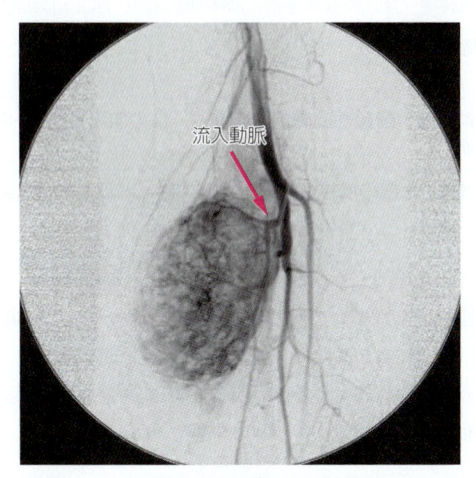

図24-5　胞巣状軟部肉腫の血管造影
腫瘍濃染像や流入動脈が確認できる。

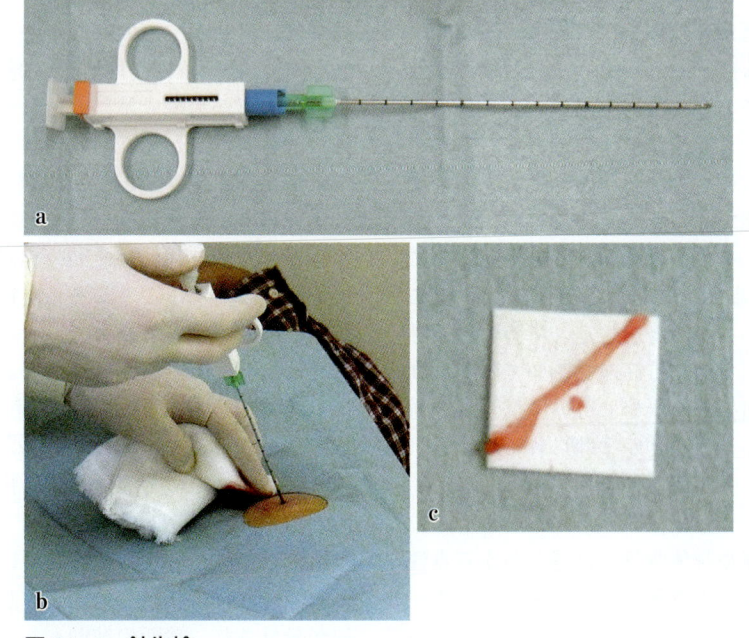

図24-6　針生検
a．生検針　b．生検は清潔操作で行う　c．採取した標本

表24-7 軟部腫瘍の免疫染色でよく使用される抗原

抗原	特徴	陽性となる軟部腫瘍
Cytokeratin EMA(Epithelial membrane antigen)	上皮系マーカー	滑膜肉腫,類上皮肉腫,中皮腫,一部の血管肉腫・平滑筋肉腫,悪性線維性組織球腫
vimentin	間葉系マーカー	ほとんどの軟部腫瘍,メラノーマ
desmin	筋原性マーカー	平滑筋肉腫,横紋筋肉腫
SMA(smooth muscle actin)	筋原性マーカー	平滑筋肉腫,横紋筋肉腫,筋線維芽細胞性腫瘍,グロムス腫瘍
S-100	神経系マーカー	
	軟骨系マーカー	末梢神経腫瘍,骨外性軟骨腫瘍,淡明細胞肉腫,脂肪組織腫瘍
CD31 第Ⅷ因子関連抗原	血管系マーカー	血管系腫瘍
CD34		孤立性線維腫,隆起性皮膚線維肉腫,一部の血管系腫瘍・類上皮肉腫
CD99		Ewing肉腫,一部の横紋筋肉腫・滑膜肉腫,間葉系軟骨肉腫

い。また血流の豊富な軟部肉腫を疑うときは,生検部からの出血によって皮下血腫を形成し腫瘍が播種してしまう可能性があるため,生検後には十分な圧迫止血操作を行うべきである。

C 切開生検

針生検で診断がつかない場合や,針生検をすることが困難な部位に腫瘍がある場合は切開生検を行う。全身麻酔もしくは腰椎麻酔が必要となり,また侵襲もやや大きくなるという欠点もあるが,確実に的確な場所から検体を採取でき,また腫瘍の性状を肉眼でも確認できるため,針生検と比較すると情報量が多い。また術中迅速診断を併用することで,しっかりと検体が採取できているかを確認できるとともに,良・悪性の鑑別もある程度は術中に診断可能である。

注意点として,その後行われる腫瘍の切除のことを考慮して長軸方向に皮切をデザインすること,また悪性であったことを想定して腫瘍の播種を防ぐため,筋間ではなく筋肉を割いて腫瘍に到達すること,止血操作を十分に行い腫瘍からの血腫を生じさせないことなどが挙げられる。

D 切除生検

術前の画像診断や身体所見,経過などから良性腫瘍であると確信できるときは,診断を兼ねて一期的に腫瘍を切除する切除生検を行うことがある。また腫瘍径が小さく皮下に限局している場合などにも行われる。ガングリオン,神経鞘腫,脂肪腫などに対して行われることが多い。この場合も,万が一に悪性である可能性を念頭に置き,追加広範切除が行えるように皮切は長軸方向とし,止血には十分注意を払うべきである。

5 病理診断

最終的な病理診断は治療方針を決めるうえで,極めて重要な役割を果たしている。しかし,軟部腫瘍は症例数が少ないにもかかわらず分類が多岐にわたり,病理診断が困難な症例も多く存在する。正確な診断が治療成績に直結していくため,整形外科医と病理医がお互いに情報を共有し,連携して正確な病理診断を下せるようにするべきである。

病理組織診断は原則としてHE染色によって行われるが,軟部腫瘍はその分化傾向によって組織型を決め診断することが多く,近年では免疫組織染色が必須な検査となっている。よく使用される各種抗原とその特徴,陽性となる腫瘍を表に示す(表24-7)。また細胞増殖関連抗原Ki-67に対するモノクローナル抗体MIB-1の陽性率を用いて,腫瘍の増殖能・核分裂能を定量化し,悪性度の指標としている。

また近年,分子生物学の進歩によって軟部腫瘍においても特定の融合遺伝子もしくは遺伝子の増幅が発見され,診断の補助もしくは診断確定の鍵となることがある。滑膜肉腫におけるSYT-SSX

表24-8 軟部腫瘍における染色体異常・遺伝子異常

組織型	染色体転座	遺伝子異常
胞巣型横紋筋肉腫	t(2;13)(q35;q14) t(1;13)(p36;q14)	PAX3-FKHR fusion（65%） PAX7-FKHR fusion（15%）
胞巣型軟部肉腫	t(X;17)(p11;q25)	ASPL-TFE3 fusion（>95%）
淡明細胞肉腫	t(12;22)(q13;q12) t(2;22)(q33;q12)	EWS-ATF1 fusion（>90%） EWS-CREB1 fusion（unknown）
隆起性皮膚線維肉腫	t(17;22)(q21;q13)	COL1A1-PDGFB fusion（>90%）
骨外性粘液型軟骨肉腫	t(9;22)(q22-q3;q12) t(9;17)(q22;q11)	EWS-NR4A3 fusion（75%） TAF15-NR4A3 fusion（25%）
Ewing肉腫	t(11;22)(q24;q12) t(21;22)(q22;q12)	EWS-FLI1 fusion（90%） EWS-ERG fusion（5%）
低悪性度線維粘液肉腫	t(7;16)(q33;p11.2) t(11;16)(p13;p11.2)	FUS-CREB3L2 fusion（>95%） FUS-CREB3L1 fusion（<5%）
高分化型/脱分化型脂肪肉腫	―	MDM2 amplification（>95%） CDK4 amplification（>90%）
粘液型/円形脂肪肉腫	t(12;16)(q13;p11) t(12;22)(q13;q11)	FUS-CHOP fusion（>95%） EWS-CHOP fusion（<5%）
滑膜肉腫	t(X;18)(p11.2;q11.2)	SYT-SSX1 fusion（65%） SYT-SSX2 fusion（35%） SYT-SSX4 fusion（<1%）

融合遺伝子やEwing肉腫におけるEWS-FLI1融合遺伝子がその代表例である．軟部腫瘍における主な染色体異常・遺伝子異常を表に示す（表24-8）．遺伝子異常の検出にはRT-PCR（reverse transcription polymerase chain reaction）やFISH（fluorescent in situ hybridization）が用いられる．

C 軟部腫瘍の治療

それぞれの組織学的診断に応じた治療が行われる．手術療法としては，腫瘍内切除，被膜部で一塊として摘出する腫瘍辺縁切除，腫瘍周囲の正常組織をつけて腫瘍を露出しないようにする腫瘍広範切除がある．また悪性軟部腫瘍に対しては化学療法・放射線療法も行われる．

1 良性軟部腫瘍

良性腫瘍の場合，疾患自体が生命予後に直接関与する可能性は低いため，腫瘍の存在そのものが治療の適応とはならない．疼痛や運動障害などの症状を有する場合や，増大傾向を示す場合，また美容上の問題がある場合は治療の対象となるが，それ以外は診断がつけば経過観察でもよい．治療は腫瘍辺縁切除を行うことがほとんどであるが，神経鞘腫では核出術，デスモイド型線維腫症のような再発率の高い腫瘍や筋肉内血管腫のようなびまん性の病変に対しては良性腫瘍でも広範切除術が行われる．悪性軟部腫瘍とは異なり，治療方針の決定には機能を保つことに重点を置くべきである．

2 悪性軟部腫瘍

悪性軟部腫瘍の場合，その治療は他の固形癌と同じく手術療法・化学療法・放射線療法を組み合わせて行う．

低悪性度の軟部肉腫の場合，一般的に遠隔転移する可能性は低く，治療の中心は手術療法である．局所再発の可能性を最小限にするために広範切除が原則であるが，神経血管と隣接しており十分な切除縁が確保できない場合は放射線などの補助療法を併用することがある．

高悪性度の軟部肉腫の場合，化学療法・手術療法・放射線療法を含めた集学的治療が必要となるが，治療の中心は手術療法であり広範切除を行う。低悪性度の場合と同様に十分な切除縁が確保できない場合は，放射線などの補助療法を併用したり，状況によっては切断術が選択される。また体幹発生の切除不能例などには，近年重粒子線療法なども行われるようになってきた。

化学療法は骨外性 Ewing 肉腫や横紋筋肉腫などの小円形細胞肉腫においては必須とされている。その他の高悪性度軟部肉腫における化学療法の有効性・必要性はいまだに意見の分かれるところであるが，化学療法によって遠隔転移を防ぎ生存率の向上につながるという報告が多い。また術前に化学療法や放射線療法を行い腫瘍を縮小させることで，切除する正常組織を縮小でき，また腫瘍が神経血管に隣接する場合は神経血管を温存できるチャンスも生まれる。

放射線療法に関しては，一般的に抵抗性であることが多いため，放射線単独で治療されることはほとんどなく，補助療法や姑息的治療として位置づけされている。

D 軟部肉腫の転移

軟部肉腫の遠隔転移は主に肺転移である。上皮系の癌と異なりリンパ節転移は一般的には生じにくいとされているが，Ewing 肉腫や横紋筋肉腫などの小円形細胞型肉腫，類上皮肉腫，淡明細胞肉腫では時々リンパ節転移を生じる。転移巣の切除に関しては，以前は消極的な意見が多かったが，転移巣の切除が生命予後を改善することがわかってきており，切除可能な症例では可能な限り根治的な切除を行う。遠隔転移を有する軟部肉腫の生命予後は一般的に不良であるが，転移巣が根治的に切除できる場合や化学療法が奏効する場合は治癒する可能性が十分にある。

E 軟部肉腫の予後

軟部肉腫患者の予後はその組織型によって大きく異なるが，その5年生存率はおおよそ50％程度とされている。肺転移の有無が大きく生命予後に関連し，一旦肺転移を発症すると，その5年生存率は20〜30％程度になると言われている。

軟部腫瘍各論

A 良性軟部腫瘍

良性軟部腫瘍だけでも組織学的に50以上に分類される。ここでは，発生頻度の高い良性軟部腫瘍を紹介する。

1 脂肪腫
lipoma

【疾患概念】

最も頻度の高い良性軟部腫瘍である。血管脂肪腫 angiolipoma や紡錘形細胞脂肪腫 spindle cell lipoma，多形性脂肪腫 pleomorphic lipoma などの亜型も存在するが，ここでは通常の脂肪腫について述べる。無痛性の弾性軟の腫瘤であり，深部発生例などではかなりの大きさになるまで見つからないことが多い。通常は5cmを超える軟部腫瘤は悪性の可能性が高いが，脂肪腫に関しては5cmを超える大きな腫瘍にもよく遭遇する。中高年に好発し，若年者には少ない傾向がある。好発部位は頸部・背部や四肢近位部に多く，四肢の遠位部に発生することは稀である。通常は皮下発生の表在性の場合が多いが，筋肉内や筋間などの深部に発生することもある。特に筋肉内に発生したものは浸潤性の発育をするため筋肉内脂肪腫 intramuscular lipoma（浸潤性脂肪腫 infiltrating lipoma）とよばれる。

【画像所見】

単純 X 線像にて脂肪透過性陰影を認め，CT では皮下脂肪と同等の低吸収域，MRI では T1 強調像・T2 強調像ともに高信号を呈し，脂肪抑制像で均一に抑制される（図 24-7）。血流は少ないため造影効果は見られず，また周囲の浮腫・炎症所

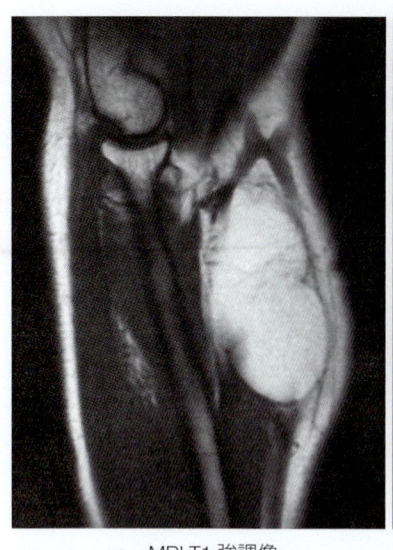

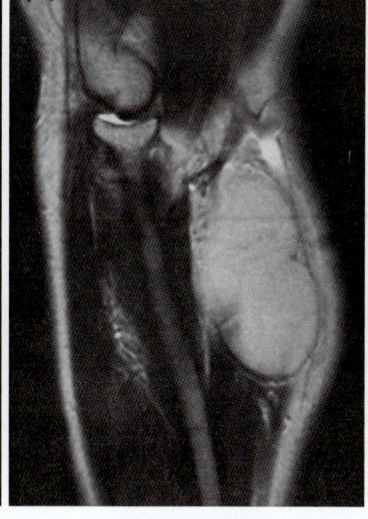

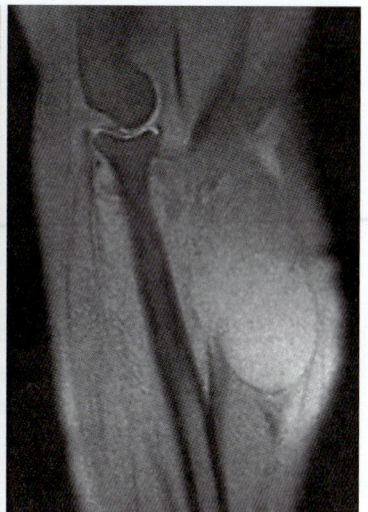

a. MRI T1強調像　　**b.** MRI T2強調像　　**c.** MRI T1脂肪抑制像

図24-7　脂肪腫のMRI画像
内部の構造が均一で，隔壁構造なども認めない。

見も認めない。高分化型脂肪肉腫と画像上鑑別が難しいことがあるが，内部に隔壁構造などがなく全体に均一な構造・信号であることが脂肪腫の特徴である。

【病理所見】

肉眼的には黄色もしくは淡黄色を示し周囲に薄い皮膜を有することが多い。組織学的には成熟した脂肪細胞が一様に増殖している。分子生物学的には一部の脂肪腫では12番染色体に存在する*HGMA*遺伝子に異常があると報告されている。

【治療】

小さいものや，美容上・機能上の問題がなければ治療の必要はない。ただし，増大傾向にあるものやサイズの大きいものでは生検術を行い高分化型脂肪肉腫と鑑別を行うべきである。手術を行う場合は辺縁切除術を行うのが一般的である。

2 血管腫
hemangioma

【疾患概念】

発生頻度の高い軟部腫瘍の1つであるが，真の腫瘍性病変と言うよりは過誤腫 hamartoma として扱われる。発生部位によっても分類され，皮膚に発生する浅在性血管腫 superficial hemangioma，筋肉内に発生する筋肉内血管腫 intramuscular hemangioma，関節滑膜下脂肪組織に発生する滑膜性血管腫 synovial hemangioma，多発する血管腫症がある。最も多いのは表皮型血管腫であり，好発年齢は小児期で頭頸部・四肢に好発する。ただし整形外科で治療されることは少ない。

筋肉内血管腫は若年成人の下肢の筋肉内に好発し，血管腫のなかでは1%程度と発生頻度は低いものの整形外科で治療されることが多い。筋肉内を異常血管が浸潤性に増殖し，また不定期に出血を起こし疼痛を生じ，サイズに変化が生じることもある。

関節内滑膜血管腫も稀な血管腫である。関節内に限局したものや，周囲の筋肉・皮膚まで浸潤・増殖するものもある。関節内で出血を繰り返すことで関節症性変化を生じることもある。

血管腫症は幼少期に発症し，片側下肢に多発することが多い。多発血管腫に多発軟骨腫が合併したものを Maffucci（マフッチ）症候群，巨大血管腫によって血小板が減少し紫斑病を合併したものを Kasabach-Merritt（カサバッハ-メリット）症候群とよぶ。

【画像所見】

単純X線像では血栓の器質化に伴う小円形石灰化像（静脈石）を認め，腫瘍内部に多発する傾向がある。MRIではT1強調像で低から等信号，T2強調像で高信号となるが，内部に血流を反映

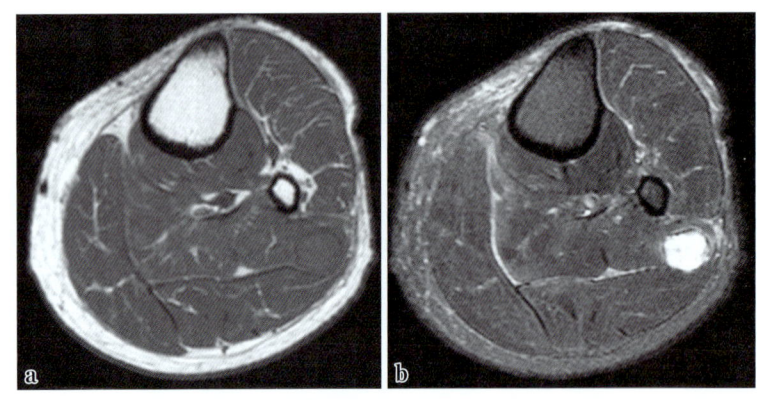

図 24-8　下腿筋肉内血管腫の MRI
T1 強調像（a）で低信号，T2 強調像（b）で flow void が確認できる。

した T2 低信号の flow void が多数存在する（図 24-8）。

【病理所見】
　組織学的に毛細血管腫 capillary hemangioma，海綿状血管腫 cavernous hemangioma，静脈型血管腫 venous hemangioma，動静脈型血管腫 arteriovenous hemangioma に分類される。表皮型は毛細血管腫が多く，また筋肉内血管腫ではあらゆる組織像を取りうる。

【治療】
　無症状のものは治療対象とならず経過観察を行い，疼痛などの症状を訴える場合は手術を考慮する。表在型で皮下に腫瘍が限局する場合は単純切除可能であるが，筋膜を越えて筋間に浸潤する場合や筋肉内血管腫の場合は境界が不明瞭なことが多く筋肉もあわせて切除する必要がある。ときに筋肉内血管腫は罹患筋の全摘出が必要となることがあるため，その後の機能障害なども考慮し手術適応は慎重に決定すべきである。

❸ 神経鞘腫
neurilemoma

【疾患概念】
　末梢神経の Schwann（シュワン）鞘から発生する腫瘍で，罹患神経と連続性を有している。しっかりとした被膜を有しており，ほとんどが単発性の腫瘍であるが，多発する場合が稀にある。四肢・頭頸部以外にも後腹膜や脊髄神経根などにも好発する。ほとんどは無痛性の腫瘍であるが，発生神経の支配領域に痺れや感覚低下を生じることがある。また，腫瘍を叩打すると末梢側に関連痛が走ることがあり，これを Tinel sign（ティネル徴候）とよぶ。

【画像所見】
　MRI が診断に有用であり，T1 強調像で等信号，T2 強調像で等信号と高信号が混在し，約半数の症例で中央が等信号，辺縁が高信号の target sign を認める（図 24-9）。腫瘍周囲は脂肪組織で取り囲まれ，これを split-fat sign とよぶ。また，長軸方向に罹患神経と腫瘍が連続する所見を確認できることもある。

【病理所見】
　MRI で T2 強調像等信号の部分は Antoni A 型とよばれ，充実性に紡錘形細胞が増殖している。T2 強調像で高信号の部分は Antoni B 型とよばれ，細胞密度が疎で粘液腫状である（図 24-10）。

【治療】
　疼痛や神経症状がなければ経過観察でもよい。手術は，核出術が基本である。腫瘍被膜を切開し腫瘍が発生した神経束を同定できるまで剥離を行う。神経束が腫瘍を貫通し腫瘍より剥がれない場合は，神経刺激装置などで運動神経でないこと確認してから神経束ごと腫瘍を切離する。神経脱落症状が出る可能性を術前に十分にインフォームドコンセントしておくことが必要である。

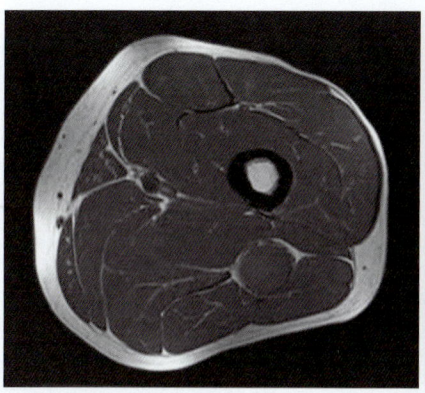

a. MRI T1 強調像 b. MRI T2 強調像

図 24-9 神経鞘腫の MRI
T2 強調像で辺縁高信号，中心部等信号の target sign を認める。

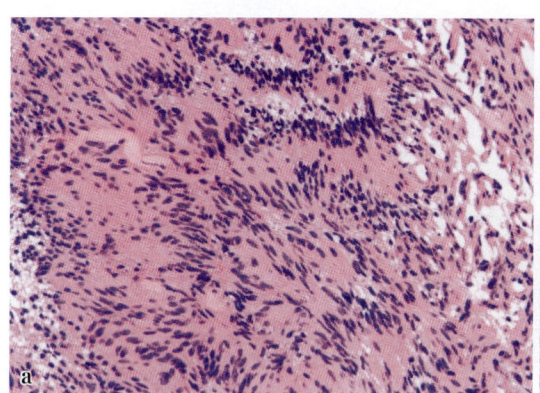

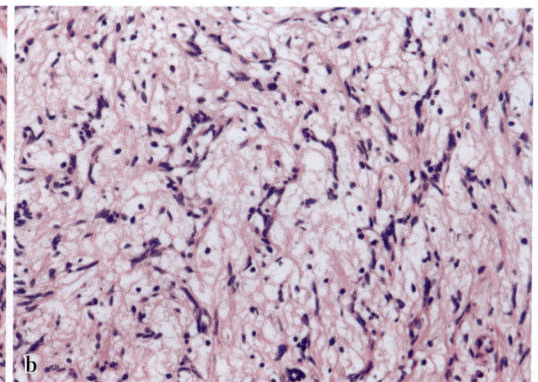

図 24-10 神経鞘腫の病理組織像（HE 染色）
a. Antoni A 型 b. Antoni B 型

4 色素性絨毛結節性滑膜炎，腱鞘巨細胞腫
pigmented villonodular synovitis (PVS), giant cell tumor of tendon sheath

【疾患概念】

　この両者は線維性組織球腫腫瘍に分類され，病理学的には同一の疾患とみなされる。腱鞘や関節包に隣接して限局性に発生したものを腱鞘巨細胞腫，関節内に発生しびまん性に増殖したものを色素性絨毛結節性滑膜炎（PVS）とよぶ。腱鞘巨細胞腫は 30〜50 歳台の女性に多くみられ，発生部位はほとんどが手指である。無痛性の結節性腫瘤として発見されることが多く徐々に増大する傾向にある。色素性絨毛結節性滑膜炎は 40 歳以下の若い女性に多く発生し，好発部位は膝関節が最も多く 7〜8 割を占め，その他には股関節や肘関節などの大関節に好発する。関節内で出血を起こし，関節の腫脹・血腫で発症することが多い。

【画像所見】

　MRI で腫瘍は T1 強調像で低信号（図 24-11a），T2 強調像でも低から等信号を示すことが特徴である（図 24-11b）。これは腫瘍内のヘモジデリン沈着を反映する所見である。またガドリニウムによって著明な造影効果を示す（図 24-11c）。腱鞘巨細胞腫で骨に隣接している場合は骨皮質の scalloping を，PVS では関節軟骨や骨の破壊像を認めることもある。

【病理所見】

　肉眼的には黄褐色の結節状腫瘍であり，この色調が腫瘍のひとつの特徴である（図 24-11d）。組

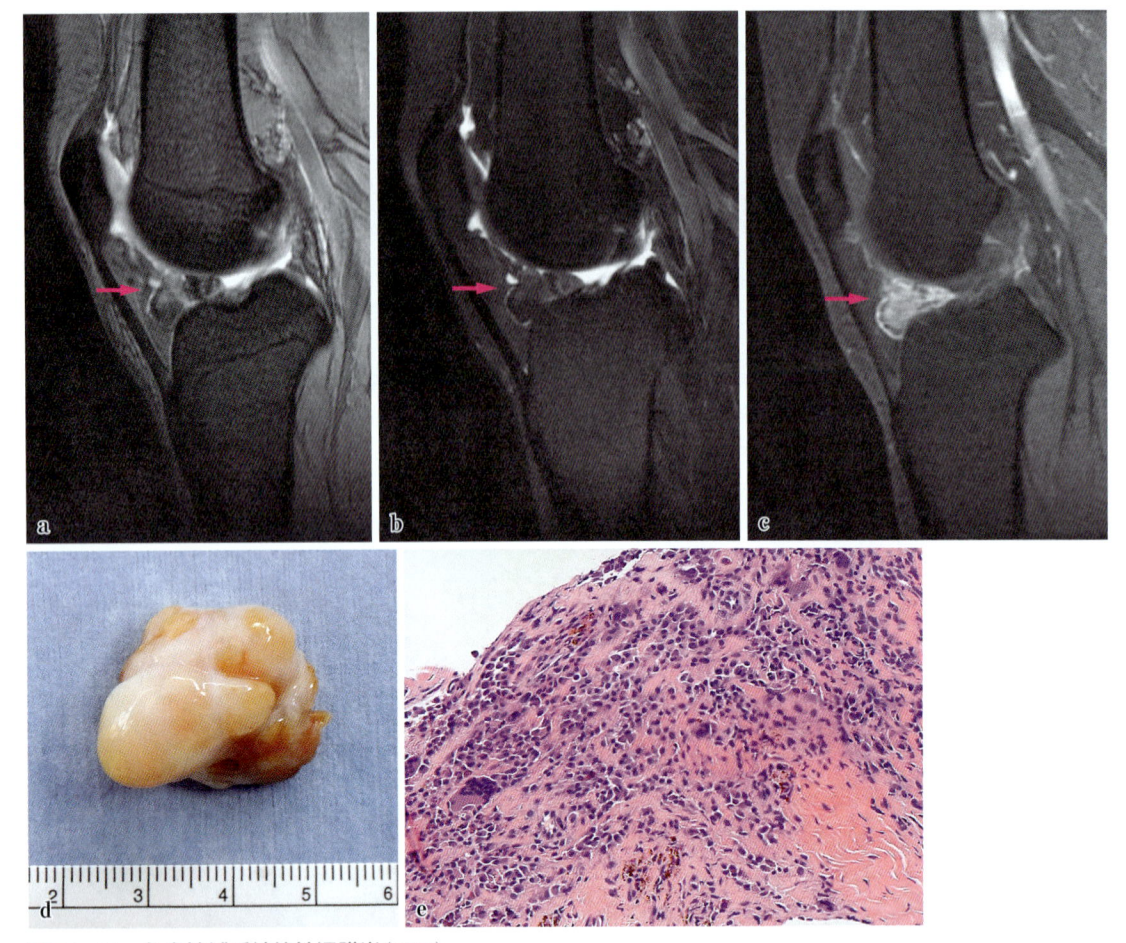

図 24-11 色素性絨毛結節性滑膜炎（PVS）
膝関節内 PVS。
MRI T1 強調像（**a**）・T2 強調像（**b**）ともに低信号を示し，ガドリニウムで強い造影効果を示す（**c**）。
d. PVS の肉眼所見。黄色から褐色調である。
e. PVS の病理所見。多核巨細胞とヘモジデリンの沈着を認める（HE 染色）。

織学的には組織球様の単核細胞が腫瘍様に増殖し，他に多核巨細胞の増生やヘモジデリンの沈着も認める（図 24-11e）。

【治療】
　長期間放置すると関節破壊が進行し，また腱や神経血管を巻き込んで増殖することがあるため，早い段階で摘出することが望ましい。限局性の場合は病変が被膜で覆われ辺縁切除術が可能であるが，関節内などにびまん性に増殖している場合は piece by piece に切除せざるをえないことがある。浸潤性が強いため可能な限り切除を行っても再発することが多い。

5 デスモイド型線維腫症
desmoid type fibromatosis

【疾患概念】
　デスモイド型線維腫症は深部に発生し，非常に局所浸潤性の強い腫瘍である。良性腫瘍ではなく中間群の腫瘍として分類されるが，転移を起こすことはない。腹腔内デスモイド，腹壁デスモイド，腹壁外デスモイドに分類されるが，整形外科で治療されるのは主に腹壁外デスモイドであり，頭頸部や体幹・大腿部に好発する。無痛性で可動性に乏しい硬い腫瘤を触知し，徐々に増大していく。関節近傍や神経周囲に生じると機能障害をきたすことがある。

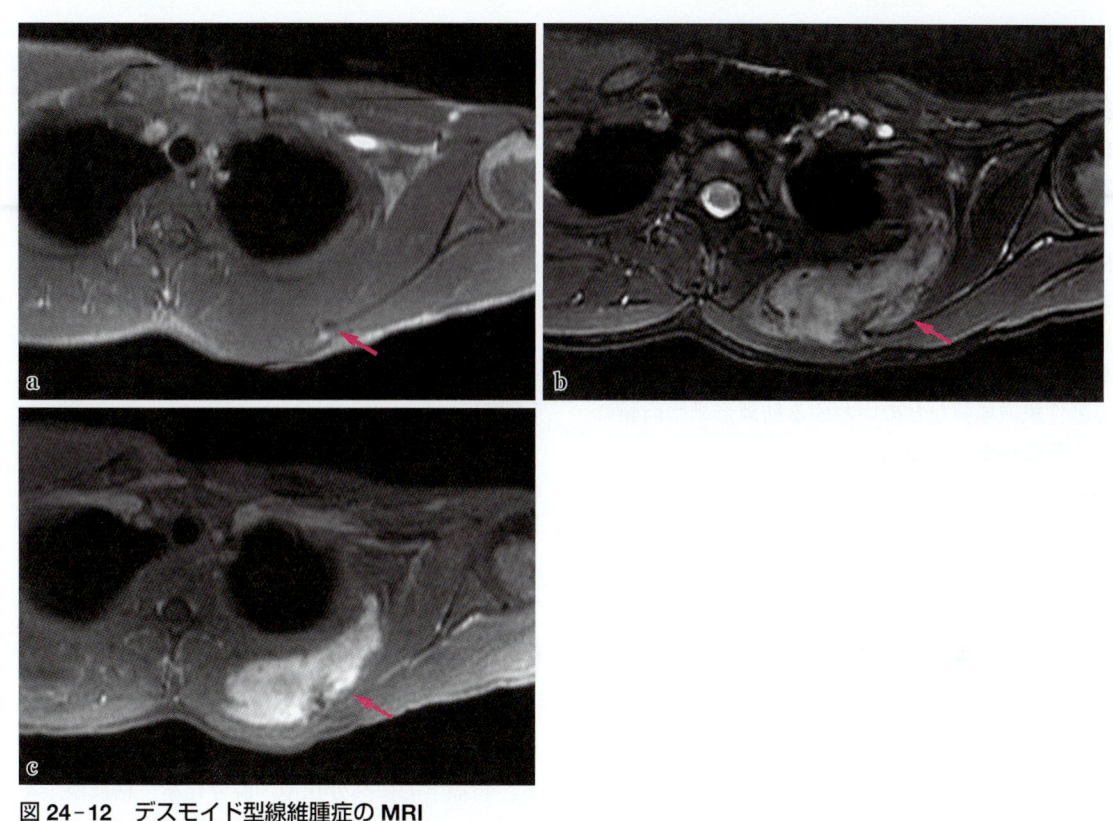

図 24-12　デスモイド型線維腫症の MRI
T1 強調像（a）で低信号，T2 強調像（b）で高信号，強く造影される腫瘍（c）である。

【画像所見】
　MRI では T1 強調像で低〜等信号，T2 強調像で高信号を示し，ガドリニウムで強い造影効果を示す。ただし，線維増生の強い部分では T1・T2 強調像ともに低信号となる。辺縁不整で周囲の筋肉内へ浸潤を認めることもある（図 24-12）。

【病理所見】
　豊富なコラーゲン線維の中に線維芽細胞や筋線維芽細胞が増殖している。細胞異型や核分裂像は通常認めない。辺縁部では周囲の脂肪や筋肉組織内へ浸潤していく像を認める。

【治療】
　治療は手術での摘出が原則であるが，非常に浸潤性が強い腫瘍であり再発を起こしやすく，可能な限り広範切除を行うことが望ましい。近年 COX2 阻害薬やトラニラストの内服が腫瘍の増殖を抑えるとの報告もあり，症状がない場合や神経血管に隣接ししっかりとした切除縁が確保できない場合はそれらの内服で経過観察を行う場合もある。

B 悪性軟部腫瘍（軟部肉腫）

1 線維肉腫
fibrosarcoma

　線維肉腫は分類上線維芽細胞/筋線維芽細胞肉腫のカテゴリーに属する。線維芽細胞 fibroblast，筋線維芽細胞 myofibroblast に由来し，間質のコラーゲン産生の豊富な悪性腫瘍である。成人型線維肉腫 adult fibrosarcoma，乳児型線維肉腫 infantile fibrosarcoma に分類され，さらに特殊な亜型分類がある。

【臨床所見】
　成人型線維肉腫の好発年齢は 40〜55 歳で，好発部位は下肢（特に大腿部）で，上肢，体幹にも発生する。四肢深部の筋肉内あるいは筋間に弾性硬の腫瘤として触知することが多いが，疼痛を伴うことは少ない。乳児型は大半が先天性あるいは生後 1 年以内に発生する。

【病理所見】

高分化型と低分化型に分けられる。高分化型は比較的異型の少ない紡錘形細胞が交錯する細胞束を形成し，間質のコラーゲン産生と腫瘍細胞によるいわゆる「杉綾模様，魚骨様形態 herringbone pattern」が特徴とされる。低分化型では細胞異型，核分裂像が増し，間質のコラーゲン産生は少ない。多核巨細胞も散見される。

鑑別診断としては，悪性軟部腫瘍のなかでは平滑筋肉腫，滑膜肉腫，悪性末梢神経鞘腫瘍，悪性線維性組織球腫などのいわゆる紡錘形細胞肉腫に属する腫瘍が挙げられる。

【治療】

腫瘍の広範囲切除が原則である。化学療法や放射線療法が行われることもある。

2 悪性線維性組織球腫
malignant fibrous histiocytoma（MFH）

組織球を起源とする腫瘍として 1970 年代に分類されて以来，悪性軟部腫瘍のなかで最も頻度の高い腫瘍とされてきた。しかし 2013 年の WHO 分類では，「未分類/分類不能肉腫 undifferentiated/unclassified sarcoma 群として分類されている。一方，MFH の一亜型に分類されていた粘液型(myxoid)MFH は，線維芽細胞性/筋線維芽細胞性腫瘍(fibroblastic/myofibroblastic tumor)に粘液線維肉腫(myxofibrosarcoma)として分類されている。近年の MFH の診断症例は減少しており，1 つの独立した腫瘍概念とはしない方向になってきている。

【臨床所見】

好発年齢は 50～70 歳台で，好発部位は下肢（大腿部），殿部などで筋肉内あるいは皮下に弾性硬の腫瘤として触知される。周囲組織への浸潤が強く，ときに炎症症状（局所の熱感など）を伴う。

> **NOTE 線維肉腫の鑑別**
>
> 従来線維肉腫と診断されていたいわゆる「紡錘形細胞肉腫」は近年の免疫組織化学染色や遺伝子診断の進歩により，その大半が平滑筋肉腫，滑膜肉腫，悪性末梢神経鞘腫瘍と診断されている。

【画像所見】（図 24-13）

MFH に特徴的な所見はないが，T1 強調像で筋肉に近い低信号，T2 強調像で不均一な高信号を呈することが多い。

【病理所見】（図 24-14）

以前の分類におけるいわゆる MFH の組織像は，異型が高度な紡錘形細胞の増殖，組織球様細胞の増殖，異型多核巨細胞の出現，いわゆる「花むしろ模様 storiform pattern」が特徴とされる。そのほか粘液型，巨細胞型，炎症型の亜型がある。

【治療】

腫瘍の広範切除術が原則とされる。化学療法や放射線療法が行われることもある。

【予後】

5 年生存率は 50～60% とされる。

3 脂肪肉腫
liposarcoma

悪性軟部腫瘍のなかで最も頻度の高い腫瘍である。組織学的に高分化型，脱分化型，粘液型，多形型に分類される。高分化型脂肪肉腫が 40% 以上を占める。

【臨床所見】

好発年齢は 50 歳台である。好発部位は大腿部深部，後腹膜である。腫瘍は弾性軟，無痛性で発育は緩徐であり，ときに巨大化して発見されることもある。

【画像所見】（図 24-15）

高分化型脂肪肉腫では CT 値は低く，MRI では T1，T2 ともに脂肪と同信号を示し脂肪腫と同様の所見を呈する場合や，内部がやや不均一になることもある。

【病理所見】（図 24-16）

高分化型脂肪肉腫は成熟脂肪細胞よりなり，正常脂肪細胞あるいは良性の脂肪腫との鑑別が困難なことがある。その他脱分化型，粘液型，多形型などそれぞれ特徴的な組織像を示す。いずれのタイプにおいても異型を伴う脂肪芽細胞 lipoblast の出現が診断に有用である。遺伝子解析で高分化型脂肪肉腫では 12q14-15 の増幅が存在し，*MDM2*，*CDK4* 遺伝子の検出により良性の脂肪腫との鑑別に役立つ。従来独立していた円形細胞型脂肪肉腫は粘液型脂肪肉腫と共通した融合遺伝

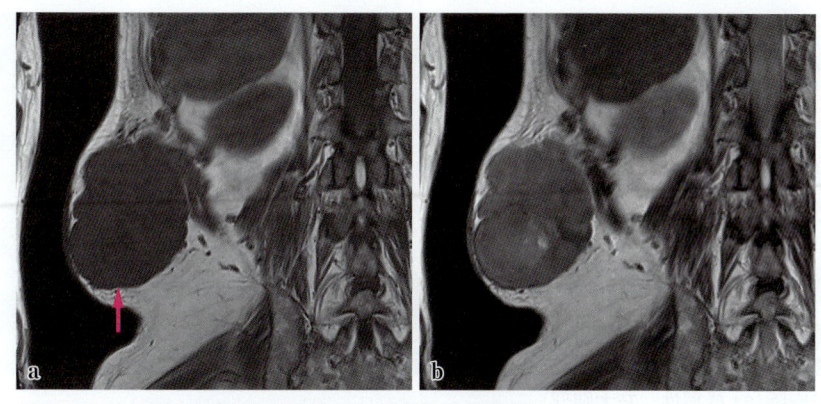

図 24-13 悪性線維性組織球腫（70 歳男性，左腹壁）
a. MRI T1 強調像：左腹壁脂肪内に低信号の腫瘍が存在する（矢印）。
b. MRI T2 強調像：筋肉より高信号を中心とした不均一な腫瘍像。

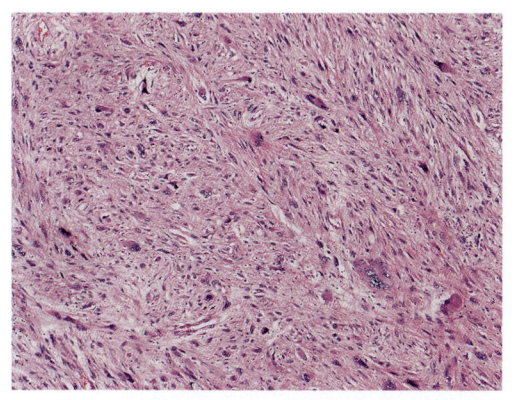

図 24-14 多形性悪性線維性組織球腫（未分化多形肉腫）
核の多形性を示す細胞が増殖しており，一部に花むしろ状パターンを呈する（HE 染色）。

【臨床所見】
　40 歳以降の成人に発生する。四肢では大腿部に好発する。通常無痛性の腫瘤として触知され，サイズが小さい場合には良性腫瘍と誤診されるので注意を要する。

【画像所見】
　CT および MRI で本腫瘍に特徴的な所見はない。

【病理所見】（図 24-17）
　紡錘形細胞が束状に錯走する。腫瘍細胞の核は両端が鈍のいわゆる「葉巻状あるいは両切りたばこ様」と称される。柵状配列（観兵状配列）をとることがある。鑑別診断を要する腫瘍として線維肉腫，滑膜肉腫，悪性末梢神経鞘腫瘍，悪性線維性組織球腫などのいわゆる紡錘形細胞肉腫が挙げられる。確定診断には免疫組織化学染色によるデスミン，筋アクチン，α 平滑筋アクチンなどの筋原性マーカーが有用である。また電子顕微鏡による筋フィラメントの証明も診断価値がある。

子 FUS-CHOP（DDIT3）や EWS（EWSR1）-CHOP（DDIT3）を持つことが多いため，あわせて粘液型脂肪肉腫と分類されている。

【治療】
　腫瘍の広範切除が原則である。化学療法，放射線療法を併用することもある。

4 平滑筋肉腫
leiomyosarcoma

　平滑筋由来の悪性腫瘍である。発生部位で後腹膜発生例が最も多く，次いで四肢深部組織，皮膚発生例が多く中・小の静脈壁から派生するとされる。下大静脈や深部の大静脈壁からも発生する。

> **NOTE　悪性軟部腫瘍に対する化学療法について**
>
> 　横紋筋肉腫や骨外性 Ewing 肉腫などの組織学的に小円形の肉腫細胞からなる円形細胞肉腫に対しては，化学療法の有効性は確立している。一方，紡錘形や多形性の細胞からなる平滑筋肉腫，悪性線維性組織球腫，滑膜肉腫，悪性末梢神経鞘腫瘍などの高悪性度非円形細胞肉腫に対する化学療法の有効性は確立していないが，切除可能な stage Ⅲ（AJCC 6th ed.）非円形細胞肉腫の四肢発生例に対してはドキソルビシンおよびイフォスファミドを中心とした補助化学療法の実施を考慮すべきである（軟部腫瘍診療ガイドラインより）。

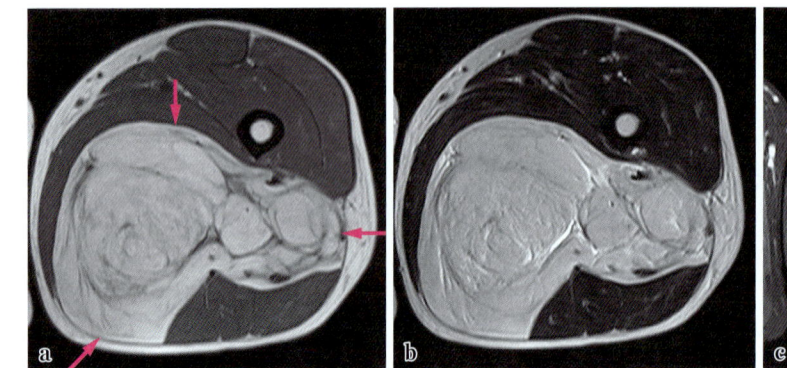

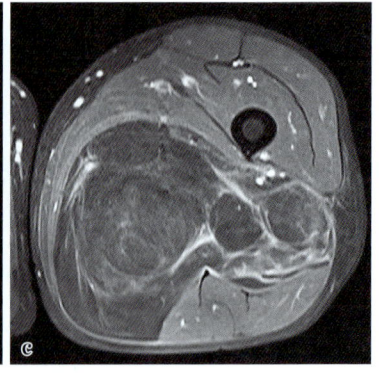

図 24-15　脂肪肉腫（61 歳男性，左大腿部）
a. MRI T1 強調像：左大腿部に分葉構造と低信号の隔壁構造を伴った脂肪と同様な高信号の腫瘍を認める（矢印）。
b. MRI T2 強調像：左大腿部に分葉構造と隔壁構造を伴った脂肪と同様な高信号の腫瘍を認める。
c. 造影後脂肪抑制 MRI T1 強調像：腫瘍信号は抑制されているが，隔壁構造と腫瘍が部分的に造影されている。

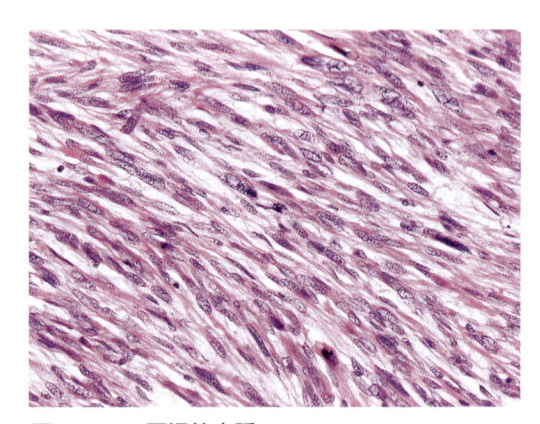

図 24-17　平滑筋肉腫
好酸性細胞質を持つ紡錘形細胞の束状増殖がみられる（HE 染色）。

【治療】
　広範切除術が必要である。後腹膜や深部大血管壁発生例で広範切除が不可能な症例などでは局所再発が多く，予後不良である。化学療法や放射線治療が行われることがある。

5　横紋筋肉腫
rhabdomyosarcoma

　横紋筋由来の悪性腫瘍で，小児（乳幼児）において最も発生頻度の多い悪性軟部腫瘍である。組織学的に胎児型 embryonal，胞巣型 alveolar，多形型 pleomorphic の 3 つの亜型に分類される。

【臨床所見】
　胎児型は約半数が 5 歳以下に発生し，好発部位

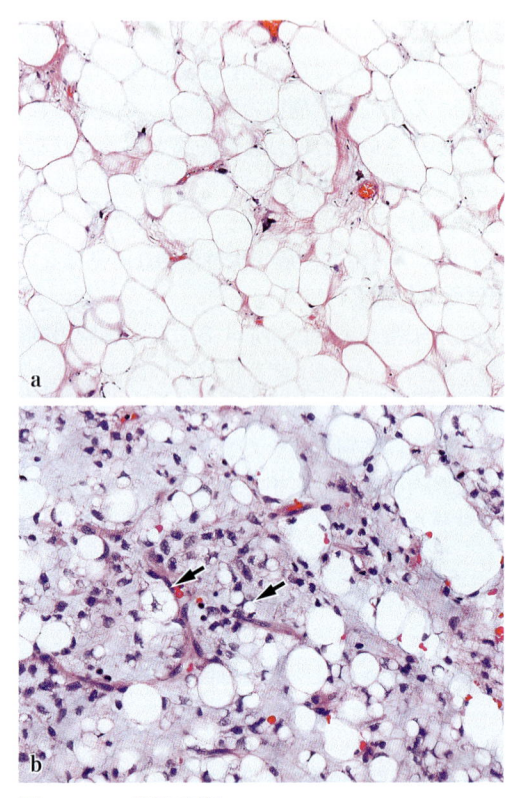

図 24-16　脂肪肉腫
a. 高分化型脂肪肉腫：成熟脂肪細胞様の細胞が増殖している。一部の細胞に核腫大や核の濃染がみられる（HE 染色）。
b. 粘液性脂肪肉腫：粘液性背景の中に毛細血管の増生を伴って腫瘍細胞が増殖している。一部の細胞は脂肪芽細胞の形態を示す（矢印）（HE 染色）。

は頭頚部である．胞巣型は10〜20歳台に好発し，四肢および傍脊椎発生例が多い．多形型は50歳台の男性に多く発生し，部位は四肢，特に下肢の筋肉内発生が多い．

【画像所見】

腫瘍の局在診断にはCTやMRIが有用であるが，特徴的な所見はない．

【病理所見】

胎児型は小円形細胞の増生からなり，腫瘍細胞は好酸性の胞体を有する．種々の段階の横紋筋への分化が存在する．胞巣型も胎児型と同様の小円形細胞の増生に加えて，結合組織の隔壁による胞巣状構造を呈する（図24-18）．これらの隔壁に腫瘍細胞がぶら下がるように並ぶ構造は「つるし柿構造」などと称される．免疫組織化学的にデスミン，ミオグロビンなどの筋原性マーカーが陽性となる．また特徴的な染色体異常としてキメラ遺伝子 PAX3/FKHR（PAX3-FOXO1 とも言われる）や PAX7/FKHR（PAX7-FOXO1）が80％の症例で検出される．多形型では好酸性の胞体を有する多形性，異型の著明な腫瘍細胞の増生が認められる．オタマジャクシ状，ラケット状の大型の腫瘍細胞が存在し，ときに胞体内に横紋構造が存在する．

【治療】

多剤併用の化学療法が有用で，腫瘍の広範切除術および放射線療法を併用した集学的治療が行われる．系統的化学療法の発達で病期stageの早い症例では以前と比較して生存率は向上している．3つの亜型のなかでは胎児型の予後が良く，多形型の予後は不良である．また本腫瘍では肺転移の他にリンパ節転移の多いことが特徴的である．

6 血管肉腫
angiosarcoma

血管肉腫は血管内皮の性格を有する腫瘍細胞が増生し血管形成を呈する悪性腫瘍である．WHO分類（2013）で本腫瘍はepithelioid hemangioendothelioma と angiosarcoma of soft tissue に分類される．高悪性度の血管性腫瘍を血管肉腫と考えることが妥当と思われる．その他，リンパ浮腫に続発する血管肉腫（Stewart-Treves症候群），放射線照射後の血管肉腫や人工血管移植後など体内異

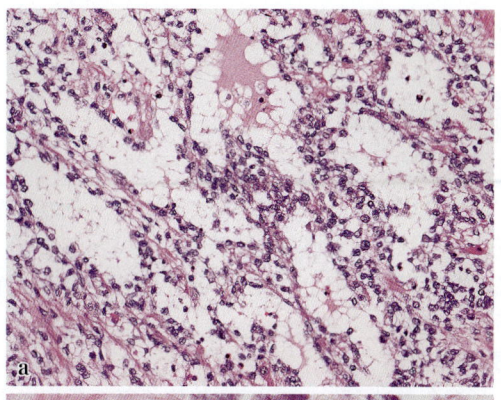

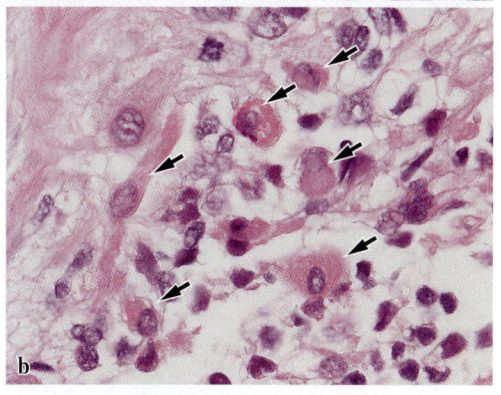

図24-18 横紋筋肉腫
a. 胞巣状横紋筋肉腫：主に細胞質に乏しい円形細胞が胞巣状パターンを呈して増殖している（HE染色）．
b. 胞巣状横紋筋肉腫：一部の細胞は好酸性細胞質に富んでいる（矢印）（HE染色）．

物周囲の発生例などが知られている．

【臨床所見】

頭頚部，顔面に好発する．大半は皮膚発生例で，50歳以降の男性に多く発生する．軟部に発生する例は比較的稀で，四肢発生例では下肢筋肉内に深在性に発生することが多い．

【画像所見】

CT，MRIで血管肉腫に特徴的な所見はない．

【病理所見】（図24-19）

単層〜多層の異型を有する血管内皮様細胞が不規則な血管網を形成して血管壁から間質に増殖する．未分化な増生を示す部分では異型の強い紡錘形腫瘍細胞が密に増殖する．免疫組織化学染色では血管内皮細胞のマーカーであるCD31，CD34および第VIII因子関連抗原で染色される．

【治療】

広範切除術が行われる．放射線療法や化学療法の効果は不明である．予後は不良であり，5年生

存率は10%前後である。

7 滑膜肉腫
synovial sarcoma

　その発生起源はいまだ不明であるが，その組織発生起源は悪性末梢神経鞘腫瘍に近いとされている．紡錘形腫瘍細胞の増生と種々の程度の上皮様分化を示す．

【臨床所見】
　好発年齢は15〜40歳で比較的若年で発症する傾向がある．好発部位は四肢，特に膝関節周囲の軟部組織に深在性に発生する．病理組織像が一見滑膜細胞に類似していることから「滑膜肉腫」と命名されているが，実際に関節腔内に発生することは極めて稀である．疼痛を伴う腫瘤を主訴とすることが多い．

【画像所見】（図24-20）
　単純X線像で石灰化，骨化を伴うことがあり，CTで描出されやすい．MRIで本腫瘍に特徴的な所見はない．

【病理所見】（図24-21）
　腫瘍は単相性 monophasic と二相性 biphasic に分けられる．単相性タイプでは紡錘形腫瘍細胞がシート状に増生する．二相性タイプでは腺構造や乳頭状構造を有する上皮様成分と線維肉腫様の紡錘形細胞成分からなる．線維肉腫，悪性末梢神経鞘腫瘍などの鑑別が重要である．免疫組織科学染色で上皮様細胞はサイトケラチン陽性である．分子生物学的に本腫瘍の90%以上にX染色体と18番染色体の一部の相互転座 t(X；18)(p11.2；q11.2)が存在し，融合遺伝子〔SYT-SSX(SS18-SSX)〕が検出され，滑膜肉腫の診断に有用である．

【治療】
　広範切除術が行われる．ドキソルビシンやイフォスファミドを用いた補助化学療法により予後の改善が期待される．放射線療法も併用されることがある．腫瘍のサイズが5cm以下の小さな症例は予後が良好であるがそれ以外のものは悪性度が高く，5年生存率は50〜60%である．肺転移のほかに骨転移やリンパ節転移も多い．

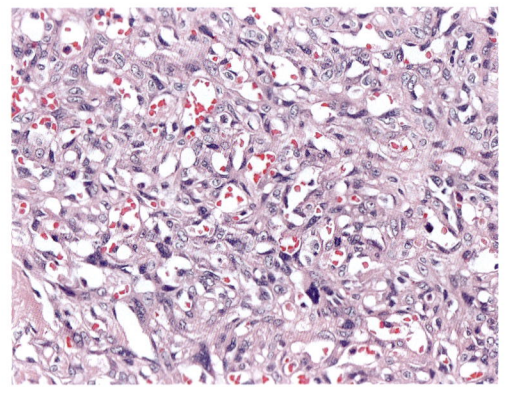

図24-19　血管肉腫
核の腫大した異型細胞が赤血球を含む血管腔を形成しつつ増殖している（HE染色）．

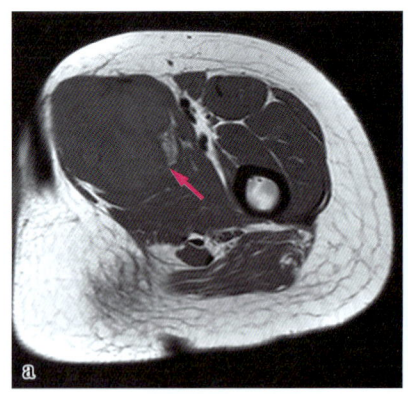

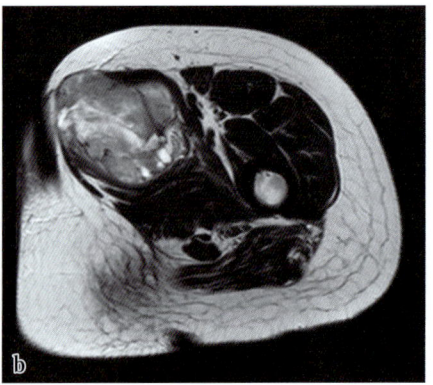

図24-20　滑膜肉腫（23歳女性，左鼡径部）
a．MRI T1強調像：左大腿部内転筋内に境界不明瞭な低信号腫瘤を認める（矢印）．
b．MRI T2強調像：内転筋内に不均一な高信号の腫瘤の存在がわかる．

8 悪性末梢神経鞘腫瘍
malignant peripheral nerve sheath tumors(MPNST)

末梢神経から発生するかSchwann細胞あるいは神経周囲の線維芽細胞などSchwann細胞への分化を示す細胞よりなる悪性腫瘍を,すべて悪性末梢神経鞘腫瘍 malignant peripheral nerve sheath tumors(MPNST)として一括して考えられている.組織亜型として,MPNSTの一般的な紡錘形の腫瘍細胞間に,好酸性の細胞質を有する横紋筋芽細胞が混在する悪性Triton腫瘍がある.

【臨床所見】
約半数が神経線維腫症1型(NF1, von Recklinghausen病)が悪性化したものである.好発年齢は20～50歳である.NF1に合併して発生するタイプは若干若年者に発生する傾向にあり,男性発生例が多い.好発部位は四肢近位部および体幹部であり,有痛性腫瘤として発見されることが多い.

【画像所見】(図24-22)
特に本腫瘍に特徴的な画像所見はないが,CT, MRIで坐骨神経や腕神経叢などの神経幹内や神経に接するように発生している腫瘍を見たら,本腫瘍を疑う必要がある.

【病理所見】(図24-23)
紡錘型腫瘍細胞の増殖からなり,腫瘍細胞はSchwann細胞の特徴像を示す.すなわち腫瘍細胞はいわゆる「コンマ状」と称される折れ曲がった核を有する.腫瘍細胞の配列でいわゆる「渦巻き状配列 whorled structure」や触覚小体 tactoid-body 様配列が特徴的である.免疫組織化学染色でS-100, Leu-7, p53が半数以上の症例で陽性となる.線維肉腫や平滑筋肉腫など他の紡錘形細胞肉腫との鑑別が必要となる.

【治療】
広範切除術の適応となる.腫瘍は神経幹内を長軸方向に進展する傾向が強いので,切除に当たっては断端における腫瘍の取り残しのないように術中迅速診断で切除断端部における腫瘍残存の確認を行う必要がある.化学療法は行われることもあり,術後放射線照射は切除後の残存腫瘍の治療に有効である.5年生存率は40～50%である.

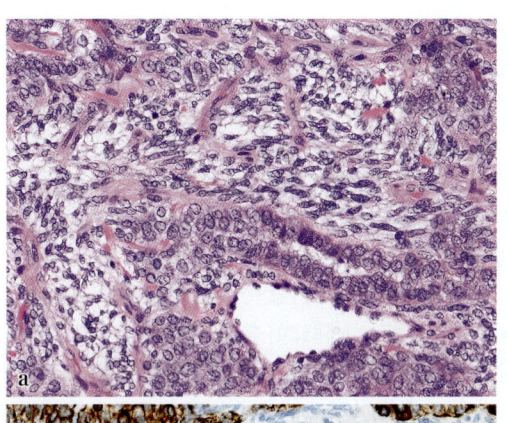

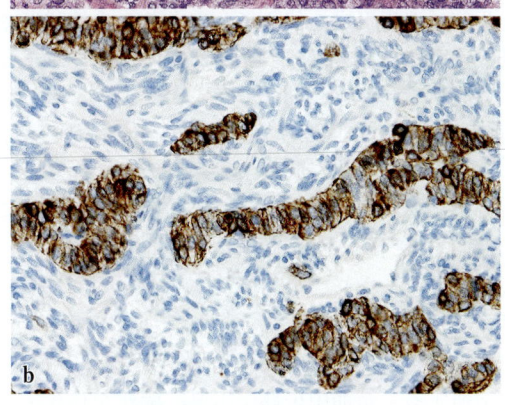

図24-21 滑膜肉腫(二相性 biphasic)
a. 腫瘍は腺管状構造を示す上皮様成分と紡錘形細胞の増殖を示す成分が混在している(HE染色).
b. 免疫組織化学染色:上皮様細胞は免疫組織化学染色でサイトケラチン陽性である.

9 胞巣状軟部肉腫
alveolar soft part sarcoma(ASPS)

WHO分類で発生起源不明腫瘍 tumours of uncertain differentiation に分類されている.筋原性マーカーが陽性になることがあることから横紋筋由来と考える説がある.

【臨床所見】
好発年齢は15～35歳で,女性に多くみられる.殿部,大腿部の筋肉内に無痛性腫瘤として発生することが多い.

【画像所見】(図24-24)
非常に血管に富む腫瘍であるので,MRIのT1強調像,T2強調像ともに不均一な高信号を示す.血管造影で特徴的な腫瘍濃染像が認められる.

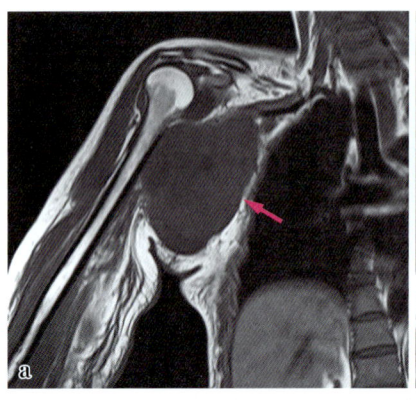

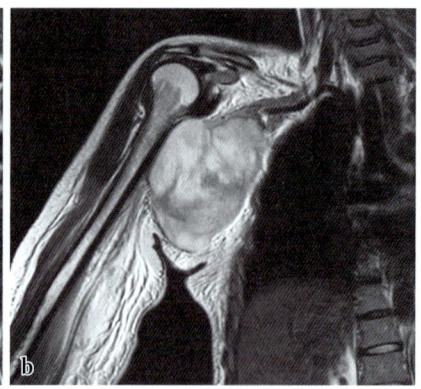

図 24-22　悪性末梢神経鞘腫瘍（30歳男性，右腋窩部）
a. MRI T1 強調像：右腋窩部に筋肉組織と同信号の楕円形の腫瘤性病変が存在する（矢印）。
b. MRI T2 強調像：右腋窩部に高信号の不均一な腫瘤を認める。

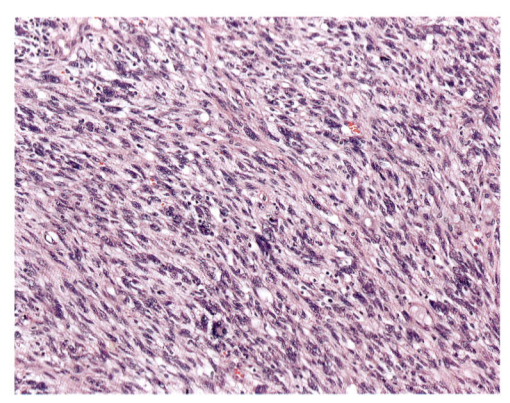

図 24-23　悪性末梢神経鞘腫瘍（MPNST）
核の多形性を示す紡錘形細胞が束状に増殖している（HE 染色）。

【病理所見】（図 24-25）

　大型・円形で明るい胞体を有する腫瘍細胞が胞巣状に増殖する。腫瘍細胞内には好酸性顆粒体が認められる。免疫組織化学染色で筋原性マーカー（MyoD1，muscle-specific actin など）が陽性に染まる。ときに腎癌（clear cell carcinoma）の転移との鑑別を要する。特徴的な染色体転座 t(X;17)(p11.2;q25) を認め，*ASPL-TFE3*（*ASPSCR1-TFE3*）というキメラ遺伝子を生じる。

【治療】

　広範囲切除術の適応となる。放射線療法や化学療法の有効性は不明である。報告例における 5 年生存率は 60% 以上であるが，経過とともに 10 年生存率は約 40%，20 年生存率は 20% 以下となり，決して予後が良い腫瘍とはいえない。肺，脳，骨転移の報告がある。

10 類上皮肉腫
epithelioid sarcoma

　本腫瘍細胞の組織起源は不明であり，WHO 分類でも発生起源不明腫瘍 tumours of uncertain differentiation に分類されている。稀な腫瘍である。

【臨床所見】

　好発年齢は 10～35 歳で，男性に多い傾向を示す。手，前腕，下腿に好発し，皮下発生例は筋膜，腱，骨など周囲組織へ浸潤する傾向がある。皮下発生例は潰瘍形成を伴うことがあり，良性腫瘍や炎症疾患と誤診されることがあるので，注意を要する。

【画像所見】

　本腫瘍に特徴的な画像所見はないが，病変の局在確認には MRI が有用である。MRI で病巣部に T2 強調像で高信号の強い炎症所見を呈することがある。

【病理所見】

　腫瘍細胞は好酸性の豊富な胞体を有し，結節状に増殖する。結節中央部に出血，壊死が存在することがある。免疫組織化学染色で上皮細胞マーカー（EMA；epithelial membrane antigen）やサイトケラチンなどが陽性となる。

【治療】

　広範切除術の適応である。スキップ転移や小腫瘤の多発が多く，切除縁の決定に苦慮することが

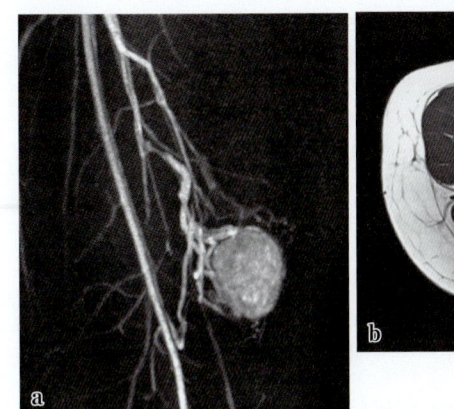

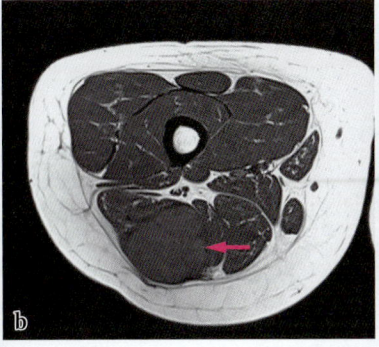

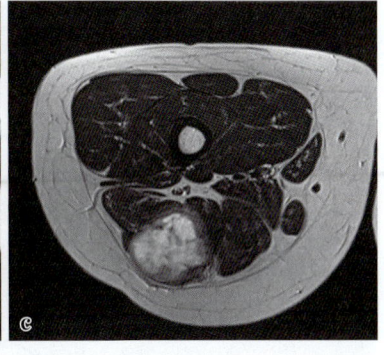

図 24-24　胞巣状軟部肉腫（21歳女性，右大腿部）
a. MR angiography（左大腿動脈）：腫瘍に栄養血管増生が著明で濃染されている．本腫瘍に特徴的な所見である．
b. MRI T1 強調像：大腿四頭筋内に周囲筋肉よりやや高信号の境界不明瞭な腫瘤が存在する（矢印）．
c. MRI T2 強調像：不均一な高信号を呈する腫瘤を認める．

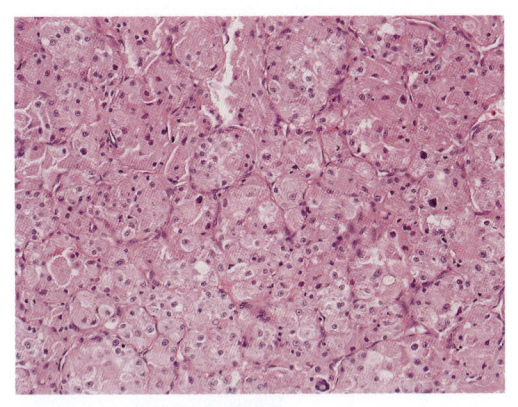

図 24-25　胞巣状軟部肉腫
好酸性顆粒状細胞質に富む細胞が毛細血管を含む間質によって分画される胞巣状構造を示して増殖する（HE 染色）．

類されている．腫瘍細胞は明るい胞体を有し，免疫組織化学染色でメラノーマ関連抗原（HBM-45, melanin-A など）や S-100 が陽性となることから，軟部発生の悪性黒色腫 malignant melanoma of soft parts と称されるが，臨床経過などは悪性黒色腫とは全く異なる（図 24-26）．20〜40 歳に多く発生し，好発部位は手足の腱，腱膜である．分子生物学的に融合遺伝子 *EWS-ATF1*（*EWSR1-ATF1*）を 3/4 以上の症例で認め，本腫瘍の診断に有用とされる．

広範切除術の適応で，リンパ節転移が多いことからリンパ節郭清術が必要となる．化学療法や放射線療法の効果に関しては一定の見解が得られていない．5 年生存率は約 50% である．

多い．症例によっては治癒的広範切除術あるいは切断術も考慮する必要がある．所属リンパ節転移も多い．初回手術で腫瘍を取り残すと再発・転移をきたし予後不良であるため，初回手術による完全な腫瘍切除とリンパ節郭清術を行うことが重要である．初期（病理組織）診断および初期治療が適切であった例では予後は比較的良好である．

⑪ 淡明細胞肉腫
clear cell sarcoma

極めて稀な腫瘍で，WHO 分類では発生起源不明腫瘍 tumours of uncertain differentiation に分

● 参考文献
1) 江原　茂：骨・関節の X 線診断．金原出版，1995
2) 日本整形外科学会骨・軟部腫瘍委員会（編）：整形外科・病理　悪性軟部腫瘍取扱い規約　第 3 版．金原出版，2002
3) 日本整形外科学会骨軟部腫瘍委員会：全国軟部腫瘍患者登録一覧表（平成 21 年度）国立がん研究センター，2009
4) 日本整形外科学会診療ガイドライン委員会，軟部腫瘍診療ガイドライン策定委員会軟部腫瘍診療ガイドライン（編）：軟部腫瘍診療ガイドライン　軟部腫瘍診断ガイドライン改訂第 2 版．南江堂，2012
5) 森岡秀夫：骨・軟部腫瘍および骨系統・代謝性疾患：整形外科専門医になるための診療スタンダード

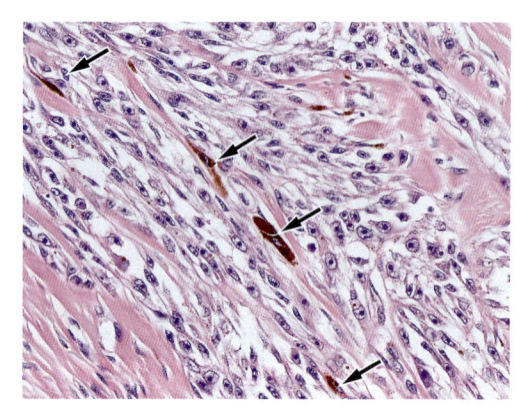

図 24-26 淡明細胞肉腫
膠原線維の中を分け入るように，明るい細胞質を持つ紡錘形細胞が増殖している。腫瘍細胞は大型核小体を持ち，一部の腫瘍細胞の細胞質には褐色のメラニンがみられる（矢印）（HE 染色）。

4．羊土社，2009
6）吉川秀樹（専門編集）：骨・軟部腫瘍および関連疾患：最新整形外科学大系 20．中山書店，2007
7）Fletcher CDM, Bridge JA, Hogendoorn PCW, Mertens F：WHO Classification of Tumours of Soft Tissue and Bone. IARC Press, Lyon, 2013
8）Kempson RL, et al：Tumours of The Soft Tissues, Atlas of Tumours Pathology, 3 rd ed.（Series, Fascicle 30）. AFIP, Washington DC, 1998
9）Kransdorf MJ, Murphy MD：Imaging of Soft Tissue Tumors, 2nd ed. Lippincott Williams & Wilkins, 2006
10）Schwartz HS（ed）：Musculoskeletal Tumors, 2 nd ed. Orthopaedic Knowledge Update, AAOS, 2011
11）Weiss SW, Goldblum JR：Enzinger & Weiss's Soft Tissue Tumors, 5 th ed. Mosby, 2008

第25章 神経疾患，筋疾患

診療の手引き

- [ ] 1. 急性・進行性の四肢麻痺や，意識障害を伴う例に対しては緊急の対応が必要である。
- [ ] 2. 問診は疾患の絞り込みに有用である。既往症，家族歴，嗜好歴以外にも，先行感染の有無や，主訴とする症状の発症時期と経過は，緊急を要する疾患か，先天性か，後天性かの判断の参考になる。
- [ ] 3. 症状の発現部位にとらわれず，全身を診察する。
- [ ] 4. 下垂手(橈骨神経麻痺)，猿手(正中神経麻痺)，環指・小指の鉤爪変形(尺骨神経麻痺)，Wernicke-Mann肢位(脳血管障害)，内反尖足・槌趾(Charcot-Marie-Tooth病)，鶏歩(下垂足)，分回し歩行(脳血管障害，片麻痺)などの特徴的な肢位や症状は，診断の参考になる。
- [ ] 5. 神経疾患が疑われる場合，系統的な神経学的診療を行う。
- [ ] 6. 先天性疾患が疑われる場合，発育歴や発症時期をはじめ，症状の進行性の有無，家族内に同じ症状をもつ人がいるかどうかを尋ねる。
- [ ] 7. 新生児期からの運動，発語，社会性，生活習慣などの発達過程を聞く。
- [ ] 8. 麻痺性骨萎縮による大腿骨頚部，転子部骨折と内反尖足変形は，整形外科の治療の対象として特に重要である。
- [ ] 9. 問診，診察から適切な専門科を考慮し，迅速に相談する。神経内科，小児科，脳神経外科，リハビリテーション科，遺伝診療科(遺伝カウンセリング，オーダーメード医療部など)とのチーム医療が必要である。

A 中枢神経疾患
central nervous system disease

1 脳性麻痺
cerebral palsy(CP)

【概念】
　脳性麻痺は，受胎から新生児期の間に生じた脳の非進行性病変に基づく，永続的であるが変化しうる運動・姿勢の異常で，その症状は2歳頃までに発現する。発生頻度は，出生1,000に対し2.0前後である。

【原因】
　従来は出生児仮死，重症黄疸が挙げられていたが，近年は早産，低出生体重児の低酸素性虚血脳病変による脳室周囲白質軟化症が多くなっている。危険因子は多胎妊娠，極低出生体重児，新生児期の中枢神経症状，痙攣発作，生後3カ月までの哺乳力不良などである。

【症状】
　年齢，発達により変化する。生後数カ月で，視線が合わない，追視が少ない，首がすわらない，驚きやすい，体幹を反り返りやすい，身体が固い，手の動きに左右差がある，手指を握ったままで開かない，哺乳力が弱い，よく吐くなどの症状を訴

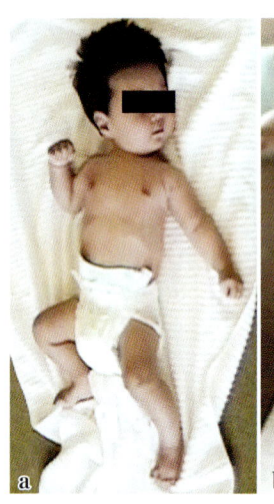

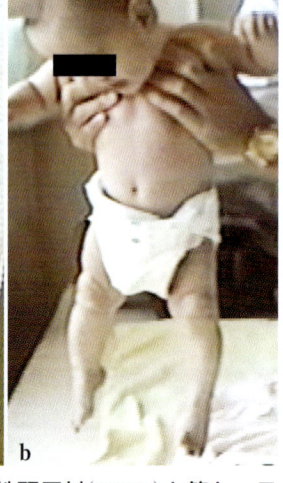

図 25-1 非対称性緊張性頸反射（ATNR）と筋トーヌスの異常
a. 顔を一方に向けると顔面側上下肢が伸展し，後頭側上下肢が屈曲する。
b. 下肢伸筋群筋緊張亢進。急に抱き上げると下肢は伸展し尖足位を呈する。
（a, bともに信濃医療福祉センター所長，朝貝芳美氏より提供）

表 25-1 脳性麻痺の分類

障害部位による分類	片麻痺　hemiplegia 両片麻痺　double hemiplegia 四肢麻痺　quadriplegia 両麻痺　diplegia 対麻痺　paraplegia 単麻痺　monoplegia 三肢麻痺　triplegia
病型分類	痙直型　spastic type アテトーゼ型　athetosis type 失調型　ataxic type 弛緩（低緊張）型　flaccid (hypotonic) type 混合型　mixed type

えて来院する。異常姿勢（後弓反張，下肢交叉），原始反射の残存〔非対称性緊張性頸反射 asymmetrical tonic neck reflex（ATNR）（図 25-1a），Moro（モロー）反射，手の把握反射，交叉性伸展反射〕，立ち直り反応の出現の遅れ，運動発達の遅れ，筋トーヌスの異常（図 25-1b）から総合的に判断される。新生児から乳児期にかけてはフロッピーインファント（floppy infant：筋緊張低下児），筋緊張異常，精神運動発達遅滞などの症状を呈する。乳児期後半から幼児期にかけて四肢麻痺，片麻痺などの中枢性麻痺症状が明らかとなり，運動発達が遅れる。合併症は精神発達遅滞（約70％），言語障害（約60％），痙攣（約50％），聴力・視力障害，斜視，摂食障害などである。

【病型】
　麻痺のタイプから，表 25-1 に示すように分類される。

【診断】
　新生児や乳児期に診断することは困難な例もある。体格，栄養状態，形態異常（奇形）の有無，視覚（視線が合うか，追視ができるか），聴覚（音に反応するか），笑顔がみられるか，運動発達の遅れはないか，筋緊張に異常はないか，原始反射の残存，立ち直り反応の出現の遅れはないかなどをチェックする。首すわり，寝返り，座位，四つ這い，歩行などの運動や社会性発達の遅れがあり，Moro反射，ATNRなどの原始反射の残存，上肢の屈筋や体幹下肢の伸筋の筋緊張亢進などがみられれば，脳性麻痺となる危険性が高いと判断して療育を開始する。

・痙直型
　脳の広範囲な障害によって生じる。四肢麻痺や，上肢より下肢の麻痺が強い両麻痺が多い。動筋と拮抗筋が同時に過剰収縮を起こすために筋緊張は亢進し，立位や歩行に必要な立ち直り反応，平衡反応が障害され，動作は緩慢でぎこちない。
　上肢では肩甲帯伸展，肩関節内転内旋，肘関節屈曲，前腕回内，手関節掌屈，手指屈曲の肢位をとりやすい（図 25-2a）。
　下肢は抗重力筋（股関節内転筋，大腿四頭筋，下腿三頭筋などの体重の支持に働く筋群）の短縮から股関節屈曲内転，膝関節屈曲の肢位をとりやすく，立位姿勢，歩行が不安定となる（図 25-2b）。

> **NOTE　運動発達**
> 　健常児の運動行動は中枢神経系の発達に伴って，首すわり（頭や目の定位調節機能：2〜3カ月），寝返り（3〜5カ月），支えなしでの座位保持（6〜7カ月），立位（10カ月），歩行（15カ月）の順に発達する。四肢の巧みな運動は幼児期に発達する。運動発達過程においては，Galant（ガラント）反射，Moro反射，手の把握反射，ATNR，対称性緊張性頸反射など様々な反射・反応が出生時からみられ，一定の時期に消失する。下肢伸展反射，バランス反応は生後に出現して生涯続く。脳性麻痺ではこれらの反射・反応の出現や消失が遅れ，運動発達遅延の原因となる。

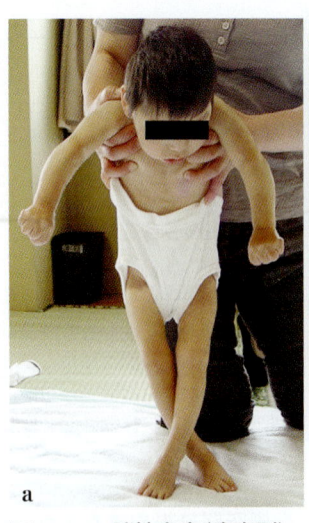

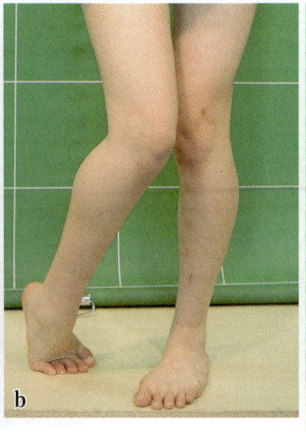

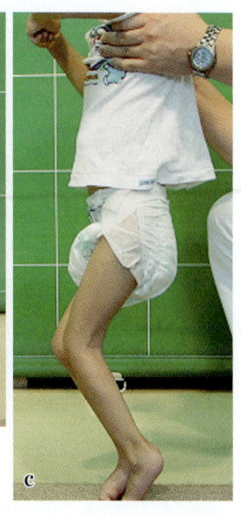

図 25-2　脳性麻痺（痙直型）
a. 上肢は肩関節内転内旋，前腕回内，手関節掌屈，手指屈曲となり，下肢は交叉し，尖足を呈する。
b. 麻痺が強い右下肢は股関節屈曲内転，膝関節が屈曲した異常姿勢を呈する。
c. 屈曲姿勢：股関節屈曲内転，膝関節屈曲の肢位を呈する。
（a～cすべて信濃医療福祉センター所長，朝貝芳美氏より提供）

重症児ではこの肢位は痙性股関節脱臼を引き起こしやすく，おむつの交換が困難となり座位も不安定となる（図25-2c）。痙攣，知能低下を伴うことが多い。

・アテトーゼ型

高ビリルビン血症により大脳基底核，視床，脳幹などが障害されて生じる。アテトーゼathetosisとよばれる精神的緊張，運動により増強される不随意運動のために，姿勢保持と上下肢の運動が障害される。知的障害は運動機能障害と比較して軽度なことが多い。

【治療】

脳性麻痺児のもっている能力を最大限発揮させることにより，身体的・精神的・社会的・職業的自立を図る。自立困難な重症例は社会の支援を受け，人間らしい生活を送ることを目標とする。

・年齢別リハビリテーション

新生児・乳児期においては保護者は病名の告知を受け混乱する時期であるが，発達期にある脳に対するリハビリテーションの重要性を説明し，障害児を家族の一員として認識し育てるために適切な日常の育児法を指導する。

幼児期では座位困難例に適切な保持をして立位をとらせることにより体幹の支持性が向上する。

3歳頃までに座位が可能となったら，支持歩行を目標として集中訓練プログラムを遂行する。10歳を過ぎると身長の伸び，体重の増加により下肢の変形拘縮が増悪し，能力が低下することが多い。一定期間の入院集中訓練・治療を実施することで立位歩行能力が向上する場合もある。

・痙縮の治療

従来，痙縮の治療として理学療法やギプス固定などによる痙性筋のストレッチや，薬物療法，低出力レーザーなどによる物理療法，フェノールブロック，整形外科手術が行われている。近年，選択的脊髄後根切断術，ボツリヌス毒素注射，バクロフェン髄腔内投与なども実施されている。

2 脳血管疾患
cerebrovascular disease（CVD）

【概念】

頭蓋内の血管障害（血行不全，出血など）による疾患の総称である。一過性脳虚血発作 transient ischemic attack（TIA），脳梗塞（ラクナ梗塞，アテローム血栓性脳梗塞，心原性塞栓症），脳出血，くも膜下出血などに分類される。脳梗塞は脳血管の閉塞または血流障害により脳組織の一部が壊死

に陥ったもので，中大脳動脈，脳底動脈などの主幹動脈の粥状硬化による狭窄や，そこから末梢へ栓子が剥がれて塞栓をきたすアテローム血栓性梗塞と，穿通枝領域の動脈硬化によって生じる 1.5 cm 未満の小梗塞（ラクナ梗塞）に分類される。脳塞栓症は，多くは非弁膜性心房細動に伴う心腔内血栓が脳血管へ飛散して完成する病態を指し，大梗塞をきたしうるとともに出血性梗塞に発展することが多い。脳出血は高血圧に起因することが多く，被殻，視床，小脳，脳幹に好発する。くも膜下出血は，ほとんどが脳動脈瘤に起因する。

【症状】
・運動麻痺

大脳皮質運動野から内包，大脳脚を経て延髄で反対側へ乗り換え下行する皮質脊髄路が障害されることにより片麻痺をきたす。錐体交叉より中枢側の脳幹部の障害は病巣と同側の脳神経麻痺と反対側の片麻痺または四肢麻痺をきたす。視床，小脳ならびに中脳から延髄にかけての深部感覚系，前庭神経系の障害は運動失調をきたす。運動麻痺は急性期には弛緩性であるが，次第に筋緊張が回復して深部腱反射が亢進し，上肢の屈筋群，下肢の伸筋群に痙縮が現れ，麻痺肢の随意的運動が可能となる。慢性期には特有の Wernicke-Mann（ウェルニッケ-マン）肢位を呈する。回復過程は **Brunnstrom（ブルンストローム）の回復ステージ** として表 25-2 のように段階づけされており，診療の際には上肢，下肢，手それぞれのステージを評価する。

神経機能の回復がプラトーに達した後にも体力の回復，合併症治療，動作訓練などにより発症後 2 年頃までは運動能力の回復が期待できる。

・高次脳機能障害

優位半球（右利きでは左大脳）の障害では，失語，失読，観念失行，観念運動失行などが，劣位半球の障害では半側空間無視，着衣失行などがみられる。代表的な失語としては左大脳下前頭回後部（Broca 領野）の障害による運動性失語，左大脳上側頭回後部（Wernicke 領野）の障害による感覚性失語がある。前頭葉障害の特徴として意識や情動の障害，情報の組織化障害，運動開始困難など，後頭葉障害では，視覚失認，相貌失認などが挙げられる。劣位半球障害は優位半球障害と比べ，利き手の機能が残存し言語が保たれているにもかか

表 25-2　Brunnstrom の回復ステージ

stage 1	随意運動なし。筋は弛緩。
stage 2	随意的または連合運動として，屈曲または伸展共同運動あるいはその一部の運動が出現。筋には軽度の痙縮が出現。
stage 3	共同運動により四肢の近位から遠位にわたって関節を動かすことができる。痙縮が顕著。
stage 4	四肢遠位の関節を共同運動から分離して動かすことが可能となる。痙縮は減少傾向。
stage 5	近位関節と遠位関節を共同運動から独立して動かすことが可能となる。痙縮は減少。
stage 6	協調性のある分離運動が可能となる。ほぼ正常に近い状態。痙縮はごく軽度。

わらず，半側空間無視や着衣失行，病態失認などによって生活に支障をきたすことが多い。

・その他の障害

深部感覚障害，視床痛，視野狭窄，嚥下障害，神経因性膀胱など。

・二次性障害

発症後に関節拘縮，肩手症候群，肩関節亜脱臼，骨粗鬆症，骨折，褥瘡，肺炎，尿路感染症，精神心理的荒廃などの廃用症候群（→ 921 頁参照）が発生する。

【診断】

脳血管障害が疑われれば可及的早期に CT 検査を行い，梗塞と出血を鑑別する。発症後 6～24 時間経過すると梗塞では低吸収，出血では高吸収の病変が確認できる。一方，MRI 拡散強調像は発症早期から病巣が検出でき，ラクナ梗塞など小さい病変の検出に優れている（図 25-3）。

【リハビリテーション】

日常生活活動（ADL）の自立度を各患者に可能な最高のレベルまで効率的に到達させ，その能力に応じた社会生活を取り戻すことを目標に行われる。

急性期にはポジショニング，体位変換，関節可動域訓練により二次障害を予防し，意識状態と全身状態が回復したら離床のために座位保持，車椅子移乗訓練を開始する。嚥下障害の診断，評価，排尿訓練も早期に行う。30 分程度の座位保持が可能となったら，訓練室にてマット上で寝返り，起き上がり，四つ這い，立ち上がりなどの基本動作訓練，さらに食事，排泄，洗面などの動作訓練も取り入れる。起立性低血圧が改善されれば，早

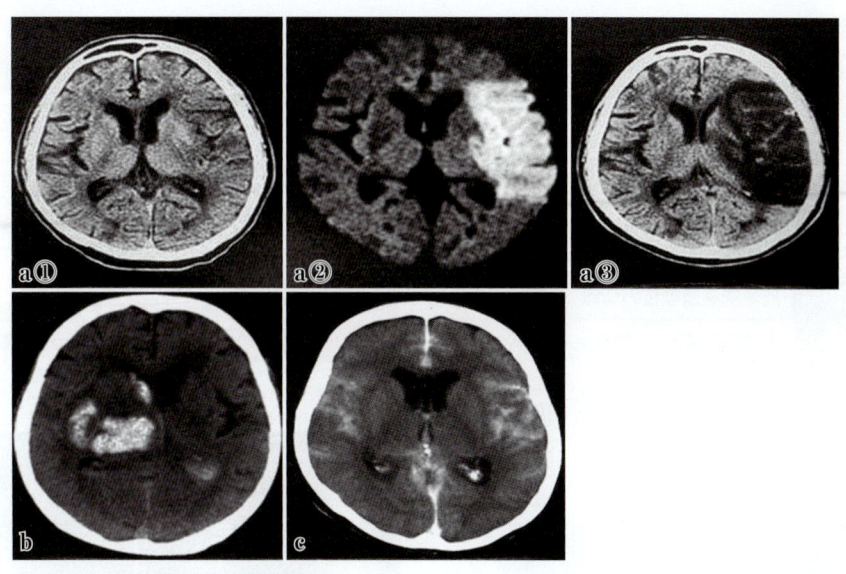

図 25-3　脳血管障害の頭部画像
a. ① 脳梗塞発症 3 時間後の C T 所見：左大脳皮質における脳溝の狭小化、皮髄境界の不明瞭化を認めるが、病巣は顕著ではない。
② 同症例の同時期（発症 3 時間後）に撮影した M R I 所見（拡散強調像）：左中大脳動脈支配領域の梗塞巣が明らかに判別できる。
③ 同症例の発症 5 日後の C T 所見：② と同じ所見を確認することができる。
b. 脳出血の C T 所見：側脳室へ穿破した脳出血が認められる。
c. くも膜下出血の C T 所見：脳全体の浮腫とくも膜下腔における広範な出血が認められる。

期に立位・歩行訓練を開始する。その場合，下垂足例では短下肢装具（AFO）を処方し，大殿筋や大腿四頭筋力の低下によって膝くずれを生じる例では長下肢装具（KAFO）を処方する（→933頁参照）。歩行障害には麻痺の重症度，変形拘縮，心肺フィットネス・深部感覚の低下，認知機能障害のほか下肢関節の変形性関節症も関与する。内反尖足変形には痙性麻痺による共同運動パターンと関節拘縮が関連して生じる。遊脚相において足部を完全に離床することができないため，また立脚相においては足底接地を不安定にするために歩行障害の原因となる。AFOや杖により歩行の安定化を図る。

下肢に比べ上肢機能障害の回復は不良な場合が多く，食事動作障害には利き手交換，自助具の利用が図られることが多い。食事，排泄，整容，更衣，移乗，移動などの動作の指導を行うとともに，介助をできるだけ減らし自立を促す。健側肢の代償運動や能力向上，装具や機械の導入により日常生活の自立を図る。社会に再定住するためには家族の介助力の強化，自宅改造などの環境整備を行い，身体障害者手帳，介護サービスなどを活用す

ることで社会的不利の軽減に役立てる。

【手術治療】
手術療法の適応は，発症後 6 カ月以上リハビリテーションを行って最大限の上肢・下肢の機能を獲得した後に検討する。術前に上肢・下肢の機能障害の評価に加えて，感覚，失行・失認などの高次脳機能，認知機能などの障害も評価して手術適応を決定する。下肢装具は自力の着脱が面倒であり，日本の家屋内では使用しづらく，手術により装具なしで生活できるようになる利点も考慮する。また変形や拘縮は衛生管理や ADL の向上や介助の障害となり，廃用肢であっても手術を行う適応がある。術式の選択に際しては，痙性，不随意運動，失調の程度を考慮し，Brunnstrom の回復ステージや，連合反応，共同運動，分離運動を評価する（表25-3，4，図25-4〜6）。腱移行の力源には分離運動が十分に可能な筋を用いる。共同運動が十分にできる筋は，共同運動を利用して腱移行が可能である。腱延長にはスライド延長や分節状（fractional）延長を選択して過延長にならないよう注意する。

表25-3 上肢痙性麻痺に対する手術法

Brunnstrom stage 1〜3	浅指屈筋の深指屈筋への腱移行 手関節・手指・母指屈筋群の腱延長 母指球筋の解離
Brunnstrom stage 3〜	手指・母指伸筋群の腱固定，母指MP関節固定 尺側手根屈筋・腕橈骨筋・長掌筋の手関節・母指・手指伸筋への腱固定
内在筋プラス拘縮	尺骨神経運動枝の切離
肘関節屈曲拘縮	上腕二頭筋・上腕筋，腕橈骨筋の切離
肩関節内転内旋拘縮	大胸筋・肩甲下筋・大円筋・広背筋の切離

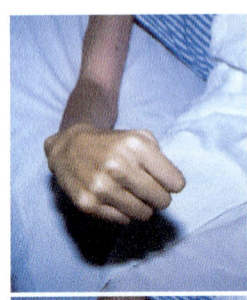

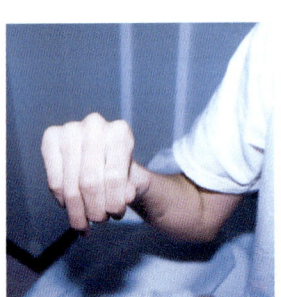

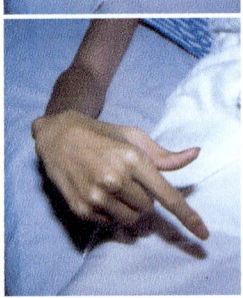

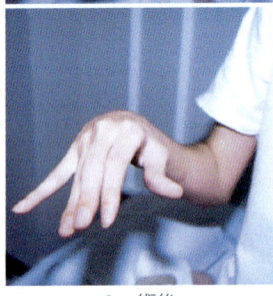

表25-4 下肢痙性麻痺に対する手術法

Brunnstrom stage 1〜3	下腿三頭筋・後脛骨筋・長母趾屈筋・長趾屈筋の腱延長 前脛骨筋・長腓骨筋腱のアキレス腱への固定
Brunnstrom stage 3〜	長母趾屈筋・長趾屈筋の前方移行 前脛骨の外側移行，足部三関節固定
膝関節屈曲拘縮	膝屈筋群の腱延長
股関節内転内旋拘縮	内転切離，腸腰筋の腱延長または切離 閉鎖神経の運動枝の切離

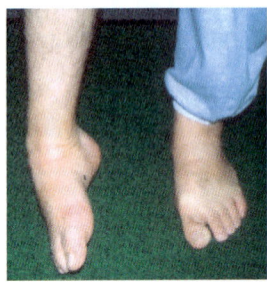

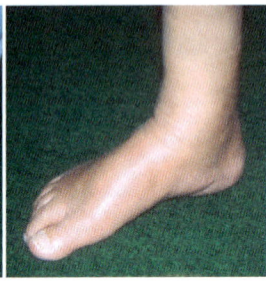

a. 術前　　b. 術後

図25-4　**Brunnstrom stage 4の痙性麻痺手に対する再建術**（元東京都老人医療センターリハビリテーション部長，飛松治基氏より提供）
長掌筋腱を短母指伸筋腱へ腱移行，尺側手根屈筋を総指伸筋へ腱移行，橈側手根屈筋腱・浅指屈筋腱・深指屈筋腱の延長，母指球筋の解離を行った。

a. 術前　　b. 術後

図25-5　**Brunnstrom stage 4の痙性麻痺足に対する再建術**（元東京都老人医療センターリハビリテーション部長，飛松治基氏より提供）
アキレス腱・後脛骨筋，長母趾屈筋・長趾屈筋の腱延長，前脛骨筋の外側移行を行った。

痙性麻痺手の変形の主な原因は，手関節，指の屈筋群および手の内在筋の強い痙性と手関節，指の伸筋群の筋力が弱いことである。痙性麻痺足の変形の主な原因は下腿三頭筋，後脛骨筋，長趾屈筋，長母趾屈筋の強い痙性と，前脛骨筋，長趾伸筋，長母趾伸筋，腓骨筋群が弱いためである。関節の拘縮に対しては筋，腱の切離術を行う。

3 運動ニューロン疾患
motor neuron diseases

上位および下位運動ニューロンのいずれか一方，あるいは両方が選択的に侵され，神経細胞の脱落をきたす進行性疾患である。

A 筋萎縮性側索硬化症
amyotrophic lateral sclerosis（ALS）

【概念】
脊髄前角細胞（下位運動ニューロン）の著明な脱落と錐体路変性（上位運動ニューロン）を特徴とする疾患で，大部分は孤発型であるが家族内発症を認める例もある。脊髄前角の大型細胞が脱落するため前角の萎縮をきたす。残存した前角細胞にはBunina（ブニナ）小体やユビキチン化封入体がみられる。

【症状】
中年以降で発症する。四肢の筋力低下や構音障

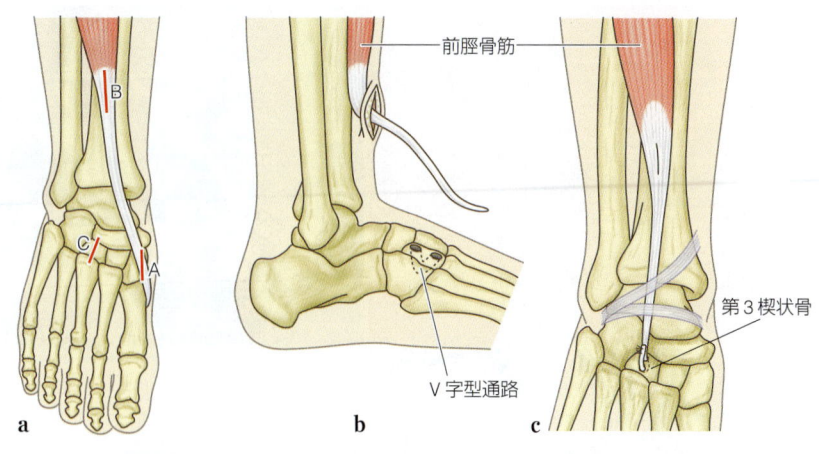

図 25-6 前脛骨筋の外側移行術
a. 赤線は皮切の位置を示す．
b. 皮切 A の部位で切離した前脛骨筋腱を，皮切 B からいったん引き出す．皮切 C を加えて，第 3 楔状骨に V 字型の骨孔を作製する．
c. 前脛骨筋腱を皮切 B から皮下の伸筋支帯の深層をくぐらせ，第 3 楔状骨に作製した骨孔に移行腱を通して同骨に埋没させる．

害が初発症状であることが多い．一側上肢の手内在筋または肩甲帯の筋萎縮，筋力低下から始まり，しだいに反対側の上肢，両下肢に筋力低下，筋萎縮が進行し，呼吸筋麻痺，球麻痺症状を伴う．深部腱反射 deep tendon reflex（DTR）は亢進，Babinski（バビンスキー）反射は陽性のことが多い．筋萎縮が体幹に出現した場合には首下がり症状や傍脊柱筋の筋力低下をきたす．感覚障害，外眼筋麻痺，膀胱直腸障害，褥瘡は末期まで生じない．線維束攣縮 fasciculation を四肢，体幹，顔面，舌などの随意筋に認める．症状は常に進行性で，栄養・吸収の管理が行われない場合には 3〜5 年で死亡する．

【診断】
　下位運動ニューロン症状（筋力低下，球麻痺，筋萎縮，線維束攣縮）と上位運動ニューロン症状（病的反射陽性，深部腱反射亢進，痙縮 spasticity）が徐々に進行する臨床所見とともに，電気生理学的，神経画像的に他の疾患が否定されることで確定する．本疾患は筋電図で神経原性変化をびまん性に認めるのが特徴である．筋病理では特徴的な所見が知られている（図 25-7）．

【治療】
　決定的なものはない．グルタミン酸遊離を抑制するリルゾールは病勢進展の抑制効果がある．廃用性筋力低下の予防，関節可動域の維持に努め，身体障害者手帳を申請し，障害に応じて自助具や装具，車椅子を入手して ADL 遂行能力の維持を図る．さらに，パソコン練習を手助けし発症が予想される発語障害に対して準備をする．末期では，身体のわずかな動きを利用して電化製品やパソコンのコントロールが可能となる環境制御装置や意思伝達装置などを導入する．

B 脊髄性進行性筋萎縮症
spinal progressive muscular atrophy（SPMA）

【概念】
　脊髄前角細胞の変性により随意筋が左右対称に萎縮，筋力低下を示す常染色体劣性遺伝性の疾患である．発症時期と症状の程度により，新生児期に発症する I 型〔Werdnig-Hoffmann（ヴェルドニッヒ-ホフマン）病〕，乳児期に発症する II 型（中間型），幼児期から思春期に発症する III 型〔Kugelberg-Welander（クーゲルベルク-ヴェラ

NOTE　筋萎縮性側索硬化症（ALS）の鑑別

頚椎症性脊髄症との鑑別診断として本症は重要である．顔面，舌の線維束攣縮，構音障害などがあれば ALS の存在が疑われる．頚椎症性脊髄症では筋力低下や感覚障害が上肢に症状が限局し，脳神経障害は伴わないことなどが鑑別の参考になる．

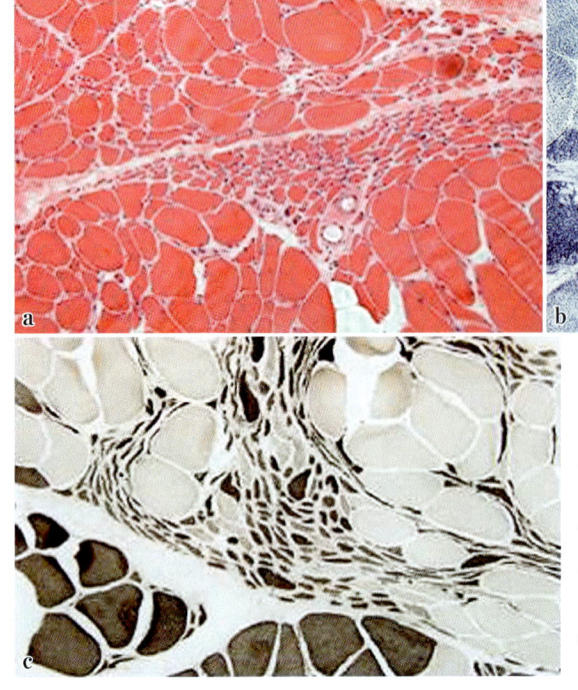

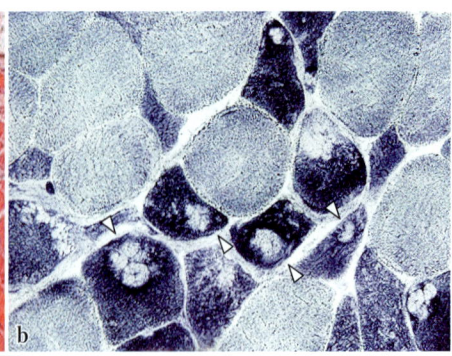

図 25-7 筋萎縮性側索硬化症の筋生検所見
a. 小群萎縮(small group atrophy)(HE 染色)(100 倍)
b. 細胞内構築異常(targetoid 線維)(NADH-TR 染色)(矢頭)(200 倍)
c. 筋線維タイプ群化(fiber type grouping)(ATPase 染色)(200 倍)

ンデル)病〕に分類されている。第5染色体長腕(5q11.2-13.3 領域)に存在する2つの原因候補遺伝子(SMN, NAIP)が同定された。

【症状】

Ⅰ型は最も重症である。新生児期にフロッピーインファントの症状で発症し，摂食障害，呼吸障害が強く，座位が獲得できずに 10 歳までに 90% 以上が死亡する。Ⅱ型は生後 6 カ月以後に発症し，座位保持は可能で思春期以降まで生存する。Ⅲ型は幼児期から青年期に近位筋の萎縮，筋力低下で発症し，遠位筋に症状が拡大する。歩行障害は緩徐に進行する。肢帯型筋ジストロフィーとの鑑別が必要である。

【治療】

呼吸管理，経管栄養など全身管理のもとに積極的に発達を促し，変形拘縮への治療，車椅子などのリハビリテーション機器の導入を図ると社会生活が可能である。

4 神経変性疾患
nerve degenerative disease

神経細胞が系統的に変性・障害され，脱落する進行性疾患である。前項の運動ニューロン疾患も広義には，本項と同じ神経変性疾患に含まれるが，運動ニューロン選択性の特徴から本章では独立して記載した。

A Parkinson(パーキンソン)病

【概念】

黒質・線条体における神経細胞(ドーパミン作動性ニューロン)の機能異常と脱落による錐体外路徴候が主症状の疾患である。中高年で発症し，一側上肢の 4～7 Hz の規則的リズムをもつ安静時振戦(resting tremor)や歩行障害を特徴とする。振戦，無動，固縮，姿勢保持反射障害が代表的な症状である。脳血管障害やフェノチアジン系の抗精神病薬服用などによる二次性パーキンソニズムとの鑑別が重要であり，問診時は内服薬歴の聴取が重要である。

【症状】

日常生活で無表情となり(仮面様顔貌)，動作が遅く乏しくなる。安静時振戦，筋固縮，前傾前屈姿勢となり，立ち直り反射やバランス反応が障害される。歩行は歩幅が狭く，速度が遅く，すくみ足や突進現象などにより不安定となり，転倒しや

A. 中枢神経疾患　421

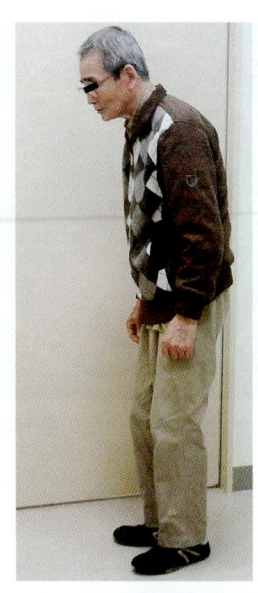

図25-8　Parkinson病に特徴的な前傾姿勢
背部から頸部にかけての前傾と肘・膝の軽度屈曲が特徴的な姿勢である。

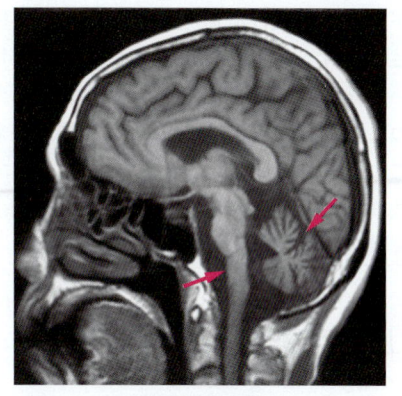

図25-9　脊髄小脳変性症のMRI T1強調矢状断像
脳幹および小脳半球の萎縮(矢印)を認める。

すくなる(図25-8)。起立性低血圧, 末梢循環障害, 便秘, 頻尿, 排尿開始時間の遅延などの自律神経症状ならびに抑うつ, 精神や思考の緩慢などの精神症状も伴う。重症度評価にはHoehn-Yahr(ホーン-ヤール)の分類が, 精神や運動, ADL, 治療の合併症などの多面的機能評価にはUnified Parkinson disease rating scale(UPDRS)が用いられる。

【治療】
ドーパミン前駆体(L-ドーパ), アセチルコリン受容体遮断薬, ドーパミン放出促進薬(アマンタジン塩酸塩), ドーパミン受容体刺激薬, ノルアドレナリン前駆体, モノアミン酸化酵素阻害薬(MAO-B), カテコール-O-メチル基転移酵素阻害薬(COMT-B)などの薬物療法が主体である。薬物抵抗例では, 定位脳手術が行われることもある。リハビリテーションは歩行訓練などの運動療法と, うつ, 認知症などの精神症状に対する支持的作業療法が行われる。

B 脊髄小脳変性症
spinocerebellar degeneration (SCD)

【概念】
小脳への入出力線維が系統的に変性し, 脳幹や小脳の萎縮(図25-9)をきたす疾患群の総称である。進行は緩徐で, 運動失調や構音障害が進行するとともに, 自律神経症状(発汗異常, 起立性低血圧, 膀胱直腸障害)を伴う。症例によっては痙性対麻痺や錐体路, 錐体外路症状を伴う。孤発例と遺伝性の例があり, 遺伝性のいくつかについては原因遺伝子が同定され, そのなかで優性遺伝形式をとる脊髄小脳変性症はSCA1～17やDRPLA(歯状核赤核淡蒼球ルイ体萎縮症)に分類される。わが国ではSCA3〔Machado-Joseph(マチャド-ジョセフ)病〕やSCA6, DRPLAの発生頻度が高い。

【症状】
各疾患に共通する運動失調徴候は, 四肢の測定異常dysmetria, 共同運動障害dyssynergia, 変換運動困難diadochokinesis, 運動の分解decomposition, 筋緊張低下hypotoniaである。失調性の歩行障害(酩酊歩行), 構音障害(断綴性言語), 書字の能力低下, 嚥下障害, 膀胱直腸障害は徐々に進行し, 日常生活における歩行, 入浴, 排泄などの動作障害は早期から現れる。予後は症状により様々であるが, 平均10年の経過で心不全, 呼吸不全, 感染症などにより死亡する。

【治療】
根本的な治療法はない。甲状腺刺激ホルモン放出ホルモン(TRH)が失調性歩行障害の軽減に有効とされる。日常生活動作を維持するためのリハビリテーションや膀胱直腸障害に対する治療も併用される。症状が進行すると四肢は屈曲拘縮して経口摂取が困難となるため胃瘻造設が必要になる

ことがある．起立性低血圧に対しては，昇圧薬の投与と下半身への弾性包帯，サポーターが用いられる．重錘負荷による固有感覚入力強化，サポーターのような緊縛帯を上肢または下肢に装着することにより動作は安定する．協調性トレーニング，等尺性筋力増強訓練，心肺フィットネス向上を目指す有酸素運動などが行われる．

5 脱髄疾患
demyelinating disease

中枢神経系の髄鞘が一次性に障害される疾患で，多発性硬化症が最も頻度が高い．

A 多発性硬化症
multiple sclerosis (MS)

【概念】

脳，脊髄，視神経などの中枢神経に多巣性の脱髄病巣（プラーク）が生じ（空間的多発），それに伴う神経症状が寛解と再発を繰り返す（時間的多発）自己免疫性疾患である（図25-10）．発症は中年女性に多い．重度の視神経炎と脊髄の脱髄病変を特徴とする型は Devic 病とされていたが，この疾患の特異的マーカーとしてアクアポリン4抗体の存在が判明した．そのため Devic（デビック）病は neuromyelitis optica (NMO) として，本症とは別の病態機序による疾患として認識されている．

【症状】

球後視神経炎による視力障害が70%の症例で出現し，眼球運動障害，運動麻痺，腱反射亢進，感覚異常，運動失調，膀胱直腸障害，精神症状などを呈する．運動障害は一肢または複数肢の麻痺で対麻痺が多い．頸髄病変の場合，頸椎前屈による下行性の電撃痛〔Lhermitte（レルミット）徴候〕や有痛性強直性痙攣 painful tonic seizure がみら

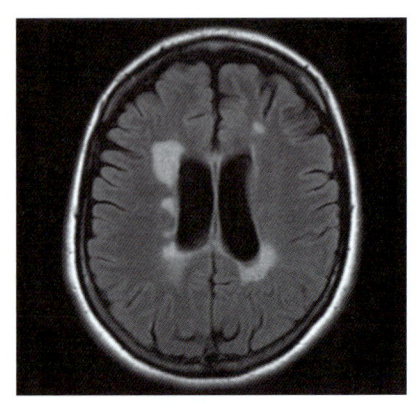

図25-10 多発性硬化症の脳 MRI FLAIR 画像
側脳室周囲に散在する脱髄巣（プラーク）がみられる．

れる．

【診断】

臨床像を基本に，髄液中の IgG インデックスの上昇，脳病変の病巣を検出するための MRI や電気生理検査による聴性脳幹反応が有用である．

【治療】

急性増悪期には副腎皮質ステロイドが有効である．最近は再発予防にインターフェロンやフィンゴリモド塩酸塩による治療が行われる．歩行能力は筋力低下，痙性，失調により低下する．脊髄損傷患者のリハビリテーションプログラムに準じた運動療法が行われるが，易疲労性（特に高温環境で疲労が著しい）があるので注意が必要である．

B 急性散在性脳脊髄炎
acute disseminated encephalomyelitis (ADEM)

多発性硬化症と同じく中枢神経の脱髄疾患であるが，単相性の経過をとり多発性硬化症より広範な病巣を呈する．遅延型アレルギーの機序が病態に関与するとされる．小児のワクチン接種やウイルス感染の3～14日後に急性に頭痛，発熱，嘔吐で発症する．意識障害，項部硬直，対麻痺，四肢麻痺，膀胱直腸障害などの脊髄障害に，小脳失調，ミオクローヌス，神経根，末梢神経障害を伴う．嗜眠状態や昏睡状態に陥る場合は予後不良である．治療には副腎皮質ステロイドが使用される．

> **NOTE 末梢神経障害をきたす疾患について**
>
> 本文に記載した以外にも血管炎に伴う神経障害，IgM gammopathy や Sjögren（シェーグレン）症候群に伴う神経障害，アルコール性あるいは代謝性神経障害（ビタミンB_1欠乏），アミロイドーシスに伴う末梢神経障害，薬剤性末梢神経障害などが挙げられる．しびれ以外にも易疲労感や原因不明の振戦を主訴とする場合は，末梢神経障害の可能性を念頭に置くことが重要である．

表 25-5　主な絞扼性神経障害

診断名	罹患神経	運動麻痺	感覚麻痺	絞扼の部位
回内筋症候群 (→504頁参照)	正中神経	全ての正中神経支配筋	手掌の母指〜環指橈側	円回内筋，浅指屈筋
前骨間神経麻痺 (→469頁参照)	前骨間神経	長母指屈筋，示・中指深指屈筋，方形回内筋	なし	円回内筋，浅指屈筋
手根管症候群 (→503頁参照)	正中神経	母指対立筋，短母指外転筋，示・中指虫様筋	手掌の母指〜環指橈側	手根管
後骨間神経麻痺 (→469頁参照)	後骨間神経	回外筋，尺側手根伸筋，指伸筋，小指伸筋，長母指外転筋，短母指伸筋，長母指伸筋，示指伸筋	なし	回外筋の浅・深頭の間〔Frohse（フローゼ）のアーケード〕
肘部管症候群 (→468頁参照)	尺骨神経	全ての尺骨神経支配筋	手の掌背尺側と小指・環指尺側	肘部管
尺骨管症候群 (→504頁参照)	尺骨神経	正中神経支配以外の手内在筋	手の掌尺側と小指・環指尺側	尺骨管（Guyon管）
足根管症候群 (→720頁参照)	脛骨神経	足内在筋	足底	足根管
Morton（モートン）病 (→719頁参照)	趾神経	なし	第3・4趾間	足底中足骨頚部の第3・4趾間

B 末梢神経障害
peripheral neuropathy

末梢神経あるいは神経根に病変を有する疾患の総称である。発症様式（急性，亜急性，慢性），主症状（運動麻痺，感覚障害，自律神経障害），病因（遺伝性，感染性，中毒性，代謝性，機械的）により分類される。病理学的に軸索変性型，節性脱髄型，神経細胞障害型，間質性，血管障害性に分類される。障害の分布により単神経障害，多発性単神経障害，多発神経障害に分類される。

A 絞扼性神経障害
entrapment neuropathy

特定の末梢神経が関節部を通過する際には，靱帯あるいは筋起始部の膜性構造物により形成された線維性あるいは骨性のトンネルを通過する。この部で何らかの原因により神経に慢性の異常刺激が加わった場合に起こる単神経障害を絞扼性神経障害とよぶ（表25-5）。診断には絞扼部における誘発テスト，神経伝導速度，MRIが有用である（→870頁も参照）。

1 単神経障害
mononeuropathy

1本の末梢神経のみ障害され，その支配領域の筋力低下，感覚鈍麻による症状が現れる。末梢神経に対する機械的圧迫（絞扼），外傷，感染，膠原病に伴う血管炎，血栓症，中毒，代謝性疾患などでみられる。糖尿病性眼筋麻痺もこれに含まれる。

> **NOTE 糖尿病に伴う末梢神経障害**
>
> 糖尿病では様々な障害分布をとる末梢神経障害を呈する。動眼神経・顔面神経麻痺，手根管症候群などが多発する多発性単神経障害タイプや，手袋・靴下状の異常感覚を示すタイプ，深部感覚の低下による失調性歩行がみられるタイプ，自律神経障害が主体のタイプなどがある。そのなかでも感覚優位の多発神経障害は頻度が高い。これは小血管の動脈硬化性病変に起因する虚血性の軸索障害が特徴である。発症初期からアキレス腱反射は消失し，遠位部優位，左右対称性の感覚障害を緩徐進行性に認める。運動障害は進行期に出現する。治療は血糖コントロールが重要である。また痛みに対する対症治療，患部を外傷から保護することも大切である。

表25-6 Charcot-Marie-Tooth（CMT）病の分類

	遺伝形式	臨床像	神経伝導速度	神経生検の病理像	変異遺伝子
CMT1	常染色体優性	典型的なCMTの臨床像（逆シャンペンボトル型筋萎縮, 鶏歩）	遅延	高度のonion bulb, 脱髄	PMP22重複（CMT1A） MPZ（CMT1B） PMP22点変異 EGR2 SIMPLE/LITAF NEFL
CMT2	常染色体優性または劣性	臨床像はCMT1に類似	軽度遅延	軸索変性	MFN2 MPZ NEFL HSPB1 HSPB8 など
CMTX	伴性劣性または優性	CMTX1は男性のみ発症	軽度遅延	軸索の脱落と脱髄, onion bulb	GJB1/Cx32（CMTX1） PRPS1

PMP22：peripheral protein myelin 22　MPZ：myelin protein zero

保存治療が無効な場合は手術により絞扼部を開放することで神経麻痺は軽快する。

2 多発性単神経障害
mononeuropathy multiplex

複数の個別の神経に単神経障害が生じたものである。血管炎，サルコイドーシス，糖尿病，動脈硬化などにより発症する。

3 多発神経障害
polyneuropathy

末梢神経の支配領域に限局しない障害分布を示す神経障害を総称したものである。多くは四肢の左右対称性の分布で，遠位優位に障害を示す。遺伝性，中毒性，代謝性，免疫性のほか傍腫瘍症候群などの全身性疾患に合併する。

A 遺伝性ポリニューロパシー
hereditary polyneuropathy

遺伝的に末梢神経障害をきたす疾患群で，遺伝性運動感覚性障害と遺伝性感覚および自律神経性神経障害とに大別される。

1 遺伝性運動感覚性神経障害 hereditary motor and sensory neuropathy（HMSN）

従来から Charcot-Marie-Tooth（シャルコー–マリー–トゥース）病（CMT）とよばれており，緩徐に進行する左右対称の下肢遠位筋（特に腓骨筋）の萎縮，四肢深部腱反射の低下，消失を特徴とする遺伝性疾患群である。各種遺伝子異常は主に髄鞘構成蛋白質をコードしており，これらの重複，欠失，変異などにより臨床症状は多彩である。遺伝子異常，遺伝形式，末梢神経の病理所見の違いにより分類される。CMT1では大腿遠位1/3から下腿の筋萎縮（逆シャンペンボトル型筋萎縮）が特徴で，立位でより明らかとなる（表25-6）。神経伝導検査では高度の脱髄を示唆する所見がみられる。神経生検でみられる玉ねぎを輪切りにしたような構造（onion bulb）はPMP22重複（CMT1A）やMPZ変異（CMT1B）に伴うCMT1の特徴的な所見である（図25-11）。

【治療】
若年者の重度足部変形に対しては，脛距関節，距踵関節，Chopart（ショパール）関節を固定する三関節固定術の適応がある（図25-12）。また上肢の機能障害に対しても多数腱移行術による再建でADLの改善が得られることがある。

2 遺伝性感覚および自律神経障害 hereditary sensory and autonomic neuropathy（HSAN）

末梢神経の無髄線維（C線維）あるいは有髄小径線維（Aδ線維）が障害され，四肢の感覚・痛覚障害をきたす遺伝性疾患である。骨髄炎，手指や足底の潰瘍，骨折，脊柱変形などで整形外科的治療

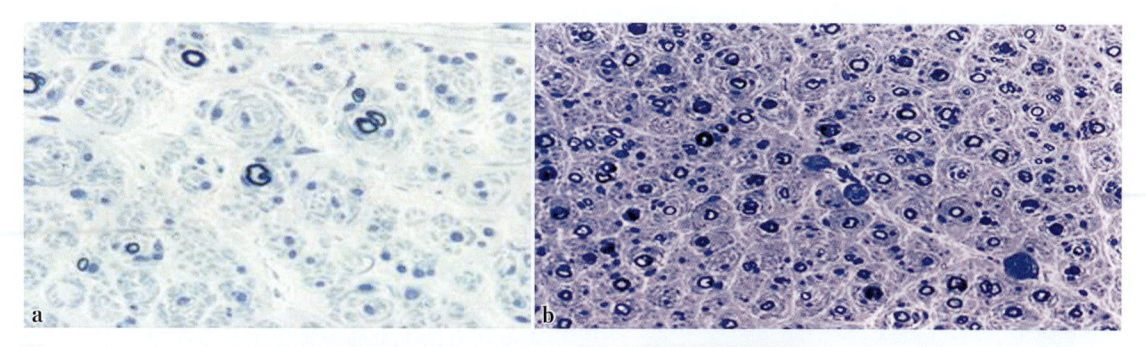

図 25-11 Charcot-Marie-Tooth 病（CMT1A，PMP22 重複）例の神経生検所見
Onion bulb がみられる（a, b ともにエポン包埋トルイジンブルー染色，400 倍）。

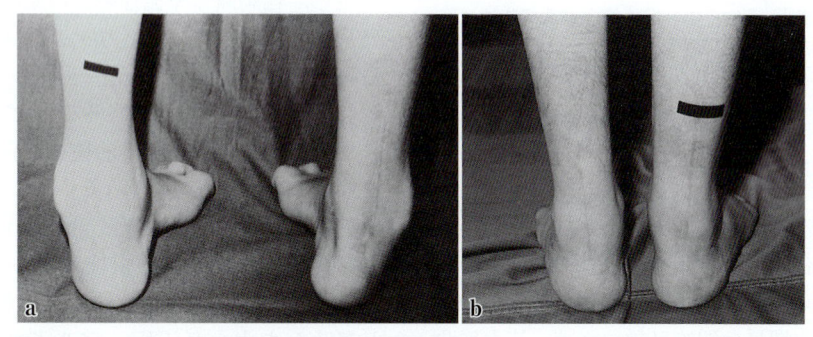

図 25-12 Charcot-Marie-Tooth 病 1 型（CMT1） （新生病院名誉院長，橋爪長三氏より提供）
a. 術前（11 歳時）：両足内反尖足変形が顕著であった。
b. 術後：三関節固定術，アキレス腱延長術，後脛骨筋腱移行術を施行後 10 年。両足変形の矯正が維持され社会復帰している。

を要することがある。原因遺伝子により HSAN I～Ⅴ の 5 型に分類されている。HSAN I のみが常染色体優性遺伝で，ほかは常染色体劣性遺伝である。多くを占める HSAN I は *SPTLC1* 遺伝子が原因遺伝子であり，初発症状は下肢・足底の潰瘍や熱傷で無痛性である。外傷は蜂巣炎（蜂窩織炎），骨髄炎に移行しやすく，足趾の切断を余儀なくされる。敗血症での死亡例が多い。脊髄後根神経節の高度神経脱落が特徴である。

B Guillain-Barré（ギラン-バレー）症候群

胃腸炎や感冒症状をはじめとする先行感染後 1～3 週間ほどで発症する筋力低下を特徴とする。進行は急性で，増悪期から極期を経て寛解の経過をとる単相性の経過を示す。四肢および呼吸筋や顔面筋の筋力低下を主徴とする。自己免疫性の病態機序が関与し，急性炎症性脱髄性多発神経障害 acute inflammatory demyelinating polyradiculoneuropathy（AIDP）と acute motor axonal neuropathy（AMAN）に分類される。不整脈や血圧変動などの自律神経障害を伴うこともある。AMAN では *Campylobacter jejuni* による先行感染と血清抗ガングリオシド抗体の関与が注目されている。

【症状】
多くは上気道炎や下痢などの先行感染後の約 1～3 週間くらいで筋力低下で発症する。神経症状の発現は急性で，4 週間以内に症状が完成する。初期に手指・足先の異常感覚を訴える例が多く，同時に進行性の筋力低下を認める。呼吸筋，顔面筋，嚥下筋が障害されることも多い。手袋・靴下型の表在感覚低下，深部感覚低下が認められることがあるが軽度である。多彩な自律神経障害も伴い，重度の不整脈などで死亡することもある。数週で麻痺はピークに達し，呼吸筋障害で人工呼吸器による管理が必要になる例もあるが，通常は数カ月で回復する。しかし海外の報告では死亡例が約 5% あり，15% に歩行障害が残るとされる。

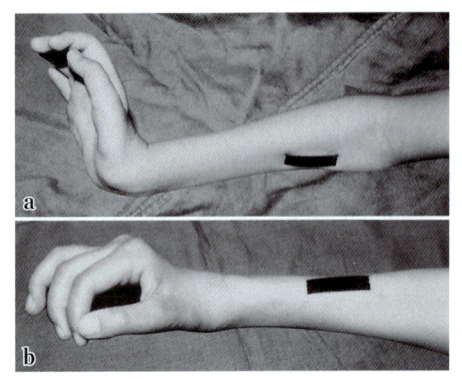

図 25-13　Guillain-Barré症候群(新生病院名誉院長，橋爪長三氏より提供)
a. 術前(9歳)：高位正中・尺骨神経麻痺のためつまみ動作が不可能であった。
b. 術後：多数腱移行術によりつまみ動作が可能となっている。

【治療】
　治療には急性期の免疫グロブリン静注(IVIg)療法，血液浄化療法の有効性が確立されている。運動麻痺がみられる間には全身管理，合併症の予防に努め，回復期には関節可動域訓練，筋力増強訓練，動作訓練を行うとともに，装具，自助具を利用してADLの早期自立を図る。また，遺残した運動麻痺による四肢機能障害や関節変形に対しては腱移行術，関節固定術が有効な場合がある(図25-13)。

C 慢性炎症性脱髄性多発根ニューロパシー
chronic inflammatory demyelinating polyradiculoneuropathy(CIDP)

　慢性に進行する運動・感覚障害を呈する脱髄性の多発神経障害である。
【症状】
　2ヵ月以上にわたって進行する運動感覚障害が特徴であり，再発寛解型や慢性進行型が半数を占める。
【診断】
　神経伝導検査での脱髄所見，脳脊髄液の蛋白細胞解離が診断の参考になる。診断基準はアメリカ神経学会基準やEuropean Federation of Neurological Societies / Peripheral Nerve Society(EFNS/PNS)基準が用いられる。
【治療】
　Guillain-Barré症候群で有効とされるIVIg，血液浄化療法以外に副腎皮質ステロイドの有効性が確立している。

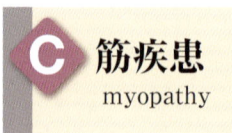

C 筋疾患
myopathy

　筋疾患(ミオパシー)とは，筋そのものの異常による筋力低下や筋萎縮を生じる疾患の総称である。多くの場合，近位筋優位の筋力低下を示す。筋疾患は筋萎縮，筋力低下，関節拘縮，変形などを生じ，運動障害や発達障害の原因となるため，整形外科的手術やリハビリテーション治療を要する場合がある。
　診断には筋力低下，筋萎縮などの臨床所見のほかに，筋電図，生化学的検査，筋生検所見などを参考にする。筋疾患の多くは，筋電図において筋原性変化(低振幅 low amplitude，短持続電位 short duration，多相性パターン polyphasic pattern)を示し，生化学的検査で筋逸脱酵素〔クレアチンキナーゼ(CK)，アルドラーゼ，乳酸脱水素酵素(LDH)など〕が上昇する。筋生検においては，筋線維の大小不同，壊死線維，再生像，細胞浸潤などの所見を認める。筋疾患は多発筋炎/皮膚筋炎，筋ジストロフィー，周期性四肢麻痺，先天性ミオパシー，筋無力症候群，代謝性ミオパシーなどに大別される。

1 炎症性筋疾患

A 多発筋炎/皮膚筋炎
polymyositis / dermatomyositis(PM/DM)

【概念】
　従来は多発筋炎と皮膚筋炎との差異は皮膚症状の有無で区別されてきたが，近年になって臨床症状と筋生検による病理・免疫組織学的な特徴を加味したDalakasらの診断基準(2003年)が提言され，厳密には別々の病態背景を有すると考えられている。
【症状】
　多くは中年女性に発症する。四肢近位の筋力低下や筋把握痛が左右対称性に数週～数カ月の単位で進行するとともに，レイノー(Raynaud)現象，

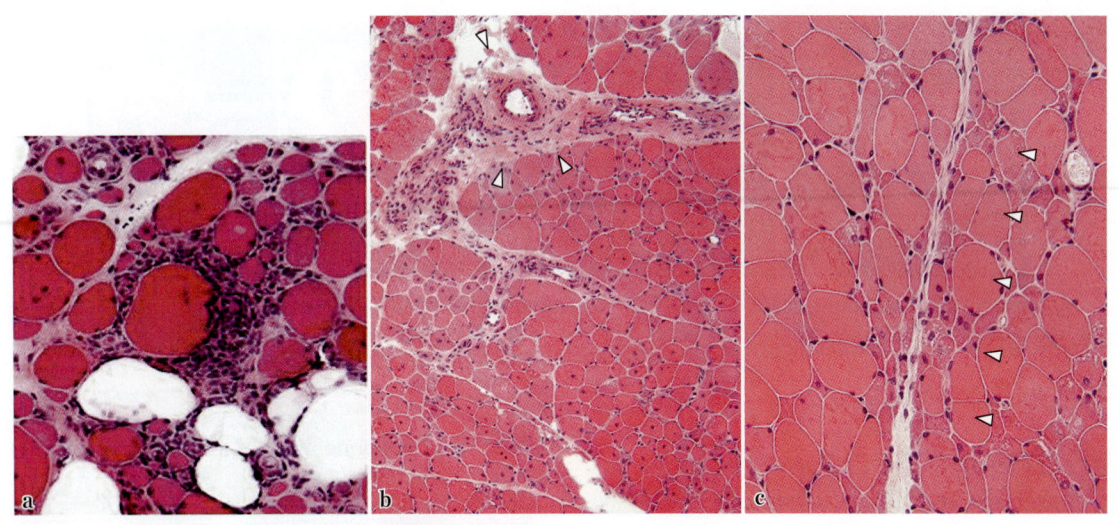

図 25-14　多発筋炎の筋生検所見（HE 染色）
a. 多発筋炎。筋線維間の高度の細胞浸潤がみられる（400 倍）。
b. 皮膚筋炎。小血管周囲の細胞浸潤がみられる（矢頭）（40 倍）。
c. 皮膚筋炎。筋束周囲の筋線維小径化がみられる（矢頭）（40 倍）。

表 25-7　代表的な筋ジストロフィーの遺伝子型

	Duchenne 型（DMD）	Becker 型（BMD）	福山型（CMD）	肢帯型（LGMD）
遺伝	X 染色体劣性	X 染色体劣性	常染色体劣性	常染色体劣性，常染色体優性
遺伝子座	Xp21.2	Xp21.2	9q31	10 以上
遺伝子産物	dystrophin	dystrophin	fukutin	10 以上

関節痛などを伴う。重篤な例では嚥下困難や，肺線維症の合併に伴う呼吸不全を生じる。他の自己免疫疾患（強皮症，全身性エリテマトーデス，関節リウマチ，混合性結合組織病など）や，悪性腫瘍を合併することがある。

皮膚筋炎では上述の症状に加え，皮膚症状である Gottron（ゴットロン）徴候（手・指関節背側の紅斑または丘疹）やヘリオトロープ疹（眼瞼部の浮腫，発赤），四肢伸側の紅斑を伴う。

【診断】
血清 CK などの筋原性酵素の上昇，CRP，赤沈値が亢進する。抗 Jo-1 抗体は皮膚筋炎に特異性の高い抗体である。針筋電図上で筋原性変化（低振幅，短持続電位，多相性パターンがみられる。悪性腫瘍の合併が病態に関連することから，定期的な全身検索も必要である。筋生検では，散在性の壊死や再生線維や筋線維間の炎症細胞浸潤（多発筋炎），小血管周囲の細胞浸潤と筋束周囲の筋線維小径化（皮膚筋炎）がみられる（図 25-14）。

B 封入体筋炎
inclusion body myositis（IBM）

高齢男性に好発する。筋萎縮や筋力低下は前腕および大腿前面に分布し，緩徐に進行する。血清 CK 値は高値を示すが，多発筋炎/皮膚筋炎に比べると目立たない。発症後 10 年以上の経過で重度の下肢筋力低下と嚥下障害が出現する。

2 先天性筋疾患

全身の萎縮とそれに伴う筋力低下を特徴とし，筋生検で共通のジストロフィー変化（筋線維の大小不同，変性と再生像，結合織や脂肪への置換など）を認める遺伝性疾患である。

主な筋ジストロフィーを表 25-7 にまとめる。

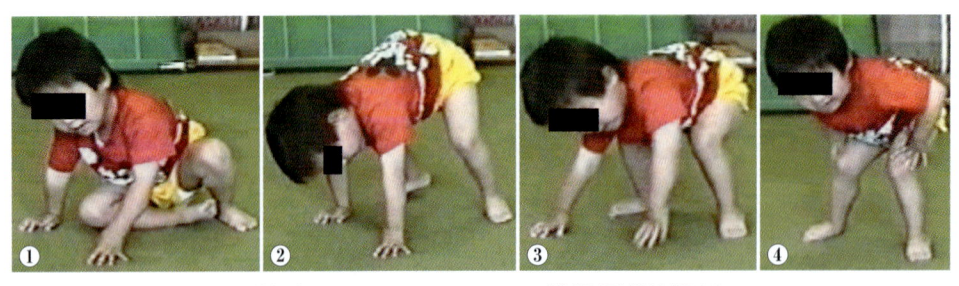

図 25-15　Duchenne 型筋ジストロフィーの Gowers 徴候（登攀性起立）
① から ④ の順に立ち上がる。（信濃医療福祉センター所長，朝貝芳美氏より提供）

A 進行性筋ジストロフィー
progressive muscular dystrophy（PMD）

1 ● Duchenne（デュシェンヌ）/Becker（ベッカー）型筋ジストロフィー Duchenne/Becker muscular dystrophy（DMD/BMD）

【概念】
　DMD は筋ジストロフィーのなかでも最も頻度が高い。男児 3,500 人に 1 人の割合で発症し，有病率は人口 10 万人あたり 2〜3 人である。DMD と BMD はともに筋肉の細胞膜を形成するジストロフィン dystrophin 蛋白質を作るジストロフィン遺伝子の異常によって引き起こされる。Duchenne 型においてジストロフィンは完全に欠損するのに対し，Becker 型は長さと量が変化しても存在するという点が異なる。この遺伝子は X 染色体短腕（Xp21.2）にある。両者とも X 染色体劣性の遺伝形式をとるが，1/3 は突然変異により発症する。Becker 型の発症率は Duchenne 型のおよそ 1/5 である。臨床的には DMD と BMD の臨床像，経過，予後は異なっている。

【症状】
　DMD では乳幼児期の運動発達は遅れる。処女歩行の遅れ，歩き方が不格好，よく転ぶ，ジャンプができないなどの訴えにより，1 歳半〜3 歳頃までに異常に気付く。下腿三頭筋の仮性肥大，登攀性起立〔Gowers（ガワーズ）徴候，図 25-15〕，動揺歩行 swaying gait（あひる歩行 waddling gait）が特徴的である。筋力低下は骨盤帯筋，大腿近位の筋より始まり遠位へと進行する。歩行機能は 4〜5 歳でピークに達し，以後は筋力低下の進行に関節拘縮・変形が加わり，経年的に低下する。10〜12 歳に歩行困難となり，四つ這い，ず

表 25-8　Duchenne 型筋ジストロフィーの機能障害度分類（厚生省研究班）

stage		
Ⅰ a b	階段昇降可能 手の介助なし 手の膝押さえが必要	歩行可能
Ⅱ a b c	階段昇降可能 片手てすりが必要 片手てすりと膝押さえが必要 両手てすりが必要	
Ⅲ	椅子から起立可能	
Ⅳ a b	歩行可能 独歩 5 m 以上可能 独歩できないものにつかまり 5 m 以上歩行可能 ⅰ）歩行器，ⅱ）手すり，ⅲ）手びき	
Ⅴ	四つ這いは可能	歩行不能
Ⅵ	ずり這いは可能	
Ⅶ	座位保持可能	
Ⅷ	座位保持不可能	

り這い移動の過程を経て移動不能となる。疾病の進行に伴う運動・動作能力の変化は機能障害度により分類されている（表 25-8）。股関節，膝関節，足関節の拘縮，脊柱側弯などが生じ運動機能低下を促進させる。栄養失調，呼吸器感染，肺梗塞などの合併症と心筋障害による心不全，呼吸筋変性，脊柱側弯による呼吸不全などが原因となり，20 歳前後に死亡することが多い。近年は呼吸不全に対する鼻マスク陽圧換気や，心不全や感染症の対策により平均寿命は延びる傾向にある。
　BMD は DMD より遅く，学童期から成人に発

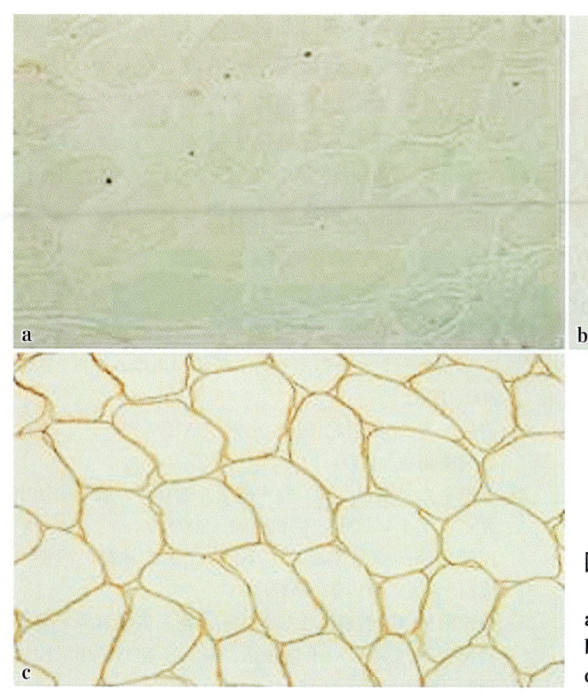

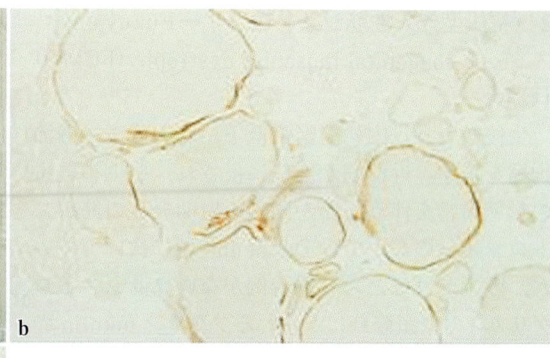

図25-16 筋ジストロフィーの筋生検所見(ジストロフィン染色)
a. Duchenne型(400倍)
b. Becker型(400倍)
c. 正常コントロール(400倍)

症する。症状はDMDと類似するが程度は軽く，進行も遅い。歩行不能になるのは20歳以降であり生命予後は比較的良好である。

【診断】
　筋線維の変性・壊死を反映する血清CK，ミオグロブリン，アルドラーゼ，AST，LDHなどの中等度〜高度上昇，試験紙法による尿潜血の偽陽性(ミオグロビン尿)が特徴である。また針筋電図上では筋原性所見がみられる。筋生検では筋線維の変性・壊死，大小不同像，再生筋線維，結合織や脂肪置換がみられ，抗ジストロフィン抗体による免疫組織化学染色では筋膜が全く染色されない(Duchenne型)，または不連続に染色(Becker型)される特徴的な所見が認められる(図25-16, 17)。近年はジストロフィンに含まれる79エキソンにおける変異を同時に検出する遺伝子検査法(multiplex ligation-dependent probe amplification：MLPA法)が開発され，診断に応用されている。

【治療】
　筋変性をコントロールできる根本的治療法はない。長下肢装具(KAFO)による歩行能力の維持，

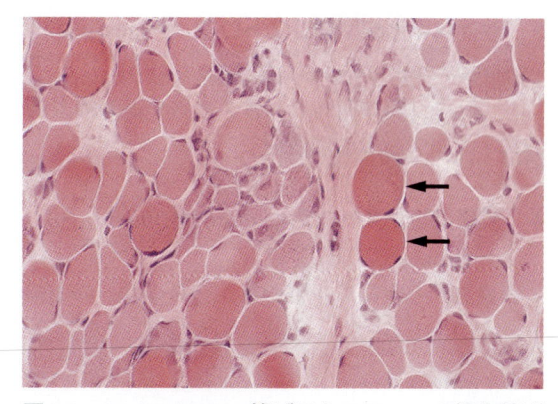

図25-17 Duchenne筋ジストロフィーの筋生検所見(HE染色)
1歳2カ月男児。筋ジストロフィーの特徴である多数の再生線維，中心核，筋線維の大小不同，結合組織の増生がみられる。矢印はopaque fiber(硝子様線維)。　　(岩谷 原図)

呼吸管理や心筋症をはじめとする心合併症の管理，側弯症への対策，栄養管理(姿勢管理，胃瘻造設)などが重要である。筋力低下，関節拘縮の進行を防ぐためのリハビリテーション，在宅・施設ケア体制も必要となる。

2 福山型先天性筋ジストロフィー Fukuyama-type congenital muscular dystrophy(FCMD)

【概念】

生後数カ月以内に筋緊張低下，筋力低下，関節拘縮を示す．近位筋が優位に侵され，中枢神経系の形態異常を伴う．わが国の小児期発症の筋ジストロフィーのなかでは Duchenne 型に次いで多いが，欧米ではほとんど報告例がない．αジストログリカンの糖鎖修飾にかかわるフクチン fukutin の変異が原因である．

【症状】

新生児期あるいは乳児期より首のすわり，寝返り，座位保持などの運動発達遅滞の症状で気付かれる．歩行を獲得するものは稀である．平均寿命は18歳と短い．全例に知的発達遅滞，てんかんをみる．網膜異形成，網膜剥離などの眼障害もみられる．

【診断】

第9染色体長腕(9q31)のフクチン遺伝子の異常を判別する．

3 顔面肩甲上腕型筋ジストロフィー facioscapulohumeral muscular dystrophy(FSHD)

5～20歳で顔面筋，上肢帯，上腕の筋萎縮と筋力低下を示す．進行は緩徐である．

4 肢帯型筋ジストロフィー limb-girdle muscular dystrophy(LGMD)

腰殿部，ときに肩甲帯の筋から発症し，筋萎縮は上肢または下肢筋に進行する．発症年齢は小児期から成人まで，症状の進行速度も軽症から歩行不能までと臨床像が症例により異なる．遺伝形式も常染色体優性と常染色体劣性のものとがある．分子遺伝学の進歩により，本症のなかから10以上の遺伝子異常が相次いで報告されている．

● 参考文献

1) 朝貝芳美：痙直型脳性麻痺に対する整形外科手術とリハビリテーションのあり方．医学のあゆみ 203：795-800，2002
2) 岩谷　力，土肥信之(編)：小児リハビリテーションⅡ．医歯薬出版，2000
3) 篠原幸人，小川　彰，鈴木則宏，他(編)：脳卒中治療ガイドライン2009．協和企画，2009
4) 田崎義昭，斉藤佳雄：ベッドサイドの神経の診かた 改訂17版．南山堂，2009
5) 飛松治基：痙性麻痺手に対する手術．脳性麻痺と脳血管障害後片麻痺の手術療法．新 OS NOW 16：135-144，2003
6) 飛松治基：痙性麻痺足の手術療法．脳性麻痺と脳血管障害後片麻痺の手術療法．新 OS NOW 16：152-161，2003
7) 橋爪長三，島野晃雄：Charcot-Marie-Tooth 病の臨床像とその経過-整形外科の立場から．末梢神経 4：39-44，1993
8) 水野美邦：神経内科ハンドブック-鑑別診断と治療 第4版．医学書院，2010

第V編 整形外科疾患各論

本篇で何を学ぶか
- 外傷と骨軟部腫瘍を除いた整形外科疾患を部位別にまとめて記載している。
- 各部位の解剖や機能には部位特異性があり，その特異性を理解したうえでその部位の疾患に対する治療法を選択することが求められる。そのため臨床の現場でも部位別に専門性が分かれているのが整形外科の特徴といえる。
- 解剖，機能を踏まえたうえでその部位の疾患を学ぶことは，理解の手助けになる。そのため各部位ごとに"機能解剖"という項目を設け，一通りその部位の機能解剖を理解したうえで，疾患の各論に入ることができるように構成されている。
- 先の基礎科学，診断総論，治療総論，疾患総論で学んだことの応用編と捉えることができる。ここで学ぶ疾患の病態は基礎科学を思い出してもらうと理解しやすく，診断，治療についてもすでに総論で学んだことの部位別応用になる。
- 各論を読んでいて理解しにくい場合には，それに対応する総論をもう一度読み返してみることで，理解が深まるであろう。本編とその前にある各編は相補的な関係にあるので，何度でも読み返すことをお勧めしたい。
- 整形外科の疾患は運動器疾患であり，その診断にあたっては理学所見が極めて重要である。MRIや超音波の進歩により，運動器疾患の病態，病変の多くは画像として写し出すことができるようになった。しかし，画像にみえる病変が必ずしも責任病変とは限らない。診断の絞り込みに重要なのが理学所見である。決して画像所見のみで診断してはいけない。
- 治療法について整形外科では内科的治療(保存療法)と外科的治療(手術)の両方があり，ともに記載されている疾患が多い。それは保存的治療，手術的治療どちらでも対応でき，それぞれに長所，短所があるという場合が多い。
- 治療の幅の広さを理解するとともに，その選択にあたっては患者の背景因子を十分に考慮することが大切である。この治療の幅の広さが整形外科の大きな特徴の1つである。

第Ⅴ編　整形外科疾患各論の構成マップ

26章　肩関節

- 機能解剖 —— 435頁
- 肩の診察・検査法 —— 440頁
- 肩関節の疾患 —— 446頁
  - 肩関節の先天異常 —— 446頁
  - 肩関節の不安定症 —— 447頁
    [反復性肩関節脱臼, 動揺性肩関節]
  - 肩軟部組織の変性疾患 —— 449頁
    [石灰性腱炎, 肩峰下インピンジメント症候群, 腱板断裂, 凍結肩, 上腕二頭筋長頭腱の障害 (上腕二頭筋長頭腱断裂, 上腕二頭筋長頭腱炎)]
  - スポーツによる肩の障害 —— 455頁
  - その他の肩関節疾患 —— 457頁
    [三角筋拘縮症]

27章　肘関節

- 機能解剖と診察・検査 —— 458頁
- 肘関節の疾患 —— 463頁
  - 小児に好発する疾患 —— 463頁
    [肘内障, 野球肘, 内反肘, 外反肘]
  - 成人以降に好発する疾患 —— 467頁
    [遅発性尺骨神経麻痺, 変形性肘関節症, 肘部管症候群, 前骨間神経麻痺, 後骨間神経麻痺, 上腕骨外側上顆炎 (テニス肘), 肘関節遊離体, 関節リウマチ, 異所性骨化, 骨化性筋炎, Charcot 関節 (神経病性関節症), 肘頭滑液包炎, 肘関節の感染症]

28章　手関節と手

- 機能解剖と診察・検査 —— 474頁
- 手関節と手の疾患 —— 490頁
  - 外傷 —— 490頁
    [新鮮開放創, 腱損傷, 手根不安定症, 尺骨突き上げ症候群]
  - 手の拘縮と変形 —— 495頁
    [阻血性拘縮, Dupuytren 拘縮, ボタン穴変形, 白鳥のくび変形, 尺側偏位]
  - 手の炎症性疾患 (変形性関節症を含む) —— 497頁
    [腱鞘炎 (de Quervain 病, 屈筋腱腱鞘炎, 小児のばね指), 石灰性腱炎, 関節リウマチ, 手の変形性関節症 (Heberden 結節, Bouchard 結節, 母指 CM 関節症, 変形性手関節症)]
  - 手の感染症 —— 501頁
    [化膿性屈筋腱腱鞘炎, 瘭疽, 爪周囲炎, 結核性関節炎]
  - 骨壊死 —— 502頁
    [Kienböck 病, Preiser 病]
  - 神経麻痺 —— 503頁
  - 循環障害 —— 505頁
    [Raynaud 症候群, Burger 病, 反復性鈍的外傷による血行障害]
  - 複合性局所疼痛症候群 —— 506頁
  - 腫瘍と腫瘍類似疾患 —— 506頁
    [腫瘍類似疾患 (ガングリオン, 類表皮嚢胞), 良性軟部腫瘍 (腱鞘巨細胞腫), 血管腫, リンパ管腫, 神経腫, 脂肪腫, Glomus 腫瘍), 良性骨腫瘍 (内軟骨腫, 骨巨細胞腫), 悪性腫瘍]
  - 先天異常 —— 507頁
    [多指症, 合指症, 橈側列形成不全, 横軸欠損, 裂手, 先天性絞扼輪症候群, 先天性握り母指症, 巨指症]

関節可動域, 徒手筋力テスト, 治療成績判定基準, 機能評価法などは巻末資料参照

29章　頚椎

- 脊柱の機能解剖 —— 511頁
- 頚椎の機能解剖 —— 514頁
- 頚椎の診察・検査 —— 517頁
- 頚椎の疾患 —— 524頁
  - 斜頚 [先天性斜頚 (筋性斜頚), 後天性斜頚 (痙性斜頚, 炎症性斜頚)] —— 524頁
  - 先天性頚椎疾患 —— 525頁
    [環椎・後頭骨癒合症, 頭蓋底陥入症, 歯突起形成不全, Klippel-Feil 症候群, Chiari 奇形, 脊髄空洞症]
  - 後天性頚椎疾患 —— 529頁
    [環軸関節回旋位固定, 頚椎椎間板ヘルニア, 頚椎症性神経根症, 頚椎症性脊髄症, 後縦靱帯骨化症, リウマチ性脊椎炎, 血清反応陰性脊椎関節症, 透析性脊椎症, 破壊性脊椎関節症]

32章　股関節

- 機能解剖とバイオメカニクス —— 600頁
- 股関節の診察・検査 —— 607頁
- 股関節の疾患 —— 613頁
  - 小児の股関節疾患 —— 613頁
    [発育性股関節形成不全, Perthes 病, 大腿骨頭すべり症, 単純性股関節炎, 化膿性股関節炎]
  - 成人の股関節疾患 —— 631頁
    [股関節症 (変形性股関節症), femoroacetabular impingement (FAI), 股関節唇損傷, 大腿骨頭壊死症 (症候性大腿骨頭壊死症, 特発性大腿骨頭壊死症), 急速破壊型股関節症, 一過性大腿骨頭萎縮症, 大腿骨頭軟骨下脆弱骨折, 関節リウマチ, 骨腫瘍, 軟部腫瘍 (色素性絨毛結節性滑膜炎, 滑膜軟骨腫症), 骨系統疾患, 代謝性疾患, 滑液包炎, 石灰沈着性腱炎, 弾発股, 大腿骨頭離断性骨軟骨炎, 神経病性関節症 (Charcot 関節), 寛骨臼底突出症, オットー骨盤, 強直性脊椎炎, 骨盤輪の疾患 (骨盤輪不安定症, 恥骨骨炎, 硬化性腸骨骨炎, 強直性脊椎炎)]
- 股関節の手術 —— 647頁
  - 人工股関節全置換術 —— 647頁
  - 人工関節再置換術 —— 654頁
  - 人工骨頭置換術 —— 655頁

30章　胸郭

- 機能解剖 —— 544頁
- 胸郭および関連部位の疾患 —— 544頁
  - 胸郭の変形 —— 544頁
    [漏斗胸，鳩胸]
  - 胸肋鎖骨肥厚症 —— 545頁
  - 帯状疱疹 —— 545頁
  - 肋骨疾患 —— 545頁
    [肋骨骨折，肋骨腫瘍]

31章　胸椎，腰椎

- 機能解剖 —— 548頁
- 胸椎・腰椎の疾患 —— 549頁
  - 先天異常と形成異常 —— 549頁
  - 脊柱変形 —— 551頁
    [脊柱側弯症，脊柱後弯症]
  - 胸椎変性疾患 —— 559頁
    [胸椎椎間板ヘルニア，胸椎部の脊柱靱帯骨化症，骨粗鬆症性椎体圧潰]
  - 腰椎変性疾患 —— 560頁
    [腰痛・下肢痛の診察法，腰椎椎間板ヘルニア，Schmorl結節と椎体辺縁分離，急性腰痛発作（いわゆる"ぎっくり腰"），脊椎分離症，脊椎すべり症，変形性脊椎症，腰部脊柱管狭窄]
  - 脊柱の炎症性疾患 —— 582頁
    [化膿性脊椎炎，結核性脊椎炎，強直性脊椎炎]
  - 脊椎腫瘍 —— 585頁
    [転移性脊椎腫瘍，原発性良性脊椎腫瘍（巨細胞腫，好酸球性肉芽腫，血管腫，類骨骨腫，骨芽細胞腫，動脈瘤様骨嚢腫），原発性悪性脊椎腫瘍（骨髄腫，脊索腫）]
  - 脊髄腫瘍，馬尾腫瘍 —— 593頁
    [硬膜外腫瘍，硬膜内髄外腫瘍（髄膜腫，神経鞘腫），髄内腫瘍（星細胞腫，上衣腫，血管芽腫，脂肪腫），鑑別疾患（多発性硬化症，サルコイド脊髄症，放射線脊髄症），馬尾腫瘍]

33章　膝関節

- 機能解剖とバイオメカニクス —— 658頁
- 膝の診察・検査 —— 663頁
- 膝関節の疾患 —— 668頁
  - 発育期の膝関節障害 —— 668頁
    [小児の膝変形（反張膝，内反膝，外反膝，Blount病，大腿四頭筋拘縮症），離断性骨軟骨炎，Osgood-Schlatter病，ジャンパー膝，有痛性分離膝蓋骨，Sinding Larsen-Johansson病，ランナー膝]
  - 半月（半月板）損傷 —— 674頁
  - 膝の靱帯損傷，捻挫 —— 677頁
    [内側側副靱帯損傷，前十字靱帯損傷，後十字靱帯損傷，後外側支持機構損傷，複合靱帯損傷]
  - 膝蓋大腿関節障害 —— 683頁
    [膝蓋軟骨軟化症，滑膜ひだ障害（タナ障害），膝蓋骨亜脱臼・脱臼，膝蓋大腿関節症，膝前部痛]
  - 関節症と関連疾患 —— 687頁
    [変形性膝関節症，偽痛風，膝の特発性骨壊死，膝の脆弱性骨折，神経病性関節症，ステロイド関節症]
  - 膝の炎症性疾患 —— 696頁
  - 非外傷性関節血症 —— 696頁
    [色素性絨毛結節性滑膜炎，血友病性関節症，特発性老人性膝関節血症，滑膜血管腫]
  - 腫瘍性疾患 —— 698頁
    [滑膜骨軟骨腫症，滑膜肉腫]
  - 膝周囲の関節包・滑液包の異常 —— 699頁
    [膝窩嚢胞，鵞足滑液包炎，膝蓋上嚢炎，膝蓋前滑液包炎，膝蓋下滑液包炎]

34章　足関節と足

- 機能解剖 —— 702頁
- 足の診察・検査 —— 706頁
- 足関節と足の疾患 —— 708頁
  - 小児期足部変形 —— 708頁
    [先天性内反足，先天性内転足，先天性扁平足，垂直距骨，先天性外反踵足，小児期扁平足，多趾症，合趾症，巻き趾，巨趾症，絞扼輪症候群，先天性下腿弯曲症と先天性下腿偽関節症，先天性腓骨列形成不全症，先天性脛骨列形成不全症，中足骨短縮症，足根骨癒合症]
  - 成人期足部変形 —— 714頁
    [成人期扁平足，変形性足関節症，外反母趾，内反小趾，強剛母趾，ハンマートウ，槌趾，陥入爪]
  - 麻痺足 —— 718頁
  - 種子骨および過剰骨障害 —— 718頁
    [母趾種子骨障害，外脛骨障害，三角骨障害]
  - 絞扼性神経障害 —— 719頁
    [Morton病，足根管症候群，前足根管症候群]
  - 骨端症および無腐性壊死 —— 720頁
    [Köhler病，Freiberg病，Sever病，距骨無腐性壊死]
  - 外傷後足部障害 —— 722頁
    [腓骨筋腱脱臼，距骨滑車骨軟骨損傷，足根洞症候群]
  - 全身性疾患に伴う足部障害 —— 722頁
    [リウマチ性足部障害，糖尿病性足部障害，足の血行障害，痛風性関節炎，血友病性関節症]
  - 踵部とアキレス腱の疾患 —— 724頁
    [アキレス腱断裂，アキレス腱周囲炎，アキレス腱症，アキレス腱滑液包炎，アキレス腱付着部症，足底腱膜炎]

第26章 肩関節

診療の手引き

- [ ] 1. 肩関節疾患患者の訴えで最も多いのは疼痛である。いつから，どのような誘因で，どこが痛くなったか。それがどのような動作で増悪し，どのような動作で軽快するのか。安静時の痛みがあるのか，夜間痛はどうか，など，痛みについて詳しく聞くことで診断を絞り込んでゆくことができる。
- [ ] 2. 肩の痛みといっても肩関節ではなく，僧帽筋近傍の痛み（いわゆる肩こりの部位）であることがあり，これは頚椎由来の可能性が高い。また，肩の筋力低下や上肢のしびれなどを訴える場合にも，頚椎疾患との鑑別が必要になる。痛みの部位，しびれや感覚鈍麻の有無，深部腱反射，肘や前腕，手指の筋力など，神経学的所見もとる必要がある。
- [ ] 3. 肩の診察は両肩を比較することが大切である。肩甲骨の高さ，筋の萎縮，骨格の変形，上肢運動時の肩甲骨の動き，関節の動揺性など健側を基準にして患側の程度を判定する。
- [ ] 4. 肩が挙がらないというときに，関節拘縮なのか，痛みのためなのか，筋力低下なのかを鑑別しなければならない。他動的に挙上可能であれば拘縮は否定でき，局所麻酔薬で除痛後に挙上可能であれば疼痛性，それでも挙上不能であれば麻痺性（筋力低下）が考えられる。
- [ ] 5. MRIやCTなどの画像診断技術が進むほど，多くの所見がみえるようにはなるが，それらの所見が必ずしも責任病変とは限らない。特に投球障害肩では複数の病変を画像上認めることが多い。発症様式，痛みの部位，疼痛誘発動作，理学所見，ブロック効果，画像所見を総合的に判断して診断することが重要である。
- [ ] 6. 治療法の選択にあたっては，個々の患者の年齢，職業，生活環境などの背景因子や患者自身の希望を十分考慮しなければならない。同一の疾患でも異なる治療法が選択されることがしばしばあるのはそのためである。

機能解剖

A 骨格（図 26-1）

1 鎖骨 clavicle

全体に緩いS字状の弯曲を呈する長骨で，胸骨と肩甲骨を接続する。内側の胸骨端は胸骨上部の鎖骨切痕との間に胸鎖関節を形成する。外側部は扁平化し，肩甲骨との間に肩鎖関節を形成する。

2 肩甲骨 scapula

胸郭の後外側部，第2〜第8肋骨の高さに存在する扁平な骨で，体部，頚部，肩甲関節窩 glenoid，烏口突起 coracoid process，肩甲棘 scapular spine，肩峰 acromion よりなる。肩峰は肩鎖関節を介して鎖骨と連結し，肩甲関節窩は上腕骨頭との間に肩甲上腕関節 glenohumeral joint（狭義の肩関節）を形成する。肩甲関節窩は浅く縦長で中央がややくびれており，ソラマメまたは腎臓のような形状を呈する。その周囲には関節唇が付着し，上腕骨頭との適合性を高めている。

3 上腕骨（図 26-2） humerus

上腕骨頭はほぼ球形を呈し，球の約1/3に相当する大きい関節面を有する。上腕骨頭の外側にある大結節には棘上筋，棘下筋，小円筋が付着し，前外側にある小結節には肩甲下筋が付着する。大結節と小結節の間の結節間溝を上腕二頭筋長頭腱が走る。上腕骨頭は上腕骨の長軸に対して約45°内方へ傾き，内外側上顆を通る基準線に対して30〜40°後捻している。上腕骨頭の血流は前・後回旋動脈の分枝により供給されているため，解剖頚骨折のときに血流障害を起こし骨頭壊死に陥ることがある。

B 関節（図 26-1, 3）

肩を構成する関節は解剖学的関節3つ（胸鎖関節，肩鎖関節，肩甲上腕関節）と機能的関節2つ（肩峰下関節，肩甲胸郭関節）の計5つあり，肩関節 shoulder joint という言葉はこれらを総称して用いられる場合もあるが，狭義には肩甲上腕関節を

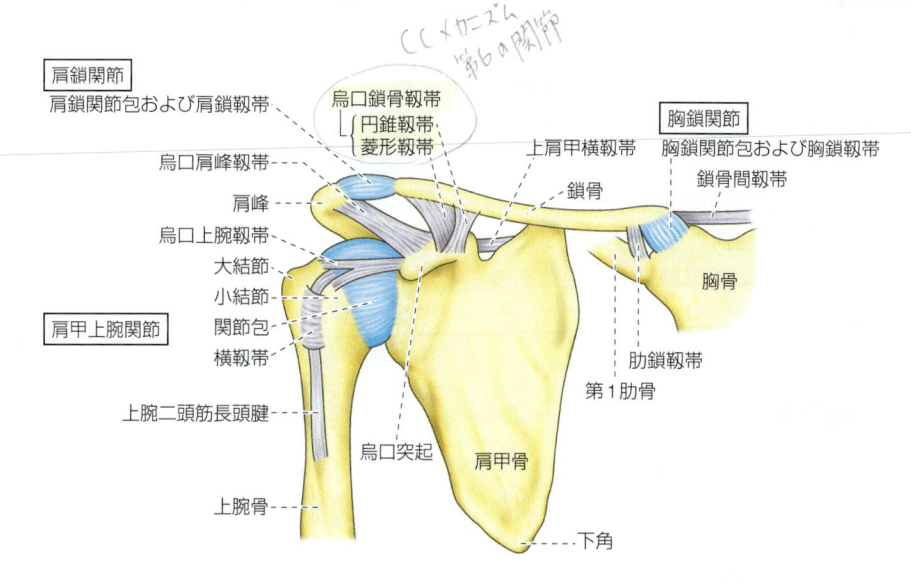

図 26-1　肩関節周辺の骨と靱帯

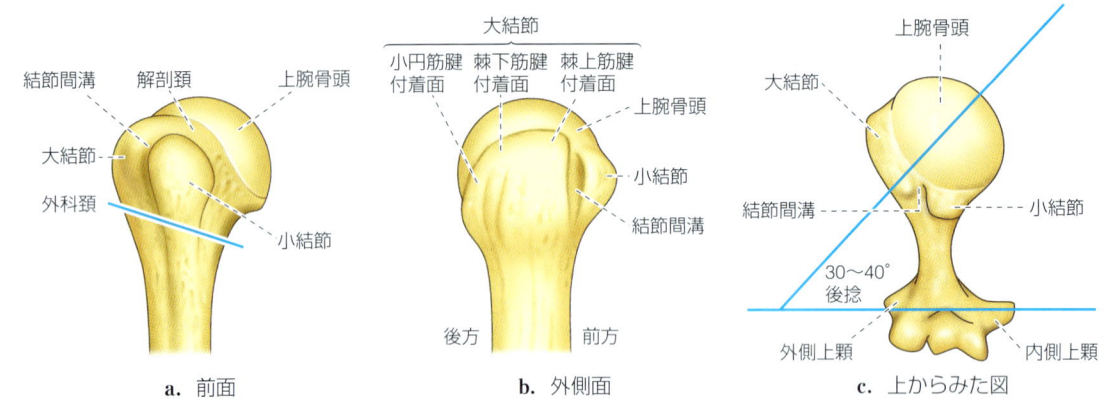

図 26-2 上腕骨近位部の形態
a. 前面
b. 外側面
c. 上からみた図

1 胸鎖関節
sternoclavicular joint

上肢帯と体幹をつなぐ唯一の解剖学的関節である。胸骨と鎖骨の間の関節で，線維軟骨性の関節円板が介在し，両関節面の適合性を高めている。また関節の前後には前胸鎖靱帯，後胸鎖靱帯，下方には肋鎖靱帯，上方には左右の鎖骨間を結ぶ鎖骨間靱帯が存在し，関節を補強している。

2 肩鎖関節
acromioclavicular joint

肩峰と鎖骨外側端の関節面とが作る平面関節であり，関節円板により二分される。上方は関節包が肥厚した肩鎖靱帯で補強されている。また鎖骨と肩甲骨烏口突起を結ぶ烏口鎖骨靱帯 coracoclavicular ligament がこの関節の安定性に重要である。この靱帯は前外側部の菱形靱帯と後内側部の円錐靱帯からなる。

3 肩甲上腕関節（図 26-3）
glenohumeral joint

狭義の肩関節であり，肩甲関節窩と上腕骨頭が作る球関節である。人体の中で最も大きな可動性を有する関節である。関節窩は浅い陥凹を有し，その辺縁に付着する関節唇が陥凹を深くすることで安定性を高めている。さらに関節の上方には烏口上腕靱帯 coracohumeral ligament，前上方から後下方にかけては関節包が肥厚した上，中，下3本の関節上腕靱帯 glenohumeral ligament (GHL；SGHL，MGHL，IGHL)が存在し，肩関節の静的安定性に寄与している。特に下関節上腕靱帯 inferior glenohumeral ligament (IGHL)は前方脱臼を制動する重要な働きを担う。さらに関節内を走る上腕二頭筋長頭腱と関節外から骨頭をほぼ全周性に覆う腱板 rotator cuff が，動きの大きい肩関節に動的安定性を与えている。

4 肩峰下関節
subacromial joint

肩峰と腱板との間には肩峰下滑液包 subacromial bursa が存在し，肩関節の動きにとって重要な役割を果たす。上方は肩峰下面，烏口肩峰靱帯，烏口突起が烏口肩峰アーチ coracoacromial arch を形成し，下方は腱板の上面により形成される。解剖学的な関節ではないが，機能的には関節として働くため第2肩関節ともよばれる。挙上動作時に上腕骨大結節が烏口肩峰アーチの下を通過するため，このアーチは骨頭が過度に上方転位することを抑える役割を果たすと考えられる。しかし反復運動に伴い腱板と烏口肩峰アーチの間の摩擦 friction や衝突 impingement が増すと，滑液包炎や腱板炎，さらには腱板断裂を惹起すると考えられる。

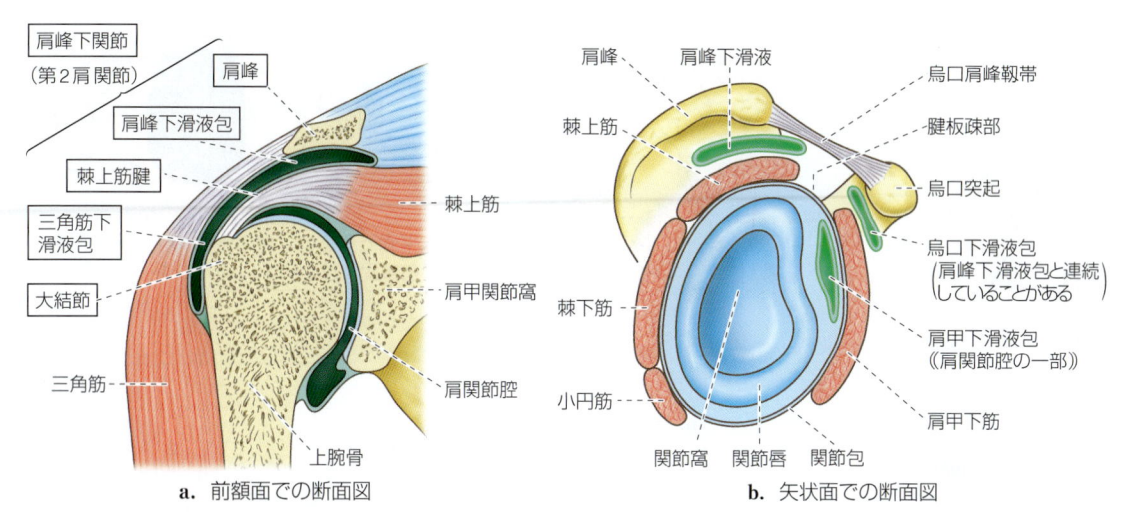

図26-3 肩関節と肩峰下関節

a. 前額面での断面図

（ラベル：肩峰下関節（第2肩関節）、肩峰、肩峰下滑液包、棘上筋腱、三角筋下滑液包、大結節、三角筋、棘上筋、肩甲関節窩、肩関節腔、上腕骨）

b. 矢状面での断面図

（ラベル：肩峰、肩峰下滑液、棘上筋、棘下筋、小円筋、関節窩、関節唇、関節包、肩甲下筋、肩甲下滑液包（肩関節腔の一部）、烏口下滑液包（肩峰下滑液包と連続していることがある）、烏口突起、腱板疎部、烏口肩峰靱帯）

5 肩甲胸郭関節
scapulothoracic joint

　肩甲骨は鎖骨を介して胸骨と結合しており，胸鎖関節と肩鎖関節の動きにより肩甲骨は胸郭上を滑るように動くことができる。肩甲骨と胸郭の間も解剖学的な関節ではないが，運動を有することから機能的な関節としてとらえられている。肩甲骨は後述する肩甲骨周囲筋により胸郭上の位置を保持しており，またその運動をコントロールされている。

　肩甲胸郭関節の滑らかな動きは種々の病態により障害される。腱板断裂で有痛弧（→442頁参照）を有する症例では大結節が烏口肩峰アーチをくぐるときに疼痛を伴うため，上腕下降時にこれを回避すべく肩甲骨が上腕骨とともに強く内転し，後方突出する現象が認められる。また骨軟骨腫による弾発肩甲骨 snapping scapula，前鋸筋麻痺による翼状肩甲骨 winged scapula（→図26-8）などがよく知られている。

C 関節の動き

1 胸鎖関節の動き

　肩すくめの動作では胸鎖関節において鎖骨が40°外転し，胸を張ったり肩をすぼめたりする動作では前後方向に35°動く。また上肢挙上時には鎖骨は30°外転し，30°後方回旋する。この胸鎖関節の動きが何らかの原因で制限されると上肢挙上に重大な障害をもたらす。胸鎖関節は鎖骨間靱帯，胸鎖靱帯，肋鎖靱帯により補強されている。

2 肩鎖関節の動き

　肩鎖関節は20°の内外転可動域と5〜10°の回旋可動域を持っているが，実際の上肢挙上時の肩鎖関節の動きは5〜8°といわれている。肩鎖関節固定術を行っても肩関節の完全な挙上が可能であることから，この関節の動きは肩関節全体の動きのなかではごく小さく，また他の関節により代償可能であると考えられる。肩鎖関節安定性には烏口鎖骨靱帯の中の円錐靱帯が70％，菱形靱帯が20％寄与しており，さらに肩鎖靱帯が10％寄与している。

3 肩関節（肩甲上腕関節）の動き
（図26-4）

　人体で最も大きい可動域を持つ関節である。運動は矢状面における屈曲-伸展，前額面における外転-内転，水平面における水平内転（屈曲）-水平外転（伸展），上腕骨長軸に沿う回旋運動である内旋-外旋，およびその複合運動が可能である。特に，前額面での側方挙上を外転，矢状面での前方挙上

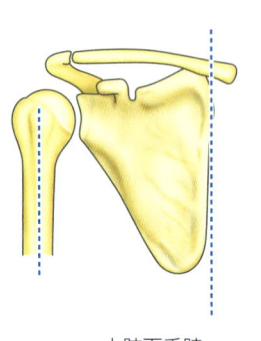

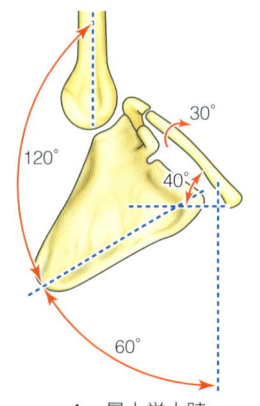

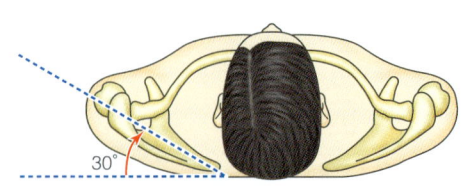

a. 上肢下垂時　b. 最大挙上時

c. 胸郭と肩甲骨の傾き
水平面で見ると，肩甲骨は胸部の弯曲に合わせて前額面よりも約30°前方に傾いている。

図26-4　肩関節の動き

を屈曲とよぶが，本書では，腕を持ち上げる面を厳密に規定しない場合，すなわち前方挙上でも側方挙上でもよい場合には単に挙上という用語を用いている。挙上した腕を下ろす動作を下降という。

広義の肩関節の動き，すなわち体幹に対する上肢の動きは，内外転180°，内外旋150°程度の動きがあるが，狭義の肩関節の動きは内外転120°，内外旋100°である。

上肢挙上に際し，その挙上角度の2/3は肩上腕関節の動きであり，残りの1/3は肩甲胸郭関節の動きである。すなわち両関節の運動は連動しており，上腕骨と肩甲骨は2：1の一定のリズムで動いている。これを肩甲上腕リズム scapulohumeral rhythm とよぶ（→図26-4a, b）。例えば上肢を180°外転するときには，上腕骨が肩甲骨に対して120°外転し，肩甲骨が体幹に対して60°外転することで180°の外転が得られる。ただし上腕外転30°までの外転初期には肩甲骨の動きは少ないといわれている。動揺性肩関節では外転動作時の肩甲骨の外転が正常肩よりも少ない。

4 肩甲胸郭関節の動き

肩甲骨は前述の肩甲上腕リズムに伴う60°の外転運動以外に，腕を前へ突き出す動作では前外方へ，胸を張るような動作では後内方へ胸郭上を40〜45°水平移動する。また，肩をすくめる動作で上下方向に10〜12 cm移動する。

D 筋と神経（表26-1）

1 体幹から始まり肩甲帯（肩甲骨と鎖骨）に付く筋

僧帽筋（支配神経：副神経，C3, 4）の上部は肩甲骨を上内方へ引き上げ，中部は肩甲骨を内側へ引き，下部は肩甲骨を外転する。大菱形筋と小菱形筋（肩甲背神経）は肩甲骨を上内方へ引き，同時に肩甲骨を内転させる。肩甲挙筋（頚神経叢，肩甲背神経）は肩甲骨を上内方へ引き，同時に肩甲骨を内転させる。前鋸筋（長胸神経）は肩甲骨を前方へ引き出す作用がある。小胸筋（内側・外側胸筋神経）は肩甲骨を前下方へ引き，同時に肩甲骨を内転させる。

2 体幹から始まり上腕骨に付く筋

広背筋（支配神経：胸背神経）は上腕の内転，伸展，内旋の作用を有する。大胸筋（支配神経：内側・外側胸筋神経）は上腕骨の内転と内旋を担う。

3 肩甲帯から始まり上腕骨に付く筋

三角筋（支配神経：腋窩神経）は上腕を外転するが，特に前部は上腕を屈曲，後部は伸展する。腱板を構成する4つの筋が棘上筋，棘下筋，小円筋，肩甲下筋である（図26-5）。棘上筋（肩甲上神経）は上腕を外転する作用を有する。棘下筋（肩甲上

表 26-1 肩の筋と神経

筋肉	支配神経	作用
体幹から肩甲帯に付く筋		
僧帽筋	副神経, C3, 4	肩甲骨の引き上げ(上部) 肩甲骨の内転(中部) 肩甲骨の外転(下部)
大・小菱形筋	肩甲背神経	肩甲骨の上内方への引き上げ, 内転
肩甲挙筋	頚神経叢, 肩甲背神経	肩甲骨の上内方への引き上げ, 内転
前鋸筋	長胸神経	肩甲骨の前方引き出し
小胸筋	内側・外側胸筋神経	肩甲骨の前下方への引き下げ, 内転
体幹から上腕骨に付く筋		
広背筋	胸背神経	肩の内転, 伸展, 内旋
大胸筋	内側・外側胸筋神経	肩の内転, 内旋
肩甲帯から上腕骨に付く筋		
三角筋	腋窩神経	肩の外転, 屈曲(前部), 伸展(後部)
棘上筋	肩甲上神経	肩の外転
棘下筋	肩甲上神経	肩の外旋
小円筋	腋窩神経	肩の外旋
肩甲下筋	肩甲下神経	肩の内旋
大円筋	肩甲下神経	肩の内転, 内旋
烏口腕筋	筋皮神経	肩の屈曲
上腕二頭筋	筋皮神経	肘屈曲, 前腕回外 肩屈曲, 外転(長頭) 肩屈曲, 内転(短頭)
上腕三頭筋	橈骨神経	肘伸展 肩伸展, 内転

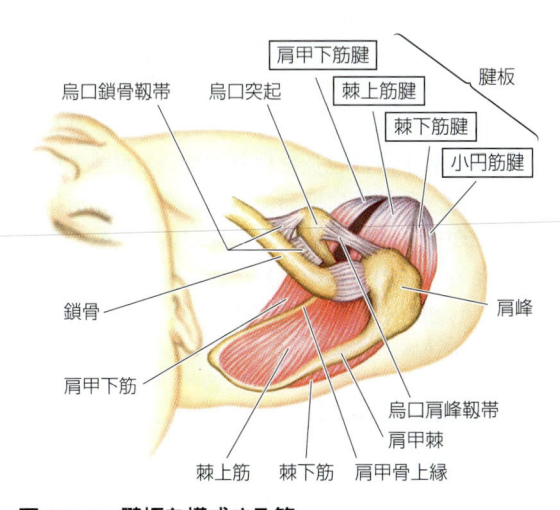

図 26-5 腱板を構成する筋

神経)は上腕を外旋する作用がある。小円筋(腋窩神経)も上腕の外旋作用を有する。肩甲下筋(肩甲下神経)は上腕の内旋筋である。大円筋(肩甲下神経)の作用は上腕の内転と内旋である。烏口腕筋(筋皮神経)は上腕を屈曲する作用を有する。

4 肩甲帯から始まり前腕骨に付く筋

上腕二頭筋(筋皮神経)は, 肘, 前腕に対しては肘屈曲と前腕回外の作用を有し, 肩関節に対しては屈曲, 外転(長頭), 内転(短頭)の作用を有する。上腕三頭筋(橈骨神経)は肘関節の伸展作用を有し, 肩関節に対しては伸展, 内転作用を有する。

5 神経

肩周囲筋は副神経と腕神経叢からの分枝により支配される。副神経は胸鎖乳突筋と僧帽筋を支配する。頚部リンパ節生検などの頚部手術時に損傷されることがある。腕神経叢はC5-T1の脊髄神経前枝から構成される。腕神経叢は, 頚椎と上腕

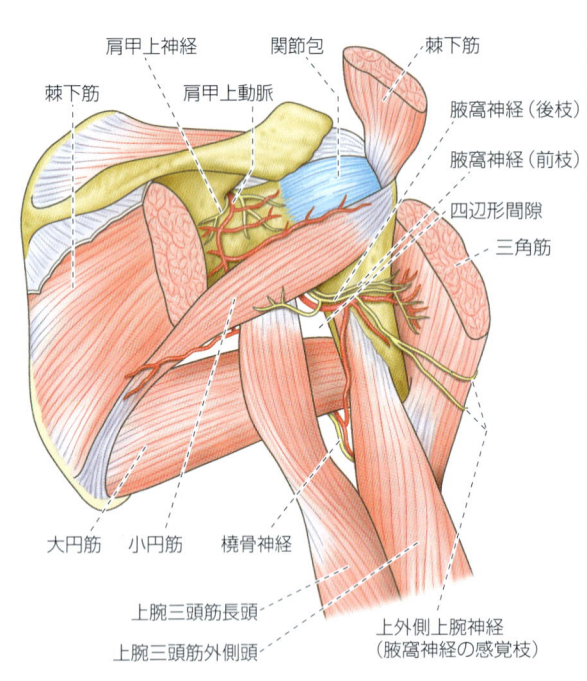

図 26-6　四辺形間隙(後方より)

肩の診察・検査法

A 診察と計測

1 視診

患者が診察室に入ってくるところから観察は始まる。ドアの開閉、椅子に座る動作、手荷物の置き方などで上肢をどのようにかばっているのかがわかる。肩の診察においては左右を比較することが大切である。肩甲骨の高さの左右差がある場合には肩甲骨高位症を疑う。肩関節前方脱臼時には骨頭によって作られる肩峰下外側の肩の丸みが消失する。また動揺性肩関節では下垂位で骨頭が下方へ脱臼、亜脱臼していることがあり、肩峰と上腕骨大結節の距離が増し、陥凹を認める(sulcus sign、図 26-7)。肩鎖関節や胸鎖関節の変形の有無も調べる。外傷性脱臼では脱臼した方向に鎖骨内側端あるいは外側端が突出してみえる。上肢の挙上に伴い肩甲骨が胸郭から離れて後方に飛び出してくる場合(翼状肩甲骨 winged scapula)には僧帽筋麻痺や前鋸筋麻痺を疑う(図 26-8)。自動挙上・下降動作に伴って肩甲骨の動きが遅れる場合には、腱板断裂やインピンジメント症候群にみられる肩峰下滑液包炎を併発している可能性がある。また、動揺性肩関節でも上肢挙上時に肩甲骨の外転が遅れ、相対的に肩甲骨がより内転した肢位をとる。筋の萎縮の有無、特に棘下筋の萎縮は後方から観察しやすい(図 26-9)。

2 触診(図 26-10)

骨性の指標である肩峰、肩鎖関節、鎖骨、烏口突起、大小結節、結節間溝の位置を確認し、圧痛と変形の有無を調べる。次に患者の背側から僧帽筋、棘上窩、棘下窩、三角筋の触診を、腹側から大胸筋、三角筋、上腕二頭筋の触診を行い、筋緊張の亢進や筋圧痛の有無を確かめる。さらに腱板疎部、四辺形間隙などの圧痛について確認する。

骨近位部では周囲の骨・軟部組織に固定され動きが少ないために、上腕や頚椎の過度の動きに際して過伸展損傷される危険性も高い。腕神経叢の分枝で肩関節において特に重要なのは、肩甲上神経 suprascapular nerve と腋窩神経 axillary nerve である。肩甲上神経は肩甲切痕を通過後、棘上窩において棘上筋へ筋枝を出し、さらに肩甲棘の基部を通って棘下窩に至り、棘下筋を支配する。これらの筋枝のほかに、棘上窩では肩鎖関節と肩甲上腕関節の上部へ関節枝を出し、棘下窩では肩甲上腕関節の後面に関節枝を出す。肩甲骨骨折などの外傷や、肩甲切痕部のガングリオンにより麻痺をきたすことがある。腋窩神経は四辺形間隙 quadrilateral space(小円筋、大円筋、上腕三頭筋長頭と上腕骨により作られる四角形の空隙)を通り、後方へ至る(図 26-6)。ここで前後の二枝に分かれ、後枝は小円筋と三角筋の後ろ1/3を支配し、また肩関節外側部の皮神経である外側上腕皮神経になる。前枝は三角筋の前方2/3を支配する。腋窩神経は四辺形間隙を通過する前後に関節枝を出し、肩甲上腕関節の下方の感覚を司る。外傷や手術時に腋窩神経損傷を起こすことがあり、上腕近位外側の感覚障害と外転障害が起こる。

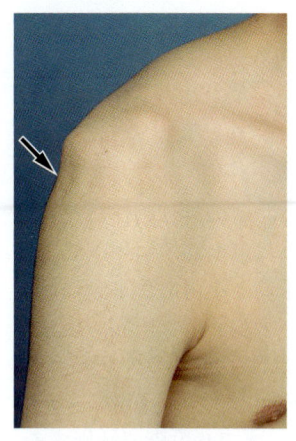

図 26-7 sulcus sign
sulcus とは溝，陥凹という意味で，骨頭が下方へずれるために肩峰と骨頭の間に陥凹（矢印）が出現することから sulcus sign とよばれている。

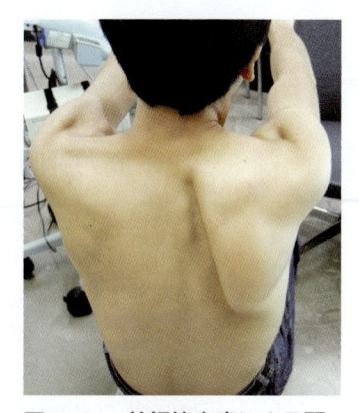

図 26-8 前鋸筋麻痺による翼状肩甲骨

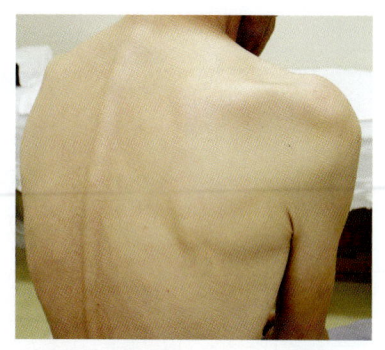

図 26-9 棘上筋，棘下筋の萎縮

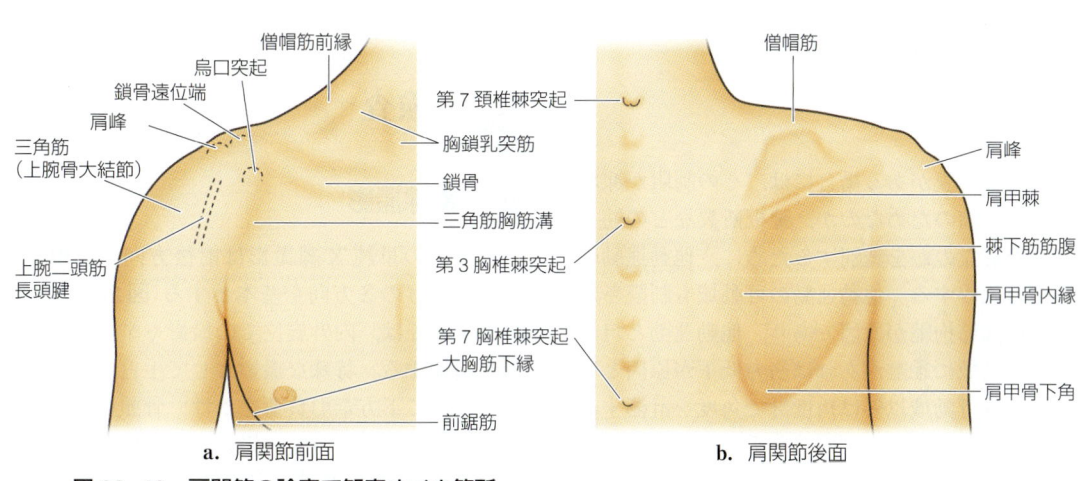

a. 肩関節前面

僧帽筋前縁／烏口突起／鎖骨遠位端／肩峰／三角筋（上腕骨大結節）／上腕二頭筋長頭腱／第7頸椎棘突起／胸鎖乳突筋／鎖骨／三角筋胸筋溝／第3胸椎棘突起／第7胸椎棘突起／大胸筋下縁／前鋸筋

b. 肩関節後面

僧帽筋／肩峰／肩甲棘／棘下筋筋腹／肩甲骨内縁／肩甲骨下角

図 26-10 肩関節の診察で観察すべき箇所

腱板断裂があると断裂部を陥凹として触知することができる。特に断裂の多い棘上筋腱の触診が大切であるが，棘上筋腱は下垂位では肩峰の下に隠れてしまうので，肩を伸展させると肩峰の前方に棘上筋腱が出てくるので触診しやすい。また，肩鎖関節脱臼があるときには，上方に変位した鎖骨遠位端を押さえると整復され，離すと元に戻る（piano key sign）。腋窩 axilla は前壁が大胸筋，後壁が広背筋，内壁が胸郭，外壁が上腕骨により形成される陥凹であり，その頂点に肩甲上腕関節が存在する。腋窩の触診では腋窩の神経，血管やリンパ節を触知する。

3 可動域計測

肩の動きの観察も左右を比較することが大切である。一般的には自動運動時の屈曲 flexion，外転 abduction，伸展 extension，外旋 external rotation，内旋[*1]，水平屈曲[*2]，水平伸展[*3]，外転位での外旋[*4]，外転位での内旋[*5] の動きを計測する。

*関節可動域表示と測定法は巻末資料参照。
[*1] internal rotation
[*2] horizontal flexion
[*3] horizontal extension
[*4] external rotation in abduction
[*5] internal rotation in abduction

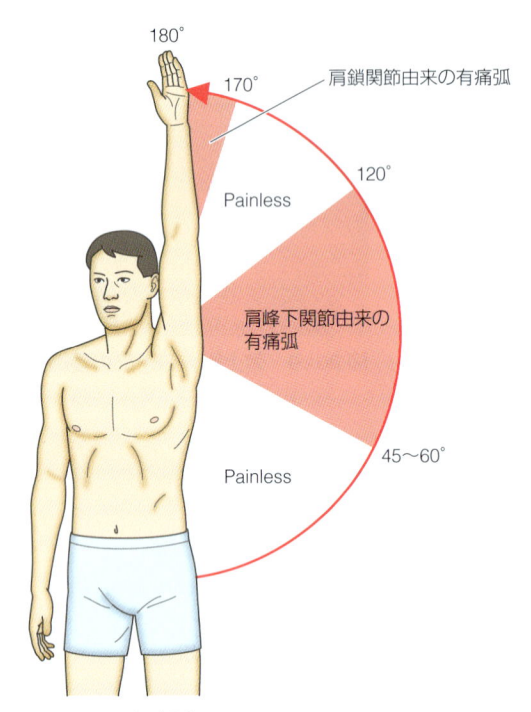

180°
170° 肩鎖関節由来の有痛弧
120°
Painless
肩峰下関節由来の
有痛弧
45〜60°
Painless

図 26-11　有痛弧

特に可動域制限がある場合には，その制限が凍結肩などの拘縮のためなのか，腱板断裂などの筋力低下のためなのかを鑑別するために，他動運動の可動域と比較する．他動運動の可動域も制限されていれば関節拘縮が原因であり，他動運動と自動運動の可動域に乖離があれば筋力低下が原因といえる．内旋可動域以外は角度計で角度を計測するが，内旋可動域は背中に回した手の親指が届く脊椎棘突起の高位で記載する．可動域測定に際しては，動作時痛の有無や礫音の有無についても調べる．特に腱板断裂では外転動作の途中で断裂部が肩峰下を通過する際に痛みや礫音を生じることが多く，この痛みを有する可動範囲を**有痛弧** painful arc（図 26-11）とよぶ．

4 筋力評価

　最後に筋力評価を行う．肩の外転動作は三角筋が主動作筋であり，これに棘上筋，肩甲下筋などが関与する．外旋は棘下筋と小円筋が主動作筋であり，内旋は肩甲下筋，大胸筋，大円筋，広背筋などが働く．筋力評価は徒手筋力テスト manual muscle testing（MMT）を用いて 5（正常）〜0（筋収縮が全く認められない）まで 6 段階で評価する．腱板断裂における断裂部位診断においてこれらの筋力評価は大切である．頚椎疾患で肩の外転筋力が低下する場合には，肘屈曲筋力も低下するので，肩の筋力低下がみられた場合には肘の筋力も評価することが鑑別上重要である．

B 検査

1 X 線撮影

　肩関節の単純 X 線撮影は前後方向，肩甲骨 Y 撮影，軸写の 3 方向を基本とする（図 26-12）．疾患によっては，内外旋位での撮影や挙上位での撮影を追加する．特殊な撮影として手首の回りに重錘をつけて下方牽引負荷をかけ，骨頭の下方への動揺性を調べる下方負荷撮影，結節間溝の形態を調べる結節間溝撮影，不安定肩における Hill-Sachs（ヒル-サックス）損傷をみる Stryker（ストライカー）撮影（図 26-13）などがある．

2 超音波検査，MRI，CT

　超音波検査は，外来で手軽に行えること，リアルタイムの画像をみられること，患者への説明にも便利であること，検査費用が安いことなどから，画像解像度の高い機種が次々に開発されており，近年，整形外科領域でも広く使われるようになってきた．超音波診断は特に体表近くに存在する腱板断裂（図 26-14），石灰性腱炎（図 26-15），肩鎖関節症（図 26-16），Hill-Sachs 損傷（図 26-17）などの診断に有用である．また，超音波ガイド下

> **NOTE　有痛弧（図 26-11）**
> 　手を自動運動で挙上あるいは下降する途中，ある範囲でのみ肩の痛みが生じる場合がある．下垂位から最大挙上位まで肩を動かすと，手の軌跡が半円の弧を描くため，その弧の中のある範囲で痛みがみられる現象を，痛みのある弧という意味で有痛弧とよぶ．腱板断裂や肩峰下滑液包炎など肩峰下で起こるインピンジメント由来の有痛弧は挙上 90° 付近でみられるが，厳密には挙上動作時には 90〜120° 付近で，下降動作時には 90〜60° 付近でみられることが多い．一方，肩鎖関節由来の有痛弧は 150° から最大挙上位の範囲にみられる．

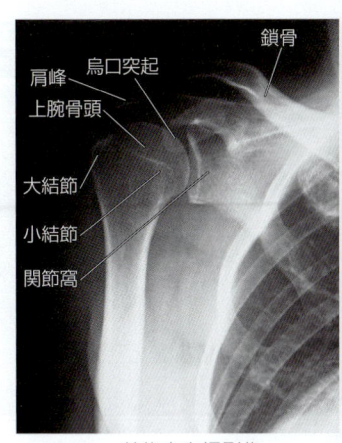

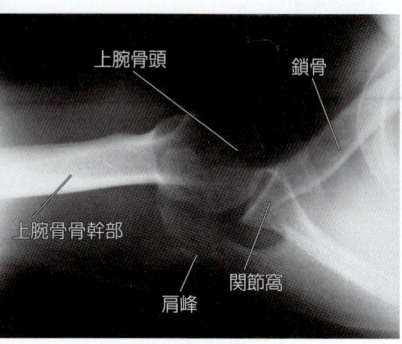

a. 前後方向撮影像　　　　b. 肩甲骨Y撮影像　　　　c. 軸写撮影像

図26-12　成人肩関節の正常X線像

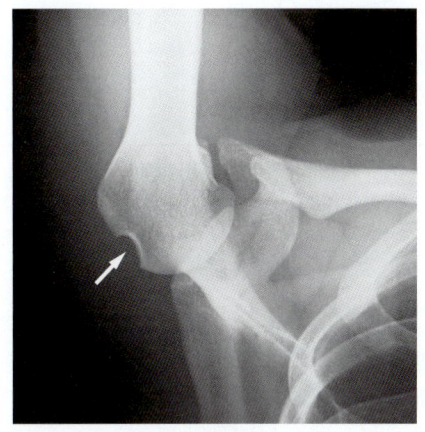

図26-13　Stryker撮影
Hill-Sachs損傷（→）が明瞭に描出される。

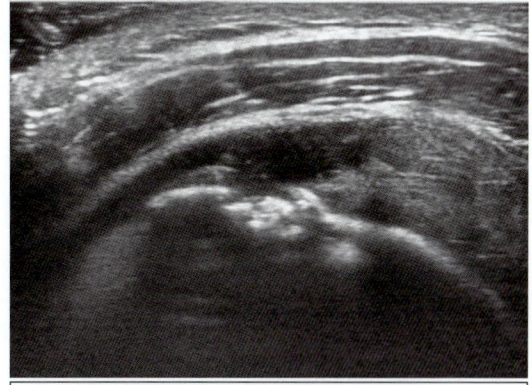

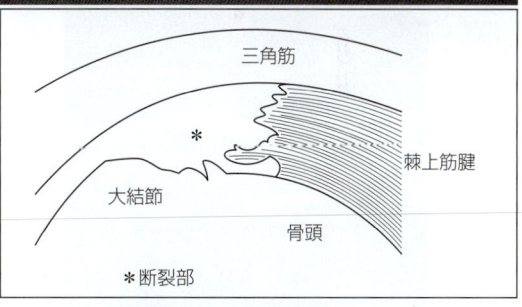

図26-14　腱板断裂の超音波画像
棘上筋腱と大結節との連続性が断たれ（＊），棘上筋腱の全層断裂と診断できる。

に肩峰下滑液包内に注射をしたり，ガングリオンを穿刺したりすることができる。

　MRIは画像解像度が高く，非侵襲性の検査であり，かつ骨組織と軟部組織が同時に評価できる検査として広く普及している（図26-18➡445頁）。肩領域でも腱板の腱性部分の評価のみならず筋腹の脂肪浸潤なども評価できる。また，神経の走行，ガングリオンの有無，単純X線では認められない骨損傷（骨挫傷とよばれる）などの診断に役立つ。このような単純MRIに加えて，関節腔内にガドリニウム（Gd）を含む生理食塩水を注入した後にMRIを撮像するMR関節造影も行われる。造影剤が微細な損傷部位に入り込むことにより，関節内構成体の損傷を詳細に描出することができ

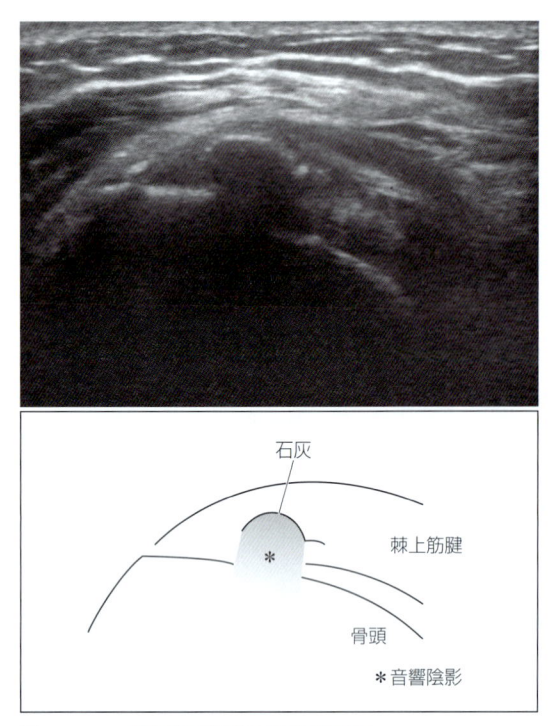

図 26-15　石灰性腱炎の超音波画像
棘上筋腱の停止部付近に石灰沈着を認め，超音波はその表面で反射するため，石灰の下方には音響陰影（acoustic shadow）がみられる（＊）。単純X線像は図 26-25 参照。

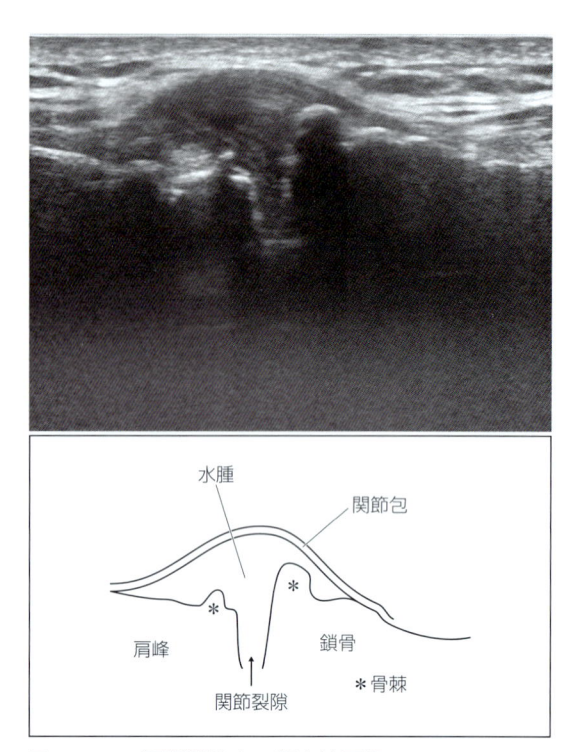

図 26-16　肩鎖関節症の超音波画像
肩峰，鎖骨に骨棘形成（＊）がみられ，関節裂隙は狭小化し，関節腔内には水腫（低信号領域）が多量にみられる。

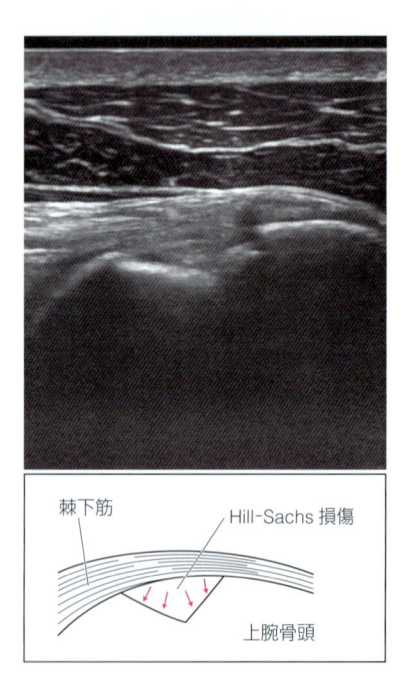

図 26-17　Hill-Sachs 損傷の超音波画像
上腕骨頭の後上方関節面に陥没骨折（Hill-Sachs 損傷，色矢印）を認める。

る。投球障害肩における腱板関節面不全断裂や関節唇損傷の診断に有用である。閉所恐怖症の患者にはオープン型のMRIがよい。

CTは骨組織の診断に役立つ。特に三次元画像を構築することができるようになり，複雑な形態の骨折や骨欠損の大きさの評価などに力を発揮している（図 26-19）。

③ 関節鏡検査

肩の関節鏡は全身麻酔下に行うため検査として単独に行われることは稀で，もっぱら治療目的に使われるが，治療に先立って関節内や肩峰下滑液包内の詳細な観察を行うことで，術前の画像検査では得られなかった情報が得られることがある（図 26-20）。

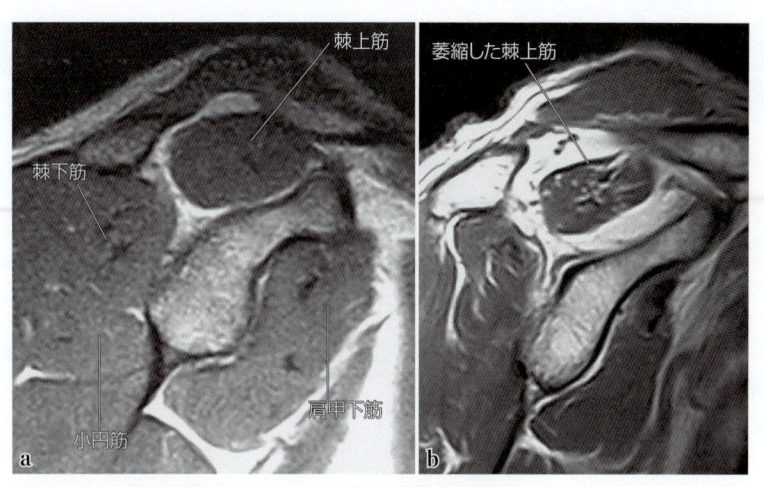

図 26-18　腱板断裂肩の MRI T1 強調斜位矢状断像
a. 正常像
b. 棘上筋の萎縮と脂肪浸潤がよくわかる。

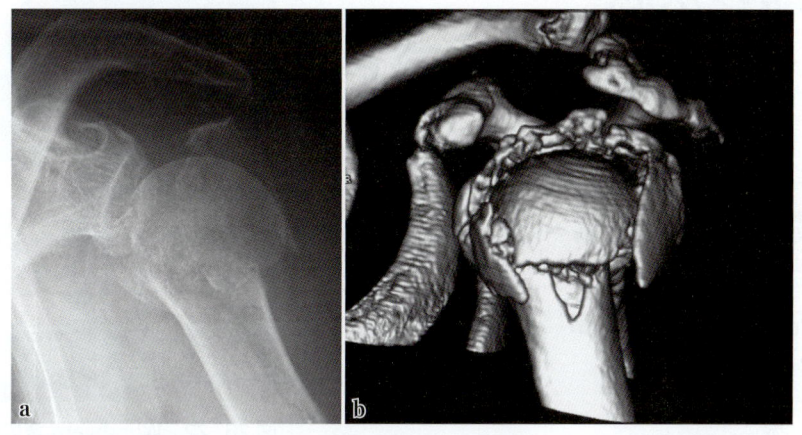

図 26-19　上腕骨近位端 4-part 骨折の単純 X 線像（a）と三次元 CT 像（b）
単純 X 線像では大結節，小結節，骨頭がすべて重なって見えるため，各骨片の位置関係がわかりにくい。三次元 CT 像では立体的な画像が構築されるため，複雑な形状の骨折も理解しやすくなる。

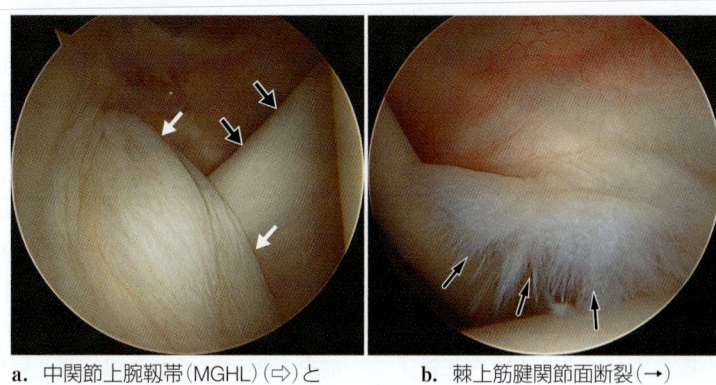

a. 中関節上腕靱帯（MGHL）（⇨）と肩甲下筋腱（➡）
b. 棘上筋腱関節面断裂（→）

図 26-20　肩の関節鏡所見

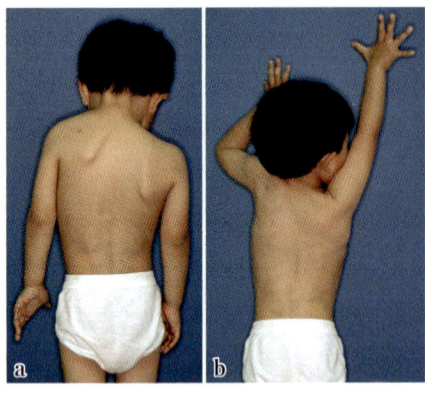

図 26-21 肩甲骨高位症（術前）

a. 背面からみると，左の肩甲骨が高位にあり，左頚部が短くみえる。Cavendish 分類 3 度。
b. 両上肢を挙上させると，患側は 100° 程度しか挙上できない。
c. 三次元 CT 像。肩甲骨高位（↕）と肩甲脊椎骨（←）が明瞭に描出されている。

肩関節の疾患

A 肩関節の先天異常

1 肩甲骨高位症，Sprengel（シュプレンゲル）変形

【概念】
　胎生 3～5 週に頚椎部に発生した肩甲骨が胎生 7～8 週から下降するが，その下降が不十分で高位にとどまったもの。

【症状，所見】
　肩甲骨が高位にあるため，患側の肩の高さが高く，頚部が短くみえる（図 26-21a）。肩甲骨の高位の程度により 4 段階に分類される〔Cavendish（キャベンディッシュ）分類〕。すなわち，肩関節の高さが同じで，着衣では肩甲骨高位が認められないもの（1 度），肩関節の高さはほぼ同じだが，着衣でも肩甲骨高位が認められるもの（2 度），肩関節の高さが 2～5 cm 違い，肩甲骨高位が明らかなもの（3 度），肩甲骨高位が著明で肩甲骨内上角が後頭骨に近接するもの（4 度）に分けられる。肩甲骨と頚椎の間に肩甲脊椎骨 omovertebral

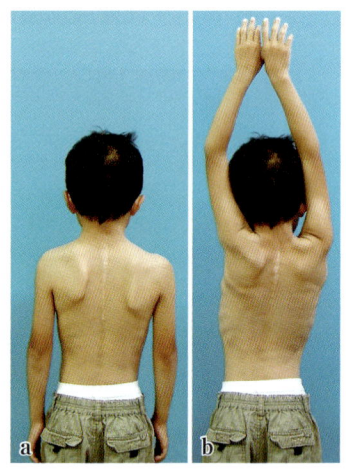

図 26-22 Woodward 法の術後
a. 肩の高さにはほとんど左右差が認められない。
b. 上肢の挙上制限も消失した。

bone が介在し，肩甲骨の下降を阻止している。これが骨ではなく線維性結合織の例もある。そのため肩甲骨の動きが種々の程度に障害され，患側上肢の挙上障害がみられる（図 26-21b）。単純 X 線や CT で肩甲脊椎骨を認める（図 26-21c）。

【治療】
　Cavendish 分類 3 度以上の変形あるいは機能障害（挙上 100° 以下）のある場合には手術適応となる。Woodward（ウッドワード）法（僧帽筋と菱形筋を脊椎棘突起から切離し，肩甲脊椎骨を切除して肩甲骨を引き下げた位置で再度棘突起に縫着する術式）などが行われる（図 26-22）。

*肩関節疾患治療成績判定基準は巻末資料参照。

2 その他の先天異常

A 鎖骨の先天異常

1 ● 鎖骨・頭蓋異形成症 cleidocranial dysostosis

鎖骨，頭蓋骨の形成不全を呈する先天性疾患であり，常染色体優性遺伝である。鎖骨の全欠損あるいは部分欠損があり，頭蓋骨は正中結合部における骨化不全を認める。機能障害は少なく，生命予後も良好である（→308頁参照）。

2 ● 先天性鎖骨偽関節 congenital pseudoarthrosis of the clavicle

先天性に鎖骨の中・外1/3部に偽関節が生じる。右側に多発し，鎖骨下動脈の波動による骨化核の癒合障害という説がある。同部の骨性膨隆と異常可動性を認めるが，機能障害は少ない。

B 上腕骨・肩甲骨の先天異常

代表的なものは内反上腕 humerus varus である。外傷，感染などの誘因がなく，上腕骨の頸体角が140°以下のものをいう。肩甲骨の先天異常としては，動揺性肩関節にみられる関節窩形成不全などがある。

C 筋の先天異常

大胸筋の欠損がよく知られている。同側の指の先天異常や脊椎の異常，肩甲骨高位症などを伴うことがある。

B 肩関節の不安定症

肩関節の不安定症は大きく2つに分けられる。1つは外傷性不安定症とよばれるもので，外傷に起因する肩関節脱臼（→777頁参照）とそれに続発する反復性肩関節脱臼が代表的なものである。もう1つは非外傷性不安定症とよばれるもので，先天的な肩の動揺性を基盤に発症する一群の不安定症がある。代表的なものが動揺性肩関節である。

1 反復性肩関節脱臼
recurrent dislocation of the shoulder

【概念】

肩が一度外傷性脱臼を起こした後に，脱臼を繰り返す病態を反復性脱臼という。初回脱臼は圧倒的に前方脱臼が多く，その結果として生じる反復性脱臼もほとんどが前方である（図26-23a）。反復性脱臼は若年ほど起こりやすく，20歳以下で初回脱臼を起こすと80～90％が反復性に移行するといわれる。初回脱臼によりBankart（バンカート）損傷〔関節唇，下関節上腕靱帯（IGHL）の関節窩からの剥離損傷〕を起こすことが多いが，ときには，IGHLの実質部断裂（関節包断裂）やIGHLの上腕骨側での損傷〔humeral avulsion of the glenohumeral ligament（HAGL）損傷〕を起こすこともある。これらの損傷が不完全に治癒するためにIGHLの機能不全が生じ，脱臼を繰り返すと考えられている。以前はこの病態を習慣性脱臼 habitual dislocation とよんでいたが，現在，この病名はある肢位に上肢をもってくると脱臼が起こり，それ以外の肢位では整復される病態に対して使われる。これは位置性脱臼 positional dislocation ともよばれ，多くは後方に脱臼・亜脱臼が起こり非外傷性不安定症の1つに分類される。

【症状，所見】

前方脱臼を誘発する肢位である外転・外旋肢位を他動的にとると，前方脱臼の不安感が生じる。これを前方不安感テスト anterior apprehension test という。反復性脱臼の程度には個人差があり，スポーツをしたときにのみ脱臼するものから，日常生活で上着を着る，寝返りをうつ，くしゃみをするなどの動作で脱臼するものまで様々である。三次元CTにて関節窩骨欠損（図26-23b），上腕骨頭の陥没骨折（Hill-Sachs損傷，図26-23c）を認め，MRIではBankart損傷を認める（図26-23e, g）。

【治療】

IGHLの機能不全がその本態であるため，確実な治療法は機能不全に陥っているIGHLを修復する手術的治療である。損傷形態に応じてBankart損傷に対してはBankart修復術，関節包断裂に対しては関節包修復術が行われる。近年は関節鏡視下手術が一般的に行われるようになってきた。

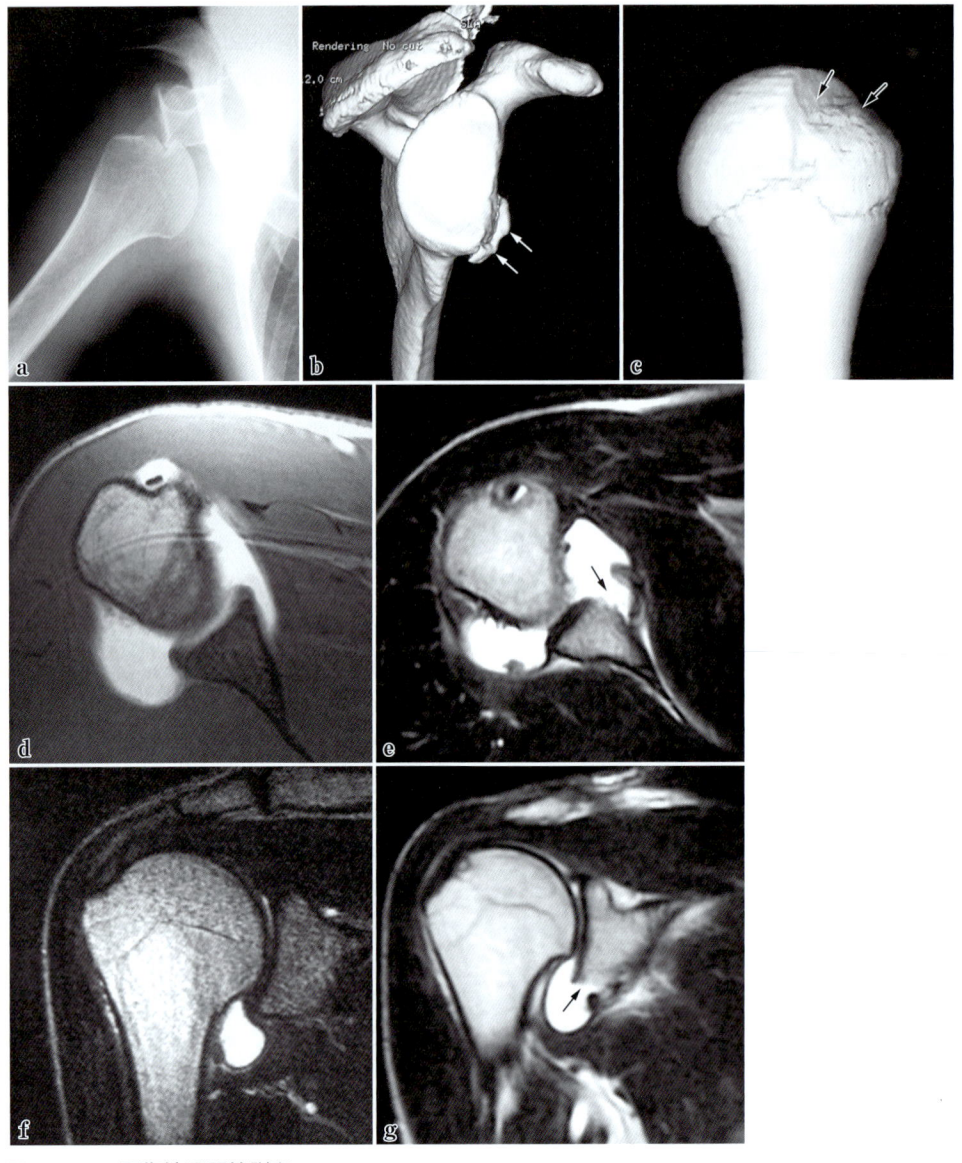

図 26-23 反復性肩関節脱臼
a. 前方脱臼のX線前後像。骨頭が前下方へ脱臼し，関節窩前下縁とHill-Sachs損傷がかみ合っている。
b. 三次元CT像。肩甲関節窩の前下縁に骨片を認める（骨性Bankart損傷）。
c. 三次元CT像。上腕骨頭の後外側に陥没骨折（Hill-Sachs損傷）を認める。
d. 正常肩のMR関節造影像
e. MR関節造影軸写像。前方の関節唇・IGHL複合体が関節窩縁から剥離している（Bankart損傷：矢印）。
f. 正常肩のMR関節造影像
g. MR関節造影斜位冠状断像。下方の関節唇・IGHL複合体が関節窩下縁から剥離している（Bankart損傷：矢印）。

2 動揺性肩関節
loose shoulder

【概念】
　肩関節の動揺性が大きく，その結果，関節の中間可動域（関節包が弛緩している状態）で骨頭が関節窩から脱臼，亜脱臼を起こす。この状態が繰り返されることで，関節構成体の損傷や筋疲労，筋痙縮を起こし，種々の臨床症状を呈する。病態としては関節包の伸張と関節腔の拡大が基盤にあり，さらに肩甲骨周囲筋の協調運動障害，関節窩形成不全などを伴うこともある。一般に臨床症状

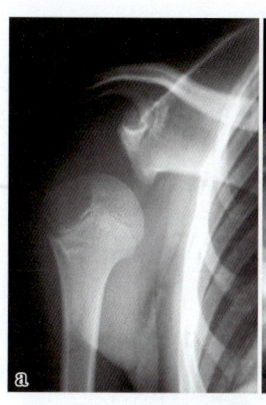

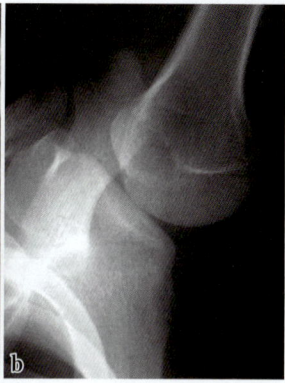

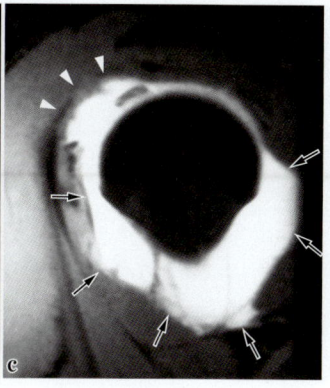

図 26-24　動揺性肩関節
a. X線前後像。骨頭が下方へ亜脱臼している。
b. 上肢挙上位でのX線前後像。上腕骨頭が関節窩面に沿って下外方へすべっている。
c. MR関節造影斜位矢状断像。関節腔(矢印)が全体に拡張し、腱板疎部(白矢頭)も開大している。

を伴わない動揺性はあらゆる方向へ認められるが、臨床症状を伴う不安定性は主に下方である。多方向に症状を呈するものもあり、多方向不安定症 multidirectional instability ともよばれる。随意性に脱臼、亜脱臼を誘発することができる症例もある。

【症状、所見】
　下方への不安定性を訴えることが多い。下垂位で物を持つ動作時の痛み、だるさ、易疲労感などを訴える。肩関節のみならず、上肢全体のだるさ、しびれ、肩甲骨周囲の痛み、肩こり、頚部痛などを訴えることもある。他覚的所見としては、上肢を下方に牽引することで骨頭が下方へ亜脱臼を起こす。このとき肩峰と骨頭の間に間隙が生じ、体表上からも線上の陥凹として認められるため、sulcus sign とよぶ(図26-7)。このときに痛みなどの愁訴を認めることが多い。前後方向の動揺性も確認できる。重錘負荷撮影のX線像では骨頭が下方へ脱臼、亜脱臼していることが証明できる(図26-24a)。挙上位でのX線像では骨頭が関節窩の表面をすべって後下方へずれているのが認められる(スリッピング現象、図26-24b)。関節造影やMRIでは関節腔の拡張が認められ(図26-24c)、CTでは関節窩の形成不全を認めることがある。

【治療】
　保存療法が80%の症例に有効であり、肩甲骨周囲筋を鍛える立位での壁押し運動や肩の内外旋筋力運動が行われる。また、肩甲骨が相対的に内転位をとり下方への動揺性がより顕著になるため、肩甲骨を外転位に保持する肩甲骨バンドが有用である。これらの保存治療に抵抗する場合には手術療法を考慮する。手術法としては、拡張した関節腔を狭くする関節包縫縮術 capsular plication、肩甲骨を外転位に保持するための大胸筋移行術、関節窩形成不全に対して関節窩をより前向きにし、陥凹を深くする肩甲骨頚部骨切り術などがある。

C 肩軟部組織の変性疾患

1 石灰性腱炎
calcific tendinitis

【概念】
　腱板の変性や軟骨化生を基盤にして同部に石灰が沈着する病態を指す。この石灰は炭酸アパタイトといわれており、形成期には硬く固形であるが、吸収期には軟らかくペースト状になる。

【症状、所見】
　沈着した石灰が吸収される過程で炎症反応が惹起され、腱内圧が亢進するために強い疼痛を生じる。激烈な症状のため肩の自動運動が全くできず、救急外来を受診することもある。肩峰下部に腫脹、圧痛など急性炎症所見を認める。痛みのために他動的な運動も著しく制限される。一方、慢性期には沈着した石灰のために腱板が肥厚し、肩峰との

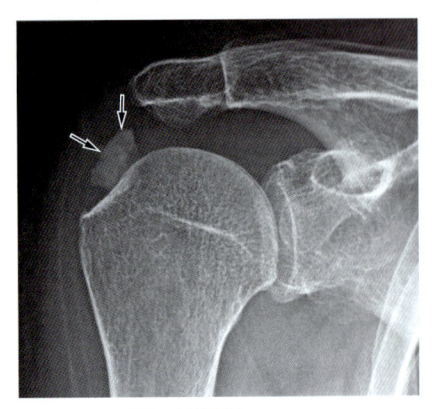

図 26-25　石灰性腱炎
X線前後像で棘上筋腱が付着する大結節の近位に石灰沈着を認める（矢印）。

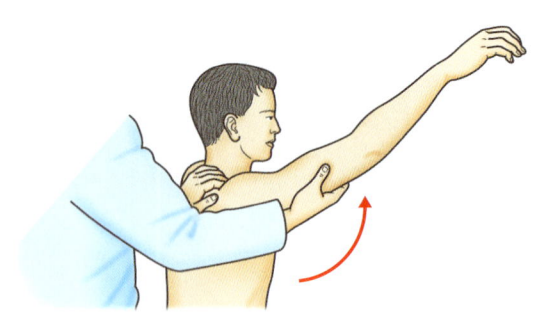

a．Neer（ニアー）の手技
肩甲骨を押さえながら内旋位にした上肢を他動的に屈曲（前方挙上）すると痛みが誘発される。

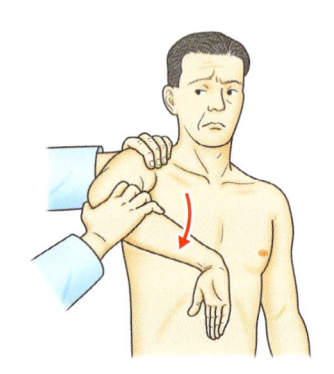

b．Hawkins（ホーキンス）の手技
90°屈曲（前方挙上）した上肢を他動的に内旋させると痛みが誘発される。

図 26-26　インピンジメント徴候

間で衝突現象を起こすと，動作時の痛み（有痛弧）やインピンジメント徴候がみられるようになる。X線像で腱板に相当する部位に石灰沈着像を認める（図26-25）。

【治療】
　急性期には注射針で穿刺して石灰を吸引し，その後副腎皮質ステロイドを注入する。硬くて吸引できない場合は石灰化した部分を何カ所か穿刺することで吸収を促す。石灰の吸引，副腎皮質ステロイド注入は劇的な効果をもたらし，除痛，可動域の改善がみられる。シメチジンなどの薬物によって石灰化の吸収が促進されることが知られているが，保険診療としては認められていない。慢性期に入り，明らかなインピンジメント徴候を呈する症例には，前述の保存療法はあまり効果が期待できず，手術療法（肩峰下除圧術 subacromial decompression，石灰摘出術）が行われる。

2　肩峰下インピンジメント症候群
subacromial impingement syndrome

【概念】
　腱板，特に棘上筋腱は肩峰の直下に存在し，上肢挙上動作，下降動作のときに，腱板が肩峰下面すれすれのところを通過する。肩峰と腱板の間には肩峰下滑液包が存在し，肩峰と腱板との摩擦を和らげているが，頻回の繰り返し動作により腱板や肩峰下滑液包の炎症を起こしたり，さらには腱板断裂を引き起こすこともある。また正常な形態が破綻した場合（例えば肩峰の骨棘形成や，腱板が付着する大結節の変形治癒など）にも病的な衝突が起こり，炎症や痛みを引き起こす。

【症状，所見】
　動作時の痛み，特に上肢を挙上する途中，下降する途中の痛みが特徴的で有痛弧 painful arc（→442頁参照）とよばれている。有痛弧は肩峰下を腱板が通過するときに生じる痛みであるが，一般に挙上動作時には90°以上でみられ，下降動作時には90°以下でみられることが多い。それは肩甲骨が疼痛回避のため上腕よりやや遅れて動くためである。また，肩峰と腱板との衝突現象を他動的に起こすことで疼痛を誘発するインピンジメント徴候 impingement sign が陽性（図26-26），さらには局所麻酔薬の肩峰下滑液包内注入により，インピンジメント徴候が消失する（インピンジメントテスト impingement test 陽性）。典型的な場合にはMRIで棘上筋腱の肥厚を認める（図26-27）。

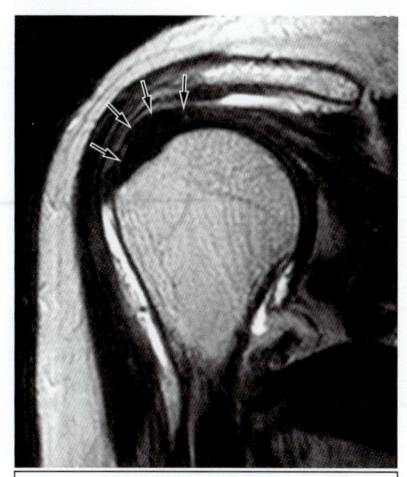

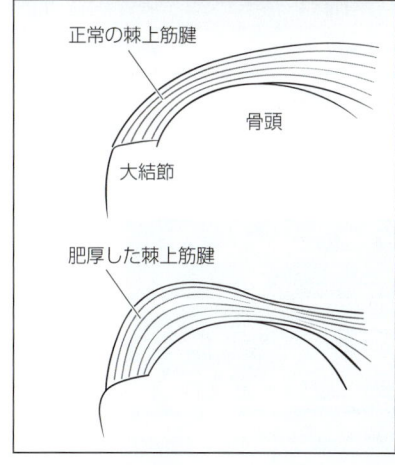

図 26-27 肩峰下インピンジメント症候群
MRI T2 強調斜位冠状断像。腱板が肥厚している（矢印）。

【治療】
　副腎皮質ステロイドの肩峰下滑液包内注入を3回程度繰り返してもなお症状が続く場合には，手術的な治療として肩峰下除圧術が行われる。この術式は鏡視下に行われることが多く，その場合には鏡視下肩峰下除圧術とよばれる。

3 腱板断裂
rotator cuff tear

【概念】
　腱板の腱性部分が断裂し，腱線維の連続性が断たれた状態を指す。腱板構成筋は棘上筋，棘下筋，小円筋，肩甲下筋の4つであり，そのうち棘上筋腱が最も断裂しやすい。断裂の原因としては，加齢による腱の変性，腱板収縮力による応力集中，肩峰との機械的な衝突，外傷など様々な要因が重なって発症すると考えられている。腱板断裂の頻度は剖検例では30～60％程度にみられ，住民検診による疫学調査では，50歳台では10人に1人，80歳台では3人に1人の割合で腱板断裂が存在することが明らかになった。ただし，腱板断裂があっても臨床症状を呈さない無症候性断裂が半分以上を占めることもわかってきた。このように加齢とともに増加する腱板断裂は，その基盤に腱の変性が存在すると考えられている。一方，若年者のスポーツに伴ってみられる腱板断裂は，投球動作などの繰り返す外力により発生すると考えられている。

　腱板断裂は断裂の程度により，完全断裂（全層断裂）と不全断裂に分けられ，不全断裂はさらに関節面断裂，腱内断裂，滑液包面断裂に分けられる（図26-28）。また，断裂の大きさにより小断裂，中断裂，大断裂，広範囲断裂に分けられる。

【症状，所見】
　病状を呈する場合には痛みが最も多く，動作時痛とともに安静時痛，夜間痛を認めることも多い。夜間痛は，夜間就寝後に注意が肩に集中すること，午前2～5時頃の皮膚温が最も低く，疼痛の閾値が低下すること，臥位になることで上腕の下方への牽引が働かなくなり，骨頭が上方化することなどが発症と関連していると考えられている。断裂腱に相当する筋肉の動作筋としての働きが低下するため，棘上筋腱断裂では外転筋力低下，棘下筋腱断裂では外旋筋力低下，肩甲下筋腱断裂では内旋筋力の低下が認められる。また，断裂腱断端が肩峰と衝突することから，インピンジメント症候群と同様，有痛弧やインピンジメント徴候，インピンジメントテストが陽性になる。断裂部位診断として，棘上筋腱断裂を診断する棘上筋テスト，棘下筋腱断裂を診断する外旋筋力テスト，肩甲下筋腱断裂を診断するlift-offテストやbelly pressテストなどがある。

　画像所見としては，単純X線像では大断裂が長期的に存在すると骨頭上方化が起こるために肩峰骨頭間距離が減少する（図26-29）。超音波やMRIで断裂腱を描出することができる（図26-30）。

完全断裂
(全層断裂)

関節面断裂　　腱内断裂　　滑液包面断裂

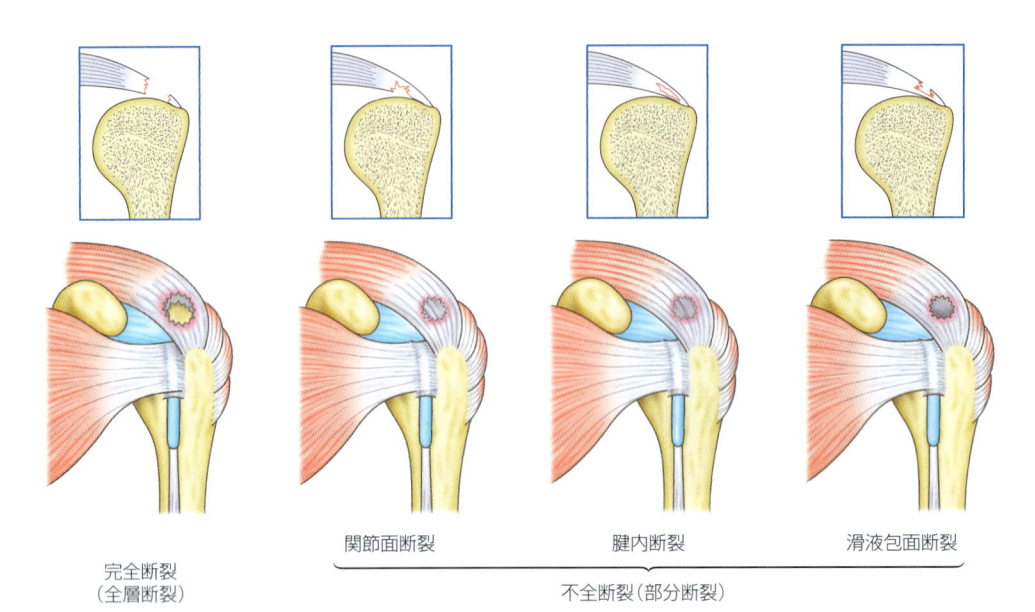

不全断裂(部分断裂)

図 26-28　腱板断裂の分類

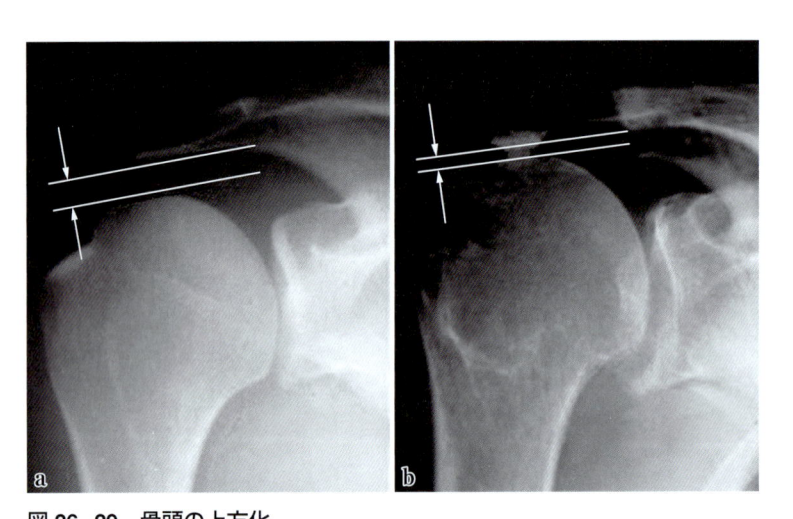

図 26-29　骨頭の上方化
a. は正常肩。b. の腱板断裂肩では肩峰骨頭間距離が減少している。

> **NOTE　lift-off テスト，belly press テスト**
>
> 手を背中に回して腰のあたりに置く。この位置から手を後ろに持ち上げる動作 (lift off) は肩甲下筋が行っている。この動作ができなければ lift-off テスト陽性であり，肩甲下筋腱断裂と診断する。ただし関節拘縮が強く，背中に手を回せない症例では，lift-off テストに代わるテストとして belly press テストがある。腹部 (belly) に手を当てて，腹部を押す動作も肩甲下筋が働く動作なので，この動作ができなければ belly press テスト陽性であり，肩甲下筋腱断裂と診断する。

【治療】
　変性を基盤とする中高年の腱板断裂にはまず保存療法を行う。保存療法には非ステロイド性抗炎症薬 (NSAIDs) の内服・外用，副腎皮質ステロイドやヒアルロン酸の関節内注入などの薬物療法と，理学療法 (温熱，ストレッチ，可動域訓練，筋力強化など) とがある。保存療法を行うと 3～6 カ月くらいの経過でおよそ 7 割の患者の症状が軽快し，ADL の支障を感じなくなる。しかし残る 3 割は保存療法に抵抗し，疼痛改善がみられない

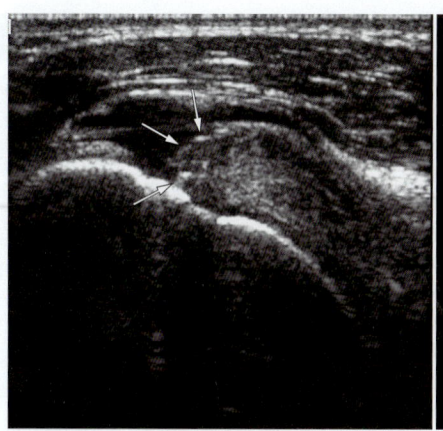

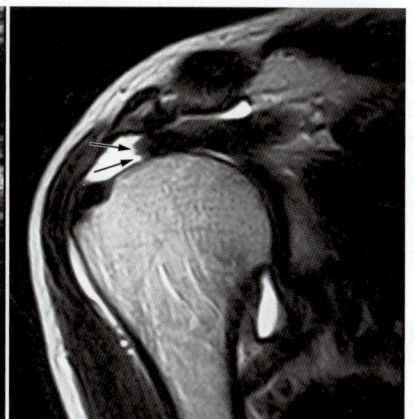

a. 超音波長軸像　　　**b. MRI T2 強調斜位冠状断像**

図 26-30　棘上筋腱断裂
断裂している棘上筋腱の断端（→）が明瞭に描出されている。

ため手術療法が選択される。
　一方，若年者における外傷性断裂やスポーツによる断裂に対しては積極的に手術療法を考える。手術療法としては，肩峰下除圧術（肩峰下面を3〜5 mm 切除して肩峰下面と腱板との衝突を解除する術式）と腱板修復術（腱板断裂端を，大結節に作製した骨溝に糸やアンカーで結紮固定する術式）が行われるが，修復不能な広範囲断裂では，滑膜切除術や大腿筋膜を用いたパッチ法が選択される。以前は肩峰下除圧術も腱板修復術も直視下に行われていたが，1990年代中頃から肩峰下除圧術を関節鏡視下に行い，腱板修復術を直視下に行うミニ・オープン法が始まり，ほぼ同時期からすべてを鏡視下に行う鏡視下腱板修復術が徐々に行われるようになってきた。術後の再断裂は17〜70％の割合で起こると報告されており，特に広範囲断裂では腱の変性とともに筋肉の伸縮性の低下が顕著で，再断裂の頻度が高い。しかし再断裂が起こっても症状は術前ほどひどくない場合が多い。

4　凍結肩
frozen shoulder

【概念】
　古来，50歳くらいに好発する肩の痛みを五十肩とよんでいた。一方で，肩の痛みや可動域制限を引き起こす疾患として腱板断裂や石灰性腱炎などの病態が明らかにされてきたため，それらを除外したあとに残る疾患群を「狭義の五十肩」「いわゆる五十肩」「五十肩」などと診断するようになった。このように「五十肩」の定義が曖昧で混乱を招きやすいことから，本章では国際的に広く使われている frozen shoulder に相当する「凍結肩」を用いる。凍結肩は，「中高年に発症し，既知の疾患には該当せず，明らかな誘因がなく，肩関節の痛みと拘縮をきたす疾患」と定義される。同義語として，肩関節周囲炎 periarthritis of the shoulder，癒着性関節包炎 adhesive capsulitis がある。

【症状，所見】
　典型的な凍結肩は炎症期 freezing phase，拘縮期 frozen phase，回復期 thawing phase の3つの時期を経て，1年くらいの経過で治癒する。疼痛で初発し，動作時痛のため自動運動が制限される。それとともに安静時痛，夜間痛も出現し徐々に拘縮が進行してくる（炎症期）。拘縮期になると拘縮が完成し肩関節の動きはあらゆる方向に制限されるが，疼痛はむしろ軽快してくる。その後，回復期になると拘縮が徐々にとれて，可動域が元に戻る。拘縮期には肩関節の可動域は著しく制限され，ADL の障害が大きい。肩関節造影を行うと肩関節腔の狭小化が認められる。

【治療】
　保存療法として，疼痛が強い時期には三角巾を使った上肢の安静と消炎鎮痛薬の内服，ヒアルロン酸の関節内注入などが行われる。疼痛が軽減し，

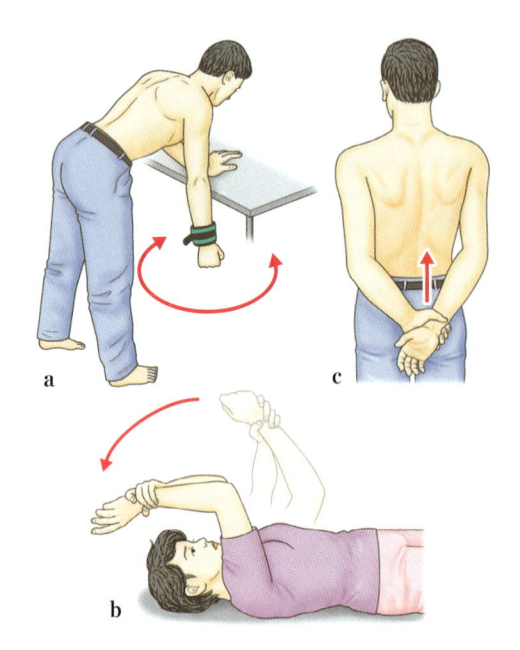

図 26-31　凍結肩に対する可動域訓練の例
a. Codman（コッドマン）体操：前屈位をとり，リストバンド式の錘を装着して腕の力を抜いて体幹を揺り動かすことで腕が振り子のように前後・左右・円を描くように動く。
b. 屈曲運動：仰臥位で，健側の手で患側の手首を持ち，頭上に伸ばす。
c. 内旋運動：背部で，健側の手で患側の手首を持ち，脊柱に沿って引き上げる。

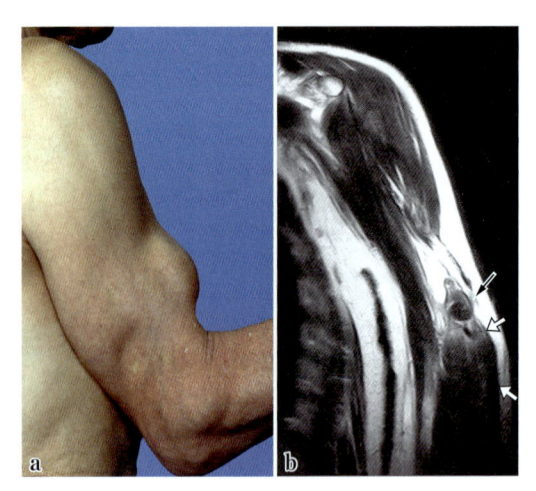

図 26-32　上腕二頭筋長頭腱断裂
a. 上腕腹側の筋腹の膨隆（ポパイ徴候 Popeye sign）
b. MRIにてコイル状になった断裂腱（黒矢印）を認め，筋腹は遠位へ垂れ下がり丸みをおびている（白矢印）。

むしろ可動域制限が主体の凍結期に達したら，リハビリテーションを中心に関節可動域の再獲得を図る（図 26-31）。疼痛が強い時期には，関節腔内に局所麻酔薬などを注入して癒着・閉塞した肩甲下滑液包を開通させる関節腔拡張術 joint distension が有効である。難治例に対しては，全身麻酔下に徒手整復術 manipulation や鏡視下関節包切離術などが行われる。

5　上腕二頭筋長頭腱の障害

上腕二頭筋長頭腱は結節間溝を滑動するため，腱の炎症，変性，断裂などを起こしやすい。次の2つが代表的な疾患である。

A　上腕二頭筋長頭腱断裂
rupture of the long head of the biceps tendon

【概念】
　上腕二頭筋の長頭腱は関節窩上縁の関節上結節と上方関節唇に起始を持ち，骨頭に沿って関節内を横切り，結節間溝から関節外へ出てゆく。外傷，スポーツ，重量物挙上などで，この長頭腱が起始部あるいはその近傍で単独に断裂する場合と，腱板断裂に合併して起こる場合がある。

【症状，所見】
　外傷やスポーツで起こる断裂は前駆症状がなく，断裂が発生すると，断裂音とともに肩前面に疼痛が生じる。同時に断裂腱が結節間溝から遠位に引き出されるため長頭の筋腹が弛緩し，同部が局所的に盛り上がってみえる（図 26-32a）。疼痛は2, 3週間で軽快することが多い。一方，腱板断裂に合併する断裂は，長頭腱の完全断裂が起こる前段階である不全断裂を呈する期間があり，その間は結節間溝付近の痛みを伴う。完全断裂になると2, 3週間で痛みは軽快する。診断は特有の筋腹の盛り上がりを認めれば容易である。関節造影では結節間溝から造影剤の流出を認め，MRIでは遠位に引き出された断裂腱を認める（図 26-32b）。長頭腱の断裂に伴い，肘屈曲力が15%低下，前腕回外力が10%低下するといわれている。ドライバーを回すような回外動作を頻回に行う職業では筋力低下が問題になる可能性があり，その場合には手術療法が勧められる。

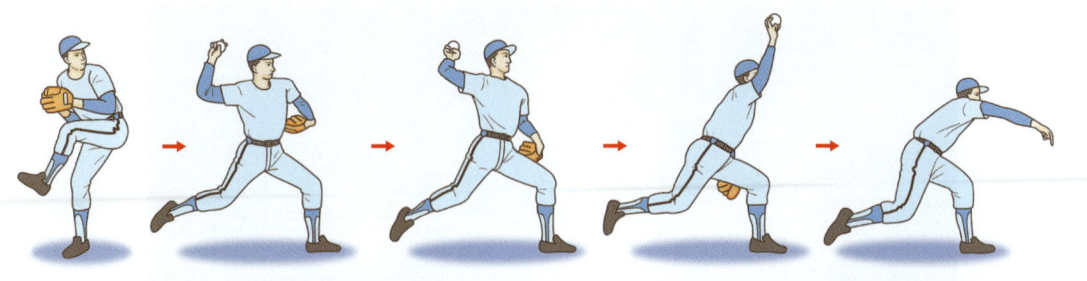

図 26-33 投球動作の 5 つの相

ワインドアップ期　コッキング期　加速期　減速期　フォロースルー期

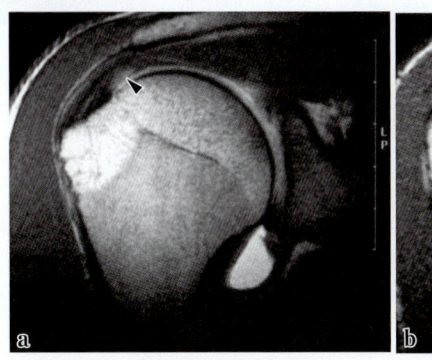

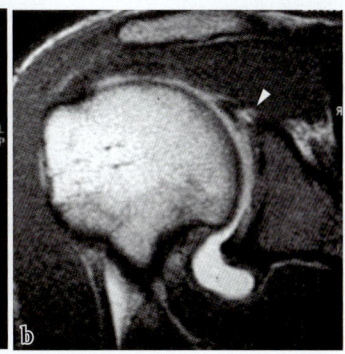

図 26-34 投球障害肩の MRI
a. MR 関節造影像。腱板関節面不全断裂を認める(矢頭)。
b. MR 関節造影像。上方関節唇の剥離損傷(SLAP 損傷)を認める(白矢頭)。

【治療】
　急性期の疼痛は対症療法で軽快する。筋力低下が問題になる場合には，断裂した長頭腱を結節間溝，烏口突起，共同腱などに固定する腱固定術が選択される。

B 上腕二頭筋長頭腱炎(腱鞘炎)
tendinitis(tenosynovitis)of the long head of the biceps

　上腕二頭筋長頭腱自体あるいはその周囲を取り巻く腱鞘の炎症性病変である。長頭腱の部分断裂を伴うこともある。症状は肩前方の痛みであり，結節間溝に圧痛を認める。Speed(スピード)テスト(肘伸展，前腕回外位で抵抗下に腕を前方挙上させると肩前方に痛みが誘発される)，Yergason(ヤーガソン)テスト(肘 90° 屈曲位で前腕を抵抗下に回外させると肩前方に痛みが誘発される)が陽性になる。治療としては，保存的に抗炎症薬を使用し，抵抗する症例では腱固定術などの手術療法が必要な場合もある。

D スポーツによる肩の障害
(→894 頁，900 頁も参照)

1 投球による障害

【概念】
　投球動作はワインドアップ期 windup phase，コッキング期 cocking phase，加速期 acceleration phase，減速期 deceleration phase，フォロースルー期 follow-through phase の 5 つの相からなる(図 26-33)。投球動作を繰り返すことにより，コッキング期には肩関節内部で腱板関節面と後上方関節唇の衝突が起こり(関節内インピンジメント internal impingement)，腱板断裂，関節唇損傷を引き起こす(図 26-34)。上方関節唇損傷が前方から後方にかけて広がっている場合，SLAP (superior labrum anterior posterior) 損傷とよぶ。また，フォロースルー期に後方関節包に強い牽引力がかかるため，後方関節唇損傷や関節窩縁

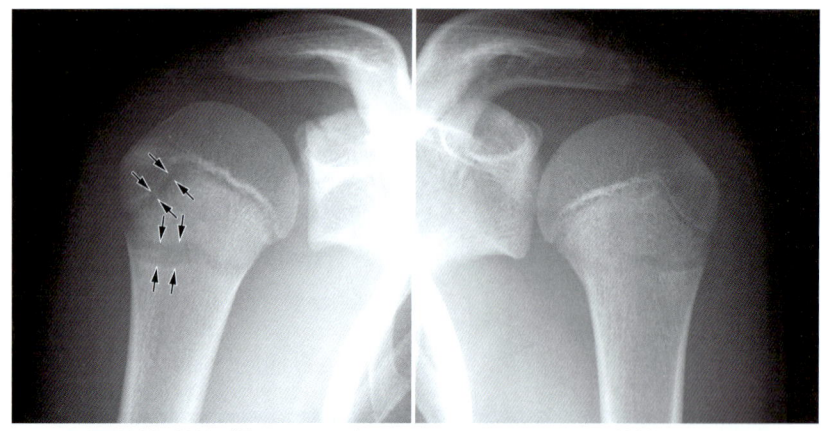

a. 投球側（骨端線が離開している）　　　b. 健側

図26-35　上腕骨近位骨端離開（リトルリーガーズショルダー）
上腕骨近位骨端線が閉じる前に過度の投球動作を繰り返すと骨端離開を起こす。

後下方の骨棘形成を認めることがある。これをBennett（ベネット）損傷とよぶ。これらの病態を総称して投球肩障害 throwing shoulder とよぶ。関節内インピンジメントの発症機序として，コッキング期に肩関節が水平伸展，外転外旋を強制され，前方の関節包が徐々にストレッチされて骨頭が前方へ押し出されるために発症するという考え方と，繰り返す投球動作により肩後方の筋痙攣，後方関節包拘縮を起こし，発症するという考え方とがある。骨端線閉鎖前の成長期（10～15歳）においては，投球による過度のストレスが上腕骨近位端に作用することで力学的に脆弱な成長軟骨板（骨端線）の離開を引き起こす（リトルリーガーズショルダー Little Leaguer's shoulder，図26-35）。

【症状，所見】
投球動作で痛みが誘発される。腱板断裂や上方関節唇損傷は主にコッキング期に痛みがみられることが多く，Bennett損傷ではフォロースルー期に痛みがみられることが多い。症状が強くなると，投球動作のみならず，ADLでも疼痛が誘発される。画像では複数の病態を認めることが多く，責任病変と思われる部位に局所麻酔薬を注入した後に投球動作を行い，症状の改善が得られるかどうかを確認する投球テストで病態を絞り込んでゆく。

【治療】
投球フォームの矯正，上肢のみならず体幹，下肢を含む関節可動域改善，筋のストレッチと筋力強化，などの保存療法で症状が軽快する場合が多い。しかし，保存療法を3～6カ月間行っても症状の改善がみられない場合には，腱板断裂に対しては腱板のデブリドマンや腱板修復術，関節唇損傷に対しては関節唇修復術が行われる。

2 水泳による障害

【概念】
水泳の腕の動きは特殊な動きである。特にクロールやバタフライで，水中で水をかくプル動作時や，水をかいた腕を水面上で元に戻すリカバリー動作中に，上腕が内旋した状態で大結節が肩峰下を通過するため肩峰下インピンジメントを起こしやすい。

【症状，所見】
腕を回す動作で痛みが誘発される。合宿練習などで泳ぐ距離が増えると症状が増悪する。水泳選手ではしばしば多方向に関節動揺性が亢進している場合があり，これが不安定性を引き起こすと，前述の肩峰下インピンジメントを増悪させる。

【治療】
急性期には炎症を抑えることが大切であり，痛みの程度に応じて練習量を減らしたり休ませたりする。痛みが強い場合には副腎皮質ステロイドの肩峰下滑液包内への注射を行う。ある程度疼痛が改善したら，筋のストレッチ，筋力強化，フォームの改善などを中心にリハビリテーションを行う。

E その他の肩関節疾患

肩関節の感染症としては化膿性肩関節炎がある（化膿性関節炎の項；➡248頁参照）。

1 三角筋拘縮症
deltoid contracture

三角筋に筋肉内注射を頻回に行った後に発症することが多い。わが国では，小児に対する筋肉内注射の危険性が指摘されてから，小児例の発生はほとんどみられなくなった。

● 参考文献

1) 越智隆弘（総編集），高岸憲二（専門編集）：最新整形外科学大系 13：肩関節・肩甲帯．中山書店，2006
2) 信原克哉：肩―その機能と臨床 第4版．医学書院，2012
3) 福田宏明，三笠元彦，伊藤信之（編）：肩診療ハンドブック．医学書院，1998
4) 守屋秀繁，糸満盛憲，内田淳正，他（編）：整形外科診療実践ガイド．文光堂，2006
5) Codman EA：The Shoulder：Rupture of the Supraspinatus Tendon and Other Lesions in or about the Subacromial Bursa. Boston, Thomas Todd, 1934
6) Matsen FA Ⅲ, Lippitt SB, Sidles JA, et al（eds）：Practical Evaluation and Management of the Shoulder. Philadelphia, WB Saunders, 1994
7) Rockwood CA Jr, Matsen FA Ⅲ, Wirth MA, et al：The Shoulder. 4th ed. Philadelphia, WB Saunders, 2009

第27章 肘関節

診療の手引き

- [ ] 1. 外傷性であれば受傷機転，職業性では仕事の種類・職歴，スポーツ障害であればスポーツの種類・スポーツ歴を聴取する。
- [ ] 2. 痛みがどこにあるか（where）：内側，外側，後方，前方など，患者に疼痛部を示させるのも有効である。
- [ ] 3. 痛みがいつ出るか（when）：安静時，日常生活や労作，またはスポーツのどのような動作，どのような時に痛みや障害が出るかを聴取する。
- [ ] 4. 視診：上肢全体のアライメントや腫脹の有無，筋の萎縮の有無などを確認する。肩・肘・手の自動運動を観察し，関節拘縮や運動麻痺の有無を確認する。投球障害であれば，実際の投球動作を観察し，どの phase で疼痛が出現するか確認する。
- [ ] 5. 触診：関節腫脹，上腕二頭筋腱のレリーフ，尺骨神経亜脱臼を確認する。
- [ ] 6. 圧痛部の確認，関節動揺性，疼痛誘発テストなど疼痛を誘発する検査を最後に行う。
- [ ] 7. 機能診：運動動作による疼痛の再現を確認する。
- [ ] 8. 小児では靱帯損傷は少ない。びまん性の腫脹は骨折，脱臼，骨端線損傷を疑う。
- [ ] 9. X線撮影：正確な2方向撮影が必須である。靱帯断裂ではストレス撮影，野球肘では tangential view を撮影する。
- [ ] 10. 前腕骨折では必ず肘関節・手関節を含んだ前腕全長2方向撮影を行う。
- [ ] 11. 小児の肘関節X線像は年齢により出現している骨端核が異なるため読影が困難，必ず両側の2方向撮影を行い，健側と比較する。橈骨頚部の延長は正常では上腕骨小頭を通過することに留意する。
- [ ] 12. 肘・前腕骨折で決して見逃してはならず，緊急の処置を要するのは血行障害（5P徴候）と Volkmann 拘縮やコンパートメント症候群（T+4P徴候）である。

機能解剖と診察・検査

A 肘関節の骨性構造

肘関節 elbow joint は，上腕骨遠位端と尺骨おより橈骨近位端からなる（図27-1）。小児の肘関節では骨端核の出現に個人差があり読影に注意を要する（図27-2）。原則として，両側の肘関節2方向撮影を行い両側を比較したほうがよい。肘関節の正常可動域は伸展5°/屈曲150°であるが，女児では10°以上の伸展も稀ではない。

*関節可動域表示と測定法，機能評価法は巻末資料参照。

機能解剖と診察・検査 —A. 肘関節の骨性構造 ● 459

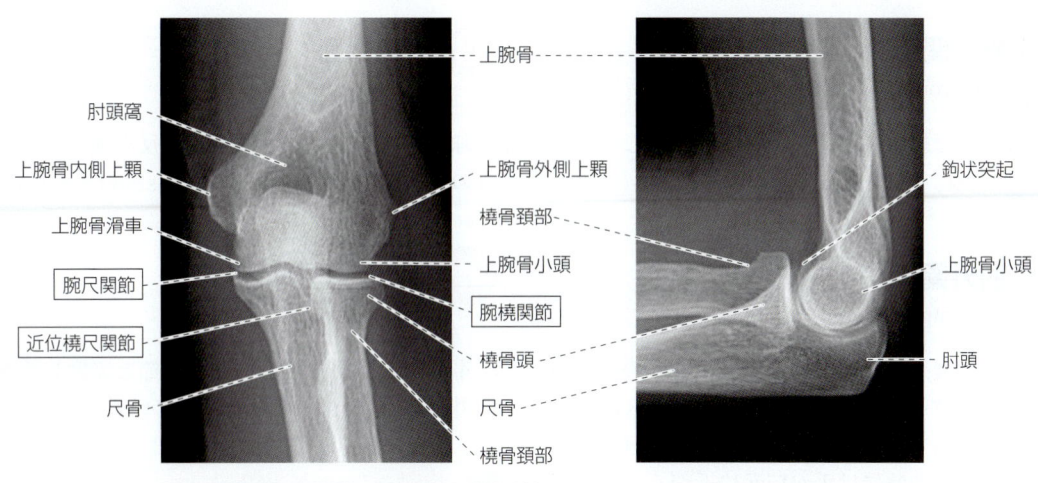

図 27-1　正常成人左肘関節の単純 X 線像（55 歳女性）

a. 単純 X 線像（6 歳女児）

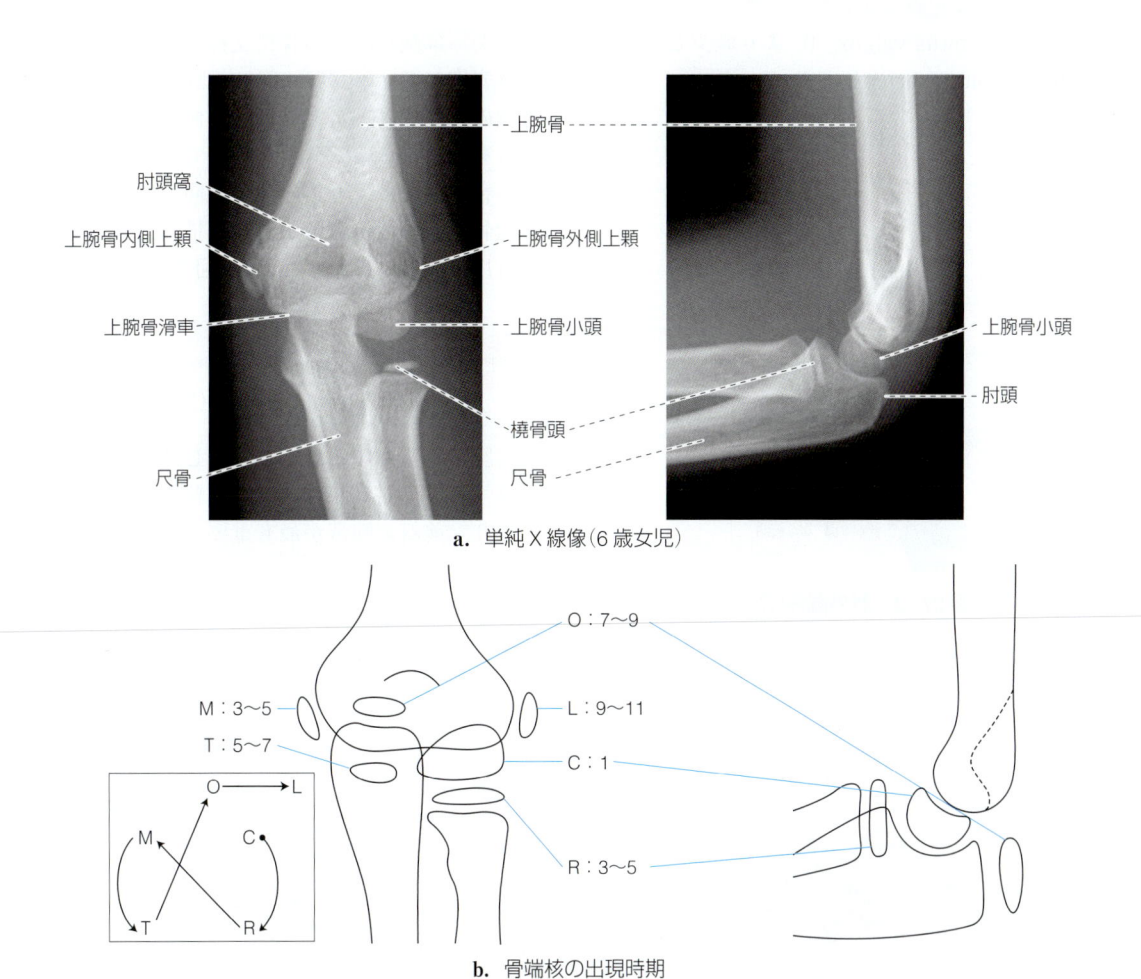

b. 骨端核の出現時期

図 27-2　正常小児左肘関節の単純 X 線像（6 歳女児）と骨端核出現時期
C：capitulum（上腕骨小頭）：1 歳以下
R：radius head（橈骨頭）：3〜5 歳
M：medial epicondyle（上腕骨内側上顆）：3〜5 歳
T：trochlea（上腕骨滑車）：5〜7 歳
O：olecranon（肘頭）：7〜9 歳
L：lateral epicondyle（上腕骨外側上顆）：9〜11 歳

1 腕尺関節
humeroulnar joint

腕尺関節は蝶番関節で，上腕骨軸に対して関節面が7°外反，6°内旋している。

2 肘外偏角
carrying angle

肘関節伸展，前腕回外位で上腕と前腕のなす角である（図27-3）。肘外偏角があるので水の入ったバケツをぶら下げても足にぶつからず運ぶことができ，肘屈曲時には手が口元に近づく。肘外偏角の基準値は男性6～11°，女性12～15°である。外反肘の明確な定義はないが，一般的には20°以上を外反肘 cubitus valgus，0°より減少していると内反肘 cubitus varus とよぶ。

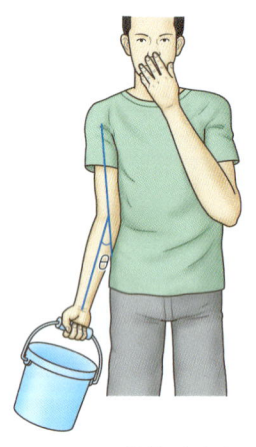

3 腕橈関節
humeroradial joint

球状関節であり，肘関節が外反を強制されたときの二次的安定装置 secondary stabilizer である。

4 近位橈尺関節
proximal radioulnar joint

車軸関節であり，遠位橈尺関節と協働し前腕の回外90°/回内90°を可能にしている。

B 肘関節の靱帯

肘関節は腕尺関節の骨性支持により前方，後方には安定している。靱帯では内側の内側側副靱帯，外側の外側側副靱帯と外側尺側側副靱帯，尺骨と橈骨を連結する輪状靱帯が重要である（図27-4）。
超音波検査は，近年の解像度向上に伴い肘関節の軟骨や筋・腱・靱帯が明瞭に描出できることから有用な検査法になっている（図27-5）。

1 内側側副靱帯
medial collateral ligament（MCL）

上腕骨内側上顆と尺骨を連結し外反ストレスに対抗する。前斜走靱帯，後斜走靱帯，横走靱帯からなり，前斜走靱帯が最も重要である。

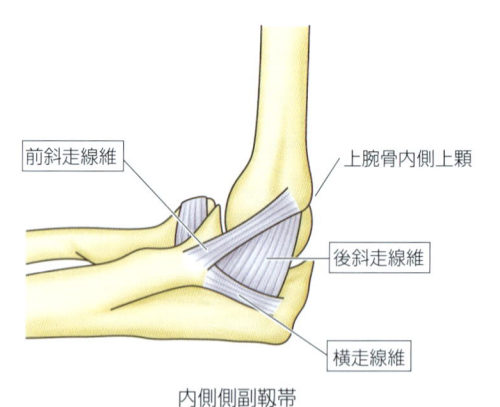

図27-3　肘外偏角（θ）

a．右肘関節を内側から見る
内側側副靱帯

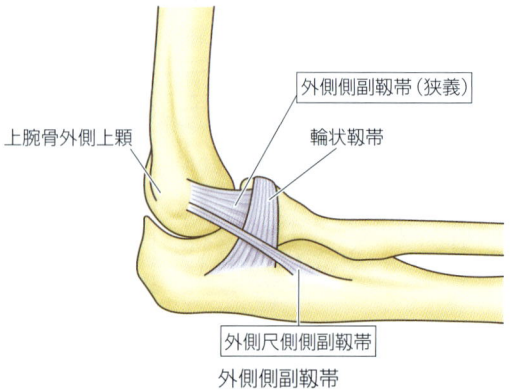

b．右肘関節を外側から見る
外側側副靱帯

図27-4　肘関節の靱帯

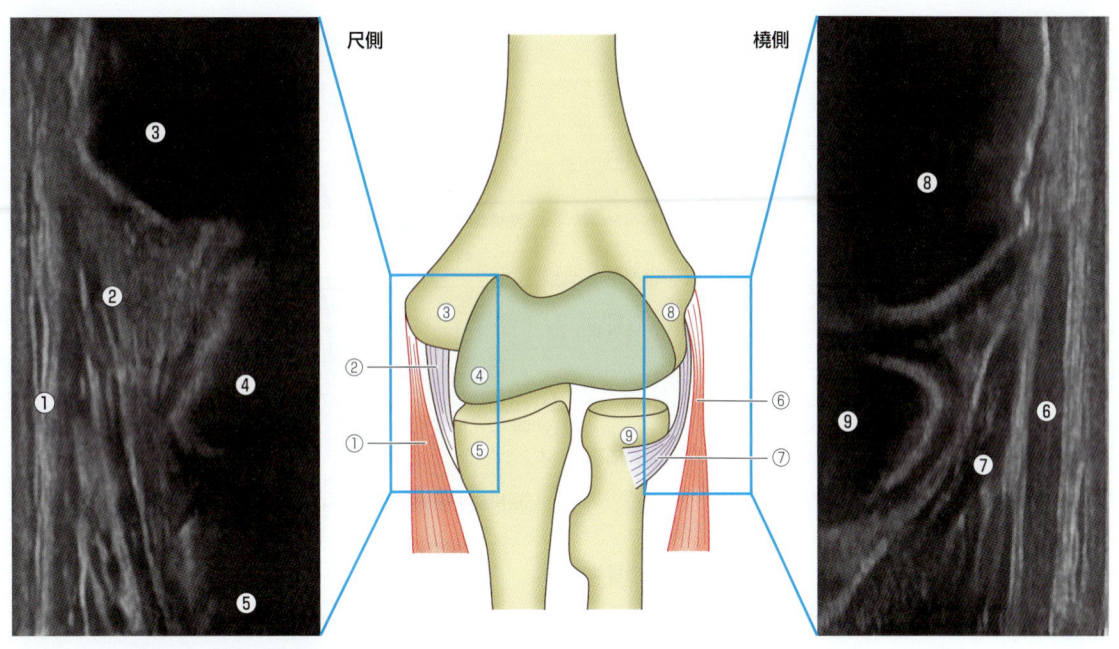

図 27-5　肘の超音波検査所見
① 前腕屈筋群
② 肘関節内側側副靱帯
③ 上腕骨内側上顆
④ 上腕骨滑車
⑤ 尺骨
⑥ 前腕伸筋群
⑦ 肘関節外側側副靱帯
⑧ 上腕骨外側上顆
⑨ 橈骨頭

2 外側側副靱帯
lateral collateral ligament（LCL）

内反ストレスに対抗する。上腕骨外側上顆に起始し，輪状靱帯に停止する狭義の外側側副靱帯と尺骨に停止する外側尺側側副靱帯からなる。

3 輪状靱帯
annular ligament

尺骨に起始・停止を持ち，橈骨の関節面を輪状に覆い橈骨頭脱臼を防いでいる。

C 肘関節のバイオメカニクス

肘関節伸展位では手にかかる負荷の 60％ は腕橈関節を，40％ は腕尺関節を経由して上腕骨に伝達される。肘関節が屈曲すると腕橈関節の負荷は減少し，また前腕の回旋により荷重も変化する。

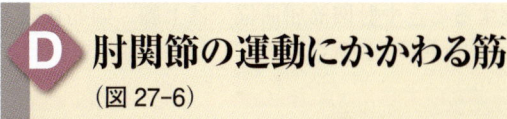

D 肘関節の運動にかかわる筋
（図 27-6）

1 肘屈筋

主な屈筋は上腕筋（C5，6：筋皮神経），上腕二頭筋（C5，6：筋皮神経），腕橈骨筋（C6，7：橈骨神経）である。上腕筋は尺骨に停止しているため前腕回旋位置にかかわらず肘関節を屈曲する。上腕二頭筋（いわゆる力こぶ）は橈骨粗面に停止して強い回外作用を持ち，回外位で強力な肘屈曲をもたらす。腕橈骨筋は前腕中間位で強力な肘屈曲をもたらす。

2 肘伸筋

主な伸筋は上腕三頭筋（C6-8：橈骨神経）であり，特に内側頭の伸展作用が強い。肘筋も伸筋であるが主な作用は肘関節の安定化である。

a. 右肘関節後面

b. 右肘関節前面

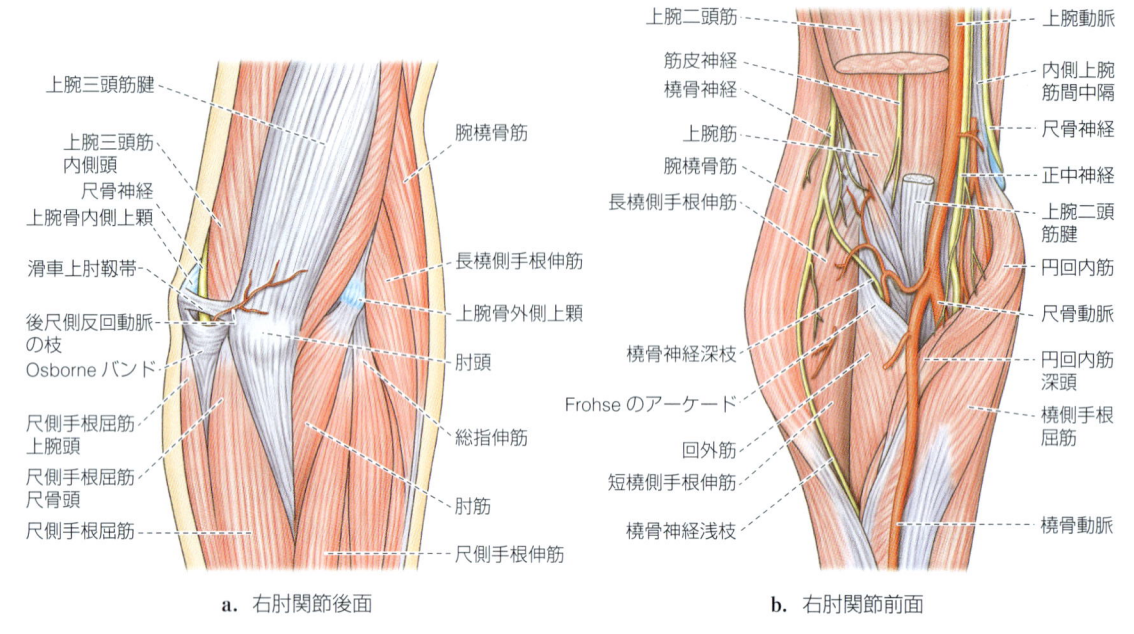

図 27-6 肘関節周囲の筋と神経

3 前腕回外

最初に回外筋（C5-7：橈骨神経）が働き，力を要するときや肘関節屈曲位では上腕二頭筋（C5, 6：筋皮神経）が働く。

4 前腕回内

最初に方形回内筋（C7-T1，正中神経），次いで円回内筋（C6-7：正中神経）が働く。

E 肘関節周囲の神経・血管

肘関節の前面には正中神経と上腕動脈，内側には尺骨神経，外側には橈骨神経が比較的表層を走行している。

1 正中神経・上腕動脈
median nerve, brachial artery

上腕二頭筋の内側を上腕動脈，正中神経が走行し，前腕近位の上腕二頭筋腱膜深層で上腕動脈は橈骨動脈と尺骨動脈に分枝する。正中神経は円回内筋のレベルで前骨間神経（運動枝）を分枝し，前骨間神経は円回内筋の浅頭と深頭の間を下行する。

2 橈骨神経
radial nerve

腕橈骨筋の内側を下行し，浅枝（感覚枝）と深枝（運動枝）に分枝し，深枝は回外筋の浅層と深層の間を走行し前腕背側に出て後骨間神経になる。

3 尺骨神経
ulnar nerve

上腕尺側で内側筋間中隔と上腕三頭筋の間を下行し，上腕骨内側上顆後方の尺骨神経溝と尺側手根屈筋の両頭間をつなぐOsborne（オズボーン）バンドの深層を走行する。肘関節内側の骨・靱帯で形成されるトンネルを肘部管 cubital tunnel といい，尺骨神経の絞扼性神経障害（肘部管症候群➡468頁参照）の好発部位である（図 27-7）。

＊肘関節部の骨折と脱臼は 782 頁参照

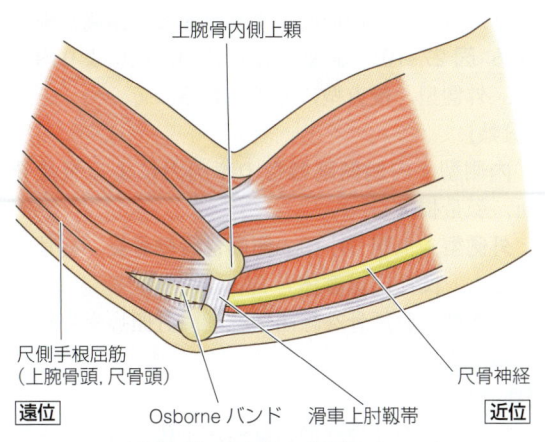

図 27-7 肘部管（右肘関節を内側からみる）

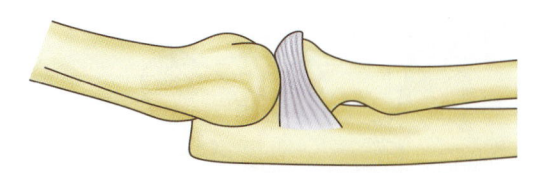

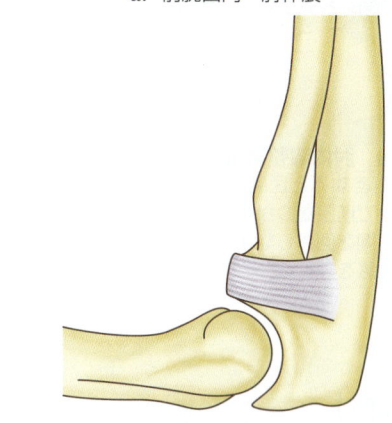

a. 前腕回内・肘伸展
b. 前腕回外・肘屈曲

図 27-8 肘内障の病態（右肘関節を外側からみる）
a. 輪状靱帯の亜脱臼（前腕回内，肘伸展位で肘を動かさない）。
b. 橈骨頭を前方から押しながら，前腕回外・肘屈曲で整復。

肘関節の疾患

A 小児に好発する疾患

1 肘内障
pulled elbow

【好発年齢】
　2〜6歳。
【発生機序】
　急に小児の手を引っぱり，捻ったときに生じる。車道に飛び出そうとしたり，転倒しそうになったこどもの手を親が引っ張って発症することが多い。
【病態】
　橈骨頸部を被っている輪状靱帯が近位に移動し橈骨頭に部分的に乗りかかった状態である（図27-8）。
【症状・所見】
　肘に腫脹はないが，動かそうとすると疼痛があるため患児は麻痺したように上肢を下垂し，前腕回内位で肘を曲げようとせず，患肢に触れられることを嫌がる。肩の外転も嫌がるため，肩を脱臼したと家族が言うこともある。

【診断】
　手を引っ張られた発症機転（骨折・脱臼はほとんど転倒が原因）と，腫脹がなくX線像が正常であれば本症を疑う。腫脹があれば，肘関節周囲の転位のない骨折や骨端線損傷あるいは上腕骨遠位骨端離開を疑う。
【治療】
　来院時に自然整復されている場合やX線撮影時に整復されてしまうこともあるが，通常は徒手整復を要する。親指で橈骨頭を背側に押さえ，前腕を回外しながら肘を屈曲するとコクッとした整復感を触れる（図27-8, 9）。整復感がなければ再度操作を繰り返す。整復操作により患児は泣き出すが，待合室で数分待たせているうちに患肢を動かすようになる。整復感のない場合は，常に転位のない骨折の可能性を念頭に置く。
【予後】
　手を引っ張られることにより再発する場合もあるが，年長になるにつれ発症しなくなる。

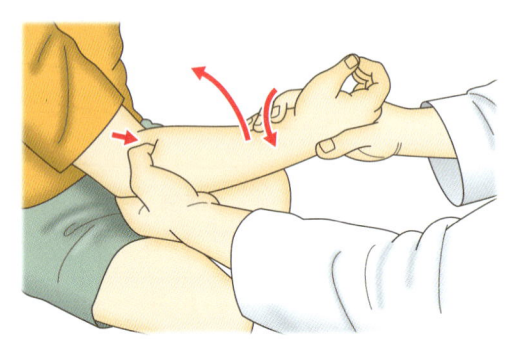

図27-9　肘内障整復法
患肢を右とすると医師は左親指を橈骨頭の上に置き，右手で前腕をつかむ．親指で橈骨頭を背側に押さえ，前腕を回外しながら肘を屈曲するとコクッとした整復感を触れる．

2 野球肘
baseball elbow

【好発年齢】
10〜16歳，ピッチャーやキャッチャー歴のある野球少年に多い．

【発生機序】
投球動作のコッキング後期から加速期初期では肘の外反により肘関節内側に牽引力，外側に圧迫力が加わる．引き続き加速期では肘の伸展内反により，腕尺関節と肘頭外側に圧迫力が加わる．フォロースルー期では肘頭に上腕三頭筋の牽引力が加わり，肘関節の過伸展により肘頭と肘頭窩が衝突する（図27-10）．野球肘は症状の部位により内側型，外側型，後方型に分けられる．

【分類】
　内側型：内側側副靱帯の牽引力による裂離骨折，靱帯損傷．
　外側型：上腕骨小頭の**離断性骨軟骨炎**，橈骨頭の肥大，関節内遊離体．
　後方型：肘頭骨端線閉鎖遅延，肘頭疲労骨折，骨棘形成．

【症状】
投球時または投球後の疼痛が主体であり，投球の中止により軽快する．関節遊離体の嵌頓によりロッキング locking を生じることがある．

【検査】
内側側副靱帯の障害は肘関節25°屈曲位で外反ストレスを加えて正面像を撮影し左右を比較する．離断性骨軟骨炎は肘関節を45°屈曲し前腕をカセットにつけて正面像を撮影する tangential view が有効である．

【診断】
離断性骨軟骨炎は透亮期，分離期，遊離期に分類される（図27-11, 12）．後方型は小児では肘頭骨端線の閉鎖遅延，成人では骨棘形成を認める．

【予防と治療】
予防としては投球数の制限および早期発見と，治療期間中の投球禁止が重要である．

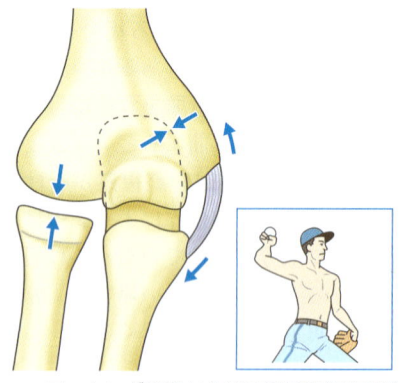

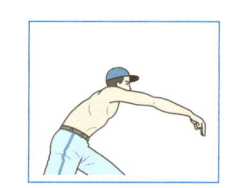

a. コッキング後期から加速期初期（正面像） 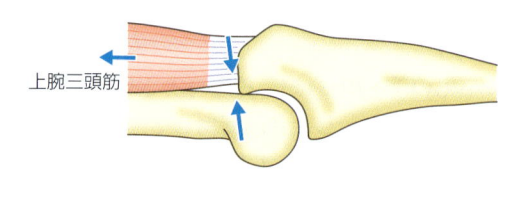　　b. フォロースルー期（側面像）

図27-10　野球肘発生のメカニズム
a. コッキング後期から加速期初期（正面像）：内側側副靱帯に張力が加わり，上腕骨小頭と橈骨頭，肘頭尺側と肘頭窩が衝突する．
b. フォロースルー期（側面像）：上腕三頭筋の牽引と肘頭と肘頭窩の衝突．

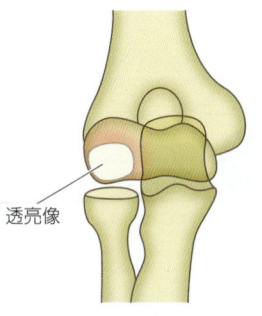

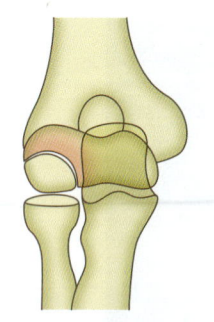

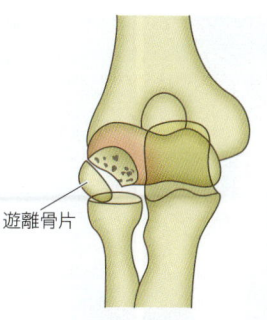

肘関節の疾患―A. 小児に好発する疾患 ● 465

```
   透亮像                                    遊離骨片
 Ⅰ型（透亮期）      Ⅱ型（分離期）         Ⅲ型（遊離期）
```

図 27-11　離断性骨軟骨炎の病期分類（三浪の分類）

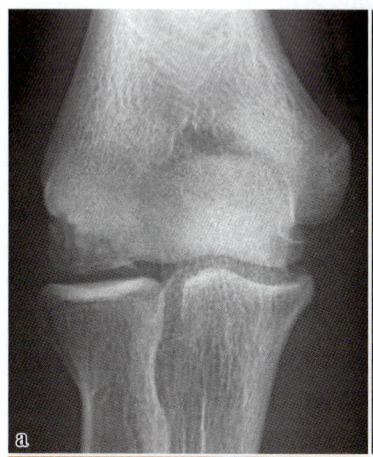

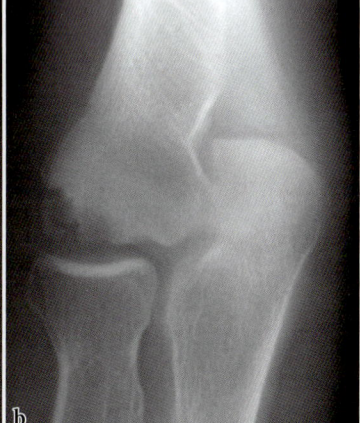

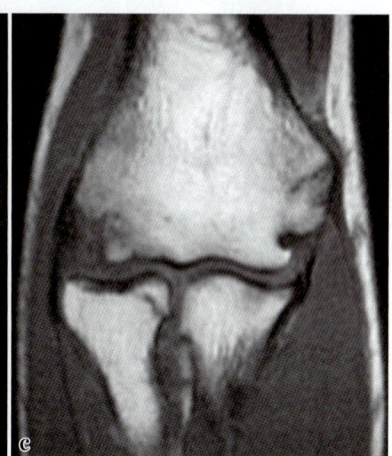

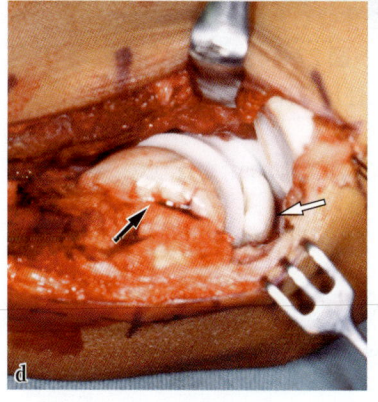

図 27-12　離断性骨軟骨炎の X 線像，MRI，術中所見
15 歳男児。7 歳から野球（サード）を行っており，2 年前から投球時に右肘痛，1 年前から日常生活でものを持ち上げるだけでも疼痛が出現するようになり受診した。
a. X 線像：上腕骨小頭の透亮像
b. 断層撮影（前額断像）
c. MRI T1 強調像：上腕骨小頭の輝度低下（無腐性壊死）
d. 術中所見：分離期の上腕骨小頭（矢印：茶色に色調変化）と遊離体（白矢印）

> **NOTE　上腕骨離断性骨軟骨炎（野球肘外側型）**
>
> 野球肘のなかで内側型に比べて頻度は低いが，治療に長期を要し進行すると野球を断念せざるをえない。初期（X 線像でいう透亮期）では 6 カ月〜1 年の投球禁止により治癒することが多いが，1 週間程度の投球禁止で疼痛・腫脹が軽減するため，自己判断または監督・コーチの指示により投球を再開し悪化することが多い。予防が第一であり，投球制限を遵守する必要がある。治療には監督・コーチ・家族の十分な理解が必須である。

投球制限：小学生は 1 日 50 球/週 200 球以下，中学生は 1 日 70 球/週 350 球以下，高校生は 1 日 100 球/週 500 球以下が推奨されている。

投球禁止：炎症と関節腫脹が消退するまで投球を禁止する。その後，筋力増強，ストレッチ，投球フォームの矯正を行う。小学生の野球肘では初期の投球禁止により 90％ の治癒が報告されている。これに対し，進行期の治癒は 50％ である。

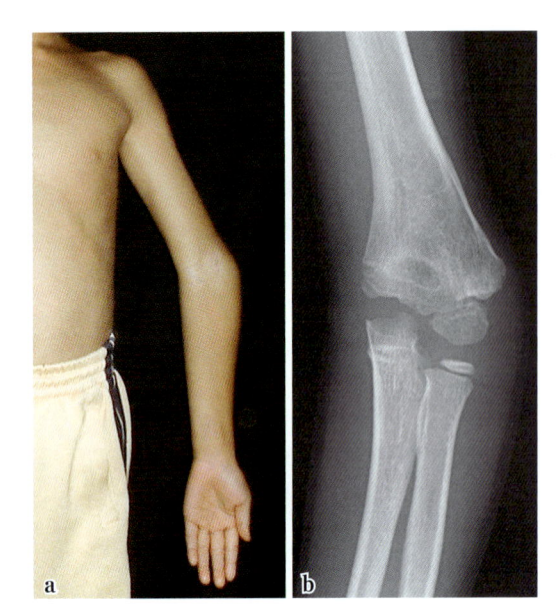

図 27-13　内反肘の外観と X 線像
a．体表観察　b．X 線像
7 歳男児。3 歳時に木から転落し左上腕骨顆上骨折を受傷。ギプス治療を受けたが内反 38°・内旋 45° の変形が残存している。

特に離断性骨軟骨炎の透亮期では投球禁止期間は 6 カ月～1 年を要することが多い。

　手術：離断性軟骨炎の分離期ではドリリング，骨釘移植，楔状骨切り術を，遊離期ではモザイク形成術，楔状骨切り術と骨釘移植の併用を行う。骨片が遊離しロッキングをきたした例では骨片摘出を行う。内側側副靱帯の断裂や裂離骨折に対しては靱帯再建術を行う。

【予後】
　内側型，後方型の予後は良好である。外側型（離断性軟骨炎）で分離期や遊離期に進行すると野球に復帰できる例は少なく，変形性関節症に移行しやすい。早期発見，早期治療が原則である。

❸ 内反肘
cubitus varus

　生理的な肘外偏角が消失し，上腕-前腕角が内反している状態（肘外偏角 0° より減少）をいう（図 27-13）。

【原因】
　上腕骨顆上骨折後の変形治癒（内反，内旋変形の残存）が最も多く，両側例では先天異常を疑う。顆上骨折による内反肘でも自家矯正は期待でき

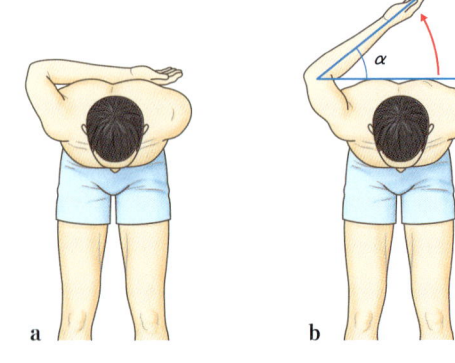

図 27-14　山元法のシェーマ
a．正常：アームロックの肢位で前腕は背部から離れない。
b．上腕骨内旋変形：前腕と背部の角度（α）が上腕骨の内旋変形（関節の柔らかい人では左右差を測定）。

ない。

【症状】
　変形が軽度な場合は機能的障害が少なく治療を要さない例が多い。20° 以上の内反肘では上肢の変形が目立つようになり，上腕骨内反変形に伴い二次的に外側尺側側副靱帯の機能不全をきたし肘関節後外側不安定を生じる場合もある。内旋変形の評価は，CT を用いる方法もあるが上肢を背中に回し，前腕を体幹から離すことができる角度を測定する山元法（図 27-14）が簡便である。内反肘に合併した遅発性尺骨神経麻痺も報告されている。

【治療】
　上腕骨遠位で矯正骨切り術を行う。

❹ 外反肘
cubitus valgus

　肘外偏角が増大した状態（男性 12° 以上，女性 16° 以上）である。

【原因】
　上腕骨外側顆骨折後の偽関節に伴う上腕骨遠位外側骨端線の発育障害によるものが多い（図

> **NOTE　機能的可動域**
> 　肘関節に高度な可動域制限を生じると日常生活動作が大きく制限される。口元に手が届く（feeding），排便の処理ができる（toileting）が必須であり，このためには伸展 −30°／屈曲 120° の可動域が必要である。肘関節拘縮に対して授動術を行う場合は，この可動域の獲得を目指す。

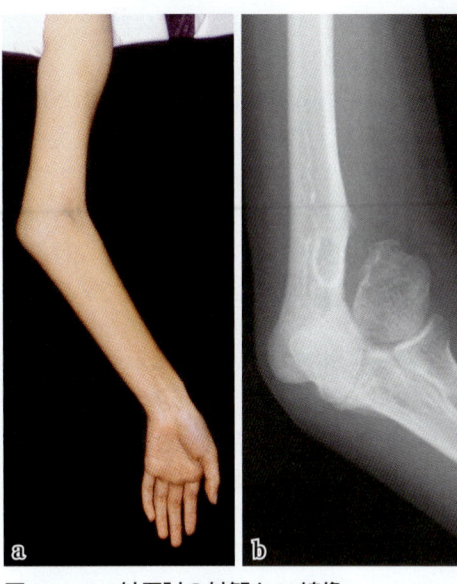

図 27-15　外反肘の外観と X 線像
a. 体表観察　b. X 線像
16 歳女性。5 歳時に机から転落し，左上腕骨外側顆骨折受傷，ギプス固定により偽関節となり外反肘を生じた。外反角 45°で，1 年前から尺骨神経麻痺を発症した。

27-15)。そのほか，Turner(ターナー)症候群でも外反肘を伴う。

【症状】
変形による機能障害は少ない。上腕骨外側顆偽関節を伴う例でも中学生頃までは機能障害は少ないが，徐々に偽関節部の疼痛や可動域制限，不安定性を生じる。外反肘が高度になると遅発性尺骨神経麻痺をきたす。

【治療】
偽関節を合併しない外反肘は障害が少なく治療の対象となることは少ない。外側顆偽関節を合併した外反肘についての方針を以下に列挙する。
骨端核が残存している例：変形の進行防止のためにも積極的に骨接合を行う。
20 歳台で関節症を合併せず，外反動揺性が高度な例：骨接合の適応である。
関節症合併例や 40 歳以降例：骨接合を行うと可動域が低下するため骨接合術の適応はない。
遅発性尺骨神経麻痺合併例：尺骨神経前方移行術を行う。

B　成人以降に好発する疾患

1　遅発性尺骨神経麻痺
tardy ulnar nerve palsy

小児時の骨折による変形に起因し数年〜十数年経過後に生じる尺骨神経麻痺をいう。近年は適切な骨折初期治療により遅発性尺骨神経麻痺は減少している。

【原因】
上腕骨外側顆骨折で偽関節を生じた場合，年齢とともに外反肘が進行し肘部管で尺骨神経に牽引と摩擦が加わるため発症する。加齢による神経の弾性減少も発症要因である。上腕骨顆上骨折による内反肘でも骨折部でのねじれや上腕三頭筋による後方からの圧迫により遅発性尺骨神経麻痺を生じることもあるが，外側顆骨折偽関節に比べると発生頻度は低い。

【症状】
上腕骨変形(外反肘，内反肘)に合併した肘部管症候群(後述)の 1 つであり，尺骨神経麻痺(環指尺側 1/2 と小指，手背尺側の感覚障害，母指内転筋・骨間筋の萎縮，環・小指の鉤爪変形)を呈する。

【治療】
麻痺は進行性であり，保存療法は無効なため尺骨神経の前方移行術(皮下，筋層下)を行う。

【予後】
筋萎縮が高度になると回復は不良なため，早期発見・治療が重要である。

> **NOTE　鉤爪変形と神経麻痺**
>
> 尺骨神経麻痺では骨間筋麻痺により環指・小指に鉤爪変形を生じる。一方，尺骨・正中神経合併麻痺では示指〜小指に鉤爪変形を呈する。虫様筋は示指〜小指の MP 関節の過伸展を防ぎ PIP 関節を伸展させる。示指・中指の虫様筋は正中神経支配，環指・小指の虫様筋は尺骨神経支配であるため，尺骨神経単独麻痺では示指・中指には鉤爪変形を生じない。尺骨神経麻痺に橈骨神経麻痺を合併すると MP 関節の伸筋が麻痺しているため鉤爪変形を生じない。

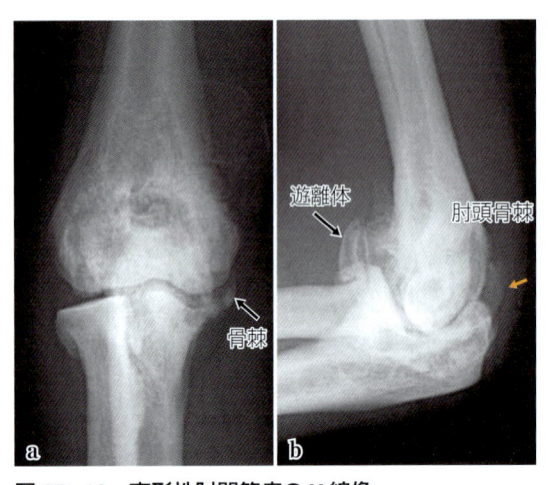

図 27-16 変形性肘関節症の X 線像
35 歳男性。変形性肘関節症。伸展 − 30°/屈曲 80°(骨棘切除後の可動域。伸展 − 5°/屈曲 120°)

❷ 変形性肘関節症
osteoarthritis of the elbow

【原因】
肘関節の外傷(肘関節内骨折,脱臼など),関節炎,離断性骨軟骨炎,肘関節に過度の負荷がかかった場合(野球,やり投げ,柔道選手,重量挙げ選手,坑夫,大工,チェーンソーや削岩機の使用者)などに生じる。特発性関節症も少数認めるが,荷重関節である下肢の関節や脊椎に比べれば頻度は低い。

【病態】
腕尺関節,腕橈関節,近位橈尺関節に関節裂隙の狭小化,骨棘形成,骨硬化がみられる。骨棘形成は上腕骨の肘頭窩と鉤状窩,尺骨の肘頭と鉤状突起および内側関節裂隙にみられ,橈骨頭も肥大する(図 27-16)。骨棘形成により関節可動域は制限される。関節包内の関節遊離体,特に肘頭窩や鉤状窩に遊離体がみられ,多くは骨棘が剥がれたものであり,関節運動が突然制限されるロッキング locking の原因になる。

【症状】
運動や作業後の肘関節痛が特徴的であり,関節可動域制限がみられる。肘が完全に伸びないことを主訴に来院することも多い。肘関節の腫脹は肘関節外側後方の腕橈関節部で観察しやすい。関節内遊離体が嵌頓すると肘関節のロッキングを生じる。肘関節内側の骨棘形成は肘部管を狭くし,尺骨神経麻痺の原因となる(肘部管症候群)。

【治療】
まず保存療法を行う。安静に加えて湿布や消炎鎮痛薬を処方する。関節炎を伴う例では,炎症の軽快に伴い疼痛と可動域制限は改善する。一方,骨棘形成に伴う可動域制限にはリハビリテーションなどによる改善は期待できない。腫脹が持続する場合は関節内ステロイド注入も有効である。関節遊離体によりロッキングを生じた場合は遊離体の切除術,内側に生じた骨棘により肘部管症候群を生じた場合は尺骨神経前方移動術を行う。可動域制限が高度で日常生活活動(ADL)が高度に制限される場合は骨棘切除,関節授動術を行う。

【予後】
比較的良好で,膝,股関節などの荷重関節と異なり人工関節が必要になることは少ない。

❸ 肘部管症候群 (→ 871 頁も参照)
cubital tunnel syndrome (CUTS)

尺骨神経は上腕で内側筋間中隔の背側を遠位に走行し,肘関節内側で肘部管とよばれる骨と靱帯で形成されるトンネルを通過する。肘部管は床が上腕骨内側上顆の後方の尺骨神経溝,屋根が近位では滑車上肘靱帯(破格として滑車上肘筋),遠位では尺側手根屈筋の上腕頭と尺骨頭の間を連結する強固な筋膜(Osborne バンド)で形成される。肘部管では尺骨神経が圧迫されやすく絞扼性神経障害(肘部管症候群)を生じやすい。

【原因】
肘関節を 90° 屈曲すると肘部管の圧は約 3 倍に

NOTE　Tinel 徴候

断裂した神経を縫合しなかった場合や再生神経が瘢痕などにより遠位への再生を阻害された場合,神経腫を形成する。神経腫を叩打するとその神経の感覚支配領域に電撃感を生じこれを Tinel 徴候とよぶ。断裂した神経に神経縫合を行うと軸索が遠位に向けて再生する。修復した神経を遠位から近位に向けて軽く叩いていくと,その神経の支配領域に電撃感を生じる部位があり,これも Tinel 徴候であり毎週少しずつ(通常の軸索再生は 1 mm/日)遠位へと進み,再生軸索の先端を示す。絞扼性神経障害では絞扼部の近位に偽性神経腫を作り,同部の叩打により電撃感を生じ,これを Tinel 様徴候とよぶ(最近はこれも Tinel 徴候とよばれることが多い)。

増加する。外反肘では尺骨神経の走行が急角度で変化するため圧迫されやすい。変形性関節症による骨棘形成や，肘部管内のガングリオンは肘部管内の容積を減らし，尺骨神経を圧迫する。

【症状・所見】
　尺骨神経麻痺の症状として，環指尺側1/2と小指，手背尺側の感覚障害，骨間筋の萎縮，骨間筋麻痺による環・小指の鉤爪変形claw deformity，Froment（フロマン）徴候（母指と示指で紙をつまませて引っ張ると母指内転筋不全を代償するため母指IP関節が屈曲する；→485頁参照）や指交差テストcrossed finger testが陽性（骨間筋不全のため指交差ができない）になる。神経圧迫部の局所所見としては肘部管でTinel（ティネル）様徴候が陽性になることが多い。また，誘発テストとしては肘屈曲テストelbow flexion testがあり，手関節伸展位・肘関節最大屈曲位を5分間維持させ環小指の疼痛やしびれが誘発されれば陽性である。Tinel様徴候や肘屈曲テストは肘部管症候群の診断に特異度が高い。肘部管を挟んで尺骨神経伝導速度を測定し，伝導速度の遅延（50歳以下なら正常値は50 m/s以上）を認めれば確実である。圧迫部位の局在診断には，1 cm間隔で尺骨神経伝導速度を測定するインチング法が有用である。

【鑑別診断】
　骨間筋麻痺と環指（尺側1/2）・小指の感覚障害があっても環指と小指深指屈筋（FDP）の筋力正常，手背感覚正常であればGuyon（ギヨン）管症候群，尺骨神経領域の運動・感覚障害に前腕尺側の感覚異常を合併すれば頸椎症性神経根症を疑う。

【治療】
　肘関節屈曲位で作業をすると症状が出る患者には，肘関節を90°以上屈曲しないように職場の椅子を高くするなどの指導とビタミンB_{12}の処方を行う。変形性肘関節症，外反肘，ガングリオンを伴うものは進行性であり，運動麻痺，筋萎縮，伝導速度の低下のうち1つでも明らかであれば早期に手術を行う。手術には，滑車上肘靱帯やOsborneバンドの切離による神経の除圧（軽症例），内側上顆の切除〔King（キング）法〕，皮下前方移行法（図27-17），筋層下前方移行法〔Learmonth（リーモンス）法〕があり，良好な成績が報告されている。

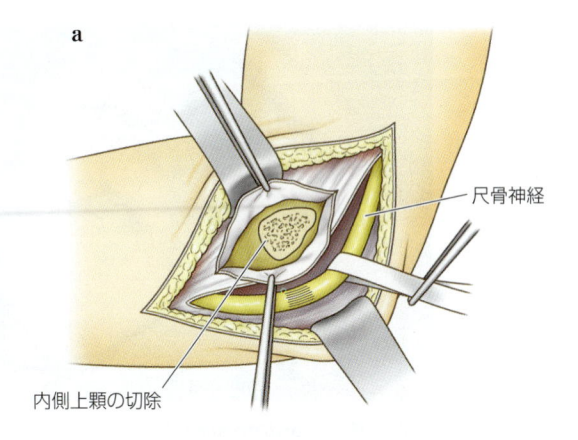

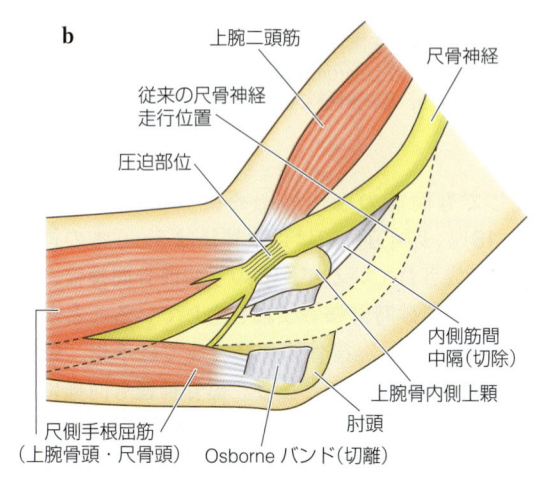

図27-17　肘部管症候群に対する手術法
a．King法（内側上顆の部分切除）
b．尺骨神経皮下前方移行術

【予後】
　筋萎縮が高度になると回復は不良になるため，早期発見・治療に努める。

4 前骨間神経麻痺，後骨間神経麻痺

　前骨間神経は正中神経，後骨間神経は橈骨神経から分岐した運動枝であり，従来特発性といわれてきた麻痺の一部は神経束の「砂時計様くびれ」が原因であることがわかってきた。

【症状・所見】
　はじめ疼痛が出現し，疼痛の軽快とともに麻痺の発生に気付くことが多い。前骨間神経麻痺では長母指屈筋と示指深指屈筋の麻痺により涙滴徴候teardrop signが陽性（母指と示指で正円を作ろう

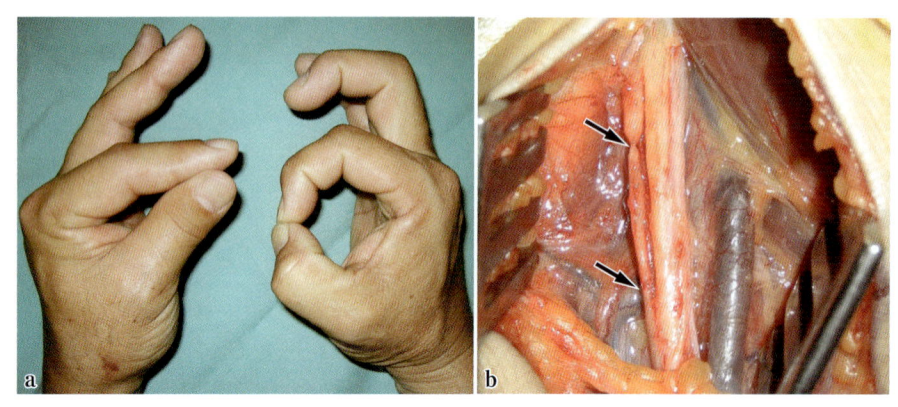

図 27-18　teardrop sign と砂時計様くびれ
48歳男性。左上肢痛に続発する左前骨間神経麻痺があり，3カ月後にも筋電図で回復なく神経剥離術を施行した。
a．左 teardrop sign 陽性（前骨間神経麻痺）
b．砂時計様くびれ（矢印）

としても両筋の麻痺のため涙痕状）となる（図27-18）。上腕遠位では正中神経は5〜6本の神経束で構成されているが，そのうち前骨間神経になる神経束に砂時計様くびれを生じていることが多い（→図27-18）。後骨間神経麻痺では手指，母指が伸展できず下垂指となる。橈骨神経も同様に後骨間神経になる神経束に「砂時計様くびれ」を生じていることが多い。

【治療】
　自然軽快も報告されており，まず保存療法として安静と非ステロイド性抗炎症薬（NSAIDs）やビタミン B_{12} を試みる。ステロイド局注の有用性も報告されている。3〜4カ月経過し，筋電図上も回復がみられない場合は神経剥離術を考慮する。

5　上腕骨外側上顆炎（テニス肘）
lateral epicondylitis of the humerus（tennis elbow）

　上腕骨外側上顆には手関節・手指伸筋が起始している。これらの筋群の使いすぎにより筋起始部の変性や微小な断裂が生じると運動痛や自発痛をきたす。日常生活の中で発症する場合は30〜50歳台の中年女性に多く，短橈側手根伸筋起始部の変性が原因である。テニスのバックハンドにより発症することが多いのでテニス肘とよばれているが，臨床例では労働による発症が圧倒的に多い。

【症状・所見】
　手を使ったときに肘ないし前腕の近位橈側に生じる痛みが主症状である。手関節伸筋起始部に最も緊張がかかることから，タオルを絞る，回内位で物を持ち上げる，掃き掃除をするなどの動作で痛みを訴えることが多い。疼痛誘発テストは手関節伸展・肘関節伸展位で行い肘関節外側に痛みが出れば陽性である（図27-19）。

【治療】
　患部の安静が原則である。重量物を持つときは手関節伸筋起始部に負荷がかからないように手のひらを上に向けて（前腕回外位）持ち上げること，手・肘関節を同時に伸展する動作を避けることを指導する。また，上腕骨外側顆に負荷をかけないようにデザインされた各種のテニス肘ベルトやサポーターも有用である。そのほか，抗炎症薬を含んだ湿布や短期間の消炎鎮痛薬も有効である。疼痛が軽快しない場合は短橈側手根伸筋起始部へのステロイド注射も有効であるが，1週間以上間隔をあけて3回以内にとどめる。疼痛が軽快したらストレッチングと筋力増強訓練を開始する。ほとんどの症例は保存療法で軽快するが，改善しない例では腱起始部を新鮮化し再縫着する〔Nirschl（ニルシュ）法〕。難治性のテニス肘のなかには橈骨神経深枝の圧迫が含まれている場合があり，神経剥離が必要である。

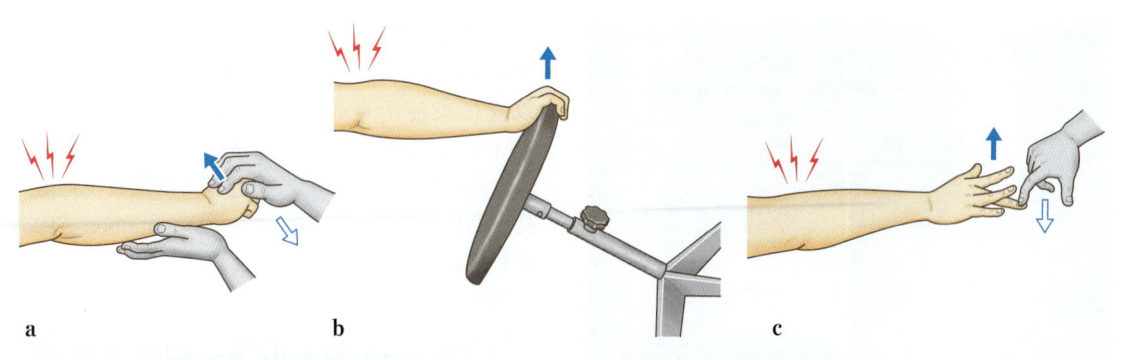

図 27-19 上腕骨外側上顆炎の誘発テスト
a. Thomsen（トムゼン）試験（手関節の抵抗下伸展テスト）：手関節伸展・肘関節伸展位で被検者に握り拳を作らせ，検者が第3中手骨を掌屈するように力を加え，上腕骨外側上顆部に痛みを生じれば陽性。
b. chair test：肘・手関節伸展・前腕回内位で椅子を持ち上げさせ，上腕骨外側上顆部に痛みを生じれば陽性。
c. 中指伸展テスト：肘・手関節伸展・前腕回内位で伸展した中指に掌屈するように力を加え，上腕骨外側上顆部に痛みを生じれば陽性。

6 肘関節遊離体
loose bodies in the elbow joint

X線像で関節内の骨片を認めても滑膜に癒着している場合が多く，すべてが遊離体になるわけではない。骨片または軟骨片が肘関節内に遊離し，ロッキングを生じた場合が治療の対象となる。

【症状・所見】
遊離体の関節面への嵌頓により，ロッキングを生じる。骨化した遊離体はX線像で確認可能であるが，軟骨性の遊離体は関節造影またはMRIで確認する。

【治療】
ロッキングは整復できても運動により繰り返すため，鏡視下または小切開により遊離体を摘出する。

7 関節リウマチ（→257頁も参照）
rheumatoid arthritis（RA）

肘関節は関節リウマチの初発関節として10%，経過中には60%以上に障害が起こる。同時に手関節，手指の関節炎を伴うことが多い。非荷重関節なため破壊が高度になるまでは機能障害が少ない。しかし，関節破壊が進行し不安定性が高度になると，摂食，排便処理が困難になる。

【症状・所見】
関節腫脹，運動痛，自発痛が主症状である。関節破壊に伴い動揺性が出現する例と，可動域が減少する例があり，前者が多い。また，肘頭はリウマチ結節の好発部位である。X線所見では，骨量減少，関節裂隙狭小化，骨びらんを生じ，末期には高度な骨破壊または骨性強直になる。

【治療】
疾患修飾性抗リウマチ薬（メトトレキサート，ブシラミン，サラゾスルファピリジンなど）や生物学的製剤による関節リウマチの全身的な治療が基本である。肘関節の関節腫脹に対しては，関節内ステロイド注入も有効であるが1週間以上間隔を開けて2～3回にとどめる。骨破壊の強い肘では重いものを持たないように指導し，支柱付きサポーターや副子を装着させる。滑膜切除は関節軟骨が保たれている早期に行えば関節軟骨の破壊を遅らせる効果がある。関節が破壊され高度の動揺性を示す例は人工肘関節全置換術（TEA）の適応である（図27-20）。

8 異所性骨化，骨化性筋炎（→295頁も参照）
heterotopic ossification, myositis ossificans

【病態】
肘周辺の関節包，靱帯，腱，筋に骨の形成が起こることを異所性骨化といい，特に筋に生じた場合を骨化性筋炎とよぶ。機序についてはいまだ議論が多いが，特に肘関節脱臼骨折（橈骨頭骨折合併例では約20%）に多く，ほかに頭部外傷，脊髄

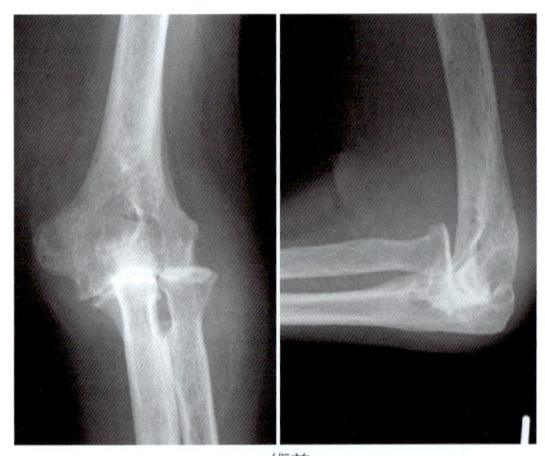

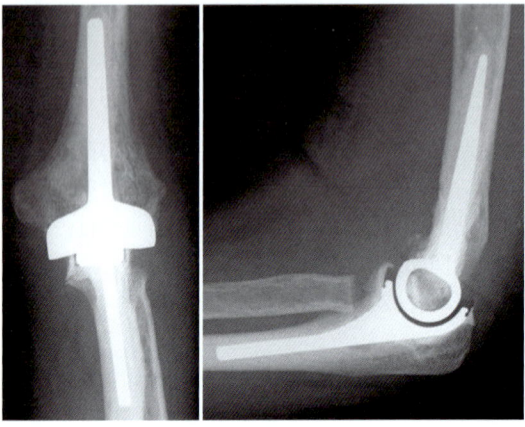

図 27-20　関節リウマチに対する人工肘関節全置換術（TEA）
79歳女性．6年前からRAの治療を受けていたが，疼痛を伴う左肘の動揺性が高度になり，日常生活にも不自由を生じたためTEAが施行された．

a．術前
b．術後

損傷，多発外傷，熱傷合併例は発症リスクが高い．
【症状】
　疼痛と可動域制限が多く，X線像で骨化を認める．外傷後2～3週間，腫脹と疼痛が持続し，異所性骨化は当初はみられない．2週以降，淡い石灰化を認め12～16週後には骨化が明らかになる．血液検査所見は赤沈，CRP，ALPが上昇する．
【治療】
　安静を保つ．NSAIDs（特にインドメタシン25 mg，1日3回），ビスフォスフォネート（エチドロネート）は骨化を抑制する．暴力的なリハビリテーションは骨化を助長する．骨化を生じても可動域制限は軽度なことが多いが，骨化が大きく可動域制限が著明な場合は骨化の切除が必要になる．骨化の切除および関節授動術を発症から12カ月以内に行うと再発や再拘縮が多い．12カ月以降に炎症所見の消退（赤沈，CRP正常化），ALPの正常化，骨化部の骨シンチグラフィーの取り込み低下を目安に，骨化部の切除と授動術，持続的他動運動 continuous passive motion（CPM）を行う．

⑨ Charcot（シャルコー）関節（神経病性関節症）（→290頁も参照）
neuropathic arthropathy

　肘関節の高度な動揺性と骨破壊を示すが，その割に疼痛が軽度なことが特徴である．深部感覚の脱失が原因と考えられている．一見，神経学的所見が正常にみえても，入念に検査すると深部感覚以外にも異常がみられることが多い．
【原因と鑑別診断】
　過去には脊髄癆（梅毒血清反応陽性）に伴うものが多かったが，近年では梅毒の減少に伴い著減している．上肢では脊髄空洞症（→528頁）に合併するものが多く，肩，肘，手関節の順に罹患率が高い．診断は頚椎MRIで脊髄空洞症を証明すればよく，脊髄空洞症の25％にCharcot関節を合併する．ほかには糖尿病（空腹時血糖高値，多発性神経炎）が原因になることが多い．
【治療】
　疼痛は比較的軽度で，関節破壊と不安定性が問題となるため支柱付きサポーターや装具装着を行う．
【予後】
　慢性進行性である．

⑩ 肘頭滑液包炎
olecranon bursitis

【原因】
　肘頭滑液包の炎症で，繰り返す機械的刺激，外傷，感染，痛風などによって起こる．発生機序によりminer's elbow（坑夫が狭い坑道で肘で体重を支えて生じる），student's elbow（頬杖により肘頭が机に長時間当たる）などとよばれ，日本では畳職人に多く，透析患者にも発生する．
【症状・所見】
　反復刺激によるものが最も頻度が高く，無痛性

の腫脹を肘頭部の皮下に触れる．穿刺すると内容液は黄色漿液性で，外傷例では血性の場合もある．感染例では自発痛や圧痛のほかに局所炎症所見を伴い，穿刺液は混濁しているか膿様で，培養により起炎菌を確定できる．肘頭は痛風結節，リウマトイド結節の好発部位であることも念頭に置く．

【治療】

　反復刺激が原因の例では肘をついて勉強や作業をしないように指導する．サポーター装着も有用である．軽快しない例では穿刺，排液を行い圧迫包帯で固定する．再発例では感染を合併していないことを確認して，排液後にステロイド注入を行う（1週間以上間隔を置いて2〜3回まで）．滑液包が肥厚した慢性滑液包炎では手術的に摘出する．この際，皮膚が薄くなっているので血行障害を起こしやすいことに留意する．

【予後】

　皮膚のトラブルを起こさなければ良好である．

11 肘関節の感染症

　化膿性肘関節炎は248頁の化膿性関節炎を，結核性肘関節炎は250頁の結核性関節炎を参照．

●参考文献

1) 加藤博之：内反肘と外反肘‐その合併症と矯正骨切り術．In：越智隆弘，菊地臣一（編）：New Mook 整形外科 11. 肘の外科．pp86-99，金原出版，2002
2) 日本整形外科学会診療ガイドライン委員会，他（編）：上腕骨外側上顆炎診療ガイドライン．南江堂，2006
3) 村上恒二：肘・前腕のスポーツ障害．In：越智隆弘，菊地臣一（編）：New Mook 整形外科 3. スポーツ障害．pp212-222，金原出版，1998
4) 吉津孝衛：離断性骨軟骨炎に対する手術療法．In：越智隆弘，菊地臣一（編）：New Mook 整形外科 11. 肘の外科．pp116-130，金原出版，2002
5) Canale ST, Beaty JH, ed：Campbell's Operative Orthopaedics, 11 th ed. Mosby, St. Louis, 2008
6) Masada K, Kawai H, Kawabata H, et al：Osteosynthesis for old, established non-union of the lateral condyle of the humerus. J Bone Joint Surg Am 72：32-40, 1990
7) Morrey BF：The Elbow and its Disorders, 3 rd ed. WB Saunders, Philadelphia, 2000
8) ORTHOTEERS-The guiding light in orthopaedic education（http：www.orthoteers.org）

第28章 手関節と手

診療の手引き

- [ ] 1. 年齢，性別，職業，利き手，スポーツ歴，外傷歴を確認する．現在の手の症状が，日常生活や仕事のうえでどのように障害となっているかを聴取する．
- [ ] 2. 手関節，手指の痛みの局在を聞き，腫脹，圧痛，変形を確認する．
- [ ] 3. 新鮮外傷では，動脈損傷の有無，神経損傷の有無，腱損傷の有無を確認する．
- [ ] 4. 関節に非外傷性の腫脹，熱感や圧痛があり，運動時痛を伴う場合は関節炎を疑う．X線にて画像的診断を行う．場合に応じて血液検査を行い関節リウマチ，痛風などの鑑別および，白血球数，赤沈，CRPの値から炎症の程度を測る．他関節の痛みの有無を確認する．
- [ ] 5. 自動および他動での関節可動域を確認する．自動運動の制限がある場合，関節炎や関節拘縮など関節由来の制限のほか，腱鞘炎や腱断裂によるものや神経麻痺によるものも考慮する．
- [ ] 6. 感覚障害やしびれを認める場合は神経麻痺を考える．前骨間神経麻痺と後骨間神経麻痺では感覚障害を伴わないので，腱断裂との鑑別を要す．
- [ ] 7. 軟部腫瘤を触れた場合は，その大きさ，弾性，増大傾向の有無，痛みやTinel徴候の有無，異物，筋・腱損傷の有無を確認する．MRIが有用である．

機能解剖と診察・検査

A 手の機能解剖

1 手の機能

ヒトは直立歩行することにより手が体重を支える必要がなくなり，いろいろな操作が可能となって文明の発展につながった．手の重要な機能はつまみ pinch（指と指の間での把持）と握り grasp（指と手掌との間の把持）である．指の感覚は人体で最も鋭敏であり，物体を数本の指で把持して立体的に認識する立体認知 stereoesthesia を持つ．手は鋭敏な感覚により繊細な作業 fine work を可能とし，一方では丈夫な無毛皮膚により重量物の挙上など heavy duty も行うことができる．

2 表面解剖

A 掌側（図28-1）

手掌，指腹には手指の運動により皮線が発達する．皮線がみられない場合は，関節や腱の先天性低形成・欠損を疑う．皮線は遠位から遠位指節間皮線（DIP関節に一致），近位指節間皮線（PIP関節に一致），手掌指皮線（関節と対応なし），遠位手掌皮線（環指・小指MP関節）と近位手掌皮線

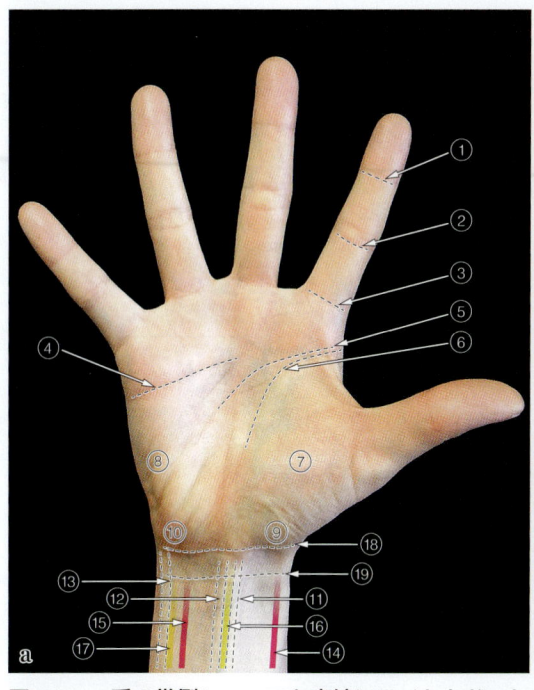

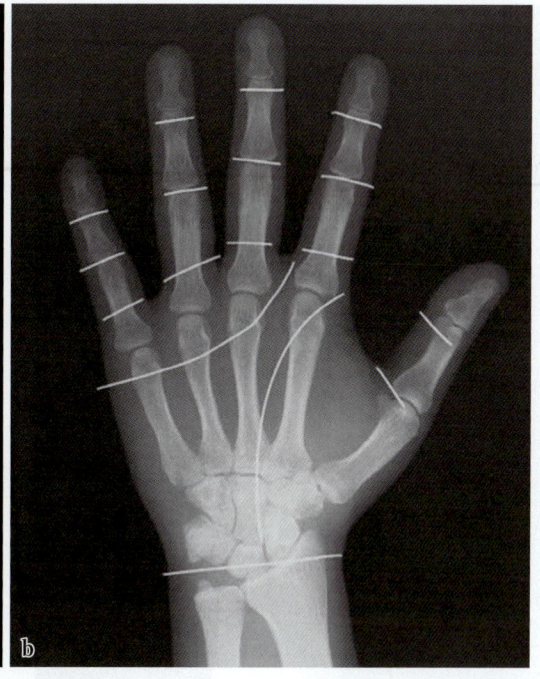

図 28-1 手の掌側シェーマと皮線にワイヤをおいた X 線画像
① 遠位指節間皮線
② 近位指節間皮線
③ 手掌指皮線
④ 遠位手掌皮線
⑤ 近位手掌皮線
⑥ 母指球皮線
⑦ 母指球
⑧ 小指球
⑨ 舟状骨結節
⑩ 豆状骨
⑪ 橈側手根屈筋 (FCR) 腱
⑫ 長掌筋 (PL) 腱
⑬ 尺側手根屈筋 (FCU) 腱
⑭ 橈骨動脈
⑮ 尺骨動脈
⑯ 正中神経
⑰ 尺骨神経
⑱ 遠位手くび皮線
⑲ 近位手くび皮線

（示指・中指 MP 関節），遠位手くび（首）皮線，近位手くび皮線がある．母指球筋と小指球筋に対応する膨らみがあり，対立運動に対応して母指球皮線，小指球皮線がある．触知可能な骨性ランドマークとして，前腕遠位に橈骨茎状突起と尺骨を触れる．その遠位の舟状骨結節と豆状骨が横手根靱帯（手根管）の近位縁であり，さらに遠位の大菱形骨と有鉤骨鉤が横手根靱帯の遠位縁になる．握り拳を作ると橈側から橈側手根屈筋 (FCR)，長掌筋腱 (PL ただし 5% で欠損) その深層に浅指屈筋腱 (FDS)，一番尺側に豆状骨に付着する尺側手根屈筋腱 (FCU) を触知する．橈骨動脈は FCR の橈側を走行し，尺骨動脈は FCU の橈側を走行し，両者の間に尺骨神経がある．なお，FCR と PL 間の深層を正中神経が走行する．

B 背側（図 28-2）

PIP 関節，DIP 関節に一致する皮線がみられる．骨性ランドマークとして近位から橈骨茎状突起，中央に Lister 結節，尺側に尺骨茎状突起を触れる．握り拳を作ると中手骨頭が明確にみられ，正常では指を強く伸展すると（総）指伸筋腱 EDC のレリーフがくっきりみられるが伸筋腱が断裂するとレリーフは消失する．母指を伸展すると長母指伸筋腱 EPL と短母指伸筋腱 EPB が浮き上がり，橈骨茎状突起の遠位に嗅ぎタバコ窩 anatomical snuff box とよばれる凹みができる．この部位に橈骨動脈背側枝を触れ，直下に舟状骨がある．この部位の腫脹と圧痛は舟状骨骨折を示唆する．

3 骨・関節・靱帯

A 遠位橈尺骨

橈骨と尺骨遠位は遠位橈尺関節を形成して，近位橈尺関節とともに前腕回内外運動に関与する．橈骨遠位は手根骨と関節を形成しており，橈・尺骨と手根骨，および各手根骨間は靱帯で結ばれて

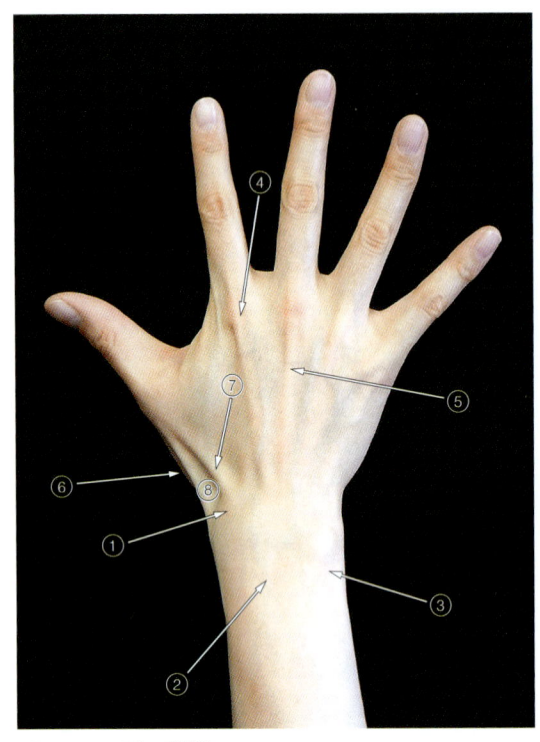

図 28-2　手の背側シェーマ
骨性ランドマークと腱レリーフ
① 橈骨茎状突起　　　⑤ 指伸筋腱（EDC）
② Lister 結節　　　　⑥ 短母指伸筋腱（EPB）
③ 尺骨茎状突起　　　⑦ 長母指伸筋腱（EPL）
④ 中手骨頭　　　　　⑧ 嗅ぎタバコ窩

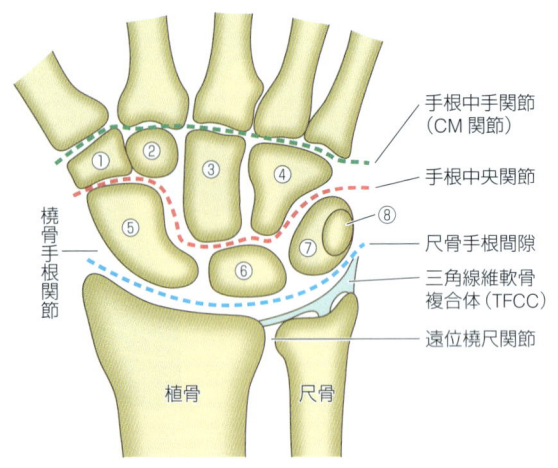

図 28-3　手関節の構造
① 大菱形骨 trapezium　　⑤ 舟状骨 scaphoid
② 小菱形骨 trapezoid　　⑥ 月状骨 lunate
③ 有頭骨 capitate　　　　⑦ 三角骨 triquetrum
④ 有鈎骨 hamate　　　　⑧ 豆状骨 pisiform

いる。手にかかる荷重は橈骨と尺骨に分散して伝達される。橈骨と尺骨の長さの差が 1 mm 以内のゼロ変異 zero variant が多い。尺骨が短い尺骨マイナス変異 minus variant では Kienböck 病を，尺骨が長い尺骨プラス変異 plus variant では尺骨インピンジメント症候群を発症しやすいと考えられている。

B 手関節

手関節は橈骨手根骨関節，手根間関節，豆状三角骨関節の 3 関節からなる。機能的には橈骨手根骨関節と手根間関節で屈曲・伸展，橈屈・尺屈を行っている。尺骨と手根骨間には三角線維軟骨複合体（TFCC）が介在し関節を形成していない（図 28-3）。

C 手根中手（CM）関節

母指，環指・小指 CM 関節には可動性があり，対立運動を可能にしている。

D 中手指節（MP）関節

背側に狭く掌側で広い顆状関節なため伸展位ではある程度の側屈が可能であるが，屈曲位では側屈できない。

E 指節間関節（図 28-4）

1 ● 近位指節間（PIP）関節

基節と中節間で手綱靱帯があるため MP，DIP 関節と異なり過伸展しない。

2 ● 遠位指節間（DIP）関節

中節と末節間で 10° 程度過伸展できる。

3 ● 母指指節間（IP）関節

基節と末節間の関節で過伸展可能である。

> **NOTE　手指の関節リウマチ**
> 手指の関節リウマチ（RA）では MP，PIP 関節炎が多い。DIP 関節の RA 罹患は極めて稀で，腫脹があれば変形性関節症（OA）である Heberden 結節や乾癬性関節炎，強皮症を疑う。母指 IP 関節は OA，RA ともに罹患する。

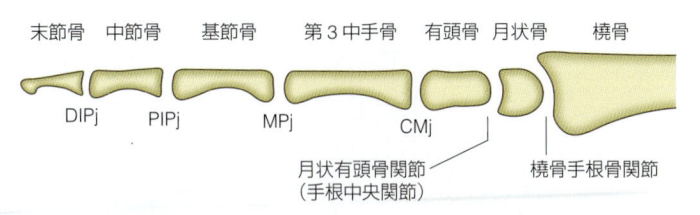

図 28-4 指骨と指関節（第 3 指列）

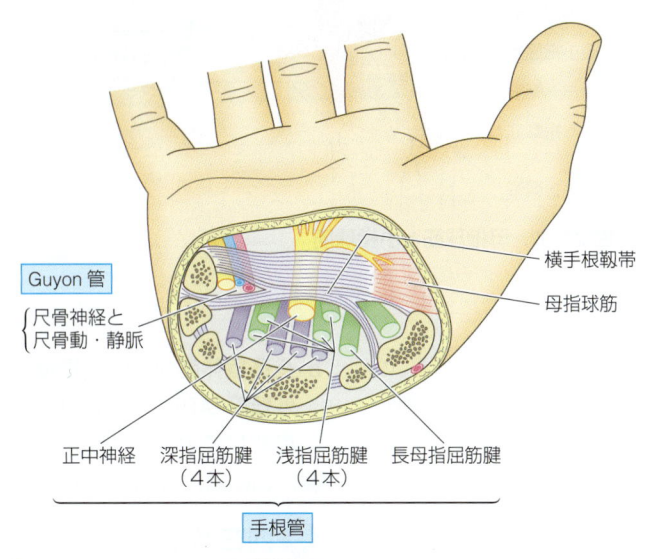

図 28-5 手根管と Guyon 管

F 手根管（図 28-5）

手関節部で手根骨と横手根靱帯により形成されるトンネルであり，正中神経と9本の屈筋腱（浅指屈筋腱4本，深指屈筋腱4本，長母指屈筋腱）が走行する．この部位での正中神経の絞扼性神経障害が手根管症候群である．

G Guyon（ギヨン）管（図 28-5）

手根管の掌尺側に，横手根靱帯を底として豆状骨と掌側手根靱帯で形成される三角形の断面のトンネルであり，尺骨動脈・神経が走行する．この部位での尺骨神経の絞扼性神経障害が Guyon 管症候群である．

4 筋

前腕に起始し手に停止する外在筋 extrinsic muscle と，手内に起始と停止がある内在筋 intrinsic muscle がある．手関節屈筋・伸筋，手指伸筋，長・短母指伸筋，長母指外転筋などは外在筋である．手指屈筋のうち強力な浅指屈筋，深指屈筋は外在筋であり，繊細な運動を行う母指球筋，小指球筋，骨間筋，虫様筋は内在筋である．筋の一般的な神経支配を正中神経M，尺骨神経U，橈骨神経Rで示す．

A 外在筋

1 ● 手関節屈筋

3本あり，握り拳を作ると掌橈側から橈側手根屈筋M，長掌筋M，尺側手根屈筋Uの腱がみえる．長掌筋腱は移植腱としてよく用いられる．橈側手根屈筋，尺側手根屈筋は力源として腱移行に用いられる．

2 ● 手関節伸筋

3本すべてRで，橈側から長橈側手根伸筋（停止：第2中手骨基部），短橈側手根伸筋（第3中手骨基部），尺側手根伸筋（第5中手骨基部）である．3本のうち2本は腱移行に使うことができる．テニス肘は短橈側手根伸筋の腱付着部炎であり，手

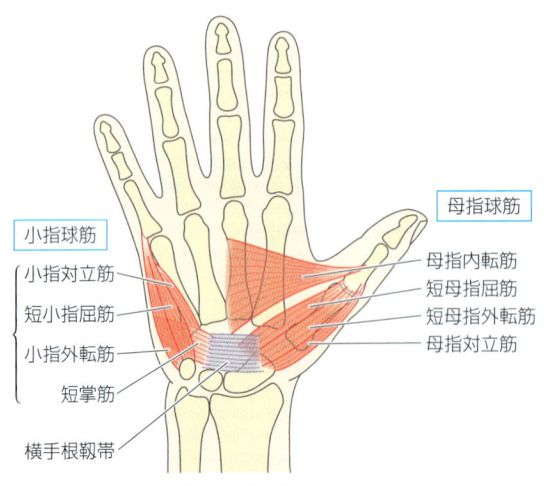

図 28-6 母指球筋と小指球筋

関節伸展テスト〔Thomsen（トムゼン）テスト〕の際に第3中手骨を掌側に押すと第2中手骨を押したときより疼痛が強い。

3 ● 手指屈筋

a 浅指屈筋（FDS）

すべてMで，中節基部に停止する。筋腹が分離しているため，PIP関節を1本ずつ屈曲できる（→486頁，FDSテスト参照）。

b 深指屈筋（FDP）

示・中指M，環・小指Uで末節基部に停止しDIP・PIP関節を屈曲する。筋は分離していないため，浅指屈筋と異なり指の単独屈曲はできない（示指はできるヒトもいる）。

c 長母指屈筋（FPL）M

母指末節に停止しIP関節を屈曲させる。

4 ● 手指伸筋

a 〔総〕指伸筋（EDC），示指伸筋（EIP），小指伸筋（EDM）（すべてR）

手指伸筋は主にMP関節を伸展し，MP関節屈曲位ではPIP関節を伸展する。手指伸筋は1筋4腱のため中指と環指は単独伸展できない。示指と小指にはEDCの他に独立した示指伸筋，小指伸筋があるため単独伸展が可能である。関節リウマチの手指伸筋腱断裂ではEDMが最初に断裂することが多く，早期診断には小指の単独伸展（EDMテスト）が重要である。

b 長母指伸筋（EPL），短母指伸筋（EPB），長母指外転筋（APL）（すべてR）

機能はそれぞれ母指IP関節伸展，MP関節伸展，CM関節外転である。

B 内在筋

1 ● 母指球筋

短母指外転筋M，母指対立筋M，短母指屈筋（浅頭M，深頭U），母指内転筋Uで構成されている（図28-6）。

2 ● 小指球筋（すべてU）

小指外転筋，小指対立筋，短小指屈筋，短掌筋の4つが属する。

3 ● 骨間筋（すべてU）（図28-7）

骨間筋は4つの背側骨間筋と3つの掌側骨間筋からなり，起始は中手骨で基節骨基部に停止し一部は指背腱膜（側索）を形成する。機能は指外転（背側骨間筋）と内転（掌側骨間筋），MP関節の屈曲とPIP・DIP関節の伸展である。

4 ● 虫様筋（FDPの神経支配と同様で示・中指M，環・小指U）

深指屈筋腱橈側から起始し，骨間筋と合流して指伸筋腱とともに指背腱膜（側索）を形成する。MP関節の屈曲とPIP・DIP関節の伸展を行う。

機能解剖と診察・検査 — A. 手の機能解剖

a. 背側骨間筋：指外転　　　**b.** 掌側骨間筋：指内転

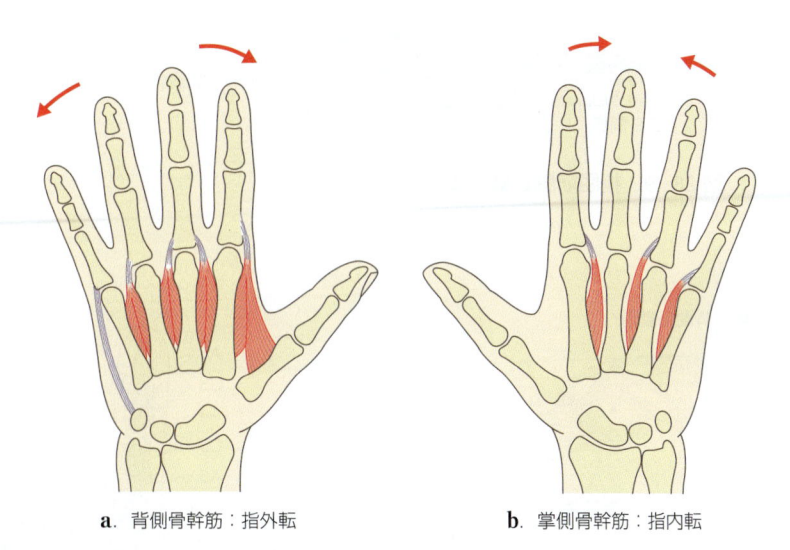

図 28-7 骨間筋による指の外転（背側骨間筋）と内転（掌側骨間筋）

a. 内在筋プラス位：内在筋が収縮した状態

b. 内在筋マイナス位：内在筋が麻痺または弛緩

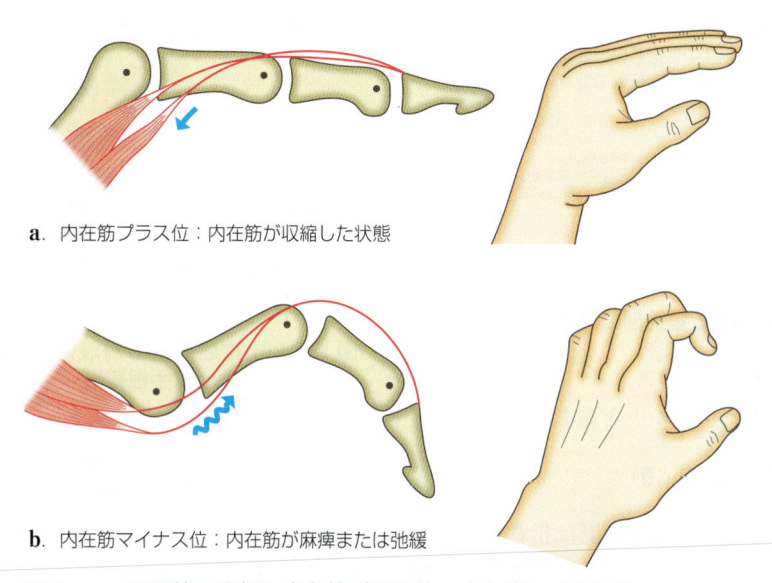

図 28-8 骨間筋の走行と内在筋プラス位，内在筋マイナス位

> **NOTE**
> **内在筋プラス位 intrinsic plus position，**
> **内在筋マイナス位 intrinsic minus position**
> （図 28-8）
>
> 内在筋が働いている状態の肢位（MP関節屈曲，PIP，DIP関節伸展）を内在筋プラス位，内在筋が麻痺している肢位（MP関節過伸展，PIP，DIP関節屈曲）を内在筋マイナス位とよぶ．尺骨神経麻痺では環・小指の鉤爪変形（内在筋マイナス位）をきたすが，示・中指は虫様筋が正中神経支配のために鉤爪変形をきたさない．手の外傷・術後には腫脹によりMP関節伸展拘縮，PIP，DIP関節屈曲拘縮をきたしやすいため，高度な腫脹が予測される場合は，内在筋プラス位で固定する．

5 腱と腱鞘

A 指屈筋腱と腱交叉（図 28-9）

手関節以遠では浅指屈筋腱が表層に，深指屈筋腱が深層に位置する．浅指屈筋腱はMP関節の掌側で二分し中節骨に停止し，この腱の間を深指屈筋が走行する腱交叉を作成する．この部位の腱断裂は縫合後に癒着しやすいため no man's land

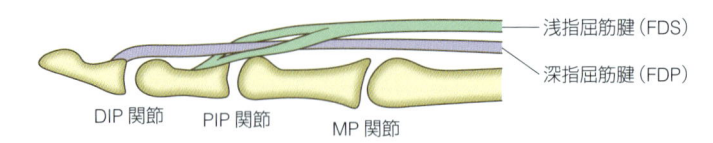

図 28-9 指屈筋腱と腱交叉

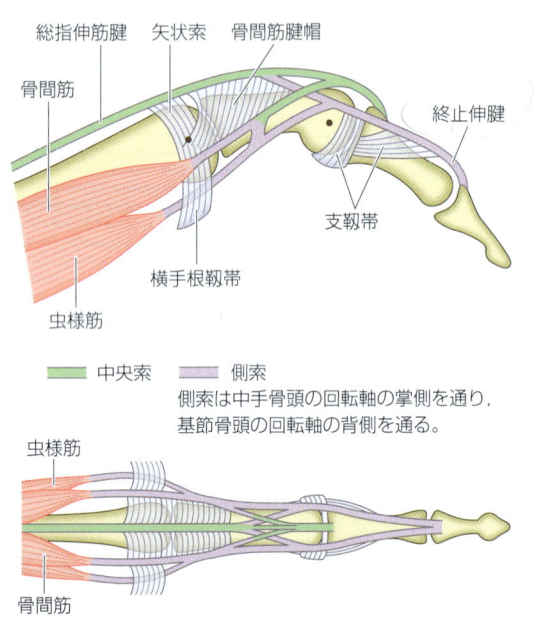

図 28-10 指伸展機構と基節部の横断像

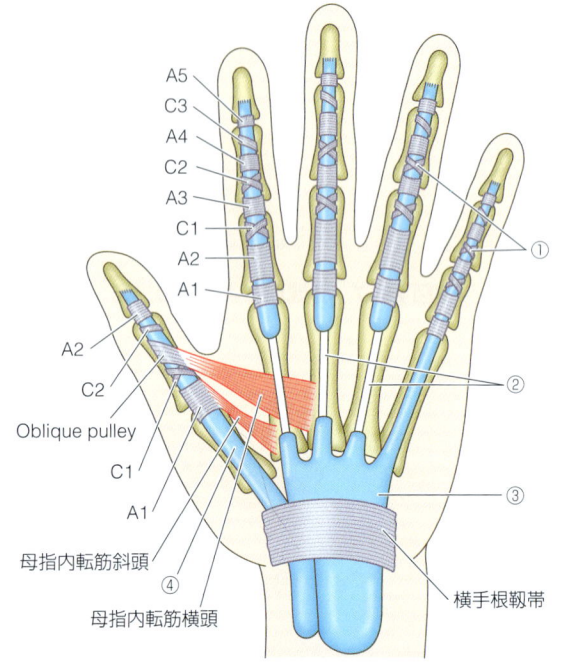

図 28-11 指屈筋腱の滑液性腱鞘と靱帯性腱鞘（A, C）・横手根靱帯
① 指屈筋腱腱鞘 digital flexor sheath
② 指屈筋腱 flexor tendon
③ 総指屈筋腱腱鞘（尺側滑液鞘 ulnar bursa）
④ 長母指屈筋腱腱鞘（橈側滑液鞘 radial bursa）

（後述する A1～A4 の範囲）とよばれている。

B 指伸展機構（図 28-10）

　指伸筋腱，骨間筋腱，虫様筋腱は指背で線維が交錯し指背腱膜を形成する。指伸筋は主に MP 関節を伸展し，MP 関節屈曲時には PIP・DIP 関節を伸展させる。骨間筋と虫様筋は MP 関節軸の掌側，PIP，DIP 関節軸の背側を通るため，MP 関節を屈曲し PIP・DIP 関節を伸展させる。指背腱膜は基節背側すべてを被い，骨との間に軟部組織が乏しいため外傷や手術により癒着を生じやすい。

C 腱鞘

　腱が骨に接する部位では，腱は滑膜性腱鞘とよばれる滑液包に包まれる。滑液包内の滑液は腱を栄養し，腱運動の抵抗を減じ滑動させる。滑膜性腱鞘の外側には靱帯性腱鞘があり腱の浮き上がりを抑える滑車プーリーの役割をしている。指には輪状滑車（annular pulley：A1～5）と十字滑車（cruciform pulley：C1～3）があり，機能上は輪状滑車が重要で効果的な指屈曲を可能にしている。滑液鞘と線維鞘を合わせて腱鞘とよぶ。

1 手の掌側

　手の掌側には総指屈筋腱腱鞘（尺側滑液鞘），長母指屈筋腱腱鞘（橈側滑液鞘），および指腱鞘がある（図 28-11）

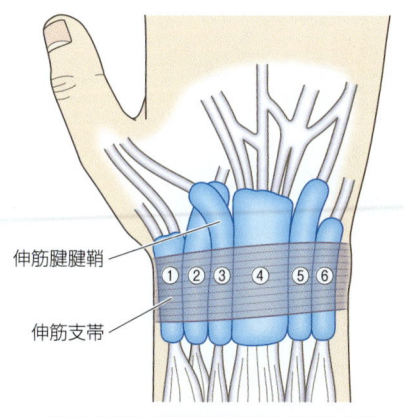

図 28-12　指伸筋腱の滑液性腱鞘と伸筋支帯
① 第 1 区画：長母指外転筋 abductor pollicis longus と短母指伸筋 extensor pollicis brevis
② 第 2 区画：長橈側手根伸筋 extensor carpi radialis longus (ECRL) と短橈側手根伸筋 extensor carpi radialis brevis (ECRB)
③ 第 3 区画：長母指伸筋 extensor pollicis longus (EPL)
④ 第 4 区画：指伸筋 extensor digitorum と示指伸筋 extensor indicis
⑤ 第 5 区画：小指伸筋 extensor digiti minimi (EDM)
⑥ 第 6 区画：尺側手根伸筋 extensor carpi ulnaris (ECU)

2 ● 指腱鞘（滑車）

固有指部で屈筋腱は滑液鞘に覆われ，外側を輪状部（A1～A5）と十字部（C1～C3）とよばれる靱帯性腱鞘により取り囲まれている．滑膜性腱鞘は指屈曲を滑らかにし，靱帯性腱鞘は屈筋腱の浮き上がりを防ぐ滑車の役割をはたしている．

3 ● 手関節掌側

指屈筋腱（9 本：FDS 4 本＋FDP 4 本＋FPL）は滑膜性腱鞘に覆われ，屈筋支帯（横手根靱帯＋掌側手根靱帯）の深部を走行する．

4 ● 手関節背側

伸筋腱は滑膜性腱鞘に被われ，伸筋支帯の隔壁により形成された 6 つの区画内を走行する（図 28-12）．第 1 区画（長母指外転筋腱・短母指伸筋腱）の狭窄性腱鞘炎が de Quervain（ドゥケルヴァン）病である．

6 ● 血管（図 28-13）

上腕動脈は肘の遠位で，橈骨動脈と尺骨動脈に分かれる．尺骨動脈からは前および後骨間動脈が

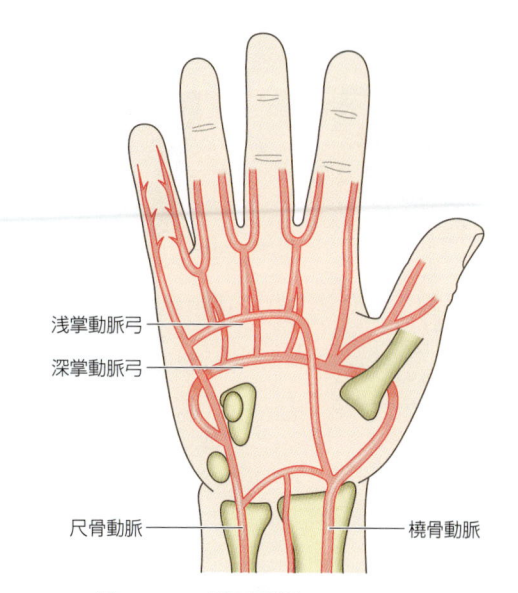

図 28-13　手の動脈
橈骨・尺骨動脈と浅掌・深掌動脈弓

分枝する．手関節部で橈骨動脈は橈側手根屈筋腱の橈側，尺骨動脈は尺側手根屈筋腱の橈側（間に尺骨神経）を走行し，手関節を越えた部位で両動脈とも浅枝と深枝に分かれ，深掌動脈弓，浅掌動脈弓を形成するが解剖学的変異も多い．浅掌動脈弓からは総指動脈が分枝する．総指動脈は MP 関節部で 2 本の固有指動脈に分岐する．主要な動脈には通常 2 本の静脈が伴走する．その他に多数の表在静脈がある．

7 ● 神経（図 28-14）

A 正中神経

肘の前方を走行し，円回内筋を貫通する．円回内筋，橈側手根屈筋と浅指屈筋に枝を出した後，前腕近位で前骨間神経と正中神経の本幹の 2 本に分岐する．前骨間神経は骨間膜の掌側を通り，長母指屈筋と示指深指屈筋，方形回内筋の順に枝を出し，手関節掌側の関節包に分布する．本幹は中指の深指屈筋に枝を出した後，手根管内を通り指神経（母指～環指橈側）と母指球筋への運動枝に分かれる．

B 尺骨神経

肘の内側で尺骨神経溝を通り前腕に至る．尺側

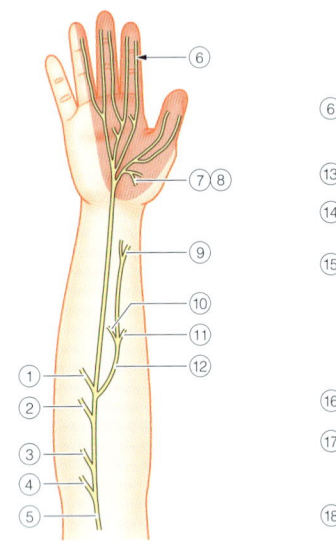

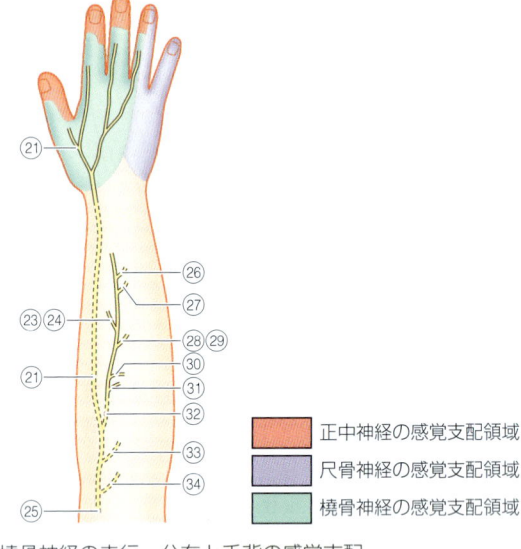

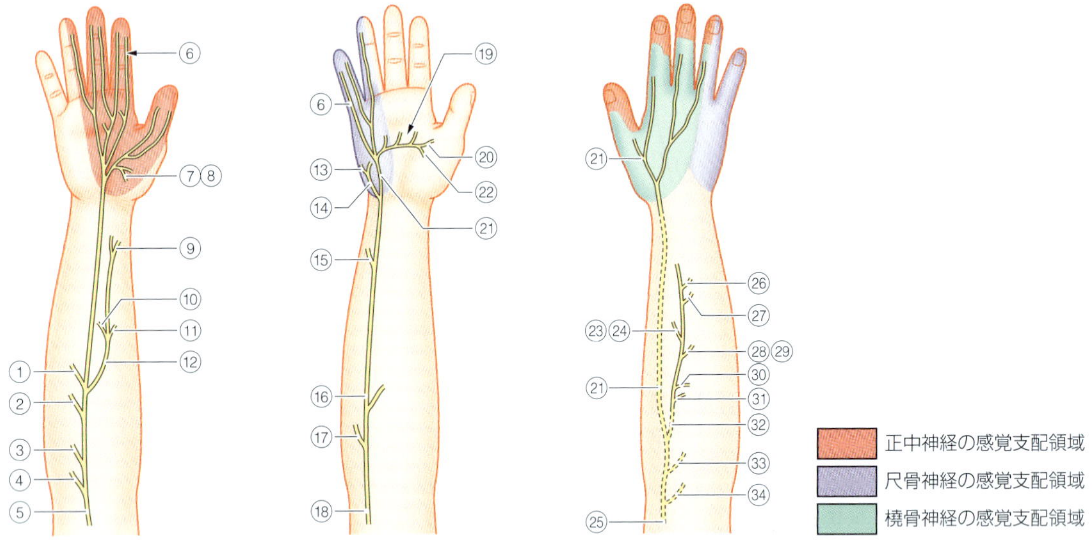

a. 正中神経の走行と分布　b. 尺骨神経の走行と分布　c. 橈骨神経の走行・分布と手背の感覚支配
点線は屈側を走行している部位を示す。

図 28-14　手の神経支配

① 深指屈筋（中指）flexor digitorum profundus（FDP）
② 浅指屈筋 flexor digitorum superficialis（FDS）
③ 橈側手根屈筋 flexor carpi radialis（FCR）
④ 円回内筋 pronator teres（PT）
⑤ 正中神経 median nerve
⑥ 指神経（感覚枝）digital nerve
⑦ 短母指外転筋 abductor pollicis brevis（APB）
⑧ 母指対立筋 opponens pollicis（OP）
⑨ 方形回内筋 pronator quadratus（PQ）
⑩ 深指屈筋（示指）flexor digitorum profundus（FDP）
⑪ 長母指屈筋 flexor pollicis longus（FPL）
⑫ 前骨間神経 anterior interosseous nerve
⑬ 小指球筋への枝 branch to hypothenar muscles
⑭ 尺骨神経深枝 deep branch of ulnar nerve
⑮ 尺骨神経手背枝 dorsal branch of ulnar nerve
⑯ 深指屈筋（環・小指）flexor digitorum profundus（FDP）
⑰ 尺側手根屈筋 flexor carpi ulnaris（FCU）
⑱ 尺骨神経 ulnar nerve
⑲ 骨間筋と虫様筋（環・小指）interosseous muscles and lumbrical muscles
⑳ 母指内転筋 adductor pollicis（ADP）
㉑ 橈骨神経浅枝 superficial branch of radial nerve
㉒ 短母指屈筋 flexor pollicis brevis（FPB）
㉓ 長母指外転筋 abductor pollicis longus（APL）
㉔ 短母指伸筋 extensor pollicis brevis（EPB）
㉕ 橈骨神経 radial nerve
㉖ 示指伸筋 extensor indicis（EI）
㉗ 長母指伸筋 extensor pollicis longus（EPL）
㉘ 指伸筋 extensor digitorum（ED）
㉙ 小指伸筋 extensor digiti minimi（EDM）
㉚ 尺側手根伸筋 extensor carpi ulnaris（ECU）
㉛ 回外筋 supinator
㉜ 橈骨神経深枝 deep branch of radial nerve
㉝ 短橈側手根伸筋 extensor carpi radialis brevis
㉞ 長橈側手根伸筋 extensor carpi radialis longus

凡例：
正中神経の感覚支配領域
尺骨神経の感覚支配領域
橈骨神経の感覚支配領域

手根屈筋と環指，小指の深指屈筋に分枝し筋層内を遠位に走行する．手関節の近位で手の背尺側の皮膚を支配する手背枝を分枝する．手関節部掌側の Guyon 管を尺骨動脈とともに通過する．その後，浅枝と深枝に分かれる．浅枝は指神経として掌側の小指と環指尺側の皮膚に分布する．深枝は小指球筋へ枝を出した後，すべての骨間筋，環・小指の虫様筋および母指内転筋・短母指屈筋浅頭に分枝する．

C 橈骨神経

肘外側で腕橈骨筋，長・短橈側手根伸筋に分枝し，肘の前方で感覚神経である浅枝と運動神経である深枝に分かれる．浅枝は腕橈骨筋の尺側を走り，手関節の近位で背側に出て，手背橈側の皮膚に分布する．深枝は回外筋を貫き筋枝を分枝し前腕の背側に至り，後骨間神経とよばれる．後骨間神経は指伸筋，小指伸筋，尺側手根伸筋への運動枝を出したあと，遠位で長母指外転筋，短母指伸筋，長母指伸筋，示指伸筋に運動枝を分枝する．終枝は手関節背側の関節包に分布する．

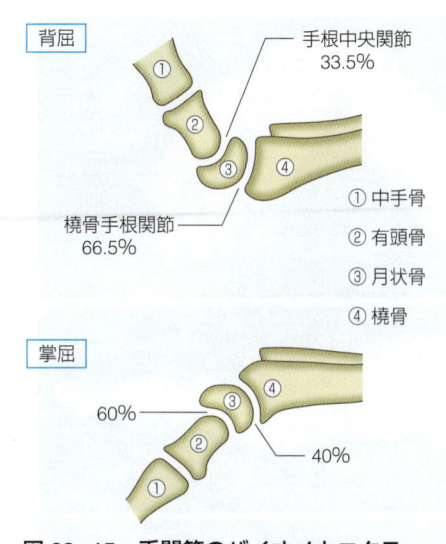

図 28-15 手関節のバイオメカニクス

背屈
- 手根中央関節 33.5%
- 橈骨手根関節 66.5%
① 中手骨
② 有頭骨
③ 月状骨
④ 橈骨

掌屈
- 60%
- 40%

B 手関節のバイオメカニクス

手関節の可動域は橈骨手根関節と手根中央関節の可動域の総和である。手関節の伸展では，橈骨手根関節の動きが66.5％，手根中央関節の動きが33.5％で，橈骨手根関節の動きが大きい。これに対し手関節の屈曲では橈骨手根関節で40％手根中央関節で60％となり手根中央関節の動きが大きい（図28-15）。

橈尺骨の長さが同じであった場合，手の長軸方向から加わる負荷の80％が橈骨手根関節を介して，20％が尺骨手根間隙を介して前腕に分散する。尺骨の長さが橈骨より2mm短いと橈骨の負荷が95％となり，2.5mm長いと60％となる。8つの手根骨のうち豆状骨（尺側手根屈筋が停止）以外の手根骨には腱は付着しておらず，安定性は靱帯のみによる。このため，手根骨の偽関節（舟状骨偽関節）や骨壊死（Kienböck病）の他に靱帯断裂でも手根骨配列異常（手根不安定症）をきたす。

C 診察・検査

痛みやしびれが，どこにいつ出現するか聞くことが重要であり，左右の対比もわずかの変異を見逃さないために有用である。

1 視診：安静時と動作時を観察する

安静時

腫脹や腫瘤，発赤の有無をみる。皮膚と爪の状態と色調，浮腫の有無を観察する。安静時の肢位と指の変形の有無について観察する。

A 手の異常肢位（図28-16）

1 神経麻痺に特有な肢位

a 猿手 ape hand

正中神経麻痺に特有の変形であり，母指球筋の萎縮によりサルの手に類似する。母指の対立運動が困難となる。

b 下垂手 drop hand

手関節と指のMP関節の伸展ができず，手が下垂した状態となる。橈骨神経の高位麻痺（上腕部での障害）で生じ，この場合は腕橈骨筋の麻痺と手背の感覚障害を認める。橈骨神経の分枝である後骨間神経麻痺では感覚障害はなく，長橈側手根伸筋は麻痺しないため手関節は伸展できるが，母指と指が伸展できない下垂指 drop finger を呈する（→図28-14c参照）。

c 鉤爪指・鷲手 claw hand

骨間筋および虫様筋が麻痺し，MP関節過伸展，PIP関節屈曲をきたしたものを言う。一般にみられる尺骨神経麻痺では環指と小指が鉤爪指を呈するが，示指と中指の虫様筋は正中神経支配のため鉤爪指をきたさない。全指に鉤爪指がみられる場合は正中・尺骨神経麻痺である。

2 関節リウマチに多くみられる変形

尺骨頭背側脱臼，手指の尺側偏位，白鳥のくび変形，ボタン穴変形（→260頁参照）。

3 他の変形

槌指（終止伸腱断裂），ボタン穴変形（RAの他に正中索断裂）。

運動時

握り・つまみ動作が可能か，各指の内転外転運動，母指の対立運動が可能かを観察する。運動時の腱の浮き上がりや緊張を観察する。拳を握らせ，

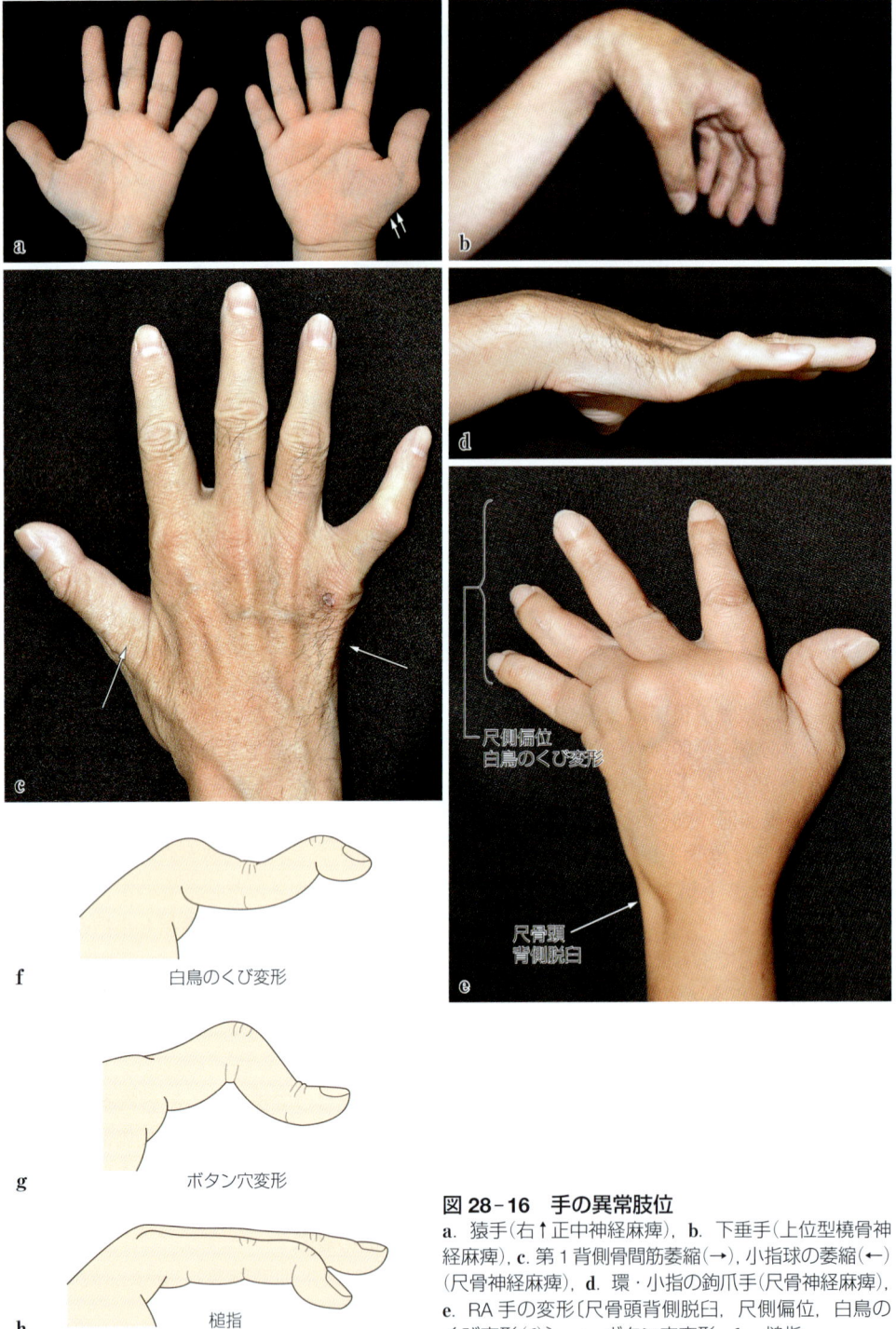

図 28-16 手の異常肢位
a. 猿手(右↑正中神経麻痺), b. 下垂手(上位型橈骨神経麻痺), c. 第1背側骨間筋萎縮(→), 小指球の萎縮(←)(尺骨神経麻痺), d. 環・小指の鉤爪手(尺骨神経麻痺), e. RA手の変形〔尺骨頭背側脱臼, 尺側偏位, 白鳥のくび変形(f)〕, g. ボタン穴変形, h. 槌指

中手骨アーチの乱れがないか, 交差指(中手骨・基節骨の回旋変形)cross finger がないかを観察する. 手関節, 各指関節の自動・他動可動域を測定する.

2 触診

皮膚温や湿潤, 乾燥などの皮膚の状態を診察する. 舟状骨結節, 豆状骨, 有鉤骨鉤, 尺骨小窩,

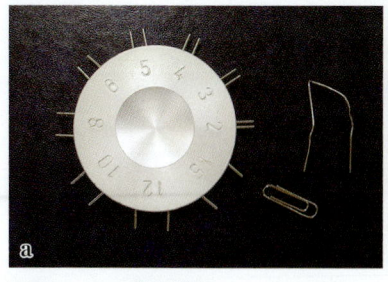

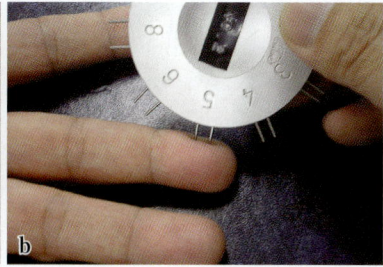

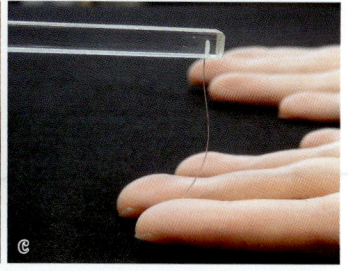

図 28-17　感覚検査
2PD と S-W test

嗅ぎタバコ窩，関節，腱の付着部に特に注目し圧痛の有無を確認する．また腱に沿った圧痛や硬結がないかも確認する．関節可動域，拘縮の有無を確認する．また関節にストレスを加え，痛みの有無や不安定性の有無を確認する．

3 感覚検査（図 28-17）

A 二点識別覚 two-point discrimination（2PD）

指長軸に添って識別可能な2点間の最小距離を計測する．指尖では30歳台で3～4mm，40歳台で4mm以内である．糖尿病などの末梢神経障害を鑑別するため必ず他指も計測する．年齢にかかわらず6mm以上は異常である．外傷性神経損傷の診断に有用である．

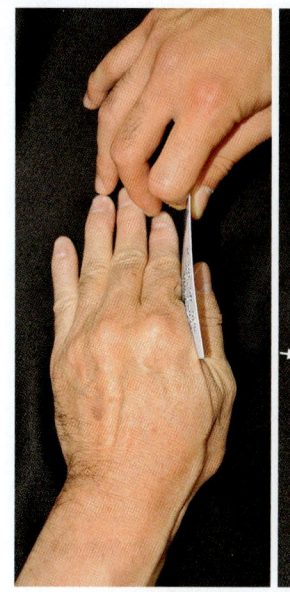

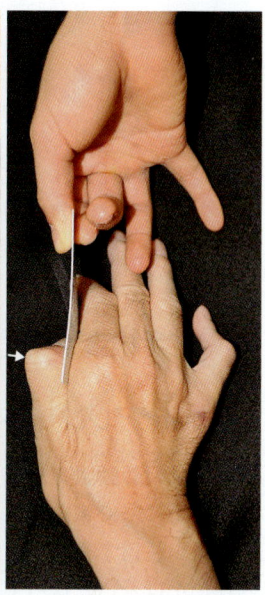

a.　健側　　　　　　　b.　患側

図 28-18　Froment（フロマン）徴候

NOTE 見せかけ（ごまかし）運動 trick motion

補助筋の作用や動的腱固定効果などによって，麻痺筋がいかにも機能しているかのようにみえること．例えば，尺骨神経損傷例の母指内転筋麻痺では長母指屈筋の収縮により内転力を代償しようとする．そのため母指示指間で紙を把持させようとすると母指IP関節が屈曲する〔Froment（フロマン）徴候，図 28-18〕．また後骨間神経麻痺では総指伸筋および示指・小指伸筋の麻痺により，下垂指 drop finger となるが，手関節を掌屈することで指伸筋へ緊張をかけ MP 関節を伸展（動的腱固定効果）させようとする．診察時には見せかけ効果で麻痺を見落とさないことが重要である．見せかけ運動は患者が麻痺筋を代償しようとして行う動作であり，詐病との鑑別にも重要である．

B Semmes-Weinstein aesthesiometer による触覚検査（S-W test）

20本の太さの異なるナイロンの単フィラメントを検査部に垂直に押し当て，感知可能な最小圧を測定する．測定値によって4色に色分けし，手または指の図にマッピングする．絞扼性神経障害や神経縫合後の回復の評価に有用である．

4 筋力検査

手関節の伸展屈曲，指の伸展屈曲，母指外転，内転，掌側外転，小指の外転，背側骨間筋，掌側

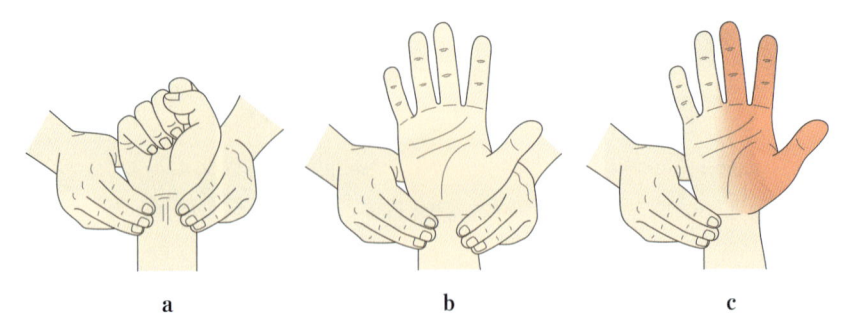

図 28-19　Allen（アレン）テスト
a. 橈骨動脈と尺骨動脈を圧迫し，握り拳を3回作らせ手の血液を駆出させる。
b. 指を伸展させると蒼白になる。
c. 橈骨動脈または尺骨動脈の圧迫を解除する。橈骨（尺骨）動脈の圧迫を解除し5秒以内に手指が赤くなれば橈骨（尺骨）動脈と浅掌動脈弓が開存している。

骨間筋の筋力〔徒手筋力テスト（MMT）〕を調べる。握力，ピンチ力は両側を比較する。見せかけ運動 trick motion にだまされないように注意する。

5 徒手検査

A Allen（アレン）テスト（図 28-19）

橈骨・尺骨動脈の閉塞の有無を調べる検査である。患者に堅く拳を握らせ，検者は橈骨動脈と尺骨動脈を圧迫する。手を開かせると血液が追い出された手は蒼白となっている。この状態でどちらかの動脈の圧迫を解く。動脈の閉塞がある場合は蒼白部分の紅潮が5秒以上遅れる。同様の検査を指動脈に対して行うことが可能で，指 Allen test とよばれる。

B Tinel（ティネル）徴候，Tinel 様徴候

神経断端（神経腫）や再生軸索の先端を叩打すると，その神経の支配領域に電気が走るような放散痛を感じる。これを Tinel 徴候とよぶ。絞扼性神経障害近位の偽神経腫を叩打すると同様の放散痛を生じ，これを Tinel 様徴候として区別する場合もある。

C FDS / FDP テスト（図 28-20）

示指から小指の指屈筋腱断裂の有無を確認する検査である。他の指を伸展させた状態で PIP 関節の単独屈曲が可能な場合は，浅指屈筋が断裂し

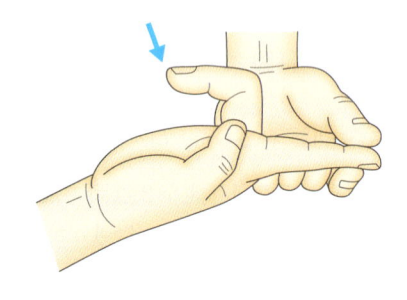

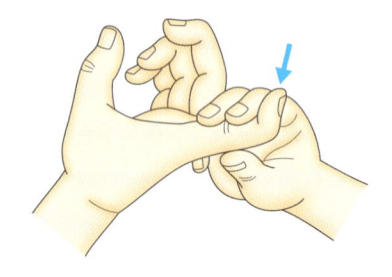

図 28-20　FDS / FDP テスト
他指を背屈位に保ち，損傷指が単独屈曲できれば FDS（浅指屈筋）腱は機能している。なお，DIP 関節が屈曲できれば FDP（深指屈筋）腱は機能している。示指 FDP は単独屈曲できることがあるが，その際は DIP 関節も屈曲する。

ていないことを示す（FDS テスト）。DIP 関節が屈曲可能であれば深指屈筋は断裂していない。

D Bunnell（バネル）の内在筋テスト（図 28-21）

内在筋（骨間筋）の短縮や拘縮の有無を調べる検

外在筋(指伸筋)による拘縮では逆に MP 関節を屈曲位に保持すると PIP 関節・DIP 関節が屈曲できず，MP 関節を伸展位に保持すると屈曲できる．

6 電気生理学的検査

神経幹伝導速度は絞扼性神経障害の診断に有用である(→877 頁参照)．

7 画像診断

A X 線撮影

手関節では 2 方向 X 線基準撮影(図 28-22)が必須である．正面像は肩関節 90°外転，肘関節 90°屈曲，前腕回旋中間位，手関節中間位での後前像(P-A view)を撮影し，側面像は肩関節 0°外転，肘関節 90°屈曲，前腕回旋中間位，手関節中間位で手をフィルム面に垂直において撮影する．正確な正面像では尺骨茎状突起が尺骨の尺側に位置し，正確な側面像では舟状骨結節と豆状骨が重なる．正常手関節 PA 像では手根骨に滑らかな 3 つの Gilula arc(ギルラアーク，図 28-24)がみられる．アーク 1 は近位手根骨(舟状骨・月状骨・三角骨)の近位，アーク 2 は近位手根骨の遠位，アーク 3 は有頭骨・有鉤骨の近位であり，アークの断裂やずれは手根骨骨折，月状骨周囲脱臼や手根骨の配列異常(手根不安定症)を示す．橈骨遠位端は正面像で約 23°尺側に，側面像で約 15°掌側に傾いている．基準撮影正面像で橈骨と尺骨の長さが±1mm 以内を尺骨ゼロ変異 zero variant，尺骨が 1mm 以上長ければ尺骨プラス変異 plus variant，短ければ尺骨マイナス変異 minus variant という．

手の撮影では中手骨・指骨の重なりを避けるため，正面像と斜位像を撮影する．掌背屈，橈尺屈などの機能写やストレス撮影を必要に応じて行う．舟状骨骨折を疑う場合は舟状骨撮影(尺屈位前後，両斜角撮影)，手根管症候群や有鉤骨鉤骨折を疑う場合は手根管撮影(図 28-23)を行う．特に手根骨の配列異常は見逃されやすいので注意する．

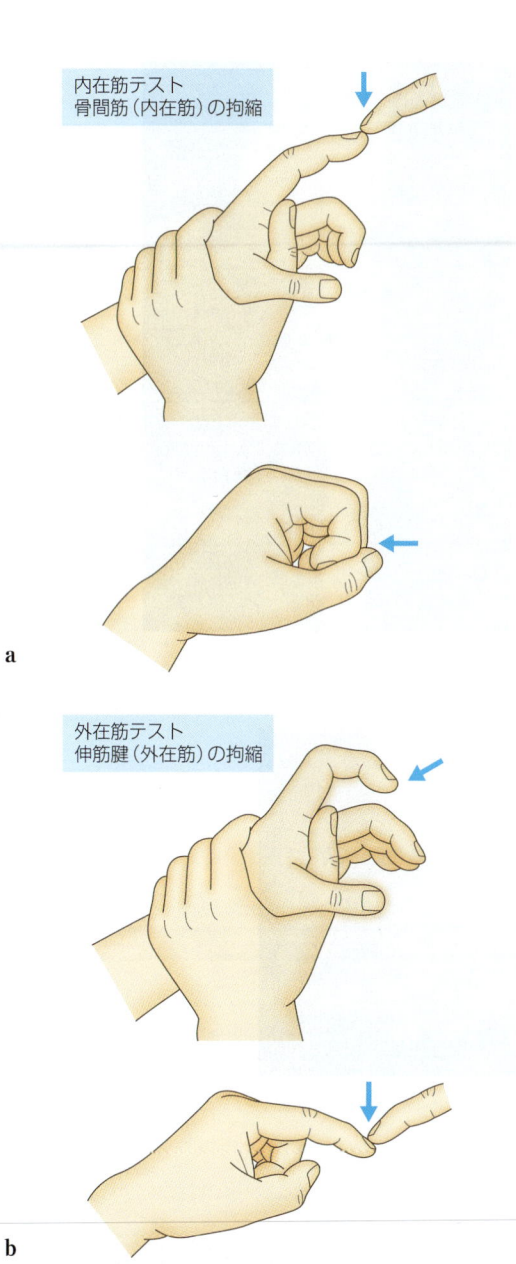

図 28-21 内在筋テストと外在筋テスト
a. 内在筋テスト：MP 関節伸展位で PIP/DIP 関節が屈曲できず，MP 関節屈曲位では PIP/DIP 関節が屈曲可能なら陽性(プラス)．
b. 外在筋テスト：MP 関節伸展位で PIP/DIP 関節が屈曲でき，MP 関節屈曲位では PIP/DIP 関節が屈曲できなければ陽性(プラス)．

査である．骨間筋が拘縮している場合は MP 関節を屈曲位に保持すると PIP 関節と DIP 関節の屈曲が可能であるが，MP 関節を伸展位にすると PIP 関節と DIP 関節の屈曲が制限される．なお，

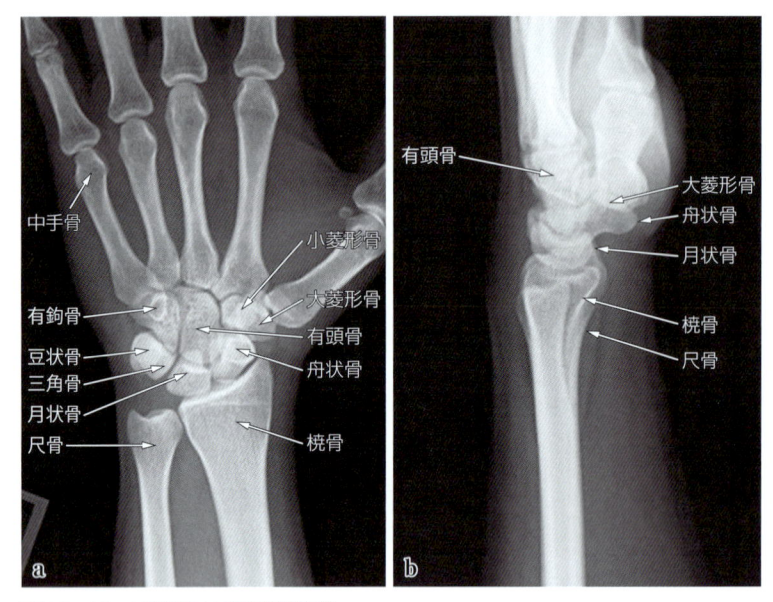

図 28-22 手関節 X 線基準撮影
a. 正面(後前)像, b. 側面像

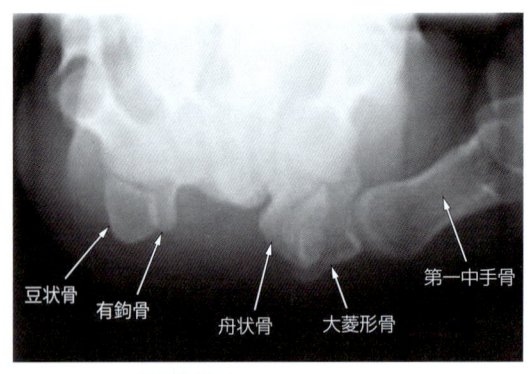

図 28-23 手根管撮影

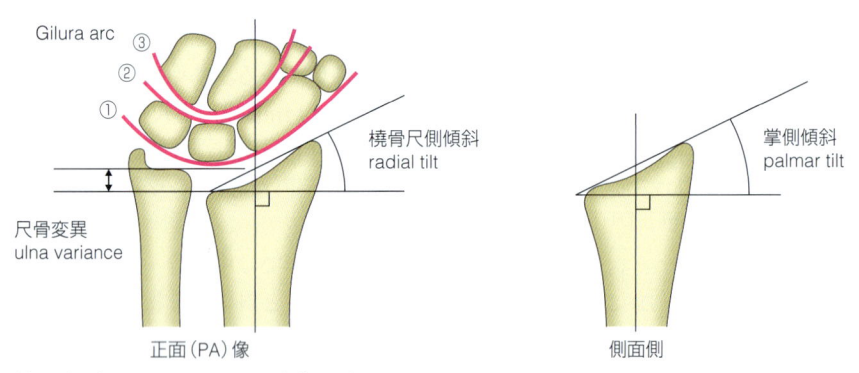

図 28-24 X 線写真パラメータと Gilula(ギルラ)アーク
尺骨変異 ulna variance 遠位橈尺関節での橈骨尺骨の長さ
　ゼロ変異：±1 mm 以内
　尺骨プラスバリアンス：尺骨が 1 mm 以上長い
　尺骨マイナスバリアンス：尺骨が 1 mm 以上短い
　arc 2：近位手根骨の遠位
橈骨尺側傾斜 radial tilt：正常 23°

掌側傾斜 palmar tilt：正常 11°
Gilula アーク
　arc 1：近位手根骨(舟状骨・月状骨・三角骨)の近位
　arc 2：近位手根骨の遠位
　arc 3：有頭骨・有鉤骨の近位

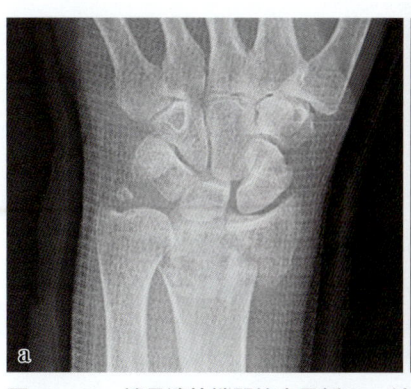

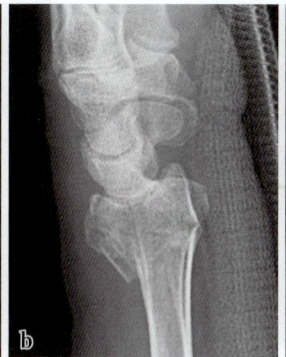

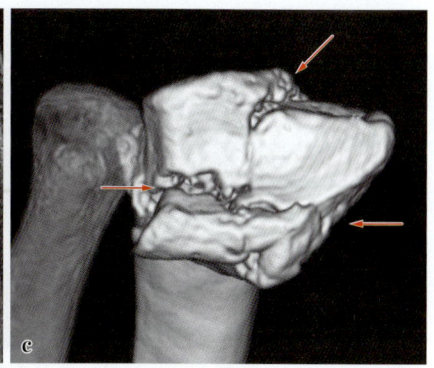

図 28-25　橈骨遠位端関節内骨折の X 線
75 歳女性。転倒し左橈骨遠位端骨折を受傷。
a. X 線正面像
b. X 線側面像
c. 3D-CT。橈骨関節面を遠位から観察(手根骨は除去，関節内骨折線→)

B CT（図 28-25）

近年，撮影時間が短縮し，任意断面表示(multi-planar reconstruction：MPR)や 3D 表示が可能になった。関節内骨折，転位の少ない骨折(特に舟状骨骨折)，手根骨骨折の診断・評価には極めて有用である。

C MRI

骨の無腐性壊死，X 線検査では描出不能な骨挫傷や転位のない骨折，骨腫瘍および軟部腫瘍の罹患範囲，ガングリオン，TFCC 損傷，化膿性腱鞘炎の拡がりなどの診断に有用である。

D 超音波検査（図 28-26）

ガングリオンなどの軟部腫瘍ばかりでなく，血管損傷や腱断裂などの描出にも使用される。また，腱や関節の動態観察が可能であり治療効果判定にも有用である。

E サーモグラフィー（図 28-27）

皮膚温の変化を定量的に描出でき，振動病，Raynaud(レイノー)現象，複合性局所疼痛症候群 complex regional pain syndrome（CRPS）の診断や治療効果の客観的評価に有用である。

F 関節鏡（図 28-28）

手関節鏡が広く用いられている。特に TFCC 損傷や手根間靱帯の損傷の診断に有用である。また，鏡視下手術による治療を行うことができる。

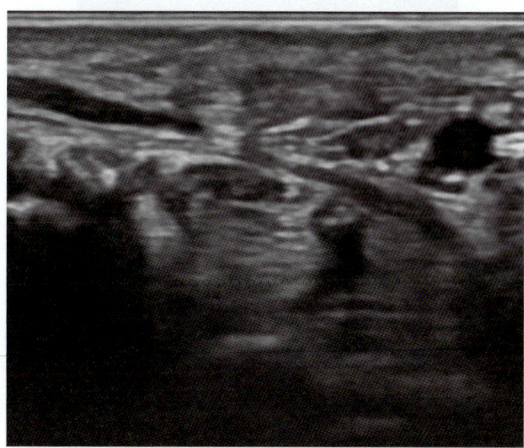

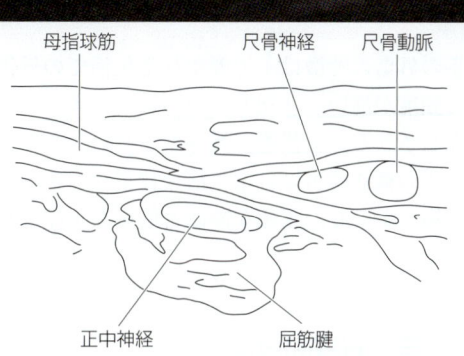

図 28-26　超音波検査
手根管の冠状断像

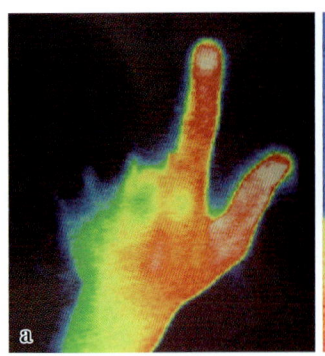

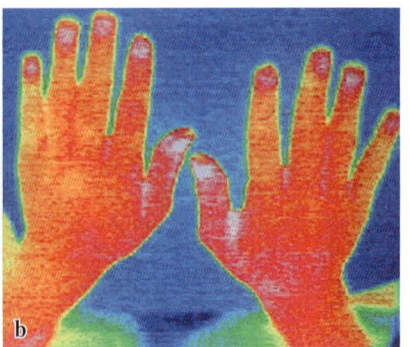

図 28-27 サーモグラフィー
14歳男児（浅掌動脈弓低形成），左手尺骨動脈断裂による中・環・小指の皮膚温低下，左尺骨動脈修復（静脈移植）後。

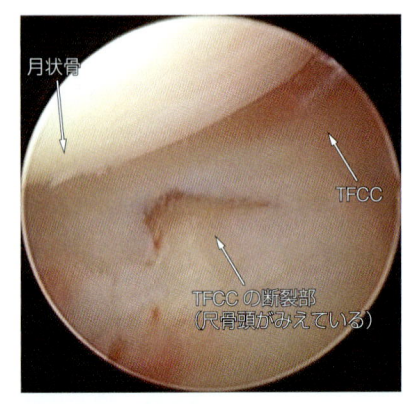

図 28-28 手関節鏡
TFCC 断裂（↑）

疾患各論

A 外傷

手の外傷の特徴は①労働や日常生活での外傷として頻度が高い，②初期治療の適否によって予後が左右される，③後遺症残存率が高い，などである。手の機能障害は日常生活や仕事復帰を困難とする場合があり，正確な診断と的確な治療が求められる。

1 手の新鮮開放創

手の開放創の治療原則は①感染の予防，②骨折や脱臼の整復，③損傷深部組織の修復，④創閉鎖，⑤拘縮防止である。機能予後を増悪させる原因は，感染，創閉鎖の遅れによる瘢痕形成，不良肢位固定や自動運動療法の遅れによる拘縮である。

A 開放創の救急処置

一般的な開放創の処置（→764頁参照）に準じて行う。患肢に指輪などがある場合は必ず外しておく。受傷数時間後には腫脹により外せなくなる。止血のための安易な血管の結紮や電気凝固は，血管修復や再建の妨げになるため，できるだけ圧迫止血を行う。皮線に直交する皮膚切開は，縫合後に皮膚性の屈曲拘縮をきたすおそれがあるため避ける。創閉鎖が困難な場合は，皮下組織の乾燥を防ぐため創傷被覆材を当てるか濡れたガーゼで保護し，早期に専門の医師のもとに送る。

B 特殊な開放創

1 手・指切断

切断部の損傷の程度や受傷からの時間などにより，再接着が可能であるか否かを判断する（第15章手術療法→222頁）。再接着の適応なしと判断した場合は切断し，断端を良好な皮膚で被覆する断端形成術を行う。また指切断では長さを温存することが基本であるが，腱の付着がなく自動運動のできない指節を残すと拘縮により機能障害をきたすことがあるので注意する。

2 指尖損傷（図 28-29）

頻度の高い外傷である。指尖部は繊細な識別機能が必要とされるため，感覚があり疼痛のない機能

的な指尖となるよう治療する．開放療法や神経血管束を含めた局所皮弁などがよく用いられる．爪甲は機能的にも整容的にも重要であり治療をおろそかにするべきではない．爪母，爪床は安易に切除せず7-0か8-0の吸収糸で丁寧に縫合・形成する．

3 ● 手袋状剥皮損傷 degloving injury

ローラー，またはベルトなどに手指を巻き込まれ，皮膚全周が手袋状に剥脱される損傷を手袋状剥皮損傷，指輪により遠位の皮膚が剥脱された場合は指輪損傷 ring injury とよび，指や剥脱した皮膚の血行障害を生じることが多い．剥脱皮膚の動静脈が温存されていれば血管吻合を行うことで生着可能な場合がある．剥脱皮膚の挫滅が強く壊死する可能性が高い場合はそれを切除し，植皮や有茎皮弁などで被覆する．

4 ● 電撃傷

感電による組織損傷をいう．電気抵抗の低い血管，神経が通電経路となりやすい．また皮膚，骨などの電気抵抗の高い組織に通電すると高熱を発生し，骨のみならず周囲の筋壊死をきたす．電流が流れた血管は閉塞，神経は変性し，血行障害により阻血性の壊死を起こす．壊死は進行性であり，重篤な機能障害を残しやすい．

5 ● 高圧注入損傷

スプレーガンなどでシンナーを含む塗料，グリース，オイルなどが指・手に注入されて起こる．注入直後は無症状であるが，数時間後に強烈な疼痛と炎症をきたし重篤な機能障害をきたす．注入物質は腱鞘や筋膜下に広がっており，直ちに皮膚を切開しデブリドマン，洗浄を行う．

6 ● 咬創

人，犬，猫などによる．歯が深部に到達すると口腔内の常在菌による重篤な感染症を生じやすいにもかかわらず，創が小さいことから初期治療が遅れがちである．ヒト咬傷はケンカの際に拳で相手の前歯を殴って受傷することが多く，患者が受傷機転を言わないことも特徴的である．拳で相手を殴って受傷するため，通常のように指を伸展し

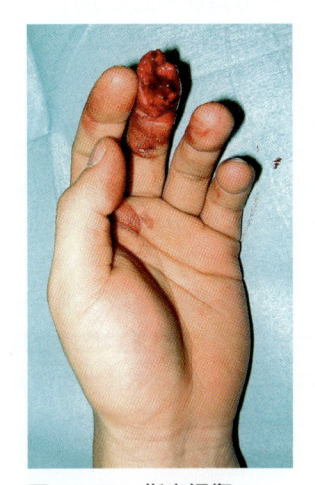

図 28-29　指尖損傷

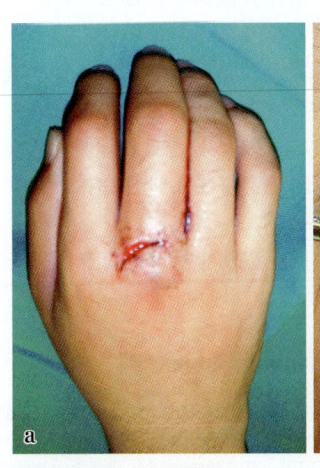

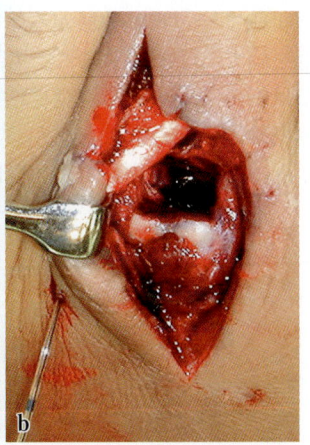

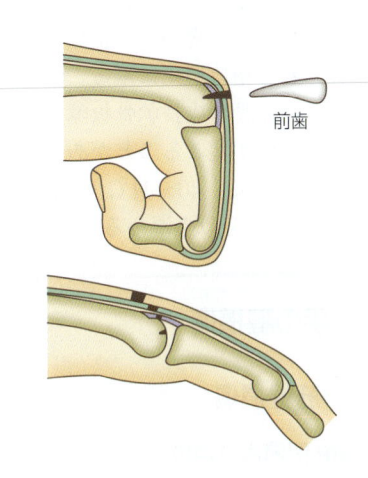

図 28-30　ヒト咬傷
a. 受傷 2 日後
b. 受傷 8 週後：中手骨頭の融解（骨髄炎）
c. 握り拳を作らせると骨・関節に達する創が明白，伸展位では関節損傷がわからない．

て診察すると骨・関節に達する創を見逃しやすい（図28-30）。直ちに皮膚切開を加え，十分なデブリドマンと洗浄した後に抗菌薬の投与を行う。起因菌は *Eikenella* や *Pasteurella* が多くペニシリン系抗菌薬や第1世代セフェムが第1選択である。

7 熱傷

熱傷の深度によりⅠ度（表皮熱傷：発赤），Ⅱ度浅層性熱傷（真皮熱傷，毛乳頭残存：水疱形成,疼痛），Ⅱ度深層性熱傷（真皮熱傷，毛乳頭損傷：底部が白色の水疱形成，感覚鈍麻），Ⅲ度熱傷（全層熱傷：羊皮紙様または炭化，感覚消失）に分類される。

治療の原則は浮腫，循環障害，感染の予防である。受傷直後より冷却，圧迫，患肢挙上，薬剤投与などを行う。全周性のⅡ度やⅢ度熱傷では循環障害予防のために減張切開が必要である。手は必ず内在筋プラス intrinsic plus 位で固定する（→図28-8）。

深度別では，Ⅰ度熱傷はクーリングと経過観察または副腎皮質ステロイド軟膏の塗布，Ⅱ度熱傷は創傷被覆材による湿潤療法の良い適応である。手背のⅡ度深層およびⅢ度熱傷では瘢痕形成で手の機能が著しく傷害される。創傷被覆材による湿潤療法を行い，必要に応じて痂皮切除と分層または全層植皮を検討する。Ⅲ度熱傷では壊死組織を早期に切除し，人工真皮貼付と二次的な植皮または皮弁が必要である。

8 凍傷

凍結による細胞膜の障害と血流障害により起こる。軽症例では皮膚のみ，重症例では皮下組織まで損傷され，指は壊死に至る。受傷後経過を経て小児では指節骨の成長軟骨板障害，成人では指の変形性関節症が起こることがある。初期治療は温めて除痛を図る。40～41℃のお湯に手を浸けて少なくとも30分以上温める。

2 手の腱損傷

A 伸筋腱損傷

1 MP関節より遠位

MP関節より遠位の伸筋腱の特徴として①扁平で薄く強固な縫合が困難，②骨や関節に隣接しているため外傷や合併損傷により癒着を生じやすい，③指伸筋，骨間筋，虫様筋からなる複雑な伸展機構の腱バランスが崩れると変形や拘縮を生じやすい，などが挙げられる。断裂の場合は水平マットレス縫合や8字縫合法で修復するが，DIP関節背側の終止腱，PIP関節背側の中央索の皮下断裂は指装具で保存的に治療できる。

2 MP関節より近位

MP関節より近位では手の屈筋腱と同様の縫合法で修復できるが，筋短縮性拘縮を生じやすく受傷後2～3週間で縫合が困難となることがある。無理な縫合は拘縮をきたす原因となるため，腱欠損例や陳旧例では腱移植や腱移行を選択する。縫合後はラバーバンドを用いた伸展位固定・早期自動屈曲運動や4～6週間外固定を行った後にリハビリテーションを行う。

3 皮下断裂

関節リウマチでは小指・環指の伸筋腱断裂が多く，手関節変形症や橈骨遠位端骨折変形治癒では長母指伸筋腱皮下断裂が報告されている。腱の摩耗や栄養障害が原因と考えられている。一般に断端を縫合することは困難であり，腱移植術や腱移行術が行われる。なお，橈骨遠位端骨折のプレート固定後には長母指屈筋腱や長母指伸筋腱の皮下断裂が報告されている。

4 槌指

DIP関節での指伸展機構が損傷し，DIP関節の自動伸展が不能となる。いわゆる突き指として見逃されることも多い。屈曲強制による伸筋腱断裂を伴う腱性槌指と，終止腱付着部の裂離骨片を伴う骨性槌指がある。軸圧損傷では背側骨片が大きく末節の掌側脱臼を合併する骨性槌指を呈する場合が多い（図28-31）。

腱性槌指では保存療法を行う。DIP関節を過伸

> **NOTE　突き指 jammed finger**
>
> 球技などで指にボールやものが当たって生じる怪我の総称であり，病態として槌指，骨折，靱帯損傷，脱臼が含まれる。背側脱臼の一部を除き，「引っ張ると治る」は迷信であり，骨折や靱帯損傷に対してはかえって危険である。明確な統計はないが，突き指の5～20%は医学的な治療が必要と考えられている。

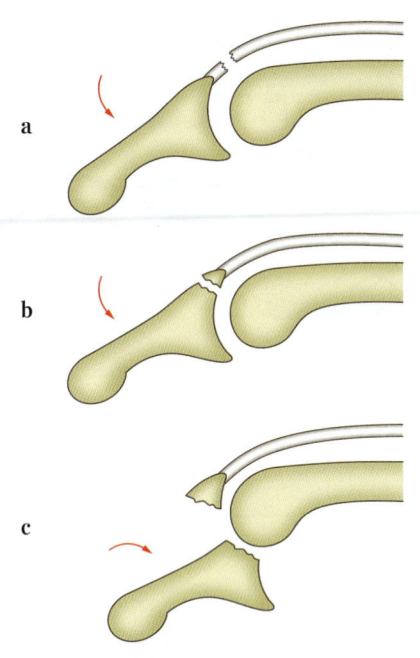

図 28-31　槌指
a. 腱性槌指：屈曲強制による終止腱の断裂
b. 骨性槌指：屈曲強制による終止腱停止部の裂離骨折
c. 骨性槌指：軸圧による脱臼骨折

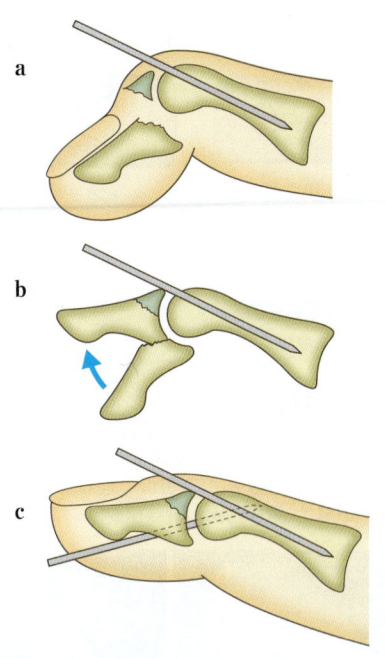

図 28-32　石黒法
a. DIP 関節屈曲により背側骨片を整復し，ブロックピンを刺入
b. DIP 関節伸展により掌側骨片を整復
c. 整復位で DIP 関節を一時的に固定

展位とし固定するが，最低 2 週間は固定を外さないように指導する必要がある．その後着脱可能な装具に変更し，受傷後 6 週程度外固定を継続させる．骨性槌指では骨折の転位が小さければ上記と同様の保存療法が行われるが，骨片の転位が大きい場合や掌側脱臼例については手術療法を行う．経皮的鋼線刺入法により，骨片と脱臼を整復し固定する石黒法が広く用いられている（図 28-32）．

B 屈筋腱損傷

浅指屈筋腱断裂は PIP 関節の単独屈曲が不能（FDS テスト）となり，深指屈筋腱断裂では DIP 関節の屈曲が不能となる．指の開放性屈筋腱断裂では神経血管損傷を高頻度に合併することに留意する．断裂腱は可能なかぎり早期に修復することを原則とし，様々な腱縫合法（図 28-33）が報告されている．屈筋腱断裂の治療は術後の癒着との戦いであり，長期間固定すれば腱は周囲と癒着し，早期運動訓練では縫合腱断裂の可能性が高くなる．腱の癒着防止には早期運動が重要であり，腱の治癒には腱内血行のほか腱運動による滑液拡散が癒合に重要なことから，近年は十分な張力を持った腱縫合を行い術後早期運動が行われる傾向にある．

術後は手関節と MP 関節を屈曲位に固定し，ゴムバンドにより指関節を他動的に屈曲位に保ち，指の自動伸展により縫合した屈筋腱の張力を減じて腱を滑動させる Kleinert（クライナート）法（図 28-34）などの早期運動療法（他動屈曲自動伸展）が広く用いられている．また，腱の滑動をより大きくするために早期自動屈曲療法も行われる

> **NOTE　腱縫合後の癒着**
>
> 腱縫合部は周囲組織との癒着を生じ腱の滑動が阻害される．屈筋腱断裂はその断裂部位により分類される（図 28-35）．Zone Ⅱ では浅指屈筋と深指屈筋が同一の狭い腱鞘内を走行し癒着を生じやすく治療に難渋するため，ノーマンズランド no man's land とよばれていた．術後の早期運動療法は腱の周囲との癒着を防止し，十分な腱の滑動性を確保できる．一方，早期運動により縫合腱断裂の可能性が高まるため腱縫合法や術後リハビリテーションの工夫がなされている．なお理解力に乏しい患者や小児では早期運動訓練は行えない．

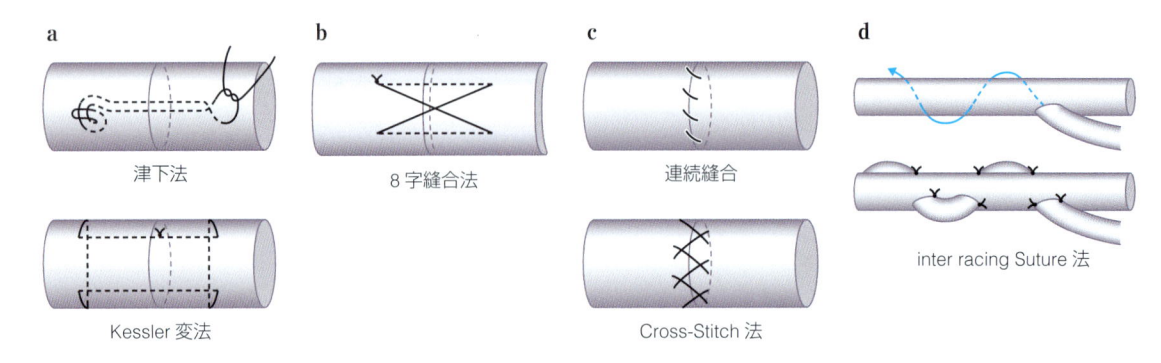

a	b	c	d
津下法	8字縫合法	連続縫合	inter racing Suture 法
Kessler 変法		Cross-Stitch 法	

図 28-33 腱縫合法
a. 腱縫合（rod 状：指屈筋や MP 関節より近位の伸筋腱など）：津下法，Kessler 法
b. 腱縫合（膜状：MP 関節より遠位の伸筋腱）：8 字縫合
c. 補助縫合（上記の腱縫合に追加）：連続縫合，cross-stitch 縫合
d. 編み込み縫合（腱移行術，腱移植術）

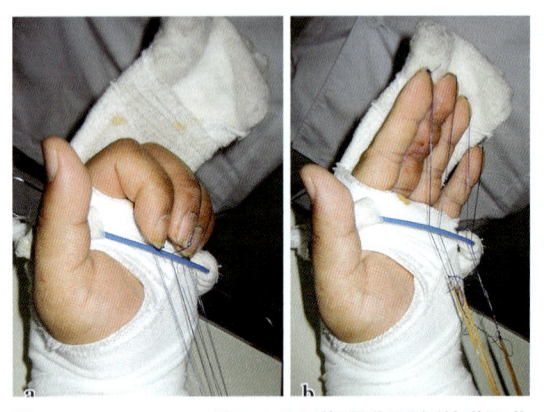

図 28-34 Kleinert 法による早期運動訓練（他動屈曲自動伸展）
輪ゴムによる屈曲位から自動伸展を行うことにより縫合部にあまり張力をかけずに腱を滑動させる方法。

が，その際は力学強度の高い 4-0 ナイロン糸による 6-strand suture が必要になる。

陳旧性腱損傷の場合は腱移植や腱移行などの運動機能再建に先立ち，皮膚性拘縮や関節拘縮を解除しておく必要がある。

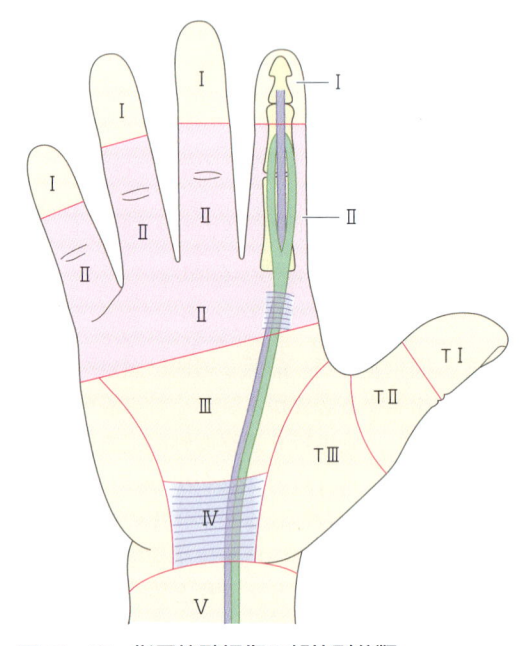

図 28-35 指屈筋腱損傷の部位別分類
指は Zone Ⅰ～Ⅴに分類され，腱鞘内を FDS と FDP 腱が走行する Zone Ⅱ が腱の癒着を生じやすくノーマンズランド no man's land とよばれる。母指は Zone T1～3 に分類される。

3 その他の外傷

A 手根不安定症（図 28-36）

手に加わった力は中手骨から遠位手根列・近位手根列を介して橈骨に伝達される。豆状骨を除いた手根骨は筋腱の停止がなく，その安定性は手根骨間靱帯によるため，舟状骨骨折偽関節や手根間靱帯損傷，あるいは橈骨遠位端骨折変形治癒によ

り手根骨の配列異常をきたすと，手関節の疼痛，可動域制限，握力低下などの症状を生じる。これを手根不安定症とよぶ。

代表的な型は以下の 4 つである。

1 ● 手根背屈変形

dorsal intercalated segment instability (DISI)
手根不安定症で最も多い。手関節中間位側面 X

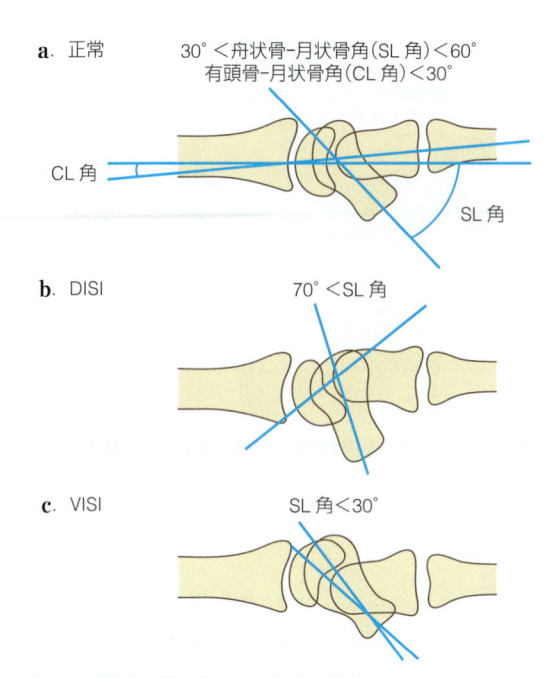

図 28-36 手根不安定症（DISI/VISI）
手関節基準撮影側面像で舟状月状骨（SL：scapho-lunate）角，有頭月状骨（CL：capitolunate）角を計測。
a. 正常：30°＜SL角＜60°，CL角＜30°
b. DISI：SL角＞70°，CL角＞30°
c. VISI：SL角＜30°，CL角≧30°

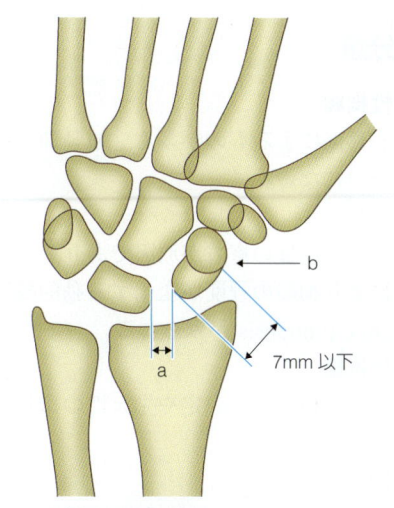

図 28-37 舟状月状骨解離（Terry-Thomas 徴候）
3 mm 以上で舟状月状骨靱帯断裂を疑う（a）。
Cortical ring sign：舟状骨結節部の骨皮質が丸くみえ，ring と舟状骨近位までが 7 mm 未満で陽性（舟状骨が掌屈）（b）。

線像で月状骨が背屈，舟状骨が掌屈し舟状月状骨角（正常 30〜60°）が 70° 以上になる。舟状月状骨解離典型例の X 線正面像では舟状月状骨間間隙が 3 mm 以上に開大し〔Terry-Thomas（テリー－トーマス）徴候〕，舟状骨が掌屈して舟状骨結節が環状にみえる cortical ring sign を認める（図28-37）。舟状骨骨折偽関節，舟状月状骨解離，橈骨遠位端骨折変形治癒，Kienböck 病で生じる。

2 ● 手根掌屈変形
volar intercalated segment instability（VISI）
月状骨が掌屈する（舟状月状骨角 20° 以下）。月状三角骨解離や関節リウマチ（RA）でみられる。

3 ● 手根掌側亜脱臼
carpal volar subluxation
手根骨が掌側に亜脱臼し，RA でみられる。

4 ● 近手根尺側偏位
carpal ulnar translation
手根骨が尺側へ移動し，RA に合併して発生することが多い。

B 尺骨突き上げ症候群
ulnocarpal abutment syndrome

【病態】
手関節尺側にかかる過剰な負荷で生じ，尺骨頭が三角線維軟骨複合体（TFCC）と三角骨に衝突することが原因の 1 つと考えられ，尺骨プラス変異で生じやすい。症状は手関節尺側部痛と腫脹，手関節尺屈時痛である。
【治療】
尺骨短縮骨切り術により手関節尺側の負荷を軽減させる。

B 手の拘縮と変形

拘縮とは関節運動制限のことであり，原因により先天性と外傷性に，組織により皮膚性，腱・筋性，関節性，骨性に分類される。

1 分類

・皮膚性拘縮
　外傷や熱傷によるものが多く，他動伸張により皮膚が蒼白になる。
・腱性拘縮
　屈筋腱や伸筋腱の癒着が原因であり，隣接関節の動きにより拘縮の程度が変化する動的腱固定効果 dynamic tenodesis がみられる。
・筋膜性拘縮
　外傷後の母指内転位固定や先天性の母指内転拘縮などがある。
・筋性拘縮
　Volkmann（フォルクマン）拘縮に代表される前腕筋の阻血性拘縮や挫滅により生じる。外傷の既往と動的腱固定効果が陽性なことから診断できる。骨間筋の拘縮では内在筋プラステストが陽性になる。
・関節性拘縮
　外傷後の腫脹や長期の不良肢位（手関節屈曲，MP関節伸展，PIP関節屈曲）固定により生じることが多い。原因は関節包，側副靱帯，掌側板の短縮癒着などである。
・骨性拘縮
　関節内骨折の変形治癒や骨棘による運動制限などである。X線像で骨・関節の変形がみられる。

2 治療

　皮膚性および骨性拘縮は手術療法の適応であり，それぞれ植皮術や皮弁形成術，関節授動術や形成術が行われる。腱，筋，筋膜性，関節性拘縮は装具を含んだリハビリテーションの適応であり，効果がないときに腱剥離術，腱延長術，筋膜切開術，関節授動術などを行う。

3 特殊な拘縮

A 阻血性拘縮

　筋は阻血により6時間で壊死に陥り，最終的には線維組織に置き換わり非可逆的な筋性拘縮を生じる。原因として動脈損傷や急性区画症候群がある。

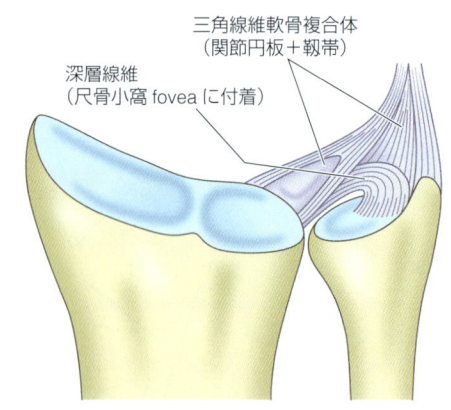

図 28-38　三角線維軟骨複合体（TFCC）の構造

　区画（コンパートメント）症候群は区画内圧の上昇による筋や神経の阻血による機能障害である。前腕屈筋の区画症候群は Volkmann 症候群として有名であり，転位の高度な上腕骨顆上骨折に続発することが多い。他の原因として前腕骨骨折や前腕の圧挫，CO中毒や薬物過量摂取時の昏睡による圧迫，ギプスによる圧迫などがあり，非可逆性の壊死に陥ると前腕屈筋阻血性壊死により，前腕回内，手関節・手指屈曲拘縮を呈する。早期診断（→772頁参照）と早期治療（ギプス・包帯による緊縛の除去，骨片の整復，筋膜切開による減圧や，血行再建など）が必要である。拘縮解離には腱延長術や筋前進法が行われるが，高度な Volkmann 拘縮では廃用手になる。

> **NOTE　三角線維軟骨複合体（TFCC）（図28-38）**
>
> 　尺骨と手根骨（月状骨・三角骨）の間にある関節円板と掌側・背側橈尺靱帯，尺側側副靱帯により構成されるハンモック様構造であり，手に加わる力を尺骨に伝達する際のクッション作用に加えて尺骨を安定化させている。深層と浅層に分かれ尺骨小窩に付着する深層の役割が重要である。TFCC は転倒による軸圧や過度の回内により損傷されることが多く，その断裂により手関節尺側痛や回旋時痛を生じ，TFCC ストレステスト ulnocarpal stress test での疼痛誘発，尺骨掌側の圧痛 fovea sign，尺骨の背側不安定性 piano key sign が特徴的である。

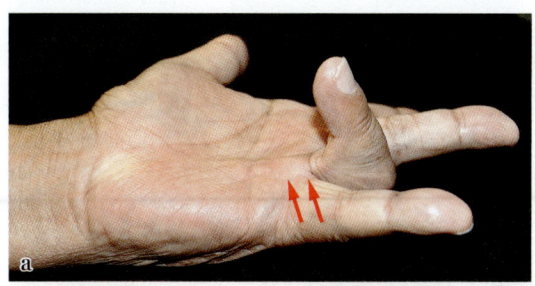

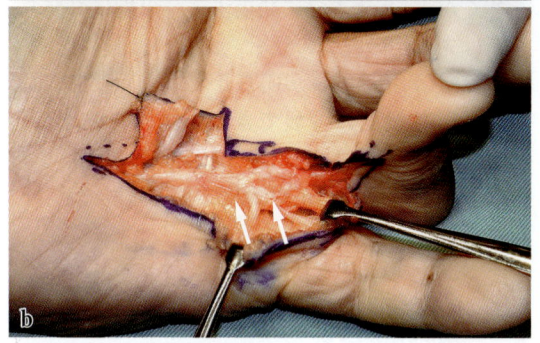

図 28-39　Dupuytren 拘縮
病的な手掌腱膜の索状物（cord ↓）による MP, PIP 関節の屈曲拘縮。　a．術前，b．術中

B Dupuytren（デュピュイトラン）拘縮（図 28-39）

　手掌腱膜の縦走線維（腱上索，pretendinous band）およびその延長である指掌深筋膜の肥厚による指の屈曲拘縮である。尺側指ほど頻度が高い。筋線維芽細胞 myofibroblast の増殖が原因であり，手掌に硬結，腱様の索状物をふれ，進行とともに MP 関節，次いで PIP 関節の屈曲拘縮が出現する。結節（nodule）や陥凹（dimple）もみられる。足底腱膜（Ledderhose 病），陰茎背側（Peyronie 病）にも同様の拘縮を生じることがある。人種（白人＞黄色人種＞黒人）により発症率に差がある。誘因として外傷，糖尿病やアレビアチンの内服などがあげられる。
　保存療法は無効であり，指の屈曲拘縮が高度にならないうちに手術を行う。罹患した手掌腱膜を切除し，併発する皮膚性拘縮には Z 形成術や植皮を行う。なお米国ではコラゲナーゼ注射による治療が FDA により認可されている。

C 変形

1 ● ボタン穴変形（図 28-16g）

　PIP 関節が屈曲し，DIP 関節が過伸展する肢位である。中央索の断裂や弛緩，側索が掌側に転位することで生じる。中央索の外傷性断裂や RA による PIP 関節滑膜炎が原因となる。新鮮皮下断裂では PIP 関節をスプリントで伸展位に保持し，DIP 関節を自動屈曲させることで断裂腱を治癒させることが可能である。開放損傷では腱縫合，陳旧例では中央索の再建，側索の挙上が必要となる。

2 ● 白鳥のくび変形（図 28-16f）

　PIP 関節が過伸展し，DIP 関節が屈曲する肢位である。関節リウマチによる MP 関節掌側脱臼や骨間筋の痙性麻痺では，MP 関節が屈曲し中央索の緊張が強まり PIP 関節が過伸展するいわゆるジグザグ変形をきたす。その他，PIP 関節掌側板や浅指屈筋腱が断裂し相対的に PIP 関節への伸展力が増した場合や，終止腱断裂（槌指）で側索の弛緩により中央索への牽引が相対的に強くなると白鳥のくび変形を生じる。治療は装具療法を含んだリハビリテーションを行い，改善しない場合は腱移行術などを行う。

3 ● 尺側偏位

　MP 関節以遠が尺側に偏位する。関節リウマチや先天性風車翼状手でみられる。

C 手の炎症性疾患（変形性関節症を含む）

1 腱鞘炎

　腱鞘構造を有する部位で腱自体の肥厚，腱鞘滑膜の肥厚などが原因となって腱の円滑な活動が障害される状態である。一般に女性，特に更年期や

NOTE　ジグザグ（zigzag）変形

手関節・手指では近位の関節の変形と逆方向に遠位の関節が変形しジグザグ変形を生じる。特に関節弛緩を合併するリウマチで顕著になる。指 MP 関節の屈曲や掌側脱臼に続発する PIP 関節の過伸展と DIP 関節屈曲（白鳥のくび変形），母指 CM 関節屈曲内転拘縮に伴う MP 関節の屈曲や IP 関節の過伸展がある。近位の関節変形・拘縮から矯正することが重要である。

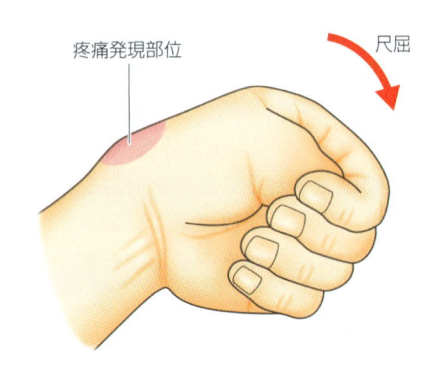

図 28-40 Eichhoff(アイヒホッフ)テスト
手関節伸筋支帯の第一区画を走行する短母指伸筋腱と長母指外転筋腱の腱鞘炎である de Quervain(ドケルバン)病の誘発テストである。母指を他の 4 指で握り込み，手関節を尺屈させ，橈骨茎状突起部(第一背側区画部)に痛みが出現すれば陽性である。Finkelstein(フィンケルシュタイン)徴候と一般によばれることが多いが，正しくは Eichhoff テストである。

周産期，手指作業者にしばしばみられる。原因として手指の過度な使用による機械的刺激に，閉経・妊娠などのホルモン不均衡が重なるためと考えられているが詳細は不明である。

Ⓐ de Quervain(ドゥケルヴァン)病

長母指外転筋腱および短母指伸筋腱の通る手関節第 1 背側区画での狭窄性腱鞘炎である。周産期や日常手をよく使う中年女性に多い。橈骨茎状突起を中心とする疼痛，圧痛と腫脹がみられる。Eichhoff(アイヒホッフ)テスト(図 28-40)が陽性である。治療は局所の安静やステロイドの腱鞘内注射であり，軽快しない場合は腱鞘切開を行う。

Ⓑ 屈筋腱腱鞘炎

MP 関節手掌側にある靱帯性腱鞘 A1 プーリー(→図 28-11参照)で生じる腱鞘炎で，腱の通過障害を生じ PIP 関節の屈伸で弾発現象がみられる

> **NOTE ロッキング**
> ものを握ったり離したりするときに突然，MP 関節が固定される状態である。母指では過伸展位で固定されることが多く，示指や中指では屈曲で固定されることが多い。MP 関節を長軸方向に押しつけ回旋させながら伸展すると解除されるが，手術療法が必要な場合もある。

と，ばね指 snapping finger とよぶ。陳旧例ではしばしば PIP 関節に屈曲拘縮を認める。治療としては安静，ステロイドの腱鞘内注射などの保存療法を行い，改善しない場合は腱鞘切開術の適応である。

Ⓒ 小児のばね指

多くが 1〜2 歳までに発症する。母指に好発し，原因は先天性の腱鞘の狭窄，あるいは腱の肥厚であるという説があるが明らかではない。IP 関節が屈曲し他動的に伸展できない場合を強剛母指 pollex rigidus とよび，MP 関節掌側に硬結を触れる。多くは徒手矯正や装具による伸展で治癒する。

② 石灰性腱炎

腱の起始部や付着部に石灰塩が沈着して激しい炎症反応が惹起される。中年以降の女性に多く，尺側手根屈筋腱付着部，伸筋腱付着部，手指関節周囲の靱帯などに好発する。局所の安静，鎮痛消炎薬の貼付や内服，副腎皮質ステロイドの局注，吸引排除，軽快しない場合は切開・搔爬を行う。

③ 関節リウマチ(→257頁，関節リウマチ参照)

手関節・手部は関節リウマチ(RA)の初発関節であることが多い。中年女性の非外傷性，両手(指)の腫脹があれば関節リウマチを疑う(図 28-16)。発症早期から罹患することが多く，早期に治療しないと関節破壊や拘縮などを生じる。早期に診断し薬物療法，リハビリテーション，装具療法などを行うことが大切である。メトトレキサートや生物学的製剤により寛解が得られる例も報告されている。関節破壊や変形による機能障害などを生じた場合は手術の適応となる。前述したように，ジグザグ変形に対する関節形成術や関節固定術は近位関節から施行することが原則である。

Ⓐ 手関節の RA

手関節と遠位橈尺関節の炎症を生じ，典型例では手根骨は掌側亜脱臼，橈側回転し尺骨頭は背側亜脱臼を呈する。この尺骨頭背側亜脱臼と合併した滑膜炎が持続すると指伸筋腱断裂を生じる。滑

膜炎と変形に応じて手関節滑膜切除術，Sauve-Kapandji（ソーベ-カパンジ）法（遠位橈尺関節固定＋尺骨骨幹端部分切除），Darrach（ダラー）法（尺骨頭切除術），手関節部分または全固定術，人工関節置換術などを行う．

B 指関節の RA

MP，PIP 関節に好発し原則として DIP 関節には生じない．

1 ● MP 関節

持続する関節炎や骨間筋腱の拘縮のため MP 関節の掌側亜脱臼や尺屈変形を生じる．MP 関節が掌側亜脱臼すると前述したジグザグ変形により，PIP 関節過伸展と DIP 関節屈曲位となり白鳥のくび変形を呈する（➡260 頁，484 頁の図 28-16 参照）．

2 ● PIP 関節炎

関節炎により中央索が断裂や弛緩し，伸筋腱側索が掌側に転位してボタン穴変形（➡260 頁，484 頁参照）をきたす．MP 関節，PIP 関節とも初期では装具による保存療法を行い，変形が進行する場合は滑膜切除術に加えて，腱のバランスを再建する手術や，関節固定術，人工関節置換術などを行う．

3 ● 屈筋腱

薬剤不応性の屈筋腱腱鞘滑膜炎による屈曲障害，ばね指，手根管症候群は腱鞘滑膜切除術の適応である．

4 ● 伸筋腱

手関節の RA の項（➡498 頁）で述べた尺骨頭背側亜脱臼では，小指や環指などの尺側指伸筋腱から断裂し中指，示指の伸筋腱断裂へ進行する．小指伸筋腱（EDM）の単独断裂で初発することが多く，その時点では指伸筋（EDC）により小指が伸展できるため患者は腱断裂を自覚していない．小指の単独伸展を見ること（EDM テスト）により腱断裂の早期診断が可能である．腱鞘滑膜切除術に加えて手関節手術を行う．腱が断裂した場合は腱移行や腱移植術による再建を行う．その他，滑膜の腱内侵入による断裂や Lister 結節部での長母指伸筋腱（EPL）の断裂があり，腱移植術や腱移行術を行う．

4 手の変形性関節症

関節症は関節の退行性変性であり，一次性関節症としては Heberden（ヘバーデン）結節や CM 関節症，二次性として手関節関節内骨折変形治癒や舟状骨骨折偽関節に続発するものが多い．

A Heberden（ヘバーデン）結節（図 28-41）

中年女性に多く発症する DIP 関節の変形性関節症である．DIP 関節の骨性隆起や屈曲変形，関節可動域制限が特徴的である．X 線像で，関節軟骨の摩耗と骨棘形成を認める．急性炎症症状を伴う例や，粘液囊腫（ガングリオン）を伴う場合がある．治療は消炎鎮痛薬（NSAIDs）の塗布やテーピングなどの対症療法を行う．粘液囊腫では関節

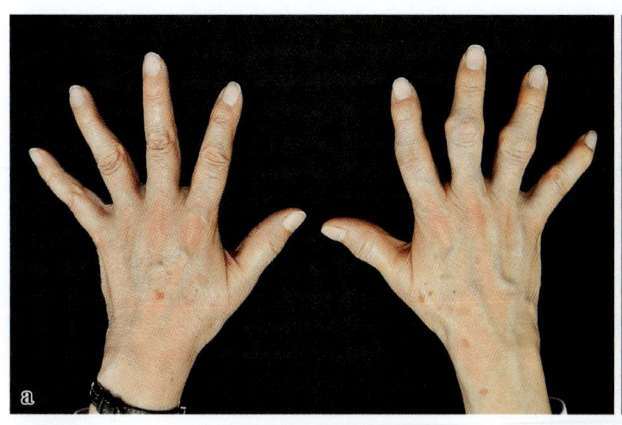

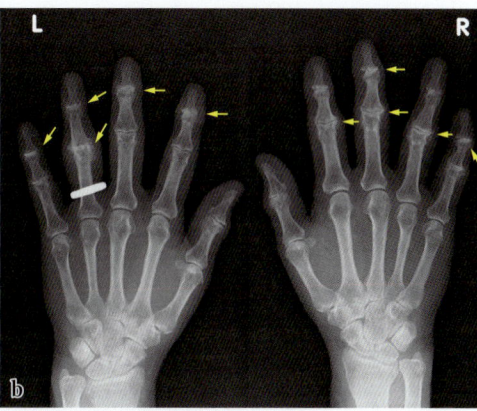

図 28-41 Heberden 結節（DIP 関節変形症←）と Bouchard 結節（PIP 関節変形症←）

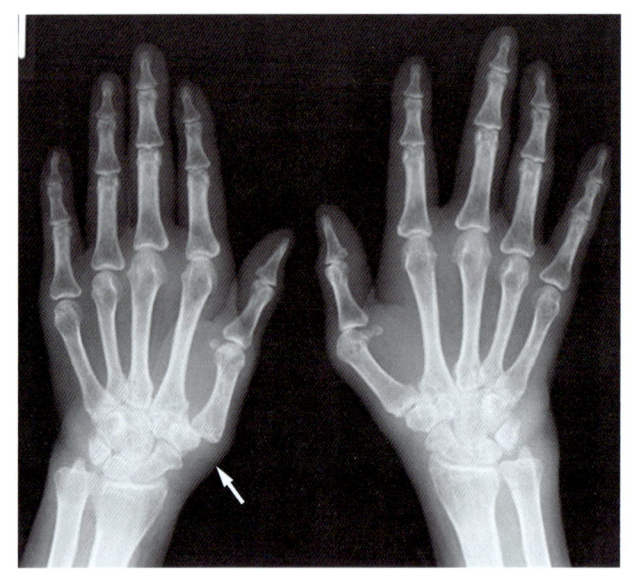

図 28-42 母指 CM 関節症
左母指 CM 関節亜脱臼と内転拘縮（右は正常）

包・骨棘切除，痛みや変形が強い場合は関節固定術の適応である．DIP 関節炎は関節リウマチではみられないが，乾癬性関節症や Reiter 症候群では好発するため急性炎症を伴う場合は鑑別が必要である．

B Bouchard（ブシャール）結節（図 28-41）

PIP 関節の変形性関節症である．Heberden 結節の 20％ に本症を合併する．骨棘形成がみられることから，関節リウマチやそのほかの膠原病に合併する関節炎と鑑別できる．

C 母指 CM 関節症（図 28-42）

母指 CM 関節は鞍関節で多方向への動きが可能である．また，つまみ動作で母指内転筋，母指球筋，長母指外転筋などの強力な応力が集中するため変形性関節症を生じやすい．つまみや広口瓶のふたを開ける動作時などに母指の基部に痛みを生じる．CM 関節部が外側に突出し圧痛を認め，軸圧を加えながら回旋させる grind（グラインド）テスト（図 28-43）が陽性になる．X 線像では母指 CM 関節の亜脱臼（第 1 中手骨橈側偏位）と遊離体や関節症性変化を認める．病期が進行すると内転，屈曲変形をきたす．軽症例は消炎鎮痛薬投与やテーピング，装具療法を行う．重症例では靱帯再

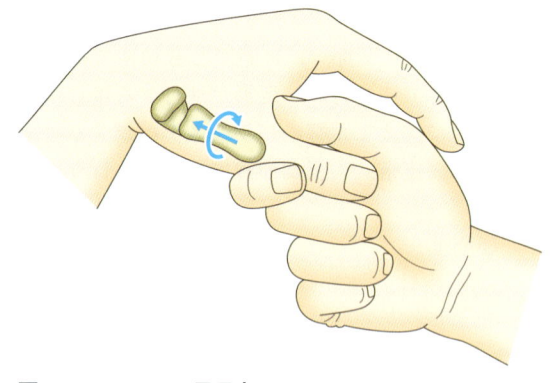

図 28-43 grind テスト
軸圧を加えながら回旋させると疼痛が出現すれば陽性．

建術，関節固定術，関節形成術が必要になる．

D 変形性手関節症（図 28-44）

一次性は少なく，多くは二次性で橈骨遠位端関節内骨折や舟状骨偽関節 scaphoid nonunion advanced collapse（SNAC）wrist に続発する．

手関節の運動時痛，圧痛，可動域制限が特徴である．X 線像での関節面の破壊や関節裂隙狭小化により診断可能である．手関節の安静，消炎鎮痛薬の投与，装具による手関節の固定などの保存療法を行う．保存療法で効果がない例には部分手根

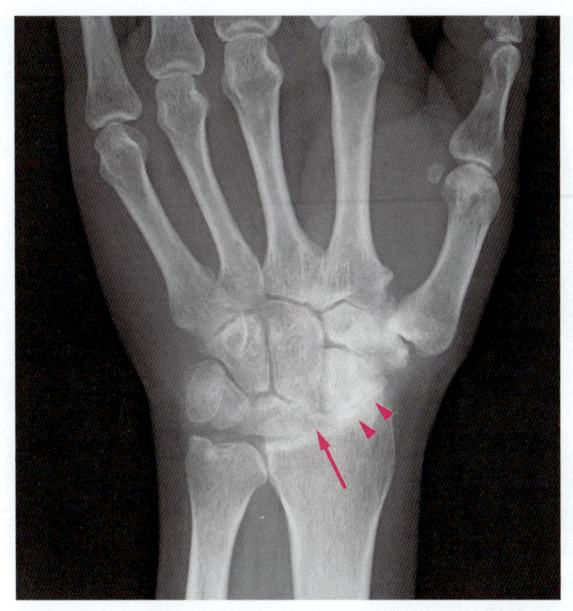

図28-44 変形性手関節症（SLACに伴う二次性変形性手関節症，手根不安定症の項参照→494頁）
X線正面像 舟状骨偽関節の近位骨片（←），橈骨舟状骨関節の関節裂隙狭小化と骨硬化（▲），有頭骨の近位移動を認める。

骨固定術，近位手根列切除術，手関節固定術などを行う。生物製剤により治療されたRAでは滑膜炎が沈静化し残存した軟骨変性により，変形性手関節症に類似した病像を示す場合がある。

5 手の感染症

A 化膿性屈筋腱腱鞘炎（図28-45）

【病態】
手，指の刺傷などから発生する。処置が遅れると屈筋腱の壊死をきたし重篤な後遺障害をきたす。症状としてはKanavel（カナベル）の4徴候①屈筋腱滑膜性腱鞘のびまん性腫脹，②屈筋腱に沿った圧痛，③患指屈曲位，④他動伸展時の激痛，が重要である。

【治療】
腱や腱鞘に達する外傷の場合，ただちに十分な洗浄と局所の安静，抗菌薬の投与などを行い，感染の成立および広がりを予防することが重要である。感染の悪化傾向があれば直ちに滑膜切除と洗浄を行い，腱鞘内にチューブを挿入し生理食塩水を灌流させる閉鎖式灌流法を行う。

B 瘭疽

刺し傷などから発生する指腹部の感染である。解剖学的に末節骨と皮膚の間に強靱な結合組織性の中隔があり，この部の化膿性炎症により内圧が上昇し著しい痛みをきたす。治療は抗菌薬の投与，切開排膿を行う。

C 爪周囲炎

ささくれ，ふかづめ，陥入爪，マニキュア，爪を噛むくせから発生する。爪の側縁の発赤，腫脹，疼痛，時に排膿などがみられる。初期の例では抗菌薬の投与で治癒することもある。炎症側の爪外縁に沿って切開を加え排膿，洗浄を行う。爪床・爪母を傷つけないように注意する。

D 結核性関節炎

手関節での発生が多い。手根骨の破壊がみられる。結核性腱炎も多く，炎症症状が少ない割に局所の腫脹が強く運動制限がみられるのが特徴である。治療は抗結核療法および滑膜切除である。

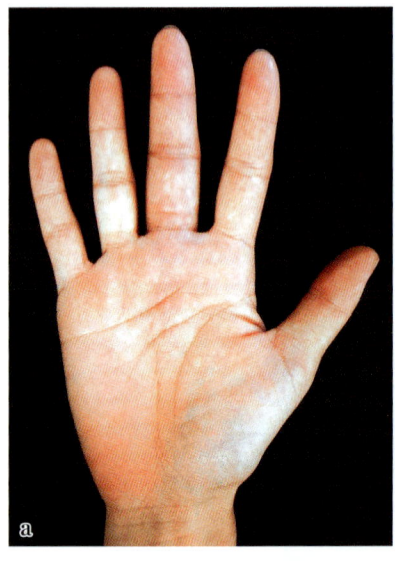

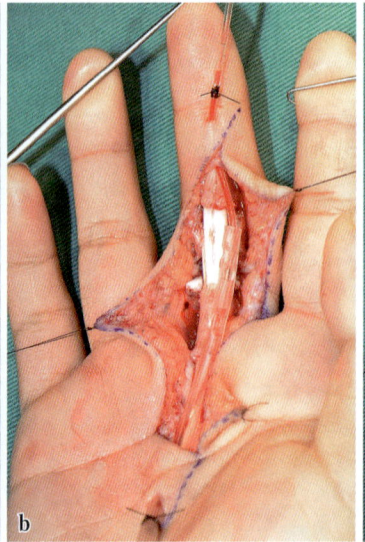

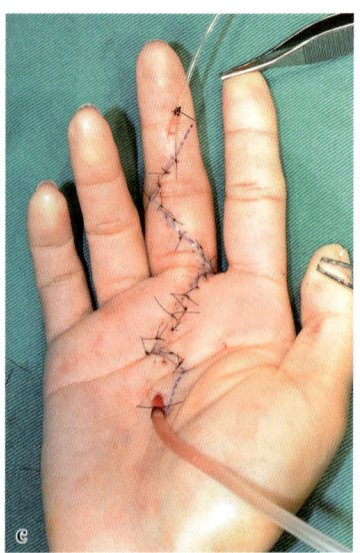

図28-45 化膿性屈筋腱腱鞘炎
a. 右中指のびまん性腫脹, 発赤, 疼痛, 伸展時激痛
b. 緊急滑膜切除と抗菌薬投与
c. 持続洗浄

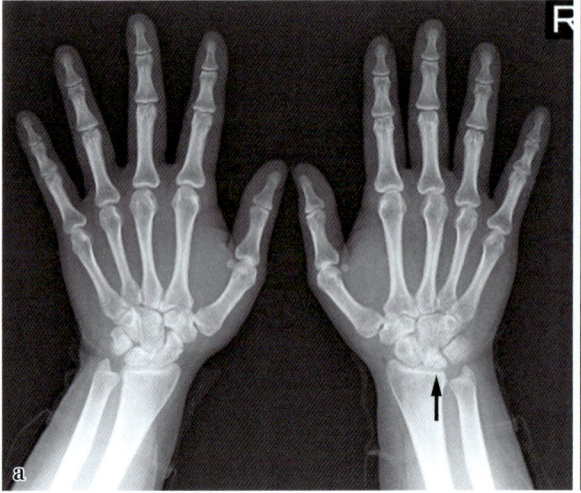

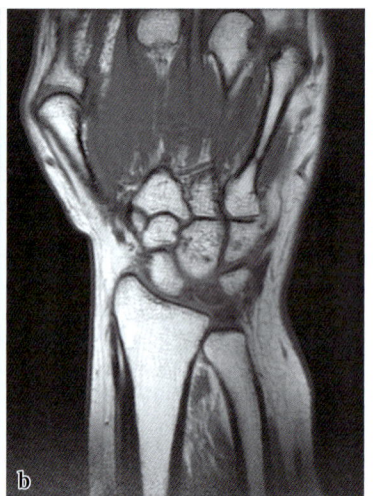

図28-46 Kienböck病のX線画像(a)とMRI(b)

D 骨壊死

1 Kienböck(キーンベック)病

【病態と診断】

月状骨軟化症ともいう。月状骨に無腐性の壊死をきたす疾患である。慢性的な外力による栄養血管の途絶が原因と考えられているが, 明らかではない。青壮年の男性で, 手を使う職業の人の利き手に比較的多く発生する(図28-46)。症状は運動時の手関節の疼痛, 手関節背側の月状骨部の圧痛と軽度の腫脹, 手関節の背屈制限である。尺骨 minus variant 例に多い傾向がある。X線像によるLichtmanの病期分類が用いられる(図28-47)。X線検査では判定の難しい初期にはMRI検査が有用である。

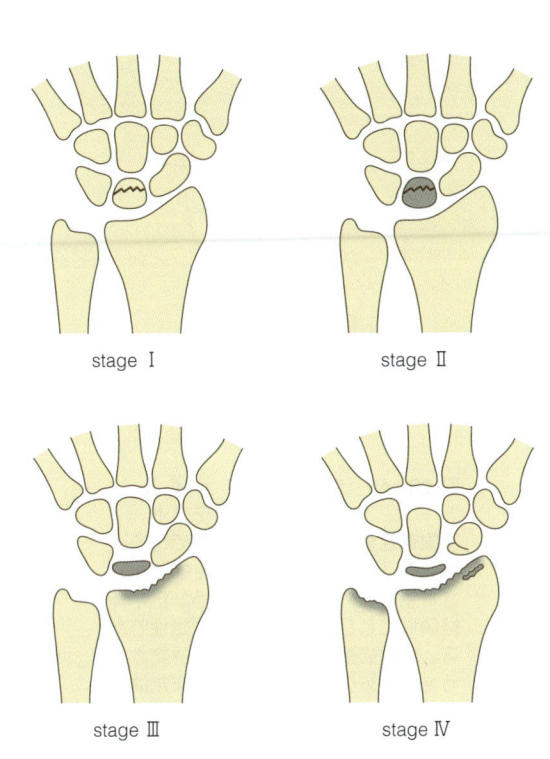

図 28-47　Kienböck 病の Lichtman 分類
Stage Ⅰ：月状骨の変化なし。骨折線を認めることがある
Stage Ⅱ：月状骨の萎縮または硬化を認める
　　　　　月状骨の変形はない
Stage Ⅲ：月状骨の扁平化・分節化を認める
　　　　　ⅢA　舟状骨の回旋なし
　　　　　ⅢB　舟状骨の回旋あり
Stage Ⅳ：舟状骨周囲の手根骨および手関節の関節症性変化を認める

(Lichtman DM, et al：Kienböck's disease：Update on Silicone replacement arthroplasty. J Hand Surg 7：343-347, 1982 より引用改変)

【治療】
　保存療法として NSAIDs や手関節固定装具が用いられる。手術療法としては①月状骨にかかる負荷を軽減する方法(橈骨短縮あるいは楔状骨切り、手根骨固定術など)、②血流を改善する方法(血管束移行)、③月状骨を置換する方法(腱球、シリコンなど)、④終末期に対する救済手術(手関節固定術、近位手根列切除術)などがあり、わが国では橈骨短縮術が広く用いられている。

2　Preiser(プライザー)病

【病態と診断】
　舟状骨の無腐性壊死であり、稀な疾患である。舟状骨骨折後の壊死は含まない。腎移植や膠原病の治療後の発症が多く、副腎皮質ステロイドの大量投与が関係していると考えられている。嗅ぎタバコ窩 snuff box に圧痛があり、X 線像で舟状骨の硬化像や分節化を認める。

【治療】
　手関節固定装具などでの保存療法、血管束移植術や血管柄付き骨移植術が行われる。

E　神経麻痺

1　手の神経と絞扼性神経障害

A　正中神経

1　手根管症候群

【病態】
　手根骨と強靱な屈筋支帯で囲まれたトンネル(手根管)内を 9 本の指屈筋腱とともに正中神経が走行する。この部位で手根管内圧が上昇(手関節屈曲や手指腱鞘滑膜炎など)すると、正中神経が圧迫され絞扼性神経障害を生じる。最も頻度の高い絞扼性神経障害である。原因としては手の使い過ぎ、妊娠、閉経などによる特発性が最も多く、中年女性に多い。その他、関節リウマチによる屈筋腱滑膜炎や透析患者におけるアミロイド性滑膜炎やガングリオン、手根骨の脱臼や変形性手関節症などがある。
　自覚症状としては、母指、示指、中指、環指橈側のしびれと感覚低下がある。夜間就寝時や早朝に特にしびれが強い。短母指外転筋麻痺が生じるとつまみ動作ができなくなり、母指と示指で正円(perfect O)を作るように指示してもいびつになる(図 28-48)。上記症状に加えて母指球筋の筋力低下や萎縮(猿手)、手根管近位の Tinel 徴候、Phalen(ファーレン)テスト(図 28-49)、終末潜時の延長や神経伝導速度の低下などで診断する。

【治療】
　経過が短く症状が軽度のものや、妊娠中のものには保存療法を行う。手関節軽度背屈位で固定し、ビタミン B_{12} 製剤を投与する。保存療法で軽快しない場合や、疼痛の強い例、症状進行例、外傷や感染で生じた例では横手根靱帯を切開する手根管開放術を行う。鏡視下開放術も有用である。発症

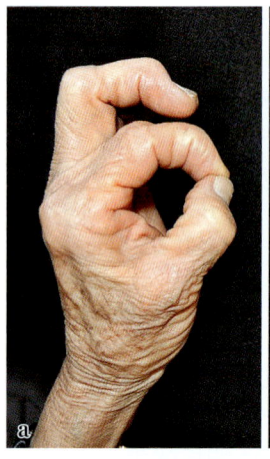

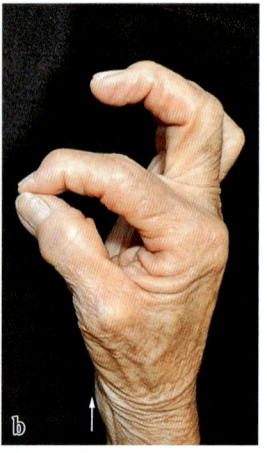

図 28-48 右手根管症候群
右母指外転筋の萎縮（→）と perfect-O がいびつ（b）。母指の対立が不十分である。母指 IP 関節と示指 DIP 関節は屈曲している点が，図 28-50 と異なる。

後 1〜2 年以上経過して母指球筋萎縮の回復が期待できず，かつ活動性が高い例では腱移行による母指対立再建術を追加する場合がある。

2 ● 回内筋症候群

上腕部で二頭筋の内側を下行した正中神経は，肘部で二頭筋腱膜下を走り，円回内筋の浅頭と深頭の間を通って深指屈筋腱弓の下に入る。前腕の回内運動や周囲組織の浮腫などで正中神経へ圧迫が加わる。手根管症候群に比べて頻度が低い。症状は肘から前腕近位に生じる強い痛み，正中神経領域のしびれである。運動麻痺の頻度は低いが，前骨間神経麻痺を合併すれば母指と示指のつまみ動作が困難となる。円回内筋を中心に圧痛点と Tinel 徴候がみられる。治療は圧痛点に副腎皮質ステロイドの局注，肘関節や手関節の固定による安静などの保存療法のほか神経剥離術などがある。

3 ● 前骨間神経麻痺

teardrop sign（図 28-50, 第 27 章, ➡ 469 頁参照）が特徴である。

B 尺骨神経

1 ● 肘部管症候群（第 27 章 ➡ 468 頁参照）

2 ● 尺骨（Guyon）管症候群

尺骨管における尺骨神経の絞扼性神経障害である。手根骨骨折，ガングリオンなどの腫瘤，仮性

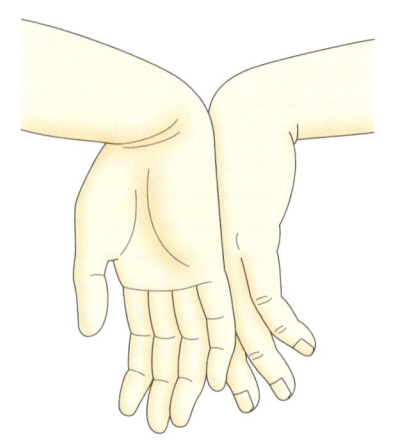

図 28-49 Phalen〔フェイルン（ファーレン）〕テスト
手根管症候群の症状誘発試験である。手関節を 1〜2 分間最大屈曲位に保持させ手根管内圧を上昇させる。正中神経領域にしびれが出現すれば陽性である。手関節最大伸展位により誘発される場合もあり逆 Phalen テストまたは手関節伸展テストと呼ばれる。

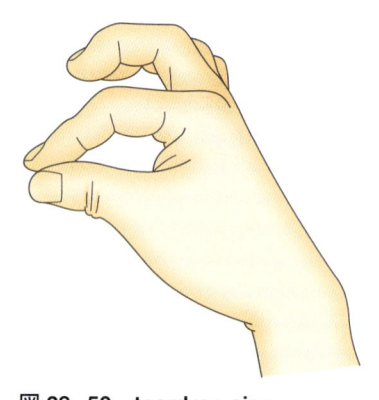

図 28-50 teardrop sign
前骨間神経麻痺では母指と示指で指尖つまみを指示すると，長母指屈筋と示指の深指屈筋が麻痺しているため母指 IP 関節と示指 DIP 関節が過伸展し涙痕（teardrop）状になる。

動脈瘤（小指球ハンマー症候群 ➡ 506 頁参照），長期間のサイクリングなどのハンドル把持での圧迫などが原因となる。自覚症状はつまみ動作で力が入らない，箸を上手に使えない，などの巧緻運動障害と環・小指のしびれである。他覚的には鉤爪変形，尺骨管での Tinel 徴候，運動神経終末潜時の延長

や伝導速度の低下を認める．肘部管症候群との鑑別点は，手背側に感覚低下がないこと，環・小指FDPの筋力低下がみられないことである．治療は尺骨神経管の開放，ガングリオンなどの占拠病変の切除である．

C 橈骨神経麻痺

長橈側手根伸筋枝より近位（肘関節よりやや近位，→図28-14c）の損傷では下垂手，それより遠位の後骨間神経麻痺では手関節が伸展でき指が伸展できない下垂指を呈する（第27章→469頁参照）．

F 循環障害

1 Raynaud（レイノー）症候群

【病態と診断】

寒冷曝露や興奮時のほかに振動のような機械刺激により指動脈の攣縮を起こし，手指が蒼白となり，次いでチアノーゼ，最後に紅潮をきたして回復する症状をRaynaud現象という．そのうち原因疾患が明らかでないものをRaynaud病，膠原病，振動工具使用（振動病），外傷など原因疾患が明らかなものをRaynaud症候群という．診断には，寒冷刺激による誘発テストやサーモグラフィーが有用である．

【治療】

Raynaud症候群では原因疾患の治療を行う．患肢の保温，禁煙，ストレスの回避などの生活指導を行う．薬物療法としては血管拡張薬，循環改善薬の投与や星状神経節ブロックが有効である．手術療法では，内視鏡下の星状神経節切除を行う場合もある．

2 Buerger（バージャー）病

【病態と診断】

四肢の中小動脈の内膜が炎症性病変におかされ，血栓にて閉塞される疾患で，20〜40歳の喫煙男性に多い．四肢の冷感や，チアノーゼ，爪の変化や静脈炎などを認める．下肢症状では腓腹筋の痛みによる間欠性跛行を認める．

【治療】

禁煙，保温などの保存療法に加えて，血小板抗凝固阻止薬や血管拡張薬での薬物療法，星状神経節ブロックなどを行う．手術療法では星状神経節切除術や手部の交感神経切除術が行われる．中小動脈の病変のため血行再建術の適応は少ない．壊疽では切断術が必要になる．

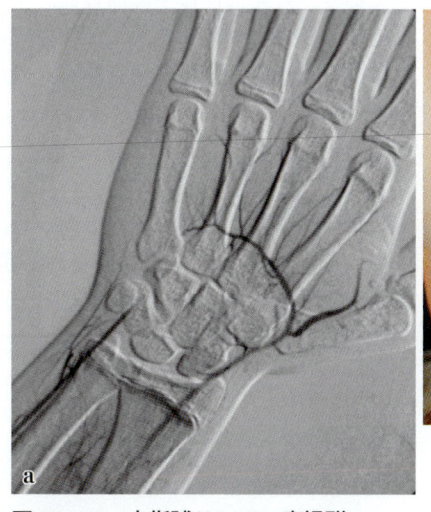

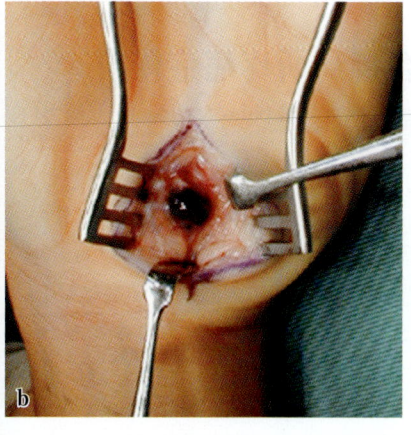

図28-51 小指球ハンマー症候群
床に左小指球を強打して受傷，Guyon管に拍動性の腫瘤を触知
a. 血管造影による尺骨動脈のGuyon管での途絶
b. 仮性動脈瘤

表 28-1　CRPS 診断基準（IASP, 2005）

A. きっかけとなった外傷や疾病に不釣り合いな持続性の痛みがある
B. 以下の 4 項目のうち 3 項目以上で 1 つ以上の自覚的徴候，2 項目以上の他覚症状がある（感度 0.85，特異度 0.69）
　1. 感覚異常：自発痛，痛覚過敏
　2. 血管運動異常：血管拡張，血管収縮，皮膚温非対称，皮膚色調変化
　3. 浮腫・発汗異常：腫脹，発汗増加または低下
　4. 運動異常・神経性変化：筋力低下，振戦，ジストニア，協調運動障害，爪・毛の変化，皮膚萎縮，関節拘縮，軟部組織変化

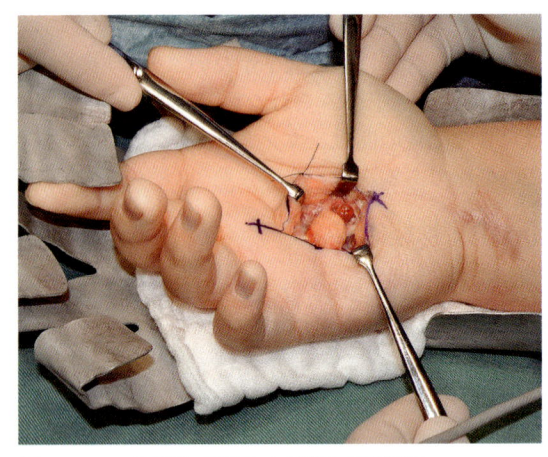

図 28-52　手掌に発生した腱鞘巨細胞腫

③ 反復性鈍的外傷による血行障害

A 小指球ハンマー症候群（図 28-51）

小指球筋部で痛みがあり，環・小指の感覚異常と血行障害をきたす。小指球部をハンマーのように繰り返し叩くような仕事に就いている人に発症する尺骨動脈損傷である。バドミントンやゴルフ，アイスホッケーのグリップエンドの衝撃で生じることも多い。尺骨動脈の Allen テストが陽性であり，動脈造影で尺骨動脈の途絶や狭窄，時に仮性動脈瘤を認める。治療は血管拡張薬の投与のほか，閉塞動脈の結紮と切除または静脈移植による再建術がある。

G 複合性局所疼痛症候群
complex regional pain syndrome (CRPS)

骨折，捻挫，打撲などの外傷をきっかけとして，慢性的な痛みと浮腫，皮膚温の異常，発汗異常などの症状を伴う難治性の慢性疼痛症候群である。複雑な病態であり，1994 年に国際疼痛学会（IASP）は，神経損傷を伴う CRPS Type 2（カウザルギー）と神経損傷を伴わない CRPS Type 1（反射性交感神経性ジストロフィー，肩手症候群，Sudeck 骨萎縮）の 2 型に分類したが，2005 年には type 1, 2 の区別もなくなった（表 28-1）。一方，従来の用語も未だに用いられている。労災例では難治な傾向もあり，心理的な要因も関与しているため慎重に診断する。

H 腫瘍と腫瘍類似疾患
（→355 頁，388 頁，腫瘍の項参照）

腫瘍の項と重複するので手に好発するもののみを記載する。

① 手の腫瘍類似疾患

A ガングリオン

関節包や腱鞘と交通する内部がゼリー状の囊腫であり，好発部位は手関節背側，手関節掌側橈骨動脈の深部，屈筋腱腱鞘である。Heberden 結節に合併し，DIP 背側に発生するものは粘液囊腫とよばれる。

B 類表皮囊胞

新陳代謝によって表皮から剥がれ落ちる垢などの老廃物が皮膚や皮下に溜まる囊胞性病変であり，感染すると切開排膿と囊胞摘出が必要である。

② 手の良性軟部腫瘍

A 腱鞘巨細胞腫（図 28-52）

腱鞘，稀に関節より発生し硬く黄色を呈するため黄色腫とよばれる。治療は摘出であるが，比較的再発率が高い。

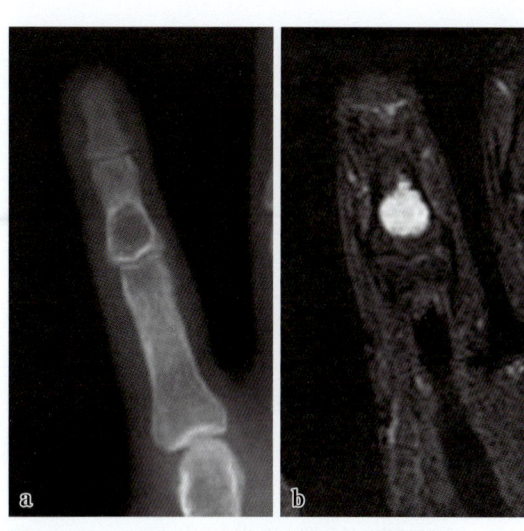

図 28-53　小指中節基部に発生した内軟骨腫
a. X線写真（周辺骨硬化を伴う透亮像）
b. MRI T2 強調像

B 血管腫・リンパ管腫（→399頁参照）

C 神経腫（→720頁参照）

D 脂肪腫（→398頁参照）

E glomus（グロムス）腫瘍

glomus cutaneum 由来の腫瘍であり，爪下や指先に好発し強い疼痛を訴える．寒冷刺激で疼痛が誘発される．腫瘍は2～3mm程度と小さくMRIで描出されず，診断に長期間要することも多い．摘出術を行う．

3 手の良性骨腫瘍

A 内軟骨腫（図28-53）

指節に好発する．増大すると病的骨折を起こすため，掻爬・自家または人工骨移植術を行う．

B 骨巨細胞腫

橈骨遠位に好発する（→364頁参照）．

4 手の悪性腫瘍

手には悪性腫瘍の発症は少ない．悪性軟部腫瘍では，悪性黒色腫などの皮膚癌が多い．悪性骨腫瘍は原発，転移性ともに少ない．

I 先天異常

手の奇形は体表奇形のなかでも多く，日本人新生児1万人あたり多指は約9人，合指は8人，減形成奇形は約3人生まれている．原因として　優性または劣性の単一遺伝子（20%），環境因子（10%），染色体異常（10%），不明（60%）との報告があるが，今後の研究により一層の解明が期待される．先天異常の分類には，日本手外科学会のIFSSH 修飾分類法が用いられるが，環境因子による奇形も遺伝による奇形も表現形が類似することに注意する．一般的に遺伝性の可能性が高いものの特徴として①全身奇形の合併，②両側性または手足に発生する多指症，③小指多指症，などがあり，遺伝性が低いものの特徴として①全身奇形を伴わない，②片側性，③母指多指症，④先天性絞扼輪症候群，などがある．先天奇形を治療する場合は患児ばかりでなく，両親（特に母親）のケアも必要である．なお，遺伝相談を安易に引き受けるべきではなく，専門家に依頼する．

【治療方針】
強剛母指や屈指を除き，手術療法が必要になることが多い．

【手術時期】
重篤な奇形では出生直後に手術が必要な場合があるが，一般には麻酔の安全性や骨の評価がX線写真である程度可能になる1歳以降に手術を行う．握り動作は1～1.5歳，つまみ動作は1.5～2歳で獲得できるように治療計画を立てる．

A 多指症（図28-54）

発生部位はわが国では，母指＞小指＞中指＞環指＞示指の順に多い．家族内発生は母指多指症の3～5%，小指多指症の16～30%と報告されている．中指や環指の中央列多指症は裂手に分類される．

【治療】
余剰指を切除する．最も多い母指多指症では，切除する橈側母指に母指外転筋腱が付着していることが多く腱の着け直しが必要になる．

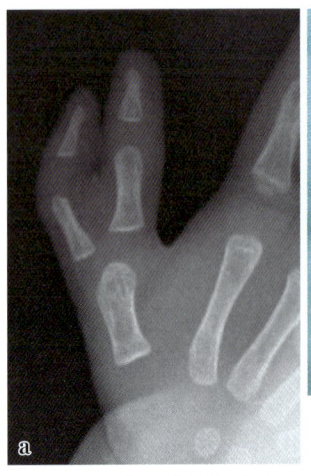

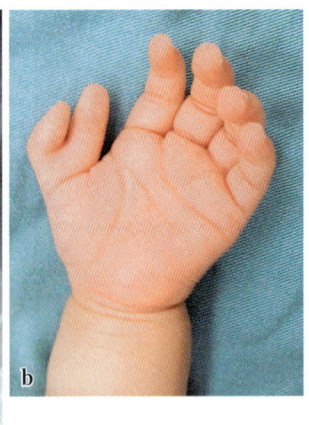

図 28-54 左母指多指症（Wassel Ⅳ 型）
Wasselは分岐部で分類し，末節で分岐をⅠ型，IP関節をⅡ型，基節をⅢ型，M-P関節をⅣ型，中手骨をⅤ型，CM関節をⅥ型，一方が3指節母指をⅦ型とし，Ⅳ型が最も多い。

B 合指症（図 28-55）

指の形成不全がない分離障害であり，皮膚のみの皮膚性合指症と骨まで癒合した骨性合指症，指尖まで癒合した全合指症と指尖は癒合していない部分合指症，先端のみ癒合した指尖合指症（絞扼輪症候群に特徴的）がある。
【治療】
分離後に皮弁または植皮を行う。

C 橈側列形成不全（図 28-56）

橈骨の低形成または欠損に母指の低形成や欠損を合併する。
【治療】
橈骨形成不全例では橈骨延長術，欠損例では尺骨の遠位に手根骨を移動する。母指形成不全に対しては，皮弁形成や腱移行術，欠損例に対しては示指の母指化術を行う。心疾患，血液疾患，VATER associationなどの合併に注意する。

D 横軸欠損（図 28-57）

指形成不全に合指を伴う合短指症から肢欠損例まで含まれる。
【治療】
合指の分離や形成不全指・肢の延長を行う。

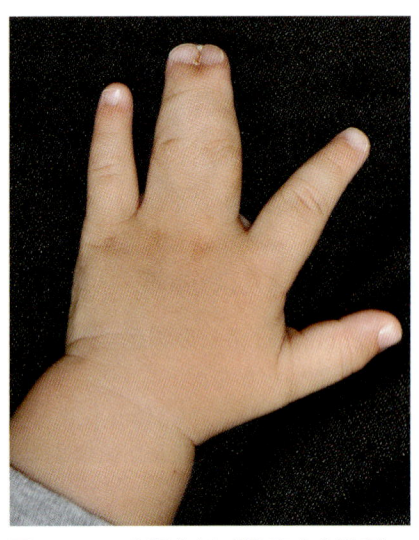

図 28-55 合指症（皮膚性完全合指症）

E 裂手（図 28-58）

主に中指列が欠損し，欠損部位でつまみ動作を行っていることが多い。手術により外観が改善しても，機能はかえって低下することもある困難な病態である。
【治療】
指列移行を行い母指と対抗指によるつまみ動作を可能にする。

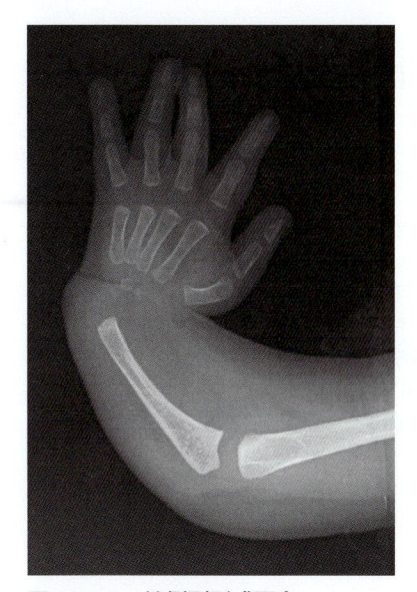

図 28-56 橈側列形成不全

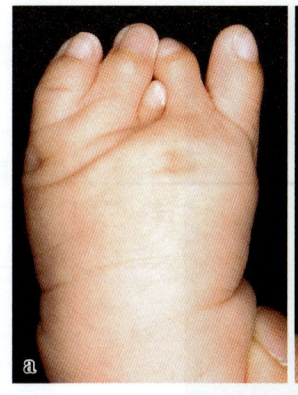

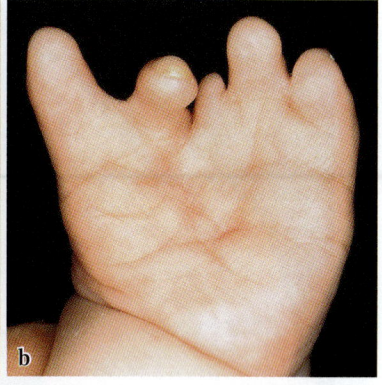

図 28-57 合短指症（横軸欠損）

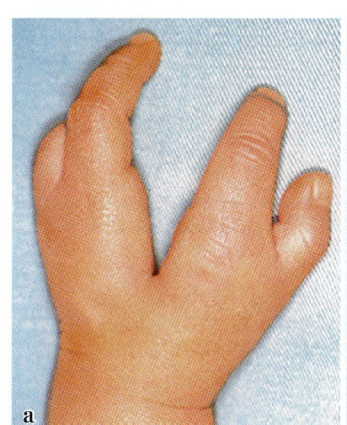

図 28-58 裂手

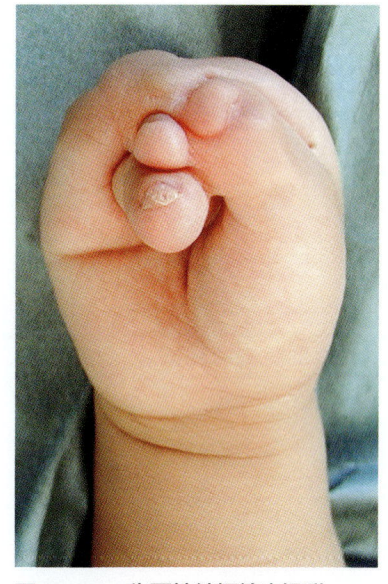

図 28-59 先天性絞扼輪症候群
絞扼輪，遠位のリンパ浮腫，先端合指症，切断が特徴的．

F 先天性絞扼輪症候群（図 28-59）

絞扼輪，遠位のリンパ浮腫，先端合指症，切断が特徴的である．
【治療】
ZまたはW形成により絞扼輪を解除する．

G 先天性握り母指症

生後3～4カ月後にも母指MP関節が屈曲している状態であり，屈曲拘縮に加えて伸筋腱の低形成を伴う場合がある．

【治療】
早期に母指伸展装具を装着する．3～4カ月の装着で自動伸展が可能となる例が多い．伸展できない場合は伸筋腱を再建する．

H 巨指症（図 28-60）

神経脂肪腫や神経線維腫症（von Recklinghausen 病）に合併することが多く，骨の過成長も見られる．

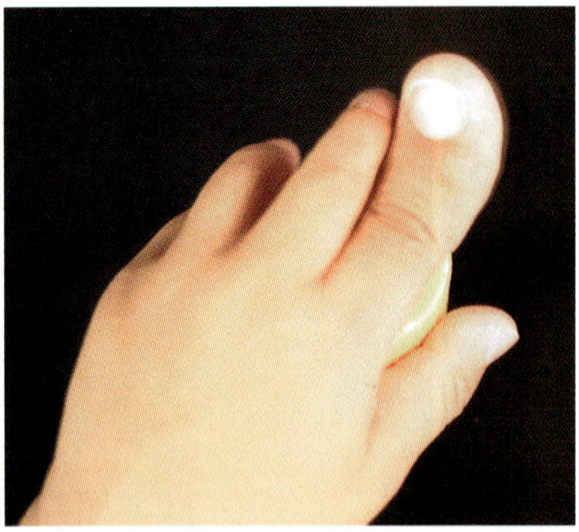

図 28-60　巨指症
神経脂肪腫や神経線維腫症(von Recklinghausen 病)に合併することが多い。

【治療】
　成長期に進行することが多く短縮術・形成術を行う。

●参考文献

1) 上羽康夫：手—その機能と解剖　改訂4版. 金芳堂, 2006
2) 新潟手の外科研究所(編)：第31回新潟手の外科セミナー・テキスト. 新潟手の外科研究所, 2013
3) 日本手外科学会(編)：手外科学用語集, 改訂第4版. 南江堂, 2012
4) 茨木邦夫, 斎藤英彦, 吉津孝衛：手の外科診療ハンドブック. 南江堂, 2007
5) Frank Netter(著), 相磯貞和(訳)：ネッター解剖学アトラス(原著第5版). 南江堂, 2011

第29章 頚椎

診療の手引き

- [ ] 1. 歩行障害や歩容異常のタイプ，起座の仕方や脱衣状態などを観察し，さらに躯幹の弯曲の異常や上下肢機能障害の程度を評価する．
- [ ] 2. 手指運動の巧緻性の低下やボタン掛け動作，書字の困難性，また階段昇降時の手すり使用の有無などを調べ，総合的に上肢・下肢運動機能障害を診断する．
- [ ] 3. 頚肩部の愁訴や疼痛を聴取し，手指のしびれ感やこわばり感の程度を調べ，そのためどのような日常生活動作（ADL）の障害があるのかを診断する．
- [ ] 4. 膀胱や直腸機能の障害を調べるため，尿意の有無，排尿開始遅延，残尿感，頻尿，尿勢低下などをプライバシーに注意して聴取する．
- [ ] 5. 頚椎の可動域，弯曲異常や運動性，上肢への放散痛やSpurling（スパーリング）テスト，Jackson（ジャクソン）テスト，shoulder depression testなどの異常を調べる．
- [ ] 6. 歩行障害では片脚立位保持や片脚つま先立ちなどを調べ，次に上下肢の感覚検査，筋力テスト，深部腱反射の異常および病的反射の出現を調べる．
- [ ] 7. 手指の握りとつまみ動作の異常，上腕・前腕・手部の筋萎縮の有無，10秒テストを行い，痙性あるいは弛緩性麻痺の状態を評価する．
- [ ] 8. 頚椎単純X線像では椎間腔狭小化，椎体後方骨棘形成，脊柱管狭窄（前後径12〜13 mm未満）や後縦靱帯骨化（OPLL），頭蓋頚椎移行部異常，先天性発育異常などを調べる．MRIでは脊髄や神経根の圧迫性病変の局在と高位を調べ，併せて髄内輝度変化や嚢腫病変の有無もチェックする．
- [ ] 9. 脊髄麻痺や神経根の痛みの原因を診断し，前方除圧固定術や脊柱管拡大術ならびに人工材料を使用したインストゥルメンテーション手術の適応や手術手技を検討する．

脊柱の機能解剖

脊柱 spinal column は二足歩行を行うヒトの躯幹を支持し，同時に上肢や下肢からの力学的ならびに神経学的情報を脳に伝えるための重要な組織である．その機能は，躯幹の支持性 stability，脊椎の可動性 mobility，および脊髄などの神経組織の保護 nerve tissue protection の3つに集約される．

A 脊柱の構造と機能

脊柱は頚椎 cervical spine（C・椎骨7個よりなる），胸椎 thoracic spine（T・12個の椎骨からなる），腰椎 lumbar spine（L・5個の椎骨からな

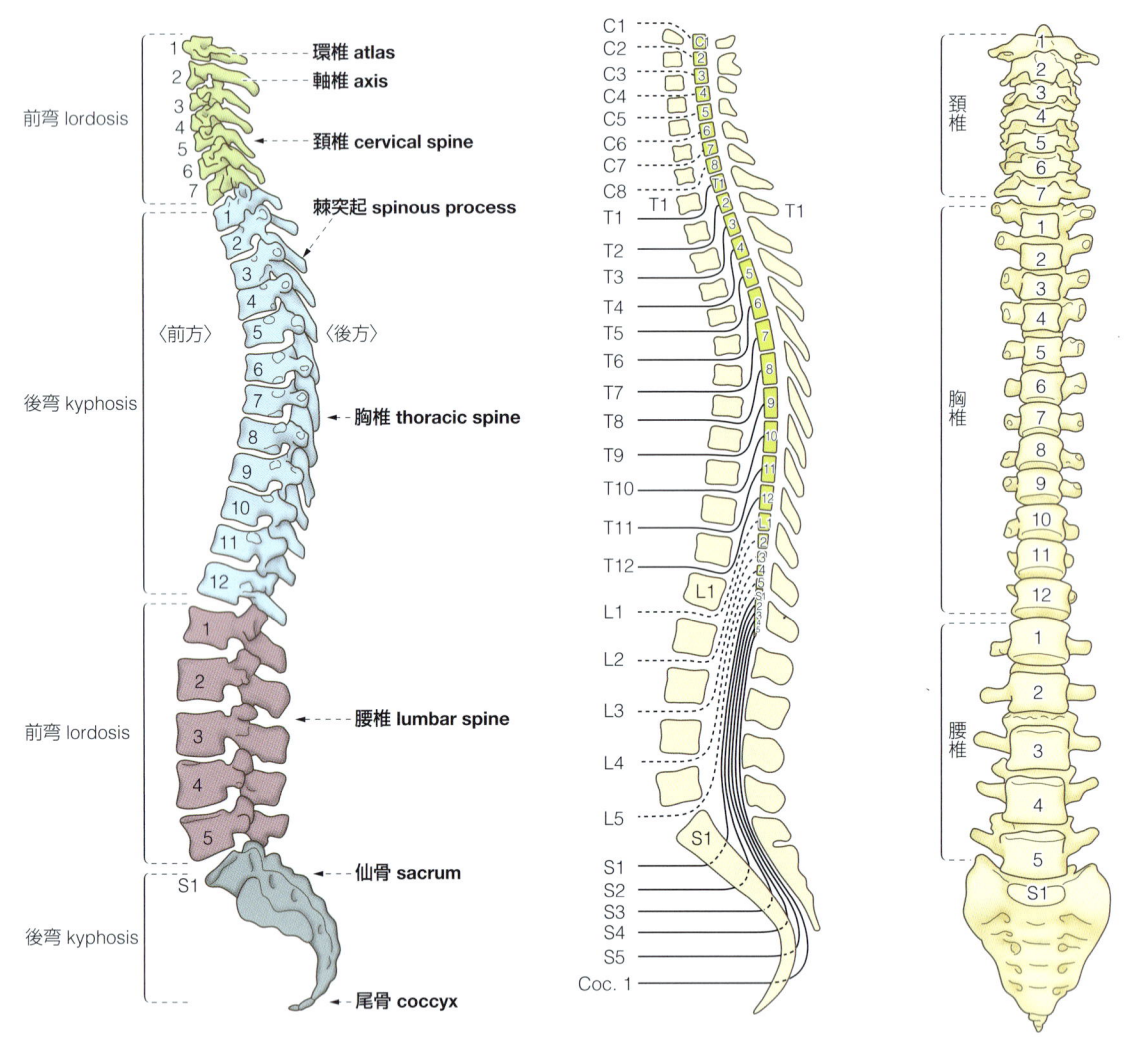

図 29-1 脊柱の弯曲，脊椎と脊髄，馬尾，神経根との位置的関係
脊椎の高位と脊髄の髄節および神経根の高位に差異があることに注目すること（→516頁の図29-7参照）。

る），および仙骨 sacrum（S・5個の仙椎が1つに固まって塊椎を形成する）と尾椎 coccyx（3～4個）から構成されており，個々の椎骨は脊柱靱帯，椎間板，椎間関節，肋骨横突起関節，傍脊柱筋などで極めて複雑にその運動性が影響を受けている（図29-1）。尾椎は骨盤に強力な靱帯結合を成して固定されている。解剖学的に頚椎，胸椎，腰椎，仙骨はその形態が異なっており，頚椎であれば頚椎の特有の運動性や支持性に対応してその形態が変化している。

椎骨は椎体，椎弓根，上・下関節突起，椎弓および棘突起で構成されている。第1頚椎（C1）は環椎 atlas ともよばれ大孔 foramen magnum に相対すべく特殊な形態をなしている（図29-3）。第2頚椎（C2）は軸椎 axis ともよばれ，環椎に結合すべく椎体から歯突起 odontoid process（dens）が上方に隆起しており環椎横靱帯で環椎前結節に接続する。左右の環軸関節は正面から見ると外側部が傾斜する特殊な構造をしている。軸椎から遠位の椎体は線維軟骨からなる椎間板 intervertebral disc によって連結されている。椎間板には中央部にゼリー状の髄核 nucleus pulposus とその周囲の線維輪 annulus fibrosus が存在する。椎体前面には前縦靱帯 anterior longitudinal ligament（ALL），椎体後方には後縦靱帯 posterior longitudinal ligament（PLL）が強力な靱帯結合を

成している。後縦靱帯は椎体側に深層 deep layer，硬膜側に浅層 superficial layer の2層を有し，椎間板ヘルニアは通常は深層のみを穿破し，骨化 ossification も主に深層に発生する。後部脊柱には棘上靱帯 supraspinous ligament と棘間靱帯 interspinous ligament が個々の棘突起に付着しており強力な制動効果を発揮する。また個々の椎弓は，下位椎弓に起始 origin，上位椎弓に停止 insertion を有する黄色靱帯 ligamentum flavum で強力に結合している。**下関節突起は1椎骨遠位の上関節突起と椎間関節 facet joint を形成する滑膜関節である。**

個々の椎骨は互いに3点連結（前方中央の椎間板および後方左右の椎間関節）で強固に連結されている（図 29-2）。頚椎では椎体の後側方で神経根の前方に滑膜関節である Luschka（ルシュカ）関節が存在し椎体柱の安定性が高まっている（図 29-5）。

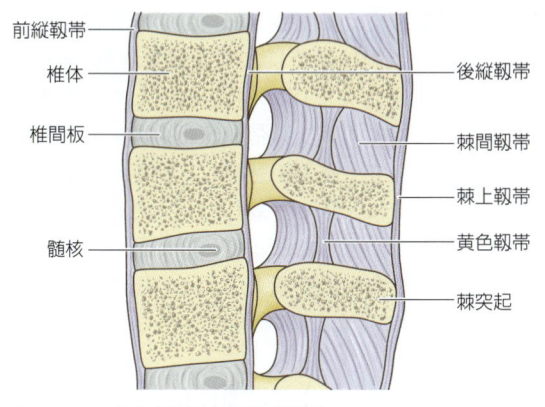

図 29-2 主な傍脊柱靱帯（側面）

前縦靱帯
椎体
椎間板
髄核

後縦靱帯
棘間靱帯
棘上靱帯
黄色靱帯
棘突起

B 脊柱と脊髄および神経根

脊柱管 spinal canal は椎体，椎弓根，上・下関節突起，椎弓によって囲まれる空間をいう。それは頚椎では三角形，胸椎や腰椎では楕円形となっている。脊髄は成人ではC1からL1（L1-2）高位

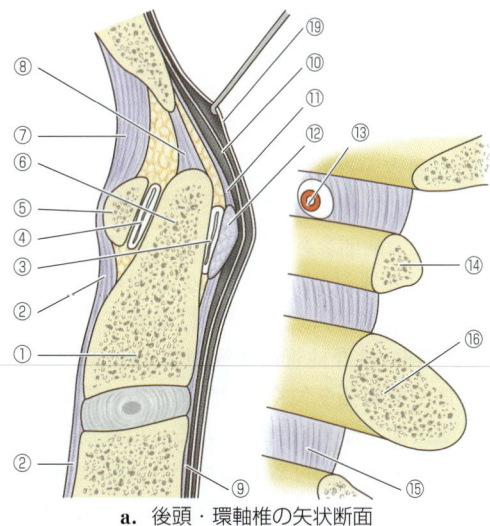

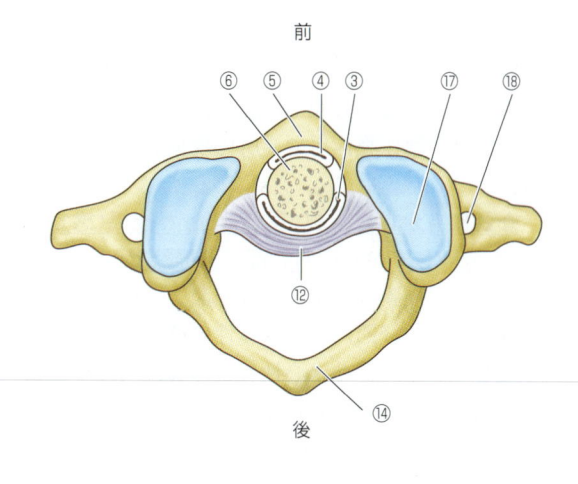

図 29-3 上位頚椎部の骨関節・靱帯

a. 後頭・環軸椎の矢状断面
b. 環椎水平部断面（頭側より）

① 軸椎椎体 vertebral body of C2（axis）
② 前縦靱帯 anterior longitudinal ligament（ALL）
③ 靱帯歯突起間関節 syndesmodental joint
④ 環椎歯突起関節 atlantodental joint
⑤ 環椎前弓 anterior arch of C1
⑥ 軸椎歯突起 odontoid process（dens）
⑦ 前方環椎後頭膜 anterior atlanto-occipital membrane
⑧ 歯尖靱帯 apical ligament
⑨ 後縦靱帯 posterior longitudinal ligament（PLL）
⑩ 蓋膜 tectorial membrane
⑪ 十字靱帯 cruciform ligament（縦成分，longitudinal）
⑫ 十字靱帯 cruciform ligament（環椎横靱帯，transverse ligament of atlas）
⑬ 椎骨動脈 vertebral artery（VA）
⑭ 環椎後弓（椎弓）posterior arch of C1（lamina）
⑮ 黄色靱帯 ligamentum flavum，yellow ligament（YL）
⑯ 軸椎棘突起 spinous process of C2
⑰ 環椎後頭関節 atlanto-occipital joint
⑱ 環椎横突孔 transverse foramen
⑲ 硬膜 dura mater

まで存在し，頚椎では左右8本の頚髄神経根，胸椎では左右12本および腰椎では左右5本の脊髄神経根で支えられている（図29-1）。頚膨大部脊髄はC3からC7高位に存在し，T10～T12高位の脊髄は円錐上部とよばれL4～S1髄節の神経細胞（二次ニューロン）が脊髄前角に存在する。この円錐上部に起きる圧迫性麻痺では特異な単下肢根性疼痛のみを主徴とする円錐上部症候群 epiconus syndrome が臨床的に重要である。円錐部はT12～L1高位にあり，(L1-2)高位から遠位には馬尾 cauda equina が存在し，その中央部に存在する終糸 filum terminale は仙椎部硬膜内部に固定され，成長期の小児では時に終糸緊張症候群 filum terminale syndrome を起こす。馬尾は末梢神経であり同時に副交感神経系の情報を骨盤内臓神経 Nn. splanchnici pelvini に伝達する。脊髄や馬尾は硬膜 dura mater およびくも膜 arachnoid membrane によって包まれ，脊髄はさらに軟膜 pia mater に覆われている。くも膜下腔 subarachnoid space には脳脊髄液 cerebrospinal fluid（CSF）が還流している。脳脊髄液は主に脳室脈絡叢や脊髄中心管の脳室上衣細胞，くも膜，くも膜・軟膜の毛細血管で産生され，1日の産生量は500～750 ml，くも膜下腔にはおおむね75 ml が存在している。脳脊髄液は脊髄保護作用や局所免疫機能を有している。

脊髄側方からは前根（運動神経）と後根（感覚神経）が分岐しており椎間孔部で神経節 ganglion を形成する。硬膜分岐部から神経節までは神経根とよばれる。神経節内には双極性の感覚神経細胞が存在しており，その求心性軸索は脊髄内部の後索や後側索，前脊髄視床路などを上行する。頚部ではC1～C8神経根は鎖骨上部で腕神経叢を形成し，筋皮神経，正中神経，橈骨神経および尺骨神経に分岐して上肢の感覚・運動を支配する。腰部では脊髄神経は腰神経および仙骨神経となって下肢の感覚・運動を支配し，排尿，排便の機能をつかさどる。馬尾とともに走行するのは副交感神経成分であり，交感神経は脊柱管外を走行している。直腸や膀胱機能は副交感神経成分が優位に働いて排尿や陰茎勃起などの機能が発揮されるが，その神経は骨盤内臓神経とよばれる。

頚椎の機能解剖

頚部は頭蓋と躯幹を連結し，頭蓋を支持すると同時に脳組織に出入する情報を末梢へ伝達し，上肢や肩甲帯を支え脳幹下部や頚髄を保護している。頚椎や頚髄は瞬時にして微細な運動（屈曲，回旋，側方屈曲など）が要求されるため，腰椎とは異なり周りに強靱な靱帯・筋組織による保護が少ない。加えて上肢帯が懸垂し，僧帽筋や肩甲挙筋なども後方に大きく付着しているため弯曲異常をきたしやすい。したがって頚椎や頚髄の機能障害は人間の社会生活や個人生活といった日常生活活動（ADL）に重大なる障害をもたらすことになる。

頚椎柱は頭蓋とT1椎の間に介在し，7個の頚椎が6個の椎間板，8対の椎間関節および靱帯などにより連結されている。頚椎は椎体は小さく，頚部膨大部脊髄を容れるため脊柱管が広くなっている。また椎間関節は胸椎や腰椎と異なり屋根瓦状となっているので極めて大きな運動性が多方向に可能である。したがって退行性変性を生じやすいという弱点が存在する。頚椎柱はC1（環椎），C2椎（軸椎）を上位頚椎，C3～C7を中下位頚椎と分けてその病態を評価することもある。上位頚椎と中下位頚椎は機能的に異なるからである。C1（環椎），C2（軸椎）は形態学的に極めて特異である。C1（環椎）は脊柱管前後径が20 mm以上存在し，椎体や横突孔を欠くと同時に上方に開いた環椎・後頭関節で頭蓋を支えている。環椎前結節後方には軸椎歯突起が付着するがそれは環椎横靱帯 transverse ligament によって強力に支持されている（図29-3）。上位頚椎部では脊髄が入るスペース space available for the cord（SAC）が中下位頚椎に比べて極めて大きい。頚部の運動性では頭部の回旋運動の約50％以上がC1-C2間で行われているといわれ，また屈曲運動の約40％も同部で行われている。左右の鎖骨下動脈や無名動脈から分岐した椎骨動脈は，C6椎で横突孔 transverse foramen に入り，C2（軸椎）までは横突孔を上行しC1（環椎）高位で大きく外側へ出てその後，環

頚椎の機能解剖 ● 515

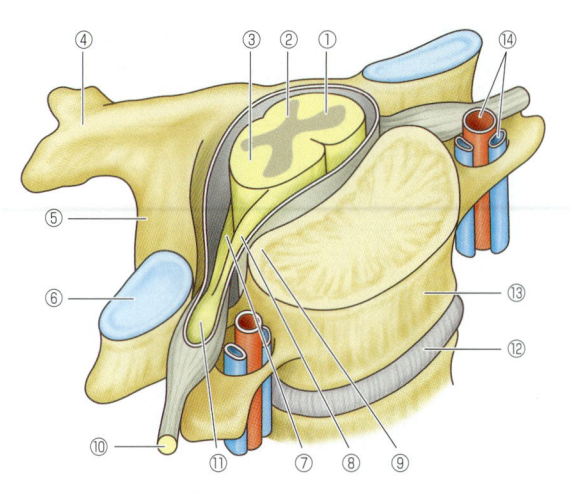

図 29-4　頚椎と脊髄・神経根
① 脊髄前角（灰白質）anterior horn (gray matter)
② 脊髄後角（灰白質）posterior horn (gray matter)
③ 脊髄白質 white matter
④ 棘突起 spinous process
⑤ 椎弓 lamina
⑥ 椎間関節 intervertebral joint (facet joint)
⑦ 後根 posterior root
⑧ 前根 anterior root
⑨ 鉤状突起 uncinate process
⑩ 脊髄神経 spinal nerve
⑪ 脊髄神経節 ganglion
⑫ 椎間板 intervertebral disc
⑬ 椎体 vertebral body
⑭ 椎骨動静脈 vertebral artery and vein

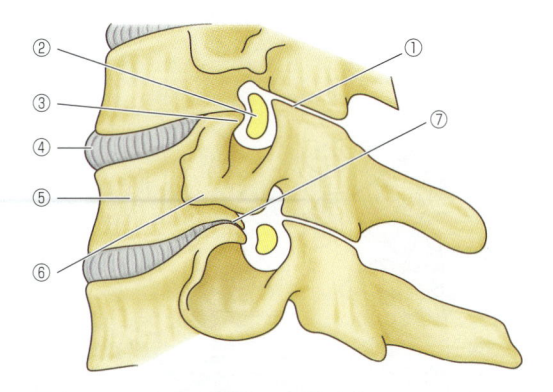

図 29-5　Luschka 関節の骨棘形成
椎間板変性に基づく骨増生反応は椎体の前方および後方骨棘を生じる。臨床的に重要な意味をもつ骨棘形成はLuschka 関節における後側方への骨棘であり，椎間孔狭窄を生じ，神経根を圧迫する。
① 椎間関節 intervertebral joint
② 神経根 root
③ 鉤状突起 uncinate process
④ 椎間板 intervertebral disc
⑤ 椎体 vertebral body
⑥ 横突起 transverse process
⑦ Luschka 関節 Luschka joint

椎椎骨動脈溝 sulcus vertebralis の上に接して脊柱管内に入ったあと椎骨脳底動脈となる。

　中下位頚椎（C3～C7）は胸椎・腰椎と基本的に類似した運動性を示し，前方では椎間板（軟骨結合），後側方では左右の椎間関節（滑膜関節）が椎弓根で結合されて屈曲，伸展，および回旋運動という三次元的な運動性が確保される。屈曲の主な力は胸鎖乳突筋や頚長筋であり，伸展では僧帽筋などが強力な力を発揮する。椎体は前・後縦靱帯により，2つの椎弓は黄色靱帯により，棘突起間は棘間靱帯により連結されているほか，頚椎では棘上靱帯のかわりに強大な項靱帯 nuchal ligament が後頭骨と C7/T1 間に存在しており，頚椎の過屈曲を防止している。神経根は神経節までは硬膜を有し，椎間孔 intervertebral foramen で神経節となりそれ以遠は脊髄神経となって末梢に分岐する。椎体後方で椎間孔に相対する部分には Luschka（ルシュカ）関節または鉤椎関節 uncovertebral joint とよばれる小さな滑膜関節がある。退行性変性に伴って Luschka 関節には骨棘が生じて神経根や椎骨動脈が圧迫され（図 29-4），さらに椎間孔も狭小化するので神経根絞扼が一段と強くなる。これらの病態が脊髄神経根症や椎骨動脈不全症候群 vertebral artery insufficiency syndrome の原因となる（図 29-5）。

　脊柱管は上位頚椎では漏斗状に広くなるが脊髄（頚膨大部脊髄）との関係で C4～C7 高位が解剖学的に最も重要となる。脊柱管前後径は椎体中央部の後壁と棘突起基部を結んだ距離で表すが，日本人での平均値は C4～C6 高位でおおむね男性 17 mm，女性 16 mm である。発育性脊柱管狭窄 spinal canal stenosis とは一般にこの距離が 12～

> **NOTE　Luschka 関節（鉤椎関節）**
> 中下位頚椎（C3 以下）の頚椎椎体頭側面の後外側部は頭側へ弯曲し上位椎体遠位面との間で関節のように相対する構造をなしている，これを von Luschka（または単に Luschka）関節もしくは鉤椎関節とよぶ。この部分は骨棘形成が多く，神経根を圧迫して神経根症をきたしたり，稀に椎骨動脈を外側へ圧排して椎骨動脈不全症候群をきたすことがある。

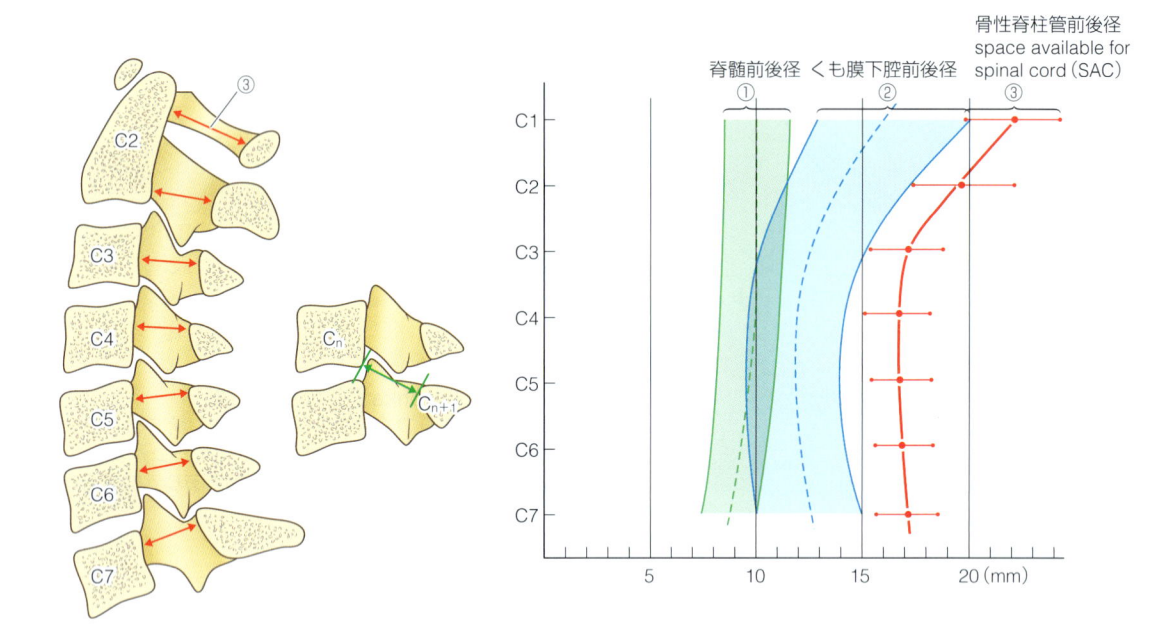

図 29-6 脊柱管前後径
グラフは各脊椎高位における正常域と平均値を示す。
特に C4-5 の範囲で脊髄前後径に対するくも膜下腔前後径の余裕の少ないことが理解される。
日本人は一般に脊柱管前後径が C4〜C6 高位で 12〜13 mm 以下であれば脊柱管狭窄と診断されている。緑の矢印の距離をはかり、それが ≦12 mm なら動的狭窄という。

13 mm 以下となったものをいい（図 29-6）、椎体骨棘で脊髄症を起こしやすいので臨床上重要な所見となっている。頚椎後屈時には椎体が後方へずれることがあるがその場合に一過性に、脊髄が椎体下部後方縁と椎弓上縁で圧迫される現象を動的狭窄 dynamic stenosis（pincers action）という（図 29-6）。逆に椎間板変性に伴い前屈時に椎体が前方へずれることを前方すべり forward spondylolisthesis とよぶことがある。前方・後方屈曲時に椎体が前後に大きくずれて時に頚部痛や神経根性疼痛を発現する場合を不安定性頚椎 unstable cervical spine とよぶこともある。

頚髄神経は左右 8 対存在し、8 髄節存在する。これは後頭・環椎間から C1 神経根、環椎・軸椎間から C2 神経根（大後頭神経）が分岐するためである。乳幼児期から小児期に起きる脊髄上行 ascensus medullae spinalis の結果、椎体高位と脊髄髄節高位に差が生じる。おおむね C4 高位には C5, C6 髄節、C5 高位には C6, C7 髄節、C6 高位には C7, C8 髄節が存在する。これらは脊髄麻痺の責任高位を診断する際に極めて重要な事項となる（図 29-7）。

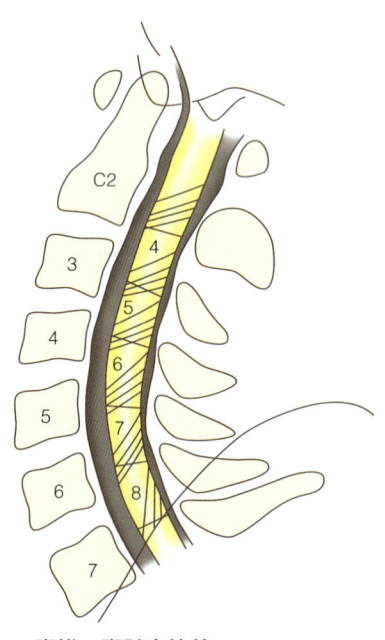

図 29-7 脊椎・脊髄高位差
脊柱管内の数字が脊髄髄節高位を示す。脊椎との間に 1〜1.5 レベルの高位差がある。脊髄部分の斜めの 4 本の線は脊髄からの後根の走向を示す。
（国分正一：頚椎症性脊髄症における責任椎間板高位の神経学的診断．臨整外 19：417-424, 1984 より改変）

頚椎の診察・検査

頚椎疾患の診断では，椎骨・椎間板・椎間関節・靱帯などの骨・関節・靱帯の異常による頚椎症状，脊髄・神経根の障害による神経症状，血行動態の異常による血管症状などに分けて考えると診断しやすい．患者の上下肢機能障害の態様や歩行障害，手指の麻痺や頚椎の弯曲異常など，問診から診察に至るまでに様々な情報を得るように努める．理学的診断や神経学的診断は最後に画像診断によって確立するように努める．

A 病歴聴取と問診

1 頚椎症状

頚椎症状とは椎骨・椎間板・椎間関節・靱帯などの異常によって頚部痛や頚部運動制限，頚椎弯曲異常などが発生するものをいう．いわゆる寝違いや肩こりから項頚部・肩甲帯部痛，上肢放散痛，頭痛など様々なものが存在する．一過性の症状から持続性のもの，またその強さも漸増性のものなど注意深い問診が必要である．Pancoast（パンコースト）腫瘍などでは肩こりや肩甲帯部痛および上肢しびれを初発とするものがあり，頚椎砂時計腫 dumb-bell tumor はほとんどが頚部痛が主訴である．一般に，頚部痛や肩こりの原因には頚椎弯曲異常（前弯減少，後弯症）や項靱帯骨化症〔Barsony（バーソニー）病〕，変形性頚椎症などがある．

2 神経症状

頚椎疾患の診断において神経症状の診断は最も重要であり，便宜上，上肢，下肢および直腸膀胱機能障害 bowel and bladder disturbance（vesicorectal disturbance）に分けて検査し，神経脱落症状 neurological deficit の有無を詳細に評価する．神経根症 radiculopathy は上肢神経根の疼痛や麻痺，脊髄症 myelopathy は上肢・下肢腱反射異常や下肢感覚障害および直腸膀胱機能障害を伴う痙性麻痺や弛緩性麻痺をあらわすよび方である．その両者の合併は脊髄神経根症 myeloradiculopathy というが，神経根症や脊髄神経根症でも重篤であれば上肢挙上困難 arm drop（主に側挙）や下垂手 hand drop などの弛緩性麻痺を起こす．これらは頚椎症性筋萎縮症 cervical spondylotic amyotrophy とよばれることもある．また二次ニューロン以遠の障害による弛緩性麻痺を髄節症状 segmental sign，伝導路障害を索路症状 long tract sign などとよぶこともある．一次ニューロンの錐体路では前皮質脊髄路は前角の内側で下行し，延髄錐体交差で対側へ交差したものは外側皮質脊髄路として後側索の外側を下行する．また錐体交差での脊髄圧迫は圧迫側上肢の麻痺と反対側の下肢麻痺を起こす（交叉性麻痺 cruciate paralysis）．これは上肢の錐体路が下肢のそれより前で早く交差することによる．

A 上肢症状

上肢および肩甲背部への放散痛の場所と程度，頚椎の肢位による痛みの増減，自覚的なしびれ感の存在部位と客観的な感覚障害の部位や程度を調べる．一般的に頚椎は後屈位で上肢放散痛が増強し，椎間板ヘルニアなどでは頚椎の側屈での痛みの増減が著しい．放散痛の部位や感覚障害の領域により障害神経根などの診断も可能になることがある（図29-8）．次に客観的検査として，筋萎縮や筋力低下，感覚鈍麻など神経脱落症状の有無を検査する．さらに手指巧緻運動障害（書字，食事，ボタンの掛け外しなどの動作障害），myelopathy hand（図29-12a）の有無，および手内在筋の萎縮や小指屈曲外転麻痺（finger escape sign）（図29-12b），10秒テストなどで診断を進める．また椎間孔部から腕神経叢部に発生した腫瘍などによる麻痺では Horner（ホルネル）徴候（眼瞼下垂，瞳孔不同，眼球陥凹）がみられることがある．

B 下肢症状

痙性歩行（平地歩行でのつまずきやすさ，速歩や駆け足の困難性，階段歩行での下降困難，手すりの必要性など）や弛緩性歩行の有無と態様，その進行具合を評価する．脊髄痙性麻痺では深部腱

支配神経根	C5	C6	C7	C8	T1
主な責任椎間高位	C4-C5 間	C5-C6 間	C6-C7 間	C7-T1 間	T1-T2 間
筋	三角筋 上腕二頭筋	上腕二頭筋 手根伸筋	上腕三頭筋 手根屈筋 指伸筋	掌内固有小筋	掌内固有小筋
深部腱反射	三角筋腱反射 上腕二頭筋腱反射	上腕二頭筋腱反射 腕橈骨筋腱反射	上腕三頭筋腱反射	なし	なし
感覚領域	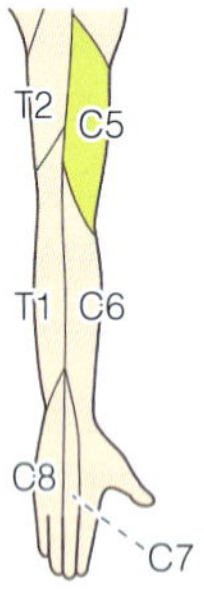 ①上腕外側腋窩神経	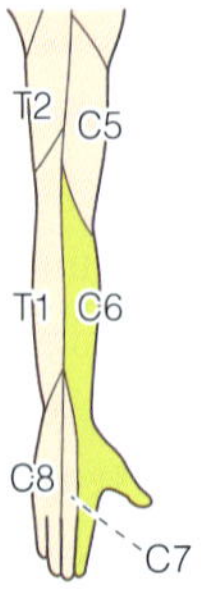 ②前腕内側腋窩神経	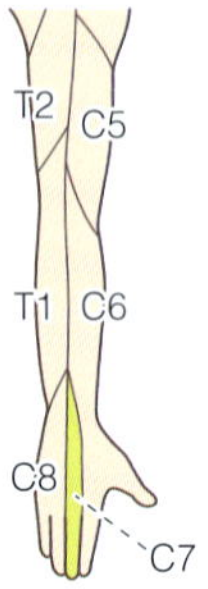 ③中指	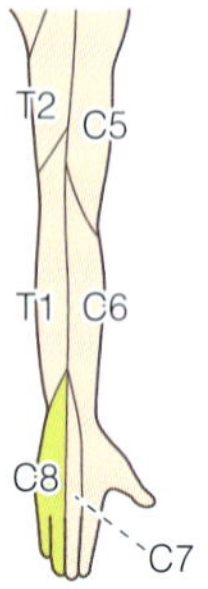 ④前腕中央 前腕内側皮神経	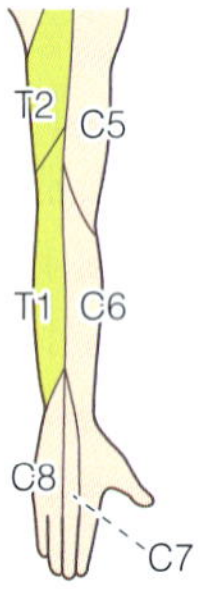 ⑤上腕内側 上腕内側皮神経
支配運動	肩の外転	肘屈曲 手関節背屈	肘伸展 手関節掌屈	手指開閉	
筋電図	三角筋・上腕二頭筋の fibrillation または positive sharp wave*1	上腕二頭筋の fibrillation または positive sharp wave*2	上腕三頭筋の fibrillation または positive sharp wave*3	掌内固有小筋の fibrillation または positive sharp wave*4	手筋の fibrillation または positive sharp wave
脊髄造影像	C4-C5 間で脊髄への突出像	C5-C6 間で脊髄への突出像	C6-C7 間で脊髄への突出像	C7-T1 間で脊髄への突出像	
鉤突起	C5	C6	C7		

図 29-8　C5〜T1 神経根の支配領域
ヘルニアの最多発部位は C5-C6 高位あるいは C4-C5 である。
*1 そのほかに菱形筋，棘上筋，棘下筋。
*2 そのほかに長・短橈側手根伸筋。
*3 そのほかに橈側手根伸筋，総指伸筋。
*4 そのほかに総指伸筋。

反射である膝蓋腱反射やアキレス腱反射は亢進し，Babinski（バビンスキー）反射や膝・足クローヌス（間代）がみられる。

C 直腸膀胱機能障害
bowel and bladder disturbance

副交感神経の脊髄ニューロンは T11 髄節高位に存在するため，頚椎疾患では直腸膀胱機能障害をきたす。すなわち，尿意逼迫，頻尿，排尿開始遅延，尿勢低下，残尿感，便秘などの障害について調べる。ときにシストメトリーによる神経因性膀胱の診断評価が必要となる。

3 脈管症状

椎骨動脈の循環障害によって椎骨動脈循環不全症候群 vertebral artery insufficiency が発生し，頭頚部の回旋運動などによる一過性のめまい，意識障害などが起きることがある（図 29-9）。

B 理学的検査

頚椎に様々な運動や肢位変化などの外力を加えて疼痛の再現性や感覚障害の変化をみる検査法である。Jackson（ジャクソン）テストは頚部を後屈させることで，Spurling（スパーリング）テストは

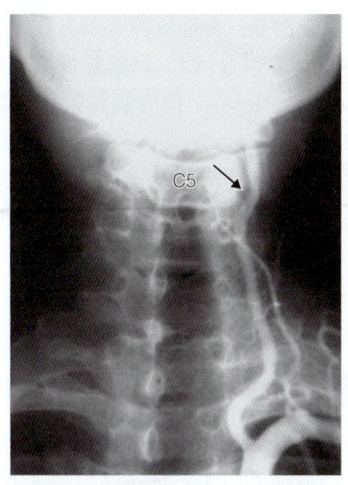

図 29-9　椎骨動脈圧迫（53歳男性）
頸部脊椎症でみられた椎骨動脈圧迫（矢印）。左椎骨動脈はC5椎外側部にできた骨棘によって著しく外側へ偏位・蛇行している。

るか，あるいは疼痛が増加するかを調べる検査である。shoulder depression test は患側の肩部を下方に圧することで障害のある神経根に牽引緊張を加えて疼痛の再現を調べるテストである（誘発テスト provocation test）。ただし，上肢痛がすでに著しい場合や無理に疼痛を惹起させたりすると脊髄・神経根麻痺が起きやすくなるので，検者は実際には患者の頸椎を圧迫することはせず，口頭で指示して疼痛出現の有無や部位を調べるだけにする。硬膜外からの脊髄・神経根圧迫があると，頸椎を軽度屈曲し，強く腹圧を高めるように指示する〔Valsalva（バルサルバ）テスト〕と神経根性疼痛や下肢感覚障害が助長される〔Lhermitte（レルミット）sign〕ので，脊髄圧迫の有無を想定できる。

頸部を後側方に軽く圧迫することによって（図29-10），椎間孔を狭め，神経根症状が誘発され

C　神経学的診察

神経症状が存在するときには，頸椎や腕神経叢などの部位でいかなる程度の異常が何のために起

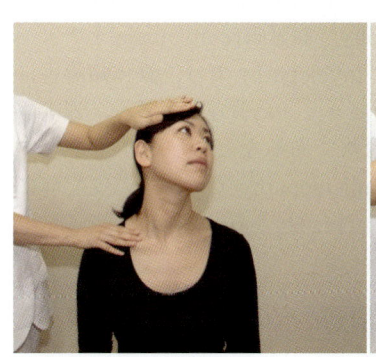

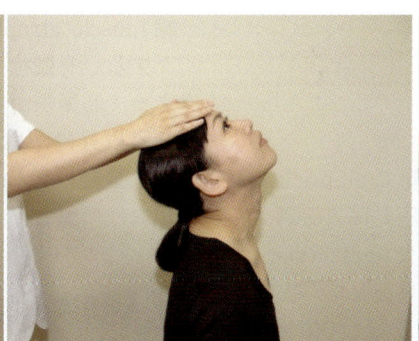

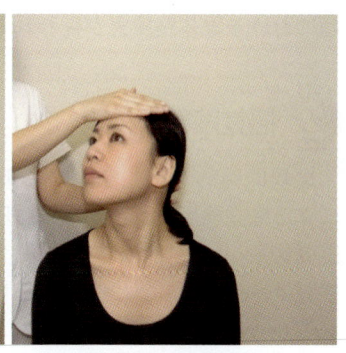

a．Jacksonテスト　　　　b．Spurlingテスト

図 29-10　頸椎の各種テスト
Jacksonテスト（a）は頭頸部を軽度，左側または右側に傾けて伸展位（後屈）をとらせる（検者の手は軽く支える程度とする）。
Spurlingテスト（b）は頭頸部の軽度後屈位で患側（図では右側）へ軽度圧迫を加えて椎間孔を狭めてみる検査である。

NOTE　Barré-Liéou（バレー-リエウ）症候群

わが国では頸椎疾患にみられる後頭部の痛みとめまい，耳鳴，眼精疲労などの多彩な症状をBarré-Liéou（バレー-リエウ）症候群とよぶことがある。しかし欧米ではほとんどこの名称は現在では使用されない。頸部交感神経の緊張，椎骨動脈循環障害などが原因と考えられ，外傷性頸部症候群などにみられることもある。

臨床上の注意事項（図29-10関連）

頸椎椎間板ヘルニアや頸椎症性神経根症などでは神経根や脊髄が圧迫されたための疼痛を訴える。疼痛は頸椎の後屈や側屈で増強するので，JacksonテストやSpurlingテストを行うとき頭頸部を上方から力強く圧迫すれば痛みはさらに増強し，ときに脊髄や神経根の麻痺を起こすことがある。したがってそれらのテストでは検者は患者の頭部を圧迫しないほうが無難である。

きているのかを詳細に調べなければいけない。そのためには深部腱反射の異常や病的反射の出現，感覚麻痺をきたす部位の想定，運動麻痺の態様や膀胱機能検査は重要となる。

1 四肢腱反射異常の検査

　四肢深部腱反射の亢進は上位運動ニューロン障害，減弱ないし消失していれば前角細胞以遠の下位運動ニューロン障害を考える。Hoffmann（ホフマン）反射，Wartenberg（ワルテンベルグ）反射，Trömner（トレムナー）反射，Babinski（バビンスキー）反射や Chaddock（チャドック）反射などの病的反射の有無をチェックする。上肢では稀に逆転 Babinski（バビンスキー）反射がみられることがある。筋萎縮が著しくなれば深部腱反射は出現しなくなる。高齢者では頚椎疾患に直列に腰椎疾患（馬尾障害）が加わると下肢反射異常がみられなくなることがある（これを Tandem-type 麻痺という）。乳幼児などでは正常でも軽度に深部腱反射の亢進や Babinski（バビンスキー）反射が陽性になることがあるがそれらが陽性であれば，脊髄における錐体路障害が疑われる。

2 感覚障害の検査

　比較的鈍的な針先を有する針で pinprick test による痛覚検査を行い，次に触圧覚障害を調べて感覚鈍麻 hypesthesia，感覚脱失 anesthesia，錯感覚 dysesthesia などの状態を評価して，皮膚感覚帯 dermatome（→130頁参照）に記録して障害感覚神経や脊髄障害部位を想定する。C5固有感覚領域は肩外側部，C6固有領域は第1/2指間背側，C7固有領域は第3指尖部，C8固有領域は第5指尺側である。肩甲骨帯部にみられる宙づり型感覚障害は脊髄空洞症，温痛覚障害があるのに触圧覚障害が存在していなければ（解離性感覚障害 dissociate sensory loss），前脊髄動脈症候群 anterior spinal artery syndrome を疑う。感覚障害は脊髄横断面での伝導路との関係において評価することが必要である。頚髄の半側横断障害（Brown-Séquard症候群）は片側性の椎間板ヘルニアで認められることがある。

3 運動麻痺の検査

　患者の年齢や性別などを考慮して標準的な筋力を有している検者による徒手筋力テスト（MMT）を行う。上肢代表筋は三角筋（C5, C6），上腕二頭筋（C6, C7, C8），橈側手根伸筋（C6, C7, C8），尺側手根屈筋（C6, C7, C8, T1），母指対立筋（C6, C7, C8），第1/2指骨間筋（C7, C8, T1），第5指外転筋（C7, C8, T1），上腕三頭筋（C7, C8, T1）などである。上腕二頭筋反射や三頭筋反射，橈骨反射や尺骨反射はそれらの筋群の単シナプス反射であり痙性麻痺では亢進する。次に手指の巧緻運動性 skillful motion，歩容異常 gait disturbance，筋萎縮 muscle atrophy，筋緊張性 myotonia をチェックする。脊髄症 myelopathy では，錐体路障害によって筋緊張が高まり，巧緻運動障害や，速歩きや階段昇降が困難であるなどの痙性歩行を呈する。神経根症 radiculopathy では，その支配筋に限局性の脱力や萎縮が起きる。

4 排尿・排便障害の検査

　肛門反射 anal reflex の有無の検査や残尿測定，シストメトリーが時に必要となる。

> **NOTE　逆転 Babinski（バビンスキー）反射**
>
> 　頚椎椎間板変性で最も多い C5-6 高位の障害で，C6 運動軸索が障害され（C6 髄節麻痺・segmental myelopathy）ため上腕二頭筋反射が減弱したとき，上腕二頭筋腱部への叩打が多シナプス反射の上腕三頭筋反射を誘発し，前腕伸展が誘発される。極めてピン・ポイントの脊髄圧迫麻痺で認められ診断的価値が高い。

> **NOTE　解離性感覚障害 sensory dissociation（dissociated sensory loss）**
>
> 　脊髄内で触・圧覚は同側の後索や後側索を上行，温痛覚は反対側前脊髄視床路を上行することから発生する感覚異常である。Brown-Séquard（ブラウン-セカール）症候群では運動麻痺側の触・圧覚障害と対側の温痛覚障害がみられる。前脊髄動脈症候群では温痛覚が両側ともに障害されるが触・圧覚は温存される。中下位頚椎障害でも時に Brown-Séquard 症候群がみられることがある。

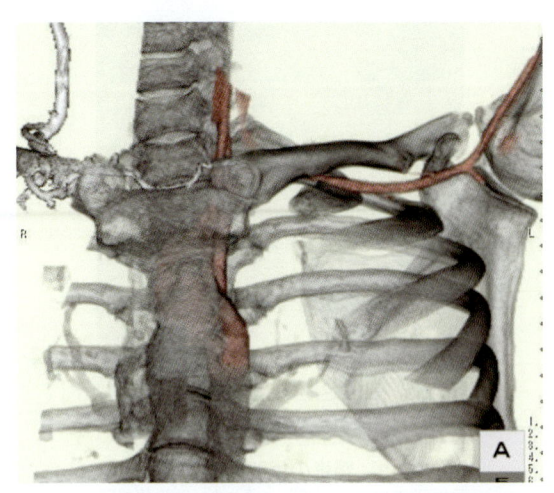

図 29-11 3D-CT angiography による鎖骨下動脈造影
左鎖骨下動脈は鎖骨と第 1 肋骨によって著しく狭窄を受けている(42 歳女性)。

D 鑑別に有用な検査法

1 絞扼性末梢神経障害
entrapment neuropathy

　胸郭出口症候群 thoracic outlet syndrome(図 29-11,→531 頁の図 29-24),肩甲上神経絞扼症候群 suprascapular nerve entrapment syndrome,肘部管症候群 cubital tunnel syndrome,手根管症候群 carpal tunnel syndrome などが鑑別で重要になる。末梢神経障害としての神経の絞扼部を軽く叩くとその神経の感覚固有野に放散痛(ティネル様徴候:Tinel-like sign または Tinel sign)が出現する。

2 肩関節疾患

　肩関節部の疾患である肩関節周囲炎(凍結肩)や腱板損傷,肩甲上神経絞扼性麻痺などの鑑別が必要である。凍結肩は拘縮のため肩挙上が困難となるため,頸椎の C5,C6 髄節麻痺による肩挙上困難(arm drop)との鑑別が重要となる。前者では他動的な可動域制限がみられるのに対して,後者ではみられない。腱板損傷も三角筋麻痺との鑑別が必要であるが,C5,C6 髄節障害による三角筋麻痺では,肘屈曲の筋力も低下することから腱板

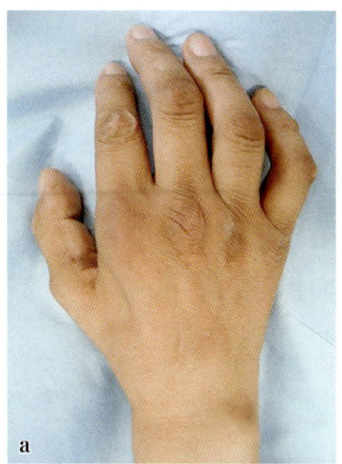

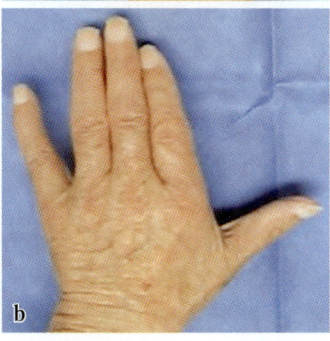

図 29-12 myelopathy hand と finger escape sign
a. 小指の指離れ現象,環指・中指の PIP 関節伸展障害,著明な骨間筋萎縮がみられる(73 歳女性)。
b. 左手(小指)に典型的な finger escape sign を認める(75 歳女性)。

> **NOTE**
> **ミエロパシーハンド**
> **myelopathy hand(図 29-12a)と 10 秒テスト**
>
> 　頸髄症 myelopathy では,神経根症には認められない特徴的な手指変形と機能脱落がある。
>
> ●尺側に優位に現れる指離れ現象 finger escape sign (FES)(図 29-12b)
> 　小指の内転位保持が困難となり,環指と小指の間を閉じることが不可能となる。症状がさらに進行すると環指,中指にも病変が及び,MP 関節と PIP 関節の伸展も困難になる。
>
> ●10 秒テスト(10 秒間でグーパーの繰り返しが何回できるかを調べる検査)
> 　この検査はわが国の整形外科医(元大阪大学教授:小野啓郎氏)が提唱した検査で現在では世界で広く行われている。
> 　素早い手指の握り・開きが困難となり,10 秒間あたりの回数が脊髄症の患者では 20 回以下となる。FES と 10 秒テストは頸髄症の重症度と相関し,錐体路障害に伴う手指の痙性麻痺と考えられ,これらの症状を myelopathy hand と総称する。尺骨神経麻痺の鷲手変形 claw finger deformity と似ているので注意が必要である。

断裂と鑑別可能である。肩甲上神経絞扼性麻痺は軸索流 axonal transport が減少するため頚椎神経根症（特に C5, C6 神経根領域）では起きやすいので注意する（重複症候群 double crush syndrome として発生しやすい）。

E 画像診断

神経学的診察が終わったあとに X 線検査などを行う。単純 X 線撮影，CT，MRI などを適宜応用するが，本当に必要な検査だけにしぼるべきである。頚椎では退行性変性による変化が多く認められるので，診断にあたっては細心の注意が必要である。

1 単純 X 線撮影

単純 X 線撮影は画像診断の基本となるものであり，神経学的検査を併せて考えればそれだけで診断がつくことも多い。正面像や側面像では頚肋 cervical rib の有無，骨融解性変化，発育性脊柱管狭窄（前後径 ≦ 12〜13 mm），椎間腔狭小化，椎体骨棘や弯曲異常（後弯変形），先天的癒合椎，後縦靱帯骨化 ossification of the posterior longitudinal ligament（OPLL）などがわかる。上位頚椎では環軸関節亜脱臼や頭蓋底嵌入などの異常を調べる。側面の前屈・後屈撮影では椎体すべり spondylolisthesis や不安定性 instability，脊柱管動的狭窄 dynamic spinal canal stenosis（pincers action）などを調べる。また骨融解像や骨硬化像などは腫瘍性病変や化膿性炎症を示唆する。斜位像での椎間孔拡大は脊髄砂時計腫 dumb-bell tumor を示唆する（図 29-13）。

2 脊髄造影，椎間板造影
myelography, discography

脊髄くも膜下腔に頚椎穿刺（C1-C2）や腰椎穿刺により水溶性造影剤（メトリザマイド metrizamide）を注入して脊髄の描写や脊髄圧迫の有無を調べる診断法である。MRI が普及する以前には脊髄造影が最も重要な検査であった。現在でも髄液採取と併せて時折施行される（図 29-14a）。椎間板ヘ

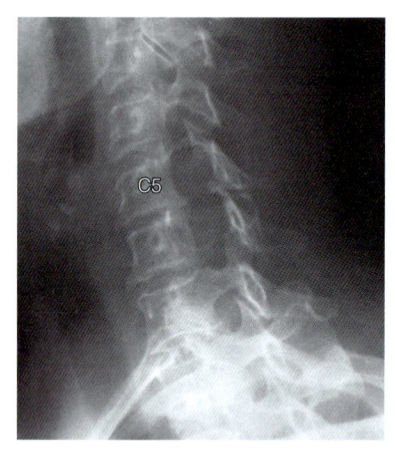

図 29-13　頚椎の椎間孔の拡大像
頚椎砂時計腫の症例。C5, C6 椎の椎間孔が大きく拡大している（63 歳女性）。

ルニアや椎間板症では椎間板造影 discography が行われることがある。

3 CT
computed tomography

CT 検査は任意の面での二・三次元再構成も可能であり（図 29-14b），骨病態の描出に優れているので，脊柱管形態，靱帯の骨化や石灰化の診断，傍脊柱の軟部組織の診断などに用いられる。脊髄造影後に CT を行う画像診断法では（CT myelography: CTM），くも膜下腔の状態や脊髄の横断形態の診断が可能である。

4 MRI
magnetic resonance imaging

神経症状が存在する場合の第 1 選択となる検査法である。組織解像力に優れ，X 線被曝がなく，非侵襲的であり，矢状・横断・前額面などあらゆる面での断層像を得ることができる。一般的な撮像方法は T1 強調像と T2 強調像である（図 29-14c, d）が，ガドリニウム gadolinium を用いた造影 MRI も頻繁に用いられる。椎間板ヘルニアや頚椎症性脊髄症などの圧迫性脊髄病変の有無や脊髄障害の程度（髄内輝度変化の有無），脊椎・脊髄腫瘍の質的診断には極めて有力な検査法である。また MR angiography では鎖骨下動脈の圧迫症状

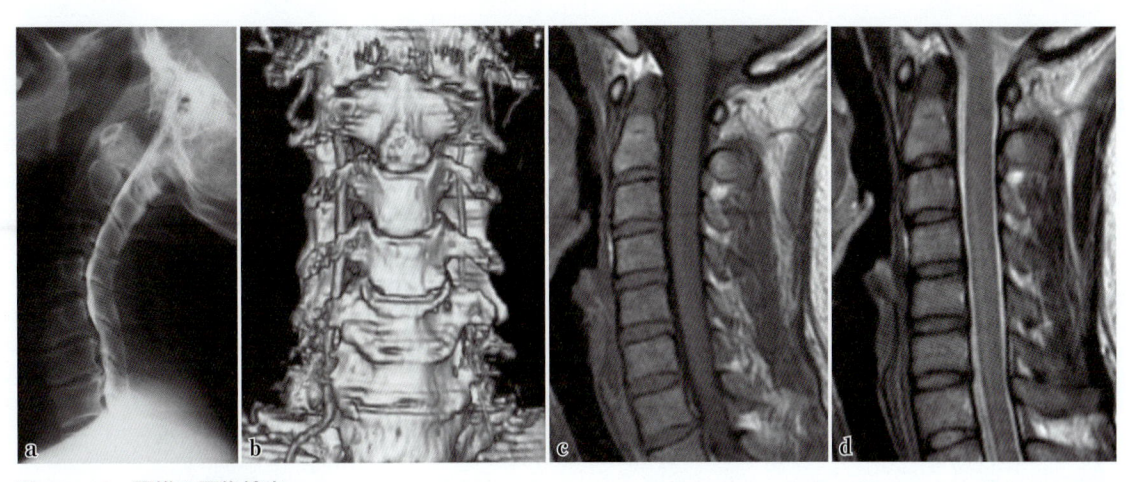

図 29-14 頚椎の画像検査
a. 脊髄造影（側面，後屈位）：くも膜下腔に注入された造影剤が白色に描出される。前後屈などの機能撮影による脊髄圧迫の評価が可能である。
b. 3D-CT：CT の三次元構築：頚椎，椎骨動脈などの位置関係の把握が容易となる。
c. MRI T1 強調矢状断像：脳脊髄液が黒く描出され，皮質骨は黒く，海綿骨はやや白く描出される。
d. MRI T2 強調矢状断像：脳脊髄液が白く描出され，脊髄が明示される。

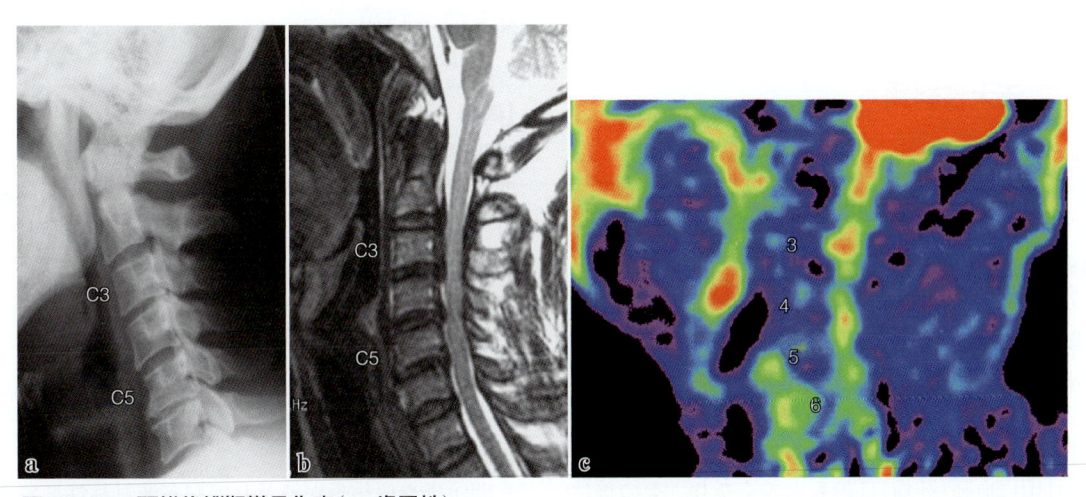

図 29-15 頚椎後縦靭帯骨化症（61 歳男性）
a. X 線像：C3-C5 に混合型の OPLL を認める。
b. MRI T2 強調画像：脊髄前方圧迫も著明である。
c. ^{18}FDG-PET 画像：C3-C6 高位にてグルコース利用率の低下（黄色〜緑色）を認める。

（図 29-11）（胸郭出口症候群）を明瞭に描出できるので上肢神経症状の鑑別診断に役立つ。

F その他の補助診断法

核医学検査：陽電子射出断層撮影（positron emission tomography）；^{18}FDG-PET で脊髄神経細胞の生存活性を診断する試みが実用化されてきた（図 29-15）。

電気生理学的検査：➡163 頁参照。
超音波検査：➡155 頁参照。
サーモグラフィー：➡879 頁参照。

頚椎の疾患

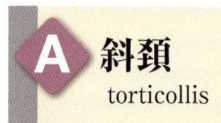

A 斜頚
torticollis

斜頚とは頭部が患側へ傾き，同時に反対側に回旋する位置異常をいう．その原因により先天性と後天性に分類する．先天性斜頚には筋性斜頚と骨性斜頚があるが，筋性斜頚が最も重要である．骨性斜頚は歯突起形成異常，環椎・後頭骨癒合症，頭蓋底嵌入症，癒合椎，楔状椎などに稀に合併する．

後天性斜頚には痙性斜頚，炎症性斜頚，外傷性斜頚がある．

1 先天性斜頚

A 筋性斜頚
muscular torticollis

【病態】
出産時に一側の胸鎖乳突筋に血腫が生じた結果，その腫瘤がしばらく遺残し，頭部が罹患した胸鎖乳突筋側に傾斜し，顔面は健側に回旋する（図29-16）．胸鎖乳突筋血腫は腱部に現れ，生後5日～2週間ほどでしこりとして発見され，生後3週目頃に血腫（腫瘤）は最も大きくなり，その後は徐々に縮小し，6カ月程で多くは自然治癒する（自然治癒率90％）．放置すると顔面不対称などが遺残することがある．

【治療】
胸鎖乳突筋に腫瘤があれば，授乳時あるいは臥位では斜頚枕，砂嚢などにより，頭部を矯正位に保つよう親を指導し，保存的に治療する．すなわち右筋性斜頚であれば，患児の頭を左側に向け（患児の右側から）抱くように指導する．徒手矯正，徒手腱切り術は現在ではほとんど施行されない．ただし，生後2～3年を経ても胸鎖乳突筋硬結が遺残し斜頚が治癒しない場合には鎖骨枝，胸骨枝

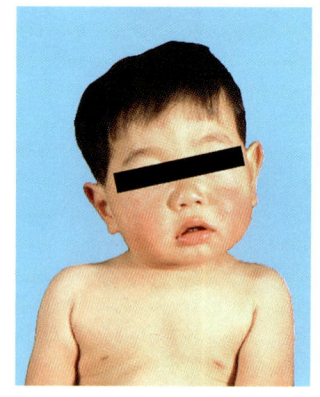

図29-16 先天性筋性斜頚

ともに腱切り術を行うことで顔面非対称 facial asymmetry や頭蓋の変形を予防する．

2 後天性斜頚

A 痙性斜頚
spasmodic torticollis

【病態・治療】
神経原性の斜頚で主に胸鎖乳突筋筋緊張の左右非対称性による痙性麻痺や脳性麻痺に伴って認められる．ボツリヌス毒素や筋弛緩薬が用いられることがある．以前には副神経脊髄枝（C1, C2, C3前根）の切除（オリベクローナ手術）が行われた．

B 炎症性斜頚（図29-17）
inflammatory torticollis

【病態・治療】
咽頭炎や扁桃炎が波及して左右非対称性に斜頚が生じるもので小児に多い．発熱は咽頭部痛を訴えたあとに斜頚が出現すればまずはこの状態を疑う．環軸関節回旋位固定（後述）を伴うことがある．X線像やCTで脊椎の骨関節のほかの異常などを検査したあと抗菌薬や消炎鎮痛薬投与を行いつつ，短期間の入院のうえ，持続牽引〔Glisson（グリソン）牽引など〕を行う．咽頭部の炎症の消退とともにほとんどが自然に治癒する．

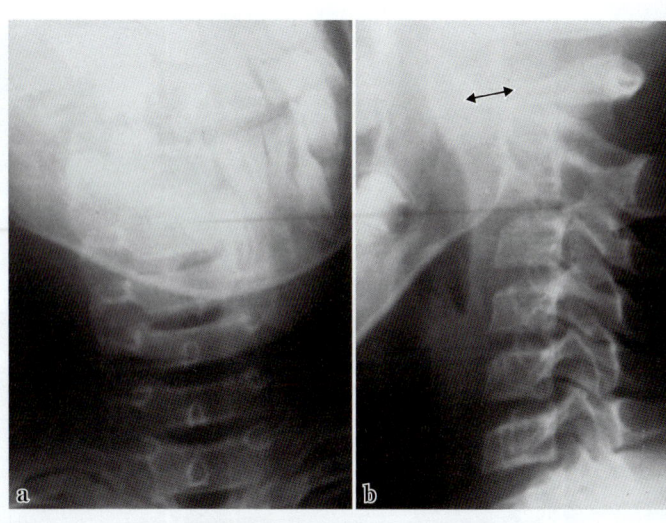

図 29-17 小児の環軸関節回旋位固定（12 歳男子）
理学的には炎症性斜頸を認めるが，画像診断では環軸関節回旋位固定を認めた．保存療法（Glisson 牽引）で治癒した．
a. 単純 X 線正面像：斜頸位を呈する．
b. 単純 X 線側面像：ADI は 8 mm（矢印）．

B 先天性頸椎疾患
congenital anomaly of the cervical spine

頭蓋頸椎移行部は先天性頸椎形態異常が発生しやすい．先天性のものは発生異常と発育異常に便宜上分けられるがその診断はときに困難である．頭蓋底陥入症，環椎頭蓋癒合症，環椎後弓形成不全症，歯突起骨，先天性頸椎癒合症が重要である．また脊椎異常に合併して，小脳扁桃，小脳下葉あるいは脳幹が脊柱管内に下垂する Chiari（キアリ）奇形がみられたり，脊髄過誤腫 teratoma などの発育異常が合併することがある．診断には単純 X 線写真や CT での craniometry が必要になる（図 29-18）．

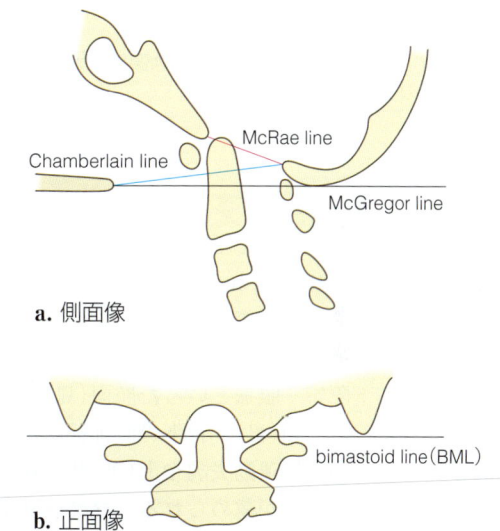

a. 側面像
b. 正面像

図 29-18 頭蓋底陥入症のための基準線

1 環椎後頭骨癒合症
atlanto-occipital assimilation

環椎後弓が後頭骨に癒合している異常であり，Klippel-Feil（クリッペル-ファイル）症候群（図 29-21）や軟骨形成不全症などで頻繁に認められる．またこの病態は頭蓋底陥入症の合併が多い．

2 頭蓋底陥入症
basilar impression

【病態】
後頭骨大孔部で，頭蓋底の低形成があったり大孔が上方に陥凹したりした状態で，相対的に環椎や軸椎が頭側に偏位する頭頸移行部の形成異常である．上方偏位 upward migration とよばれることもあるが，最近では垂直性亜脱臼 vertical sub-

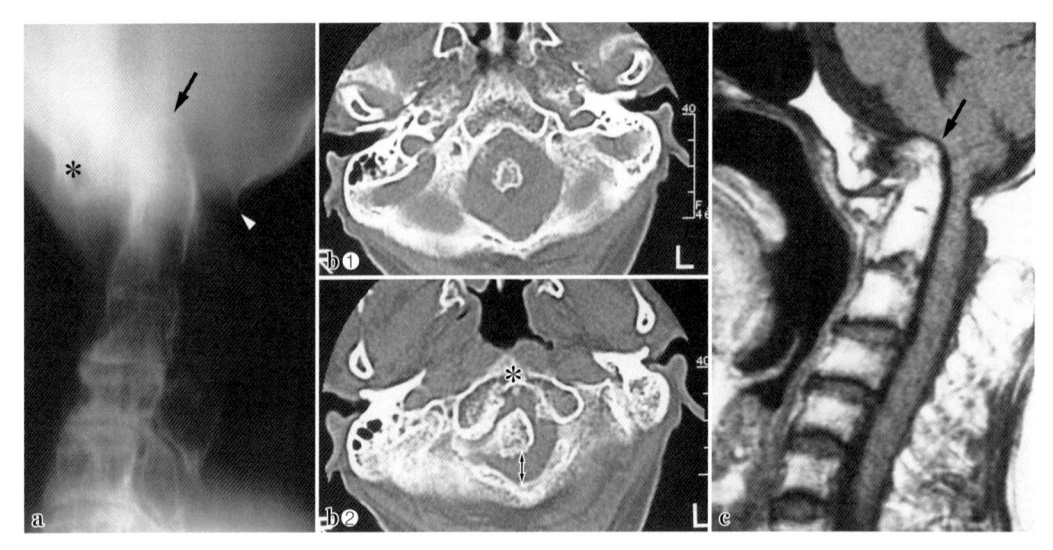

図 29-19 頭蓋底陥入症（62 歳女性）（伊藤 原図）
a. X 線矢状断像：C1 前弓（＊）は斜台に，後弓（△）は後頭骨に癒合し，C1 の SAC は 8 mm と非常に狭い。環椎歯突起間距離（ADI）は 12 mm である。歯突起先端（矢印）は McGregor line より 23 mm 頭側にある。C2・C3 椎の癒合もみられる。
b. 頸椎 CT 像（横断像）：①大孔より 10 mm 頭側高位。後頭蓋窩まで突出した歯突起先端が描出される。②大孔高位。大孔とともに癒合した C1 前弓（＊）がみられる。大孔内に嵌入した C2 椎体もみられ，中枢神経のためのスペース（SAC：↕）は非常に小さい。
c. MRI T1 強調矢状断像：歯突起は頭側に大きく伸びて頭蓋内に突出し（矢印），延髄を圧迫している。C1 高位での狭窄も明らかである。

luxation とよばれることが多い。歯突起先端が頭蓋内に突き出て延髄下部を圧迫する状態である。環椎頭蓋癒合症 atlas assimilation がしばしば合併するが，リウマチ性病変では高率にこの異常を認める（図 29-19）。神経症状では頭痛，めまい，構音障害，嚥下障害，眼振といった顔面（Ⅶ）・舌咽（Ⅸ）・迷走（Ⅹ）・副（Ⅺ）・舌下（Ⅻ）神経などの異常がみられ，小脳性運動失調や上（下）肢の複雑な運動麻痺，感覚障害が認められる。交叉性麻痺 cruciate paralysis をきたすことも多い。

【診断】
単純側面 X 線像での頭蓋計測法 craniometry を行う。有用な基準線として，bimastoid line や McGregor line などがある（図 29-18）。

・McGregor's base line
側面像で硬口蓋後縁と大孔後縁を結ぶ線をいう。正常では歯突起先端がこの基準線より上方 4.5 mm を越えない。

・McRae line
下孔の前後を結んだ線をいう。この線より歯突起先端が上方に突出すれば頭蓋底陥入と診断する。

・Chamberlain line
硬口蓋と下孔後縁を結んだ線をいう。この線より 2.5 mm 以上歯突起が上方移動すれば頭蓋底陥入と診断する。

・bimastoid line
正面像で両側の乳様突起下端を結ぶ線をいう。正常では歯突起下端がこの基準線より上方 10 mm を越えない。

・Redlund-Johnell 法
硬口蓋後縁と大孔後縁を結ぶ線（McGregor's base line）から環椎椎体下縁を結んだ線の長さを計測し，男性は≦ 34 mm，女性は≦ 28 mm であれば頭蓋底嵌入と診断する。

・Ranawat 値
男性は≦ 14 mm，女性は≦ 13 mm であれば頭蓋底嵌入と診断する。

【治療】
脊髄圧迫の解除（後頭下減圧術 suboccipital craniotomy）や環椎後弓切除が行われるが，術後に不安定性が生じることが懸念されるので内固定材を用いて頭蓋・頸椎固定術が併用されることが

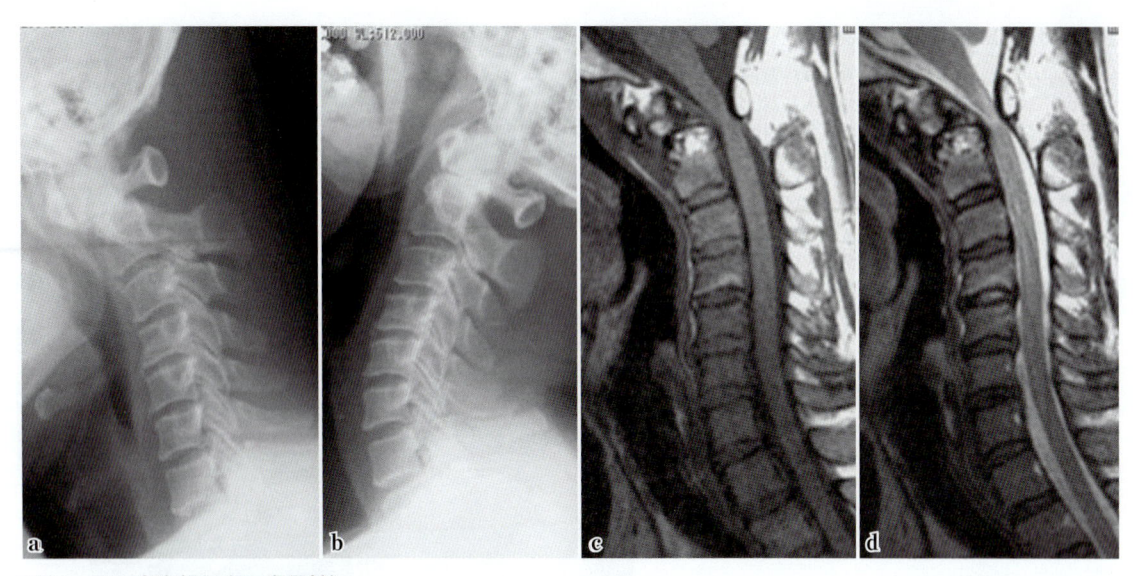

図 29-20　歯突起骨（58 歳男性）
単純 X 線側面，前屈像（a）および後屈像（b）にて，歯突起が軸椎椎体から離れ，安定性が失われている。MRI T1 強調矢状断像（c），T2 強調矢状断像（d）では，同部位において髄内信号変化を伴う脊髄の圧迫を認める。

多い。稀に経口的な歯突起前方切除も適応となる。

3　歯突起形成不全

【病態】
　歯突起が軸椎椎体から遊離して発育したり欠如したものをいい，様々なタイプが存在する（図29-20）。歯突起低形成 odontoid hypoplasia や歯突起無形成 aplasia，歯突起骨 os odontoideum, ossiculum terminale などに分類される（Torklus らによる分類）。Down（ダウン）症候群や Klippel-Feil（クリッペル-ファイル）症候群，軟骨形成不全症などに高率に合併する。歯突起が形成不全であるために環軸関節の不安定性をきたす。

【診断】
　開口位 X 線正面像や側面像で歯突起の陰影を詳細にトレースして診断する。頸椎前・後屈機能撮影で環軸関節の亜脱臼と不安定性を評価し，MRI で脊髄圧迫を評価することも重要である。

【治療】
　脊髄症状が発生したり過度の不安定性が出現すれば環軸椎固定術が必要となる。

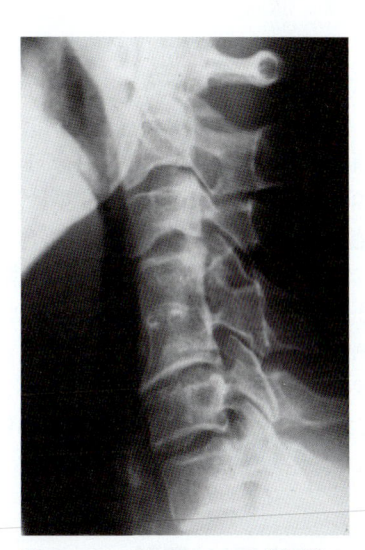

図 29-21　Klippel-Feil 症候群
48 歳男性。第 4 頸椎と第 5 頸椎の先天性癒合がみられる（Ⅱ型）。本症例では C5-6 に不安定性をきたし脊髄症状を起こしたため前方除圧固定術を要した。

4　Klippel-Feil（クリッペル-ファイル）症候群

【病態・治療】
　先天性頸椎癒合，短頸 short neck，項部頭髪の生え際の低位 low haired line の 3 徴 trias とする先

*頸髄症治療成績判定基準は巻末資料参照。

表29-1 Chiari奇形の分類

Ⅰ型	小脳扁桃が下方へ偏位し脊柱管内へ下垂するが第4脳室は嵌入しないもの。成人に多くみられるが、脊髄髄膜瘤を伴うことはない（図29-22）。
Ⅱ型	小脳虫部や延髄、第4脳室が脊柱管内に下垂する。新生児期よりみられ、水頭症や脊髄髄膜瘤を合併することが多い。嚥下障害や脊髄症、宙吊り型感覚障害や小脳性失調症などがみられる。
Ⅲ型	小脳全体が頚部の脊椎披裂部や髄膜瘤に嵌入したもの。
Ⅳ型	水頭症に小脳形成不全を伴うもの。

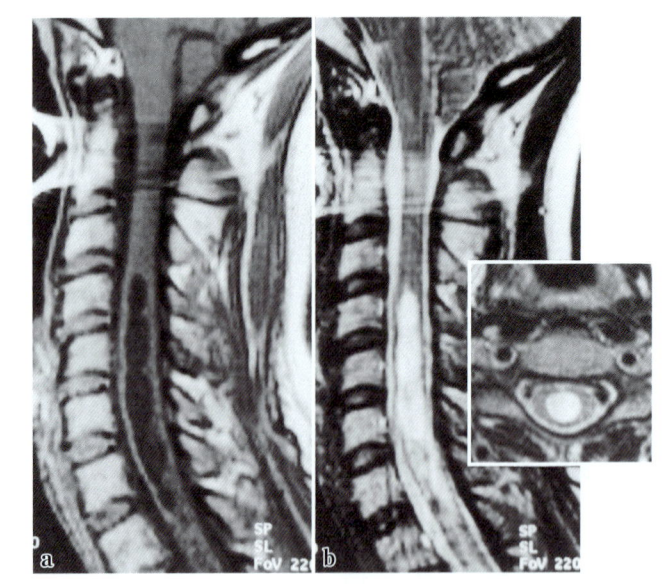

図29-22 Chiari奇形に伴う脊髄空洞症 (伊藤 原図)
a. 術前MRI T1強調像：C4からT1まで数珠状の低信号域が脊髄内に存在する。小脳扁桃は舌状に下垂し、Chiari奇形Ⅰ型である。
b. 術前MRI T2強調像：脊髄内異常像は高信号を示し（水分を示唆し）、空洞症であることが証明された。挿入画像はC5レベルの横断像であり、髄内中心部の大きな空洞を示す。

天性頚椎分節異常である（図29-21）。Ⅰ型は3個以上の頚椎が癒合しているもの、Ⅱ型は1〜2個の頚椎の癒合、Ⅲ型は胸椎や腰椎にも癒合椎を認めるものに分類される。骨性斜頚や肩甲骨高位症 elevated scapula〔Sprengel（シュプレンゲル）変形〕、先天性側弯などの異常を伴うことがある。非癒合部位に過度の力学的ストレスがかかり脊柱不安定性をきたして脊髄麻痺を起こすことがある。神経症状が出現すれば除圧と脊椎固定術が必要になる。

5 Chiari（キアリ）奇形

【病態】

小脳扁桃あるいは小脳下部が舌状に下垂し時に延髄も頚椎脊柱管内に下垂する病態をいう。くも膜や脳脊髄液の還流異常も発生するため、しばしば脊髄空洞症 syringomyelia を合併する。Chiari奇形は次の4型に分類される（表29-1）。

Ⅰ型：小脳扁桃が下方へ偏位し脊柱管内へ下垂するが第4脳室は嵌入しないもの。成人に多くみられるが、脊髄髄膜瘤を伴うことはない（図29-22）。

Ⅱ型：小脳虫部や延髄、第4脳室が脊柱管内に下垂する。新生児期よりみられ、水頭症や脊髄髄膜瘤を合併することが多い。嚥下障害や脊髄症、宙吊り型感覚障害や小脳性失調症などがみられる。

Ⅲ型：小脳全体が頚部の脊椎披裂部や髄膜瘤に嵌入したもの。

Ⅳ型：水頭症に小脳形成不全を伴うもの。

【治療】

Ⅰ型では後頭下減圧術 suboccipital craniotomy や頚椎椎弓形成術が一般に施行され、稀に硬膜の緊張減弱のため硬膜切開が適応となる。

6 脊髄空洞症
syringomyelia

【病態】

脊髄内に空洞 syrinx を形成する病態であり、第4脳室と空洞との交通の有無により交通性脊髄空洞症 communicating syringomyelia と非交通性脊髄空洞症 non-communicating syringomyelia に分類する。先天性以外に脊髄損傷や側弯症などに合併して後天的に起きるものもある。交通性脊髄空洞症 communicating syringomyelia はChiari奇形や頭蓋底嵌入症、大孔癒着性くも膜炎などに合併し、中心管が拡大する。非交通性脊髄空洞症

non-communicating syringomyelia は脊髄損傷や脊髄腫瘍に合併するものである。病態では第4脳室開口部の先天的閉塞が脈絡叢の動脈性拍動によって中心管を拡大する方向へ働くという説(Gardner)や，Chiari 奇形により小脳扁桃が嵌入しているため髄液圧が中心管方向へ向かう(Williams)といった推論がなされている。側弯症では脊髄空洞症の発生が極めて高い。宙吊り型感覚障害や脊髄痙性麻痺症状が出現，増悪してきたり，空洞が大きくなり頭側へ拡大すれば空洞-くも膜シャント術 syringo-subarachnoid shunt や空洞-胸腔シャント syringo-pleural shunt が適応となる。

C 後天性頚椎疾患

1 環軸関節回旋位固定
atlantoaxial rotatory fixation

【病態】
環軸関節の非対称性・回旋性の亜脱臼であり外傷や咽頭・扁桃などの炎症が原因となる(図29-17)。有効脊髄前後径(SAC)が広いため脊髄麻痺を呈することはほとんどなく，主訴は頚椎回旋制限と運動痛，斜頚が主であり，小児に多くみられる。

【診断】
単純X線側面像で環椎が傾斜し環軸間隙が拡大し，ときに環軸関節亜脱臼を呈する。環椎前弓と歯突起前縁の距離（環椎歯突起間距離）atlanto-dental interval(ADI)の正常値は小児では 3.5 mm 以内，成人では 3.0 mm 以内であるが，環軸関節回旋位固定ではそれらが 5.0~7.0 mm 以上に増加して回旋亜脱臼の状態となる。CT 画像では歯突起も左右へ偏位することが認められる。

【治療】
原因が頚椎捻挫や咽頭炎であることが多いため対症的に保存的治療がまずは適応になる。消炎鎮痛薬や抗菌薬投与で局所の問題に対処しつつ，ときに入院のうえ，頚椎牽引を行って非観血的に整復 reduction を行う。放置や非整復例では稀に後方脊椎整復・固定術が施行される。

2 頚椎椎間板ヘルニア
cervical intervertebral disc herniation

【病態】
椎間板が退行性変性に陥って線維輪が断裂し，その部分から髄核や線維輪が脊柱管内に脱出した状態である。年齢的には比較的若い 30~50 代の男性に多く，その発生高位では C5-6 ＞ C4-5 ＞ C6-7 の順に多い。中下位頚椎の椎間板が最も力学的ストレスを受けやすいことがその原因である。脱出する程度や後縦靱帯の穿破の状態において，突出型 protrusion，脱出型 extrusion，遊離型 sequestration に分類する。小さな突出型は保存療法で治癒することが多いが，脱出型や遊離型では手術が必要となることが多い。脊柱管横断面では正中型，傍正中型，外側型などに分類されるが，正中ヘルニアは脊髄症，傍正中型や外側型は脊髄・神経根症や神経根症をきたすことが多い(図29-23)。

【自覚症状】
・頚椎症状
頚部から肩甲背部にかけての自発痛，しびれ感や頚椎運動制限がみられる。頚椎の運動時に痛みが増強し安静にて軽快する。

・神経根症 radiculopathy
一側の肩甲背部の疼痛や上肢放散痛，しびれ感と感覚障害，脱力感，筋の自発的線維性攣縮 fasciculation などを呈する。前胸部や肩甲帯部に放散する疼痛のため狭心症 angina 様症状(これを cervical angina とよぶ)を呈することがある。

・脊髄症 myelopathy
脊髄症の場合の感覚障害は脊髄伝導路障害によるため手指全体の感覚障害や手掌全体に及ぶしびれ感が主体となる。運動機能障害では書字，ボタン掛け，箸使い動作などの手指巧緻運動障害 clumsiness を訴える。痙性麻痺が出現すると，歩容は拙劣となり階段下降時には手すりが必要となる。また小走りも不可能となる。障害が進行すると膀胱直腸障害が自覚される。

【他覚症状・神経学的徴候・筋電図所見】
・神経根症
神経根の障害高位に一致して上肢の筋力低下および筋萎縮，感覚障害が出現し，深部腱反射は減弱する(図29-8)。Spurling テスト(neck compression

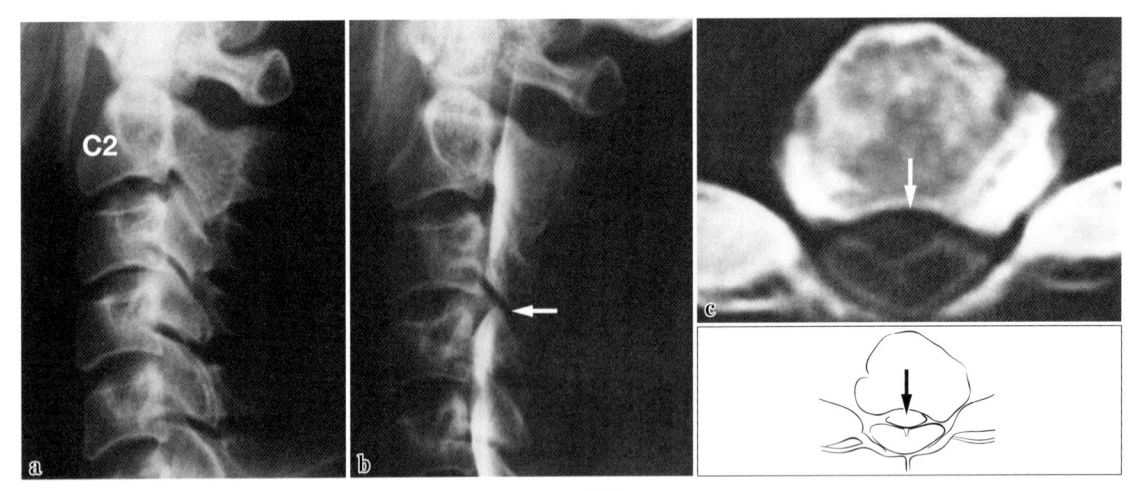

図 29-23　C3-C4 椎間板ヘルニアの脊髄造影像と CT 脊髄造影像(伊藤 原図)
a. 単純 X 線像：ほぼ正常である。
b. 脊髄造影像：C3-C4 椎間板高位に一致する造影剤の前方欠損(矢印)を示す。
c. 脊髄造影後に撮影した C3-C4 高位の CT 像(CT myelogram)：ほぼ正中のヘルニア(矢印)を描写する。くも膜下腔に広がった造影剤のリングが圧迫され，ブーメラン状に変形した脊髄断面を示す。

test)，Jackson テストが陽性となることが多い。

・脊髄症

上肢の障害髄節に一致して深部腱反射減弱，筋力低下がみられ，それ以下は錐体路障害による深部腱反射亢進〔Hoffmann 反射，Rossolimo(ロッソリーモ)徴候，Mendel-Bekhterev(メンデル-ベヒテレフ)反射，膝・足クローヌスの陽性を含む〕，手指巧緻運動障害，myelopathy hand が認められる。感覚障害は一般に初期には上肢に限局している。表在反射の腹壁反射，睾丸挙筋反射などは消失し，次第に Babinski 反射が陽性となる。

【画像診断所見】

・単純 X 線像

椎間板ヘルニアでは一般に椎間腔狭小化や骨棘形成は軽度である。ヘルニアは頚椎症性変化が著しい高位の隣接椎間に発生しやすいことも注意すべきである。

・MRI

椎間板ヘルニア組織や椎間板変性の状態がよく描出される。ヘルニア内部の炎症性変化や後縦靱帯の浮腫はガドリニウム造影 MRI(T1 強調)で高輝度変化として描出される。くも膜下腔の閉塞状況や圧迫された脊髄の変化の描出にも優れている。

・脊髄造影 myelography

水溶性の造影剤(メトリザマイド metrizamide)をくも膜下腔に注入して脊髄を描画するが，椎間板高位での根嚢像 root sleeve の欠損，造影剤柱の部分欠損，途絶などがみられる。現在では MRI にその診断価値が変わった。

【鑑別診断】

頚肩腕痛を起こす疾患との鑑別が重要である。

・肩関節周囲炎(凍結肩)，腱板損傷 rotator cuff injury

肩関節周囲炎では肩関節運動痛や肩関節可動域制限が著しい。腱板損傷では有痛弧，インピンジメント徴候，筋力低下などがみられ MRI で確定診断がなされる。

・胸郭出口症候群

頚肋，斜角筋，鎖骨および第 1 肋骨，小胸筋などにより腕神経叢への牽引および圧迫が生じ，上肢の疼痛，しびれ，重だるさなどが出現する。Wright(ライト)テスト，Adson(アドソン)テスト，Morley(モーレイ)テストが陽性となる(図 29-24)。

・肘部管症候群 cubital tunnel syndrome や手根管症候群 carpal tunnel syndrome

これの場合には尺骨神経溝や手根管部で Tinel(ティネル)徴候がみられ，ときに尺骨神経などでは偽腫瘍 pseudo-tumor を形成することも特徴である。鑑別には神経伝導速度測定が必須となる。

・脊髄腫瘍，脊椎腫瘍

MRI で鑑別される。稀に Pancoast(パンコース

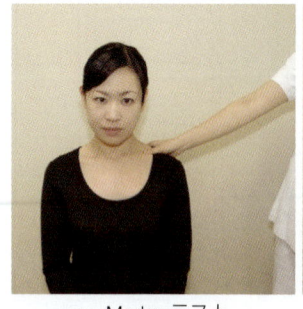

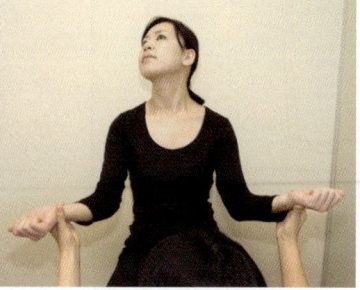

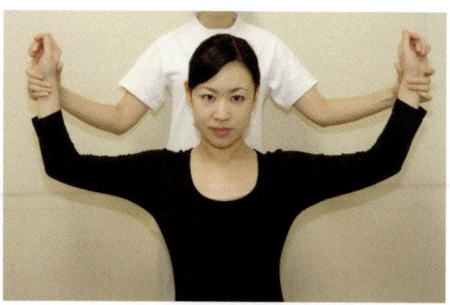

a. Morley テスト　b. Adson テスト　c. Wright テスト（過外転テスト）

図 29-24　胸郭出口症候群に用いられる検査
a. 鎖骨上部，腕神経叢部を圧迫すると上肢放散痛やしびれを認めれば陽性．
b. 頚部を軽度伸展位で患側へ傾け，深呼吸後に息を止めると橈骨動脈の拍動が消失すれば陽性．
c. 上肢を外転し後方に引くと橈骨動脈の拍動が消失すれば陽性．

a. ソフトカラー
b. フィラデルフィア（Philadelphia）型装具
c. ソーミ（SOMI）装具
d. アドフィット型装具
e, f. Halo ブレイス（Halo brace）

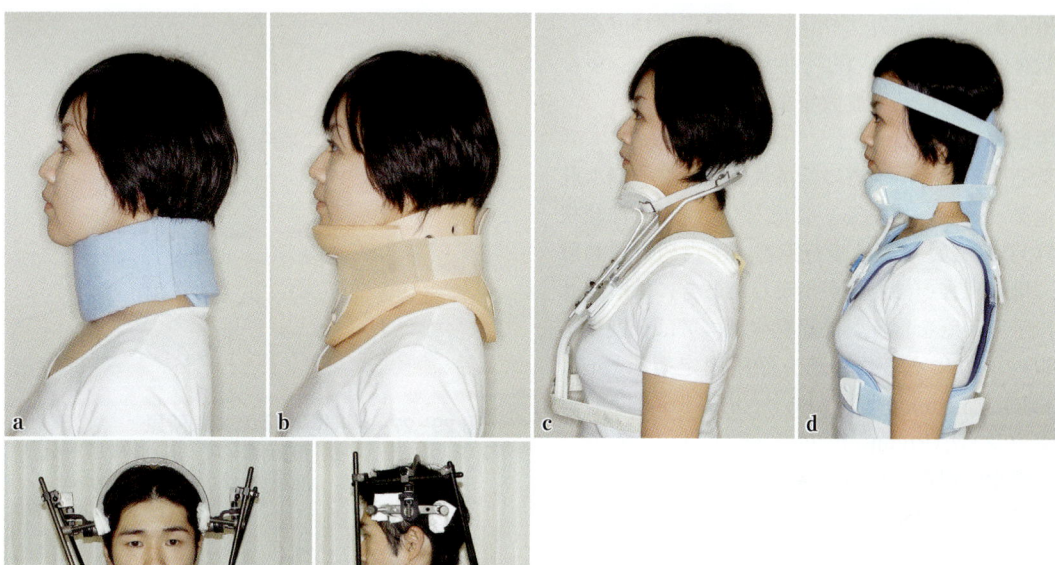

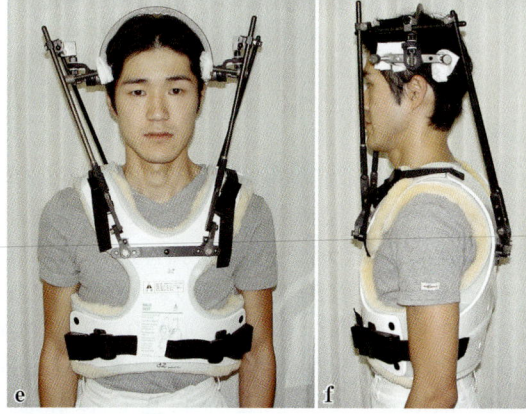

図 29-25　頚椎装具

ト）腫瘍により主に尺骨神経側に神経症状を生じることもあるので注意する．

【治療】
・保存療法
　頚椎装具装着（図 29-25a〜d）で頚部の安静をはかり，Glisson 係蹄などを使って持続あるいは間欠牽引を行う．しかしながら Halo 牽引が行われることは少ない（図 29-25e, f）．併せて消炎鎮痛薬などの投与を行い約 2〜3 週の経過を観察する．筋弛緩薬は筋力低下の評価が困難になるので

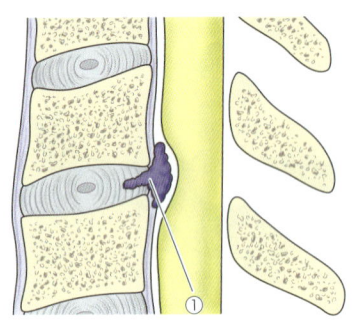

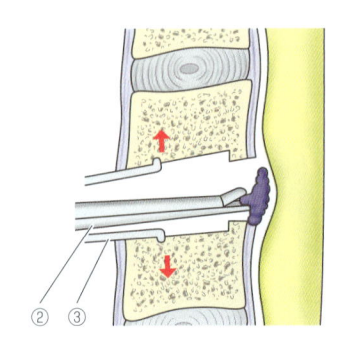

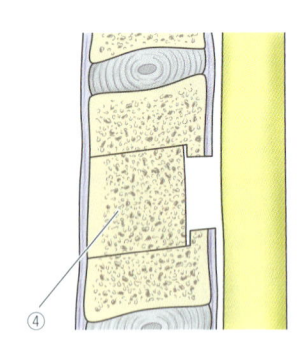

図 29-26 前方除圧・固定術
①椎間板ヘルニア（脱出髄核），②鉗子（脱出髄核摘出），③椎間拡大器，④移植骨
前方より椎間板・軟骨板を切除し，さらに椎体を一部削った後，脱出した髄核を摘出して前方除圧を行う。次いで，椎体間に移植骨を挿入する。多椎間の固定を行うこともある。

使用しない。硬膜外ブロックや神経根ブロック，星状神経節ブロックなどを併用してもよい。多くの場合，保存療法で放散痛などは軽快する。

・**手術療法**

数週間の保存的治療に抵抗性であり，一側上肢の運動・感覚障害あるいは激しい上肢痛（神経根症）の持続または痙性歩行障害，手指巧緻運動障害，排尿障害（脊髄症）が出現したときには躊躇せずに手術治療を行う。椎間板ヘルニアは脊髄や神経根の前方にあるため前方除圧固定術 anterior interbody fusion が原則であり，主にRobinson（ロビンソン）法（Robinson method）が用いられる。顕微鏡や内視鏡を併用することもあり，脱出ヘルニアは完全に摘出しないと治癒は望めない。この方法では胸鎖乳突筋の内側から進入し，気管と食道を内側によけて椎間板に到達し，障害椎間板やヘルニアを完全に切除し，椎体間に腸骨から採取した骨移植を行う（図29-26）。多椎間ヘルニア症例ではアライメントの維持や移植骨の脱転を予防する目的で稀に前方に金属プレートを使用することもある。また稀に後方進入部椎弓切除および椎間孔切除で前方椎間板を温存しながらヘルニア切除を行うこともある。

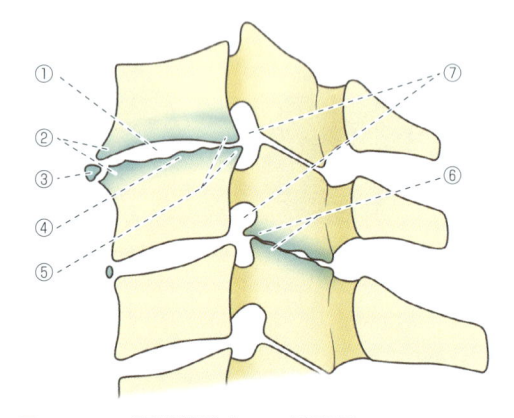

図 29-27 頚部脊椎症のX線所見
①椎間板腔狭小化　②前方骨棘　③前縦靱帯骨化
④椎体縁骨硬化　⑤後方骨棘　⑥椎間関節骨棘
⑦椎間孔狭窄

棘形成，椎間関節の狭小化などの異常所見が年齢とともに顕著に認められるようになる。椎体後方の骨棘増生はやがて発育性脊柱管狭窄（前後径≦12〜13 mm）を引き起こす。そのような背景があって頚椎可動域制限，頚部痛，項部のこり感などの局所症状を呈した状態を変形性頚椎症 cervical spondylosis という。この状態に神経根症

3 頚椎症性神経根症，頚椎症性脊髄症
cervical spondylotic radiculopathy,
cervical spondylotic myelopathy

【病態】

椎間板の退行変性が基礎となり椎間腔の狭小化，椎体辺縁（特に Luschka 関節）の骨硬化・骨

> **NOTE** 頚性狭心症 cervical angina
>
> 頚椎神経根症のため前胸部や肩部，肩甲帯部に放散する疼痛があり，ときに狭心症様発作を起こすことから頚性狭心症とよばれる病態がある。中高年では冠動脈の検査が優先されてしまい，頚性狭心症が看過されることが実に多い。中高年では頚椎神経根症による狭心症様放散痛の原因に頚椎疾患があることを常に念頭に置くべきである。

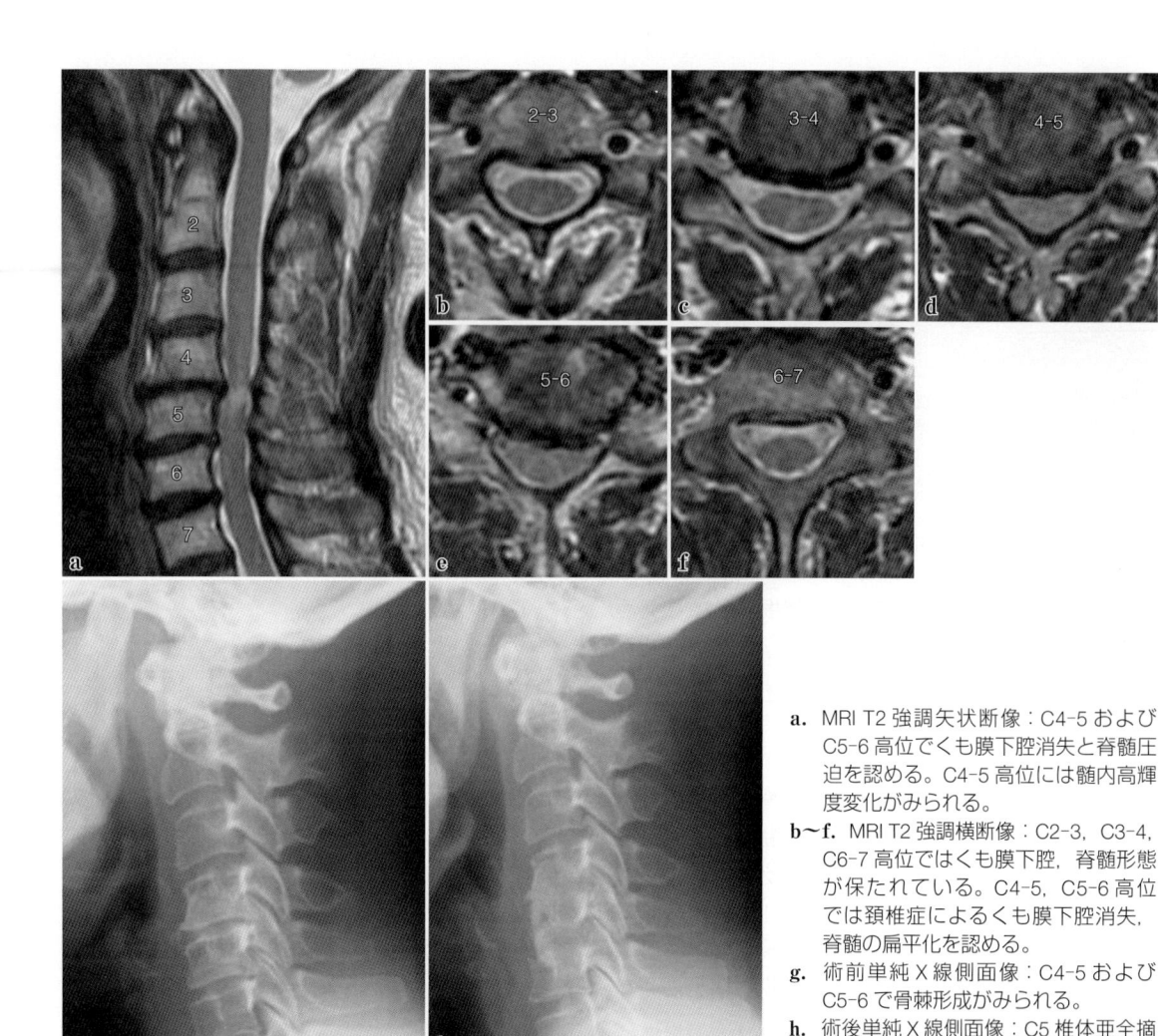

図 29-28 頸椎症性脊髄症（58 歳男性）

a. MRI T2 強調矢状断像：C4-5 および C5-6 高位でくも膜下腔消失と脊髄圧迫を認める。C4-5 高位には髄内高輝度変化がみられる。
b～f. MRI T2 強調横断像：C2-3，C3-4，C6-7 高位ではくも膜下腔，脊髄形態が保たれている。C4-5，C5-6 高位では頸椎症によるくも膜下腔消失，脊髄の扁平化を認める。
g. 術前単純 X 線側面像：C4-5 および C5-6 で骨棘形成がみられる。
h. 術後単純 X 線側面像：C5 椎体亜全摘術を施行した。

radiculopathy を呈した状態が頸椎症性神経根症であり，脊髄症 myelopathy を合併した状況が頸椎症性脊髄症である。また両者の合併（脊髄神経根症 myeloradiculopathy）が生じることもある。現在では高齢社会に伴い比較的頻度が高くみられる重要疾患である。好発高位は C5-6, C6-7 の中下位頸椎であるが，高齢者では胸椎後弯の進行に伴い頸椎前弯が増加し C3-4, C4-5 高位に不安定性やすべりが発生して脊髄症を引き起こす。病態解剖では椎間板腔の狭窄化，椎体辺縁の骨棘，さらに椎間関節の変性，頸椎柱の配列異常（アライメント異常 malalignment）が生じる。その結果として椎間孔および脊柱管が狭窄し神経症状を引き起こされる（図 29-27～29）。椎体外側部の骨棘によって椎骨動脈が圧迫されると動作性のめまいを生じる椎骨動脈不全症候群 vertebral artery insufficiency syndrome が引き起こされる。

【自覚症状・他覚的所見】

・頸椎症状

椎間板や Luschka 関節，椎間関節の変性などによって頸肩部の疼痛や運動制限が出現する。

・神経根症状

神経根が圧迫されて上肢のしびれ，放散痛，感覚異常（後根）が出現する。Jackson テスト，Spurling テストが陽性になる。神経脱落症状 neurological deficit としては，感覚鈍麻，脱失および上肢の脱力が認められ，視診で萎縮筋の線維束攣縮 fasciculation がみられることがある。

・脊髄症状

手指の巧緻運動障害や myelopathy hand，下

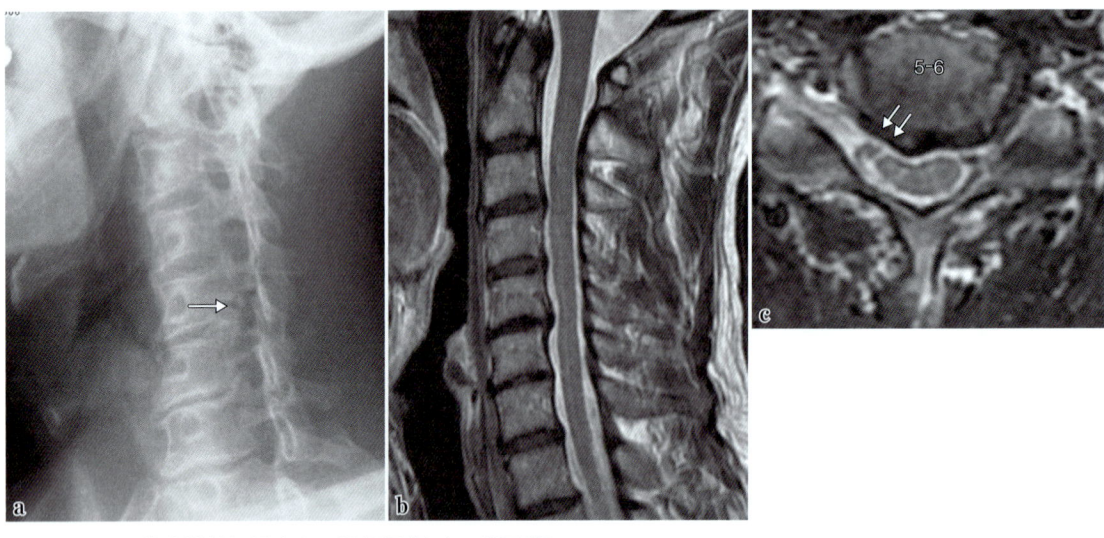

図 29-29　頚椎症性神経根症（C6 神経根症）（52 歳男性）
a. 単純 X 線右斜位画像：右 C5-6 椎間孔が Luschka 関節の骨棘により狭窄している。
b, c. MRI T2 強調像：矢状断像（b）では圧迫は目立たないようにみえるが、横断像（c）では右 Luschka 関節周囲の退行性変化によって C5-6 右椎間孔周囲の圧迫がみられ、右 C6 神経根障害と一致する。

肢腱反射亢進，病的反射の出現，痙性歩行障害などの痙性麻痺および神経因性膀胱（膀胱直腸障害）などがみられる。深部腱反射のチェックは特に重要であり，上肢深部腱反射低下は灰白質（前角細胞）の障害を示唆し，亢進は一次ニューロン障害による錐体路障害を意味する。脊髄症の病型として central cord type（中心性麻痺），transverse lesion type（脊髄横断麻痺型），Brown-Séquard type（ブラウン-セカール麻痺型），motor type（運動麻痺型），brachialgia and cord syndrome（上肢痛型）と分類（Crandall-Batzdorf 分類）されることもあった。上肢の肩甲帯部の近位筋萎縮があり感覚障害が軽微あるいはないものに<u>頚椎症性筋萎縮 cervical spondylotic amyotrophy</u> とよばれる特殊な脊髄症の亜型が存在するが（図 29-30），病態は主に脊髄前角や前根の圧迫によるものである。平山病は若年者で脊髄の長軸方向の緊張が増加し，上肢近位筋萎縮（一側性または両側性）が生じた病態である。

【画像診断所見・電気生理学的検査】
・**単純 X 線像**
　正面および側面像では頚椎のアライメント異常（後弯症），椎間腔の狭小化，椎体終板の骨硬化や椎体骨棘，脊柱管狭窄の有無を調べる。斜位像では Luschka 関節の骨棘形成に伴う椎間孔狭窄の有無，前・後屈撮影では頚椎不安定性（一般に 3 mm 以上の前方・後方移動を不安定性ありとする）の有無を確認する。

・**脊髄造影 myelography**
　腰椎穿刺法か C1-C2 外側穿刺法で水溶性造影

> **NOTE　頚椎症性筋萎縮症と平山病**
> 頚椎症性筋萎縮症は前角や前根の選択的障害により後根（感覚）障害を伴わない形で出現する脊髄症の亜型と考えられている。また平山病は若年者で脊髄上行 ascensus medullaris の影響がいまだ遺残するものに発生し，前角細胞の過緊張状態が原因であるため，脊柱の長軸方向の成長が完了すると治癒に向かうともいわれる。

> **NOTE　頚椎黄色靱帯石灰沈着（図 29-31）**
> 黄色靱帯の変性・肥厚は頚椎部における脊柱管狭窄の原因の 1 つに挙げられるが，変性した黄色靱帯に白色・チョーク状の石灰沈着を認めることがある。石灰化部に形成される結晶は針状，棒状，四角柱状を呈した calcium pyrophosphate dihydrate（CPPD：ピロリン酸カルシウム）が主であり，偽痛風とも称される病態である。石灰沈着を生じた黄色靱帯は著しく肥厚して脊柱管内に突出し，重篤な神経症状を呈することがあるため注意が必要である。頚椎のほかには腰椎，膝関節，肩関節で観察され，加齢，遺伝的因子，代謝性異常，systemic chondrocalcinosis といった全身性素因を基盤として生じると考えられている。

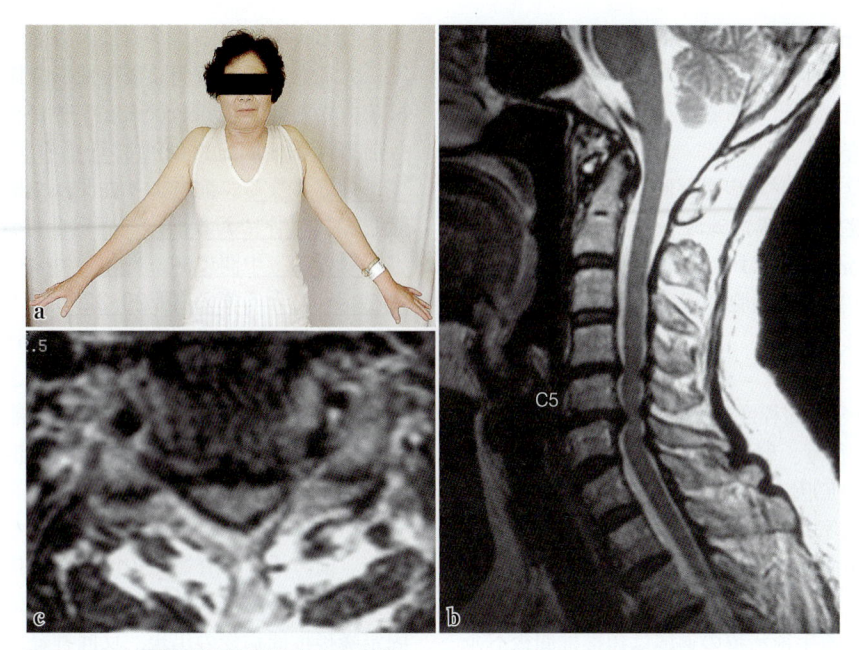

頚椎の疾患—C. 後天性頚椎疾患 ● 535

図 29-30　頚椎症性筋萎縮（72 歳女性）
両上肢の三角筋麻痺のため肩外転が不可能であり（**a**），MRI T2 強調像では C5-6 高位に著しい椎間板後方膨隆を認め，横断像では椎間孔入口部での前方圧迫が著しい（**b, c**）。

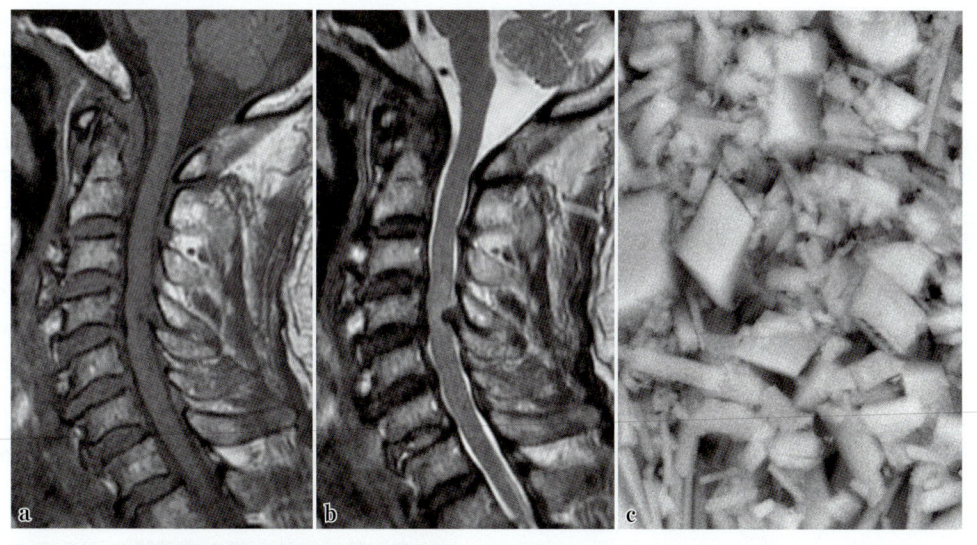

図 29-31　頚椎黄色靱帯石灰沈着（73 歳女性）
頚椎 MRI（a：T1 強調像，b：T2 強調像）にて，C4-5 レベルに黄色靱帯の著明な肥厚，後方からの硬膜圧迫像を認める。黄色靱帯内には石灰沈着を認め，針状，棒状，四角柱状の結晶が観察され，成分はピロリン酸カルシウム（PPI）であった（c：倍率×5,000）。

剤を数 ml，くも膜下腔に注入して造影する。造影剤の通過障害や椎間板高位での骨棘による神経根嚢像の欠損像を評価する。CT myelography は脊髄やくも膜下腔の横断面での状態を計測するのに用いることがある。

・MRI，CT など

　MRI は脊髄への圧迫の有無，脊髄実質の状態（T2 強調像における脊髄内の高輝度変化），椎間板変性などを描出し，神経根および脊髄症状を呈する症例に必須の検査である。MRI 横断像で脊髄前角が高信号野として描出されるものを snake-eye appearance とよび，灰白質圧迫の徴候と評価する．CT 像は骨性脊柱管の状態を明示し，手術計画の策定に有用である．

・節電図検査

脊髄の高位診断や重症度評価，神経原性と筋原性の鑑別に役立つ．陽性棘波 positive sharp wave (PSW) や fibrillation は神経根障害，線維束攣縮 fasciculation は前角細胞障害や一次ニューロン障害で認められる．

【保存療法】

まずは 6～8 週間程度の保存的治療（安静，投薬，頸椎牽引）を行う．軽症例の脊髄症や脊髄・神経根症ではその原因となる動的因子（すべり，不安定性，動的狭窄）が除去されるため神経症状が軽快することが多い．

【手術療法】

本症における手術治療の適応は頸椎椎間板ヘルニアのものと基本的には同じであり，保存的治療に抵抗性の進行性麻痺および耐え難い疼痛が手術適応となる．特に脊髄症の場合，術後の改善率の面から考えれば，術前の神経障害が重度になる前に躊躇することなく手術することが重要である．

頸椎手術の意味は，圧迫性病変の除去（除圧 decompression），固定 fusion ならびに矯正 correction が基本となるが，頸椎疾患ではその内前二者が主たる目的になる．手術は前方除圧術と後方除圧に大別される．著明な後弯変形を伴う脊髄症には前方からの矯正 correction 手術が行われる．

前方除圧・固定術は通常 1～3 椎間の限局性病変に適応となる．前方より椎間板や椎体骨棘を切除し，移植骨による椎体間固定を行う．2 椎間障害の場合は，中間にある椎体を亜全摘し椎体間固定を行うこともある（図 29-32）．また，Luschka 関節の骨棘による椎間孔狭窄には，骨棘を切除して椎間孔を開放する前側方除圧がときに行われる（前方椎間孔削開術）．最近では早期離床や確実な骨癒合を得るためチタニウム製の頸椎前方プレートで補強固定することも多い．また 3 椎間以上の骨移植には血管柄付き腓骨移植が行われることもある．前方手術は脊髄圧迫因子を直接除去できる根治手術であるが，移植骨の脱転や偽関節発生，固定隣接椎間病変の出現，反回神経麻痺，喉頭神経麻痺，椎骨動脈損傷，食道瘻などの合併症発生の危険性も存在する．

後方除圧術は神経根症には椎間孔拡大術 foraminotomy で臨み，神経根を圧迫する椎体外側部骨棘を除去する．多椎間障害（3 椎間以上）や発育性脊柱管狭窄を伴う例ではわが国で開発され世界的に普及した脊柱管拡大術すなわち椎弓形成術 laminoplasty（図 29-33）が主として行われる．広範囲に脊髄の除圧を行いながら脊髄に対する骨性保護，脊柱後方支持要素の温存が可能であり合併症も少ないが，頸椎後方伸筋群を弱くするため術後に頸部痛をきたしやすいという難点がある．

4 後縦靱帯骨化症

ossification of the posterior longitudinal ligament（OPLL）

【病因・病態】

後縦靱帯は上位頸椎から仙椎に至るまで，椎体後壁に密着して縦に走る靱帯であり，弾力線維が主な構成要素となっている．脊椎横断面では椎間孔入口部付近まで線維が延びているが，正中部では強靱な構造を形成している．また後縦靱帯が椎体後壁に付着する部位は骨棘増生などが起きるため靱帯（腱）付着部症 enthesopathy とよばれることがある．この後縦靱帯が肥厚 hypertrophy し，骨化 ossification が起きることによって脊髄や神経根が圧迫され徐々に麻痺が起きることがわが国か

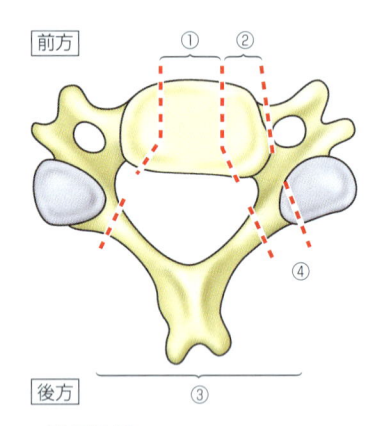

図 29-32 除圧方法
①前方除圧 anterior decompression
②前側方除圧 anterolateral decompression, 椎間孔削開 anterior foraminotomy
③後方除圧 posterior decompression (laminoplasty, laminectomy)
④後側方除圧 posterolateral decompression (foraminotomy, facetectomy)

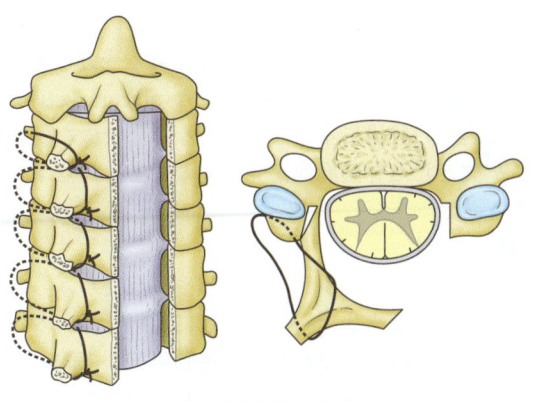

a. 片開き式脊柱管拡大術（平林法） 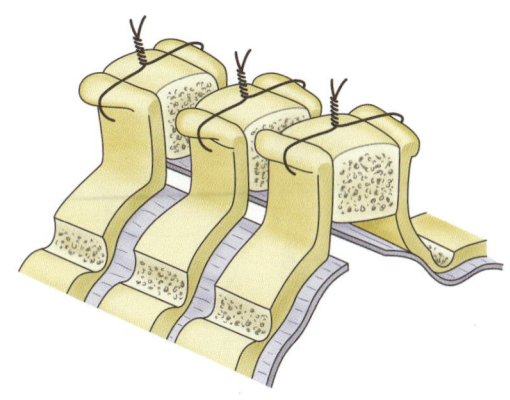　　　　　**b. 棘突起縦割式脊柱管拡大術（黒川法）**

図 29-33　脊柱管拡大術（C3～C7）
a の平林法では，後方より C3～C7 椎弓を展開，各椎弓の椎間関節内側にエアドリルで椎弓溝を作り，椎弓は一側で切離し，反対側でバネ状に開大できる程度に連続性を保つ．椎弓群を一塊として回転浮上させ，広範囲同時除圧を達成する．その後に糸を用いて椎間関節および軟部組織に椎弓を縫着して脊柱管拡大を完成する（左）．
b の黒川法では，左右の椎弓溝を作った後に，正中で棘突起を縦割し，椎弓を左右に開き脊柱管を拡大する．その後に縦割部に移植骨を挿入し，締結固定する．

ら世界に初めて報告された（1960年，月本）．胸椎部に多い黄色靱帯骨化症 ossification of the ligamentum flavum（OLF）とともに厚生労働省の"難治性疾患（特定疾患）"に認定されている．後縦靱帯骨化のわが国での発生頻度は男性で約 4％，女性で約 2％といわれ，男性が多く罹患する．東アジアでも北方系に数多く発生するとも報告され，韓国人では約 3％，中国人（漢族）では 0.2～1.8％であるのに対して，米国人（白人）0.12％，ドイツ人 0.1％との報告があり，人種によって発生頻度に大きな差がある．糖尿病に合併することも多い．同一家系での発生や兄弟罹患例などが数多く報告されており，遺伝子解析により第 6 染色体短腕上の HLA 領域にある Ⅵ型コラーゲンα1 遺伝子，Ⅺ型コラーゲンα2 遺伝子の多型異常が OPLL の候補遺伝子と推測されてきたが，ゲノムワイド相関解析により最近，第 8，12，20 染色体に存在する 6 個の新規遺伝子座の異常も発見されている．他に重労働（力学的ストレス）や靱帯伸展

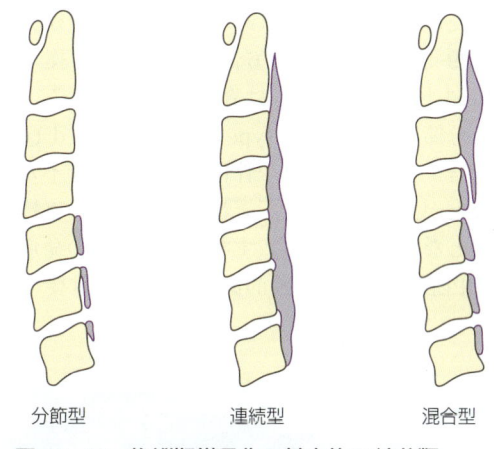

分節型　　連続型　　混合型

図 29-34　後縦靱帯骨化の基本的 X 線分類

> **NOTE　びまん性特発性骨増殖症（DISH）**
> Forestier（フォレスティエ）病あるいは強直性脊椎骨増殖症 ankylosing spinal hyperostosis（ASH）とよばれることがあり，脊椎前方に著明な骨増殖性変化を伴う病態であり，股関節など他の骨・靱帯にも骨棘形成が骨端部を中心に強く認められる．

ストレスなどの外的環境因子の存在が骨化進展に関与することもわかってきた．OPLL はびまん性特発性骨増殖症 diffuse idiopathic skeletal hyperostosis（DISH）の一部分症として発生したり，強直性脊椎炎 ankylosing spondylitis に合併して発生することがある．多型遺伝子異常が特定の環境因子に被曝して OPLL が起きるものと考えられているが，現在，厚生労働省脊柱靱帯骨化症研究班でその遺伝子解析が進められている．

頚椎側面 X 線像では，骨化の形態を分節型 segmental type，連続型 continuous type，混合型 mixed type や頻度は低いが限局型 circumscribed

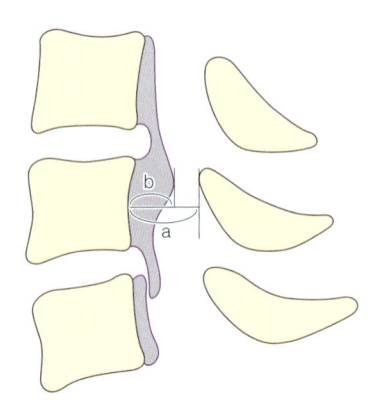

図 29-35　頚椎後縦靱帯骨化症の X 線計測法
脊柱管前後径＝a
骨化巣前後径＝b
脊柱管狭窄率＝b/a×100(%)
有効脊柱管前後径＝a－b

type に分類する(図 29-34)。脊髄圧迫の程度を表すため骨化占拠率を求めて評価する場合がある(図 29-35, 36)。C4〜C6 高位では骨化占拠率が 50％ 以上となれば多くは脊髄症状を呈する。しかし分節型 segmental type や混合型 mixed type の場合，骨化の切れ目や骨化近傍の椎間で不安定性などが発生しやすく，それが脊髄麻痺の直接の原因となることがある。すなわち脊髄症の発症には OPLL の場合でも動的因子の関与が重要であり，特に混合型の骨化の連続性が途切れる部位で，頚椎の伸展に伴って，前方の骨化巣と後方の黄色靱帯によってはさみうちされること(pincers action)も脊髄症の発現に重要な要素となる。軽微な転倒を契機として脊髄麻痺が発生することも注意すべきである。

【神経症状】
　頚椎可動性は減少し，肩こりや頚部痛がみられやすい。脊髄症状は一般に緩徐に進行する。多くの患者は手指のしびれや巧緻運動障害，下肢の痙性麻痺による歩行障害を主訴として来院することが多い。上肢放散痛などが著しくないために病院受診は遅れがちである。

【画像診断】
　椎体後方の骨化巣を見逃さないように注意深く X 線像を読影し，評価する。CT 像では骨化巣の横断面の形や大きさと脊柱管内の占拠の様子をとらえることができ，骨化占拠率と有効脊柱管前後径を正確に計測できる。MRI では脊髄圧迫の程度を評価できるが，骨化巣は低信号となるため，靱帯の肥厚と骨化を区別することは困難である(図 29-31)。骨化の前段階として後縦靱帯肥厚症を MRI で捉える試みも存在する。

【保存療法】
　頚椎牽引や頚椎カラー装着が OPLL 軽症例で有効なことがある。

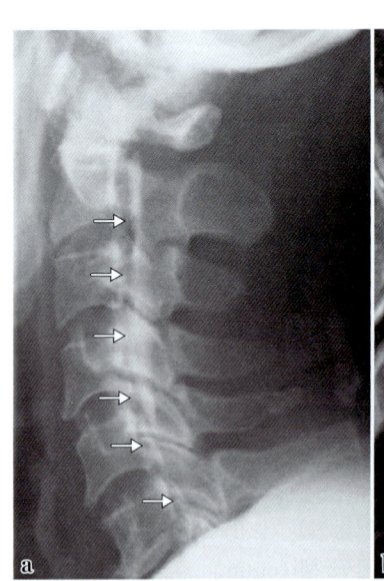

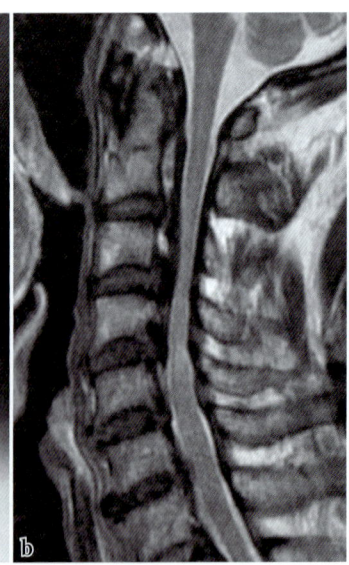

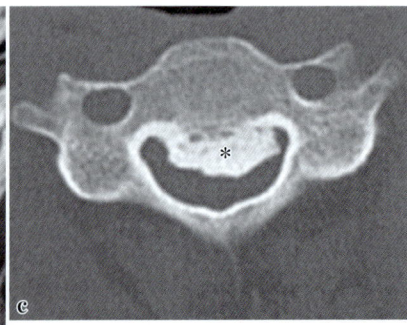

a. C2〜C4 に連続型，C5，C6 に分節型の後縦靱帯骨化がみられる(矢印)。
b. MRI T2 強調矢状断像：C2〜C4 を中心に広範囲で脊髄圧迫像がみられる。骨化巣が途切れて可動性がある C4-5 高位では髄内高輝度変化がみられる。
c. 頚椎 CT 横断像：脊柱管占拠率約 60％ の骨化巣がみられる(＊)。

図 29-36　頚椎後縦靱帯骨化症(混合型)(62 歳男性)

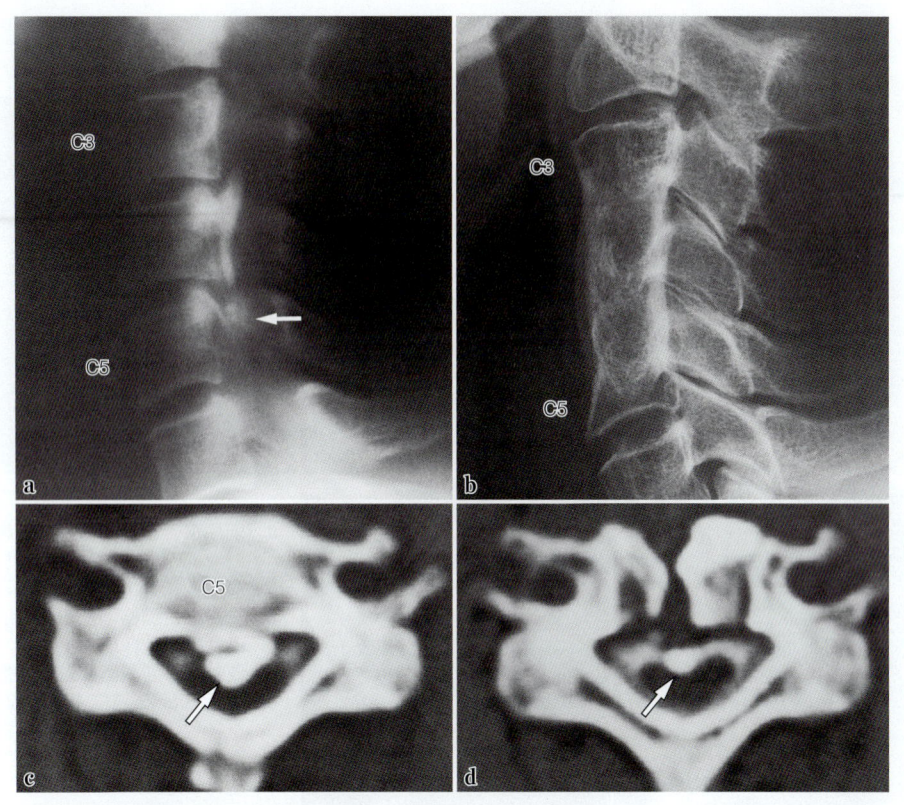

図 29-37 頚椎後縦靱帯骨化症の前方除圧固定術(国分 原図)
C3〜C5 の限局性の連続型で，硬膜骨化(矢印)が後縦靱帯骨化巣に癒合していた。
a. 術前断層像
b. 術後単純X線像：骨化の大部分が摘出され，骨癒合が完成している。
c. 術前 CT ミエログラム
d. 術後 CT ミエログラム：脊髄の復元が良好である。ただし硬膜骨化の一部を残した(矢印)。

【手術療法】
 手指の強いしびれ，箸使いやボタン掛けなどの巧緻運動障害や myelopathy hand，下肢・体幹の感覚障害，痙性歩行，膀胱直腸障害などの脊髄症状が進行すれば手術的治療が推奨される。手術法には前方法と後方法が存在するが，一般に手術成績はその両者間に差がない。おおむね前方手術は脊髄圧迫が3椎間以下の症例や後弯変形を伴う症例，嘴状に突出したタイプの靱帯骨化に対して適用され，後方手術はそれ以上の広範な後縦靱帯骨化症に適用となることが多い。
 前方除圧法では左側胸鎖乳突筋内側から進入し，椎体を2〜3椎削開して椎体後方の OPLL 病巣を摘出または前方に浮上させる(図29-37)。OPLL 病巣を切除することが望ましいが骨化巣と硬膜が癒着している場合には骨化浮上術に留めるほうが安全である。除圧が終われば腸骨や腓骨移植を行う。
 一方，骨化巣が3椎以上に及んだり骨化占拠率が大きい場合(＞50%)には後方から椎弓形成術 C3-C7(C6)laminoplasty を行うほうが安全である。

5 リウマチ性脊椎炎
rheumatoid spondylitis

 脊椎椎間関節は滑膜関節であるのでリウマチの標的となる。一般に RA 患者の 30〜40% に頚椎病変を認め，罹病期間が長くなるほどその発生頻度も高くなる。越智の提唱した RA 病型分類に基づいて検討すると，最終調査時に頚椎病変を有した割合は少関節破壊型 less erosive subset(LES)：42%，多関節破壊型 more erosive subset(MES)：85%，ムチランス型 mutilating disease subset(MUD)：100% であり，重症病型ほど頚椎病変を

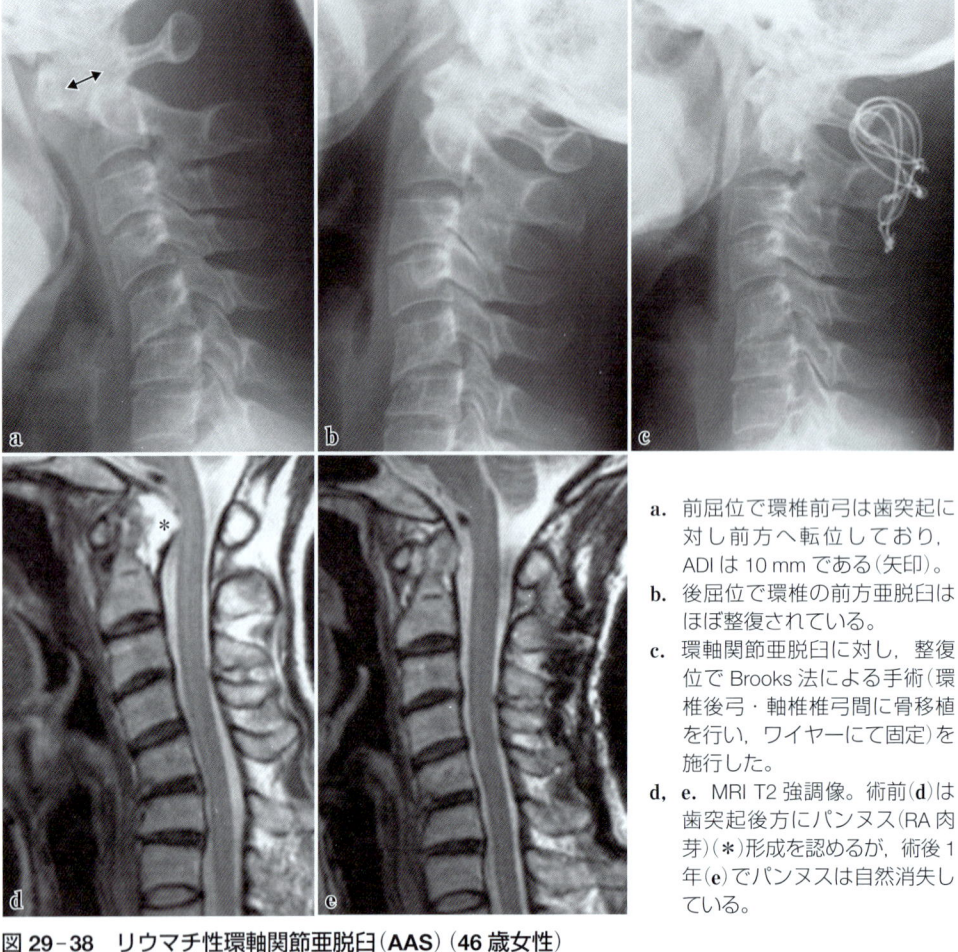

図 29-38 リウマチ性環軸関節亜脱臼（AAS）（46 歳女性）

a. 前屈位で環椎前弓は歯突起に対し前方へ転位しており、ADI は 10 mm である（矢印）。
b. 後屈位で環椎の前方亜脱臼はほぼ整復されている。
c. 環軸関節亜脱臼に対し、整復位で Brooks 法による手術（環椎後弓・軸椎椎弓間に骨移植を行い、ワイヤーにて固定）を施行した。
d, e. MRI T2 強調像。術前（d）は歯突起後方にパンヌス（RA 肉芽）（*）形成を認めるが、術後 1 年（e）でパンヌスは自然消失している。

有する割合が高い。しかし最近では関節リウマチに対して生物製剤（TNF-α 阻害薬，抗 IL-6 抗体）が早期から使用されることも多いので，従来の頚椎病変の発生頻度は将来的に大きく変化することが予想され，将来的に脊椎病変の頻度は著しく減少するといわれる。リウマチ性頚椎病変は治療上，上位頚椎と中下位頚椎に分けて考える。

A 上位頚椎病変

【病態】

上位頚椎病変は最初に環椎横靱帯がリウマチ性病変のため弛緩し，環軸関節亜脱臼 atlantoaxial subluxation（AAS）から発症することが多い。環椎や軸椎歯突起後方にはパンヌスなどの RA 肉芽病変が増生したり，歯突起の骨びらんや骨融解が進行して，環椎は軸椎に対して前方に移動しながら前下方に転位する（図 29-38）。環椎の前下方への転位が進行し，外側環軸関節の骨破壊が進行すると垂直亜脱臼 vertical subluxation（VS）や頭蓋底嵌入 basilar impression が発生してくる。また左右の後頭・環椎関節や環椎・軸椎関節もリウマチ性変化をきたすため頚椎の可動性は著しく阻害される。また環軸椎でのリウマチ性破壊性炎症は椎骨動脈の走行にも影響し，椎骨脳底動脈不全症をきたすこともある。

【症状・診断】

環椎・軸椎のリウマチ性破壊性病変に伴って疼痛や異常音，可動域制限のほか，脊髄・神経根症状，環椎垂直亜脱臼によって引き起こされる延髄圧迫や嚥下・呼吸障害，椎骨脳底動脈不全症に伴うめまい，失神，耳鳴りなど多彩な症状が出現する。交叉性麻痺 cruciate paralysis などの特異な

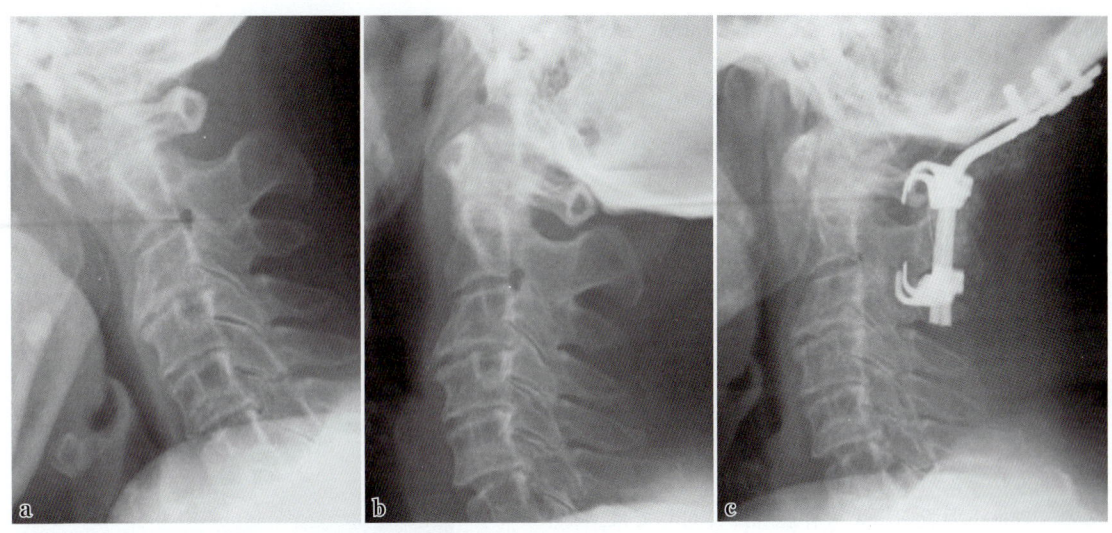

図 29-39　リウマチ性環軸関節亜脱臼の整復固定術（64 歳女性）
整復性の環軸関節亜脱臼（a, b）に対し，インストゥルメンテーションを用いた整復固定（C0～C2 固定）を施行し，整復位が得られている（c）。

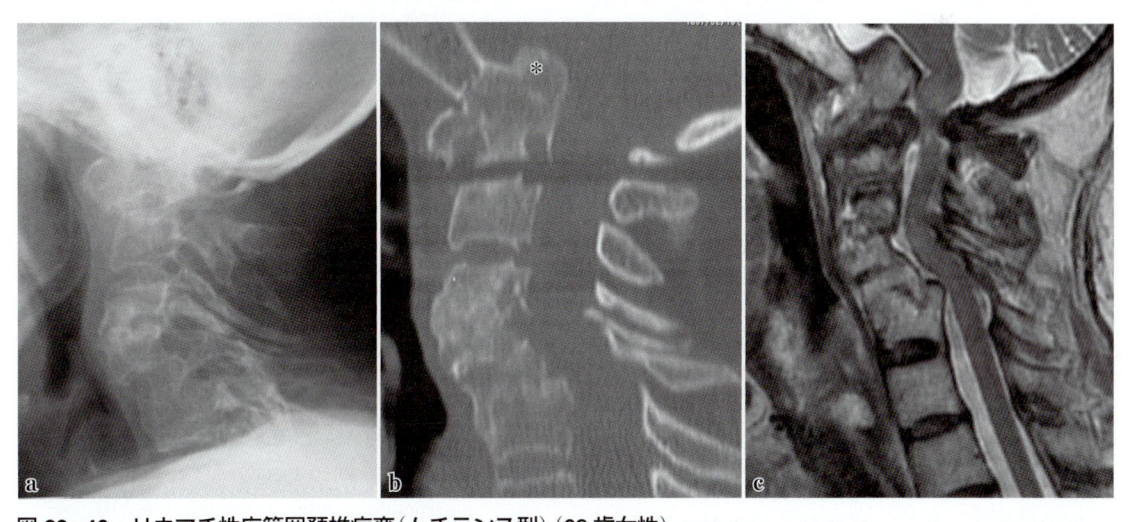

図 29-40　リウマチ性広範囲頸椎病変（ムチランス型）（68 歳女性）
a, b．環軸関節垂直性亜脱臼・頭蓋底嵌入（＊）と中下位頸椎の階段状変形がみられる。
c．MRI T2 強調矢状断像：RA ムチランス型に伴う頸椎高度変形により，特に C1-2 高位で脊髄圧迫所見がみられる。

麻痺が上位頸髄部への圧迫により起きることがある。

【治療】
一次的な疼痛の緩和には頸椎カラー装着が有効である。手術適応は，脊髄症状を呈するものに限るとするものから軽症例であっても早期固定を主張するものまで議論が多い。Ranawat らは，疼痛が著明なもの，脊髄症状があるもの，環椎・歯突起間距離 ADI が 6～8 mm 以上のものに手術適応ありと報告している。手術は後方手術が基本であり環軸関節だけの問題であれば Magerl 手術，垂直性亜脱臼合併例では後頭・軸椎固定が推奨される（図 29-38, 39）。

B 中・下位頸椎病変

【病態】
中下位頸椎の椎間関節は滑膜関節であるのでリウマチ性病変の標的組織となる。後方スタビライザーとしての椎間関節破壊は前方へも波及して椎間不安定症 instability を招来し，椎体すべり，弯

曲異常や軸椎下亜脱臼 subaxial subluxation(SAS)をきたす。頻度的にはリウマチ性軸椎下亜脱臼をきたす頻度は10%未満である(図29-40)。亜脱臼はときに脊柱管狭窄を伴って脊髄症状を引き起こす。

【症状・診断】
 頚椎痛や脊髄症状の発生を注意深く調べながら，単純X線像やMRI検査を時折施行しながら経過を観察しなければいけない。多椎間罹患例で複数の椎間が前方すべりを起こしたものを階段状変形 step-ladder deformity とよぶ。

【治療】
 頚椎カラー装着は疼痛の一時的緩和に効果的である。軸椎下亜脱臼による脊髄麻痺に対しては，ムチランス型であれば脊椎インプラントを併用した後方除圧固定術 long range posterior fixation が推奨される。またリウマチのコントロールが良好な場合には椎弓形成術で加療する。しかしながら手術術式の選択にあたっては現在でも議論が多いのが実情である。

6 血清反応陰性脊椎関節症
seronegative spondyloarthropathy (SNSA)

【病態】
 血清リウマチ反応(RA因子)が陰性で仙腸関節炎や靱帯付着部炎 enthesopathy や靱帯骨棘形成 syndesmophyte を伴い，皮膚粘膜眼などの関節外症状と HLA-B27 との相関が多い脊椎関節炎をいう。強直性脊椎炎 ankylosing spondylitis (AS)，乾癬性関節炎，Reiter 症候群，潰瘍性大腸炎 ulcerative colitis，Crohn 病，Whipple 病と Behçet 病が血清反応陰性脊椎関節炎に含まれる。それらの疾患の相互に症状の重複がある。家族内発生が多く，腸管や尿路感染が病因に推測され，サルモネラ菌，赤痢菌，エルシニア菌やクラミジアなどの感染との関連が注目されている。掌蹠膿疱症性脊椎炎はこの病態には含まれていないが病状は近似する。

【症状・診断】
 SNSA の診断には Amor の診断基準がある。現症または既往歴，X線所見(図29-41)，遺伝因子，治療に対する反応などで診断する。

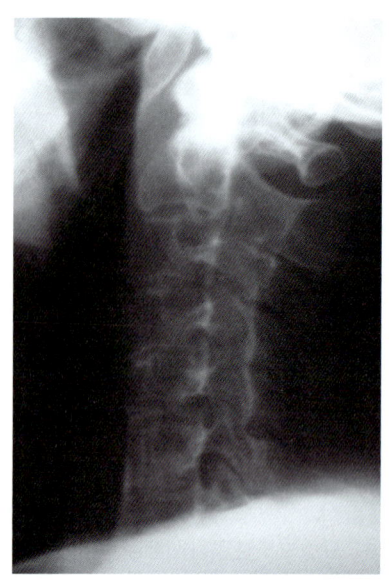

図29-41 乾癬患者にみられた頚椎
55歳女性。椎間腔は消失し椎間板周囲には骨硬化がみられる。椎体辺縁にも骨棘増生がみられる。

【治療】
 この病態は脊椎関節炎による痛みが主体となるので，治療は薬物療法が中心となる。消炎鎮痛薬(NSAIDs)が主に使用されるが，強直性脊椎炎には生物製剤(TNF-α阻害薬，抗IL-6抗体)が使用されることがある。

7 透析性脊椎関節症，破壊性脊椎関節症
dialysis-associated spondyloarthropathy, destructive spondyloarthropathy (DSA)

【病態】
 人工透析患者の場合，アミロイド線維を主体とする透析アミロイド物質が椎間板や椎間関節，脊柱靱帯に付着したり腎性骨異栄養症 renal osteodystrophy が併発することで頚椎に破壊性変化が生じることがある。透析アミロイドはβ2-ミクログロブリンを前駆蛋白質とするアミロイドーシスは透析アミロイドーシスとよばれる。全身性アミロイドーシスであるため頚椎のみならず胸椎や腰椎にも沈着し機能障害を引き起こす。β2-ミクログロブリンは膠原線維と親和性が強いために靱帯，関節包，骨などにそれらが沈着しやすいと言われ，後縦靱帯，前縦靱帯，黄色靱帯，線維輪，

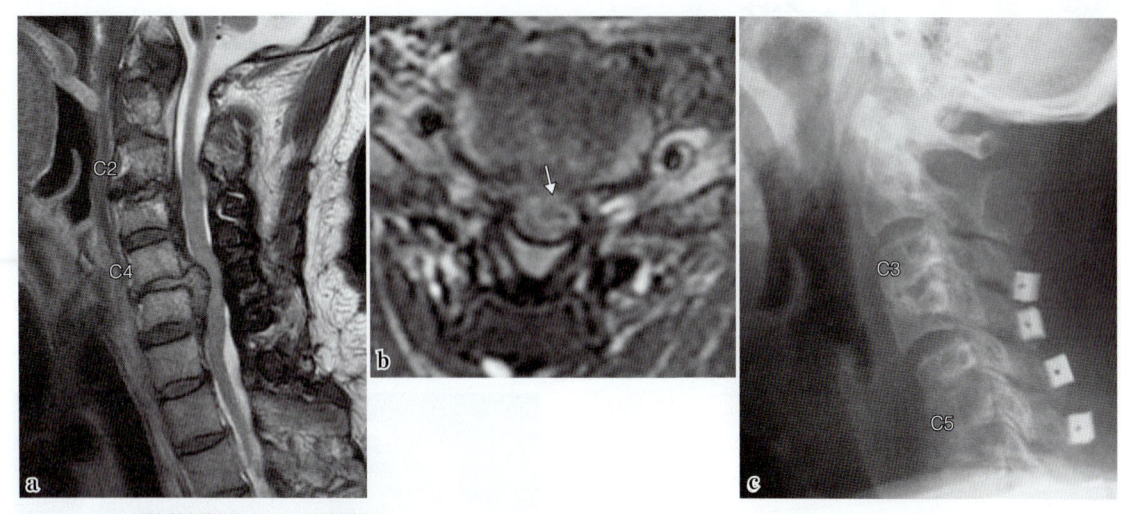

図 29-42　透析性脊椎症（60 歳男性）
30 年間の透析歴を有する患者。MRI T2 強調矢状断像（a）では C2 歯突起や C3-4 椎間に著しい骨・軟骨の破壊性変化を認め，C4-5 高位では不安定性によって巨大な脱出型椎間板ヘルニア（b：MRI T2 強調水平断像，矢印）が発生した。手術は後方および前方合併手術を行った（c）。

関節包，軸椎周囲の靱帯および軟部組織などすべての部位に沈着が生じる。同時に免疫細胞性アミロイドーシスも進行するため全身諸臓器の機能障害や組織破壊が進行する。脊椎病変では高度の椎間板変性や椎体のすべりを伴った破壊性脊椎関節症 destructive spondyloarthropathy（DSA）が注目を浴びている（Kuntz）。これは椎体終板の骨透亮像，椎間腔の狭小化とすべりがある一方，骨棘増生がないなどの X 線学的特徴を有している。しかしながら最近では透析技術的進歩や透析膜の改良により破壊性脊椎関節症の発生頻度は著しく減少している。

【診断】
　頚椎側面単純 X 線像では椎間板腔の狭小化，椎体終板の不整，椎体破壊像がみられる。進行例では上位の椎体が前方あるいは後方にすべる脊椎不安定性や後弯変形が生じたり，あるいは椎間板腔が消失して椎体間が癒合する（図 29-42）。

【治療】
　軽症例では消炎鎮痛薬投与などで経過を観察するが，椎体間が癒合すれば脊髄圧迫は発生しにくい。保存的治療の無効例と，すでに重度の脊髄症となった例には手術的治療が適応となる（図 29-42）。単椎間罹患例には前方除圧固定例が適応となるが，多椎間罹患例では後方から椎弓形成術が適応となる。手術に際しては血液中のカリウムなどの電解質の補正に留意し，術前後の透析に万全をきたさなければいけない。

● 参考文献

1) 片岡治, 戸谷重雄（監）：上位頚椎の臨床. 南江堂, 2000
2) Clark CR, ed：The Cervical Spine, 4 th ed. Lippincott Williams & Wilkins, Philadelphia, 2005
3) Nakamura K, Toyama Y, Hoshino Y, eds：Cervical laminoplasty. Springer-Verlag, Tokyo, 2003
4) Sato R, Uchida K, Kobayashi S, et al.：Ossification of the posterior longitudinal ligament of the cervical spine：histopathological findings around the calcification and ossification front. J Neurosurg Spine 7：174-183, 2007
5) von Torklus D, Gehle W：The Upper Cervical Spine. Georg Thieme Verlag, Stuttgart, 1972
6) Uchida K, Kobayashi S, Yayama T, et al.：Metabolic neuroimaging of the cervical spinal cord in patients with compressive myelopathy：a high-resolution positron emission tomography study. J Neurosurg Spine 1：72-79, 2004
7) Yonenobu K, Nakamura K, Toyama Y, eds：OPLL：Ossification of the Posterior Longitudinal Ligament, 2nd ed. Springer-Verlag, Tokyo, 2006
8) Yayama T, Uchida K, Kobayashi S, et al.：Thoracic ossification of the human ligamentum flavum：histopathological and immunohistochemical findings around the ossified lesions. J Neurosurg Spine 7：184-193, 2007

第30章 胸郭

機能解剖

　胸郭 chest, thorax は12個の胸椎 thoracic spine に12対の肋骨 rib が関節を作り，前方では肋軟骨によって胸骨と連結した籠状構造物である。肋間筋，横隔膜の収縮によって容積を変え，肺の機能を担う。

胸郭および関連部位の疾患

A　胸郭の変形

　胸郭の変形は外見上の問題だけではなく，機械的にも呼吸，循環系に悪影響を及ぼす。肋骨の走行は脊柱の弯曲に影響を受ける。胸郭は，矢状面や前額面だけでなく横断面においてもねじれが生じる。脊柱側弯症のうち胸椎側弯では，胸椎のこの三次元のねじれ（図30-1, 2）のために凸側の肋骨が後方に突出し（肋骨隆起 rib hump），凹側の肋骨が前方に突出する。結核性脊椎炎後にみられることの多い胸椎後弯変形が強い場合は，肋骨が水平に走り，胸郭の前後幅が大きい。

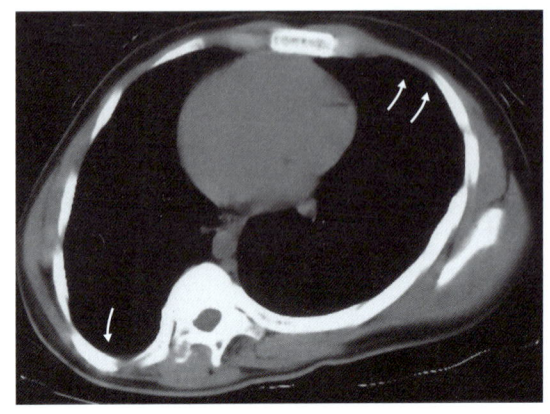

図30-1　右凸胸椎側弯症の胸郭変形（CT像）
脊椎が凸側である右側に向けて回旋し，それに伴って右側の肋骨後部が後方に，左側の肋骨前部が前方に突出する。
（国分 原図）

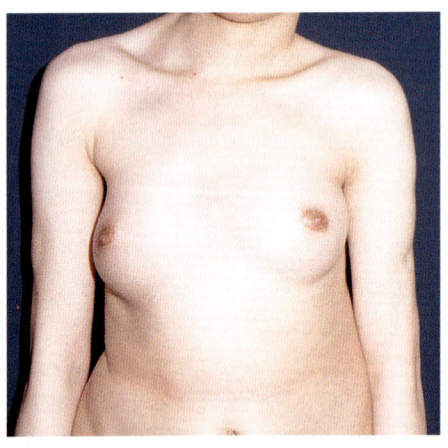

図30-2　重度側弯症の前胸部変形
左，右胸壁それぞれの突出と圧平，その結果としての乳房の非対称がみられる。（国分 原図）

1 漏斗胸
funnel chest

胸郭前壁が陥凹した変形で，男児に多い．乳児の胸壁は柔軟性に富むので，多くは3歳頃までに自然に軽減する．種々の因子が考えられているが，多くは先天性で家族的に多発する．Marfan（マルファン）症候群や，片側の大胸筋・肋骨欠如，乳房低形成を伴う Poland（ポーランド）症候群に合併することが多い．肺活量がしばしば50％以下に低下する．

【治療】
現時点で陥凹を改善しうる保存療法はない．手術適応は，整容的見地に立った変形矯正，変形に基づく心肺機能障害の改善，精神的苦痛からの解放の3点にある．4〜10歳での胸部外科医による手術が望ましい．

2 鳩胸
pigeon chest

胸郭前壁が突出した変形である．漏斗胸よりも稀で，それ自体一般に治療の対象とならない．先天性，内分泌性，代謝性など種々の発生原因があるが，横隔膜に付着する筋の先天性発育異常に基づくとの説がある．

B 胸肋鎖骨肥厚症
sternocostoclavicular hyperostosis

自己免疫性の慢性炎症疾患で，胸肋関節部と胸鎖関節部に限局性の発赤，腫脹と痛みが生じる．X線検査で，胸骨，肋骨，鎖骨を中心とした骨硬化，骨増殖像がみられる（図30-3）．多数例が，皮膚のアレルギー性疾患で手足に無菌性膿疱を生じる掌蹠膿疱症 palmoplantar pustulosis を合併し，強直性脊椎炎に似て脊椎や仙腸関節を侵すことから，掌蹠膿疱症性関節骨炎 pustulotic arthro-osteitis（PAO）ともよばれる（→279頁参照）．

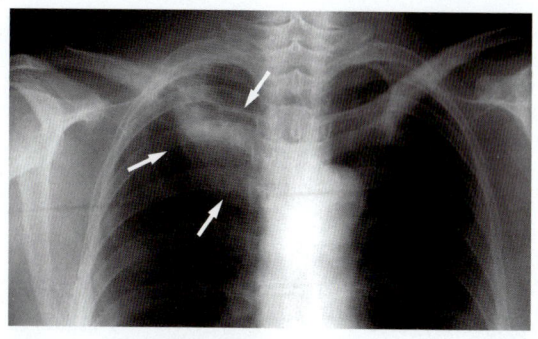

図30-3　胸肋鎖骨肥厚症
右鎖骨近位部の骨肥大，右第1肋軟骨骨化，肥大がみられる．

C 帯状疱疹
herpes zoster

水痘罹患後に神経節に潜伏感染していた水痘帯状疱疹ウイルスが再活性化して発症する．神経痛様疼痛で発症し，数日後に神経分布に一致して帯状の浮腫性紅斑に小水疱が多数出現する．その後膿疱化やびらん形成して痂皮化して約3週間で治癒する．早期に抗ウイルス薬を全身投与し，疼痛に対して消炎鎮痛薬や副腎皮質ステロイドを併用する．帯状疱疹後神経痛は，神経障害性疼痛 neuropathic pain（→91頁参照）であり治療に難渋することがある．

D 肋骨疾患

肋骨疾患としては，肋骨骨折や肋骨腫瘍のほかにくる病と骨軟化症（→345頁参照）がある．両者ともにビタミンDの欠乏または活性化障害によるカルシウムとリンの吸収障害，腎でのリン再吸収障害により類骨の増加を示す．骨端線閉鎖前に発症するものがくる病，骨端線閉鎖後に発症するのが骨軟化症と定義される．ビタミンDの欠乏によるものは稀であるが，ビタミンD抵抗性のものは近年増加している．くる病のX線像では肋軟骨・肋骨移行部における数珠状変形（くる病数珠 rachitic rosary）がみられ，骨軟化症では肋骨の偽骨折が好発し，修復期には仮骨形成による肥厚像がみられる．肋骨の感染症に胸囲結核 pericostal tuberculosis（肋骨カリエス costal caries）があるが，現在ではその発生は皆無である。

1 肋骨骨折
rib fracture

日常臨床でよく遭遇する骨折である。1本のみの骨折や，交通事故や労働災害に伴う多発骨折がある。またゴルフスイングなどスポーツにおける疲労骨折もみられる。症状は深呼吸，咳，くしゃみで局所の疼痛が誘発され，その局所に圧痛を認める。単純X線検査で診断可能であるが，亀裂骨折や肋軟骨骨折ではX線像から読影できないことが多く，受傷機転と臨床症状より診断することになる。多発肋骨骨折では胸腔内臓器の損傷を合併し，動揺胸郭 flail chest をきたし奇異呼吸を起こすことがある。

【治療】

治療としては，保存的治療にて対応可能である。疼痛が強い場合には，バストバンドによる固定が考慮される。動揺胸郭をきたしている多発外傷であれば，血行動態が落ち着いていれば，他部位の骨接合の際に肋骨も骨接合を行ったほうが術後管理，特に呼吸管理がしやすく，人工呼吸器からの離脱が容易になる。

2 肋骨腫瘍
rib tumor

肋骨腫瘍は転移性腫瘍が多く，原発性腫瘍は比較的稀である。原発性では，線維性骨異形成症，骨嚢腫，骨髄腫などがある。稀ではあるが Ewing（ユーイング）肉腫や好酸球性肉芽腫などもみられる。同じ胸郭を形成する胸骨に発生する腫瘍はほとんどが悪性腫瘍である。

第31章 胸椎, 腰椎

診療の手引き

1. 患者の苦痛の表情,歩き方,腰掛け方などの動作から,腰背部痛の有無・程度を推測する。
2. 患者が終始心身ともにリラックスできるように心がける。患者が座ったら,問診を開始する。大多数の患者は痛みが主訴であるので,次の点を尋ねる。
①現在の痛みは我慢できる程度か,②安静時や夜間にも痛いか,③特にどんな動作で痛みが強くなるか,④痛みはいつ頃から起こったか,それは急激に,または徐々にであったか,⑤発症から現在までに痛みが増しているか,軽快しているか,ほぼ同じか。⑥痛みの部位は腰部だけか,殿部や下肢に放散する痛みがあるか。
3. どの程度歩けるか,特に困難な動作は何かを尋ねる。椎間板ヘルニアの急性期では洗顔動作が困難となる。患者は日頃歩ける距離や時間をほぼ自覚しているが,一定の距離を歩くと腰痛と下肢のしびれが増強するなら,腰部脊柱管狭窄を疑う。転びやすいか,つまずきやすいか,スリッパなどが脱げやすいかを確かめる。
4. 高齢者では明らかな外傷歴のない脊椎圧迫骨折が多い。悪性腫瘍の脊椎転移,脊柱の急性炎症も稀ではない。これらの疾患では,床上のコインを拾い上げるというような動作が困難となる。骨粗鬆症を基盤とした脊椎圧迫骨折では,寝返りが困難となる。
5. どのような仕事をしているかを聞き,その仕事や家事を続けられるか,一部を中止しているかを確かめる。
6. 可能な限りの軽装で立位となってもらい,背後から診察する。脊柱の弯曲に異常はないか,屈曲・伸展や側屈の制限はないか,傍脊柱筋の異常緊張はないかを確かめる。若年者では痛みの訴えは軽度であるが,疼痛回避性の側弯を示すことがある。片脚起立位保持,片脚つま先立ち保持が安定か不安定かは,下肢の機能を総合的に判定できる重要な指標である。
7. 次に背臥位での診察に移る。痛みの強い患者では,四つ這いから側臥位になり,ゆっくりと時間をかけなければ背臥位になれない。背臥位になっても,膝立て姿勢が楽である。この姿勢で,下肢の感覚テスト,膝蓋腱反射,アキレス腱反射などの診察を進める。
8. 下肢伸展挙上テスト,膝クローヌス,足クローヌスなどを調べ,大腿部や下腿部の筋萎縮の有無を観察し,必要な筋力テストを行う。
9. 真の障害は股関節にあっても,股関節痛を訴えずに腰痛を主訴とすることが多い。腹部臓器を含めて,他の部位の異常を念頭に置いて診察する。
10. 膀胱直腸障害は,腰部疾患に伴う重要な症状である。相互信頼関係がある程度できた診察の最後の時点で,排尿はスムースかどうかを尋ねる。

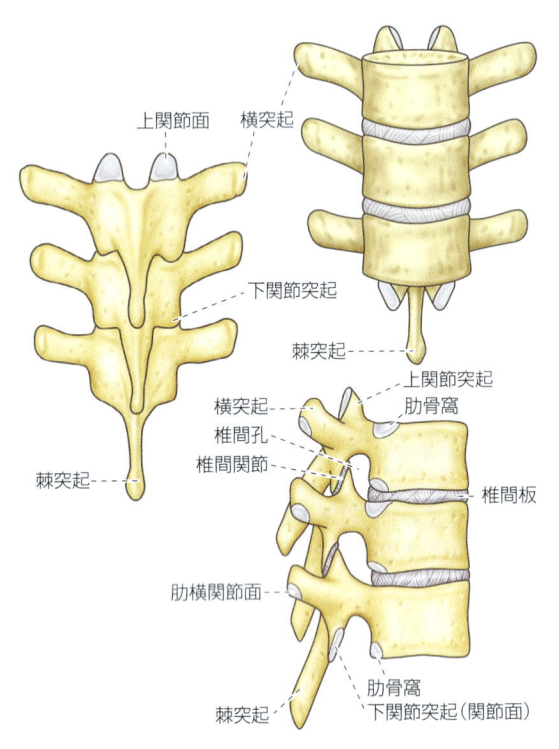

図 31-1　胸椎の解剖

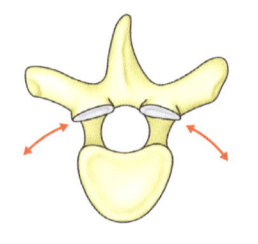

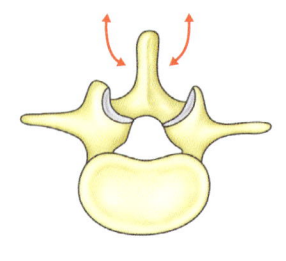

a. 胸椎　　**b. 腰椎**

図 31-2　胸椎と腰椎の椎間関節の形状の違い
胸椎（a）では椎間関節が前額面を向いているため，ある程度回旋運動が許容される。一方，腰椎（b）では椎間関節面が矢状面に近いため前後屈運動は容易であるが，回旋運動は制限される。

機能解剖

胸椎部 thoracic spine の解剖学的特徴は，肋骨や胸骨とともに胸郭を形成しているため力学的に安定しており，それらと強固に固定されているゆえに可動域が小さく，運動性が低いことである。胸椎の椎間関節の形状は前額面を向いていることが特徴で，前後屈，側屈に加え回旋がある程度許容される（図 31-1）。また，胸椎部の脊柱管は他の部位に比べると比較的狭小であり，その中に存在している脊髄は脊髄前根動脈の発達が乏しいため血流供給が不十分である。このように胸椎部は力学的に安定している一方で，神経生理学的に弱点を有している。

胸椎と腰椎の移行部である胸腰椎部 thoracolumbar junction は，一般には第 11 胸椎（T11）より第 2 腰椎（L2）までを指す。この部は，可動性の少ない胸椎と可動性の大きい腰椎の接合部であり，かつ胸椎で前額面を向いている椎間関節が腰椎では矢状面を向く（図 31-2）。このため胸椎部に加えられた外力が介達されて応力が集中しやすいという力学的特徴から，胸腰椎部は中下位頸椎部と並んで脊椎損傷が好発する。また，胸腰椎部には脊柱管内に**脊髄円錐上部** epiconus，**脊髄円錐部** conus medullaris，そして**馬尾** cauda equina が存在しており複雑な神経症状を呈しやすいため，この部の病変の神経学的高位診断には注意を要する（脊髄円錐上部症候群，脊髄円錐部症候群）。

腰椎部 lumbar spine（図 31-3）は，胸椎部と異なり胸郭による固定がなく，脊柱のなかで可動性が最も大きい。体幹の運動の大部分がこの部で行われると同時に体幹の支持性が最も要求され，日常生活において機械的負荷が常時加わっているため，比較的若年時より退行変性を含めた様々な障害をきたしやすい。

腰椎部の脊髄神経は，硬膜から分枝して脊柱管内を硬膜と一緒に下行したあと，1 椎間尾側の椎間孔を通過して脊柱管外へ出る。腰椎部ではヘルニアや骨棘などの横断面での突出方向によって圧迫される神経根が異なるため，神経症状の評価の際に注意しなければならない（図 31-4）。

＊関節可動域表示と測定法は巻末資料参照。

胸椎・腰椎の疾患

A 先天異常と形成異常（図31-5）

1 椎体の先天異常，形成異常

　胎生期における脊椎の発生過程で，脊柱の原基である椎板 sclerotome には分節化と癒合という現象が起こり，定められた椎骨や椎間板の形と数が形成される。この過程に支障が起こると，いろいろな数的あるいは形態的異常が発生する（図31-5）。

A 脊柱原基の形成異常および癒合障害

　椎骨のある部分が欠損する。**半椎** hemivertebra，**蝶形椎** butterfly vertebra（図31-6），**二分脊椎（脊椎披裂）** spina bifida などがある。

B 体節から生じる椎板の分節異常

　椎板 sclerotome は，胎生3～8週頃に形成される体節 somite から生じる。椎板の分節異常には，**癒合椎** assimilation vertebra，**腰仙移行椎** transitional vertebra，**片側癒合椎** unilateral bar，椎間板の形成障害などがある。

C 脊椎の発生過程で複数の障害が種々の程度に合併した形成異常

　多発性に起こる場合があり，ときに肋骨の奇形を伴うこともある。先天性脊柱側弯症あるいは後弯症など極めて高度な脊柱変形を発生させる素因となる。

2 椎弓および脊髄の先天異常，形成異常

　椎弓が正しく形成されるには，胎生期8～10週頃に左右対称性に生じる椎弓の骨核がそれぞれ互いに正しく癒合することが必要である。うまく癒合しない場合，二分脊椎が生じる。

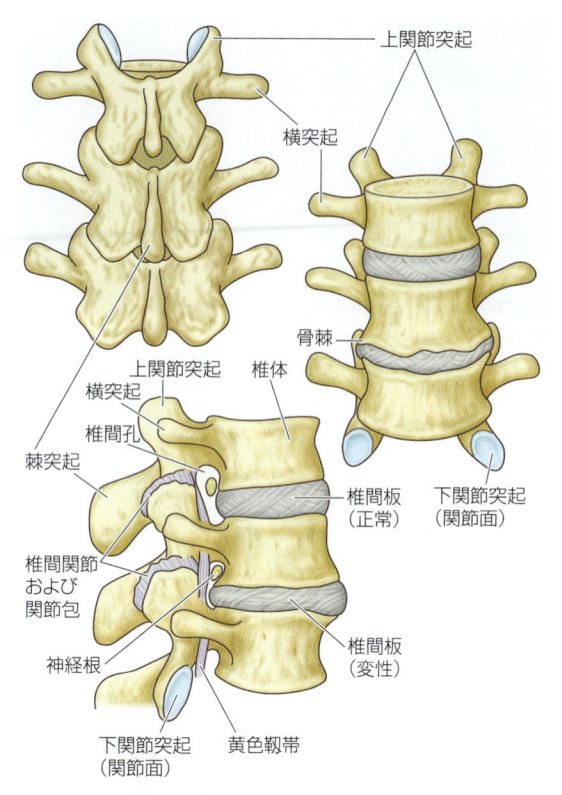

図31-3　腰椎の解剖（→63頁の図5-21, 22 も参照）

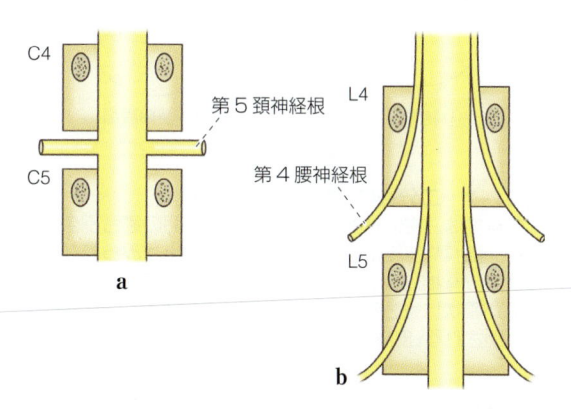

図31-4　頚椎と腰椎での椎間孔と神経根の相互関係
頚椎部（a）の神経根は，硬膜から分岐した高位で椎間孔を通過する。一方，腰椎部（b）では1椎間尾側の椎間孔を通過して脊柱の外へ出ていく。
(Kikuchi S, Macnab I, Moreau P : Localisation of the level of symptomatic cervical disc degeneration. J Bone Joint Surg Br 63 : 272-277, 1981 より改変)

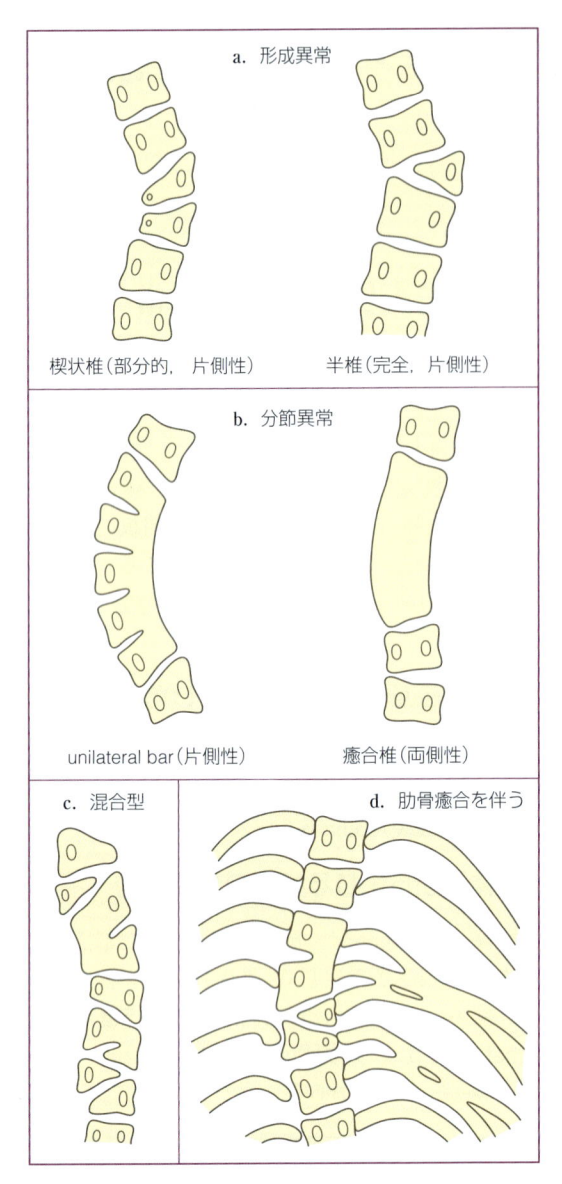

図 31-5 先天性脊椎奇形の分類
脊椎奇形は，その病態から a. 形成異常，b. 分節異常，c. 混合型，d. 肋骨癒合を伴うもの，に大別される。a は部分的な異常の楔状椎と完全型の半椎に細分される。b は片側の異常を呈する片側型と，両側に異常がみられる癒合椎に細分される。

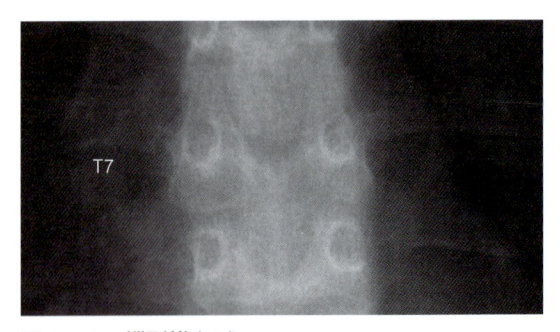

図 31-6 蝶形椎（T7）

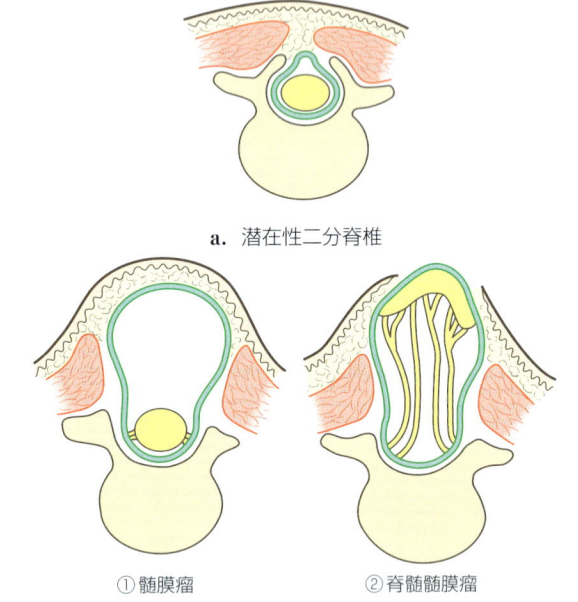

図 31-7 二分脊椎（脊椎披裂）の種類
二分脊椎は，主に外表所見から，脊椎椎弓の癒合不全はあるが，髄膜や神経組織の脊柱管外への脱出がみられない潜在性二分脊椎（a）と脊椎椎弓の欠損部から髄膜または神経組織が嚢状に脊柱管外へ脱出している顕在性二分脊椎（b）に大別される。皮膚欠損の合併の有無でさらに区分される。

A 二分脊椎（脊椎披裂）
spina bifida（図 31-7, 8）

椎弓に生じた左右の骨核が癒合していない状態で，脊椎の先天異常のなかで比較的頻度が高い。

1 潜在性二分脊椎 spina bifida occulta

成人の 8〜15％ にみられる。外観上は異常を認めないが単純 X 線前後像で椎弓の正中部に裂け目を確認できる。L5 椎，S1 椎の椎弓に多発するが髄膜や神経組織の脱出を伴うことはないので，臨床上治療の対象となることは少ない。しかし，椎弓欠損部に脂肪腫があり，膨隆が外見されることがある。

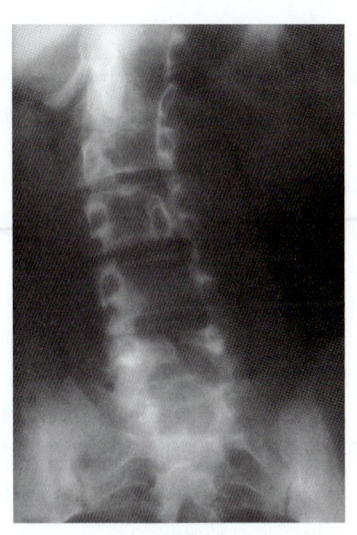

図 31-8 脊椎披裂
T11〜S1 椎まで二分脊椎を認める。

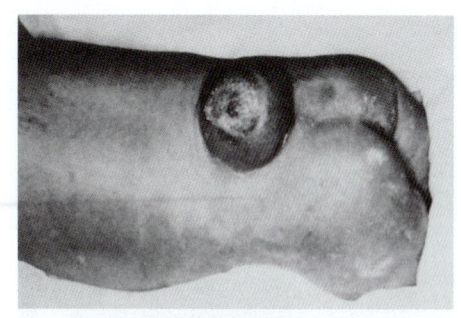

図 31-9 開放性脊髄髄膜瘤
皮膚が欠損し神経組織が一部露出している。これを開放性脊髄髄膜瘤といい，緊急の閉鎖手術が必要である。下肢麻痺を伴う。(辻 原図)

2 ● 顕在性二分脊椎 spina bifida aperta

披裂部を通って髄膜が背部に向かって膨隆しているのを髄膜瘤，それに加えて脊髄や馬尾の脱出を伴っているのを脊髄髄膜瘤という。これら顕在性二分脊椎には水頭症 hydrocephalus を高率で合併する。また，脊髄脂肪髄膜瘤 lipomeningocele や血管腫 hemangioma などを伴っている場合もある。夜尿，膀胱直腸障害，あるいは下肢機能不全などを伴うこともある。腰殿部の異常発毛 hairy patch (→121 頁の図 12-6c 参照) や，皮膚正中での線状陥凹 median skin cleft または陥没 dimple を形成するなどの皮膚症状が認められる場合は，脊髄正中離開症 diastematomyelia を疑うべきである。新生児，乳幼児で皮膚の観察は特に大切である。

a 髄膜瘤 meningocele (図 31-7b ①)

脊椎披裂部 (図 31-8) から髄膜 (硬膜とくも膜) が腫瘤状に膨隆している状態をいう。内容物は髄液のみで，脊髄，馬尾は正常な位置にある。神経障害を伴わない。

b 脊髄髄膜瘤 myelomeningocele (図 31-7b ②)

髄膜瘤に加えて，脊髄，馬尾が脱出している状態をいう。腰仙椎移行部に起こることが多い。生下時，腫瘤や下肢麻痺の存在により容易に診断される。多くは皮膚，皮下組織，多量の皮下脂肪組織で覆われており (閉鎖性脊髄髄膜瘤)，この場合

には外科的治療の緊急性はない。これに対して皮膚欠損を伴っている状態 (開放性脊髄髄膜瘤，図 31-9) は放置すると感染性脊髄髄膜炎を併発して死に至る危険が高くなるので，緊急で外科的閉鎖術を行う。

B 脊髄係留症候群
tethered cord syndrome

脊髄の形成異常を有する症例では，脂肪腫，緊張性終糸 tight filum terminale (脊髄下端と硬膜管下端の間を結ぶ終糸が肥厚し過緊張となった状態)，先天性皮膚洞 congenital dermal sinus に伴う線維性組織，あるいは脊髄正中離開 diastematomyelia により円錐や馬尾が係留され，成長に伴う脊髄の正常な上昇が妨げられていることがある。Chiari (キアリ) 奇形を伴うことが多い。これが原因で，成長期や脊椎の加齢変化に伴って発生する神経障害を脊髄係留症候群という (図 31-10)。

B 脊柱変形

1 脊柱の弯曲異常と姿勢

脊柱は矢状面では頚椎は前弯，胸椎は後弯，腰椎は前弯を呈している。骨盤は約 30° 前傾し，仙椎とともに骨盤環を形成して脊柱の土台となっている。これら脊柱の前弯や後弯は種々の体幹筋や腹筋，腰殿部筋の発達や筋力の影響を大きく受ける。

弯曲異常あるいは病的姿勢とは，生理的な前弯

---
*脊椎・脊髄損傷については 38 章 (841 頁) 参照。

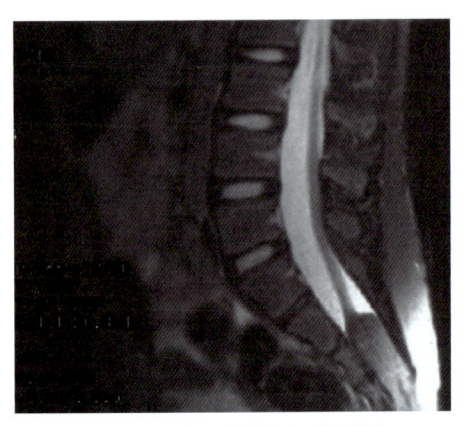

図31-10 脂肪脊髄髄膜瘤（9歳男児）
MRI T2強調像．尾骨部に脂肪に包まれた脊髄が停止し，低位脊髄 low placed conus medullaris の状態を伴っている．

や後弯が異常に増大したり，減少したりしている状態をいう．多いのは閉経後の女性に高率に起こる胸椎後弯の増強（円背 round back，角状後弯 angular kyphosis）である．その多くは骨粗鬆症の進行とともに生じる椎体の圧迫骨折や背筋力の低下が原因である．この場合，代償性にバランスをとろうと頸椎，腰椎の前弯は逆に増強して，腰痛の原因の1つになることがある．青少年期にみられる円背で問題となるのは Scheuermann（ショイエルマン）病（若年性後弯 juvenile kyphosis ともいう）である．また高齢者では，椎間板の変性に始まる変形性脊椎症 spondylosis deformans により種々の姿勢変化がもたらされるほか，脊椎の腫瘍や感染性疾患（結核性，化膿性など）による椎骨の破壊的病変によっても円背や亀背が起こりうる．

2 脊柱側弯症
scoliosis

前額面で，脊柱が側方へ弯曲した状態を脊柱側弯という．機能的脊柱側弯と構築性脊柱側弯（狭義の脊柱側弯）を区別する．

A 機能的脊柱側弯症
functional scoliosis

脊柱のねじれや椎体の楔状変形などの椎骨自体の形状変化を伴わない，単なる脊柱の側方弯曲を示した状態の総称である．一般に椎体の回旋を伴わない．また臥位をとるなどして重力を軽減したり，身体を弯曲の凸側方向に曲げたりすると側弯は矯正される．疼痛性側弯や代償性側弯がある．

1 疼痛性側弯
主として腰部の疼痛に対し反射的，防御的に筋痙縮が起こって発生する．腰椎椎間板ヘルニアにみられることが多い．

2 代償性側弯
脚長差や骨盤の側方傾斜（下肢関節の不良肢位での拘縮に起因するもの）に対し，腰椎が代償性に側弯を示している状態をいう．脚長差を補正すれば，側弯は矯正される．

B 構築性脊柱側弯症
structural scoliosis

本症は単純X線前後像で，自家矯正が完全にはできない側方弯曲 scoliosis の存在，椎体の楔状変形 wedging，および椎体の凸側方向へのねじれ vertebral rotation が認められる．これらは，構築性側弯症の必要3条件である．立位で背部を観察すると，側弯凸側背部の隆起（胸椎側弯では肋骨隆起 rib hump，腰椎では腰部隆起 lumbar hump という）がみられ，凸側肩甲骨の突出 prominent scapula（特に上位胸椎側弯で著明），ウエストラインの非対称性（腰椎側弯でより明瞭）がみられる．構築性脊柱側弯症の多くは成長期に発見される．成長期間中に進行する可能性がある（図31-11）．

1 特発性側弯症 idiopathic scoliosis
全側弯症の70〜80%を占め，日常臨床で最もよくみられる構築性脊柱側弯症である．発症年齢によって乳幼児側弯症，若年性側弯症，思春期側弯症に分けられる．

a 乳幼児側弯症 infantile scoliosis
3歳未満の乳幼児に発症するものをいう．男児に多く，左凸側弯が多い．自然に寛解する場合（resolving form）があるが，急速に進行する例（progressing form）もある．

b 学童期側弯症 juvenile scoliosis
3〜10歳までの間に発症する．性差はない．左胸椎側弯が少なくない．急速に進行する症例が多

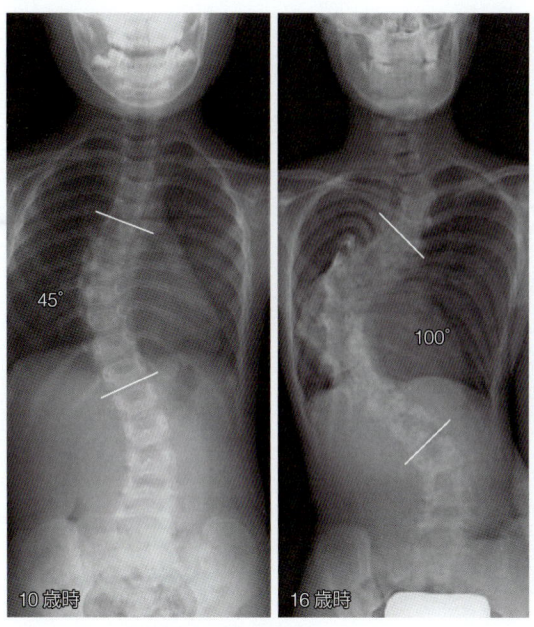

図 31-11　特発性側弯症の進行

いので，注意を要する．

c 思春期側弯症 adolescent scoliosis

11歳以上の思春期に発症する側弯症であり，最も多い．症例の85％が女子で，右凸胸椎側弯が多い．進行様相は種々であるが，より若年時に発見された症例ほど進行しやすい．多くは成長完了とともに進行は停止する．

2 症候性側弯症

a 神経筋性側弯症 neuromuscular scoliosis

神経疾患や筋疾患に伴って発生する．一般に側弯進行が早く，成長終了後にも増悪するのが本症の特徴である．代表的原因疾患は脳性麻痺 cerebral palsy（CP），急性灰白髄炎（ポリオ）acute poliomyelitis，脊髄空洞症 syringomyelia，脊髄性筋萎縮症 spinal muscular atrophy である．体幹筋の神経麻痺に伴って生じる側弯症の総称として，麻痺性側弯症 paralytic scoliosis ということもある．

b 先天性側弯症 congenital scoliosis（図 31-12）

半椎，楔状椎 wedge vertebra，癒合椎，肋骨の形態異常などに伴って発生する側弯である．進行性である場合が多い．

c 神経線維腫症性側弯 neurofibromatosis scoliosis（図 31-13）

遺伝性疾患である神経線維腫症（→121頁の図12-6a参照）に伴う側弯である．椎体の陥凹，肋骨

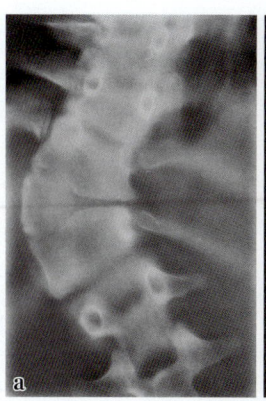

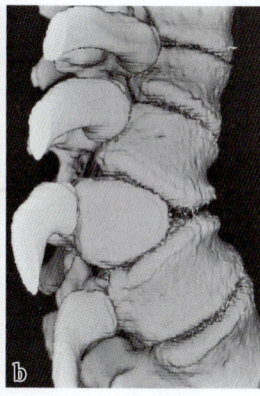

図 31-12　先天性側弯症（13歳男子）（菊地 原図）
a. 断層撮影により，T11椎が半椎を呈している．この結果，この半椎を頂椎として，T10からT12椎にかけての右凸63°の側弯変形を形成している．
b. 三次元CT像により，この半椎の隣接椎体との位置的関係がより明確になる．

の pencilling，椎間孔の拡大などをきたす dystrophic type と，そのような変化を認めない non-dystrophic type に分類される．dystrophic type は急速かつ重度の側弯をきたすこともあり，治療が困難で予後も悪い．

3 間葉性側弯症 mesenchymal scoliosis

Marfan（マルファン）症候群（→324頁参照）の側弯が代表的で，その発生率は30〜70％とされている．Ehlers-Danlos（エーレルス-ダンロス）症候群（→326頁参照）に伴って発生する側弯もある．

4 変性腰椎側弯症 degenerative lumbar scoliosis

腰椎部において，加齢による椎間板変性を基盤に生じたCobb（コブ）角（→554頁参照）10°以上の側弯変形を変性腰椎側弯症という．特発性側弯症後の遺残変形や代償性下位腰椎部変形と厳密に区別することが困難な症例も多い．本側弯は中年以降の女性に多く，椎間板の狭小化や椎間関節の変形性変化が高度で，椎体回旋，椎体側方すべり，椎間板楔状化などの所見を有する．また，変形の進行に伴い脊柱管狭窄を合併することが多い，側弯変形の程度は軽度で，側弯の範囲が短い，加齢とともに変形が進行するがある時期に安定化する傾向を示す，などの特徴がある．ときに，Cobb（コブ）角30°以上の高度変性側弯を呈する場合があり，神経症状を合併している場合には矯正固定術が考慮されることがある（図 31-14）．

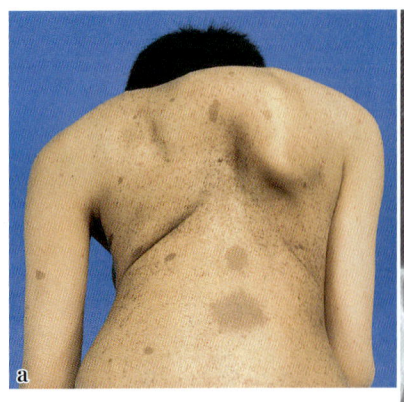

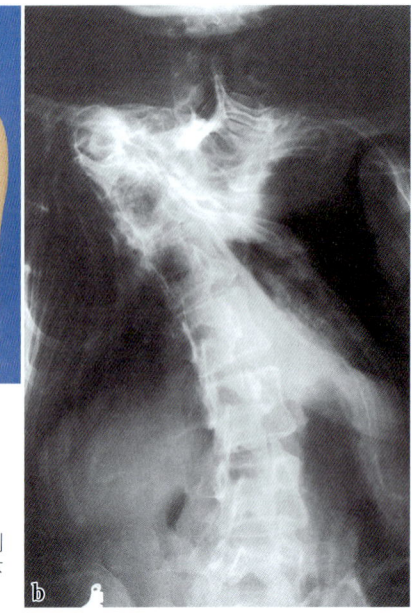

極めて特徴的で，短く，著しく高度な側弯が上位胸椎にある。この症例では，下半身麻痺を伴っている。

図31-13　神経線維腫症による脊柱側弯(辻 原図)

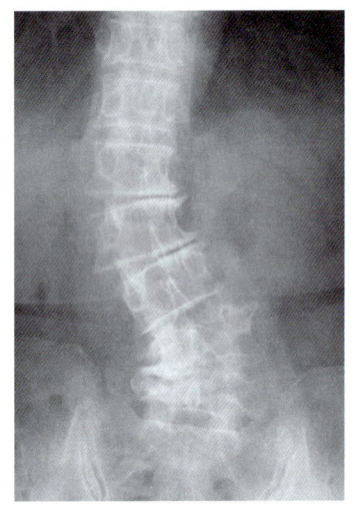

図31-14　変性腰椎側弯症
L3椎は右凸の変性側弯を呈し，L3-4は亜脱臼状態である(68歳女性)。

C 脊柱側弯症の診断

1 視診(図31-15→555頁)

立位の患者の背部を観察し，両肩の高さの左右差，肩甲骨の側弯凸側での突出(prominent scapula)による左右の高さの差，両ウエストラインのくびれの左右差，肋骨隆起 rib hump または腰部隆起 lumbar hump があるかを調べる。特に肋骨・背部の隆起については，患者を立位のまま上半身を正しく屈曲させて背面をみると，側弯凸側の背部肋骨の隆起が顕著になる(前屈テスト：Adams forward bend test)。この背部隆起の差が1.5 cm以上あれば脊柱側弯が強く疑われる。

2 X線撮影

成長期の女子の場合，乳腺や性腺への被曝量を少しでも少なくするために，立位で前胸部側に脊柱全体が撮影可能な長いフィルムを置き，背側にX線管球を置いて撮影する。この立位X線像で，主たる弯曲 primary curve の上端に位置し傾斜が最も大きい椎体(上端の終椎 end vertebra)の椎体上面と，下端に位置している同様の椎体(下端の終椎)の椎体下面に接線を引き，その交わる角度(Cobb角)を側弯度とする。この測定法を Cobb 法という(図31-16)。

3 骨年齢の判定(図31-17)

一般に特発性側弯症の場合，骨年齢 skeletal age を知ることが極めて重要である。椎体の二次骨核の1つである環状骨端 ring apophysis がX線学的に椎体と完全に癒合した時期が脊椎の成長完了を意味するが，これはX線上の判読が必ずし

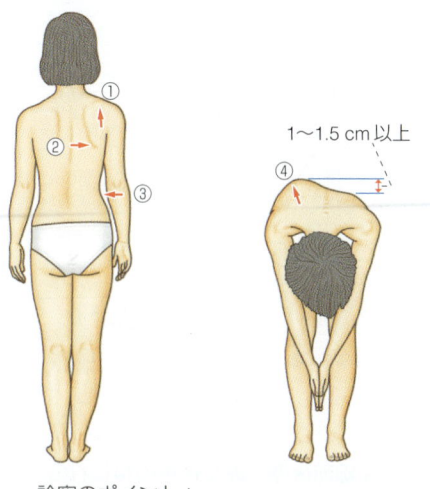

胸椎・腰椎の疾患―B. 脊柱変形 ● 555

a. 診察のポイント：
① 肩の高さの左右差がないか
② 左右どちらかの肩甲骨が浮き出ていないか（prominent scapula）
③ ウエストラインの左右非対称性がないか
④ 屈曲させたとき背部に肋骨隆起がないか（1〜1.5 cm 以上の左右差）

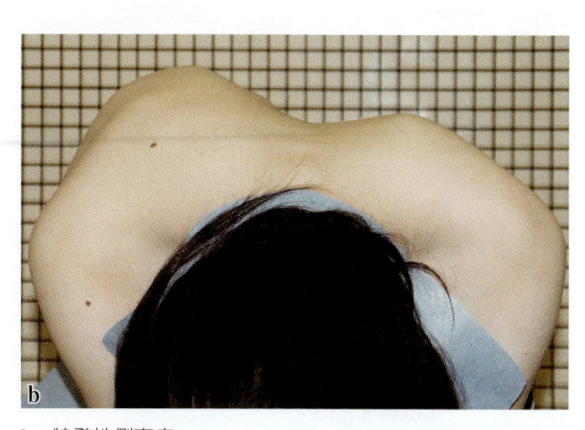

b. 特発性側弯症
前屈テストにて肋骨隆起が明瞭となり，特に軽度側弯症の発見に有用である。

図 31-15　脊柱側弯の診察法

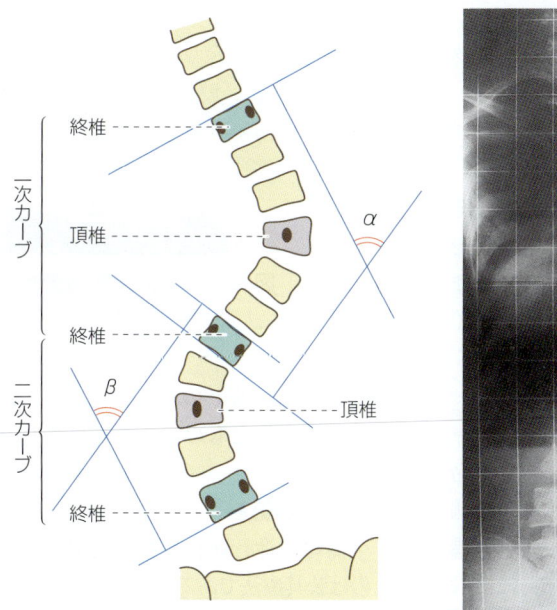

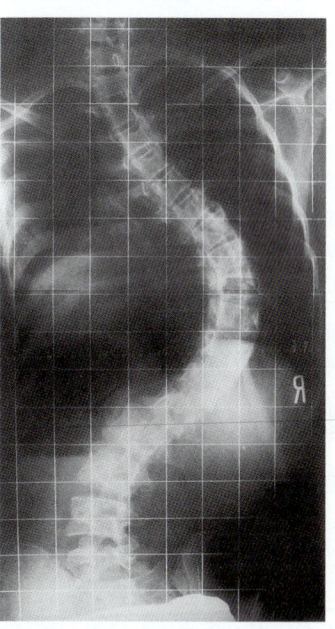

図 31-16　脊柱側弯症の X 線前後像における読み方
立位前後 X 線像から一次カーブ，二次カーブを判定し，それぞれに頂椎と終椎を判断する。側弯度（α，β）は Cobb 法で計測する。これらの判定は側弯の矯正法を決めるのに極めて重要である。（辻 原図）

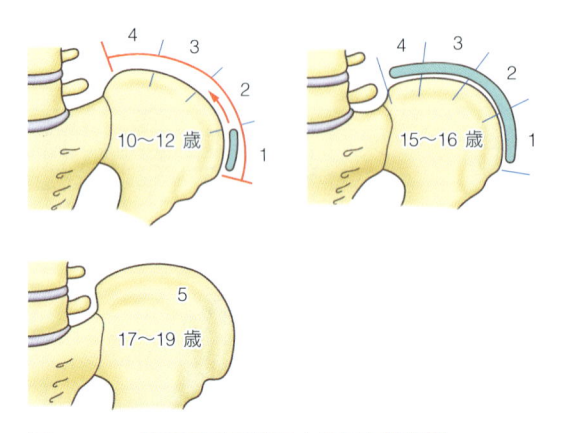

図 31-17　腸骨稜骨端核による骨年齢評価（Risser sign）
前後 X 線像で腸骨稜を 4 等分する。骨端核は領域 1 にまず出現（10〜12 歳）し，15〜16 歳で領域 4 まで伸び，17〜19 歳で骨端線が閉鎖する。特発性脊柱側弯は，骨成長期に進行する可能性があるので，必ずこれを読み取る。

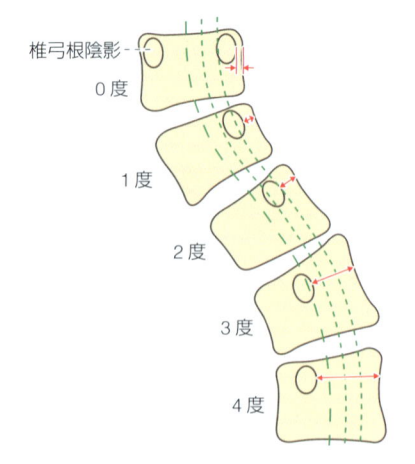

図 31-18　X 線前後像でみた脊椎のねじれの程度分類（Nash & Moe 法）

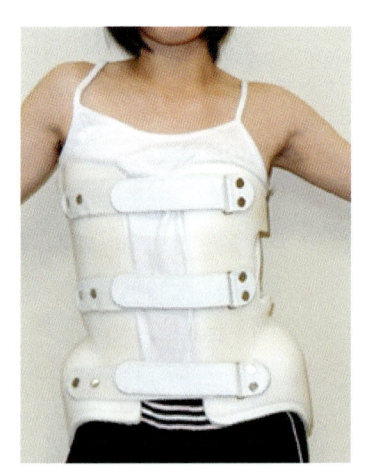

図 31-19　特発性胸腰椎症に対するアンダーアーム装具

も容易ではないので，代わりに脊柱全長 X 線正面像における骨盤の腸骨稜骨端核 iliac apophysis の所見を用いる（→138 頁参照）。腸骨稜骨端核は外側から内側に向かって伸び，その成熟度が Risser によって 5 段階に分類されている。骨端核は最終的には腸骨と完全に癒合する。

4● 椎体のねじれの評価

立位単純 X 線前後像で，椎体輪郭の陰影とその椎弓根陰影との位置的関係，および椎弓根陰影の対称性を指標として，椎体のねじれを 0〜4 度までの 5 段階で評価する（Nash & Moe 法，図 31-18）。CT を用いるとより正確に評価できる。

D 脊柱側弯症の治療

重度の側弯症の場合を除いては，一般に生命予後に影響がないとみてよい。しかし，特発性側弯症は多感な成長期の女児に多いので心理的影響を無視できない。軽〜中等度の側弯は着衣によってほとんど目立たないが，重度または進行性であると判断されるときには治療の対象となる。完全な矯正が困難な構築性側弯症において，治療の目標は側弯を可及的に矯正・保持し，側弯の進行を防止することにある。したがって，側弯の進行が抑止できているか，進行の程度はどうかを定期的に注意深く評価することが重要である。ひとつの目安として Cobb 角が 20〜50°のものは保存的に治療し，50°以上のもの，もしくは半年で 5〜10°以上進行したものは手術療法を考慮される。

1● 保存療法

側弯の進行防止に唯一有効性が証明されているのは装具療法である（→185 頁，930 頁参照）。以前は骨盤から後頭部・下顎部までの長い Milwaukee 装具が主に使用されていたが，現在では Boston 装具に代表されるアンダーアーム装具 underarm brace（図 31-19）が使用されている。これらは原則として骨成長終了まで装着し，その間に水泳などの運動で体幹筋を強化するよう勧める。装具療法は，本人と家族による十分な理解と自発的な取り組みが必要である。

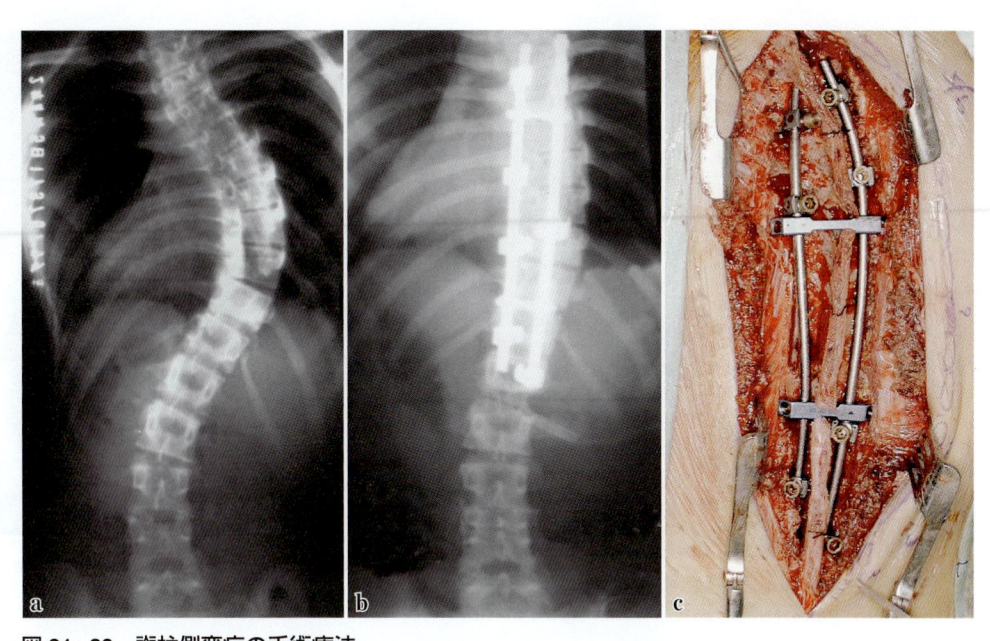

図31-20 脊柱側弯症の手術療法
a, b. Cotrel-Dubousset universal instrumentationによる矯正・固定を行い，胸椎カーブが術前74°から術後18°に改善した（16歳女性）．**c.** 後方矯正術の術中写真（15歳女性）

2 ● 手術療法

手術療法は脊柱弯曲の矯正と，進行防止が当面の目標である．側弯度が大きく，外見的・心理的に影響の大きい場合や，心肺機能にも影響のある高度の側弯変形に手術を行う．

手術は前方法と後方法に大別されるが，いずれも脊椎インストゥルメンテーションを併用して行われる．かつてはHarrington rod，Luque rodなどが用いられていたが，現在ではCotrel-Dubousset instrumentation，ISOLAなど多椎固定が可能なmultisegmental instrumentationによる矯正・固定術が行われている（図31-20）．これにより良好な矯正率と強固な固定性が得られ，早期離床・退院が可能となった（図31-21）．非常に硬い高度側弯症では前方解離に続き後方固定術が行われる．Cobb角が100°を超える高度側弯症例では，頭蓋輪骨盤牽引halo-pelvic traction（図31-22）あるいは頭蓋輪車椅子牽引halo-wheel chair tractionなどによる矯正を行った後に脊椎固定術を行うこともある．

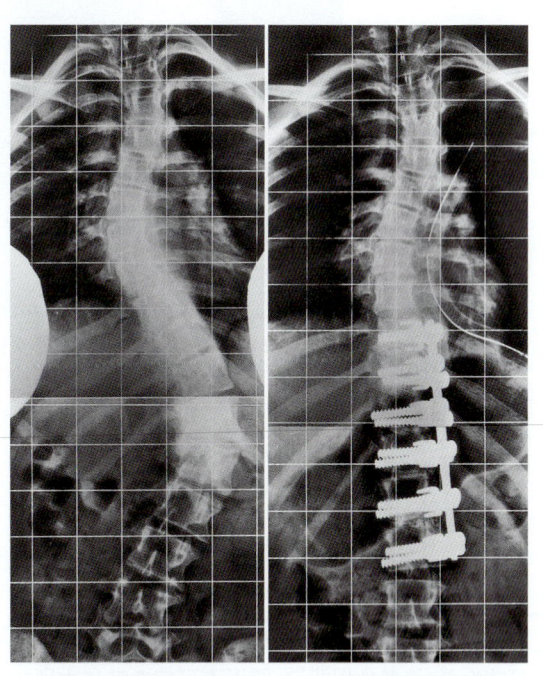

a. 単純X線前後像（術前）　　**b.** 前方固定術施行後

図31-21 脊椎インストゥルメンテーションによる矯正（特発性側弯症，13歳女子）
終椎がT9椎とL2椎，頂椎がT12椎である．70°の左凸側弯変形が，T9からL2椎にかけて前方アプローチで脊椎インストゥルメンテーションによる矯正固定を行い，術後2°まで改善した．（菊地 原図）

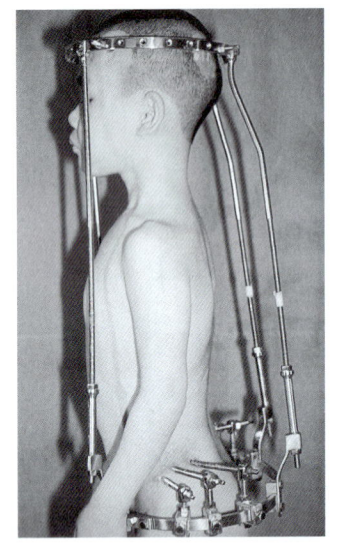

図31-22 頭蓋輪骨盤牽引による側弯の矯正
（辻 原図）

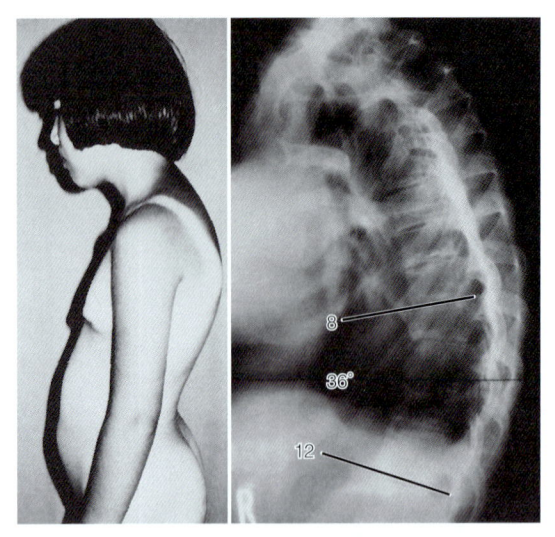

図31-23 Scheuermann病（10歳女児） （菊地 原図）

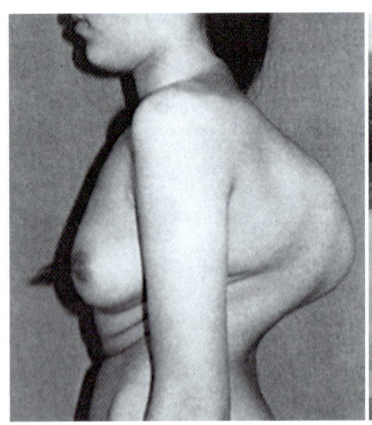

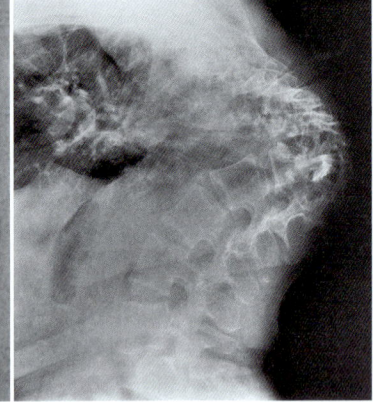

図31-24 小児期の結核性脊椎炎後の亀背（Pott kyphosis Gibbus）
（辻 原図）

3 脊柱後弯症
kyphosis

　正常人の胸椎では15〜40°の生理的後弯を有している。脊柱後弯症とは，脊柱が後方凸に病的に変形した状態をいう。脊柱後弯症は，自分で矯正可能な群（姿勢性円背）と矯正不可能な群に大別でき，臨床上問題になるのは後者である。原因疾患ごとに，次のようなものが知られている。
　椎体の二次骨核の障害によると考えられている若年性後弯症（Scheuermann病，図31-23，→119頁の図12-2も参照），脊椎骨粗鬆症や椎間板変性によって起こる老年性後弯症 senile kyphosis，椎体の破壊に伴って起こる亀背 gibbus（結核性脊椎炎によるものを Pott kyphosis とよぶ；図31-24），脊椎損傷後に生じる 外傷後脊椎後弯 post-traumatic kyphosis，椎弓切除後後弯 post-laminectomy kyphosis，先天性脊柱後弯 congenital kyphosis，強直性脊椎炎による脊柱後弯なども重要である。

【治療】
　装具療法（→185頁，930頁参照）を中心とした保存療法がまず行われる。進行性の先天性後弯症，高度の後弯により体幹のバランスを崩した例，強度の腰背部痛がある例，脊髄麻痺を呈した例などには，前方固定術あるいは 前後合併手術が行われる。

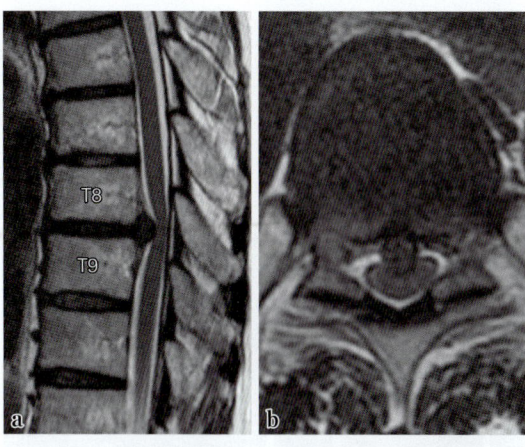

図31-25 胸椎椎間板ヘルニアのMRI T2強調像
ヘルニアによる脊髄圧迫(T8-9)がみられ,同部位で髄内輝度変化がみられる。b. ヘルニアが脊髄を中央部から圧迫している。

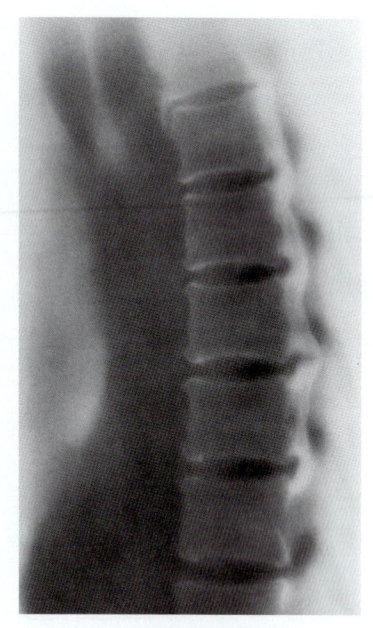

図31-26 胸椎後縦靱帯骨化症（36歳女性）
断層撮影側面像で,胸椎部での広範な後縦靱帯骨化が認められる。

C 胸椎変性疾患

1 胸椎椎間板ヘルニア
thoracic disc herniation

胸椎は胸郭によって可動性が制限されているので,椎間板ヘルニアは腰椎や頚椎に比べて稀である。下位胸椎部が好発部位で,30歳以降にみられる。本症では脊髄が圧迫され,胸部脊髄症 thoracic myelopathy という病態を呈する。すなわち,錐体路障害としての下肢の痙性麻痺(急激発症の場合には弛緩性の場合もある)と下半身の感覚障害である。進行すれば**直腸膀胱障害**(→564頁参照)をきたす。

【診断】
画像診断はMRIが有効で,脱出腫瘤と脊髄圧迫がとらえられる(図31-25)。

【治療】
脊髄症状を呈し,手術的治療が適応となる場合が多い。開胸により椎間板を切除し椎体間固定を行う前方アプローチが考慮される。また,後方からの椎弓切除による摘出手術を慎重に行う場合もある。胸椎後方アプローチの場合には,腰椎のように硬膜を中央側によけることは脊髄麻痺を増悪させることもあるので注意が必要である。

2 胸椎部の脊柱靱帯骨化症
ligament ossifications of the thoracic spine

日本人には欧米人に比べて脊柱管内靱帯骨化症が多い(→536頁参照)。胸椎にも後縦靱帯骨化 ossification of the posterior longitudinal ligament (OPLL)に加えて黄色靱帯骨化 ossification of the ligamentum flavum (OLF)が生じ,ともに脊髄圧迫障害の原因となる。胸椎高位では,前者は上・中位胸椎に,後者は上・下位胸椎が好発部位である(図31-26, 27)。

靱帯骨化は,後縦靱帯と黄色靱帯の両者に合併して存在していることも多く,その場合,高度な脊髄障害を呈し易い。靱帯骨化を有する症例では糖尿病を合併していることがある。

【診断】
臨床像は胸部脊髄症である。すなわち,歩行障害(痙性歩行,ときに脊髄性間欠跛行を呈する),体幹や下肢の感覚障害(しびれ,体幹の絞扼感など),そして膀胱直腸障害を単独に,あるいは重複して訴える。緩徐に症状が進行する症例が多い。後縦靱帯骨化は側面単純X線像,断層画像,矢状断MR像で比較的容易にとらえられる。しか

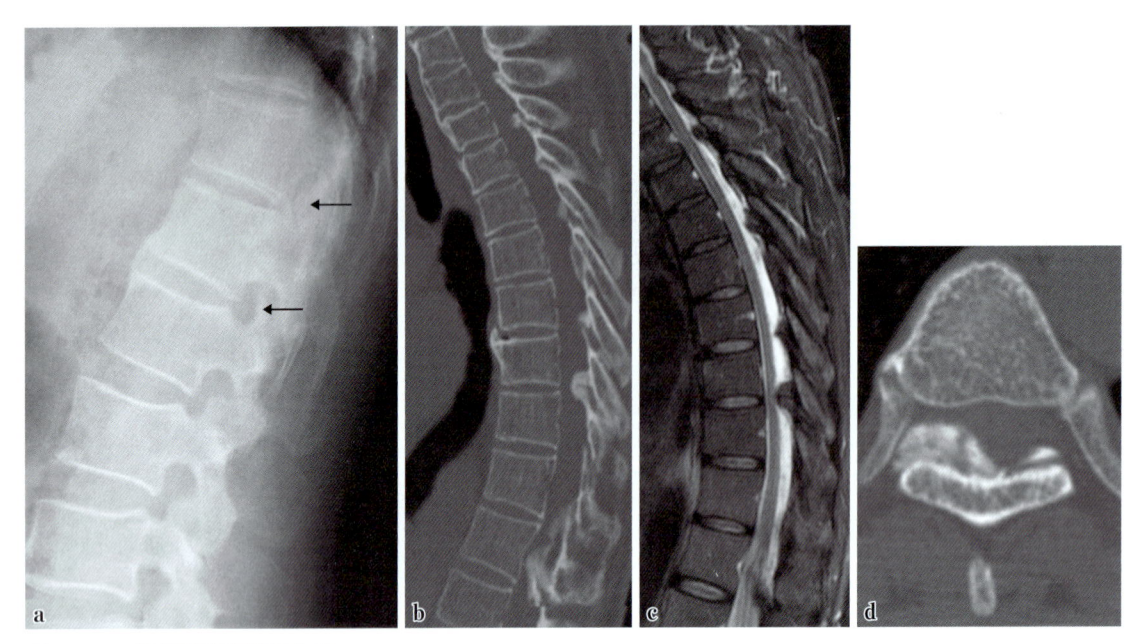

図 31-27　胸椎黄色靱帯骨化症
単純 X 線側面像。椎間孔の後方に嘴（くちばし）状の骨化（矢印）が認められる。**b.** CT 矢状断像。**c.** MRI 矢状断像。後方から脊髄が圧迫を受けている。**d.** 両側の黄色靱帯に一致して骨化が認められる。

し，黄色靱帯骨化は側面単純 X 線像よりも，CT，CT myelography，あるいは MR 像でとらえやすい。鑑別対象疾患には脊椎腫瘍（原発性，転移性），運動ニューロン疾患，あるいは多発性硬化症がある。また靱帯骨化が画像上認められても無症状であることもある。

【治療】
胸部脊髄症を呈すれば，軽微で非進行性のものを除き，手術的治療が適応となる。

後縦靱帯骨化症に対しては，ときには開胸・開腹して前方からの除圧と固定（骨化の摘出を行うこともある），あるいは後方からの除圧を行う。固定術やインストゥルメントを併用することもある。黄色靱帯骨化症は，脊髄を背側から圧迫する骨化巣なので，後方から椎弓切除により後方除圧を行う。可能なら骨化部を摘出する。後縦靱帯と黄色靱帯の骨化が合併して脊髄症を呈している症例の手術に際しては，重症例が多いので除圧操作には注意を要する。

❸ 骨粗鬆症性椎体圧潰

骨粗鬆を呈している椎体が，軽度な外傷，ときには外傷の合併なし（本人に自覚なし）に骨折を起こして変形している状態をいう。ときには偽関節に至る症例も存在する（図31-28）。椎体が圧潰すると，脊柱は後弯変形をきたす。脊髄，馬尾，そして神経根が単独で，あるいは重複して圧迫症状を呈することもある。高齢者の骨粗鬆を背景に発生する病態であるために，基礎疾患の有無の確認や鑑別診断に注意を払う必要がある。鑑別対象疾患としては，多発性骨髄腫や転移性脊椎腫瘍，脊椎炎など重篤な疾患が挙げられる。

治療としては，鎮痛を目的とした様々な保存療法が第一選択となる。保存療法が無効な場合や，神経脱落症状を呈した場合には手術療法が適用となる。しかし，この場合には，全身状態や手術の侵襲の程度などを含めてリスクの評価や管理，術式の決定，さらには患者の希望を含めての慎重な決定が求められる。

D　腰椎変性疾患

腰痛 low back pain は，国民愁訴で最も多い。個人の日常活動が制限されるとともに，国民の腰

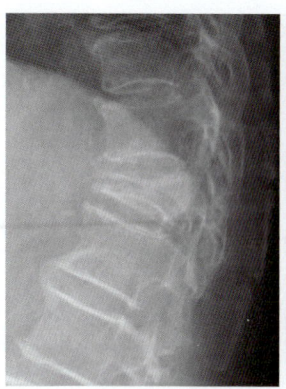

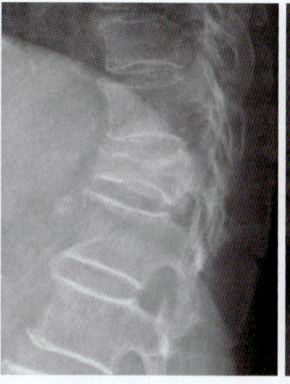

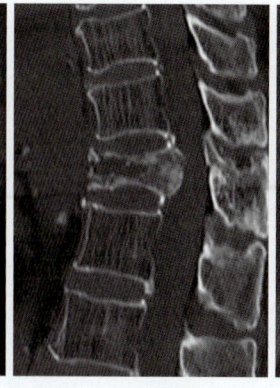

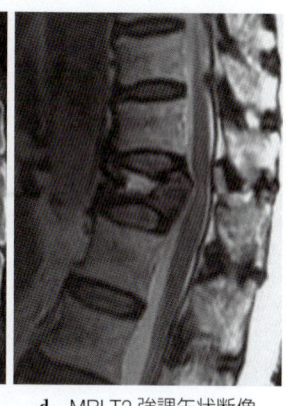

胸椎・腰椎の疾患—D. 腰椎変性疾患 ● 561

a. 単純X線側面像（前屈）　　b. 単純X線側面像（後屈）　　c. CT 側面像　　d. MRI T2 強調矢状断像

図 31-28　第12胸椎の骨粗鬆症性椎体圧潰
椎体高が全体的に減少している。前屈（a）で椎体前面はつぶれ，後屈で椎体前縁は開き，不安定性がみられる。CT 矢状断像（c）では cleft（溝）形成がみられ，MRI T2 強調矢状断像（d）では同部位に高信号領域がみられ，偽関節が示唆される。

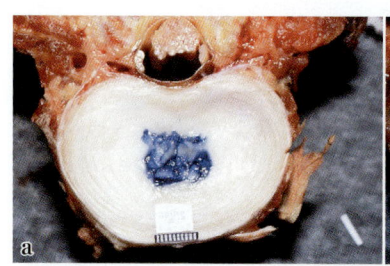

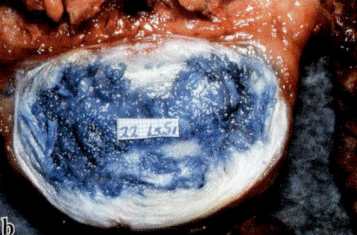

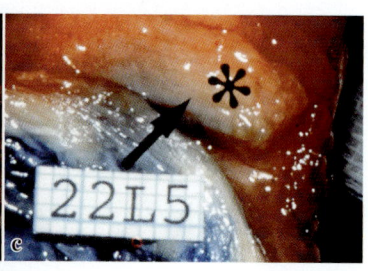

図 31-29　椎間板の変性とそれに伴う髄核の漏出
a. 変性の認められない椎間板。髄核（青の色素注入部）は，線維輪内に内包されている。
b. 変性椎間板。髄核の液性成分は，線維輪を穿破して脊柱管内へ漏出している。
c. 髄核の神経根への波及。変性した椎間板では，髄核の液性成分が椎間板外に漏出して神経根を含む周囲組織に波及している。
   ＊は色素剤に染まっている神経根

痛に対する治療にかかる費用は高く，仕事を休むことによる時間的損失も大きい。このように，腰痛は社会や個人に計り知れない損失をもたらしている。腰痛の原因として最も多いのが，腰椎の退行性疾患である。

Advanced Studies

腰椎変性の進展と腰痛・下肢痛の発現機序

脊柱の機能に最も重要な役割を果たしている椎間板は，一生を通じ力学的荷重にさらされる。例えば椎間板内圧でみると，立位を100%とした場合，上体の屈曲で150%，屈曲位での物の挙上で220%以上になる。椎間板組織は大部分が無血管で，その栄養は軟骨板と周囲からの主として拡散に依存しており，代謝は荷重に応じて変化する。椎間板（図31-29a）は，10歳台後半から髄核内に多量に含まれるプロテオグリカンの減少が始まり，クッション作用が減じる。個体差が最も大きく関与しているが，後天的な環境因子によっても変性の程度と早さが左右される。この髄核の変性と呼応して，周囲を取り巻く線維輪に大小様々な亀裂が入り始める（図31-29b）。亀裂はまず後方線維輪に起こる。また，日頃の労働やスポーツに伴う急激な椎間板内圧の上昇によっても，髄核組織が線維輪の亀裂を通って脱出することがある。このとき，脱出した椎間板の腫瘤は感覚終末の多い後縦靱帯を押し上げ，あるいは貫通して神経根を圧迫する。そのために腰痛・下肢痛が惹起される。これが腰椎椎間板ヘルニア lumbar disc herniation である（図31-29c）。しかしながら，疼痛の発生には椎間板による機械的圧迫以外に様々な生化学的要因が関与しているからである。

ヘルニアが生じなくても，加齢とともに椎間板は変性の過程をたどる。すなわち，椎間板腔が狭くなり，線維輪が弛んで外側に向かって膨隆する。その結果，外層線維輪が椎体辺縁への付着部で化生 metaplasia により骨化し，骨棘が形成される。この過程で支持性が損なわれれば脊椎すべり（前方すべり），後方すべり，あるいは可動性の異常増大などが生じる。これを脊椎不安定性 instability とよぶ（図31-30）。不安定性があれば，脊柱の周辺に存在する感覚

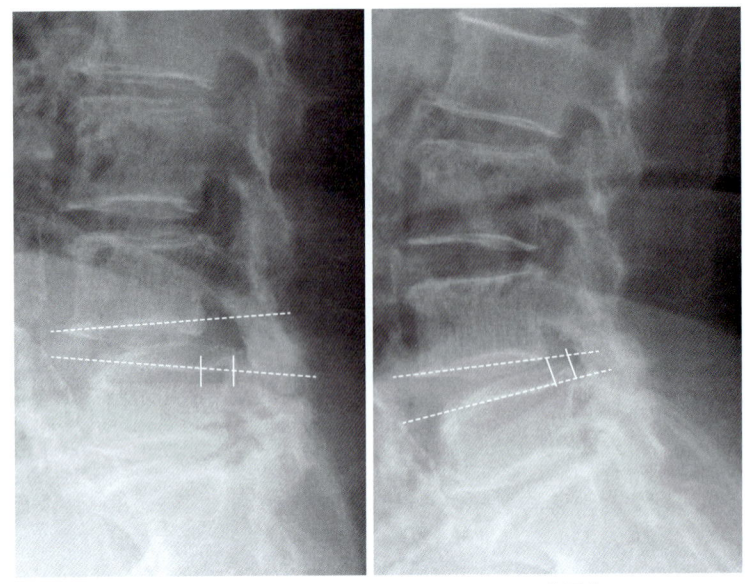

a. 前屈位　　　b. 後屈位

図 31-30　脊椎不安定性を示す単純 X 線側面像（L4 変性すべり症）
前屈位で L4 の前方すべりは増強し，L4-5 椎間板腔の後方開大が認められる。一方，後屈位では，前方すべりは減少する。

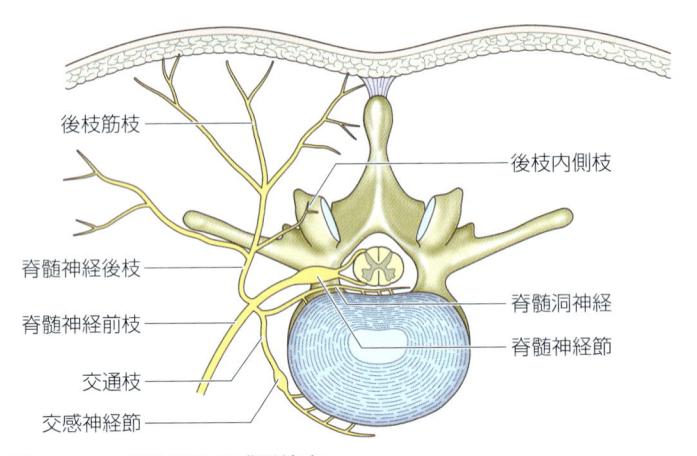

図 31-31　脊柱周辺の感覚終末
脊柱に複雑に入り組んでいる感覚終末と神経根への侵害刺激により疼痛が生じる。

終末や脊椎洞神経が刺激され，腰痛が生じることがある（図31-31）。椎間板の変性がさらに進むと，椎間関節に関節症が生じる。結局，脊柱機能単位は全体として高度な退行変性に陥るとともに，可動性が減少していく。椎骨は次第に肥厚，変形し，X 線学的には**変形性脊椎症** spondylosis deformans とよばれる所見を呈するようになる（図31-32）。すなわち，脊柱の支持性としては再び安定化が獲得される。

以上のような腰椎の退行性変化は脊柱管を狭小化する。このような退行性変化によりもともと狭小気味の脊柱管では馬尾や神経根が慢性的に絞扼される。同時に，髄液や血液による神経組織の栄養障害も惹起され神経性間欠跛行 neurogenic intermittent claudication を呈するようになる。すなわち，**腰部脊柱管狭窄** lumbar spinal canal stenosis という病態である。

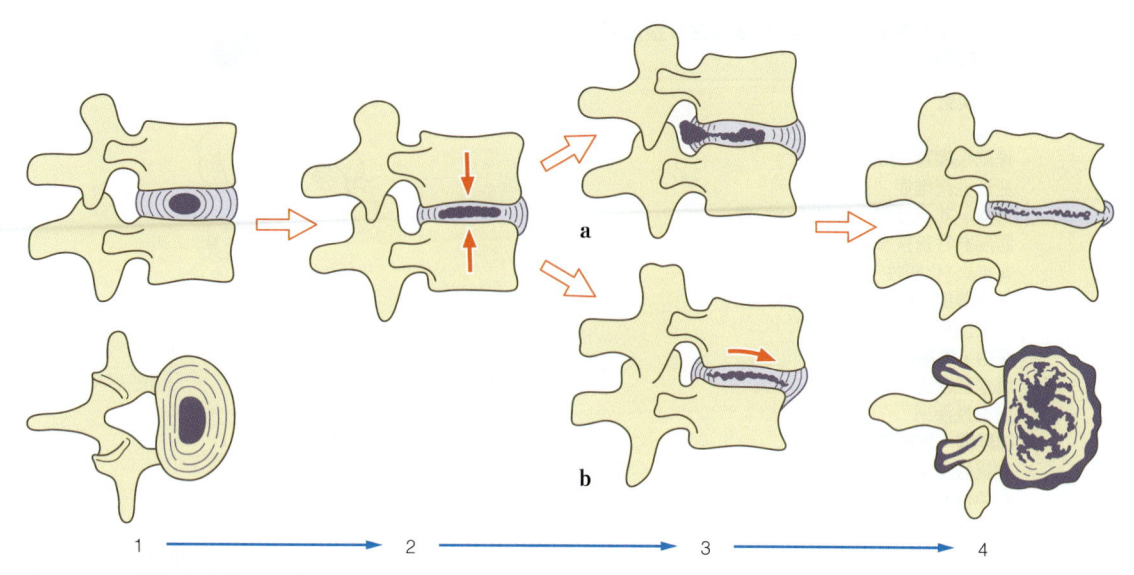

図 31-32　椎間板変性の行方
1：正常な椎間板で脊柱機能単位の機能は正常。
2：椎間板変性に陥ると椎間間隙は狭くなる。同時に椎間関節も咬み合いを狂わせる（脊柱単位の機能不全）。
3-a：ときに椎間板ヘルニアが起こる。3-b：ときに脊椎すべりが起こる。
4：変性が進むと椎骨の所々に骨棘が形成され、椎間関節も塊状に変形肥大する。これは脊柱を安定化させる代償的変化である。その結果、脊柱管は狭くなる。脊柱管狭窄を伴う変形性脊椎症（変性性狭窄）である。

1　腰痛・下肢痛の診察法

腰痛に対する診察の要諦は、重篤な脊椎の病態（骨折、悪性腫瘍、炎症、馬尾徴候、急激に進行する麻痺）を見逃さないこと、脊椎以外の臓器に由来する腰痛を除外することである。

A　問診

問診は、腰痛疾患を診察するうえで最も大切な診断手法である。疼痛の原因は脊椎以外に存在することも稀でないことを念頭に置くことも大切である。問診のみで、症例を引き起こしている病態や責任高位を推定したり鑑別診断をすることがおおよそ可能である。問診の手順は、まず、愁訴の聴取である。多彩な訴えがある場合には、最も困っているのは何かを聞き出す。また、そのような場合には、非器質的な腰痛の可能性も念頭に置いて問診を進める必要がある。すなわち腰痛が腰仙椎部の退行性疾患によるとは限らない（表31-1）。

以下の点を確認しておく必要がある。

＊腰痛治療成績判定基準は巻末資料参照。

1　安静時痛の有無

安静時痛の有無は鑑別診断で重要である。一般に、退行性疾患による疼痛は安静時に消失ないし軽快し、動作や姿勢により出現・増強する。これに対して、重篤な疾患では安静にしても疼痛は軽減しない。しかし、安静時痛が存在するからといって必ずしも重篤な病態が存在するとは限らない。

2　発症に至った誘因の有無

転倒や転落などの外傷、あるいは重量物挙上などの動作と腰痛の関連を聴取する。

3　疼痛の部位・性質

腰痛では、背中や殿部の痛みを腰痛と訴えている場合がある。したがって、疼痛の局在を正確に把握する必要がある。さらに、疼痛が時間の経過とともに増強しているのか、あるいは軽減しているのかを確認する。脊柱の退行性疾患による疼痛では、時間の経過とともに軽快していくのが普通である。

4　間欠跛行の有無

歩行により症状の発現や増悪が認められる場合

表31-1 腰痛，坐骨神経痛の原因となる主な整形外科的疾患

1. 脊椎疾患
   外傷
   椎間板障害（ヘルニアなど）
   変形性脊椎症
   分離・すべり症，変性すべり症
   腰部脊柱管狭窄（発育性）
   脊椎炎（化膿性，結核性など）
   脊椎腫瘍（原発性，転移性）
   骨系統疾患
2. 脊髄・馬尾疾患
   腫瘍性疾患，癒着性くも膜炎
   血管性疾患
3. 神経根・末梢神経疾患
   神経根形成異常
   腫瘍性疾患（神経根嚢腫を含む）
   絞扼性神経障害（梨状筋症候群など）
4. 骨盤部疾患
   仙腸関節炎
   骨盤輪不安定症
   腫瘍性疾患（仙骨腫瘍など）
   股関節疾患

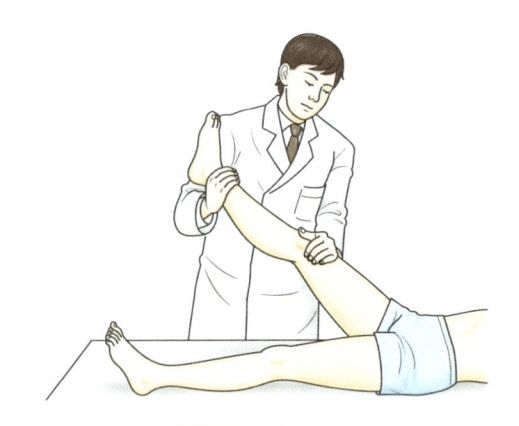

図31-33 下肢伸展挙上テスト

には，脊柱管狭窄や下肢の閉塞性動脈硬化症が考えられる。両者とも主訴が間欠跛行であり，しかも好発年齢が重なっているので鑑別が大切である。神経性間欠跛行は血管性間欠跛行と異なり，姿勢を変える（屈曲位をとる）ことにより，症状が速やかに軽快・消失する。

5 ● 膀胱直腸障害，性機能障害の有無

残尿感，排尿開始遅延，頻尿，失禁，便秘，男性では歩行時の陰茎勃起 priapism の出現などは馬尾障害を疑わせる症状である。これらの症状は，尋ねて初めて確認が可能である。疑わしければ残尿検査を行う。

6 ● 既往歴の有無

悪性腫瘍については，患者が告知されているとは限らない。精神疾患の場合には本人が隠している可能性がある。

B 理学所見

1 ● 視診

診察の際には，なるべく軽装となってもらい，視診の見落としを防ぐ。まず，患者を立たせて背部の視診を行う。側弯（構築性側弯と非構築性側弯がある）の有無，階段状変形（脊椎すべりで認められる）の有無を確認する。また，殿筋や下肢筋の萎縮を見逃してはならない。椎間板ヘルニアなどで障害神経根に支配されている殿筋や下肢筋の限局性萎縮が認められることがある。

2 ● 脊柱所見

患者に屈曲，伸展，側屈，および回旋を行わせる。これらの可動域が正常かどうか，疼痛を誘発するかどうかを確認する。屈曲制限に伴って下肢痛が誘発されれば椎間板ヘルニアが疑われる。棘突起の圧痛や叩打痛の有無を確認する。これらの所見が認められれば，その高位での椎体骨折や感染を含む炎症の可能性に留意する。脊髄腫瘍や馬尾腫瘍でも陽性所見を呈することがある。

3 ● 神経根緊張徴候

a 下肢伸展挙上テスト straight leg raising test（SLRテスト）または Lasègue（ラゼーグ）徴候（図31-33）

下位腰椎の椎間板ヘルニアに対する最も重要な疼痛誘発テストである。患者を診察台上に仰臥位にする。検者は患者の横に立ち，検査をする下肢を股関節基本位とする。一方の手を足首の下に置き，他方の手を膝関節を伸展位に保持するために膝蓋骨の上に置く。膝関節伸展位を保ったまま下肢を挙上していく。正常では70°以上まで疼痛なしに挙上可能である。70°未満の角度で坐骨神経に沿った疼痛が誘発された場合を陽性とする。陽性の場合にはL4-L5またはL5-S椎間板ヘルニ

ア（坐骨神経領域）が強く疑われる。

さらに，下肢伸展挙上で陽性となった角度よりわずかに下肢を降下させ，疼痛が消失した状態で足関節を背屈する。神経根緊張徴候のある例では同様に坐骨神経に沿って疼痛が誘発される〔**Bragard（ブラガード）テスト**〕。この手技は，腰仙椎部，仙腸関節，あるいは梨状筋には動きを起こさないので，SLR テストが陽性と判定してよいかどうか疑問のある場合に有効な鑑別手技である。10歳台の腰椎椎間板ヘルニアでは，SLR テストで痛みをあまり訴えない。下肢挙上制限が顕著な例では，両下肢を一緒に上げると腰椎〜下肢が1本の棒のようになって持ち上がってしまう。これが，いわゆる Hüftlendenstreckstcifc（ヒュフトレンデンシュトレックシュタイフェ；腰股伸展硬直，板状徴候）であり，別名 wooden board sign ともいう。

なお，非疼痛側の下肢を挙上したとき，疼痛側に痛みを誘発することがある。これを健側下肢伸展挙上テスト well-leg raising test, contralateral sign, あるいは**交差性 Lasègue 徴候**などとよぶ。

b **大腿神経伸展テスト** femoral nerve stretch test（図31-34）

患者を診察台上に腹臥位にする。検者は患者の下腿を把持し，膝関節を90°屈曲位として把持した下腿を上方に引き上げることにより股関節を伸展させる。大腿神経に沿った疼痛が誘発された場合を陽性とする。陽性の場合には，L3-L4 椎間板

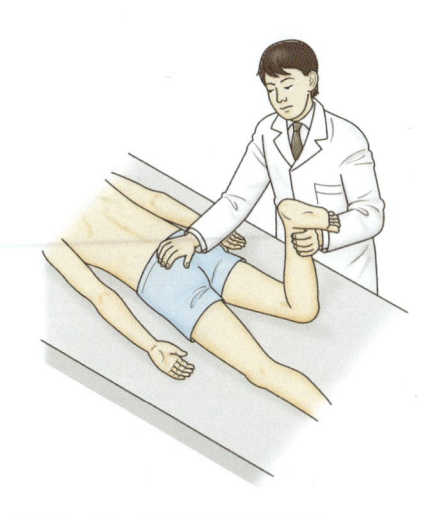

図31-34 大腿神経伸展テスト

支配神経根	L4	L5	S1
主な責任椎間高位	L3-L4	L4-L5	L5-S1
深部反射	膝蓋腱反射	−	アキレス腱反射
感覚領域			
支配筋	大腿四頭筋	前脛骨筋 長母趾伸筋 長趾伸筋	下腿三頭筋 長母趾屈筋 長趾屈筋

図31-35 脊髄神経の支配領域

ヘルニアを代表とする上位腰椎椎間板ヘルニア（大腿神経領域）が疑われる。

4 神経学的所見

腰椎の病変では，しばしば神経根や馬尾の圧迫症状を伴うため，下肢の神経学的診察を必ず行う。深部反射，感覚，および筋力を調べることで病変の存在する高位を推定することができる。

a 下肢深部反射

膝蓋腱反射 patellar tendon reflex（PTR）とアキレス腱反射 Achilles tendon reflex（ATR）が重要である。膝蓋腱反射は主に L4 神経根，アキレス腱反射は主に S1 神経根障害の有無を評価できる。もし，これら深部反射の亢進が認められれば，膝クローヌス，足クローヌス，および Babinski（バビンスキー）徴候に代表される錐体路徴候 pyramidal tract sign の有無を調べる。

b 感覚検査

表在感覚と深部感覚の検査が必要である。表在感覚は筆とピンを用いて評価する。深部感覚では，足，指などを動かして位置覚を評価する。また，音叉を用いて振動覚を評価する。

c 下肢筋力テスト

簡便な確認法として，かがんでからの立ち上が

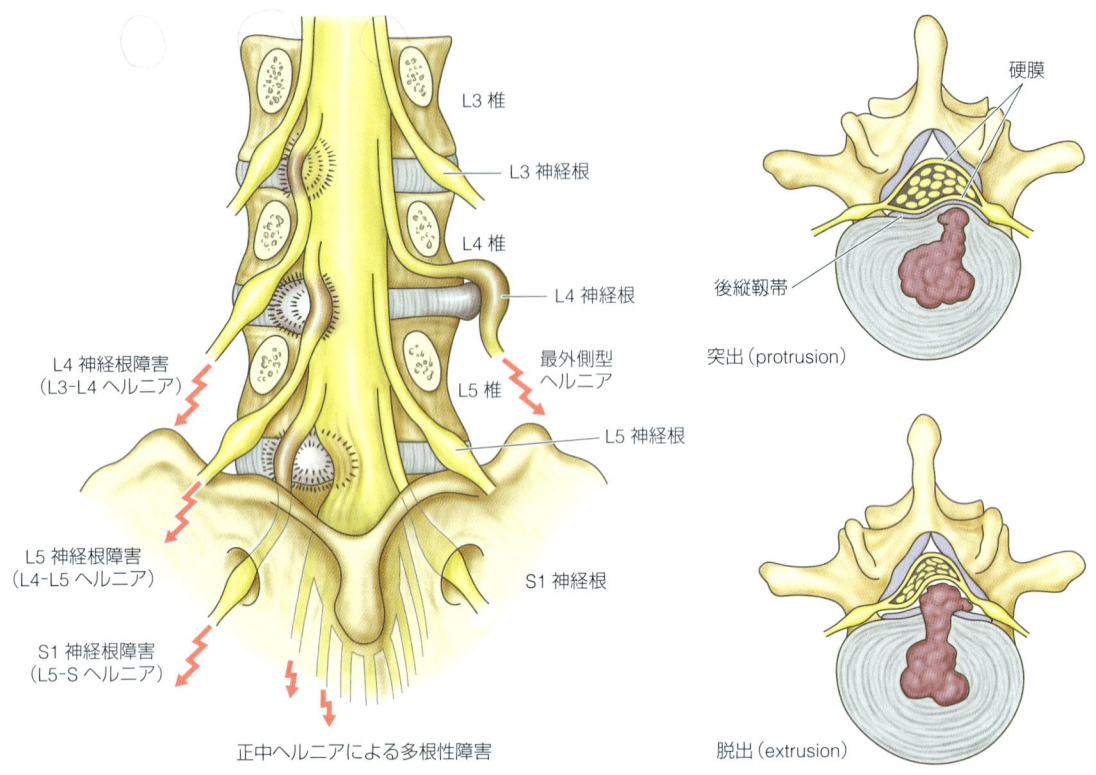

図 31-36 腰椎椎間板ヘルニアの高位と障害をうける神経根の位置的関係（左）およびヘルニアの形態（右）
最外側型ヘルニアでは1つの上位の神経根が圧迫をうける。脱出型では，後縦靱帯を穿破して，ヘルニア塊が硬膜外腔に脱出する。

り（L4神経根：大腿四頭筋の評価），踵かかと歩行 heel gait（L5神経根：前脛骨筋と足部伸筋の評価），および爪先歩行 toe gait（S1神経根：下腿三頭筋の評価）を行わせるとよい。正確には個々の筋に対して徒手筋力テストを行う。以上の理学所見から障害の椎間板高位と障害神経根が推定される（図31-35）。

2 腰椎椎間板ヘルニア
lumbar disc herniation (LDH), herniated nucleus pulposus of the lumbar spine

腰椎椎間板ヘルニアとは，脱出した椎間板組織が神経根を圧迫して腰・下肢痛を引き起こす病態をいう（図31-36）。加齢に伴う椎間板の退行変性で生じたり，重量物挙上やスポーツなどで発生する。また，この疾患の発症には家族集積性（同一家系内に同じ疾患が多発すること）や精神社会学的側面（不安，抑うつ，自制心，結婚生活）や仕事に対する姿勢（仕事上のストレス，仕事への集中度や満足度，失職）があることも指摘されている。

A 好発年齢と発生高位

20歳台，30〜40歳台，次いで10歳台，50〜60歳台の活動性の高い男性に多い。好発高位は，L4-L5椎間板，次いでL5-S椎間板である。L3-L4とそれより上位の椎間板ヘルニアは稀である。2椎間以上に発生する多発性ヘルニアもあるが，複数のヘルニアが同時に症状を起こしている頻度は低い。

B 局所病理と神経圧迫の機序

10歳台や若年成人では髄核が線維輪を破って脱出し，椎間板変性が著しい中高年者では髄核に限らず，後方線維輪自体が椎体から剥がれて脱出することがある。

脱出の程度は，突出 protrusion（髄核が後方線維輪を完全に破っていない）と脱出 extrusion（線維輪または後縦靱帯を破って脊柱管内へ出ている）に分けられる（→図31-36）。ときには，脱出

した髄核組織が脊柱管内で遊離し，頭側または尾側へ移動してしまったり（遊離脱出ヘルニア migration），稀に硬膜を破って硬膜内へ脱出することがある。ヘルニア腫瘤が神経根あるいは馬尾を圧迫すると，広義の炎症が発生する。その結果，神経根や馬尾は機械的刺激と炎症性産物による化学的侵害刺激を受け，疼痛を引き起こす（→図31-36）。

C ヘルニアの高位，横位と神経根圧迫の関係

L4-L5椎間板ヘルニアでは，通常はL5神経根が圧迫される。それは，L4-L5椎間板のやや頭側の高位で硬膜管から分岐したL5神経根が同椎間板を横切って外側に向かって尾側に下行するところを，ヘルニア腫瘤が圧迫するためである。同様に，L3-L4椎間板ヘルニアはL4神経根を，L5-S椎間板ヘルニアはS1神経根を圧迫する。それぞれの支配する下腿や足部の領域に疼痛，表在感覚障害，あるいは運動の障害（筋力低下）が単独に，もしくはいくつかの症状や所見が同時に出現する（→図31-35）。

大きな椎間板ヘルニアが正中背側に発生する（正中ヘルニア）と，硬膜管内にある馬尾全体を圧迫する。この場合には，下肢に多根性の感覚運動障害のほかに，排尿（S2, 3神経支配）の障害も生じうる（図31-37）。このような障害を馬尾症候群 caudae quina syndrome とよぶ。稀に，ヘルニア腫瘤が外側に移動したり（椎間孔内ヘルニア），あるいは脊柱管の外に脱出して（椎間孔外ヘルニア），本来障害される神経根より1本頭側の神経根を圧迫することがある（図31-38）。例えばL4-L5外側型椎間板ヘルニアでは，L4, L5で構成される椎間孔を走行するL4神経根を椎間孔外で圧迫することになる。

D 自覚症状の特徴

腰痛と片側の下肢痛が主訴であり，運動や労働によって増悪し，安静で軽快する傾向がある。症状が急激に生じる場合と慢性緩徐の場合がある。症例の多くは，反復性の腰痛があったところに急性発作として激しい腰痛と下肢痛が生じる。1〜2日経過すると腰痛が軽快し，それに代わって圧迫された神経根の支配領域に放散する下肢痛としび

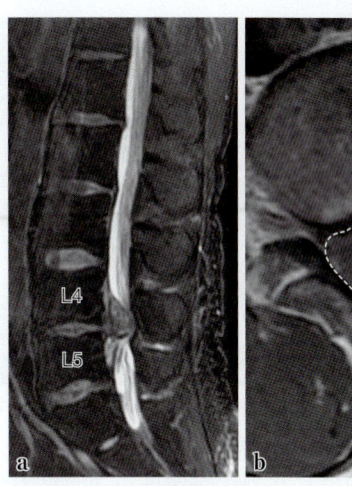

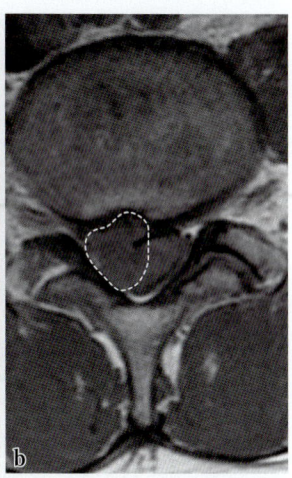

図31-37 巨大腰椎椎間板ヘルニアのMRI像
L4-L5椎間板より大きく脱出したヘルニア塊により，硬膜管は著しく圧排されている。

れが症状の主体となる。下肢痛は咳やくしゃみで増悪する〔Déjèrine（デジェリーヌ）徴候〕。大きな正中ヘルニアでは，両下肢の高度な感覚・運動障害，そして排尿障害（尿閉，残尿，りきみによる尿漏れ）が急激に生じることがある。これらの障害は，時を逸すると不可逆性になるので，早急に手術的治療が必要である。

慢性緩徐に起こる場合，痛みは放散性の下肢痛というより，同一姿勢の保持（座位，立位，あるいは屈曲位の保持）での腰殿部・下肢の重苦しい痛みという傾向がある。下肢筋力が低下するとスリッパが脱げやすくなったり（下垂足 foot drop），段差にもつまずきやすくなる〔第5腰神経領域（前脛骨筋）の麻痺症状〕。

E 他覚所見の特徴

1 疼痛性跛行

症状の激しい急性期での歩容はいわゆる疼痛性跛行である。かばうように手を腰にあてたり，上体をかがめ片側の膝を曲げたりして歩く。

2 脊柱所見

疼痛回避性の脊柱側弯（非構築性側弯）。立位で，腰部脊柱の前弯は消失し，腰背筋は硬く緊張している。屈曲の可動域は制限され，より屈曲を強めたり，側弯を矯正しようとすると下肢痛が誘発される。ときに脊柱不撓性（腰部が板状となり，脊

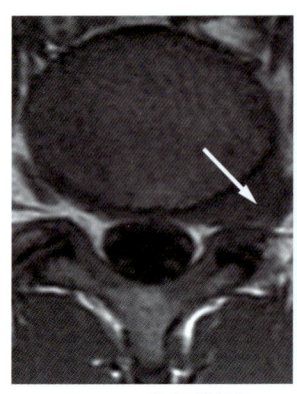

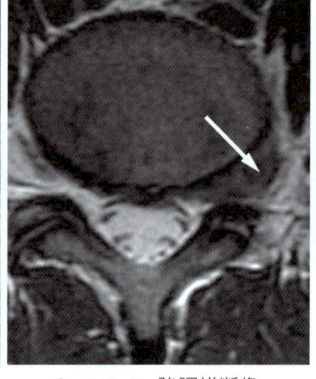

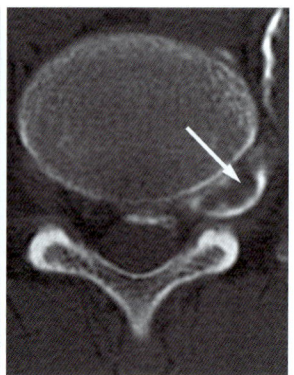

a. MRI T1強調横断像　　b. MRI T2強調横断像　　c. 椎間板造影後 CT 像

図 31-38　最外側型腰椎椎間板ヘルニア
MRI T1 および T2 強調横断像にて，椎間板外側にヘルニア塊の脱出がみられ（a, b），椎間板造影後CT 像（c）では，同部位に造影剤の漏出が確認される。

柱に可動性のない状態）がみられる。

3 ● 神経根緊張徴候 tension sign

腰椎椎間板ヘルニアに最も特徴的な所見である。急性期では，SLR テストの陽性は L4-L5 または L5-S1 椎間板ヘルニア（坐骨神経領域）を強く示唆する。大腿神経伸展テストの陽性は，L1-L2，L2-L3，あるいは L3-L4 椎間板ヘルニアなど上位腰椎椎間板ヘルニア（大腿神経領域）を示唆する。ただし，L4-L5 椎間のヘルニアでも，椎間孔内あるいは椎間孔外ヘルニアの場合には L4 神経根の圧迫が起き，大腿神経伸展テストが陽性になる。

4 ● 神経刺激徴候

坐骨神経の走向に一致した坐骨切痕，大腿，そして下腿後面中央部で陽性を呈することが多い〔Valleix（ヴァレー）の圧痛点〕。

5 ● 神経脱落所見

障害神経根に対応した深部反射の低下・消失，感覚障害，あるいは筋力低下が単独ないし重複して出現する（→図 31-35）。

F 画像所見の特徴

1 ● 単純 X 線像

急性期における疼痛性側弯と腰椎前弯の減少以外に特記すべき所見はない（図 31-39）。側面像でヘルニアの存在している椎間板腔が，軽度または中程度の狭小化を呈していることがある。単純 X線像の臨床的意義は，転移性腫瘍などの重篤な疾患を除外する手段の 1 つといえる。しかし，本疾患に対する診断価値は高くない。

2 ● MRI

椎間板ヘルニアや椎間板変性に対する最も優れた画像診断法である。一般には，矢状断像と横断像の T1 と T2 強調像を撮像する。T1 強調像はヘルニアの形態をとらえるのに適し，T2 強調像は椎間板変性の程度を評価できる。T1 強調像では脳脊髄液や靱帯は低信号（黒い），脂肪組織は高信号（白い），神経組織や椎間板は中間的信号（灰色）として描出される。したがって，椎間板ヘルニアの腫瘤部分では，硬膜外腔の脂肪組織が移動・消失し，腫瘤が明瞭に描出される。T2 強調像では自由水を含む組織が高信号（白い）となる。したがって，脳脊髄液は白く，水分を多く含む正常の髄核も白く，線維輪は黒く描出される。変性している椎間板は水分含量が減少するので，その変性の程度に応じて灰色から黒い色調で描出される。

3 ● 脊髄造影 myelography

MRI の導入・普及により，診断を目的として本検査が実施されることは少なくなっているが，心臓ペースメーカーなど MRI 禁忌症例に行われる。水溶性脊髄腔造影剤（メトリザミド，イオヘキソール，イオトロラン）を用いる。前後像で，根嚢像の欠損ないしは変形，部分欠損，造影剤柱の不完全ブロック，あるいは完全ブロックなど多

a. 前後像　　　　　　　　　　　　b. 側面像

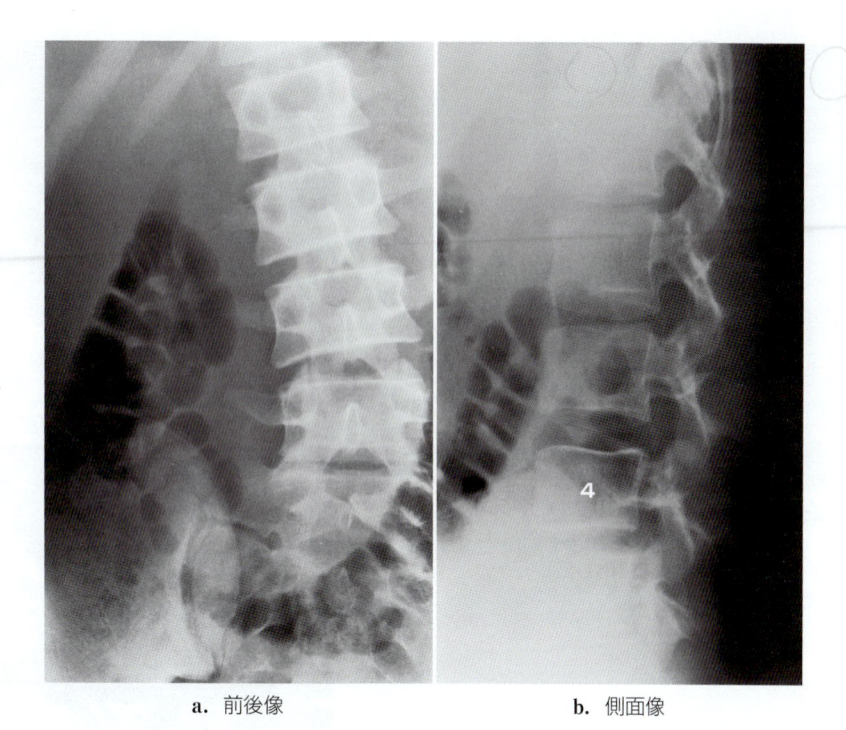

図 31-39　腰椎椎間板ヘルニア（L4-L5）の急性期における疼痛性側弯と前弯減少（15 歳男性）
前後像（a）では左凸の側弯を，側面像（b）では著明な前弯の減少が認められる。

彩な所見を呈する。CT スキャンを加えると硬膜管の横断面での変形をとらえることができる。これを C T myelography とよぶ（図 31-40）。

4 ● 椎間板造影 discography

MRI の普及した現在では脊髄造影と同様に，特別な場合を除いては行われていない。脊柱の後側方から椎間板中心（髄核部分）に針を刺入し，造影剤を 1.5〜3.0 ml 注入する。髄核の変性度を知ることができるほか，ヘルニア腫瘤が描出される（図 31-41）。腰部椎間板ヘルニアの遊離脱出を疑わせる症例，あるいは硬膜内脱出ヘルニアなどを確認するための手段として用いられる。疼痛誘発の有無を確認する疼痛誘発試験として有用な情報が得られることがある。造影剤注入時に痛みが再

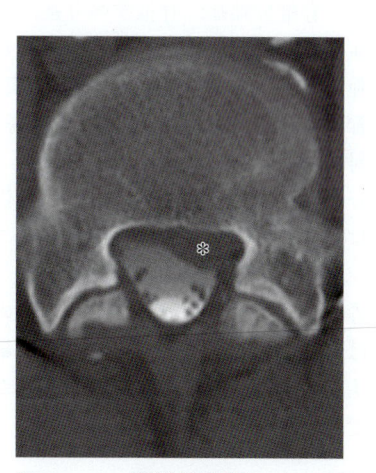

図 31-40　腰椎椎間板ヘルニアの脊髄造影後 CT 像
ヘルニア塊（*）により，硬膜管が圧排されている。

> **やってはいけない医療行為**
> 脊髄造影では，血管造影剤，その他の造影剤を決して用いてはならない。重篤な麻痺症状や死を招く。

現されれば，その椎間板が疼痛発現に関与していることが示唆される。CT スキャンを併用すれば，より明瞭に横断面のヘルニア腫瘤の状態が描出される。これを CT discography とよぶ。

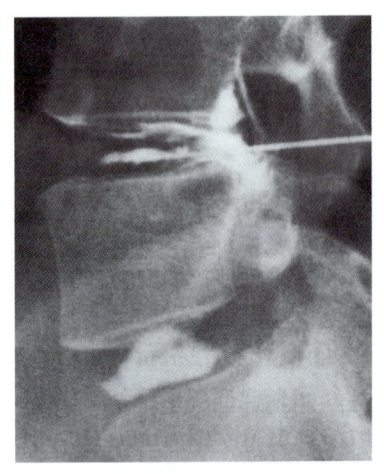

図31-41 椎間板ヘルニア（L4-L5）の椎間板造影像
造影剤がヘルニア腫瘤部を描出している。（辻 原図）

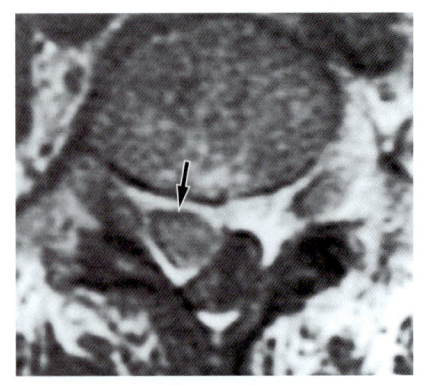

a．初診時（矢印：ヘルニア腫瘤）

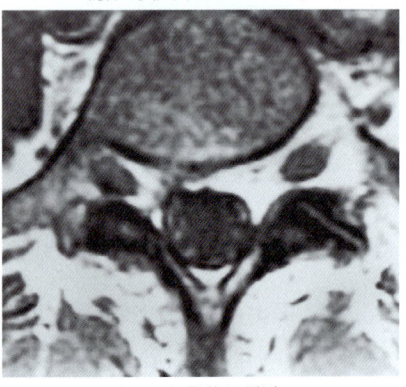

b．3カ月後に消失

図31-42 ヘルニア腫瘤の自然消失（MRI T1強調像）（37歳男性）

G 鑑別診断

自覚症状と経過が特徴的で，SLRテストなどの神経根緊張徴候が顕著であれば，椎間板ヘルニアが疑われる。馬尾腫瘍，腰部脊柱管狭窄（変形性脊椎症，脊椎分離症，脊椎すべり症，変性脊椎すべり症など），脊椎の破壊性病変（脊椎炎，転移性脊椎腫瘍，稀に原発性腫瘍），骨盤部疾患（変形性股関節症，骨盤輪不安定症，骨盤腫瘍など）が鑑別の対象疾患となる。

腰部脊柱管狭窄に椎間板ヘルニアが合併していることは稀でない。高齢者の椎間板ヘルニアではSLRテストが必ずしも陽性を呈さない。神経根が弛いのでまた，椎間板ヘルニア手術後の症状再発例では，その原因がヘルニアの再発か瘢痕組織によるものかが問題となる。その鑑別にはMRIが有用である。

H 治療

治療では，以下の事実に留意する。すなわち，無症状の椎間板ヘルニアが，頸椎，胸椎，腰椎のどの高位にも30％前後存在しているので診断には注意する。

1 保存療法

通常，多くの患者は3カ月以内に保存療法で軽快する。特に硬膜外腔に脱出したヘルニア腫瘤は周囲に肉芽が形成され，その肉芽の血管から遊走した貪食細胞（組織球）によって貪食されて，約3カ月程度で消失する場合がある。このヘルニア腫瘤の自然消失が，保存療法が奏効する理由の1つである（図31-42）。この「椎間板ヘルニアの腫瘤が自然縮小をしたり消失することがある」という事実，そして，造影MRIが自然縮小や消失の予測に役立つとの報告から，ヘルニアが脱出，あるいは遊離脱出していれば，手術を遅らせて待機すれば手術を避けられるかもしれないという期待がもてる。つまり，ヘルニア腫瘤の自然経過が予測できれば，治療法の選択に役立つのではないかという可能性である。

ヘルニア腫瘤の自然経過から治療法の選択を考える場合には，以下の事実に留意する。第1に，疼痛が軽快するのは，MRI上の変化が認められる前からである。第2に，ヘルニア腫瘤の大きさが全く変わらなくても症状は消失する。第3に，予後は，ヘルニア腫瘤だけではなく，脊柱管の形

態など周囲の解剖学的因子も関与している。第4に，ヘルニアの形態分離（black lineの連続性による）が必ずしも術中所見のそれと合致しない。つまり，MRIの変化（ヘルニア腫瘤の形態や大きさの程度，輝度の変化，そして造影の有無やその程度）と自覚症状の推移との関係は，症状の有無と画像所見との関係のみならず，症状の推移についても必ずしも相関していない。ヘルニア腫瘤の変化を把握して，それを治療法決定の参考にすることは大切なことではあるが，それにより治療法が選択できるわけではない。

a 患者への教育的指導

患者の恐怖や不安を取り除き，患者自身が積極的に疾患に対処するために，椎間板ヘルニアの多くは一定期間で症状が軽減するもので，その予後は良好であることを説明する。

b 安静

急性期には，自分の疼痛の程度に応じて活動制限を加減することが望ましい。「安静」は，痛みの結果としての安静であって，治療手段としての安静ではない。なるべく早く通常の生活に戻ることがよい結果を得ることになることを説明する。

c 薬物

急性期には，解熱鎮痛薬や非ステロイド性抗炎症薬 nonsteroidal anti-inflammatory drugs（NSAIDs）の投与などを行う。最近では一部麻薬も使用できるようになった。

NSAIDsには経口剤，坐剤，経皮吸収剤（湿布，軟膏）がある。慢性期や，不安症状にはトランキライザーや抗うつ薬の投与が行われる場合もある。

d ブロック療法

急性期の激しい疼痛には硬膜外ブロックや神経根ブロックが患者の苦痛を和らげる。

e 日常生活の指導

腰への負担を避けるために，日常生活上の注意点について指導する。症状が許せば，職場や家庭での仕事への復帰は可能である。

f 体操療法（→929頁参照）

急性期症状が軽快した後に行う。腰背筋や腹筋の強化により腰部脊柱の支持性の強化を図るのが目的である。継続して行うことが大切である。

g コルセット（→185頁，931頁参照）

激しい疼痛が軽減したら，症例によっては軟性コルセットを処方する。これにより腰部の支持性を補強して，腰部の負担を軽減する。

2 手術療法

馬尾障害を有する症例，急激に進行する運動麻痺（例えば下垂足），あるいは保存療法が全く無効な場合には手術の絶対的適応である。また，患者の個人的・社会的背景を考慮して早期に手術が選択される場合もある。相対的適応として1～3ヵ月の保存療法無効例も，患者が納得して決断すれば手術が行われる。相対的適応の場合には，椎間板ヘルニアの自然経過や，疼痛が主訴の例では長期間経過後には手術と保存療法の成績に差がないことを説明して，患者にも治療方針の決定に関与してもらうことが望ましい。

a 後方椎間板切除術 posterior discectomy

世界で最も一般的に行われており，90%内外の有効な治療成績が期待できる確立された手術手技である。いわゆるLove（ラブ）法と呼ばれるものである。椎弓を部分的に切除 laminotomy し，圧迫されている神経根を注意深く排除して，ヘルニア腫瘤を摘出する。変性髄核を切除することも多い（図31-43）。

b 脊椎固定 spinal fusion

ヘルニアの椎間に過剰な可動性がある，再手術例で術後の椎間不安定性の増大が危惧されるような症例に対しては，後方椎間板切除と同時に後方固定 posterior spinal fusion または横突起間に骨移植する後側方固定 posterolateral fusion が行われる場合がある。椎弓切除 laminectomy を十分広く行って椎間板を完全に摘出し，腸骨片を椎体間に移植する方法（posterior lumbar interbody fusion PLIF；Cloward法）もある。しかし，固定術の適応については，現時点では見解の一致をみていない。したがって，固定術を併用する場合には，その利害得失について患者と話し合い，納得のうえで術式を決定する必要がある。

c 前方椎間板切除術 anterior discectomy

腹膜外進入法で腰椎の前方に到達し，椎間板とヘルニア腫瘤を摘出する。通常，腸骨片を椎体間に移植する（椎体間固定術 interbody fusion）。

d 顕微鏡下髄核摘出術，内視鏡下摘出術

近年，身体への低侵襲や明るい術野の確保を目的として新技術が導入されている。いずれもその特徴は小皮切，小切開，そして明るい光源である。

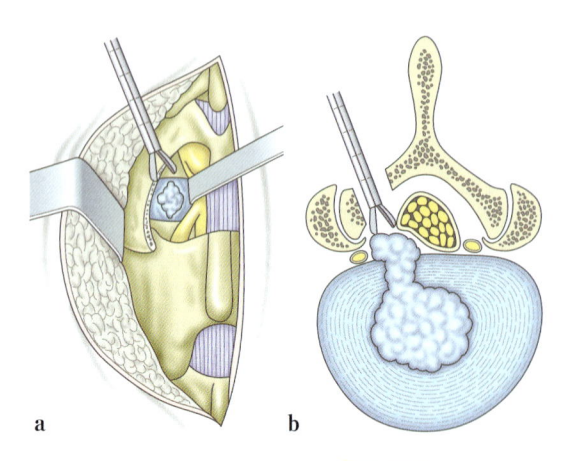

図31-43　腰椎椎間板ヘルニアの手術法
椎弓の部分切除を行った後，黄色靱帯を切離し，神経根・硬膜管を正中に圧排し，ヘルニア腫瘤と変性した髄核を摘出する（いわゆるLove法）。

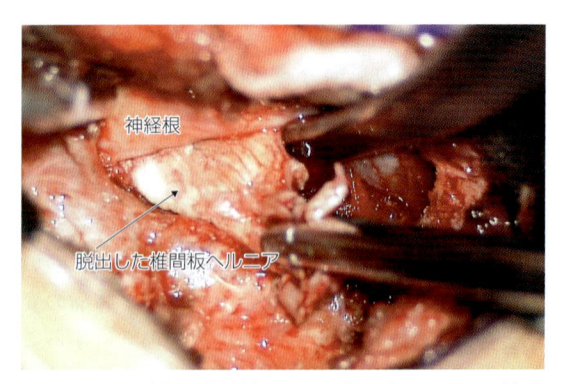

図31-44　手術顕微鏡視下での椎間板ヘルニア摘出（45歳男性）

内視鏡は，より広い術野が確保できるという利点を有する。従来の後方からの椎間板切除術と比較して，手術成績の間に差異はないが，腰背筋への侵襲がより少ないため，術後創部痛の軽減や早期社会復帰の一助となると考えられている（図31-44）。

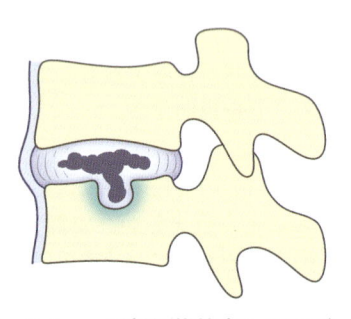

図31-45　Schmorl結節（椎体内ヘルニア）

3　Schmorl（シュモール）結節と椎体辺縁分離
Schmorl nodule and apophyseal separation of the vertebral body, Kantenabtrennung

成長の途上で椎体終板に抵抗減弱部が生じ，髄核が椎体内に嵌入している状態をSchmorl結節という（図31-45）。中央部から後方1/3の範囲に認められる。椎体内ヘルニアであり，多くは無症状である。椎体辺縁分離とは，思春期において環状骨端ring apophysisが椎体から剥がれ，隙間に椎間板組織の一部が嵌入して癒合不全となった状態をいう。単純X線側面像で，腰椎椎体の隅角部が遊離した小さな骨陰影として認められる。それ自体よりも，合併して発生する椎間板ヘルニアや遊離した骨端が椎体に癒合して生じる骨堤による神経根症状の発生を契機として受診することが多い（図31-46）。

4　急性腰痛発作（いわゆる"ぎっくり腰"）
acute low back pain

不意の動作，特にひねり動作で急に起こることが多い。激しい腰痛で，わが国では"ぎっくり腰"，海外では"魔女の一撃Hexenschuß"とよばれる。その病態は不明で，多くは椎間関節内への滑膜嵌入によるとみられているが，椎間板ヘルニアであることもある。前者の場合，数日で軽快する。各種のブロック療法が即時的な除痛に有効である。治療の基本は，疼痛の程度に応じて薬物投与やブロック療法で鎮痛を図り，速やかに元の状態に戻れるようにすることである。

5　脊椎分離症
spondylolysis

腰椎椎弓を構成する上・下関節突起superior and inferior articular processesの間の関節突起間部pars interarticularisの連続性が断たれた状態を

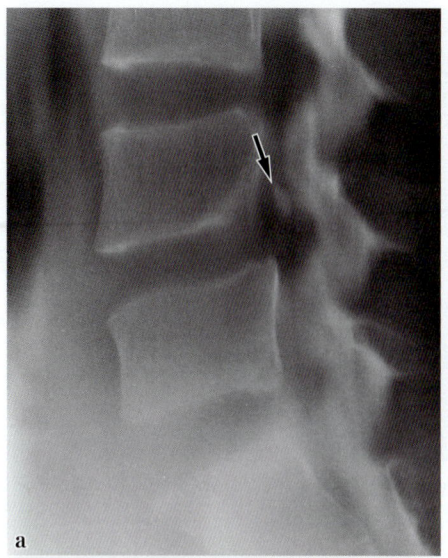

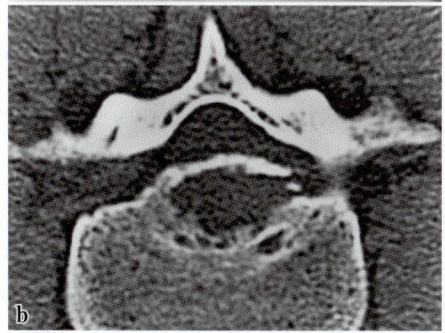

図 31-46　椎体辺縁分離に合併した椎間板ヘルニア（L4-L5）（辻 原図）
a. 側面断層像：L4椎の椎体後下部に骨端の解離がみられる（矢印）。
b. CT像：骨端が脊柱管内へ突出していることがわかる。

ス骨折 stress fracture と考えられるようになっている。したがって，分離部の組織所見は骨折の偽関節 pseudoarthrosis のそれに近似している。分離した椎体と椎弓はそれぞれ安定性を失う。すぐ尾側の椎間板が変性に陥ると，椎体は前方へすべり出し，脊椎分離すべり症 isthmic spondylolisthesis となる。

【治療】
　青少年の脊椎分離症は，腰痛が生じて間もなくであれば保存的治療による癒合が期待できる。すなわち，スポーツ活動を少なくとも6カ月間程度は中止させ，硬性コルセットを厳格に装着させる。選手である場合には，取り残されることを心配するための心理的ストレスが大きく落胆に陥りやすいので，希望をもたせ励ましながら対応することが大切である。急性期を過ぎて骨癒合が期待できない場合には，腰痛が支障とならなければ，スポーツ活動を必ずしも禁止する必要はない。選手の環境に配慮して薬物療法やブロック療法を用い，スポーツ活動に参加させてやることが大切である。成人の脊椎分離症は，保存的治療による分離部の癒合は得られない。しかし，脊椎分離があるから腰痛が必発というわけでない。痛みがない場合，あるいは痛みが軽度の場合には，仕事やスポーツを必ずしも禁止する必要はない。疼痛が高度で，慢性の経過をたどって日常生活やスポーツ活動に支障がある場合には，手術が適応になる。青少年で椎間板変性の認められない症例には，椎間可動域を温存できる分離部固定術が適応となる。

6　脊椎すべり症
spondylolisthesis

　1つの椎骨が尾側の椎骨に対して前方へすべった状態の総称である。すべりの評価には，腰椎側面X線像での程度により4段階に分ける Meyerding（マイヤーディング）分類が一般に用いられる。この分類は，すべりのある椎体後下縁が4等分した下位椎体上縁のどこに位置するかで1～4度と表す（図31-48）。

　原因からみた分類では，①先天的な形成異常に基づいて起こるL5椎の高度なすべり症 spondyloptosis，②脊椎分離すべり症 isthmic spondylolisthesis，③椎間板や椎間関節など可動部分

いう。大多数の症例では青少年期の過度のスポーツが原因と考えられることから，青少年における腰痛の原因疾患の1つとして重要である。多くはL5椎に発生し，X線学的には45°斜位撮影像でよくとらえられる（図31-47）。イヌイット（エスキモー）で発生率が非常に高いこと，潜在性二分脊椎を併存する傾向，そして家族集積性が認められることがあることから，かつては遺伝的素因説が有力であった。青少年の約10%にみられる。スポーツの種類によって異なるが，スポーツ愛好家や選手では一般の青少年の約3倍の発生率である。これらのことから，最近は成長期での活発な運動，特に腰椎の過度の伸展や屈曲による荷重が関節突起間部に繰り返し加わって生じるストレ

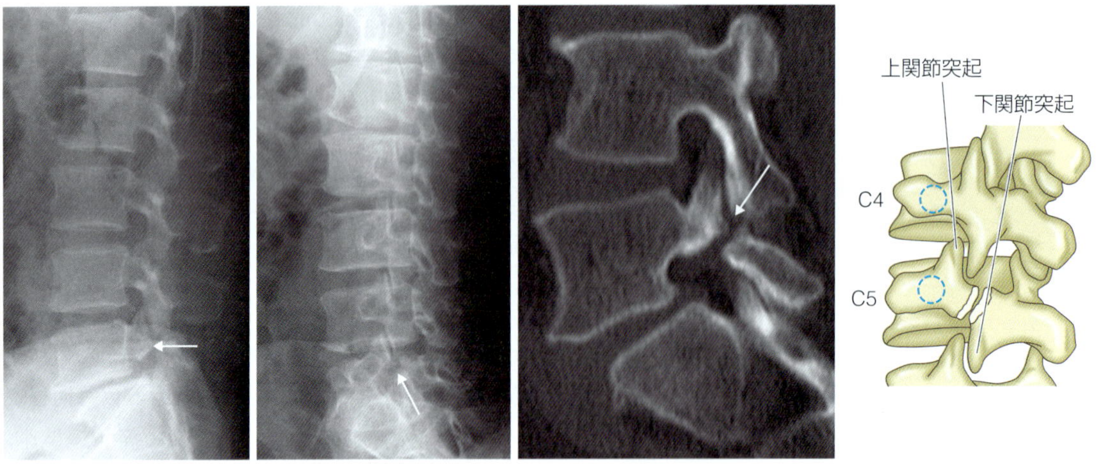

図 31-47　脊椎分離症
単純 X 線側面画像では，特に斜位像で分離部をとらえやすい（矢印）。上・下関節突起の間の関節突起間部での連続性が断たれた状態である。

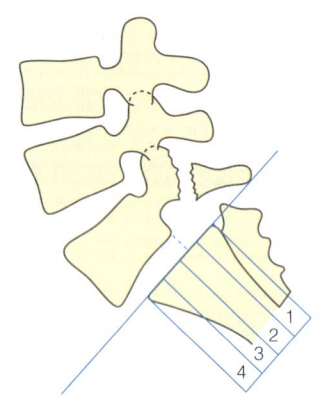

a. 単純 X 線側面像
b. 単純 X 線斜位像
c. CT 側面像
d. 斜位でのシェーマ（テリア犬の頸に例えられる分離が見える）

図 31-48　脊椎すべり症の程度分類（Meyerding 法）
すべり下位椎体の前後径を 4 等分して決める。この図では 2 度である。

の変性による変性脊椎すべり症 degenerative spondylolisthesis，④外傷性すべり症 traumatic spondylolisthesis，⑤悪性腫瘍や感染など骨破壊による病的脊椎すべり症 pathological spondylolisthesis に大別される。これらのうち，①～③が重要である。

A 先天性脊椎すべり症または脊椎下垂症
congenital spondylolisthesis or spondyloptosis

先天的な S1 椎と関節突起の形成不全により，L5 椎の極めて高度なすべり症が生じる。すべりは成長とともに進行し，思春期に至って急速に増悪する症例もある。L5 椎体が仙骨の前方へすべり落ちてしまう場合もある（脊椎下垂症 spondyloptosis，図 31-49）。

【症状】
　腰痛と大腿後面の痛みを訴える。L5-S 椎間のすべりによる後弯変形とそれを代償するための腰椎前弯増強の姿勢（見かけの出尻）を示す。SLR テスト（下肢伸展挙上テスト）で下肢痛は生じないが，挙上が制限される緊張性ハムストリング tight hamstrings がみられる。高度のすべりによって馬尾や神経根の障害が発生することがある。多くは思春期になって来院する。

【治療】
　脊椎固定術が不可欠である。神経脱落症状があれば，除圧術も行う。最近では金属を用いる内固定（spinal instrumentation）の発達により，すべりと後弯変形を術中に整復して固定することが行われるようになっている。

B 脊椎分離すべり症
isthmic spondylolisthesis

【症状】
　L5 椎によく起こり，腰椎前弯が増強する。す

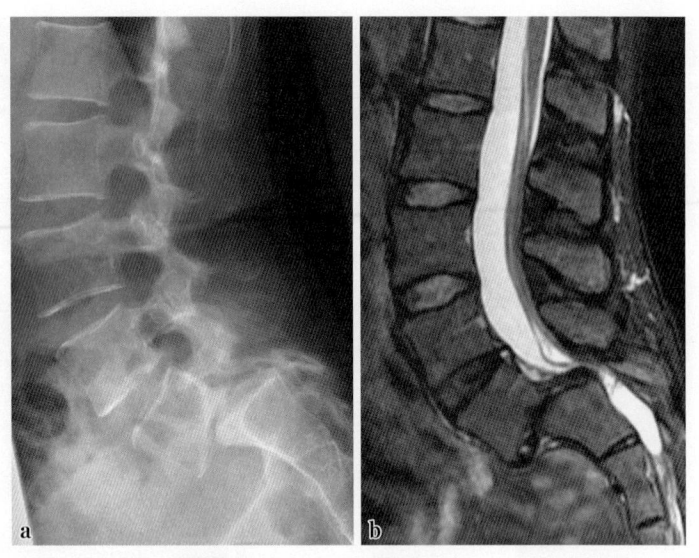

図 31-49　第 5 腰椎高度すべり症（脊椎下垂症）

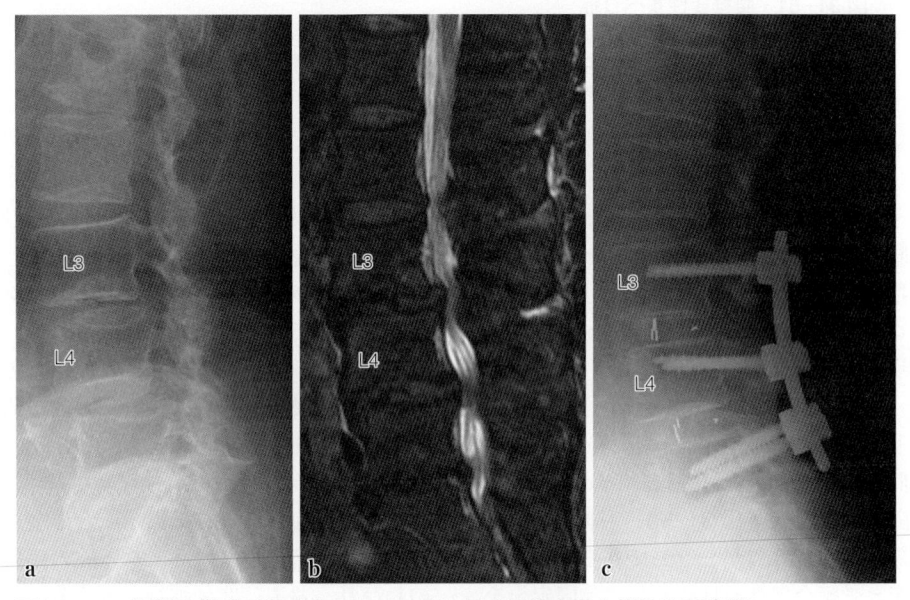

図 31-50　腰椎変性すべり症（L3-4, L4-5）に対する後方進入椎体間固定術
PLIF：L3-4，L4-5 の 2 椎間が固定された。79 歳女性。L3，第 3 腰椎，L4，第 4 腰椎
a. 側面 X 線像，b. MRI T2 強調像，c. 術後 X 線像

べり度が 50％ を超えるような高度のすべり（Meyerding のすべり度分類 3 度以上）では，腰を背側から診察すると棘突起間に段差がみられる（階段状変形）。労作あるいは腰の屈曲で腰がずれるような不安感や張った感じの腰痛を自覚し，しばしば大腿後面に重圧感を覚えることがある。また，片側ないし両側の下肢痛を生じ，神経根性間欠跛行を呈することがある。しかし，椎弓は後方へ残っているので馬尾障害は生じない。X 線像で脊椎分離と前方すべり，そして腰椎前弯の増強がみられる。当該椎間板腔が程度の差こそあれ狭小化する。

【治療】
　保存的治療の目的は局所の安定化にある。日常

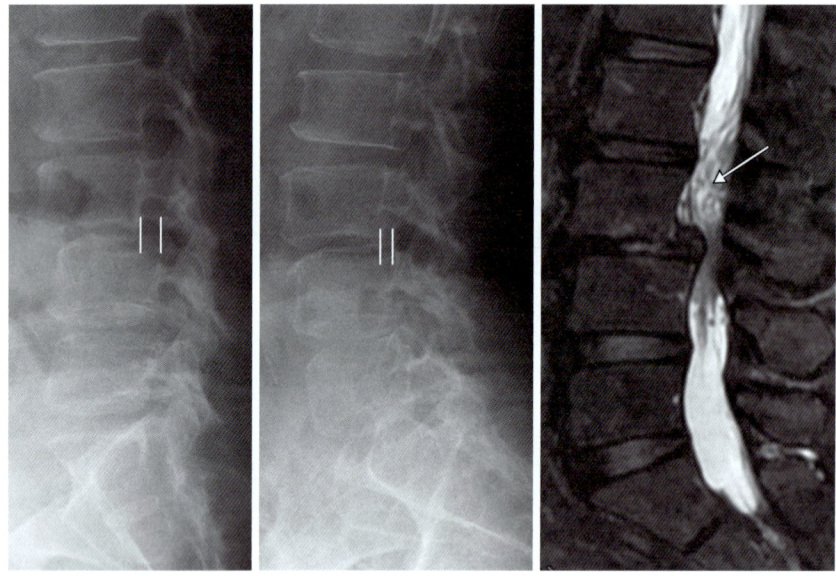

a. 単純X線側面像（前屈）　　b. 単純X線側面像（後屈）　　c. MRI T2強調矢状断像

図 31-51　腰椎変性すべり症
単純X線側面像にて，前屈位（a）にてL3のすべりは増強している。後屈位（b）では前方すべりは減少しており，L3は不安定な状態である。MRI T2強調矢状断像（c）では，同高位にて脊柱管狭窄がみられ，馬尾のredundancy（馬尾のたわみ）（矢印）も観察される。

生活に伴う分離部や神経根への動的刺激を抑え，腰痛や下肢痛の軽減を待つ。軟性コルセットの着用と生活指導が基本となる。必要に応じて消炎鎮痛薬やブロック療法といった手段を講ずる。

手術的治療では，脊椎固定術を行う。後方椎体固定術 posterior interbody fusion（PIF），後側方椎体固定術 posterolateral fusion（PLF）あるいは後方椎体間固定術 posterior lumbar interbody fusion（PLIF）が選ばれる（図 31-50）。神経根障害があれば除圧術も行うのが一般的である。最近では早期離床と骨癒合促進を目的として，固定術を行う際に脊椎インストゥルメンテーションを併用することが多い。

ⓒ 変性脊椎すべり症
degenerative spondylolisthesis

変性すべり症とは，椎弓の分離がなく，椎体が前方にすべっている状態をいう（図 31-51）。かつては無分離すべり症とよばれていた。40歳以上の女性に多い。本症の発生機序としては，後方支持要素（椎弓，椎間関節）の水平化などの解剖学的危険因子がもともと存在していて，これに前方支持要素（椎間板）の機能破綻（椎間不安定性など）が加わって椎体すべりが発生すると考えられている。女性に多いことから，女性ホルモンの分泌異常が関与している可能性も推測されている。大部分の症例は，L4椎の変性すべり症である。変性すべり症は腰部脊柱管狭窄の代表的な原因疾患の1つで，馬尾障害を呈する場合がある。

【症状】
徐々に発症した腰痛であることが多い。脊柱管狭窄という病態を呈すると，下肢の疼痛や多根性のしびれ，および間欠跛行を訴える。他の腰椎退行性疾患と比べ，馬尾性間欠跛行を呈する頻度が高い。したがって，両下肢の脱力感，会陰部のしびれや熱感，膀胱直腸障害（残尿感，頻尿，便秘など），および男性では歩行時の陰茎勃起 intermittent priapismus などの症状が出現する。側面X線像で，すべりのある椎間板腔の狭小化や不安定性を認める。

【治療】
腰痛が主訴の症例には，保存療法としてコルセット，日常生活上の指導，体操療法，あるいは消炎鎮痛薬の投与が主体となる。間欠跛行を合併

している場合には，腰部脊柱管狭窄という病態として治療する．馬尾性間欠跛行と神経根性間欠跛行の違いにより，その治療方針は異なる．

7 変形性脊椎症
spondylosis deformans

変形性脊椎症とは，椎間板の退行性変化が基盤となって，その変化が椎間関節や周囲組織(骨，靱帯，筋肉)に影響を及ぼし，これらの組織の退行性変化によって神経組織が刺激・圧迫され様々な症状を呈している状態をいう(図 31-52)．退行性変化は，加齢的変化であり生理的現象である．脊柱管が狭小である場合には，これらの変化が加わることにより神経症状を起こしやすい．腰部の変形性脊椎症は，腰部脊柱管狭窄の原因疾患として，最も高頻度に遭遇する．この場合には，脊柱管狭窄の病態として捉えて別に扱う．症状の特徴は慢性腰痛である．痛みは起床時などの動作の開始時に強く，動いているうちに軽減する．しばしば，椎間板腔の非対称性の狭小により側弯を呈して腰痛や神経根性疼痛を惹起する(変性側弯症)．長年の農作業で，特に女性に腰曲りが生じやすい．これを腰椎変性後弯症(老年性後弯症，→558 頁参照)

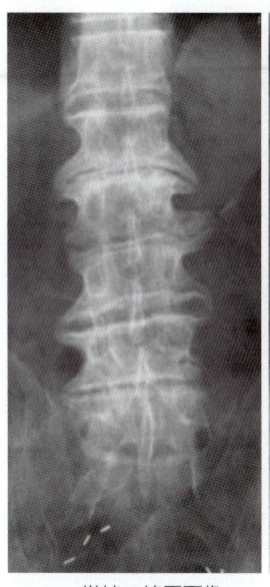

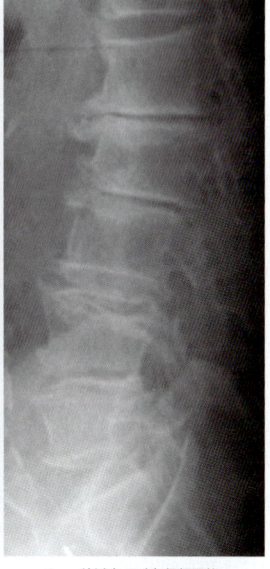

a. 単純 X 線正面像　　**b. 単純 X 線側面像**

図 31-52　変形性腰椎症
椎体や椎間関節が骨棘形成により変形している．

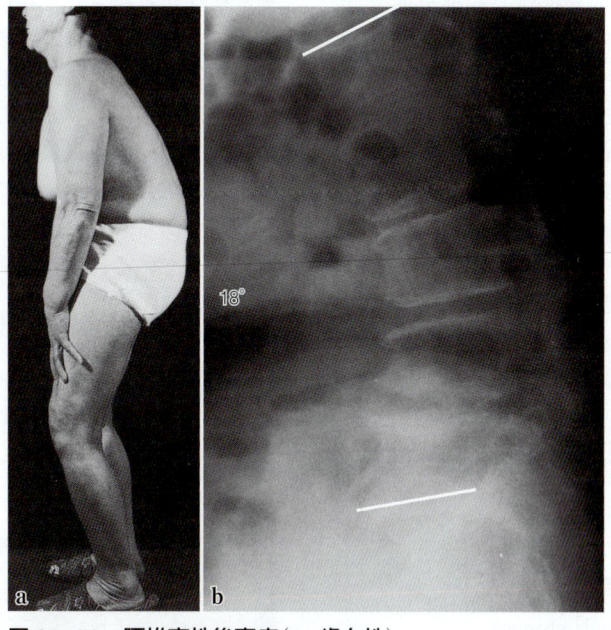

図 31-53　腰椎変性後弯症(61 歳女性)
a. 腰曲りで，骨盤を後傾し膝を屈曲している．
b. 側面 X 線像：椎間板腔狭小と骨棘形成に伴い，L1～S1 間でCobb 角 18°の後弯を呈している．(国分 原図)

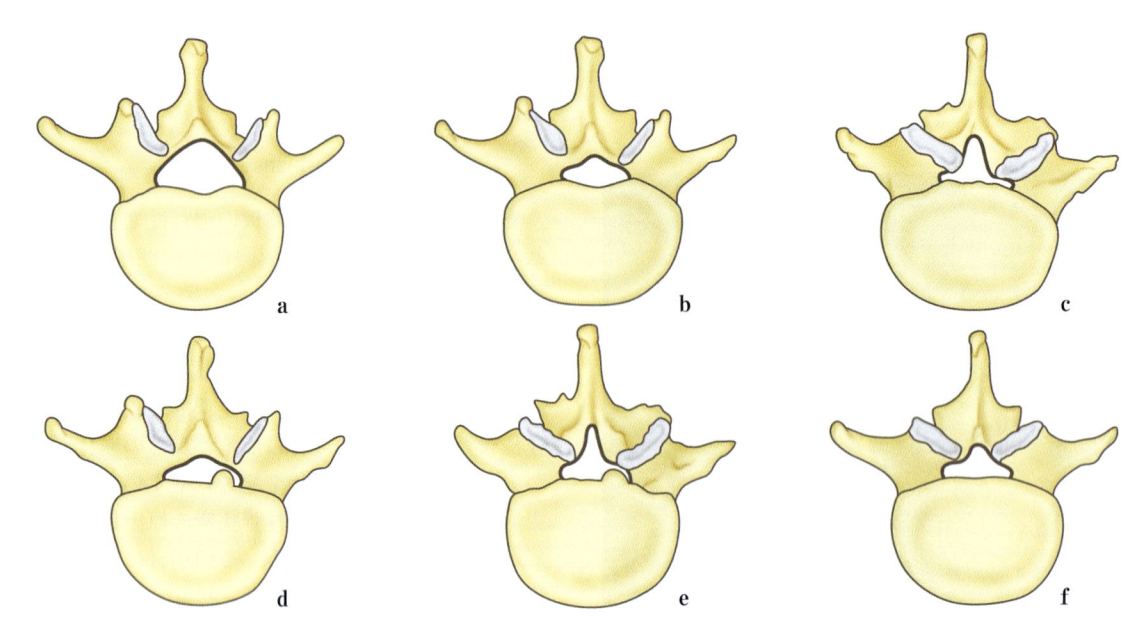

図 31-54　腰部脊柱管狭窄の国際分類に基づく狭窄のタイプ
a. 正常
b. 先天性脊柱管狭窄
c. 変性脊柱管狭窄
d. 合併狭窄（先天性狭窄＋ヘルニア）
e. 合併狭窄（変性狭窄＋ヘルニア）
f. 合併狭窄（先天性狭窄＋変性狭窄）

（Arnoldi CC, Brodsky AE, Cauchoix J, et al：Lumbar spinal stenosis and nerve root entrapment syndromes. Definition and Classification. Clin Orthop Relat Res 115：4-5, 1976 より）

とよぶ．長く歩いていると前かがみが増強して腰痛が出現してくる．腰部脊椎症で腰椎を伸展（後屈）すると腰痛が惹起されるのとは異なり，痛みのため立ち止まり，膝に手を当てて腰を伸ばすと一時的に腰痛が消失する．X線像では腰椎前弯が消失している．腰痛が高度な場合には手術による矯正を検討する場合がある（図 31-53）．

　変形性脊椎症は脊柱管狭窄の原因の1つになりうる．脊柱管が狭窄し，結果として馬尾あるいは神経根が慢性的に圧迫されれば，下肢のしびれや間欠跛行の症状が生じる．本症に伴って発生する神経根性疼痛は，複数の神経根障害や重複した部位で圧迫されていることが多い．したがってその治療にあたっては詳細に症状を評価することが必要である．

8 腰部脊柱管狭窄
lumbar spinal[canal] stenosis

　腰部脊柱管狭窄とは，脊柱管内を走行している神経組織（馬尾，神経根）と周囲組織（骨あるいは軟部組織）との相互関係が何らかの理由で破綻し，神経症状が惹起された状態をいう．相互関係の破綻の主な原因は，神経組織に対する周囲組織の機械的圧迫である．腰部脊柱管狭窄には様々な疾患や病態が混在している．したがって，腰部脊柱管狭窄は1つの疾患単位とするよりも，種々の腰椎疾患にみられる1つの病態として把握しておくのが適当である．この病態の分類には国際分類が広く普及している（図 31-54）．

A 先天性（発育性）脊柱管狭窄

　脊柱管が正常より狭く成長したために生じた狭窄である．特に軟骨無形成症 achondroplasia の

> **NOTE　腰部脊柱管狭窄の国際分類**
>
> 腰部脊柱管狭窄の国際分類は，疾患と病変部位が混在しており，臨床上は使いにくい．実際には，神経障害のタイプとその原因疾患を記載しておくと診療上有用である（例えば，馬尾障害を主とした第4腰椎変性すべり症，というように）．

図 31-55 軟骨無形成症による腰部脊柱管狭窄（49 歳男性）

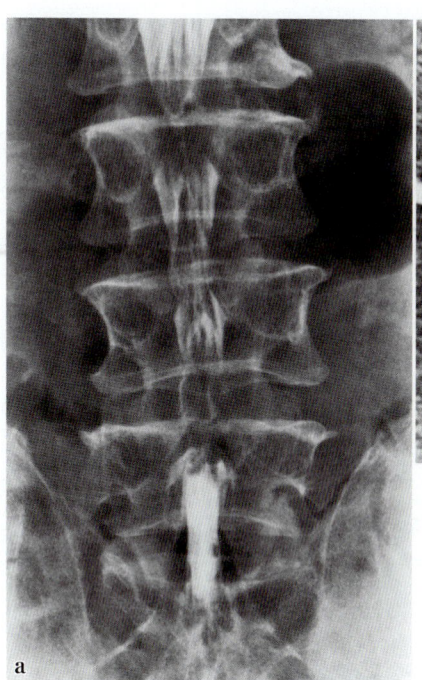

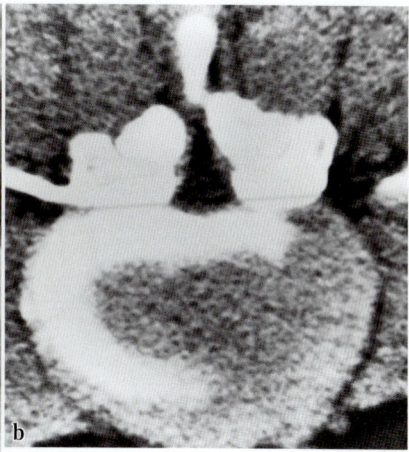

a. 脊髄造影前後像：多椎間にわたり狭窄が生じている。
b. CT 像：高度な脊柱管の狭窄が明らかである。患者は馬尾性間欠跛行を呈している。

狭窄が代表的なものである（図 31-54b, 55）

Ⓑ 後天性脊柱管狭窄

【分類】
- 変性脊柱管狭窄

患者のほとんどはこの原因による。変形性脊椎症による狭窄は男性に多く，多椎間に認められるのが普通である。一方，変性すべり症による狭窄は女性に多く，多くは L4-5 椎間に生じる（図 31-54c）。

- 合併狭窄

先天性（発育性）脊柱管狭窄と変性脊柱管狭窄が合併したり，変性脊柱管狭窄に椎間板ヘルニアが合併したりする場合をいう（図 31-54d～f）。

- 医原性脊柱管狭窄

腰椎疾患に対しかつて受けた椎弓切除や脊椎後方固定術のあとに脊柱管が狭窄して症状が惹起されている病態をいう。

- 外傷後の脊柱管狭窄

過伸展損傷などにより発生した骨折，あるいは脱臼骨折の後，一定期間後に神経圧迫症状を呈することがある。

- その他

骨 Paget（パジェット）病（→352 頁参照）など。

【症状】
- 神経性間欠跛行

本症に極めて特徴的な症状である。神経性間欠跛行は，歩行により出現する自覚症状と他覚所見から，馬尾型，神経根型，そして混合型の 3 群に大別できる（図 31-56，表 31-2）。この神経性間欠跛行は，姿勢要素 postural factor があることが特徴である。すなわち，姿勢を変える（体幹を屈曲したり，しゃがみ込む）ことにより，下肢に出現した症状が速やかに消失して再び歩き始めることができる。これは，他の疾患，特に閉塞性動脈硬化症による下肢痛（血管性間欠跛行）と腰部脊柱管狭窄による下肢痛（神経根性間欠跛行）を鑑別するうえで極めて重要である。

[馬尾性間欠跛行]

自覚症状は両下肢，殿部，および会陰部の異常感覚が特徴である。その内容は，下肢脱力感，しびれ，灼熱感，ほてりといった愁訴が多い。残尿感や尿意逼迫感に代表される膀胱直腸障害を伴っていることがある。しかし，疼痛は訴えない。他

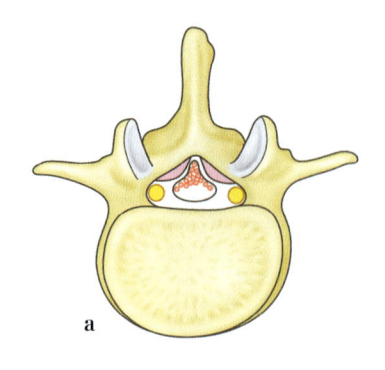

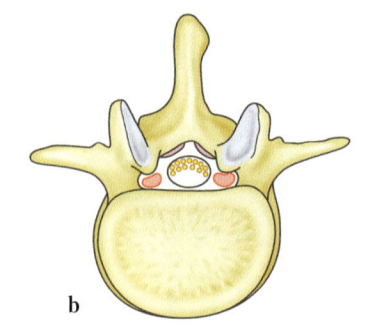

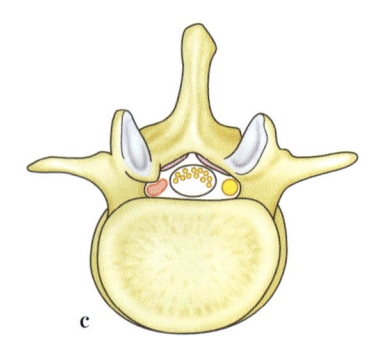

a. 馬尾型　cauda equina involvement
b. 神経根型（両側）bilateral radicular involvement
c. 神経根型（片側）unilateral radicular involvement
d. 混合型（馬尾＋両側神経根）cauda equina ＋ bilateral radicular involvement
e. 混合型（馬尾＋片側神経根）cauda equina ＋ unilateral radicular involvement

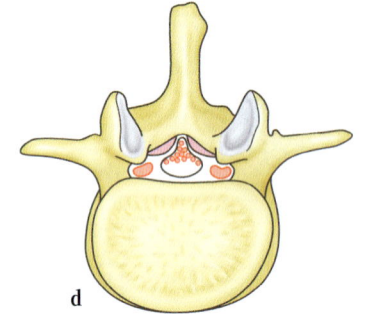

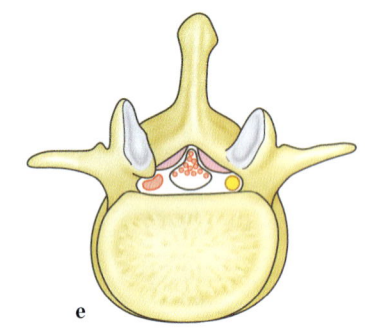

図 31-56　腰部脊柱管狭窄の神経障害型式（横断模式図）
（菊地臣一：いわゆる馬尾性間欠跛行．日整会誌 62：567-575, 1988 より改変）

表 31-2　腰部脊柱管狭窄による神経性間欠跛行の機能的分類

神経障害型式	自覚症状	他覚所見
馬尾型	下肢・殿部・会陰部の異常感覚	多根性障害
神経根型	下肢・殿部の疼痛	単根性障害
混合型	馬尾型＋神経根型	多根性障害

覚所見は，多根性障害を呈する．アキレス腱反射が安静時に消失している症例が多い．たとえ，安静時に認められる症例でも，歩行により消失することが多い．

［神経根性間欠跛行］
　自覚症状は下肢や殿部の疼痛が特徴的である．片側性の疼痛を訴えることが多いが，両側性の疼痛を呈する症例も存在する．神経学的所見は，一般には単根性障害を呈する．

【診断】
・神経性間欠跛行
　神経性間欠跛行は，歩行して初めてそれとわかる症状である．したがって，入院患者の病態把握にあたっては，歩行負荷，あるいは立位負荷（腰椎の伸展位を保たせて下肢症状の出現をみる）で自覚症状や他覚所見の評価を行うことが必要である．閉塞性動脈硬化症による血管性間欠性跛行とは，好発年齢が重なり，疼痛による間欠跛行を呈するという共通点があるので，鑑別に注意が必要である．しかし足背動脈の拍動や腰痛合併の有無は鑑別に重要であるが，それらの所見が必ずしも決定的とはならない．姿勢の症状に与える影響がポイントである．閉塞性動脈硬化症による血管性間欠跛行では，姿勢の変化で症状の軽快や消失が全くみられない．

・画像診断
　単純X線像から脊柱管狭窄の状態を評価する試みが数多く報告されてきた．単純X線像から脊柱管の骨性狭窄の有無を評価することは難しい．ただし，外来診察では脊柱管のおおよその大きさを知るのにX線像は必要である．単純X線像では，本質的には原因疾患である変形性脊椎症，分離すべり症，そして変性すべり症などの所見が認められる．
　MRIは，脊柱管における神経組織と周囲組織との相互関係を把握するのに有用である．また，

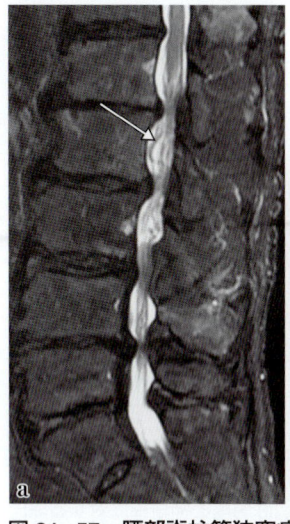

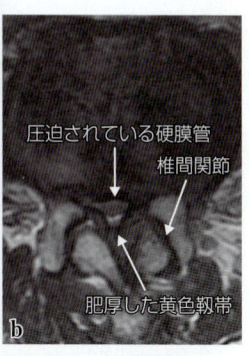

図 31-57　腰部脊柱管狭窄症の MRI T2 強調像
a. 矢状断像。多椎間にわたる硬膜管の圧迫像がみられる。圧迫上位では、馬尾の redundancy（馬尾弛緩）がみられる。
b. 横断像。肥厚した黄色靱帯により、硬膜管が圧迫されている。

図 31-58　脊髄造影検査
後屈位にて、硬膜管の後方からの圧迫程度が増強している（矢印）。脊髄造影検査は動態変化を観察するのに有用である。

a. 前屈位　　b. 後屈位

脊柱管の狭窄状態と椎間板変性の程度を同時に示してくれる。T1 強調像と T2 強調像を撮像するのが普通である。T1 強調像は解剖構造の描出に優れているため、椎体、椎間板、黄色靱帯、神経根、および脂肪組織の評価に有用である。一方、T2 強調像では脳脊髄液が高信号を呈するため、脊髄造影のように硬膜管の形態が描出され、加わっている圧迫の状態を評価するのに適している（図 31-57）。

CT は、脊柱管の形態を知るのに最適な画像検査である。横断像により、椎間板の突出、椎間関節の変形肥厚、あるいは上関節突起の内方突出が描出され、脊柱管や椎間孔狭窄の状態を観察できる。

脊髄造影では、椎間板や椎間関節の高位で不完全停止像あるいは完全停止像が単一あるいは多椎間に認められる。特に動態変化を観察するのに有用である（図 31-58）。多くの症例は L4-L5 椎間で狭窄が最も強い。CT を追加することにより、硬膜管の狭窄の状態が容易にとらえられる。

・神経根造影・ブロック

神経根性間欠跛行や神経根障害を呈している症例に対して、形態学的診断のみならず機能的診断ができる。また、治療効果も有している（図 31-57b）。造影像から神経根の圧迫や絞扼部位が陰影欠損としてとらえられる。特に、多椎間狭窄例での障害神経根の同定に有用である。

【治療】

神経障害型式により自然経過が異なる。すなわち、馬尾障害は自然緩解傾向が認められない。一方、神経根障害は自然緩解傾向を有する。前述した神経障害の自然経過を考えると、手術の絶対的適応は、原因となっている疾患を問わず、馬尾障害と保存療法無効な神経根障害である。相対的（社会的）適応では、患者の日常生活の不自由度や仕事上の支障の程度が問題になるので、自然経過を説明したうえで患者と十分話し合って手術の適応を決定する。少数例ではあるが、馬尾障害でも保存療法（腰部交感神経節ブロックなど）が奏効する場合がある。なお、手術の術式は椎弓切除による後方除圧術が基本である。それに加えて、原因疾患や画像上の不安定性の有無により固定術を併用する。固定術の術式は前方、後方、後側方、そして前方と後方を組み合わせる全周法など様々である。インストゥルメンテーションを追加すること

NOTE　高齢者の膝窩部痛

高齢の男性が膝窩部を中心とした痛みを主訴として受診すると、腰部脊柱管狭窄と誤診してしまうことが珍しくない。膝の診察に少し時間を割いて除外診断することが大切である。

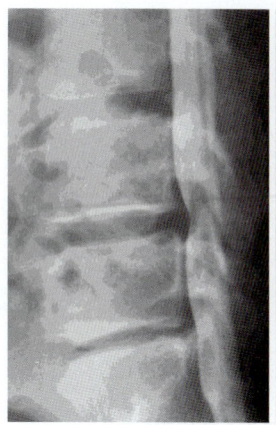

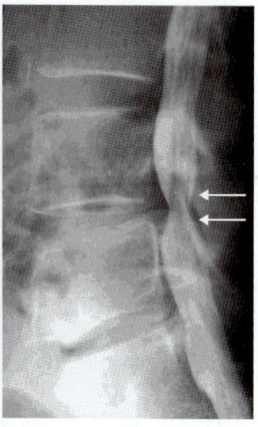

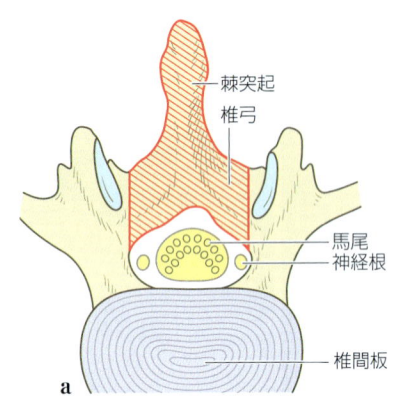

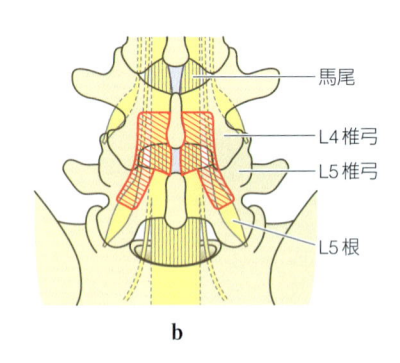

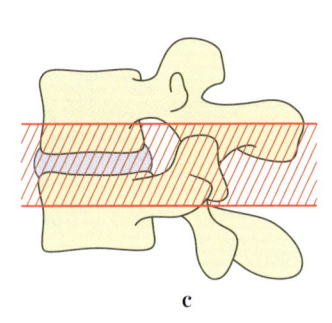

図 31-59 脊柱管狭窄に対する除圧術
a. 椎弓の切除範囲（頭側からみた図）：除圧では，圧迫されている神経組織（馬尾，神経根）の十分な解放が必須である。（菊地臣一：椎弓切除術．石井清一，菊地臣一，越智光夫（編）：整形外科専門医をめざすための経験すべき手術 28. p4, メジカルビュー社，2001 より改変）
b. 除圧範囲：圧迫されている神経組織に応じて，頭・尾側と内・外側の除圧を行う。▨ は馬尾と神経根に対する除圧範囲を示す。（菊地臣一：いわゆる馬尾性間欠跛行．日整会誌 62：567-575, 1988 より改変）
c. 圧迫因子の存在する範囲：脊柱管狭窄の圧迫因子（椎間板，黄色靱帯，椎間関節）は ▨ の範囲に存在する。

もある。しかし固定術を行う場合の変形矯正の適用，固定範囲，そして固定術式にはまだ一致した見解は得られていない。

・神経根障害

保存的治療が第一選択となる。日常生活指導，薬物療法，ブロック療法，装具療法などを組み合わせて処方する。保存的治療無効例や社会的理由で選択した症例に対して手術が適用される。手術は除圧術が基本で，症例に応じて固定術を併用する（図 31-59）。

・馬尾障害

有効な保存的治療の方法は少ない。日常生活指導，薬物療法，腰部交感神経節ブロックなどを組み合わせて処方する。保存的治療無効例や病態を理解したうえで選択した症例に対して手術を行う。手術は除圧術が基本で，症例に応じて固定術を併用する。

E 脊柱の炎症性疾患

1 化膿性脊椎炎
pyogenic spondylitis

化膿性脊椎炎は，感染性の脊椎炎のなかで最も重要な疾患である。一般細菌の血行性もしくは医原性の感染で発症する。小児では椎間板に血行があるため，椎間板炎として発症するが，成人では医原性の椎間板炎以外は，椎体炎の病態をとる。起炎菌は，以前は黄色ブドウ球菌 Staphylococcus aureus が大部分を占めたが，最近では種々の弱毒菌による例が増加し，起炎菌の検出率は 50％以下である。好発部位は胸椎，腰椎であって，頸椎は稀である。発症年齢の高齢化に伴い易感染性宿主 immunocompromised host における非定型的な化膿性脊椎炎が増加しており，鑑別診断に苦慮することが少なくない。

【症状】

病型は，その発症状態により発熱や激痛を伴う急性型，それらの程度の軽い亜急性型，慢性疼痛のみの慢性型に分けられる。背部の疼痛が主である。疼痛は持続的な安静時痛で，体動により増強するのが特徴である。病巣が傍脊柱筋や腸腰筋に及べば，傍脊柱筋の反射性緊張による脊柱運動制限（体幹の不撓性）や腸腰筋緊張による腸腰筋肢位 Psoasstellung（psoas position）がみられる。全体の 10〜30％ で脊髄，馬尾障害による麻痺例がみられる。特に頸胸椎における硬膜外膿瘍合併例では麻痺症状を呈し，早急な手術加療を要する場合がある。

【診断】

急性型の診断は臨床経過や検査所見などから比較的容易だが，急性腹症，急性腎盂腎炎，胆石などと誤診されることも少なくない。亜急性型，慢

a. 初期　　**b. 進行期（骨破壊期）**　　**c. 治癒期（骨硬化期）**

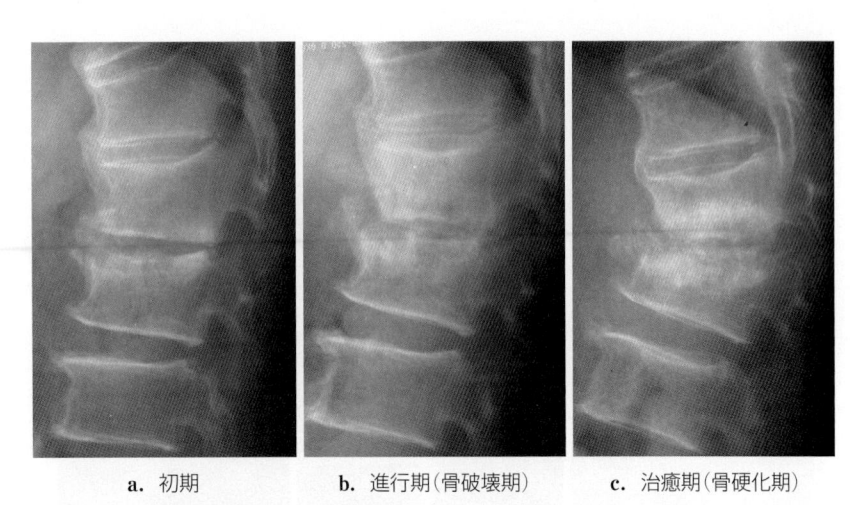

図 31-60　化膿性脊椎炎のX線学的変化
初期。椎間板腔の狭小化，椎体終板の虫食い像，椎体縁の吸収・不整像。b. 進行期（骨破壊期）。病巣の拡大，骨破壊，吸収像。c. 治癒期（骨硬化期）。骨硬化像，骨棘形成，塊椎形成などがみられる。

a. MRI T1 強調矢状断像　　**b. MRI T2 強調矢状断像**　　**c. MRI 造影矢状断像**

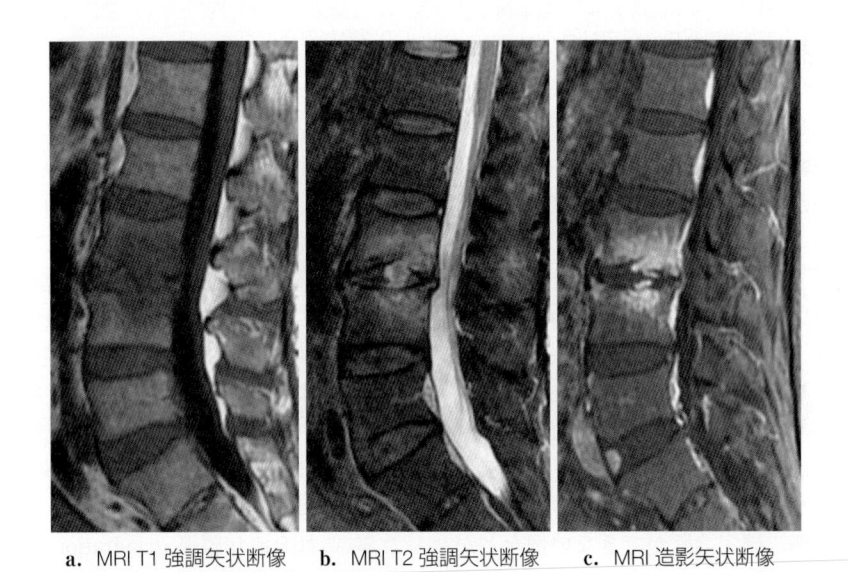

図 31-61　化膿性脊椎炎のMR像
病巣はT1強調像で低輝度，T2強調像で高輝度を呈し，病巣に一致してびまん性に造影効果が認められる。これらの輝度変化は椎体終板から現われ，椎体全体に拡がる。

性型では，腰痛症として漫然と治療を続け，診断が遅れることがある。細菌学的あるいは組織学的診断の結果を待って確定診断する。

・**単純X線検査**

発症後3～4週で椎間板腔の狭小化と椎体辺縁の不整化が起こり，経過とともにこれらの変化が増強し，椎体骨破壊が始まる。3～5カ月経過すると反応性の骨新生が起こり，骨棘形成と骨硬化像がみられる（図31-60）。高齢者や易感染性宿主では骨破壊が強いのに対して，抵抗性が保たれている症例では，骨硬化が強い傾向がある。

・**MRI**

特異度は乏しいが感度にすぐれた検査であり，初期の病巣診断と治療評価に有用である。炎症が活発な時期は，病巣を中心とした浮腫がT1強調像で低信号，T2強調像で高信号としてあらわれ

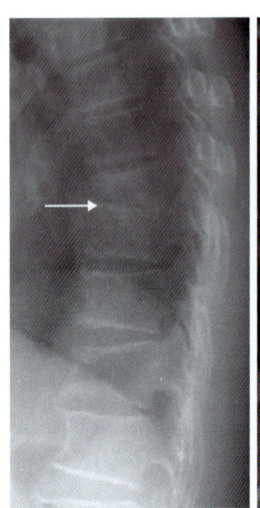

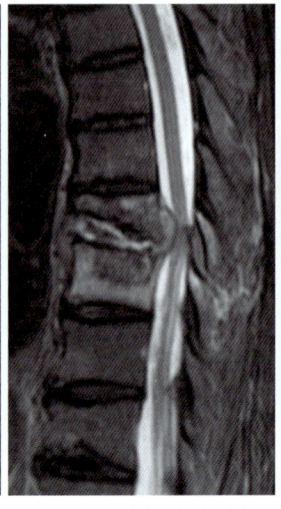

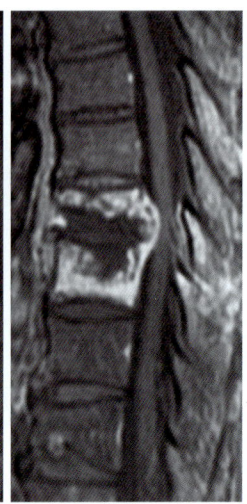

a. 単純X線側面像　　b. MRI T2強調矢状断像　　c. MRI造影矢状断像

図31-62　結核性脊椎炎
単純X線側面像(a)では，高度の椎体破壊と圧潰がみられるが，骨硬化像は認めない(矢印)。MRI画像ではT1強調像で低輝度，T2強調像(b)で高輝度を呈し，造影(c)では病巣周囲が造影されるrim enhancementの所見がみられる。

る(図31-61)。病勢の軽快とともに信号領域は縮小し，T2強調像で低～等信号を呈する。これは病巣周囲の浮腫が消退して，肉芽の瘢痕化，骨新生が進んでいることを示す。

【治療】
　保存療法が原則である。局所の安静のために，臥床，コルセット装着を行う。化学療法は広域スペクトルペニシリン製剤やセフェム系抗菌薬を第一選択とする。アミノグリコシド系抗菌薬を短期間併用することが多い。進行性の麻痺，椎体破壊が高度で脊柱変形や脊椎不安定性がある例，保存的治療が無効な例，確定診断ができない例などが手術適応となる。原則として前方進入による病巣郭清，骨移植固定術を行う。膿瘍を伴う場合は早期に切開排膿を行う。

2　結核性脊椎炎
tuberculous spondylitis

　抗結核薬と脊椎手術の進歩により結核性脊椎炎の治療成績は飛躍的に向上した。小児期の発症は少なく，高齢発症例が目立つ。発生部位は胸椎，腰椎椎体が多い。本症は結核菌による一次感染巣(肺)からの血行性感染で生じる脊椎感染症であり，全身疾患である肺結核の一部分症である。

【症状】
　一般に潜行性に発症し進展するので，全身症状に乏しい。局所の疼痛も激痛は稀で，主に重圧感や鈍痛であり，安静で寛解し運動により増悪する。化膿性脊椎炎と同様に，病巣が傍脊柱筋や腸腰筋に及べば，傍脊柱筋の反射性緊張による脊柱運動制限(体幹の不撓性)や腸腰筋膿瘍 iliopsoas abscess による股関節屈曲拘縮がみられる。結核性膿瘍は冷膿瘍 cold abscess ともよばれる。したがって膿は気付かないうちに軟部組織の抵抗減弱部，特に腸腰筋内を下降してときに股関節前面に及ぶ。これを流注膿瘍 gravitation abscess とよぶ。肉芽，乾酪物質 caseous material または膿瘍によって脊髄が圧迫されると Pott(ポット)麻痺とよばれる下肢麻痺が出現する。

【診断】
　本疾患は結核菌の肺からの血行感染であるので，ツベルクリン反応が陽性であることから診断は可能である。確定診断には菌の同定検査や生検が必要である。

・X線検査
　初期には椎間板腔の狭小化と，その椎間板に面する椎体の骨萎縮を伴う骨破壊・吸収像がみられる(図31-62a)。その後椎体周囲に膿瘍が形成され，胸椎病巣ではX線前後像で膿瘍陰影がとら

えられると傍脊柱膿瘍 paravertebral abscess とよばれる。骨破壊が進むと椎体は楔状変形するが，骨新生はみられない。治癒期には，罹患椎は癒合して塊椎 block vertebra を形成する。化膿性脊椎炎との鑑別では，高度骨破壊による椎体楔状化，椎体空洞，椎弓根侵食・消失と，壊死に陥って病巣内に取り残された腐骨の所見などが重要になる。

・MRI

化膿性脊椎炎と同様に特異度は乏しいが感度にすぐれた検査であり，初期にはT1強調像で低信号，T2強調像で高信号を示す。炎症の軽快とともに信号領域の縮小，T1強調像で等信号，T2強調像での低～等信号を呈する。Gd造影T1強調像での病巣周囲の増強(rim enhancement)があれば，結核性脊椎炎の可能性が高い(図31-62b, c)。

【治療】

化学療法と装具による保存療法が原則である。リファンピシン(RFP)，イソニアジド(INH)，エタンブトール(EB)もしくは硫酸ストレプトマイシン(SM)，ピラジナミド(PZA)の4者の処方を基本とし，年齢や合併症，病巣の活動性に応じて薬剤選択を行う。結核性脊椎炎の場合は，9～12ヵ月間の抗結核薬の内服が考慮される。

副作用として生じるEBによる視力障害，SMによる聴力障害は非可逆性であり，処方中は専門医による定期的検査が必須である。

手術適応としては，脊髄麻痺，後弯変形の進行，腐骨・膿瘍の存在，保存的治療の無効例などが挙げられる。麻痺は一般に進行性であるため，早期に病巣郭清による脊髄の除圧が行われる。手術法は原則として前方進入による病巣郭清，骨移植固定術を行う。後方からインストゥルメントを用いた固定術が併用される場合がある。

3 強直性脊椎炎
ankylosing spondylitis (AS)

血清反応陰性脊椎関節症 seronegative spondyloarthropathy (SNSA) の代表的疾患である(→276頁を参照)。関節リウマチと対照的に女性に比べて男性におよそ3～5倍多く，インド・ヨーロッパ人，中国人と比べて日本人には極めて稀である。若年(10，20歳台)に発症し，多くは40歳台で沈静化する。

病変の主体は，仙腸関節に始まり腰椎から上行性に拡大する椎間関節の関節炎と，脊柱靱帯の付着部炎 enthesitis である。椎間関節炎では軟骨の侵蝕による関節裂隙の不整・狭小化，骨硬化を経て強直に陥る。一方，付着部炎では椎体隅角部の侵蝕と骨硬化，椎体前面の骨膜骨化による陥凹の消失・方形化 squaring，椎間板辺縁の線状骨化がみられ，最終的には椎体間の骨性癒合が全胸・腰椎に，あるいは頸椎にまで拡がり，X線前後像で竹節様脊柱 bamboo spine を呈するようになる(図31-63，→277頁の図17-19も参照)。

初期の脊柱症状は背部の疼痛と朝方のこわばりであり，運動，ことに脊柱の屈曲によって軽減する。罹病期間が長く強直に陥った椎間の数が増せば可動性低下が著明となり，多くは腰椎前弯減少，胸椎後弯増強の脊柱変形を残す。起立して前方視が困難なほどの高度後弯変形は，矯正骨切り術が適応となるが，日本人ではそれまで高度な変形例は極めて少ない。一方，竹節様脊柱は椎体の骨萎縮が進んでいて胸腰椎部で骨折しやすく，脊髄症を引き起こしたり，あるいは骨折部が偽関節となることが多い。その治療に脊髄除圧術とインストゥルメントを用いた広範囲の多椎間固定術が行われる。

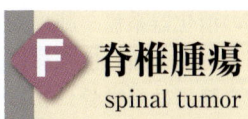

F 脊椎腫瘍
spinal tumor

脊椎腫瘍は原発性と転移性に分けられる。頻度的には成人や中高年では転移性腫瘍が高い。脊椎脊髄疾患のうち腫瘍が占める頻度は概ね5%程度であるが，悪性のものは予後に重大な影響を及ぼす。原発性脊椎良性腫瘍はその発生部位やX線

> **NOTE 冷膿瘍**
>
> 結核性膿瘍を示し，化膿性菌に伴う熱性膿瘍に対して寒性膿瘍ともいわれる。発赤，熱感，疼痛を伴わないことから冷膿瘍とよばれる。膿瘍は黄白色，乾酪様物質を含む。結核菌の検出は化学療法の進歩で低下する傾向にある。

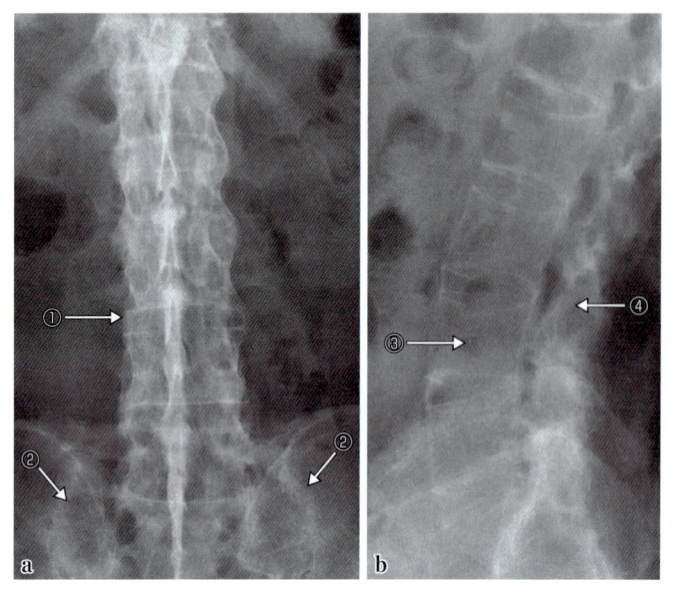

図31-63 強直性脊椎炎
単純X線前後像にて，線状靱帯骨化（いわゆるbamboo spine）（①），仙腸関節の強直（②）がみられる。側面像では，椎体の方形化（③），椎間関節の癒合（④）がみられる。

像に特徴があるが，悪性腫瘍は前立腺癌転移を除いて一般に骨融解性osteolyticの変化を認める。脊椎・脊髄腫瘍の臨床症状や画像診断には特徴がある場合がある。

脊椎腫瘍の臨床症状では，腫瘍発生高位から発生する痛み（脊椎痛）および周囲軟部組織の痛み，椎弓根から遠位へ走行する脊髄神経の神経痛，および脊髄圧迫による痛みを訴える。特に胸椎腫瘍では近傍の肋間神経の痛みが初期症状では重要でまた高位診断にも有用である。脊椎腫瘍は原発性と転移性に分類され，原発性のものは良性と悪性に分けられる。転移性腫瘍は悪性腫瘍である。

1 転移性脊椎腫瘍

原発巣は胃癌や肝癌などの消化器系癌，肺癌，甲状腺癌，乳癌，前立腺癌や腎癌の血行性転移によるものが多い。腎癌や前立腺癌は脊椎骨に転移しやすい。腫瘍は腰椎に好発し（転移性脊椎腺癌全体の約70%を占める），次に胸椎，頸椎，仙椎の順の頻度である。予後は一般に原発癌の種類や放射線療法，化学療法の効果の有無などに依存するが，骨髄低形成や播種性血管内凝固症候群（DIC）が併発すれば予後は悪化する。乳癌，前立腺癌，甲状腺癌の転移では10年以上の生存例も多い。

【臨床症状】
転移はBatson静脈叢の逆流により椎弓根周囲から腫瘍が発生することが多いため，神経根症状や肋間神経痛（帯状痛），頸部痛や背部痛が初期症状として重要である。脊椎破壊が進行しまた脊髄圧迫が強くなれば著しい疼痛に脊髄麻痺や膀胱直腸障害が加わる。

【診断】
・問診
既往歴，特に癌の既往を入念にチェックする。患者はインフォームド・コンセントが十分でなく自身の癌既往を知らないこともあるので，家族からの聴取も重要である。また癌腫ではなく胃潰瘍や肝硬変，大腸炎や甲状腺炎などと告知されている場合もあるので注意を要する。転移性脊椎腫瘍はそのままでは緩解や治癒はあり得ないが，ときに圧迫骨折を繰り返す骨粗鬆症性骨折や化膿性脊椎炎や結核性脊椎炎との鑑別が必要となる。

・血液検査
転移性脊椎癌が疑われる場合は，骨髄顆粒球減少granulocytopeniaや各種の腺癌マーカー（CEA，CA19-9，PSAなど）の検査を行う。骨髄腫やリン

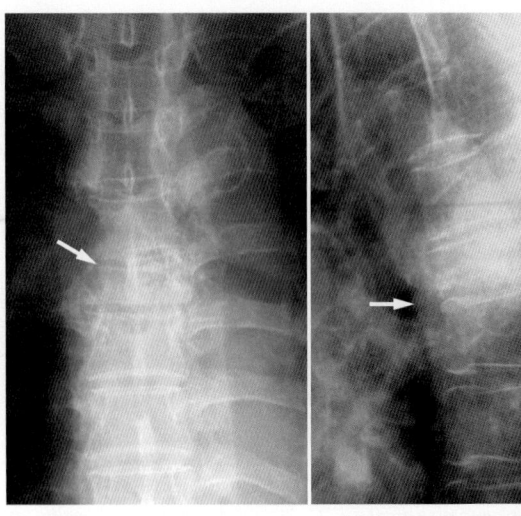

a. pedicle sign　　b. 椎体の圧潰は認めるが椎間腔の狭小化はない。

図 31-64　転移性脊椎腫瘍

パ腫の鑑別には，M 蛋白質や IL-2 レセプターの測定が重要である．最近は多くのマーカーも測定できるようになっているので他診療科との連携は欠かせない．

・単純 X 線検査

単純 X 線像では罹患椎体は骨融解像 osteolytic（ほとんどの癌）や圧潰像 collapse，骨融解と骨形成 osteosclerotic の混合像（乳癌や前立腺癌），骨形成像（前立腺癌やときに乳癌，膀胱癌）を認める．椎弓根の骨融解が進めば椎弓根陰影が消失する．これを pedicle sign（椎弓根消失像，または one-eye vertebra, owl-winked sign **フクロウの片目徴候**）といい転移性脊椎腺癌を強く疑わせる重要な所見である．前立腺癌では著明な骨形成を認めることがありこれを ivory vertebra（象牙様椎骨）とよぶ．また椎間板は腫瘍浸潤に抵抗性であるので化膿性椎間板炎との鑑別に有用な所見である（図31-64）．胸椎や腰椎では内臓に陰影のためときに転移巣の判読が困難であるため，疑わしきは高解像 CT や MR-CT で精密検査を行う．

・骨シンチグラフィー

Tc 骨シンチグラフィーは転移性脊椎腫瘍に有用な検査である．他の骨を含めて多発性の集積を認めれば転移性脊椎癌を強く疑う．しかし化膿性脊椎炎も集積があるので注意を要する．

・MRI

軟部組織は腫瘍内部の壊死像などの描出に優れており，転移巣だけでなく脊髄および周辺組織との関係を的確に描出できる（図 31-65）．

・CT

MRI の出現によって有用性は低くなったが小さな転移性の腫瘍の検出に優れている．特に高解像 CT はいまだに有用な画像診断法である．

・FDG-PET，PET-CT

最近は癌検診などでも第一選択となるくらいに使用頻度の高くなった診断法である．原発巣や脊椎を含む全身骨転移巣の有無，広がりなどの描出に優れている（図 31-66）．

・生検 biopsy

他臓器に癌やその既往のない場合や骨髄腫，悪性リンパ腫や白血病転移などが疑われる場合，また化膿性脊椎炎や骨粗鬆性脊椎骨折にはときに針生検が適応になる．

【治療】

疼痛の緩和や脊柱再建，脊髄麻痺を含めた機能障害からの回復によって患者個々の QOL を向上させることが治療の主たる目的である．

・保存療法

① **麻薬**：脊椎転移に伴う疼痛は非常に強く除痛は治療の第一目標であるので麻薬の使用を考慮する．薬剤はモルヒネ製剤が一般的である．入院

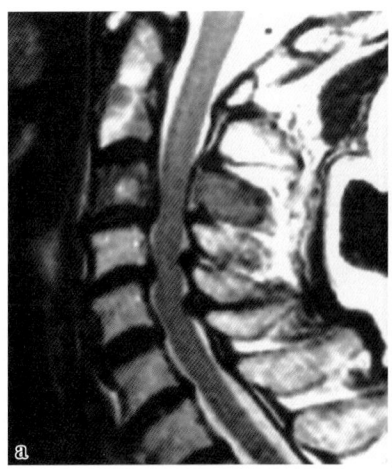

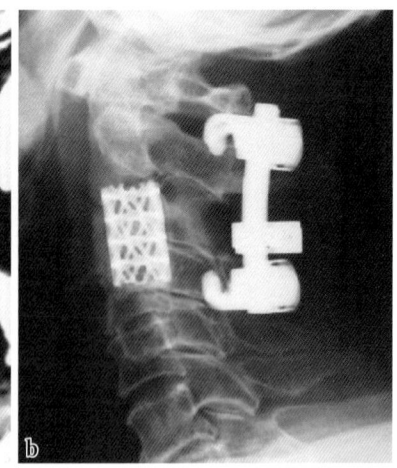

図31-65 転移性脊椎腫瘍の手術
a. MRI画像(第2頸椎に転移巣を認める。原発：前立腺癌)．b. 前方・後方進入による脊髄除圧と脊柱再建を行った．

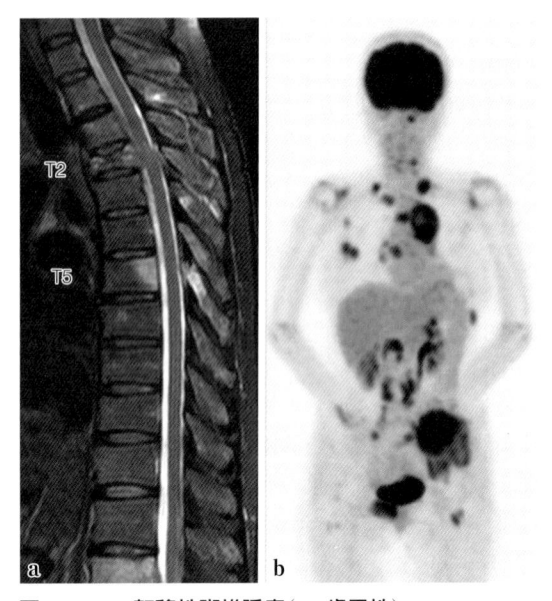

図31-66 転移性脊椎腫瘍(77歳男性)
a. 胸椎MRI T2強調矢状断像：胸椎および棘突起に多発性に輝度変化がみられる(T2, 第2胸椎；T5, 第5胸椎)．
b. FDG-PET画像：全身にFDGの集積がみられる。本例では多発性がん脊椎転移を認める(肺癌が原発)．

の場合には塩酸モルヒネを使用する。外来通院治療では徐放性の硫酸モルヒネ製剤(経口剤)あるいは塩酸モルヒネ坐剤が処方される。モルヒネの副作用には便秘や悪心，嘔吐があるのでその発現と対策について十分に説明して処方する。緩和ケアチームとの連携が重要である。

② 抗癌剤(抗腫瘍薬)治療：乳癌，前立腺癌，肺癌(特に小細胞癌)や甲状腺癌で効果がみられることが多いが一般には副作用が大きく，かつその効果も不安定である。投与にあたっては原発巣の専門医や腫瘍専門医との共同で行うべきである。

③ ホルモン療法・免疫療法：前立腺癌や乳癌が適応になる。乳癌ではホルモンレセプターの有無の確認が必要である。最近は各種の免疫療法も提唱されてはいるがその効果にエビデンスのあるものは依然として存在しない。

④ 分子標的治療：最近特に脚光を浴びている治療法である。原発巣の専門医との共同で施行するべきである。

⑤ 放射線療法，陽子線療法，重粒子線療法：疼痛軽減には有効な治療手段である。効果出現までに1週間程度は必要である。副作用には放射線照射後の脊髄麻痺(放射線性脊髄症 radiation myelopathy)の可能性についても説明しておくべきである。

・手術療法

脊髄麻痺あるいは脊柱の支持性の再建，難治性疼痛の除去を目的に手術療法が行われることがある。手術法は，転移巣の除去 resection，神経組織の除圧と脊椎固定であり，脊椎インストゥルメンテーションを併用して早期離床と退院を図る(図31-65)。癌患者は一般的に全身状態も良くな

く麻酔リスクも高いので手術適応は慎重に考慮するべきである。

2 原発性良性脊椎腫瘍

代表的なものは骨芽細胞腫，血管腫，骨巨細胞腫，動脈瘤性骨囊腫，好酸球性肉芽腫，骨軟骨腫や類骨骨腫などがある．そのうち，骨軟骨腫や類骨骨腫，骨芽細胞腫は椎弓に発生し，血管腫や好酸球性肉芽腫は椎体に発生する．動脈瘤性骨囊腫や骨巨細胞腫は椎体や椎弓いずれからも発生するのが特徴である．良性腫瘍の多くは辺縁切除 marginal resection で対応できるが，巨細胞腫はときに悪性であるので切除には注意を要する．

A 巨細胞腫
giant cell tumor

青壮年期の仙椎や胸腰椎に好発する．初発症状は椎体破壊による疼痛であり，進行すれば脊髄麻痺などの神経症状や隣接臓器への圧迫症状を呈するようになる．X線像では比較的明瞭な限局した透明像を示す．透明像の中に残存した骨梁が石鹼の泡状にみえる（泡沫状陰影 soap bubble appearance）（図31-67）．

B 好酸球性肉芽腫
eosinophilic granuloma

ランゲルハンス細胞組織球症 Langerhans cell histiocytosis（骨組織球症X）である．小児や若年者に発生する．脊椎罹患では椎体が圧潰，扁平化し Calvé（カルヴェ）の扁平椎とよばれている．自然に病巣が修復され，椎体の高さが増して治癒することもある（図31-68）．

C 血管腫
hemangioma

無症状でCTやMRIで偶然に発見されることが多い．椎体が圧潰したり腫瘍が脊柱管内に進展すると脊髄麻痺を起こす．X線像ですだれ状陰影

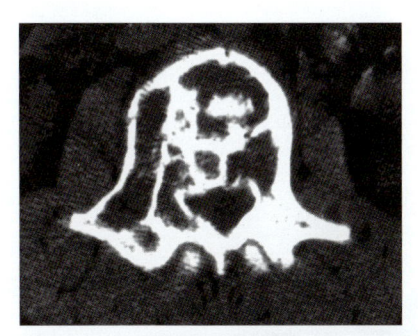

図31-67 骨巨細胞腫のCT画像
泡沫状の陰影を認める（32歳，女性，第2腰椎）．

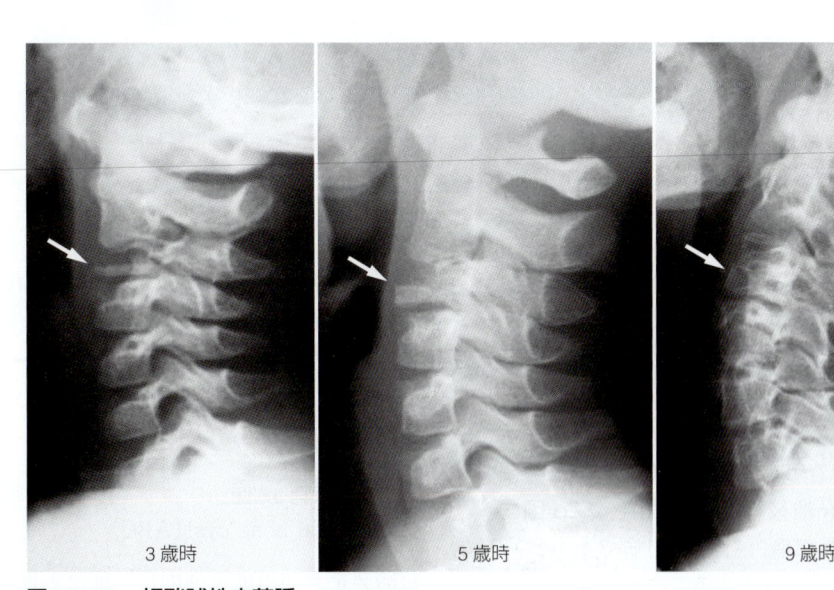

図31-68 好酸球性肉芽腫
C3椎体（矢印）は発症後6年で椎体高が復元し，治癒している．

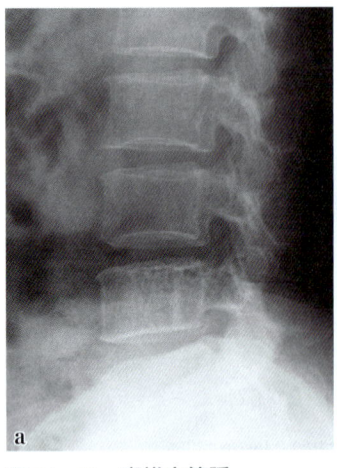

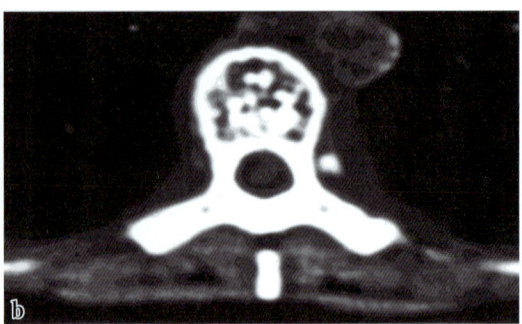

図 31-69　脊椎血管腫
a. 単純 X 線像（すだれ状陰影を認める。4：第 4 腰椎）
b. CT 画像（縦方向の骨稜が太く目立つため polka dot sign とよばれる陰影を認める）

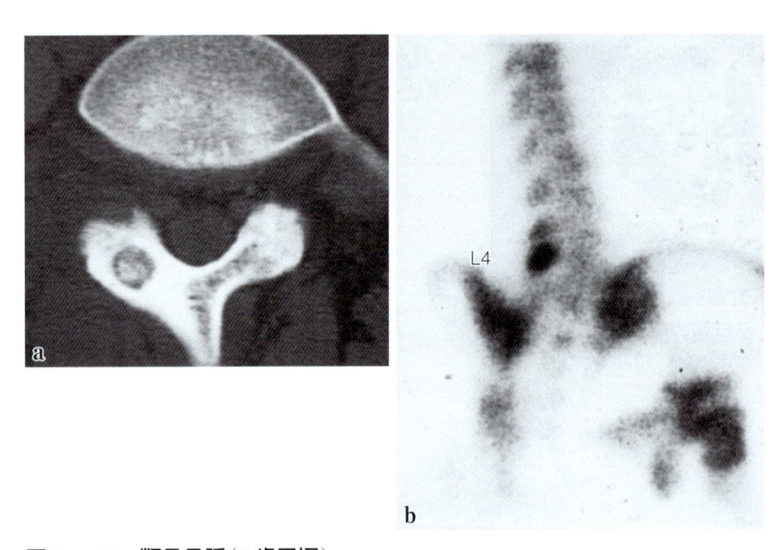

図 31-70　類骨骨腫（9 歳男児）
a. CT（椎弓に円形の nidus を認める），b. Tc 骨スキャン画像（第 4 腰椎に集積を認める）

を認め，CT では polka dot sign（水玉模様）といわれる特有の椎体骨梁がみられる（図 31-69）。

D 類骨骨腫，骨芽細胞腫
osteoid osteoma, osteoblastoma

　類骨骨腫は小児や若年者に多く，椎弓や関節突起，横突起などの脊椎後方要素に発生する（図 31-70）。主症状は背部痛，特に夜間痛であり，疼痛は消炎鎮痛薬により軽快する。これは腫瘍内部に神経組織が形成されることがあるからといわれる。画像は直径 1 cm 以下の円形透明巣（nidus）を認める。治療では内視鏡や CT ナビゲーション併用で低侵襲性に nidus の切除を行う。
　骨芽細胞腫は 1 cm を超える腫瘍で組織上は類骨骨腫の nidus に極めて類似する（図 31-71）

E 動脈瘤様骨囊腫
aneurysmal bone cyst（ABC）

　比較的若年者で脊椎では椎体，椎弓や椎弓根などいずれからも発生する。局所の痛みから神経根

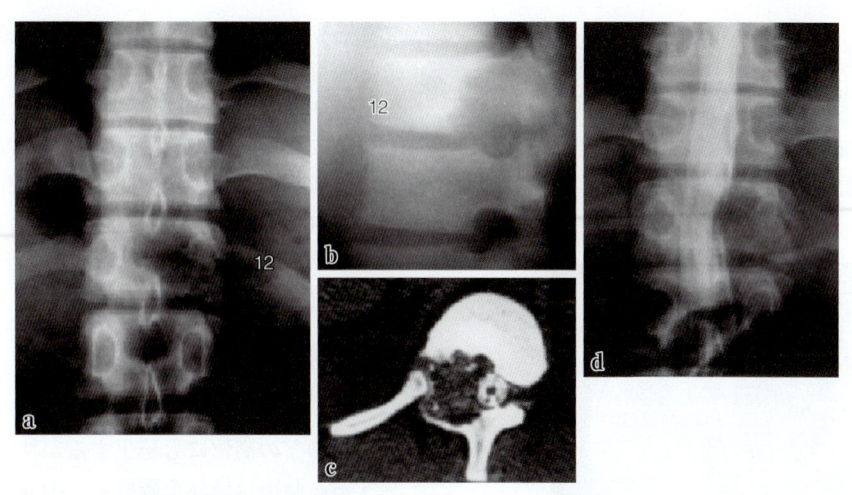

図 31-71 骨芽細胞腫（15 歳男性）
a. 第 12 胸椎（12）右側に骨透稜像および owl-winked sign, pedicle sign を認める。
b, c. 腫瘍は椎弓根を中心に発生している。 d. 脊髄腔造影では脊髄圧迫を認める。

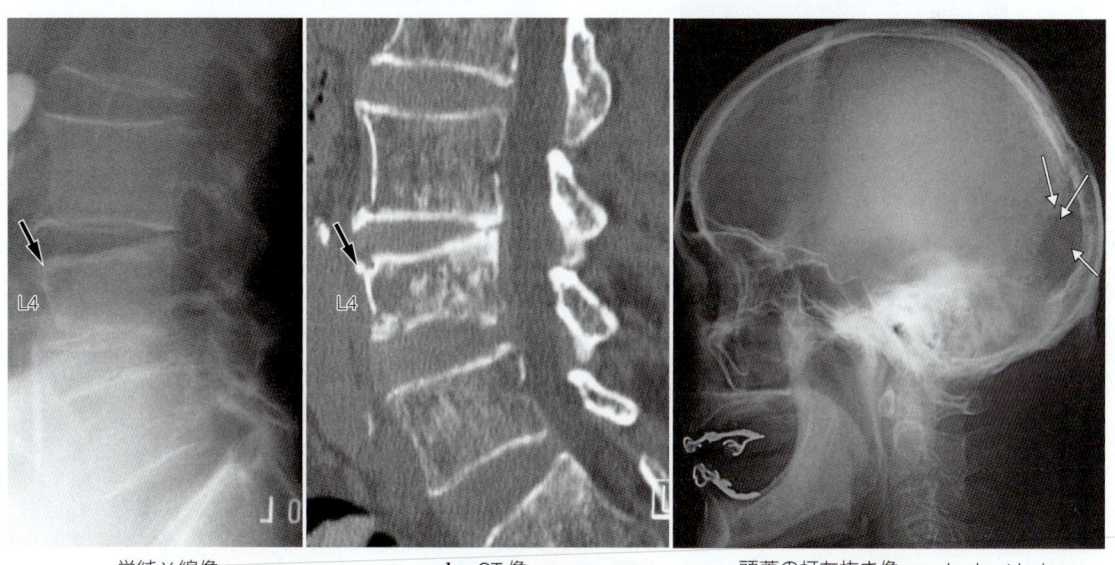

a. 単純 X 線像　　　　b. CT 像　　　　c. 頭蓋の打ち抜き像 punched out lesion

図 31-72 骨髄腫
L4 椎体の圧潰があり，椎体の扁平化を認める。腫瘍は主に骨髄に浸潤し，椎体骨皮質の破壊は少ない。

性疼痛，脊髄麻痺症状と症状は多彩である。X線像では皮質は風船状に膨張し（ballooned out），その内部は石鹸泡状陰影（soap bubble appearance）を示す。骨破壊が軽度のときには放射線療法が奏効するが，脊椎破壊が著しく脊髄麻痺症状があれば病巣を切除し脊柱再建が適応となる。

3 原発性悪性脊椎腫瘍
primary malignant spinal tumor

原発性脊椎悪性腫瘍では骨髄腫（図 31-72）と脊索腫（図 31-73）が重要である。ほかに Ewing（ユーイング）肉腫や軟骨肉腫，骨肉腫などがある。

A 骨髄腫
myeloma（→383頁も参照）

背部の深部痛または持続性疼痛が初発症状で，安静により軽快し運動や立位歩行時により増悪することが多い。進行すると痛みは極めて著しくなり，脊髄圧迫症状による下肢放散痛や脊髄麻痺が認められる。Bence Jones蛋白の検出はIgG, A, Mの測定ならびに骨生検の確定診断が必要である。X線像で骨粗鬆化や圧潰，楔状化，扁平化が認められる（図31-72）。化学療法はよく奏効する。脊椎破壊が著しくまた麻痺を伴う場合には脊髄除圧・脊柱再建術が適応となる。

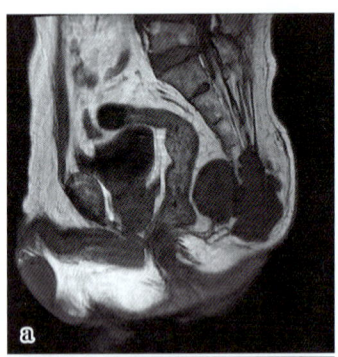

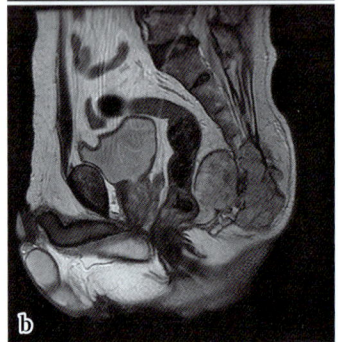

B 脊索腫
chordoma

脊椎のどの高位にも発生するが特に仙骨部に好発する。腫瘍は椎体を破壊し，増大しつつ周囲組織を圧迫する。仙骨ではその発育は極めて巨大となる。仙骨部痛が主体ではあるがしばしば神経根性疼痛や仙骨神経麻痺症状，膀胱直腸障害が認められる。X線像では透亮像が仙骨に中心性にみられるが，腸管ガスなどで見逃すこともあるので，CTやMRIが必要である。MRIはT1強調像で低信号，T2強調像で高信号を示し，腫瘍の骨盤腔内進展が容易に把握できる（図31-73）。

治療は手術による完全切除が理想的である。不完全な切除では局所再発は必発で予後不良となる。S2椎体より頭側での仙骨切断術 amputationあるいは全摘術では，切断後に膀胱直腸障害が起きるため自己導尿，人工肛門が必要となる。最近では切除不能例に対して重粒子線照射での治療効果にも期待がもたれている。

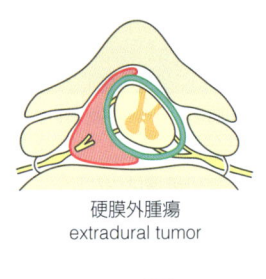

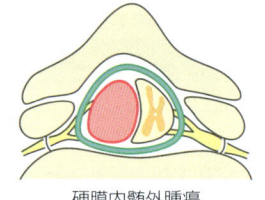

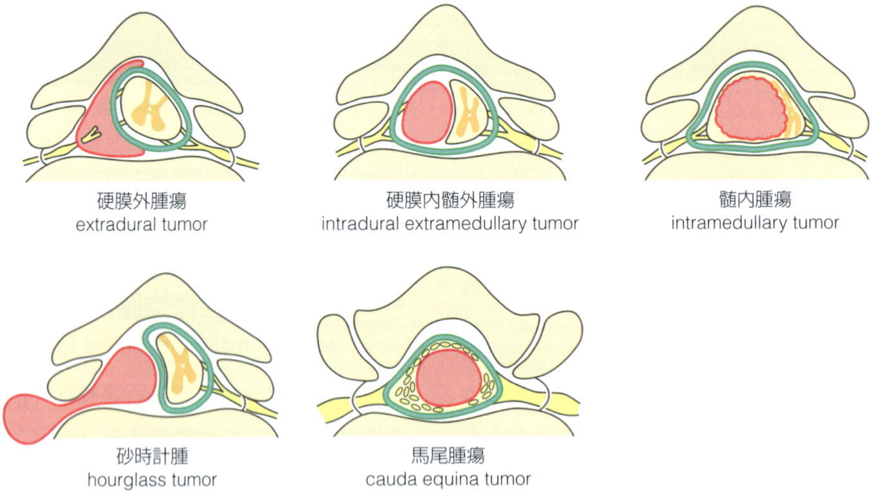

図31-73 仙骨脊索腫（76歳男性）
MRI T1強調像（a）で低信号，T2強調像（b）で高信号を示す腫瘍がみられる。
（内田 原図）

硬膜外腫瘍
extradural tumor

硬膜内髄外腫瘍
intradural extramedullary tumor

髄内腫瘍
intramedullary tumor

砂時計腫
hourglass tumor

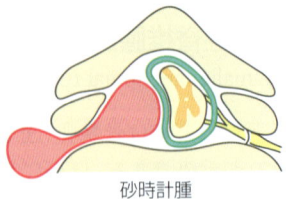

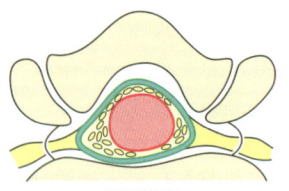

馬尾腫瘍
cauda equina tumor

図31-74 脊髄腫瘍の横位別分類
腫瘍を赤色で示す。

G 脊髄腫瘍，馬尾腫瘍
spinal cord tumor, cauda equina tumor

　脊柱管内に発生した腫瘍を総称して脊髄腫瘍とよぶ。腫瘍の存在部位により，硬膜外腫瘍，硬膜内髄外腫瘍および髄内腫瘍に分類される。腫瘍が椎間孔を通して脊柱管内・外に発育したものを砂時計腫 hourglass tumor とよぶ（図 31-74）。また腫瘍が第1～2腰椎より遠位の馬尾から発生しているものを馬尾腫瘍という。

1 硬膜外腫瘍
extradural tumor

　硬膜外腫瘍は転移性腫瘍（乳癌，肺癌，消化器系腫瘍や悪性リンパ腫の転移，骨髄腫など）がほとんどである。原発性には神経根発生由来の神経鞘腫や硬膜外脂肪からの脂肪腫，神経節由来の腫瘍などがある。

2 硬膜内髄外腫瘍
intradural extramedullary tumor

　脊髄腫瘍の約80%を占める最も多いものである。内訳は神経鞘腫が45%，髄膜腫が45%で，他には腫瘍類似疾患としてくも膜嚢腫 arachnoid cyst や脊髄動静脈奇形 arteriovenous malformation などがある。

A 髄膜腫
meningioma

　くも膜繊毛のくも膜顆粒細胞や神経根などから発生する腫瘍である。そのため脊椎ではくも膜繊毛の多く存在する神経根分岐部のくも膜が好発部位である。胸椎に多く発生し，MRIではT1強調像で低～等信号，T2強調像で高～等信号を示す。神経根部のくも膜由来のためMRIでは腫瘍は硬膜・くも膜から連続して発生しているように描出される（硬膜からの鈍な立ち上がり所見を dural tail とよぶ：表 31-3，図 31-75）。Gd造影効果は均一である。

表 31-3 髄膜腫と神経鞘腫の画像所見

		髄膜腫	神経鞘腫
MRI	発生部位	前方～側方	側方～側方
	硬膜からの立ち上がり	鈍	鋭
	T1強調像	低～等信号	低～等信号 嚢胞部があり低信号
	T2強調像	高～低信号	高信号
	造影効果	均一に増強	不均一に増強
CT		腫瘍内石灰化あり	椎体，椎弓根への侵襲

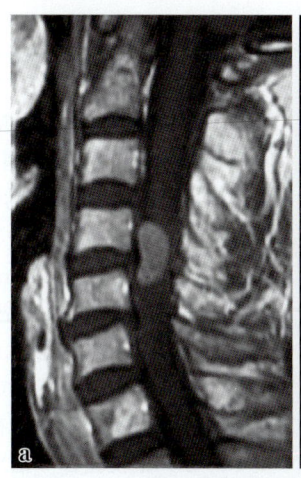

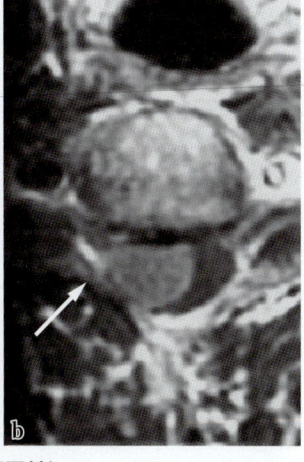

図 31-75 頸髄髄膜腫（55歳男性）
a. 特徴的な楕円形で内部が均一な腫瘍を認める（T1強調像）。
b. Gd造影T1強調像では腫瘍と硬膜に淡い連続性を認める（矢印。dural tail 所見）。

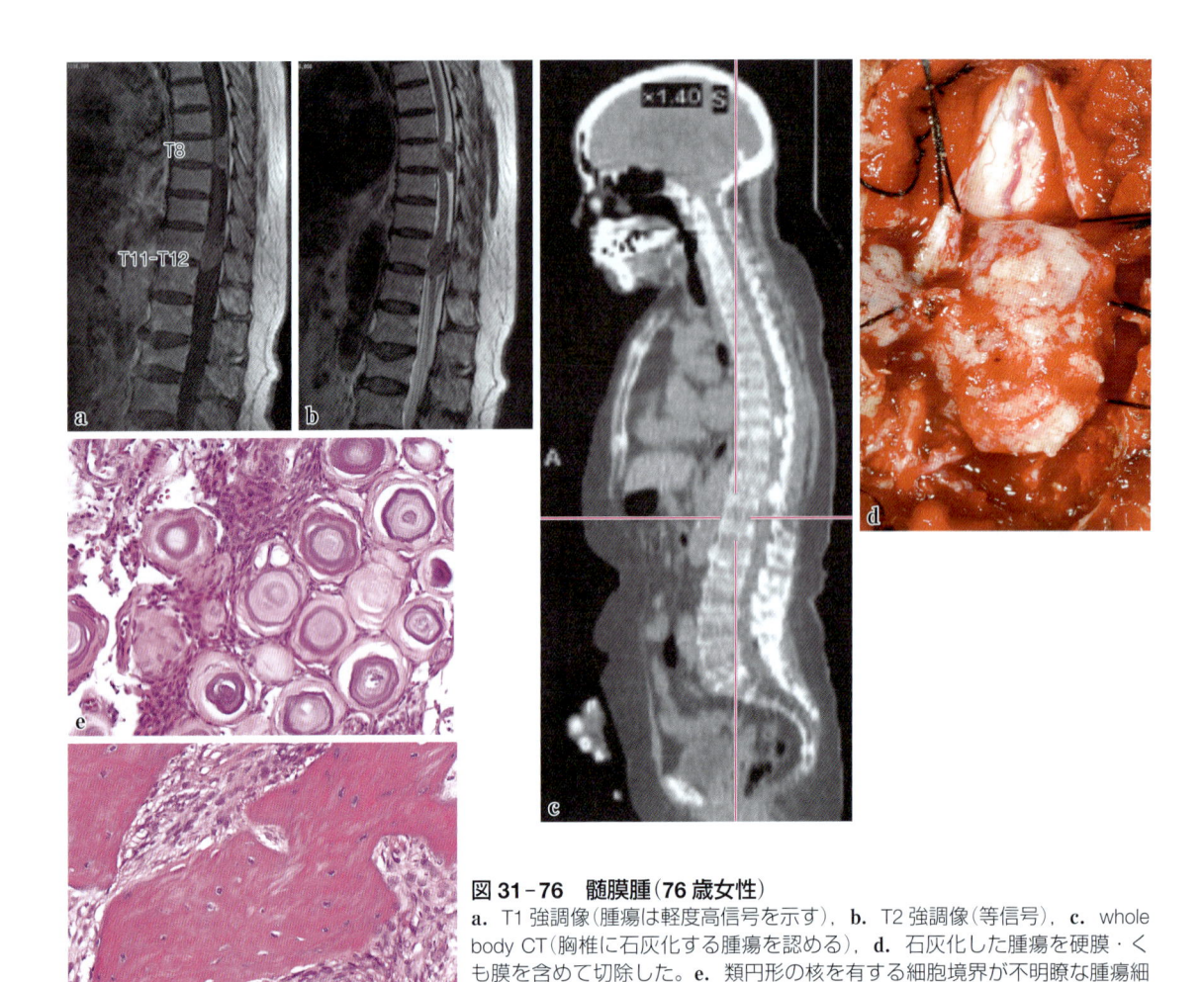

図 31-76　髄膜腫（76 歳女性）
a. T1 強調像（腫瘍は軽度高信号を示す），b. T2 強調像（等信号），c. whole body CT（胸椎に石灰化する腫瘍を認める），d. 石灰化した腫瘍を硬膜・くも膜を含めて切除した。e. 類円形の核を有する細胞境界が不明瞭な腫瘍細胞が胞巣状に発育し渦巻き状の細胞配列 whole formation を認める（HE 染色，×25）。f. metaplastic な部分には石灰化を認める（HE 染色，×25）。

腫瘍内の石灰化（砂粒 psammoma body）がみられることが多いのが特徴で，顕著な場合は腫瘍が非常に硬く石灰化しており（meningioma *en plaque*），摘出が困難なことがある（図 31-76）。胸髄発生例では Brown-Séquard 症候群を呈しやすい。手術では腫瘍の起源がくも膜であるため，硬膜・くも膜切除が必要であり，そのため人工硬膜や筋膜縫合が必要である。稀に再発する。

B 神経鞘腫
neurinoma

神経鞘腫は Schwann 細胞から発生する。多くは後根神経から発生し，腫瘍は楕円形で神経根に沿って硬膜外に進展すると砂時計腫となる。後根神経はもはや機能していないことが多く，腫瘍摘出のために後根を切除する。腫瘍内部は囊腫状になっていることが多く，MRI では多房性の長い腫瘍として描出される。MRI では一般に T1 強調像で低〜等信号，T2 強調像で高信号で，Gd でよく造影される。また移動性 movable であるので切除に際しては馬尾腫瘍では高位に注意する。組織型は Antoni A 型と Antoni B 型に区別される（図 31-77）。Antoni A 型は細胞成分が密で核の柵状配列 palisading appearance がみられる。Antoni B 型は細胞成分が疎で粘液腫状の基質で囊胞変性部分がある。多くの神経鞘腫は A，B の混合型である。髄膜腫との鑑別点は**表 31-3** に整理される。

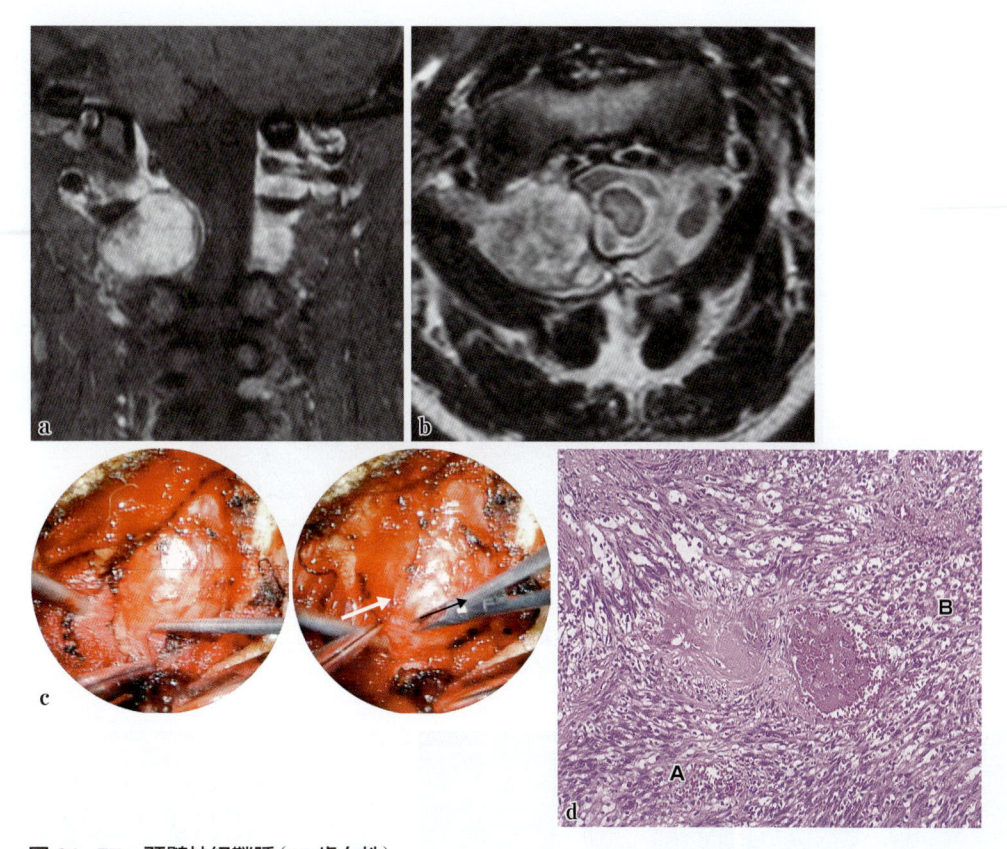

図 31-77　頚髄神経鞘腫（48 歳女性）
a. 前額面で腫瘍は C1-2 椎間孔内外に砂時計状に発育している（T1 強調像）。b. 脊髄圧迫を認める（T2 強調像）。c. 顕微鏡視下に被膜内腫瘍切除を行う（矢印，被膜）。d. 切除標本の病理像（A：Antoni A，B：Antoni B，HE 染色，×20）。

3　髄内腫瘍
intramedullary tumor

脊髄内に発生した腫瘍により脊髄が腫大する。上衣腫，星細胞腫，血管芽腫などがある。

【症状】

初発症状では脊髄腫瘍が存在する高位の髄節に一致した背部痛で脊髄痛 spinal pain ともよばれる痛みが主体となる。また偏在性であれば神経根性の疼痛あるいは索路性 long tract sign のしびれで発症することもある。数カ月～数年で腫瘍が存在する障害髄節高位での錐体路障害による痙性歩行，感覚上行路の障害による表在感覚障害あるいは深部感覚の異常をきたし，四肢麻痺，対麻痺の横断性障害をきたす。一般には症状は緩徐に進行するが，急速に症状が進行する際には，悪性腫瘍や腫瘍内出血も考慮すべきである。小児では原因不明の肩こりなどの通常小児では考えにくい症状や非定型的な側弯で発症することがある。

MRI の普及により脊髄髄内腫瘍は神経症状が発現する以前の疼痛のみの時点でも早期診断が可能になってきた。そのために近年，実地臨床上で髄内腫瘍に遭遇する機会は多くなってきている。腫瘍の発生は神経膠細胞である星細胞，乏突起細胞，上衣細胞のほか，神経節細胞や神経鞘細胞などに由来する。腫瘍によるくも膜下腔の閉塞などにより脊髄空洞を伴うことも多く，それは左右の後角や後索に沿って頭尾側に拡がる。

A　星細胞腫
astrocytoma

脊髄神経膠腫のなかでは上衣腫と並んで最も頻度が高く，神経膠細胞の中の星細胞由来の腫瘍である。髄内の左右に偏在し，浸潤性に発育するこ

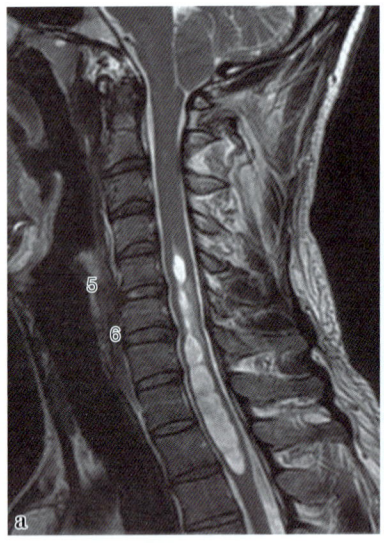

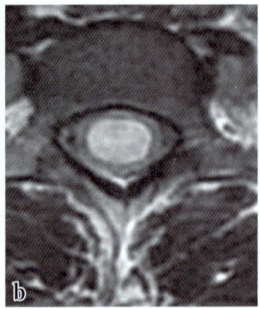

図 31-78 星細胞腫(26 歳男性)
a. 第 7 頚椎～第 3 胸椎高位において内部が比較的均一,辺縁が明瞭な髄内腫瘍を認める(T2 強調像)。第 5(5),6(6)高位には二次性の脊髄空洞を認める。b. 横断像(T2 強調像)。

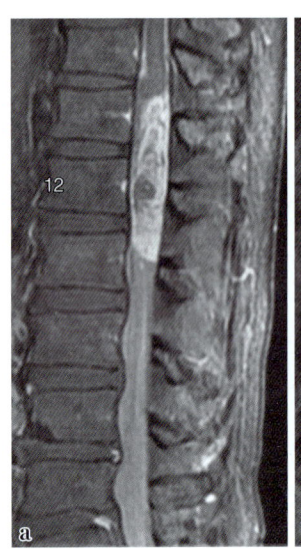

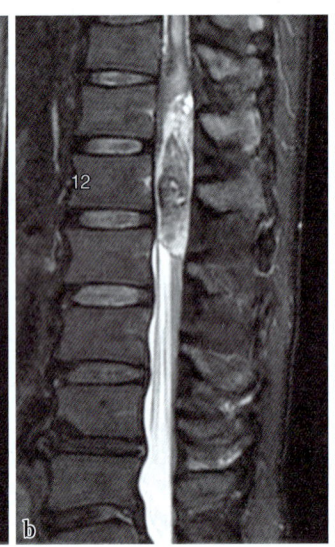

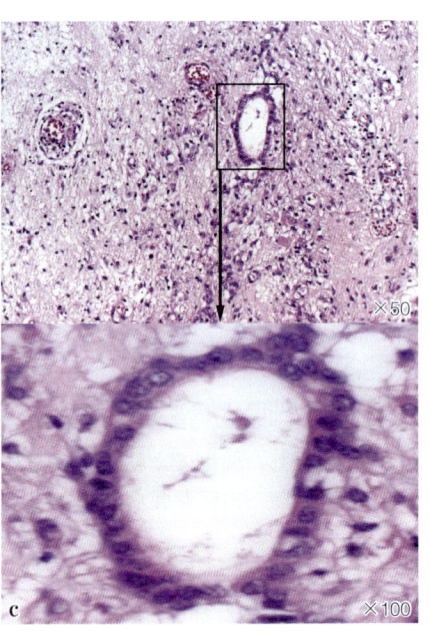

図 31-79 上衣腫(63 歳男性)
第 12 胸椎(12)高位の終糸から発生した粘液乳頭状上衣腫(a. T1 強調像,b. T2 強調像)。c. 病理組織では典型的なロゼット形成(ependymal rosette)を認める(HE 染色)。

とが多い。MRI では T1 強調像で等～低信号,T2 強調像で等～高信号を呈し腫瘍辺縁が不明瞭なことが多く,造影剤による増強効果は様々で球状や不整形に増強されるものや全く造影されないものなど様々である(図 31-78)。

B 上衣腫
ependymoma

脊髄中心管の上衣細胞由来の腫瘍で脊髄の中心部に発生するが,脊髄上衣腫の約 30% は終糸に

も発生し髄外腫瘍の形態をとる。MRIではT1強調像で低信号，T2強調像で高信号を呈し周辺に浮腫や空洞を伴うこともある。造影MRIでは星細胞腫と比較すると増強効果が均一で境界は明瞭である。終糸由来の上位腫は粘液乳頭状上位腫ともよばれ全摘手術の適応となる（図31-79）。

C 血管芽腫，脂肪腫
hemangioblastoma, lipoma

血管内皮細胞由来の良性腫瘍であるが孤発例とvon Hippel-Lindau（フォンヒッペル-リンダウ）病の一部分症として発生することがある。MRIではT1強調像で不均一な低信号から等信号，T2強調像で等〜高信号の呈し，血管を示すflow voidが腫瘍内に認められる。造影MRIでは強い増強効果を認める。脊髄血管造影で均一な腫瘍陰影を認める。

脂肪腫は成熟した脂肪組織が軟膜下に発生したもので，MRIでは脊髄背側にT1強調像およびT2強調像で高信号を示して認められる。悪性腫瘍ではないが，脊髄との境界には線維性癒着が強く認められ，境界不明瞭で全摘は不可能であり，腫瘍内減圧で終わることが多い。

4 脊髄腫瘍と鑑別すべき疾患

髄内腫瘍との鑑別で重要なものに多発性硬化症やサルコイドーシス，放射線脊髄症がある。

A 多発性硬化症

脱髄疾患で血管周囲に多巣性の脱髄巣を呈し，寛解と増悪を繰り返すのが特徴である。脊髄の脱髄では初期には横断性脊髄症が認められる。MRIでは異常を描出できないこともあるが，脊髄の腫大や，病巣がT2強調像で一般には長さ10〜15mm以下の多発性の高信号を示すことで診断される。急性期にはGd造影効果がみられることがある。急性期の脳脊髄液検査では，蛋白質・細胞数の軽度増加とIgGの増加やオリゴクローナルバンドやミエリン塩基性蛋白質がみられる。

B サルコイド脊髄症

慢性特発性の肉芽腫病変で多くの臓器を侵す。サルコイドが神経系を侵すのは患者の約5％にす

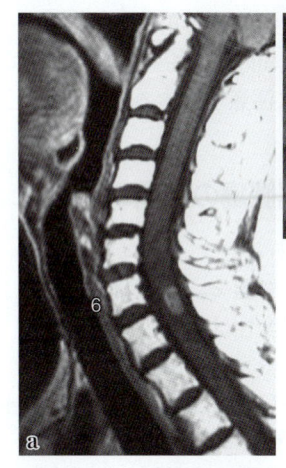

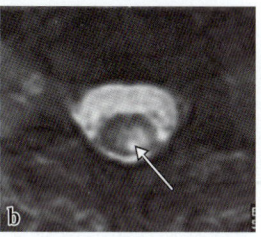

図31-80 放射線脊髄症（61歳女性）
甲状腺癌に対して放射線療法を行った後，6カ月を経過して脊髄症が出現した。a．MRI T1強調像では第6頚椎高位に高信号を呈するfocalな病変を認める。b．T2強調像（矢印，病変）。

ぎないが脊髄にも浸潤する。一般にはMRIで造影効果が認められ，神経根や脊髄実質の占拠病変，びまん性の脊髄腫大，T2強調像で巣状またはびまん性の高信号を示すことで診断される。確定診断は肺などの気管支鏡による生検で行う。組織学的には非乾酪性類上皮性の肉芽腫を認める。

C 放射線脊髄症 radiation myelopathy

癌治療の放射線照射後に数カ月〜数年を経て出現してくる脊髄症でMRIではfocalな陰影を認める（図31-80）。ステロイド療法などで自然に軽快することも多い。

5 馬尾腫瘍 cauda equina tumor

第1腰椎より遠位の馬尾から発生する腫瘍を馬尾腫瘍という。腫瘍は神経鞘腫と髄膜腫が大半を占める。von Recklinghausen（フォンレックリングハウゼン）病では多発性の神経鞘腫を認める。腫瘍が硬膜管内の小さなものでは無症状であるが，腫瘍径が増大し硬膜管の全体を占めるくらいになると，正常な馬尾が圧迫され下肢麻痺や下肢感覚障害，膀胱直腸障害が出現してくる。最近ではMRIが普及しているので，無症状の馬尾腫瘍が多く発見される。またときに椎間孔付近の感覚

神経から発生する馬尾腫瘍は椎間孔内外を大きく占拠したり，椎体圧迫 scalloping を生じるので単純 X 線像や CT の読影に注意を要する。

6 脊髄腫瘍，馬尾腫瘍の手術

外科的治療が原則である。マイクロサージャリーや内視鏡手術，術中脊髄モニタリング技術の向上により腫瘍摘出の安全性は向上しているが，常に術後の神経機能障害や完全摘出ができない場合もあることなどについて術前に十分なインフォームド・コンセントを得ることが重要である。

硬膜内髄外腫瘍はほとんどが良性腫瘍であり，発生部位は背側ないし側方にあるため後方進入により一塊として腫瘍を摘出する。巨大な神経鞘腫では内容物を CUSA などで除去するか部分切除 scouping を行って脊髄に愛護的に切除を行う。硬膜の縫合は water-tight に行う。多くは片側部分椎弓切除術や椎弓切除を要するが術後の脊柱変形の発生の可能性について十分に対策を練る必要がある。

髄内腫瘍では後正中溝から進入すれば脊髄実質内に入ることなく後索を二分して脊髄中心に至ることができる。髄内腫瘍のうち上衣腫と血管芽細胞腫は手術顕微鏡使用によりほとんどが摘出可能であるが，星細胞腫では腫瘍は偏在していることが多く浸潤性も強く，腫瘍と正常脊髄との境界が不明瞭なことも多いので，可及的な減量術や部分的摘出にとどまることが多い。

馬尾腫瘍は多くは小さな椎弓切除と顕微鏡視下に低侵襲に切除可能である。

●参考文献

1) 菊地臣一：名医に学ぶ腰痛診療のコツ．永井書店，2006
2) 菊地臣一：腰痛．医学書院，2003
3) 辻　陽雄：基本腰椎外科手術書　改訂3版．南江堂，1996
4) 辻　陽雄，高橋栄明(編)：整形外科診断学　改訂3版．金原出版，1999
5) 戸山芳昭(編)：図説腰椎の臨床．メジカルビュー社，2001
6) Airaksinen O, Brox JI, Cedraschi C, et al：European guidelines for the management of chronic non-specific low back pain. European Commission, Research Directorate General. 2004. www.backpaineurope.org
7) McCulloch J, Transfeldt E：Backache, 3 rd ed. Williams & Wilkins, Baltimore, Hong Kong, London, Sydney, 1997〔鈴木信治(監訳)：Macnab 腰痛　原著第3版．医歯薬出版，1999〕

第32章 股関節

診療の手引き

☐ 1. 診察室に入ってくる患者の歩き方や座り方に注意を払う．患者が名前を呼ばれてから診察室に入るまで時間がかかる場合は，痛みが強いことを示している．

☐ 2. まず痛みなどの症状がいつ頃から出現したか，股関節の動きがいつ頃から悪くなってきたかを聞く．

☐ 3. 仕事の具体的内容を聞き，その仕事の制限・中止について確認する．

☐ 4. 同居家族がいるかどうか，家庭内での患者の立場や，家族のサポート状況を確かめる．

☐ 5. 発症から現在まで痛みが増強しているのか軽快しつつあるか，安静時痛や夜間痛はあるか，股関節の痛みは動作開始時に強いのか，動作とともに増すのかなどを尋ねる．

☐ 6. 股関節痛を自覚する前に，腰痛や膝痛がなかったかどうかを確認する．

☐ 7. 座位で深く腰掛けていられるかどうかを診る．次に患者を立位にし，両下肢で安定して立っていられるか，脚長差によって踵が浮いていないかを判断し，実用脚長差を測る．次に片脚で安定して立っていられるかを診た後，上半身の揺れによりTrendelenburg（トレンデレンブルク）徴候の有無を判断する．

☐ 8. 診察室内の椅子からベッドなどの移動はできるだけ患者自身に任せる．動作の困難さにより疼痛の程度の把握ができる．

☐ 9. 患者の羞恥心に十分配慮する．患者を下着姿で診察するのではなく，必ず患者用の検査衣（パンツ）を用意するか，股関節から股間部に布をあててから診察する．

☐ 10. 背臥位で骨盤の傾き，腰椎前弯・後弯増強の有無を診る．大腿四頭筋萎縮の有無を確認する．

☐ 11. 可動域は，健側あるいは痛みの少ない股関節から行い，患者に痛みを与えないようにゆっくりと計測を行う．痛みを感じるところまで患者自身に屈曲させるとよい．患者が痛みを感じ始めるまでの可動域こそが重要である．次に屈曲拘縮を診る〔Thomas（トーマス）テスト〕．内転・外転は，骨盤が同時に動いているか否かに注意する．

☐ 12. 膝伸展位での自動下肢挙上は，股関節筋力を簡便に評価できる方法である．

☐ 13. 患者と十分なコンタクトがとれた後に，患者および家族に，発育性股関節形成不全の既往を尋ねる．大腿骨頭壊死症が疑われる患者では，副腎皮質ステロイドの服用歴，アルコールの多飲歴を確認する．

☐ 14. 股関節疾患が疑われる場合には，まず両股関節の正面X線撮影を依頼する．側面像にはいろいろな撮影法があるので，正面X線像で診断した後で具体的に指示する．

股関節 hip joint は，体幹と下肢を連結する球関節であり，立位や歩行などの下肢機能において最も重要な役割を果たしている．大腿骨頭を寛骨臼が深く覆うことで，骨性に安定している点が，安定性を軟部組織に依存する膝関節や肩関節と大きく異なる．そのため，寛骨臼の被覆の不良は，股関節の疾病を引き起こす．また，小児整形外科疾患の代表である発育性股関節形成不全（先天性股関節脱臼）は，股関節疾患全体を理解するための基本である．他にも，大腿骨頭壊死症や高齢者の骨粗鬆症に基づく大腿骨近位部骨折など，特徴的で重要な疾患も多い．

機能解剖とバイオメカニクス

A 股関節の骨構造

股関節を構成する骨は，寛骨と大腿骨 femur である．骨盤側の関節部分は，臼状になっており，寛骨臼 acetabulum とよばれ，大腿骨側は球状であり，大腿骨頭 femoral head とよばれる（図 32-1）．球関節であり，屈曲・伸展，内転・外転，内旋・外旋の 3 軸回りに動く．別の言い方をすれば，骨盤は大腿骨頭の中心を支点に自由に回転することができる．また，体重を支えるため，肩関節と比べて，骨性の接触部分が大きい．寛骨は腸骨と恥骨と坐骨で構成される．ちょうど寛骨臼の中央でこの 3 つの骨は接している（図 32-2）．この部分は，幼少期には軟骨で接しているため，Y 軟骨 triradiate cartilage とよばれる．大腿骨の近位は，大腿骨頭，大腿骨頸部 femoral neck，大転子 greater trochanter，小転子 lesser trochanter で構成されている．大腿骨頸部は，大腿骨の長軸に対して頸体角 neck shaft angle とよばれる角度を持って傾いている．また，膝関節の両顆部からみると，頸部は前方に捻じれている．この角を前捻角とよんでいる（図 32-3）．頸体角は，新生児では 130° 前後であるが，乳児期にはやや大きくなり，その後再び減少して，成人の平均は 125～130° 程度となる．また，前捻角も，小児期には大きくその後減少して成人の平均は 20° 程度である．

頸体角があるため，**大腿骨頭にかかる体重は頸部を内下方に曲げようとする**（内反しようとする）力となり，これに支えるため頸部の内側の骨皮質は厚い．この部分は大腿骨距 calcar femorale（または Adams 弓）とよぶ（図 32-4）．大転子には，骨盤を保持する作用を持つ中殿筋が停止している．また，小転子には，腸腰筋が停止している．小転子と大転子の間の後方には転子間稜とよばれる隆起がある．

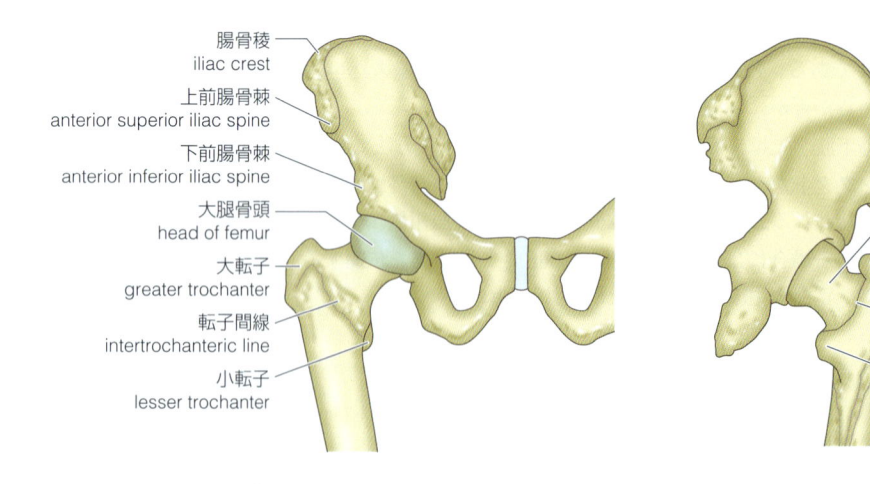

図 32-1 股関節の骨構造

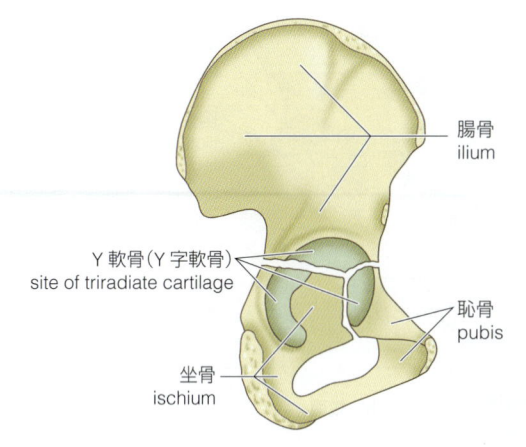

図32-2 寛骨の成り立ち

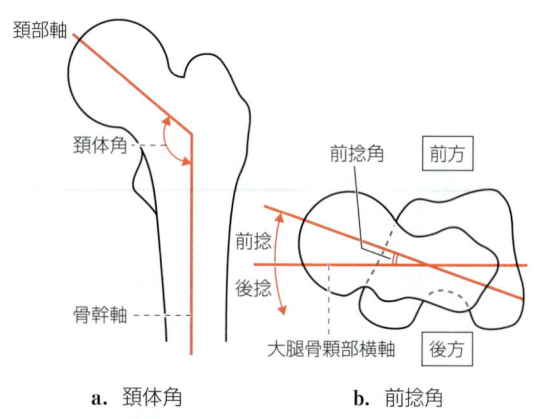

- 腸骨 ilium
- Y軟骨（Y字軟骨） site of triradiate cartilage
- 恥骨 pubis
- 坐骨 ischium

図32-3 頚体角と前捻角

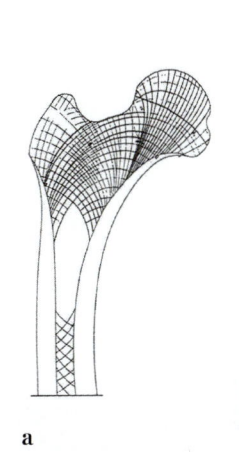

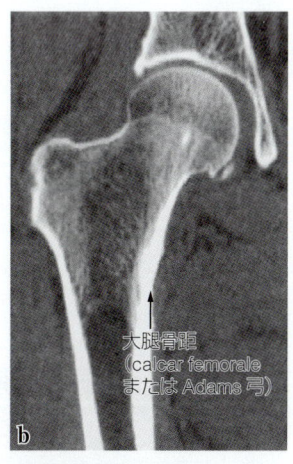

- 頚部軸
- 頚体角
- 骨幹軸
- 前捻角
- 前捻
- 後捻
- 大腿骨顆部横軸
- 前方
- 後方

a. 頚体角　　b. 前捻角

図32-4 大腿骨近位部の骨梁構造のモデル
荷重に沿って骨梁が並んでいる。
（a は Wolff Julius：The law of Bone Remodelling. Translated by Maquet P, Furlong R：Springer-Verlag, Berlin, Heidelberg, NewYork, London Paris, Tokyo, 1986 より引用改変）

大腿骨距 (calcar femorale または Adams 弓)

線維とともに被膜 retinacula を形成している。

Advanced Studies

骨頭および頚部を栄養する血管は，被膜の下を走行し，被膜下血管 retinacular vessels とよばれる（図32-7）。大腿骨頚部が関節包内に存在するので，大腿骨頚部・骨幹端に骨髄炎が発症すると，膿瘍が直接関節腔内に破れ化膿性股関節炎を引き起こす（→乳児化膿性股関節炎：248頁，630頁参照）。

B 関節包と靱帯

1 関節包 joint capsule

関節包は寛骨臼縁と大腿骨近位を，連結する強固な線維組織である。関節包は前面では大腿骨頚部全体を被い転子間線近位に付着し，後方では，頚部のより骨頭寄りに付着している。関節包の内側線維は，頚部付着部で反転し，頚部全体を覆っている。滑膜は関節包内面を覆い，これも，関節包頚部付着部で反転して，反転した関節包の内側

2 靱帯 ligament

寛骨と大腿骨を結ぶ靱帯には，関節外に腸骨大腿靱帯 iliofemoral ligament，恥骨大腿靱帯 pubofemoral ligament，坐骨大腿靱帯 ischiofemoral ligament があり，関節内に大腿骨頭靱帯（円靱帯）ligament of head of femur（ligamentum teres）が存在する（図32-5）。大腿骨頭靱帯は，発育性股関節形成不全において，肥厚し，骨頭の整復を妨げる整復障害因子の1つとなる。関節外の靱帯は，股関節の安定性に寄与している。また，寛骨臼切痕部には，骨性の欠損を補うように寛骨臼横靱帯 transverse ligament of acetabulum が張っている。

3 滑液包 bursa

主な滑液包としては，前方の腸恥包 iliopectineal bursa，後方の大殿筋坐骨包 ischiogluteal bursa，外側の大転子包 greater trochanteric bursa

図中ラベル:
- a. 前面: 坐骨大腿靱帯 ischiofemoral ligament
- b. 後面: 坐骨大腿靱帯 ischiofemoral ligament, 腸骨大腿靱帯 iliofemoral ligament
- c. 寛骨臼内部: 大腿直筋（direct head）, 大腿直筋（indirect head）, 寛骨臼横靱帯, 大腿骨頭靱帯, 恥骨, プルヴィナール, 関節唇, 寛骨臼窩, 月状面, 坐骨結節, 閉鎖孔, 骨頭, 大腿骨頚部

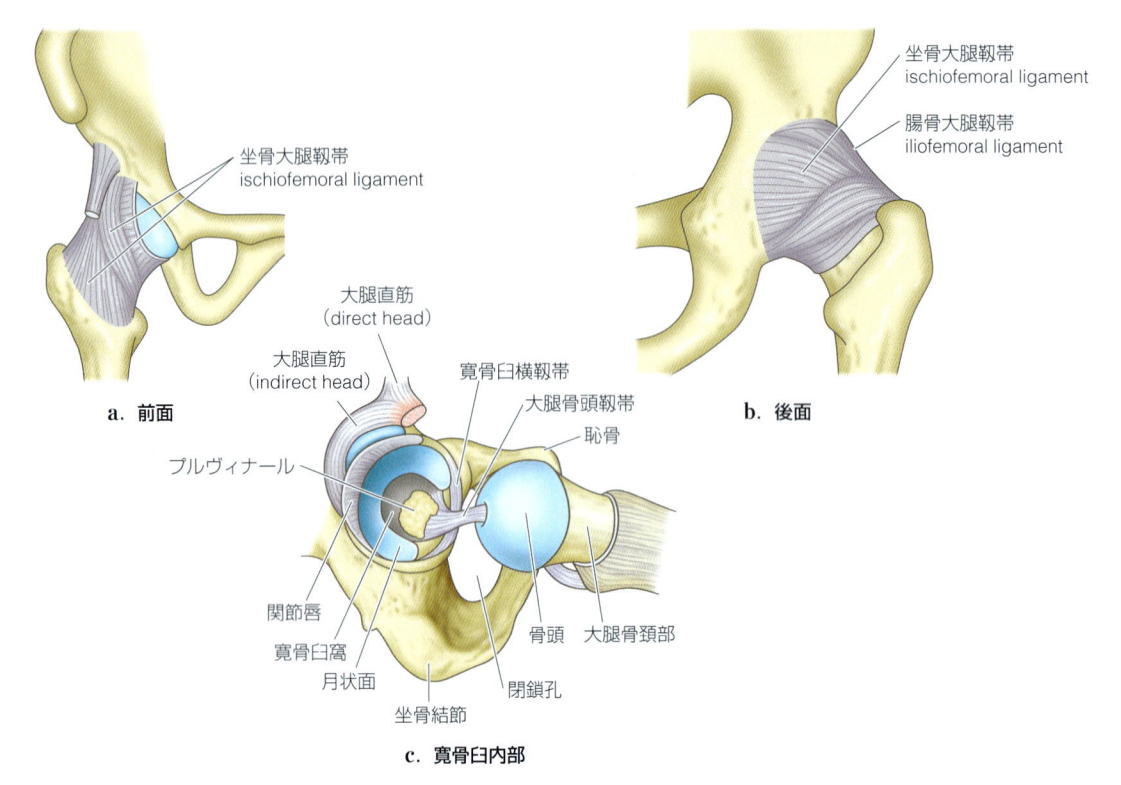

図 32-5　寛骨と大腿骨の連結

がある．腸恥包は股関節と交通していることがあり，関節リウマチなどでは，滑液包が拡大していることがある．

Advanced Studies

腸骨大腿靱帯と恥骨大腿靱帯の間の菲薄部は腸腰筋腱様部が被い，その間に腸恥包 iliopectineal bursa が存在する．また，頚部後面の関節包や靱帯は，前方に比して薄く力学的に弱いため，外傷性股関節後方脱臼における局所的抵抗減弱部とされている．

C 筋肉

屈曲・伸展，内転・外転，内旋・外旋の動きを可能にするため，股関節周辺には多くの筋肉が存在する（**表 32-1**）．また，体重を支えながら，歩行や跳躍を実現するため，筋肉は大きく力強い．それぞれの動きに関与する筋肉を表に示す．どの筋肉も重要であるが，立位保持や歩行においては，股関節の屈曲，伸展，外転を司る筋肉がとりわけ重要である．

表 32-1　股関節の動きに作用する筋肉群

	主作用筋	その他
屈曲	腸腰筋（大・小腰筋，腸骨筋の総称）	縫工筋，大腿直筋，恥骨筋
伸展	大殿筋，大腿二頭筋，半腱様筋，半膜様筋	—
外転	中殿筋，小殿筋	大腿筋膜張筋
内転	大内転筋	短内転筋，長内転筋，腸腰筋
外旋	短外旋筋群（梨状筋，内閉鎖筋，上・下双子筋，大腿方形筋）	腸腰筋
内旋	大腿筋膜張筋，小殿筋，中殿筋，大内転筋，大腿屈筋群	—

股関節の外転筋である中殿筋，小殿筋，大腿筋膜張筋は，日常活動では，体重のかかる骨盤を水平に支えるための力を発生している（→604 頁参照）．

また，大腿直筋と大腿二頭筋・半腱様筋・半膜様筋（ハムストリングス）は，股関節だけでなく，

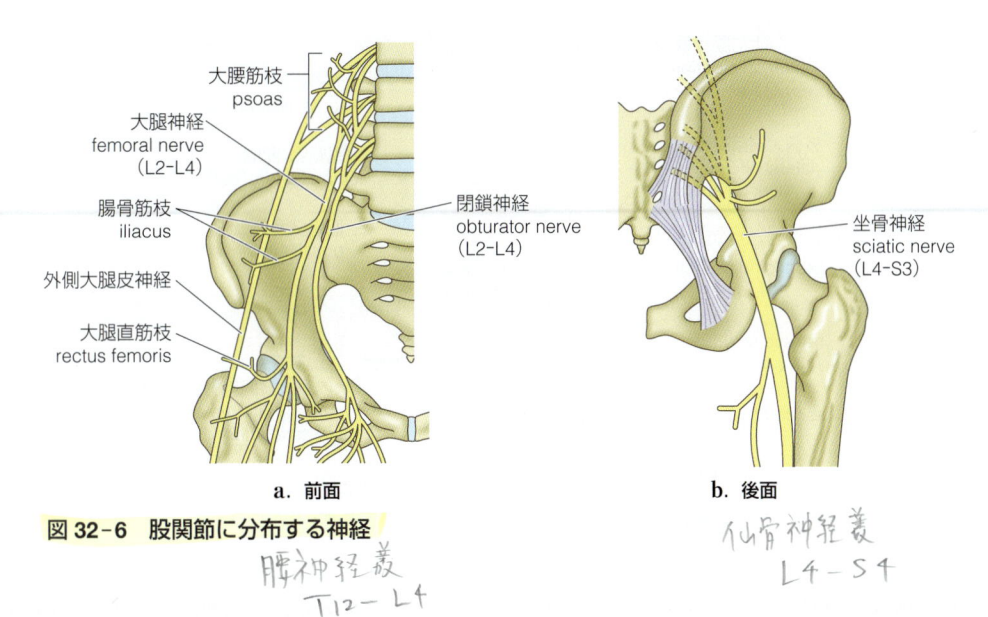

図 32-6 股関節に分布する神経
a. 前面
b. 後面

膝関節の運動にも関与する二関節筋である。例えば，大腿直筋が収縮すると，股関節には屈曲力として，膝関節には伸展力として作用する。そのままの動きとしては，ボールを蹴るときの動作である。スクワットのしゃがみこむ運動を考えると，股関節を屈曲させながら，同時に，膝関節が急激に曲がることを防ぐブレーキのように作用している。このように，巧みな制御が行われていることが理解できる。

D 神経

股関節に分布する神経には，大腿神経，閉鎖神経，上殿神経，下殿神経，坐骨神経がある。大腿神経は股関節の前方，坐骨神経は股関節の後方を走行している（図32-6）。外傷性股関節脱臼では，骨頭が後方に脱臼することが多いため，坐骨神経が損傷されることがある。股関節手術の際にも，そのアプローチにより損傷しやすい神経があることを熟知する必要がある。

大腿外側皮神経は，上前腸骨棘の下方の筋膜を貫通後，縫工筋の外側縁に沿って走行し，大腿外側前面の感覚を支配している。圧迫などにより傷害を受けると，絞扼性神経障害の1つである感覚異常性大腿痛 meralgia paresthetica を生じる（→872頁参照）。

E 血管

股関節，特に大腿骨近位部に分布している血管の解剖は，高齢者に非常に多い大腿骨近位部骨折の予後や大腿骨頭壊死症の病態を理解するうえで，必須の知識である。大腿骨近位部は，大腿深動脈からの枝である外側大腿回旋動脈と内側大腿回旋動脈，および大腿骨頭靱帯動脈の3本の動脈で栄養されている（図32-7）。外側大腿回旋動脈 lateral femoral circumflex artery の上行枝は前方の転子間線に沿って走行し，その分枝は，前方の関節包を貫通し，頚部や骨頭を栄養する。内側大腿回旋動脈 medial femoral circumflex artery は後方から大腿骨に接近し，その主たる分枝（大腿骨頚部後方動脈）は転子間稜に沿って走行し，頚部に数本の分枝を送る。これらの分枝は大腿骨頚部と骨頭を栄養する被膜下血管 retinacular vessels となる。大腿骨頚部上方の被膜下に入るものを上被膜動脈 superior retinacular artery という。この動脈が，大腿骨頭を栄養するうえでは最も重要である。閉鎖動脈の枝である大腿骨頭靱帯動脈は，小児期には血流を送っていないとされ，成人後も栄養血管としての役割は低い。

Advanced Studies

大腿骨頚部を覆う被膜のうち，下被膜動脈を入れた後下方の被膜は強く，retinaculum of Weitbrecht とよばれる。大腿骨頚部骨折が起こったとき，この retinaculum が残存

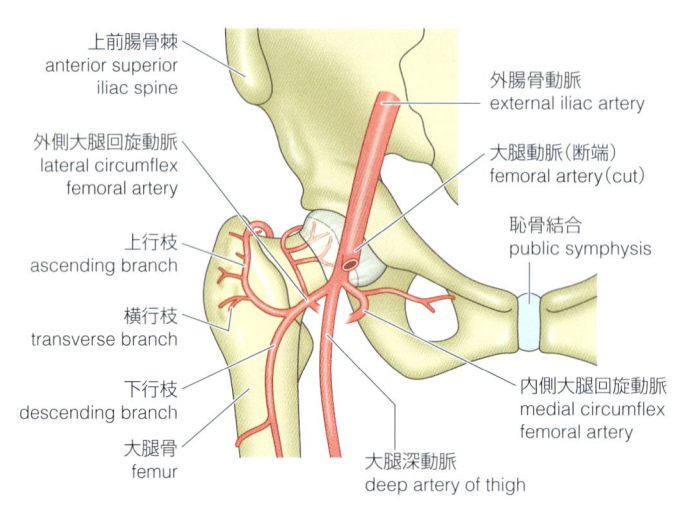

図 32-7　大腿骨頭の血管支配（前面）

している場合，Garden 分類で stage Ⅲ であり，切れた場合は stage Ⅳ とされる。

F　バイオメカニクス
biomechanics

　股関節は，荷重と歩行に深く関与しているため，力学的な研究が古くから行われてきた。また，近年においては，より優れた人工関節の開発を目的とした研究もなされている。

1　立位時に股関節にかかる力

　股関節に関係する筋肉はたいへん多く，また3次元的な運動をするため生体での解析は複雑であるが，概念を理解するため2次元の簡単なモデルで解説する。

A　両脚立位の場合

　力を抜いて両脚で立っている場合，微細なバランスをとるための筋力を除いては，概ね股関節より上部の重量の半分が，片方の股関節にかかっていると考えられる。一方の下肢の重量は体重の約1/6とされるため，片方の股関節にかかる力は，体重の約1/3となる。

B　片脚立位の場合

　片方の下肢を持ちあげると，身体の立脚側の下肢を除いた部分が，立脚側の股関節中心を支点にして，遊脚側に傾こうとする。傾かせようする力Wの大きさは，立脚側の下肢重量を除いた重量（体重の約5/6）であり，方向は鉛直方向で，力がかかる場所（作用点）は体の中央よりやや遊脚側寄りである。身体を水平に保つためには，立脚側の股関節の外転筋力で釣り合いを得なければならない。外転筋力として作動する筋を中殿筋に代表させると，図 32-8 のような釣り合いの図となる。中殿筋は腸骨外板と大転子を結んでいて，より股関節中心に近い。そのため，中殿筋が発生すべき力はWの2倍近くになる。股関節にかかる力は，Wと中殿筋力の合力となるため，体重の3倍程度となる。このように，片脚で立つだけで股関節には想像以上の力がかかっていることがわかる。また，筋力は外から測定することはできないため，このように推定することでしか評価できない。

2　仰臥位で下肢を持ち上げた時に股関節にかかる力

　下肢を伸展したまま持ち上げる straight leg raising（SLR）訓練は，下肢の運動器疾患のリハビリテーションでよく行われる。体重を掛けることを許可する以前に軽い運動として推奨される場合もある。しかし，図 32-9 に示すように，下肢を持ち上げようとした瞬間に必要とされる筋力は下肢の重さの6倍となり，（下肢の重さは体重の1/6であることから），ほぼ体重分の筋力が必要とさ

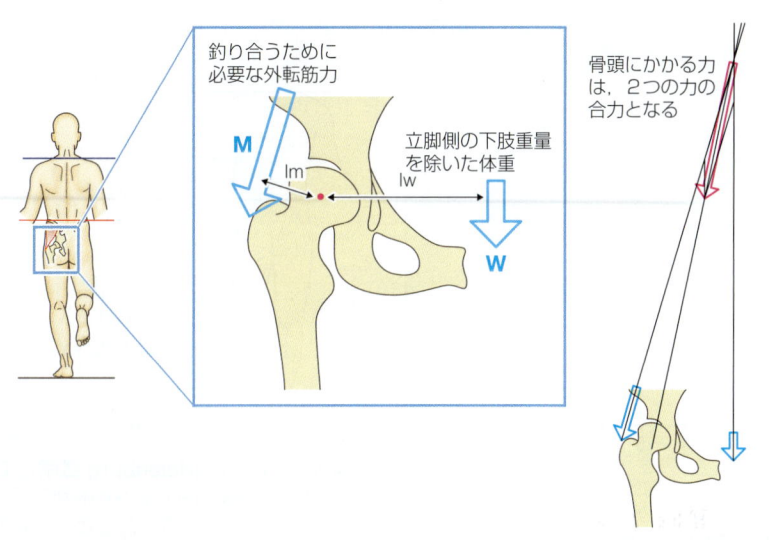

図 32-8　片脚立位時の股関節合力
片脚立位時の人体は，立脚側の股関節を支点としてバランスを取っている．骨盤を水平に保つためには，股関節外転筋（主として中殿筋）が収縮して，モーメントの釣り合いを取る必要がある．股関節外転筋力を **M** とし，立脚側の下肢重量を除いた体重を **W** とし，それぞれのてこの腕の長さを，lm，lw とすると，|M| × lm = |W| × lw となる．lw は lm のほぼ 2 倍であり，M は W の 2 倍となる．股関節にかかる力は **M** + **W** であり，その大きさは，体重の約 3 倍となる．
（太字の **M** と **W** はベクトル，|M| と |W| はベクトルの大きさを示す．）

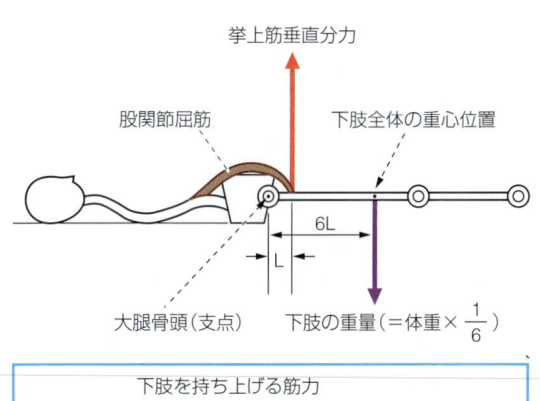

下肢を持ち上げる筋力
＝下肢の重量×6L/L
＝下肢の重量（体重×1/6）×6
＝体重

図 32-9　下肢自動伸展挙上時の股関節合力 (寺山　原図)

れる．この位置で停止した場合，股関節には体重の 5/6 の力（大腿骨には下向きに，反力として寛骨臼には上向きに）が生じていて，決して軽い運動ではないことを理解しておくべきである．

③ 歩行時に股関節にかかる力

歩行時に股関節にどのような力がかかっているかも，股関節疾患の病態や治療法を考えるうえで重要である．しかし，歩行時にも直接測定できない筋力が大きく関与していることは明らかである．そこで，Bergmann らは，センサー付きの人工関節を生体に入れることで，直接股関節にかかる力を測定した．図 32-10 はその結果を示している．歩行時には，踵が接地する前から力がかかり始め，ピークを迎え，その力はいったん小さくなって蹴りだすときにまた大きくなる 2 相性の山を持つグラフとなっている．ピークの大きさは，体重の 2.5 倍程度である．また，同じ実験から，歩行速度を上げるとより大きな力がかかることがわかっている．

④ 立位・歩容の異常

立位や歩行時に，体重よりも大きな筋力が必要とされることから，股関節周辺の筋力の低下は，立位や歩容の異常を引き起こす．特に，股関節脱臼や麻痺性疾患で外転筋力が低下すると，患側で

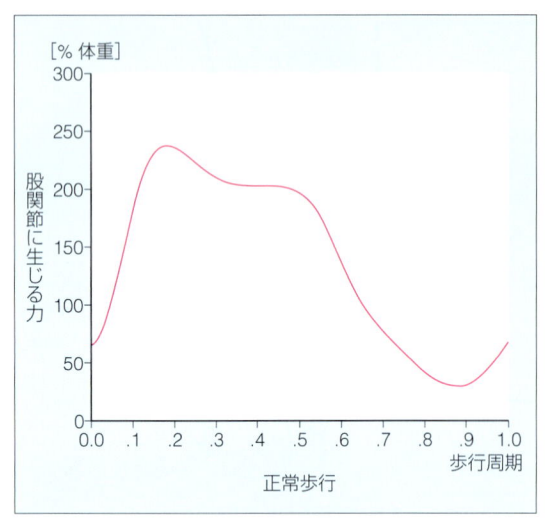

図 32-10　歩行時に股関節に生じる力
グラフは，正常歩行の1周期に股関節にかかる荷重を示している．踵接地時に最大の荷重がかかり，その値は2.5倍程度である．
(Bergmann G, Deuretzbacher G, Heller M, et al.: Hip contact forces and gait patterns from routine activities. J Biomech 34 : 859-71, 2001 の図を改変)

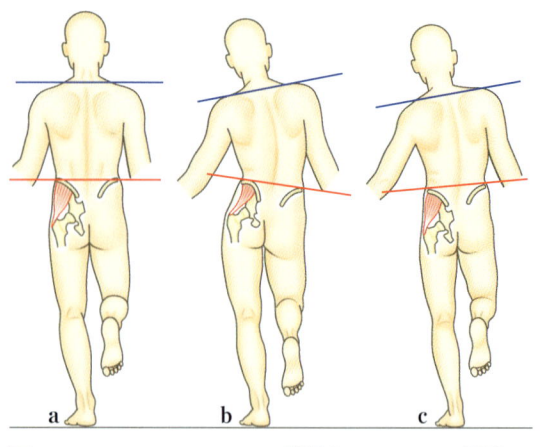

図 32-11　Trendelenburg 徴候と Duchenne 現象
いずれも股関節外転筋不全の有無をテストするもの．
a. 正常：片脚で起立したとき，股関節外転筋の力で骨盤は水平もしくは遊脚側が少し上がって，体幹は垂直となる．
b. Trendelenburg 徴候：股関節脱臼や外転筋力不全があると，遊脚側の骨盤が沈下する．体幹を立脚側に傾けることによりバランスを保つ．歩行時には肩が立脚側に振れる〔Trendelenburg lurch（揺れ）〕．
c. 骨盤沈下なしに体幹が立脚側に振れることがある．体幹の重心位置を立脚側股関節の直上に移動させて，股関節に加わる合力を軽減させる生体反応である．股関節痛の患者によくみられる症状であるが，骨盤沈下の有無を判定できないことも多い．1867年にDuchenneが中・小殿筋麻痺の歩行では骨盤沈下と肩の揺れが起こることを記述し，その25年後にTrendelenburgが先天性股関節脱臼（発育性股関節形成不全）でも同様な現象が起こることを報告した．

立とうとすると骨盤は水平位を保てず，遊脚側に傾く．この現象をTrendelenburg（トレンデレンブルク）徴候とよぶ．診察の際，患者を立たせ，検者は後方から，目を殿部の高さにする．患者に片足ずつ持ちあげるよう命じ，骨盤の傾きを観察する．遊脚側に傾けば，立脚側のTrendelenburg徴候陽性と判断する．

このような状態で歩行するときは，体幹は立脚側に振ってバランスを保つ．外見上は肩を患側に落として歩く異常歩行（跛行 limp）となり，これをTrendelenburg歩行という．痛みのあるような場合，患側で立脚する前から，体幹を立脚側に振ることで，骨盤沈下を伴うことなく，股関節にかかる合力を軽減させるように歩行することがある．このような歩行をDuchenne（デュシェンヌ）歩行という（図 32-11）．

Advanced Studies
その他の異常歩行
歩行に関する異常は，様々な運動器疾患により出現する．股関節由来で発生するその他の異常歩行として下記のようなものがある．

A. 墜下性歩行 short leg gait
軟性墜下性歩行と硬性墜下性歩行がある．
軟性墜下性歩行：発育性股関節形成不全などで，荷重時骨頭が殿筋内を上方に移動することで生じる．
硬性墜下性歩行：脚長不同がある場合，短縮側の骨盤を下降させて歩行する．一般に脚短縮が3cm以内であれば異常歩行は目立たない．

B. 疼痛回避歩行 antalgic gait
強い股関節痛を有する患者では痛みを避けるため患肢の接地時間（立脚相）を短くして歩く．歩行速度および歩幅も短縮する．またこれとは逆に，急な動作による痛みの増大を避けるために，患側の接地時間を長くして歩く滞留跛行も疼痛回避歩行の一種である．

5 腰椎-股関節-膝関節の関係

二本足で直立する人類は，下肢と脊椎の状態は密接に関連している．元々は1つの部位の疾患であっても，長期に変形や可動域制限が続くと他の部位の疾病を二次的に引き起こすことがある．股関節については，いくつかのパターンが知られて

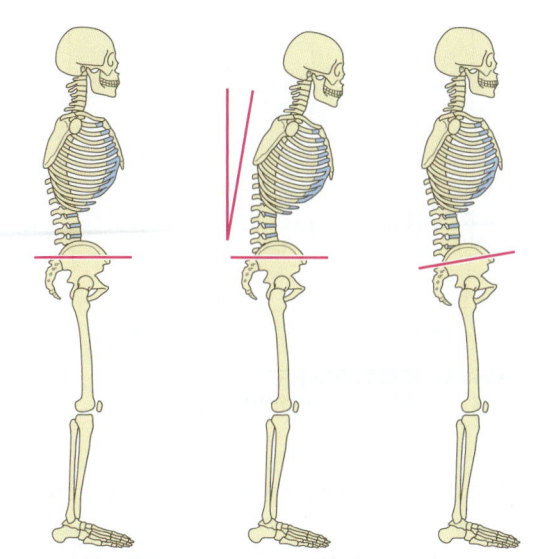

図32-12 腰椎後弯変形と骨盤後傾
腰椎や下部胸椎の圧迫骨折などにより，同部が前屈するような脊椎の変形が生じる（図中央）と，それを補正するために，股関節は伸展し，骨盤が後傾する（図右）。その結果，股関節の前方の被覆が減少し，圧力が集中して，軟骨下脆弱性骨折などの原因となる。

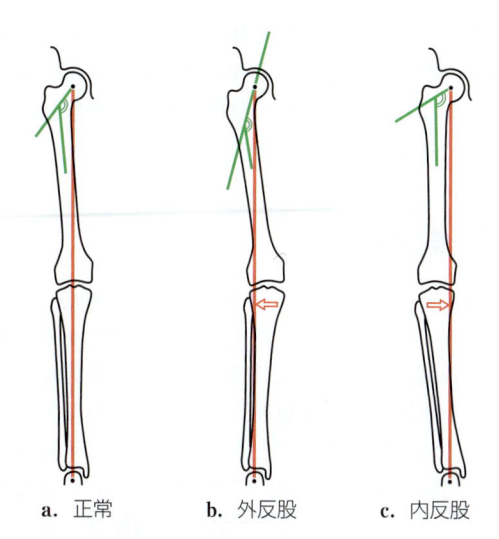

図32-13 股関節と膝関節の関係
赤い線がMikulicz線。

a. 正常　　b. 外反股　　c. 内反股

いる。主なものを示す。

A 矢状面での変化

1. 腰椎の前弯が消失あるいは後弯変形を生じたため，立位において骨盤が後傾し，股関節に前方の被覆の減少が起こる場合（図32-12）。

骨粗鬆症などにより，胸腰椎移行部に，圧迫骨折が生じると腰椎の前弯が消失あるいは後弯変形を起こす。上体は前傾するため，これを直立させようとすると，股関節は過伸展位となる。このため，骨盤は後傾し，大腿骨頭の前方の被覆が減じる。これにより，股関節への圧力の集中を生み，大腿骨頭軟骨下脆弱性骨折や変形性股関節症などの原因となる。

2. 股関節が屈曲拘縮したため，立位において骨盤が前傾し，腰椎の前弯が強まる場合。

B 冠状面での変化

1. 片側の股関節の罹患により，脚短縮あるいは脚延長のため下肢の脚長差が生じ，腰椎が側弯を強制される場合。
2. 腰椎の側弯のため，骨盤が傾き，片側の股

関節が屈曲位や内転位を強制される場合。

3. 股関節の内反変形や，外反変形により，荷重軸の変化が生じ，膝関節に影響を与える場合（図32-13）。

立位の下肢機能軸〔大腿骨頭中心と足関節中心を結んだ線：Mikulicz（ミクリッツ）線〕は，正常膝関節では，その中心を通過する。しかし，頚体角が大きい（外反股）である場合は，膝関節の外側を通過し，頚体角が小さい（内反股）場合は，内側を通過する。このように膝関節自体が正常でも，大腿骨頚部の形態により，膝関節の荷重状態は変化し，二次的な異常を生じる可能性があることを示している。これは，大腿骨の骨切り術や人工関節置換術を行う場合にも注意する必要がある。

股関節の診察・検査

A 診察法

股関節疾患は，成人だけでなく，乳幼児期から小児期にかけても発症するものも多い。乳幼児や小児の診察においては，怖がらせないこと・過大

な力を入れず，やさしく体を持つ・患児の力が抜けるのを待つなどの基本的な診察法を身に付けなければならない。また，股関節疾患の診察は，羞恥心に対する配慮が必須である。

1 問診

成人では，通常の整形外科的問診に加え，乳幼児期や小児期の病歴を聞くことが重要である。成人の股関節疾患の大部分は，変形性股関節症であり，わが国では，小児期以前に発育性股関節形成不全の治療歴を持つことが多い。過去に手術を受けた経験がある場合は，時期や手術創の位置などの確認もしておく。小児期以前の病歴は，本人が覚えていることは稀で，家族からの伝聞であることがほとんどであり，必ずしも正確なものではないことも知っておかねばならない。

乳幼児や小児では，家族や保護者から十分な情報を得るように努める。乳児健診で異常を指摘されたという精密検査目的や，急に歩かなくなった，足を触ると泣くなどの訴えで来院することも多い。また，小児では，股関節疾患であっても，しばしば膝が痛いと訴えることがある。

2 視診，触診

視診や触診を行う場合，皮溝や皮下に触れる骨の一部(皮膚や皮下のランドマーク)は，解剖学的な位置を察知するうえで重要である。股関節周辺の皮溝には，腹側に鼡径溝(鼡径靱帯よりやや遠位)があり，背側に殿溝がある(図32-14)。乳幼児では，大腿前面の内側に大腿内側皮膚溝がみられる。片側の発育性股関節形成不全では，脱臼した大腿骨頭が近位に移動するため，大腿内側皮膚溝が非対称となることが多く，発育性股関節形成不全の発見に有用な所見である。

皮下に触れる骨の一部としては，背側から腹側まで触知できる腸骨稜 iliac crest，腹側に上前腸骨棘 anterior superior iliac spine，外側に大転子 greater trochanter，背側に坐骨結節 ischial tuberosity がある(図32-15)。上前腸骨棘は下肢長を計測する際の起点となる(→126頁を参照)。股関節の亜脱臼や脱臼がある場合，大転子の位置異常が認められる(→NOTE 参照)。また，股関節に炎

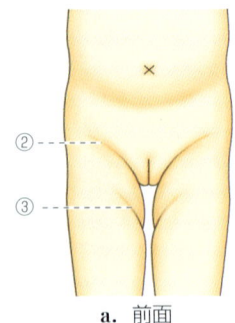

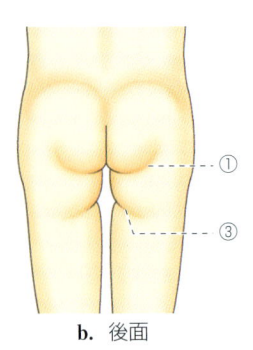

a. 前面　　　　　　　　b. 後面

図32-14　皮膚のランドマーク
①殿溝　②鼡径溝　③大腿内側皮膚溝

症がある場合，大転子の叩打痛を認めることがある。

股関節部を前方より見たとき，鼡径靱帯と縫工筋内側縁と長内転筋内側縁に囲まれる三角形は，Scarpa(スカルパ)三角(または大腿三角 femoral triangle)と呼ばれ，そのほぼ中央に大腿骨頭が存在する(図32-15)。股関節に関節液の貯留があるときなどに，この部の圧痛を認めることがある。

立位や歩容の観察については，118頁を参照のこと。

3 計測

A 下肢長と下肢周囲径の計測

股関節を診察するときの下肢長としては，上前腸骨棘より足関節の内果までの距離(spina malleolar distance；SMD)を測定する(図32-16 および→126頁参照)。SMDは，股関節の内外転や膝関節の屈曲拘縮の程度などの影響を受けるため，骨盤に対して両下肢の位置が同じであることを確認しなければならない。片側股関節の脱臼や内反股の場合は罹患側の短縮が認められる。

次いで，大腿周囲径と下腿周囲径を測定する(→126頁参照)。通常は，大腿周囲径は膝蓋骨底より10cm近位で，下腿周囲径は最も太い部位で測定

> **NOTE　大転子の位置**
>
> 股関節を45°屈曲し，側方から見ると，正常では，大転子の近位端は，上前腸骨棘と坐骨結節を結んだ線〔Roser-Nélaton(ローザー-ネラトン)線〕付近にあり，この線を越えない(図32-15)。高位脱臼などでは，大転子はこの線より近位に存在する。

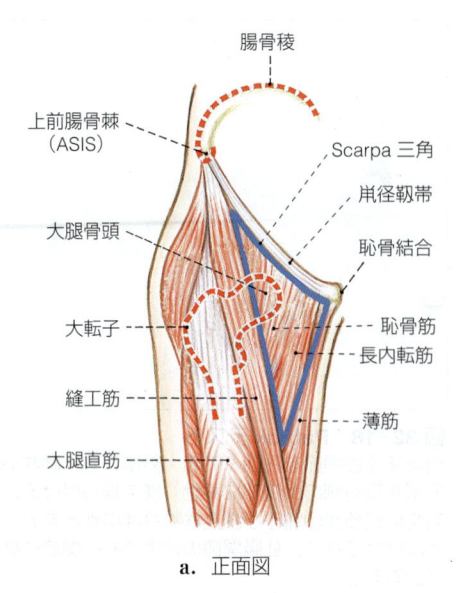

a. 正面図

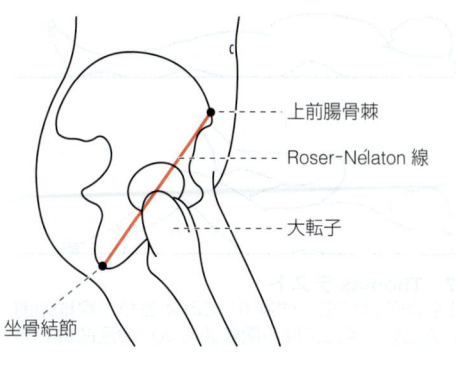

図 32-15　骨のランドマーク

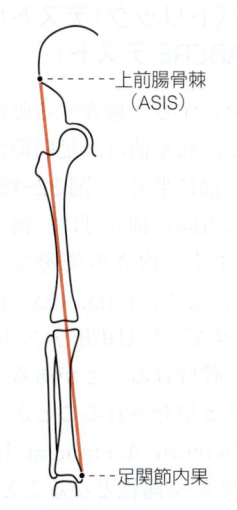

b. Roser-Nélaton 線

図 32-16　棘果間距離（SMD）

する．左右を比較することにより，筋萎縮を判断する．下肢長軸に垂直になるように巻き尺を使用することが大切である．

B 可動域の計測（→巻末付録・資料1：956頁を参照）

　股関節は球関節であり，大腿骨は股関節を中心とした球上を動くことができる．可動域は股関節を中心に3本の軸を想定し，それぞれの軸回りの角度を測定する．このため，動きは，①屈曲・伸展，②内転・外転，③内旋・外旋の3つで表現される．股関節の可動域の測定は，伸展は腹臥位で，他は仰臥位で行う．

1 ● 屈曲，伸展

　正常の股関節屈曲可動域は約135°である．屈曲の制限がある場合，屈曲の最終段階で（腰椎が後弯し）骨盤が後傾することで代償することがある．逆に，伸展の制限（屈曲拘縮）がある場合，（腰椎が前弯し）骨盤が前傾することで代償することがある．これらを察知するためには，腰椎の下に手を入れて，ベッドとの間に生じる隙間を触知することが必要である．一見では明確でない屈曲拘縮を検出するための手技として，Thomas（トーマス）テストが有用である（図32-17）．屈曲拘縮がある股関節では，反対側の股関節を腰椎の前弯がとれるまで過屈曲させると，大腿が持ち上がってくる．この角度が，屈曲拘縮の角度である．

　伸展の測定は，腹臥位で骨盤を押さえて，大腿部を持ち上げるようにして測定する．

2 ● 内転，外転

　両上前腸骨棘を結んだ線を基準とする．下肢を開く方向が外転で，閉じる方向が内転である．骨盤の動きを検知するため，上前腸骨棘に手を置き，下肢を持って動かす．骨盤が連動して動き始める直前の角度をそれぞれの値とする．内転を計測する場合は，反対側の下肢を持ち上げて，その下に

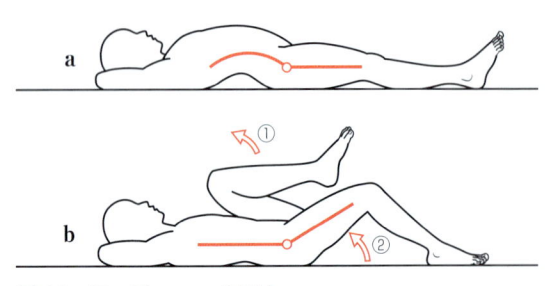

図32-17 Thomas テスト

a. 視診上股関節は屈曲・伸展 0°にみえるが，腰椎の前弯があるため，実際には股関節は約 20°の屈曲位である．
b. 反対側の股関節を屈曲させ（矢印①）腰椎の前弯をとると，屈曲拘縮が存在する場合には検側の股関節が持ち上がってくる（屈曲してくる）（矢印②）．その角度が屈曲拘縮の角度である．

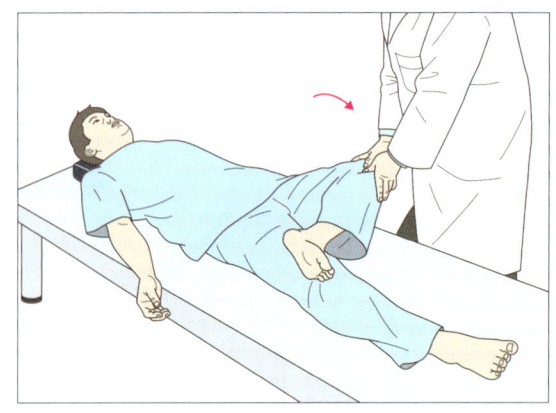

図32-18 Patrick テスト

検査する股関節を屈曲・外転・外旋して，膝を曲げ，足関節部を反対側の大腿部に乗せ，膝を押し付ける．股関節部前面に何らかの痛みが誘発されれば陽性とする．股関節の疾患だけでなく，仙腸関節の疾患でも同関節に痛みが出る場合もある．

検査する下肢を内転する．できるだけ内外旋中間位で計測する．

3● 内旋，外旋

大腿骨の長軸回りの動きが回旋である．通常は，仰臥位で，股関節を 90°屈曲し，膝も 90°に曲げ，下腿を動かして計測する．下腿が内側に入る方向が外旋，外側に出る方向が内旋である．伸展位で計測する必要がある場合は，腹臥位で膝関節を 90°屈曲し，下腿を動かして計測する．

4 徒手検査

前述した Scarpa 三角の圧痛や大転子の叩打痛以外にも，いくつかの徒手検査がある（発育性股関節形成不全の検査については 613 頁参照）．

A Trendelenburg（トレンデレンブルク）徴候（→606頁を参照）

患者に立位を指示し，検者は後方より観察する．一方の下肢で立つように指示し，反対側の下肢を上げさせ，骨盤や上体の動きを観察する．この時，中殿筋不全があれば，遊脚側に骨盤が傾く．

B Drehmann（ドレーマン）徴候（→627頁を参照）

仰臥位で股関節を他動的に屈曲する．この時，同時に外転・外旋が生じる場合を陽性とし，大腿骨頭すべり症の特徴的な所見とされる．大腿骨頭壊死症などで観察されることがある．

C Patrick（パトリック）テスト（FABER テスト，FABERE テスト）

患者を仰臥位にする．検査する股関節を屈曲・外転・外旋して，膝を曲げ，足関節部を，伸ばした反対側の大腿部に乗せる（図32-18）．この状態から，膝を鉛直方向に押し付け，何らかの痛みがあれば陽性とする．検査の姿勢である Flexion, Abduction, External rotation,(Extension) の頭文字を組み合わせて，FABER テストまたは FABERE テストと呼ばれることがある．仙腸関節の疼痛誘発テストと紹介されることがあるが，股関節の炎症や Femoro-Acetabular Impingement（FAI→635頁参照）で陽性となることが多い．

B 画像診断

1 単純 X 線撮影

仰臥位で，骨盤の傾きがなく，下肢は膝蓋骨が真上を向いた肢位で両側股関節の前後像を撮影するのが基本である．左右に傾いていると腸骨翼や閉鎖孔が左右対称にならない．骨盤が前方に傾けば小骨盤腔が大きな円形となり閉鎖孔が小さくなる．後方に傾けば小骨盤腔が小さくなり，閉鎖孔は大きく縦長となる．股関節が外旋位で撮影され

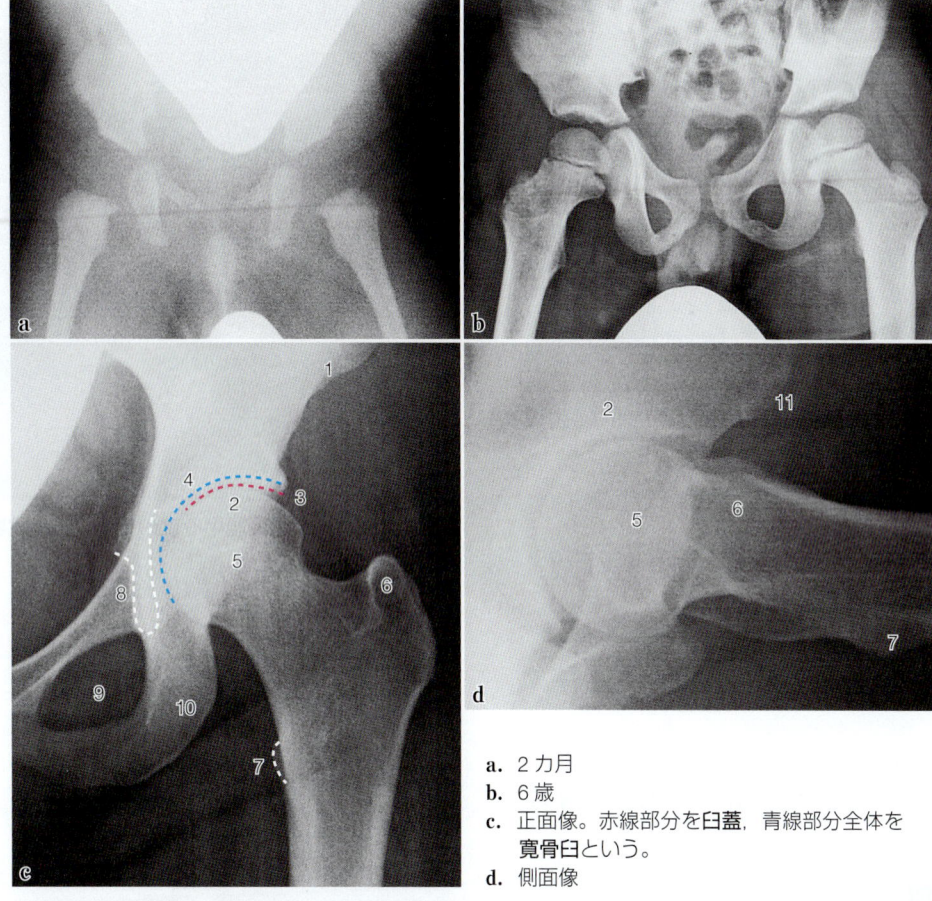

図 32-19　正常 X 線像（股関節の発育期および成人）

a. 2 カ月
b. 6 歳
c. 正面像。赤線部分を臼蓋，青線部分全体を寛骨臼という。
d. 側面像

1. 上前腸骨棘 anterior superior iliac spine（ASIS）
2. 臼蓋 acetabular roof
3. 臼蓋縁 acetabular crest（margin）
4. 寛骨臼窩 acetabular fossa
5. 大腿骨頭 femoral head
6. 大転子 greater trochanter
7. 小転子 lesser trochanter
8. 涙痕 teardrop
9. 閉鎖孔 obturator foramen
10. 坐骨結節 ischial tuberosity
11. 下前腸骨棘 anterior inferior iliac spine（AIIS）

ると小転子が大きく見える。側面像は，大腿骨の前後の面が輪郭線として表現されるように撮影する。片側ずつ中等度屈曲位で外転して，大腿骨がテーブルに接した Lauenstein（ラウエンシュタイン）肢位で撮影するのが普通である。大腿骨頭壊死症などで，骨頭を主としてみるときは，90°屈曲，45°外転し大腿骨頚部がテーブルに接するように撮影する。図 32-19 に発育期および成人の正常股関節の単純 X 線像を示し，解剖学名との対応を番号で表した（→600 頁の図 32-1 の骨形態と解剖学名を対比参照）。発育期においては，成長に伴って大腿骨頭や大転子の骨化が進行するため，年齢によって異なる X 線写真となる。例えば，大腿

骨頭の骨端核は生後 3 カ月頃に出現するため，それ以前には見られない（→図 32-19a を参照）。涙痕という用語は解剖学名ではなく，X 線像上の名称である。涙のしずくに似た陰影であるが，外側は

> **NOTE　寛骨臼と臼蓋**
>
> 厳密には，臼蓋は寛骨臼の上外側部分を指す用語と定義されている。しかし，特に小児整形外科の分野で頻用される臼蓋形成不全という診断名の「臼蓋」は，おおよそ寛骨臼を意味している。発育性股関節形成不全の場合，実際には寛骨臼全体に形成不全が及ぶが，上外側（臼蓋部）の形成不全が目立つことからそのように言い習わされてきたものと思われる。

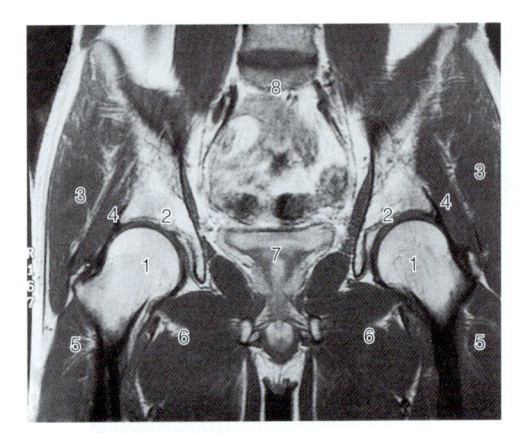

図32-20 大腿骨頭中心部の正常 MRI T1強調冠状断像
1. 大腿骨頭 femoral head
2. 寛骨臼 acetabulum
3. 大殿筋 gluteus maximus muscle
4. 中・小殿筋 gluteus medius (minimus) muscle
5. 外側広筋 vastus lateralis muscle
6. 内転筋群 adductor muscles
7. 膀胱 bladder
8. 第5腰椎 L5 vertebral body

寛骨臼底に一致し,内側は小骨盤壁に一致する.

2 MRI

T1強調像とT2強調像が主として用いられる.撮像方向としては,冠状断が基本である(図32-20).典型的な大腿骨頭壊死症の画像では,T1強調像で低信号のバンドが骨頭内に観察される(→640頁の図32-59b参照).不顕性骨折では,T1強調像で低信号,T2強調像で高信号の領域が出現する.関節液の貯留は,T2強調像で関節内に高信号の領域として描出される.ほかに,関節唇の断裂や関節周辺の滑液包炎の診断など,股関節疾患の診断には有用性が高い.

3 CT

骨形態の観察には有用で,撮像方向としては軸射像(横断像)が基本である(図32-21).また,最近普及が著しい MDCT(multi-detector CT)では3次元像を再構成することができるため,寛骨臼の形成不全の状態や骨頭の変形を認識しやすい(図32-22).これは手術にも有用である.

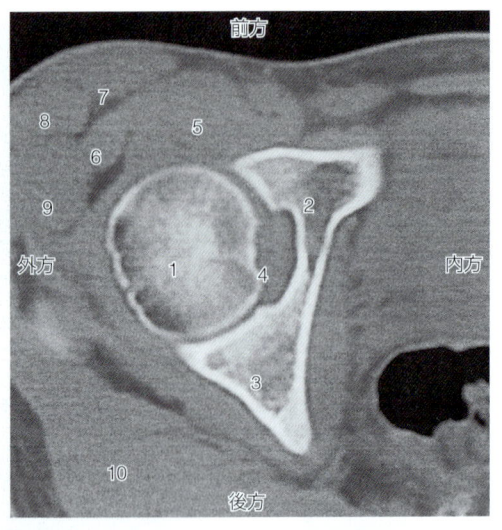

図32-21 大腿骨頭中心部の正常 CT 矢状断像
1. 大腿骨頭 femoral head
2. 恥骨 pubic bone
3. 坐骨 ischium
4. 寛骨臼窩 acetabular fossa
5. 腸腰筋 iliopsoas muscle
6. 大腿直筋 rectus femoris tendon
7. 縫工筋 sartorius muscle
8. 大腿筋膜張筋 tensor fascia latae muscle
9. 中殿筋 gluteus medius muscle
10. 大殿筋 gluteus maximus muscle

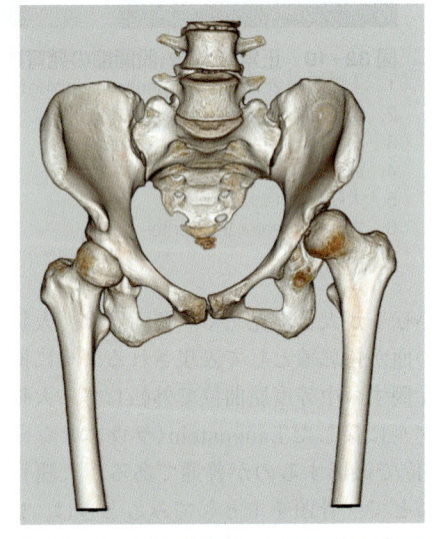

図32-22 MDCTによる股関節3次元再構成像
骨頭と寛骨臼の関係がよく理解できる.両側の股関節の臼蓋形成不全を認め,左には,さらに骨頭の亜脱臼を認める.

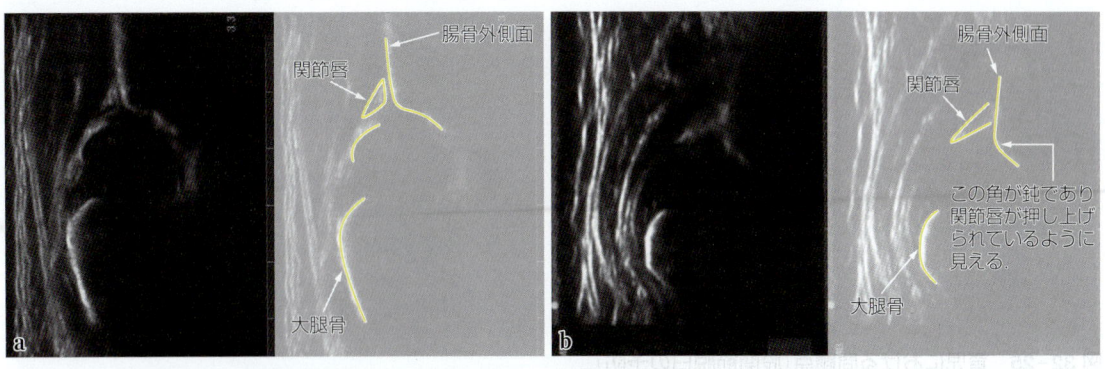

図 32-23　Graf 法による発育性股関節形成不全に対する超音波検査
a は正常，b は発育性股関節形成不全であり，腸骨外側面と関節唇の形態や位置関係の違いに注意。

4 超音波検査

股関節の前面から，または側面からの観察が行われる。骨表面までの軟部組織や骨表面形状が観察できる。小児の単純性股関節炎や化膿性股関節炎などの関節液の貯留があるような疾患では，関節腔内に無エコースペースが観察される。発育性股関節形成不全に対する超音波検査では，Graf 法が用いられる。股関節骨側面にプローベを当て，腸骨外側面から関節唇と大腿骨近位部の形態や位置関係を観察する（図 32-23）。

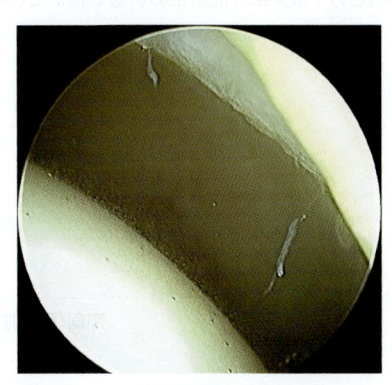

図 32-24　股関節鏡による観察
左下は大腿骨頭，右上方は関節唇で，奥には寛骨臼の関節面が見える。

C 関節鏡検査

膝関節に比べ，股関節に対しての実施頻度は低い。しかし，FAI や関節唇の損傷に対する診断や治療の有用性が認知され，徐々に普及しつつある。必要に応じて，前方，前外側，外側，後外側のポータルを用いて観察する。図 32-24 は，外側より鏡視した写真で，手前に関節唇と骨頭を，奥には寛骨臼の軟骨を確認することができる。

股関節の疾患

A 小児の股関節疾患

1 発育性股関節形成不全
developmental dysplasia of the hip（DDH）

周産期および出生後の発育過程で大腿骨頭が関節包の中で脱臼している状態（関節包内脱臼）をいう。この疾患概念には出生前・後の股関節脱臼はもちろん，亜脱臼や将来脱臼をきたす可能性を有する臼蓋形成不全を含めた脱臼準備状態にある股関節がすべて含まれる。遺伝的要因や子宮内での

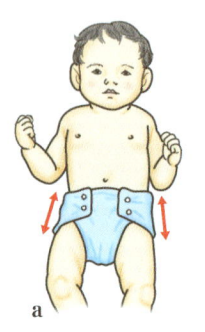

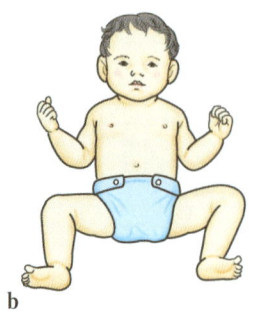

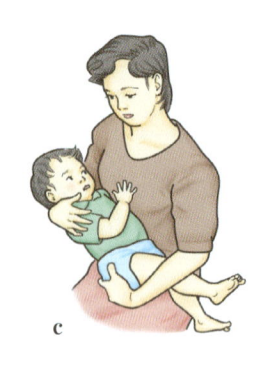

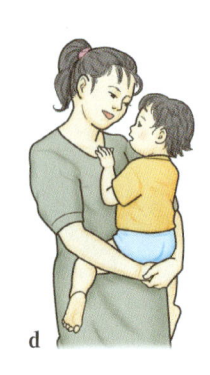

図 32-25　育児における問題点（股関節脱臼の予防）
a. 不適切なおむつカバー：おむつカバーのバンドの幅が広く，股関節の開排ができない。
b. よいおむつカバー：おむつカバーのバンドの幅が狭く，股関節の開排が十分にできる。
c. 不適切な抱き方：股関節を外から押さえつけているので，股関節が伸展，内転位になっている。
d. よい抱き方：股関節が開排位の状態で抱いている。

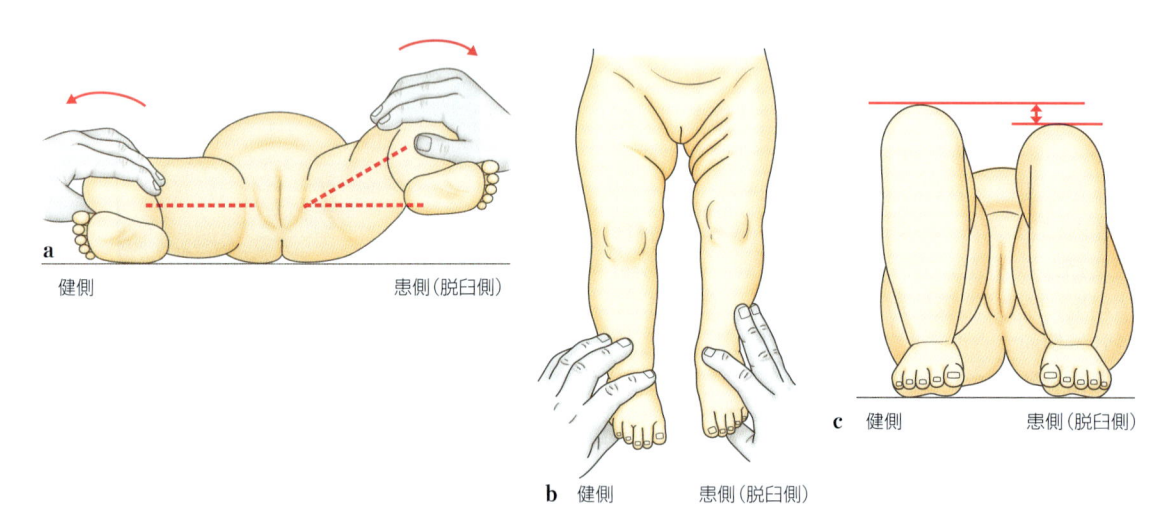

図 32-26　股関節脱臼の診察（視診，触診）
a. 肢位異常（開排制限）：右大腿外側部はベッドに付く程度に十分な開排位がとられているが，左（脱臼側）は大腿部がベッドから浮き上がっている。この状態を左股関節開排制限（＋）とし，その制限されている角度を記載する。
b. 大腿内側皮膚溝：右と比較して左大腿内側部の皮膚溝の数が多く，深く，長い。
c. Allis 徴候：左（脱臼側）の膝の高さが低い。

胎児の異常位，出産後の股および膝関節伸展位保持（図 32-25）などがその発生に関与していると考えられている。

【徴候】
　患児は自覚症状を訴えられないため，3 カ月あるいは 4 カ月健診にて開排制限を指摘されて，整形外科を紹介受診することになる。下記の徴候の有無を診断することが重要である。

1. 開排制限（図 32-26a, 32a）
　患児の下腿を保持して両膝および両股関節を 90°屈曲させたうえで，両股関節を無理なく外転させる。その際，抵抗なく大腿骨外側がベッドにつけば正常であり，途中で抵抗を感じたら開排制限と診断する。開排制限がある股関節に対して，開排を無理に行うと骨頭軟骨を損傷する危険があるので，行ってはならない。80°程度の開排が可能な場合でも左右差が存在するときには異常を疑い，エコー検査あるいは X 線撮影を行う必要がある。

2. 大腿皮膚溝の非対称（図 32-26b, 32a）
　通常，脱臼側の皮膚溝は正常側と比較して数が多く，深く，長い（大腿内側後方まで伸びる）。

3. Ortolani(オルトラーニ)テスト

患児を仰臥位とし，検査肢位は両股関節屈曲90°，膝関節最大屈曲位に保持する。検者は母指を大腿内側(膝の内側)に置き，示指〜環指は大腿外側から大転子に添える。股関節を開排(外転・外旋)させ，大腿外側に添えている手指で大転子部を下から押し上げるようにすると，骨頭が臼蓋縁を越えて寛骨臼内に整復される際の整復感(整復音)を触知する。次に，股関節を長軸方向にゆっくりと押しつけ外転を減じていくと，骨頭は後方臼蓋縁を乗り越えて再び脱臼し，手指に軽い脱臼感(脱臼音)を覚える。

4. Barlow(バーロー)テスト

本手技はOrtolaniテストを改変したもので，新生児〜6カ月児程度まで行うことができる。患児を仰臥位とし，検査肢位は両股関節90°屈曲，膝関節完全屈曲位に保持する。検者は母指を大腿内側(小転子部)に，示指〜環指を大転子部に当てる。大腿外側に当てた示指〜環指で大転子をゆっくり上方に押し上げると，脱臼が存在する場合には臼蓋後方に脱臼していた骨頭が後方の臼蓋縁を滑って寛骨臼内に整復されるのを触知する。操作のこの部分はOrtolaniテストと同様である。次に母指で小転子部を後方へ押すと，骨頭が後方臼蓋縁を越えて後方へ脱臼するのを触知する。

5. Allis(アリス)徴候(図32-26c)

仰臥位で両膝を屈曲させ，両下腿をそろえると，脱臼側で膝の位置が低くなる。両側脱臼例や下肢に骨性の短縮が存在する場合には意味がない。

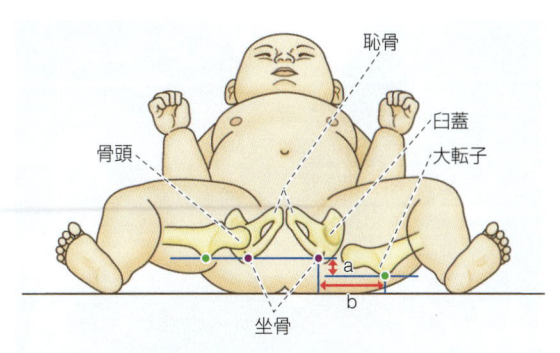

図32-27 脱臼股における坐骨結節と大転子の位置関係

6. 寛骨臼の空虚

正常股関節ではScarpa三角部に骨頭の骨性抵抗を触れるが，脱臼側ではこの部分が空虚である。

7. 伸縮徴候 telescope sign

仰臥位で股関節を90°屈曲させ，脱臼側の大腿の引き下げ，引き上げ操作を行うと，大腿上端部の異常な上昇・下降を感じる。

8. 大転子高位，大転子突出

股関節完全脱臼例では脱臼側の大転子の位置が高くなる(上方に移動している)。大転子の中枢端はRoser-Nélaton線(図32-15b)より中枢側に位置する。また脱臼側の大転子は外方へ突出してみえる。開排位において正常股関節では大転子と坐骨結節が同一平面上に触れるが，脱臼股においては坐骨結節と大転子との間に段差があり，かつ両者間の距離が離れている(図32-27)。このことは，検者の指を患者の坐骨と大転子の間に入れて触診することで明らかになり，開排制限のない，あるいは開排制限がとれた後の股関節後方脱臼の診断に有用である。

9. その他

片側脱臼している患児の顔は，脱臼側と反対の方向を向いている。幼児期になっても脱臼が整復されずに残っていると，処女歩行の遅延，異常歩行(軟性墜下性歩行あるいはTrendelenburg歩行)，Trendelenburg現象，脚長不同，骨頭の外上方移動，大転子高位などが認められる。両側脱臼児では腰椎前弯の増強をみる。

【診断】

1. 単純X線像

両股関節単純正面X線像で種々の基本線(補助

> **NOTE** 整復・脱臼操作時の留意点
>
> これらの操作で骨頭が整復され寛骨臼内に入り，さらに後方に脱臼する現象が存在すれば脱臼としての診断がつく。Barlowテストでは"unstable hip"や"dislocatable hip"の診断も可能である。ただしこれらの操作は手技に精通した医師が愛護的に行う必要があり，決して暴力的に行ってはいけない。不用意な操作は骨頭軟骨に損傷を加えたり，人工的な脱臼を生じる危険性がある。可能であればエコー下あるいは関節造影下で行うことが望ましい。
>
> これら脱臼の整復時および再脱臼時に触知される感覚(音)の表現法は微妙であり，欧米ではclick(かちっと鳴る)のほかにclunk(がちゃん，ごつんと音がする)，jerk(急にピクッと動く)，jolt(がたがたする，がくんとぶつかる)などと表現する。

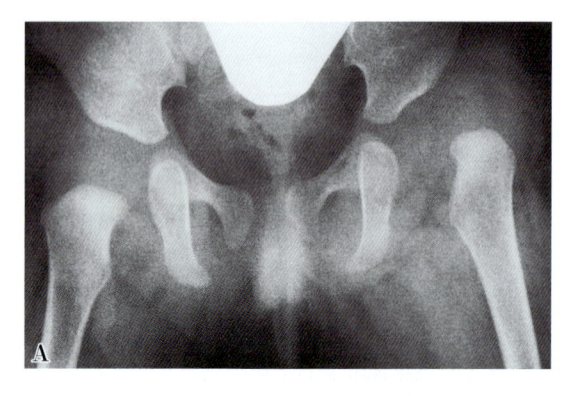

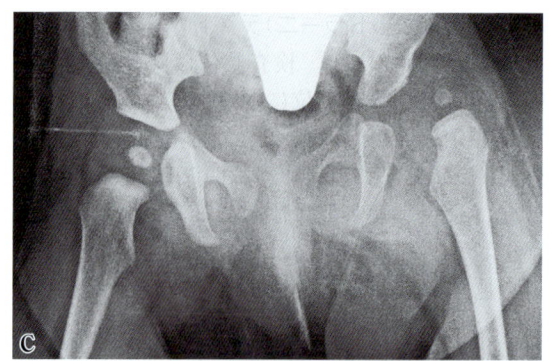

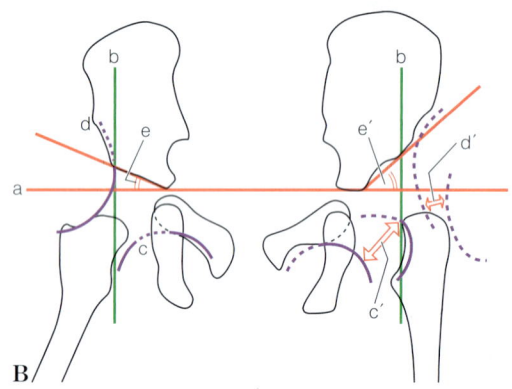

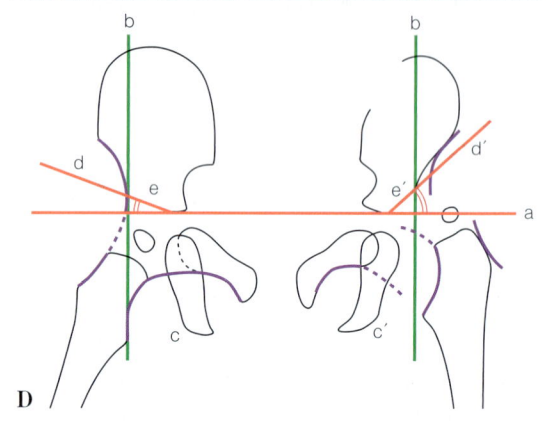

A. 股関節正面X線像（左発育性股関節形成不全：4カ月女児，骨端核出現前）
B. 股関節正面像（模式図）
   a. Wollenberg（Hilgenreiner）線
   b. Ombrédanne（Perkins）線
   c. Shenton 線：左の Shenton 線（c′）は不連続で乱れている。
   d. Calvé 線：左の Calvé 線（d′）は不連続で乱れている。
   e. 臼蓋傾斜角，臼蓋角（α角，α-angle）：右（正常側）は約23°，左（脱臼側）は約40°である。
C. 股関節正面X線像（左発育性股関節形成不全：8カ月女児，骨端核出現後）
D. 股関節正面像（模式図）
   a. Wollenberg（Hilgenreiner）線
   b. Ombrédanne（Perkins）線
   c. Shenton 線
   d. Calvé 線
   e. 臼蓋傾斜角，臼蓋角（α角，α-angle）
E. OE角の計測線（模式図）
   f. OE角：O は骨幹端近位中央点，E は臼蓋縁の外側端。右（正常側）は約23°，左（臼蓋不全側）は約−10°である。
F. 左DDH X線像

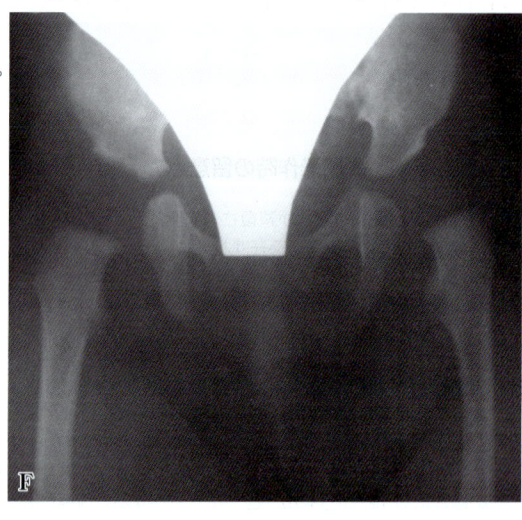

図32-28　発育性股関節形成不全のX線像と模式図

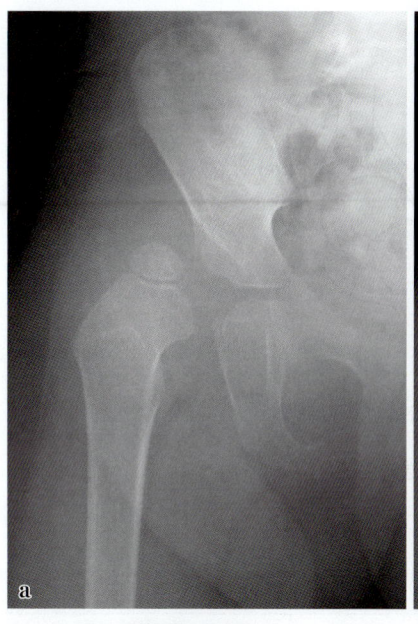

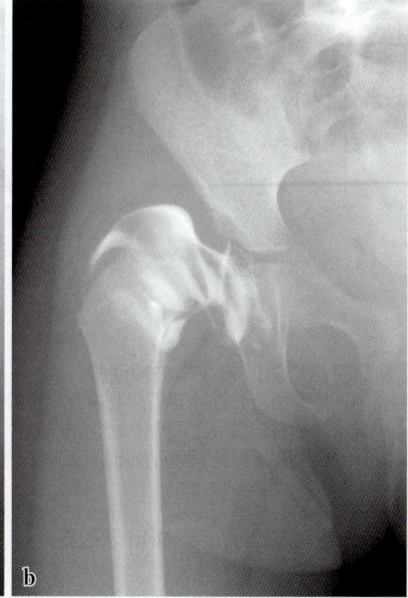

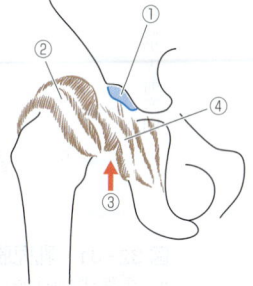

図 32-29 関節造影所見
a. 幼児期例（3歳）X線像
b. 幼児期例関節造影
c. bの模式図

① 関節唇の内反・下垂
② 軽度変形した骨頭
③ 関節包峡部（砂時計状）
④ 肥厚，延長した大腿骨頭靭帯

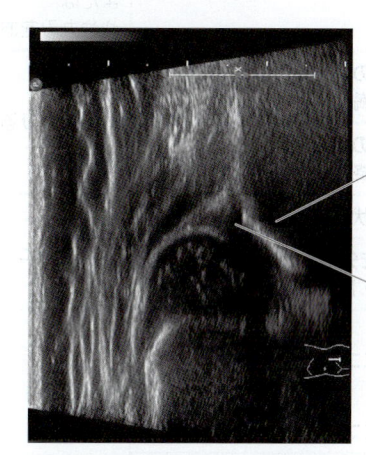

図 32-30 関節エコー所見
Graf Type Ⅲa

骨性臼蓋が骨頭を被覆していない。

臼蓋軟骨が骨頭の内上方に存在する。臼蓋軟骨部にエコーが出現していない。

線）を把握する必要がある（図 32-28）。

・**Wollenberg（ウォレンベルク）線，Hilgenreiner（ヒルゲンライナー）線（図 32-28 の B-a）**
両側の Y 軟骨を結ぶ線である。正常骨頭はこの線より下に位置し，脱臼骨頭はこの線より上に位置する。

・**Ombrédanne（オムブレダンヌ）線，Perkins（パーキンス）線（図 32-28 の B-b）**
臼蓋縁より Wollenberg 線に降ろした垂線である。正常骨頭はこの線より内側に位置し，脱臼骨頭は外側に位置する。

・**Shenton（シェントン）線（図 32-28 の B-c）**
正常股関節において閉鎖孔の上縁（恥骨の内下縁）をなす曲線を上外側に延長すると大腿骨頚部の内縁に一致する。脱臼股関節ではこの線の連続性がなく乱れる。

・**Calvé（カルヴェ）線（図 32-28 の B-d）**
正常股関節においては，腸骨外縁のなす曲線と大腿骨頚部外縁をなす曲線はほぼ一致する。脱臼股関節ではこの線が乱れる。

・**臼蓋傾斜角，臼蓋角（α角）（図 32-28 の B-e）**
寛骨臼蓋接線と Wollenberg 線のなす角度。正常では 20～25°であり，この角度が 30°以上の場合を臼蓋形成不全と称する。

2．関節造影法（図 32-29b）
股関節造影では脱臼の整復を妨げる関節内介在物（整復障害因子）や骨頭の形が確認できる。正常では関節唇が骨頭の外側で骨頭を上から被うように存在するが，脱臼側では内反して骨頭で内下方に押されているのがわかる。そのほか，大腿骨頭靭帯（円靭帯）の肥厚，延長，関節包の狭窄（砂時計状関節包）などが確認できる。MRI よりは侵襲のある検査であるが，脱臼股の整復状態や安定度を動的に確認できる利点がある。

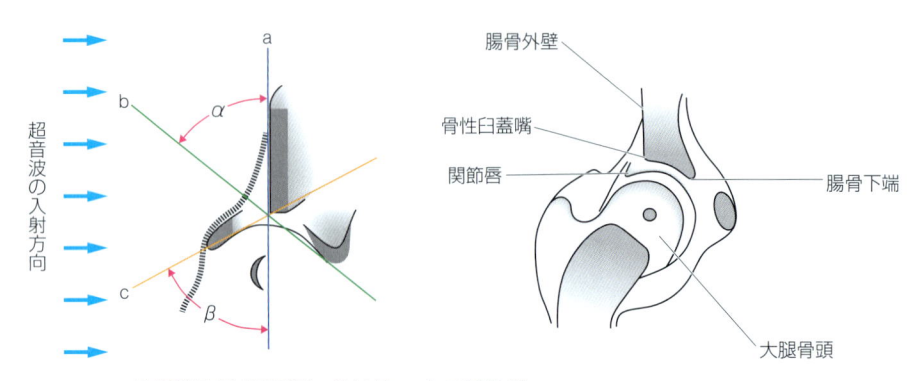

図 32-31　乳児股関節額面像における 3 本の補助線
a. 基線（base line）：軟骨膜と腸骨外壁とが接する点を通り，腸骨外壁と平行な線
b. 骨性臼蓋線（bony roof line）：骨性臼蓋嘴と腸骨下端を結ぶ線
c. 軟骨性臼蓋線（cartilage roof line）：骨性臼蓋嘴と関節唇の中心を結ぶ線

表 32-2　新生児・乳児股関節脱臼の超音波診断分類（Graf 法改変）

	Type	骨性臼蓋嘴の形状	臼蓋軟骨の形状	α角	β角[*2]
I	正常股関節	角ばっている または やや丸みをおびる	幅が狭い よく骨頭をおおう	α≧60	
II	IIa：骨性臼蓋の骨化の遅延（生後 3 カ月未満）	丸みをおびる	幅を増す 骨頭をおおう	50≦α≦60	
	IIb：骨性臼蓋の骨化の遅延（生後 3 カ月以降）		幅が広い ほぼ骨頭をおおう		
	IIc：脱臼危険状態	やや平坦化		43≦α<50	70≦β≦77
D	骨頭が求心性を失った状態（臼蓋の形成不全は type III・IV に比べて軽度）		骨頭をおおわない		β>77
III	IIIa：脱臼 臼蓋軟骨部にエコーが出現しない	平坦化	臼蓋軟骨は骨頭の内上方に存在する	α<43 [*1]	
	IIIb：脱臼 臼蓋軟骨部にエコーが出現する				
IV	完全脱臼		臼蓋軟骨は骨頭の内下方に存在する		

[*1] 臼蓋軟骨が明らかに内側にある場合は，α角を計測する必要はない。
[*2] β角は Type IIc と Type D の判別時のみに用いる。
注　（Type D は脱臼危険股の意味で，Type IId ではない。）

3. MRI
非侵襲的な検査であるが，検査時間がかかるため新生児，乳幼児においては麻酔が必要となる欠点がある。整復障害因子の状態が描出される。

4. エコー（図 32-30）
乳児股関節前額面像（基準断層像，図 32-30）において，3 本の補助線（図 32-31）から得られる α 角と β 角を測定し，この計測値および月齢より，表 32-2 に従って診断する。

【治療】
1. 新生児期
厚めのおむつを付け，抱き方など育児法に注意しながら経過を観察する（→図 32-25）。

2. 乳児期
通常，まず Pavlik 法を行い，整復されない場合には overhead traction 法を行う。さらに整復

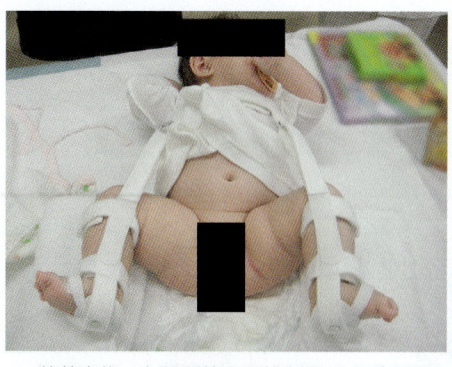

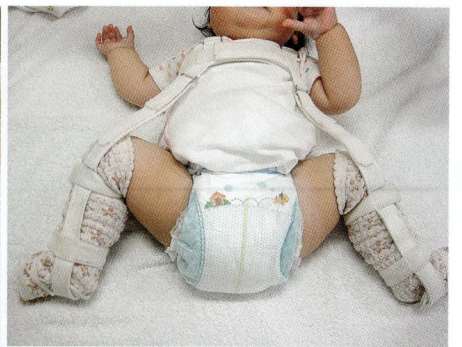

a. 装着直後：左股関節の開排制限および大腿皮膚溝の非対称を認める。
b. 整復後：左股関節の開排制限および大腿皮膚溝の非対称は認められない。

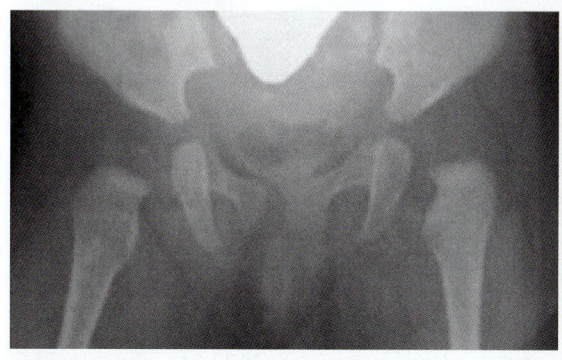

c. 生後4カ月X線像
d. 生後7カ月X線像 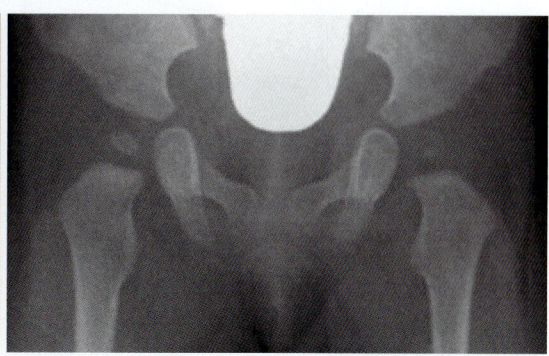
e. 1歳X線像 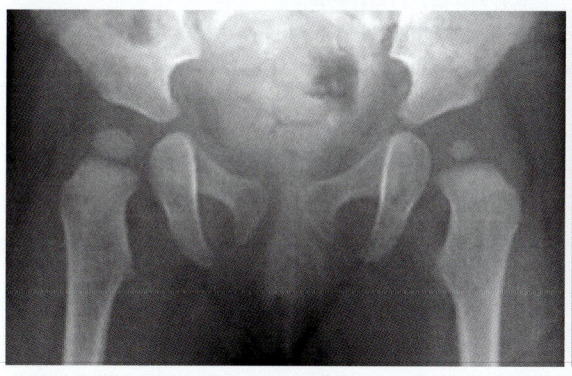
f. 4歳X線像 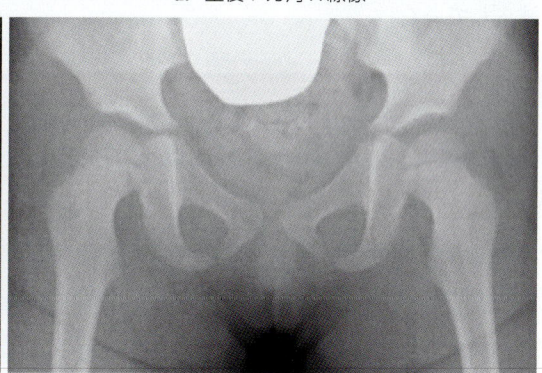

図32-32　Pavlik法（Riemenbügel法）と整復後の経過

されない場合には，全身麻酔下，関節造影下で徒手整復を行い，以上の保存療法でも脱臼の整復および骨頭の安定性が得られない場合には観血的整復を行う。

・Pavlik法，Riemenbügel（Rb）法（図32-32a）
　チェコ共和国（当時はチェコスロバキア）のPavlik（パヴリック）が考案したあぶみ式吊りバンドである Riemenbügel（リーメンビューゲル，Riemen＝革ひも，Bügel＝あぶみ）装具が用いられる。Pavlikハーネスともよばれるこのバンドは股関節（および膝関節）の伸展のみを制限して，他の運動を許し，患肢の運動を利用して自然整復を得る生理的機能療法である。患児の肩から足底に吊るしたバンドで股関節を90°以上の屈曲位に保つことにより，患児の下肢伸展力が外転力に変わり股関節の内転拘縮をとるとともに脱臼が自然整復される。ほとんどの症例において装着後1～2週で開排制限がとれ脱臼は整復される（図32-32b）。

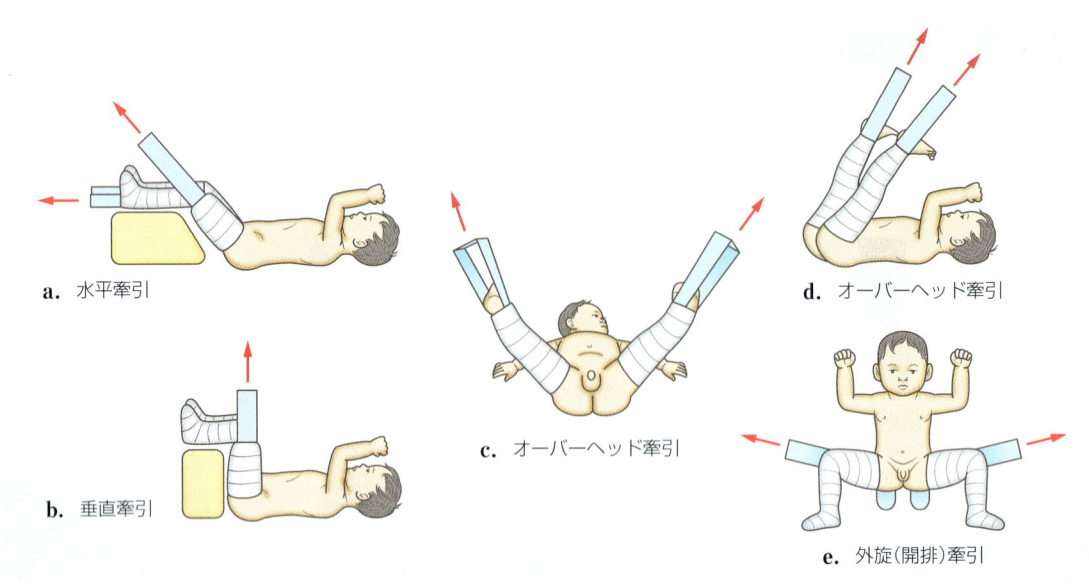

a. 水平牽引
b. 垂直牽引
c. オーバーヘッド牽引
d. オーバーヘッド牽引
e. 外旋(開排)牽引

図32-33 頭上方向牽引(石田改良法)

1～2週に一度触診やエコーなどで骨頭の位置を確認し，整復が確認されれば4～6週間装着を継続し，安定性を確認した後で少しずつ装着時間を減らしていく。

Advanced Studies

装着後に患肢を動かさず激しく泣くような例では無理に装着を継続すべきではない。2～3週で開排制限がとれず整復位とならない例では，一度装具を外し，2～3週間フリーにしてから再装着する。無理な装着を長期間続けるとPerthes様変形を生じる（図32-34）。勝手に装具を外すと，患児は股関節，膝関節を伸展させ脱臼方向への力が生じるので，整復位確認後は医師の指示があるまで装具を外さないよう親に指導する。本装具療法は非常にデリケートに行うべきで，装着法が不適切だとかえって不適切な肢位になりPerthes様変形の原因となるため，十分に熟練した医師が行うべきである。

Advanced Studies

・頭上方向牽引 overhead traction（図32-33）
Pavlik法で整復されない症例に対しては，頭上方向牽引による整復を試みる。頭上方向牽引は水平牽引，垂直牽引，オーバーヘッド牽引，外転，外旋(開排)牽引よりなる。これら一連の牽引により脱臼が整復される。
・徒手整復
牽引によっても整復されない症例では，関節造影下に徒手整復を行うと同時に股関節の安定性を確かめる。安定な整復位を保持できる例にはRiemenbügelを装着させる。

整復位保持困難例には一時的にLorenz（ローレンツ）ギプス固定を行う。しかし，このLorenzギプス固定により治療された患児は成長するに伴い高度のPerthes様変形をきたすことが判明しているため（図32-34），現在ではごく限られた症例にのみ行われる。
・観血的整復
重度の整復障害因子（＊）（図32-35）による整復不能例には観血的に関節内の整復障害因子を除去して整復する。手術法としては侵襲が少ない点などから内側進入路（Ludloff法）が用いられるが，年長児や骨盤骨切り術，大腿骨骨切り術併用例では前方進入路が用いられる。

3. 幼児期

まず保存療法（牽引・徒手整復など）を試みるが，処女歩行後日時が経ったものは，観血的整復に移行することが多い。その際，先に挙げた整復障害因子を手術的に除去する。そのまま幼児期に至ったものは高度の臼蓋形成不全，大腿骨頸部変形（前捻過大，外反股）が存在するため，その変形を矯正する。臼蓋形成不全にはSalter（ソルター）寛骨骨切り術（図32-29a, 36a, b），Pemberton手術，三重寛骨骨切り術 triple innominate osteotomy，Chiari（キアリ）骨盤骨切り術などが行われ，大腿骨に対しては減捻内反骨切り術などが行われる。

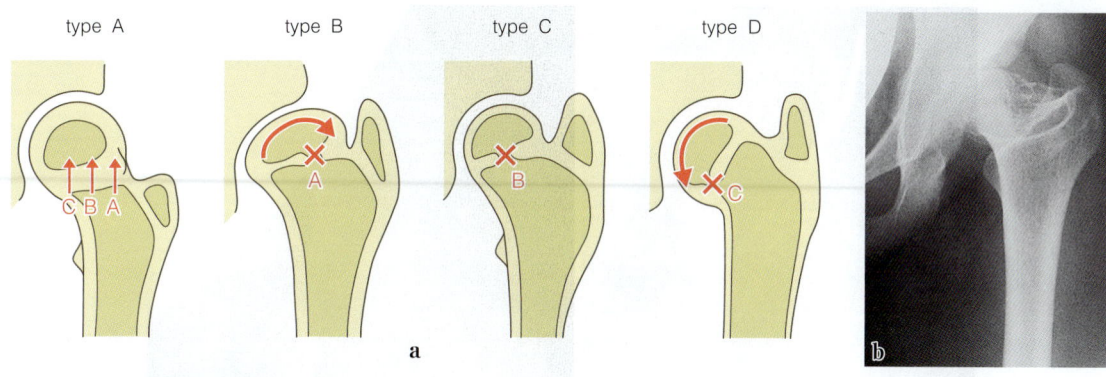

図 32-34 Perthes 様変形

a. Perthes 様変形の発生機序〔Ogden（オグデン）〕
- type A：正常
- type B：骨端線外側部の血流遮断により外反股変形（head-in-neck position）が生じる。
- type C：骨端線中央部の血流遮断により頸部全体の成長障害が出現する。
- type D：骨端線内側部の血流遮断により内反股変形（扁平内反股）が生じる。

b. 症例（20歳女性）：左臼蓋形成不全と左大腿骨骨頭に高度の扁平化と大転子高位が存在する。関節裂隙も狭小化している。患者は左股関節の疲労時痛を訴えている。亜脱臼性股関節症（初期）の状態である。

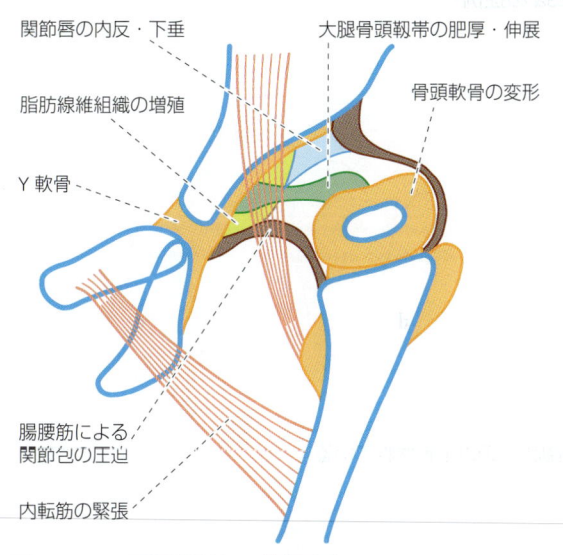

図 32-35 股関節脱臼の整復障害因子

2 Perthes（ペルテス）病
Legg-Calvé-Perthes disease（LCPD），Perthes disease

Perthes 病は発育期に大腿骨近位骨端部（骨端核）が阻血性壊死をきたす疾患である。壊死は最終的にほぼ完全に修復されるが，その修復過程で壊死に続発する大腿骨頭の陥没変形，扁平巨大化および骨端成長軟骨板の成長障害による頸部短縮および横径増大などの変形が生じる。4〜7歳の骨端核は外側骨端動脈のみで栄養されており（図32-37），この動脈の閉塞が壊死発生の原因と考えられているが，この栄養血管がなぜ閉塞するのかに関してはいまだ解明されていない。

【疫学】
発症は3〜12歳くらいまでであるが，最も頻度が高いのは6〜7歳である。性別では5：1と男児に多い。発生頻度はわが国の報告では2万人に1人とされている。多くは片側性であるが，両側性は15〜20%にみられる。

【症状】
初発症状は股関節痛が多いが，大腿から膝関節の痛みのみを訴えることがある。この際，痛みを訴える膝部のX線撮影のみを行うと，股関節の病変を見逃し，治療開始が遅れることがあるので注意を要する。また疼痛が軽微で，歩容異常から発見されることもある。大腿部，殿部の筋萎縮がみられる。

Perthes 病の好発年齢の男児が外傷などの誘因もなく大腿〜膝部痛を訴えて外来受診した場合は，必ず本症を疑って股関節のX線撮影を行うべきである。

関節可動域では開排（屈曲・外転），内旋が著しく障害される。屈曲拘縮も認められる。Trendelenburg 徴候は陽性で鼠径部に圧痛がある。

【head at risk sign】（表 32-3）
Catterall はX線像から予後に関連する徴候（図32-38）を記載している。これらの徴候が多く存

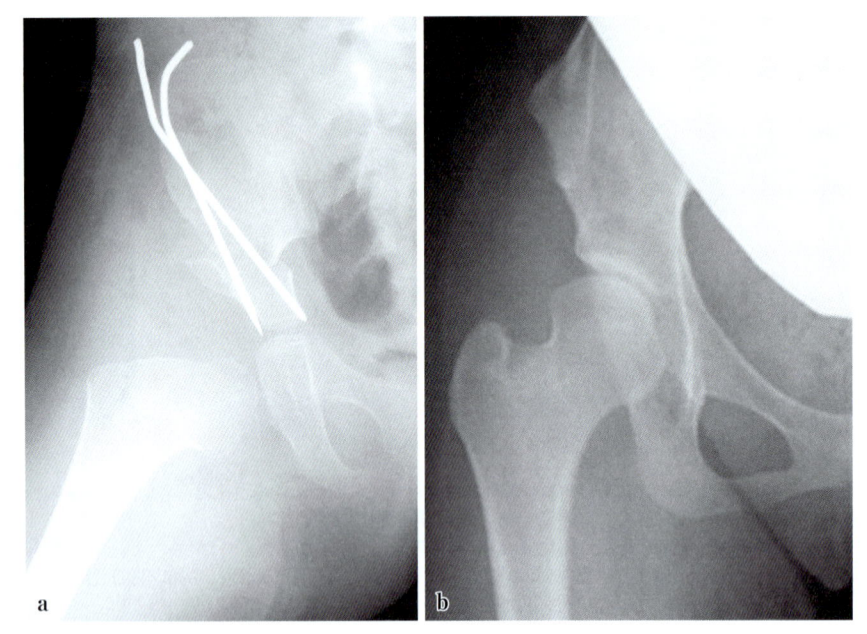

図 32-36 Salter 骨切り術施行例（図 32-29a の症例）
a. 術直後
b. 術後 15 年

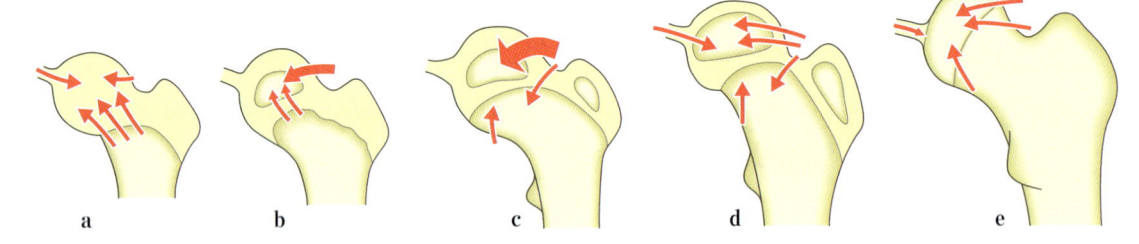

図 32-37 成長に伴う大腿骨栄養血管分布
a. 第 1 期（新生児期：〜3，4 カ月）
b. 第 2 期（幼児期：3，4 カ月〜3 歳）
c. 第 3 期（中間期：4〜7 歳。この時期のみ骨端核は外側骨端動脈でのみ栄養されている）
d. 第 4 期（前思春期：8〜12 歳）
e. 第 5 期（思春期：13 歳以降）

表 32-3 head at risk sign (Catterall)

X 線像
(1) Gage sign
(2) 骨端外側の石灰化 calcification lateral to epiphysis
(3) 骨頭の亜脱臼 lateral subluxation
(4) 骨端線の水平化 horizontal growth plate (angle of epiphyseal line)
(5) 骨幹端部嚢腫 metaphyseal cyst (diffuse metaphyseal reaction)

臨床像
(1) 発症年齢 age at onset
(2) 肥満児 heavy child
(3) 可動域制限 progressive loss of movement
(4) 内転拘縮 adduction contracture

在する症例ほど変形が遺残する可能性が高いとしている。

1．Gage sign（ゲージサイン）

正面像における骨端外側の V 字型骨透亮像。Gage sign には Gage のいう Gage sign と，後年 Catterall の記載した Gage sign（図 32-38a）があり，両者は異なる。Gage のいう Gage sign（図 32-38a′）は骨幹端が外側凸に張り出すことを指している。

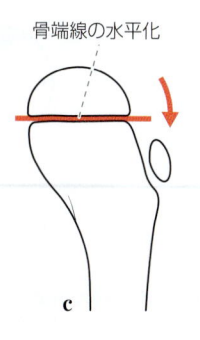

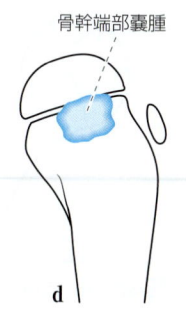

図 32-38　head at risk sign（X 線像の模式図）

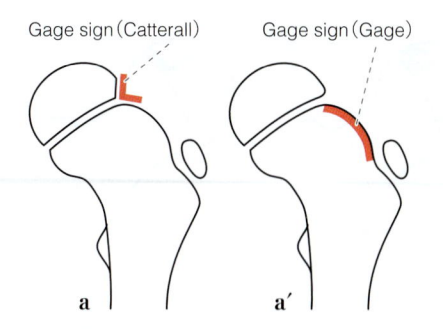

2. 骨端外側の石灰化 calcification lateral to epiphysis（図 32-38b）
3. 骨頭の亜脱臼 lateral subluxation
4. 骨端線の水平化 horizontal growth plate（angle of epiphyseal line）（図 32-38c）。
5. 骨幹端部囊腫 metaphyseal cyst（diffuse metaphyseal reaction）（図 32-38d）。

　そのほか臨床像における risk sign がある（表32-3）。

　Perthes 病の診断がついた際，その治療および予後に関連して重要なことは，患者の年齢，壊死の病期，壊死の局在，範囲（Catterall 分類），head at risk の存在とその数である。

【鑑別診断】
　臨床的には初期の Perthes 病と単純性股関節炎との鑑別が重要である。X 線学的に鑑別を要する疾患には大腿骨頭骨端異形成症 dysplasia epiphysealis capitis femoris，小児結核性股関節炎，下垂体性小人症，大腿骨頭骨端骨化障害などがある。

【病型分類と予後】
　予後との関係で様々な分類が行われているが，Catterall は Perthes 病の側面像の壊死範囲から 4 つのグループに分類し，group 1 から group 4 の順に予後が悪いことを指摘した（図 32-39）。
　この分類は予後との相関を示し，広く用いられたが，X 線像によるグループ分け（特に group 2 と 3 の間の鑑別）が難しいため，最近は X 線側面像による軟骨下骨折（crescent sign）の範囲から壊死を前方型と全体型 2 つに分けて考える分類（Salter & Thompson 分類）や，正面像で骨端核を 3 つの柱に分け，最も外側の柱の高さにより分類する lateral pillar classification（図 32-40）など

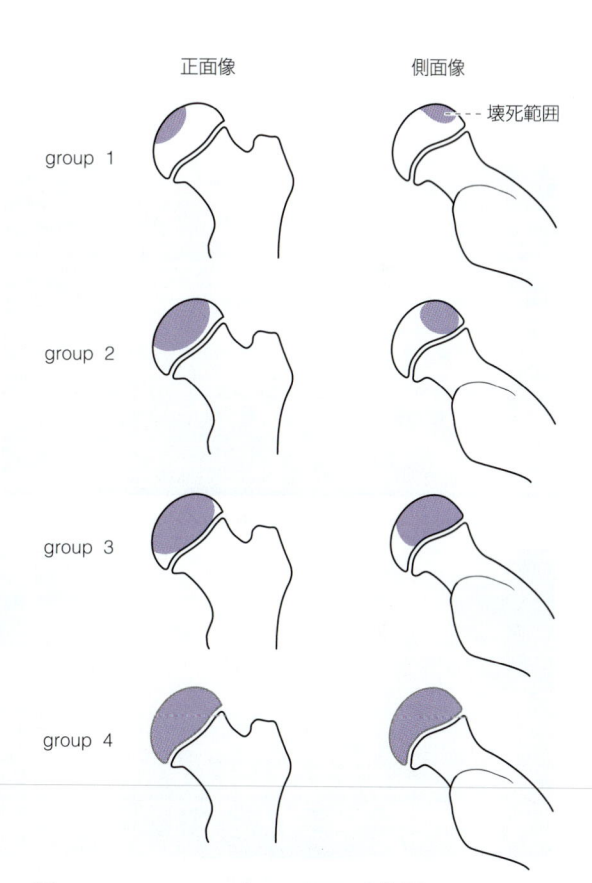

図 32-39　Perthes 病の Catterall 分類
(Catterall A : The natural history of Perthes' disease. J Bone Joint Surg Br 53 : 37-53, 1971 より改変)

が提唱されている。より簡便であり，予後との関連がわかりやすいので，広く用いられている。

【病期分類】
1. 初期（滑膜炎期）early stage（図 32-41a）
　骨端核が壊死に陥った後 1 カ月以内の単純 X 線像において骨，軟骨に変化はなく，滑膜炎がみられる時期である。関節液の貯留があり滑膜，関

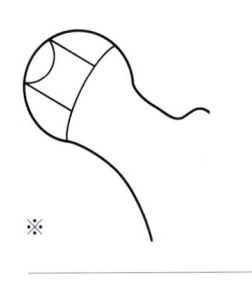

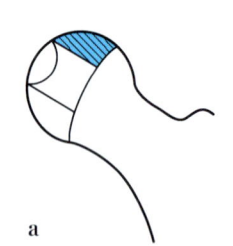

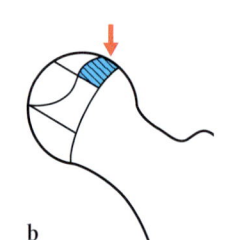

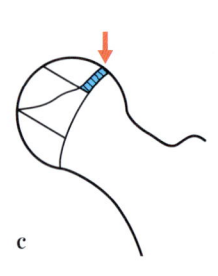

図 32-40　lateral pillar classification
※骨端核を3つの柱に分類し，最も外側の柱の高さで判定する。
a. group A：正常の柱の高さが保たれている（予後良好）。
b. group B：柱の圧潰が50%以内（発症が9歳以下で予後良好）
c. group C：柱の圧潰が50%以上（予後不良）
(Herring JA, Neustadt JB, Williams JJ, et al：The lateral pillar classification of Legg-Calvé-Perthes disease. J Pediatr Orthop 12：143-150, 1992 より改変)

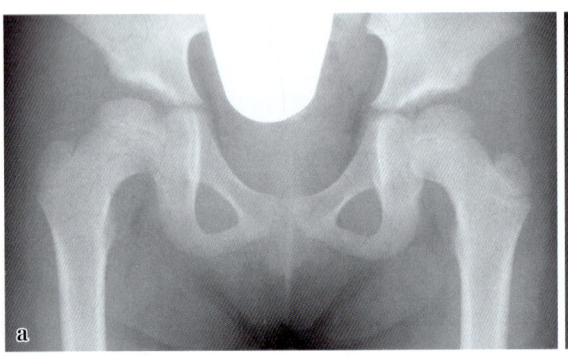

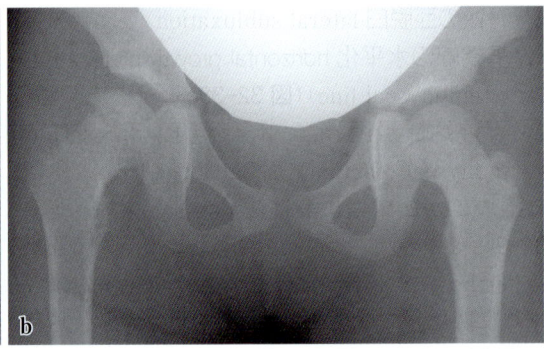

図 32-41　Perthes 病の経過観察例（7歳女児）
a. 初診1カ月後：右大腿骨頭の外側偏位，大腿骨頭内側の関節裂隙拡大が認められる。Gage sign（図 32-38a, a'），骨頭外側の石灰化（図 32-38b）も認められる。
b. 6カ月後：右大腿骨頭の外側偏位，大腿骨頭内側の関節裂隙拡大が認められる。骨端核の扁平化，陰影増強，辺縁不整も認められる。
c. 8カ月後：右大腿骨頭骨端核の扁平化，分節化が認められる。
d. 発症後9年：骨頭変形はほとんど認められない。

節包の浮腫や肥厚が存在する。これにより骨頭の外方偏位が生じ，内側の関節裂隙がやや広くなる（Waldenström 徴候）。そのほか腸腰筋，中・小殿筋，内閉鎖筋などの陰影拡大などがみられる。この時期では単純性股関節炎との鑑別がつきにくい。単純X線像で壊死の確認は困難であるが，

MRIでは壊死の存在が確認でき，同時に関節液の貯留，関節包の肥厚などがみられるため，MRIは壊死の早期診断に有用である．

2. 壊死期，硬化期 necrosis stage（図32-41b）

壊死発生後1年以内の時期であり，X線像で壊死が明らかになる．骨端核は壊死に陥り修復反応は全く認められない．壊死の範囲は骨端核の前方に限局するものから骨端核全体に及ぶものまで様々である．骨端核に壊死が発生すると，軟骨内骨化が停止するため骨頭軟骨は骨化せず厚さを増す．このことはX線像で関節裂隙の拡大として表現される．骨頭に圧潰が生じると，骨端核は扁平化し，前外側へ偏位する．涙痕内側と骨頭内側縁との距離がさらに大きくなる（骨頭の亜脱臼，外側偏位 lateral subluxation）．圧潰に際し関節軟骨はその直下の壊死に陥った軟骨下骨梁を付けて，さらに下層の壊死骨梁との間にずれ（軟骨下骨折）が生じるので，X線像で半月様線状透過陰影としてみられる（crescent sign）．圧潰が進むと壊死骨梁は圧挫圧縮され，骨端核陰影は増強し，その辺縁は不整となっていく．

3. 再生期 regenerative stage（図32-41c）

分節期 fragmentation stage とも称される．壊死発生後2～3年の時期で，壊死に陥った骨が周辺から進入した血管を伴う肉芽組織により吸収され，新生骨で置換される時期である．X線像では骨端核の分節化が認められる．透明部は新生血管に富む肉芽組織，軟骨性骨化部と石灰化をしていない類骨組織である．骨新生以前に出現する骨吸収の時期に骨端核の力学的強度が著しく低下するため，この時期に圧潰が生じやすい．

4. 再骨化期，修復期 reossification stage，remodeling stage

壊死骨の吸収と骨新生が進み，骨端核の骨陰影はさらに増強する．これら骨新生は壊死の周辺部だけではなく中心部でも生じるため，X線像で骨端核陰影の中にいっそう陰影の濃い像が出現する（head within head）．

5. 残余期 residual stage

骨壊死の修復が完了する時期である．発症から修復までは通常3～4年を要する．修復に伴い骨透明部が次第に正常の骨陰影となる．

Perthes病においては，生じた壊死は最終的に正常の新生骨で置換され治癒するが，先に述べた生体力学的強度が失われる骨吸収期に骨端核の圧潰による骨頭変形が生じると，将来的な股関節症の発生につながる．骨壊死の修復が完了するまでの間に圧潰が生じないような治療を行うことが理想とされる（図32-41d）．また変形した骨頭に適合して寛骨臼が形成され，いわゆる適合した不適合（congruous incongruity）の状態が形成されることがある．

【治療】

1. 治療の原則

Perthes病治療の原則は，壊死部が新生骨に置換され修復が完了するまでの間の力学的強度が低下する時期に，いかにして骨頭に圧潰を生じさせることなく将来の骨頭変形による二次性股関節症の発生を防止できるかにある．また小児であるため治癒期間の短縮も重要な問題となってくる．

2. 保存療法と手術療法の選択

それぞれ長所・短所があり，発症年齢，患者の病期，壊死範囲，患者の性格などをすべて考慮したうえで選択するが，現在ではより治療期間を短縮し，社会的適応から患児に早期に荷重させて学校における種々の生活（運動，体育など）に対応させることから手術療法を行うことが多い．

3. 保存療法

保存療法の原則は免荷療法と各種装具を用いて股関節を外転・内旋し，骨頭を寛骨臼内で求心位に保ち，骨頭の球形を保持して修復を待つことである．拘縮が強い場合には牽引を行って拘縮を除いておく．大腿骨頭を臼蓋内に収納するための外転・内旋装具が用いられる．その他の装具としては，Tachdjianの三面ソケット股外転坐骨支持免荷装具（図32-42），トロント改良型装具（Scottish-Rite型），Pogo-Stick装具（図32-43）やSPOC装具などがあるが，わが国の室内では使用しにくいことや，外転位の保持が困難なことがある．

4. 手術療法

治療期間を短縮し骨頭の臼蓋内へのcontainmentをより確実にするために手術療法が行われる．特に6歳以上の年長者や装具療法に非協力的な患者に行われる．大腿骨内反骨切り術が最も一般的である．Salter（ソルター）寛骨骨切り術も行われるが，移動した骨片で骨頭を押さえつける欠点がある．圧潰が高度で股関節の外転が不十分で，変形骨頭が臼蓋縁で突き合ってしまういわゆる

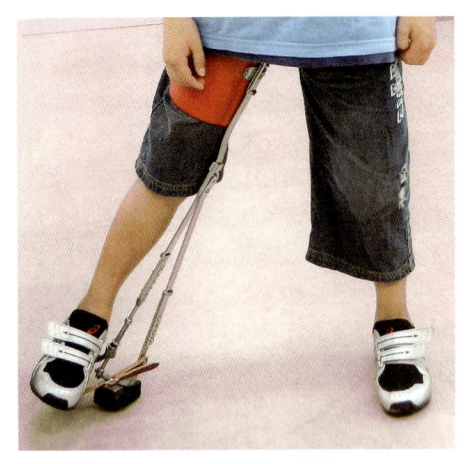

図 32-42　Tachdjian 装具

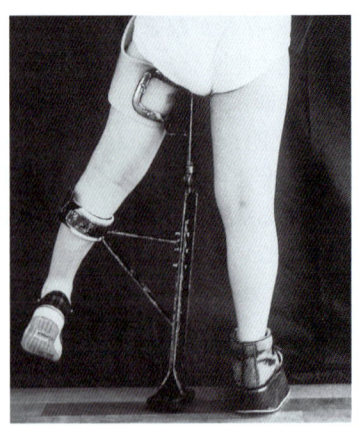

図 32-43　Pogo-Stick 装具

hinged abduction になる例では，大腿骨外反骨切り術が行われることもある．壊死範囲の広い例では，Chiari（キアリ）骨盤骨切り術や大腿骨頭回転骨切り術も行われる．

3 大腿骨頭すべり症
slipped capital femoral epiphysis

大腿骨頭すべり症とは，思春期の成長が盛んな時期に大腿骨近位骨端線（成長軟骨肥大細胞層）で骨端が頸部に対して後下方にすべる疾患である．本疾患は欧米諸国と比較するとわが国では比較的稀であるが，近年はわずかに増加の傾向にある．男性に多く（女性の約 2.5 倍）両側罹患は 20〜40％ とされている（詳細な X 線学的検討で両側例は 80％ 近いとの報告もある）．骨端が後方へすべると患肢が外旋し，正面 X 線像でみるとすべった骨端が内方に転位しているようにみえるが，これは見かけ上の所見である．

【成因】
本症は思春期の男児に多く発症し，二次性徴の発達が遅れていることが多いこと，両側性があること，患者に肥満児が多いこと（患者の 3/4 に著しい肥満がある），女性では初経後には発生しないことなどから，成因として成長ホルモン，性ホルモンや副腎皮質ホルモンなどの関与が考えられている．骨端線成長軟骨において成長ホルモンは肥大細胞層の増殖に関与し，性ホルモンや副腎皮質ホルモンは同部の骨化を促進し力学的に強化することが知られている．思春期にこれらのホルモンのバランスが崩れることにより骨化が遅延し，肥大細胞層で軟骨骨折が生じた結果すべりが生じると考えられた．

しかし，本症の患者を内分泌学的に検討してもホルモン異常の存在する患者は少なく，いまだ明らかな原因としては確定していない．そのほか外傷説があるが，本症は通常さしたる外傷でなくても発生することから仮説の域を出ない．

【病型分類】
1. 急性型
　明らかな外傷を契機として発症するタイプで，その頻度は比較的低く，全体の 5〜10％ とされる．すべりの程度は大きいことが多い．ときに骨折，小児大腿骨頸部骨折との鑑別が問題となる．
2. 慢性型
　外傷歴が明らかでないうちに，徐々に発生してくるタイプである．本症の 70〜80％ を占める．すべりの程度は軽微なものから高度なものまで多彩である．症状の軽微な症例では早期診断が遅れることがあるので注意を要する．慢性型として経過中に軽微な外傷で急にすべりが増強することもあり，acute on chronic type と称される．

【症状】
1. 疼痛
　急性型では股関節痛を訴える．慢性型では異常歩行を主訴とし，疼痛は強くないものが少なくない．疼痛のなかでも股関節痛を主訴とするものは 50％ 程度であり，そのほかは膝部痛，下肢痛や

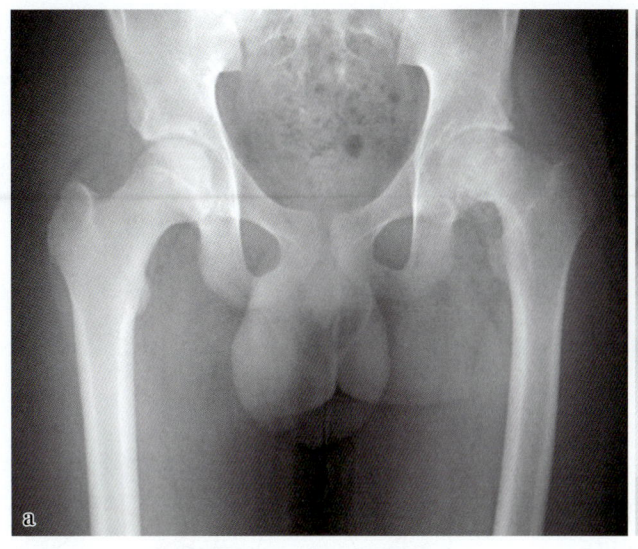

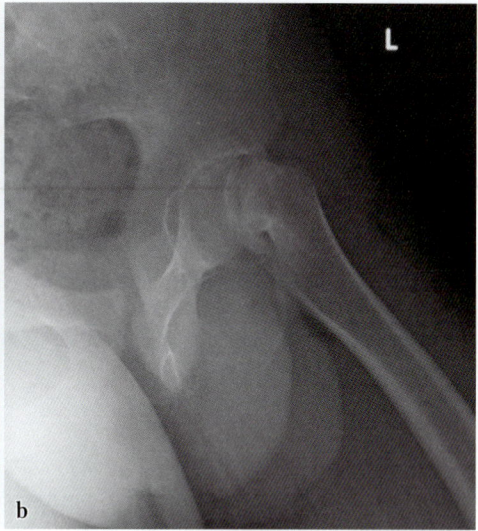

図 32-44　左大腿骨頭すべり症の X 線像
a. 正面像
b. 側面像

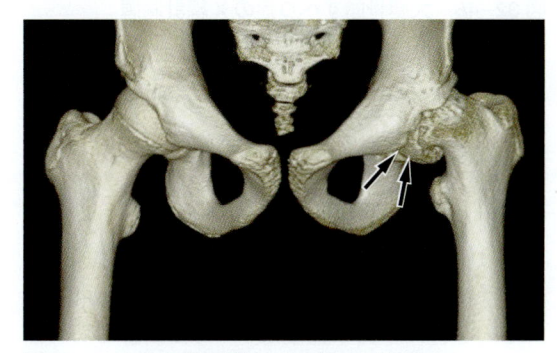

図 32-45　左大腿骨頭すべり症の三次元 CT
矢印は内方へ転位した骨端核を示す。

跛行が主訴となるため，早期診断を誤ることもある。

2．肢位，可動域

患肢は著しく外旋している．股関節は屈曲，外転，内旋が著しく制限される．仰臥位で股関節を屈曲していくと患肢が開排（外転，外旋）していく．これをDrehmann（ドレーマン）徴候という．すべりが強い例では患肢は短縮し，Trendelenburg徴候が陽性となる．

臨床検査所見には通常，異常は認めない．内分泌ホルモン関連で多くの研究がなされているが，本症と明らかな関連性は証明されていない．

【診断】

正確な正面像と側面像の2方向の撮影が必要である（図32-44）．すべりが軽度な場合，骨端線の幅が拡大し，骨端端（骨端線部）が不規則な波状を呈し不鮮明にみえる．すべりが進行すると骨端核の高さが減少し，骨端核は内方へ転位してみえる．側面像で骨端核は明らかに後方へのすべりを呈する．これは三次元CT像で明確になる（図32-45）．さらにすべりが高度な例では骨端核の内方への転位がより高度になり，内反股に類似のX線像をとる．側面像では骨端核の後方へのすべりは増大し，骨幹端の内側に化骨形成を認めるようになる．

本症では強い外旋拘縮があるため，正確な前後像が得られないことがある．骨盤を傾斜させても常に膝蓋骨を正面に向けての前後像を撮る必要がある．

1．X線学的徴候

・**Trethowan（トレソーワン）徴候**（図32-46）

正常大腿骨近位正面像において，大腿骨頭の外縁は頸部外側縁に引いた線の延長線（Klein line）より外側にはみ出ている（延長線が骨端核を横切る）が，すべり症においては骨頭外縁が線より内側にある．本徴候は初期のすべりの診断に有用である．

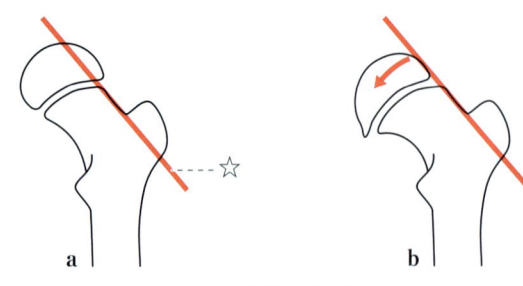

図 32-46　Trethowan 徴候（模式図）
a. 正常
b. 大腿骨頭すべり症：骨端核は頚部外側の延長線（Klein 線：☆印）より内側にある。

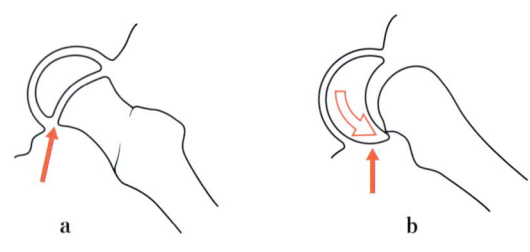

図 32-47　Capener 徴候（模式図）
a. 正常
b. 骨端核後方は寛骨臼の外にある。

・Capener（ケイプナー）徴候（図 32-47）

正常大腿骨近位側面像において，大腿骨近位骨幹端後方（骨端核後方，図中の赤矢印）は寛骨臼内に存在するが，すべり症の患者では骨端核は後下方へ変位しているため，骨端核後方部分が寛骨臼の外にはみ出している（図中の白抜き赤矢印）。この徴候を Capener 徴候という。

2. X 線計測（図 32-48）

・骨頭骨幹角 head shaft angle

正面像で骨端核の内外縁を結んだ線に下ろした垂線と大腿骨軸のなす角度である。正常は 130～135°であるが，すべりが増強すると，この角度は減少する。

・後方傾斜角 posterior tilt angle

本症において骨端核は後方へすべるため，この角度を正確に計測する必要がある。側面像で頚部骨端核の前後縁を結んだ線に対する垂線と大腿骨軸のなす角をいう。正常では 0～10°であるが，本症では増加する。後方傾斜角の程度により治療法が決定されるので，この計測値は重要であり正確に計測する必要がある。

【治療】

病型と X 線学的計測による骨端核の後方すべりの程度により決定される。治療には保存療法と手術療法がある。保存療法では牽引などが行われるが再転位の可能性が高く，現在ではほとんど行われない。

通常後方傾斜角 30°以下は現位置ピン固定 in situ pinning，30～60°は Southwick の転子下骨切り術あるいは大腿骨屈曲骨切り術が行われ，60°以上の高度すべり例では大腿骨回転骨切り術などが行われる。

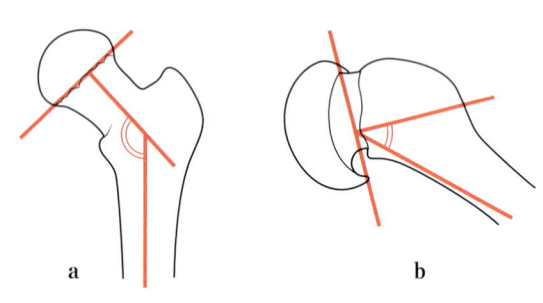

図 32-48　大腿骨頭すべり症の X 線計測値
a. 骨頭骨幹角
b. 後方傾斜角

1. 急性型

牽引あるいは徒手整復で転位した骨端核をできるだけ正常の位置に整復してから内固定〔Kirschner（キルシュナー）鋼線，中空ねじ cannulated screw〕を行う。徒手整復はすべりが新鮮であればあるほど容易であるが，陳旧例では禁忌である。特に暴力的な徒手整復は骨頭の壊死を生じる危険性が高いので避けるべきである。後方傾斜角が少ないもの（後方すべりが 30°以内の例）は，整復操作を行うことなく，その位置で内固定を行う（現位置ピン固定）。

2. 慢性型

後方傾斜角が少ないもの（30°以下）は，その位置で内固定（現位置ピン固定）を行う。ピン固定 pinning は通常 1 本で十分である。後方傾斜角が 30°以上の症例には各種の骨切り術を行い，すべりの角度を矯正する。手術法としては骨切りのレベルがすべり部から遠位に向かうに従い，cervical subcapital osteotomy，骨頭下頚部楔状骨切り術 base of neck osteotomy（Kramer 法），大腿骨前方回転骨切り術，屈曲骨切り術，Southwick

の転子下骨切り術(外反・屈曲骨切り術)などが行われる。理想的にはすべり部にできる限り近い部分で矯正骨切りすれば，少ない骨切り角度で良好な矯正が得られるが，術後骨頭壊死などの合併症の頻度が高くなるので，手術には慎重を要する。一方，離れた部位での骨切り術は骨切り角度が大きくなるため十分な矯正が得られず，術後正常に近い骨形態が得られにくいなどの欠点がある。

片側性すべり症においては反対側の予防的ピン固定も必要となる。片側性すべり症に対する反対側の予防的ピン固定に関しては必ずしも行わなくてもよいとする意見もあるが，両側罹患率が約80%とする報告もあることを念頭に置くべきである。

【合併症】
1. 大腿骨頭壊死症

大腿骨頭壊死症は暴力的な徒手整復を行った例や，大腿骨近位の骨切り術(骨頭下頚部楔状骨切り術や大腿骨前方回転骨切り術など)を行った例において発生しやすい。通常，治療後1年以内に発生することが多い。術後6カ月程度でMRIを行い，壊死が存在するか否かを確認する必要がある。

2. 軟骨溶解 chondrolysis

軟骨溶解は大腿骨頭壊死症とならんで本症の重大な早期合併症である。ピン固定の際ピンあるいはスクリューが骨頭を突き破った例，すべりの高度な例，ギプス固定を行った例でみられる。原因は不明であるが，手術時のピン固定の際にピンが骨頭を突き破らないように十分注意すること，少なくとも術後ギプス固定は行わず早期に関節運動を開始することが重要である。

3. 変形性股関節症

関節面の適合が悪いまま骨端線が閉鎖すると，将来変形性関節症が発生することも多い。また，大腿骨頭・頚部が変形治癒した場合，femoroacetabular impingement(FAI)に続発する変形性股関節症が発生することもある。

4 単純性股関節炎
coxitis simplex

単純性股関節炎は小児の股関節痛の最も多い原因疾患である。通常1～2週間程度の経過観察あるいは安静にて治癒するため observation hip と

表32-4 単純性股関節炎の診断基準

(1) 急性，亜急性の股関節痛(大腿部痛，膝痛)
(2) 異常歩行または歩行不能
(3) 股関節の可動域制限(特に屈曲位での内旋制限)
(4) X線像で骨変化がない
(5) エコー，MRIで関節液貯留の証明
(6) 2週間程度(最長2カ月)で症状が消失する

もよばれる。原因は不明である。

【疫学】

そのほとんどが3～10歳(平均6～7歳)に発症し，3:2～5:1で男児に好発する。通常単関節に発症し，両側同時発症や多関節発症例はない。

【症状】

主症状は股関節痛であり，大腿の前・内側から膝にかけての痛みを訴えることが多い。異常歩行を主訴とすることも多く，症状の強い場合には歩行困難例もある。患肢は外転・外旋位をとり，ときに見かけ上で患肢が長くみえる。関節可動域は軽度～中等度制限される。屈曲位で内旋が制限されるのが特徴的である。そのほか外転・伸展が制限され，屈曲拘縮を示す。微熱を認めることがあるが，血液所見などの検査所見は通常正常値を示す。

【診断】

単純X線像で骨の異常はない。関節液の貯留により関節包陰影が上・外側に膨隆する。貯留が著しくなると大腿骨頭の側方化が起こり，内側関節裂隙の拡大が認められる。エコー検査やMRIで関節液貯留が明らかである。診断基準を表32-4に示す。

Perthes病，化膿性股関節炎，股関節結核などの初期像との鑑別が非常に重要である(表32-5)。Perthes病の初期とは鑑別がつかないことが多いため，2～3カ月間X線学的経過観察が必要である。化膿性股関節炎とは炎症症状の有無，血液学的検査値の異常で鑑別できるが，不明な場合には積極的に関節穿刺を行い鑑別する。

【治療】

本症は安静により2～4週間で著明に改善する。症状が強い場合には，入院させベッド上安静，牽引などを行う。

表 32-5　単純性股関節炎の鑑別診断

	類似点	鑑別点
Perthes 病	年齢が同年代（5〜7 歳） 男児に多い 初期にはX線像の変化（−）	症状の消失がない 骨頭骨端核の陰影増強 骨頭骨端核の扁平化
化膿性股関節炎	股関節炎症状 関節裂隙の拡大 関節液の貯留	炎症症状が急性で強い 全身症状（発熱など） 局所の炎症症状 関節穿刺で膿の証明 血液検査（白血球増多，赤沈亢進）
股関節結核	炎症症状	症状の消失がない（経過が慢性） 骨破壊 血液検査（白血球増多，CRP 陽性）

5　化膿性股関節炎
pyogenic arthritis of the hip

　いずれの年齢にも発症するが，乳児（特に生後1カ月以内の新生児）に発症することが多い。特に免疫機能の低下した低出生体重児に多い。適切な処置をとらないと早期に関節軟骨の消失および関節破壊が生じ，股関節機能が失われる。男児に多く，90% 以上は片側性である。起炎菌は黄色ブドウ球菌が最も多い。

【感染経路】
　感染経路には直接感染と血行感染があるが，肺炎，中耳炎，臍帯炎など遠隔部からの血行感染がほとんどである。大腿骨頚部骨幹端に発生した血行性骨髄炎が，大腿骨近位の解剖学的特性から直接関節腔内に波及して化膿性関節炎を生じたものが主である。新生児・乳児に対する大腿静脈穿刺による感染によっても起こることがある。

【症状】
1. 全身症状
　発熱をきたすが必発ではない。不機嫌，食欲不振，感染性下痢などがある。血液検査で白血球増多，CRP 陽性，赤沈値亢進がみられる。
2. 局所症状
　股関節は屈曲・外転・外旋する。自動運動は制限されており，他動運動でも運動制限が著明であり，おむつ交換などの際に激しく泣く。腫脹は早期には明らかではないが，病状が進むと股関節周囲に明らかとなり，硬結，発赤，熱感を伴う。股関節前面の圧痛も認める。

【診断】
　X線所見として，初期には大腿骨中枢端，すなわち大腿骨骨幹端部あるいは骨端核の側方化および股関節周囲軟部組織の腫脹が認められる。時間の経過とともに大腿骨骨幹端部に骨萎縮像・骨破壊像が出現し，骨膜反応も著明になる。末期には骨端核は消失し（図 32-49），寛骨臼の破壊がみられる。病的脱臼へと進展する。
　臨床所見と X 線像が典型的な場合には診断は比較的容易であるが，新生児（特に低出生体重児）で症状が軽微でX線像が明らかにならない初期には診断に苦慮し，治療開始が遅れることがある。臨床症状で本症が疑わしい場合には，積極的に関節穿刺を行って膿を証明することにより診断が確定する。

【治療】
　早期に関節切開を行って排膿し，抗菌薬入り生理的食塩水で十分に洗浄する。洗浄後ドレーンを留置し，数日間吸引する。臨床検査値が正常化するまで抗菌薬の全身投与を行う。脱水症状に対しては十分な補液を行う。そのほか，局所の安静，病的脱臼防止の目的で下肢の持続牽引を行う。

【後遺症】
　骨・軟骨の損傷が強いと骨頭・頚部が消失し，大腿骨近位は転子部のみとなる。大腿骨近位は殿筋内脱臼をきたし，患肢は短縮する。骨頭・頚部の残存がある場合には股関節は亜脱臼の状態で不良肢位拘縮をきたす。そのほか種々の骨頭変形が発生し，早期に股関節症となる。大腿骨近位骨端線の障害に伴う患肢の成長障害による短縮が生じる。
　関節破壊および関節症変化が高度な例では，症

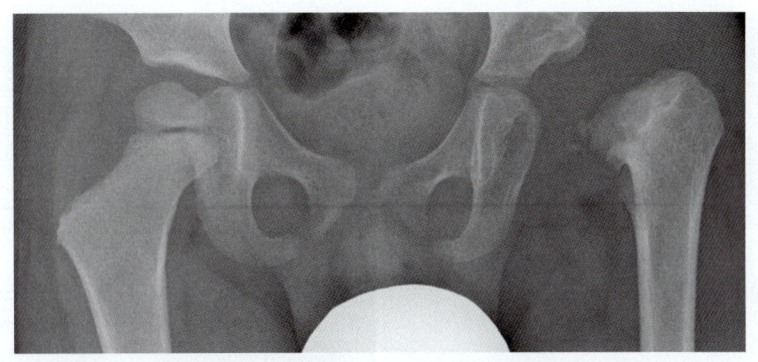

図 32-49 化膿性股関節炎後遺症

例に応じて関節固定術や各種関節形成術が行われる。成人になり炎症が完全に治まったと判断された場合には人工股関節置換術なども行われる。

B 成人の股関節疾患

1 股関節症（変形性股関節症）
coxarthrosis, osteoarthrosis of the hip

変形性股関節症は、股関節に発生する変形性関節症であり、関節軟骨の変性・摩耗による関節の破壊や反応性の骨増殖を生じる結果、股関節に変形をきたす非炎症性疾患である。わが国では、臼蓋形成不全や股関節脱臼骨折など何らかの原因疾患に続発して発症する二次性股関節症が多い（表32-6）。近年、femoroacetabular impingement（FAI）という病態が知られるようになり、従来、一次性股関節症と考えられていた股関節症の中にこのFAIに続発した二次性股関節症（図32-50）が存在することになると、原疾患が全くない一次性股関節症の頻度はさらに低くなることが考えられる。変形性股関節症診療ガイドラインによると、単純X線診断によるわが国の有病率は1.0～4.3%で、男性は0～2.0%、女性は2.0～7.5%と女性で高い。一方、疫学調査によるわが国の有病率は1.0～2.4%であり、欧米より低く、中国と同程度かやや高い。

【症状】
1. 疼痛

股関節痛が主体となる。病初期は初動時痛や長距離歩行後のだるさなどを訴えるが、病期が進行すると疼痛は持続し、安静時痛や夜間痛も訴える

表 32-6 変形性股関節症の原因

A. 一次性（特発性）股関節症
B. 二次性股関節症
 1）先天性疾患
  a. 発育性股関節形成不全
  b. 臼蓋形成不全
 2）炎症性疾患
  a. 化膿性股関節炎
  b. 股関節結核
 3）外傷
  a. 大腿骨頸部骨折
  b. 股関節脱臼骨折
  c. 骨盤（寛骨臼）骨折
 4）Perthes病
 5）大腿骨頭すべり症
 6）大腿骨頭壊死症
 7）femoroacetabular impingement（FAI）
 8）強直性脊椎炎
 9）神経病性関節症（Charcot関節）
 10）その他の疾患
  a. 内分泌疾患（先端巨大症、副甲状腺機能亢進症）
  b. 代謝性疾患（痛風、偽痛風、オクロノーシス、ヘモクロマトーシス）
  c. 骨系統疾患（多発性骨端異形成症、脊椎・骨端異形成症）

> **NOTE 殿筋内脱臼**
>
> 成人の殿筋内脱臼（Crowe分類グループ4）は歩容異常があり、中年期以降に疼痛が出現する例がある。疼痛が強く、歩行が著しく障害されている例は人工股関節置換術の適応と考えられる。カップは原臼設置で、必要に応じて骨移植を行う。ステムは近位部短縮骨切りまたは転子下短縮骨切りを行い、軟部組織の緊張も考慮し、下肢延長を行う。転子下短縮骨切り部の偽関節、下肢延長に伴う神経麻痺、術後脱臼など合併症に注意が必要である。

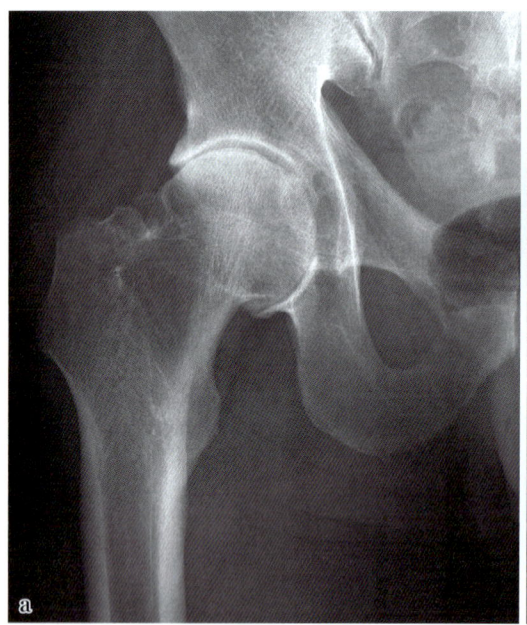

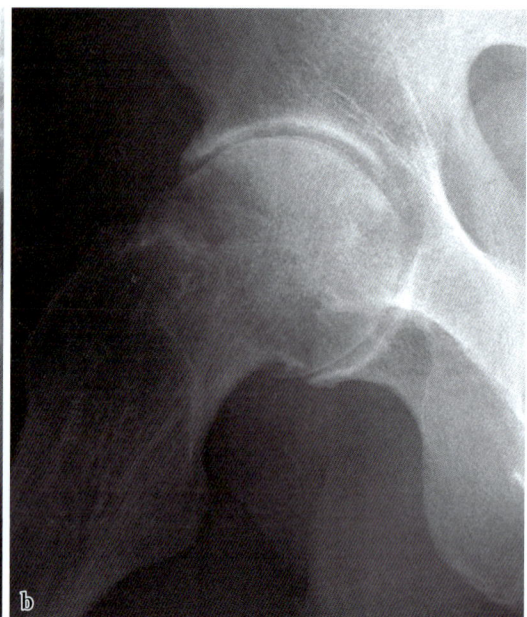

図 32-50 OA with FAI

ようになる。殿部痛や大腿部痛，膝痛を訴えることもあるため，腰椎由来の疼痛との鑑別は重要である。

2. 可動域制限

病初期には明らかでないこともあるが，病期が進行すると内旋，外転，屈曲，伸展制限が出現し，進行する。強直に至ることは稀である。一見して明確ではない屈曲拘縮を検出する方法としてThomas test(→図32-17)が用いられる。

3. 跛行

Trendelenburg歩行，疼痛回避歩行，墜下性歩行など種々のタイプの跛行が認められる。

4. 脚短縮

病期が進行すると認められる。脚長差を計測することが重要である。

5. その他

患側股関節周囲筋の筋萎縮や筋力低下が認められる。また，股関節に開排位を強制すると疼痛が誘発される Patrick test が陽性となる。

【臨床評価基準】

臨床評価基準には数多くの基準が考案され使用されているが，国際的に統一された評価基準はない。わが国で最も普及している臨床評価基準は日本整形外科学会股関節機能判定基準(→971頁, 巻末資料参照)である。満点は100点であり，術前評価，

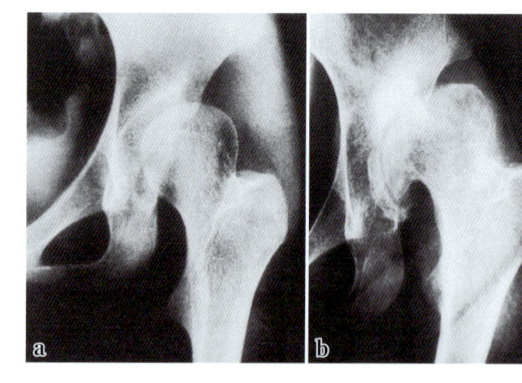

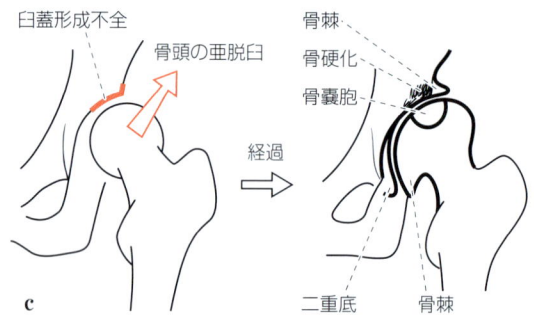

図 32-51 股関節症の自然経過例(13, 36歳女性)
a. 初診時X線像：CE角は−5°で初期股関節症である。
b. 経過観察時(23年後)：骨頭の亜脱臼が進行し，すでに進行期-末期の状態である。
c. 模式図

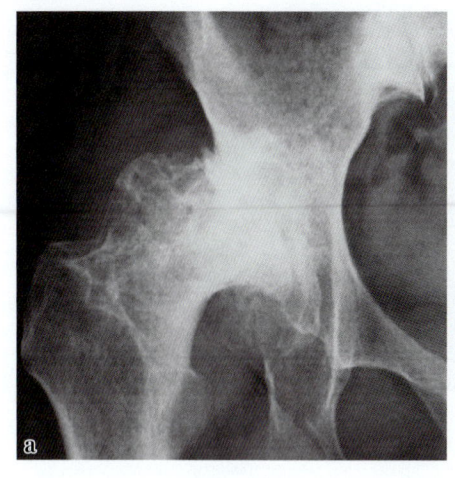

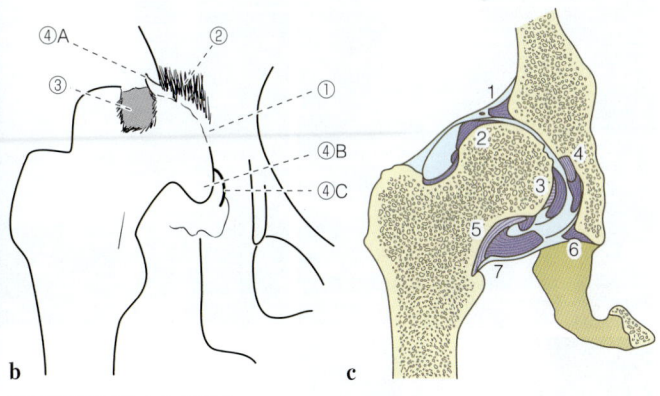

a. X線像
b. 模式図
c. Bombelliの骨棘分類

① 関節裂隙の狭小化（消失）
② 臼蓋荷重部の骨硬化
③ 骨嚢胞（骨頭内）
④ 骨棘形成（Bombelli 分類）
　A. roof osteophyte
　B. capital drop：骨頭部下垂骨棘
　　　　　　　　　　（大腿骨頭内側の）
　C. tent osteophyte（二重底）

1. roof
2. sup. cervical
3. capital drop ｛fovea / inf. marginal
4. tent
5. inf. cervical
6. floor
7. elephant's trunk

図32-52　典型的な股関節症

術後評価および経過観察時の評価に用いられる。国際的に最も普及している基準は Harris hip score である。

【診断】

以下の点を読影し，これらの状態により病期の評価，分類を行う（図32-51, 52）。

1. 骨頭と臼蓋の位置関係

両股関節正面単純 X 線像で下記について計測する（図32-53）。

・CE（center-edge）角

骨頭中心の垂線と臼蓋外側縁とのなす角である。わが国の平均値は女性 27〜34°，男性 30〜32° である。

・AHI（acetabular-head index）

大腿骨頭内側縁から臼蓋外側縁までの距離を大腿骨頭内側縁から大腿骨頭外側までの距離で除した値である。わが国の平均値は女性 80〜89％，男性 82〜88％ である。

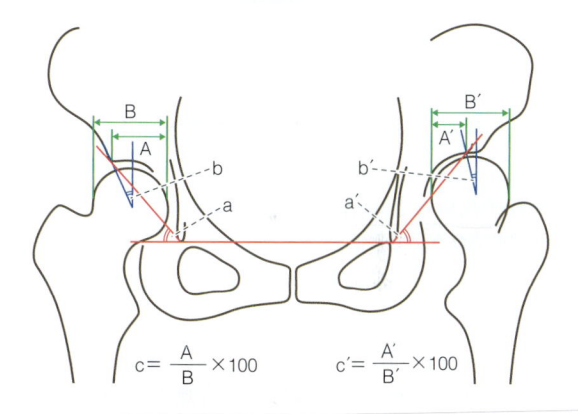

図32-53　股関節の X 線計測
右股（正常股），左股（亜脱臼股）
a, a′：Sharp 角（a = 40°，a′ = 50°）
b, b′：CE 角（b = 27°，b′ = −10°）
c, c′：AHI（c = 82％，c′ = 46％）

$$c = \frac{A}{B} \times 100 \qquad c' = \frac{A'}{B'} \times 100$$

> **NOTE　X 線計測時の留意点**
>
> Sharp 角，CE 角の計測における臼蓋嘴の計測点は臼蓋前方縁とすることが重要である。

2. 臼蓋形成不全の有無とその程度

両股関節正面単純 X 線像で下記について計測する（図32-53）。

・Sharp 角

左右涙痕下端の接線と，涙痕下端と臼蓋外側縁を結ぶ線とのなす角である。わが国の平均値は女

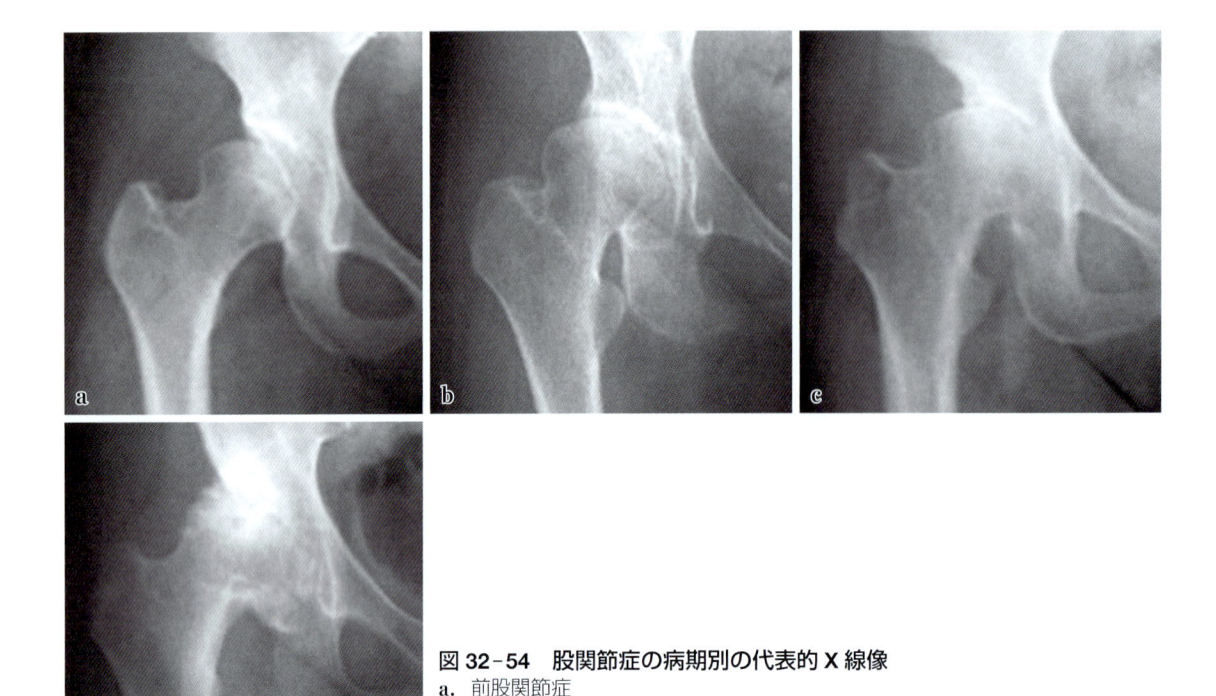

図 32-54 股関節症の病期別の代表的 X 線像
a. 前股関節症
b. 初期股関節症
c. 進行期股関節症
d. 末期股関節症

性 34～42°，男性 35～39° である。
3. 骨頭変形の有無，大転子との位置関係
　扁平内反股，外反股，卵形変形，キノコ型変形，大転子高位などの有無を読影する。
4. 関節裂隙の状態
　狭小化の有無・程度，軟骨下骨同士の接触，関節面の適合性などを読影する。
5. 骨構造の変化
　骨硬化，骨囊胞，骨棘形成の有無を読影する。
6. 動的変化
　骨切り術の適応か否か検討する際に股関節内転位，外転位にて股関節正面像を撮影し，関節の適合性を判定することは重要である。
【病期分類】
　日本整形外科学会の変形性股関節症 X 線像評価により，前，初期，進行期，末期に分類される（図 32-54 および➡971 頁，巻末資料参照）。
【治療方針を立てるときに考慮すべき項目】
1. 年齢
　臼蓋形成不全を有する症例は関節症が徐々に進行し，ある時期に急速に増悪するといわれていることから，定期的に経過観察し，症状の改善が得られない場合，若年者では早期に臼蓋形成術（棚形成術）や寛骨臼回転骨切り術など何らかの予防的手術をする必要がある。一方，若年者の末期股関節症には関節固定術や各種骨切り術が行われる。しかし，これらの手術で改善の見込みのない例には人工股関節置換術も行われる。
2. 性別
　亜脱臼性股関節症は女性に多いことから，結婚，妊娠，育児の問題を考慮する必要がある。肉体労働に従事している男性では関節固定術も考慮する。
3. 両側罹患例
　手術は通常症状の強い側から行う。しかし，一方の股関節が先に発症し，それをかばっているうちに他側の症状が悪化している場合は，先に発症した股関節の症状が隠されていることがあるので注意を要する。
4. 他関節の問題
　股関節の手術にあたっては，他関節（他側の股関節，膝関節，腰椎など）の状態を十分考慮する必要がある。大腿骨の外反，内反骨切り術では術後の荷重線が移動し膝の関節症を増悪させることがあるし，股関節固定術では，腰痛，他側の股関

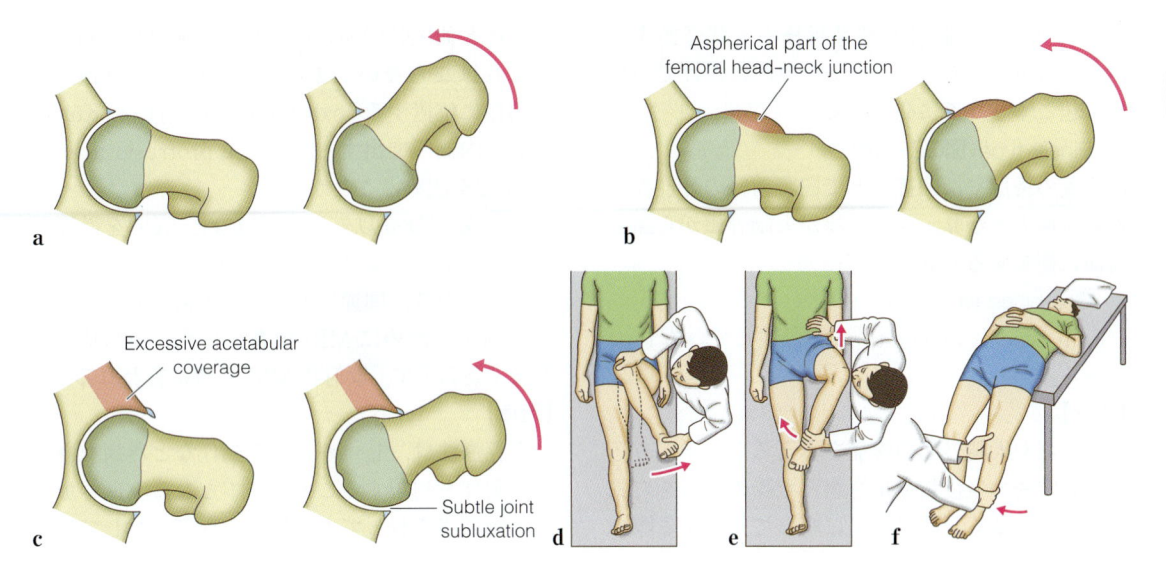

図 32-55 femoroacetabular impingement
a. 正常
b. Cam type
c. Pincer type
d. anterior impingement sign
e. Drehmann sign
f. posterior impingement sign

節痛，膝関節痛が増強することがあり注意を要する．関節可動域の悪い股関節（屈曲60°以下，内・外転15°以下）に対しては大腿骨骨切り術の適応が制限される．

【病期別の治療選択】
1. 前・初期股関節症
　若年者で症状の軽い場合には経過観察をする．症状の強い場合には大腿骨内反骨切り術，臼蓋形成術，Chiari（キアリ）骨盤骨切り術，寛骨臼回転骨切り術などを行う．
2. 進行期股関節症
　進行期股関節症ではChiari骨盤骨切り術，大腿骨外反骨切り術を行う．高齢者では人工関節置換術を行う場合もある．
3. 末期股関節症
　Chiari骨盤骨切り術，大腿骨外反骨切り術，人工関節置換術が選択される．

【保存療法】
　疼痛がそれほど強くない患者や種々の理由から手術が行えない患者には保存療法が行われる．体重コントロール，歩行時の杖使用，長距離歩行などの禁止，筋力（特に股関節外転筋）訓練などが含まれる．抗炎症薬投与は十分な指導のもとに行う．抗炎症薬を多用して長距離歩行や無理な仕事を行うことは関節軟骨の早期破壊につながることを，よく説明すべきである．

2 femoroacetabular impingement（FAI）

　臼蓋または大腿骨の形態異常によって両者が接触・衝突（impingement）し，関節唇や軟骨に損傷をきたすことによって最終的に変形性股関節症へと進展する病態である．

【分類】
1. Cam type（図32-55b）
　骨頭からhead-neck junction前方の骨性膨隆（bump）とoffsetの減少が原因で，股関節を屈曲する際に大腿骨の骨性膨隆が臼蓋前縁に衝突する

> **NOTE　関節造影**
> 関節軟骨の消失の状態，関節唇断裂の状態がわかる．機能撮影（内転，外転など）における造影剤の溜まり具合（pooling）の状態で関節適合性などがわかる．

type である．大腿骨頸部骨折後や大腿骨頭すべり症，Perthes 病後に骨頭から頸部にかけての変形を起こすと高率に発症する．

2. Pincer type（図 32-55c）

臼蓋の後捻や深臼蓋などで臼蓋前縁の骨性被覆過剰が原因となり，臼蓋前縁が大腿骨頭から頸部前面に衝突する type である．

3. Combined type

Cam type と Pincer type が合併している type である．

【症状】

鼠径部や大腿外側の疼痛を訴える．しゃがみ込み，長時間の坐位後や足を組んだ際の疼痛を自覚することが多く，時に椅子に座って外転する際の痛みを訴えることもある．

【他覚的所見】（図 32-55d〜f）

股関節屈曲 90°で内転・内旋位にすると鼠径部の痛みが誘発される anterior impingement sign，股関節を屈曲していくと患肢が外転・外旋していく Drehmann sign，股関節伸展位で外旋すると疼痛が誘発される posterior impingement sign が病態に応じて認められる．また，股関節内に局所麻酔薬を投与した後に impingement test を行い，疼痛が軽快すれば本症と診断できる（キシロカインブロックテスト）．

【診断】

1. Cam type

単純 X 線股関節正面像にて大腿骨頭から head-neck junction にかけてのくびれが消失し大腿骨頭外側への骨性膨隆を伴う変形を pistol-grip deformity といい，骨頭の半径に対して 2 mm 以上外側へ突出しているものを陽性とする．また，繰り返される衝突で head-neck junction に骨嚢胞（herniation pit）を認める症例が存在する．単純 X 線股関節軸射像において骨頭径に合わせた円を重ね，骨性膨隆がその円から突出した点と骨頭の中心点とを結ぶ線と頸部軸となす角を α 角といい，Cam type では 60°以上となることが多い．

2. Pincer type

単純 X 線股関節正面像にて臼蓋の前縁と後縁のラインが交わってみえる cross-over sign，坐骨棘が骨盤腔内に突出する ischial spine sign が診断の一助になる．ただし，これらの sign は骨盤前傾や回旋の影響で偽陽性となるため，恥骨結合部上縁と仙尾骨関節の位置関係を確認して判断しなければならない．また，臼底が Köhler 線よりも内側に位置する coxa profunda，骨頭が Köhler 線より内側へ突出する臼底突出 protrusio acetabuli などを認めることがある．

単純 X 線検査以外に，正確な α angle を計測したり，骨形態をより詳細に評価するために CT 検査を行ったり，関節唇や軟骨の損傷の有無・程度を評価するために MRI 検査を行う．関節造影，関節造影後 CT，放射状 MRI も時に行われる．

【治療】

保存療法は，しゃがみ込み動作など疼痛を誘発する動作を制限することが基本となる．保存療法で経過観察を行っても抵抗する疼痛に対しては，手術治療を考慮する．手術治療は，Ganz surgical dislocation approach や Smith-Petersen approach を用いて直視下に，あるいは関節鏡下に，骨膨隆部切除術，臼蓋縁切除術を，関節唇損傷が合併している場合には関節唇縫合術，関節唇部分切除術が行われる．

3 股関節唇損傷

股関節唇は寛骨臼関節窩の辺縁に付着している線維軟骨である．臼蓋形成不全や FAI に伴い関節唇損傷を合併することが多い．

【症状】

股関節のひっかかり感（catching），ひっかかり（locking），関節がずれる感覚（giving way）などの症状がある．Anterior impingement sign や FABER（The flexion, abduction, and external rotation）test が陽性となることが多い．

【診断】

放射状 MRI や MRI 関節造影（MR arthrography）が病変を同定するのに有用である．

【治療】

保存療法が基本であり，疼痛を誘発する肢位をできるだけ避けるように指導するが，保存療法に抵抗する場合には手術を考慮する．手術術式は，関節唇の断裂形態により関節唇縫合術か，部分切除術を選択する．臼蓋形成不全を伴う場合は関節唇が変性しており，部分切除術の適応となることが多いが，関節唇断裂の原因となっている臼蓋形成不全に対して，寛骨臼回転骨切り術などの併用

表32-7 大腿骨頭壊死症の分類

1. 外傷性　　a. 大腿骨頚部(内側)骨折
　　　　　　b. 外傷性股関節脱臼
2. 塞栓性　　a. 減圧病
　　　　　　b. Gaucher病
　　　　　　c. 鎌状赤血球症
3. 放射線照射後
4. 手術後(医原性)
5. 特発性(広義)　a. ステロイド性
　　　　　　　　b. アルコール性
　　　　　　　　c. 特発性(狭義)

表32-8 ステロイド性大腿骨頭壊死症の基礎疾患

1. 全身性エリテマトーデス(SLE)
2. 各種膠原病(全身性進行性硬化症：PSS，皮膚筋炎：DMなど)
3. 腎臓移植
4. ネフローゼ症候群
5. 慢性肝臓障害(肝炎，肝硬変)
6. 血液疾患(再生不良性貧血，白血病，悪性リンパ腫，特発性血小板減少性紫斑病など)
7. 潰瘍性大腸炎
8. 脳・脊髄手術

が必要となることが多い．FAIのPincer typeでは上方から前方の関節唇を完全に切離し，Pincerを形成切除してから，関節唇の再縫着を行う術式も考案されている．

4 大腿骨頭壊死症
avascular necrosis of the femoral head(ANF)

大腿骨頭壊死症は，外傷，減圧病など壊死の原因が明らかな症候性大腿骨頭壊死症と，明らかな原因のない特発性大腿骨頭壊死症に分類される（表32-7）．特発性大腿骨頭壊死症はさらにステロイド治療歴のあるステロイド性，アルコール多飲歴のあるアルコール性，全く原因のない特発性(狭義)に分類できる．そのほか副腎皮質ステロイド投与により壊死を発症する基礎疾患には全身性エリテマトーデス(SLE)，各種膠原病，腎臓移植，ネフローゼ症候群などがある（表32-8）．

A 症候性大腿骨頭壊死症

下記の既往のある患者においては壊死発生の可能性を疑って，長期的にX線およびMRIなどで経過観察する必要がある．

1 外傷性大腿骨頭壊死症

原因として最も多いのは大腿骨頚部骨折後に生じるもので，骨折の際の血流途絶による．そのほか外傷性股関節脱臼後にも生じる．

2 塞栓性(減圧性)大腿骨頭壊死症

減圧病 decompression sickness，Gaucher(ゴーシェ)病，鎌状赤血球症などが含まれる．潜函病は潜水夫などにみられる減圧症候群の1つで，血中に溶解した気泡の塞栓によって生じる．Gaucher病はGaucher細胞の骨髄内増殖による血管の圧迫，鎌状赤血球症は鎌状赤血球の血管内塞栓で血流が途絶することにより壊死が発生する．

3 放射線照射後大腿骨頭壊死症

子宮癌や骨盤内悪性腫瘍の治療のためなどに放射線治療を行った際に生じる．

4 手術後(医原性)大腿骨頭壊死症

大腿骨頭すべり症，大腿骨頭腫瘍など大腿骨近位の手術を行った際の血管損傷で生じる．

B 特発性大腿骨頭壊死症
idiopathic osteonecrosis of the femoral head(ION)

非外傷性に大腿骨頭の無菌性，阻血性の壊死をきたし，大腿骨頭の圧潰変形が生じ，その結果二次性の股関節症に至る疾患を特発性大腿骨頭壊死症と定義する．副腎皮質ステロイド投与とアルコール多飲に関連した症例は，広義の特発性大腿骨頭壊死症として扱う．

副腎皮質ステロイドの投与歴，アルコール多飲歴が壊死発生に深く関連していることは間違いないが，その壊死発生機序は判明していない．病因としては脂肪塞栓説，骨頭内圧亢進による血管圧迫説，静脈還流障害説，血液凝固異常説，骨内酸

> **NOTE 特発性大腿骨頭壊死症**
>
> 特発性大腿骨頭壊死症の英語名および略語は，従来より多くの呼び方がなされてきたが，現在は厚生労働省班会議において idiopathic osteonecrosis of the femoral head とされ，その略語は ION とされている．

化ストレス説，骨内低酸素説などがある。
【疫学】
　青・壮年期に発生する。男性では40歳台，女性では30歳台にピークがある。男性にやや多い。女性はステロイド性（特にSLE患者），男性はアルコール性が多い傾向を示す。ステロイド性はSLEが約30%と最多であり，パルス療法のように短期間で大量に投与された例で好発するが，逆に1日少量（5～10 mg）を長期間投与されている患者（関節リウマチ患者など）における発生頻度は高くない。アルコール性は日本酒換算で毎日2合あるいは日本酒毎日2合を10年間飲酒した例で好発する。わが国では年間2,000～3,000人発生していると推測されているが，近年のステロイド治療の増加，アルコール摂取量の増加および診断法の進歩（MRIなど）により，今後その発生が増加すると考えられる。また，大腿骨頭以外に上腕骨頭，大腿骨下端などにも骨壊死が発生する例がある。
【症状】
　股関節痛で発症することが多い。階段を踏み外したときや，歩行時歩道から車道へ降りた際など小さなストレスが股関節にかかったときに，股関節部に急性の疼痛が出現することが多い。この初期疼痛はすでに無症状の壊死が発生している大腿骨頭に小さな外力が加わって軟骨下骨に圧潰が生じることによる。この痛みは2～3週間で軽快し，落ち着くことが多い。その他膝部痛，殿部痛を伴うことがあり，膝部疾患，腰椎疾患の診断で治療され壊死の発見が遅れることがあるので注意を要する。
【診断】
　臨床所見，各種画像所見，病理所見を合わせて大腿骨頭壊死症の診断を行うが，厚生労働省特発性大腿骨頭壊死症調査研究班の診断基準の大項目と小項目の有無を照合する。X線所見および検査所見の5項目のうち，2つ以上を満たせば特発性大腿骨頭壊死症と診断する（表32-9）。2001年に改訂された厚生労働省特発性大腿骨頭壊死症調査研究班の病期分類，病型分類は予後の予測，治療方針の決定に有用である（図32-56, 57）。
1. 単純X線像（図32-56）
　超早期例以外のほとんどの症例で単純X線像による診断が可能である。単純X線像では，正

表32-9　特発性大腿骨頭壊死症の新診断基準
（厚生労働省特発性大腿骨頭壊死症調査研究班，2001）

X線所見（股関節の単純X線像の正面像および側面像より判断する）
1. 骨頭圧潰［crescent sign（骨頭軟骨下骨折線）を含む］
2. 骨頭内の帯状硬化像の形成［1.2.についてはstage 4（変形性関節症に進行した時期）を除いて関節裂隙の狭小化がないこと，臼蓋には異常所見がないことを要する］

検査所見
3. 骨シンチグラム：骨頭の cold in hot 像
4. MRI：骨頭内帯状低信号像（T1強調像でのいずれかの断面で骨髄組織の正常信号域を分画する画像）
5. 骨生検標本での骨壊死層像（連続した切片標本内に骨および骨髄組織の壊死が存在し，健常域との界面に線維性組織や添加骨形成などの修復反応を認める像）

診断の判定
上記項目のうち2つ以上を満たせば確定診断とする。

除外項目
腫瘍および腫瘍性疾患，骨端異形成症は基準を満たすことがあるが，除外を要する。
なお，外傷（大腿骨頸部骨折，外傷性股関節脱臼），大腿骨頭すべり症，骨盤部放射線照射，減圧症，などに合併する大腿骨頭壊死，および小児に発生するPerthes病は除外する。

確な前後像と側面像の撮影が重要となる。特に側面像では通常のLauenstein（ラウエンシュタイン）肢位と異なり，股関節を90°屈曲，45°外転し，骨盤正面位で撮影する（図32-58）。この撮影法により大腿骨頭と大転子あるいは寛骨臼が重ならない側面像が得られ，骨頭軟骨下骨折線（crescent sign）や，正確な壊死範囲の読影が可能である。
2. MRI（図32-59）
　壊死の早期診断に有用である。ステロイド投与（パルス療法）患者では2週間で壊死が発生し，6週間を過ぎると画像の変化が出現する。そのパターンはband patternとして表現されるが，この所見は壊死に特異的な所見であり重要である。壊死骨頭のMRI T1強調像で壊死部は高信号，壊死分界部は低信号，そして周囲の正常骨組織部は高信号となるため，band patternが認められる。壊死の修復が進むにつれバンドの幅は近位（内方）へ広くなり，やがて壊死部全体が低信号となる。

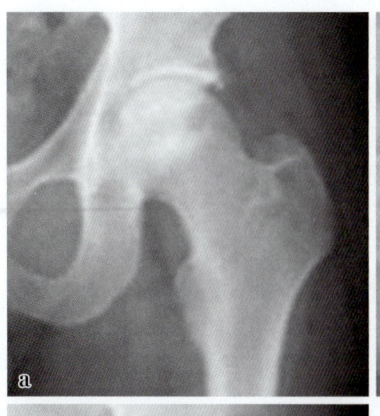

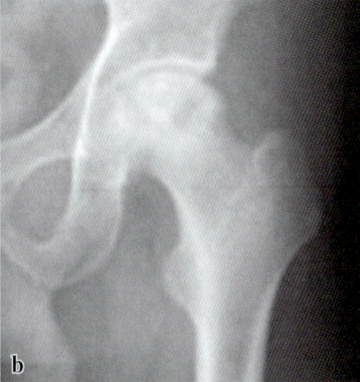

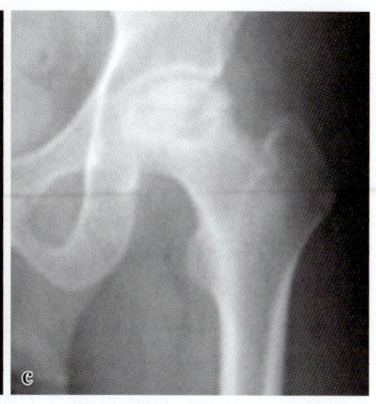

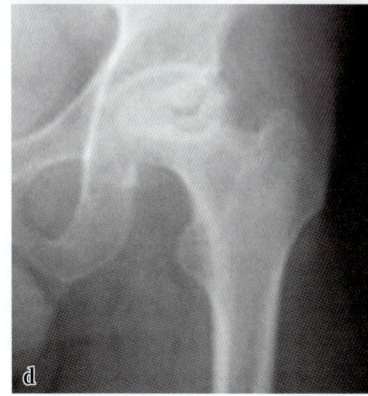

図 32-56 大腿骨頭壊死症の病期分類別代表的 X 線像
a. stage 2（帯状硬化像があるが，骨頭の圧潰がない。）
b. stage 3A（骨頭の圧潰が 3 mm 未満。関節症変化はない。）
c. stage 3B（骨頭の圧潰が 3 mm 以上。関節症変化はない。）
d. stage 4（関節症変化がある。）

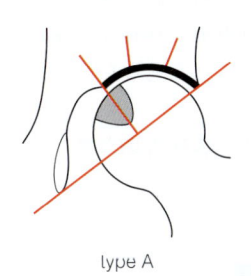

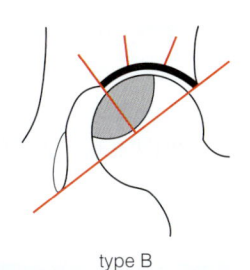

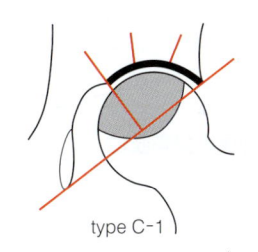

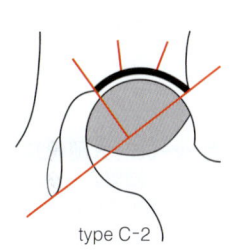

図 32-57 大腿骨頭壊死症の病型分類（厚生労働省特発性大腿骨頭壊死症調査研究班, 2001）
type A：壊死域が臼蓋荷重面の内側 1/3 未満にとどまるもの，または壊死域が非荷重部のみに存在するもの．
type B：壊死域が臼蓋荷重面の内側 1/3 以上 2/3 未満の範囲に存在するもの．
type C：壊死域が臼蓋荷重面の内側 2/3 以上に及ぶもの．
　　　type C-1：壊死域の外側端が臼蓋縁内にあるもの．
　　　type C-2：壊死域の外側端が臼蓋縁を越えるもの．
注 1) X 線と MRI の両方またはいずれかで判定する．
注 2) X 線は股関節正面像で判定する．
注 3) MRI は T1 強調像の環状断骨頭中央撮像面で判定する．
注 4) 臼蓋荷重面の算出方法：臼蓋縁と涙痕下縁を結ぶ線の垂直 2 等分線が臼蓋と交差した点から外側を臼蓋荷重面とする．

Advanced Studies

早期大腿骨頭壊死症における MR 像と病理組織像の関連
（図 32-59）

　早期の壊死骨頭では，壊死部と正常骨梁の分界部における線維性肉芽組織と新生骨添加部のみが MR 像で低信号となり，その内側の壊死部は髄内脂肪組織が鹸化 saponification するまで，あるいは肉芽組織が壊死骨内に入り込むまでは，MR 像では高信号のままである．このため正常骨梁との分界部のみが低信号となり黒いバンドとして見

え，band pattern を呈する（図 32-59 の☆印）。壊死発生から時間が経過すると，このバンドは骨頭壊死部へ広がり，バンドの幅が徐々に広くなる。

3．CT 像

壊死が存在する部位の骨梁が不規則に乱れる。分界部の骨硬化像をとらえることができるため，壊死範囲の判定に有用である。

4．骨シンチグラム

骨シンチグラムで特徴的なのは，壊死部が cold（弱い集積）となり，その周辺部が hot（強い集積）となる，いわゆる "cold in hot" の所見である。これは骨頭の壊死に陥った部分は全く取り込みがなく cold に撮影され，壊死周辺部からの修復反応（新生骨添加部）が hot に撮影されることによる。利点はペースメーカーや脳内クリップを有するMRI 施行不可能例にも検査が可能である点や，多発性骨壊死として発生しうる全身の病変を検索できる点である。

5．病理組織（図 32-60）

壊死部には周囲から新生血管を伴った線維性肉芽組織が進入し，分界部の壊死骨梁の表面に新生骨を添加する。病期が進行すると骨頭は圧潰，陥没し，関節軟骨は母床（軟骨下骨層）から剥離・遊離する。壊死周辺からは肉芽組織が進入し旺盛な修復が行われる。新生骨添加もこの部位から壊死巣へ入り込む。

【治療】

壊死は荷重がかからなければ 2～3 年で修復し，正常の骨組織に戻る。しかし，日常生活で壊死骨頭には荷重が加わるため壊死範囲が広いもののほとんどは圧潰をきたす。この圧潰の発生を防止すること，またすでに圧潰の存在する例ではその進行を防止し，かつ関節症の進行も同時に防止することが治療の原則となる。

1．保存療法

壊死の範囲が狭い例や壊死が非荷重部に存在する例（type A，B）などでは経過観察を行う。この間，日常生活における活動性を若干制限する。壊死の範囲の広い例や壊死が荷重部に存在する例においては，保存療法の適応はほとんどない。

2．手術療法

骨頭穿孔術，各種骨移植術，各種骨切り術，人

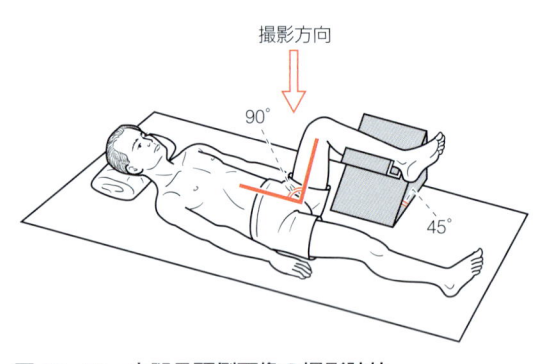

図 32-58　大腿骨頭側面像の撮影肢位
股関節，膝関節を 90°屈曲し，45°傾斜した撮影台を使用して骨盤正面位で撮影する。

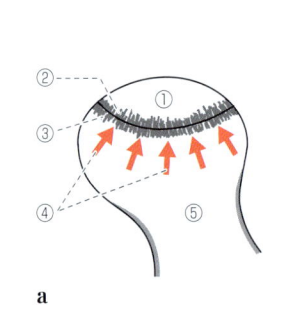

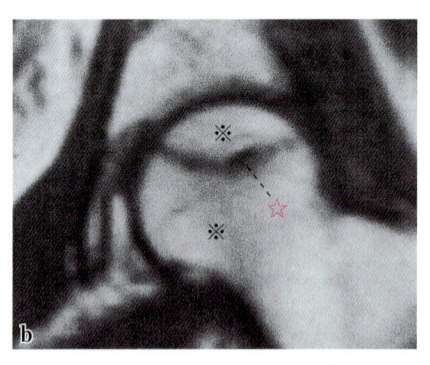

図 32-59　早期大腿骨頭壊死症における MR 像と病理組織像の関連（模式図）
a．骨頭壊死
① 壊死骨梁，鹸化していない髄内壊死脂肪組織，② 線維性肉芽層
③ 新生骨添加層，④ 血管進入，⑤ 正常骨梁と髄内脂肪組織
b．MRI T1 強調像：高信号領域（※）に挟まれた低信号領域（黒いバンド）（☆）が認められる。

工骨頭置換術，人工股関節置換術などが行われる．

5 急速破壊型股関節症
rapidly destructive coxarthropathy (RDC)

高齢者に多い股関節症の1タイプで，短期間に急速に関節裂隙の狭小化，関節破壊が進行する原因不明の疾患で，1970年のPostelの報告以来，独立した症候群として考えられている．しかし，本症は独立した疾患名ではなく，特徴的な臨床経過，X線経過を示す症例に対する総称である．

Postelは1年以内に高度の破壊をきたすものと定義したが，1～2，3年で急速に進行する例も少なくない．大腿骨頭軟骨下脆弱性骨折との関連性が指摘されている．また，最近では本症の患者の滑膜中にリソソーム酵素（カテプシンD）の活性が高いことから，これらによる骨・軟骨破壊の可能性も考えられている．

その診断基準は，高齢であること，X線学的に比較的正常な股関節に発症すること（軽度の臼蓋形成不全などは存在することがある），短期間に高度の骨破壊が出現し発症すること，可動域制限が軽度であること，他の疾患（関節リウマチ，Charcot関節など）が否定できることである．

【症状】

65歳以上の高齢者に多く，女性に多い傾向を示す．大半は片側例である．強い疼痛を訴えるが，通常股関節の可動域は比較的保たれている．

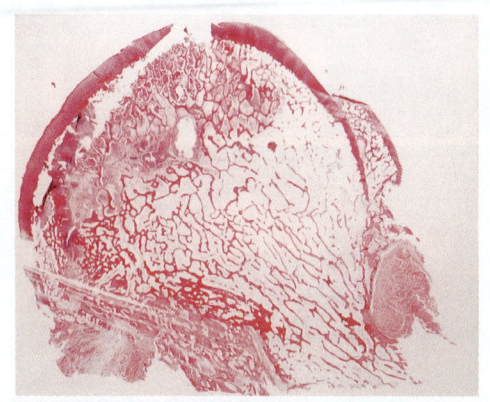

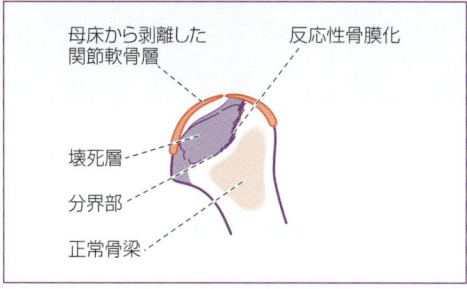

図 32-60　大腿骨頭壊死の病理組織所見
圧潰の比較的少ない骨頭．関節軟骨と軟骨下骨層の間は分離している（骨頭軟骨下骨折線）．壊死層周囲の骨梁は反応性に肥厚している（帯状硬化）．

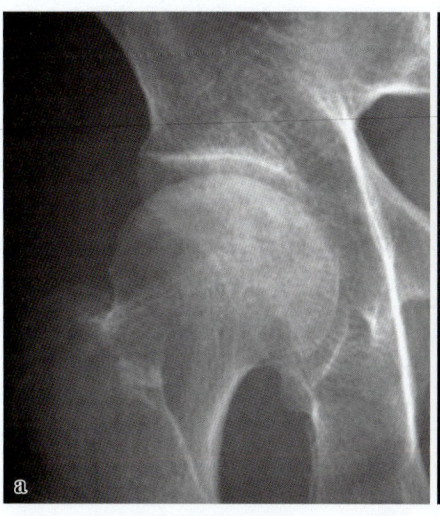

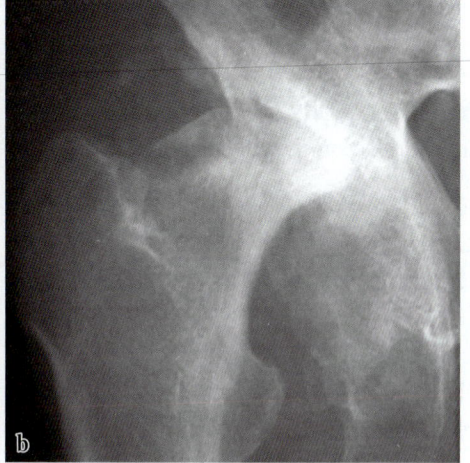

図 32-61　急速破壊型股関節症のX線像
a. 初診時
b. 9カ月後

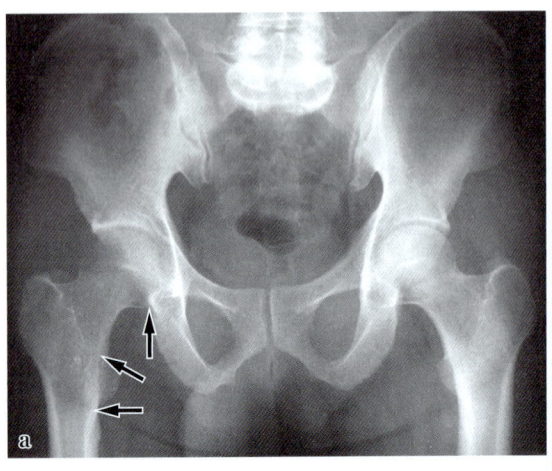

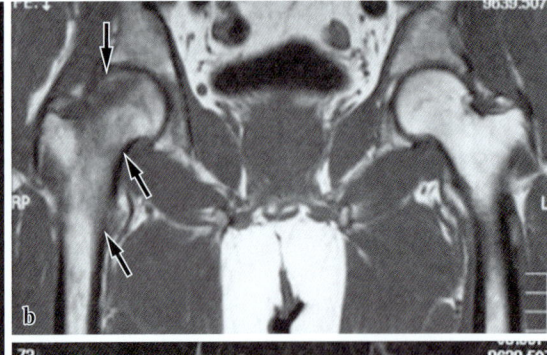

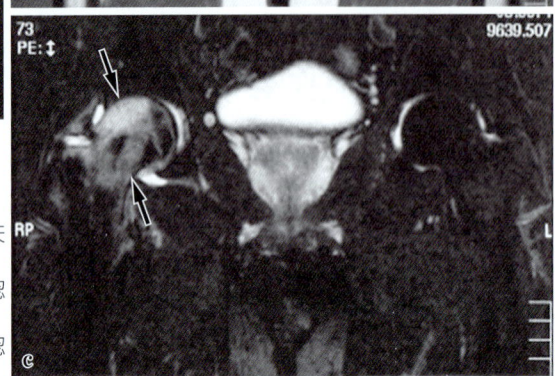

図32-62 一過性大腿骨頭萎縮症
a. 右大腿骨頭から頸部，転子間部に至るまで骨萎縮像（矢印）が認められる。
b. MRI T1強調像：右大腿骨近位部に低信号域（矢印）が認められる。
c. MRI T2強調像：右大腿骨近位部に高信号域（矢印）が認められる。

【診断】
　形態学的に比較的正常の股関節に荷重部関節裂隙の狭小化が出現し，短期間に急速に軟骨融解をきたし，骨頭，臼蓋の骨軟骨破壊が進行する。関節症や大腿骨頭壊死症に存在する反応性の骨硬化や増殖性の骨棘形成，骨囊胞などの存在しないことが特徴である（図32-61）。
【治療】
　人工股関節置換術の適応になる。

6 一過性大腿骨頭萎縮症
transient osteoporosis of the hip

　明らかな誘因なく股関節痛と異常歩行が出現し，X線像で大腿骨頭萎縮像がみられる（図32-62a）。数ヵ月の経過観察のみで症状が改善し，X線像も正常に戻る原因不明の疾患である。MRI T1強調像で骨頭から頸部にびまん性の低信号域を認めることが特徴である（図32-62b）。大腿骨頭の病理組織像で骨壊死，骨破壊，炎症所見はなく，骨梁の菲薄化および減少を認めるのみである。妊娠後期の女性，中年男性に多い。大腿骨頭壊死症との鑑別が重要となる。

7 大腿骨頭軟骨下脆弱性骨折
subchondral insufficiency fracture of the femoral head

　大腿骨頭の軟骨下に発生する骨粗鬆症などの骨脆弱性を基盤とした骨折である。高齢女性に多くみられる。誘因なくあるいは軽微な外傷を契機に股関節痛を訴え，歩行にも支障をきたす。単純X線像で当初は明らかな所見を認めないことが多いが，そのまま圧潰をきたすことなく治癒する例と，急速破壊型股関節症のごとく発症後急速に骨頭の圧潰をきたす例がある。MRIでは大腿骨頭から頸部にかけてT1強調像でlow intensity, T2強調像でhigh intensityとなるbone marrow edema patternが認められるが，それに加えてT1強調像で認められる骨頭の輪郭と平行な中枢側凸の低信号バンド像が特徴的である。骨頭の圧潰が進行した例には人工股関節置換術が行われる。

8 関節リウマチ
rheumatoid arthritis (RA)

　関節リウマチで股関節が侵されることは手指や

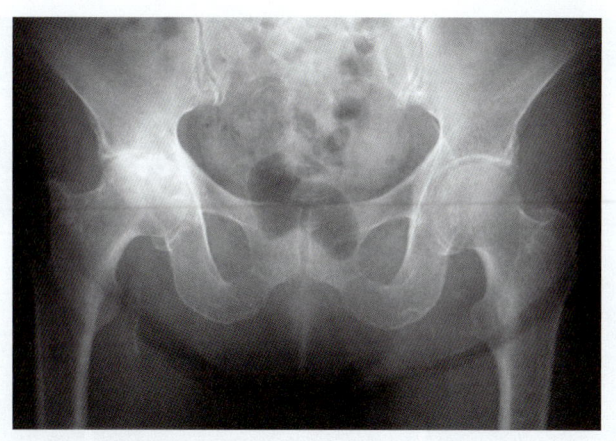

図 32-63　関節リウマチ

膝などの他関節と比べて比較的少ないが，いったん骨変化が生じると加速度的に骨破壊が進行する．寛骨臼底の菲薄化，寛骨臼底突出症や骨頭の融解，吸収，消失に至る（図32-63）．関節破壊が高度になる前に人工股関節置換術を行う必要がある．

9 その他の股関節疾患

A 骨腫瘍

良性骨腫瘍では孤立性骨囊腫，骨軟骨腫，骨巨細胞腫，軟骨芽細胞腫，類骨骨腫，線維性骨異形成症，好酸球性肉芽腫などが大腿骨近位に好発する．悪性骨腫瘍では軟骨肉腫，線維肉腫，Ewing肉腫などが好発する．骨肉腫の発生頻度は低いが，子宮癌などに対する放射線照射後の骨肉腫の発生もあり注意を要する．また癌の骨転移（転移性骨腫瘍）は脊椎に次いで多い．

B 軟部腫瘍

良性，悪性とも多くの軟部腫瘍が発生する．特徴的なものに股関節包内に発生する色素性絨毛結節性滑膜炎と滑膜骨軟骨腫症がある．

1 色素性絨毛結節性滑膜炎 pigmented villonodular synovitis（PVS）（図32-64）

進行すると関節面および骨内（臼蓋，骨頭，頚部）に腫瘍が浸潤し，骨破壊をきたし，股関節症とまぎらわしいX線像を示す．関節穿刺で赤褐色の関節液が吸引されることが本腫瘍の診断根拠になる．治療は滑膜切除術が行われるが，手術的に十分な腫瘍切除を行うことは困難なことが多く，再発することが多い．進行例では関節固定術や人工股関節置換術の適応となる．

2 滑膜骨軟骨腫症 synovial osteochondromatosis（図32-65）

関節包内に多数の軟骨片や骨軟骨片が認められる．進行すると骨破壊および関節症変化が出現する．骨化のない軟骨片は単純X線像で認められないので診断が困難であるが，MRIやCTでより明確に描出される．治療は遊離体の摘出および滑膜切除が行われる．

C 骨系統疾患，代謝性疾患

骨系統疾患や代謝性疾患のなかで骨端の骨化障害を伴うものでは，股関節部の障害が発生する．多発性骨端異形成症 multiple epiphyseal dysplasia（MED），先天性脊椎・骨端異形成症 spondyloepiphyseal dysplasia congenita，大腿骨頭骨端骨化障害 dysplasia epiphysealis capitis femoris，Morquio（モルキオ）症候群などがある．

D 滑液包炎
bursitis

股関節周辺には腸恥包 iliopectineal bursa，大殿筋坐骨包 ischiogluteal bursa，大転子包 greater trochanteric bursa などの滑液包があり，種々の原因で炎症をきたす．大殿筋坐骨包炎は weaver's bottom と称され，座業従事者に起こりやす

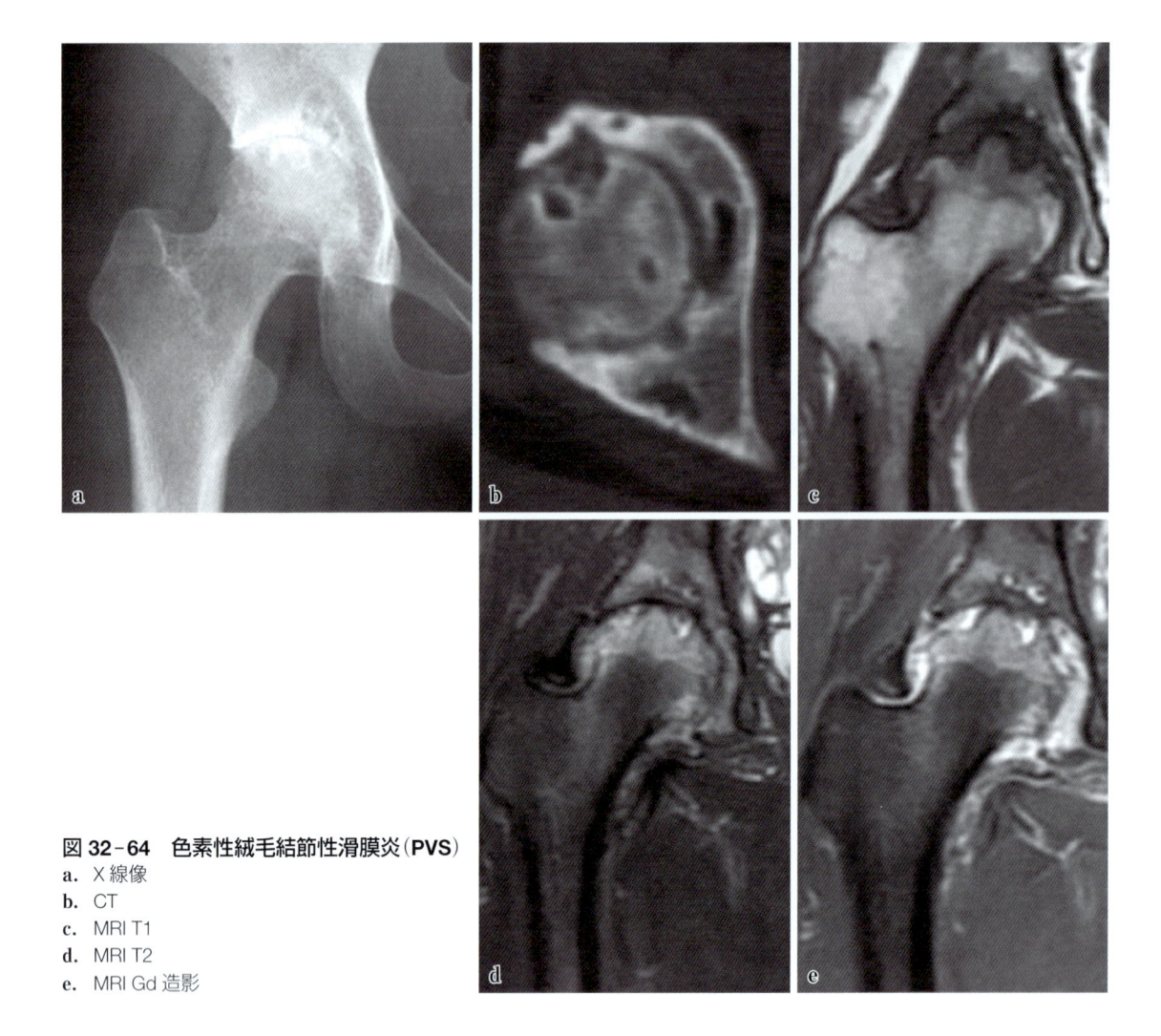

図 32-64　色素性絨毛結節性滑膜炎（PVS）
a. X 線像
b. CT
c. MRI T1
d. MRI T2
e. MRI Gd 造影

い。また大転子包炎はスポーツ選手や，人工股関節置換術など同部を展開する手術の後などに生じやすい。

E 石灰沈着性腱炎
calcified tendinitis of the hip joint（図 32-66）

臼蓋縁部，大転子の中・小殿筋付着部や周辺の滑液包の組織内に何らかの原因で石灰が沈着するものである。単純 X 線像で淡い石灰化像を認める。急性に発症し，ときに激痛のため歩行困難となる。治療は安静，抗炎症薬の投与が行われるが，石灰の穿刺，吸引と副腎皮質ステロイドの注射が著効を示す。

F 弾発股
snapping hip

1つの独立疾患の名称ではなく，股関節の運動に伴い弾発現象をきたす疾患の総称である。関節外型と関節内型があるが，通常関節内型は除外される。

大転子と腸脛靱帯（または大殿筋前縁）における弾発現象が多い。患者が股関節伸展位から屈曲していくと，大転子後方で索状物となっている腸脛靱帯が雑音とともに大転子の前方に移動して弾発現象を生じる。内転，内旋位で増強される。大転子部の滑液包炎を伴っているときには疼痛を伴う。弾発は随意的あるいは不随意的に生じる。このほか腸腰筋腱と周囲の組織間での弾発現象もあ

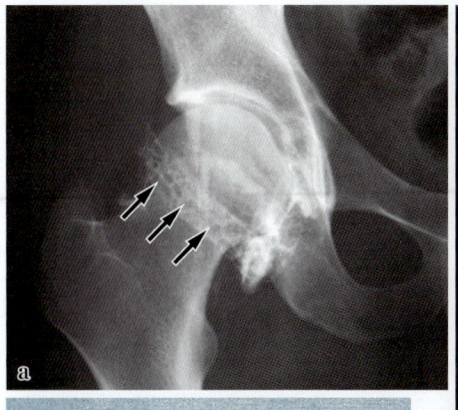

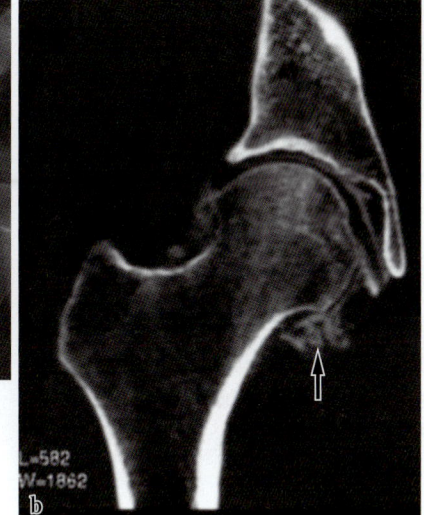

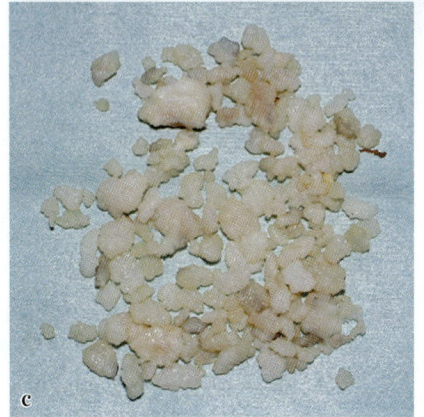

図 32-65 滑膜骨軟骨腫症
a. 関節造影
b. CT
c. 米粒体

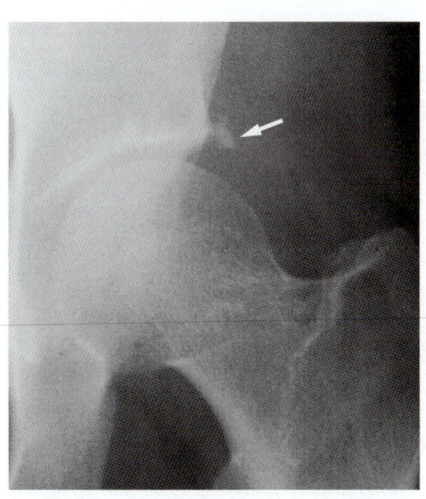

図 32-66 石灰沈着性腱炎（41 歳女性）
左股関節の臼蓋縁外側に石灰沈着がある（矢印）。

る。治療は通常保存療法が行われる。疼痛などの症状が強い場合にのみ腸脛靱帯の切離，切除，延長などの手術が行われるが，再発も多い。

G 大腿骨頭離断性骨軟骨炎
osteochondritis dissecans (OCD) of the femoral head

思春期前後の大腿骨頭荷重部に，X線像で軟骨下骨の骨梁内に透明巣をみることがある。非常に稀な疾患で，好発部位である膝関節の離断性骨軟骨炎と異なり，関節内に遊離したり臨床症状を呈したりすることはない。ある程度大きいものでは大腿骨頭壊死症との鑑別が重要である。本症ではMRIで band pattern がないことで鑑別できる。

H 神経病性関節症〔Charcot（シャルコー）関節〕
neuropathic arthropathy, Charcot joint

脊髄癆，脊髄空洞症，先天性無痛覚症，糖尿病などで深部感覚神経が侵された場合に生じ，高度の関節破壊と骨頭の亜脱臼を伴う。骨破壊に比して疼痛などの臨床症状に乏しい（図 32-67）。

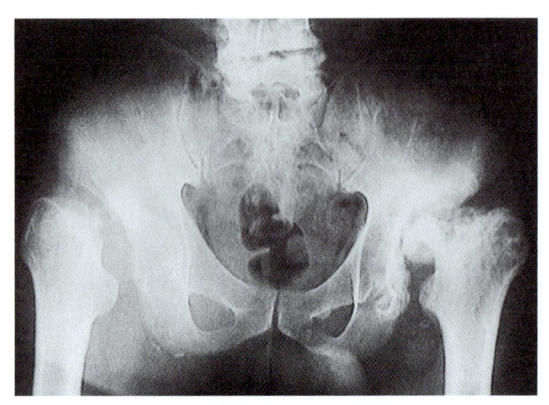

図 32-67 神経病性関節症（58歳男性）
脊髄癆患者：両股関節（臼蓋・骨頭）に広範な骨破壊が存在する。右骨頭は消失している。関節内に不規則な遊離体が認められる。

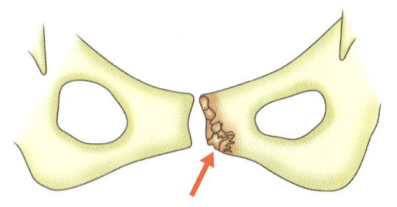

図 32-68 恥骨骨炎（模式図）
恥骨結合部に，びらん，虫喰い像が認められる。

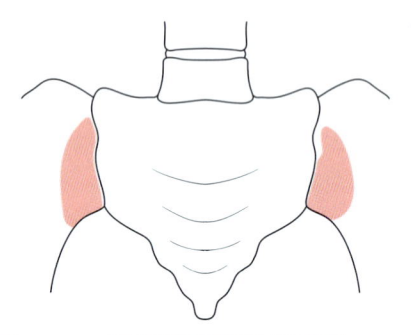

図 32-69 硬化性腸骨骨炎（模式図）
仙腸関節の腸骨側に三角形の骨硬化を認める。骨破壊や関節裂隙の狭小化などはない。

I 寛骨臼底突出症，オットー骨盤
protrusio acetabuli, Otto pelvis

寛骨臼底が骨盤腔内に突出した状態の総称である。一次性と二次性があるが，一次性は極めて稀である。二次性は関節リウマチや股関節中心性脱臼骨折に続発する。突出が進行した例では治療として人工股関節置換術が行われる。

J 強直性脊椎炎
ankylosing spondylitis

股関節X線像にて関節裂隙の狭小化が出現し，次いで骨棘，骨囊胞などが出現し，最終的に関節裂隙は消失し強直する。治療は人工股関節置換術が行われるが，術後の異所性骨化の発生頻度が高い。

10 骨盤輪の疾患

A 骨盤輪不安定症
pelvic ring instability

骨盤輪（骨盤環）は仙骨と左右の寛骨よりなり，その間は2つの仙腸関節と恥骨結合により結合して，脊椎から股関節〜下肢へ荷重を伝達する。骨盤輪不安定症とはこの結合部分に何らかの弛みや異常可動性が生じた状態の総称である。はっきりした原因のない場合（一次性骨盤輪不安定症）と他の疾患（外傷や炎症性疾患）に続発する場合（二次性骨盤輪不安定症）に分けられる。

一次性骨盤輪不安定症は若い女性に好発する。腰痛，恥骨部痛を訴え，仙腸関節部，恥骨部の圧痛がある。安静，抗炎症薬，装具療法で症状の軽快をみない場合には，仙腸関節や恥骨結合の固定術などの手術が必要となる。

B 恥骨骨炎
osteitis pubis（図32-68）

恥骨結合部の激痛を主訴とする疾患である。細菌感染である恥骨骨髄炎とは異なり感染は証明できない。疼痛などの症状は数カ月〜数年以内に自然消退する一過性の疾患である。X線像では恥骨結合部に骨萎縮，骨吸収，びらん erosion，虫喰い像 moth-eaten shadow が認められ，反応性骨硬化が現れる。恥骨骨髄炎，恥骨結核との鑑別が重要である。治療は，安静，抗炎症薬の投与，副腎皮質ステロイドや麻酔薬の局所注射などが行われる。

C 硬化性腸骨骨炎
osteitis condensans ilii（図 32-69）

仙腸関節の腸骨側に限局性骨硬化が出現する疾患である．わが国では欧米諸国と比較してその頻度は少なく1%程度である．女性で若い経産婦に多いことから，出産時に仙腸関節に加わったストレスなどが原因とされている．X線像で仙腸関節の腸骨側に三角形の骨硬化を認めるが，骨破壊や関節裂隙の狭小化などはない．症状は強いものはなく腰痛や運動後の疼痛を訴えることがあるが，安静で軽快する．症状が強い場合には強直性脊椎炎との鑑別を要する．

D 強直性脊椎炎
ankylosing spondylitis

仙腸関節は強直性脊椎炎の好発部位であり，仙腸関節部痛が初発症状であることが多い．

股関節の手術

股関節に対する手術は，大腿骨側の手術，骨盤側に対する手術，人工関節置換術に分けられる．この項では，股関節に対して行われる代表的手術を挙げ，その適応と術式の要点をまとめる（表 32-10）．

A 人工股関節全置換術
total hip arthroplasty（THA）(➔216頁も参照)

Advanced Studies
人工股関節置換術の歴史

1960年初頭，Sir John Charnleyは，人工関節摺動面の寛骨臼側に超高分子ポリエチレン ultra-high molecular weight polyethylene（UHMWPE）製のソケットを用い，大腿骨側には骨頭の径が22 mmのステムを挿入し，各コンポーネント（ソケット，ステム）と骨組織の固定に骨セメント polymethyl methacrylate（PMMA）を使用した．これは現在まで最も成功しているTHAとなっている（図 32-78 ➔652頁）．

この方法を踏襲したソケット側，ステム側ともにセメント固定を用いるセメントTHAが広く用いられるようになった．

一方，骨セメントを用いず金属表面を加工することによって固定しようとするセメントレスTHAの開発が進んだ（図 32-79 ➔652頁）．骨組織の進入を図る目的で，金属表面を多孔質 porous coating にしたり，ハイドロキシアパタイトを貼り付けた hydroxyapatite coating などの加工が加えられている．この表面加工部に進入した骨組織によってコンポーネントが固定される．ステムには一体型の他に，近位と遠位でそれぞれ異なるサイズが選べるモジュラー型もある．

【適応】
末期股関節症で疼痛が強く可動域制限が著しい症例がよい適応となる．年齢は60歳以上がよい適応とされるが，近年は重症例，特に両側例では50歳台から行われるようになってきている．

【セメントTHA，セメントレスTHAの選択】
セメントTHA，セメントレスTHAの選択に関しては，一定の決まりはない．若年者にTHAを行わざるをえない場合，将来弛みが生じて再置換術が行われる際に手術手技が容易であることから，セメントレスTHAを用いることが多い．すなわち大腿側にセメントTHAで弛みが生じて再置換術が行われる場合，大腿骨髄腔内に充填されているセメントの除去に難渋することが多いことがその理由とされている．セメント注入テクニック modern cementing techniques（表 32-11 ➔653頁）の向上でステムの経年的弛みの発生は激減しており，良好な長期成績が得られるようになった．

【合併症】
THAの合併症には，表 32-12（➔653頁）に示すものがある．

> **NOTE** 最小侵襲手術 minimally invasive surgery（MIS）
>
> 近年，短く小さな皮切を用いたTHAが行われる．従来，THAは15～20 cm程度の皮切で行われていたが，最近では8 cm前後の皮切で行う場合がある．患者に対する侵襲が少なく美容的に術後瘢痕が小さいというメリットがある．しかし一方で術中の視野が狭くなるため術中骨折やコンポーネントの不適切な設置などの問題が生じやすく，熟練した股関節外科医が用いるべき手術法である．

表 32-10 股関節に対する手術

	手術法	適応	その他
大腿骨側の手術法（大腿骨骨切り術）			
大腿骨内反骨切り術 intertrochanteric varus osteotomy 【図 32-70, 71】	転子間で楔状の骨片を切除し骨頭を内方へ倒す	進行期股関節症（骨頭外側に健常軟骨が存在） 大腿骨頭壊死症（壊死巣が骨頭外側にない）	幼児で、前捻の強い例では減捻内反骨切り術
大腿骨外反骨切り術 intertrochanteric valgus osteotomy 【図 32-72】	骨頭を外方へ倒す	進行期股関節症（股関節の内転で外側荷重部の関節裂隙が開大、内側の骨棘が発達）	症例に応じて、伸展、屈曲を加える
大腿骨前方回転骨切り術（杉岡法） transtrochanteric anterior rotational osteotomy【図 32-73】	骨頭を頚部軸を中心として前方に約 90°回転させる	大腿骨頭壊死症で壊死が骨頭前方に限局し骨頭後方 1/2～1/3 に健常部が存在	Perthes 病や大腿骨頭すべり症でも行われる
骨盤側の手術法			
臼蓋形成術（棚形成術） shelf operation 【図 32-74】	形成不全臼蓋に移植骨を用いて棚を作ることで、骨頭を十分に被覆しうる臼蓋を作る手術	臼蓋形成不全の強くない初期股関節症	わが国では Lance-神中法と Spitzy 法が行われる
Chiari（キアリ）骨盤骨切り術 Chiari pelvic osteotomy 【図 32-75】	関節直上で骨盤を横切して骨頭を内上方へ押し込んで骨性臼蓋を形成	臼蓋形成不全の強い初期-進行期股関節症	一部の進行期例にも適応がある
寛骨臼回転骨切り術（RAO） rotational acetabular osteotomy 寛骨臼移動術，寛骨臼球状骨切り術 【図 32-76】	股関節近傍で骨盤をドーム状に切り、寛骨臼を前・外側へ回転させ骨頭を被覆する	臼蓋形成不全の強い初期股関節症によい適応がある	臼蓋の関節軟骨で骨頭を被覆できる Y 軟骨閉鎖前の患者にはできない
Salter（ソルター）寛骨骨切り術 Salter innominate osteotomy 【図 32-77】	関節直上で骨盤を横切して遠位骨片を前外方へ回転させる	先天股脱治療後に前方臼蓋形成不全の残存する症例で、3～6 歳によい適応	臼蓋の発育方向を変える手術
triple osteotomy（Steel 法）	腸骨・恥骨・坐骨の 3 か所で骨切りし、寛骨臼を回転させて骨頭を被覆	高度の臼蓋形成不全例	最近は寛骨臼回転骨切り術が行われる。Y 軟骨閉鎖前の患者に行う
その他の手術法			
筋解離術 muscle release	O'Malley（オマリー）法（内転筋群、大腿直筋長頭起始部、腸腰筋、関節包の前内側部の切除）	若年者の末期股関節症	関節周囲筋の拘縮を除き、関節内圧を下げることが目的
股関節固定術 arthrodesis of the hip joint	種々の方法で股関節を固定する（屈曲 20～30°、内・外旋、内・外転中間位）	若年者（肉体労働者）の末期股関節症で、反対側の股関節、膝関節、腰椎などに重度の障害（関節症変化）がない	無痛性と固定性が得られる。近年はセメント非使用人工関節置換術が行われることが多い
＊人工関節置換術 （647 頁参照，【図 32-78, 79】）			

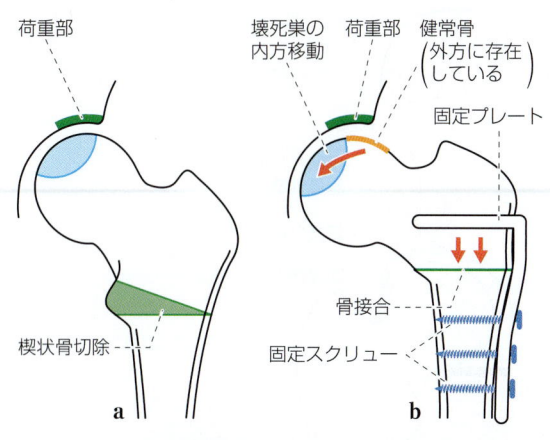

股関節の手術―A. 人工股関節全置換術 ● 649

図 32-70 大腿骨頭壊死症に対する大腿骨内反骨切り術の模式図
a. 転子間部で楔状に骨切除を行い，同部の骨接合術を行う。
b. 骨接合術後壊死巣は内側に移動し，荷重部には健常骨が移動している。

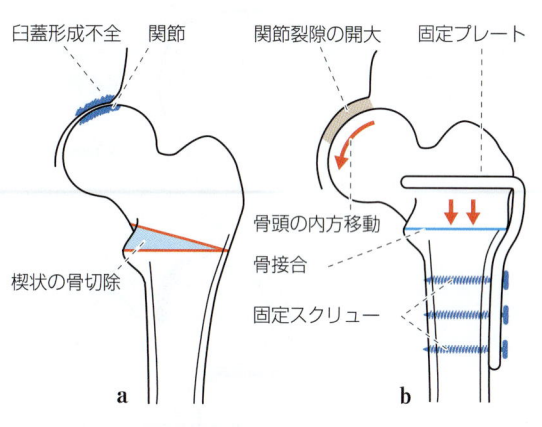

図 32-71 大腿骨内反骨切り術
a. 骨頭を内方へ倒して臼蓋内へおさめる手術。転子間で楔状の骨片を切除し，金属（プレートとスクリュー）を用いて骨接合術を行う。
b. 術後。骨頭は内方へ移動し，外側の健常関節軟骨が荷重部へ移動することにより関節裂隙が開大する。

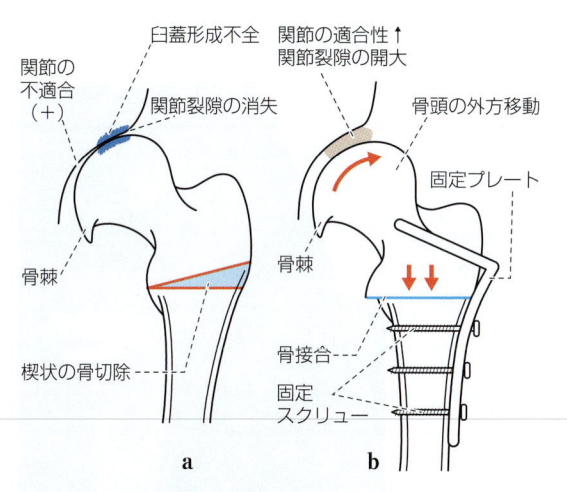

図 32-72 大腿骨外反骨切り術
骨頭を外側へ倒すことで，関節の適合性を改善する手術（**a**）。骨頭が外反すると，術後に内側の骨棘がヒンジとなり荷重部の関節裂隙が開大する（**b**）。

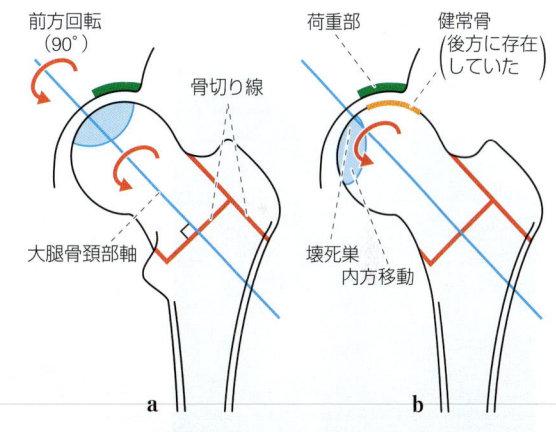

図 32-73 大腿骨頭壊死症に対する大腿骨前方回転骨切り術（杉岡法）の模式図
a. 転子間部で頚部軸に垂直な図のような骨切りを行い，頚部軸を中心として前方に約 90°回転させる。
b. 回転後，骨頭前方にあった壊死巣は内方（非荷重部）に移動し，荷重部には骨頭後方にあった健常骨が移動する。

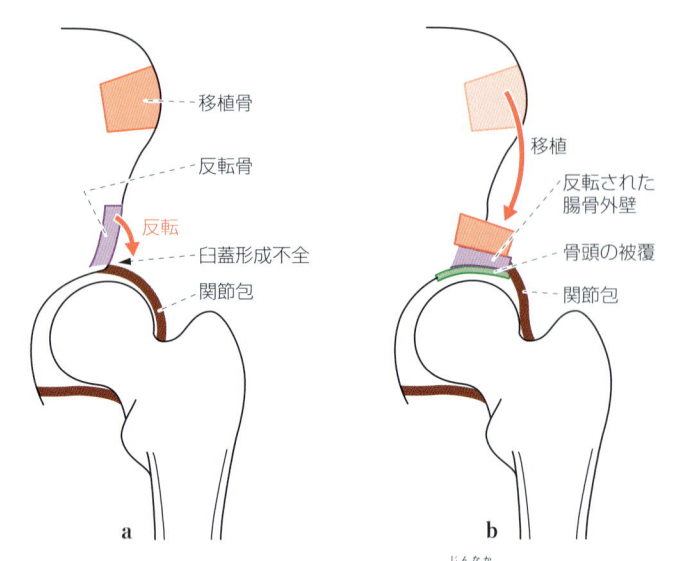

図 32-74　臼蓋形成術（棚形成術）（Lance-神中法）
a. 形成不全のある臼蓋に移植骨を用いて棚を作ることで，骨頭を十分に被覆しうる臼蓋を作る手術．骨頭直上の臼蓋（腸骨外壁）を骨頭の方向に反転する．
b. その上に腸骨からの骨移植を行う．

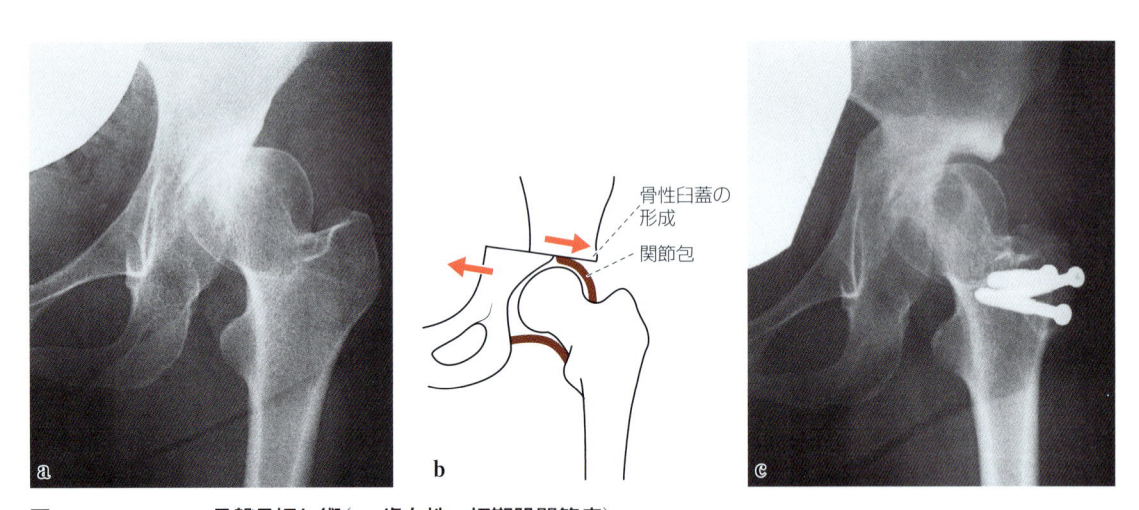

図 32-75　Chiari 骨盤骨切り術（35 歳女性：初期股関節症）
a. 術前：左股関節に高度の臼蓋形成不全と骨頭の亜脱臼が著明である．一部に軽度の関節裂隙の狭小化がある．
b. 骨頭上部の関節包の高さで骨盤を臼蓋から腸骨内板まで横断する．その後骨頭を内上方へ押し込む．
c. 術後 10 年：良好な臼蓋が形成されている．

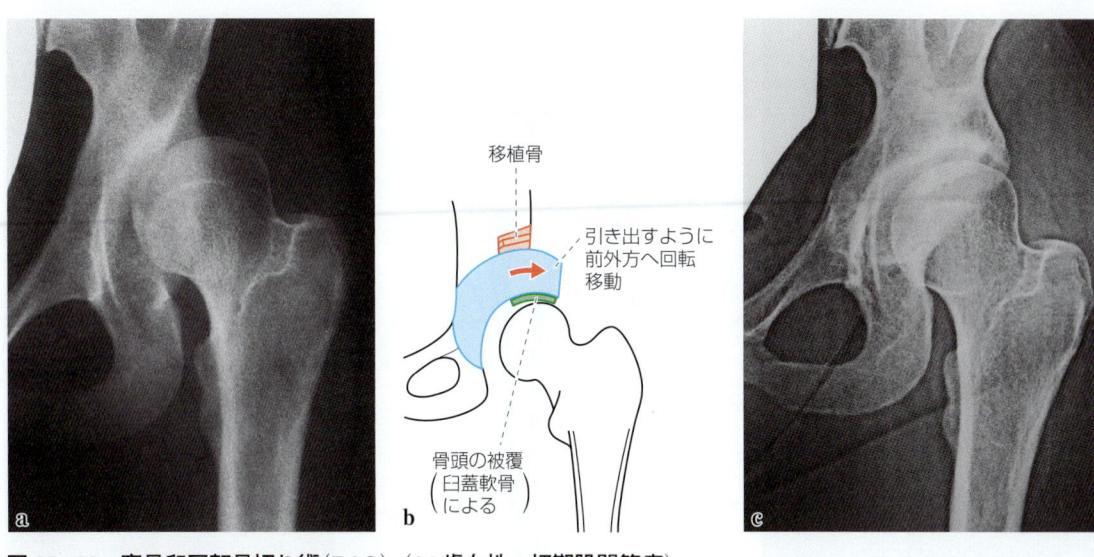

図32-76 寛骨臼回転骨切り術（RAO）（24歳女性：初期股関節症）
a. 術前：左股関節に高度の臼蓋形成不全と骨頭の亜脱臼が著明である．関節裂隙は比較的保たれている．
b. 股関節の近傍をドーム状に切り，寛骨臼を前・外側へ回転させて骨頭を被覆する．
c. 術後7年：良好な臼蓋が形成されている．

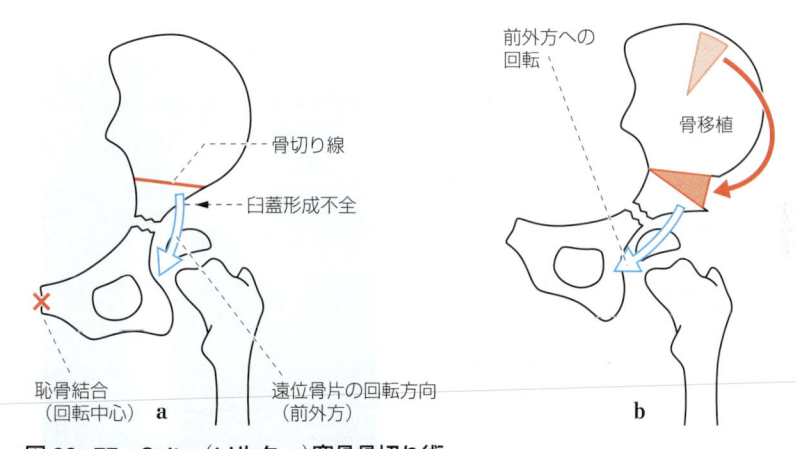

図32-77 Salter（ソルター）寛骨骨切り術
関節直上で骨盤を横切して，恥骨結合を中心として遠位骨片を前外方へ回転移動させることにより，臼蓋の発育の方向を変える手術である．

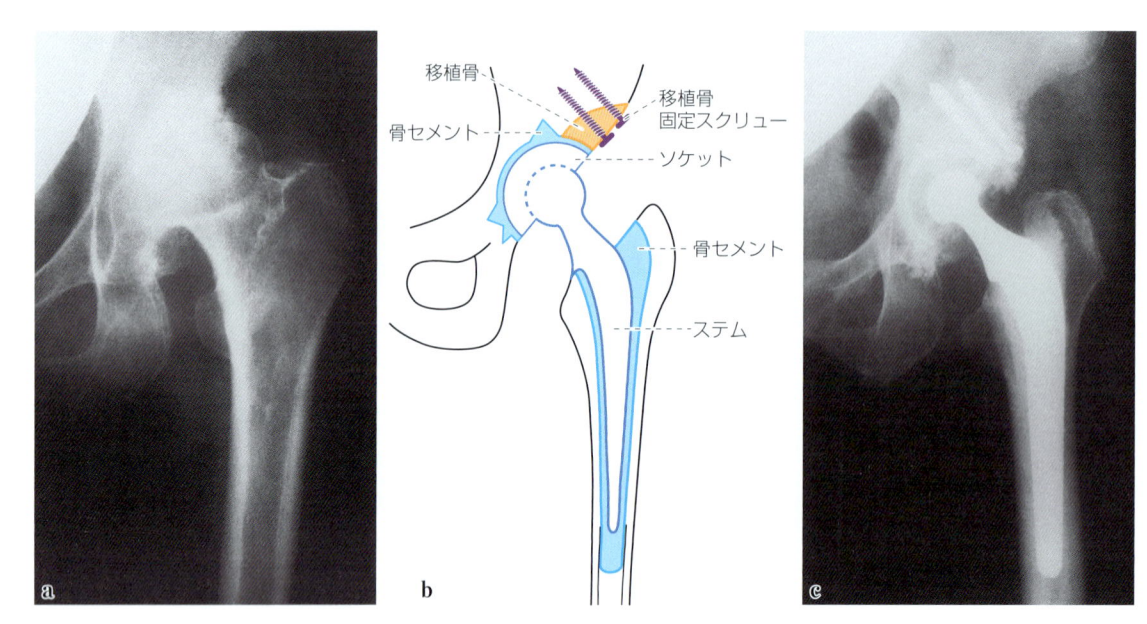

図 32-78 セメント THA（62 歳女性：左末期股関節症）
a. 左股関節の関節裂隙は消失し，骨頭は外上方へ亜脱臼している。
b. 模式図：ソケット，ステムともに骨セメントで固定されている。
c. セメント THA（Charnley 型）が行われた。臼蓋骨欠損部には骨移植が行われた。

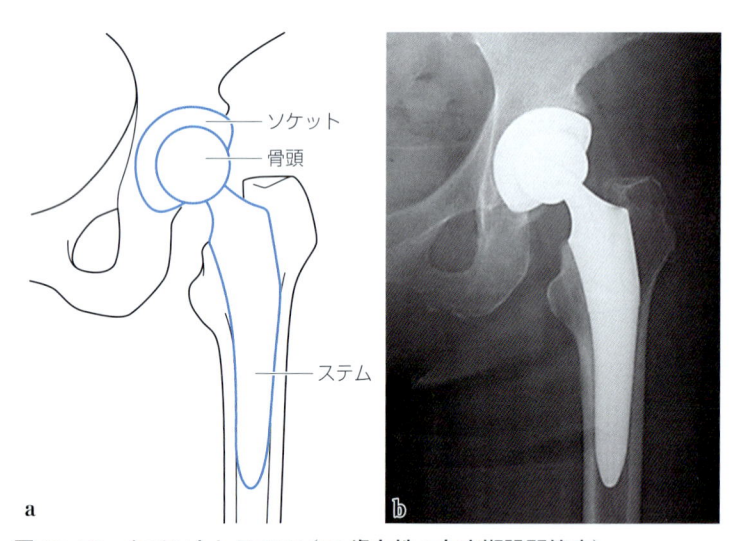

図 32-79 セメントレス THA（75 歳女性：左末期股関節症）
a. 模式図：ソケット，ステムはプレスフィットでそれぞれ固定されている。
b. セメントレス THA にて置換後の股関節部 X 線像。

表 32-11 セメント注入テクニック

① セメントガンの使用
② 髄腔プラグの使用
③ 髄腔内止血剤入りガーゼ（スポンジ）などの使用
④ 髄腔内ブラシの使用
⑤ パルス洗浄器の使用
⑥ セメントの遠沈，真空内操作
⑦ セメント注入時圧迫操作

表 32-12 THA 後の合併症

1. 術中・術直後の合併症	(1) 血管損傷（術中・術後出血） (2) 神経損傷（大腿神経・坐骨神経） (3) 脱臼 (4) 感染 (5) 静脈血栓塞栓症
2. 術後一定期間経過後の合併症	(1) 弛み (2) 脱臼 (3) 骨折 (4) ステムの破損・折損 (5) 感染 (6) 異所性骨化

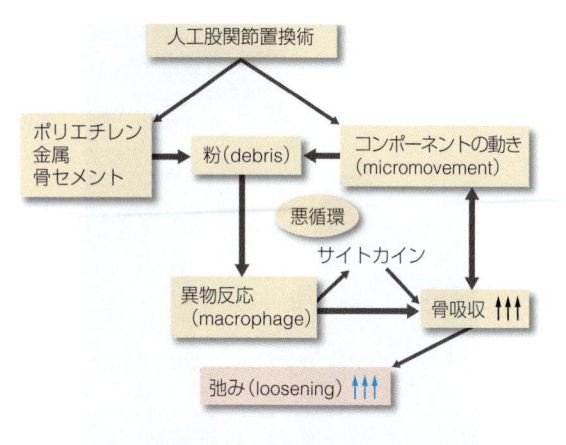

図 32-80 骨溶解のメカニズム
摺動面で発生したポリエチレン粉により骨溶解が生じるメカニズム。骨溶解とコンポーネントの動きが相互に作用しあって悪循環を生じ，ソケットやステムに弛みが生じる。

1. 術中あるいは術後比較的短期間（1年以内）に発生する合併症

　術中の血管損傷，神経損傷による出血や神経麻痺，術後脱臼，異所性骨化などがある。これらは術中に細心の注意を払うことで避けることができる。静脈血栓塞栓症の発生は常に念頭に置くべき重要な合併症である。

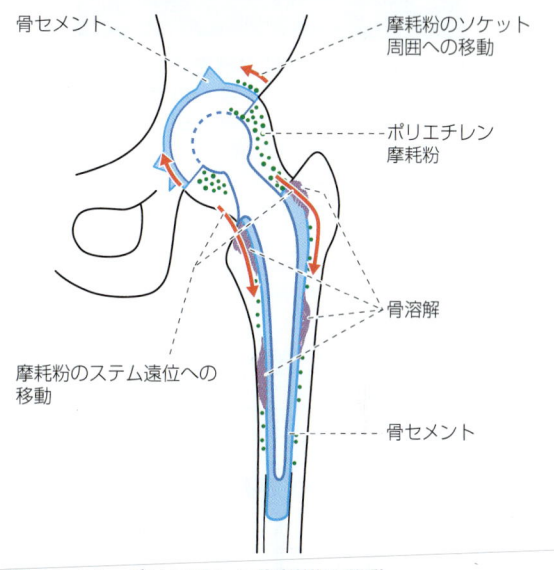

図 32-81 ポリエチレン摩耗粉の移動
摺動面で発生したポリエチレン摩耗粉は関節包内から骨-セメント間を通りステム遠位およびソケット周囲へ移動（migration）する。

> **NOTE　骨溶解 osteolysis（図 32-80）**
>
> 　THA が行われた患者が活動する以上，摺動面におけるポリエチレンの摩耗は避けることができない。摩耗により関節包内に貯まったポリエチレン摩耗粉（特にサイズが直径 1 μm 以下）はマクロファージに貪食される。この際マクロファージは各種サイトカインを産生し，これらサイトカインの一部のものは破骨細胞を刺激し骨溶解 osteolysis が生じる。このメカニズムでコンポーネント周囲の骨組織が吸収・破壊され，THA の弛みが生じる。さらに，摺動面で産生されたポリエチレン粉はソケットあるいはステムに沿って移動（migration）する。これを Schmalzried（シュマルツリード）は access disease と称した（図 32-81, 82）。この骨溶解を防止するにはまず摺動面におけるポリエチレン摩耗粉の発生を防止することが先決であり，近年では従来のポリエチレンに代わって摩耗に強い cross-linked polyethylene が開発されている。

2. 感染

　THA における術後感染は 0.5% 程度に発生するといわれている。術中感染と，術後一定期間経過してからの感染（late infection）に分けられる（→254 頁参照）。

3. 弛み

　術後一定期間経過後の合併症で最も重要なのは，コンポーネントの弛み loosening である。弛

みの原因には，未熟な手術手技（コンポーネントの不正確な設置，不十分なセメント手技など），感染，外傷などがあるが，最も重要となるのはポリエチレン摩耗粉により生じる骨溶解 osteolysis による無菌性の弛みである（図32-80〜82）（→218頁参照）。

B 人工関節再置換術
revision arthroplasty（図32-83〜85）

THA が弛んだ場合には入れ換えの手術（再置換術）が行われる。再置換術は非常に高度のテクニックを要する手術であり容易ではない。THA に弛みの診断がついたなら，高度の骨吸収・破壊が生じる前に再置換術を行う必要がある。

臼蓋に広範な骨破壊が生じた症例の再置換術には large（jumbo）socket（図32-85）による置換や KT プレートを用いた臼蓋再建術などがある（図32-84）。一方，大腿側におけるステムの再置換術にはセメントレスステムの使用や impaction bone graft 法などがある（図32-83）。

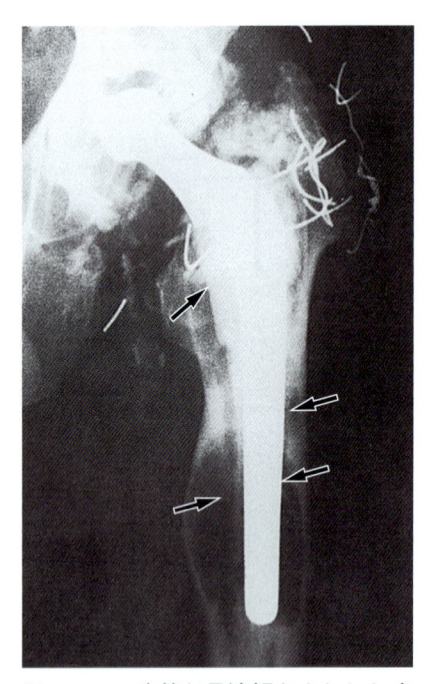

図32-82 広範な骨溶解をきたした症例（術後17年，88歳男性）
セメント使用型 THA で弛みが生じた例。ソケット，ステムともに弛みが生じている。ステム周囲（特に遠位）に広範な骨溶解が認められる。

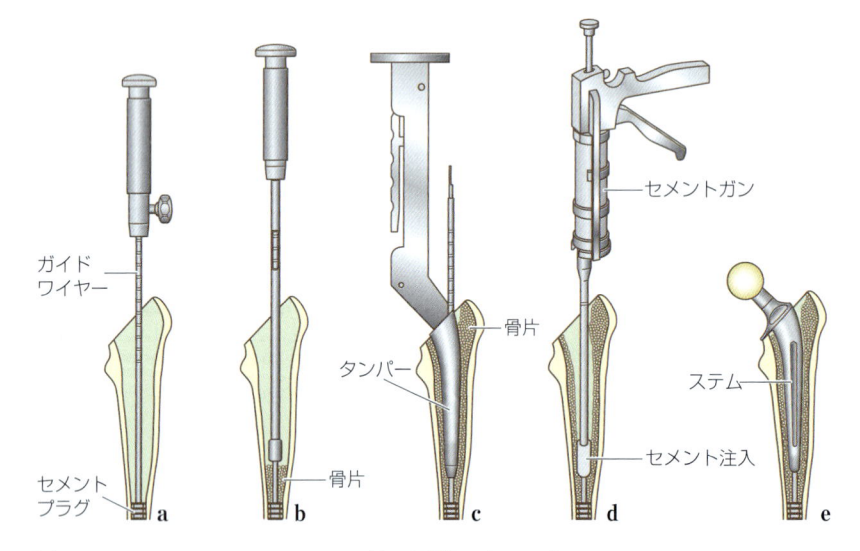

図32-83 impaction bone graft 法の手術テクニック
［原図は石井政次（山形済生病院整形外科）より借用］
a. ガイドワイヤーを付けたセメントプラグを挿入・固定する。
b. 大腿骨髄腔遠位より骨片を詰め込んで，圧迫（impaction）を加える。
c. 十分に大腿骨近位までの骨片の impaction が終了したら，タンパーを用いてステムの形状に骨片への impaction を加え，ステム挿入の道筋を形成する。
d. セメントガンを用いて逆行性にセメント注入を行う。
e. ステムを挿入する。

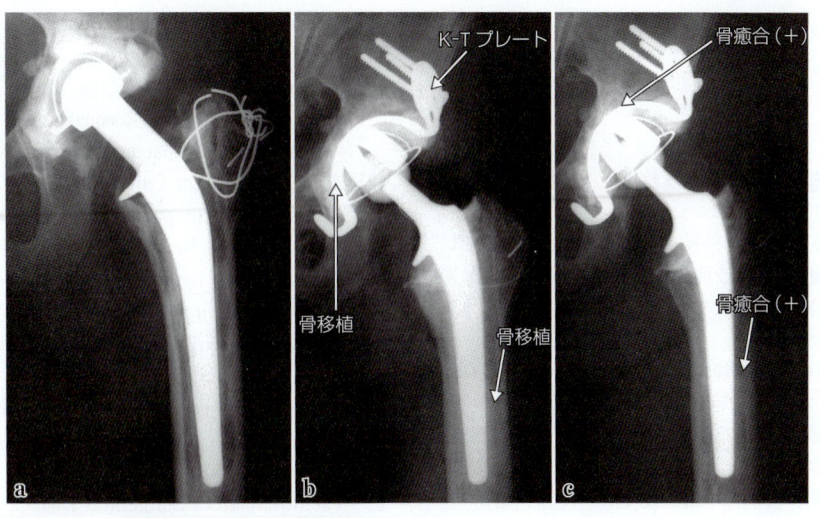

図 32-84　再置換術症例（75 歳女性）
［原図は石井政次（山形済生病院整形外科）より借用］
a. ソケットおよびステム周囲に広範な骨溶解・骨破壊が生じている。
b. 再置換術後。ソケット側は KT プレートを用いた臼蓋再建術を行い，ステム側は impaction bone graft 法を用いて骨移植を行いセメント使用ステムで再置換術を行った。
c. 再置換術後 7 年 5 カ月。ソケット側，ステム側ともに移植骨が生着している。

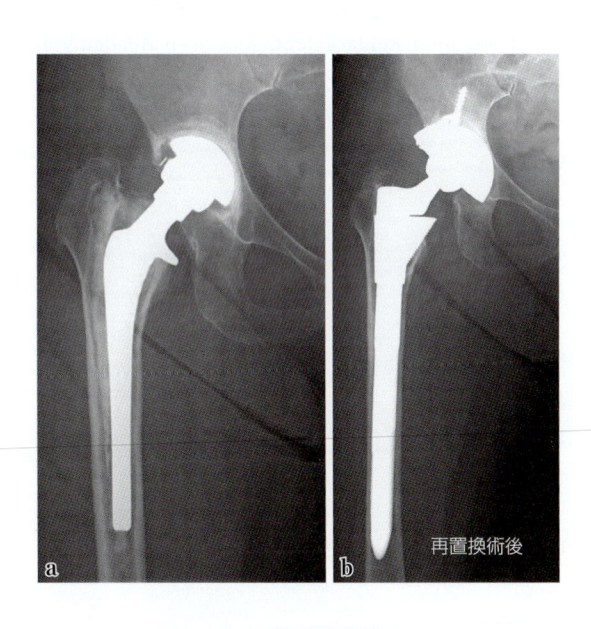

図 32-85　再置換術症例（73 歳女性）
a. ソケットおよびステム周囲に広範な骨溶解・骨破壊が生じている。
b. 再置換術後。セメントレスの大径ソケットとセメントレスステムを用いて再置換術を行った。

C　人工骨頭置換術

　大腿側のみの置換を行い，寛骨臼側は置換を行わず，既存の臼蓋軟骨と人工骨頭が接触するタイプである。人工骨頭置換術には単極型 monopolar と双極型 bipolar がある。従来は Austin-Moore 型などの単極型人工骨頭が用いられていたが，臼蓋軟骨への侵襲が強いことから，近年は双極型人工骨頭が用いられる。双極型人工骨頭は，femoral component（ステム），ポリエチレン製 bearing insert および outer head（金属カップ）からなる。股関節の動きは主として femoral component（骨頭）-bearing insert 間で行われ outer head-臼蓋軟骨間との間でも付加的に動く構造になっている。すなわちベアリング面が二重にあるので，二重ベアリング（dual bearing）型人工骨頭とも称される。単極型と比較して臼蓋軟骨への侵襲が少ないとされている。しかし，このタイプも femoral component-bearing insert 間のポリエチレン摩耗が予想より大きく（通常の THA の約 30 倍ともいわれている），骨溶解発生の頻度も高いため，その使用には十分な注意が必要である。本法の最

もよい適応は高齢者の大腿骨頸部骨折，大腿骨頭壊死症である．

●参考文献

1) 石井良章，松野丈夫，坂巻豊教（編）：股関節の外科．医学書院，1998
2) 伊藤鉄夫（編）：股関節外科学 第4版．金芳堂，1991
3) 岩本幸英（編）：人工股関節置換術．MISから再置換まで応用できる手技のコツ．OS NOW 9．メディカルレビュー社，2009
4) 寺山和雄，片岡治（監修）：股関節の痛み，整形外科痛みへのアプローチ4．南江堂，1998
5) 船山完一（編）：股関節の整形外科―今日の常識と話題．整形・災害外科 41：397-716，1998
6) 松野丈夫（編）：股関節手術手技のポイント．関節外科 23(4月増刊号)，2004
7) Bombelli R：Osteoarthritis of the Hip. Pathogenesis and Consequent Therapy. Springer-Verlag, Berlin, Heidelberg, New York, 1876
8) Bono JV, McCarthy JC, Thornhill TS, et al (eds)：Revision Total Hip Arthroplasty. Springer, New York, 1999
9) Callaghan JJ, Rosenberg AG, Rubash HE (eds)：The Adult Hip, 2nd ed. Lippincott Williams & Wilkins, Philadelphia, 2007
10) Charnley J：Low Friction Arthroplasty of the Hip：Theory and practice. Springer-Verlag, Berlin, 1979
11) Greene WB, Heckman JD (eds)：The Clinical Measurement of Joint Motion. Reconstruction Hip. American Academy of Orthopaedic Surgeons, Rosemont, 1994
12) Herring JA：Legg-Calve-Perthes Disease. American Academy of Orthopaedic Surgeons, Rosemont, 1996
13) Lieberman JR, Berry DJ (eds)：Advanced Reconstruction Hip. American Academy of Orthopaedic Surgeons, Rosemont, 2005
14) Magee DJ：Orthopaedic Physical Assessment, 5th ed. WB Saunders, Philadelphia, 2008
15) Paprosky WG (ed)：Revision Total Hip Arthroplasty. American Academy of Orthopaedic Surgeons, Rosemont, 2000
16) Tachdjian MO：Congenital Dislocation of the Hip. Churchill Livingstone, New York, 1982
17) Tönnis D：Congenital Dysplasia and Dislocation of the Hip in Children and Adults. Springer-Verlag, Berlin, 1987
18) Vaccaro AR (ed)：Orthopaedic Knowledge Update, Home Study Syllabus, 8th ed. American Academy of Orthopaedics Surgeons, Rosemont, 2005
19) Wright TM, Goodman SB (eds)：Implant Wear in Total Joint Replacement. American Academy of Orthopaedic Surgeons, Rosemont, 2002

第33章 膝関節

診療の手引き

1. 成長期には膝痛を訴えることが多い。脛骨粗面が隆起してくる Osgood-Schlatter 病や，使い過ぎによる大腿四頭筋や膝蓋腱の付着部障害は，スポーツ少年に多く認められる。離断性骨軟骨炎も鑑別疾患の1つである。
2. 外傷の既往がないのに膝関節痛を訴える患者で，手関節や指関節など3か所以上の関節にも症状がある場合には関節リウマチを疑う。また，その他のリウマチ性疾患やウイルス感染症も念頭に置き，診察を進める。
3. 捻挫や打撲と思われる外傷例にも，半月板障害，滑膜ひだ障害(タナ障害)の可能性を念頭に置いて診察する。歩行中急に膝がくずれるようになる膝くずれ，膝の中でコクッと音がするクリック，膝がひっかかったように動かせなくなる嵌頓は診断に重要である。
4. 外傷患者(捻挫)では受傷機転を問いただすことが大切である。ジャンプ後の着地や捻り動作などの非接触外傷では前十字靱帯が，また脛骨近位の前方よりの直達外力では後十字靱帯や外側支持機構が損傷されやすい。
5. 受傷後早期に関節が腫れてくると関節に血腫が貯留したことを意味する。関節血症では前十字靱帯断裂や関節内骨折を疑う。血腫中の脂肪滴の有無を確認することが大切である。
6. 前十字靱帯損傷では病歴と徒手検査による不安定性の評価が重要である。靱帯損傷，半月板損傷では徒手検査に加えて，ストレス撮影やMRIが補助診断に有用である。
7. 膝蓋骨脱臼は比較的軽微な外傷を契機に発症する。骨軟骨骨折を合併することがある。この場合の関節血症では脂肪滴が認められる。
8. 中年以降の徐々に発生する膝関節痛では，変形性膝関節症の頻度が高い。立位での内・外反変形，大腿四頭筋萎縮，可動域制限，関節裂隙の圧痛，膝蓋跳動を診る。軽度屈曲立位でのX線撮影で関節裂隙の狭小化を調べる(Rosenberg撮影肢位)。次いで，関節穿刺で関節液が透明で粘度が高いことを確認する。
9. 関節破壊が高度である場合は，糖尿病，関節内ステロイド注射の既往，下肢の深部感覚を調べる。
10. 比較的急激な発症で局所の熱感と疼痛を訴える高齢者では，特発性骨壊死，偽痛風，細菌性関節炎を念頭に置く。赤沈値，CRP値，関節液を調べる。
11. 関節液は，細菌培養に出す前に1滴あれば結晶の有無を偏光顕微鏡で確認できる。痛風では負の複屈折性を有する針状の結晶が，偽痛風では正の複屈折性を有する菱形の結晶が認められる。
12. MRIは軟部組織や骨髄内の病変の描出に優れ，靱帯損傷，半月板損傷，色素性絨毛結節性滑膜炎，滑膜骨軟骨腫症，骨髄の浮腫や出血，骨壊死の診断に有用である。

膝関節 knee joint は下肢の中間にあり，骨性の安定性に乏しく，覆っている軟部組織が少ないにもかかわらず，体重を支え，走ったり，跳んだりする運動に中心的な役割を果たす関節であるため，負荷も多くかかり，力学的な障害を受けやすい。スポーツ外傷や交通事故や労働災害などで，受傷することも多い。関節リウマチなどのリウマチ性疾患や変形性関節症の代表的な罹患関節でもあり，有症状の変形性膝関節症患者数は日本全国で800万人に上ると推計され，社会的問題となっている。また，膝関節近傍には，骨腫瘍の発生も多く，多岐にわたる疾患の知識が求められる。

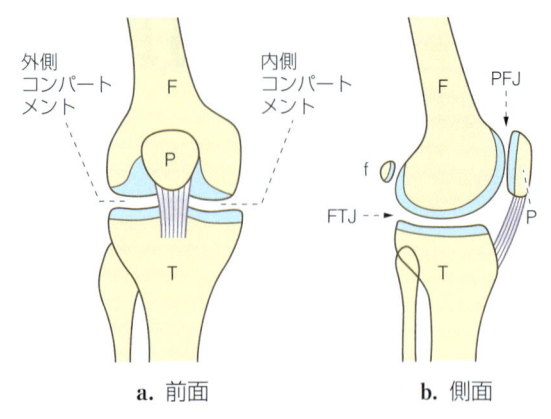

図 33-1　膝の関節面
F：大腿骨，T：脛骨，P：膝蓋骨，f：ファベラ，
FTJ：大腿脛骨関節，PFJ：膝蓋大腿関節

機能解剖とバイオメカニクス

A　膝関節の骨構造と機能

　膝関節は人体で最も大きな関節であり，大腿骨 femur と脛骨 tibia の間の大腿脛骨関節 femorotibial joint (FTJ)，および膝蓋骨 patella と大腿骨との間の膝蓋大腿関節 patellofemoral joint (PFJ) に関節面を持ち，FTJ はさらに内側コンパートメント medial compartment と外側コンパートメント lateral compartment に分かれる（図33-1）。股関節の安定性が関節面の形状によって得られているのとは対照的に，膝関節はその安定性のほとんどを半月，靱帯，筋肉を中心とした軟部組織に頼っている。

> **NOTE　ファベラ fabella**
> 　ファベラは腓腹筋外側頭に存在し，関節軟骨を被る種子骨であって，大腿骨外側顆との間で関節を形成している。膝関節の側面X線像では外側後方に位置し，わが国では成人の23%に観察される。このファベラは膝後方外側の支持機構に関与しており，弓状靱帯や腓骨と靱帯で連続している。変形性膝関節症ではファベラが肥大し骨棘も認められる。膝関節に関節液が貯留したり，後方に腫瘤が存在した場合，膝関節屈曲120°の側面像でファベラが大腿骨顆部より後方に転位してみえる (fabella sign)。ファベラの骨折や脱臼の報告もある。

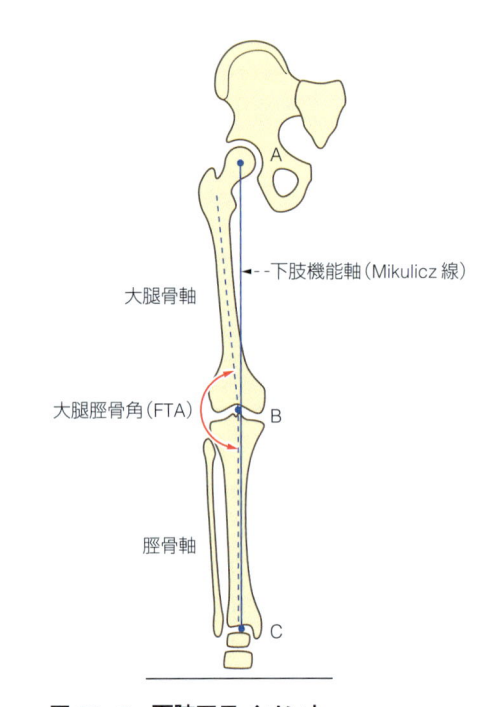

図 33-2　下肢アライメント
A：大腿骨頭中心，B：膝関節中心，C：足関節中心，A-C：下肢機能軸 (Mikulicz 線)

　下肢全体を正面から見たとき，大腿骨と脛骨の長軸がなす角を大腿脛骨角 femorotibial angle (FTA，膝外側角ともいう）といい，下肢アライメントを示す重要な角度である。膝関節の外側を測定し，正常膝では約176°と，軽度の外反を呈する。一方，内反膝 (O 脚) では，180°を超えた値となる（図33-2）。また，大腿骨頭中心から

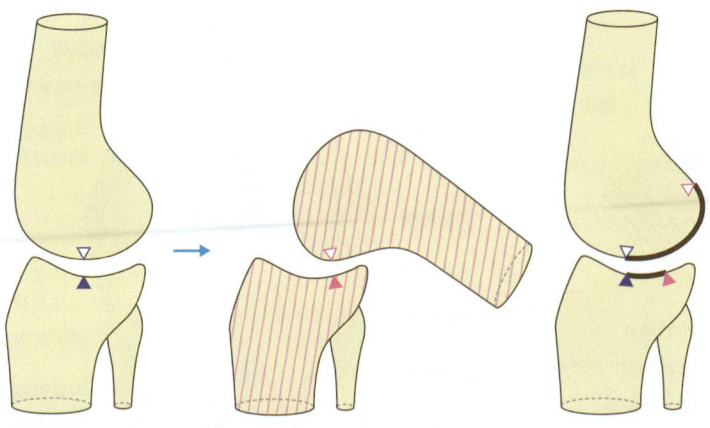

図 33-3　膝関節の運動
青い三角は伸展位での接触点。赤い三角は屈曲位での接触点。接触していく距離を比較すると、大腿骨側の距離が長いことから、単なる転がる運動(rolling)だけではなく、脛骨上をすべる運動(gliding)も組み合わさっている。

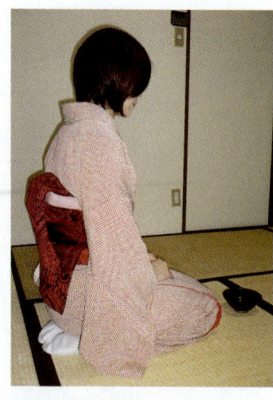

図 33-4　和式の生活と正座
正座は今も日本人にとっては重要な日常生活動作である。このとき膝関節は 150°程度屈曲し、脛骨が内旋していることが知られている。

足関節中心を結ぶ線を、下肢機能軸 mechanical axis〔Mikulicz（ミクリッツ）線ともいう〕とよぶ。この軸は、立位での下肢荷重線を表し、正常では膝関節のほぼ中央を通過する。正常の場合、膝関節面の接線（内外側の大腿脛骨関節面を結んだ線）は、脛骨軸に対し約 3°内側に傾いていることが知られている。つまり、脛骨軸を垂直にすると、関節面は約 3°内側に傾き、逆に関節面を水平に保つと脛骨軸は約 3°外側に傾くことになる。

Advanced Studies

膝関節は、屈伸運動を主とし、解剖学的には蝶番関節 hinge joint（顆状関節とする場合もある）に分類されるが、1つの回転軸で回転する機械とは異なり、屈伸時に回旋運動も生じる。図 33-3 のように脛骨を固定して考えると、平たい脛骨関節面の上を丸い大腿骨顆部が転がるような運動として捉えることができる。しかし青い三角で示す伸展位での接触点と赤い三角で示す屈曲位での接触点をみると、大腿骨側の距離が長いことから、大腿骨は転がる運動(rolling)だけではなく、脛骨上をすべる運動(gliding)も組み合わさっていることがわかる。この転がる運動とすべる運動の割合が、内側関節面と外側関節面で変わることにより、膝関節の回旋運動が生じる。最終伸展時に、脛骨は大腿骨に対して 15°程度外旋し、膝関節は最も安定した姿位になる（ねじ込み運動 screw-home movement）。逆に、120°を超えて屈曲していくと、脛骨は大腿骨に対して内旋していく。

膝関節の屈曲は、多くの日常生活動作に必要であり、特に和式の生活では大きな屈曲角度が要求される（図 33-4）。表 33-1 に示すように、階段昇降には 95°、椅子

表 33-1　日常生活活動と膝屈曲角度

自動	平地歩行	70°
	階段昇降	95°
	椅子からの立ち上がり	105°
	自転車漕ぎ	110°
他動	蹲踞の姿勢	130～145°
	正座	150～165°

からの立ち上がりには 105°、蹲踞（そんきょ：しゃがみこみのこと）をするには 130～145°、正座には 150～165°の膝屈曲角度が必要とされる。

歩行時に膝関節にかかる荷重は、FTJ で体重の 2～3 倍、また PFJ では約 0.5 倍となる。この値は走行や階段昇降などで著明に増加し、特に FTJ では階段昇降時には体重の約 5 倍に増加する。これは、膝を屈曲させようとする体重に抗して大腿四頭筋が作用し、その合力が膝関節にかかるためである。

B　靱帯の支持機構（図 33-5）

靱帯は関節包とともに膝の静的安定性を担う。
内側側副靱帯 medial collateral ligament（MCL）は膝関節内側を補強する幅広い靱帯で、伸展位で緊張し屈曲位でやや弛緩する。関節包の内側中 1/3 が肥厚した関節包性靱帯は内側側副靱帯深層とよばれ、内側半月と密に結合している（図 33-6）。これに対し内側側副靱帯浅層は大腿骨内側上顆よ

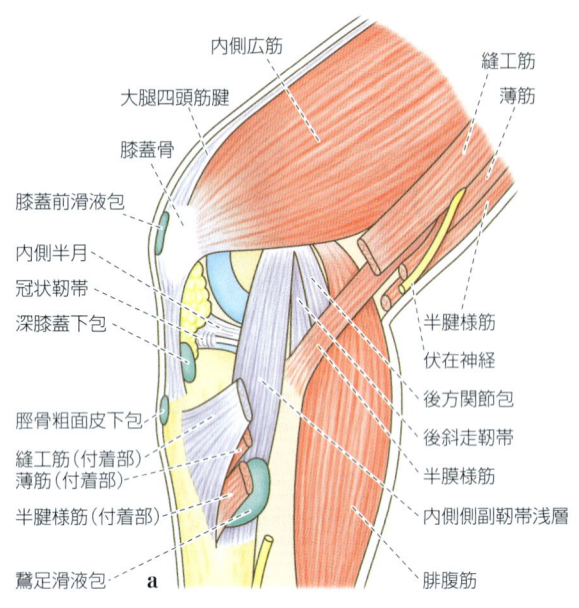

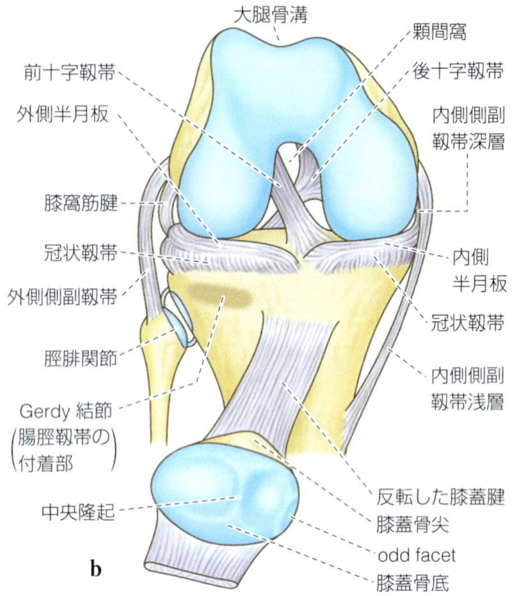

図33-5　膝関節内の支持組織

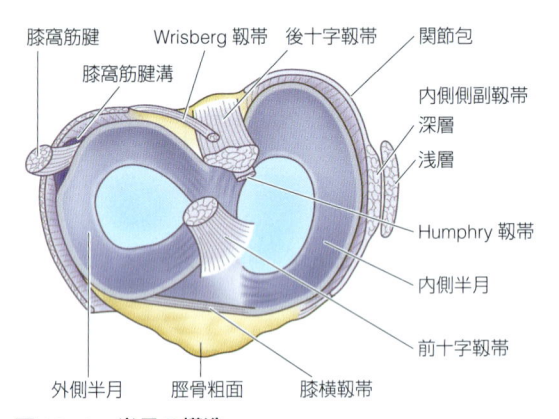

図33-6　半月の構造

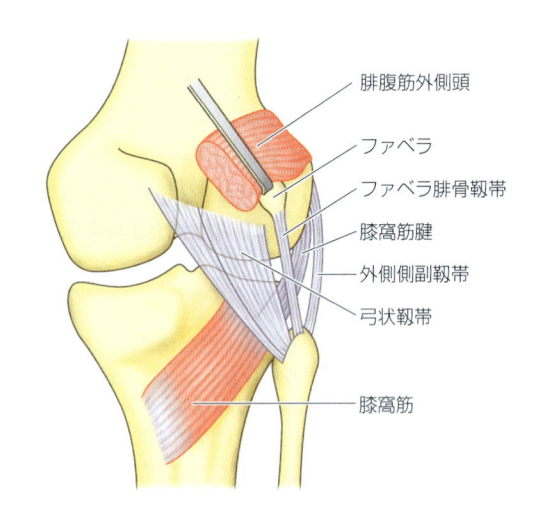

図33-7　膝関節後外方の支持組織

り起こり，脛骨内側の関節より約7cm遠位に付着する．一部の線維は後方遠位に斜走し，後斜走靱帯 posterior oblique ligament を形成し，大腿骨に対する脛骨の回旋を制御している．MCLは，膝の主に外反不安定性を防止する主要な靱帯である．

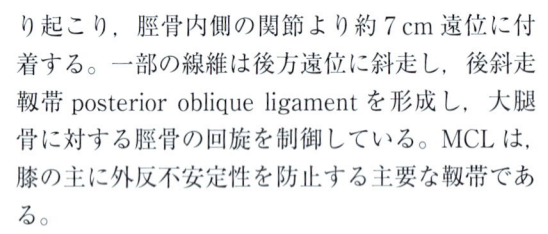

　外側の支持機構としては，外側関節包性靱帯，**外側側副靱帯** lateral collateral ligament（LCL），弓状靱帯 arcuate ligament がある．LCLは膝関節外側を補強する丸い索状の靱帯で，大腿骨外側顆から腓骨頭に付着する．外側半月とは膝窩筋腱で隔てられている．伸展位で緊張し屈曲位で弛緩する．膝の後外側を支持する弓状靱帯とともに不安定性を抑止する（図33-7）．弓状靱帯は後外側の関節包を補強する．**後十字靱帯** posterior cruciate ligament（PCL），LCL，弓状靱帯の断裂は後外側回旋不安定性（脛骨が外旋して後方に落ち込むような不安定性）を生じさせる．

　関節包内には**前十字靱帯** anterior cruciate ligament（ACL）とPCLがある（図33-5，6）．詳しくは靱帯損傷の項（→677頁）を参照されたい．ACL

は大腿骨外側顆の顆間窩面後方部に起始部があり脛骨顆間隆起の前方に付着する。大腿骨に対する脛骨の前方への滑り出しを抑制する。伸展位で緊張し過伸展も防止する。PCLは大腿骨内側顆の顆間窩面前方部から起こり脛骨後縁中央部に付着する。大腿骨に対する脛骨の後方への滑り出しを抑制する。PCLには前方線維と後方線維があり，太くて強靭な前方線維は膝伸展位ではやや弛んでいるが，屈曲位（90°付近）で緊張する。

Advanced Studies

PCLの前方または後方に，外側半月の後角部分より大腿骨顆間部に向かう線維束がみられることがある。これは半月大腿靱帯 meniscofemoral ligament とよばれる。前方のものを Humphry 靱帯（前半月大腿靱帯），後方のものを Wrisberg 靱帯（後半月大腿靱帯）とよぶ。それぞれはほぼ同じ頻度で観察されるが，同時に存在することは数％と稀である。

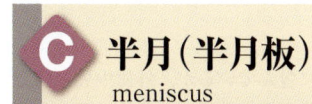

C 半月（半月板）
meniscus

Advanced Studies

内側および外側の脛骨関節面の辺縁部を覆う線維軟骨で，辺縁が楔状に厚くなっており関節接触面の安定性を増大させ，荷重を分散・吸収する機能を持つ。通常，半環状で内側半月のほうが外側半月よりも前後径が大きい（図33-6）。半月は膝の運動に際し，伸展時には脛骨関節面上を前方へ，屈曲時には後方へ移動する。外側半月の後外側辺縁は膝窩筋腱溝（➡図33-6）で関節包と隔てられているため，外側半月の移動量は内側半月より大きい（➡62頁の図5-20参照）。

ときに半月が脛骨関節面の辺縁部のみでなく中央部まで覆うことがあり，円板状半月（円板状メニスクス）discoid meniscus とよばれる。欧米では稀であるが，日本人にはよくみられる形態異常である。ほとんどが外側半月であり，脛骨関節面を完全に覆う完全型（図33-8）と，完全には覆わないが通常の半月より幅が広く関節面の半分以上を覆う不完全型がある。完全型のMRIの冠状断では，外側半月が長方形の形態で膝関節の顆間部まで達している（通常では大腿骨と脛骨が接触している部位の断面で評価する）。

半月体部の辺縁下面は冠状靱帯 coronary ligament を介して脛骨の関節縁に付着し，前角と後角は直接脛骨に付着する。内外側の半月の前方を結ぶ靱帯を膝横靱帯とよぶが，欠損している場合もある。半月中節の辺縁1/3は血行支配を受けているが，その他の部位には血管がなく関節液から栄養を得ている。

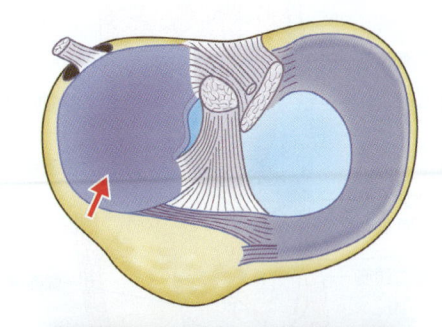

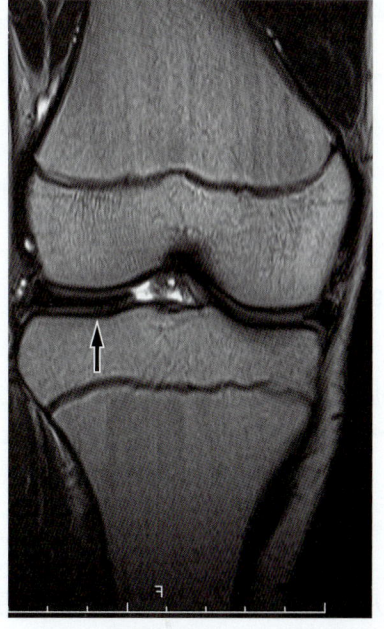

図 33-8　完全型円板状外側半月（矢印）とMRI
内側半月は楔形であるが，外側半月は板状で中央部まで達している。

D 膝周辺の筋肉

靱帯が膝の静的安定性を担うのに対し，筋肉は動的安定性を司る（図33-9）。

1 大腿四頭筋

大腿前面には大腿神経支配の大腿四頭筋 quadriceps muscle があり，膝蓋骨 patella を介して膝蓋腱 patellar tendon となり脛骨粗面に付着する。大腿四頭筋腱 quadriceps tendon は，大腿直筋，内・外側広筋，および中間広筋の4つの

a. 膝前面からみた筋肉

b. 膝後面からみた筋肉

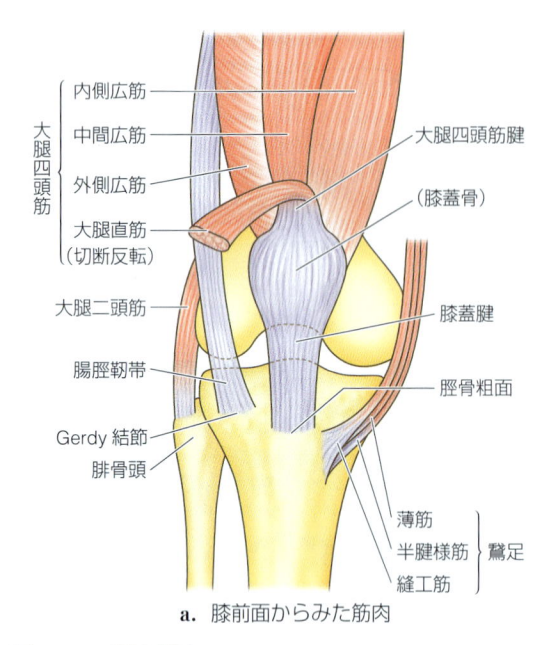

図 33-9 膝の筋肉

筋肉の腱様部分が層状に合わさり膝蓋骨に付着する部分をいう（図 33-9a）。大腿直筋は，股関節を越える2関節筋である。大腿四頭筋は，膝関節を伸展させる作用を持つ。

2 ハムストリングス（大腿部膝屈筋）
hamstrings

Advanced Studies

大腿部の後方に位置する筋腱で，坐骨結節に起こり脛骨近位部に付着する下記の3つの筋腱をハムストリングスと総称する。股関節と膝関節をまたぐため，二関節筋である。股関節の伸展，膝関節の屈曲に関与する。いずれも坐骨神経支配である。このハムストリングスが緊張しているスポーツ選手は，膝関節の伸展で伸展筋群に過度の負担が生じ膝蓋骨周囲の疼痛を生じやすい。ハムストリングスとよばれる筋腱とは，腓骨頭に付着する大腿二頭筋 biceps femoris muscle，脛骨内側顆とその周辺に付着する半膜様筋 semimembranosus，脛骨前内側で鵞足 pes anserinus の一部を形成する半腱様筋 semitendinosus の3つである。

3 腸脛靱帯
iliotibial band, iliotibial tract

Advanced Studies

腸骨稜や鼠径靱帯などから起こった大腿筋膜 fascia lata は，大腿部の筋を全体的に包んでいるが，外側中央部は肥厚している。この部分を腸脛靱帯と呼び，遠位は脛骨前外側の Gerdy（ジェルディ）結節に付着している。近位では，大殿筋の一部と大腿筋膜張筋が付着する。腸脛靱帯が緊張することで，脛骨は外旋する。

4 膝窩筋
popliteus muscle

Advanced Studies

大腿骨外側顆から起こり関節内より外に出て脛骨後面に付着する。膝窩筋の一部は外側半月後方より起こる。膝窩筋腱 popliteus tendon は関節鏡にて外側半月の後外方に観察できる。大腿骨に対し脛骨を内旋させる作用を持つ（図33-9b）。

5 腓腹筋
gastrocnemius muscle

Advanced Studies

ヒラメ筋 soleus muscle と併せて下腿三頭筋と称し，遠位はアキレス腱 Achilles tendon, calcaneal tendon になり，踵骨に停止する。足関節を底屈させる作用を持つが，腓腹

*関節可動域表示と測定法は巻末資料参照。

筋は大腿骨内・外側顆の後上方にそれぞれ起始部（内側頭・外側頭）を持つため，膝関節の屈筋として作用する。外側頭にはしばしば種子骨であるファベラ（➡658頁参照）があり，X線像で関節内遊離体と間違いやすいので注意を要する（➡図33-12）。

膝の診察・検査

A 診察法

整形外科の一般的な診察法（➡12章 整形外科的現症の取り方，118頁）と同じであるが，膝疾患に特有の疾患ごとの病歴の聴取や診察法がある。

1 問診上の注意点

主訴の主なものは膝の疼痛，腫脹，変形，可動域制限などであるが，発症時の状況とその後の経過を詳しく聞くことが重要である。明らかな外傷歴があれば，その受傷機転が重要となる。靱帯損傷や膝蓋骨脱臼などでは受傷時の外反外力や回旋外力などからおおよその損傷部位の予測が可能である。スポーツ活動に伴う疼痛では，使いすぎoveruseによる膝障害を考慮しながら問診を進める。高齢者で運動時のみの疼痛であれば変形性膝関節症などが考えられるが，安静時にも持続する疼痛であれば偽痛風，骨壊死，感染などが疑われる。

2 膝関節以外の運動器や全身疾患の診察

膝関節の異常が膝関節以外の運動器の異常や全身疾患に起因していることがある。また，膝関節の治療においても，留意すべき全身状態や服用している薬剤なども存在する。このため，膝関節だけにとらわれることなく，診察を進めなければならない。膝関節以外の運動器疾患としては，脊椎疾患，股関節疾患，足関節疾患，脚長差などに注意する必要がある。脊椎疾患に起因する坐骨神経痛や大腿神経痛，馬尾障害に基づく間欠性跛行との鑑別や，神経障害性関節症 neuropathic arthropathy を鑑別する場合，下肢筋力，感覚（痛覚を含む），深部反射や病的反射などの神経学的検査も行う必要がある。脚長差や股関節の変形などによる下肢アライメントの変化が膝関節に障害を与えている場合もある。また，小児においては，Perthes（ペルテス）病などの股関節疾患で膝周囲の痛みの訴えることがあることも知っておかねばならない。全身疾患では，関節リウマチをはじめとする自己免疫疾患，神経・筋疾患，代謝性疾患などを念頭に置く。増加している糖尿病などに伴う下肢の循環障害や神経障害なども重要な病態である。

治療に影響を与える薬剤や病態としては，循環器疾患などに対して投与されている低用量アスピリンやワルファリンカリウムなどの抗凝固薬の使用や，静脈血栓塞栓症，静脈瘤，血栓性静脈炎などの既往や存在，また，糖尿病や免疫抑制薬による免疫不全状態が挙げられる。

3 視診

A 歩容の観察

疼痛を避けるようにして歩く疼痛回避歩行 antalgic gait，神経麻痺に起因する麻痺性歩行 paralytic gait や痙性歩行 spastic gait，下肢短縮や屈曲変形に基づく墜下性歩行，さらに膝関節の破壊に伴う動揺性の有無を観察する。一般に内反膝は踵接地時に膝が外側に横ぶれ（lateral thrust）を生じ，逆に外反膝は内側に揺れ（medial thrust），変形が増強される（図33-10）。

B 立位での変形の有無

まず立位をとらせ正面，側面ならびに後方より下肢に変形がないかを観察する。膝の内反，外反，屈曲，過伸展（反張膝），下腿の内旋・外旋変形の有無，さらに下肢長差について記載する。

C しゃがみ動作の観察

診察台に上がる前にしゃがみ動作（スクワット squat）をさせると，半月損傷や変形性膝関節症では屈曲時に膝後方部に，また膝蓋軟骨軟化症では膝前方に疼痛が誘発される。また大腿四頭筋力の

低下が著明になるとしゃがみ込みからの立ち上がり動作が困難となる。

D 局所の外観

膝周辺の腫脹,皮膚の色調,大腿部の筋萎縮,静脈瘤などについても観察する。膝90°屈曲位での脛骨粗面に膨隆があればOsgood-Schlatter(オズグッド-シュラッター)病を,脛骨近位の後方への落ち込み sag sign があれば後十字靱帯断裂を疑う。

膝関節の腫脹,膨隆は最も重要な所見の1つである。膝蓋骨前面の膨隆では滑液包炎や腫瘍などを考える。膝蓋骨前面の膨隆では滑液包炎や腫瘍などを考える。関節内の貯留液による腫脹は膝蓋骨近位部に現れやすく,著しい場合は膝蓋跳動 ballottement of patella を認める(➡124頁の図12-10参照)。外傷数時間後の腫脹では前十字靱帯損傷や骨軟骨骨折に伴う関節血症を,外傷の既往なく急に有痛性の腫脹をきたした場合は偽痛風などの炎症性疾患を考える。また局所の熱感,発赤がある場合は化膿性関節炎を疑う。貯留関節液の性状を穿刺し確認する(➡162頁の図13-42, 162頁の表13-8参照)。

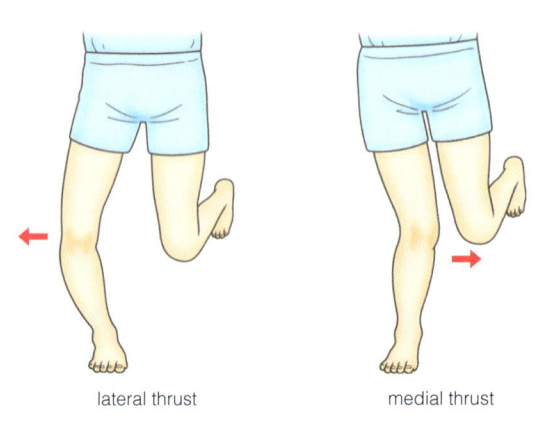

図33-10 膝関節の歩行時動揺性(緒方 原図)
内反変形を伴った変形性膝関節症などでは,踵接地直後に膝が急激に外側へ動揺し(lateral thrust),外反膝では内側へ動揺する(medial thrust)。

4 圧痛部位

膝の疼痛を主訴とする症例では,圧痛部位を触診し病変部位を念頭に置くことが重要となる(図33-11)。まず伸展位で膝蓋骨およびその周辺(膝蓋大腿関節の軟骨損傷,有痛性分裂膝蓋骨,滑膜ひだ障害)などで圧痛を認める,膝蓋腱(ジャンパー膝),脛骨粗面部(Osgood-Schlatter病)の圧痛の有無をチェックする。次に膝を90°屈曲位とし関節裂隙(半月損傷,変形性膝関節症),大腿骨

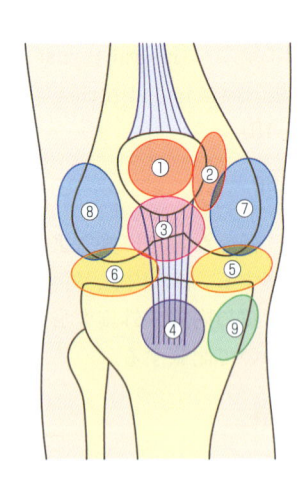

	圧痛部位	疾患
①	膝蓋骨,膝蓋大腿関節	有痛性分裂膝蓋骨,膝蓋大腿関節の軟骨損傷,滑膜ひだ障害,膝蓋大腿関節症,膝蓋前滑液包炎
②	膝蓋骨内縁	滑膜ひだ障害,反復性膝蓋骨脱臼,膝蓋骨亜脱臼
③	膝蓋腱近位部周辺,大腿骨顆間窩	Sinding Larsen-Johansson病,ジャンパー膝,滑膜ひだ障害,離断性骨軟骨炎,膝前部痛
④	脛骨粗面	Osgood-Schlatter病
⑤	内側関節裂隙	内側半月損傷,変形性膝関節症(内側型),特発性骨壊死
⑥	外側関節裂隙	外側半月損傷,変形性膝関節症(外側型)
⑦	大腿骨内側顆	変形性膝関節症(内側型),内側側副靱帯損傷,特発性骨壊死,離断性骨軟骨炎
⑧	大腿骨外側顆	変形性膝関節症(外側型),外側側副靱帯損傷,腸脛靱帯炎
⑨	鵞足部,脛骨内側顆	鵞足滑液包炎,内側側副靱帯損傷,特発性骨壊死

図33-11 膝関節圧痛部位

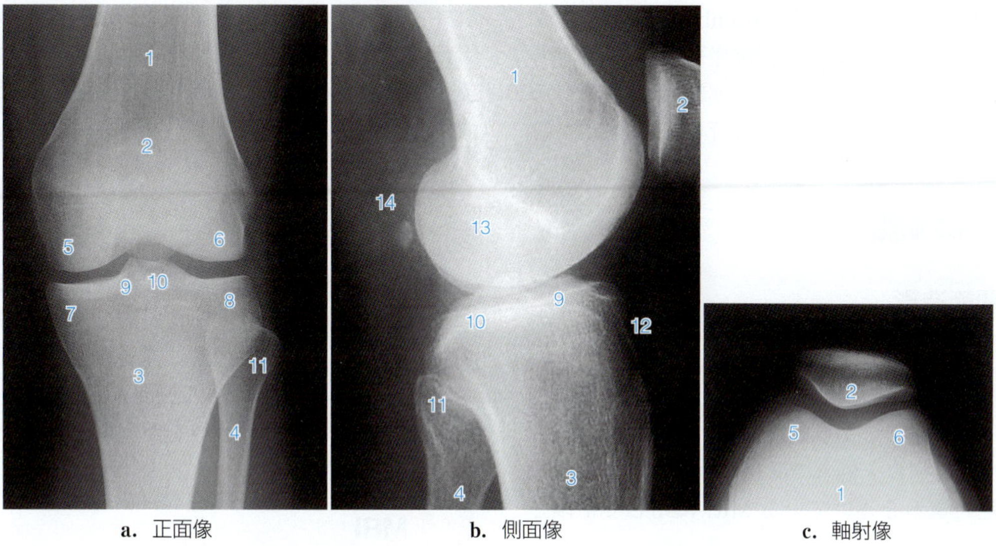

図33-12 正常膝関節の単純X線像

a. 正面像　b. 側面像　c. 軸射像

1. 大腿骨 femur, 2. 膝蓋骨 patella, 3. 脛骨 tibia, 4. 腓骨 fibula, 5. 大腿骨内側顆 medial femoral condyle, 6. 大腿骨外側顆 lateral femoral condyle, 7. 脛骨内側顆 medial tibial condyle, 8. 脛骨外側顆 lateral tibial condyle, 9. 内側顆間結節 medial intercondylar tubercle, 10. 外側顆間結節 lateral intercondylar tubercle, 11. 腓骨頭 fibular head, 12. 脛骨粗面 tibial tuberosity, 13. 顆間窩 intercondylar fossa, 14. ファベラ fabella

(a, c：緒方 原図，b：鳥巣 原図)

および脛骨顆部（骨壊死など），側副靱帯起始部や付着部，脛骨粗面の内方やや遠位の鵞足付着部の圧痛点を触知する．さらにスポーツ選手などでは鵞足滑液包炎 anserine bursitis が時折認められる．

次いで患者を腹臥位とし，腓骨神経，膝窩動脈，腱付着部，ファベラ周囲，関節裂隙に触診を進め，腫瘤〔膝窩囊胞（Baker 囊胞）など〕の有無も記載する．後十字靱帯損傷では膝窩部に皮下出血や圧痛を認める．

5 計測

仰臥位で大腿周径と下腿周径を計測する．大腿周径は通常は膝蓋骨底（膝蓋骨上端部）から10 cm 近位部を巻尺で計測する．健側と比較して1 cm 以上短縮していれば大腿四頭筋萎縮があるとみなしてよい．一般に，膝痛または膝関節機能障害が著明であるほど，大腿周径の減少も高度となる．また，大腿周径は短期間の膝関節機能障害を敏感に反映するので，非常に重要な所見である．一方，下腿周径は，下腿の最も太い部分を計測するが，大腿周径に比して膝疾患に伴う変化は少ない．

膝関節可動域の計測では，最大伸展角と最大屈曲角をまず自動（患者が自分で曲げ伸ばしする）で，次いで他動（診察者が力を加えて曲げ伸ばしする）で計測する．必ず健側と比較し，疼痛の有無を記載する．小児では20°以上，成人で10°以上伸展（過伸展）する場合は関節弛緩か反張膝があるとみなされる（→669頁参照）．最大屈曲角は正常では自動が130°であり，他動が165°までで，踵が殿部につき正座が可能である（→表33-1参照）．

B 画像診断

膝疾患は，病歴と理学所見で推定した診断を確定するため必要であれば種々の検査を行う．

1 単純X線撮影

単純X線像から得られる情報は，診断，治療，予後判定まで幅広く重要である．通常は，正面像，側面像，軸射像の3枚の写真から病態を把握するが，まず正しい解剖学的知識に基づいた正常像を知ることが必須である（図33-12）．さらに必要に応じて，股関節・足関節を含む下肢全長撮影（脚長差や股関節疾患がある場合など），大腿脛骨関節の荷重位撮影（変形性膝関節症などが疑われる

場合，図33-62のようなRosenberg撮影肢位がしばしば用いられる），顆間窩撮影（離断性骨軟骨炎など），膝蓋大腿関節の多角連続撮影（膝蓋骨不安定性がある場合など）なども行う。

2 特殊撮影

A 関節造影
arthrography

一般に水溶性の陽性造影剤と空気を関節腔に注入する二重造影法が用いられる。半月，関節軟骨，靱帯などの病変を外来で簡便に検査できるが，最近長足の進歩を遂げているMRIに比して正確さにやや欠ける。ただし，関節造影は関節腔の広がりと容量を評価したり，膝周辺に生じる囊胞性病変と関節腔との交通を証明したりするのには非常に有用である（図33-13）。

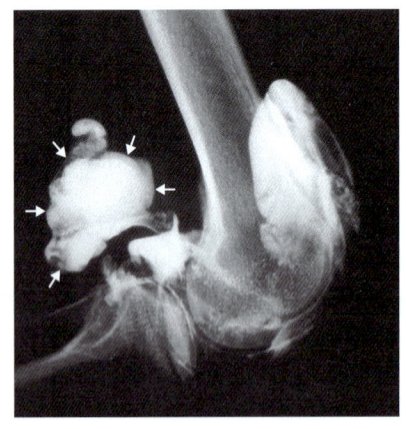

B ストレスX線撮影
stress radiography

靱帯の断裂や弛みによる膝の不安定性を定量的に診断するために，膝関節に負荷をかけて撮影する方法が用いられる。通常，機器を用いて一定のストレス下で膝靱帯テストを行い，撮影されたX線像上で不安定性の大きさを計測する。

3 MRI
magnetic resonance imaging

磁気共鳴撮像法（MRI）は膝関節に侵襲を与えることなく，関節構成体の形態変化のみでなく変性や浮腫などの質的変化もとらえることができる（図33-14）。半月や靱帯損傷では90％以上の高い診断率が得られ，特に受傷直後などで激痛のために十分な理学所見が得られない場合は貴重である。また，骨壊死（→693頁の図33-70参照），骨挫傷（→681頁の図33-46参照），腫瘍性疾患の早期診断，単純X線像でわかりにくい骨折の診断に用いられる。関節軟骨病変の描出は，従来脂肪抑制画像が用いられてきたが，十分とは言えなかった。しかし，MRI用造影剤（Gd-DTPA^2）を静注後に一定時間経過後（遅延相）にMRIを撮像する遅延相軟骨造影MRI（軟骨内のグリコサミノグリカンと

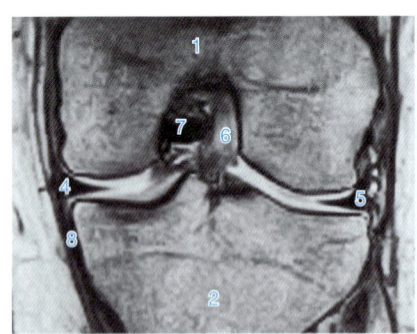

図33-13 関節造影
膝関節腔に造影剤を注入し膝を屈伸させたところ，膝窩囊胞（白矢印）が描出された。
（鳥巣 原図）

図33-14 正常膝のMRI T2*強調画像
a. 膝関節中央部における冠状断像　b. 顆間部外側寄りの矢状断像　c. 顆間部内側寄りの矢状断像
1. 大腿骨，2. 脛骨，3. 膝蓋骨，4. 内側半月板，5. 外側半月板，6. 前十字靱帯，7. 後十字靱帯，8. 内側側副靱帯，9. 膝蓋腱，10. 大腿四頭筋腱，11. 膝蓋下脂肪体
（緒方 原図）

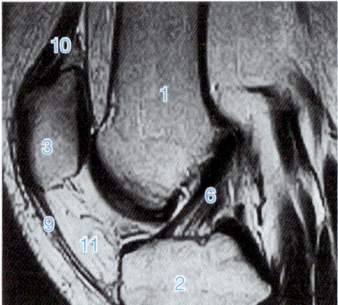

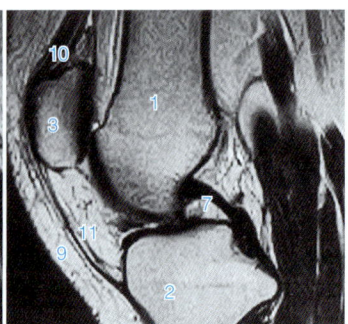

造影剤が電気的に反発し，グリコサミノグリカンのないところが造影される）や3 Tesla以上の高分解能を持つ装置を用いたT2マッピングなどの撮像法が考案され，関節軟骨の質的な評価が可能になりつつある。

4 CT
computed tomography

以前より，骨形態や関節適合性の評価に有用であったが，MDCT（multi-detector CT）が開発され，さらに有用性が高まった。MDCTは複数のスライスを同時に撮像できるため，短時間で高解像度の画像を連続して得ることができる（図33-15）。三次元画像の作成や任意断面での画像を作成でき，骨折時の骨片の位置の把握や造影MDCTでの深部静脈血栓症の診断など，役に立つ場面が増えてきている。

5 超音波検査
ultrasonography／echography

運動器に対する超音波検査は，侵襲がなく簡便であることから，急速に普及してきている。単にエコーと呼ばれることが多い。体表にプローベを当て撮像することから，特に，体表に近い関節や組織の観察には，有用性が高い。種々の組織により超音波の通り方（音響インピーダンス）は異なっており，その差が大きい境界面で超音波が反射されることにより，像が形成される。軟部組織と骨との境界面では，ほとんどの超音波が反射されるため，強いエコー輝度が出る一方，それより深い部分の像は見ることはできない。膝関節疾患においては，MRIでの診断が一般的であるため，超音波検査の役割は限定的ではあるものの，外来で即時的に使用できる利点は大きい。関節リウマチ，滑液包炎，内外の側副靱帯損傷などの診断に有用である。軟骨損傷の診断などにも利用されている。関節リウマチのような炎症性疾患では，power

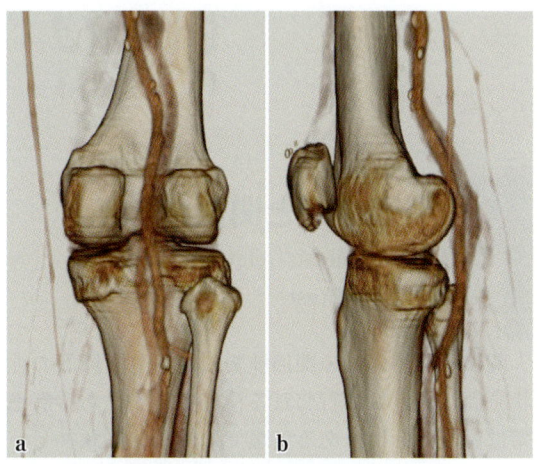

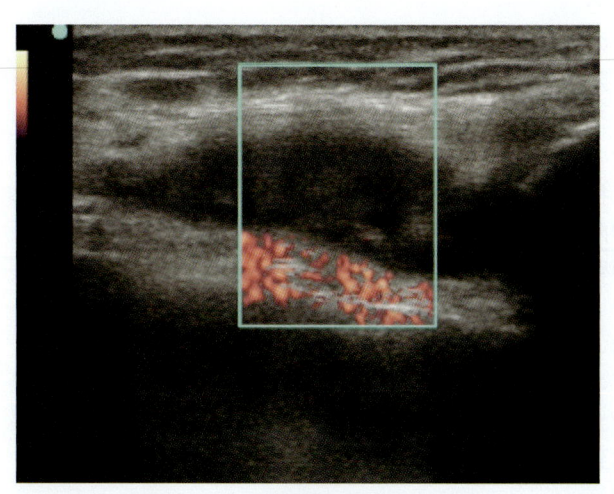

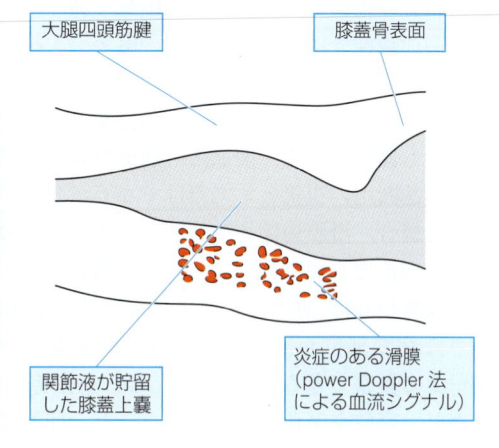

図33-15 MDCTによる膝関節三次元像
造影剤を使用することで血管も表示され，立体構造の理解が容易となる。

図33-16 関節リウマチの膝関節の超音波検査
膝蓋上囊を観察している。関節液の貯留と滑膜の炎症が認められる。

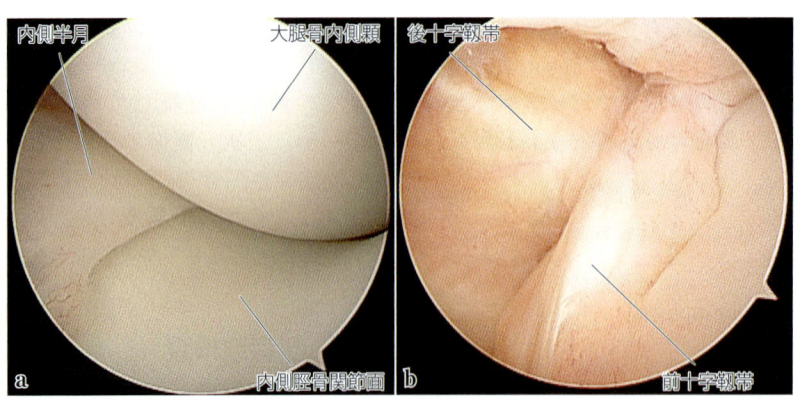

図 33-17　膝関節の関節鏡所見
a. 外側ポータルより，内側の大腿脛骨関節をみたところ。
b. 顆間部には，前十字靱帯と後十字靱帯を確認できる。

Doppler（パワードップラー）法を用いて滑膜の血流シグナルを見ることで，滑膜炎の程度を評価できる（図 33-16）。

6 関節鏡検査
arthroscopy

　関節内を直視できる極めて有用な検査法であり，病変部位の組織を検査目的で的確に採取できる利点もある。通常外側の大腿脛骨関節前方より，関節鏡を挿入し，関節内を観察する。内側の大腿脛骨関節をみると，上方に大腿骨内側顆，下方に内側脛骨関節面，辺縁に内側半月が観察できる（図 33-17a）。顆間部をみると，前十字靱帯と後十字靱帯を確認できる（図 33-17b）。特に，MRIでの関節軟骨の描出は現在でもなお困難であり，その点で関節鏡検査は関節軟骨表面の亀裂，欠損，陥凹，パンヌスの部位などの観察に適している。そのほか，関節滑膜や半月の病変部位やその程度の観察にも優れており，関節内の病態を直視下に把握する診断用内視鏡としてだけでなく，半月切除や半月縫合，滑膜切除術や持続洗浄チューブの留置などの治療も同時に行える長所がある。

　関節鏡検査は，専用のビデオカメラが開発され，小さな病変部位が鮮明に拡大された画像をモニター上で観察できるようになり，著しく普及した。しかし，麻酔や滅菌操作が必要なこと，関節に到達するまでに神経・血管を傷つけないこと，関節内での操作中に関節軟骨を傷つけないことなどが不可避の条件である。

C　関節穿刺と関節液検査
arthrocentesis(joint puncture)and joint fluid test

　関節炎や外傷後の関節腫脹に対し，関節液の性状を調べる目的で行われる検査である。ある疾患では確定診断に，ある疾患では補助的診断として有用である。患者を仰臥位にして膝関節伸展位で局所を消毒後，皮膚常在菌が死滅するのを待って，膝蓋骨の外側近位より膝蓋大腿関節に向けて18 G 針を刺入する（→161頁の図13-41 参照）。

膝関節の疾患

A　発育期の膝関節障害

　新生児から思春期に至る時期は筋・骨格系の発育障害に伴う膝関節疾患がみられ，成人とは異なった病態の把握と治療が必要となる。

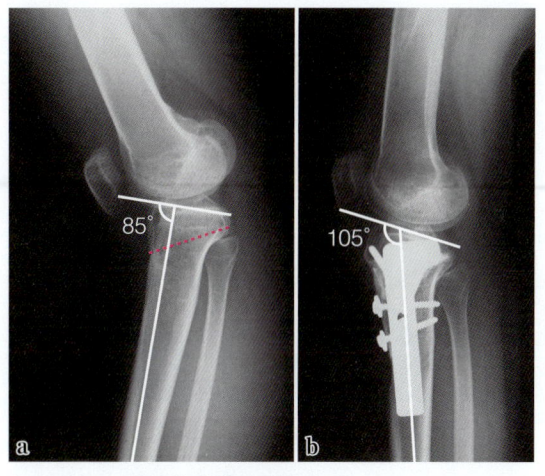

図 33-18 反張膝の矯正骨切り
10歳時，交通事故で左膝を受傷。脛骨近位成長軟骨板損傷により反張膝が出現した(a)。骨成長がほぼ終了した13歳時に脛骨近位で矯正骨切りを行った(a：点線部で骨切り，前方を開大の上プレート固定。b：術後)。

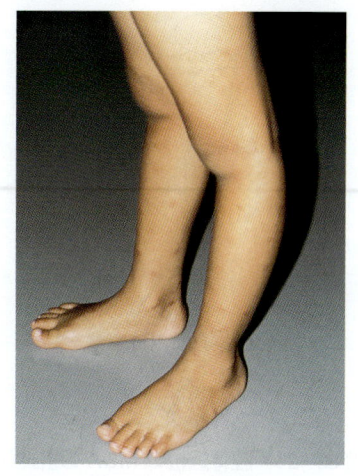

図 33-19 先天性反張膝(鳥巣 原図)

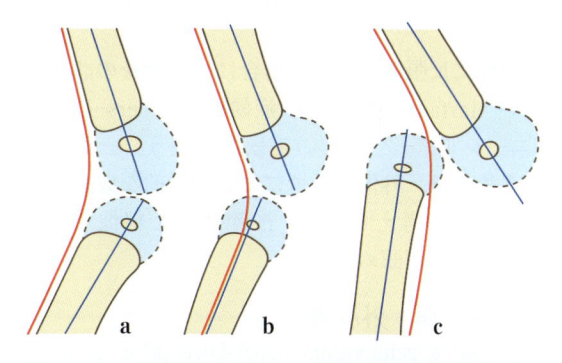

図 33-20 先天性反張膝と先天性膝関節前方脱臼
〔Drehmann(ドレーマン)分類〕
a. 反張膝, b. 前方亜脱臼, c. 前方脱臼
(Drehmann G：Die congenitalen Luxationen des Kniegelenks. Z Orthop Chir 7：459-521, 1900 より)

1 小児の膝変形

両親が幼児の膝変形を心配して外来を訪れる場合は生理的範囲のものが多く，その場合は特に治療を要さない。しかし成長軟骨板 epiphyseal plate の損傷による骨の部分的成長障害に起因する膝変形は，成長とともに進行するので，成長の度合いを考慮した治療が必要となる。

1 小児の膝関節の治療

生理的内反膝，外反膝および反張膝は成長に伴い自己矯正作用が働くので，矯正装具などの必要はない。

先天性膝関節脱臼による反張膝は可及的早期に牽引療法か装具療法を行う。陳旧例や大腿四頭筋の拘縮をきたした場合など，徒手的整復が困難な例には手術治療を要する。

成長軟骨板損傷による骨の部分的成長障害に起因する膝変形は進行するので成長の度合いを考慮した治療が必要となる。成長軟骨板閉鎖部を切除し，その部分に脂肪を充填して再閉鎖を防ぐ手術，創外固定を用いた骨延長，骨切り矯正手術などが行われる(図 33-18)。骨切り術は原則として骨成長終了後に行う。

Blount 病では変形が軽度であれば装具療法を行うが，高度の変形例や進行性の症例には骨切り矯正などの手術療法を行う。

A 反張膝
backknee, genu recurvatum

小児の膝関節の伸展可動域は約 20° までが正常範囲と考えられ，成長とともに減少し 0〜10° 程度となる。広い意味での先天性反張膝とは伸展可動域が 20° を超えたものをいう(図 33-19)。X線側面像で脛骨近位骨端核の中心を通る脛骨軸と大腿骨遠位骨端核の中心を通る大腿骨軸が交差するその仕方によって，図 33-20 のごとく狭義の先天性反張膝，先天性膝関節亜脱臼，先天性膝関節脱臼に区別される。先天性膝関節亜脱臼や脱臼は脛骨が大腿骨に対し前方に位置している場合がほ

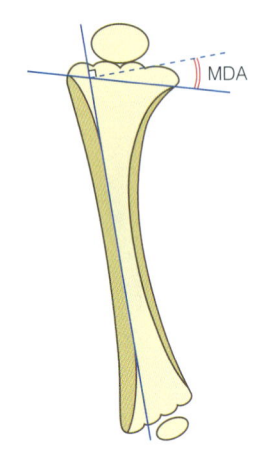

図 33-21　脛骨近位の MDA の計測法

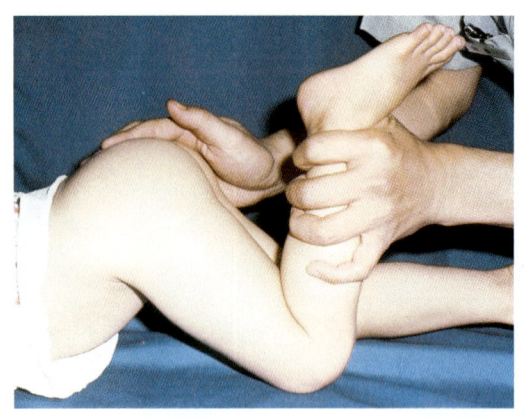

図 33-22　大腿四頭筋拘縮症患者の"尻上り現象"
（鳥巣 原図）

とんどである．先天性膝関節脱臼では屈曲制限を伴う．

両側に反張膝を認めた場合には，全身の診察を行い Marfan（マルファン）症候群や Ehlers-Danlos（エーレルス-ダンロス）症候群を疑う．一側性である場合は，外傷や手術による局所的な成長軟骨板の損傷が考えられる．後者では X 線像で明らかな左右差が認められる．

B　内反膝，外反膝
bowleg, genu varum, knock-knee, genu valgum

乳幼児の膝は生理的に内反している（O 脚）が，歩行開始後より徐々に外反していき 2 歳から 6 歳にかけては逆に外反が増強する（X 脚）．その後外反は少し減少し，成人では約 4°の外反を示す．生理的変形は左右対称で，疼痛や機能障害などの訴えはない．

低身長症を合併する場合は，くる病などの代謝性疾患，骨系統疾患，内分泌疾患などの原因疾患を鑑別する必要がある．血液検査所見，X 線所見，家族歴などから診断する．また変形が一側性の場合は，腫瘍，外傷，麻痺性疾患などを考慮する．X 線撮影で骨病変および成長軟骨板の成長障害の有無を確認する．

Advanced Studies

1 ● Blount（ブラント）病
　脛骨近位の成長軟骨板の内側部の成長障害により脛骨内反 tibia vara を生じる稀な疾患で，多くは 2 歳以降の幼児にみられる．原因は不明で，進行して大きな変形を呈することがある．X 線像で成長軟骨板内側部の拡大，分節化，隣接する骨幹端のくちばし様変形などを認める．以上の典型的所見がない場合には生理的内反膝との区別が難しいことがある．その場合，X 線前後像で metaphyseal-diaphyseal angle（MDA）を測定するとよい．すなわち，図 33-21 のごとく脛骨近位骨端線の内側端と外側端を結ぶ線と，脛骨骨幹部の外側の皮質に沿う線（脛骨軸）で表現できる脛骨骨軸のなす角（MDA）が 11°以内であれば生理的内反膝と考えてよい．

2 ● 大腿四頭筋拘縮症
　医療行為として大腿四頭筋内注射が行われた後，筋肉が瘢痕化し，伸展性が失われた状態をいう．乳児や低出生体重児に対する筋肉注射で生じやすく，注射の回数が多いと発生率も高まる．薬液の pH や浸透圧も関係する．大腿前面に注射を受ける関係で，二関節筋である大腿直筋が侵されやすい．内側広筋が瘢痕化すると正座ができなくなる．年少児には疼痛はないが，歩容異常や腰痛を訴える．股関節屈曲位では膝関節の屈曲制限はないが，股関節伸展位では膝関節の屈曲が制限される．腹臥位で膝関節を屈曲させると，"尻上り現象"が認められる（図 33-22）．腱切り術など手術が必要となる場合がある．若手整形外科医の問題提起をきっかけに激減した．

2　離断性骨軟骨炎
osteochondritis dissecans（OCD）

関節軟骨直下の骨組織が何らかの原因で母床より離断し，壊死組織となったものである．離断した骨軟骨下組織を被う関節軟骨は，表面上ほとんど変化がなく連続性が保たれている場合もある

＊筋拘縮症障害程度判定の手引きは巻末資料参照．

が，症状がある多くの症例では部分的に剥離し，あるいは完全に離断している．男性に多く女性の3～4倍であり，思春期あるいは20歳台に好発する．20％は両側性で家族内発生の報告もある．外側顆に発生した場合は，しばしば円板状半月障害を合併している．遊離体の数は原則として1関節内に1個である（図33-23）．

【症状】
　病巣が周囲と完全には分離していない時期には，運動後の不快感や軽い疼痛程度で症状は軽い．病巣が不安定になると運動時痛が強くなり，走行や階段昇降が困難となる．病巣部が脱落して遊離体を形成すると，関節のロッキング（嵌頓）や関節水症を生じ，しばしば膝の可動域制限と激痛を訴える．

【診断】
　初期にはX線像で軟骨下骨の骨透亮像を認めるのみであるが，次第に病巣底部に骨硬化像を生じ，骨片が周囲から区別できるようになる（図33-24a）．顆間窩撮影で明瞭になる例が多い．断層撮影やCT，MRIも有用である（図33-24b）．骨シンチグラフィーで集積を認めることがあるが，骨壊死に比して少ない．外傷後に病巣が脱落して遊離体となった例では，膝蓋骨脱臼に伴う骨軟骨骨折との鑑別が必要となる．一般に骨軟骨骨折は膝蓋骨または大腿骨外側顆前方部に生じやすく，関節血症を伴う．

【治療】
　10歳前後の若年者では，関節軟骨の連続性が保たれていれば運動制限を中心とした保存療法で経過をみる．13～15歳以上の例には，CTやMRI，さらに関節鏡所見などから病巣の安定性を評価して治療方針を決定する．関節軟骨の連続性は保たれていて病巣が安定している場合にはドリリング，病巣が不安定な場合は骨釘移植などで固定する（図33-25）．関節面に亀裂が入り，病巣部が脱落してきた場合は，母床を掻爬し新鮮化して骨軟骨片を整復し固定する．脱落して長期間経過した例には遊離した骨軟骨片の摘出のみを行う場合が多い．病巣部の関節面が保たれれば予後は良好であるが，大きな欠損を残した例では変形性膝

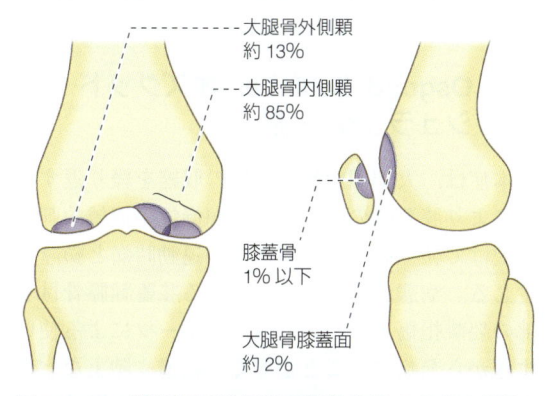

図33-23　離断性骨軟骨炎の発生部位の分布と頻度
- 大腿骨外側顆　約13％
- 大腿骨内側顆　約85％
- 膝蓋骨　1％以下
- 大腿骨膝蓋面　約2％

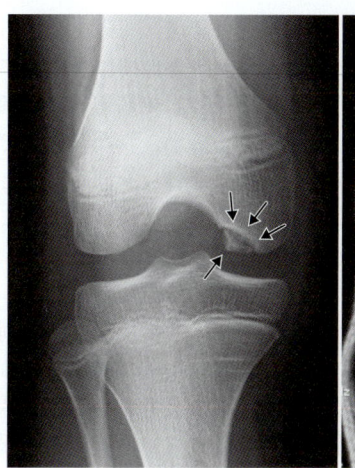

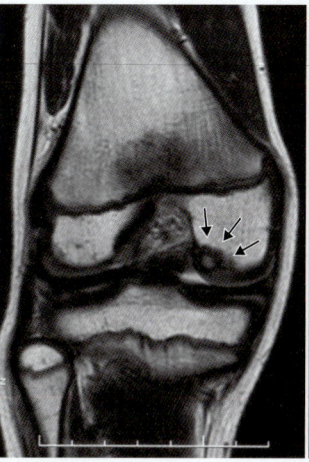

a. 単純X線顆間窩撮影像　　b. MRI T1強調像（冠状断）　　c. MRI T1強調像（矢状断）

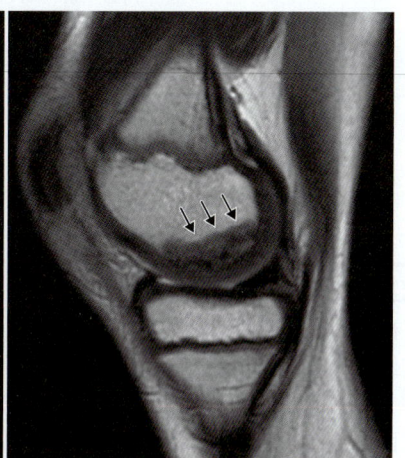

図33-24　離断性骨軟骨炎（14歳男子）
矢印はすべて病巣を示す．

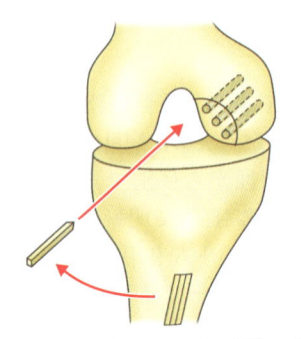

図33-25　離断性骨軟骨炎の骨釘移植固定法

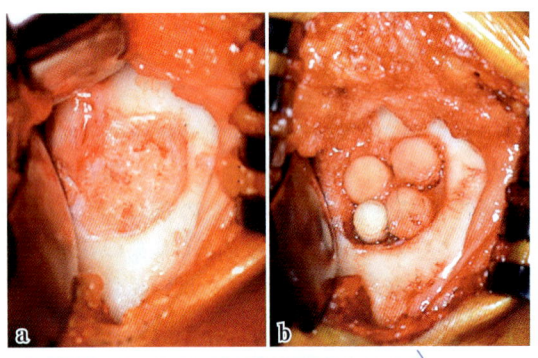

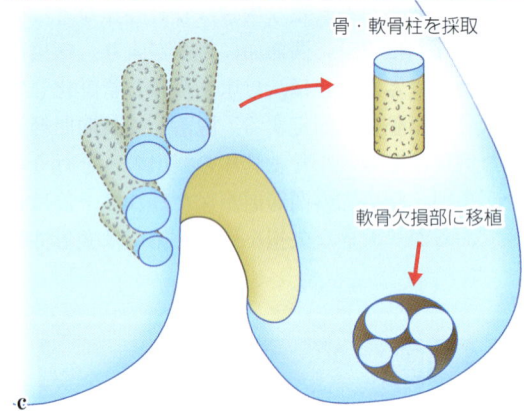

図33-26　モザイク様形成術
a. 移植前の軟骨欠損の様子
b. 骨軟骨柱移植後
c. モザイク様形成術の術式

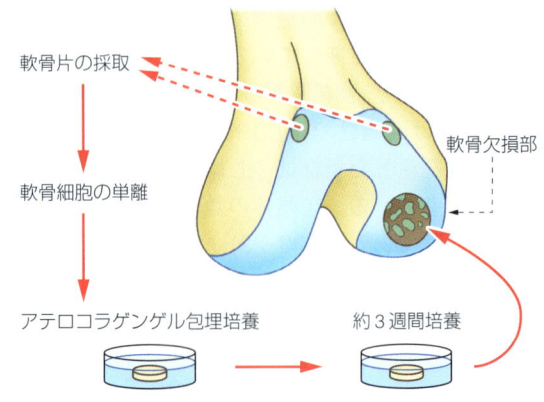

図33-27　培養軟骨移植法
（越智光夫，他：先端医療シリーズ22．整形外科―整形外科の最新医療．先端医療技術研究所，p78，2003より）

関節症に進展するおそれがある。
　荷重部の関節軟骨の欠損部の修復に非荷重部の関節軟骨を骨組織とともに移植する骨軟骨移植法がある。図33-26のごとく大腿骨顆部の膝蓋骨に面した部分や顆間窩の部分より，複数の骨軟骨片を移植するモザイク様形成術 mosaic plasty が有用である。本人の関節軟骨を関節鏡視下に採取し，体外で培養し増殖させて欠損部に移植する培養軟骨移植への期待も高まっている（図33-27）。

❸ Osgood-Schlatter（オズグッド-シュラッター）病

　本症は，大腿四頭筋の過度の収縮を繰り返すことにより膝蓋腱の脛骨付着部が慢性の機械的刺激を受けて発症し，脛骨粗面部の運動時痛と膨隆を生じる。病態は過度の牽引による膝蓋腱脛骨付着部の裂離損傷と考えられる。スポーツによる使いすぎから発症することが多く，剣道や陸上などのクラブ活動をしている12～13歳前後の男子に好発する。

【症状，診断】
　脛骨粗面部の運動時痛，膨隆，圧痛を認める。安静時痛はほとんどない。X線像で脛骨粗面に異常骨陰影を認める（図33-28）。発病初期には剝離小骨片のような陰影を呈するが，長期経過例では未骨化の軟骨が骨化し大きな骨片を認めることがある。成長軟骨板が閉じる頃には症状がおさまるが，脛骨粗面は隆起したまま治癒する。

【治療】
　症状が比較的軽い場合は，スポーツ活動を制限させたり，ハムストリングスや大腿四頭筋のストレッチングや装具装着などで経過をみる。症状が強い場合は炎症がおさまるまで局所の安静を保つために膝を伸展位に保ち，スポーツ活動を禁止する。骨片が脛骨粗面から分離して症状がおさまらない例には骨片摘出を行う。予後は良好である。

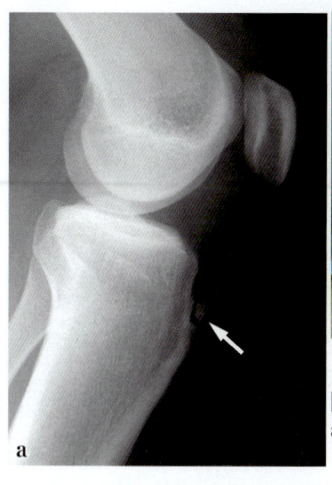

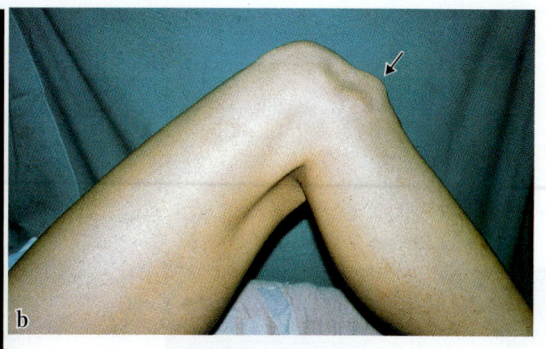

図 33-28　Osgood-Schlatter 病（23 歳男性）
a の矢印部が異常骨陰影で，外観上同部位は膨隆している（b の黒矢印）。

4 ジャンパー膝（→901 頁も参照）
jumper's knee

　スポーツなどによる膝伸展機構の使いすぎで，膝蓋腱や大腿四頭筋腱が膝蓋骨付着部で微小断裂を生じ，その修復機転として瘢痕や石灰化をきたす疾患である。もともとバレーボールやバスケットボールの選手によくみられたことから"ジャンパー膝"の名がある。典型例である膝蓋腱炎では，運動時に膝前面の疼痛が生じ，膝蓋骨遠位部に圧痛を認める。大腿四頭筋腱炎の場合は膝蓋骨中枢部に圧痛がある。通常 X 線像では異常を認めないが，圧痛部に一致して石灰化像を認めることがある。治療は保存療法が原則であり，ウォームアップ，ストレッチング，運動後のアイスマッサージなどを行う。先述の Osgood-Schlatter 病，および Sinding Larsen-Johansson 病も広義のジャンパー膝ととらえられる。

5 有痛性分裂膝蓋骨（→902 頁も参照）
painful patella partita

　膝蓋骨は通常 1 個の骨化核から生じるが，ときに 2 個以上の骨化核があり癒合が妨げられると，X 線像で 2 個または数個に分裂した膝蓋骨を認める場合がある（二分膝蓋骨 patella bipartita）。多くは分裂部に症状はなく治療の必要もないが，過度のスポーツ活動で分裂部に牽引力が反復して作用した場合には疼痛をきたすことがある。有痛性分裂膝蓋骨の症状は分裂部が異常可動性を生じるために起こると考えられる。

【症状，診断】
　クラブ活動などでスポーツを続けている 10 歳台の男女に多くみられるが，ときに成人にもみられる。走行やジャンプ時に膝前面に疼痛を訴える。安静時痛はない。X 線像では大腿四頭筋の外側広筋の付着部である膝蓋骨の外上方（Saupe Ⅲ型）に分裂骨片を認める例が最も多く（図 33-29），次いで外側端に多くみられる（Saupe の Ⅱ 型，図 33-29 下段の写真）。膝蓋骨の分裂部に一致して著明な圧痛と叩打痛を認める。

【治療】
　スポーツ活動の制限，大腿四頭筋や大腿部膝屈筋（ハムストリング）のストレッチング，膝蓋骨サポーターの使用など保存治療を原則とする。疼痛が強くスポーツ活動が長期間制限される例には，分裂骨片を摘出したり分裂部を介してドリリングした後に骨接合をする手術療法を行う。予後は良好である。

6 Sinding Larsen-Johansson（シンディングラーセン-ヨハンソン）病

Advanced Studies
　本症は Osgood-Schlatter 病と同様の機序で，膝蓋腱の膝蓋骨起始部が慢性の機械的刺激を受けて，骨化異常をきたす疾患である。10〜12 歳の男子に発生することが多く，膝蓋骨尖部に運動痛，腫脹，圧痛がみられる。X 線像では膝蓋骨尖部に不規則な骨陰影を認める。治療は運動の制限のみで症状は徐々に改善する。

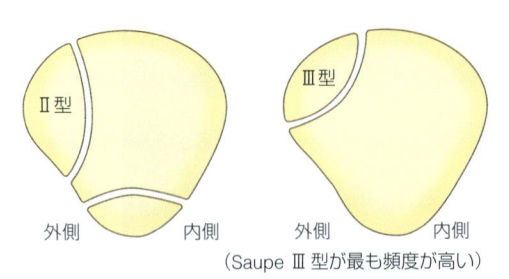

図 33-29 分裂膝蓋骨の Saupe（ザウペ）分類
Saupe Ⅱ型の軸射像（14 歳男子，陸上競技選手）
（鳥巣 原図）

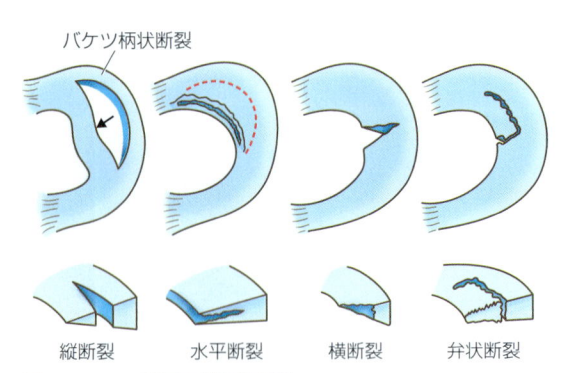

図 33-30 半月の断裂形態

7 ランナー膝（→902 頁も参照）
runner's knee

Advanced Studies
ランナーに特異的にみられる膝の痛みで，繰り返し走ることによる腸脛靱帯と大腿骨顆部の摩擦による腸脛靱帯炎が原因と考えられている。内反膝があると生じやすい。

B 半月（半月板）損傷

半月および靱帯損傷は膝のスポーツ外傷として最も頻度が高い。近年 MRI などによる画像診断技術が向上し，関節鏡視下手術の発達とともに治療方針も大きく変わってきた。

1 半月損傷
meniscus injury

体重が負荷した状態で屈曲した膝関節に異常な回旋力が加わると，半月の一部が脛骨と大腿骨の間に挟まり損傷を受ける。運動中に膝を捻った際に損傷を受けやすく，内側および外側半月ともに中央 1/3（中節）から後方 1/3（後節）にかけて断裂をきたしやすい。断裂の形態から，縦断裂 longitudinal tear，水平断裂 horizontal tear，横断裂 transverse tear，それらの合併型である弁状断裂 flap tear などに分類される（図 33-30）。

10，20 歳台の若年者ではスポーツ外傷による前十字靱帯損傷に引き続いて，新鮮例では外側半月後角の横断裂を，陳旧例では半月辺縁部の縦断裂を生じることが多い。小児期では明らかな受傷機転を伴わない例がみられるが，そのほとんどは円板状半月の損傷で水平断裂である。一方，中高年では立ち上がり時や無理な動作をして膝を捻った際に中後節移行部付近に横断裂や水平断裂を生じる。

【症状】
受傷直後に半月の損傷側に一致した関節裂隙に疼痛が生じる。損傷が半月辺縁まで及んでいる場合は関節血症を認める。ただし半月板単独損傷では前十字靱帯損傷時のような大量の出血をきたすことはない。辺縁部の縦断裂では断裂した半月が顆間窩に嵌頓し，膝が屈曲したまま伸展不能となることがある（ロッキング，嵌頓）。このような断裂形態をバケツ柄状断裂 bucket-handle tear とよび，膝が嵌頓をきたす原因として最も頻度が高く重要である。

半月損傷の典型的な症状は，階段昇降やしゃがみこみ動作などの運動時に生じる疼痛と，膝のひっかかり感 catching やクリック click である。膝の捻り動作や過伸展，さらに正座が困難となる。運動後などに関節水症を生じることがあるが，関

---

*日本整形外科学会の膝疾患治療成績判定基準は巻末資料参照。膝関節部の骨折・脱臼は 812 頁参照。

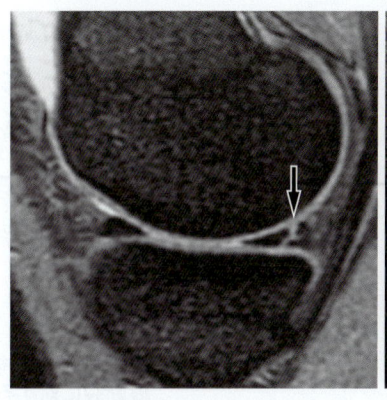

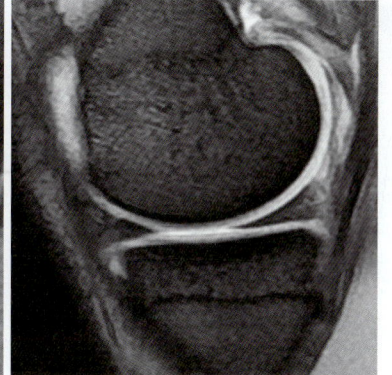

a. 内側半月の縦断裂を示す MRI T2 強調像
b. 正常

図 33-31　内側半月の縦断裂を示す MRI T2*強調像

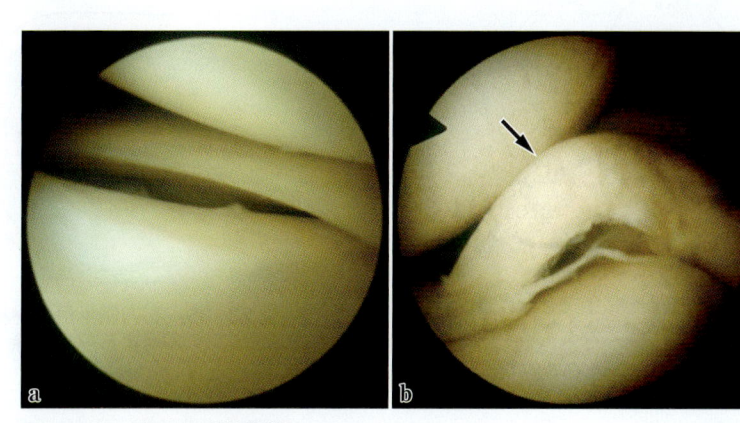

図 33-32　半月の関節鏡像
正常の半月（a）とバケツ柄状断裂の半月（b）

節血症を繰り返すことはほとんどない。

【画像検査】

通常単純 X 線像では異常を認めないが，完全型の円板状半月では外側関節裂隙の拡大と大腿骨外側顆関節面の平坦化がみられる。

関節造影は外来で簡便に行うことができ，典型的な断裂の診断には有用であるが，断裂の詳細な形態は把握しにくい。また撮影方法や読影力の相違などで診断率にばらつきが生じる欠点がある。最近では MRI により半月の断裂形態のみでなく変性所見などもわかるようになった（図 33-31）。さらに関節鏡検査を行えば半月の異常はほぼ 100％ 把握可能となるが（図 33-32），手術侵襲を伴うために通常鏡視下手術による治療を前提として行う。

【診断】

受傷機転とその後の症状の経過が重要である。理学所見ではほとんどの例に大腿四頭筋萎縮と関節裂隙の圧痛を認め，膝の過伸展または過屈曲を強制すると損傷部付近に疼痛が誘発される。また下記の徒手検査法を用いて，疼痛やクリックを誘発する。

半月損傷の誘発テストとして多くの検査方法が記載されている。いずれも断裂した半月をねじったり関節面間に挟み込むことによって，疼痛や異常音を誘発するものである。有名なものに McMurray テストと Apley テストがある。

・McMurray（マクマレー）テスト（図 33-33）

膝を最大屈曲位とし内外関節裂隙に手指を当て，下腿に回旋ストレスを加えながら膝を伸展さ

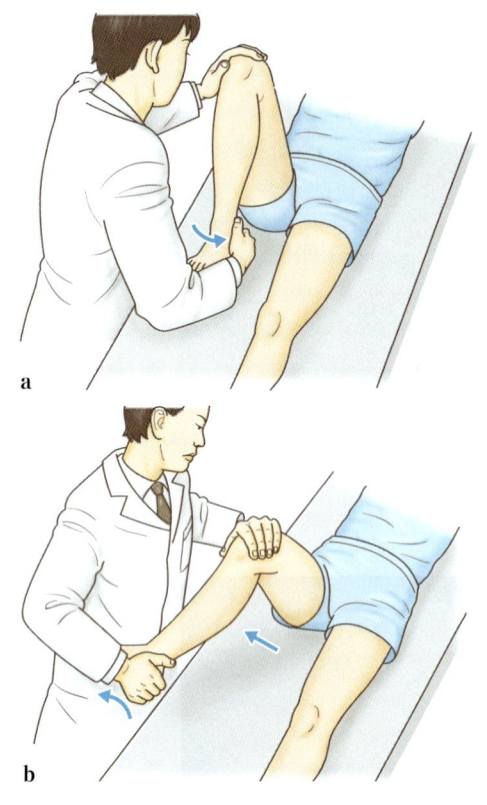

図33-33 McMurrayテスト
膝を最大屈曲位とし内外関節裂隙に手指を当て(a)，下腿に回旋ストレスを加えながら膝を伸展させる(b)．

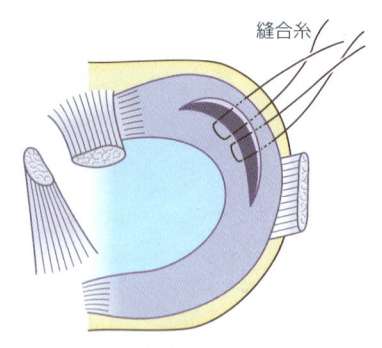

図33-34 右内側半月中後節の縦断裂に対する縫合術

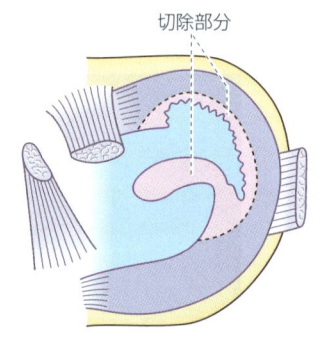

図33-35 右内側半月の弁状断裂に対する部分切除

せる．一般に外側半月損傷では下腿内旋で膝を伸展させるときに，内側半月損傷では下腿外旋で膝を伸展させるときに疼痛が誘発され，関節裂隙に半月の動きやクリックを感知する．

・Apley（アプリー）テスト

腹臥位で膝を90°屈曲とし，大腿部を検者の膝で固定する．まず患者の下腿を上方に引っ張り上げて膝の関節包を緊張させると，患側に疼痛が誘発される（distraction test）．次に足部を押さえて膝を圧迫しながら下腿を回旋させると患側の関節裂隙に疼痛が誘発される（grinding test, compression test）．

いずれのテストもそれぞれ単一では診断率は低く，他のテストや検査と組み合わせて診断率を高める必要がある．

【治療】

若年者ではスポーツ外傷による半月辺縁部の縦断裂が多く，原則として関節鏡視下の半月縫合を行う（図33-34）．ただし，前十字靱帯損傷を合併している場合は半月縫合だけでは再断裂の頻度が高いので，靱帯再建も同時に行う．一方，水平断裂や横断裂に対しては部分切除を行う（図33-35）．一般に中高年の症例では断裂半月に変性をきたしており，部分切除を余儀なくされることが多い．半月は膝の荷重機能に重要な役割を持つのでなるべく全切除は避ける．

円板状半月に対しては，損傷が辺縁部まで及んでいない場合は鏡視下に中央部のみを切除して辺縁の健常部を温存する部分切除を行う．辺縁部を含む損傷には正常な辺縁を部分的に温存する形成的亜全摘を行う．

半月の単独損傷に対する切除術の予後は，10〜20年経過すると切除部位に関節症変化をきたし，変形性関節症を生じるが，重篤な症状を呈することは稀である．ただし，前十字靱帯断裂膝に半月切除のみを行ったあと，スポーツ活動を続けると

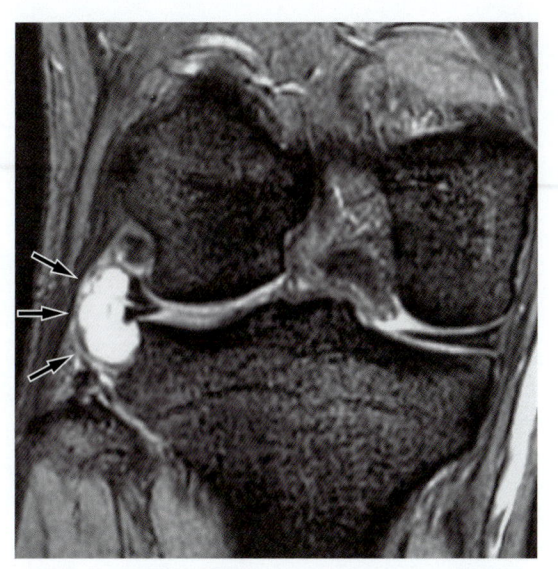

図 33-36　外側半月嚢胞の MRI の冠状断 T2 強調像

表 33-2　靱帯損傷（捻挫）の分類

	異常可動性 （不安定性）	ストレスX線撮影 関節裂隙開大
第1度靱帯損傷 （最小限度の断裂）	−	−
第2度靱帯損傷 （部分断裂）	＋	＋
第3度靱帯損傷 （完全断裂）	＋＋	＋＋

(Cox JS：Symposium：functional rehabilitation of isolated medial collateral ligament sprains-injury nomenclature. J Sports Med 7：211-213, 1979 より)

高度の関節症をきたす危険性が高まる。

2 その他の半月損傷

著明な外傷機転を伴わず半月に障害をきたす疾患として，円板状半月損傷のほかに，半月嚢胞，半月骨化症，石灰化症，変性断裂などがある。

Advanced Studies

半月嚢胞 meniscal cyst

半月の辺縁部に生じる嚢胞では，ほとんどの場合半月の断裂を伴っている。関節裂隙に一致して波動性を持つ腫瘤を触れる。約45°屈曲位で最も大きく触れ，伸展位では触れにくくなる。診断は，腫瘤内から粘稠な関節液が吸引され，MR像で嚢胞が半月に連続していることを証明する（図33-36）。治療は，関節鏡視下に半月の断裂部を確認して部分切除を行うとともに必要な場合には，関節外から切開し，嚢胞を摘出する。ただし，半月切除の際に嚢胞との交通部を関節鏡で十分掻爬できれば，嚢胞そのものの摘出は必ずしも必要ない。

半月骨化症 ossification of the meniscus

半月内に骨組織を認める稀な疾患で，X線像で10mm未満の丸い遊離骨陰影として認められるので関節内遊離体と間違いやすい。種子骨の痕跡とも考えられているが，病因は不明である。半月損傷に伴って症状が生じるので，骨組織を含めた半月切除が必要となる。

C 膝の靱帯損傷，捻挫
knee ligament injury, sprain

膝関節の外傷は日常しばしば遭遇する損傷で，打撲やいわゆる捻挫（第1度靱帯損傷）に過ぎないものから，靱帯の完全断裂，開放骨折，脱臼と，さらには神経や血管の損傷を合併しているものなど，その程度は様々である。したがって，その治療も一律に論ずることはできず，個々の症例での検討を必要とする。

捻挫とは「関節を構成する軟部組織の挫滅であり，脱臼までに至らないすべての状態をいう」と神中は定義しており，表33-2のように捻挫のなかには靱帯の完全断裂（図33-37）も含まれる。

しかし，捻挫という用語を「靱帯損傷の軽微なもの」と解釈している人が意外に多い。すなわち関節に外力が加わり非生理的な関節運動が強制されて生じる関節損傷のうちで，関節包と靱帯が部分的に断裂するが，靱帯はなお連続性が保たれており，ストレスをかけたX線撮影でも関節裂隙の開大が起こらない程度のわずかな損傷が，捻挫だと誤って解釈されている。

この程度の軽度の損傷ならば短期間のうちに治癒するはずであるが，捻挫と診断された患者の治療が長引くのはなぜであろうか。その最大の原因は不確実な診断と不適切な治療にあるといえる。単純X線像を先にみて骨折がないことに安心し，漫然と診察することにその原因がある。靱帯が完全に断裂していても単純X線像では判断できないこと，外傷直後では腫脹は軽度であること，靱帯損傷の程度により外固定の期間が異なることな

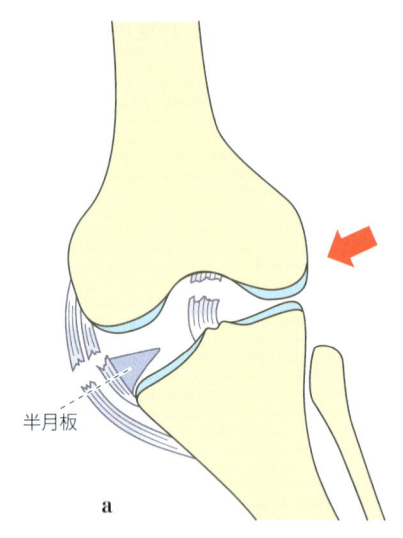

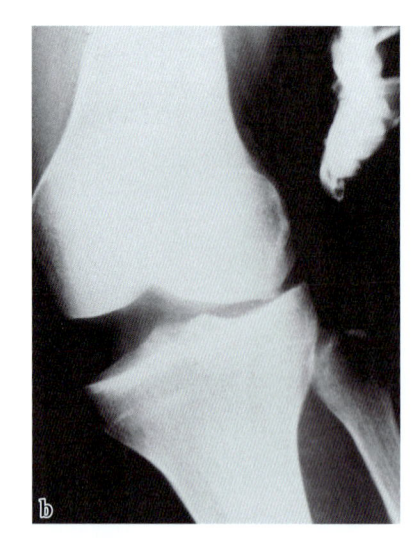

図 33-37 膝関節靱帯損傷
a. 外反外力が加わるとまず関節包性靱帯である内側側副靱帯深層が断裂する。次いで浅層の内側側副靱帯が切れる。もっと強力な外力では十字靱帯の断裂までに至る。
b. 第3度靱帯損傷（完全断裂）。ストレス撮影で再現したところ。
（鳥巣 原図）

膝関節損傷の問診では，年齢と受傷機転が重要な意味を持つ。成長期のこどもが跳び箱の着地で膝を痛めた場合には脛骨粗面の裂離骨折を，青年がバレーボールでジャンプして着地時に膝を痛めた場合には，前十字靱帯断裂を念頭に置く。すなわち年齢によって，同じような受傷機転でも受傷部位が異なる場合が少なくない。

体の接触（body contact）により生じた損傷か（→101頁の図10-1参照），直接体の接触がなく（non-body contact）生じた損傷かを明確にする。介達外力による損傷とは，外力が直接損傷部位に作用したのではなく，筋肉の瞬間的な収縮で生じる損傷や尻餅で脊椎の圧迫骨折を生じるような損傷である。

受傷後数時間以内に関節が腫脹してきた場合は関節内の出血を疑う。24時間以上経過してからの腫脹は関節液の貯留であると考えてよい。関節血症では直ちに関節穿刺を行い，脂肪滴の有無を調べる（図33-38）。脂肪滴が認められれば関節内骨折の存在が考えられる。介達外力による受傷で，血腫に脂肪滴が存在しなければ，前十字靱帯断裂あるいは半月損傷を疑う。膝関節内に血管腫や色素性絨毛結節性滑膜炎があると軽微な外傷が引き金となって出血することがあるので注意を要す

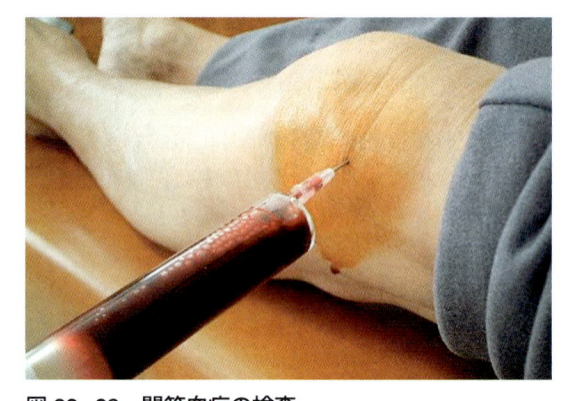

図 33-38 関節血症の検査
関節内に血腫を認めた場合は，必ず脂肪滴の有無を調べる。

る。いずれにせよ，関節血症は膝関節損傷の重大な症候である。

1 内側側副靱帯損傷
medial collateral ligament（MCL）injury

MCL損傷は膝の靱帯損傷のなかでは最も頻度が高く，膝に大きな外反力が加わって発症する。ラグビーなどの互いに衝突し合うスポーツやスキーなどで受傷することが多い。損傷部位はMCLの大腿骨起始部付近が多く，同部位に圧痛を認め，膝を外反すると激痛を訴える。圧痛のみ

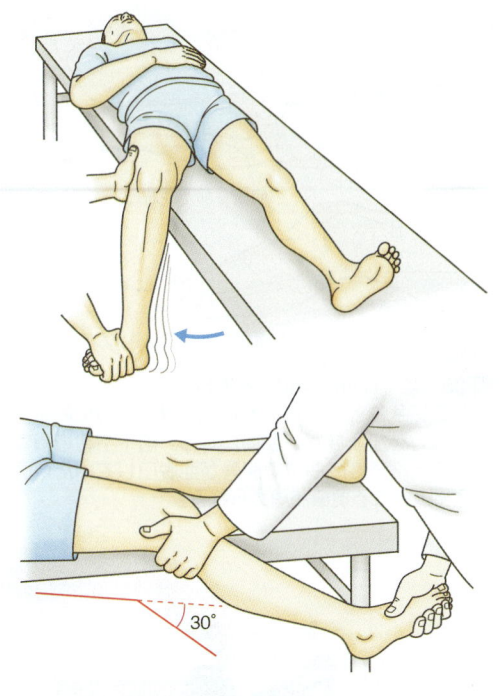

図 33-39 側方不安定性の検査
(Hughston JC, Andrews JR, Cross MJ, el al. Classification of knee ligament instabilities. Part I. The medial compartment and cruciate ligaments. J Bone Joint Surg 58A：159-172, 1976 より)

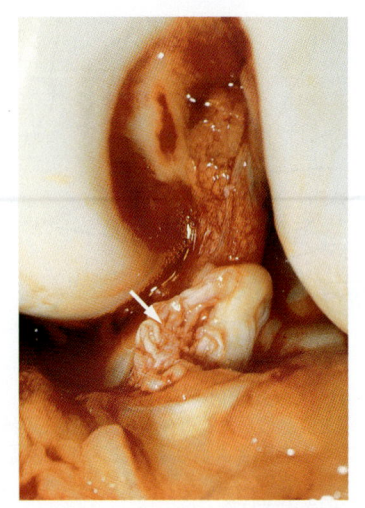

図 33-40 断裂した前十字靱帯（ACL）
矢印は ACL の断端を示す。　　　（鳥巣 原図）

で外反不安定性をほとんど示さない軽症例（第1度損傷）から 10° 以上の不安定性を示す重症例（第3度損傷）まである．第3度は軽度屈曲位のみでなく伸展位でも外反不安定性がみられ，ほとんどの場合，十字靱帯損傷を合併しており大量の関節血症を認める．第1度と第2度の単独損傷では関節血症を生じることは稀である．

【検査】
　側方不安定性の検査は，Hughston が述べるごとく，膝関節 30° 屈曲位と完全伸展位で行う（図33-39）．内側側副靱帯のみの断裂では，30° 屈曲位でのみ不安定性が出現し，伸展位では不安定性は認められない．

・**外反ストレステスト** valgus stress test
　患者を仰臥位とし一方の手を膝外側に置き，他方の手で足関節部を把持して膝外反を強制する．膝軽度屈曲位で健側に比し弛みがみられれば内側側副靱帯損傷が，また膝伸展位でも陽性の場合はさらに十字靱帯損傷の合併が考えられる（図33-40）．

・**内反ストレステスト** varus stress test
　患者を仰臥位とし一方の手を膝内側に置き，他方の手で足関節部を把持して膝内反を強制する．膝軽度屈曲位で健側に比し弛みがみられれば外側側副靱帯損傷が，また膝伸展位でも陽性の場合は十字靱帯損傷（→図33-40）の合併が考えられる．

　単純X線像は正常とされるが，ストレス撮影でのみ損傷の有無と程度が診断できる．なお，単純X線像で MCL の大腿骨起始部付近に石灰化を認めることがあるが，これは通常 MCL 損傷の修復過程で認められ，Pellegrini-Stieda（ペレグリーニ-シュティーダ）病とよばれている．

【治療】
　単独損傷であれば外反不安定性は小さいので症状に応じて装具装着などによる保存療法を行う．4〜6週間でスポーツ復帰が可能となり，予後は良好である．十字靱帯損傷を合併した複合靱帯損傷例にはしばしば手術療法が必要となる．

② 前十字靱帯損傷
anterior cruciate ligament（ACL）injury

　バスケットボールなどのスポーツ競技で飛び上がった後着地したとき，走っていて急に方向を変えようとしたとき，あるいはスキーで軸脚となった側の膝関節に前方引き出し力が作用したとき，前十字靱帯は単独損傷を生じやすい．半月損傷は40〜60％に合併する．受傷時，激痛とともにブツッという断裂音 popping を体感することが多

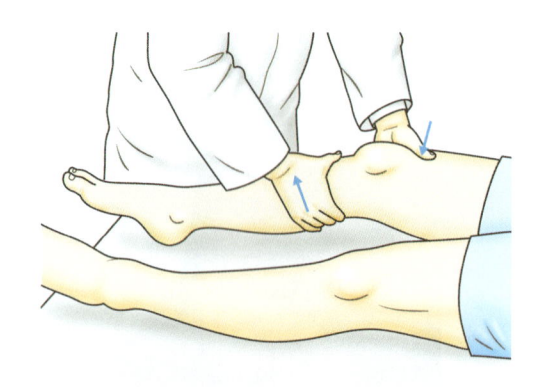

図 33-41　Lachman テスト
膝軽度屈曲位とし，大腿骨遠位端を固定し脛骨近位端を前方へ引き出すようなストレスを加える（矢印は力を入れる方向）。前十字靱帯断裂があると脛骨は前方に引き出される。

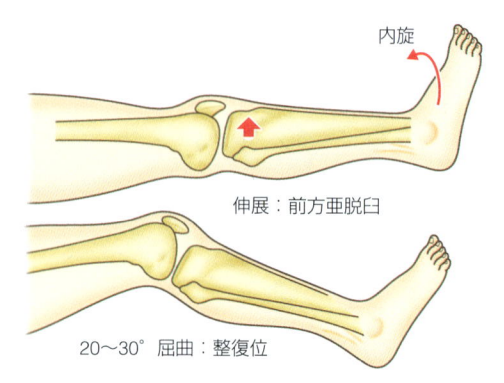

図 33-42　pivot-shift テスト
患者を仰臥位とし膝関節を伸展させ，下腿に内旋，外反の力を加えながら屈曲させる。前十字靱帯損傷があると，軽度屈曲位で脛骨が亜脱臼していた位置から整復される現象が認められる。

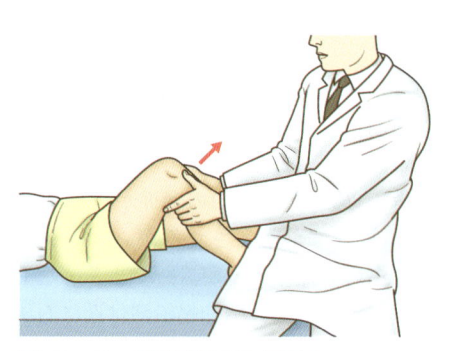

図 33-43　前方引き出しテスト
矢印は力を入れる方向

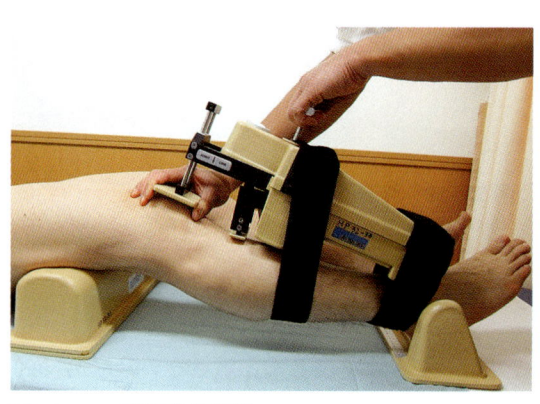

図 33-44　定量的検査法
Knee Arthrometer（KT1000）

い（→図 33-40）。数時間以内に関節が著しく腫脹し，関節血症を認める。陳旧例ではジャンプや急な方向転換を要するスポーツ動作で膝くずれ giving way を繰り返す。放置例では関節軟骨が傷つき，変形性膝関節症に発展する。半月損傷を合併した症例ではその傾向が強い。

【徒手検査】
　膝軽度屈曲位での前方引き出しテストである，Lachman テストと軸移動テスト pivot-shift test が陽性に出る。中島テスト（N テスト），MacIntosh テスト，jerk テストなどの診察手技がある。膝関節 90°屈曲位での古典的な前方引き出しテストも陽性になるが，Lachman テストに比較し，陽性率が低い。

・Lachman（ラックマン）テスト
　患者を仰臥位とし，膝軽度屈曲位（20～30°）で大腿遠位部を片手で把持し，他方の手で脛骨近位端を前方に引く（図 33-41）。前十字靱帯断裂があると，脛骨は前方へ引き出される。脛骨が前方へ移動したとき，正常例では停止するときの感覚（hard end-point）を触れるが，断裂例では停止点を触れない（soft end-point）。

・pivot-shift test（軸移動テスト）
　膝を伸展位から屈曲させる際に膝外反・下腿内旋のストレスを加えるテストで，陽性例では約 20°屈曲位で脛骨外側関節面が突然ガクッと前方へ亜脱臼を起こし，患者は不安定感や疼痛を訴える（図 33-42）。

・前方引き出しテスト anterior drawer test
　膝を 90°屈曲位とし，患者の足を検者の殿部で軽く固定した状態で，両手で脛骨近位部を前方へ引く（図 33-43）。後十字靱帯断裂のために脛骨が

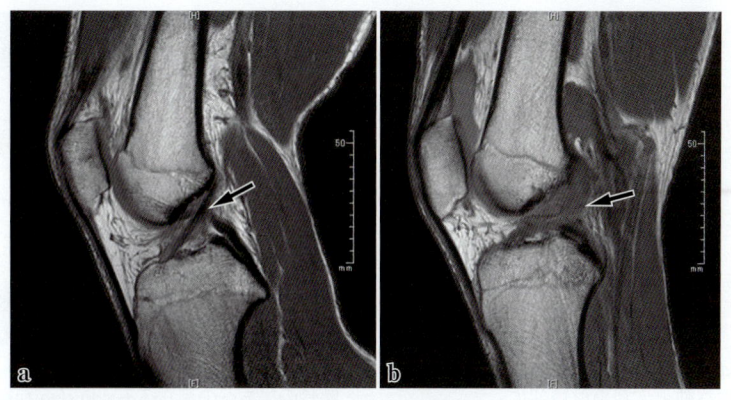

図 33-45　MRI T1 矢状断像での前十字靱帯の描出
a. 正常像。b. 断裂像。中枢で不整な陰影が確認できる（矢印を参照）。

後方へ落ち込んでいる場合も脛骨が前方へ引き出されるので注意を要する。

【定量的検査】

膝関節の前後不安定性を定量的に計測できる Knee Arthrometer（KT1000）（図33-44）を用いて，健側と比較するとよい。

【画像診断】

X線像の多くは正常である．ときに脛骨顆間隆起の裂離骨折，関節包の脛骨付着部外前方の裂離骨折である Segond（スゴン）骨折，大腿骨外側の荷重部関節面の陥凹（→notch sign, 図33-46参照）を認めることがある。膝関節軽度屈曲位でのストレス撮影で脛骨の前方引き出しを認める。MR像では靱帯実質部の断裂像である靱帯部分の膨らみと輝度変化（図33-45），半月断裂像，大腿骨外側の荷重部軟骨の出血，浮腫，骨梁骨折を示す骨挫傷 bone bruise が観察できる（図33-46）。

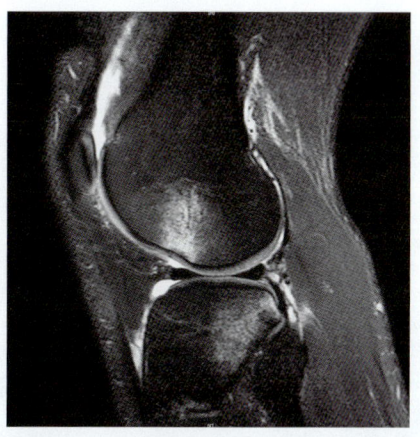

図 33-46　骨挫傷の MRI 脂肪抑制 T2 強調矢状断像
典型的にみられる大腿骨外側顆と脛骨外側顆後方にみられる骨髄の信号変化

【治療】

新鮮例で骨片の剥離を伴っている場合は強固な一次修復を行う．靱帯中央部の断裂は縫合が困難であり，症例に応じて一次修復以外の治療法を選択する．あまりスポーツ活動を望まない中高年者には，装具装着や筋力増強を中心とした保存治療で経過をみる．一方，スポーツ活動を望む若い患者には前十字靱帯再建手術を選択する．また陳旧例で，日常の生活動作で膝くずれを繰り返す場合も再建手術が適応となる．

靱帯再建の素材には自家腱，同種腱，人工靱帯などがあるが，自家腱では骨付き膝蓋腱や半腱様筋腱などの屈筋腱がよく用いられている（図33-47）．再建素材の設置部位は前十字靱帯の解剖学的付着部位を基本とする．また，再建靱帯が顆間窩に挟まらないよう顆間窩が狭い場合には十分に拡大する操作（顆間窩形成術 notch plasty）が必要となる場合がある．人工靱帯を使用すれば自家組織を犠牲にする必要がなく初期より強度が確保されるので後療法が短いが，再建靱帯の再断裂が問題になる．最近は，手術侵襲が少ない鏡視下での再建術が主な手術法となっている．後療法では再建靱帯に過度の負荷がかからないように注意しながら，可動域改善と筋力増強訓練を行う．

自家腱や同種腱を用いた例では術後6カ月〜1年でスポーツ復帰が可能となる．

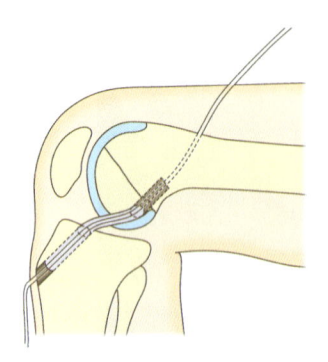

図33-47 前十字靱帯再建術
解剖学的な前十字靱帯付着部に骨孔を作製し、この孔に移植腱を通す。

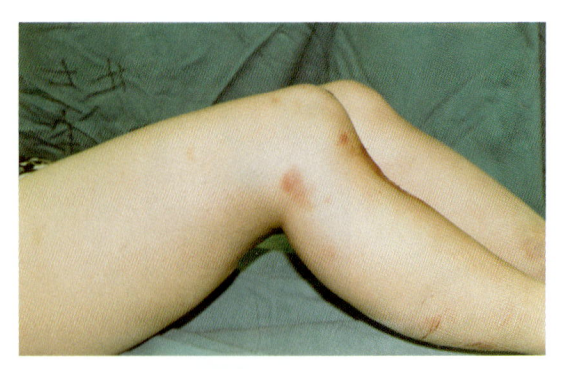

図33-48 後十字靱帯損傷
脛骨の後方への落ち込み sag sign が認められる。

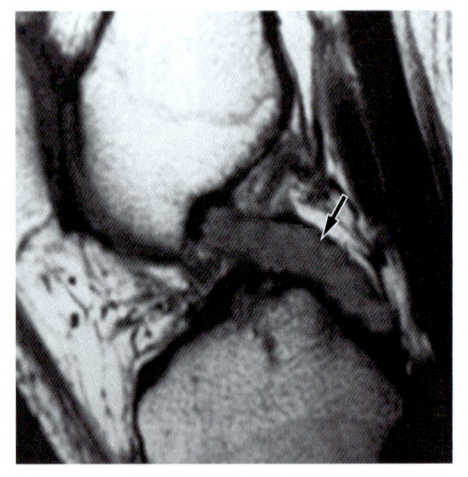

図33-49 断裂部位のMRI T1強調矢状断像
矢印のように膨化した後十字靱帯が確認できる。

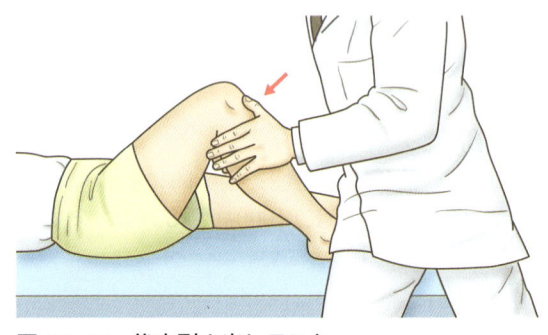

図33-50 後方引き出しテスト
矢印の方向に力を入れる。

3 後十字靱帯損傷
posterior cruciate ligament(PCL) injury

バイク事故やスポーツ外傷などで膝から転倒し、約90°屈曲位で前方から脛骨粗面部付近に直達外力を受けて受傷する場合が多い(図33-48)。乗用車の追突事故では膝屈曲位で膝前下方を打撲して受傷する(ダッシュボード損傷 dashboard injury)。

【症状、診断】
通常脛骨粗面部付近に打撲による皮膚損傷を認める。関節血症を認め、脛骨に後方ストレスを加えると膝窩部に激痛を生じる。膝窩部の皮下出血と圧痛を見落とさないようにする。前十字靱帯損傷に比し膝の機能障害は少ないが、後方不安定性の大きい例ではスポーツ活動や階段昇降などで不安定感や膝蓋大腿関節痛などの訴えがみられる。膝屈曲位(70～90°)の後方ストレスX線撮影で脛骨の後方移動を認める。またMRIで断裂部位が確認できる(図33-49)。

・**後方引き出しテスト** posterior drawer test
前方引き出しテストと同じ肢位で脛骨近位部を後方へ押す。両手の親指を関節裂隙に置き、大腿骨遠位部と脛骨近位端の位置関係を評価すると、陽性例では脛骨近位端の後方移動が触知されやすい(図33-50)。後十字靱帯損傷の急性期では、後方ストレスを加えると膝窩部に激痛を訴える場合が多い。

・**脛骨後方落ち込み徴候** tibial posterior sag sign
陳旧性の後十字靱帯損傷では後方ストレスを加えなくても膝屈曲位で脛骨近位端が後方に移動していることが多い。このため側方より眺めると脛

骨粗面部が健側に比して後方に落ち込んでいる (sag sign) のが観察される (→図 33-48)。

【治療】
　脛骨付着部での裂離骨片を伴う損傷や靱帯付着部での断裂は修復を行う。単独損傷におけるスポーツ復帰の予後は良好なので大腿四頭筋訓練を中心とした保存療法を第一選択とする。後方への落ち込みが著しく，スポーツ活動に支障をきたす場合や日常動作に不自由を生じている陳旧例には靱帯再建を行うことが多い。

4 後外側支持機構損傷

　比較的稀な損傷ではあるが複数の靱帯が同時に損傷されることが多く腓骨神経麻痺を合併しやすい。外傷の程度によって，後十字靱帯が損傷される場合とされない場合がある。歩行時に膝関節が反張する不安定性が生じる。患肢の踵を持ち上げると反張膝となり，脛骨外側顆が大腿骨に対し後方に外旋して落ちる現象 (external rotation recurvatum test) を観察できるような例では，複合靱帯損傷として手術療法が必要となる。

5 複合靱帯損傷

　内側または外側側副靱帯損傷に十字靱帯損傷を合併した重篤な外傷であり，膝関節脱臼を伴う例では，前および後十字靱帯の両方が損傷されている場合が多い。高度の膝関節転位を伴う場合は，神経・血管損傷や関節面の骨・軟骨損傷などの合併損傷の素早い診断と治療が重要となる。靱帯損傷に対しては，個々の症例に応じた治療法が選択される。

D 膝蓋大腿関節障害

　膝蓋大腿関節 patellofemoral joint に障害をきたすと，膝の伸展機構がうまく働かず階段昇降やしゃがみ動作などの日常生活活動やスポーツ活動で機能障害を生じる。

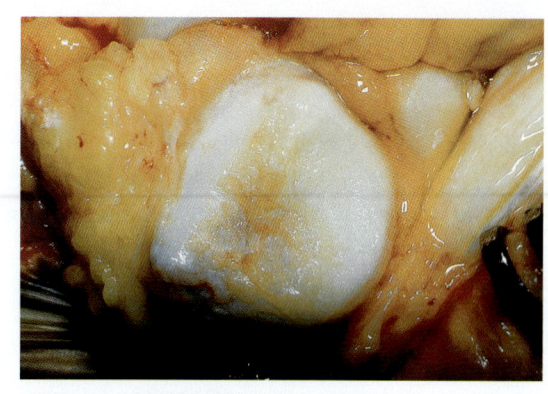

図 33-51　膝蓋軟骨軟化症 (鳥巣 原図)

1 膝蓋軟骨軟化症
chondromalacia patellae (CMP)

　比較的若年者 (10，20 歳台) にみられ，膝蓋骨の関節軟骨の一部に軟化，膨隆，亀裂などの軟骨病変をきたす疾患である (図 33-51)。運動選手，膝蓋大腿関節の形態異常や膝蓋骨亜脱臼を呈する例などに多いことから，原因として何らかの力学的異常が考えられる。進行性に悪化して膝蓋大腿関節の関節症に進展することはないようである。

【症状，診断】
　運動時や階段の昇降時に膝蓋骨周囲に疼痛を訴える。片脚立位での膝屈伸運動でしばしば轢音を生じ疼痛が誘発される。また，軽度屈曲位で膝蓋骨を大腿骨に圧迫しながら遠位や近位さらに左右に動かすとざらざらした感じを触知し，疼痛が誘発される (膝蓋骨グラインディングテスト patellar grinding test)。通常単純 X 線像には異常を認めない。関節造影や MR 像で軟骨病変の描出が可能であるが，診断確定には関節鏡が最も有用である。

【治療】
　階段昇降やしゃがみ動作など膝蓋大腿関節に負担がかかる日常動作やスポーツ活動を避けるように指導すると同時に，膝蓋骨用サポーターの装着や，膝伸展位での大腿四頭筋力増強訓練などの保存療法を行う。手術療法には関節鏡視下の膝蓋軟骨そぎ取り術 patellar shaving や外側膝蓋支帯解離術があるが，重症例には脛骨粗面前進術 tibial tuberosity advancement などが行われる。

2 滑膜ひだ障害（タナ障害）
plica syndrome, shelf syndrome

膝関節には隔壁の遺残である滑膜ひだ plica synovialis が4カ所存在する。膝蓋上嚢と膝関節とを分ける隔壁である膝蓋上滑膜ひだ，大腿脛骨関節を内外に分ける隔壁である膝蓋下滑膜ひだ，膝蓋上嚢の内側壁から膝蓋骨内側縁近くを通過して膝蓋下脂肪体に付着する膝蓋内側滑膜ひだ，膝蓋上嚢の外側壁から膝蓋骨外側縁近くを通過する膝蓋外側滑膜ひだである。このなかで臨床的に主に問題となるのは，健常膝の約50％に認められる膝蓋内側滑膜ひだ plica synovialis mediopatellaris（通常"タナ shelf"とよばれている）の肥厚に起因する障害である（図33-52）。この組織が膝関節の屈伸に際して膝蓋骨と大腿骨内側顆との間に挟まり，機械的刺激を受けて肥厚する。運動時にひっかかる感じや膝蓋骨内下縁に疼痛，違和感を訴え，同部に圧痛がある。運動の制限や抗炎症薬で改善しない場合は関節鏡視下に切除する。

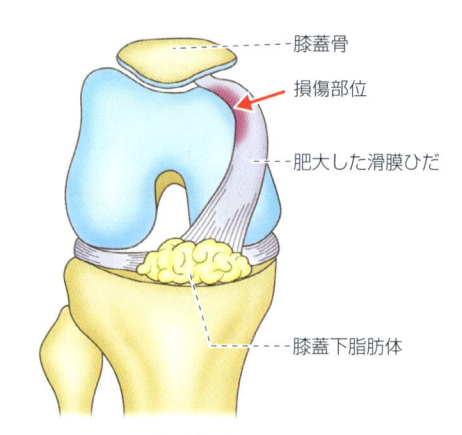

図33-52 膝蓋内側滑膜ひだ（タナ）

3 膝蓋骨亜脱臼・脱臼
subluxation and dislocation of the patella

膝蓋骨が膝屈曲に際し大腿骨外側顆の方へ偏位するものを外側亜脱臼，完全に外側顆を越えたものを外側脱臼という。原因として，大腿四頭筋異常，大腿骨顆部形成不全，脛骨粗面の外方偏位，全身関節弛緩，膝蓋骨高位，外反膝など多くの因子が挙げられている。一方，内側への亜脱臼や脱臼は非常に稀である。また，脱臼はないが膝蓋骨の異常可動性があり不安定性と疼痛を訴える例もある。これらはすべて含めて膝蓋骨不安定症 unstable patella ともよばれ，10歳台の男女に頻度が高い。

脱臼の形態により大きく4つに分類される。外傷性脱臼 traumatic dislocation は外傷による脱臼を指し，下腿外旋を強制した状態で膝を屈曲した場合に起こる。脱臼が再発し，その後脱臼を繰り返すものを反復性脱臼 recurrent dislocation，また外傷の既往なく膝の一定肢位（通常屈曲位）をとると常に脱臼するものを習慣性脱臼 habitual dislocation とよぶ。一方，恒久性脱臼 permanent dislocation は，膝の屈曲に関係なく常に脱臼しているもので，先天性のものと，外傷後などの後天性のものがある。

【症状，診断】

外傷性脱臼では内側広筋と内側支帯の一部が断裂し，激痛と関節血症を生じる。また，膝蓋骨または大腿骨外側顆の骨軟骨骨折を伴うことがある。大腿四頭筋の強力な作用で整復されるとき，膝蓋骨の内側縁が大腿骨顆部の突出した外側縁に当たって骨折する場合が多く，特に剪断性骨軟骨骨折 tangential osteochondral fracture とよばれる。来院時には脱臼が自然整復されている場合が多く，半月や靱帯損傷と間違いやすい。膝蓋骨内側縁に腫脹と圧痛を認める。反復性脱臼に移行した例では，膝蓋骨を外方へ押し，下腿を外旋した状態で膝を屈曲させようとすると脱臼の恐怖感を訴える（脱臼不安感テスト apprehension test，図33-53）。習慣性脱臼では外反膝と脛骨粗面の外方偏位のためにQ角（図33-54）が大きい例が多い。恒久性脱臼例では膝蓋骨が正常の位置になく外側に触れ，大腿四頭筋が正常に作動できないため膝の自動伸展が完全に行えない。

X線検査では膝蓋骨軸射像にて脱臼または外方偏位や膝蓋骨傾斜 patella tilt の増大を認める（図33-55）。大腿骨の両側顆部の中央部で形成される顆間顆の深さを表す顆間溝角 sulcus angle が浅い（図33-56a）。また膝蓋骨のX線側面像で膝蓋骨の位置を調べるにはいろいろな測定方法があるが，膝蓋腱の全長と膝蓋骨の長径とを比較する tendon patella ratio（T／P比）が有用である（図

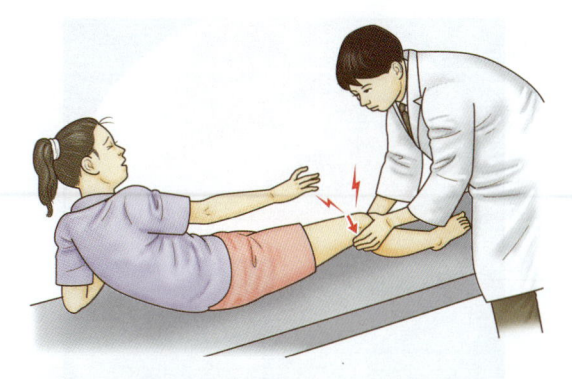

図33-53 脱臼不安感テスト
膝蓋骨を大腿骨へ押しつけながら,外側に移動させ膝を屈曲させようとすると脱臼しそうになる不安感を訴える。

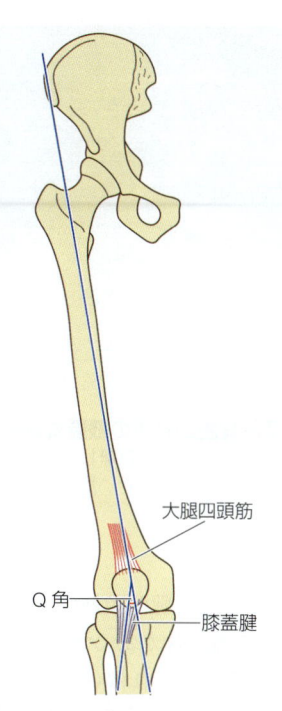

図33-54 Q角
膝伸展位で上前腸骨棘と膝蓋骨の中心を結ぶ線(大腿四頭筋の牽引力の方向に一致している)と,膝蓋骨中心と脛骨粗面を結ぶ線のなす角をQ角(Q-angle, quadriceps angle)とよぶ。健常人では15°程度である。

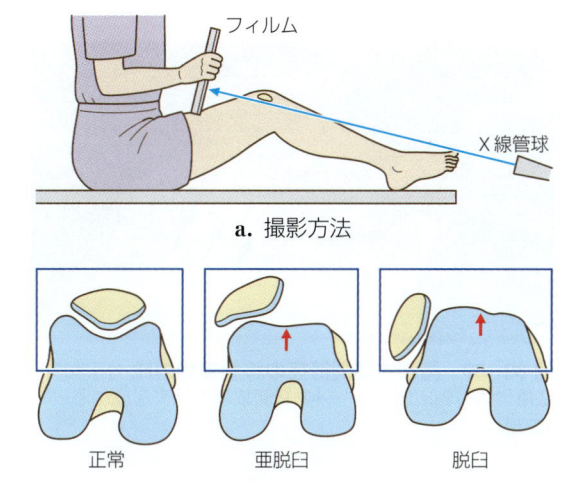

a. 撮影方法

b. 軸射像所見(枠で囲んだ部分が撮影される)

図33-55 膝蓋骨X線軸射撮影法(axial view, skyline view)
膝蓋骨の亜脱臼・脱臼例ではしばしば大腿骨顆部(大腿骨溝 femoral groove)の低形成を伴う(赤矢印)。亜脱臼では膝蓋骨の外方偏位や傾斜を認める。

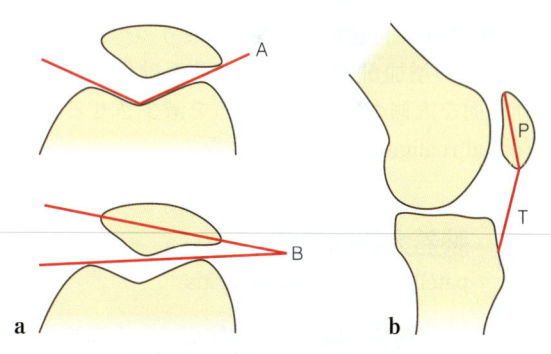

図33-56 膝蓋骨の不安定性を検討するためのX線像のみかた
a. 顆間溝角(A)と膝蓋骨傾斜角(B)
b. tendon patella ratio(T/P比)

33-56b)。正常では両者はほぼ同じ長さであり,T/P比はほぼ1である。膝蓋骨亜脱を生じやすい患者では膝蓋骨の位置が高い(膝蓋骨高位 patella alta)。しばしば膝蓋骨や大腿骨外側顆の一部に骨欠損と剥離した遊離骨軟骨片がみられる(図33-57)。多くは大腿骨顆部の形成不全があり,特に習慣性脱臼や恒久性脱臼の例では高度である。30°屈曲位での側面像で膝蓋骨の位置を計測すると膝蓋骨高位を示す例が多い。

【治療】
外傷性脱臼整復後の急性期には関節血症を吸引除去し,骨折がなければ外固定などで数週間の局所の安静をとる。その後,脱臼の再発を防止するために運動時にはテーピングや膝蓋骨用サポー

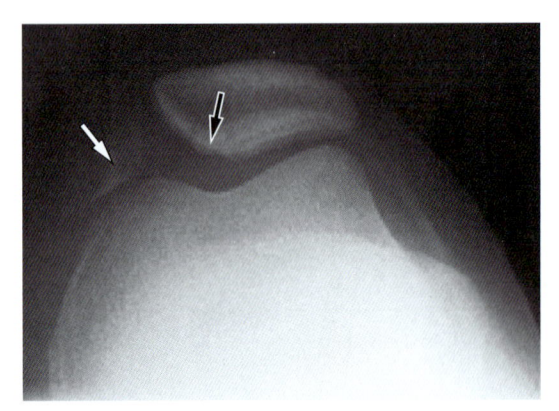

図33-57 膝蓋骨脱臼骨折の膝蓋骨軸射X線像
膝蓋骨の骨欠損(➡)と剥離し遊離した骨軟骨片(⇨)。来院時には膝蓋骨脱臼は修復されていた。

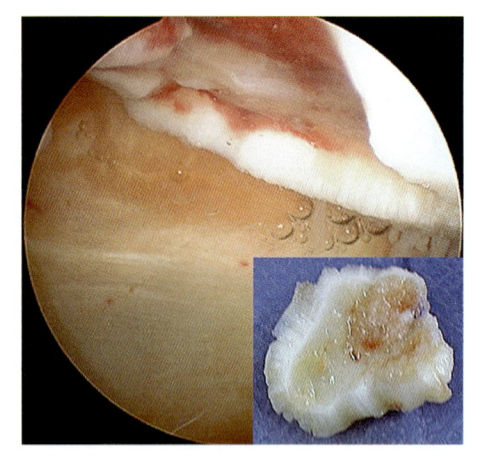

図33-58 関節鏡で観察した膝蓋骨内側関節面の骨軟骨欠損と遊離骨片

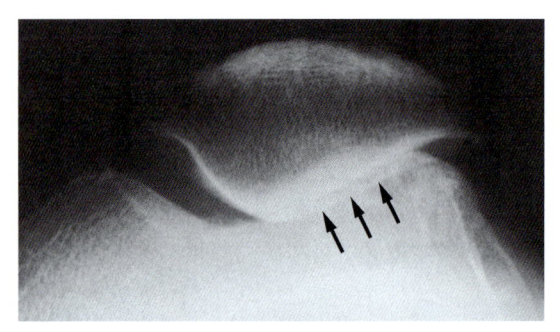

図33-59 膝蓋大腿関節症の膝蓋骨軸射像(緒方 原図)
膝蓋骨は外側に偏位し，外側関節裂隙の消失を認める(矢印)。

ターを用いる。また大腿四頭筋強化も重要である。骨軟骨骨折の遊離骨片がある例には，骨片が小さければ摘出を，大きければ(関節面に約1 cm^{2}以上の欠損を生じている場合)整復固定を行う(図33-58)。

脱臼の再発が頻回に起こる例，習慣性や恒久性脱臼の例には手術療法が必要となる。症例に応じて外側支帯解離術 lateral retinacular release，内側支帯の縫縮や内側広筋の移動術(proximal realignment)などが行われるが，最近では内側膝蓋大腿靱帯の再建術が一般的になりつつある。またQ角の増加が著しい例では膝蓋腱付着部の脛骨粗面を内側へ移動してQ角を減少させる術式(distal realignment)が必要となる。

4 膝蓋大腿関節症
patellofemoral osteoarthritis

膝蓋大腿関節に限局した関節症で，大腿脛骨関節に主な病変を認める変形性膝関節症とは区別して論じられる。明らかな原因が考えられない一次性のものと，膝蓋骨骨折や脱臼などの外傷後に発症する二次性のものがある。しばしば偽痛風の膝にみられる。多くは膝蓋骨が外側に偏位し膝蓋大腿関節の外側に軟骨の摩耗，軟骨下骨の象牙化 eburnation，骨棘形成を認める。

【症状，診断】
坂道や階段の昇降時に膝蓋骨周囲に疼痛を訴える。軋音 crepitation を伴い，またしゃがみ込みや立ち上がり動作が困難となる。膝蓋骨を大腿骨に圧迫しながら膝を屈伸させるとざらざらした感じを触知し疼痛が誘発される。膝蓋骨軸射のX線像で膝蓋骨の偏位(ほとんど外側)，関節裂隙の狭小化，骨棘形成を認める(図33-59)。

【治療】
多くは階段や坂道歩行を避けるなどの日常生活活動の注意，さらに大腿四頭筋強化訓練，大腿部膝屈筋のストレッチングなどの保存療法で症状は軽減する。難治例で疼痛が強く日常生活が著明に制限される例には，外側支帯解離術や脛骨粗面前進術 tibial tuberosity advancement などの手術療法を行う。

表33-3 膝前面に疼痛を訴える疾患

関節内	外傷性滑膜炎 滑膜ひだ障害 膝蓋骨亜脱臼症候群 膝蓋軟骨軟化症 膝蓋骨外側過圧迫症候群 分裂膝蓋骨 離断性骨軟骨炎 骨挫傷
関節外	Hoffa病 ジャンパー膝 Osgood-Schlatter病 Sinding Larsen-Johansson病 ランナー膝 滑液包炎 絞扼性神経障害
その他	反射性交感神経性ジストロフィー 腫瘍 疲労骨折

5 膝前部痛
anterior knee pain

膝前面に疼痛を訴える患者は歩行時の膝くずれや弾発など愁訴が似通っており，ざっと列記しただけでも表33-3のようなものがある。病歴を詳しく尋ね，丁寧に診察して鑑別する必要がある。膝蓋骨周辺の疼痛を主訴として来院する若者（スポーツ選手が多い）の中に，膝蓋骨周囲の圧痛と膝蓋骨の圧迫徴候のみで他覚的所見がほとんどなく，X線像も特記すべき所見がない患者が存在する。

このような原因不明の疼痛を，膝前部痛 anterior knee pain と呼称している。関節鏡視を行っても異常所見が認められず，基本的に手術療法の適応はない。詳しく問診すると，膝全体がだるい，椅子に長く掛けていると膝がだるくなり膝を伸ばしたくなる，階段の昇降時のみが痛いなどの訴えが多く，ハムストリングスが緊張している場合が多い。

E 関節症と関連疾患

高齢者人口の増加とともに変形性膝関節症に代表される膝の変性疾患が増加している。病因については不明な点が多いが，基礎的研究によってその病態が次第に明らかにされつつある。また治療法も保存療法だけでなく，鏡視下手術や人工関節をはじめ手術療法も飛躍的に進歩してきた。

1 変形性膝関節症
gonarthrosis

高齢者の愁訴で最も多い骨・関節疾患は腰背痛と膝関節症である。有症の変形性膝関節症の患者は，全国で800万人を超えると推定されており，社会問題となっている。また，ロコモティブ・シンドロームの原因となる代表的な疾患でもある（→690頁NOTEを参照）。変形性膝関節症は関節軟骨の変性を基盤とした非炎症性の疾患である（図33-60）。

変形性膝関節症の病因は一次性と二次性に分けられる。代謝性疾患，外傷，先天異常など明確な原因があるものは二次性である（→282頁参照）。

一方，60歳前後の女性が，誘因なく膝の痛みや運動障害，膝に水がたまるなどの症状を訴え，明らかな原因が認められない場合は一次性に分類される。

【症候】

初期には，膝関節のこわばる感じや座位を続けたあとの立ち上がり時の疼痛・歩き始めの疼痛（starting pain）を訴えることが多い。いったん歩き始めると，疼痛は軽快するが，長時間歩行すると再び増強する。大部分の症例は，内側大腿脛骨関節面がおかされる内側型であり，疼痛も，膝関節の内側に存在する。また，膝蓋骨の周囲にも疼

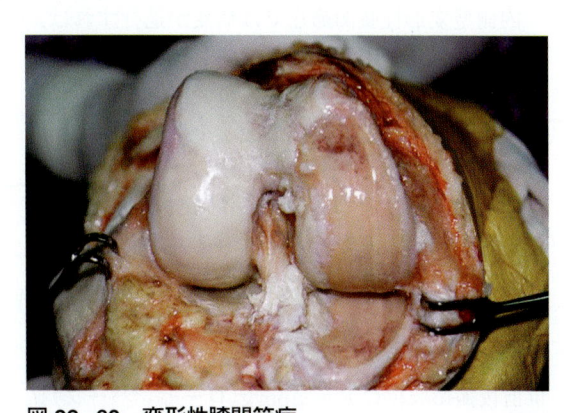

図33-60 変形性膝関節症
右膝内側コンパートメントの関節軟骨は完全に摩耗し，象牙質化 eburnation している。

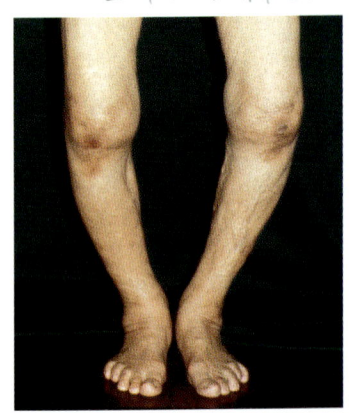

図 33-61 内反型変形性膝関節症にみられる両膝の内反変形(鳥巣 原図)

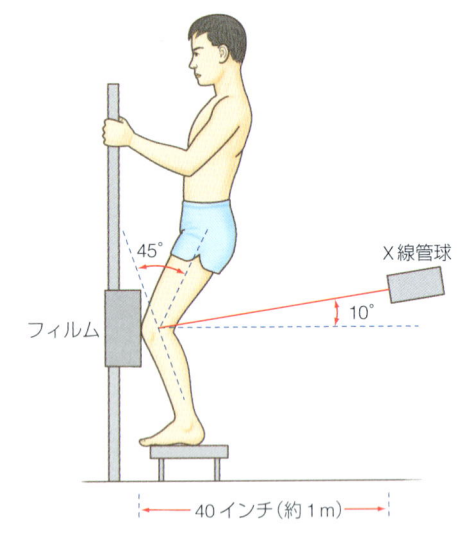

(手書き: 正常は X 脚(外反) / 内側型)

図 33-62 Rosenberg 撮影肢位
立位で膝関節を 45°に屈曲させ, X 線の入射軸を 10°遠位に傾けて撮影すると変形性膝関節症で初期変化が最も出現しやすい部位の描出が可能となる。

痛を訴えたり,膝窩部の緊張感を訴えたりすることもある。進行すれば,歩行時や階段昇降時などにも,持続的な疼痛が生じてくる。初期には関節可動域はあまり侵されないが,わずかに伸展と正座が制限される程度である。

稀に突然嵌頓症状を起こすが,これは変性し摩滅した半月,増殖した滑膜ひだ,あるいは遊離体が関節間に嵌頓するためである。女性では下腿静脈瘤がしばしば認められる。この循環動態の異常が夜間痛と関連するといわれている。

圧痛は内側関節裂隙,大腿骨内側顆関節面辺縁にある。ただし患者本人が「膝の内側に痛みあり」と訴えて来院するなかには,鵞足滑液包の部分の圧痛が主であることもある。関節包は肥厚し,しばしば関節液の貯留を認め,膝蓋跳動 ballottement of patella (→ Tanzen der Patella, 124 頁の図 12-10b 参照)を証明できる。

内側型変形性膝関節症では病変が進行すれば,膝関節は屈曲,内反変形が増強し(図 33-61),内側関節面での接触部分が後方に変位するため,脛骨は大腿骨に対し外旋した変形を生じる。

【X 線撮影】
変形性膝関節症では大腿脛骨関節の変化と同時に膝蓋大腿関節の変化も調べる必要があり,膝蓋骨軸射像を撮ることも大切である。さらに関節軟骨の摩滅の状態を正しく把握するためには立位での前後像も不可欠である。特に軽度屈曲位での立位前後撮影肢位は Rosenberg (ローゼンバーグ)撮影肢位(図 33-62)とよばれ,大腿脛骨関節の初期変化の描出に有用である。

一側の関節裂隙狭小化(→ 141 頁参照),軟骨下の骨硬化,関節面の不整,顆部辺縁ならびに脛骨顆間結節の骨棘形成などが現れる。ここでは Kellgren-Lawrence(ケルグレン-ローレンス)の X 線像の病期分類を示す(表 33-4, 図 33-63)。軟骨下嚢胞形成は変形性股関節症に比べて稀である。ときに関節遊離体,脛骨の側方亜脱臼が認められる。さらに大腿脛骨角 femorotibial angle(FTA)が増大する。日本人の成人の正常膝関節では,立位で男性が平均 178°,女性が 176°であり,内反型の変形性膝関節症では 180°以上となる。

【関節液検査】
淡黄色透明,粘稠で曳糸性もよい。しかし正常の関節液に比較すると,ヒアルロン酸の濃度と分子量の低下が認められている。細胞数は 2,000 個/mm² 以内である。関節軟骨コラゲンの前駆体であるⅡ型プロコラゲン C ペプチドが増加している。顕微鏡検査では軟骨細胞や軟骨片が認められる。

【診断,鑑別診断】
変形性膝関節症は年齢,臨床症状,X 線所見,関節液所見などを総合的に検討して診断する。変形性膝関節症を治療中の患者で,高齢発症の関節リウマチ(RA)が時折認められる。関節穿刺で関

節液が透明でなく混濁していた場合には，RA，偽痛風，感染性関節炎を疑っての精査が必要である。

【治療】
・保存療法

日常診療においては手術療法よりも保存療法を行う頻度が多い。保存療法といえばただ単に"経過を観察する"と思われがちであるが，積極的なアプローチを行わなければならない(表33-5)。

比較的X線像の変化が軽度の患者では，変形性膝関節症の危険因子や関節軟骨の破壊程度を十分に認識したうえで保存療法を指導すると，変形性膝関節症の自然経過の進行を遅らせ，症状を軽減させることに効果的である。疼痛を抑えるために抗炎症薬を投与することはもちろん有用であるが，同時に，正座を避ける，杖をつく(患肢に加わる負荷が30％前後減少する)，速歩ではなく一歩一歩緩やかに歩く，などの日常生活上の指導を行う。

積極的な膝周辺の筋力強化は，膝関節を安定化

表33-4 変形性膝関節症のX線像の分類

Kellgren-LawrenceのX線像分類*	
grade 0	normal
grade I	doubtful narrowing of joint space and possible osteophytic lipping
grade II	definite osteophytes and possible narrowing of joint space
grade III	moderate multiple osteophytes definite narrowing of joint space some sclerosis and possible deformity of bone contour
grade IV	large osteophytes marked narrowing of joint space severe sclerosis and definite deformity of bone contour

*世界で最も活用されている分類である。

表33-5 変形性膝関節症の保存療法

1) 日常生活での指導
2) 温熱療法や冷療法
3) 薬物療法　a. 内服薬
　　　　　　b. 関節内注射
4) 装具療法
5) 運動療法

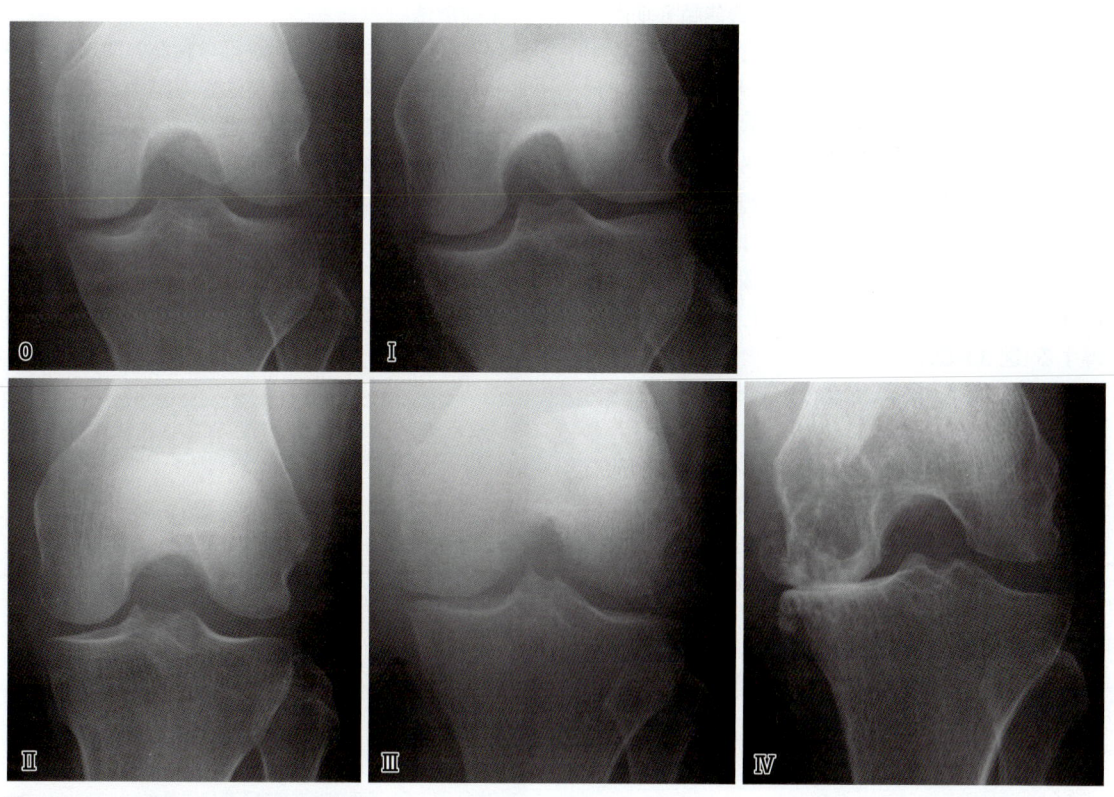

図33-63 Kellgren-Laurence分類

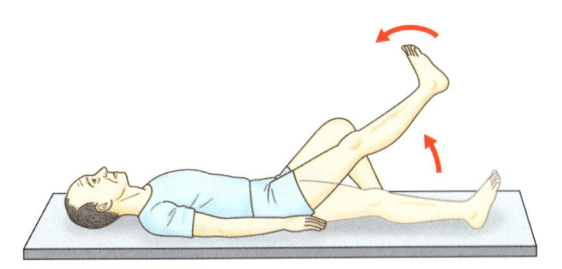

図33-64 仰臥位で膝を伸展させたままでの下肢挙上訓練

させ症状を改善させる。膝関節にすでに疼痛がある場合や高齢者では、臥位の訓練が適している（図33-64）。仰臥位で、膝関節を十分に伸展させたままで下肢全体を重力に抗して挙上させ、ゆっくり下ろす動作を繰り返させる。自転車エルゴメータを用いた運動も勧められる。この運動では、体重をサドルで支えることができるため膝関節に加わる負担が少ない。

<u>内側型変形性膝関節症</u>に対する装具療法には、外側が高い楔状足底挿板がよく用いられる。内反している膝では、脛骨は外側に傾いているが、足底に外側が高い楔を置くと、脛骨の外側への傾きが小さくなり、それにつれて下肢機能軸も垂直化してくる。荷重線は、足底からの鉛直線と一致するので、下肢機能軸が垂直化すると、下肢機能軸は荷重線に近づき、膝関節にかかる内反モーメントは小さくなる。また、股関節の外転筋力を強化すると、躯幹を立脚側に引き付けることが可能となり、下肢機能軸が垂直化して、同様の効果が得られる。そのため、側臥位での股関節外転運動（膝関節を伸展させたまま下肢を挙上する運動）も指導する（図33-65）。

薬物療法として抗炎症薬の内服と、疼痛を訴える関節局所にヒアルロン酸の関節内注射も行われる。副腎皮質ステロイド薬の関節内注射は劇的な消炎鎮痛効果がある。しかし長期間にわたり頻回に用いると、感染や関節破壊を惹き起こす恐れがある（→ステロイド関節症、695頁参照）。

やってはいけない医療行為

化膿性膝関節炎やそれが疑われる場合は、副腎皮質ステロイドの関節内注射は禁忌である。

b. 正常　　　　　c. 変形性膝関節症

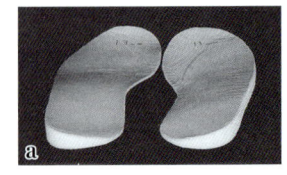

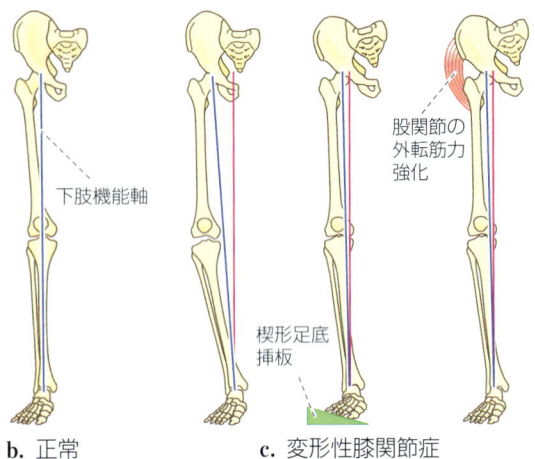

図33-65 楔型足底挿板（a）と股関節外転筋力強化と下肢機能軸（b, c）
外側を高くした楔（足底挿板）は内側型関節症に用いられる。下肢機能軸の垂直化という効果は股関節外転筋の筋力強化でも得られる。

・**手術療法**

保存療法で症状の改善が得られない関節破壊が進展した患者では、手術療法を考慮する。破壊が少なくても嵌頓症状がある患者では侵襲の少ない関節鏡視下の関節デブリドマン joint débridement を行うことがある。

NOTE　ロコモティブシンドロームと運動器不安定症

厚生労働省が行った2010年の国民生活基礎調査によると、関節疾患は、要支援になる原因の第1位（19.4%）であり、要介護になる原因でも第5位（7.4%）と健康寿命を脅かす大きな原因となっている。このような社会的背景を受けて、近年、ロコモティブシンドローム（ロコモ）という概念が提唱された。これは、運動器の障害のために要介護になったり、あるいは要介護になる危険性が高まった状態になったりすることを指している。また、移動能力に注目して、高齢化のために、バランス能力および移動歩行能力の低下が生じ、閉じこもり、転倒リスクが高まった状態を運動器不安定症と定義した。そのような状態をきたす代表的な疾患として、脊椎圧迫骨折や変形性膝関節症が挙げられる。東京大学22世紀医療センターが行った疫学調査からの推計では、日本全国にX線学的変形性膝関節症は2,530万人、症状のある変形性膝関節症は820万人いるとされていて、その対策は極めて重要である。

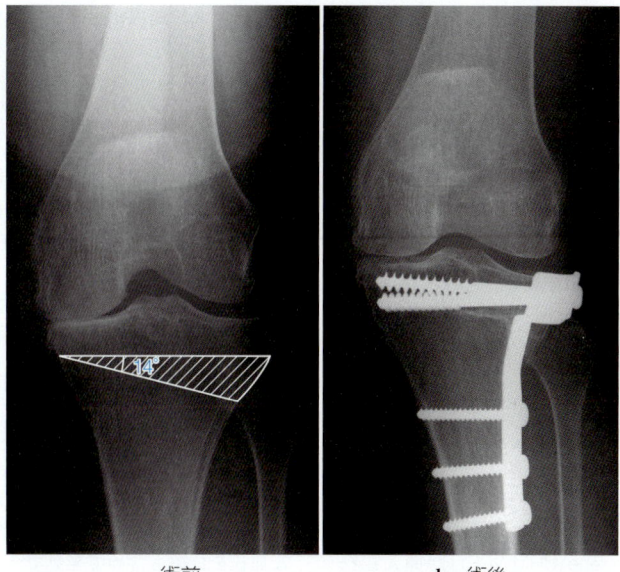

図 33-66 高位脛骨骨切り術（HTO）の X 線像（53 歳女性）
脛骨を太線で示すように骨切りし，斜線で示す楔形の部分を除去し，骨切り面を合わせ固定する。腓骨の処置は種々の方法があるが，この症例では下腿中上で骨切りしている。

　比較的若い患者で変性がまだ関節全体に及んでいない場合には，骨切り術によって変形を矯正するとともに，変性が及んでいない関節面に荷重を移動させる骨切り術を行う。一般に内反膝には脛骨近位部での外反骨切り術を，外反膝には大腿骨顆上部での内反骨切り術を行う。内反膝が多いため，脛骨での外反骨切り術は，いろいろ工夫されてきた。脛骨粗面より近位で骨切りを行う高位脛骨骨切り術 high tibial osteotomy は，代表的な手術である。そのなかには，骨切りして楔状の骨片を除き，骨切り端を合わせる閉鎖式楔状骨切り術 closing wedge osteotomy（図 33-66）。逆に骨切りした後，内側を開いて骨移植を行う開大式楔状骨切り術 open wedge osteotomy（図 33-67），ドーム状に骨切りし（ドーム型骨切り術 dome osteotomy），角度を変え創外固定器で固定する方法や骨切りした後に創外固定器を用いて少しずつ外反していく（片側化骨延長法 hemicallotasis）方法もある。
　一方，末期の変形性膝関節症で，患者の年齢が 60 〜 70 歳以上であれば，人工膝単顆置換術〔unicompartmental knee arthroplasty（UKA）〕や人工膝関節全置換術〔total knee arthroplasty（TKA），total knee replacement（TKR）〕を考慮する。人工膝関節置換術（図 33-68）は疼痛と歩行能力を著しく改善させ，術後療法も長期を要さない。最近では日本人の生活様式に対応した人

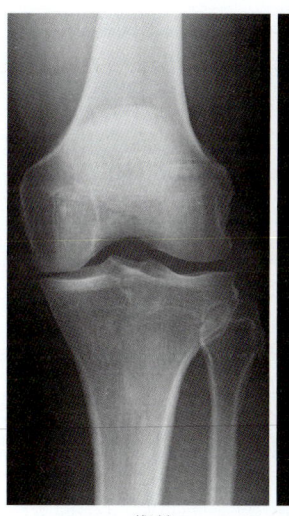

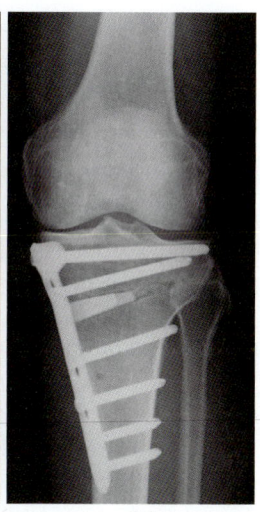

図 33-67 開大式楔状骨切り術
内側から骨切りし，開大させ，間隙に人工骨を挿入しプレートで固定する。

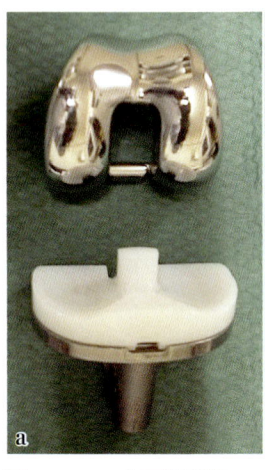

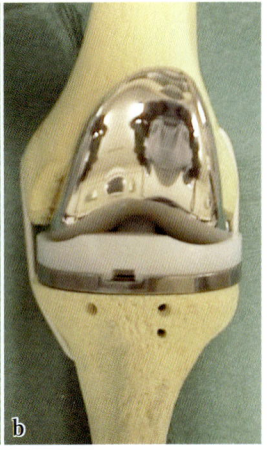

図 33-68 人工膝関節
a. 大腿骨側と脛骨側はそれぞれ金属で作られ、その間にポリエチレン〔超高分子ポリエチレン ultra-high molecular weight polyethylene（UHMWPE）〕が挿入されている。
b. 模擬骨に設置したところ。

工膝関節の開発や最小侵襲手術 minimally invasive surgery（MIS）の応用が試みられ、よりよい機能回復が期待されている。人工関節手術は、術後の満足度も高いため盛んに行われているが、術後の肺塞栓症、感染（→254頁参照）、ポリエチレン（UHMWPE）の摩耗、人工関節の弛みや破損、膝蓋骨脱臼などの合併症があることを十分に患者に説明しておかねばならない。

Advanced Studies

周術期の重篤な合併症：肺血栓塞栓症

肺塞栓症 pulmonary embolism は、手術操作中に骨髄脂肪が肺動脈に塞栓する場合と、深部静脈に存在する、あるいは新たに発生した血栓（深部静脈血栓 deep vein thrombosis）が塞栓する場合がある。

膝関節の手術、特に人工膝関節置換術では、深部静脈血栓症とそれに起因する肺血栓塞栓症が発生しやすいと考えられている。小さな深部静脈血栓を含めると人工膝関節置換術の50%前後にみられるとの報告もある。発生しても無症候性または軽症であることが多いが、ときとして生命にかかわる重篤な状態に陥ることがあるため細心の注意が必須である。深部静脈血栓症の徴候として下肢の浮腫は重要で、左右の下腿の周径を術前に測定しておき、術後経時的に比較する。血液生化学検査では D-dimer 値が $10\,\mu g/ml$ 以上（正常値 $0.4\,\mu g/ml$ 以下）に上昇していることが多い。特に術後二相性の上昇をみるときは、強く疑わなければならない。自覚症状として息苦しさを訴える場合は、動脈血ガス分析を直ちに行う。肺血栓塞栓症であれば、PaO_2 と $PaCO_2$ が低下しアルカローシスを示す（換気不全では、PaO_2 は低下するが $PaCO_2$ は上昇する）。肺血流シンチグラフィー、肺換気シンチグラフィーを施行し、肺血流シンチグラフィーだけに欠損が証明できれば診断を確定できるが、MDCT を用いて造影 CT を行えば、より小さな血栓を位置も含めて発見できる。また CT はいつでも行えるため、普及してきている。重篤な場合、歩行やトイレをきっかけに突然の呼吸苦や意識消失で発症する。心疾患や呼吸器疾患の鑑別とともに、肺血栓塞栓症を常に考えておかねばならない。

この疾患では、予防が大切である。術前に肥満や深部静脈血栓症の既往などの危険因子を評価し、その程度に応じた予防法を行う。通常、間欠的空気加圧装置を足部に装着し、両下肢の自動運動を可能な限り行わせ、早期離床を図る。2007年以降、整形外科手術後の深部静脈血栓症の予防に、Xa 阻害薬であるフォンダパリヌクスとエドキサバン、低分子ヘパリン製剤であるエノキサパリンの適応が認められ、出血のリスクを勘案する必要はあるものの、急速にその使用が拡がっている。実際の予防や治療に関しては、日本整形外科学会などで作成したガイドラインが参考になる。

NOTE 手術の進入路と最小侵襲手術

手術においては、目的の部位に到達するための進入路（アプローチ）は重要である。1つの関節の手術においても様々なアプローチが考案されてきた。人工関節置換術は、内側傍膝蓋進入路 medial parapatellar approach が従来よく用いられてきたが、大腿四頭筋への侵襲を少なくするため内側広筋下進入路 subvastus approach や内側広筋間進入路 midvastus approach が普及してきた。最近、外科系領域で、侵襲をできるだけ小さくしようという努力が盛んに行われている（最小侵襲手術）。人工膝関節手術においても、様々な手術器械や進入路が考案・応用されている。

2 偽痛風（→288頁参照）
pseudogout

高齢者が急に膝関節痛を訴えて来院し、関節腫脹があった場合には必ず本症を念頭に置く。ピロリン酸カルシウム calcium pyrophosphate dihydrate（CPPD）の結晶が引き起こす急性の結晶性滑膜炎である（図33-69）。

3 膝の特発性骨壊死
idiopathic osteonecrosis of the knee

膝関節の骨壊死は、全身性エリテマトーデスや腎移植後などの患者に合併することもあるが、多

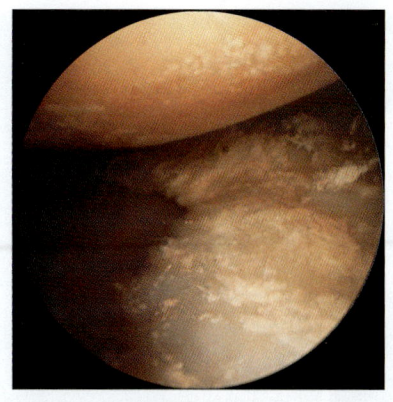

図33-69 偽痛風
表面が粗糙となった半月に白色に光るCPPDの結晶沈着を認める。　（緒方　原図）

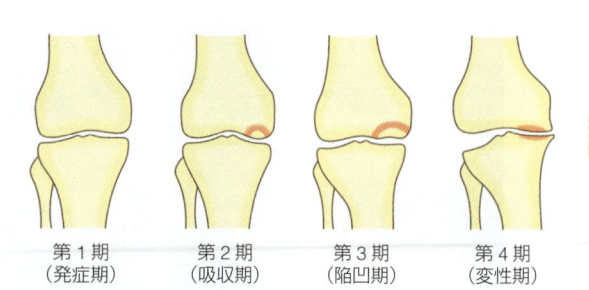

図33-70　大腿骨内側顆骨壊死のX線像のstage分類

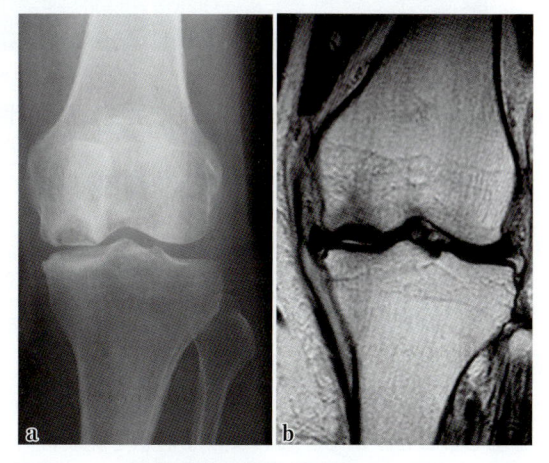

第1期（発症期）　第2期（吸収期）　第3期（陥凹期）　第4期（変性期）

図33-71　膝特発性骨壊死第3期のX線像（a）およびMRI（b）
a. 大腿骨側の内側関節面直下に透亮像があり，その周辺に骨硬化像を認める。関節面寄りの線状陰影は板状石灰化とよばれる。
b. MRI T2強調像では，病巣部に一致した低信号領域が認められる。

くは何の誘因もなく特発性に発生する。特発性骨壊死は60歳以上の高齢女性に多い。大腿骨内側顆部関節面に好発し，特徴的なX線像を呈する。ほとんど一側性である。

【症状】

急激な疼痛で発症し夜間痛がある。患者の多くは疼痛が起こったときの状況を記憶しているが，疼痛発作がない症例もある。大腿骨内側顆部で関節裂隙よりやや近位に限局性の圧痛があり，関節液貯留を認める。関節可動性はほとんど障害されないが，内反強制位で膝関節を屈伸させると疼痛を誘発できる。

【診断】

X線像では疼痛発作後1〜2カ月は何の所見も認められない。しかし，この時期でもMRIでは変化が認められる。大腿骨内側顆の荷重部関節面が限局性に扁平化するのが初期像であり，続いて関節軟骨直下に透亮像が認められる（図33-70）。透亮像の周辺には卵円形または円形の比較的幅の広い骨硬化像が出現する。同時に透亮像の関節面に面した部分に線状陰影（板状石灰化 calcified plate）が認められる（図33-71）。さらに進展すれば関節裂隙狭小化，骨棘形成など変形性膝関節症類似の変化を生じる。骨シンチグラフィーでは大腿骨内側顆に異常集積像が認められる。

【治療】

壊死範囲が限局して比較的小さい場合，あるいは免荷し局所に加わるストレスを軽減させることで自然治癒することがある。

壊死部の進行度に応じた治療を行う。発症期および吸収期にはできるだけ患肢の免荷を行うことが重要で，杖，足底挿板，膝装具などを処方する。病巣が小さければ保存療法のみで予後は良好である。しかし，病巣が大きい例では進行する頻度が高く，陥凹期に進行した場合は内反変形が強くなり変形性膝関節症に移行することが必至と考えられる。症状の改善がみられない場合は高位脛骨骨切り術や単顆型人工膝関節置換術が行われる。変性期の治療は変形性膝関節症の治療に準じて行う。

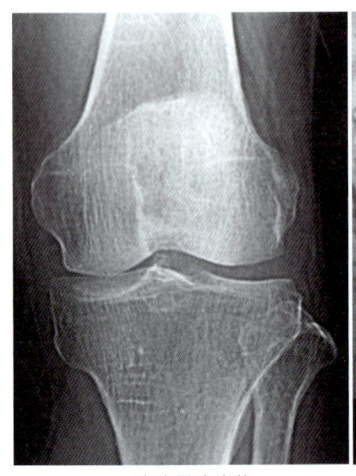

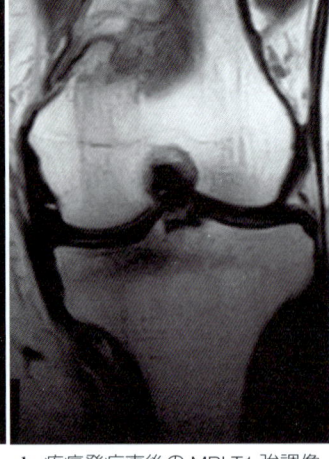

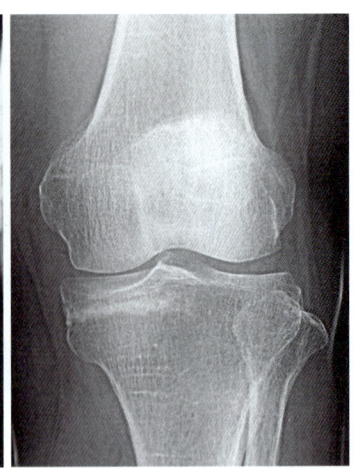

a. 疼痛発症直後　　**b. 疼痛発症直後のMRI T1強調像**　　**c. 4週後**

図33-72　脛骨プラトーの直下に生じた脆弱性骨折（73歳女性）
疼痛発生直後のX線像（a）では骨折は認められないが，MRI T1強調像（b）では低信号として描出されている．4週後のX線像（c）では，同部に仮骨がみられる．

4 膝の脆弱性骨折
insufficiency fracture of the knee

骨粗鬆症の強い場合，大きな外傷もなく，骨折を生じることがある．このような病態を脆弱性骨折という．膝関節周辺では，脛骨プラトー直下や大腿骨内顆部などに陥没するような骨折が，高齢者で時々みられる．脛骨内側の鵞足部に疼痛を訴えるような場合，鵞足滑液包炎だけでなく脆弱性骨折を念頭に置く必要がある．X線像では異常が認められなくても，MRIを撮像すれば確認できる（図33-72）．また，膝の特発性骨壊死とされてきた症例のなかにも，脆弱性骨折が含まれている可能性が指摘されている．診断がつけば，症状が改善するまで免荷が必要である．

5 神経病性関節症（→290頁参照）
neuropathic arthropathy

本症は，神経障害性関節症，Charcot（シャルコー）関節ともよばれ，種々の原因で起こる中枢ならびに末梢神経障害に随伴し，高度な関節破壊と変形が生じるものである．関節の破壊や増殖という点では変形性関節症のそれに類似しているが，その程度がきわめて高度であり，かつ無軌道であり，その割には疼痛が軽微である点が異なっている．

【症候，診断】
特徴を以下に述べる．

①基礎疾患となる脊髄癆，糖尿病，脊髄空洞症，脊椎披裂，脊髄損傷，先天性無痛覚症などに伴う神経障害の所見が存在する．すなわち脊髄癆ではArgyll Robertson（アーガイルロバートソン）徴候やWestphal（ウェストファール）徴候など脊髄後索や末梢神経の変性を示唆する神経障害の症候が陽性に出る．

②無痛性の関節の腫脹が特徴的である．しかし，ときに疼痛が認められことがある．

③多量の関節液貯留を認める．

④進行すると内外反変形，亜脱臼，脱臼など高度な変形を示す．

⑤変形が著しい割には屈曲拘縮や可動域制限がないことが特徴であり，変形性関節症との鑑別に役立つ．

⑥基礎疾患を裏づける種々の検査所見を有する．脊髄癆においては血清だけでなく脊髄液のWassermann（ワッセルマン）抗体が陽性であったとの病歴が必要である．

【X線撮影】
典型的なX線像は，軟部組織の著しい腫脹，高度な関節面の破壊と増殖性変化，奇異な異所性骨化，亜脱臼や内外反変形などのアライメントの

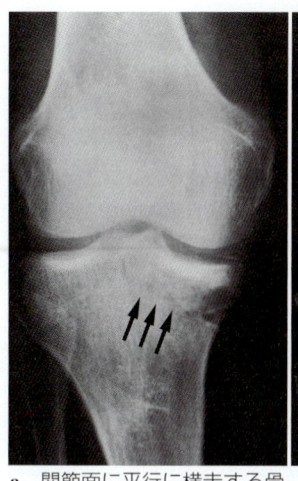

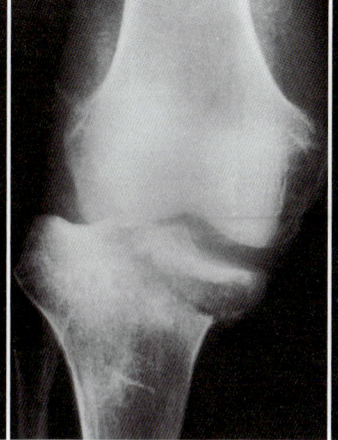

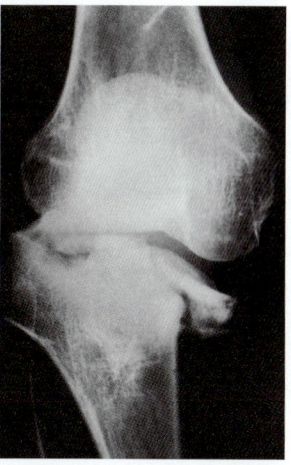

a. 関節面に平行に横走する骨折線
b. 亜脱臼
c. 崩れるように生じた関節破壊

図33-73 糖尿病患者に認められた神経障害性関節症の破壊過程（鳥巣 原図）

異常である．初期変化として退行性変化の初期像に加え，骨折線が横走する病的骨折が認められる．次いで崩れるように，関節面に破壊が生じる（図33-73）．ただし，X線像での関節面の陥凹や骨の細片は，決して神経障害性関節症に特異なものではなく，ステロイド関節症でも認められる．

【治療】
保存療法としては，松葉杖をつかせ装具を装着させて支持性を得る．手術的に行うとすれば関節固定術が推奨される治療法である．しかしこの関節固定も骨癒合不良で目的を達することが困難なことが少なくない．徹底的に滑膜切除を行い，骨切除を十分にし，圧迫固定を行うことがコツである．神経障害性関節症に対する人工膝関節全置換術は，人工関節部分の折損や弛みが生じやすいことから，その適応は議論のあるところである．

6 ステロイド関節症
steroid arthropathy

関節内に副腎皮質ステロイドを注射した結果，治療の対象となった疾患の自然経過とは全く異なる奇異な関節破壊が急激に生じたもので，病的骨折を主病変とし，あたかも神経病性関節症に似たX線像を示すものと定義できる（図33-74）．関節内注射後に感染を生じても急速な関節面の侵蝕破壊像が認められるので，感染例は除外する．

【診断】
ポイントを以下に挙げる．
①関節内ステロイド注射の既往歴がある．
②X線像で，治療の対象となった疾患の自然経過とは考えにくい奇異な関節破壊が認められる．
③経過を追ったX線像より，その関節破壊が急速に進展したと判断できる．
④病理組織像で骨組織の微小骨折や関節軟骨中間層の石灰化や囊胞状の変性像を認める．
⑤神経病性関節症と細菌性関節炎は除外する．

【X線撮影】
神経病性関節症に類似のX線像を示す（図33-75）．

初期像は脛骨内側顆に出現し，内側顆辺縁に圧潰と骨折が生じる．骨膜反応はほとんどない．骨片は通常の骨折と異なり一塊とはならずに粉砕されていることが多い．その際，大腿骨顆部には骨折は認められない．進展すると内反変形が増強し，脛骨は大腿骨に対し外方へ偏位し，脛骨内側顆関節面は著明に傾斜し骨硬化像が出現する．初期に生じた骨片の一部は吸収され消失する．大腿骨内側顆の関節面には，摩滅の結果生じたと判断される不整像が認められる．関節の動揺性に随伴する骨棘形成も存在する．関節腔内には石灰化陰影も時折認められる．ただし神経病性関節症との相違点の1つは，全体的にみて増殖性変化が乏しいことである．

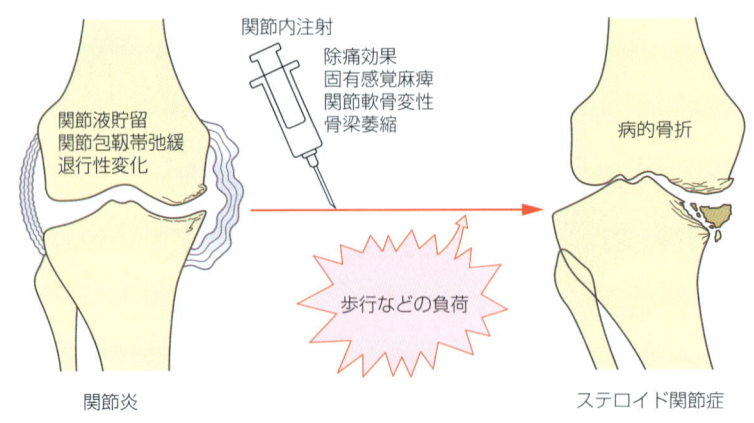

図33-74 ステロイド関節症の発生機序

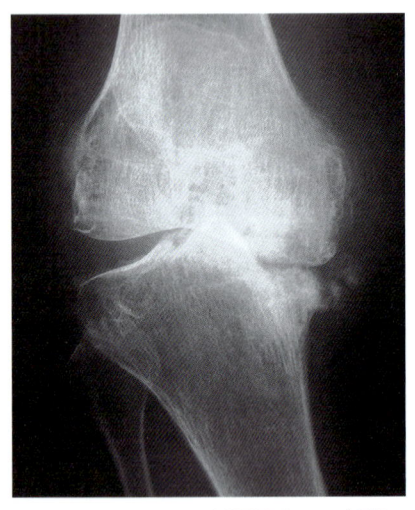

図33-75 ステロイド関節症のX線像
脛骨内側顆部に骨片が認められる。　（鳥巣 原図）

【治療】
　多くの場合，人工膝関節全置換術が適応となる。
【予防】
　関節内注射は少なくとも2週以上の間隔をあけて施行すること，注入後は運動を極力控えさせて可及的に安静をとらせ，炎症の鎮静化を図ることが大切である。強力な抗炎症薬を直接炎症の場である関節内に注入しても効果が認められないときは，装具療法や手術治療などを含めた治療法への切り換えが必要である。

F 膝の炎症性疾患

　膝関節は関節リウマチ，感染性関節炎など炎症性疾患の好発部位である［疾患総論（→234頁～, 257頁～）を参照のこと］。

G 非外傷性関節血症

　外傷の既往が全くないにもかかわらず，関節が急に腫脹し，関節穿刺で血腫が認められる疾患としては，色素性絨毛結節性関節炎，血友病をまず念頭に置く。幼児では他の児童と衝突した後に急に膝関節が腫れてきた場合，まず骨折が疑われるが膝関節内血管腫の破裂も少なくない。60歳以上では特発性老人性膝関節血症を考える。カンジダ性関節炎ではチョコレートに似た赤褐色の関節液がよく認められる。

1 色素性絨毛結節性滑膜炎
pigmented villonodular synovitis (PV[N]S)

　滑膜に絨毛状の増殖や結節を形成する疾患で，膝関節に好発するが，股関節や足関節にもみられる（→401頁, 643頁参照）。滑膜全体に赤褐色の絨毛増殖と褐色の結節が混在するびまん型と，孤立性の結節のみの限局型がある。びまん型では関節全体の腫脹と慢性の関節血症を認め，進行した例では絨毛状に増殖した滑膜が骨内へ侵入し囊胞を形

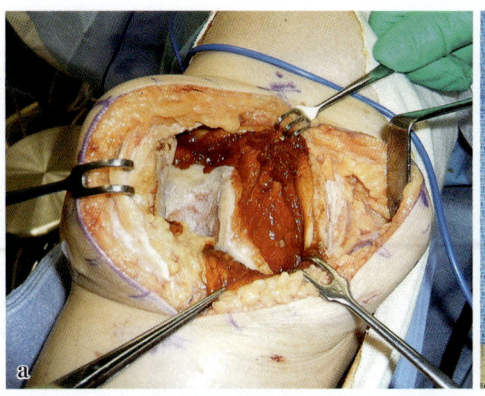

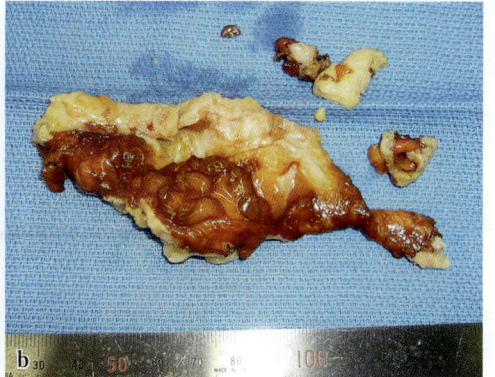

図 33-76 びまん型色素性絨毛結節性滑膜炎
繰り返す関節血症のため滑膜にヘモジデリンの沈着が見られる。b は切除した滑膜。

成する。病因は不明で，腫瘍説や炎症説がある。

【症状，診断】

20，30 歳台の男女に好発し，びまん型では関節全体の腫脹と鈍痛がみられ，関節血症を繰り返し，赤褐色の関節液を認めるようになる（図 33-76）。X線像では，軟骨下骨に骨囊胞様の透亮像を認めることがある。限局型では結節が嵌頓して半月損傷に類似した症状を呈する。10 歳以下では血管腫と，60 歳以上の女性では特発性老人性膝関節血症との鑑別が必要である。

MR 像で病変の部位と大きさが詳細に把握できる。また関節鏡検査を行えば，生検のみでなく鏡視下に切除などの処置も行うことができる（限局型の場合）。

【治療】

びまん型には広範な滑膜切除を要する。限局型は結節の切除のみで治癒する。

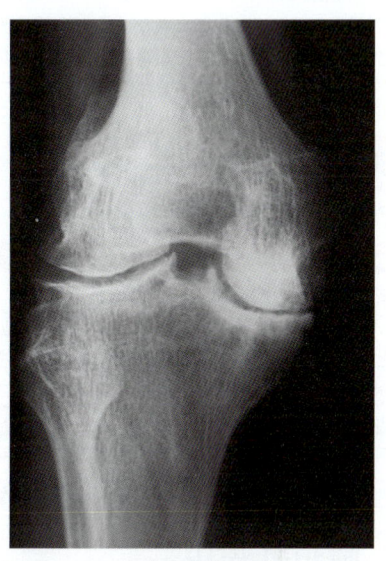

図 33-77 血友病性関節症（鳥巣 原図）
大腿脛骨関節は内外側とも裂隙の狭小化を認め，関節面の不整を認める。若年者でも，高度の関節症変化を認めることが多い。

2 血友病性関節症
hemophilic arthropathy

Advanced Studies

血液凝固因子量（第Ⅷまたは第Ⅸ因子）が 1% 未満の重症の血友病に発症しやすい。関節内出血を繰り返すと滑膜が線維化し関節軟骨の変性を生じ，次第に変形と機能障害をきたす（→290 頁参照）。

通常軽微な外傷後に関節内出血を反復し，関節可動域制限，大腿四頭筋萎縮，疼痛を生じる。慢性化すると関節裂隙の消失や骨囊胞形成を認め，高度の膝関節機能障害を呈する（図 33-77）。

【治療】

関節血症を極力予防する。出血に対しては局所を固定し安静を保ち，凝固因子の補充療法を行う。高度の関節機能障害には関節固定術や人工関節手術を行うこともある。

3 特発性老人性膝関節血症

Advanced Studies

特別の原因がなく関節血症を繰り返す。変形性関節症の既往があり，60 歳台の女性に多い（図 33-78）。高血圧を

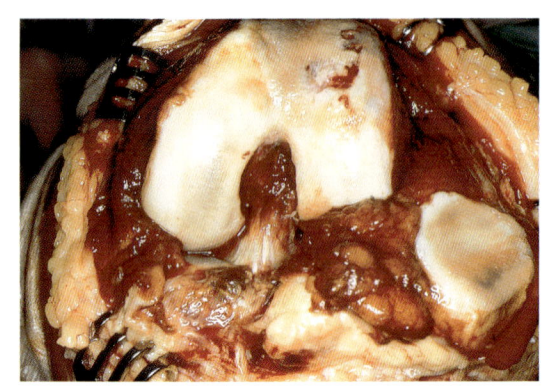

図 33-78 特発性老人性膝関節血症(鳥巣 原図)
関節内に充満する凝血塊を認める。

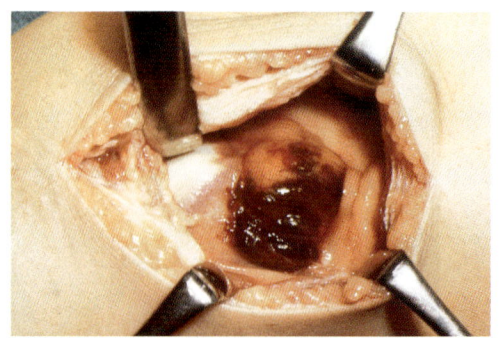

図 33-79 滑膜血管腫(鳥巣 原図)
膝蓋上嚢に局在する静脈血を溜めた腫瘤を認める。

合併し，Rumpel-Leede（ルンペル-レーデ）テストが陽性に出る。原因は不明であるが，動脈硬化や血管の脆弱性が原因と考えられている。滑膜切除術で出血は沈静化する。

4 滑膜血管腫
synovial hemangioma

Advanced Studies

若年者に反復性の関節血症をきたす稀な腫瘍である（図33-79）。血管腫の腫脹は患肢を挙上すると消失し，立位をとると大きくなる特徴がある。X線像で静脈石を認めることがある。切除を要するが，びまん性に存在する滑膜血管腫は再発も少なくない。

H 腫瘍性疾患

膝関節周辺は，骨および軟部腫瘍の好発部位であることを念頭に置く。特に悪性腫瘍の場合は早期の診断が重要となる（→23章 骨腫瘍，24章 軟部腫瘍の項を参照）。ここでは膝に関節水症，腫瘤形成，嵌頓などの症候を呈する代表的な腫瘍および腫瘍類似疾患について述べる。

1 滑膜骨軟骨腫症
synovial osteochondromatosis

滑膜の未分化細胞が化生して葡萄の房状に軟骨を生じるもので，多くは多発性で石灰化や骨化を起こす。骨化せず軟骨のままで発見されることもある（synovial chondromatosis）。成因は明らかでなく，炎症説や外傷説がある。腫瘤は，発育すると滑膜内から関節腔に突出し，細い柄を介して滑膜から血液の供給を受ける。成熟すると脱落し遊離体 loose body（free body）となる。

【症状，診断】
10歳以降の男女にみられ，特に誘因なく膝関節に慢性の腫脹と疼痛をきたす。典型例では，膝蓋上嚢部に移動性の腫瘤を触知できる。遊離体を生じた例ではしばしば嵌頓症状（膝の運動障害）を引き起こす。腫瘤が滑液包中にみられるものは bursal osteochondromatosis とよばれる。

石灰化または骨化を認める例は単純X線像で容易に診断できる。軟骨腫症の診断には，CTやMRIが有用である（図33-80）。

【治療】
腫瘤が滑膜内に多数ある場合は滑膜を含めて腫瘤を摘出する。この場合，腫瘤をすべて切除するのは困難で，再発することが多い。一方，少数で有茎の腫瘤や遊離体となったものは腫瘤の摘出のみで予後は良好である。

2 滑膜内腫
synovial sarcoma（→408頁参照）

Advanced Studies

関節内に発生することは稀で関節周囲，特に膝窩部に好発する悪性度の高い肉腫である。膝窩部嚢胞などと誤診されて安易に摘出されることが多いので注意を要する。

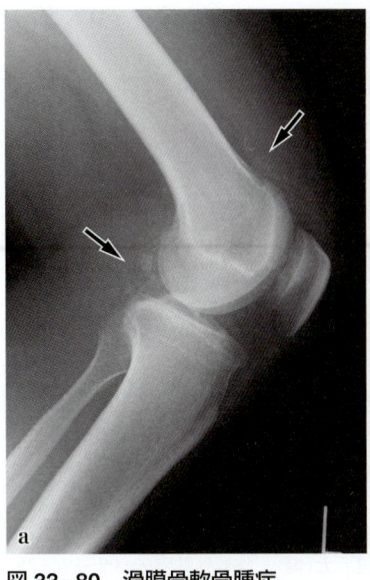

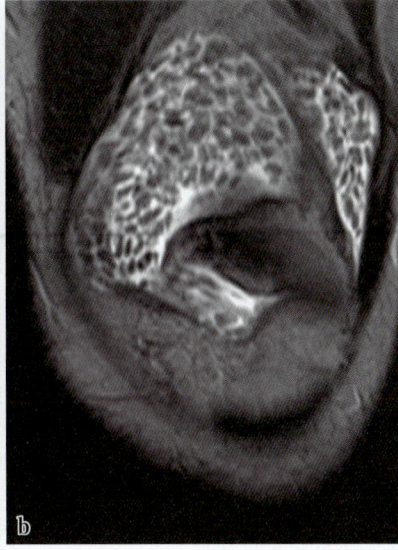

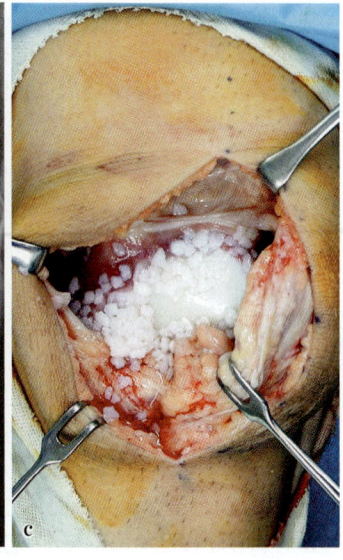

図 33-80 滑膜骨軟骨腫症

矢印部分に粒状の骨片が多数見られる（a）。
MRIでは多数の粒状物が見られ，骨化していない軟骨腫も捉えることができる（b）。
c は手術時の所見。

I 膝周囲の関節包・滑液包の異常

膝関節の周囲には，臨床的に重要ないくつかの滑液包が存在する。外傷，関節リウマチ，痛風，変形性関節症，感染などで腫脹する。日常診療で見逃されていることが多く，その存在を認識していると的確な診断と治療成績が得られる。

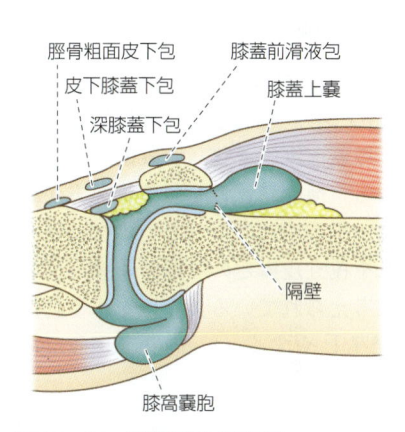

図 33-81 膝周囲の滑液包

1 膝窩嚢胞（→294頁参照）
popliteal cyst

Baker（ベイカー）嚢胞ともよばれ，半膜様筋腱と腓腹筋内側頭の間の滑液包が炎症を生じ腫大したもの。しばしば関節腔と交通している。50歳以降の女性に好発し，変形性膝関節症や関節リウマチに合併して生じるものが多い。

膝窩部のやや内側よりに鶏卵大の波動性を有する腫瘤を認める。圧痛や熱感はない。疼痛はさほどなく，膝後面の不快感や正座時の緊張感を訴えることが多い。膝窩嚢胞には粘稠な黄色透明の滑液を認める。関節腔との交通は関節造影により確認できる（図33-81）（→図33-13）。

関節腔との交通がない例には，穿刺排液後に副腎皮質ステロイド薬の注入を繰り返すと治癒する場合があるが，難治例では嚢胞を摘出する。関節腔との交通がある例には，嚢胞の切除のみでなく，同時に関節鏡検査を行い，変形性膝関節症の処置や損傷半月の切除なども行う。

2 鵞足滑液包炎
anserine bursitis

脛骨粗面の内方やや遠位で，鵞足が脛骨近位に付着する部分に鵞足滑液包が存在する（図33-5a）。膝関節の内方を痛がる患者で，丁寧に触診すると

圧痛部位が関節裂隙より5cmほど遠位にある場合には，この滑液包の炎症を念頭に置かねばならない．スポーツ選手や変形性膝関節症に合併していることが少なくない．夜間痛，立ち上がる際や階段昇降時の疼痛を訴える．鵞足滑液包炎の患者ではハムストリングスの緊張が認められ，ストレッチングがしばしば有用である．

3 膝蓋上囊炎
suprapatellar bursitis

膝蓋上囊は膝蓋大腿関節腔の前上方に位置している．膝関節との間に隔壁があるが，不完全な隔壁を含めると97%近くは関節腔と連続している．しかし約3%に完全な隔壁が遺残し独立している場合もあるということを意識しておくべきである．

4 膝蓋前滑液包炎
prepatellar bursitis

膝蓋骨の前方には膝蓋前滑液包が存在する（→図33-5a，図33-81）．解剖学的には深層より，膝蓋前腱下包，膝蓋前筋膜下包，膝蓋前皮下包の3つに分けられる．健側に比較し膝蓋骨前方が膨隆し，膝関節には異常が認められない場合に疑う．膝蓋骨とそれを覆う皮膚との摩擦で非感染性の炎症が起こると考えられている．ひざまずく動作を繰り返すと発生しやすく，housemaid's kneeともよばれる．

5 膝蓋下滑液包炎
infrapatellar bursitis

膝蓋骨の遠位で膝蓋腱の前後あるいは付着部付近に膝蓋下滑液包が存在する．解剖学的には，皮膚と膝蓋腱との間にある皮下膝蓋下包，膝蓋腱の後面で膝蓋下脂肪体と脛骨に挟まれた部分にある深膝蓋下包（→図33-5a，図33-81），脛骨粗面部の皮下にある脛骨粗面皮下包の3つである．

● 参考文献

1) 伊勢亀富士朗，冨士川恭輔（編）：ヴォアラ膝II―膝手術への新しい展開．南江堂，1993
2) 越智光夫（編著）：カラーアトラス膝・足の外科．中外医学社，2010
3) 黒坂昌弘（編）：膝関節外科の要点と盲点．文光堂，2005
4) 腰野冨久：変形性膝関節症の病因，診断と治療．整形外科 43：1629-1638，1992
5) 腰野冨久，土屋弘吉，富田和夫，他：膝の特発性骨壊死の臨床所見とX線学的所見．日整会誌 49：189-201，1975
6) 小林晶：不安定膝蓋大腿関節障害の診断と治療．日整会誌 64：993-1015，1990
7) 小林晶，鳥巣岳彦（編）：ヴォアラ膝I―膝疾患への新しい展開 第2版．南江堂，1994
8) 鳥巣岳彦：ステロイド関節内注射．日本医事新報 4109：1-5，2003
9) 鳥巣岳彦（編）：整形外科痛みへのアプローチ―(2)膝9大腿部の痛み．南江堂，1996
10) 中村耕三，宗田 大（編）：整形外科臨床パサージュ2．膝の痛みクリニカルプラクティス．中山書店，2010
11) 平澤泰介，井上一，高岡邦夫（編集主幹）：先端医療シリーズ22．整形外科の最新医療．先端医療技術研究所，2003
12) 冨士川恭輔（編）：図説 膝の臨床．メジカルビュー社，1999
13) 松野誠夫（編）：人工膝関節置換術―基礎と臨床．文光堂，2005
14) 守屋秀繁（監）：整形外科鏡視下手術．診断と治療社，1999
15) 渡辺淳也，大久保敏之，山下剛司，他：遅延相軟骨造影MRIおよびT2マッピングによる変性軟骨の質的評価．関節外科 27：229-234，2008
16) Bae DK, Nam GU, Sun SD, et al：The clinical significance of the complete type of suprapatellar membrane. Arthroscopy 14：832-835, 1998
17) Canale ST ed：Campbell's Operative Orthopaedies. 10th ed. Volume 3. Mosby, 2003
18) Fu FH, Harner CD, (eds)：Knee Surgery. Volume 1：Williams & Wilkins, 1994
19) Insall JN, Scott WN, (eds)：Insall & Scott Surgery of the Knee. 4 th ed. New York, Churchill Livingstone, 2006
20) Jackson AM：Anterior knee pain. J Bone Joint Surg Br 83：937-948, 2001
21) Kellgren JH, Lawrence JS：Radiological assessment of osteo-arthrosis. Ann Rheum Dis 16：494-501, 1957
22) Rosenberg TD, Paulos LE, Parker RD, et al：The forty-five degree posteroanterior flexion weight-bearing radiograph of the knee. J Bone Joint Surg Am 70：1479-1483, 1988

第34章 足関節と足

診療の手引き

- [ ] 1. 足は歩行時に地面と接触する唯一の器官であり，直立二足歩行するヒトならではのアーチ構造を有する．
- [ ] 2. 足根骨が複雑に組み合わされ，構成要素が多いぶんだけ疾患数もたくさんある．まず病名を知ることが重要である．
- [ ] 3. 足部変形には筋力のバランス異常が大きく関与している．各筋肉の作用と神経支配を知っておく必要がある．
- [ ] 4. 足は外傷を受けやすく，それに起因する障害が多い．若年者では必ずスポーツ歴を聴取する．
- [ ] 5. 扁平足や外反母趾，変形性足関節症などの足部の慢性疾患の診断には荷重時での評価が不可欠である．X線撮影も荷重して行う．
- [ ] 6. 荷重が集中する部分には胼胝（たこ）が形成される．病態の把握に重要であり見逃さないようにしなければならない．
- [ ] 7. 足には触診で直接触れることができる病変が多く，圧痛点を丹念に触診することで診断がつく．
- [ ] 8. 靴の観察も重要で，靴底のすり減り方やアッパー（甲の部分）の変形を注意深くみることが診断の手がかりになる．
- [ ] 9. 足には先天性や小児期の疾患も多く，小児の成長に関する基本的知識は必須である．
- [ ] 10. 歩行する際には足趾機能は重要で，その機能不全に起因する中足痛を主訴とする前足部疾患が多い．
- [ ] 11. 足には他の部位に比して種子骨や過剰骨が多く，ときに疼痛の原因になることがある．
- [ ] 12. 関節リウマチや痛風，糖尿病性足部障害，動脈硬化性閉塞症など全身疾患に伴う病変の好発部位であり，全身に注意を払う必要がある．
- [ ] 13. 超高齢社会を迎えたわが国では，後脛骨筋腱や人体最大の腱であるアキレス腱などの変性による腱障害が増加している．診療にあたっては鑑別診断として念頭に置かなければならない．

機能解剖

A 足の骨・関節・靱帯

　足には歩行時の荷重に耐えられるだけの安定した構造とどのような形状の地表面にでも適合できる自由度の高い足底の動きが要求される。28個の骨が理想的に組み合わさることで，この一見相反するような2つのことを可能にしている。ヒトが二足歩行するうえで足のアーチ構造は重要で，内側縦アーチ，外側縦アーチ，横アーチが存在する（図34-1）。足根骨がアーチ状に配列することで骨性に安定し，さらに足底靱帯ならびに足底腱膜が支えている。中足趾節関節 metatarsophalangeal (MTP) joint が背屈すると足底腱膜が緊張し，縦アーチは上昇する。この動きは巻き上げ機構 windlass mechanism（図34-2）とよばれ，弓を引き絞るように力をためて歩行時の推進力をもたらす。足は足根中足関節 tarsometatarsal (TM) joint〔Lisfranc（リスフラン）関節ともいう〕と横足根関節 transverse tarsal joint〔Chopart（ショパール）関節ともいう〕を境にして，前足部，中足部，後足部に分けられる（図34-3）。

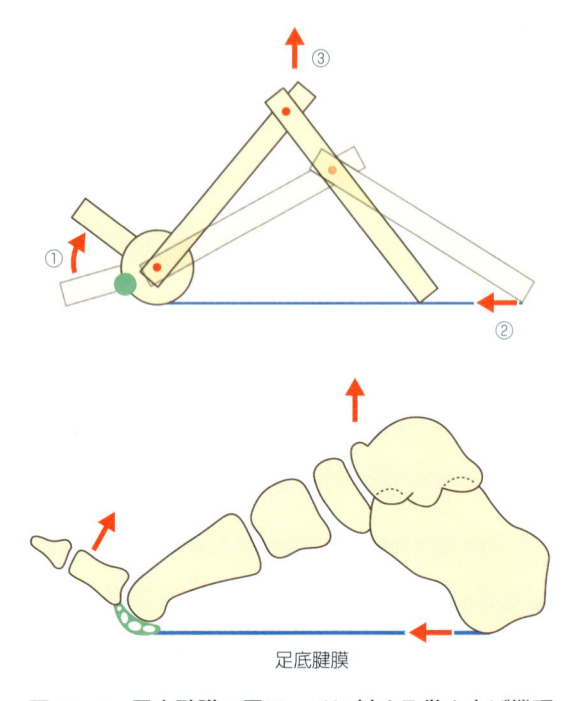

図34-2　足底腱膜の足アーチに対する巻き上げ機現象
足底腱膜は踵骨隆起から基節骨基部に停止し，足趾が背屈することにより（①），足底腱膜が牽引され（②），足縦アーチは上昇する（③）。

図34-1　足のアーチ構造
AC：内側縦アーチ　BC：外側縦アーチ　AB：横アーチ
Lisfranc 関節レベルでは荷重をしても横アーチは骨性に保たれるが，中足骨頭レベルではアーチは消失する。

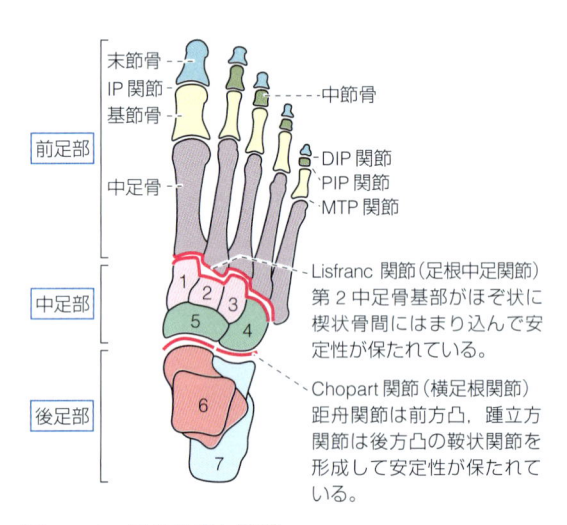

図34-3　足の骨格と関節
1. 第1（内側）楔状骨　2. 第2（中間）楔状骨　3. 第3（外側）楔状骨　4. 立方骨　5. 舟状骨　6. 距骨　7. 踵骨

1 前足部

第1趾は手と同様に末節骨と基節骨の2節からなり，第1趾以外の各趾は末節骨 distal phalanx，中節骨 middle phalanx，基節骨 proximal phalanx からなる。近位にはそれぞれ第1～5中足骨 metatarsus があり，それぞれの基節骨との間で，第1～5中足趾節関節 metatarsophalangeal（MTP）joint を形成している。中足趾節関節は蝶番関節であるが，手の中手指節関節と異なり背屈方向への可動域が大きい。足趾のなかでは母趾にかかる荷重が最も大きく，足趾全体の40％を占める。第1MTP関節底側には2つの種子骨 sesamoid bone があり，母趾の蹴り出し時に効率よく力を伝える働きをしている。

2 中足部

内側・中間・外側楔状骨 medial, intermediate, lateral cuneiform，舟状骨 navicular bone および立方骨 cuboid から成り立っている。近位の横足根関節（Chopart 関節）は，距舟関節と踵立方関節の2つの関節からなっている。強靱な底側踵舟靱帯（ばね靱帯）は距舟関節を下部から支え，足内側縦アーチの形成に大きく関与している（図34-4a）。踵骨前方突起と舟状骨，立方骨間は二分靱帯で結合されている（図34-4b）。遠位の足根中足関節（Lisfranc 関節）は，それぞれの楔状骨と第1～3中足骨ならびに立方骨と第4，5中足骨の関節で形成されている。足根中足関節には蹴り出し時には大きな力がかかり，第2中足骨近位が3つの楔状骨で形成されたほぞ穴の中に入り込んでいることで足根中足全体の安定性に寄与している。

3 後足部

脛骨 tibia と腓骨 fibula は近位および遠位脛腓関節でつながり，遠位では距骨 talus との間で足関節 ankle joint を形成している。足関節は距骨滑車 trochlea tali が足関節窩 ankle mortise の中に入り込んだ形態をしている。内果と外果で骨性に支えられた関節であり，両果の先端を通る機能軸を中心として底背屈方向の動きを司る。内側には三角靱帯があり，外側には前距腓靱帯，踵腓靱

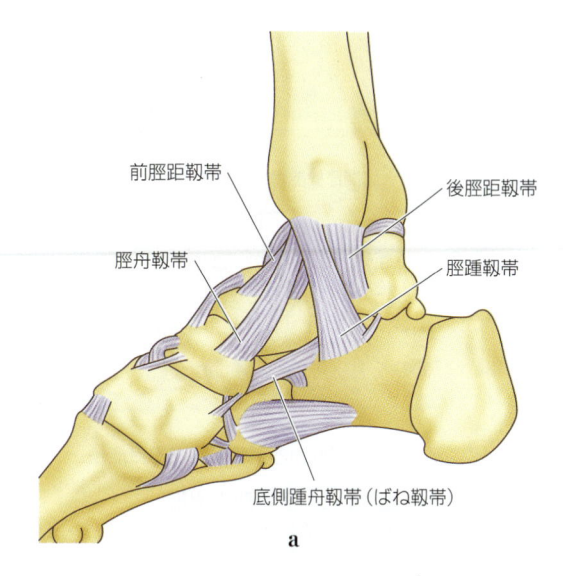

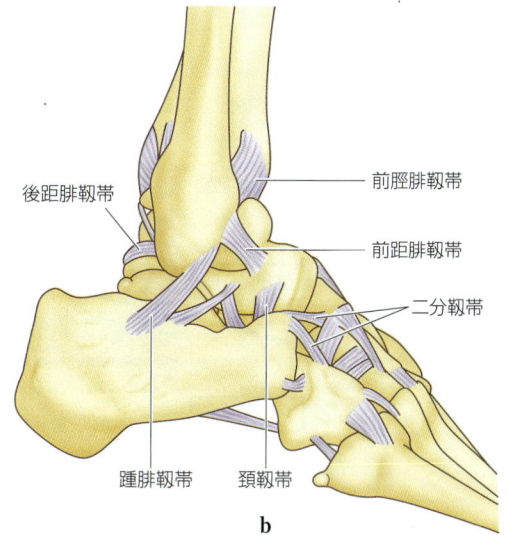

図 34-4 足の靱帯
a. 足内側の靱帯：三角靱帯は前脛距靱帯，脛舟靱帯，脛踵靱帯からなる。
b. 足外側の靱帯：足関節外側靱帯は，前距腓靱帯，踵腓靱帯，後距腓靱帯の3つからなる。

帯，後距腓靱帯が足関節の安定に寄与している（図34-4）。一方，距骨底側には前，中，後の三関節面からなる距踵関節（狭義の距骨下関節）がある。その機能軸は Henke（ヘンケ）軸とよばれ，距骨頭の背内側面から入り，踵骨後方の底外側に至る。距骨下関節はこの軸を中心として主に内外反方向に動く。距踵間は骨間距踵靱帯および頸靱

*関節可動域表示と測定法は巻末資料参照。

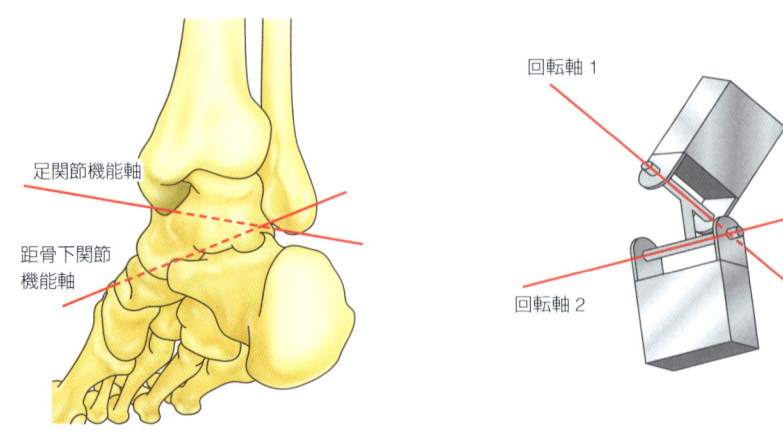

a. 足関節と距骨下関節の機能軸

b. 自在継ぎ手（模式図）

図 34-5　後足部の関節
足関節機能軸を中心に底背屈，距骨下関節機能軸を中心に内外反の方向に動き，両者で自由な方向に動くことができる自在継ぎ手を形成している。

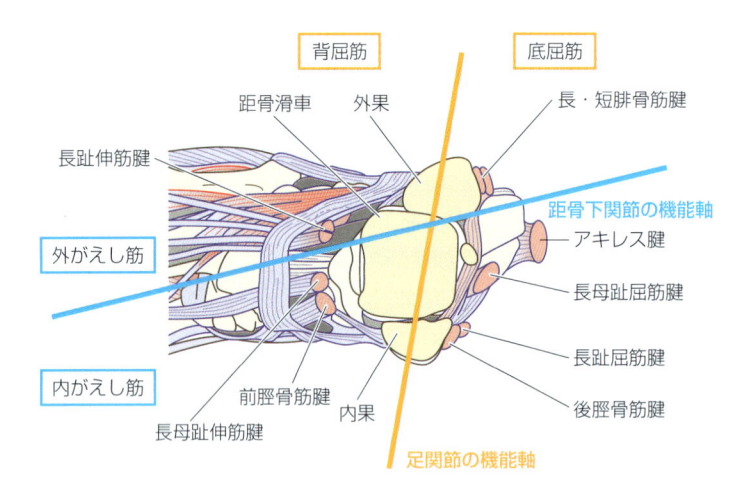

図 34-6　腱の走行と関節機能軸の関係（足関節レベルでの水平断）
足関節機能軸より前を通る腱が背屈筋で，後ろが底屈筋である。距骨下関節機能軸より外側を通る腱が外がえし筋で内側が内がえし筋である。作用の大きさは機能軸より遠くを通る腱が強く，また太い腱ほど強い。

帯により結合されている。距骨には腱の停止が1つもなく，ベアリングのボールのような働きをする。後足部は足関節と距骨下関節の動きが合わさり自在継ぎ手 universal joint を形成し，足底をどのような面にでも合わせることが可能になっている（図34-5）。

B　足の筋・腱

1　外在筋

　足関節の機能軸より前方を通過する腱を背屈筋といい，後方を通過する腱を底屈筋という（図34-6）。また，距踵関節の機能軸の内側を通過する腱は内がえし筋であり，外側を通過する腱は外がえし筋である。主な背屈筋は前脛骨筋であり，

底屈筋には人体最大の腱であるアキレス腱を有する下腿三頭筋（腓腹筋とヒラメ筋）がある。主な内がえし筋は後脛骨筋で，外がえし筋は長・短腓骨筋腱であり，それぞれ拮抗筋として働く。足縦アーチの保持には後脛骨筋が重要な役割をしている（図34-7）。

2 内在筋

足趾の運動に内在筋は重要な働きをしている。手と同様に骨間筋や虫様筋は足趾のMTP関節を屈曲し，PIP関節，DIP関節を伸展させる。母趾外転筋は母趾を，小趾外転筋は小趾を外転させる。

C 足の神経・血管

足の運動と感覚は主に坐骨神経から分岐した脛骨神経と腓骨神経により支配されている（図34-8）。脛骨神経は下腿三頭筋，後脛骨筋，長趾屈筋，長母趾屈筋に分枝を出し，足関節後内方で踵骨枝を出して最後に内側足底神経と外側足底神経に分枝し足底の感覚を司る。腓骨神経は腓骨頭部分で外側から前方に回り込み浅腓骨神経と深腓骨神経に分岐する。前者は長・短腓骨筋，後者は前脛骨筋，長趾伸筋，長母趾伸筋に分枝を出している。外果

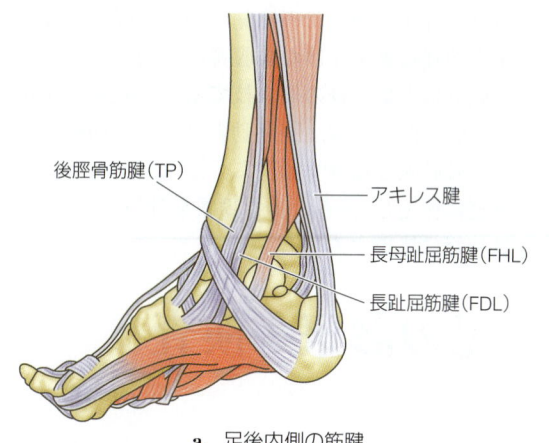

a．足後内側の筋腱
後脛骨筋腱（TP）
アキレス腱
長母趾屈筋腱（FHL）
長趾屈筋腱（FDL）

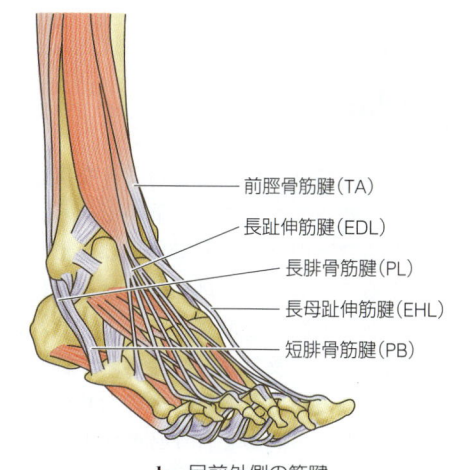

b．足前外側の筋腱
前脛骨筋腱（TA）
長趾伸筋腱（EDL）
長腓骨筋腱（PL）
長母趾伸筋腱（EHL）
短腓骨筋腱（PB）

図34-7　足の筋腱

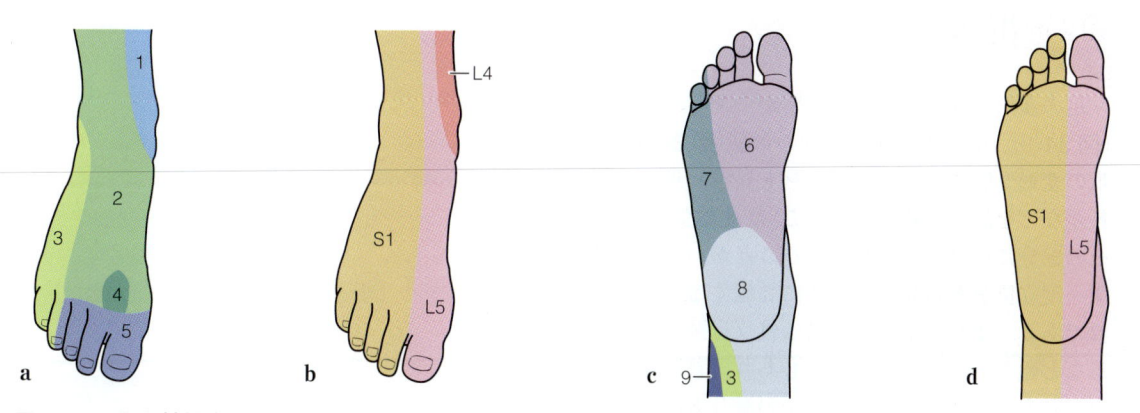

図34-8　足の神経支配
a, c：末梢性皮膚神経支配
b, d：分節性皮膚神経支配（デルマトーム）
1. 伏在神経 saphenous nerve　2. 浅腓骨神経 superficial peroneal nerve　3. 腓腹神経 sural nerve　4. 深腓骨神経 deep peroneal nerve　5. 足趾背側は足底神経 plantar nerve，深腓骨神経，腓腹神経が混入して個人差が著しい。　6. 内側足底神経　7. 外側足底神経　8. 踵骨枝　9. 外側腓腹皮神経 lateral sural cutaneous nerve
L：腰神経 lumbar nerve　S：坐骨神経 sciatic nerve

から足背外側にかけての感覚は脛骨神経と腓骨神経から神経線維を受けた腓腹神経が司り，内果周辺の感覚は大腿神経の終末枝である伏在神経が司る。血管に関しては，膝窩動脈はヒラメ筋腱弓部で前脛骨動脈と後脛骨動脈に分かれ，前者は深腓骨神経に伴走し，後者は腓骨動脈を分枝して後は，脛骨神経に伴走する。

足の診察・検査

A 問診

診察を行う際には，足にはどのような疾患や外傷があるかを知っておくことが重要である。主訴は疼痛であることがほとんどで，足部変形や歩容異常を訴えることもある。足部骨格は複雑に組み合わされ，多くの関節を形成している。それにあわせて病態も多岐に及ぶが，好発年齢や性別，発症部位が限られる疾患も多い。そのため的確に鑑別診断を考えながら問診を行う必要がある。外傷歴やスポーツ歴など丁寧に病歴を尋ねる。

B 視診

足の変形では視診だけで診断がつくこともある（図34-9）。関節の腫脹，足趾の形態（図34-10），爪の変形，筋萎縮，アライメント異常，歩容，脚長差などを評価する。胼胝（たこ）は重要な所見で，その部分に荷重が集中していることがわかる。必ず一度立位をとらせ，荷重時に評価することも重要である。また，足部疾患には外反母趾や槌趾変形など靴が原因しているものもあり，普段履いている靴も必ず観察する。ソールの減り方は歩容異常の診断の一助になる。足は捻挫などの外傷が起こりやすい部位であり，腫脹や皮下出血を見逃してはならない。

C 触診

足は皮下組織が薄いため，皮膚の上から病変部を触知しやすい。圧痛点を丁寧に調べることにより，診断がつく場合が多い。わかりにくい場合は，足の関節を他動的に動かし疼痛を誘発させることにより診断する。健側と比較することによりわかることも多い。Tinel-like sign（ティネル様徴候）や動脈を触知して神経障害や血管障害を確認する。

D 計測・検査

可動域制限は足の症状として重要である。骨折後足関節症や強剛母趾では関節可動域は低下する。逆に関節不安定性がある場合には，異常可動性を示すこともある。触覚や痛覚，振動覚の異常を伴う疾患も多い。徒手筋力評価や筋萎縮の評価のために下腿周径を計測する。足底圧分布の計測は，歩行時の荷重偏位の評価に有用である。

足では早期に関節リウマチの症状が現れることが多く，また痛風や糖尿病性足部障害を起こしやすい部位であるために，血液検査により全身を検索する。

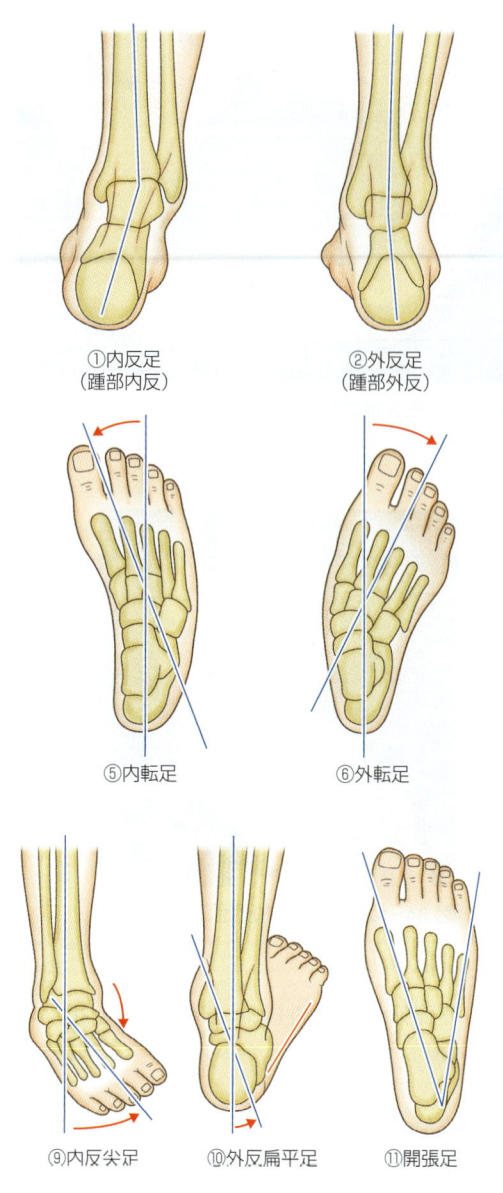

①内反足（踵部内反） ②外反足（踵部外反） ③尖足 ④踵足（鉤足）
⑤内転足 ⑥外転足 ⑦凹足 ⑧扁平足
⑨内反尖足 ⑩外反扁平足 ⑪開張足

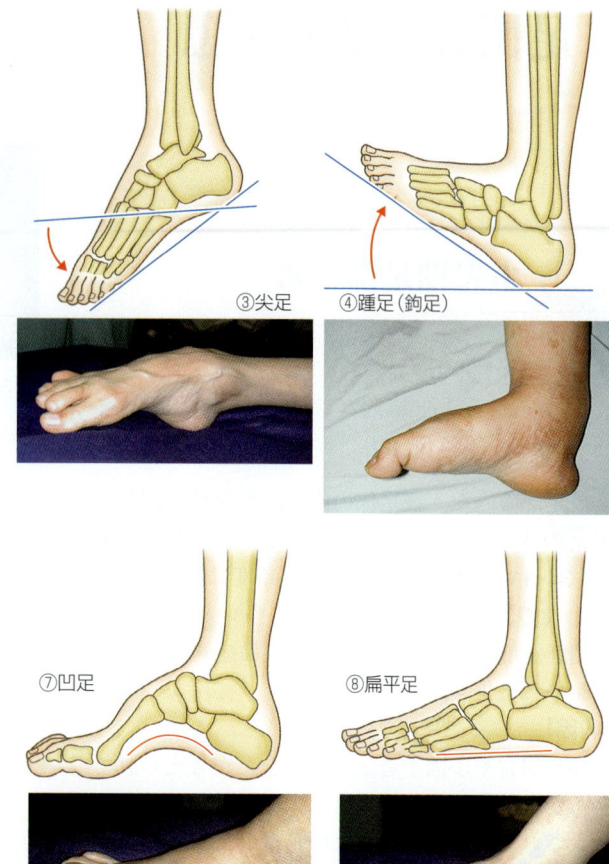

図 34-9 足の変形
①**内反足** pes varus：踵部が内方回転 ②**外反足** pes valgus：踵部が外方回転 ③**尖足** pes equinus：足関節の底屈位変形 ④**踵足（鉤足）** pes calcaneus：足関節の背屈位変形 ⑤**内転足** pes adductus：前足部が水平面で内方へ向く ⑥**外転足** pes abductus：前足部が外方へ向く ⑦**凹足** pes cavus：縦アーチが増強する ⑧**扁平足** pes planus, flatfoot：縦アーチが減少する ⑨**内反尖足** pes equinovarus：踵部が内反し，足関節が底屈する ⑩**外反扁平足** pes planovalgus：踵部が外反し，縦アーチが平低となる ⑪**開張足** splay foot：前足部が扇状に広がり，横アーチが消失している

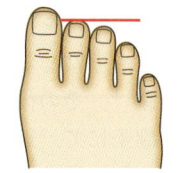

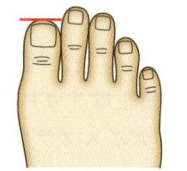

エジプト型
母趾が第2趾に比較して長い

ギリシャ型
第2趾が母趾と比較して長い

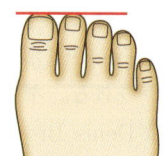

ポリネシア型（正方形）
母趾と第2趾が同じ長さ

図 34-10 足趾の形態
全人種でエジプト型の足趾が最も多い。

足関節と足の疾患

A 小児期足部変形

1 先天性内反足
congenital clubfoot(CCF), congenital talipes varus

前足部の内転，後足部の内反，足全体の凹足と尖足の4つの主な変形を伴う先天性疾患である（図34-11，12）。日本人の発生頻度は約1,500人に1人で，2：1の割合で男児に多い。両側例と片側例の頻度は同程度である。絞扼輪症候群（→329頁参照）に合併することがある。

【病因】
胚種異常や多因子遺伝の関与などが考えられているが，子宮内の肢位異常による機械的圧迫も原因とされる。二分脊椎などの神経麻痺や多発性関節拘縮症 arthrogryposis でも難治性内反足を生じるが病態は異なる。

【病態】
踵骨前方が距骨の下に入り込むいわゆる roll in の状態になっており，距骨形成不全により距骨頸部は短縮内反し，さらに距舟関節では舟状骨がさらに内側に変位している。三角靱帯（脛舟，脛距，脛踵靱帯）や底側距舟靱帯（ばね靱帯）の拘縮やアキレス腱や後脛骨筋腱などの短縮が変形をより強固なものにしている。下腿筋の萎縮も認められる。必ず強固な尖足を伴っており，徒手的に足関節が背屈できるようであれば，先天性内反足ではなく予後が比較的良好な先天性内転足（→709頁）を疑う。

【X線検査】
新生児では足根骨の多くが骨化しておらず，生後3カ月程度経過すると距骨や踵骨の骨化部分を対象に変形の評価が可能になる。足の背底像と背屈位で撮影した側面像を用いて評価する。後足部内反の指標としては背底像の距踵角（正常30〜

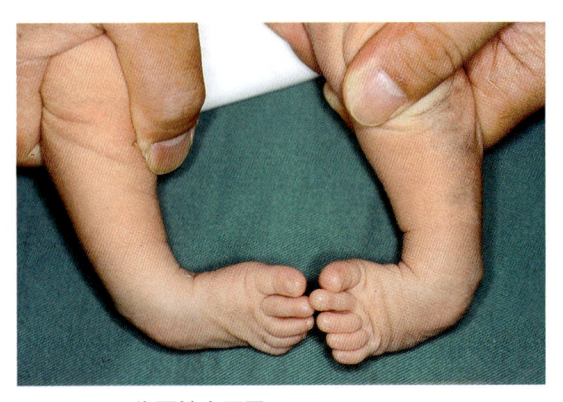

図34-11 先天性内反足

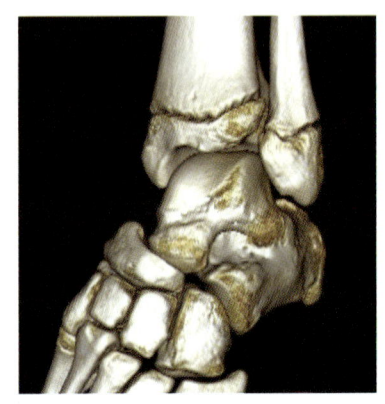

図34-12 先天性内反足（三次元CT）

55°）と側面像の距踵角（正常25〜50°）を用いる（図34-13）。

【治療】
・保存療法
出生後できるだけ早期から矯正ギプス包帯法 corrective cast による治療を開始する（図34-14）。始めに前足部の内転と回内を矯正することで，前足部を外転，回外位に保持し凹足を改善させる。尖足は積極的にはギプス矯正せず，残った尖足変形に対して生後6〜8週でアキレス腱切腱術を行う Ponseti（ポンセティ）法が標準的な治療になりつつある。ギプス矯正は3カ月程度続け，その後は Denis Browne（デニスブラウン）副子にて，矯正位を保持する（図34-15）。両足に取り付けたバーにより膝関節を動かすことで足には矯正力が働く。つかまり立ちをするまでは入浴時以外常時装着するようにする。独歩開始後は矯正靴を処方し，Denis Browne 副子は夜間のみとする。

*足部疾患治療成績判定基準は巻末資料参照。関節の外傷は824頁参照。

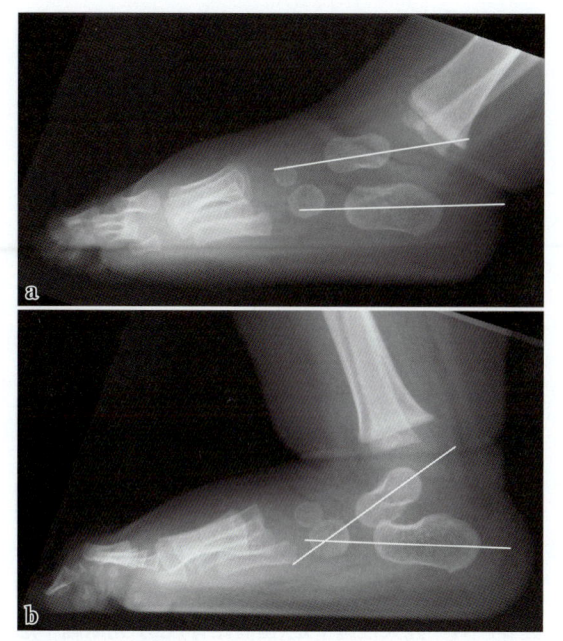

図 34-13　距踵角
最大背屈時足側面像　a．先天性内反足　b．正常足
距骨軸と踵骨軸のなす角である距踵角は先天性内反足では小さくなる．先天性内反足では足関節の背屈制限を認める．

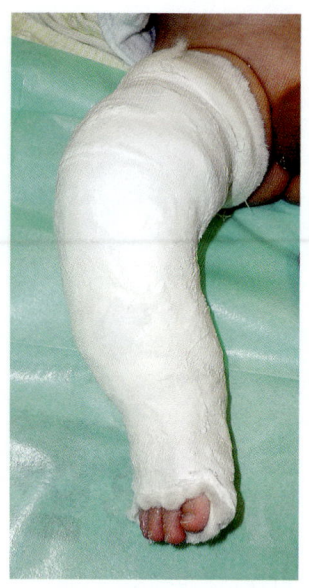

図 34-14　矯正ギプス包帯法
小児の小さな足では細かな矯正が必要であり，またギプス更新時には前もって家庭で除去できるように樹脂ではなく石膏ギプス包帯を用いることが多い．

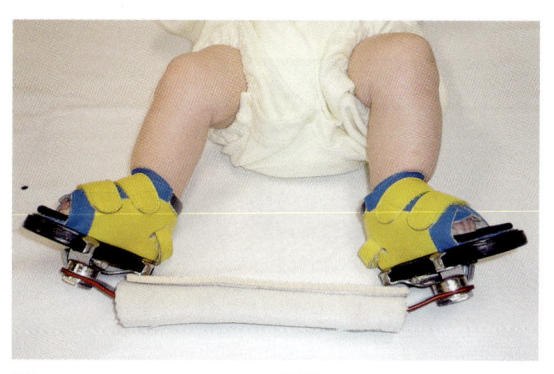

図 34-15　Denis Browne 副子

・手術療法
　独歩を開始する10カ月〜1歳前後に明らかな変形が残存していれば手術治療を考慮する．後足部内反が矯正されていれば後方解離術を選択するが適応になる例は少ない．前足部内転と後足部内反が残存していればTurco（タルコ）法に代表される後内方解離術を適応する．アキレス腱と後脛骨筋腱のZ延長と長趾屈筋腱鞘，長母趾屈筋腱鞘の切離またはZ状延長術，ならびに距踵関節の内側関節包，距舟関節包，後距腓靱帯を切離して変形を矯正する．距骨の血行障害を避けるためにできるだけ骨間距踵靱帯は温存する．

【遺残変形】
　内反足変形が3〜5歳で遺残している場合には，踵骨前方部を一部楔状に切除するLichtblau（リヒトブラウ）法や踵立方関節部で骨切除を行い固定するEvans（エヴァンス）法などが選択される．10歳を越えて変形が遺残している場合には三関節（距踵，距舟，踵立方関節）固定術 triple arthrodesisを行うこともある．治療後に扁平距骨滑車 flat top talus（図 34-16）や舟底足変形 rocker-bottom foot が遺残することがある．うちわ歩行 toe-in gait や下腿筋萎縮 muscle atrophy of the leg を呈する例も多い．

2　先天性内転足
congenital metatarsus adductus

　前足部が足根中足関節で内転している疾患であるが，先天性内反足と異なり後足部は正常であり，尖足変形はなく徒手的に足関節は容易に背屈できる．成長とともに自然矯正され，変形を残さない

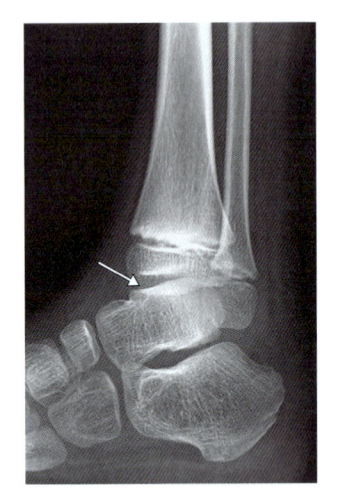

図 34-16　扁平距骨滑車
X線足側面像では本来ならば半円形をしている距骨滑車が扁平化している(矢印)。

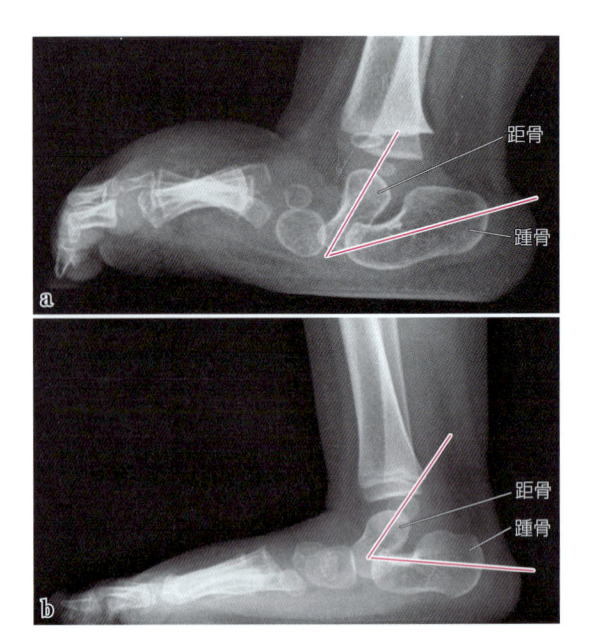

図 34-17　先天性扁平足(垂直距骨)と小児期扁平足の形態
a．先天性扁平足(垂直距骨)　b．小児期扁平足
荷重時足側面 X 線像。ともに距骨は底屈しているが，先天性扁平足のほうが変形は著しく，踵骨が尖足位になり全体的に舟底足変形を呈する(赤線で示したのは距踵角)。

ことが多い。変形が著しい例に対しては，早期から矯正ギプス包帯法を用いて治療する。

3 先天性扁平足，垂直距骨
congenital flatfoot, vertical talus

比較的稀な疾患であり，距骨が底屈し内側下方に突出し，踵部はアキレス腱の緊張により尖足位をとる(図 34-17)。全体的には舟底足変形を呈する。矯正ギプス固定などの保存治療は無効であることが多く，変形矯正には広範な軟部組織解離術が必要である。

4 先天性外反踵足
congenital talipes calcaneovalgus

足関節で背屈して，フック状の変形をきたしているために鉤足 pes calcaneus ともよばれる。子宮壁による圧迫が原因と考えられ，著しい例では足背が下腿に接する。予後は良好で，下腿三頭筋の筋力がついてくれば自然矯正されることが多い。

5 小児期扁平足
flatfoot in child

歩き始めの時期に，家族が扁平足に気づき来院

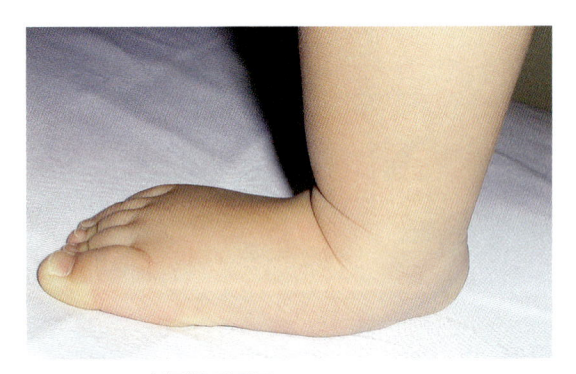

図 34-18　小児期扁平足
立位には土踏まずは消失する。

する例が多い。土踏まずは立位では消失するが，非荷重位では出現する。関節周囲の靱帯が弛緩し，踵部が外反しアーチが低下する(図 34-18)。一般には疼痛を伴うことはない。幼児期では足底の脂肪が厚く，扁平足でなくても土踏まずがわかりにくいことがあるので注意する。荷重時足側面 X 線像にて距踵角が 50°以上を示す(→図 34-17)。60°以上の例に対しては，縦アーチ付きの足底挿

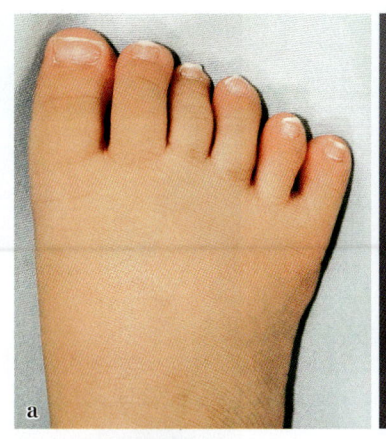

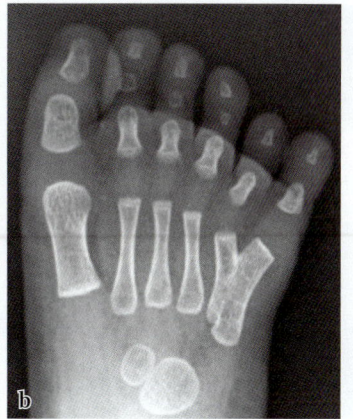

図 34-19 多趾症
軸後性多趾症で，いわゆる第6趾を認める。

板を処方する．つま先立ち，タオルギャザー訓練（床に敷いたタオルを足趾でたぐり寄せる），鼻緒のある履物の励行などで足部内在筋を強化することにより，成長に伴い足アーチは形成されていく．麻痺足を除き，手術療法が必要になることは少ない．変形が思春期まで残存した場合は症候性となることがあり，思春期扁平足とよばれる．

6 多趾症
polydactyly

足趾の先天異常のなかでは最も多く，両側例や上肢の多指症との合併例も多い．第2趾から中枢に引いた線を中心に，過剰趾の位置が第1趾側にある場合は軸前性，第5趾側にある場合は軸後性とよばれる．下肢では軸後性の割合が高く，第5趾の外側に過剰趾のある，いわゆる第6趾の形態をとるものが多い（図34-19）．

7 合趾症
syndactyly

2つ以上の足趾が癒合した疾患であり，第2,3趾間に生じることが多い（図34-20）．他の先天異常に合併することもあり，男児に多い．癒合の形態として，皮膚性合趾症と骨性合趾症がある．

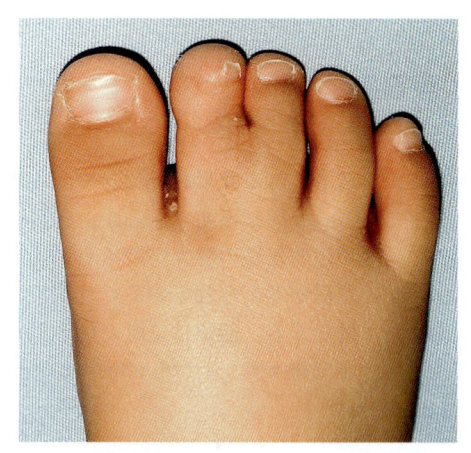

図 34-20 合趾症
第2趾と第3趾が癒合している（皮膚性合趾症）．

8 巻き趾
curly toe

足の先天異常のなかでは頻度が高く，第3,4,5趾に好発するが，第4趾が最も多い（図34-21）．長趾屈筋腱の緊張が強く，足趾はPIP関節において屈曲，内反，外旋する．原因はわかっていないが，遺伝素因の関与が示唆されている．自然矯正されることもあるが，テーピングなどで矯正する．変形が著しい場合は長趾屈筋腱延長術を考慮する．

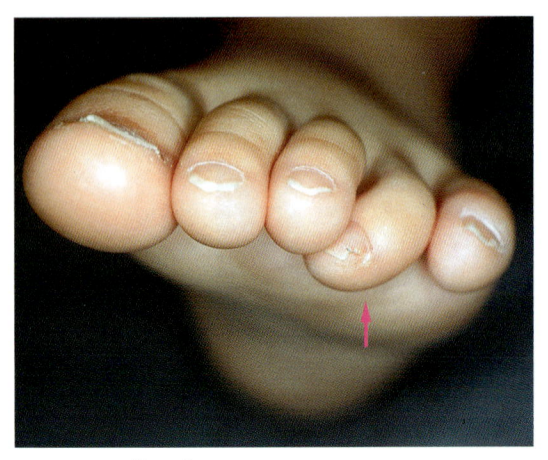

図 34-21　巻き趾
第4趾が弯曲している。

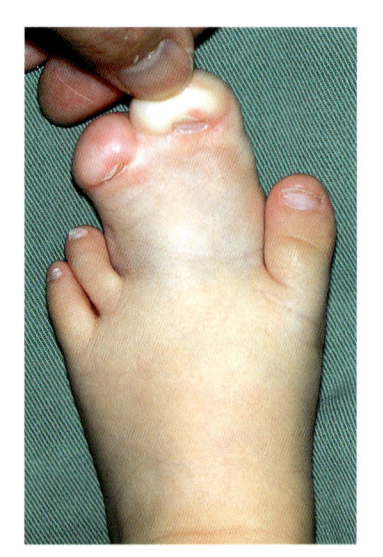

図 34-22　巨趾症

9　巨趾症
macrodactyly

　生下時から認められる変形（過形成）で，比較的稀な疾患である。原因は不明であるが，神経の肥大とその周囲の脂肪組織の腫大が認められることから何らかの関係が考えられている。片側性が多く，第2趾に好発する。部位は足趾だけの例や下腿に及ぶものまで様々で，しばしば治療に難渋する（図 34-22）。

10　絞扼輪症候群
constriction band syndrome

　絞扼輪とよばれる線状の陥没が生下時から四肢に認められ，これによる締め付けにより遠位でリンパ浮腫が生じ，著しい場合には先天性切断に至る（図 34-23）。また，先端合趾症を生じることもある。原因は子宮内で羊膜が索状に巻き付いて起こると考えられており，男女差や遺伝性はない。強いリンパ浮腫や血行障害が認められれば，早期に手術を行い，絞扼を解除しなければならない。

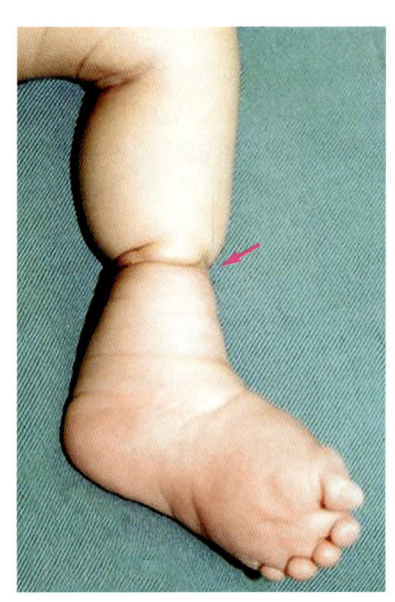

図 34-23　絞扼輪症候群
下腿に絞扼輪（矢印）が認められ，それより遠位の浮腫を伴う。

11　先天性下腿弯曲症と先天性下腿偽関節症
congenital bowing of the leg,
congenital pseudoarthrosis of the leg

　下腿の中下1/3部分で弯曲している疾患で，この部分の脛骨と腓骨が細くなっており難治性骨折を起こしやすい（図 34-24）。また，著しい例では生下時より骨の連続性がなく偽関節になっている。偽関節部は前方に突出し，不安定性を示す。von Recklinghausen（フォンレックリングハウゼン）病との関連が示唆され，皮膚にカフェオレ斑café-au-lait spotsを認めることがある。骨接合術

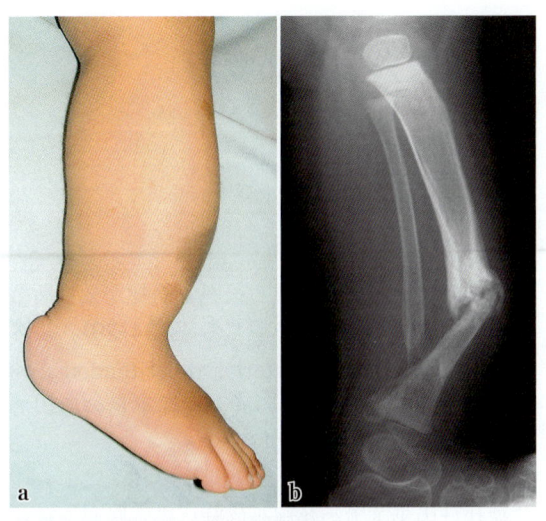

図 34-24　先天性下腿偽関節症
a. 下腿は弯曲し，カフェオレ斑を認める。
b. 難治性の偽関節である。

を行っても難治性で，血管柄付き腓骨移植術が適応される。

12 先天性腓骨列形成不全症
congenital longitudinal deficiency of the fibula

様々な程度で外側の足趾から腓骨にかけて欠損する（図 34-25）。足関節は外反し，不安定性を伴う。球状足関節を合併することもある。

13 先天性脛骨列形成不全症
congenital longitudinal deficiency of the tibia

様々な程度で内側の足趾から脛骨にかけて欠損する（図 34-26）。足は内反し，脛骨欠損が近位に及ぶと下肢は短縮し，膝関節も内反する。

14 中足骨短縮症
brachymetatarsia

中足骨の骨端線が早期に閉鎖することにより短縮する疾患で，第4中足骨に好発する（図 34-27）。女性に多く，第二次成長期以降に短縮が顕性化して外見を気にして来院する。創外固定を用いた仮骨延長術により適切な長さに矯正する。

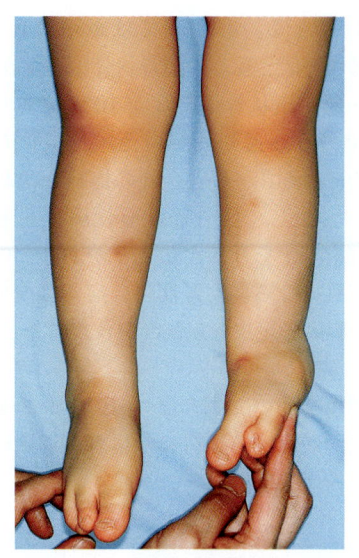

図 34-25　先天性腓骨列形成不全症
外側の足趾が欠損し，左側では下腿の短縮が認められる。

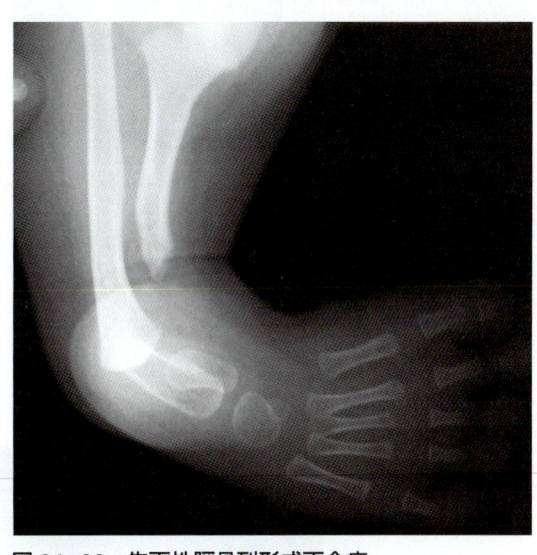

図 34-26　先天性脛骨列形成不全症
脛骨の遠位が欠損し，著しい足の内反が認められる。

15 足根骨癒合症
tarsal coalition

【病態】
癒合形態には骨性癒合，軟骨性癒合，線維性癒合がある。骨性癒合は他の先天異常に合併するた

め病態は異なる。わが国では距踵間骨合症（図34-28）が60%と多く，踵舟状骨癒合症が30%，舟状骨・第1楔状骨癒合症が10%であり，その他は稀である。運動量が増え，足根骨の骨化が完成した10歳頃から癒合部の疼痛が出現する。腓骨筋が緊張して腓骨筋腱痙性扁平足 peroneal spastic flatfoot を合併することがあり，内がえし運動が困難になる。距踵間癒合症では内果下方で癒合部が膨隆し足根管症候群をきたすことがある。

【治療】
　足底挿板を用いて癒合部へのストレスを軽減する。疼痛が残存する場合には癒合部切除術や足根骨間固定術が適応される。

B 成人期足部変形

1 成人期扁平足
flatfoot in adult

【病態】
　足の縦アーチを保持する後脛骨筋腱が変性断裂すると後天的な扁平足を生じる（図34-29）。後脛骨筋腱機能不全症 posterior tibial tendon dysfunction（PTTD）は多くの成人期扁平足の原因であり，中年以降の女性に好発する。

【診断】
　症状は内果下方の後脛骨筋腱に沿う腫脹と疼痛で，扁平足が進行して踵部が外反すれば外果との間で軟部組織が挟み込まれ，足外側にも疼痛を生じる。初期では徒手的に矯正可能な可撓性扁平足 flexible flatfoot であるが，次第に関節拘縮を伴い硬直性扁平足 rigid flatfoot になり治療に難渋することもある。両足を揃えた立位を後方からみると，患側では外反扁平足を呈しているために健側より多くの数の足趾がみえる（too many toes sign）（図34-30）。また片脚つま先立ちをする検査（single heel rising test）にて，陽性（つま先立ちができない）になる。

　荷重時足側面X線像における足アーチの低下の評価には横倉法が用いられる。また，腱が変性すると膨化して断裂するため，MRIや超音波検査による評価が有用である。

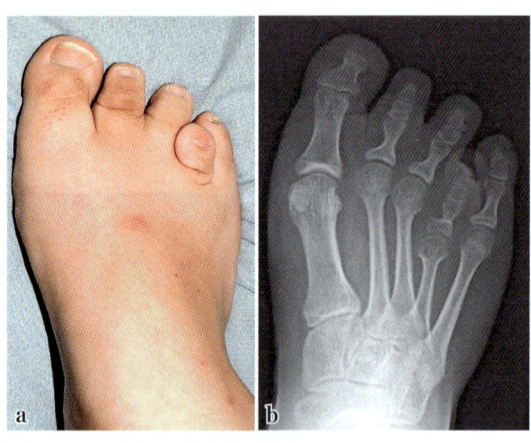

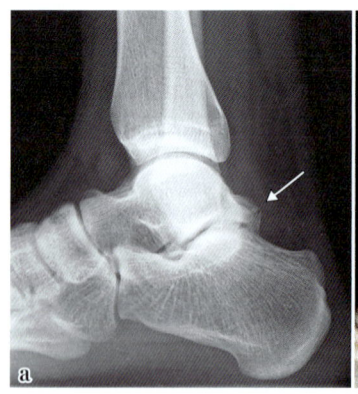

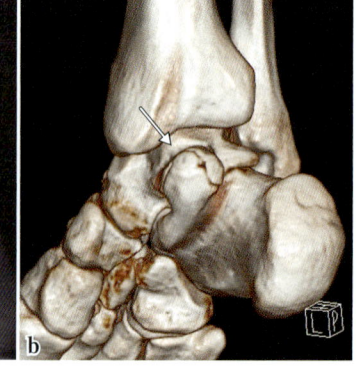

図 34-27　第4中足骨短縮症
a. 第4趾は足背に乗り上げている。
b. 第4中足骨が短い。

図 34-28　距踵間癒合症
a. X線像　b. 3D-CT
距踵関節の内後方に骨性隆起を認め，不完全癒合している（矢印）。

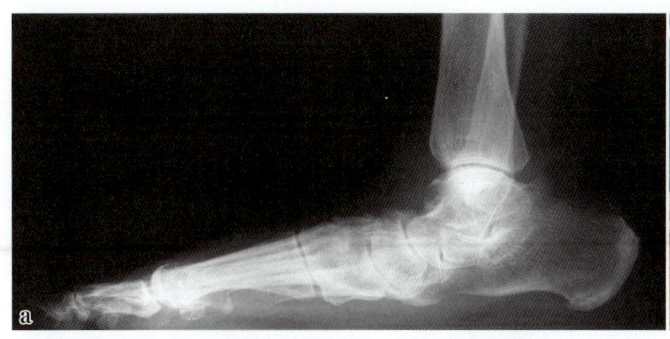

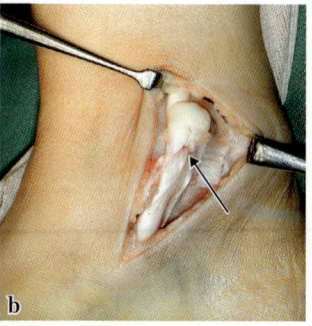

図 34-29　後脛骨筋腱機能不全症による成人期扁平足
a. 距骨は底屈して，足縦アーチが低下している。
b. 後脛骨筋腱が変性して膨化・断裂している（矢印）。

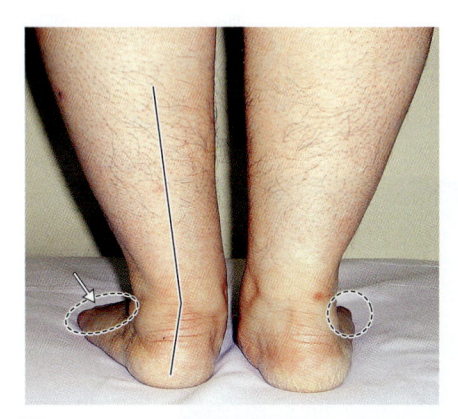

図 34-30　too many toes sign

【治療】
　アーチサポート付きの足底挿板の処方ならびにアキレス腱のストレッチングや足部内在筋の強化運動を指導する。手術治療としては初期には腱鞘滑膜切除術が行われ，アーチは低下しているが可撓性が残っている場合には外側支柱延長術や踵骨内側移動骨切り術と長趾屈筋腱移行術の併用術式などが適応される。拘縮が強い場合には三関節固定術が選択される。

2 変形性足関節症
osteoarthritis of the ankle

【病態】
　足関節は骨性に安定した構造をしているが，関節が小さいために単位面積あたりの荷重が大きく，骨折の変形治癒などを生じれば容易に関節症に陥る。そのため外傷後足関節症が多いが，変性疾患としての内反型および外反型の変形性足関節症も超高齢社会を迎えた近年では増加してきている。わが国では変形性膝関節症と同様に外反型よりも内反型の頻度が圧倒的に高く，脛骨下端関節面が内反していることが特徴である。そのため荷重線が内側に変位し，足関節内側に関節症性変化を生じる。中年以降の女性に好発する。内反型変形性足関節症の病期はⅠ～Ⅳ期に分かれる（図34-31）。発症には関節の不安定性が大きく関与しており，捻挫後に関節症になることもある。外反型足関節症は扁平足に合併することが多い。

【治療】
　保存治療は他の部位の関節症と同様に温熱療法や副腎皮質ステロイドの関節内注入が行われる。内反型変形性足関節症では外側楔のついた足底挿板が有効である。手術治療としては，関節不安定性を伴うⅠ期の関節症に対しては足関節外側靱帯再建術が考慮される。Ⅱ期とⅢa期に対しては下位脛骨骨切り術の適応で，Ⅲb期やⅣ期に対しては足関節固定術や人工足関節全置換術が選択される。

3 外反母趾
hallux valgus (HV)

【病態】
　外反母趾は母趾が外反・回内する変形（図34-32a）で，第1中足骨頭の内側への突出や母趾機能不全により様々な障害を生じる。約10：1の割合で女性に好発する。発症には外的要因としてハイヒールなどの靴の影響が大きく，解剖学的な

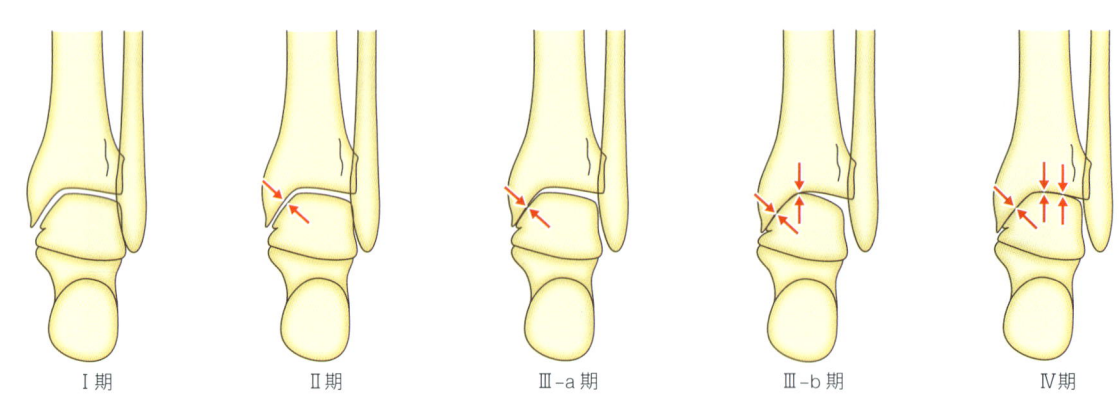

図 34-31　内反型変形性足関節症の病期分類（高倉・田中分類）
Ⅰ期：骨棘はあるが関節裂隙の狭小化を認めない。
Ⅱ期：関節裂隙が一部狭小化している。
Ⅲ期：関節裂隙が一部消失している（Ⅲa 期：関節裂隙の消失が内果関節面に止まっている。Ⅲb 期：距骨滑車上面にまで及んでいる）。
Ⅳ期：全体に関節裂隙が消失している。

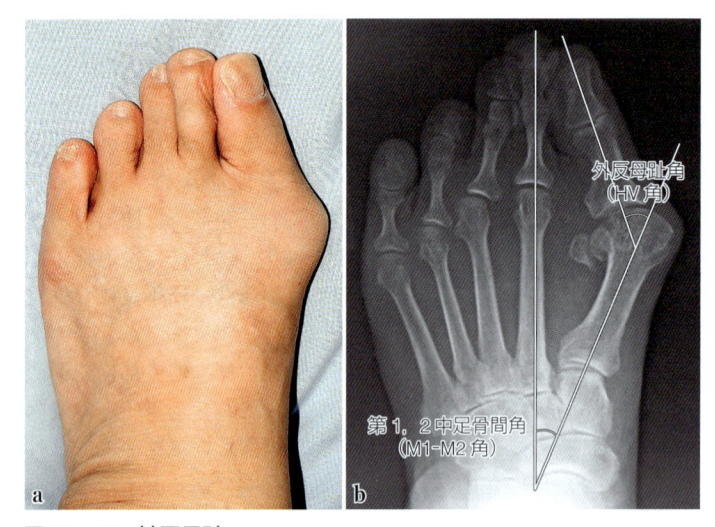

図 34-32　外反母趾
a．外観　b．X 線像

内的要因としては母趾が第 2 趾と比較して長いエジプト型の足や扁平足が挙げられる。また，第 1 中足骨内反や丸い骨頭形態，全身関節弛緩性なども関与している。発症は若年化しており，母趾周囲筋群のバランス異常を生じると年齢とともに変形が増悪する。

【診断】
　母趾（第 1）中足趾節（MTP）関節の痛みが一般的で，骨頭は内側に突出して靴により圧迫され有痛性腱膜瘤（バニオン bunion）を生じる。しかし，疼痛の程度と変形の重症度は相関しない。手術を要するような例では，母趾背内側趾神経の絞扼が激痛の原因になっていることが多い。また，母趾機能不全により第 2，3 中足骨頭部に荷重がかかり，足底に有痛性胼胝（たこ）を生じる。母趾以外の槌趾変形や内反小趾による疼痛も合併しやすい。
　画像検査は荷重時足部背底 X 線像が基本になる（図 34-32b）。重症度は第 1 基節骨軸と第 1 中足骨軸のなす角である外反母趾角（HV 角）や第 1 および第 2 中足骨軸のなす角である第 1，2 中足

骨間角(M1-M2角)で評価する．治療選択が変形の程度により異なるため，重症度判定は重要である．外反母趾角が20°以上30°未満を軽症，30°以上40°未満を中等症，40°以上を重症とする．また，母趾MTP関節の亜脱臼の有無や関節症性変化の評価を行う．

【治療】
・保存療法

靴の指導は重要である．足趾が動かせるよう広いトウボックス(靴の先端部分)を持ち，足が靴の中で前に滑らないように紐やストラップの付いた靴を選択する．ストレッチングや足趾じゃんけんなどの体操を指導する．装具療法は疼痛には有効であるが，変形矯正に大きな効果は期待できない．足底挿板は，中足痛を伴った例に特に有効である．

・手術療法

疼痛があり，保存治療が無効であれば手術の適応になる．手術術式は150種類以上あり，病態に合わせて適切な術式を選択しなければならない．母趾MTP関節の関節症性変化が著しい場合は，関節固定術や関節形成術を適応する．関節症性変化がなければ，第1中足骨骨切り術が広く行われている．軽症～中等症に対してはMitchell(ミッチェル)法，chevron法などの第1中足骨遠位骨切り術が選択され，中等症～重症に対しては外側軟部組織解離術を併用したMann(マン)法などの第1中足骨近位骨切り術や骨幹部骨切り術が選択される．手術の合併症として骨頭壊死，変形治癒，関節可動域制限，内反母趾変形などがある．

4 内反小趾
digitus minimus varus

外反母趾と対称的な疾患で，第5中足骨頭が外側へ突出して靴を履いたときに疼痛を生じる．女性に多く，第5中足骨の外反や大きな第5中足骨頭が原因している．まず靴の指導が重要で，手術療法としては第5中足骨骨切り術などが選択される．

5 強剛母趾
hallux rigidus

母趾(第1)MTP関節の変形性関節症であり，関節可動域が減少することからこの名前がある．

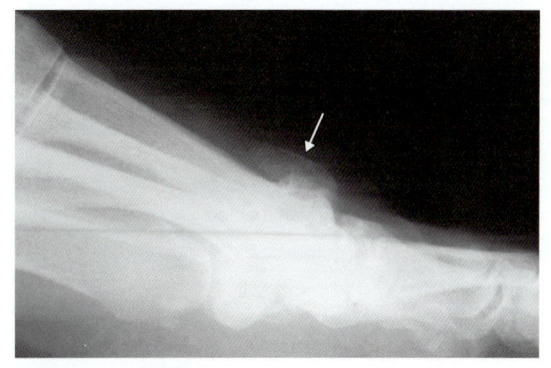

図34-33 強剛母趾
母趾第1中足骨骨頭背側に大きな骨棘が認められる(矢印)．

中年以降の高齢者に多い．第1中足骨が長い例や骨頭の適合性が悪い例に発症する．外傷や痛風が原因することもある．第1中足骨骨頭背側に骨棘形成を認め，母趾MTP関節の関節裂隙は狭小化する(図34-33)．手術療法としては関節縁切除術cheilectomyや関節固定術が適応される．

6 ハンマートウ，槌趾
hammer toe, mallet toe

近位趾節間(PIP)関節で屈曲している変形をハンマートウhammer toe，遠位趾節間(DIP)関節で屈曲している変形を槌趾mallet toeとよぶ(図34-34)．外反母趾に合併して複数の足趾が障害されることも多い．また，MTP関節で伸展し，PIP関節で屈曲している変形を鉤爪趾claw toeといい，二分脊椎(➡550頁参照)やCharcot-Marie-Tooth(シャルコー-マリー-トゥース)病(➡424頁参照)などの麻痺足に生じる．内在筋麻痺が基本にあり，全趾に変形が生じる．靴により突出部が圧迫され有痛性胼胝を生じる．

7 陥入爪
ingrown toenail

爪甲の側縁が弯曲して爪溝に陥入した状態で，不適切な爪切りや靴による圧迫が原因になる．母趾に多く，若い女性に好発する．感染を併発すると爪郭に異常肉芽を形成する．爪全体が弯曲したものは弯曲爪という．深爪を避けて，母趾を圧迫しないような履物(サンダルなど)を選ぶよう指導

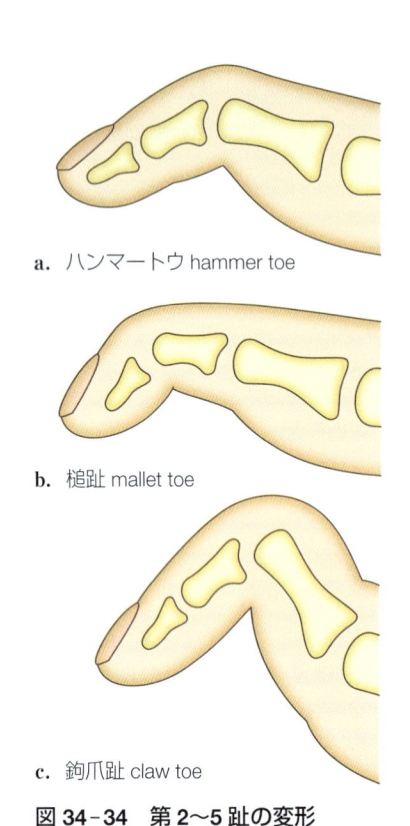

a. ハンマートウ hammer toe

b. 槌趾 mallet toe

c. 鉤爪趾 claw toe

図 34-34　第 2～5 趾の変形

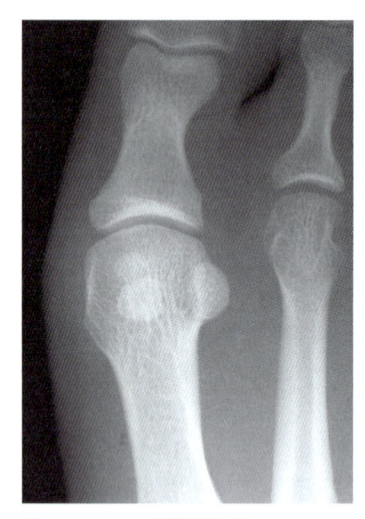

図 34-35　分裂種子骨

する。

C 麻痺足

　小児の脳性麻痺，成人の脳卒中や頚髄症などでは上位ニューロン型の痙性麻痺を生じる。一方，小児の二分脊椎，急性灰白髄炎（ポリオ）やCharcot-Marie-Tooth病では下位ニューロンが障害され，弛緩性麻痺を生じる。このほかに外傷などで末梢神経が直接障害されて弛緩性麻痺をきたすことも多い。

　痙性麻痺では下腿三頭筋と後脛骨筋は緊張し，内反尖足変形をきたす。腱反射は亢進し，踵部は着床できずにはさみ脚歩行 scissors gait を呈する。装具や理学療法により，尖足拘縮の軽減を図る。ボツリヌストキソイドの筋肉内注入も有効である。変形が著しい場合は変形の程度に応じて手術が適応されることがある。

　弛緩性麻痺では内反凹足変形をきたすことが多い。若年では疼痛を伴わないこともあるが，成人になると変形の徒手矯正は難しくなる。外側足底の胼胝と荷重不均衡により，変形性足関節症に進展することもある。

　腓骨神経麻痺による下垂足に対しては，短下肢装具 ankle foot orthosis（AFO）により歩容の改善を図る。また後脛骨筋腱前方移行術 Watkins-Barr（ワトキンス-バー）法が有効である。変形が著しい例に対しては，変形を矯正して三関節（距舟関節，距踵関節，踵立方関節）固定術〔Lambrinudi（ランブリヌーディ）手術〕が適応される。

D 種子骨および過剰骨障害

1 母趾種子骨障害
symptomatic sesamoid bone

　母趾（第1）MTP関節の底側板 plantar plate 内には内側，外側の2つの種子骨がある。二分種子骨，関節症，骨壊死，疲労骨折などで疼痛を生じる病態を母趾種子骨障害と総称する。荷重をより受ける内側種子骨のほうが障害されやすい。母趾を蹴り出すときに疼痛を生じる。X線検査にて分裂像（図34-35）や硬化像，関節症性変化が認められる。保存療法としては種子骨部を陥凹させた足底挿板が処方される。疼痛が著しい場合には種子骨摘出術が考慮される。

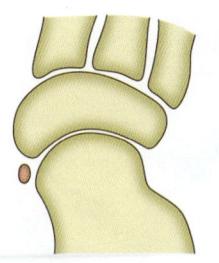

I型
後脛骨筋腱内に種子骨
として存在する

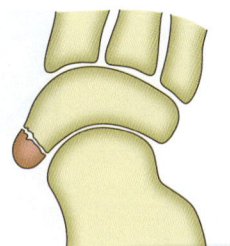

II型
舟状骨粗面部と線維性
に結合している

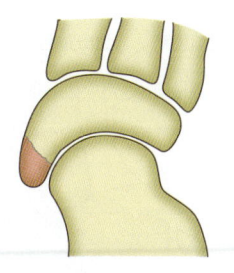

III型
舟状骨と骨性癒合
している

図 34-36　外脛骨の形態分類（Veitch 分類）

2　外脛骨障害
os tibiale externum, accessory navicular

外脛骨は舟状骨の内側に位置する過剰骨で，約 15％ の人に存在する。外脛骨と舟状骨の間で微細な動きが生じると疼痛の原因になる。発症は女性にやや多く，運動量が多くなる 10〜15 歳頃に好発する。また，成人例では捻挫を契機に急性発症することもあり，この場合は外脛骨と舟状骨の線維性癒合部の損傷が原因である。外脛骨の形態は I〜III 型（図 34-36）に分類されるが，症状を呈する外脛骨はほとんどが II 型である。扁平足を合併していることが多く，アーチサポート付きの足底挿板が有効である。再発を繰り返す例には外脛骨摘出術や骨接合術が適応され，若年者に対しては経皮的ドリリングで骨癒合が得られる。

3　三角骨障害
os trigonum syndrome

三角骨は距骨後方突起部に存在する過剰骨である。バレエやサッカーなどで足関節の底屈が強制されると，三角骨や距骨後方突起が脛骨後縁と踵骨上縁に挟み込まれ疼痛を生じる。この病態を足関節後方インピンジメント症候群 posterior ankle impingement syndrome とよぶ。スポーツなどの活動時には背屈制限のテーピングを行うが，症状が著しい場合には摘出術を行う。

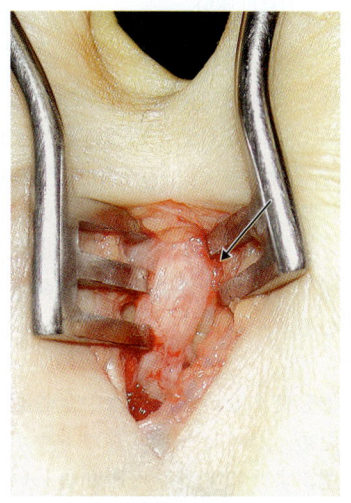

図 34-37　Morton 病
底側趾神経に偽性神経腫が認められる（矢印）。第 3 趾間近位で切開し，深横中足靱帯を切離し，足底を圧迫して偽性神経腫を押し上げている。

E　絞扼性神経障害

1　Morton（モートン）病

【病態】

1876 年に Morton により初めて報告された疾患で，足底神経から分枝する底側趾神経の摩擦性神経炎 friction neuritis である。歩行により底側趾神経が深横中足靱帯により繰り返し擦られることにより変性肥厚して偽性神経腫を形成する（図 34-37）。半数以上が第 3 趾間に生じ，次に第 2 趾間に発症しやすい。解剖学的に第 3 趾間では外

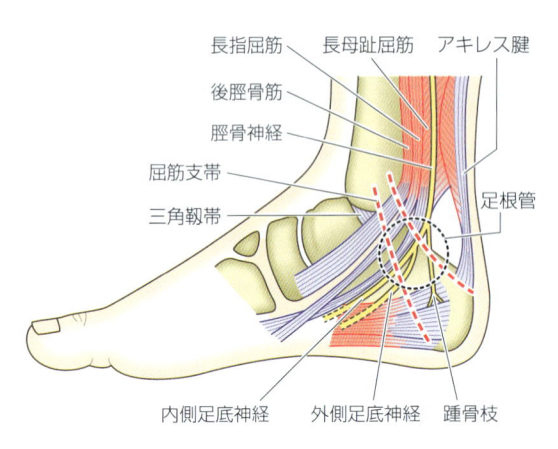

図34-38 足根管症候群

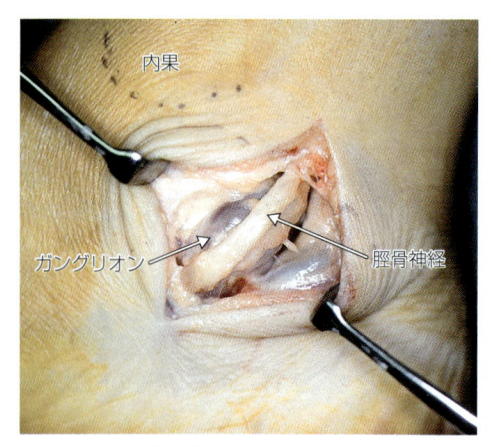

図34-39 ガングリオンによる足根管症候群

側足底神経と内側足底神経の枝が吻合して趾神経になるために，横径が太くかつ可動性が少ないために障害を受けやすい．20〜50歳台の女性に好発し，歩行時に釘を刺したような鋭い痛みを生じる．ハイヒールのような踵が高く前足部が圧迫される靴を履くと，中足骨の骨頭部に荷重が集中して病因となる．

【治療】
　足趾が十分使えない状況では中足骨頭部への負荷が増すため，ハイヒールは避けトウボックスの広い靴を選ぶようにする．疼痛が著しい場合は神経ブロックが有効であり，保存治療に抵抗する場合には神経剥離術や神経切離術を考慮する．

2 足根管症候群
tarsal tunnel syndrome

　足根管とは内果下方で屈筋支帯と距骨および踵骨で囲まれたトンネルで，脛骨神経と後脛骨動静脈が走行している（図34-38）．この部分で脛骨神経が絞扼されると足底に放散する痛みを生じる．原因としてはガングリオンganglion（図34-39）や距踵間癒合症talocalcaneal coalitionによる圧迫が多いが，病因を特定できない特発性のものもある．足根管部にTinel様徴候を認め，足底の感覚低下や母趾外転筋の筋萎縮を生じる．足根管内への副腎皮質ステロイド注入が有効であるが，明らかな圧迫病変がある場合には，手術的に足根管を開放して病変を摘出する．

3 前足根管症候群
anterior tarsal tunnel syndrome

　足背部の下伸筋支帯の下で深腓骨神経が圧迫されることにより生じる疾患で，第1趾間へ放散する痛みや感覚低下が認められる．ガングリオンなどの占拠性病変が原因になることが多いが，靴ひもによる圧迫や正座が原因となることもある．

F 骨端症および無腐性壊死

1 Köhler（ケーラー）病

　舟状骨の骨端症で，1908年にKöhlerにより報告されたのが最初である．5〜6歳頃の男子に好発し，足背内側部に疼痛を訴える．舟状骨は足根骨のなかでは骨化が一番遅く，アーチの要になる骨であるためにストレスを受けやすいことが発症

> **NOTE 神経腫（ニューローマ）**
> 　Morton（モートン）病における神経腫neuromaは命名上「…腫」「…oma」とされているが，真の腫瘍ではない．その本態は趾神経の摩擦・刺激・圧迫・絞扼などにより生じた神経の変性および線維化である（偽神経腫）．この他，整形外科領域で遭遇するものに「切断された神経断端に生じる断端神経腫amputation neuroma」があるが，いずれも真の腫瘍ではない．真の良性腫瘍である神経鞘腫neurilemoma, Schwannomaや神経線維腫neurofibromaとは明らかに区別して考えなければならない．

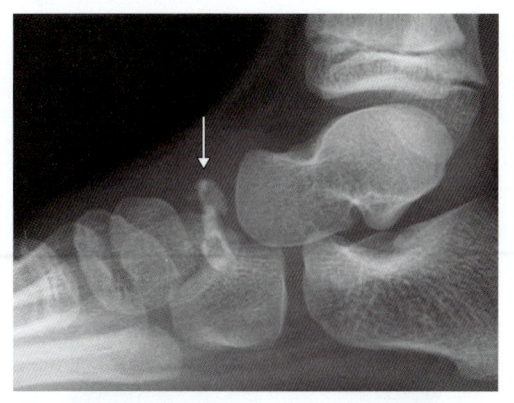

図 34-40　Köhler 病
舟状骨の骨化障害を認める(矢印)。

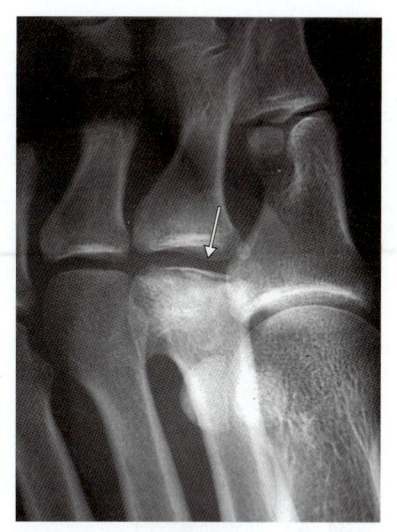

図 34-41　Freiberg 病
骨軟骨片が壊死して圧潰されている(矢印)。

に関与している。X線像では骨化部の扁平化や辺縁不整像，硬化像などが認められる(図34-40)。スポーツを中止して，アーチサポート付きの足底挿板を装着して舟状骨へのストレスを軽減する。予後は良好である。

❷ Freiberg(フライバーグ)病

1914年にFreibergにより初めて報告された中足骨頭に生じる骨軟骨損傷で，10歳台の女性に好発する。第2中足骨に多く，中足趾節関節が背屈することにより骨頭に過度のストレスがかかり発症する(図34-41)。関節の痛みを訴え，スポーツを行うと症状が増悪する。治療は発症初期には背屈予防のテーピングを行い，スポーツ活動を中止して保存的に骨軟骨片の再癒合を図る。骨軟骨片の損傷が著しい場合は骨頭背屈骨切り術や骨軟骨柱移植術が行われる。

❸ Sever(シーヴァー)病

踵骨の骨端核に生じる骨端症で，学童期にみられる。発症機序はOsgood-Schlatter(オズグッド-シュラッター)病と同様の機序が考えられ，ジャンプやランニングなどで骨端核への直接の圧迫力とアキレス腱や足底筋膜の張力がかかることにより循環障害を生じ発症する(図34-42)。治療は保存治療が中心で，手術が必要になることはない。アキレス腱のストレッチや踵部の少し高い靴を履くなどアキレス腱張力の軽減を図る。

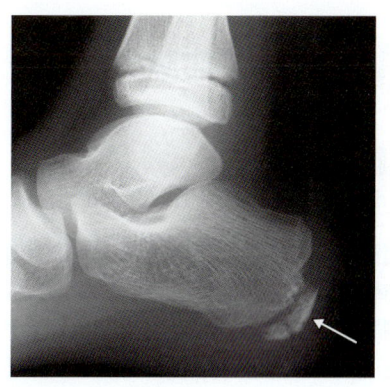

図 34-42　Sever 病
踵骨の骨端核が硬化し，分裂している(矢印)。

❹ 距骨無腐性壊死
avascular necrosis of the talus

距骨体部は表面の70%が関節軟骨に被われており，栄養血管の侵入部位が限られ血流障害に陥りやすい。骨折や脱臼など外傷により血管が切断されると壊死を生じることが多い。一方特発性距骨壊死も散見され，アルコール摂取やステロイド内服，加齢による動脈硬化による血行障害などが原因する。

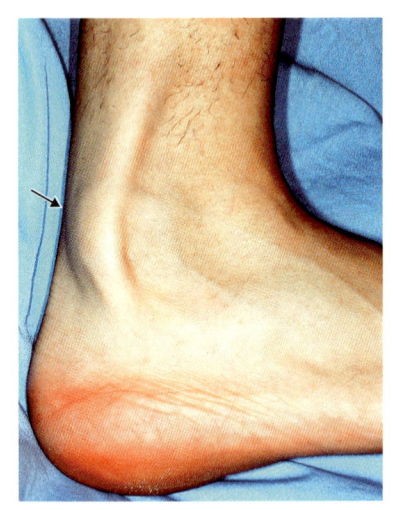

図 34-43　腓骨筋腱脱臼
長腓骨筋腱が脱臼して外果の上に乗り上げている(矢印)。

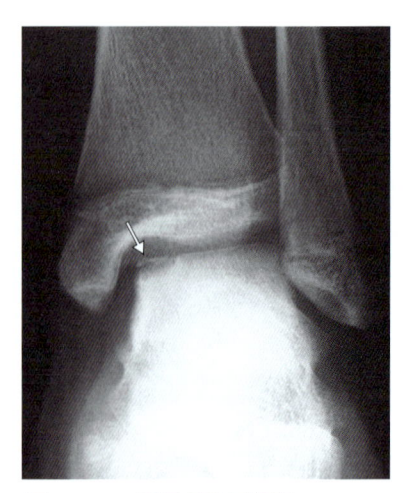

図 34-44　距骨骨軟骨損傷
骨軟骨片(矢印)の離断を認める。

G 外傷後足部障害

1 腓骨筋腱脱臼
dislocation of peroneal tendon

　足関節背屈時に腓骨筋腱に著しい収縮力を生じると腱鞘が障害され腱脱臼を生じる(図 34-43)。外傷例では腓骨腱溝の形態は正常であるが、稀に腓骨腱溝が浅い先天性の脱臼もある。新鮮脱臼では軽度尖足位でのギプス固定が有効であるが、断裂した腱鞘を縫合することもある。陳旧例に対しては制動術が考慮され、DuVries(ドゥブリース)法に代表される腓骨を用いた骨性制動術と Das De(ダスデ)法などの軟部組織による制動術がある。

2 距骨滑車骨軟骨損傷
osteochondral lesion of talar trochlea

　明らかな外傷歴のあるものを骨軟骨骨折 osteochondral fracture、外傷歴がないものを離断性骨軟骨炎 osteochondritis dissecans として区別されることもあるが、両者を合わせて骨軟骨損傷とよぶ。足関節捻挫により生じることが多い。距骨滑車の内側縁または外側縁に生じ、骨軟骨片に対する血行が途絶えるために母床との骨癒合が得られにくい(図 34-44)。

3 足根洞症候群
sinus tarsi syndrome

　足根洞は距骨滑車前外側下方と踵骨前外側上方に囲まれた漏斗状の領域で、固有感覚受容体が豊富に存在することが知られている。足関節捻挫などの外傷後に足根洞開口部の疼痛や後足部の不安定感が残存することがあり、それらの病態を総称して足根洞症候群という。足根洞周囲の軟部組織傷害が原因であると考えられている。

H 全身性疾患に伴う足部障害

1 リウマチ性足部障害
foot and ankle disorders in rheumatoid arthritis

　足は関節リウマチの初発部位として、頻度が高い。適切な内科治療を行わないと、前足部では第2、3 MTP 関節が脱臼し、外反母趾と内反小趾を生じ典型的な扁平三角状変形(→261頁の図17-5参照)きたす。距踵関節が障害されれば扁平足を生じる。リウマチ性足関節障害では、距骨の脆弱性骨折を生じることもある。前足部変形に対しては母趾(第1)MTP 固定術や第2～5MTP 関節切除

関節形成術などが行われてきたが，内科治療が有効な例に対しては関節を温存する術式が適応されることもある．足関節障害に対しては，関節軟骨の障害が著しい場合には，人工足関節全置換術や足関節固定術が選択される．

2 糖尿病性足部障害
diabetic foot

糖尿病では特に足が障害されやすく，代謝障害，血行障害，自律神経障害を含む末梢神経障害により様々な病態を生じる．これを総称して糖尿病性足部障害とよぶ．動脈硬化や血栓形成により血行障害に陥り，進行すれば壊死を生じる．比較的末梢の細動脈で閉塞する傾向があり，血管内治療や外科的血行再建の適応にならないことも多い．末梢神経障害では足趾など遠位ほど障害の程度が強く，痛覚が低下して靴擦れなどの軽微な傷から感染を起こし潰瘍を形成する．また，神経病性関節症（Charcot 関節，➡290 頁参照）を発症すると，足に様々な著しい変形が生じ，変形で生じた骨突出部分には難治性潰瘍を生じる．治療は内科的に代謝を正常化させることが重要で，足に傷を作らないように靴の指導や胼胝の処置などフットケアの観点から予防に努める．潰瘍が生じた場合は皮膚に剪断力を生じないようにトータルコンタクトキャストを巻いて治療する．血行障害や感染が著しい場合には，様々な部位での切断術を考慮しなければならないこともある．

3 足の血行障害
circulation disorders of leg and foot

足は血行障害による障害の好発部位である．動脈系と静脈系の障害があり，動脈閉塞症には他の部位で生じた血栓が遊離して末梢動脈閉塞を生じる急性のものと，動脈硬化性閉塞症や Buerger（バージャー）病などにより緩徐に生じる慢性のものがある（➡299 頁参照）．静脈系の障害としては静脈瘤や静脈血栓症があり，後者は術後合併症として特に注意が必要で，遊離血栓による肺梗塞を引き起こすと死に至ることがある．

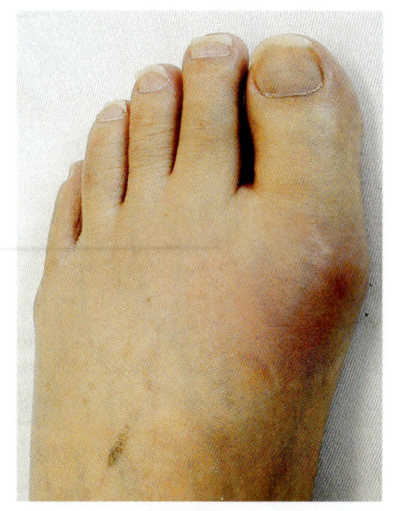

図 34-45　痛風発作
母趾（第 1）MTP 関節周囲の発赤と著しい疼痛を伴う．

4 痛風性関節炎（➡286 頁も参照）
gouty arthritis

高尿酸血症により血中の尿酸が過飽和の状態になり，体内に尿酸ナトリウムが析出し結晶沈着性関節炎をきたした状態を痛風性関節炎という．成人男性に好発し，70％ で母趾（第 1）MTP 関節に発症するが，足のどの部位にでも生じる．突然発症し発赤と激痛を伴うが，予兆があることもある（図 34-45）．消炎鎮痛薬の内服で 2〜3 日で改善することが多いが，引き続き高尿酸血症の治療を要する．

5 血友病性関節症（➡290 頁も参照）
hemophilic arthropathy

第Ⅷ因子欠損の血友病 A と第Ⅸ因子欠損の血友病 B があるが，関節症の病態は同様である．繰り返す関節内出血により絨毛状の滑膜増生を生じると，軽微な外傷でも滑膜が損傷されさらに出血するようになる．このようになった関節を標的関節 target joint とよぶ．足関節は捻挫などの外傷を受ける頻度が高く，最も早期から障害される関節であり，小児期でも末期関節症に陥ることがある（図 34-46）．血液凝固因子の補充療法のもと，鏡視下滑膜切除術を行うことで出血を予防できる．

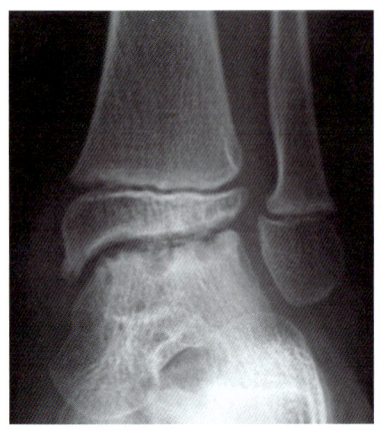

図 34-46　血友病性関節症（小児期）
関節表面に骨びらんを認める。

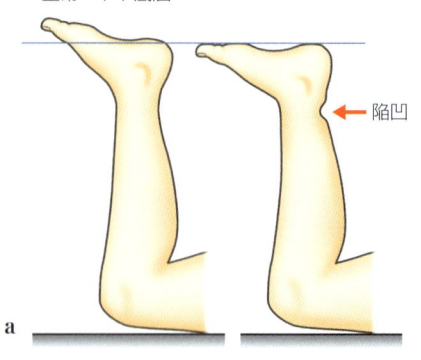

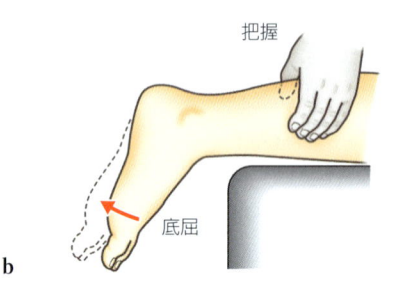

図 34-47　アキレス腱断裂
a. 腹臥位で膝を 90°屈曲させた場合，健側はやや底屈位だが，患側は中間位を示す。
b. 把握テスト（Thompson テスト）：患者をベッドの上で伏臥位または立て膝をした状態で足関節をベッドの端から出す。検者が下腿三頭筋をつかんで足が底屈するのを正常（陰性）とする。患側は動かないのでこれを陽性とする。

I　踵部とアキレス腱の疾患

1　アキレス腱断裂
rupture of Achilles tendon

【病態】
　好発年齢は 30〜40 歳台で，スポーツによる受傷が多いが，高齢者では日常生活中の転倒などで生じる。下腿三頭筋以外の底屈筋の作用により足関節の自動底屈は可能であるが，つま先立ちはできない。断裂部の陥凹の触知や下腿三頭筋の把握テスト（トンプソンテスト：Thompson squeeze test）などを用いて診断する（図 34-47）。

【治療】
　ギプス固定や機能装具を用いて保存療法を行うこともあるが，活動性の高い例には手術療法としてアキレス腱縫合術（→767 頁も参照）が行われる。

2　アキレス腱周囲炎，アキレス腱症
paratenonitis, Achilles tendinopathy

【病態】
　アキレス腱周囲には血行の豊富な腱傍組織（パラテノン paratenon）があり，スポーツなどで使いすぎた場合にこの部分が炎症を起こしアキレス腱周囲炎（→903 頁参照）を生じる。アキレス腱実質部は血行が乏しく炎症は生じにくいが，過度の負荷や加齢変化で変性を生じることがあり，アキレス腱症とよばれる。停止部から 6〜8 cm 上方部分の腱が変性して膨化し，足関節底屈筋力の低下を伴う（図 34-48）。両者の病態を合併していることも多い。

【治療】
　局所の安静を図り，少しヒールのある靴を履きアキレス腱への負荷を軽減する。副腎皮質ステロイドの局所注射は腱断裂を惹起することがあり禁忌である。疼痛が著しい場合にはパラテノンの郭清術や腱再建術を行う。

3　アキレス腱滑液包炎
achillobursitis

【病態】
　アキレス腱停止部近位後方にはアキレス腱皮下

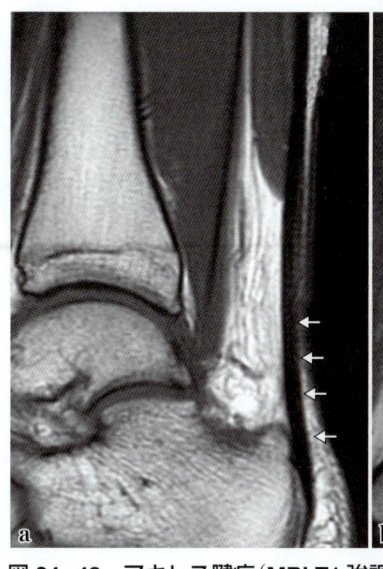

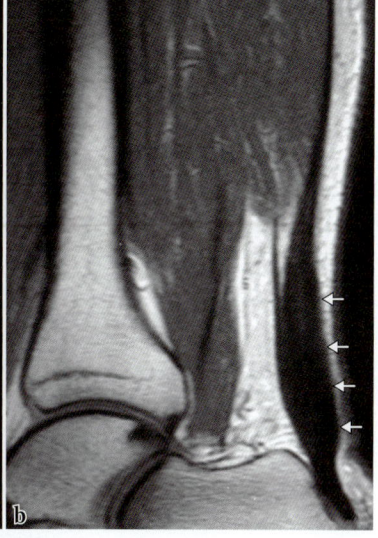

図34-48 アキレス腱症（MRI T1強調像）
a. 正常：アキレス腱の膨化は認められない。
b. アキレス腱（低輝度に描出されている）は膨化している（矢印）。

滑液包があり，前方には踵骨後部滑液包が存在する（図34-49）。その前方には踵骨後上方隆起があり，これが大きいと足関節背屈時に靴のヒールカウンターとの間で，アキレス腱皮下滑液包や踵骨後部滑液包が圧迫され炎症を生じる。足縦アーチが高い例に生じることが多い。Haglund（ハグルンド）病やパンプス瘤 pump bump とよばれることもある。

【治療】
保存療法として局所の安静を図り，少しヒールのある靴を履き滑液包への負荷を軽減する。手術療法としては滑液包と踵骨後上方隆起の切除を行う。

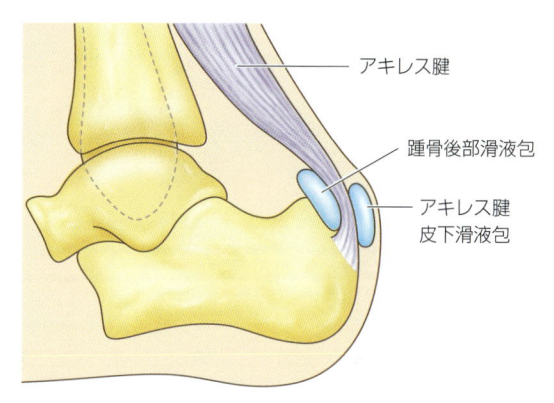

図34-49 アキレス腱滑液包

4 アキレス腱付着部症
insertional Achilles tendinosis

アキレス腱付着部は使いすぎによる変性を生じやすい部位であり，ウォーキング後などに疼痛が増悪する。両側性に生じることが多く，ときにアキレス腱停止部に骨棘形成を認めることがある。

5 足底腱膜炎
plantar fasciitis

【病態】
足底腱膜の踵骨側停止部の変性により踵部痛を生じる疾患であり，朝起きたときの1歩目の踵部痛が特徴的である。ときに踵骨棘が認められるが，腱膜停止部との直接の関係はない。中年以降に好発するが，スポーツ障害としてもみられることがある。

【治療】
ストレッチを励行して腱膜を伸ばすことが重要で，消炎鎮痛薬や踵部にクッションの付いたパッ

ドが有効である．稀に腱切離術が必要になることがある．

●参考文献
1) 高倉義典，北田　力，田中康仁（編）：図説足の臨床第3版．メジカルビュー社，2010
2) 高倉義典，山本晴康，木下光雄（編）：足部診療ハンドブック．医学書院，2000
3) 水野祥太郎：ヒトの足の研究．扁平足問題からの展開．医歯薬出版，1973
4) Kapandji AI（塩田悦仁訳）：カパンジー機能解剖学Ⅱ下肢 原著 第6版．医歯薬出版，2009
5) Mann RA, Coughlin MJ, Saltzman CL：Surgery of the foot and ankle, 8th ed. St. Louise, Mosby, 2006
6) Stiehl JB（ed）：Inman's joint of the ankle, 2nd ed. Milwaukee, Williams & Wilkins, 1991

第VI編 整形外科外傷学

本編で何を学ぶか

- 創傷，捻挫，脱臼，骨折，末梢神経損傷，脊髄損傷など，外傷の種類，分類，病態を系統的に理解する。
- 外傷性骨折，病的骨折，疲労骨折，脆弱性骨折など，原因による骨折の分類，程度による骨折の分類，外力の作用方向による分類，骨折線の走行による分類を学ぶ。
- 正常の骨折治癒経過と骨折治癒に影響する諸因子を学び，遷延治癒や偽関節など骨折治癒の異常の診断，治療を理解する。
- 軟部組織の損傷では，開放性あるいは非開放性の皮膚，筋・腱，血管，靱帯損傷を理解し，区画症候群の病態，診断，治療法，合併症を正確に認識できるようにする。
- 骨折・脱臼の各部位別の病態，症状，診断，治療を学ぶ。成人と小児により病態，合併症などが異なることを理解する。
- 成人骨折では，上肢，胸郭，骨盤，股関節，下肢の各骨折について，分類，病態，診断，保存的療法，手術療法，後療法について理解を深める。各骨折に伴う，急性期合併症，晩期合併症の種類と注意点を理解する。
- 小児骨折では，部位別にみられる特殊性を学び，成長障害や変形治癒などの合併症を理解する。
- 脊椎・脊髄損傷では，頸椎，胸椎，腰椎，仙椎，各部位での発生機序や病態の相違，診断や治療を理解できるようにする。
- 脊椎損傷では，上位頸椎，下位頸椎，胸椎，腰椎，各部位での分類を理解し，その各損傷部位での臨床像，診断，治療を学ぶ。
- 脊髄損傷では，高位別の病態，診断法を理解し，局所症状，全身症状，合併症を学ぶ。保存的療法や手術療法を理解し，リハビリテーションを含めた治療計画を理解する。
- 末梢神経損傷では，損傷が分類でき，運動麻痺，感覚障害，自律神経障害について理解できるようにする。診断のための徴候や検査法を学び，代表的な末梢神経損傷の病態，診断，治療を理解する。

第Ⅵ編 整形外科外傷学の構成マップ

35章 外傷総論

- 外傷の定義と種類 —— 731頁
- 外傷患者の診療体制 —— 732頁
- 捻挫と靱帯損傷 —— 732頁
- 脱臼と亜脱臼 —— 733頁
- 骨折 —— 734頁
  - 骨折の分類 —— 734頁
  - 骨折の治癒過程 —— 738頁
  - 骨折の症状 —— 741頁
  - 骨折の診断 —— 742頁
  - 骨折の治療 —— 743頁
  - 骨折の合併症 —— 752頁
- 挫滅（圧挫）症候群 —— 759頁
- 集団災害時の対応 —— 759頁

36章 軟部組織損傷

- 皮膚損傷 —— 762頁
  - 皮膚損傷の分類と症状 —— 762頁
    [擦過創，擦過傷，切創，刺創，咬創，挫傷，挫創，挫滅創，皮膚欠損創]
  - 開放創の処置 —— 764頁
- 筋・腱損傷 —— 767頁
- 血管損傷 —— 769頁
- 靱帯損傷 —— 771頁
- 区画症候群 —— 772頁

37章 骨折・脱臼

- 成人の骨折と脱臼 —— 776頁
  - 胸郭の外傷[肋骨骨折，胸骨骨折，胸鎖関節脱臼] —— 795頁
  - 骨盤の骨折[骨盤輪の骨折，寛骨臼の骨折] —— 797頁
  - 股関節部の骨折と脱臼[外傷性股関節脱臼と脱臼骨折（後方脱臼，前方脱臼，中心性脱臼），大腿骨近位部骨折（大腿骨頭骨折，大腿骨頸部骨折，大腿骨転子部骨折，大腿骨転子下骨折）] —— 801頁
  - 大腿骨骨幹部骨折 —— 811頁
  - 膝関節部の骨折・脱臼[大腿骨顆上・顆部骨折，膝蓋骨骨折，外傷性膝関節脱臼，外傷性膝蓋骨脱臼，膝関節部の骨軟骨骨折，脛骨近位端骨折] —— 812頁
  - 下腿骨骨折 —— 817頁
  - 足関節部の骨折と脱臼[果部骨折，足関節骨折，脛骨天蓋骨折（ピロン骨折），外傷性足関節脱臼，足関節部の捻挫と靱帯損傷] —— 820頁
  - 足部の骨折と脱臼[距骨骨折と距骨の脱臼，踵骨骨折，Lisfranc関節の脱臼と脱臼骨折，中足骨骨折，足趾骨の骨折] —— 824頁

38章 脊椎・脊髄損傷

- 脊髄損傷 ──── 842頁
  - 病態, 合併症 ──── 842頁
  - 神経学的評価 ──── 843頁
  - 神経学的高位診断 ──── 844頁
  - 横断的局在診断 ──── 巻末資料, 846頁
  - 急性期の治療(救命処置と全身管理) ──── 851頁
  - 回復期の治療 ──── 852頁
  - 慢性期の治療 ──── 853頁
- 脊椎損傷 ──── 854頁
  - 脊椎損傷の分類 ──── 855頁
    - 上位頚椎損傷(Oc-C2) ──── 855頁
      [後頭顆骨折, 後頭環椎脱臼, 環椎骨折, 軸椎骨折, 環軸関節脱臼]
    - 中・下位頚椎損傷(C3-7) ──── 857頁
    - その他の特徴的な骨折[棘突起骨折, 涙滴骨折] ──── 858頁
    - 頚椎捻挫(外傷性頚部症候群) ──── 859頁
    - 胸腰椎損傷 ──── 859頁
      [圧迫骨折, 破裂骨折, シートベルト型損傷(屈曲伸延損傷), 脱臼骨折]
    - 上記以外の骨折[椎弓骨折, 横突起骨折] ──── 862頁
    - 仏骨骨折 ──── 863頁
  - 脊椎損傷の診断 ──── 863頁
  - 脊椎損傷の治療 ──── 864頁

39章 末梢神経損傷

- 末梢神経損傷の分類 ──── 868頁
- 末梢神経損傷の臨床症状 ──── 873頁
  - 運動麻痺 ──── 875頁
  - 感覚障害 ──── 876頁
  - 自律神経障害 ──── 877頁
- 検査 ──── 877頁
- 診断と治療 ──── 880頁
- 代表的な末梢神経損傷 ──── 884頁
  [腕神経叢損傷, 橈骨神経麻痺(後骨間神経麻痺), 尺骨神経麻痺, 正中神経麻痺(円回内筋症候群, 前骨間神経症候群, 特発性前・後骨間神経麻痺), 総腓骨神経麻痺]

- 肩関節部の骨折と脱臼[鎖骨骨折, 肩甲骨骨折, 外傷性肩関節脱臼(前方脱臼, 後方脱臼), 肩鎖関節脱臼, 上腕骨近位部の骨折] ──── 776頁
- 上腕骨骨幹部の骨折 ──── 781頁
- 肘関節部の骨折と脱臼[上腕骨遠位部骨折, 肘頭骨折, 橈骨近位端の骨折, 外傷性肘関節脱臼と脱臼骨折(後方脱臼, 前方脱臼, 側方脱臼と分散脱臼)] ──── 782頁
- 前腕骨骨折[橈骨・尺骨骨幹部骨折, 橈骨骨幹部骨折, 尺骨骨幹部骨折] ──── 786頁
- 手の骨折と脱臼[橈骨遠位部骨折(Colles骨折, Smith骨折, Barton骨折, 運転手骨折〈ショフール骨折〉), 手根骨の骨折と脱臼(舟状骨骨折, 月状骨脱臼, 月状骨周囲脱臼, 有鈎骨鈎骨折), 第1CM関節脱臼骨折〈Bennett骨折〉, 中手骨骨折, 指骨骨折, 指関節脱臼] ──── 788頁
- 小児の骨折 ──── 828頁
  - 上肢帯と上肢の骨折[鎖骨骨折, 上腕骨の骨折(上腕骨顆上骨折, 上腕骨外側顆骨折, 上腕骨近位骨端損傷, 上腕骨内側上顆骨折), 前腕骨の骨折(橈骨・尺骨骨幹部骨折, Monteggia骨折, 橈骨近位端の骨折, 橈骨遠位端の骨折)] ──── 828頁
  - 下肢帯と下肢の骨折[骨盤の骨折, 大腿骨の骨折(大腿骨骨幹部骨折, 大腿骨遠位骨端離開, 大腿骨頚部骨折), 下腿骨骨折(脛骨顆間隆起骨折, 脛骨粗面骨折, 脛骨遠位骨端離開)] ──── 834頁
  - 被虐待児症候群(小児虐待) ──── 838頁

第35章 外傷総論

診療の手引き

- [ ] 1. 重度外傷では短時間でバイタルサイン（意識，循環，呼吸）をチェックし，必要に応じて「救急蘇生のABC（気道確保 airway，人工呼吸 breathing，心臓マッサージ circulation）」を即座に開始する。
- [ ] 2. 重度外傷では，外傷性ショック，圧挫症候群，播種性血管内凝固症候群（DIC），急性呼吸窮迫症候群（ARDS），脂肪塞栓症候群などの重篤な合併症の可能性を念頭に置く。頻脈，努力呼吸，不穏，発汗，蒼白，乏尿などの症状に注意し，血圧測定，血液・尿検査，胸部X線撮影を経時的に行う。
- [ ] 3. 多発外傷患者の場合，バイタルサインのチェックと損傷部の診断をした後，気道の確保，心マッサージ，出血コントロール，輸液・輸血など生命維持に必要な初期治療を手早く行ってから，第三次救急医療施設へ転送する。
- [ ] 4. 多臓器損傷が疑われるときは，初めから第三次救急医療施設に委ねる。
- [ ] 5. 明らかな胸部・腹部の損傷がないにもかかわらず血圧が下がっていくときは，骨盤骨折を考える（出血性ショックの危険が高い）。1,000〜5,000 mlの出血があるので，緊急輸血が必要となる。
- [ ] 6. 交通事故，転落事故，機械による労災事故などの高エネルギー外傷 high energy trauma では，衣服を全部脱がせて全身の診察を行う。麻痺がなくても，頚椎の保護と検査を忘れてはならない。
- [ ] 7. 初期治療が一段落した後に，受傷状況を本人または関係者に詳しく聞く。単に交通事故や転落事故，スポーツ外傷といった捉え方でなく，患者にどのような外力が加わったかを分析するように心がける。事故現場の略図に，患者の位置，姿勢，外力が作用したと思われる部位を記入し，加わった外力の種類，速度も確かめる。
- [ ] 8. 骨・関節の重度外傷の場合，四肢に先立って「CRASH（心肺機能障害 cardio-respiratory，腹部臓器障害 abdomen，脊椎・脊髄損傷 spine，頭部損傷 head）」をすばやくチェックする。
- [ ] 9. 四肢損傷のチェックポイントは「PLAN（骨盤 pelvis，上下肢 limb，動脈 arteries，神経 nerves）」である。
- [ ] 10. 開放骨折では，開放創の程度（大きさ，汚染など），受傷後の経過時間（6時間以内が golden period）によって治療法が全く異なってくるので，的確な病歴の聴取と評価が要求される。
- [ ] 11. 汚染の著しい開放骨折では，徹底した創面清掃（デブリドマン），破傷風・ガス壊疽の予防が必要である。また初診時から抗菌薬を全身投与する。
- [ ] 12. 血管損傷，特に主要動脈の損傷は常に緊急手術の対象となる。
- [ ] 13. 外傷患者が多数出る集団災害のときは，各自の重症度を判定し，直ちに治療を必要とする患者を選別する（トリアージ）。

A 外傷とは

1 外傷の定義

外傷は「何らかの物理的外力が作用して生じた生体の損傷」と定義され，交通事故，転落，重量物による圧挫，鈍器による殴打，刃物などの鋭利なものによる損傷など種々の原因で発生する。受傷原因，外力の大きさや方向などによって損傷の形態，程度はまちまちであり，重症度や緊急度は大きく異なる。

2 外傷の種類

A 軟部組織損傷，創と傷（→762頁参照）

皮膚，皮下組織，筋肉，腱，血管や神経の損傷を包含するものが軟部組織損傷である。

物理的外力による体組織の損傷，特に体表組織の損傷を**創傷** wound とよぶ。一般に「創」は皮膚の開放性の機械的損傷を意味し，「傷」は非開放性損傷を意味する。**擦過傷** abrasion は表皮の剝脱あるいは剝離はあるが，真皮は断裂していない。また**打撲傷** contusion は鈍的外力による損傷で，皮膚の断裂はないが，外力の大きさ・部位によって皮下組織だけでなく，筋肉，骨などにも損傷が及ぶことがある。

B 鈍的外傷と鋭的外傷

加わった外力の質的な違いによって，鈍的外傷と鋭的外傷に分けられる。

鈍的外傷は交通事故や転落，スポーツ中の事故などによって起こり，わが国の重症外傷の大多数を占める。鋭的外傷に比較して作用する外力が大きく，広範な軟部組織損傷を伴い，多発外傷になることが多い。皮膚表面の傷のみのこともあるが，皮膚が断裂して皮下組織が露出する創を形成することもある。

鋭的外傷はガラス片や刃物，銃弾，先の尖った鋭利なピンや釘によって損傷された切創，刺創などである。鈍的外傷に比べると少なく（10～20％），軽症のことが多いが，損傷が大血管や重要臓器に達すると致命的となる。

C 捻挫と靱帯損傷

関節が生理的な範囲を超えて運動を強制された場合，関節包や靱帯の一部が損傷されるが，関節の適合性が保たれている状態を**捻挫** sprain とよぶ。関節の安定性に関与する重要な靱帯の損傷を伴う場合には**靱帯損傷** ligament injury として別に扱う。膝十字靱帯・側副靱帯，足関節前距腓靱帯などの損傷が多い（→732頁，771頁参照）。

D 脱臼（→733頁，各論は775頁～を参照）

捻挫と同様の受傷機序である。関節面相互の適合性が失われたものが脱臼 dislocation であるが，関節面が一部接触しているものを**亜脱臼** subluxation，完全に適合性を失ったものを**脱臼**とよぶ。**先天性脱臼** congenital dislocation は関節包内脱臼であるが，**外傷性脱臼** traumatic dislocation では関節包や靱帯の損傷を伴い，関節を構成する骨の一方が関節包の外に逸脱する関節包外脱臼となる。

E 骨折（→734頁，各論は775頁～を参照）

骨折は何らかの原因で，骨の生理的連続性が失われた状態であり，完全に連続性が失われたものを**完全骨折** complete fracture，部分的に連続性が失われたものを**不完全骨折** incomplete fracture とよぶ。

F 脊椎・脊髄損傷（→841頁参照）

脊柱に対して強い圧迫（頭尾側方向），屈曲，捻転，剪断など外力が加わった場合に脊椎が損傷される。交通事故や転落事故によって生じることが多く，約50％に脊髄損傷を合併する。脊髄損傷は外力による機械的損傷だけでなく，脊髄の出血，循環障害，生化学的障害，代謝障害などが加重されて病態が成立する。臨床的に問題になるのは麻痺であり，麻痺の程度とレベルが，遺残する障害（ハンディキャップ）に影響する。

G 末梢神経損傷（→868頁参照）

末梢神経には，刃物やガラスなどによる切創に伴って起こる開放性損傷と，骨折や外部からの圧迫あるいは牽引によって起こる閉鎖性損傷がある。

3 外傷患者の診療体制

わが国では，1963年の消防法の改定に引き続いて，厚生省(現 厚生労働省)から1964年に救急病院等の整備に関する省令が出されて，政府主導で全国的な救急診療体制の整備が始められた。この制度は増加する交通事故による傷病者を収容することを主な目的としており，重症救急患者を治療するには不十分であった。そこで1977年，厚生省は，主に外来に通院可能な救急患者を扱う初期(一次)救急医療施設から，入院治療を要する患者を収容する二次救急医療施設，さらに一般病院では治療できない，救命処置を要する重症患者を扱う第三次救急医療施設に流れる医療体制の整備を行った(図35-1)。

その後，医療機関，消防署，救急車，警察などの救急医療情報システムが整備され，さらに救急救命士が救急車に乗り込むなど，法的整備が続けられている。しかしドクターカーやドクターヘリの活用はまだ不十分で，また外傷を専門とする救急医が常時勤務する第三次救急医療施設は十分整備されていない。特に，重症患者の救命に極めて重要な意味をもつ病院前救護(pre-hospital evaluation and care：救命救急センターに搬送されるまでの評価と対応)のあり方は，先進諸外国に比べて遅れている。

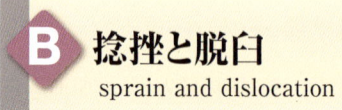

B 捻挫と脱臼
sprain and dislocation

1 捻挫と靱帯損傷
sprain and ligament injury

【定義】

関節靱帯は関節の生理的な運動を維持・制御し，関節に安定性を付与する大切な組織である。関節固有の生理的な範囲以上，あるいは生理的な方向以外の外力が加わると関節包や靱帯の一部が損傷されるが，関節面相互の適合性が正常に保たれている状態を捻挫という。足関節，膝関節などの荷重関節にスポーツ外傷として多発するが，上肢にもみられる。足関節では前距腓靱帯，踵腓靱帯が，膝関節では内側側副靱帯，前十字靱帯が損

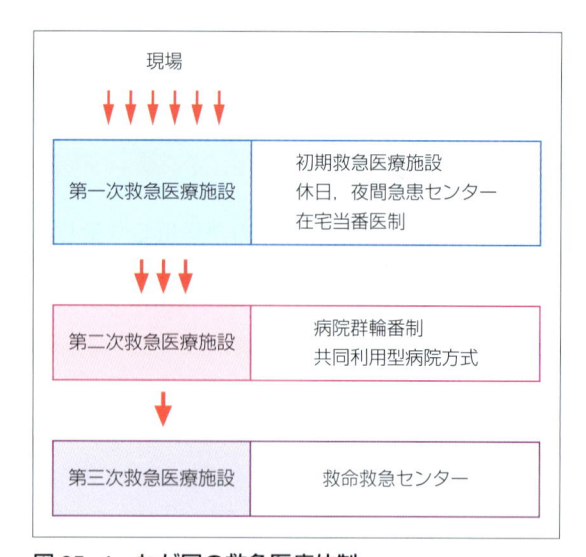

図35-1 わが国の救急医療体制
矢印の向きと数は患者の流れと数を示す。

傷されやすい。

【症状，診断】

疼痛と，軽度の機能障害が生じる。受傷直後には血腫は少ないが，次第に内出血・浮腫によって腫脹が発生する。関節の運動を制限しながら荷重・歩行することができる。損傷された関節包や靱帯に一致して圧痛があり，ストレスによって疼痛を再現することができる。関節包や靱帯の損傷が軽度の場合には異常動揺性はないが，高度な場合には**異常動揺性**が出現する。例えば，足関節の捻挫では底屈・内がえしを強制することにより外果前下方に疼痛を訴える。前距腓靱帯の損傷が高度な場合には前方引き出しテスト(→680頁参照)が陽性で，さらに踵腓靱帯が断裂すると**内反動揺性**が明らかになる。関節包や靱帯，腱などが関節の安定性に大きく関与する肩関節や膝関節では，安静時には関節面の相互関係が保たれていても運動による不安定性を残すことがあるので，主要靱帯の明らかな損傷は不全靱帯損傷である捻挫とは分けて考えたほうがよい。

【治療，予後】

異常動揺性のない軽症例では疼痛・腫脹も軽度で，2週間前後の湿布，弾性包帯固定で治癒する。特定の方向へのストレスで疼痛が再現される中等症例では，2〜4週間の適切なテーピングあるいはギプス固定(キャスト固定)を要し，治癒に2〜3カ月を要する。動揺性の著明な重症例では一般

に 3〜6 週間のギプス固定を行うが，手術が必要なこともあり，治癒に 3 カ月以上を要する．

中等症，重症例の治療をなおざりにすると異常動揺性を残し，スポーツ復帰が困難になることもある．このような場合には靱帯再建術を行う．

2 脱臼と亜脱臼
dislocation and subluxation

【定義】

捻挫や靱帯損傷と同様の受傷機序で関節面の相互の位置関係が失われているが，なお一部接触を保っているものを**亜脱臼** subluxation，完全に接触を失ったものを**脱臼** dislocation とよび，関節面の骨折を伴うものを**脱臼骨折** fracture dislocation とよぶ．外傷性脱臼では，関節を構成する骨の一方が破れた関節包の外に逸脱している（関節包外脱臼）．脱出した骨が関節包の裂孔で絞扼されて徒手整復が困難なことがある．これをボタン穴脱臼 buttonhole dislocation とよび，股関節脱臼に多くみられる．

【症状，診断】

完全脱臼では疼痛と運動制限が著しい．関節腔は空虚で正常な関節の輪郭は失われ，患肢は短縮し特有の肢位に固定される（図 35-2）．また他動的に動かすと弾力性のある抵抗を示す．これを**ばね様固定**とよぶ．

正確な診断のためには少なくとも 2 方向の単純 X 線撮影を行い，関節面相互の関係を注意深く読影する．診断が困難な場合はさらに斜位撮影やストレス撮影，あるいは CT を追加する．四肢の関節の脱臼は体幹に近い骨を基準にし，その遠位の骨が脱臼した方向によって，前方・後方・側方脱臼などのように表現する．脊椎では骨盤を基準とし，より上位の椎体が転位した方向で表現する．

【治療】

脱臼は速やかに整復することが望ましい．大腿骨頭や上腕骨頭は，脱臼から整復までの時間が長くなるほど外傷性骨壊死の発生頻度が高くなるからである．無理な整復操作は新たな骨折を起こすことがあるので，可能な限り適切な麻酔下に，疼痛と筋の緊張を取り除いて行う．整復後，関節包の損傷部が治癒する 3 週間は固定する必要がある．固定法，肢位は関節によって異なる．

陳旧性脱臼は徒手整復が困難なため観血的に整復する．また脱臼骨折では脱臼の徒手整復が可能であっても，関節面の転位が大きい場合には適合性を修復するために観血的に整復・固定するべきである．小さな骨片が関節摺動面に嵌入している場合には摘出する．

【予後，続発症】

整復までの時間，骨折の合併，開放性か否か，周囲の組織損傷の程度などによって予後が異なる．以下に代表的な続発症を記載する．

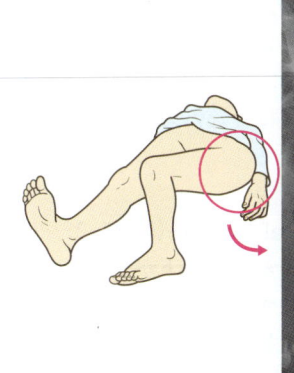

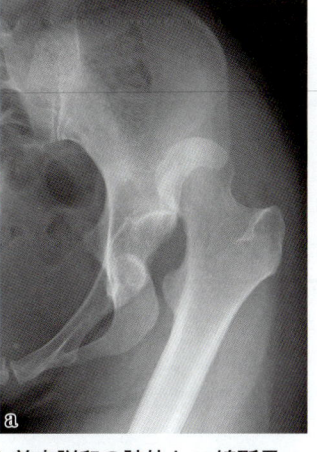

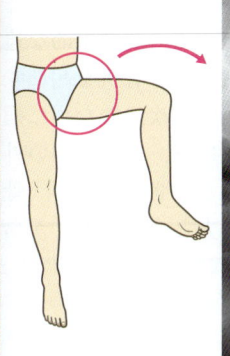

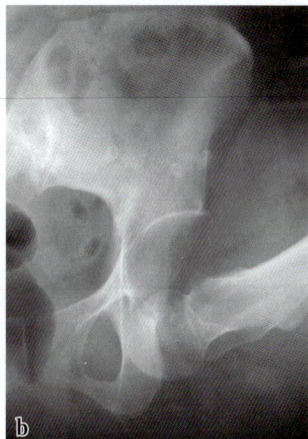

図 35-2 股関節後方脱臼と前方脱臼の肢位と X 線所見
a．30 歳女性．股関節後方脱臼では患肢は屈曲・内転する．
b．51 歳女性．股関節前方脱臼では患肢は屈曲・外転する．

A 脱臼・亜脱臼の続発症

1 ● 陳旧性脱臼 unreduced dislocation

脱臼が整復されずに放置されたものである。徒手的に整復できないことが多い。関節包の損傷部は瘢痕化し，逸脱した関節端と癒着する。また収縮した関節包に包まれた関節内も瘢痕組織が介在する。関節周囲の筋群も線維化し，その機能を失う。したがって観血的整復が必要となるが，決して容易ではない。

2 ● 反復性脱臼 recurrent dislocation

外傷性脱臼を契機に，比較的軽度の外力や関節運動によって，当該関節が繰り返し脱臼するようになった状態をいう。肩関節に高頻度に発生する。多くの場合，初回脱臼時に損傷された軟部組織（主に関節唇と関節包）が修復されないために再発する。

Advanced Studies

動揺関節 flail joint

他動的に関節を動かすと正常範囲を越えた可動性を示したり，動いてはならない方向に異常な運動を示す状態である。小さな外力でも脱臼，亜脱臼を起こす。靱帯や関節包の弛緩，関節辺縁の関節軟骨の断裂，あるいは骨の欠損により起こる。晩期には二次性変形性関節症に移行することが多い。肩関節，足関節に発生しやすい。

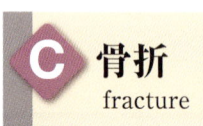

C 骨折 fracture

【定義】

骨が何らかの原因によって，その解剖学的な連続性を断たれた状態を骨折とよぶ。骨折を起こすには，骨が全身的あるいは局所的疾患のために病的に脆弱化している場合を除けば，十分に強い外力（エネルギー）が作用することが必要である。骨折を起こす外力には，直達外力と介達外力とがあるが，後者の場合は筋の異常収縮力が加味される。

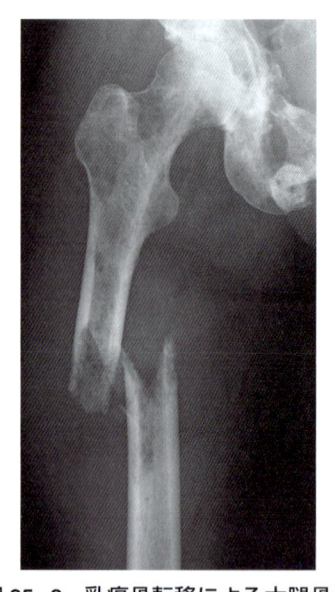

図 35-3　乳癌骨転移による大腿骨の病的骨折（59歳女性）
骨折部および骨髄内にある不規則な透亮像は転移性腫瘍によるものである。

1 骨折の分類

A 原因による骨折の分類

1 ● 外傷性骨折 traumatic fracture

正常な骨に強い外力が加わって生じる骨折である。外力の加わった部位に骨折が生じる（直達外力による）場合と，外力が加わった部位から離れた部位に生じる（介達外力による）場合とがある。転倒して膝をついたときに生じる膝蓋骨骨折は直達外力によるものであり，手をついて倒れたときに生じる上腕骨顆上骨折は介達外力によるものである。

2 ● 病的骨折 pathological fracture（図35-3）

骨の局所的な病変による強度低下が基盤となって，通常では骨折を起こすとは考えられないような軽微な外力で生じる骨折である。転移性あるいは原発性骨腫瘍，化膿性骨髄炎などの局所病変によって起こることが多い。単発あるいは多発性骨髄腫，白血病などの血液悪性腫瘍によるものも含まれる。

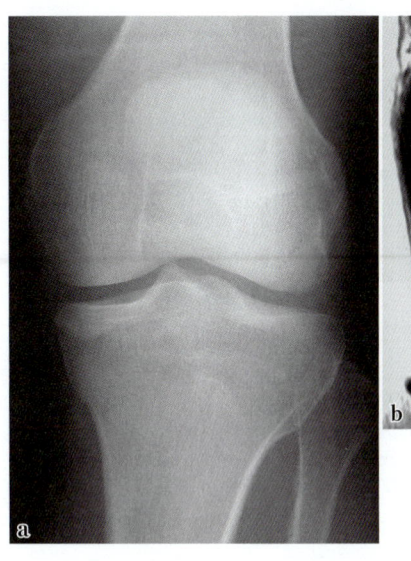

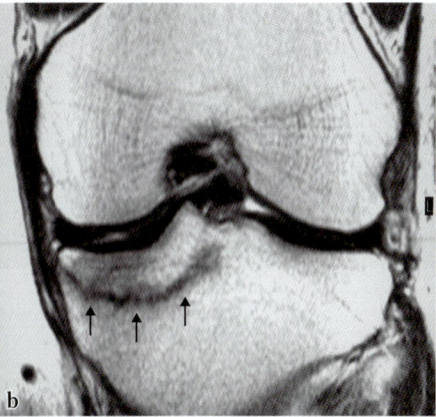

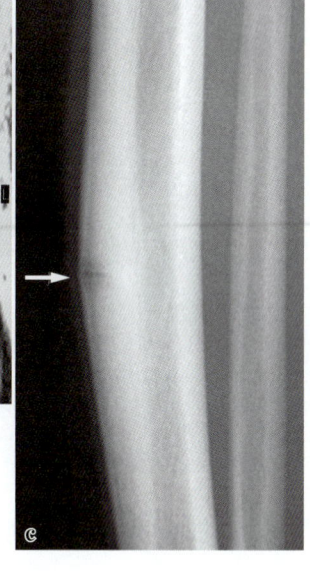

図 35-4　疲労骨折
a, b. ランニングによる脛骨の疲労骨折（36 歳男性）。単純 X 線像（a）では明らかでないが，MRI T2 強調像（b）では内側顆に骨折線がある（矢印）。
c. 跳躍による脛骨疲労骨折（8 歳男児）。脛骨前方の骨皮質内に骨透亮像（骨折部；矢印）があり，それを中心として骨皮質の肥厚（骨膜性骨新生）がみられる。Ewing 肉腫との鑑別が問題となる。

3 ● 疲労骨折 fatigue fracture（図 35-4, ➡ 897 頁参照）

健常な骨に，通常は骨折を起こさない程度の負荷が繰り返し加わった場合に生じる骨折である。針金を曲げ伸ばししていると折れるのと同様の機序によるが，骨では生体反応として骨膜反応，仮骨形成などの修復反応を伴うところが金属と異なる。急に環境や習慣を変えて激しい運動を繰り返したときに起こりやすい。スポーツによる疲労骨折は脛骨に多く，疾走型と跳躍型とがある。中足骨に起こる疲労骨折は **行軍骨折** march fracture ともよぶ。

4 ● 脆弱性骨折 insufficiency fracture（図 35-5）

強度が低下した骨に，日常生活程度の負荷で生じる骨折である。原因としては骨粗鬆症，骨軟化症が多く，椎体，骨盤，大腿骨頚部などに好発する。そのほか長期透析，糖尿病，関節リウマチも原因となる。

B 部位による骨折の分類（図 35-6）

長骨では，骨幹部骨折 diaphyseal fracture，骨幹端部骨折 metaphyseal fracture，および骨端部骨折 epiphyseal fracture に大別される。骨折線が純粋に関節内に限局する骨折は，**関節内骨折** intra-articular fracture あるいは骨軟骨骨折 osteochondral fracture とよんで区別する。脱臼に骨端部骨折を合併するものは **脱臼骨折** fracture dislocation とよぶ。

C 程度による骨折の分類

1 ● 完全骨折 complete fracture
骨の連続性が完全に断たれたもの。

2 ● 不完全骨折 incomplete fracture
部分的に連続性が失われたもの。**亀裂骨折** fissure fracture，**若木骨折** greenstick fracture，**膨隆骨折** buckle fracture（竹節骨折 bamboo fracture），**急性塑性変形** acute plastic bowing などが含まれる（図 35-7）。

> **やってはいけない医療行為**
> 無麻酔での無理な整復操作を繰り返しやってはいけない。新たな骨折を起こす危険がある。

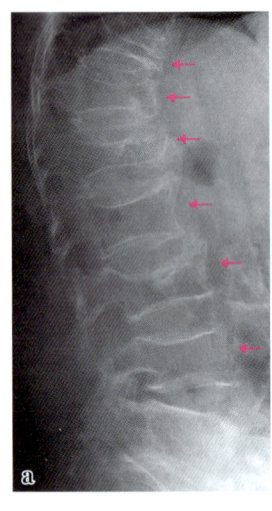

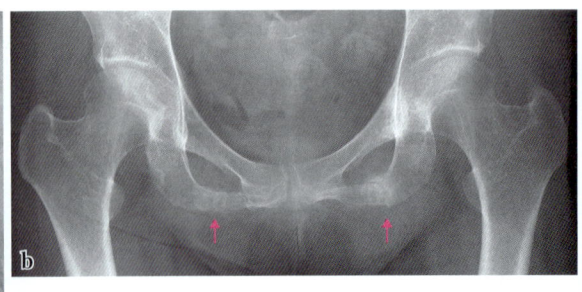

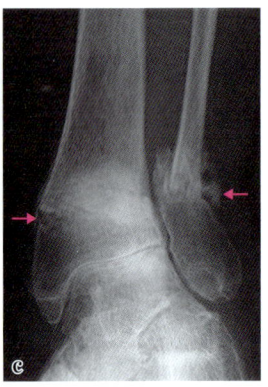

図 35-5 脆弱性骨折
a. 75 歳女性（原発性骨粗鬆症）の脊椎圧迫骨折（矢印）
b. 42 歳女性（関節リウマチ）の坐骨脆弱性骨折（矢印）
c. 52 歳女性（関節リウマチ）の脛骨・腓骨骨折（矢印）
いずれも明らかな外傷なく，自然に発生したものである。

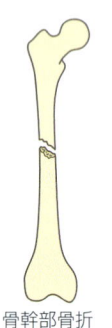

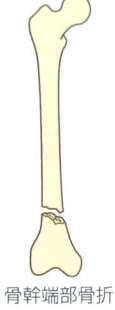

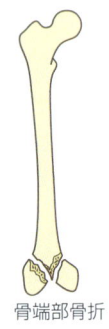

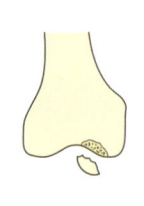

骨幹部骨折　骨幹端部骨折　骨端部骨折　関節内骨折（骨軟骨骨折）　脱臼骨折

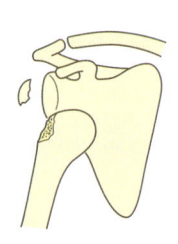

図 35-6　部位による骨折の分類

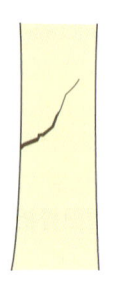

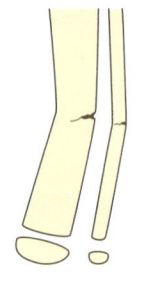

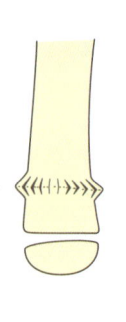

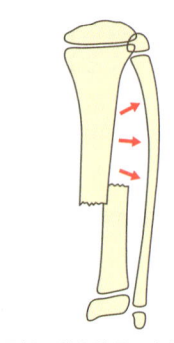

亀裂骨折　若木骨折　膨隆骨折（竹節骨折）　脛骨骨折に伴う腓骨の急性塑性変形

図 35-7　不完全骨折の種類

3 ● 不顕性骨折 occult fracture（図 35-8）

単純 X 線像では明らかでないが，MRI などによって骨折の存在が証明されるもの。大腿骨近位部，脛骨近位部，上腕骨大結節などでみられる。骨挫傷 bone bruise との厳密な区別は難しい。

D 外力の作用方向による骨折の分類（図 35-9）

1 ● 屈曲骨折 bending fracture

骨に直達あるいは介達的に屈曲力が加わって生じる。

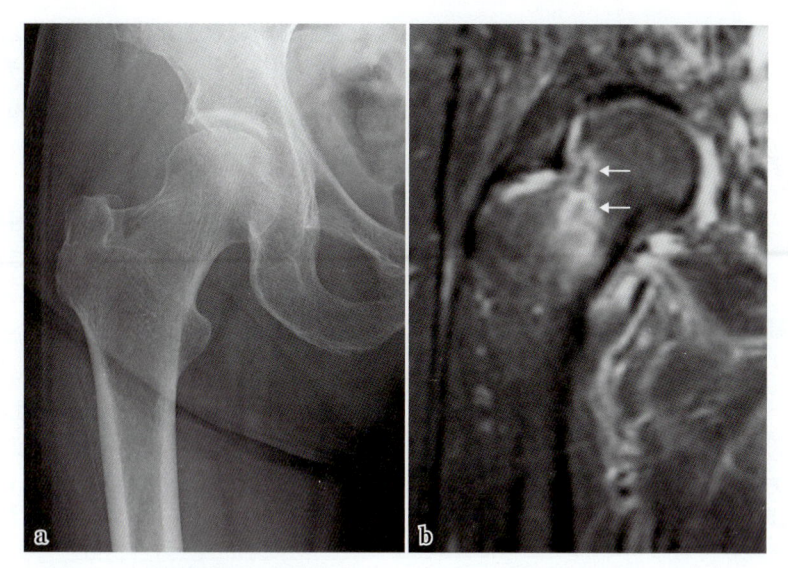

図 35-8　不顕性骨折（74 歳女性）
単純 X 線像（**a**）では明らかでないが，MRI の STIR 像（**b**）では大腿骨頸部に高信号域があり，骨折が疑われる（矢印）。

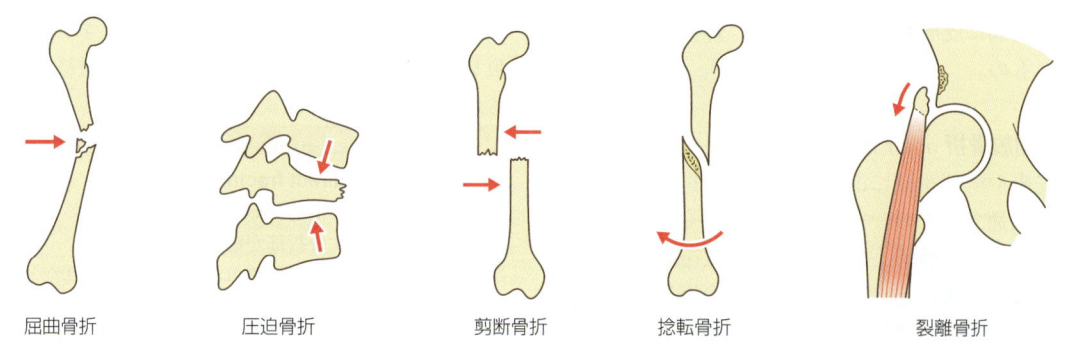

図 35-9　外力の作用方向による骨折の分類
屈曲骨折　　圧迫骨折　　剪断骨折　　捻転骨折　　裂離骨折

2● 圧迫骨折 compression fracture
　脊椎椎体骨折に代表される，軸方向の圧迫力による骨折。

3● 剪断骨折 shearing fracture
　剪断力（平行で逆向きの 2 つの力）による。

4● 捻転骨折 torsion fracture
　体重をかけたまま上体を捻った場合，または投球動作などで強い捻転力が上腕骨に加わった場合などに生じる。

5● 裂離骨折 avulsion fracture
　筋肉の瞬間的な収縮によって生じる骨折。大腿四頭筋の収縮による下前腸骨棘骨折や脛骨結節骨折，上腕三頭筋の収縮による肘頭骨折などがこれに含まれる。

E　骨折線の走行による分類

　骨折線の走行によって基本的には **横骨折** transverse fracture，**斜骨折** oblique fracture，**螺旋骨折** spiral fracture などに分けられる。捻転骨折は螺旋骨折になりやすい。またこれらの骨折線が複数存在し，骨片の多いものを **粉砕骨折** comminuted fracture とよぶ（図 35-10）。

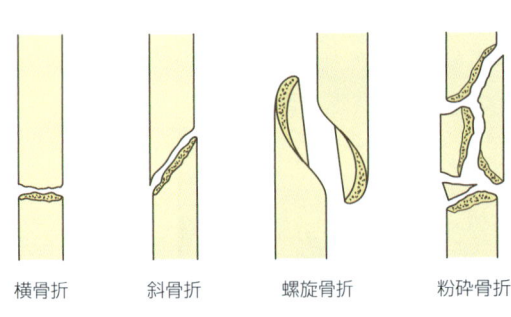

横骨折　斜骨折　螺旋骨折　粉砕骨折

図 35-10 骨折線の走行による骨折の分類

Advanced Studies

骨折片相互の転位方向による分類

骨片相互の位置関係によって図 35-11 のように分類する。

F 骨折部と外界の交通による分類

1● 皮下骨折（単純骨折）closed fracture（closed or simple fracture）

骨折部に皮膚軟部の創がなく，外界との交通がないもの。

2● 開放骨折 open fracture

皮膚や軟部組織に創が存在し，骨折部と外界が直接交通するもの。感染の危険が高く，初期治療の段階で皮下骨折とは異なった注意を要する。したがって，後に述べるように骨折治癒過程に不利な要素が多い。開放骨折を複雑骨折 compound fracture ともよぶが，骨折線が複雑に入り組んで多数の骨片を有する**粉砕骨折** comminuted fracture と混同しやすいので最近はあまり用いられない。

開放骨折は軟部組織損傷の程度によって初期治療が異なるので，Gustilo（ガスティロ）分類（図 35-12）を用いるのが一般的である。

G 骨折の包括的分類

骨折の形態や重症度，治療の困難さなどを考慮し，どの部位にも共通なルールで骨折を分類する方法として，AO（→アーオーと読む；746 頁参照）分類がある。AO 分類ではすべての骨折を A，B，C の 3 つの型（type）に分け，それぞれを A1，A2，A3 のように 3 つの群（group）に分ける（図 35-13）。ただし臨床の現場では，AO 分類よりも骨折部位固有の分類法のほうが好んで用いられることがある。

2 骨折の治癒過程

A 正常な骨折治癒経過

骨は，損傷しても正常な過程で治癒すれば，瘢痕を残さずに治癒するという点が他の組織と異なる。2 通りの治癒の様式がある。

Advanced Studies

1● 直接骨折治癒 direct fracture healing

一次骨折治癒 primary fracture healing ともいう。仮骨 callus を形成せずに骨折部が癒合する治癒様式で，両骨折端が正しく解剖学的に整復され，強固に固定されたときにのみ生じる。例えば，骨折部を展開し解剖学的に隙間なく整復して，強固なプレートで内固定する圧迫骨接合法を行った場合である。しかしこの方法では，癒合した骨折部が海綿骨化して強度が低下することがある。そのため，プレート抜去後に再骨折することがあり，臨床的にはあまり

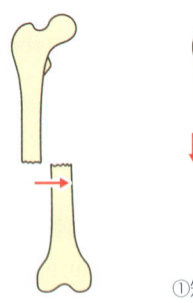

横転移（側方転位）　①短縮（重畳）　②伸延（離開）　角状変形　回旋転位　嵌合
lateral displacement　shortening or overriding　distraction　angular deformity　rotatory displacement　impacted
　　　　　　　　　縦転位
　　　　　　　　　longitudinal displacement

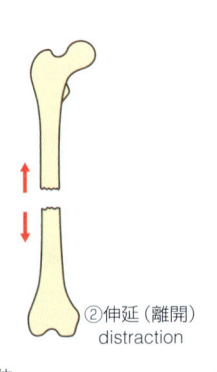

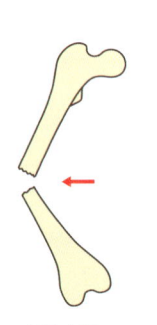

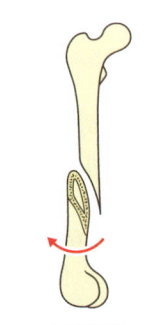

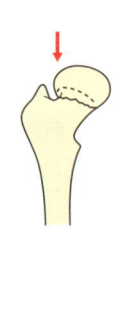

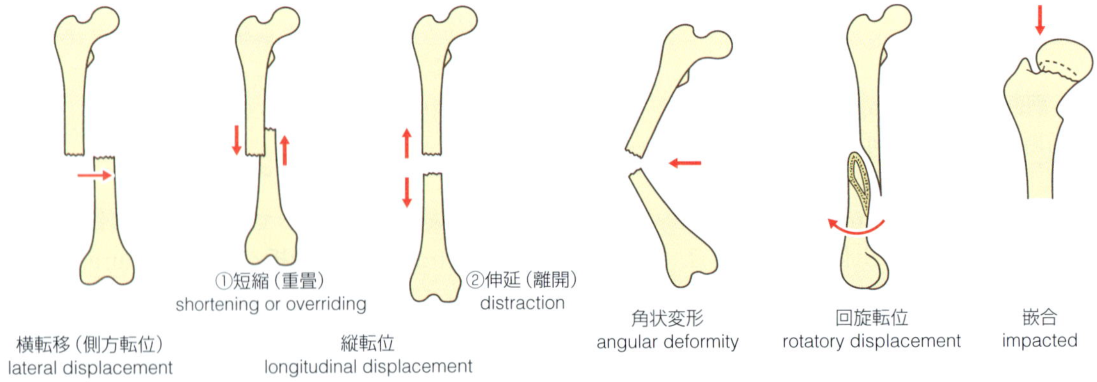

図 35-11 転位方向による骨折の分類

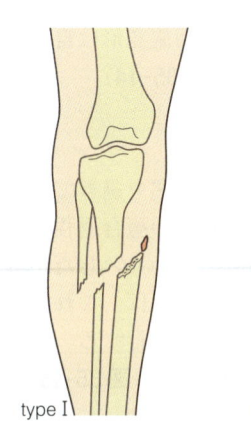

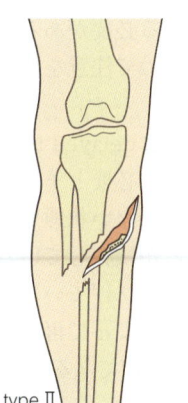

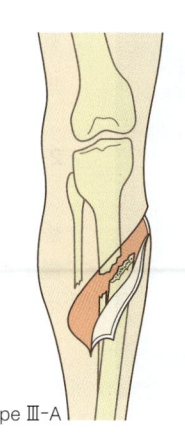

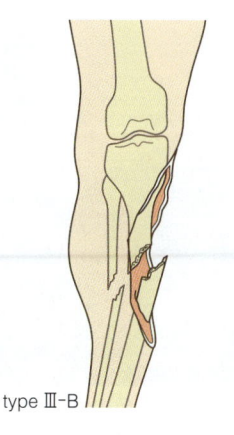

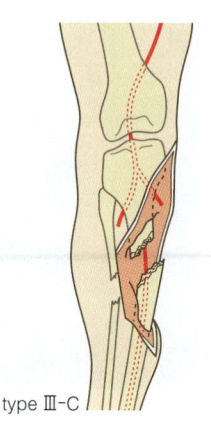

図 35-12 Gustilo による開放骨折の分類

type Ⅰ：開放創が 1 cm 以下で汚染の少ない開放骨折
type Ⅱ：開放創が 1 cm 以上ではあるが，広範な軟部組織損傷や弁状創を伴わない開放骨折
type Ⅲ-A：広範な軟部組織の剥離や弁状創を伴うが，軟部組織で骨折部を被覆可能な開放骨折
type Ⅲ-B：骨膜の剥離を伴う広範な軟部組織の損傷と，著しい汚染を伴う開放骨折
type Ⅲ-C：修復を要する動脈損傷を伴う開放骨折

（Gustilo RB：The Fracture Classification Manual. p16, Mosby, St Louis, 1991 より改変）

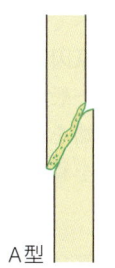

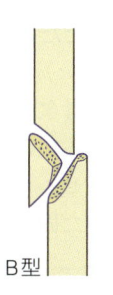

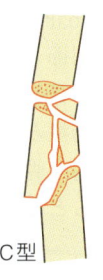

図 35-13 骨折の AO 分類（大腿骨骨幹部の例）

骨折線が 1 つの場合は A 型，2 つの場合は B 型，多数の場合は C 型と分類する。

表 35-1 Gurlt による骨の平均癒合日数

骨	週数	骨	週数
中手骨	2 週	脛骨，上腕骨頸部	7 週
肋骨	3 週	下腿両骨	8 週
鎖骨	4 週	大腿骨幹部	8 週
前腕骨	5 週	大腿骨頸部	12 週
上腕骨骨幹部	6 週		

好ましい骨癒合形式とはいえない。

2● 間接骨折治癒 indirect fracture healing

二次骨折治癒 secondary fracture healing ともいう。仮骨を形成して癒合する治癒様式で，ほとんどの骨折がこの過程をとる。骨折部に生じた血腫内に肉芽が形成され，やがて仮骨によって両骨折端が連結されたあと，局所の力学的要請に応じた強度を有する骨として改変（再造形 remodeling）されていく。骨折端に少しでも血腫が介在する間隙がある場合には，常にこの過程を経て骨折が癒合する（→44 頁参照）。

B 骨折の治癒に影響する諸因子

骨折部が仮骨で結合され，ある程度の運動負荷に耐えられるようになるには，4～12 週間を要する。古くから有名な Gurlt の表（表 35-1）は，種々の四肢骨の骨折の治癒に要する標準的な期間を示したものである。ただしこれは本来の強度を回復するまでの期間ではなく，架橋仮骨が形成されるまでの最短の期間を示すものと解すべきである。

骨折の治癒に影響する因子には全身的因子と局所的因子がある。

Advanced Studies

1● 全身的因子

年齢，栄養状態，代謝性疾患あるいはホルモン異常，骨代謝に影響する薬剤の使用など。

2● 局所的因子

皮下骨折か開放骨折か，感染の有無，骨折の部位，皮質骨か海綿骨か，骨破壊・欠損の程度，転位の程度と整復位の良否，神経・血管損傷の有無，外骨膜・内骨膜の損傷の程度，骨折間隙における軟部組織の介在，固定性の良否，骨折部に加わる機械的負荷の方向と程度など。

C 骨折治癒の異常経過

骨折の癒合には整復と固定が必要であるが，この 2 つの条件だけで，常によく治るとは限らない。前述の種々の因子によって治癒過程が影響を受け

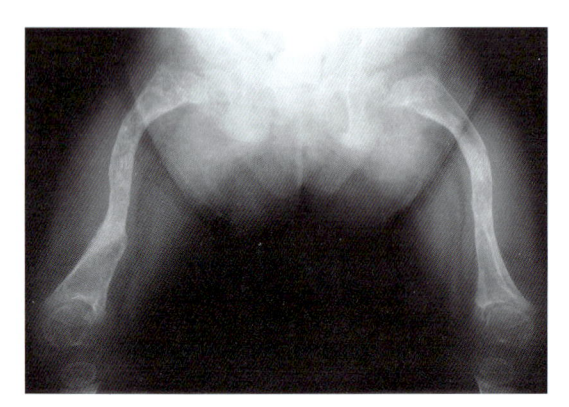

図 35-14 変形癒合
骨形成不全症の 3 歳女児。繰り返す骨折により大腿骨は両側とも変形が著しい。

て異常な過程をたどることがある。

1 ● 変形癒合 malunion

解剖学的な形態と異なった，異常な形態で癒合が完成した状態。整復位不良のまま固定が行われた場合や，整復位が保持できなかった場合などに角状変形（内反・外反，あるいは屈曲など），回旋，短縮変形などが起こることがある。

著しい変形はたとえ自家矯正力があっても隣接関節の機能に影響するので，可能なかぎり良好な整復位を得る必要がある。特に回旋変形は自家矯正されないので注意を要する（図 35-14）。

2 ● 遷延癒合 delayed union

骨折治癒に必要と予測される期間を過ぎても骨癒合がみられない状態で，骨折部の癒合過程は緩慢ではあるが残存しているものをいう。したがって，骨癒合を妨げている因子があれば，これを解決することによって再び骨癒合は進行する。不十分な固定が原因であることが最も多い（図 35-15）。

3 ● 骨癒合不全 nonunion

骨折部の癒合過程が止まってしまった状態である。骨折端は丸みを帯びたり筆の穂先状に萎縮し，骨髄腔は硬化した骨で閉鎖される。骨折間隙は線維性の瘢痕組織で充満され，異常可動性を認める（図 35-16）。骨癒合不全のうち骨折間隙に関節液様の粘液性組織液がみられるものを**偽関節** pseudoarthrosis という（ただし骨癒合不全すべてを偽関節と呼ぶことも多い）。骨癒合不全の原因は不十分な固定，感染，骨欠損などである。一般的な治療としては硬化あるいは萎縮した骨折端を切除し，骨髄腔を開通させ，十分量の自家骨を移植するとともに，安定した固定を施す。

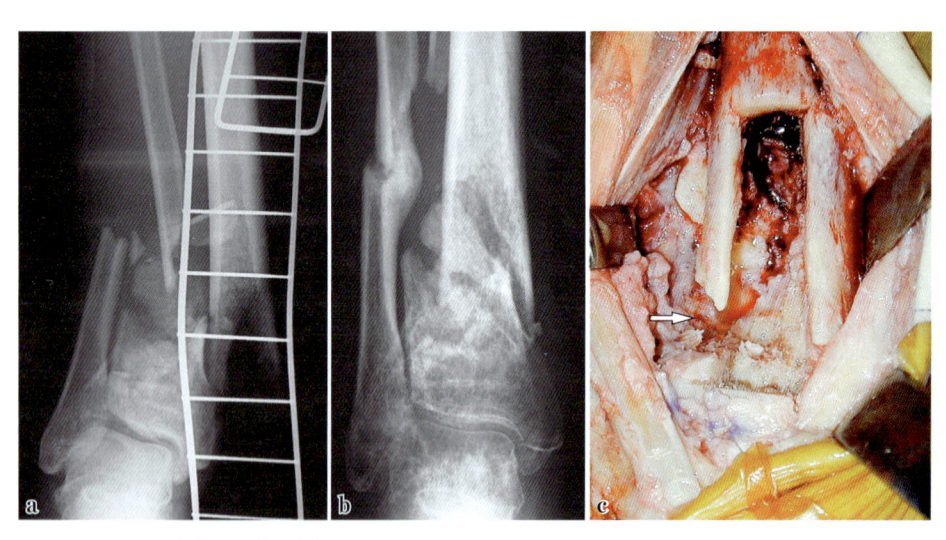

図 35-15 遷延癒合（51 歳男性）
a. 受傷時。保存治療が行われた。
b. 受傷後 5 カ月。腓骨は癒合したが脛骨は未癒合である。しかし骨折端の変化は少なく，骨硬化もみられない。
c. 手術写真。骨移植とプレート固定を行った。骨折部の瘢痕組織を取り除き（矢印），骨折部を中心に脛骨を矩形に開窓して自家骨を移植した。

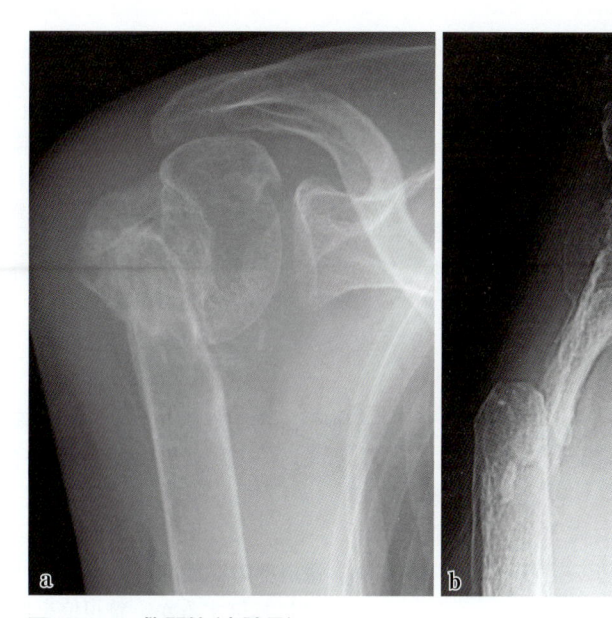

図 35-16　偽関節（上腕骨）
a. 非感染性偽関節（63歳女性）
b. 感染性偽関節（58歳男性）

遷延癒合と骨癒合不全は，通常，受傷後の期間とX線像によって判定される。一般に，骨折後3〜4カ月たっても癒合しない場合を遷延癒合，6〜8カ月たっても癒合しない場合を骨癒合不全とよぶ。またX線像で骨折端に骨硬化，骨萎縮などが明らかであれば骨癒合不全とする。しかし両者を鑑別することは必ずしも容易ではない。1つの補助診断法としては^{99m}TcMDPによる骨シンチグラフィーがある。骨折端に集積が認められれば骨への血流があることを示し，ある程度の骨折修復能が残存すると予測できる。

3 骨折の症状

A 全身症状

受傷現場でも外来でも真っ先にチェックしなければならないのが，バイタルサイン vital sign（意識・呼吸・循環状態）である。骨折部位やその程度，合併損傷の有無によって全身的な症状は異なってくる。通常四肢の単独皮下骨折では，ショックに陥ることは稀である。しかし開放骨折で軟部組織の損傷が高度で著しい外出血を伴う場合や，骨盤や大腿骨の骨折で転位の著しいものでは，出血性ショックに陥ることがある。ショックは疼痛によっても助長される。骨折の程度に比してショックなどの全身状態が悪化する場合には，他の内臓損傷，特に肝臓や脾臓などの腹部実質臓器損傷を考えるべきである。致命的な外傷を見逃してはならない。

B 局所症状

1 腫脹 swelling

骨折後は血腫と炎症による浮腫によって骨折部は腫脹する。一般に腫脹は受傷後24〜72時間頃が最も著しい。

2 疼痛，圧痛 pain, tenderness

骨折部には自発痛があり，局所を動かすと疼痛が増強する。骨折部に一致して著明な圧痛があり，これを Malgaigne（マルゲーニュ）圧痛とよぶ。骨折ではたとえ転位がなくても，軸方向に叩打して振動圧を加えると，疼痛を誘発することができる。これを介達痛 indirect pain，または軸圧痛 axial compression pain とよぶ。

3 機能障害 dysfunction

骨折が起こると肢体運動に必要な力が伝達され

なくなり，同時に痛みを伴うことから，機能障害を生じる．関節内骨折では関節血症による著しい腫脹が起こり，関節運動が制限される．

4 ● 変形 deformity
完全骨折では，転位によって回旋，屈曲，短縮などの種々の変形がみられる．不完全骨折では明らかでない場合が多い．

5 ● 異常可動性，軋音 abnormal mobility, crepitation
完全骨折では異常な可動性を認める．他動的に動かした場合に骨折端が擦れ合って生じる音を軋音とよぶ．ただし，骨折の診断に際して安易に骨折部位を動かすことは適切ではない．

6 ● 異常姿勢 abnormal posture
例えば鎖骨骨折の際に反対側の手で患肢を支え，頸部を患側に傾けるなど，部位によって特有の姿勢をとることがある．

4 骨折の診断

受傷原因と前述の症状によって，完全骨折の診断は比較的容易であるが，必ずしも症状のすべてが揃うとは限らないので注意を要する．

A 骨折診察のチェックポイント

骨折局所の診察に際しては，以下の点に着目する．

1 ● 皮下骨折か開放骨折か
開放骨折では骨折部が汚染されているので，皮下骨折とは全く異なった処置が必要になる（→750頁参照）．

2 ● 血管損傷の有無
主要血管の損傷は常に緊急手術の対象になる．はじめは血管損傷がないようにみえても，間もなく血栓が形成されたり，腫脹に伴って末梢の循環が次第に悪化することがあるので注意を要する（→769頁，772頁参照）．

3 ● 末梢神経損傷の有無
上腕骨骨幹部骨折や大腿骨顆上骨折などでは末梢神経損傷が起こりやすい．血管損傷がある場合には末梢神経損傷（→868頁参照）を合併することが多い．

4 ● 骨折部の安定性
容易に転位するか，整復位を保持できそうかを判断する．

5 ● 隣接関節および臓器との関係
脱臼，靱帯損傷，関節内骨折の有無は，受傷肢の機能的な予後に大きく影響する．また骨盤骨折では骨盤内臓器，特に尿路の損傷を，肋骨骨折では肺，肝臓，脾臓などの損傷を合併することがあるので注意を要する．

6 ● 軟部組織損傷（→762頁参照）の程度
開放骨折では皮膚を含めた軟部組織損傷の程度を十分に観察する．皮下骨折においても転位が大きい場合には広範に軟部組織が損傷され，急速に腫脹が増大することがある．

7 ● 受傷後の時間的経過
特に開放骨折では重要である．

B 骨折のX線診断

骨折の確認と治療法選択のうえでも単純X線撮影は不可欠な検査である．常に2方向撮影を行うが，骨折線の方向や関節面との関係を確認するために，斜位撮影や特殊な肢位での撮影を必要とすることがある．骨軟骨骨折，小児の成長軟骨板損傷，若木骨折などを見逃さないように注意する．

骨折のX線診断の際に注意しなければならない4つのtwo（4 two's）を挙げる（表35-2）．これらの注意によって見落としを少なくすることがで

表35-2 骨折のX線診断における4 two's

two views	最低2方向のX線撮影で診断すること．
two limbs	わかりにくい場合には対側（健側）の同一部位を同じ条件で撮影し比較すること．
two occasions	1回のX線撮影で骨折線が明らかでなくても，症状から骨折が疑わしい場合には日を変えて再度撮影すること．
two joints	骨折のある骨の上下の関節を含めて撮影すること．

きる。

C その他の補助診断法

　骨折線と関節との関係や，関節に面する骨片の転位の程度を確認する必要がある場合にはCTが有用である。また血管損傷が疑われる場合には，緊急に血管造影を行う必要がある。骨盤骨折に伴う尿路損傷が疑われる場合には，カテーテルを直ちに挿入してはならず，静脈性腎盂造影 intravenous pyelography(IVP)や尿道膀胱造影 urethrocystography を行う。脊髄損傷では必要に応じてMRIや脊髄造影などを計画する。血液検査では，赤血球数，Hb・Ht値などから出血量を推定し，AST(GOT)・ALT(GPT)・CK値，さらに尿中ミオグロビン，尿蛋白から筋組織の損傷の程度を推定する。尿中に脂肪滴が存在する場合には脂肪塞栓症候群(➡752頁参照)を疑う。

5 骨折の初期治療
first aid

A 第一線救護と医療機関への搬送

　骨折の初期治療は受傷現場から始まる。外傷現場では治療器具や薬品がないため，全身状態，受傷局所の状態を悪化させないことを念頭に置いて，迅速かつ適切な応急処置を行う(➡やってはいけない医療行為①参照)。意識の低下があり呼吸状態の悪い患者に対しては，まず気道を確保する。開放創からの出血がある場合には，それが拍動性の出血でないかぎり圧迫止血でよい(➡やってはいけない医療行為②参照)。

　事故現場から医療機関へ搬送する際には，骨折部の適切な取り扱いが大事である。第一に，患肢は徒手的に長軸方向へ牽引しながら扱う。粗暴な取り扱いによって，骨折端で血管を含めた軟部組織の損傷を拡大したり，皮膚を突き破って皮下骨折が開放骨折になることさえある。第二に，骨折部を中心に上下の関節を越えるような十分に長い板などをあてて包帯やタオルなどで固定(rest)する。できれば局所を冷却(icing)し，圧迫包帯を巻き(compression)，患部が心臓の位置より高くなるように挙上(elevation)して搬送する。これが外傷応急処置の基本としての「**RICE**」である。第三に，搬送中は全身状態と局所の状態，患肢遠位部の循環を観察することである(➡893頁も参照)。

B 医療機関における救急処置

　患者が搬入されたら，「外傷救急蘇生のABC」〔気道の確保(airway)，人工呼吸(breathing)，心マッサージ(circulation)〕を行いながら，特に致命的な外傷を見逃さないように注意して短時間で全身状態を観察する(two minutes evaluation)。搬入直後は骨折患者としてではなく外傷患者として，全身の観察を怠ってはならない。特に，受傷原因が交通事故や高所からの転落など，いわゆる高エネルギー外傷 high energy trauma が疑われる場合には，全身をくまなく観察する。直ちに処置を開始しないと致命的になる病態を表35-3に示した。

C 外傷性ショック
traumatic shock

　外傷直後に起こるショックは一般に出血による低容量性ショック hypovolemic shock である(**表35-4**)。典型的な**ショックの5徴候**(5 P's)は，蒼白(pallor)，虚脱(prostration)，冷汗(perspiration)，脈拍触知困難(pulselessness)および呼吸不全(pulmonary dysfunction)であるが，そのほか表在静脈の虚脱，指先の蒼白，反射の減弱，不穏・意識混濁・昏睡，乏尿・無尿などが出現する。これらの症状と循環動態からショックの重症度を判定して直ちに治療を開始する。

　低容量性ショックの治療の基本は，止血，複数の静脈からの輸液・輸血による循環血液量の回復，ならびに酸素吸入である。通常2,000ml程度の乳酸リンゲル液を急速輸液する(表35-5)。しかしこれでも回復しないか，いったん回復した血圧が再び低下する場合には，他の部位，特に腹腔内臓器など実質臓器の損傷を疑うべきである。輸血の準備が整ったら，1本の静脈路は輸血に切

やってはいけない医療行為

①受傷現場での無理な整復は血管・神経損傷を起こす危険がある。

②開放創からの出血が拍動性でない限り止血帯は用いてはならない。組織の壊死を拡大するおそれがある。

表 35-3 直ちに治療を開始すべき致命的病態

病態	原因	症状・所見	治療
上気道閉塞	異物(吐物, 凝血塊など), 舌根沈下	吸気性努力呼吸, やがて無呼吸	異物除去, 気道確保, 気管内挿管など
緊張性気胸	臓側胸膜のチェックバルブ現象	ショック, 患側皮下気腫, 打診上鼓音, 呼吸音の減弱	胸腔ドレナージ
心タンポナーデ	心嚢内血液貯留(心筋挫傷, 心破裂など)	中心静脈圧上昇, ショック奇脈	心嚢穿刺
脳ヘルニア	脳浮腫, 脳挫傷, 頭蓋内出血	瞳孔不同, 片麻痺, 除脳硬直肢位など	高張減圧薬投与
外傷性ショック	出血	四肢冷感, 不穏, 欠尿, 頻脈などいわゆるショック症状	輸液, 輸血療法と止血操作

表 35-4 出血性ショックの分類

	Class I	Class II	Class III	Class IV
出血量(ml)*	< 750	750〜1,500	1,500〜2,000	> 2,000
出血量(% 循環血液量)	< 15%	15〜30%	30〜40%	> 40%
脈拍数(分)	< 100	100〜120	120〜140	> 140
血圧	不変	収縮期圧不変 拡張期圧↑	収縮期圧↓ 拡張期圧↓	収縮期圧↓ 拡張期圧↓
脈圧	不変または上昇	低下	低下	低下
呼吸数(/分)	14〜20	20〜30	30〜40	> 40 か無呼吸
尿量(ml/時)	> 30	10〜30	5〜10	痕跡
精神状態	軽度の不安	不安	不安-不穏	不穏-無気力
輸液療法	細胞外液輸液	細胞外液輸液	細胞外液輸液と輸血療法	細胞外液輸液と輸血療法

*体重 70 kg を想定 〔日本外傷学会・日本救急医学会(監修):外傷初期診療ガイドライン JATEC™. 改訂第3版. へるす出版, 2008 による〕

表 35-5 循環血液量回復の目安

収縮期血圧	≧ 100 mmHg
心拍数	≦ 100/分
時間尿量	≧ 1 ml/kg/時
CVP(中心静脈圧)	5〜10 cmH$_2$O
脈圧	≧ 30 mmHg
意識状態	改善がみられるまで

表 35-6 骨折部位から推定される出血量

骨盤骨折	1,000〜5,000 ml
大腿骨骨折	500〜1,000 ml
脛骨骨折	500 ml
上腕骨骨折	350 ml

開放骨折の場合はこの2倍程度の出血量を見込む必要がある。

りかえる。また骨折の部位によって大まかに出血量を推定して輸液を開始し, 検査を進めるべきである(表 35-6)。

6 骨折治療の基本原則

機能障害を残さず, 標準的な期間内に良好な形態で骨を癒合させることが目標となる。そのため

の治療の3原則は，整復 reduction，固定 immobilization，リハビリテーション rehabilitation である。

A 整復 reduction

骨折部の骨性癒合を得るためには，可能なかぎり解剖学的な位置に整復することが望ましい。

1 徒手整復 manual reduction

適切な麻酔法（上肢では伝達麻酔，下肢では腰椎麻酔・硬膜外麻酔が多く用いられる）のもと，通常X線透視下に行われる。腫脹が増大すると整復が困難になるので，腫脹が完成する前，すなわち受傷から6時間以内に整復することが望ましい。粗暴な整復操作は神経や血管の損傷を起こすことがあるため，徒手整復は決して無理してはならない。骨折端に軟部組織が介在して整復を阻害することがあるが，適切な方向への牽引や折り曲げによって，骨膜や筋膜がてこになって整復と整復位の保持に役立つことがある。

小児の骨幹部骨折では，旺盛な自家矯正力によってある程度の屈曲や短縮は成長終了時には正常な形態に回復するので，完璧な整復にこだわる必要はない。しかし回旋変形はほとんど自家矯正されないので，可能なかぎり回旋転位を残さない注意が必要である。

2 牽引による整復

一般に牽引療法は，① 徒手整復が困難な場合に持続的な牽引で整復を図るため，② 小児で徒手整復後に整復位を保持するため，③ 手術療法の前段階として可及的整復位を得るため，などの目的で行われる。

牽引法には，絆創膏や包帯を用いて皮膚を介して牽引する介達牽引法 indirect traction と，直接骨に Kirschner（キルシュナー）鋼線などを刺入して行う直達牽引法 direct traction とがある（図

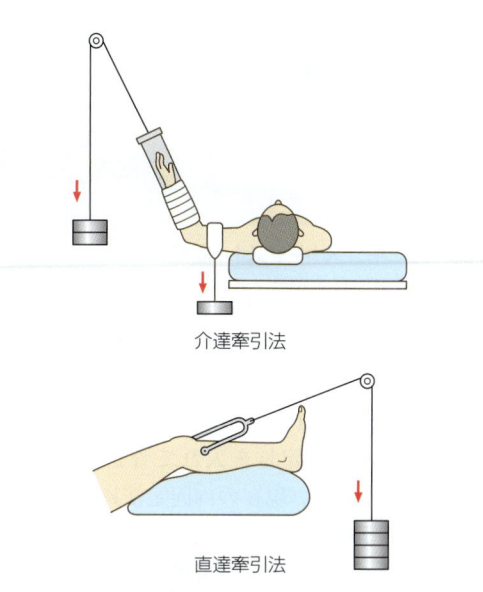

図 35-17 種々の牽引法
直達牽引法のほうが強い牽引が可能である。

35-17）。一般に5歳以下の小児は介達牽引法が適応となるが，それ以上の年齢では直達牽引法が必要なことが多い。架橋仮骨が形成されたらギプス固定などの外固定に変更することが多い。

3 観血的整復 open reduction

骨片の転位の状態や程度，骨折部の不安定性などにより，保存的には整復およびその保持が困難な場合には手術的に骨折部を整復する。この場合，内固定を行って整復位を保持することを原則とする。

B 固定 fixation

1 外固定 external fixation；immobilization

体外から骨折部位を固定する方法である。絆創膏，アルミ板，針金でできた副子などによる固定は簡便であるが，固定性はよくない。従来の石膏ギプスは固定力の点では最も優れたものであるが，水に濡れると破損するのが欠点である。最近では，合成繊維と水硬化性樹脂からなる外固定材（プラスチックギプス，キャストともいう）を用いることが多い（図 35-18）（→183頁参照）。いずれにせよ外固定は，骨折のある骨の上下の関節を含めるのが原則である（2関節固定の原則）。

> **やってはいけない医療行為**
> 直達牽引の鋼線を関節内に刺入してはならない。疼痛，感染の原因になることがある。

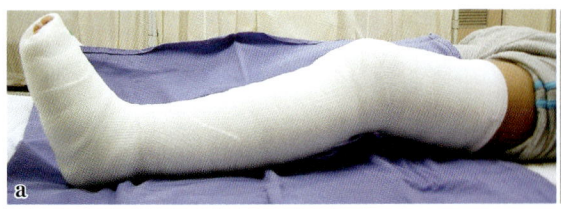

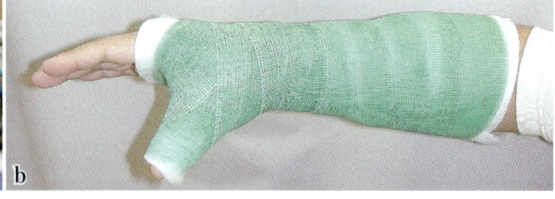

図 35-18　ギプス（キャスト）固定
a. 下腿骨骨折に対するギプス（キャスト）固定。膝関節と足関節とを固定する。
b. 舟状骨骨折に対するギプス（キャスト）固定。近位は手関節を固定する。遠位は母指 CM 関節を固定することはが難しいため，MP 関節を固定範囲に含める。

2 内固定 internal fixation

　手術で体内に固定材を入れて骨折部を連結固定する方法である。現在の内固定法に大きく貢献し，また今でも影響を与え続けているのは，1958 年にスイスで設立された骨接合研究グループ Arbeitsgemeinschaft für Osteosynthesefragen（AO；アーオーと読む）である。AO 法の原理は，早期の機能回復のために解剖学的整復と強固な固定を行うことである。安定した固定性が得られれば，ギプスなどの外固定を併用することなく早期の関節運動・筋力訓練などが可能となる。ただし感染の危険性があることは否めない。また骨片と軟部組織の血行を阻害しないよう，注意深く手術を行う必要がある。

Advanced Studies

内固定材の素材と形状

　内固定材のほとんどは金属で，ステンレス鋼，コバルト-クロム合金，チタンあるいはチタン合金製のものが多い。形状としては鋼線，軟鋼線，スクリュー，プレート，髄内釘などがある。生体内で吸収されるポリ-L-乳酸でできた内固定材も一部で用いられる。

a 鋼線

　一端が鋭，他端が丸みを帯びた Kirschner（キルシュナー）鋼線が代表的で，小骨片の固定，あるいは他の材料による最終固定前の仮止めに用いられる。軟鋼線は自在に曲げられるので，骨片間の締結に用いられる。Kirschner 鋼線などで骨折を固定した後に，張力の働く側に軟鋼線をかけると，軟鋼線が張力を吸収し，骨折部には圧迫力がかかる（引き寄せ締結法 tension band wiring，図 35-19）。

b スクリュー

　骨片間を固定するため単独で，またはプレートとともに用いる。海綿骨スクリュー cancellous bone screw と皮質骨スクリュー cortical screw とがある（図 35-20a, b）。骨片間の固定に海綿骨スクリューを用いる場合には，先端部分のねじ山がすべて骨折線を越えるように挿入する。これによって両骨片間に圧着力が働く。皮質骨スクリューで骨

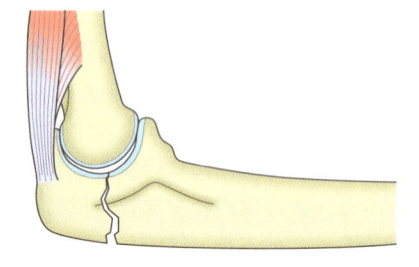

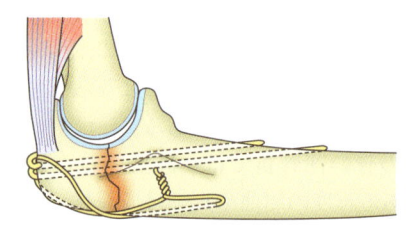

図 35-19　肘頭骨折に対する引き寄せ締結法
肘頭から尺骨骨幹部に向けて 2 本の Kirschner 鋼線を刺入して骨片を固定した後，Kirschner 鋼線と尺骨骨幹部との間に 8 の字状に軟鋼線をかけて締結する。Kirschner 鋼線による固定だけでは，肘を屈曲するとき肘頭が上腕三頭筋に引かれて骨折部は離開するが，軟鋼線をかけることにより張力が吸収され，骨折部には圧着力が働く。

片間の固定を行う場合には，手前（スクリューヘッドに近い側）の骨片に開けるドリル孔をスクリューのねじ山径より大きくすると，両骨片間に圧着力が働く。このような原理で用いられたものをラグスクリュー lag screw という（図 35-20c）。

　特殊なものとして中空スクリュー cannulated screw がある。骨折を仮固定した Kirschner 鋼線を中空部に通して挿入するので，整復位を保ったまま固定できる利点がある。

c プレート

　骨折部位に応じてさまざまなものがある。形状としてはストレート，T 型，L 型，スプーン型，コブラ型，有角プレート（アングルプレート，コンディラープレート）などがよく用いられる 図 35-21。機能的には中和プレート

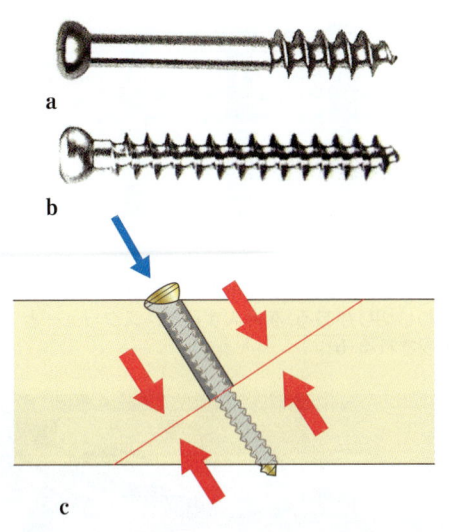

図 35-20 海綿骨スクリュー（a）と皮質骨スクリュー（b）
皮質骨スクリューで骨片間の固定を行う場合，手前のドリル孔をスクリューのねじ山径より大きくすると，両骨片間に圧着力が働く（c．ラグスクリュー）。

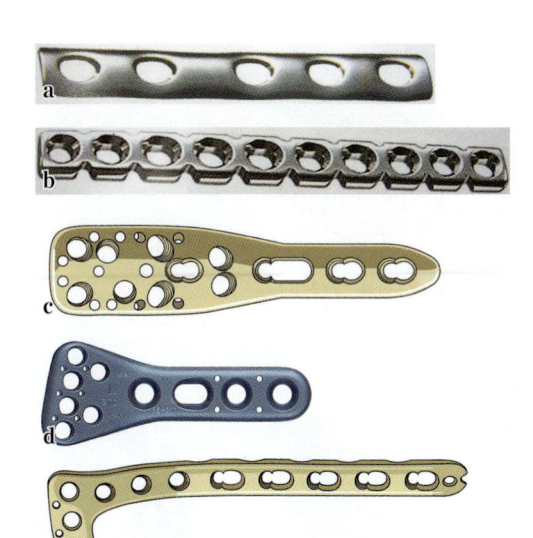

図 35-21 骨折用プレートの例
a．1/3円プレート（外果，尺骨遠位などに用いる）
b．リコンストラクションプレート（骨盤などに用いる）
c．上腕骨近位用
d．橈骨遠位用
e．脛骨近位用

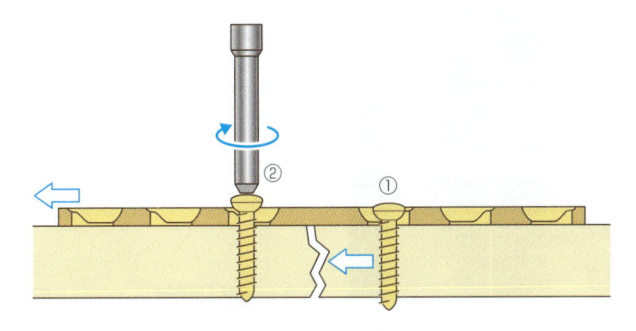

図 35-22 ダイナミックコンプレッション
まず①のスクリューでプレートを一方の骨片に固定した後，他方の骨片に②のスクリューを入れる。この際，傾斜したスクリュー孔の中で骨折部から遠い側にスクリューを入れるとプレートが水平移動し，①のスクリューを介して骨折部に圧迫力が働く。

neutralization plate と圧迫プレート compression plate とがある。中和プレートは，骨折部に作用する曲げや回旋などの骨癒合に不利な力を吸収するためのもので，大半のプレート固定がこれに相当する。圧迫プレートは張力のかかる側にプレートを設置することにより，骨折部に圧迫力をかける方法である。傾斜したスクリュー孔を持つダイナミックコンプレッションプレート dynamic compression plate は，スクリューを挿入するに従いスクリューヘッドがプレートを水平移動させ，簡便に骨折部に圧迫力をかけることができる（図 35-22）。

プレートと皮質骨スクリューを用いて骨折を固定した場合，固定力は骨とプレートの間の摩擦によって得られる。患者の動作などによってこの摩擦力を超える力が骨に加わると，骨とプレートの間にずれが生じ，整復損失やスクリューの弛みが起こる。この問題を解決するために開発されたのがロッキングプレート locking plate である。ロッキングプレートではスクリューヘッドとスクリュー孔の間に遊びがなく（angular stability という），骨に加わった力はスクリューを介してプレートに直接伝わり吸収される（図 35-23）。プレートと骨との摩擦を必要としないので，骨に合わせてプレートを成型する必要がなく，骨表面の血行も阻害しない。創外固定器を体内に置いたようなものである。

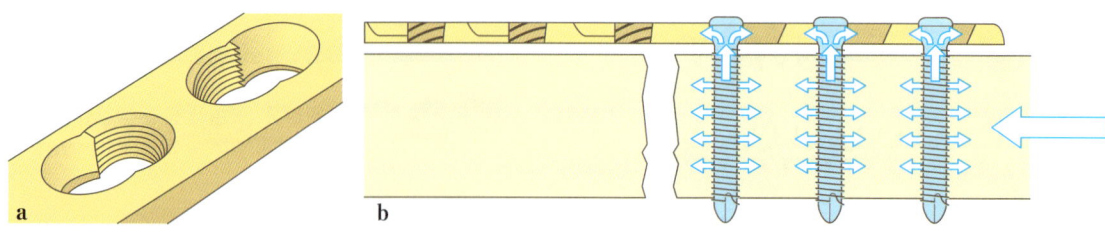

図 35-23　ロッキングプレート
ロッキングプレートのスクリュー孔は，ロッキングスクリューのためのねじ切り部分と，通常のスクリューのためのスムーズな部分とからなる(a)。ロッキングスクリュー(スクリューヘッドにねじ切りがある)を挿入すると，スクリューとプレートの間に遊びがなくなり，骨に加わった力はプレートに直接伝わり吸収される(b)。

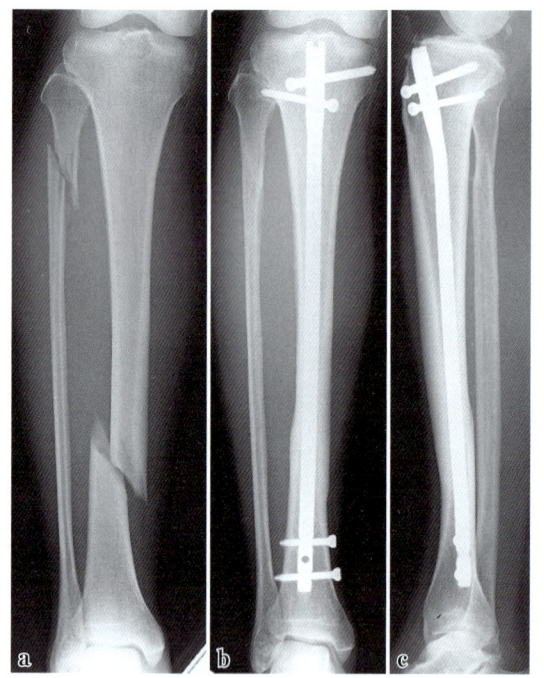

図 35-24　横止め髄内釘(インターロッキングネイル)による下腿骨骨折の固定(51歳男性)
a．受傷時
b, c．骨癒合後

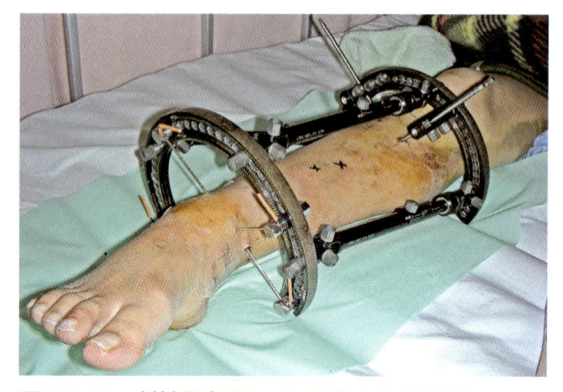

図 35-25　創外固定(circular 型)(41歳男性)
近位ではハーフピン，遠位では貫通ピンが用いられている(×印が骨折部)。

d　髄内釘
　長管骨骨幹部骨折に対して骨髄内に挿入して固定するもので，断面はクローバー型をしているものが多い。古典的には Küntscher(キュンチャー)髄内釘が有名である。原則として骨折部を展開することなく，骨の一端から打ち込む(閉鎖式髄内釘固定法 closed intramedullary nailing)。外骨膜の血行を阻害しないことが利点であるが，回旋力に弱いこと，骨折部の短縮が起こることが弱点である。これを克服するために最近では，髄内釘に設けられた孔を通して骨折部の近位と遠位とにスクリューを挿入する横止め髄内釘(インターロッキングネイル)interlocking nail が主流となっている(図 35-24)。固定力が強く，術直後から体重を負荷して歩行することも可能であるため，プレートとともに現在の内固定法の主力である。

3　創外固定 external fixation, external skeletal fixation
　骨折した骨の近位と遠位とに Kirschner 鋼線やスクリューピンを刺入し，体外で連結器を用いて固定する方法である。多くの創外固定器 external fixator が市販され，目的に応じて使い分けられる。骨の一側からハーフピンを刺入する unilateral 型，貫通ピンを用いる bilateral 型，円形のフレームを用いハーフピン，貫通ピンを併用する circular 型などがある(図 35-25)。感染の併発が危惧される開放骨折では，創部から離れた部位にピンを刺入して固定できる利点がある。また高度粉砕骨折でも骨の長さとアライメントを維持するために創外固定がしばしば用いられる。

C　リハビリテーション(→914頁～も参照)
　骨折が起こると患肢の動きは制限され，不動性

の関節拘縮や筋萎縮が始まる．特に脊椎や下肢の骨折では臥床を余儀なくされるため，骨折のない四肢にも廃用性障害が生じる．リハビリテーションの目標は，早期の関節運動と筋力訓練によって，患者の運動機能を受傷前の状態に復することである．医師の処方と指示に基づき，経験のある理学療法士 physical therapist (PT) によって正しく訓練が行われることが大切である．

　骨折のリハビリテーションは受傷後なるべく早く開始することが望ましい．関節拘縮や筋萎縮は，予防が最善の治療法だからである．ギプス固定などの保存治療を行う場合，かつては骨折の癒合を確認した後にギプスを除去し，固定によって生じた関節拘縮に対して，長期間の関節可動域訓練を行うのが普通であった．現在では，ギプス固定で治療する場合には，固定直後からギプス内で筋肉の<u>等尺性収縮運動</u>を行わせて廃用性筋萎縮を予防するのが原則である．また早期から積極的な機能回復訓練を始めるため，プレートや髄内釘などによる強固な内固定が積極的に行われるようになっている．すなわち早期離床，早期の機能回復を可能にすることが，骨折に対する手術の重要な目的である．

7 骨折治療法の選び方

　保存療法，手術療法はそれぞれに長所と短所がある．例えば，保存療法では完全な整復位を得ることが難しく，また整復位を保持することが困難なこともしばしばある．さらに骨癒合が得られるまでの期間は確実な外固定を続ける必要があり，隣接関節の拘縮，固定肢の筋・骨萎縮の発生は免れない．これを"fracture disease"とよぶこともある．

　一方，手術療法では手術に伴うリスクはあるが良好な整復位で内固定ができるため，早期の関節運動，荷重，歩行が許される．しかし，骨折部を展開するために軟部組織の損傷に追い打ちをかけるほか，骨形成に重要な骨膜を剥離するため，骨癒合に不利となる可能性がある．また，もし感染を生じると骨髄炎，偽関節へと進み，悲惨な結果ともなりうる．

　保存療法を選ぶか手術療法を選ぶかは，個々の症例の損傷の状況やプロファイル（年齢，生活・職業上の要請など）によって判断する．一般に小児の皮下骨折では自家矯正力が旺盛であり，関節拘縮も起こりにくいので，保存療法を原則とする．長期臥床によって種々の合併症を併発しやすい高齢者では，手術療法によって早期の離床と生活復帰を目指すことが多い．

A 手術療法の適応

　主に，以下に示す場合が手術療法の適応となる．
① 自己の筋力で骨折部が離開するもの（膝蓋骨骨折，肘頭骨折など）
② 骨端部骨折または転位を伴う関節内骨折
③ 修復を要する血管損傷を合併する骨折
④ 軟部組織が介在して骨折の整復が不十分で，骨癒合が期待できない場合
⑤ 明らかに手術療法の方が機能的予後がよいと判断される場合（成人の大腿骨骨幹部骨折など）
⑥ 長期臥床，安静保持の困難な場合（精神障害など）
⑦ 高齢者の骨折
⑧ 転移性腫瘍による四肢長骨の病的骨折
⑨ 多発外傷に伴う骨折で，全身管理に有利であると考えられる場合

B 多発外傷に合併した長管骨骨折の治療

　2通りの考え方がある．第一は early total care (ETC) とよばれるもので，受傷後1～2日以内に一期的に骨折の内固定術を行う考え方である．骨

> **NOTE** 低出力超音波（low-intensity pulsed ultrasound：LIPUS）による骨折治療
>
> 　診断に用いるのと同程度の低出力超音波（30.0 mW/cm²）を骨折部に当てることによって，骨折の治癒を促進する治療法である．1,000 μs ごとに 200 μs の正弦波を断続的に出す装置を用い，1日1回20分間照射する．脛骨や橈骨の骨折で，治癒までの期間を38％短縮できることが知られている．治癒が促進されるメカニズムはよくわかっていないが，骨折治癒にかかわる細胞が，音波による機械的刺激によって活性化されるためと考えられている．
> 　2012年4月現在，四肢の骨折の手術後に骨折治癒期間を短縮する目的で本法を行うこと，また手術を行っても癒合しない遷延治癒骨折または偽関節に本法を行うことが医療保険で認められている．

折を放置すれば出血が持続すること，脂肪塞栓を合併する可能性があること，体動困難による呼吸器合併症のリスクが高くなることなどがその根拠である．第二は damage control orthopaedics（DCO）とよばれるもので，急性期には侵襲の少ない創外固定などにとどめ，全身状態が改善してから根治的な固定術を行う考え方である．重症患者にさらなる侵襲を加えると，予期せぬ生体反応を引き起こして臓器不全の原因になりうることがその根拠である．どちらを選択すべきかについては明確な基準はなく，患者の状態や利用できる医療資源によって個別に判断する必要がある．

C 開放骨折の初期治療の手順

開放骨折は骨折部と外界が交通しているため感染の危険が高く，治療においては特別な配慮が必要である．いったん空気に触れた骨は汚染され感染するものとして扱う．感染の発生を防止して創の一期的治癒を目指すには，以下のように**創面清掃**（デブリドマン débridement）を含めた一定の手順で処置する．

1 開放創の周囲，創内の清浄化

まずガーゼで創を覆い，大量の水道水または生理的食塩水を使って，汚染された創の周囲をブラシなどで機械的に洗浄したのち，患肢全体を消毒する．次いでガーゼを外し，創内を同様に生理的食塩水とガーゼなどで機械的に洗浄し，汚染物質を除去する（cleansing and brushing）．洗浄の方法として，バルブシリンジなどを用いる低圧洗浄と，パルス洗浄器を用いる高圧洗浄とがあるが，汚染がひどい場合には高圧洗浄を行う．この後で，術者は通常の手術と同様に手洗いしてガウンと手袋を着用し，術野を消毒して，通常の手術と同様に次の段階に進む（図35-26a）．消毒の際には原則として，消毒液は健常皮膚のみに使用し，創内には用いない（消毒液による組織損傷を避けるため）．

2 挫滅組織の切除

挫滅された軟部組織は細菌増殖の温床になるので，これらを切除し創縁を外科的創に置き換えるのが創縁切除であり，極めて重要な手段である．遊離した小骨片は原則として除去したほうがよい．血管や神経などの重要な組織を除いて，壊死に陥りそうな血流の悪い組織は徹底して切除することが大切である．

上記1，2の操作を合わせてデブリドマンという．この操作は，受傷後早ければ早いほど感染の防止には有効である．

3 骨折の処置

原則的には内固定は避ける．局所が細菌に汚染されているという前提に立つからで，内固定具が異物として感染を助長するからである．Gustiloのtype ⅠからⅢ-Aまでの開放骨折（→図35-12）で，汚染部が小範囲で受傷6時間以内の **golden period** に徹底したデブリドマンができた場合には，皮下骨折と同様に内固定をしても感染は起こりにくいといわれている．そうでない場合には，開放創から離れた部位にピンを刺入して創外固定を行うほうが安全である（図35-26b）（→751頁のやってはいけない医療行為 ① 参照）．

4 十分な量の抗菌薬の投与

デブリドマンだけでは完全に汚染物質が除去できない可能性があるので，初診時に抗菌薬を静脈内に投与し，以後，手術終了まで3～4時間ごとに追加投与する．通常，予防投与のターゲットは黄色ブドウ球菌であるので，抗菌薬としては第2世代セフェムを選択する．ただし Gustilo Ⅲ-B の開放骨折では，グラム陰性桿菌をカバーするためアミノグリコシド系抗菌薬を併用する．術野から採取した組織の細菌培養の結果が判明したら，感受性のある適切な抗菌薬に変更する（→751頁のやってはいけない医療行為 ② 参照）．

5 破傷風の予防

土で汚染された開放骨折では常に破傷風が発生しうるものとして，破傷風トキソイドの追加免疫に加えて抗破傷風ヒト免疫グロブリン 250 IU を筋注する．開口障害など発病を思わせる症状が現れれば，直ちに気管内挿管あるいは気管切開して気道を確保するとともに，抗破傷風人免疫グロブリン 3,000～5,000 IU を筋注する．

6 ガス壊疽の予防

ガス壊疽 gas gangrene はガス発生を伴う嫌気

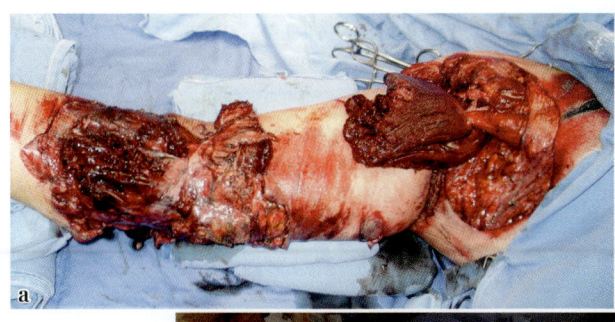

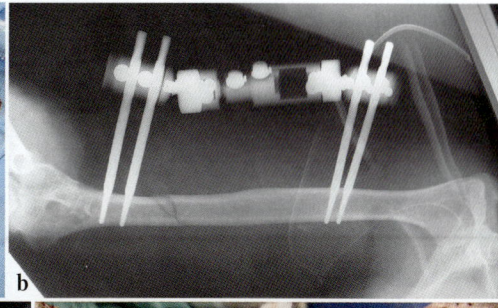

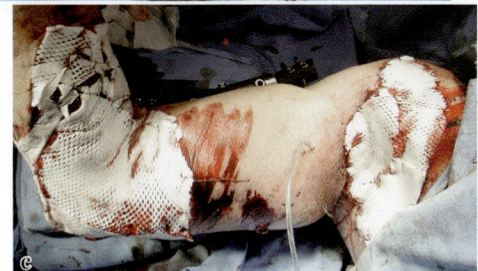

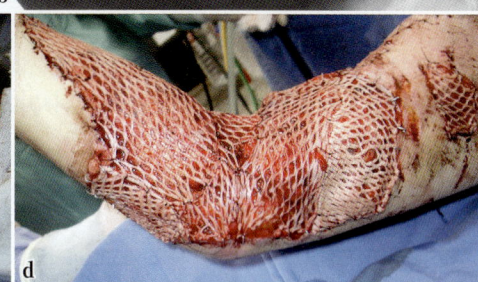

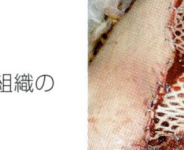

a. 開放創の清浄化を行い，術野を消毒したところ．この後，挫滅組織の切除を行った．
b. ハーフピンによる創外固定で骨折を固定した．
c. 皮膚欠損は人工真皮で被覆した．
d, e. 10 日後，感染のないことを確認して，人工真皮を除去し遊離植皮術（mesh graft）を行った．

図 35-26 開放骨折の治療例（59 歳男性）
作業機械に腕を巻き込まれて受傷した Gustilo Ⅲ-B の上腕骨開放骨折

性菌感染症の総称で，挫滅・汚染の高度な開放骨折の急性期合併症の1つとして重要なものである．病原菌はクロストリジウム属で *Clostridium perfringens* が最も多く，*C. novyi*, *C. septicum*,

やってはいけない医療行為

① Gustilo Ⅲ-B の開放骨折は，創を一次的に閉鎖してはならない．また内固定をしてはならない．感染の危険が大きい．
② 抗菌薬に頼りすぎてはならない．開放骨折の感染予防の原則はあくまで洗浄・創面清掃（デブリドマン）である．
③ 多発外傷でショックまたは前ショック状態にある患者では，開放骨折に対するデブリドマンに続いて，骨折の固定（特に内固定）を一期的に完遂しようとしてはいけない．輸液による血液希釈，低体温，凝固不全をきたしているので，必要最小限のデブリドマンを行ったら，damage control の観点からいったん帰室し，全身管理を行うことが望ましい．

NOTE 骨折に対する遊離骨移植

新鮮骨折では，特殊な場合を除いて一次的に骨移植を行うことは少ない．しかし，脛骨プラトーの陥没骨折や踵骨骨折などでは，整復後に生じる骨の欠損部を修復して陥没を防止する目的で遊離骨移植が行われる．

遷延癒合は骨折端に骨癒合能が残存しているので，適切な内固定を追加するだけで骨折部は癒合する．しかし完成した偽関節では骨癒合は期待できないので，骨癒合を促進する目的で遊離骨移植が行われる．このような癒合不全に対しては自家骨を用いる．目的に応じて海綿骨，皮質骨，あるいはその両方が用いられる．

海綿骨の採取部位は一般に腸骨であるが，ときには脛骨近位・尺骨近位・橈骨遠位の骨幹端から採取されることがある．皮質骨は主に脛骨稜や腓骨から採取される．

特殊な方法として，骨折端上下の骨皮質を，骨膜や筋肉を付けたまま薄く削いで局所の骨癒合能を賦活するディコルティケーション décortication ostéomusculaire がある．

C. bifermentans などが主なものである。発症すると激しい疼痛と発赤，腫脹，創の悪臭を伴う。ガス発生により皮下の握雪感を呈する。横紋筋の進行性壊死が起こり，重篤な全身の感染・中毒症状をきたすため死亡率が高い。単純X線像にて皮下に異常なガス像を認める。

ガス壊疽の予防は，徹底したデブリドマンが基本である。嫌気性菌感染であるので，開放創の処置が十分にできなかった場合には創を一次的に閉鎖してはならない。発症したら直ちに創を開放にして，徹底したデブリドマンを行うと同時に，高圧酸素療法（→238頁）を開始する。

7 ● 創の閉鎖

受傷後6時間以内のいわゆるgolden period 以内に十分な創の処置が完了すれば，一次的に創を閉鎖してもよい（→やってはいけない医療行為①参照）。この際，創内に血腫を作らないように，低圧持続吸引ドレーン suction drain を留置する。一次的に創を閉鎖する自信がない場合には，開放創のままとして24～72時間以内に再び観察し（second look），必要に応じて再びデブリドマンを繰り返し，感染がないことを確認して創を閉鎖する（図35-26c）。

8 ● 皮膚欠損部の処置（→202頁参照）

開放骨折に伴って皮膚が欠損したり，広範に挫滅した皮膚が壊死に陥った場合，骨折部や重要組織を被覆するために早急に皮膚欠損を補塡する必要がある。欠損した皮膚の下に，骨折部を覆うに十分な筋肉などの軟部組織がある場合には，これで骨折部を被覆し，皮膚は遊離植皮で修復することができる（図35-26d, e）。しかし骨・関節，腱，大きな血管，神経が露出している場合には，いったん筋弁 muscle flap でこれを覆い，その上に遊離植皮を行うか，筋皮弁 musculocutaneous flap によって皮膚欠損部を覆う必要がある。腫脹のため創縁が寄らず縫合できないときは，皮膚減張切開を加えることもある。また最近では微小血管外科の手技が発達し，遊離血管柄付き皮弁移植 free vascularized skin flap graft，あるいは筋肉や骨を含めた遊離複合組織移植 free composite graft も可能になっている（→225頁）。

下腿開放骨折では皮下組織が少ないため広範囲

表 35-7 骨折の合併症

	急性期	晩期
全身性合併症	出血性ショック 脂肪塞栓症候群 播種性血管内凝固症候群 静脈血栓症，肺塞栓症	外傷性神経症
局所の合併症	隣接臓器損傷 皮膚・筋・腱の損傷 血管・神経損傷 区画症候群 ガス壊疽，破傷風 一般細菌感染	偽関節，遷延癒合，変形癒合 阻血性骨壊死 関節拘縮，Volkmann拘縮 外傷性骨化性筋炎 慢性骨髄炎 Sudeck骨萎縮 外傷後関節症 骨の発育障害（小児）

の皮膚欠損を伴いやすく，これらの修復法を用いる機会が多い。

8 骨折の合併症

骨折そのものに伴う，あるいは受傷後早期に発生する急性期合併症と，その治療経過中に生じる晩期合併症とがある（表35-7）。皮膚，血管，神経，筋肉などはいずれも骨折片によって圧迫されたり断裂することがある。全身および局所の合併症のうち主なものを述べる。なお，**ショック** shock については743頁の外傷性ショックを参照。

A 播種性血管内凝固症候群
disseminated intravascular coagulation（DIC）

血液凝固因子の活性化による全身性の血栓形成（血管内血液凝固）と，消費性凝固障害による著明な出血傾向と線溶亢進を同時に呈する症候群である。急性の呼吸障害，腎・脳障害など多彩な症状を呈し死亡率の高い合併症である。出血性ショックや敗血症性ショックに続発するほか，多発外傷や熱傷，広範な軟部組織の挫滅に伴って起こりやすい。発症したら原疾患の治療とともにアンチトロンビンの補充療法，ヘパリンの投与，血小板輸血などを行う。

B 脂肪塞栓症候群
fat embolism syndrome

骨折患者の1～5%に発症する。肺・脳・腎臓

表35-8 脂肪塞栓症候群のGurdの臨床診断基準

大基準	1) 点状出血斑 2) 呼吸困難とX線像上の両肺野の吹雪様陰影 3) 頭部外傷や他の原因によらない脳神経症状
小基準	1) 頻脈 2) 発熱 3) 網膜変化（脂肪滴または出血斑） 4) 尿変化（無尿，乏尿，脂肪滴） 5) ヘモグロビン値の急激な低下 6) 血小板数の急激な低下 7) 赤沈値の亢進 8) 喀痰中の脂肪滴

大基準1つと小基準4つ以上あれば脂肪塞栓症候群と診断する。

(Gurd AR : Fat embolism : an aid to diagnosis. J Bone Joint Surg Br 52 : 732-737, 1970 より改変)

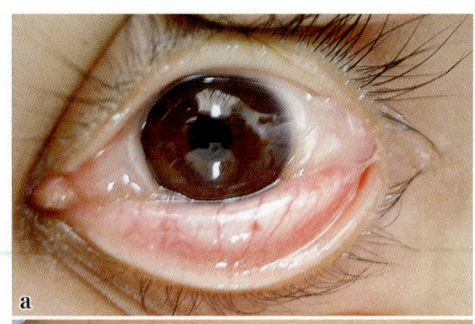

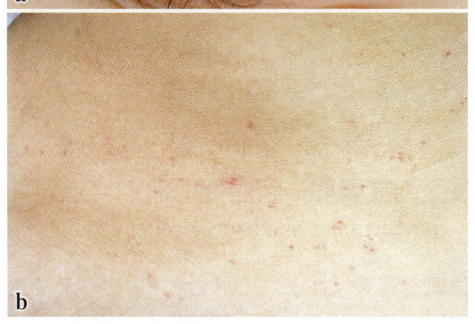

図35-27 脂肪塞栓症候群（25歳男性）
a. 眼瞼結膜の点状出血
b. 前胸部皮膚の点状出血

などの臓器に脂肪による塞栓が生じ，多彩な症状を呈するものである．骨盤骨折や下肢骨折を合併する多発外傷で発症しやすいが，軽症患者にも起こりうる．急性期に適切な処置が施されないと致命的で，死亡率は10～20%程度といわれている．

従来，骨折部の骨髄から流れ出した遊離脂肪滴が静脈内に入り，肺，脳などに塞栓をきたすと考えられていた（機械説）．しかし現在では，外傷後に起こる脂質代謝の変化が直接的な原因であるとする説（脂質代謝説）が有力である．しかし，外傷性呼吸窮迫症候群や多臓器不全と区別は明確でなく，本症候群を1つの疾患単位として考えないこともある．

【臨床症状】

典型的には受傷後12～48時間の潜伏期を経て発症する．初期症状は発熱・頻脈であり，症例の約半数に前胸部，腋窩部，結膜などに点状の出血斑が出現する（図35-27）．胸部X線像で両肺野に特有の吹雪様陰影 snow storm shadow を認め，聴診上湿性ラ音を聴取する．潜伏期を経ず受傷直後から全身の臓器に広範な脂肪塞栓を形成し，急速に死の転帰をとる電撃型もある．

【検査所見，診断】

急激なHb値の低下，血小板数の減少，赤沈の亢進がみられ，動脈血ガス分析では低酸素血症 hypoxemia（PaO_2：70 mmHg以下）がみられる．血中あるいは尿中に遊離脂肪滴が証明されることがある．本症の診断には鶴田またはGurd（ガード）の基準が用いられる（表35-8）．

【治療】

全身管理，特に酸素療法を主体とした呼吸管理が重要である．速やかに気道を確保し，酸素マスクやカニューレによる酸素吸入を行い，PaO_2が70 mmHg以上になるように維持する．重症例では気管挿管を行い，人工呼吸器による呼気終末陽圧換気 positive end-expiratory pressure（PEEP）を行って，肺胞を拡張させて換気を促す．本症に固有の治療法はなく，呼吸・循環を含めた全身庇護療法が主体となる．低分子デキストランの点滴，副腎皮質ステロイドやヘパリンの投与などが行われるが，その効果については意見が一致していない．

C 深部静脈血栓症，肺血栓塞栓症
deep vein thrombosis（DVT），
pulmonary thromboembolism（PTE）

主として下肢の深部静脈に生じた血栓が，肺に塞栓を生じるものである．両者を合わせて静脈血栓塞栓症 venous thromboembolism（VTE）とよぶことも多い（→300頁参照）．手術や妊娠と並んで，重度外傷は本症の危険因子である．特に多発外傷，脊髄損傷を伴う脊椎損傷，重症骨盤骨折，多発性または複雑な下肢骨折は，静脈血栓塞栓症の高リスク群である．

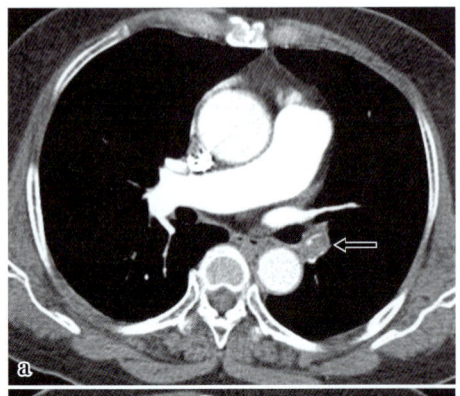

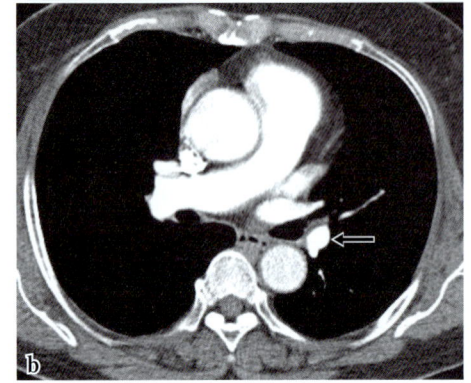

図 35-28　肺血栓塞栓症の造影 CT(71 歳女性)
膝蓋骨骨折の患者に生じた肺動脈左下葉枝(矢印)の塞栓である。治療前(**a**)には血栓による造影欠損があるが，治療により血流が再開して造影剤が充満している(**b**)。

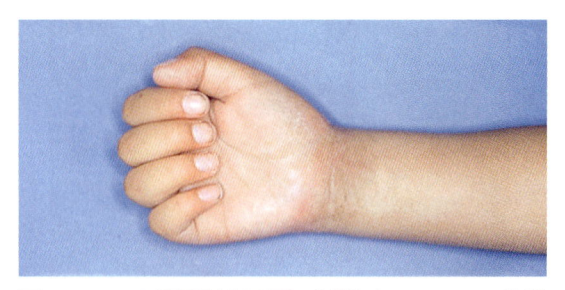

図 35-29　上腕骨顆上骨折に合併した Volkmann 拘縮 (5 歳男児)
手指は自動的にも他動的にも屈伸できない。

深部静脈血栓症は，外傷後の安静期間を経て，下肢を下垂したときに気付かれることが多い．血栓の発生する部位によって症状は異なるが，下肢の腫脹・浮腫，発赤，疼痛などがあれば深部静脈血栓症を疑う．診断は超音波 Doppler(ドプラ)法や静脈造影，造影 CT などによる(図 35-28)．静脈血栓があることに気付かず下肢の運動をしたり，駆血帯を用いて下肢の手術をした際に，血栓が飛んで肺動脈に塞栓を起こし，致命的となることがある．

深部静脈血栓症は予防が重要である．安静を要する場合には等尺性筋収縮訓練などによって静脈のうっ滞を防止する．弾性ストッキングの着用，足底の間欠的空気圧迫も勧められる．高リスク患者では出血の危険がなくなり次第，未分画ヘパリン，低分子ヘパリン，または凝固第 10 因子阻害薬を投与する．

D　区画症候群，阻血性拘縮
compartment syndrome, ischemic contracture

強靱な筋膜に囲まれた区画(コンパートメント)の内圧上昇により，阻血状態になった筋，神経が変性・壊死に陥り，最終的には筋肉が瘢痕化する病態である(→772 頁参照)．骨折に伴う深部動脈の不完全閉塞，区画内への出血，筋組織の浮腫などが原因となる．前腕屈筋群に生じた阻血性拘縮を Volkmann(フォルクマン)拘縮とよび，小児の上腕骨顆上骨折(→496 頁，829 頁参照)に続発することが多い(図 35-29)．下腿前面の伸筋群に生じる前脛骨区画症候群 anterior tibial compartment syndrome もこれの一種である．

E　阻血性骨壊死
avascular osteonecrosis

骨折によって栄養動脈が損傷されて血行が遮断されると，骨折片は壊死に陥る．手術操作によって血管を損傷した場合にも同様の結果になる．解剖学的な血管分布の関係で骨壊死を生じやすい外傷は，股関節脱臼，大腿骨頸部骨折，距骨骨折，手舟状骨骨折，上腕骨解剖頸骨折などである．壊死に陥った骨は，運動や荷重によって陥没・変形する(遅発性分節圧潰 late segmental collapse)(図 35-30)．

F　異所性骨化(→295 頁参照)
heterotopic ossification

Advanced Studies

骨折・脱臼後に，損傷部あるいは関節周囲の，主として筋肉に生じる病的な骨化をいう(図 35-31)．小児や若年者

の股関節，肘関節周辺の脱臼・骨折に好発する。骨折部に仮骨が生じるころから圧痛を伴って急速に増大する異常な硬結が触知される。骨化が完成すると関節の可動域が著しく制限され，高度な場合には骨性の強直になる。

予防は受傷後の整復などの処置を粗暴に行わないことである。X線像でもやもやした巨大な仮骨が出現した場合には，無理な関節可動域訓練を避けて局所の安静を保つことが肝要である。非ステロイド性抗炎症薬（NSAIDs，特にインドメタシン）や，骨化を抑制するエチドロネートの内服が有効なことがある。早期に骨化部を切除すると再発するので，成熟骨になるのを待って切除し，関節可動域の復活を図るのがよい。

G Sudeck（ズーデック）骨萎縮（→35頁参照）
Sudeck atrophy

Advanced Studies

骨折に限らず，四肢末梢部の外傷に続発する。外傷によって著しい腫脹と循環障害をきたした場合に発生しやすい。反射性の血管運動神経障害によると考えられている（**反射性交感神経性ジストロフィー**）。局所の皮膚・爪は萎縮し，腫脹とチアノーゼ，関節拘縮を認め，関節運動や荷重によって疼痛を訴える。X線像で高度の骨萎縮が認められる（図35-32）（→736頁の図35-5も参照）。

H 関節拘縮（→125頁参照）
joint contracture

Advanced Studies

関節周囲の骨折や関節内骨折に生じやすい。特に軟部組織の挫滅によって高度な瘢痕を形成した開放骨折では，筋肉の瘢痕化によって拘縮は著しくなる。また骨折近傍の関節を含めて長期間外固定した場合にも拘縮を生じる。したがって，過度の関節固定を避け，早期に関節運動を行わせることで拘縮を防止するよう努めるべきである。

図35-30 大腿骨頸部骨折手術後の阻血性骨壊死（18歳男子）
Hansson（ハンソン）ピンによる骨折の内固定が行われたが，骨頭が壊死に陥り，圧潰している。

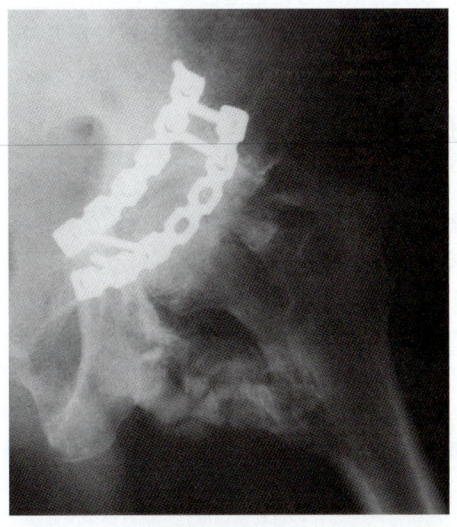

図35-31 股関節脱臼骨折後の異所性骨化
（糸満 原図）

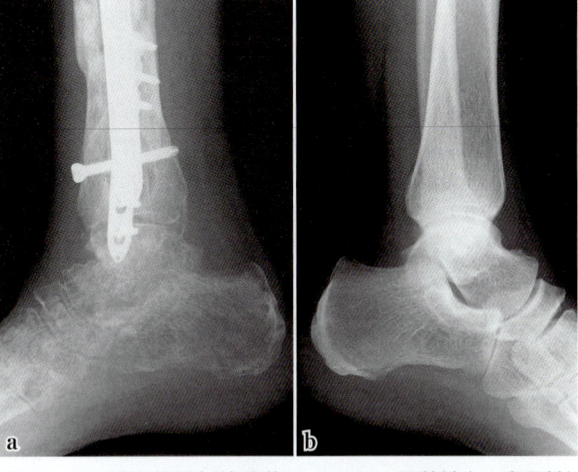

図35-32 下腿骨骨折治療後のSudeck骨萎縮（61歳男性）
患側（a）の足根骨には健側（b）と比べて著しい骨萎縮がある。

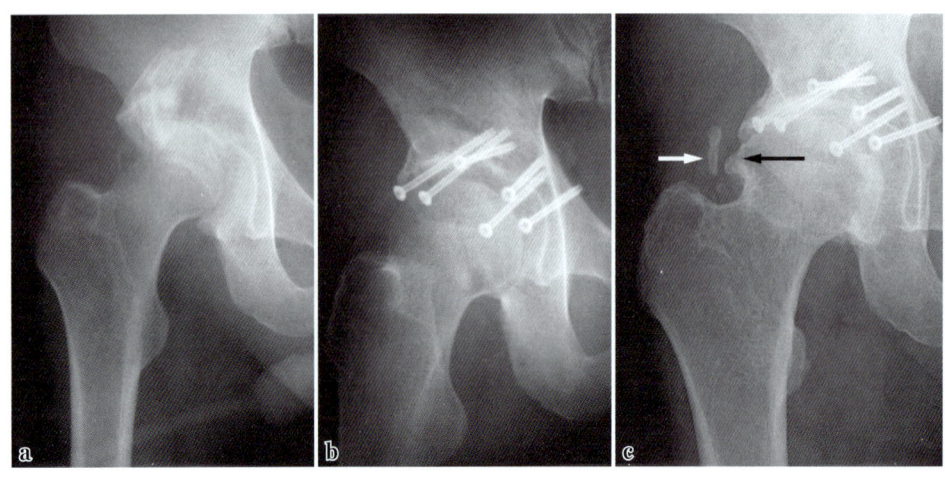

図 35-33 外傷後の変形性関節症（44歳男性，受傷時）
a. 受傷時（寛骨臼骨折を伴った股関節後方脱臼）
b. 手術直後（寛骨臼骨折の観血整復内固定）
c. 術後13年。関節裂隙の狭小化，骨棘（黒矢印）がみられる。また異所性骨化（白矢印）も伴っている。

I 外傷後関節症
post-traumatic osteoarthritis

Advanced Studies

関節内骨折で骨軟骨片が欠損したり，整復が不十分で関節面に段差が残った場合には，軟骨の変性をきたし変形性関節症に進展する（図35-33）。著しい関節拘縮も変形性関節症の原因になる。

J 慢性骨髄炎
chronic osteomyelitis（→244頁参照）

Advanced Studies

外傷後に起こる骨髄炎で最も多いのは，開放骨折に合併した感染が慢性化したものである。いったん治癒したようにみえた急性骨髄炎が，数カ月～数年経って再発するもの，および骨折手術に続発するものもある。Gustilo Ⅲ型の開放骨折に続発するものは皮膚や軟部組織の欠損を伴うことが多く，治療経過中に骨欠損も大きくなりやすいため，皮膚の閉鎖，骨欠損部の修復，骨髄炎の治療のいずれも困難となる（→740頁の図35-14参照）。したがって，新鮮開放骨折の初期治療の段階で感染を併発すると，患肢の機能的予後は不良である。開放創を伴う場合には，炎症の沈静と創の閉鎖後に骨欠損部を修復する。皮膚欠損が小さい場合には，病巣を搔爬して持続洗浄や抗菌薬入り骨セメントを留置するなどの方法によって，炎症の沈静化に努める。

9 小児骨折の特徴

成長段階にある小児の骨の損傷は，成人のそれとは異なる多くの特徴があり，決して成人の小型版と考えることはできない。したがって小児の骨折は診断面でも治療面でも特殊な注意が必要である。

Salter（ソルター）によると，小児は成人に比べて骨折の頻度が高い，骨膜は厚く骨形成が旺盛である，骨癒合が早い，診断上の特殊性がある，旺盛な自家矯正能がある，成人と異なった合併症を起こす，成人と異なった治療法を要する，靱帯損傷，脱臼は稀である，出血に対する抵抗性が低い，などの特徴がある。

A 成長軟骨板損傷
growth plate injury

成長軟骨板は骨の長軸成長を司る重要な軟骨組織である。成長軟骨板の中で損傷される部位は，力学的に最も弱い肥大細胞層や石灰化層であることが多い。その損傷は成長障害や変形の原因に

やってはいけない医療行為

無理な整復操作は成長軟骨板を損傷し，成長障害の原因になるので注意を要する。

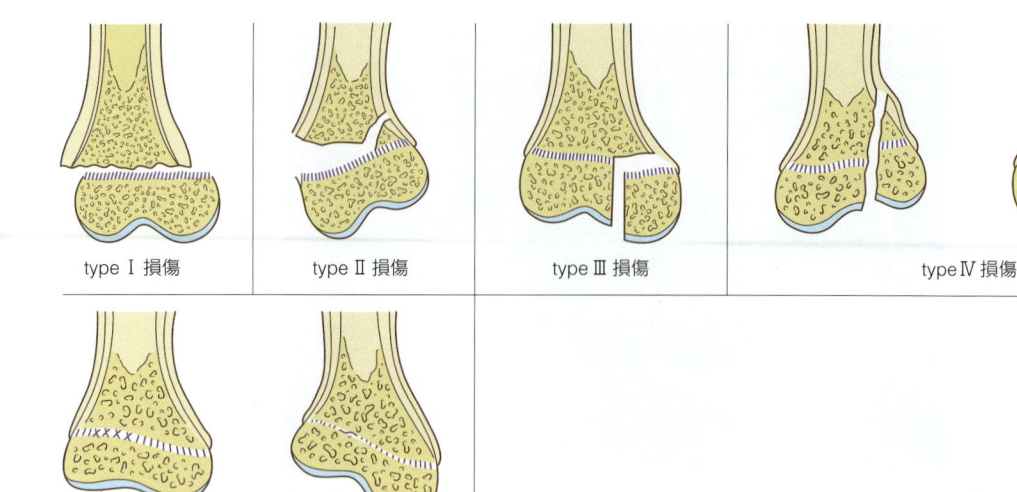

図 35-34　小児成長軟骨板損傷の Salter-Harris 分類

type Ⅰ：骨端と骨幹端の完全な分離(epiphyseal separation)で，骨折を伴わない。幼少児に発生しやすく，治癒すれば成長障害は残さない。
type Ⅱ：最も頻度の高い型で，成長軟骨板の分離に骨幹端の三角骨片を伴う。年長児に発生することが多く，整復は容易で成長障害を起こすことは少ない。
type Ⅲ：Type Ⅱとは逆に成長軟骨板の分離に骨端の骨片を伴い，関節内に骨折線が及ぶ稀な損傷。関節面の整復を正確に行えば成長軟骨板の良好な整復位が得られ，成長障害を起こすことは稀である。
type Ⅳ：関節面から成長軟骨板を越えて骨幹端に至る，縦に走る骨折。上腕骨外側顆骨折がこの型の代表である。観血的に関節面と成長軟骨板を正確に整復し固定する。完全な整復が得られない場合の予後は不良である。
type Ⅴ：長軸方向の外力によって成長軟骨板が圧挫された型の損傷。膝関節・足関節に起こりやすい。転位を起こさないため，受傷直後には診断が困難である。圧挫された成長軟骨板は早期に閉鎖し，成長障害や変形が生じる。予後は最も不良である。

(Salter RB：Textbook of Disorders and Injuries of the Musculoskeletal System. p419, Williams and Wilkins, Baltimore, 1970 を改変)

なる。

【分類】
　Salter-Harris(ソルター-ハリス)分類が最も広く用いられている(図 35-34)。

【治療上の注意】
　小児の骨の成長を司る成長軟骨板の損傷は，その型と治療の良否によっては著しい成長障害や進行性の変形を起こすので，注意深く診断し，正確な整復と経過観察を行わなければならない(図 35-35)。成長軟骨板の部分的な早期閉鎖によって変形が発生し始めた場合には，できるだけ早期に，閉鎖した部分の骨性の架橋を切除して脂肪や軟骨を移植しておく必要がある(Langenskiöld 手術)。不幸にして変形が完成した場合には，矯正骨切り術によって隣接関節のアライメントを整えないと，変形性関節症の発生は免れない。

B 若木骨折，急性塑性変形
greenstick fracture, acute plastic bowing

　小児の骨折は骨膜が厚く弾力性に富むので，不完全骨折となることが多い。あたかも若木を折り曲げたときのように骨折線が完全に骨を横断しない骨折を，若木骨折とよぶ(→735 頁および 736 頁の図 35-7 参照)。

　橈骨が骨折し転位した場合や脛骨が骨折して転位した場合に，尺骨や腓骨が，X 線像では骨折線が認められないにもかかわらず，全体に弯曲することがある。これを急性塑性変形とよぶ。一見したところ骨折ではないようにみえるが，経時的にX 線像にて弯曲の凹側に仮骨が形成されてくるのが観察できるので，一種の骨折である。

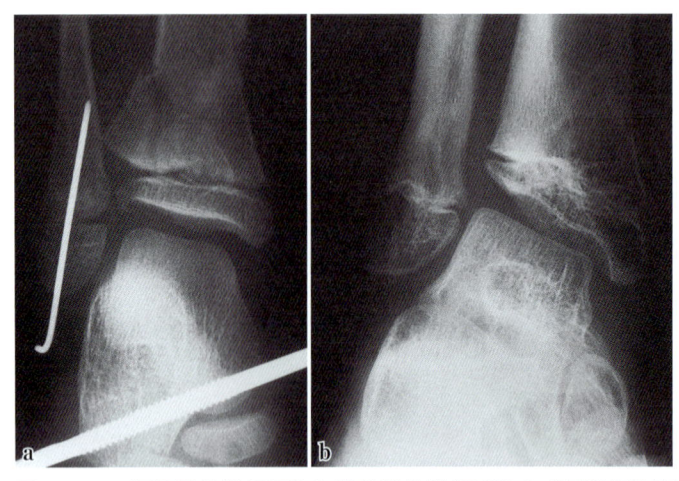

図35-35 脛骨遠位端（Ⅳ型）と腓骨遠位端（Ⅱ型）の成長軟骨板開放損傷後の外反変形（8歳男児）（糸満 原図）
a. 創外固定直後
b. 6年後

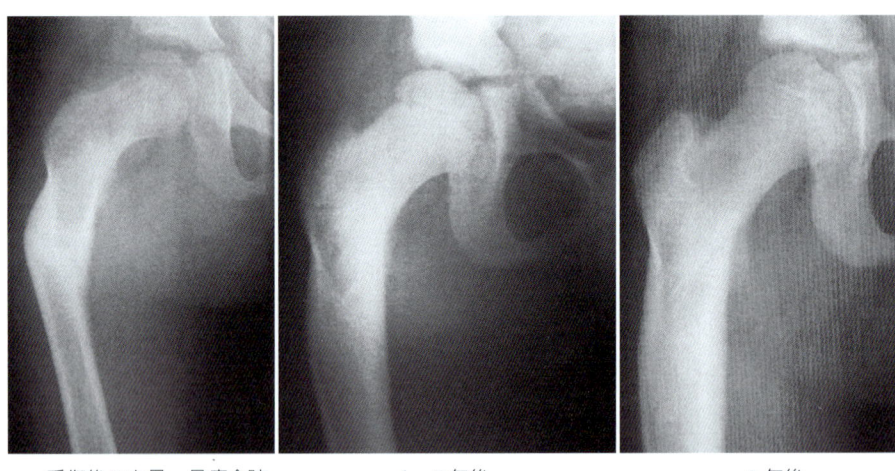

a. 受傷後3カ月，骨癒合時　　b. 6年後　　c. 9年後
図35-36 小児大腿骨骨折後の自家矯正（7歳男児，受傷時）（糸満 原図）

C 自家矯正と過成長
spontaneous correction and overgrowth

　小児の骨折後のある種の変形は，骨折部における造形（モデリング）と成長軟骨板における矯正により，自家矯正されうる．年少児ほど自家矯正の能力は旺盛で，成長に伴って次第に低下する．また一般に骨幹部に比べると骨幹端部の自家矯正能力は大きい．屈曲変形は最もよく矯正される．5歳以下では30°，8歳くらいまでは20°程度の屈曲変形はほとんど完全に矯正される（図35-36）．しかし，回旋変形に対しては自家矯正力はほとんど働かない．

　長骨ではある程度の短縮を残して癒合した場合，成長軟骨板で過成長を起こして，長さはある程度補正される．これは骨折部に生じた炎症性変化に対して，骨幹端部で血管床が反応性に増加するためであると考えられている．

やってはいけない医療行為

　挫滅症候群の治療にカリウムを含む輸液を用いてはならない．筋組織からカリウムが流出しており，さらに乏尿によって高カリウム血症を起こしているためである．

D 挫滅（圧挫）症候群 (→224頁参照)
crush syndrome

重量物などによって四肢，骨盤あるいは腹部が長時間圧迫された後，これを取り除いた場合に起こるショック様の症状に始まる一連の病態である。地震による建物の倒壊や交通事故で身体が挟まれて起こることが多い。圧迫された部位より遠位の循環障害によって広範に筋肉が壊死に陥り，大量のミオグロビンやカリウムが筋組織から流出する。圧迫が解除されると，これが全身循環に放出されて致命的な臓器障害を招くことがある。特に，腎尿細管壊死による急性腎不全は致命的な障害となることが多い。

【臨床症状】

長時間の圧迫が解除されると，局所の著明な浮腫，出血によって急激な腫脹が起こる。これは持続的な圧迫による組織の無酸素状態 anoxia によって血管透過性が亢進し，血漿成分が血管外に大量に漏出するために起こるものである。末梢の血管収縮による代償によって血圧が維持されている間は，蒼白，冷感，皮膚の湿潤などのショックの初期症状を呈する。この体液喪失に対する代償機構が働かなくなると，急速に血圧が低下しショックの第2相に進展する。尿量が減少し濃厚となるので，毎日の尿量に留意し，尿の外観を観察することが大切である。この時期を大量の電解質や血漿製剤の輸液によって離脱して，血圧が上昇し安定すると，増加した尿中にヘモグロビン，ミオグロビン，アルブミンが検出され，クレアチニン値が上昇し，色素の沈渣が排出されるようになる。破壊された組織から放出された乳酸塩やリン酸塩によって，尿は強く酸性に傾く。

一方，局所は4〜5日後までに著しく腫脹し，水疱や出血斑が出現する。筋肉や神経の循環障害と壊死のため四肢遠位の感覚は低下し，種々の程度の麻痺が出現する。腫脹が極限に達すると末梢血管の拍動も触れなくなる。

【検査所見】

肉眼的血尿がなくても，ベンチジンテストによって尿中ミオグロビンが証明される。急性腎不全になると，血中尿素窒素(BUN)，リンおよびクレアチニン値が増加し，血中ミオグロビンが異常に増加する。また血清カリウムの増加によって代謝性アシドーシスに傾く。筋区画内圧は拡張期血圧の2〜3倍の高値を示す。これらの値が進行性に上昇し，尿量の減少を伴う場合は予後は極めて不良である。

【治療】

初期のショックに対しては，輸液はカリウムを含まないものを用いる。すでに血液濃縮があるので全血輸血は行ってはならない(→743頁の外傷性ショックの項参照)。

区画症候群をきたした場合緊急筋膜切開による減圧を行う(→772頁参照)。また，壊死に陥った筋肉に感染を起こすと菌血症によって致命的になることが多いので，壊死部の十分なデブリドマンと適切な抗菌薬の全身投与を行う。

ミオグロビン結晶が沈着することによる急性腎不全を防止するため，血液のpHを補正しアルカリ性に維持する。血中のカリウム，BUNが進行性に増加する場合は血液透析を開始すべきである。

E 集団災害

1 集団災害時の基本的対応

集団災害とは，多人数の被災者が発生する災害である。多人数の負傷者が短時間のうちに発生するため，通常の医療体制では対応できない。地震，鉱山事故，建造物の解体作業中の事故などで起こることが多い。時間や場所を問わず突発的に発生する，瞬時にあるいは比較的短時間に発生する，負傷者の数が極めて多いために負傷者の数と利用できる医療資源の間に著しい不均衡が生じる，などの特徴がある。特に地震や大火災では受傷者が広域にまたがっているので"広域多人数多発災害"として特別な対応が必要となる。

このような災害時には，患者の救護・治療の優先度を判定(トリアージ)triage し，適当な医療機関に搬送 transportation して，最も適した時期に適切な治療 treatment が円滑に行えるような体制(3 T's)と，統制のとれた救護活動および輸送路の確保，受け入れ医療機関の整備とがあらかじめ確立されていないと，大きな混乱を招く結果となる。

表 35-9　わが国のトリアージの区分

順位	名称	タグの色	番号	定義
1	緊急治療群	赤	I	直ちに治療を開始すれば救命の可能性が高いもの
2	準緊急治療群	黄	II	治療の必要性はあるが緊急性は低いもの
3	待機群	緑	III	傷は存在するが待機可能なもの
4	死亡群	黒	0	すでに死亡しているか、治療しても救命の可能性のないもの

〔日本外傷学会・日本救急医学会(監修)：外傷初期診療ガイドライン JATEC™．改訂第3版．へるす出版，2008 より引用〕

A 重症度の判定(トリアージ)
triage

　トリアージとは，複数患者の救急度，重症度を評価し，救護，搬送および治療の優先順位を決定する手法をさす。救命の機会を増やすことを目的としている。集団災害では患者の状態，医療資源の状況ともに刻々変化するので，災害現場，搬送前，医療機関の入り口などで，繰り返しトリアージを行う。

　トリアージでは優先順位を緊急治療群，準緊急治療群，待機群，死亡群の4段階に分け，それを第三者に伝える方法として識別票(通称トリアージタグ)を使用する(**表 35-9**)。この優先度の判断の基準となるのは，生理学的指標(呼吸，循環，意識など)，解剖学的指標(着衣をなるべく取り去り，頭から足までの身体所見を観察)，受傷機転，年齢などである。歩行できる患者を第三優先(待機群)として最初に抽出し，それ以上のトリアージの対象から除外する考え方もある(**図 35-37**)。

B 搬送
transportation

　搬送する前に，患者の容態が搬送中に急変しないか十分に点検し，確保された輸送路を経て，通信連絡で選定された医療機関に搬送する。受傷から治療開始までの時間は患者の予後を大きく左右するので，最短時間で到着できる経路および輸送手段を選択するのが原則である。搬送にあたっては，重症度に応じて，また複数の医療機関に負傷者を分散させて，適切な治療が受けられるように配慮する必要がある。災害現場に近い医療機関に患者が集中することが多く，また中小の機関に重症患者が搬送され混乱することがあるので，近隣の医療機関を統合的に運用するために，あらかじめ通信による連絡網や医療機関の組織化を整えておく必要がある。

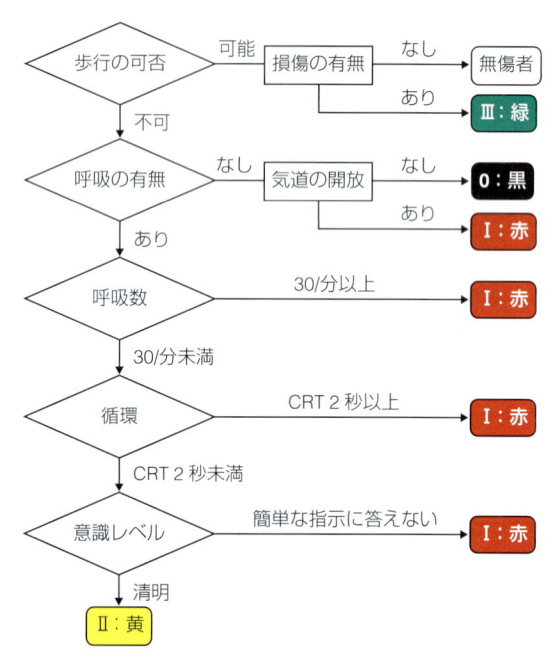

図 35-37　わが国で用いられる一次トリアージ基準の例

米国の START (simple triage and rapid treatment) と英国の Triage Sieve の折衷案である。
CRT：capillary refill time (爪床または小指球を圧迫し，赤みが戻るまでの時間。2秒以上はショックを示唆する。)

〔日本外傷学会・日本救急医学会(監修)：外傷初期診療ガイドライン JATEC™．改訂第3版．へるす出版，2008 から引用(一部改変)〕

C 治療
treatment

　外傷患者の治療にあたっては，チームリーダー(医師)のもとに優先順位を決定し，手際よく治療を進めるべきである。個々の症例に必要な救命救急処置を行うが，外傷を扱うことの多い整形外科

医はすべての救命処置を体得しておく必要がある．集団災害では薬剤や医療器材も不足することが多いので，平時からの準備が必要であり，効率的な利用を図らなければならない．

D 災害後の精神的ケア
mental care

災害に伴う心理的・社会的ストレスによって，被災者は抑うつ状態や挫折感，焦燥感を持ち，消極的・依存的となったり，将来に対する絶望などの精神的・情緒的問題が起こる．医療関係者はこのような患者の精神的なストレスを理解し，急性期から精神的ケアを行うことが大切である．

●参考文献

1) AO Foundation Website(http://www.aofoundation.org/wps/portal/Home)
2) Bucholz RW, Heckman JD, Court-Brown CM(eds): Rockwood and Green's Fractures in Adults, 6th ed. Lippincott Williams and Wilkins, Philadelphia, 2006
3) 冨士川恭輔，鳥巣岳彦(編)：骨折・脱臼．改訂第2版．南山堂，2005
4) 日本外傷学会・日本救急医学会(監修)：外傷初期診療ガイドラインJATEC™．改訂第3版．へるす出版，2008
5) 日本救急医学会(監修)：標準救急医学 第3版．医学書院，2001
6) Rüedi TP, Buckley RE, Moran CG(eds): AO Principles of Fracture Management. Second Expanded Edition. Georg Thieme Verlag, Stuttgart, 2007

第36章 軟部組織損傷

診療の手引き

- [ ] 1. 軟部組織損傷とは，骨折と脱臼を除いた皮膚，皮下組織，筋肉・腱，靱帯，神経，血管の損傷の総称である．
- [ ] 2. 受傷機序，受傷部位，受傷からの時間（どのような状況で身体のどの部位を受傷し，どれくらい経過しているか）を本人または同伴者から聴取し，その後の診断の緊急性を判断する．
- [ ] 3. 診察時には痛みを与えないようにして着衣を脱がす．痛みが強ければ着衣をはさみで切り開く．
- [ ] 4. 閉鎖性損傷と開放性損傷を区別する．閉鎖性損傷の場合，皮下出血，腫脹の有無と範囲を確認する．健側と比べると容易である．所見は時間の経過とともに変化するので，診察の時間を必ず記載する．開放性損傷の場合，創の汚染程度，異物混入の有無，開放創と骨との交通，神経血管損傷の有無を確認する．
- [ ] 5. 受傷肢の手指や足趾の血行を爪甲の色調で確認する．爪甲を指で圧迫し，色調の戻る時間を健側と比較する．末梢の脈拍を触知して消失または減弱があり，動脈損傷が疑われれば Doppler（ドプラ）血流検査あるいは血管造影を行う．動脈損傷の場合は，受傷から 6〜8 時間の最適期（golden period または golden time とよばれる）以内であるかどうかを確認する．
- [ ] 6. 四肢の安静肢位を観察して神経麻痺，筋腱損傷の有無を確認する．次に四肢，手足の関節を動かせるか観察する．さらに神経損傷の有無を確認するために固有域の感覚を健側と比較する．
- [ ] 7. 受傷部の周囲からやさしく触診していって，腫脹，血腫の有無・範囲，圧痛部位を調べる．
- [ ] 8. 靱帯損傷は，関節動揺性を健側と比較して損傷程度を推測し，必要があればストレス X 線撮影，MRI 検査を行う．
- [ ] 9. 壊死性筋膜炎，ヒトや動物による咬創，高圧注入損傷は一見軽症だが，早期に適切な初期治療を行わなければ重篤な病態に進行する．
- [ ] 10. 軟部組織が高度に損傷された場合，骨と筋膜によって構成される区画の内圧が高まり区画症候群を発症することがある．緊急に筋膜切開を行なわなければ神経・筋に不可逆性変化が生じるおそれがある．

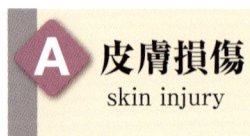

A 皮膚損傷
skin injury

1 皮膚損傷の分類と症状

A 擦過創，擦過傷
excoriation, abrasion

日常よくみられる外傷で，皮膚の表面の擦り傷，表皮の剝離である．スポーツ，転倒，交通事故などで，地面や道路上で受傷することが多い．

厳密には，皮膚の連続性が絶たれた開放性損傷

を創，皮膚の連続性が保たれた閉鎖性損傷を傷とよぶ．したがって，皮膚表面が擦過され真皮が残存する場合は擦過傷である．

【症状】

四肢の伸側，特に前腕の伸側や，下腿の前面などが好発部位である．屋外スポーツや交通事故などによる広範囲な擦過創の場合は，創の中およびその周辺は土や砂などで汚染されている．したがって，感染の予防をすることが重要である．

B 切創
cut wound

ナイフやガラスのような鋭利な刃物で切った，創縁がシャープな比較的きれいな線状創をいう．

切創はその深達度により，損傷される組織が異なる．創と周囲の解剖学的な関係を念頭に置き治療にあたる．かなりの出血があれば血管損傷を疑う．末梢部の感覚障害と運動障害の有無を診察し，神経，筋・腱損傷の合併がないか確認する．

C 刺創，咬創
stab wound, bite wound

刺創は先端が尖ったものが刺さって生じる．表面の創は小さいが，深部組織が損傷・汚染されていることが多い．

筋肉・腱，血管，神経の損傷程度を把握する必要がある（図36-1）．異物の体内残存にも注意する．咬創は歯による刺創に加え，周囲組織の挫滅や口腔内の諸細菌で汚染が生じる場合が多い．

D 挫傷，挫創，挫滅創
contusion, contused wound, crush wound

挫傷とは直接の外傷または圧迫によって起こる損傷で，皮膚の連続性が保たれた閉鎖性損傷（皮膚に創がなく，皮下組織・筋肉・腱などに損傷がある状態）をいう．これに加え皮膚の連続性が断たれた開放性損傷（皮下組織，筋肉，腱などに損傷があり，皮膚に開放創を伴っている状態）があ

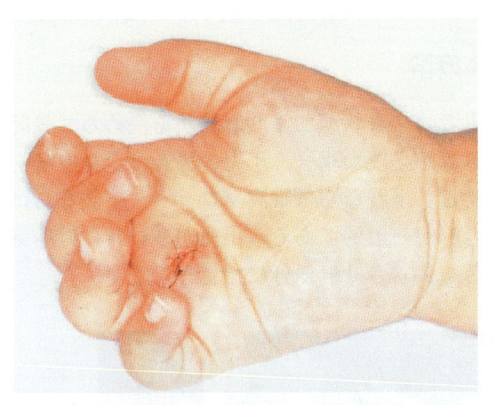

図36-1 刺創における環指の深指屈筋腱損傷
2歳男児．ナイフを環指基部に刺して受傷した．環指の安静肢位でDIP関節の屈曲角度が他指と比較して少ないことで腱断裂が疑われる．

> **NOTE 刺創・咬創の治療**
>
> イヌ，ネコ，ヒトによる咬創は感染創と考えて取り扱う．創が骨，関節，腱に達している場合は十分な創面清掃（デブリドマン débridement，→765頁）を行う．ドレナージ，抗菌薬投与，創の経過観察が必要である（図36-2）．

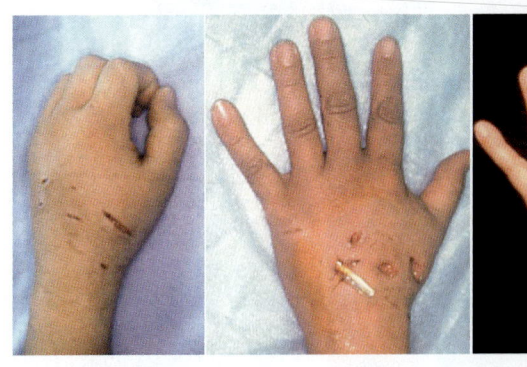

a. 受傷後48時間　b. 切開，排膿，ドレナージ治療中　c. 治療後

図36-2 ネコによる咬創

るものを挫創という。挫滅創は鈍的な外力による組織の圧挫によって皮膚の連続性が絶たれ，皮下組織，筋肉，血管，神経，骨などが広く損傷された状態である（図36-3）。

E 皮膚欠損創
skin defect

鋭利な刃物で皮膚や皮下組織が部分的にすべて削ぎ取られ，皮膚の連続性が絶たれた開放性損傷である。機械に巻き込まれ広範囲に皮膚が剥脱される手袋状剥皮損傷もこれに含まれる。

2 開放創の処置（→490頁も参照）

開放創は汚染され，創縁は挫滅されている。しかし，受傷後早期（6～8時間まで：最適期 golden period, golden time ともいう）は細菌の増殖は始まっておらず感染は成立していない。したがって，その期間に，感染の要因になる創内外の異物，壊死組織，血腫を取り除けば創を一時閉鎖することが可能である。開放創の処置として最も大切な手技はこの創面清掃（デブリドマン）débridement であり，その目的は感染防止と創を一次癒合させることである。

手順は，麻酔，局所の洗浄とブラッシング，デブリドマン，創の閉鎖の順である（図36-4）。

A 麻酔

患者の全身状態により麻酔法を決める。長時間の処置が必要な場合，小児の場合は全身麻酔を選択する。上肢ならば腋窩ブロック，下肢ならば腰椎麻酔が一般的である。出血が多い時には空気止血帯を装着させ無血野にて行う。

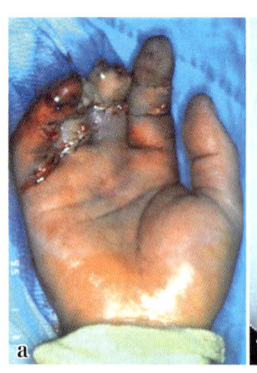

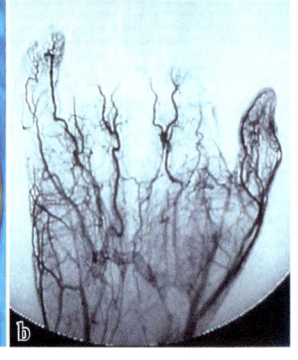

図36-3 手の挫滅創
a. プレス機械に右手を挟まれて受傷。示指，中指，環指の皮膚色調が蒼白である。
b. 血管造影で示指，中指，環指の指動脈の血流途絶が確認される。

a. 洗浄。生理食塩水で異物，遊離組織を洗い流す。
b. ブラッシング。創に付着した細かな異物，遊離組織を取り除く。
c. デブリドマン。汚染，挫滅した創縁をメスまたははさみで切り取り，新鮮化する。

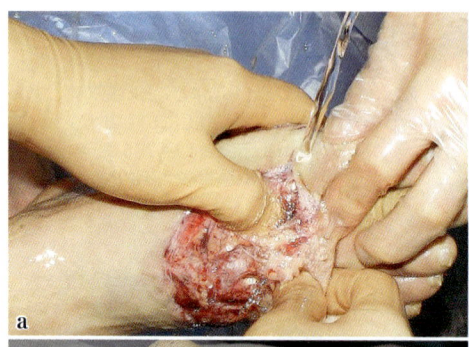

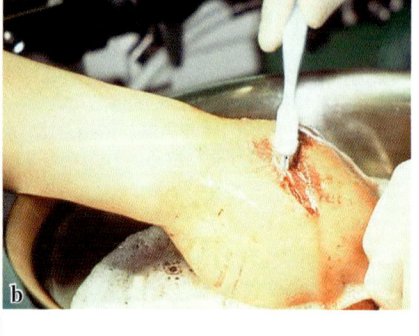

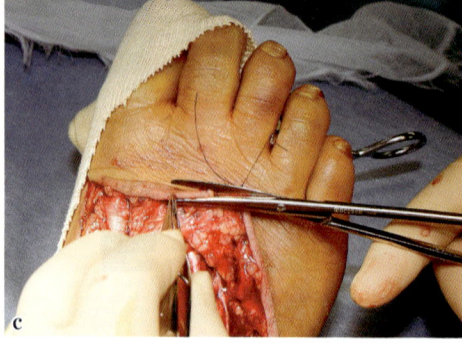

図36-4 開放創の処置

B 局所の洗浄とブラッシング

希釈した創洗浄液を用いて手洗い用の柔らかいブラシかガーゼで創の内側，外側の皮膚を十分にブラッシングする。創内の血管や神経，腱などはガーゼを用いて愛護的に洗浄する。次いで，大量の生理的食塩水で創の内外を洗い流す。ここで，患部を滅菌四角布で覆い，術者は手術と同様に手洗いして，滅菌された術衣と手袋に替え，手術に準じて患部を消毒する。

C 創面清掃（デブリドマン）
débridement

局所の洗浄とブラッシングで除去しえなかった異物や，挫滅した皮膚，脂肪組織，筋肉組織を血行のある健康な組織まで切除して新鮮化する。ここで血行のない死んだ組織を十分に切除することが，予後を決定することになる（図36-4c）。神経・血管・腱の表面の汚染は慎重に除去し，神経・血管が断裂しているならば直ちに縫合する。しかし，腱に関しては創の状態により一次的な縫合をするか，二次的な縫合をするか判断する必要がある。さらに，出血している血管の断端は必ず双極電気凝固器 bipolar coagulator または電気メス electrocautery で凝固止血を行う。以上の処置を終えたら，創は滅菌ガーゼで覆い，改めて通常の術野の消毒に準じて再消毒した後，滅菌四角布をかける。

Advanced Studies
皮膚の処置

深部組織を修復した後，皮膚の緊張がなければ縫合閉鎖が可能である。しかし，緊張が強くて閉鎖不能のときは筋膜切開を加えて創を開放し，皮膚欠損部には分層植皮を行う。皮膚欠損部の筋，あるいは皮下軟部組織の血行が良好であれば遊離植皮を行ってもよい。また，皮膚欠損が広範囲であり，骨・関節，神経，腱が露出しているときは，有茎皮弁あるいはマイクロサージャリーの技術を用いた遊離皮弁移植の適応となる（図36-5）。

D 創の被覆と創傷管理

無菌的に閉鎖された手術創においては創部の消毒は必要なく，出血や浸出がない場合はガーゼ交換も不要であるため閉鎖的に創を被覆する。開放創の創傷管理の原則は，壊死組織の除去と湿潤環境を保持である。近年，湿潤環境保持のために，各種の創傷被覆材が開発されている。外力による

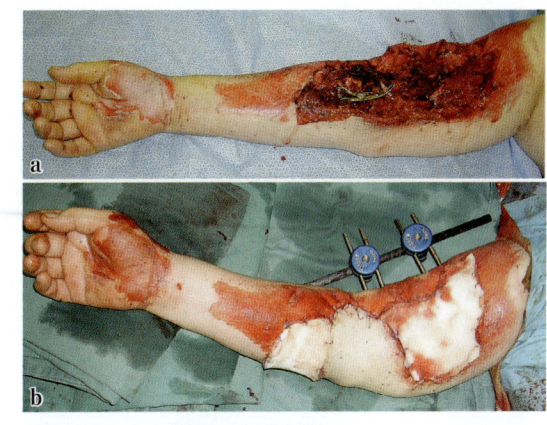

図36-5 右上腕部の皮膚欠損
a. 交通事故により受傷
b. 骨接合，上腕動脈・正中神経修復後に肘窩部を有茎皮弁で被覆している。上腕前面は人工真皮で被覆している。同部は遊離全層皮膚移植を施行した。

疼痛や創治癒遅延，感染を防ぎ，患者の装着感と整容的満足がよい。ポリウレタンフィルムは片面が粘着面となっている透明なフィルムで，水蒸気や酸素が透過し不感蒸泄を妨げないため，出血を伴わない創面，水疱の保護，褥瘡の予防に使われる。ハイドロコロイドはシート状で，内側は親水性ポリマーを含む粘着面になっているが，外側は疎水性ポリマーで創面を尿などから保護できる。ポリウレタンフォームは内側が非固着性ポリウレタンで中間に親水性フォーム層を有するため，滲出液の吸水に優れている（図36-6）。

褥瘡や皮膚潰瘍において，創面に感染や壊死組織がある場合はポビドンヨード，白糖軟膏あるいはサルファジアジン銀を用いる。前者はヨウ素の酸化作用による殺菌と，白糖の浸透圧によりバイオフィルム形成が抑制され，後者は銀イオンによる殺菌効果がある。創面に肉芽形成がある場合は，bFGFスプレー，プロスタンディン軟膏などを用いて肉芽形成を促進する。

E 陰圧閉鎖療法

難治性の創傷治療に用いられる技術であり，患部環境を被覆し管理された陰圧をかけることによって創傷治癒を促進させる。被覆材を使用して創部を密閉し，吸引ポンプに接続する。創傷からの滲出液はすべて排液容器に収集される。創の保護，肉芽形成の促進，滲出液と感染性老廃物の除

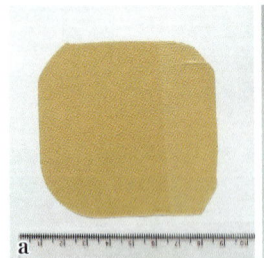

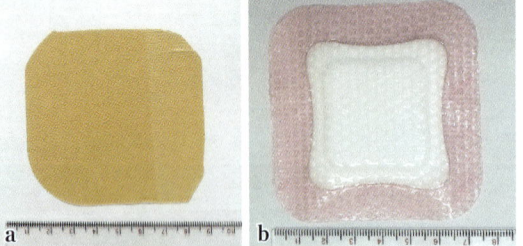

図 36-6　創面被覆材
a. ハイドロコロイド　b. ポリウレタンフォーム

去を図り，創傷治癒の促進を目的とする。この技術は近年急速にわが国で普及している。創傷治癒促進機序としては，陰圧と吸引により，創部の血流の増加，サイトカインの放出，マトリックスメタロプロテアーゼ(MMP)の除去，細菌数の減少などが挙げられる(図 36-7)。

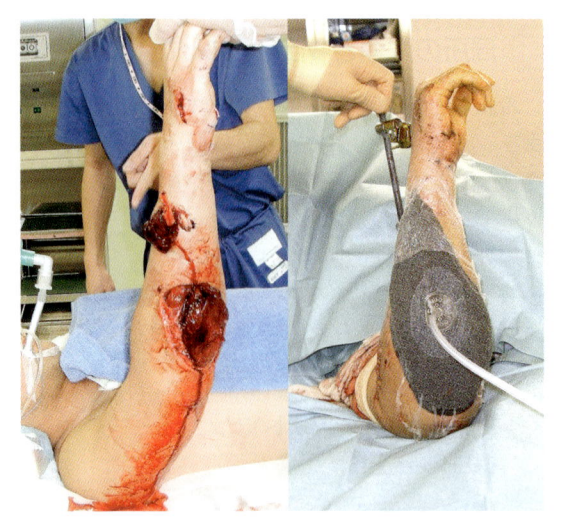

図 36-7　前腕後面開放創に対する陰圧閉鎖療法

❸ 褥瘡の処置

【病態】
　褥瘡 pressure sore は身体に持続的な圧力や摩擦力が加わり，骨と皮膚表層の間の軟部組織の血流が低下・停止し，皮膚およびその周辺組織が不可逆的な阻血障害に陥った状態をいう。加齢，低栄養，神経麻痺，意識障害などが発生の誘因となる。長時間の仰臥位では仙骨部，後頭部，脊椎棘突起部，踵部に発生しやすく，側臥位では大転子部，座位では坐骨結節部に発生しやすい。またギプス，副子，あるいは牽引時の包帯による圧力や摩擦力が要因となり，肘頭，橈骨あるいは尺骨の茎状突起，腓骨頭，足関節の内果や外果などにも発生しやすい。

【診断】
　圧迫要因を除去しても皮膚の発赤が消退しない場合は褥瘡発生を疑う。壊死の深達度により以下のように分類される。Ⅰ度：傷害が表皮にとどまっており，局所皮膚の発赤，水疱，表皮剥離が生じた状態。Ⅱ度：真皮までの皮膚欠損(皮膚潰瘍)。Ⅲ度：皮下組織・脂肪に達する欠損。Ⅳ度：筋肉や骨まで露出した状態である(図 36-8)。

【治療】
　褥瘡は予防と早期発見が肝心である。予防の基

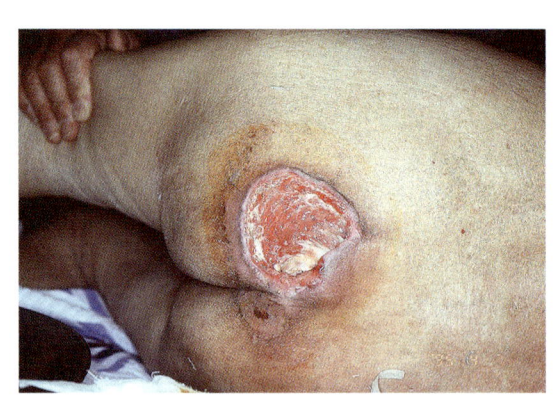

図 36-8　仙骨部褥瘡(Ⅳ度)
露出した仙骨を肉芽組織が被っている。

本は，除・減圧(支持面の調整と体位変換)，皮膚面の保湿と清潔，栄養管理である。安静臥床の患者には2時間に1回の仰臥位と側臥位の体位変換を行う。側臥位をとる際は，殿筋で身体を支え接触面積を広げることができる30°側臥位とする。脊髄損傷患者で長時間の車椅子乗用や座位を要する場合は頻回のプッシュアップを励行する。体圧分散寝具，クッションなどを用い骨突出部への荷重の集中を避ける。Ⅰ度，Ⅱ度の褥瘡は，圧迫の除去，創面の湿潤環境の保持，感染のコントロール，デブリドマンを行い上皮化を促進させる。Ⅲ度，Ⅳ度では単純縫縮，遊離植皮，局所皮弁，筋皮弁などの手術治療を創面の大きさ，深さ，部位により選択する。これらの手術に際しては術前に栄養状態の改善と術後の再発予防対策が必要である。

B 筋・腱損傷
musculotendinous injury

1 開放性筋・腱損傷

各種の皮膚損傷が筋肉に及んで，筋肉の開放性損傷を生じる．腱損傷は手指の外傷においてしばしば遭遇する．特に，ZoneⅡの屈筋腱損傷は正しい知識と技術が要求される（→493頁参照）．

2 閉鎖性筋・腱損傷

A 筋断裂
muscle rupture

筋断裂はその名のとおり筋肉線維の損傷・断裂で，Ⅰ度（微細な断裂），Ⅱ度（より大きい断裂），Ⅲ度（完全断裂）に区分される．肉ばなれ（筋挫傷，muscle strain）とよばれるのはⅠ度がほとんどである．Ⅰ度，Ⅱ度を不全断裂，Ⅲ度を完全断裂と分類する場合もある．不全断裂，完全断裂どちらの場合も直接的な原因としては，急激な筋肉の過伸展，筋肉を伸ばすような衝撃が挙げられる．間接的な要因としては，筋肉の柔軟性の不足，拮抗筋の筋力バランスの不良，ストレッチ不足などが挙げられる．疾走，ジャンプの着地，ラグビーなどのコンタクトスポーツによる大腿四頭筋断裂，短距離走，サッカー，ラグビー，テニス，野球などで停止からダッシュする動作で生じる大腿二頭筋（ハムストリングス hamstrings）断裂，テニス中に生じる腓腹筋断裂（テニス脚症候群 tennis leg syndrome）などの頻度が高い．

【治療】
断裂部位をそのまま放置すると瘢痕組織が入り込み治癒する．断裂部のギャップが少なくなるような肢位で固定することが，瘢痕組織の形成を少なくし再断裂の予防につながる．手術療法の場合は断裂筋を吸収糸で縫合する．

B 腱断裂
tendon rupture

スポーツ外傷のほか，腱の退行性変性，関節リウマチ，変形性関節症，化膿性炎症，骨折などによって生じる．肩腱板，上腕二頭筋の長頭腱，膝蓋腱，アキレス腱に好発する．手指の伸筋腱の終止腱（槌指），長母指伸筋腱（橈骨遠位端骨折後），環・小指の総指伸筋腱（関節リウマチ，遠位橈尺関節症に伴う），中・環指の深指屈筋腱（ラグビー，バスケットボールによる）（→895頁参照）などがある．

1 アキレス腱断裂

アキレス腱断裂は患者が整形外科医を受診しないと見逃されることがあり，階段の昇降，つま先立ちが不能のまま長期間経過して，陳旧性となることも少なくない．

【症状】
アキレス腱断裂の好発年齢は30〜40歳台でスポーツによる受傷が多い．発生の基盤に腱の変性が存在していると考えられている．下記の所見が認められる（図36-9）．

- 疼痛
  断裂部に一致して存在する．
- 断裂音
  受傷した本人が自覚する．
- 跛行
  歩行は可能なこともあるが，つま先立ちは不可能となる．
- アキレス腱レリーフの消失
  健側と比較すると明らかで，不全断裂ではこれを認めない．
- 断裂部の陥凹
  新鮮完全断裂ではこれを触知する．陳旧例では瘢痕で埋まるため陥凹が不明瞭となる．
- Simmonds（シモンズ）テスト，Thompson（トンプソン）テスト
  前者では腹臥位にし，後者では膝立ての状態で足部をベッドの端から出す．下腿三頭筋の筋腹を squeeze（搾るようにきつく握る）する．このテストで足関節の底屈運動がみられなければ腱断裂が示唆される（図36-9）．

【治療】
アキレス腱断裂の治療には手術による腱縫合療法とギプスや装具固定による保存療法がある．腱縫合は腱の断裂端を寄せて，Kessler（ケスラー）変法，Kirchmayer（キルヒマイヤー）法と，中枢断端を内外側の2束にして末梢断端を挟み込む

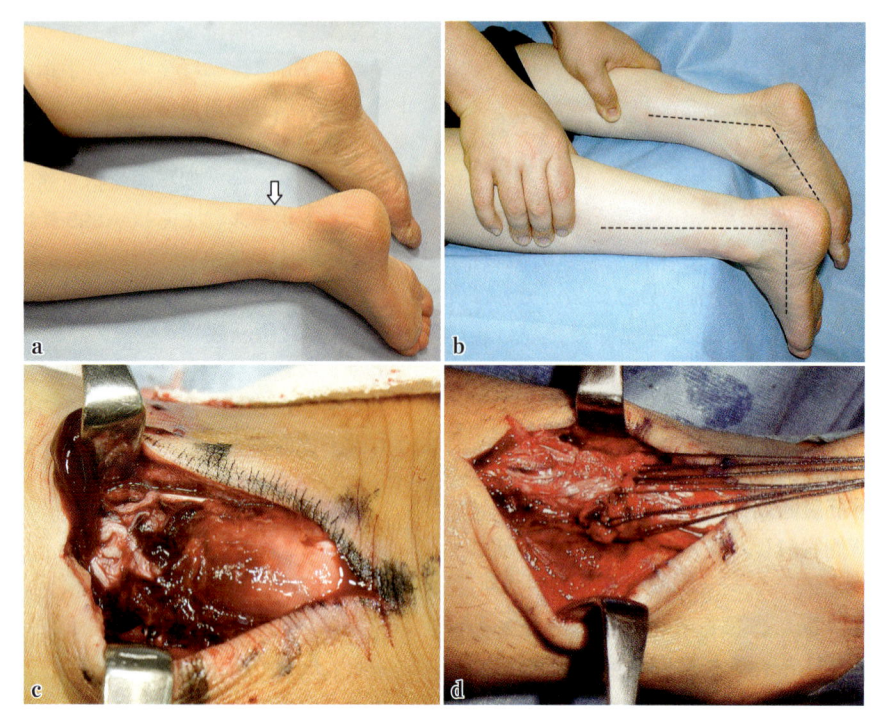

図 36-9　左足アキレス腱断裂
a. アキレス腱のレリーフの消失
b. Simmonds（シモンズ）テスト。左足では下腿三頭筋をつまむと底屈運動がみられない。
c. 縫合前
d. 縫合後

triple bundle 法がある。最近は背屈制限装具を用いた保存療法の良好な成績が報告されている（図36-10）。

2　その他の腱断裂

膝蓋腱断裂は断裂部の陥凹が認められ、膝蓋骨が近位に移動している。上腕二頭筋腱長頭断裂は結節間溝での変性断裂が多い。上腕二頭筋の筋腹部の筋ヘルニア様腫瘤が視診で観察され診断は容易である。

3　壊死性筋膜炎

四肢、腹部、会陰部の筋膜壊死が急激に発症し、全身症状が急速に悪化する感染症である。特にA群溶血性連鎖球菌によるものは若年健康人にも発症し、敗血症によるショック症状、播種性血管内凝固症候群（DIC）、多臓器不全を引き起こし、致死率は約 30% とされる。緊急に起炎菌の同定を行い感受性のある抗菌薬を投与し、病変部の徹底的なデブリドマンを要する。切断、関節離断せざるをえないこともある（図 36-11）。A群溶血性連鎖球菌のような好気性菌以外に、クロストリジ

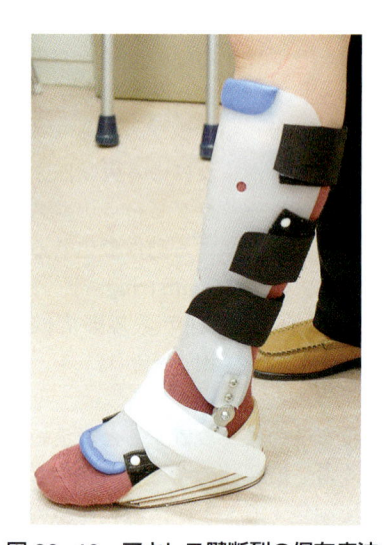

図 36-10　アキレス腱断裂の保存療法
受傷後約 1 週間で背屈制限装具による早期運動療法を開始する。

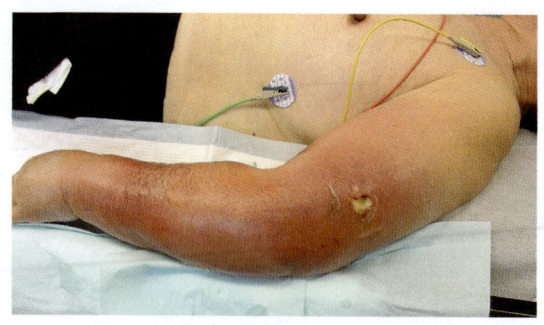

図 36-11　左上肢壊死性筋膜炎
左上腕中央から手にかけて皮膚壊死と水疱形成が急速に進行した。発症後 12 時間で徹底的なデブリドマンを行い救命した。

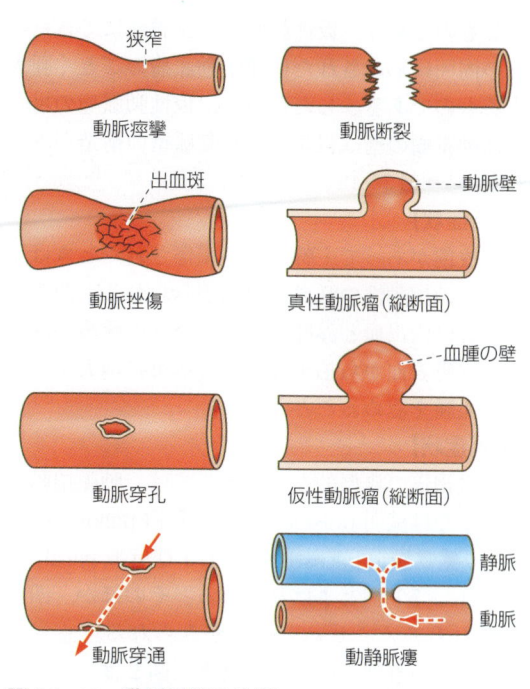

図 36-12　動脈損傷の分類

ウムなどの嫌気性菌が起炎菌であることもあるため，起炎菌の同定においては必ず嫌気性培養も行う。

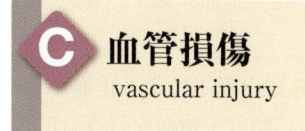

C 血管損傷
vascular injury

一般的には動脈損傷が主体で，静脈損傷の修復が必要となる外傷は限られている。労働災害，交通事故，医原性事故などによる種々の程度の外傷に際して，閉鎖性または開放性の血管損傷が生じる。

1 動脈損傷
arterial injury

【分類】

完全損傷とは動脈の一部または全周にわたって連続性が絶たれているものをいい，これには動脈裂創 arterial laceration，動脈断裂 arterial transection，動脈穿孔 arterial perforation，動脈穿通 arterial penetration がある。不全損傷には動脈痙攣 arterial spasm と動脈挫傷 arterial contusion がある（図 36-12）。

動脈痙攣は動脈壁に外力が加わって外膜の交感神経が刺激され，その平滑筋が収縮することによって動脈内腔が狭くなるもので，ときには完全に血液が流れなくなる。動脈挫傷は骨折に伴う圧挫によるものが多い。内膜損傷を伴うためしばしば血栓を形成している。

動脈挫傷や穿孔などの陳旧化したもののなかに

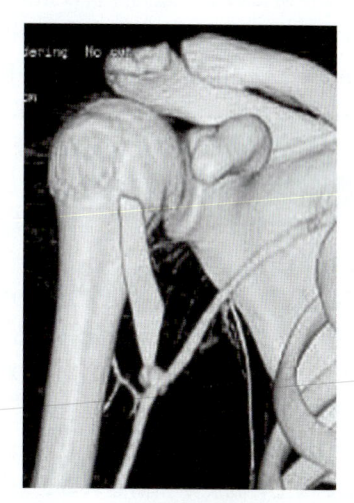

図 36-13　刺創により遺残したガラス片による腋窩動脈穿孔と仮性動脈瘤形成（金谷 原図）

は，真性動脈瘤 true aneurysm または仮性動脈瘤 false aneurysm を形成する場合がある（図 36-13）。また隣接する静脈と同時に穿通損傷を受けて，後に外傷性動静脈瘻 traumatic arteriovenous fistula に発展することもある。真性動脈瘤は血管壁の挫傷により壁に脆弱部を生じ，動脈圧によって次第に壁の一部が拡張し動脈瘤に発展

するものであり，仮性動脈瘤は動脈壁にできた穿孔の周囲に形成された血腫が動脈瘤のごとく腫大するものである．したがって，仮性動脈瘤の場合には動脈瘤の壁は組織学的に動脈壁の構造がみられない（→図36-12）．

【局所症状】

開放創があって主幹動脈が損傷されたときは，創からの拍動性の鮮血の流出がみられる．閉鎖性の場合は内出血と浮腫のためかなりの腫脹がみられ，皮膚表面から拍動を伴って次第に増大する拡張性血腫を認めることがある．

【末梢症状】

動脈損傷の典型的な症状としては，動脈拍動の消失または減弱 pulselessness，蒼白 pallor，疼痛 pain，感覚異常 paresthesia，および麻痺 paralysis があり，「5 P's」とよばれている．そのほか，四肢末梢のチアノーゼ cyanosis がみられる．感覚障害は通常の解剖学的皮膚感覚支配図とは一致しない．上肢では手袋状，下肢では靴下状の感覚障害がみられるため，単一の神経損傷による感覚障害との鑑別は容易である．運動障害は損傷された動脈によって異なるが，例えば膝窩動脈損傷では長母趾伸筋が侵されやすく，母趾の伸展が不能となる．

病勢の進行とともに完全感覚麻痺を生じ，筋肉も麻痺して筋拘縮あるいは硬直状態になる．ときには，皮膚に紅斑や水疱形成を生じることもある．このような所見がそろえば，阻血状態は不可逆的であると判断してよい．

上肢では側副血行路が発達しているので，主幹血行路が損傷されても末梢が壊死となることはきわめて少ない．しかし，肘関節高位での骨折・脱臼，開放創で上腕動脈が損傷されると，末梢が壊死をきたす危険性がある（図36-14）．上肢と異なり，下肢では主幹動脈が損傷されると末梢部が壊死に陥る可能性はより高くなる．特に膝窩動脈が閉塞すると 40% に末梢部壊死をきたす．膝関節脱臼に伴う膝窩動脈損傷はその典型的なものである（図36-15）．

【全身症状】

主幹動脈損傷があればかなりの内・外出血がある．そのため受診時すでに出血性ショックに陥っているか，それに近い状態にある．

【治療】

血管損傷の治療においてはまず全身管理を優先

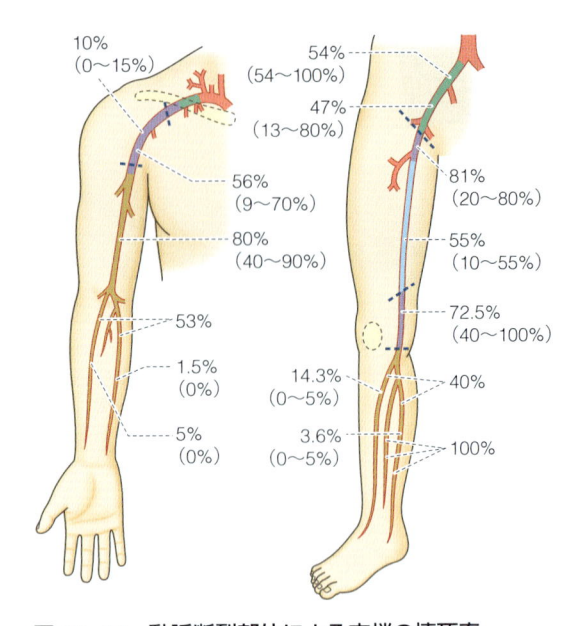

図36-14 動脈断裂部位による末梢の壊死率
〔山野慶樹（編著）：骨折と外傷．p65，金原出版，2000 より改変〕

する．出血創があれば圧迫と挙上により止血する．静脈路を確保して直ちに輸液・輸血を行う．

動脈損傷で末梢の拍動が消失していれば，全身麻酔下に損傷血管の修復・血行再建を行う．血行再建に際して最も重要なことは，受傷から血流再開までの時間，すなわち阻血時間である．長時間阻血状態に置かれた四肢に安易に血行を再開すると，阻血状態の組織中において産生・蓄積された有害な嫌気性代謝産物が急速に循環血中に流入して，急性心・腎不全をきたし患者を死亡させる危険がある．動脈損傷の血行再建可能な時間的限界を"血行再建の最適期"（golden time または golden period）といい，常温下で 6～8 時間とされている．

Advanced Studies

損傷血管の修復・血行再建

血行再建術は拡大鏡視あるいは顕微鏡視下で行う．血管吻合の可能性を考えてマイクロサージャリー用の手術器具を用意しておく．動脈損傷肢であっても空気止血帯を装着しておき，状況に応じて使用する．静脈移植を想定して，血行再建を行う患肢とは別の下腿の大伏在静脈，あるいは小伏在静脈を採取できるように準備しておく．

動脈損傷部を露出して，その損傷程度を顕微鏡下に調べる．動脈壁の損傷がなく動脈壁の硬化と動脈径の縮小があれば，動脈痙攣を疑い局所にパパベリン塩酸塩あるいは 10% リドカインを滴下して，その周囲を温食塩水ガーゼで包んで待機し動脈痙攣の消退を待つ．それでも寛解しな

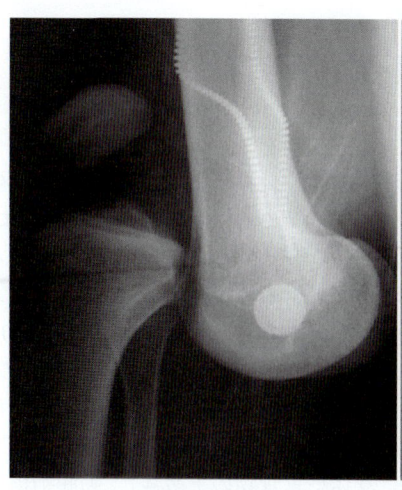

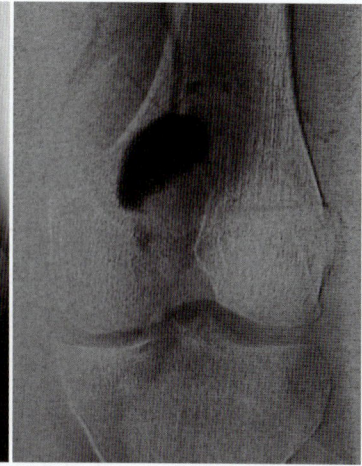

a. 側面単純Ｘ線像　　b. 血管造影像。膝窩動脈は断裂して，近位断端に出血がみられる。　　c. 静脈移植による血行再建後の血管造影像

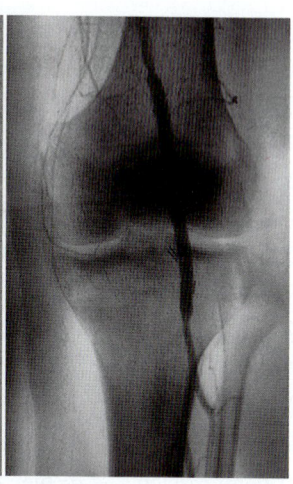

図36-15　膝関節脱臼に伴う膝窩動脈損傷(玉井進 原図)

いときは外膜剥離を行う．外膜下血腫がみられるときは血栓が形成されていることが多い．血栓を除去しても血行が再開しない場合は，動脈の中・内膜損傷の存在が強く疑われ，損傷部の血管切除をして，それぞれの断端から勢いよく出血することを確認する．末梢側にはかなり長い範囲に血栓が詰まっていることが多いので注意する．端端吻合では緊張が強い場合は，躊躇なく静脈移植を行う．

D　靱帯損傷
ligamentous injury

　靱帯は主として水，type Ⅰコラーゲン，type Ⅲコラーゲンからなり，強大な外力に対抗できるようになっている．関節包の外層は線維層，内層は滑膜層であるが，線維層の一部が束状に肥厚したものを関節包靱帯 capsular ligament とよぶ．関節包の内外で独立して存在する靱帯を関節内靱帯と関節外靱帯とよぶ．靱帯が骨に付着する部位では，膠原線維から線維軟骨，石灰化線維軟骨を経て骨に移行している．このような構造の関節に生理的可動域を越えた運動が強制された場合には，種々の程度に靱帯損傷をきたす．これを一般に捻挫 sprain とよぶが，あくまでも骨折や脱臼を伴わず，関節構成体間に解剖学的乱れがないものに限られる．捻挫はスポーツ外傷としてみられることが多く，好発部位は足関節，次いで膝関節，肩関節，肘関節，手指の関節である．

【分類】
・第1度捻挫 mild sprain
　靱帯の一部線維の断裂で，関節包は温存されている．
・第2度捻挫 moderate sprain
　靱帯の部分断裂で，関節包も損傷されることが多い．ときには線維が引き伸ばされた状態になることもありうる．
・第3度捻挫 severe sprain
　靱帯の完全断裂で，関節包断裂を伴う．

【症状】
　第1度では自発痛，圧痛，軽度の腫脹と疼痛による運動制限を認めるが，関節血症はない．第2度ではさらに関節血症，軽度の異常可動性を認める．第3度になると第2度の症状のすべてが強く，特に異常可動性，すなわち関節の不安定性が特徴的である．圧痛は断裂部に強い．異常可動性は関節にストレスをかけて検査するが，疼痛が激しい

やってはいけない医療行為

　四肢の動脈性出血は通常は圧迫と挙上で止血される．止血を急ぐあまり救急処置室にて出血部を盲目的に鉗子などで挟んではならない．なぜならば動脈に隣接する神経に損傷を及ぼす可能性，あるいは縫合可能な主要動脈を縫合不可能にする可能性があるからである．

ときはストレスをかけると患者は反射的に力を入れるので，異常を証明できないことがある。このようなときには局所麻酔や伝達麻酔によって疼痛を和らげてから検査する。関節の不安定性の客観的評価では，このようなストレス負荷時のX線像を健側と比較する。靱帯の骨への付着部に骨片を認めるときは靱帯付着部の剥離骨折である。

【治療】
　臨床所見，特に異常可動性の有無により靱帯損傷の程度を判定し，それに基づいて保存療法か手術療法かを決める。
　保存療法としては一般に安静 rest，冷却 ice，圧迫 compression，高挙 elevation の RICE 療法が用いられる。氷囊で冷却して出血，腫脹を防ぎ，弾力包帯による圧迫で血腫の増大を防ぐ。高挙により静脈やリンパの還流をよくし，腫脹を防止する。さらに安静を保つ意味も含めてテーピング，副子やギプスで固定する。固定中もできるかぎり筋肉の等尺性収縮運動を励行し，固定除去後は速やかにリハビリテーションに移行する。靱帯断裂が陳旧例になり，不安性による愁訴が残った場合は再建術が考慮される。

E 区画症候群
compartment syndrome

　四肢の骨，筋膜，骨膜によって構成される区画（コンパートメント）の内圧が何らかの原因によって上昇し，神経障害や筋壊死にいたるものである。
　区画内圧が上昇する機序としては，区画内の容量そのものが増大する場合と，圧迫などにより区画の容量が減少する場合がある。急性と慢性の発症形態があり，急性区画症候群の原因としては，骨折，外傷性の筋肉内出血，長時間の圧迫（ギプス，圧迫包帯，身体や重量物の下敷き），動脈損傷（血行再建後）などがある。慢性区画症候群の原因としては，長距離走，重量挙げ，スポーツ動作の反復運動（サッカーのシュート，ボール投げ，スイングなど）による筋腫脹がある。前腕ではVolkmann（フォルクマン）拘縮で知られる掌側区画に最も多く発症する。下腿では前方区画に発症しやすく，前脛骨筋症候群 anterior tibial compartment syndrome とよばれる（図36-16）。

【病態】
　区画内圧が上昇したために動脈の攣縮をきたして動脈血流が減少し，組織の血行障害を招いて筋肉と神経の壊死を生じる。さらに内圧の上昇は静脈圧の増大を招き，循環障害を助長し，阻血による毛細血管の透過性亢進，血管外への滲出液漏出

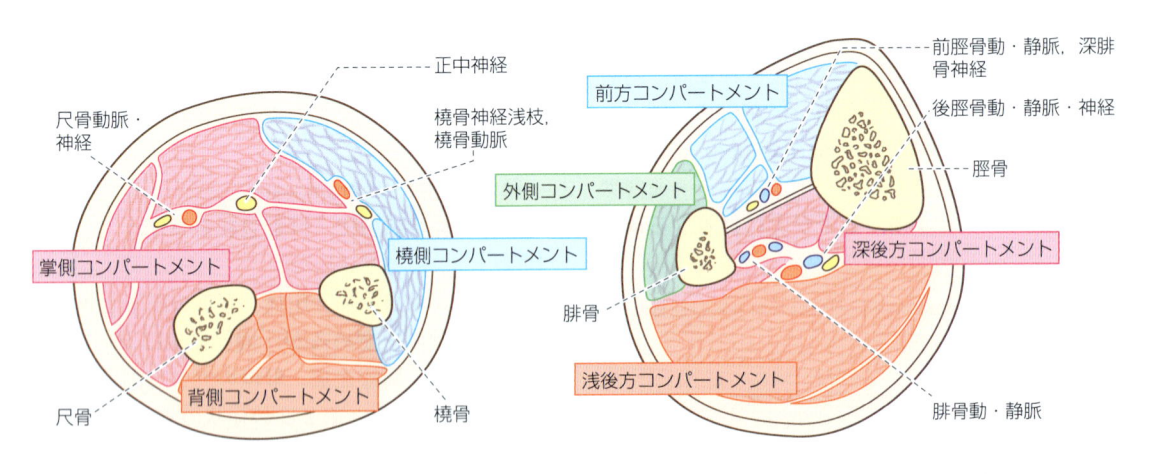

a．前腕の区画（前腕中央横断図）
b．下腿の区画（下腿中央横断図）

図36-16　区画（コンパートメント）

も加わって，区画内圧はさらに上昇するという悪循環となる。

【症状】

急性区画症候群の初発症状としては局所の著しい疼痛が最も多い。罹患区画を中心として患肢の腫脹があり，ときに水疱形成を認める（図36-17）。症状としては前述した四肢阻血徴候の「5 P's」に加えて，本症に特徴的な区画内の筋の他動伸展時の疼痛増強（passive stretching pain）を加えた「6 P's」が知られている。末梢部の動脈拍動は必ずしも減弱したり消失するとは限らない。これら「6 P's」がそろっている場合は，すでに区画症候群は進行していることを意味し緊急の処置を要する。慢性区画症候群では運動開始後徐々に症状が出現し，運動を中止すると軽快する。絞扼性末梢神経障害，疲労骨折などとの鑑別を要する。

【診断】

肘・前腕あるいは下腿の外傷，運動後に著しい疼痛と局所の腫脹がある場合は本症の発生を疑う。前腕の掌側区画症候群では指の他動伸展による疼痛の増強が特徴的である。区画内を走行する神経の虚血症状として感覚鈍麻と運動麻痺が出現する。すなわち前脛骨区画症候群では，前脛骨筋，長母趾伸筋の機能障害に加えて深腓骨神経領域，すなわち母趾と第2足趾の背側の趾間の皮膚に感覚障害をきたす。

疼痛の増強，神経麻痺の出現と進行，passive stretching painの存在により本症が明らかである場合，あるいは意識レベルの低下によりこれらの所見を適切に評価できない場合，直ちに区画内圧を測定し診断を確定する。

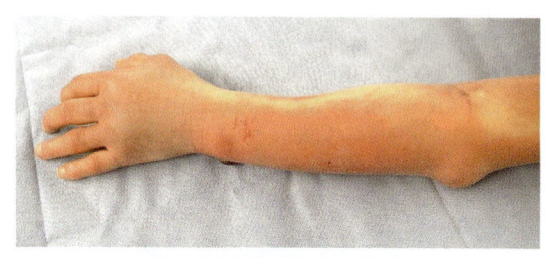

図36-17　橈骨遠位端骨折後24時間で発症した前腕背側，掌側区画症候群
疼痛と前腕背側，手背に著明な腫脹と水疱形成を認める。橈骨動脈の拍動は触知可能である。手指の他動伸展で疼痛を訴える。背側区画圧は29 mmHgでありただちに筋膜切開，創外固定を行った。

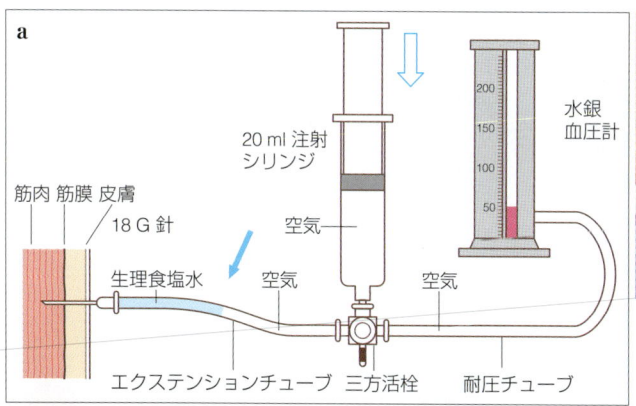

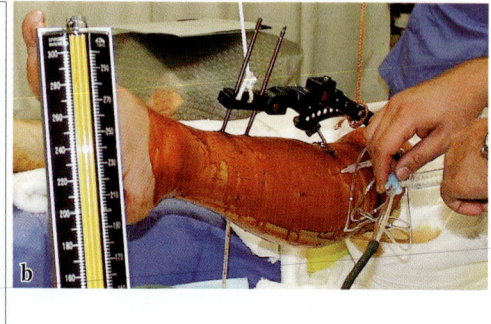

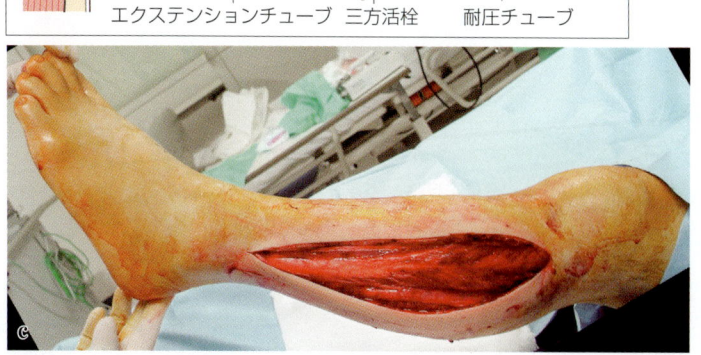

a. needle manometer法（Whitesides法）による筋区画内圧測定。延長チューブの液面が穿刺部と同じ高さになるように固定し，シリンジに圧をかけていきエクステンションチューブ内の生理食塩水と空気の境界面（矢印）が動き出す瞬間の血圧計の圧を読み取る。
b. 左脛骨折例の前脛骨区画内圧をneedle manometer法で計測している。
c. 下腿筋膜切開。腓骨後縁に沿った1つの皮膚切開で4つの区画を開放している。

図36-18　下腿区画内圧測定と筋膜切開（獨協医科大学越谷病院整形外科 大関 覚氏より提供）

【区画内圧測定】

　最も簡便な needle manometer 法（Whitesides 法）を示す（図 36-18a, b）。局部の皮膚を消毒し，神経，血管の走行部位を避けて疑われる筋膜を皮膚を貫いて 18 G 針で穿刺する。通常，筋膜を貫くと急に抵抗がなくなる。チューブ内の生理食塩水の液面が刺入部と同じ高さとなるように固定する。三方活栓をすべて開放とし，空気を入れたシリンジに圧をかけていく。エクステンションチューブの液面が動く瞬間の圧力が区画内圧を反映しており，これを水銀血圧計で計測する。最近はより簡便な携帯型内圧測定器具も市販されている。

【治療】

　筋肉は 6～8 時間以上阻血状態が続くと不可逆的変化を生じる。そこで，前述した臨床症状・所見から急性区画症候群が疑われれば，緊急に筋膜切開を行う。区画内圧測定値による筋膜切開の適応は，30～45 mmHg 以上あるいは拡張期血圧から 20～30 mmHg を引いた値以上を示した場合とされている。筋膜切開では，皮膚を含めて目的とする区画全長にわたり十分に筋膜を切開する（図 36-18c）。慢性区画症候群でスポーツ活動の継続を希望する場合も，筋膜切開の適応がある。

　急性区画症候群で阻血が 8 時間以上続いた場合は，神経障害，筋壊死による麻痺と拘縮が生じ予後は不良である。このような陳旧例では，壊死筋の種類とその程度によって壊死筋の切除術，筋スライディング手術，腱移行術，神経剥離術，神経血管柄付き遊離筋移植術，皮膚形成術などを組み合わせた機能再建術が行われる。

● 参考文献

1) 加藤博之，小林博一，和田典子：手指開放創の救急処置．骨・関節・靭帯 10：1227-1235, 2003
2) 古府照男，他：アキレス腱断裂．①保存療法．山本晴康（編）：整形外科 Knack & Pitfalls．足の外科の要点と盲点．pp112-117, 文光堂, 2006
3) 日本整形外科学会：ケガをしたときのスポーツ医へのかかり方．ブックハウス・エイチディ, 2005
4) 日本整形外科学会診療ガイドライン委員会，アキレス腱断裂ガイドライン策定委員会（編）：アキレス腱断裂診療ガイドライン．南江堂, 2007
5) 松岡哲也，小野秀文：筋区画内圧の測定と筋膜切開．救急医学 30：1427-1433, 2006
6) Azar FM：Traumatic disorders. In：Canale ST, ed：Campbell's operative orthopaedics, 10th ed. vol. 3. pp2449-2493, Mosby, Philadelphia, 2003
7) Lea RB, Smith L：Non-surgical treatment of tendo Achilles rupture. J Bone Joint Surg Am 54：1398-1407, 1972
8) Matsen FA Ⅲ：Compartment Syndromes. Grune and Stratton, New York, 1980
9) Mubarak SJ, Carroll NC：Volkmann's contracture in children：aetiology and prevention. J Bone Joint Surg Br 61：285-293, 1979
10) O'Donoghue DH：Treatment of Injuries to Athletes, 4th ed. WB Saunders, Philadelphia, 1984
11) Simon RR, Sherman SC, et al：Emergency Orthopaedics：The extremities, 5th ed. McGraw-Hill, New York, 2006
12) Barnes MR：Accuracy in the measurement of Compartment Pressures：A comparison of three commonly used devices. J Bone Joint Surg Am 87：2415-2422, 2005

第37章 骨折・脱臼

診療の手引き

1. 骨折の診断は骨折の可能性を考えることから始まる。受傷原因，痛み，受傷した手足を動かせるかどうか，異常な肢位や変形の有無などから，骨折を疑う。
2. 局所の診察で，加わった外力の方向・程度を的確に評価する。皮下骨折か開放骨折か，血管・神経の損傷の有無，隣接関節および臓器との関係，軟部組織損傷の程度を注意深く観察する。
3. 限局した圧痛は，骨折だけでなく断裂した組織断端の重要な所見であるが，むやみに異常可動性や軋音を診るために動かすと，筋・神経・血管などの軟部組織の損傷を拡大する恐れがある。いきなり腫脹した部分の圧痛を調べることをしてはならない。圧痛検査は他の診断法で見通しを立ててから，確認の目的に限って実施する。
4. 捻挫では関節周囲の損傷靱帯部に一致して圧痛があり，同じ方向のストレスを加えると疼痛が誘発される。関節中間位での軸圧痛はない。一方，骨折では軸方向への叩打痛，軸圧痛がある。亀裂骨折など不完全骨折では，局所の圧痛と軸圧痛以外に所見がないことがあるので注意を要する。
5. 治療法の選択のために単純X線2方向撮影は不可欠である。関節部の骨折などの詳細な観察には，斜位撮影，機能撮影，CTが必要である。複雑な骨折では三次元CTが有用である。
6. 神経・血管損傷を合併しやすい骨折を知り，その可能性に常に注意する。血管損傷が疑われる場合には迷わず血管造影を行う。
7. 骨粗鬆症が進んだ高齢者では，明らかな外傷を自覚せずに骨折が起こることがある。また通常のX線像では骨折が明らかではなくても，脆弱性骨折が生じていることがある。
8. 高齢者に多いのは，脊椎圧迫骨折，大腿骨近位部骨折（頚部骨折，転子部骨折），上腕骨近位端骨折，橈骨遠位端骨折などである。高齢者を長期臥床させると，種々の合併症を起こして寝たきりになるため，早期の日常生活復帰を第一の目的として治療を行わなければならない。
9. わが国では1990年以降は小児虐待が増えている。病歴に見合わない骨折形態や，治癒過程の異なる複数の骨折がある場合は，本症を疑う。

成人の骨折と脱臼

A 肩関節部の骨折と脱臼
fractures and dislocations around the shoulder

1 鎖骨骨折
fracture of the clavicle

【原因】

上肢を伸展して倒れたり，肩を下にして転倒した場合の介達外力によって受傷する例が多いが，直接鎖骨部に外力（直達外力）が働くことにより骨折することもある．どの年齢層においても頻度の高い骨折である．

【病態】

鎖骨はS字状であるため，外力は中央1/3に集中しやすく，この部の骨折が約80％を占める（図37-1）．骨折が生じると，近位骨片は胸鎖乳突筋に引かれて上方へ，遠位骨片は上肢の自重と三角筋の筋力によって下方に転位する．鎖骨は肩甲帯を支えるつっかい棒のような役割があるので，骨折部で重なり合って短縮を生じ，肩幅が狭くなる．

外側1/3の骨折はNeer（ニア）によって3型に分類されている（図37-2）．Type 2は整復位の保持が難しい不安定型で，癒合不全になりやすい．

【症状と診断】

患者は患側上肢を胸郭につけ，健側の手で支えて来診する．外傷の病歴と局所の変形，疼痛，異常可動性で明らかである．ときに腕神経叢の損傷を合併する．血管損傷は稀であるが，直達外力による骨折の場合には注意を要する．X線診断では前後方向のほか，30°仰角撮影（X線を30°頭側に向けた撮影）を行って胸郭との関係をみておく．

【治療】

保存療法が原則である．座位で両肩を強く後方

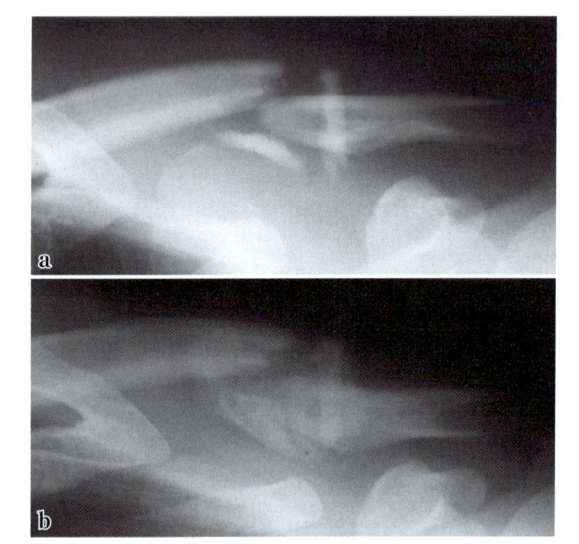

図37-1 左鎖骨中央部粉砕骨折の保存治療例（24歳男性）
a. 受傷直後．
b. 鎖骨バンド固定後4週．仮骨が形成されている．

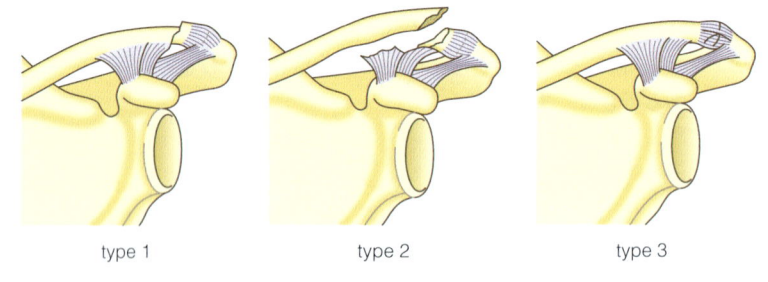

図37-2 鎖骨外側端骨折のNeer分類
type 1：烏口鎖骨靱帯より外側の骨折で，転位は小さく安定型である．
type 2：烏口鎖骨靱帯の損傷があり，近位骨片の転位が大きい．不安定型である．
type 3：鎖骨外側端の関節面の骨折．鎖骨外側端の骨吸収や変形性肩鎖関節症の原因となる．

（Neer CS Ⅱ：Fracture of the distal clavicle with detachment of the coracoclavicular ligaments in adults. J Trauma 3：99-110, 1963 より）

に引いて鎖骨の短縮を矯正し，この位置で鎖骨バンドを装着する（→186頁の図14-7参照）。夜間は折りたたんだタオルを肩甲間部に置き，胸を張った姿勢で仰臥するよう指導する。骨折端がほぼ近寄っていれば骨癒合は良好で，4〜6週経てば異常可動性はなくなる。このころバンドを除去し，さらに2〜3週間，三角巾で保護する。

骨折端が皮膚を突き上げている場合，腕神経叢圧迫症状がある場合，多発骨折で管理上骨折の安定性を得たい場合などは手術の適応である。

2 肩甲骨骨折
fracture of the scapula

【原因と病態】

比較的頻度の低い外傷である。部位別にみると体部と頚部の骨折が多い。体部の骨折は強大な直達外力を受けて生じ，胸郭の損傷を合併することも少なくない。頚部骨折は転倒して肩を打ちつけたときの介達外力による。関節窩縁の骨折は肩関節脱臼に伴って起こる。烏口突起の骨折は肩鎖関節脱臼，鎖骨骨折などに合併する。

【症状と診断】

局所の圧痛，腫脹のほか，呼吸，肩関節運動によって疼痛が増強する。関節窩縁の骨折ではCTで骨折の形態を正確に把握する必要がある。

【治療】

多くは患側上肢を三角巾で吊るのみでよい。疼痛に耐えられる範囲で，なるべく早期に上肢の運動を始めることが大切である。転位の著しい頚部骨折や関節窩骨折は手術の適応である。

3 外傷性肩関節脱臼
traumatic dislocation of the shoulder

外傷性脱臼のなかで手指関節脱臼に次いで頻度が高い。脱臼した上腕骨頭の位置によって前方脱臼，後方脱臼に分ける。前方脱臼が90%以上を占める。

A 前方脱臼

【原因】

転倒や転落，スポーツの接触プレーなどで肩関節が外転・外旋，あるいは水平伸展された場合に起こる。上腕骨骨頭はてこの作用で前方へはね出されて脱臼する。

【病態と分類】

前方の関節包が破れるか，関節唇が関節窩から剥離している。ときに関節窩前縁の骨折を伴う。脱臼した骨頭の位置によって烏口下脱臼，鎖骨下脱臼，腋窩脱臼（垂直脱臼）に分けられるが，ほとんどは烏口下脱臼である。

【症状と診断】

患者は，健側の手で患側肢を支えて来診する。外見上，肩関節外側部の丸みが消失して扁平化し，肩峰の突出が目立つ（図37-3a）。外傷後の時間とともに，局所に腫脹と皮下出血が現れる。肩関節自動運動は不能で，他動運動に対して疼痛と抵抗がある（ばね様固定）。触診で脱臼した骨頭を肩関節前下方に触れる。X線撮影で脱臼した上腕骨頭の位置と骨折の合併を調べる（図37-3b, c）。

【治療】

徒手整復法としてHippocrates（ヒポクラテス）法とKocher（コッヘル）法とが有名であるが，Milch（ミルチ）法などの挙上位整復法や，Stimson（スティムソン）法もよく用いられる（図37-4）。整復は無麻酔でも可能な場合があるが，疼痛をなくして筋肉の弛緩を得るため全身麻酔（静脈麻酔）を施すほうがよい。特に，大結節骨折を合併しているときには新たな骨折を生じやすいので，無麻酔で整復を試みてはならない。

整復位をX線像で確認し，麻酔覚醒後，上肢を体幹に着けて内旋位で外固定を行う。3週間後，固定を除去し自動運動を行わせるが，初期には極端な外旋運動は制限する。最近では外旋位で固定したほうが再脱臼率が低いことが報告され，外旋位固定が徐々に広まりつつある。

【合併症と予後】

・骨折

① 肩甲骨関節窩の前縁の小さな骨折は放置してよいが，ある程度以上の大きさのものは再脱臼の原因となるので観血的固定術が必要となる。

② 上腕骨大結節の骨折は，肩関節脱臼を整復すると骨折も整復されることが多い。しかし転位が残った場合には観血的固定術を行う。

③ 完全な上腕骨外科頚骨折を伴う場合は，整復操作を行っても脱臼した骨頭に力が及ばないため，観血的に脱臼を整復するとともに骨折

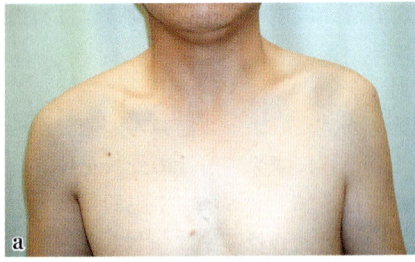

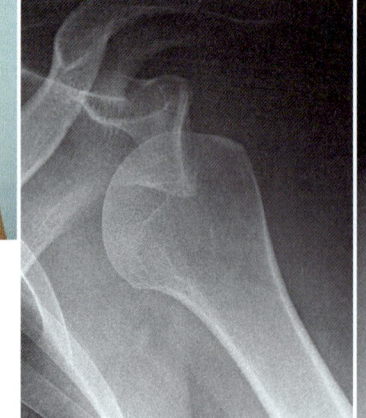

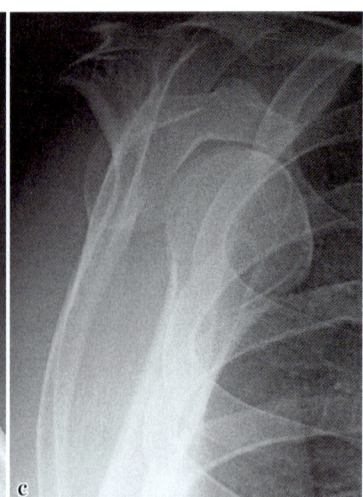

a. 外観：左肩関節外側部の丸みは消失している。
b, c. 単純X線前後像と肩甲Y像から，上腕骨頭が関節窩の前下方（烏口下）に位置していることがわかる。

図37-3 外傷性肩関節前方脱臼（左肩）（29歳男性）

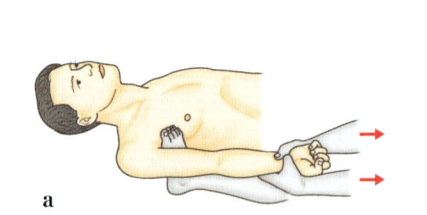

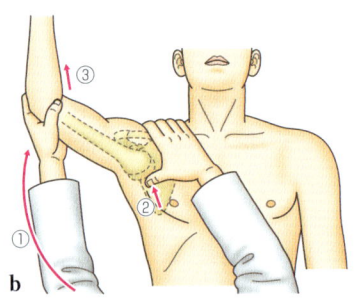

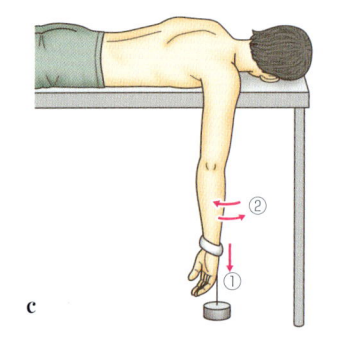

図37-4 肩関節前方脱臼の徒手整復法
a. Hippocrates法：患者の腋窩に足を入れて患者の腕を下方に引く。
b. Milch法：脱臼した上腕骨頭を押さえながら患者の腕を外転する（①）。挙上位になったときに骨頭を上方に押す（②）とともに患者の腕を上方に引き上げる（③）。
c. Stimson法：患者の腕を台の外に垂らし，8 kg前後の錘を吊り下げて（①）10〜15分放置する。整復されないときは患者の腕を内・外旋させる（②）。

を内固定する。
④ 上腕骨頭後外側部にはHill-Sachs（ヒル-サックス）損傷とよばれる陥没骨折が生じる。巨大なもの以外は放置してよい。

・**神経損傷**
腋窩神経の損傷があると，肩関節外側の感覚障害，三角筋の収縮不全を生じる。しかし神経断裂は稀で，多くは自然に回復する。

・**反復性脱臼**（→447頁参照）
10〜20歳台では50%以上の患者が再脱臼を起こし，反復性脱臼となる。これは関節唇（あるいはそれに続く関節包靱帯）が十分治癒しないためであると考えられている。日常生活やスポーツに支障がある場合には手術が必要となる。

B 後方脱臼

Advanced Studies

【原因】
上肢を内旋，外転位にして強くついたときに起こる。前方脱臼に比してはるかに少ない。

【症状と診断】
肩関節側方および前方が扁平にみえ，烏口突起の突出が目立つ。自動運動不能でばね様固定があり，内旋位をとる。X線前後像だけでは正常のようにみえることがあり，脱臼が見逃される例も少なくない。他の方向の撮影やCTなど

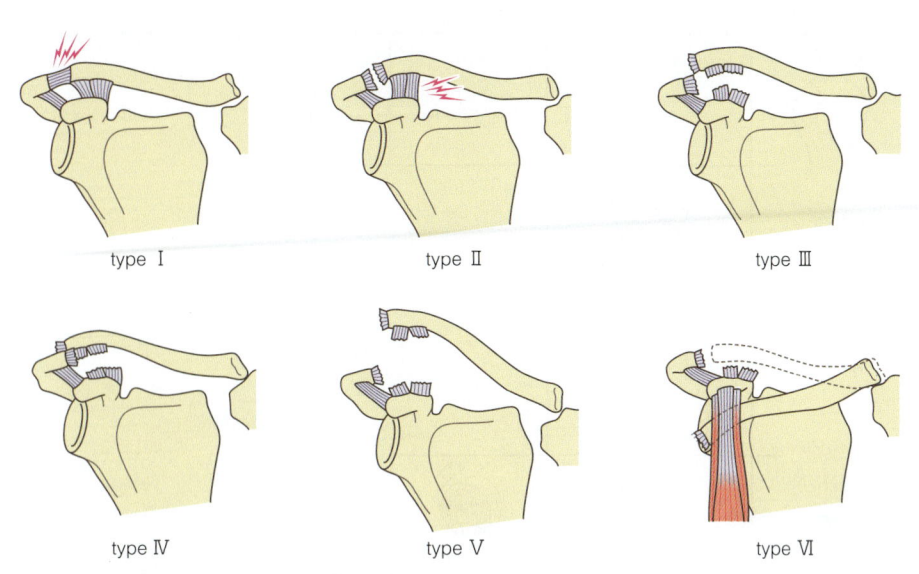

図 37-5 肩鎖関節脱臼の Rockwood 分類
type Ⅰ：肩鎖関節の捻挫であり，靱帯の断裂はない．
type Ⅱ：肩鎖靱帯は断裂しているが，烏口鎖骨靱帯の断裂はない．
type Ⅲ：肩鎖靱帯，烏口鎖骨靱帯ともに断裂し，鎖骨は上方に転位して烏口鎖骨間距離が健側より 25〜100% 増大する．
type Ⅳ：肩鎖靱帯，烏口鎖骨靱帯ともに断裂し，鎖骨が後方に転位する．
type Ⅴ：type Ⅲ の重症型で，烏口鎖骨間距離は健側より 100〜300% 増大する．鎖骨の外側半分から僧帽筋，三角筋が剥離する．
type Ⅵ：肩鎖靱帯，烏口鎖骨靱帯ともに断裂し，鎖骨が肩峰の下または烏口突起の下に転位する．

で診断する．
【治療】
　整復後 3 週間，肩関節外旋位で体幹固定を行い，その後自動運動に移行させる．

4 肩鎖関節脱臼
dislocation of the acromioclavicular joint

【原因】
　交通外傷やラグビー，柔道などのスポーツで転倒して肩を打ち，肩峰に外力が加わって生じることが多い．肩関節脱臼に次いで頻度が高い．
【病態と分類】
　肩鎖関節の相対する骨面は小さいが，関節包を補強する肩鎖靱帯と，関節から少し離れたところにある烏口鎖骨靱帯とが，関節の安定性に関係している．これらの靱帯の損傷程度によって肩鎖関節の損傷は，捻挫，亜脱臼，脱臼の 3 つの重症度に分けられる〔Tossy（トッシー）の分類〕．最近ではやや詳細な Rockwood（ロックウッド）分類が用いられることが多い（図 37-5）．

【症状と診断】
　肩鎖関節部に圧痛があり，鎖骨外側端は上方へ突出している．鎖骨端を押し下げる（上腕を突き上げる）と整復されるが，手を離すともとに戻る（ピアノキーサイン piano key sign）．単純 X 線撮影では左右の肩鎖関節を比較して脱臼の程度を判断する．立位で両手に 5 kg の重錘をつけてストレス撮影をすると，脱臼の程度がより明確になる．
【治療】
　Rockwood 分類 type Ⅰ，Ⅱ では，1〜2 週間，患肢を三角巾または装具〔Kenny-Howard（ケニー-ハワード）装具など〕で吊るだけで機能障害なく治ることが多い．若年者，スポーツ選手，肉体労働者の Rockwood 分類 type Ⅲ〜Ⅵ は手術の適応である．手術法としては，Kirschner（キルシュナー）鋼線やスクリューによって整復位を維持する方法，自家靱帯で烏口鎖骨靱帯を再建する方法，烏口突起を鎖骨に移行する方法などがある．高齢者では完全脱臼でも保存的療法で早くから肩関節を動かしたほうがよい．陳旧性のもの，あるいは高齢者で運動痛のある場合には，鎖骨端を 2 cm

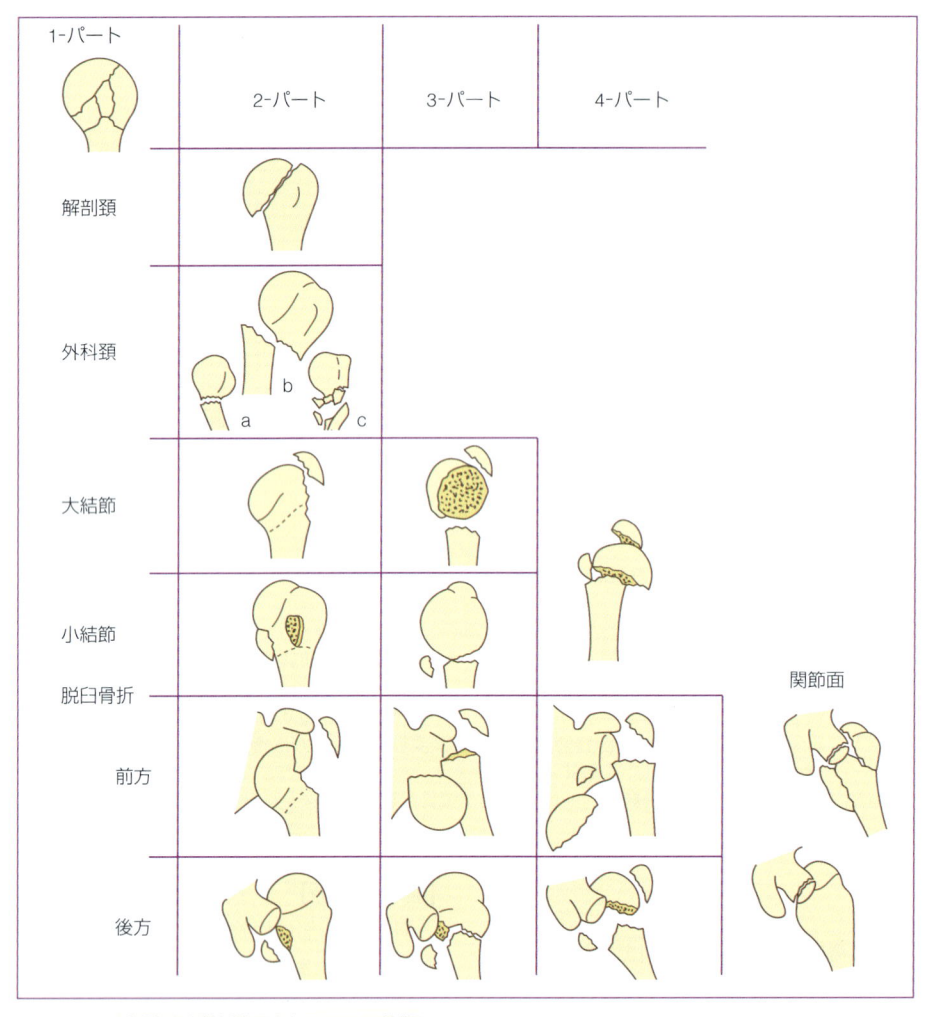

図 37-6 上腕骨近位端骨折の Neer 分類
骨片間に 1 cm 以上の転位, 45°以上の角状変形があるときのみ別のパートとして数え, これ以下は転位とはみなさない（1-パート骨折）。その他に脱臼骨折, 関節面骨折を加えた分類である。

(Neer CS Ⅱ : Displaced proximal humeral fractures. Part I. Classification and evaluation. J Bone Joint Surg Am 52：1077-1089, 1970 を改変引用)

ほど切除すると除痛が得られる。

5 上腕骨近位部の骨折
fracture of the proximal humerus

【原因】
　若年者では交通外傷やスポーツによるが, 多くは高齢者が歩行時などに転倒し, 手または肘からの介達外力によって生じる。女性に多い。脊椎圧迫骨折, 大腿骨近位部骨折, 橈骨遠位端骨折と並んで, 骨粗鬆症を基盤とする骨折の代表的なものである。

【病態と分類】
　骨折した上腕骨近位は, 骨頭, 大結節, 小結節, 骨幹部の 4 つのセグメント（部分）に分かれる傾向が強い。このことを利用して骨折型を分類する Neer 分類（図 37-6）が普及している。これはセグメント相互の間に 1 cm 以上の転位, あるいは 45°以上の角状変形がある場合だけを「転位したセグメント」（パート）とみなし, いくつのパートに分かれたかによって 2-, 3-, 4-パート骨折と分類する方法である（図 37-7）。一方 1 cm または 45°未満の転位は, 骨片間の軟部組織が健在であると考え, 実質的な転位とみなさない（1-パート

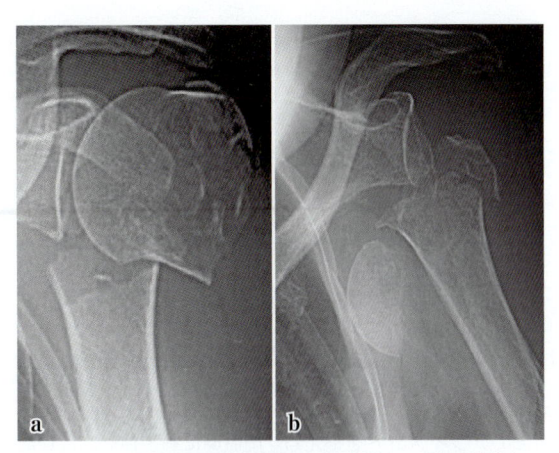

図37-7 上腕骨近位端骨折の例（単純X線前後像）
a. 75歳女性。2-パート外科頸骨折
b. 72歳女性。4-パート前方脱臼骨折

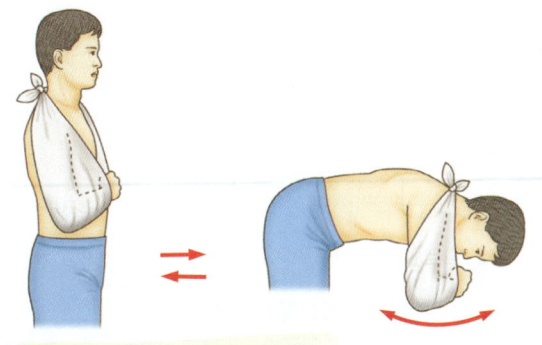

図37-8 肩関節の振り子運動
上半身が床と平行になるように前傾姿勢を取り，患肢の力を抜いて前後・左右に振る。

骨折）。

【症状と診断】

　外傷直後から局所の自発痛，運動痛が強く，上肢の挙上ができない。転位の少ないものは局所の圧痛のみの場合もあるが，2～3日後には皮下出血が患側肩から胸部，上腕に広がる。脱臼と骨折が合併した場合にはどちらかが見逃されやすいので注意を要する。また，腋窩神経，腋窩動・静脈損傷を合併することがある。X線撮影は，肩関節前後方向・肩甲Y・Velpeau（ヴェルポー）腋窩撮影の3方向（これをtrauma seriesという）が必要である。

【治療】

　1-パート骨折，および外科頸の2-パート骨折で骨性接触が保てるものは，三角巾のみの固定とし，早期運動療法を行う。これは，なるべく関節拘縮を残さず，実用的な肩関節機能の回復を目指す治療法である。最初は振り子運動（図37-8）とし，疼痛が軽減するに従い他動運動，次いで自動運動を行わせる。外科頸2-パート骨折で整復位が保持できない場合には牽引療法が行われることもあるが，臥床を強いるので，最近では横止め髄内釘interlocking nailまたはロッキングプレートlocking plateによる内固定が好まれる。大結節の2-パート骨折は引き寄せ鋼線締結法（tension band wiring）で内固定する。3-および4-パート骨折では種々の固定法を組み合わせた手術が必要となるが，高齢者では人工骨頭置換術が行われる。

B 上腕骨骨幹部の骨折

　上腕骨骨幹部は開放骨折が少なく，軟部組織に包まれ良好な血行があるため，骨癒合が得られやすい部位である。

【原因】

　直達外力による場合のほか，この部位に特殊なものとして，投球や腕相撲による捻転力で螺旋骨折を生じる場合がある（投球骨折throwing fracture，腕相撲骨折arm wrestling fracture）。

【病態】

　骨折部位によって転位の方向がほぼ一定している。すなわち三角筋と大胸筋停止部の間の骨折では近位骨片は大胸筋に引かれて前内方へ，遠位骨片は三角筋に引かれて外方へ転位する。三角筋停止部より遠位の骨折であれば，近位骨片は外上方へ転位する。

【診断】

　局所の症状で明らかである。X線所見によって骨折の位置と転位の程度とを決定する。合併症として橈骨神経麻痺に注意する。

【治療】

　合併症がなければ保存療法が原則である。特に，斜骨折oblique fractureや螺旋骨折spiral fractureのように接触面の広いものは，保存療法のよい適応である。固定法としては，U字型副子（図37-9a），吊り下げギプス（ハンギングキャスト）hanging cast（図37-9b），機能的装具functional orthosis（brace）（図37-9c）などがある。

　手術適応は，新鮮骨折では横骨折や短い斜骨折

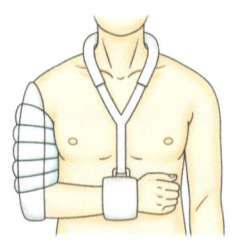

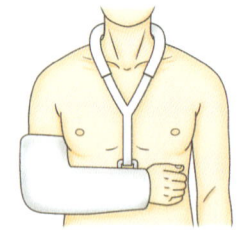

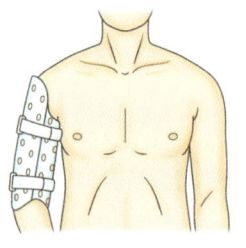

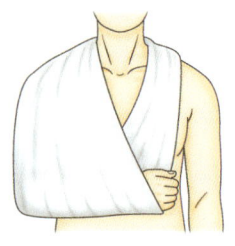

| a. U字型副子 | b. ハンギングキャスト | c. 機能的装具 | d. 三角巾 |

図37-9　上腕骨骨折の保存療法
a. U字型副子。ギプスシーネまたはギプス副子を，患側肩峰上から上腕外側面へ下ろし，肘関節下面を廻らせて，U字型に腋窩まであてる。
b. ハンギングキャスト。上腕の骨折部位のやや上方から，肘関節を直角として手関節近位までギプス（キャスト）固定する。手関節部に紐をつけて，頚から吊るす。ギプスの重みで骨折部のアライメントを整える。睡眠時にも上体を起こした位置を保ち牽引力を持続させる。
c. 機能的装具。aまたはbの固定を約2週間続けて骨折部が整復位で安定したころ，上腕のみを固定するプラスチック製の装具に変更する。肩・肘関節の拘縮の発生を最小限にすることができる。
d. 三角巾。肘関節を包むようにして使用する。

で不安定な場合，二重骨折，病的骨折などである。内固定法としては，横止め髄内釘を用いた閉鎖式髄内釘固定法 closed intramedullary nailing が最もよく行われる（**図37-10**）。プレートに比べて骨膜，軟部組織を損傷しない点が優れている。髄内釘は，肩関節部（大結節の内側）から腱板を分けて挿入することが多いが，遠位部の骨折では肘頭窩の上方から挿入する。

合併する橈骨神経麻痺は神経断裂によることは稀で，ほとんどが軸索断裂 axonotmesis か一過性神経伝導障害 neurapraxia である。保存的に骨折を治療しながら2〜3カ月間待つと自然治癒することが多い。回復の徴候のない場合には神経剥離，神経縫合などの手術を行う。

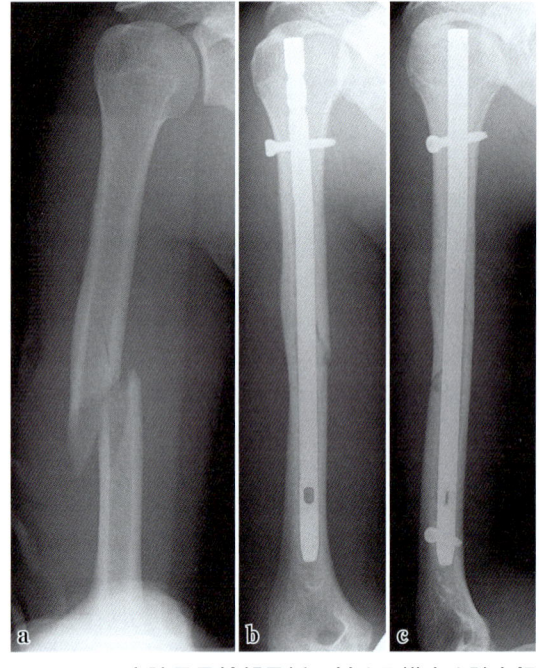

C 肘関節部の骨折と脱臼

1 上腕骨遠位部骨折
fracture of distal end of the humerus

【原因】
肘関節部に対する直達外力によって発生する。頻度は低い。

【病態と分類】
関節面を含む骨折では粉砕の程度が激しいことが多く，肘関節機能障害をきたしやすい。AO分類がよく用いられる（**図37-11**）。

図37-10　上腕骨骨幹部骨折に対する横止め髄内釘固定（17歳男子）
a. 受傷直後
b. 髄内釘固定後（前後像）
c. 髄内釘固定後（側面像）

【診断】
病歴と，局所の著しい腫脹，疼痛，機能障害などから診断は容易である。単純X線撮影は不可欠である（**図37-12**）。必要に応じてCTで関節面の粉砕の状態を確認する。

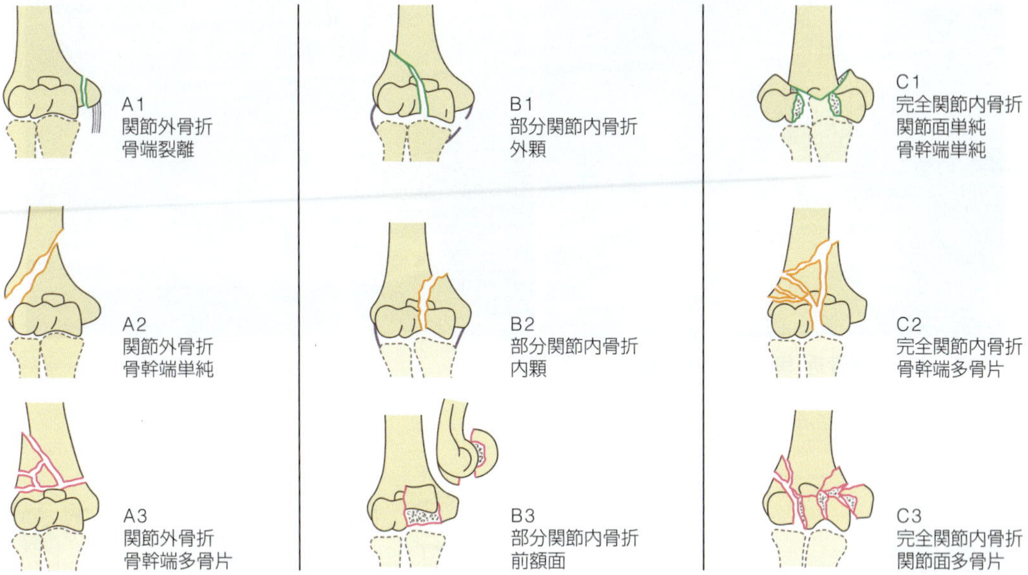

図 37-11　上腕骨遠位部骨折の AO 分類
A：関節外骨折：骨折線が関節面に入らない骨折。
B：部分関節内骨折：関節面が骨折しているが片側は骨幹部と連続性を保っている骨折。
C：完全関節内骨折：すべての関節面の骨片が骨幹部から完全に遊離している骨折。
（AO Foundation Website［http://www.aofoundation.org/wps/portal/Home］より）

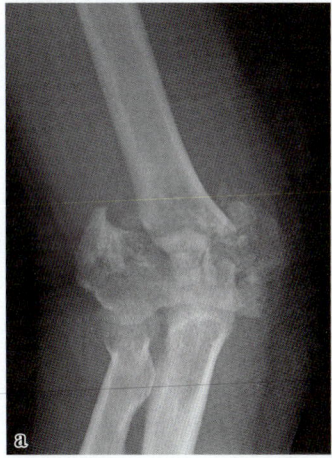

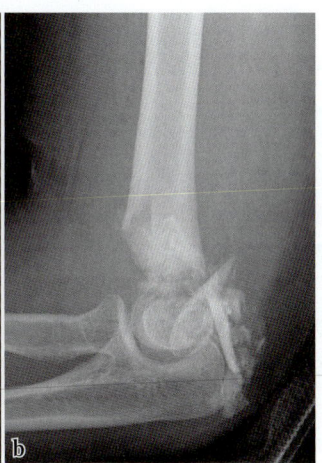

図 37-12　上腕骨顆部粉砕骨折（AO 分類 C3 型）（43 歳女性）
成人，特に高齢者ではこのような粉砕を伴うことが多い。
a．X 線前後像
b．X 線側面像

【治療】

　関節内骨折の治療原則に基づいて，関節面の解剖学的な整復と骨折部の強固な固定によって早期の可動域訓練を目指した治療を行う。したがってほとんど転位のない単純な骨折のみが保存療法の適応であり，多くは手術を要する。直視下に関節面を観察するために，肘頭を骨切りして進入することも多い。関節面の整復位が得られたら 1，2 本のスクリューで固定し，骨幹端部の骨折に対しては引き寄せ鋼線締結法またはロッキングプレートで固定する。

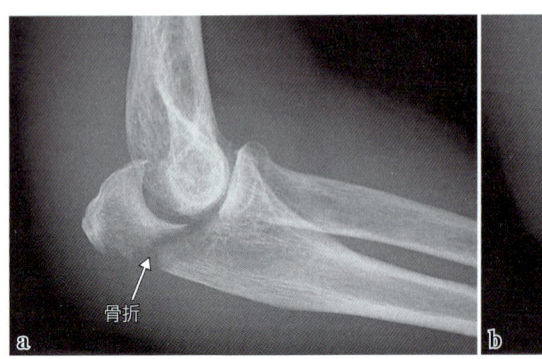

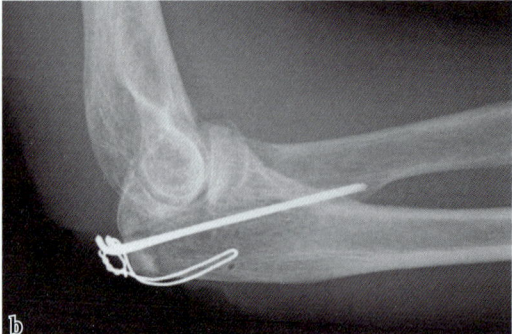

図 37-13　肘頭骨折（単純 X 線側面像）（67 歳男性）
a. 来院時
b. 引き寄せ鋼線締結法による手術後

2 肘頭骨折
fracture of the olecranon

【原因】
　肘頭部に直接外力が働いて起こるか，上腕三頭筋の強力な牽引による介達外力による。

【病態】
　直達外力によるものでは粉砕骨折，上腕三頭筋の牽引力によるものでは横骨折の形をとることが多い。

【治療】
　粉砕型で転位の少ないものは，約 3 週間肘関節伸展位でギプス固定を行えばよい。横骨折で転位のあるものは，上腕三頭筋の筋力に拮抗するように内固定術を行う。肘頭部から遠位へ 3～4 cm の縦切開を加えて骨折部を出して整復する。固定は肘頭から尺骨骨幹端前方皮質に Kirschner 鋼線を 2 本刺入する。骨折部から 2～3 cm 遠位の骨に開けた横孔と，Kirschner 鋼線の近位端との間に，軟鋼線を 8 字状にかけて締結する（引き寄せ鋼線締結法：図 37-13）。固定性がよければ外固定不要で，直後から運動を始めてよい。

3 橈骨近位端の骨折
fracture of the proximal radius

【原因】
　肘関節伸展位で倒れ外反位の力が働くと，橈骨頭は上腕骨下端に衝突して軸圧を受け，骨折する。

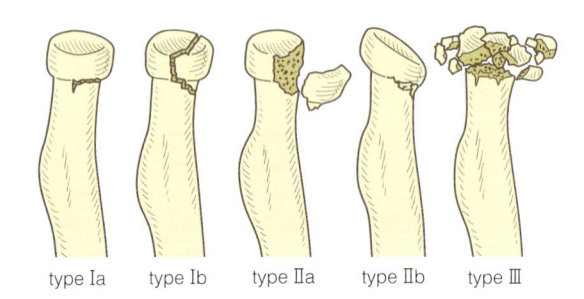

図 37-14　橈骨頭骨折の各型
（Davidson PA, et al：Radial head fracture a potentially complex injury. Clin Orthop 297：227, 1993 より）

【病態】
　成人では橈骨頭の骨折を起こしやすい（図 37-14）。関節面が縦に骨折したり，粉砕されていることもある。またしばしば相対する上腕骨小頭の損傷を合併する。

【症状】
　局所の腫脹，圧痛は軽度である。前腕の回旋によって疼痛が増強する。

【治療】
　転位の小さいものは，三角巾で上肢を 2～3 週間吊るだけでよい。粉砕が高度な骨折では，骨頭を切除し，シリコンインプラントを挿入することがある。

4 外傷性肘関節脱臼と脱臼骨折
traumatic dislocation and fracture dislocation of the elbow

　肘関節の外傷性脱臼は肩関節に次いで頻度が高

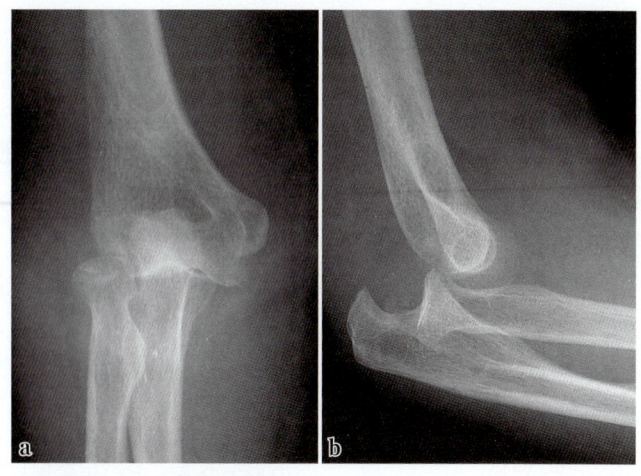

図 37-15　肘関節後方脱臼
a. X 線前後像：前腕が橈側に転位している。
b. X 線側面像：前腕が後方に転位している。

い。これは肘が外力を受けやすく，軟部組織の支持が比較的弱いためである。脱臼後の前腕骨近位端の位置によって，後方，前方，側方，分散脱臼などに分類する。後方脱臼が 90％ を占め，側方脱臼がときにみられ，そのほかは稀である。

A 後方脱臼

【原因】
　転倒，転落などにより，肘伸展位，前腕回外位で手をついて生じることが多い。

【病態】
　肘の過伸展が強制され，前腕回外位で長軸方向へ力が働くと，肘頭が支点となって前腕がてこになり，関節包，靱帯が破れて前腕骨が上腕骨の後方に脱臼する。屈伸運動が中心の肘関節では側副靱帯に比し前後の関節包の支持性が弱く，また，前後方向の力に対する抵抗性は後方の肘頭よりも前方の鉤状突起のほうが弱いため，後方脱臼が多いと考えられる。

【症状】
　受傷直後から肘関節は，軽度屈曲位ないし伸展位でばね様に固定され，自動運動不能である。肘頭が著明に後方に突出する。外傷直後には骨の突出部がはっきりと触れるので，いわゆる Hüter（ヒューター）線（→ 図 37-80 参照）の乱れがわかるが，時間とともに腫脹が強くなり，骨性の輪郭が不明瞭になる。

尺骨神経麻痺を合併することもある。血管損傷は稀であるが，整復が遅れると Volkmann（フォルクマン）拘縮を起こすことがあるので注意を要する。

　2 方向 X 線撮影で，骨折の合併の有無を確かめる（図 37-15）。鉤状突起，橈骨頭の骨折を合併することが多い。

【治療】
　できるだけ早く整復を行う。外傷直後であれば無麻酔で整復されるが，原則として全身麻酔下に整復を行う。

　整復法は，患者を仰臥位として肘を台から外に出し，助手に上腕部を保持させる。術者は一側の手で手首を持ち，他側の手を上腕遠位部にかけて，側方転位があれば矯正する。上腕遠位部を押し付けながら，回外位で肘関節を屈曲すると整復される（図 37-16）。整復されると，他動的に平滑な肘関節運動が行えるようになる。

　術後は，3 週間の外固定（副子固定）をしてから自動運動を始める。

B 前方脱臼

Advanced Studies

【原因】
　自動車の窓から肘を出していて衝突した際に生じる sideswipe injury などで，肘部の骨折とともに起こることが多い。

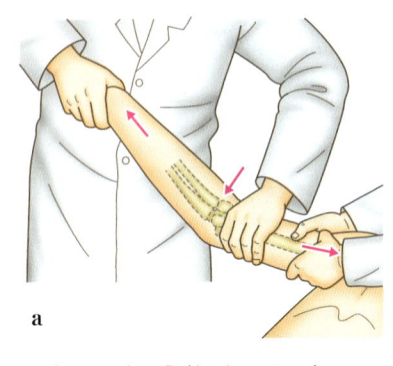

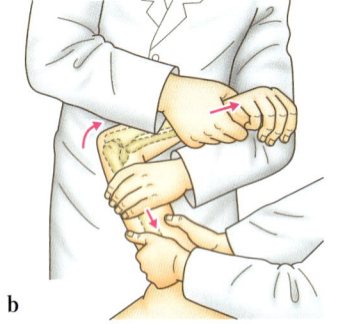

図 37-16 肘関節後方脱臼の徒手整復法

a. 助手に上腕部を保持させ，術者は一側の手で手首を持ち，他側の手を上腕遠位部にかけて押しこむ．側方転位があれば矯正する．
b. 前腕を軽く牽引しながら回外位で肘関節を屈曲すると整復される．

(Connolly JF : DePalma's The Management of Fractures and Dislocations. An Atlas, 3rd ed. Philadelphia, WB Saunders, 1981 より)

【症状】
肘関節は過伸展位をとり，肘頭の代わりに上腕骨遠位端を触知できる．通常，肘頭の骨折を伴う．

【治療】
長軸方向の牽引とともに前腕近位端に後方への圧迫を加え，整復した後，肘頭骨折に対して骨接合術を行う．

C 側方脱臼と分散脱臼

Advanced Studies

稀である．側方脱臼は前方脱臼の要素も有しており，しばしば上腕骨外側顆骨折や内側上顆骨折を合併する．分散脱臼は，肘関節伸展位で長軸方向に強い力が働き，輪状靱帯と前腕の骨間膜が断裂して，橈骨，尺骨の間に上腕骨遠位端が入りこむ．多くは骨折を伴い，脱臼の整復後に骨折に対する手術を要する場合が多い．

D 前腕骨骨折

1 橈骨・尺骨骨幹部骨折
fracture of the radius and ulna

【原因】
前腕への直達外力か，転倒などによって軸圧と捻転力が加わって生じる．直達外力によるものでは，橈骨と尺骨がほぼ同じ部位で横骨折を生じることが多く，捻転力によるものでは橈骨と尺骨が異なった部位で骨折して，斜骨折ないし螺旋骨折の形となる．どの年齢層にもみられる．

【病態】
前腕骨骨幹部骨折は，次のような理由から取り扱いの難しい骨折である．第1に，橈尺骨ともに皮質が厚くて骨髄腔が狭く，また特に遠位部においては筋肉の被覆が少なく血行が悪い．そのため遷延癒合や偽関節を形成しやすい．第2に，正しい整復位が得られないと，往々にして回内・回外の障害を残す（図37-17）．

【症状と診断】
橈骨・尺骨ともに骨折する場合は作用した外力が強いので，骨片の転位があるのが普通である．多くの場合，掌側・尺側凸の変形があり，骨折部位の異常可動性と他動運動痛が明らかである．

診断は骨折の定型的な症状から容易であるが，神経症状と血行に注意する．特に初期治療時に不適当な徒手整復の繰り返しや，強い圧迫包帯固定などを受けて来診した場合，水疱を伴う強い腫脹がみられる．この場合，阻血性拘縮の発生に十分注意しなければならない（→496頁，754頁参照）．

X線検査は，骨片の回旋をみるために肘，手関節を含めて，前後像と側面像とを撮影する．

【治療】
前腕両骨骨折は基本的に不安定であるため，手術を要することが多いが，良好な整復位が得られれば保存的治療も可能である．

・徒手整復とギプス固定

伝達麻酔下にX線透視を用いて行う．患者の肘関節を90°屈曲位とし，助手に上腕遠位部を固定させる．術者は両手で患肢の母指と示〜小指をつかんで牽引し，まず橈骨，尺骨どちらか一方の骨折を整復し，これをてこの支点として他方の

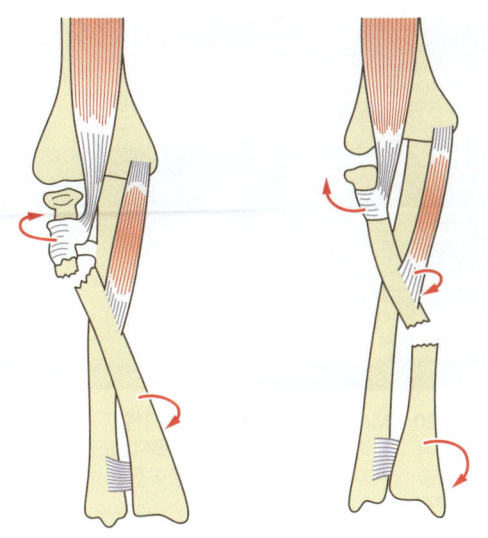

図 37-17　前腕骨骨折の部位と筋力による骨片転位

回内・回外は橈骨が尺骨のまわりを回旋する運動であるが，尺骨の転位が少ない場合には，橈骨近位 1/3 の骨折では近位骨片は回外筋の働きで回外し，遠位骨片は円回内筋によって回内している。中央部以下の骨折では，回外筋と円回内筋が拮抗して近位骨片は中間位に止まり，遠位骨片は方形回内筋によって回内する。このような回旋変形を理解したうえで整復操作を行う必要がある。

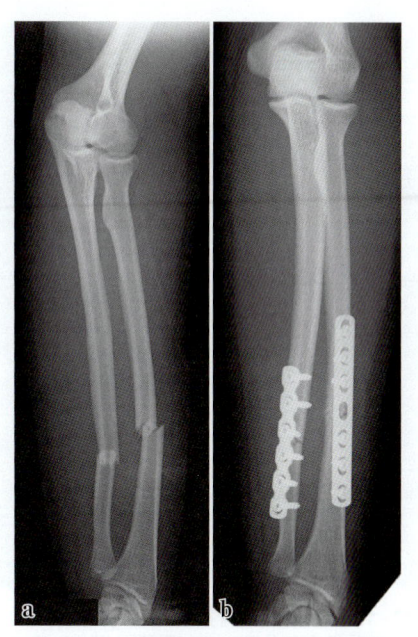

図 37-18　前腕両骨の骨折（20 歳男性）
a．来院時
b．プレート固定術後

骨を整復する。回外位で安定した整復位が得られれば，上腕近位上部から中手指節（MP）関節までギプス固定を行う。腫脹の軽減とともに骨折部は再転位をきたしやすいので，頻回に X 線コントロールを行い，ギプスを巻き直すのがよい。固定期間は 10～12 週間必要である。外固定期間が長期になるため，回旋制限を起こしやすいことが欠点である。特に，両骨が接近した位置で変形癒合すると著しい回旋制限を残す。

・手術療法

前腕回外位で整復位が保持できない場合には，観血的に治療する。内固定材料としては両骨とも金属プレートで固定することが一般的である（図 37-18）。一方にプレート，他方に髄内釘を用いる場合もある。プレートで強固に固定できた場合には術後外固定は不要で，早期から積極的に運動を始める。固定性に不安がある場合には，前腕の回旋をコントロールする装具をつけて肘・手関節の屈伸運動を始める。

2　橈骨骨幹部骨折
fracture of the radius

【原因】

橈骨のみに直達外力が加わることは稀で，介達外力によって生じる。

【病態】

斜骨折ないし螺旋骨折が多い。

【症状と診断】

局所の変形は少ないが，骨折部に腫脹と疼痛があり，前腕を他動的に回旋すると疼痛が強い。短縮転位のあるものは尺骨頭（遠位端）の脱臼を合併していることがあるので〔これを Galeazzi（ガレアッツィ）骨折という〕，X 線撮影は肘，手関節を含めて行う（図 37-19）。

【治療】

健常な尺骨が支柱となるために，保存療法が行いやすい。ギプス固定のみで治癒するものも多いが，Galeazzi 骨折など安定性の悪いものにはプレートなどによる内固定を行う。

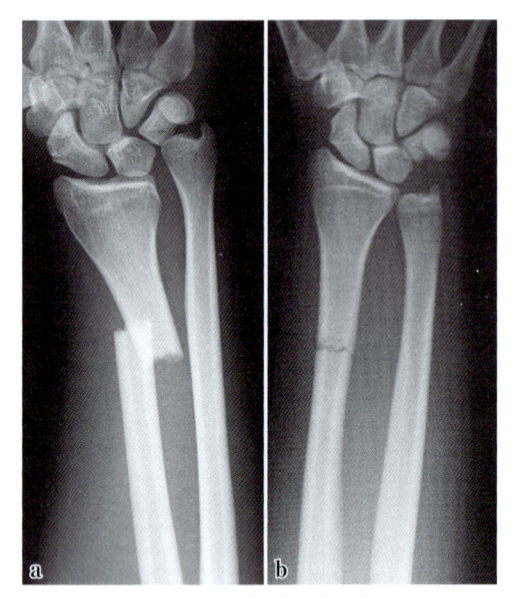

図 37-19　Galeazzi 骨折（20 歳男性）
a. 来院時：橈骨の短縮に伴い，尺骨頭は脱臼している。
b. 徒手整復後：橈骨を整復すると，尺骨頭の脱臼も整復される。

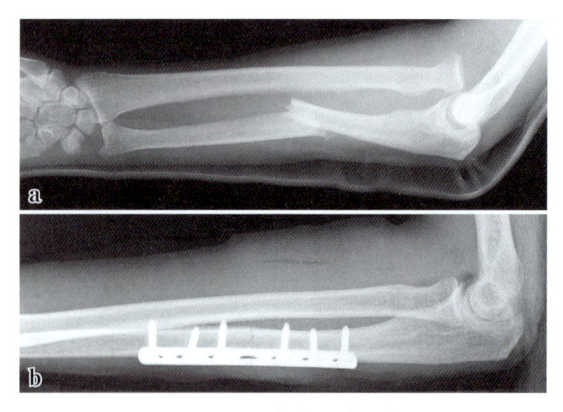

図 37-20　Monteggia 骨折（57 歳男性）
a. 来院時：尺骨の短縮に伴い，橈骨頭は脱臼している。
b. 手術後：プレートで尺骨を整復固定すると，橈骨頭の脱臼も整復される。

【治療】
　転位の少ない尺骨単独骨折は，上腕からMP関節までのギプス固定か，観血的に整復しプレート固定を行う。Monteggia骨折では，尺骨骨折を整復すれば橈骨骨頭は自然に整復される。

3　尺骨骨幹部骨折
fracture of the ulna

【原因】
　打撃を防ごうとして直達外力を受けた場合（夜警棒骨折 nightstick fracture），転落や転倒で手をつき介達外力を受けた場合などに生じる。

【病態と分類】
　直達外力では横骨折，粉砕骨折が起こる。介達外力で受傷した場合，前腕回内力が作用すると，尺骨の骨折後に橈骨骨頭が脱臼して Monteggia（モンテジア）骨折となる（図37-20）。古典的な Monteggia 骨折は尺骨近位 1/3 の骨折と橈骨頭の前方脱臼の合併したものを指すが，類似の受傷機転で尺骨の他の部位の骨折や橈骨頭の側方脱臼も生じるため，これらを Monteggia equivalent lesion（モンテジア類縁損傷）と捉える考え方がある。

【症状と診断】
　疼痛，変形ともに前腕両骨骨折より軽度であるが，尺骨は浅い部分にあるので，骨折の軋音，圧痛点がわかりやすい。橈骨骨頭の脱臼は見逃されやすいので，肘関節部を含めたX線撮影が必須である。

E　手の骨折と脱臼
fracture and dislocation in the hand

1　橈骨遠位部骨折
fracture of the distal radius

【原因】
　若年者では交通外傷やスポーツ中の事故で生じることがあるが，多くは中高年者が転倒した場合に手からの介達外力によって生じる。骨折のなかで最も頻度の高いものの1つであり，脊椎圧迫骨折や大腿骨近位部骨折と同様，骨粗鬆症を基盤とする骨折である。

【病態と分類】
　橈骨遠位部骨折は，古典的には，受傷肢位や骨片の転位方向から Colles（コリーズ，コレス）骨折と Smith（スミス）骨折とに大別されてきた。その他 Barton（バートン）骨折，運転手骨折（橈骨茎状突起骨折）などの特殊な骨折型が知られている。
　しかし橈骨遠位部の骨折形態は多様であり，関節外骨折と捉えられてきた Colles 骨折や Smith 骨折においても骨折線が手関節内に及ぶことは稀

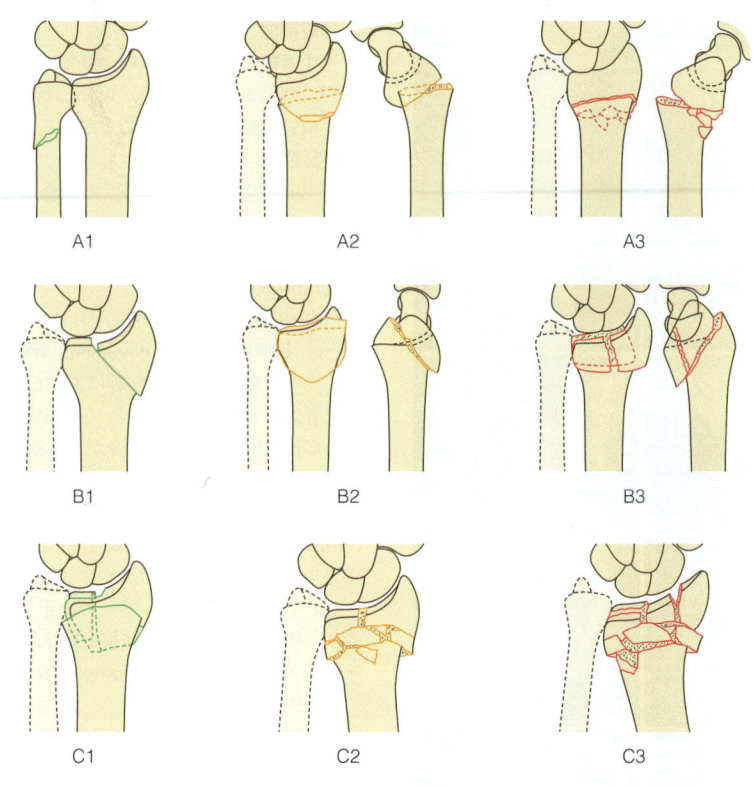

図 37-21　前腕骨遠位端骨折の AO 分類

ではない．また橈骨以外に尺骨茎状突起骨折や手根骨の骨折を伴うことがある．このため橈骨遠位部骨折全体を包括的に分類することが必要であり，Frykman（フリクマン）分類，Melone（メローン）分類，斎藤分類などが用いられてきた．最近では治療法の選択に直結する AO 分類を使用することが多くなった．AO 分類では他の部位と同様，関節外骨折を A 型，部分関節内骨折を B 型，完全関節内骨折を C 型として，それぞれをさらに細分する（図 37-21）．

【症状と診断】
　手関節部の腫脹，橈骨遠位部の圧痛，変形など，骨折の一般的な症状がみられる．Colles 型の骨折では遠位骨片の背側転位のため，手首を側面から見るとフォークをうつぶせに置いたような変形を示す（silver fork deformity）．正中神経損傷を合併することがある．骨折の存在は正面と側面の単純 X 線像から診断できるが，関節内の骨折線を正確に把握するには CT が必要である．

【治療】
　粉砕の高度な例，腫脹の著しい例，神経麻痺合併例などを除き，新鮮例ではまず徒手整復と外固定を行う．浸潤麻酔または腋窩ブロック下に患者を仰臥位とし，助手が母指と示～小指とをつかんで手を遠位方向に牽引し，術者が遠位骨片を掌尺側に向けて圧迫する（Colles 骨折の場合）．この位置を保ちながら上腕遠位から MP 関節までギプス固定を行う．手関節の固定肢位として，以前は強い掌屈・尺屈位〔Cotton-Loder（コットンローダー）肢位〕が推奨されたが，正中神経麻痺などの合併症が起こるため，掌屈・尺屈は軽度にするのがよい．Smith 骨折では背屈・尺屈方向に整復して固定する．背側 Barton 骨折の場合は強く背屈し，掌側 Barton 骨折の場合は強く掌屈して整復する．

　骨折の転位が整復されない場合，あるいは整復位を保持できない場合には，手術が行われる．関節内骨折については解剖学的な整復を目指して手術が行われることが多い．関節外骨折についても強固な内固定を行い，早期から手関節・手指の運動を許す治療方針が一般的となっている．術式としては経皮的鋼線固定，創外固定，プレート固定

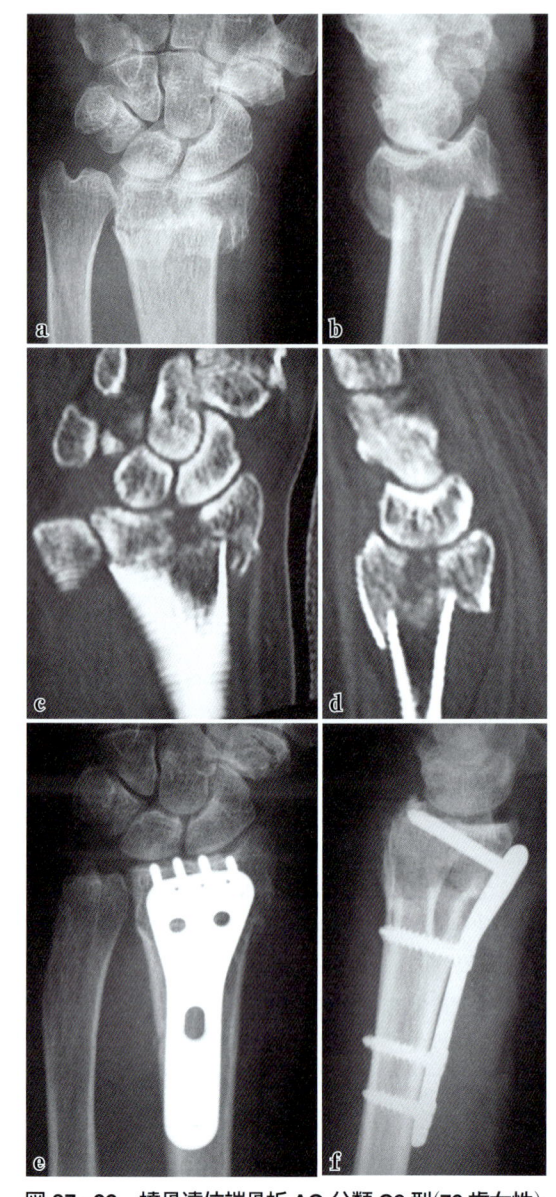

図 37-22　橈骨遠位端骨折 AO 分類 C3 型（72 歳女性）
a, b.　単純 X 線像では関節外骨折のようにもみえる。
c, d.　CT 像で関節内骨折があり，関節面の欠損があることがわかる。
e, f.　掌側ロッキングプレートで固定した。

などがある。最近ではロッキングプレートを掌側に当てて内固定する方法が普及している（図 37-22）。

Advanced Studies
【合併症】
　本骨折の治療中・治療後には以下のような合併症が生じる可能性がある。

・神経損傷
　正中神経損傷が最も多い。受傷時からみられる場合もあるが，整復不良の骨折端，仮骨，瘢痕などによって遅発性に手根管症候群を起こすことがある。
・腱断裂
　Lister（リスター）結節部での長母指伸筋腱の断裂が最も多い。骨片による摩擦が原因である。
・尺骨突き上げ症候群 ulnocarpal abutment（impaction）syndrome
　骨折の整復が不十分なものは，橈骨短縮 radial shortening，橈側偏位 radial deviation，背側偏位 dorsal tilt を残して変形癒合する。橈骨短縮によって相対的に尺骨が長くなり尺骨頭が背側に脱臼すると，前腕の回旋，手関節の尺屈によって尺骨頭部の疼痛，軋音が生じることがある。これを尺骨突き上げ症候群とよぶ（➡834 頁参照）。尺骨頭と手根骨の間に存在する三角線維軟骨複合体 triangular fibrocartilage complex（TFCC）（➡834 頁参照）が尺骨の突き上げによって損傷されるために生じるもので，関節造影，関節鏡などで TFCC の損傷を確認し，橈骨の矯正骨切り術，尺骨の短縮骨切り術および TFCC の修復や切除が行われる。
・複合性局所疼痛症候群 complex regional pain syndrome（CRPS）タイプ 1
　不完全な整復位，または不必要に広い範囲の長期間の固定などが原因で生じる，難治性の病態である（➡506 頁参照）。

A Colles（コリーズ，コレス）骨折

　転倒して手のひらをついた際に起こるとされる。典型的な骨折線は橈骨遠位側から 1～3 cm のところで掌側から斜め背側近位方向に向かい，遠位骨片は背側に転位する（図 37-23）。

B Smith（スミス）骨折

　手関節を掌屈し手背をついて倒れたときに発生するとされる。骨折線は Colles 骨折の場合と逆方向，つまり背側遠位から斜めに掌側近位方向に向かい，遠位骨片は掌側に転位する（図 37-24）。

C Barton（バートン）骨折

Advanced Studies
　橈骨遠位部の関節内骨折で，遠位骨片が手根骨とともに背側に転位しているものを背側 Barton 骨折，掌側に転位しているものを掌側 Barton 骨折という（図 37-25）。関節靱帯・関節包の損傷があるため整復も難しく，徒手整復後の固定性も悪い。

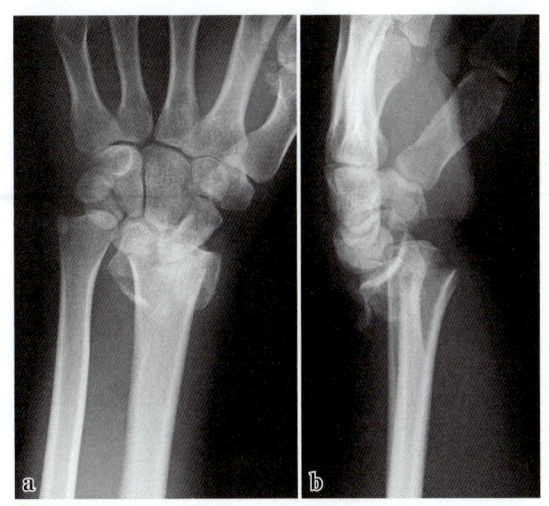

図 37-23 Colles 骨折（30 歳男性）
遠位骨片は背側に転位する。

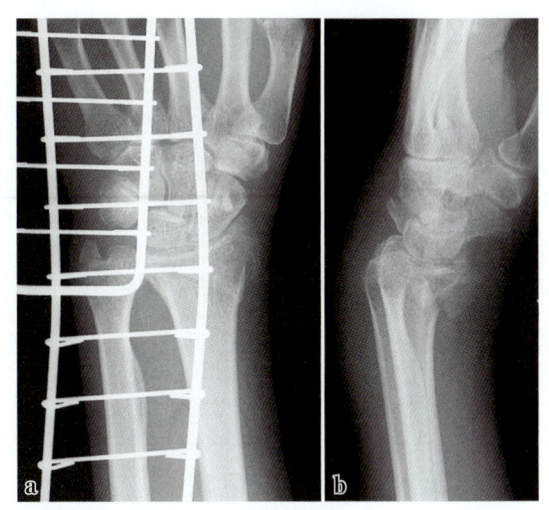

図 37-24 Smith 骨折（62 歳男性）
遠位骨片は掌側に転位する。

D 運転手骨折（ショフール骨折）
chauffeur's fracture

Advanced Studies

橈骨茎状突起の関節内骨折である。昔のクランク式の車の始動時に，クランクが逆回転して運転手の手に当たって生じたことからこの名がある。

2 手根骨の骨折と脱臼

A 舟状骨骨折
fracture of the carpal scaphoid

見逃されやすく，また癒合しにくい骨折として有名である。

【原因】
手を強くついて手関節背屈を強制されたとき生じる。手根骨骨折では最も多い。

【病態】
体部骨折が最も多い。舟状骨への血行は遠位部および中央部から供給され，近位部からは供給されていないため，骨折の癒合が遅れたり，近位骨片が壊死に陥る可能性がある。

【症状と診断】
手関節の運動時痛のほか，嗅ぎタバコ窩 anatomical snuff box の圧痛が特徴的である。しかし見逃されて単に捻挫や打撲として処置されること

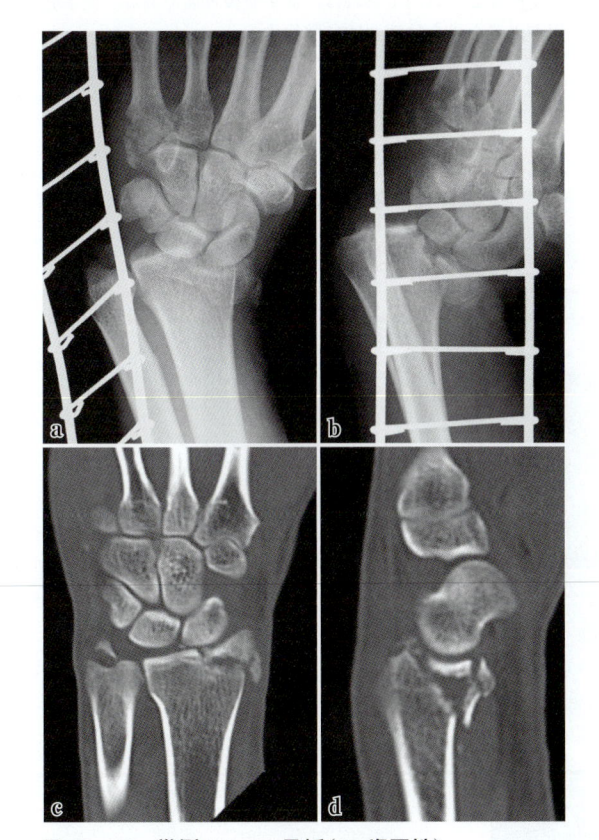

図 37-25 掌側 Barton 骨折（47 歳男性）
橈骨関節面の骨片は手根骨とともに掌側に転位している。
a, b. 単純X線像
c, d. CT 再構築像

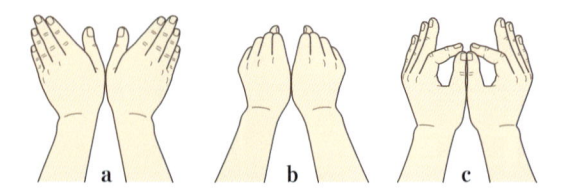

図 37-26　舟状骨骨折の X 線撮影法
a. 手関節尺屈位の前後方向撮影。
b. 手を握った状態(手関節軽度背屈位)での前後方向撮影。
c. 45°回内位での撮影。

も多い。通常の手関節2方向撮影では骨折線の発見が難しいためである。本骨折を見つけやすい撮影法を追加する必要がある(図 37-26)。

【治療】

保存治療としては，前腕遠位から母指基節骨までのギプスなどによる固定(→thumb spica；746頁の図 35-18b 参照)を 8～12 週行う。しかしこのような長期間の固定を行っても骨癒合が得られにくいため，内固定手術を行うことも多い。骨折部に圧着力をかけることのできる Herbert(ハーバート)スクリューなどを用いる(図 37-27)。骨癒合が遷延したり近位骨片の無腐性壊死が疑われる場合には，骨移植も併せ行う。

B 月状骨脱臼
dislocation of the lunate

Advanced Studies

手掌をついて倒れたときに起こる。手関節が背屈位で遠位方向から強い力が働くと，月状骨は有頭骨と橈骨の間に挟まれて，はじき出されるように掌側に転位するとされている。

単純 X 線像では見逃しやすい。前後像では月状骨は三角形となり，側面像では凹型になった有頭骨との関節面が 90°掌側方向に回転していることによって診断される。

受傷後2日以内であれば，徒手整復可能である。徒手整復が困難な場合は観血的に整復する。

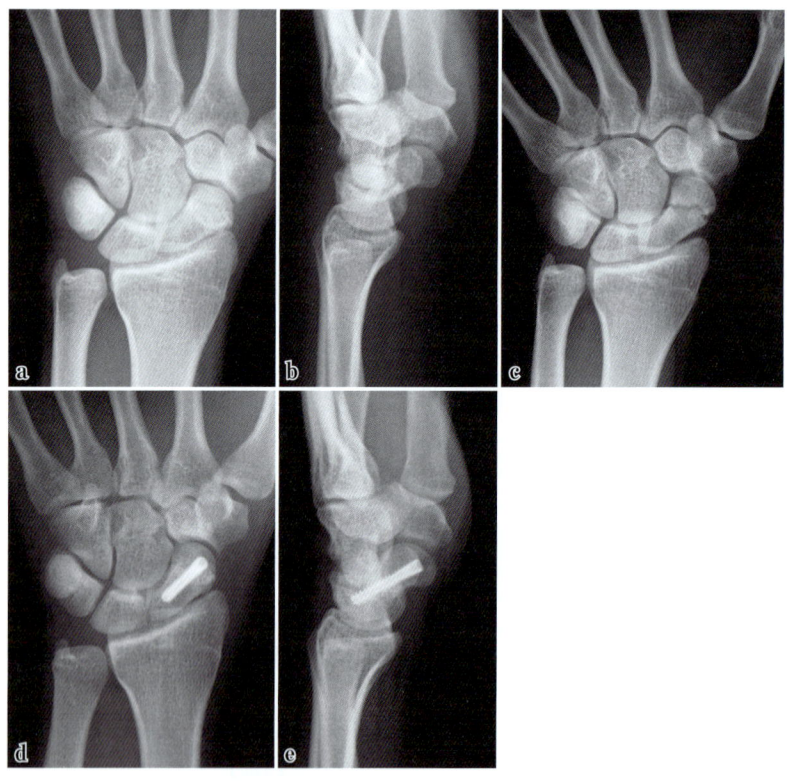

図 37-27　舟状骨骨折(20 歳男性)
a，b. 通常の手関節2方向撮影では骨折線がわかりにくい。
c. 尺屈位の前後方向撮影で骨折線が明瞭となる。
d，e. 骨折部を圧着するスクリューにより固定した。

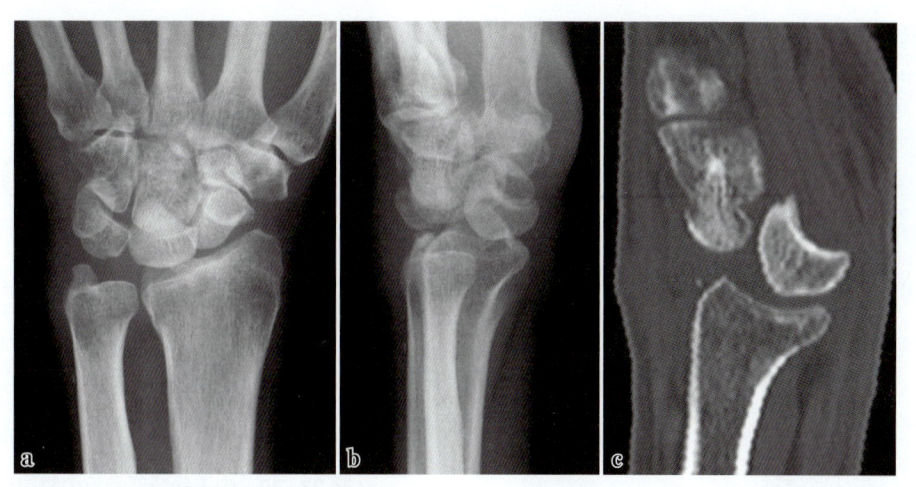

図 37-28　月状骨周囲脱臼（73歳男性）
月状骨と橈骨の関係は正常で，月状骨以外の手根骨が背側に転位している。
a. 単純X線前後像
b. 単純X線側面像
c. CT（再構築側面像）

C 月状骨周囲脱臼
perilunar dislocation

Advanced Studies

月状骨脱臼と同じような受傷機序により生じる。月状骨は正常な位置にあり，他の手根骨が背側に転位する。

単純X線像では見逃しやすい。月状骨と橈骨との位置関係が正常であることが診断のポイントである。（図37-28）。舟状骨の骨折を伴うことがある。

受傷後早期であれば徒手整復が可能である。徒手整復不能の場合は手術的に整復する。

D 有鈎骨鈎骨折
fracture of the hook of hamate

Advanced Studies

握っていたスポーツ用具（ゴルフのクラブ，テニスのラケット，野球のバットなど）が鈎部に当たって起こることが多い。単純X線像では見逃しやすい。手根管撮影，CTなどで診断する。骨折した鈎を切除する。

3 第1CM関節脱臼骨折〔Bennett（ベネット）骨折〕

【原因】
母指を外転した状態で，末梢から長軸方向の力を受けて生じる。自転車のハンドルを握ったまま転倒したり，スキーでストックを持ったまま手を

ついた場合などである。
【病態】
第1中手骨基部の尺側の骨片が原位置に残存し，CM関節面の大部分を含む遠位骨片（中手骨）が近位方向に脱臼する。長母指外転筋が常に遠位骨片を脱臼させる方向に働くため不安定である。
【治療】
徒手整復または観血的整復を行って，1〜2本のKirschner鋼線で貫通固定し，ギプスで4週間の外固定を行う（図37-29 ➡ 794頁）。

4 中手骨骨折

【原因】
硬い物に挟まれるなどの直達外力や，ボクシング，空手などによるスポーツ外傷での介達外力による（ボクサー骨折）。
【病態】
骨幹部横骨折では背側凸変形，骨幹部螺旋骨折では短縮変形，頚部骨折では中手骨頭の掌屈を生じる。
【治療】
骨幹部骨折の場合，転位の少ない例ではそのまま安静にするだけで十分であるが，転位のある例は手背側にパッドを当てて圧迫し，MP関節屈曲位で副子固定を行う。整復位を保持するために経

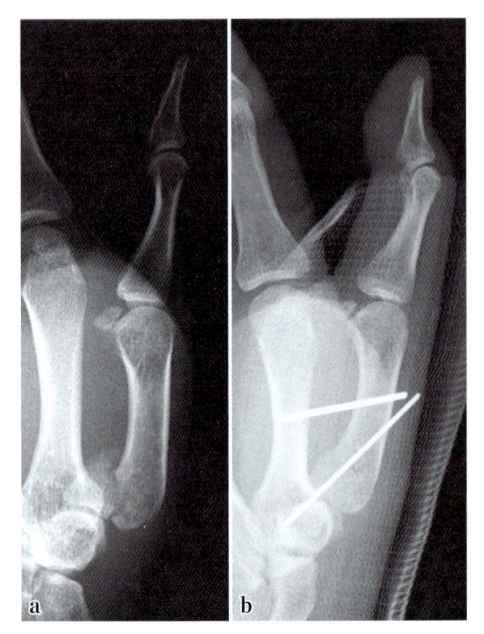

図 37-29　Bennett 骨折（20 歳男性）
a. 手術前：第 1 中手骨基部の尺側の骨片は正常な位置に留まるが，第 1 中手骨骨幹部を含む遠位骨片は橈側近位方向に転位している。
b. 手術後：Kirschner 鋼線で骨折部を固定するとともに，骨折部への過負荷を避けるため第 1 中手骨と第 2 中手骨とを一時的に貫通固定した。

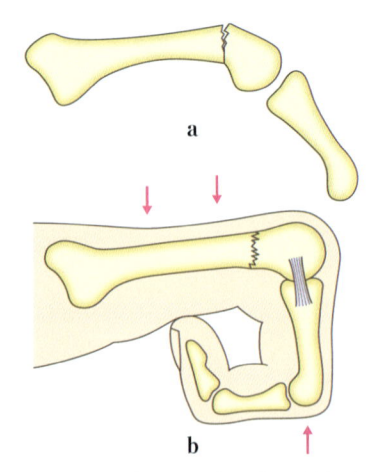

図 37-30　中手骨頸部骨折の整復法
中手骨頸部骨折は屈曲変形を起こしやすい。MP 関節，PIP 関節を 90°屈曲位として，基節骨で中手骨頭を背側に突き上げて整復する。

皮ピンニングを行うことがある。整復が不十分な場合は手術的に整復し，指用プレートで内固定する。

頸部骨折で遠位骨片が強く掌屈している場合には，MP 関節を最大屈曲して基節骨に長軸方向の力を加えて中手骨頭を背側に突き上げて整復する。整復後は MP 関節，近位指節間（PIP）関節を 90°屈曲位として副子固定を行う（図 37-30）。

5 指骨骨折

【原因】
局所を強打する，硬い物に挟まれるなどの直達外力や，スポーツ外傷（球技，スキー，スノーボードなど）での介達外力による。

【病態】
屈筋腱と伸筋腱の筋力のバランスによって，骨折レベルごとに特有な転位を示す。

【治療】
新鮮時には徒手整復が容易である。陳旧例に対しては手術的に整復し，Kirschner 鋼線などによる内固定を行う。

関節内骨折に対しては，関節を屈曲して整復し，骨片を内固定する。小骨片で関節運動に関係ない場合は放置してよい。小骨片が関節面に入り込んでいる場合には摘出するか，整復して骨片を内固定する（図 37-31）。

6 指関節脱臼

Advanced Studies

X 線像で容易に診断され，遠位方向に牽引すれば多くは容易に整復される。

しかし次の 3 つの場合は徒手整復が不可能で，観血的に整復しなければならない。

A. 示指 MP 関節背側脱臼
　掌側に飛び出した中手骨骨頭は，MP 関節の掌側板，指屈筋腱，虫様筋などによって頸部で絞扼され，牽引だけで整復されないことがある。
B. 母指 MP 関節背側脱臼
　掌側に飛び出した中手骨骨頭が MP 関節掌側板，母指球筋腱部によって頸部で絞扼され，牽引だけでは整復されない。
C. 示指 PIP 関節掌側脱臼
　基指骨骨頭が中央索と側索の間から背側に飛び出しており（ボタン穴脱臼 buttonhole dislocation），指を牽引すると両者が頸部をますます絞扼するので，整復は不可能である。手術により両線維束を左右に開けば整復は容易である。

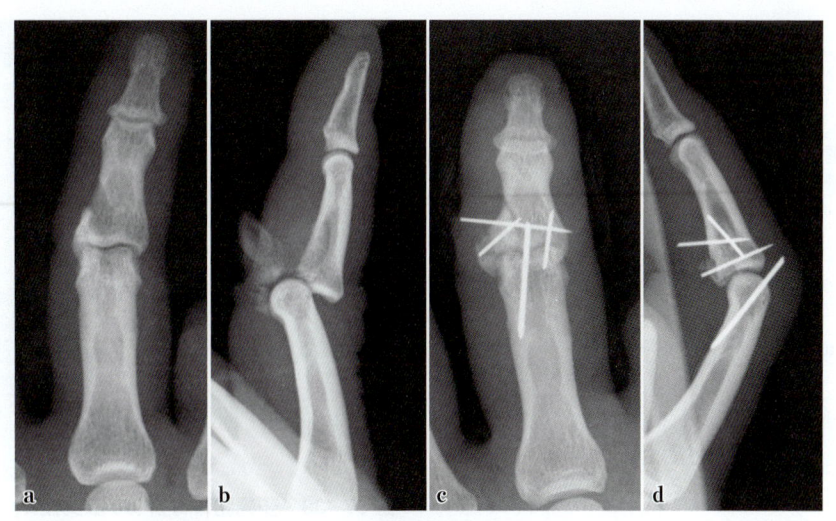

図 37-31　中節骨基部関節内骨折（40 歳男性）
a, b. PIP 関節の開放性脱臼骨折．中節骨基部の関節面を含む骨片が転位している．
c, d. 術後．Kirschner 鋼線で骨片を固定するとともに，基節骨の背側脱臼を防止する目的で，PIP 関節の伸展をブロックする鋼線が基節骨に刺入されている．

F 胸郭の外傷

胸郭 chest は生命維持に重要な臓器である心臓，肺，気管，大血管などを外力から保護している．交通事故や転落などによる鈍的外力によって損傷されることが多い．単なる打撲から，心肺や大血管などの損傷を合併して生命を脅かす多発肋骨骨折まで，損傷の程度は幅広い．

1 肋骨骨折
fracture of the ribs

【原因】

すべての骨折の 10～20％ を占め，直達または介達外力によって起こる．直達外力による骨折は，交通事故や転落で強大な力が加わった場合によくみられ，しばしば複数の肋骨が骨折して肺損傷を伴う．高齢者では床ですべり，食卓や浴槽の角で胸部を打撲して起こる．介達外力によるものは，外力が肋骨をたわませて打撲部位とは離れたところに骨折を生じる．第 3～10 肋骨骨折が多く，第 1, 2 および第 11, 12 肋骨骨折は少ない．

特殊な原因として，スポーツや呼吸器疾患（喘息など）による疲労骨折がある．

【症状と診断】

胸郭の痛み，特に呼吸あるいは体動によって増強する痛みが特徴である．胸郭を圧迫して圧痛や介達痛の部位が，自覚的な痛みの部位と一致することを確認する．稀ではあるが骨折端を触れ，軋音を認めることがある．

意識障害やチアノーゼを伴う重症外傷では胸郭の診察が必須である．胸郭の呼吸性の規則的な動き，左右差，奇異呼吸 paradoxical breathing〔動揺胸郭 flail chest（図 37-32）により，吸気時に陥凹し呼気時に膨隆する〕の有無を観察し，触診で皮下気腫，胸郭の動揺を，打診・聴診で気胸や血胸の有無を確かめる．

胸部 X 線像で肺野，心臓，大血管，縦隔陰影の異常の有無をみる（図 37-33）．肋骨は胸部撮影では明瞭に描出されないので，肋骨骨折が疑われる場合には骨撮影の条件で，疼痛のある部位をカセットに密着させて撮影する．全肋骨の輪郭を 1 本ずつ追って行き，見逃しのないように読影する．肋軟骨骨折は X 線像に現れない．また転位のない肋骨亀裂骨折の場合も X 線像では明らかでないことがあるので，診察所見が大切である．

【治療】

・肋骨骨折

胸郭動揺のみられない 1～数本の肋骨骨折は，

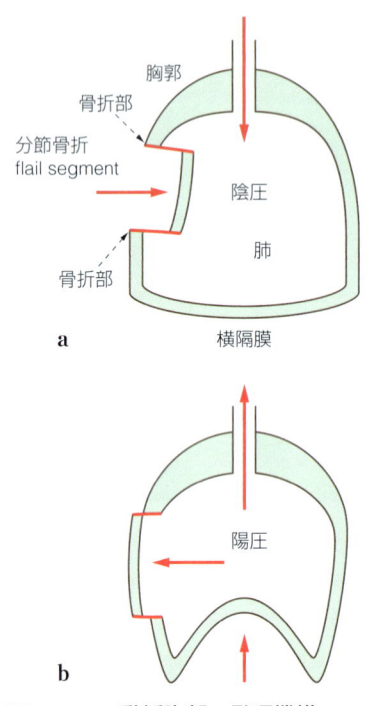

図 37-32 動揺胸郭の発現機構
a. 吸気時（陥凹する）
b. 呼気時（膨隆する）

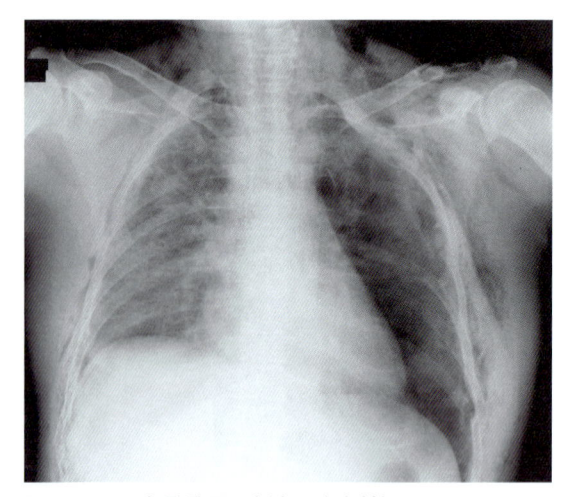

図 37-33 多発肋骨骨折（59歳女性）
血気胸と肺挫傷, 皮下気腫を伴っている. 左鎖骨骨折も合併している.

胸壁バンドやテープで固定する. 高齢者では疼痛のため喀痰排出が困難となり, 肺炎を併発しやすいので注意を要する.

・動揺胸郭 flail chest

多数の肋骨が2カ所以上で骨折した場合にみられる. これは骨折部の分節（flail segment）が呼吸運動とは逆の動きをするもので, 有効換気量が著しく減少する（→図37-32）. 肺挫傷, 気胸, 血気胸を伴うことが多い. 気管内挿管のもとに間欠的陽圧呼吸（IPPB）による呼吸管理を行う. これを内固定 internal splinting という. 手術的な内固定 internal fixation を要することはまずない.

・外傷性気胸 traumatic pneumothorax

軽度の場合は放置してもよいが, 肺が収縮している場合には胸腔ドレナージを行い胸腔内の空気を脱気する必要がある. 血気胸には複数のドレーンを挿入する. 刺創や鈍的外傷による肺破裂では, 緊張性気胸 tension pneumothorax になることがある. これは臓側胸膜にできた創がチェックバルブとなって吸気時に取り込んだ空気が胸腔内に漏れて溜まっていくためで, 胸腔内圧が次第に上昇して心臓を圧迫し致命的になるため, 緊急に胸腔ドレナージを行う必要がある.

② 胸骨骨折
fracture of the sternum

Advanced Studies

稀である. 交通外傷におけるハンドルでの打撲などによる直達外力のほか, シートベルトで押さえられた状態で上半身の屈曲を強制されて生じる. 特殊な受傷機転として心肺蘇生術によるもの, 呼吸器疾患（喘息など）による疲労骨折がある.

ほとんどが体部に生じる. 転位の少ない骨折では胸骨上にパッドを当てて圧迫包帯をする. 転位が大きい場合は手術的に整復し, 軟鋼線で締結する.

③ 胸鎖関節脱臼
dislocation of the sternoclavicular joint

Advanced Studies

比較的稀である. 鎖骨内側端への強大な直達外力, 転倒による介達外力などで発生する. 前方脱臼と後方脱臼とがあるが, 大多数は前方脱臼である. 前方脱臼では鎖骨内側端の膨隆, 後方脱臼では陥凹がある. 仰臥位で尾側40°から両側の胸鎖関節X線前後像を撮影するのがよい. 成人でも25歳ころまで鎖骨内側端の骨端核が残っており, 骨端離開との鑑別を要する.

前方脱臼は徒手整復を行い, 鎖骨バンドなどで外固定す

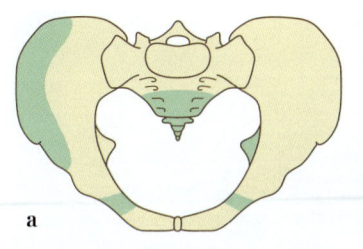

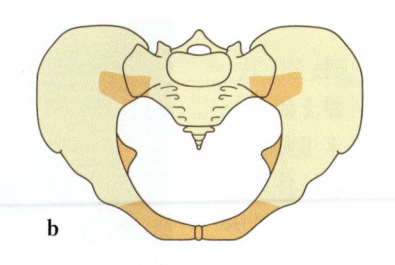

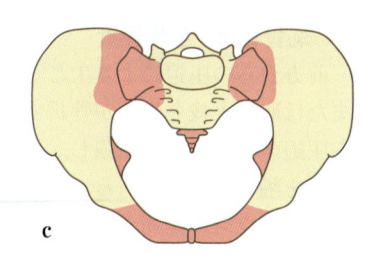

図 37-34　骨盤骨折の AO 分類
a. type A（安定型）：基本的に1カ所の骨折で，骨盤輪は安定である．手術は原則として不要．全体の 50〜70%．
b. type B（部分的不安定型）：前方は不安定であるが，後方要素は垂直方向には安定である．前方を安定化するだけでよい．全体の 20〜30%．
c. type C（完全不安定型）：前方・後方とも回旋ならびに垂直方向に不安定である．整復と骨盤輪全体の安定化が必要．全体の 10〜20%．

るが，整復位を保持できない場合には脱臼を放置する．後方脱臼は大血管，気管，食道の損傷を起こす可能性があり，徒手整復，あるいは経皮的な半観血的整復を行う．

G 骨盤の骨折
fractures of the pelvis

骨盤骨折の頻度は全骨折の数%と高くはないが，多発外傷では 20%に骨盤骨折があり，大量の内出血を起こして生命を脅かすことがある．

骨盤骨折を理解するには，骨盤輪の骨折と寛骨臼部の骨折とに分けて考えるのがよい．

1 骨盤輪の骨折
fracture of the pelvic ring

骨盤は，後方の仙骨から両側の腸骨をめぐり前方の恥骨結合まで，いわゆる骨盤輪 pelvic ring を形成している．この輪の連続性がどの程度絶たれるかによって，安定型，部分的不安定型，完全不安定型に分類される（AO 分類；図 37-34）．

A 安定型（AO 分類 A 型）

基本的に1カ所の骨折で，骨盤輪は安定であり，手術を必要とすることは稀である．骨盤輪骨折の 50〜70%を占める．

1 筋力による裂離骨折
小児に多い（→834 頁参照）．

2 腸骨翼骨折
側方からの直達外力による．腸骨稜から下前腸骨棘に骨折線が走る場合を特に Duverney（デュベルネ）骨折とよぶ．
腸骨には股関節外転筋が付着しているので患肢で起立すると局所に激痛が起こるが，癒合しやすいため，起立時の疼痛がなくなるまで生活を制限するのみで治癒する．

3 恥骨，坐骨の単独骨折
圧迫されたときの直達外力，または転倒したときの介達外力が，原因となる．通常，単独骨折は大きな転位を起こさない．高齢者では脆弱性骨折 insufficiency fracture が生じる．合併症がなければ安静のみで治癒する．

4 仙骨骨折，尾骨骨折
打撲や尻もちなどの直達外力により生じる．横骨折が多い．稀に膀胱直腸障害を合併することがある．単純 X 線像で見逃されやすいため，CT が有用である．治療としては局所の圧迫を避ける．尾骨骨折では疼痛が遷延しやすい．

B 部分的不安定型（AO 分類 B 型）

骨盤輪の前方が不安定である．後方は回旋に対しては不安定なことがあるが，垂直方向の安定性は保たれている．治療方針としては前方を安定化するだけでよい．骨盤輪骨折の 20〜30%を占める．

1 ● 恥骨骨折，坐骨骨折

前方からの圧迫により生じる。恥骨上枝と下枝，または恥骨上枝と坐骨が骨折する。骨盤を側方から圧迫すると疼痛が増強し，局所の異常可動性や軋音を触れることがある。治療としては，体動時および起立時の疼痛がなくなるまで，生活を制限する。

2 ● 両側恥骨・坐骨枝骨折

前後方向の圧迫力によって生じる。four rami fracture, straddle fracture（跨坐骨折）ともよばれる。前方は不安定であるが，後方は安定している。骨折部に圧痛があり，尿道損傷を合併することが多いが安静で軽快する。

3 ● 恥骨結合離開

両側の前上腸骨棘に前後方向の圧迫力がかかった場合に生じる。外傷ではなく，妊娠後期，分娩時にも離開する。

前方で恥骨結合の離開（図37-35）が生じると同時に，後方では前仙腸靱帯が断裂する。しかし後仙腸靱帯は保たれ，垂直方向には安定である。恥骨結合部に痛みがあり，骨欠損を触れる。尿道損傷を合併することがある。治療としてはキャンバス懸垂（ベッド上に枠を組み，骨盤後方に通したキャンバス地布でハンモック状に吊り上げる），創外固定（両腸骨間を固定し骨盤輪前方を閉じる），両恥骨間のプレート固定などを行う。

4 ● 腸骨垂直骨折

側方からの圧迫力で生じる。腸骨稜から小骨盤に達する骨折線が入る。仙腸関節の亜脱臼や仙骨翼の骨折も同じ受傷機転で生じることがある。前方（恥骨，坐骨）の骨折を合併することが多い。局所の疼痛があるほか，不安定性の程度に応じて症状は様々である。治療としては創外固定で前方要素の安定化を図る。

C 完全不安定型（AO分類C型）

前方・後方とも回旋ならびに垂直方向に不安定である。観血整復と骨盤輪全体の安定化が必要な骨折である。骨盤輪骨折の10〜20%を占める。

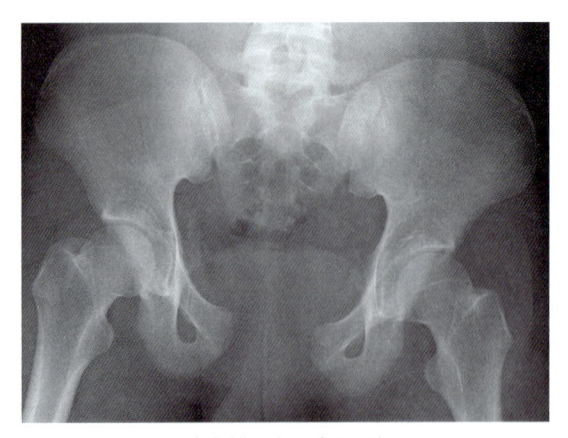

図37-35 恥骨結合離開（16歳男子）

1 ● Malgaigne（マルゲーニュ）骨折

骨盤輪二重骨折ともいう。高所からの転落などで一側のみの下肢で着地し，垂直方向の剪断力が加わって生じる。全骨盤骨折の約10%である。前方骨盤輪（恥骨，坐骨）と後方骨盤輪（腸骨）の骨折が合併したものであり（図37-36），後方の損傷は，仙骨の縦骨折や仙腸関節の離開のこともある。腰方形筋，大腿内転筋群の筋力によって骨折部よりも外側の骨片は頭側に転位することが多い。疼痛が強く，上方転位のあるものでは同側の下肢が見かけ上短縮する。内出血が多く，循環動態が不安定となる。診断には単純X線以外にCTが必須である。特に後方要素の破綻はCTで明確になることも多い（図37-36b, c）。

治療として，キャンバス懸垂に加え，頭側転位のある場合には大腿骨顆上部から直達牽引を行う。両腸骨間の創外固定で骨盤の安定化を図る。転位の大きな例では観血的に整復し，プレートやスクリューにより内固定する（図37-36f）。

D 骨盤輪骨折の合併症

裂離骨折は別として，骨盤輪骨折の2/3以上が交通外傷 traffic injury で，自動車に衝突された歩行者や自転車乗車中の人に起こることが多い。すなわち相当に強い外力が作用して生じた高エネルギー損傷 high energy trauma である。

1 ● 出血性ショック

骨盤内臓器の損傷を伴わなくても骨折による出血は多量で，しばしば会陰部，陰嚢などへの皮下

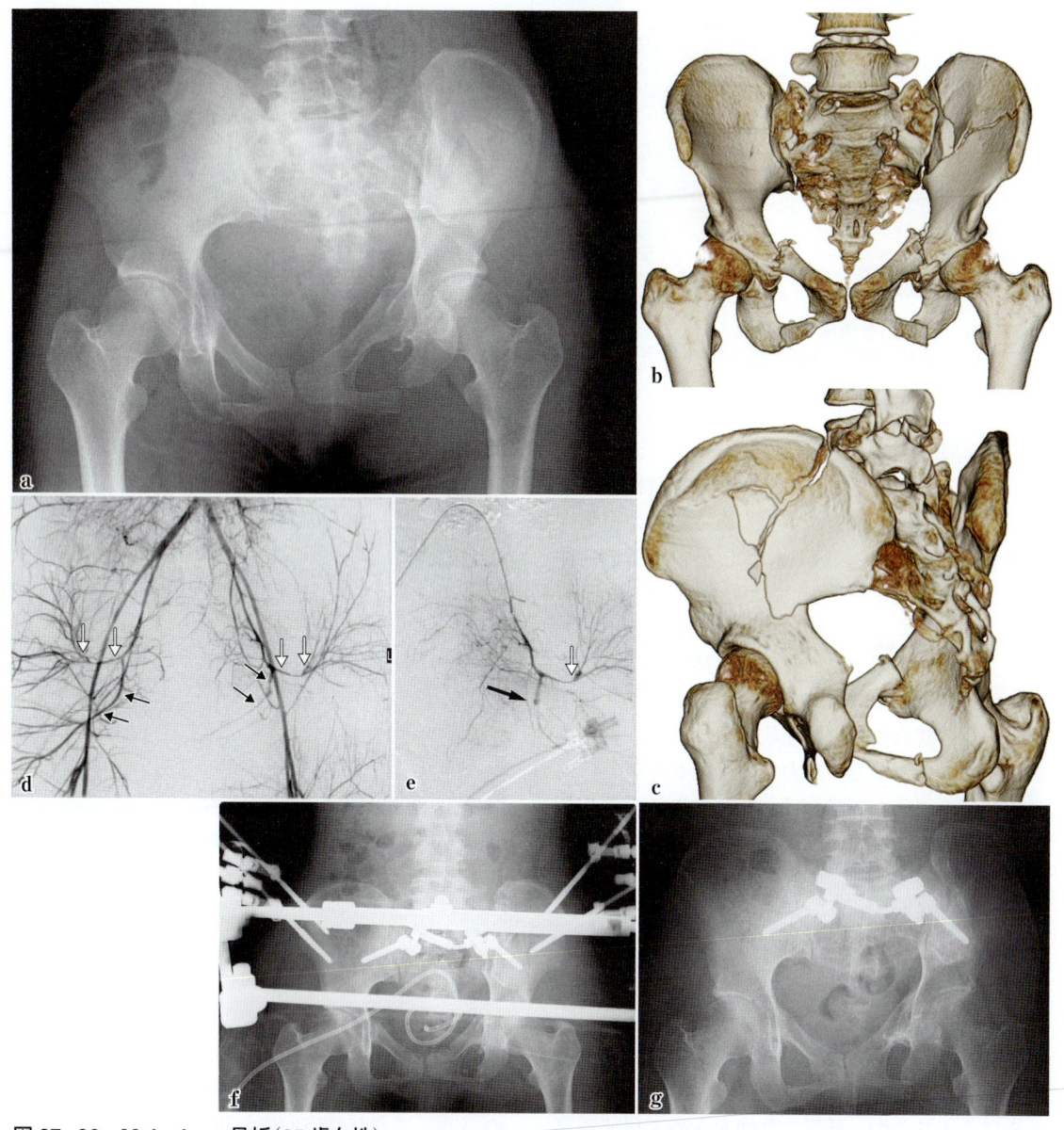

図 37-36　Malgaigne 骨折（25 歳女性）
a. 術前単純 X 線前後像：左腸骨骨折，両側恥・坐骨骨折が認められる。骨盤は変形している。
b, c. 術前三次元 CT 像（b は前方から，c は左後方からみた像）
d, e. 血管造影像
　　大動脈造影（d）では，内腸骨動脈の枝である下殿動脈（黒矢印）が左側で途絶していることがわかる。左内腸骨動脈造影（e）で下殿動脈の損傷（黒矢印）が確認された。経カテーテル的に動脈血塞栓術を行った。白矢印は上殿動脈。
f. 両腸骨の創外固定と仙腸関節の内固定を行った。
g. 変形を残しているが骨癒合が得られた。

出血が広範に認められる。特に後腹膜腔には大量の出血が起こり，ショックになることも多い。Malgaigne 骨折の場合や，大量輸血によってもショックが改善しない場合は，動脈損傷を疑って血管造影を行う。動脈の損傷があれば経カテーテル動脈塞栓術 transcatheter arterial embolization（TAE）を行って止血する（図 37-36d, e）。ただし下殿動脈の塞栓術が行われた例では，後に大殿筋壊死が発生する可能性があることを忘れてはならない。

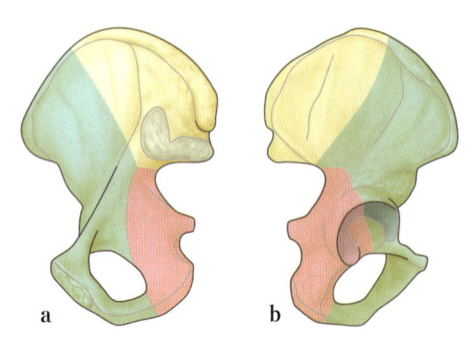

図37-37　寛骨臼を構成する要素
前柱（緑色）と後柱（赤色）。aは骨盤内面，bは外面。

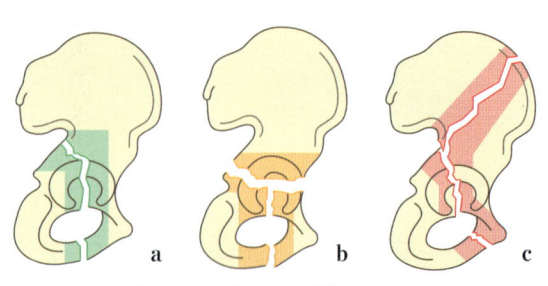

図37-38　寛骨臼骨折のAO分類
a．A型：前柱か後柱いずれかの損傷。
b．B型：A型に横方向の骨折が加わったもの。
c．C型：前柱，後柱ともに骨折したもの。

2 臓器損傷

合併する臓器損傷としては，前方骨盤輪骨折による膀胱，尿道の損傷が重要である。この損傷は骨盤骨折の約10％にみられ，しかも損傷を合併した例の死亡率は5～15％といわれる。尿道損傷がある場合には，尿道口から血液が滲み出ていることが多い。尿道カテーテルを挿入するが，無理に行うと損傷を拡大することがあるので注意を要する。膀胱直腸損傷の症状が現れれば，緊急開腹手術が必要となる。自力での排尿が可能で，肉眼的血尿を認めない場合は，あえてカテーテルを留置する必要はない。

3 神経損傷

腰仙神経叢，閉鎖神経損傷が起こることがある。

4 骨癒合不全・変形癒合

骨盤は海綿骨からなるため血流がよく，癒合不全になることは少ない。変形癒合（図37-36g）はときにみられるが，妊娠，分娩を含めて機能障害を残すほどのものは稀である。しかし，後方骨盤輪の骨折で転位を残して癒合すると頑固な疼痛が続くことがある。

2 寛骨臼の骨折
fracture of the acetabulum

【原因】
遠位から近位に向かう大腿骨長軸方向の力や，打撲などによって大転子部に外力が加わった場合，大腿骨頭がハンマーの働きをして寛骨臼に衝撃を加えて生じる。

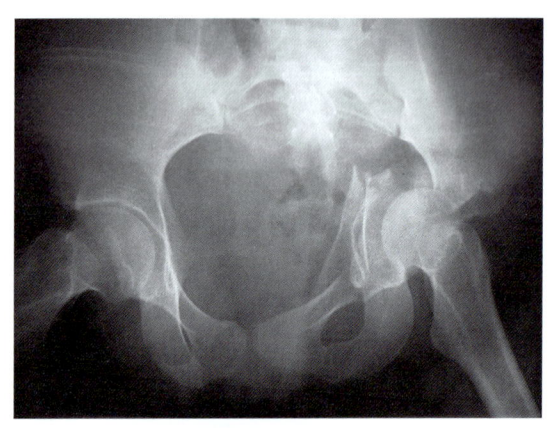

図37-39　寛骨臼（前柱）骨折を伴う股関節中心性脱臼（19歳女性）

【病態と分類】
寛骨臼を構成する骨は，大きく前柱 anterior column と後柱 posterior column に分けられる（図37-37）。AO分類では，このどちらかの損傷のみのA型，これに横方向の骨折が加わったB型，両柱の骨折であるC型に大別する（図37-38）。これは従来よく用いられたLetournel-Judet（ルトゥネル-ジュデ）の分類を基盤としている。

加わった外力が強い場合には，大腿骨頭は寛骨臼底を破って骨盤内に突出する。これは股関節の中心性脱臼とよばれる（図37-39）。

【症状と診断】
股関節は軽度外転位か中間位をとり，股関節の運動は強く制限される。大転子部が平坦となり患肢が少し短縮してみえる。骨折の存在は単純X線像から判断できるが，詳細な骨折の把握にはCTが必要である（図37-40）。

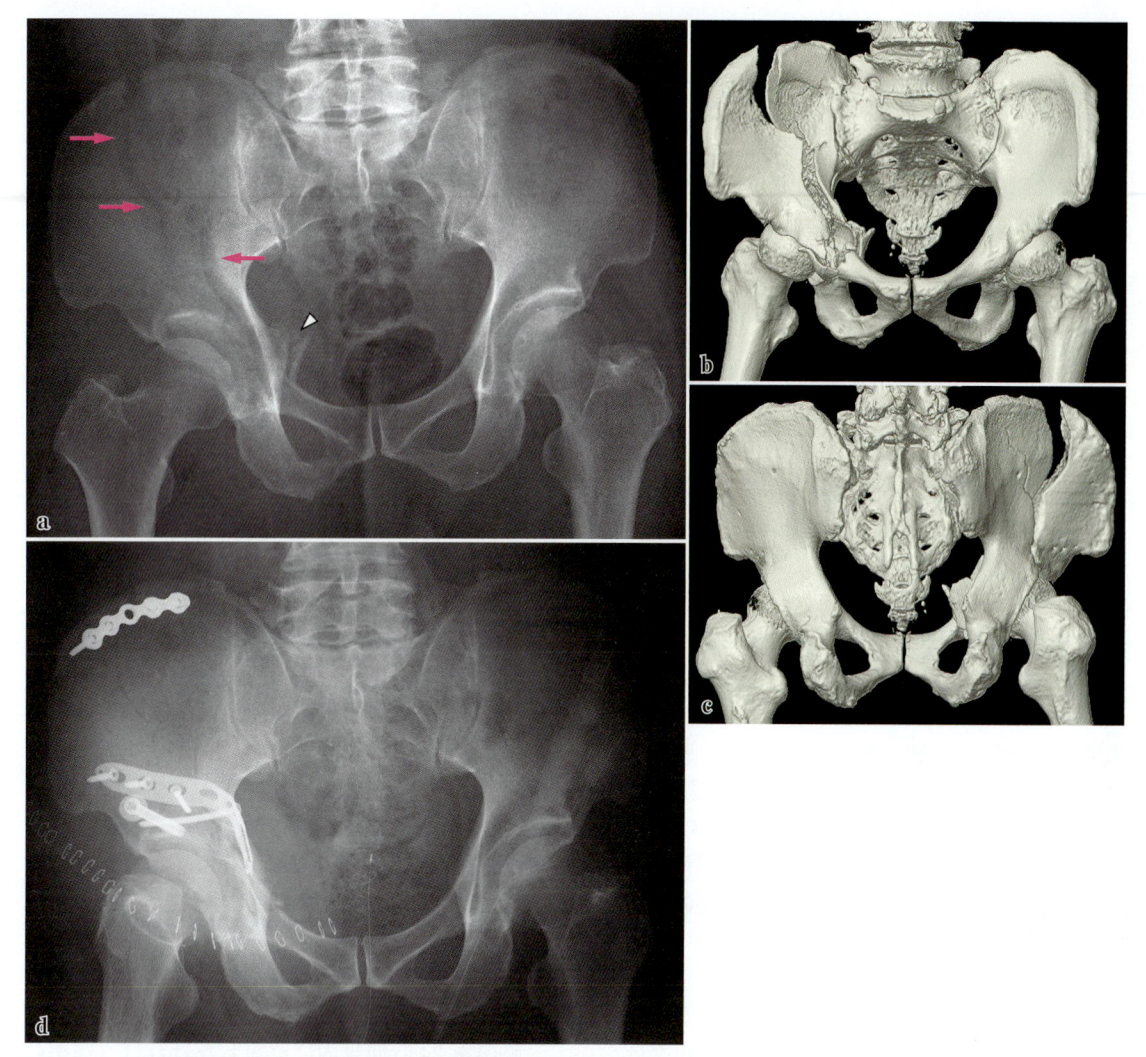

図 37-40　寛骨臼骨折（AO 分類 B 型）（62 歳男性）
a. 単純 X 線前後像：右寛骨臼から腸骨稜に向かう骨折線がある（矢印）。また臼底部に粉砕骨折がある（矢頭）。
b. 三次元 CT 像（前方視）：前柱および臼底の骨折がリアルに観察できる。
c. 三次元 CT 像（後方視）：後柱は保たれていることがわかる。
d. プレートによる内固定で骨折を安定化した。

【治療】

骨折の転位が小さい場合には，大腿骨顆上部に Kirschner 鋼線を通し，直達牽引を行う。中心性脱臼の場合には，同時に大転子部に大きなスクリューを刺入し，これを通じて 2 方向に牽引する。

しかし骨折の転位が大きい場合，特に臼蓋荷重部にも骨折が及び，整復位が十分に得られない場合には，A, B, C 型いずれであっても観血的に正確な整復を行わなければならない。荷重部に多少でも段差が残ると，変形性関節症の発生は避けられないからである。固定材料としてはスクリューやリコンストラクションプレートが用いられる。

H　股関節部の骨折と脱臼

1　外傷性股関節脱臼と脱臼骨折
traumatic dislocation and fracture-dislocation of the hip joint

高所からの転落や交通事故などの高エネルギー損傷によることが多く，他に合併損傷を有すること

が多いので，注意を要する．多くは後方脱臼である．

A 後方脱臼

【原因】
　股関節屈曲位にあるときに前方から強い外力が大腿骨軸の方向に加わると，大腿骨頭は関節包を破って後方に脱出する．例えば，走行中の自動車の座席に座っていて正面衝突した際，膝が強くダッシュボードに打ちつけられたような場合に起こる（ダッシュボード損傷 dashboard injury，図37-41）．

【病態】
　受傷の際に股関節が内外転の中間位にあれば，大腿骨頭は寛骨臼後縁の一部を破砕して脱臼骨折の形をとりやすい．脱臼時に大腿骨頭の骨折を伴うこともある．股関節屈曲内転位で前方から力を受けたときは，骨折を伴わない脱臼となる．

【症状と診断】
　股関節は内転，内旋，軽度屈曲位をとる（→733頁の図35-2参照）．大腿は短縮してみえる．股関節の自動運動は不能で，他動運動に対して抵抗がある（ばね様固定）．触診で Scarpa（スカルパ）三角に骨頭を触れず，しばしば後方頭側に大腿骨頭を触れる．またダッシュボード損傷では，膝蓋骨，大腿骨顆上部，大腿骨頸部などの骨折を合併することがある．

　X線前後像において，骨頭は臼の輪郭を外れてその上縁に重なってみえる．脱臼骨折の場合は，寛骨臼上縁や後壁に骨片がみられる（図37-42）．骨片の大きさや大腿骨頭との関係をみるにはCTが最も有用である．

【治療】
　脱臼は徒手的に整復するが，合併する骨折に対しては手術を要することがある．

・徒手整復法
　全身麻酔下に，助手に骨盤を固定させ，脱臼側の股・膝関節を90°に屈曲内旋させて患者の膝を抱えるように持つ．やや内転位で大腿の長軸方向へ強く引き上げながら，外旋または内旋する（図37-43）．このとき，はっきりした整復感があるのが普通である．X線撮影で，整復の確認と骨折の合併を検査する．整復が遅れると阻血性骨壊死による骨頭の遅発性分節圧潰 late segmental collapse を起こすことがあるので可及的早期に整

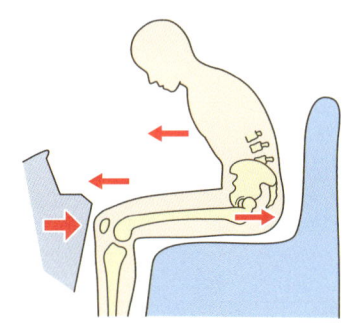

図37-41　ダッシュボード損傷の発生機序

復すべきである．整復後，約6週間患肢を外転位として牽引する．

・後方脱臼骨折に対する手術法
　後側方切開で入り，坐骨神経を確認しながら，寛骨臼の後方に位置する骨片を同定する．下肢を牽引して骨頭を引き下げ，骨片をスクリューまたはプレートで原位置に圧着固定する（図37-43c）．術後は軽度屈曲・外転位で4週間牽引を行ってから部分荷重歩行を開始する．

【合併症】

・坐骨神経損傷
　骨折のない脱臼では，整復後，自然に治癒することがほとんどである．脱臼骨折では，神経を圧迫している骨片を手術で除去する．

・阻血性大腿骨頭壊死
　脱臼を24時間以内に整復しなければ，高率に骨頭壊死が生じる．整復後のMRIやX線像で骨頭壊死の所見があれば，長期間の免荷を必要とする．壊死の範囲と陥没の程度によって，特発性骨壊死に準じた手術を行う（→640頁参照）．

B 前方脱臼

Advanced Studies

【原因】
　転落などで大腿のみが何かに引っかかると，股関節は強い外転を強制されることになる．このような場合に大腿骨頭は前方へ脱臼する．

【病態】
　脱臼後の大腿骨頭の位置によって，閉鎖孔脱臼，腸骨部脱臼，恥骨部脱臼などとよぶ．後方脱臼よりはるかに稀である．

【症状と診断】
　股関節は，閉鎖孔脱臼で外旋，外転位をとり，腸骨部・

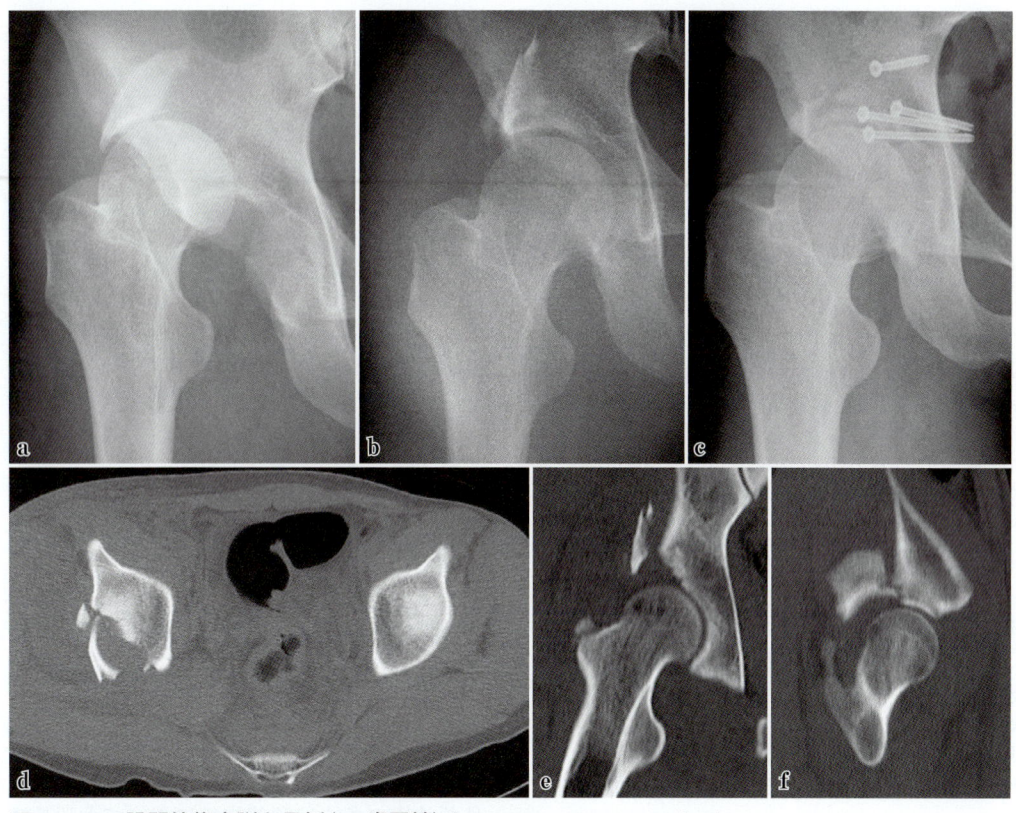

図 37-42 股関節後方脱臼骨折（27 歳男性）（→ 733 頁の図 35-2a も参照）
a. 脱臼位の X 線前後像：寛骨臼後壁の骨折を伴っている。
b. 徒手整復後の X 線前後像
c. 骨折内固定後の X 線前後像
d, e, f. 術前 CT 像：後壁の欠損の程度がより明瞭になる。

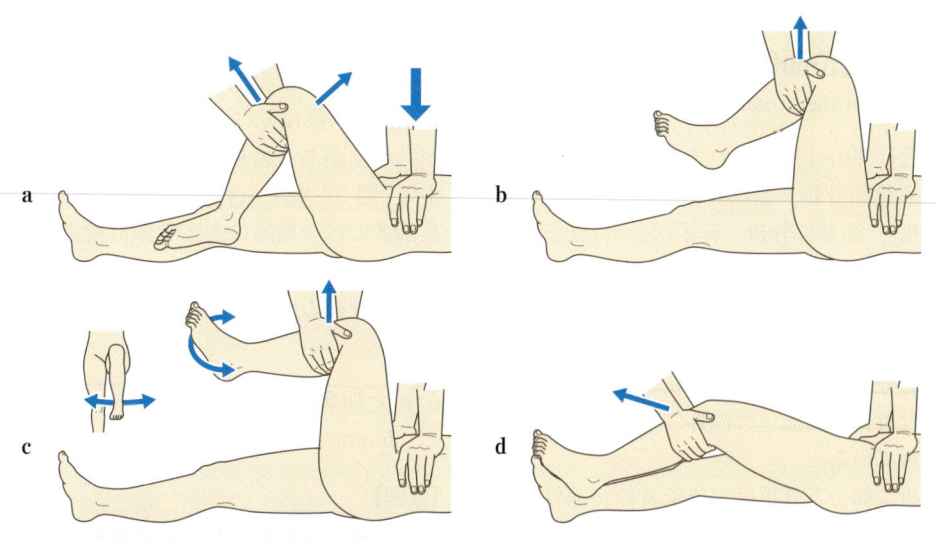

図 37-43 股関節後方脱臼の徒手整復法
a, b. 助手に骨盤を固定させ，術者は脱臼側の膝関節を持ち，ゆっくり牽引しながら股・膝関節を 90°とする。
c. 大腿の長軸方向へ強く引き上げながら，外旋または内旋すると，整復感とともに整復される。
d. 軽い牽引を加えたまま伸展位とし，再脱臼しないことを確かめる。

［Bucholz RW, Heckman JD, et al(eds)：Rockwood and Green's Fractures in Adults, 6th ed. Philadelphia, Lippincott Williams and Wilkins, 2006 より］

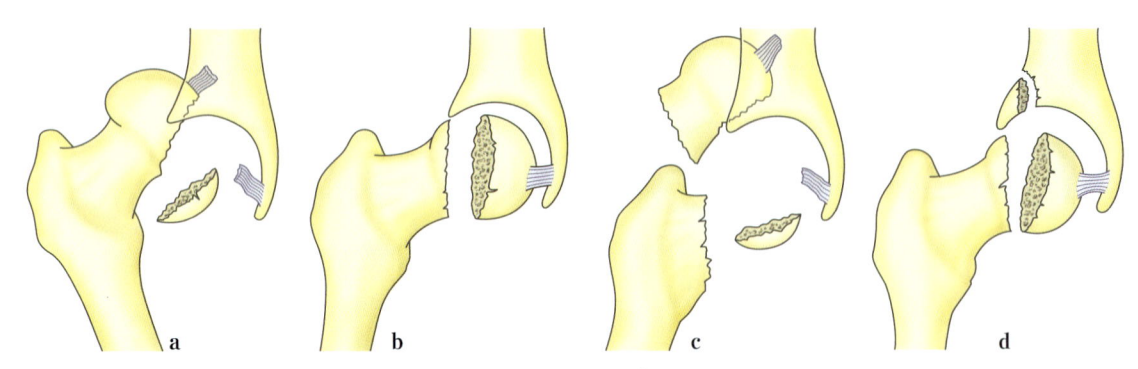

図 37-44　股関節脱臼に伴う大腿骨頭骨折（Pipkin による分類）
a. type Ⅰ：円靱帯付着部より下方の骨折。
b. type Ⅱ：円靱帯付着部を含む骨片を伴う骨折。
c. type Ⅲ：type 1 または 2 に頸部骨折を伴う骨折。
d. type Ⅳ：type 1 または 2 に臼蓋縁の骨折を伴う骨折。

（Pipkin G：Treatment of grade Ⅳ fracture-dislocation of the hip；a review. J Bone Joint Surg Am 39：1027-1042, 1957 より）

恥骨部脱臼では伸展位となる。ばね様固定（→733頁参照）があり，自動・他動運動は不能である。脱臼した骨頭を股関節前方や内側に触れる。

【治療】
　全身麻酔下に，後方脱臼と同様に大腿骨を引き上げ，少し内転位にすると整復される。その後の治療は後方脱臼に準じる。

● 中心性脱臼

寛骨臼骨折の項（→800頁）参照。

2　大腿骨近位部骨折
fracture of the proximal femur, hip fracture

　大腿骨近位部の骨折はその発生部位によって，近位側から骨頭骨折，頸部骨折（従来の大腿骨頸部内側骨折），頸基部骨折，転子部骨折（転子間骨折，転子貫通骨折ともよぶ：従来の大腿骨頸部外側骨折），転子下骨折に分類される。頸基部骨折の定義は明瞭ではなく，頸部骨折，転子部骨折のどちらにも分類しにくい頸部と転子部の移行部の骨折で，骨折線は関節包の内外にまたがっているものとされている。

　骨頭骨折，転子下骨折は，若年者の交通外傷や高所からの転落などの高エネルギー外傷であることが多く，頸部骨折と転子部骨折は骨粗鬆症を有する高齢者の転倒などにより生じる低エネルギー外傷 low energy trauma であることが多い。

Ⓐ 大腿骨頭骨折
fracture of femoral head

【病態と分類】
　骨頭骨折は股関節後方脱臼に伴って発生する。骨頭骨片の多くは頸部被膜によって大腿骨頸部との連絡を保っていることが多い。Pipkin（ピプキン）によって4型に分類されている（図37-44）。

【治療】
　股関節脱臼を徒手整復した後，骨片が関節面にはさまっている場合には，手術的に嵌入した骨片を摘出するか整復固定する必要がある。typeⅠ，Ⅱは骨片が整復位にあれば保存治療も可能であるが，転位がある場合には観血的整復と内固定を要する（図37-45）。typeⅢは最も治療が困難で，高齢者では一期的に人工骨頭置換術を行う。若年者では観血的整復内固定を行うが，阻血性骨壊死による骨頭の圧潰，変形性関節症を発症する危険が高い。

Ⓑ 大腿骨頸部骨折
femoral neck fracture

【原因】
　高齢者では転倒，特に屋内での転倒によるものが多い。ただし転倒の衝撃によって骨折が起こることもあるが，歩行中に足先が引っかかって下肢が急激に外旋して骨折し，その結果転倒する場合もある。若年者では強い外力が作用しないと，こ

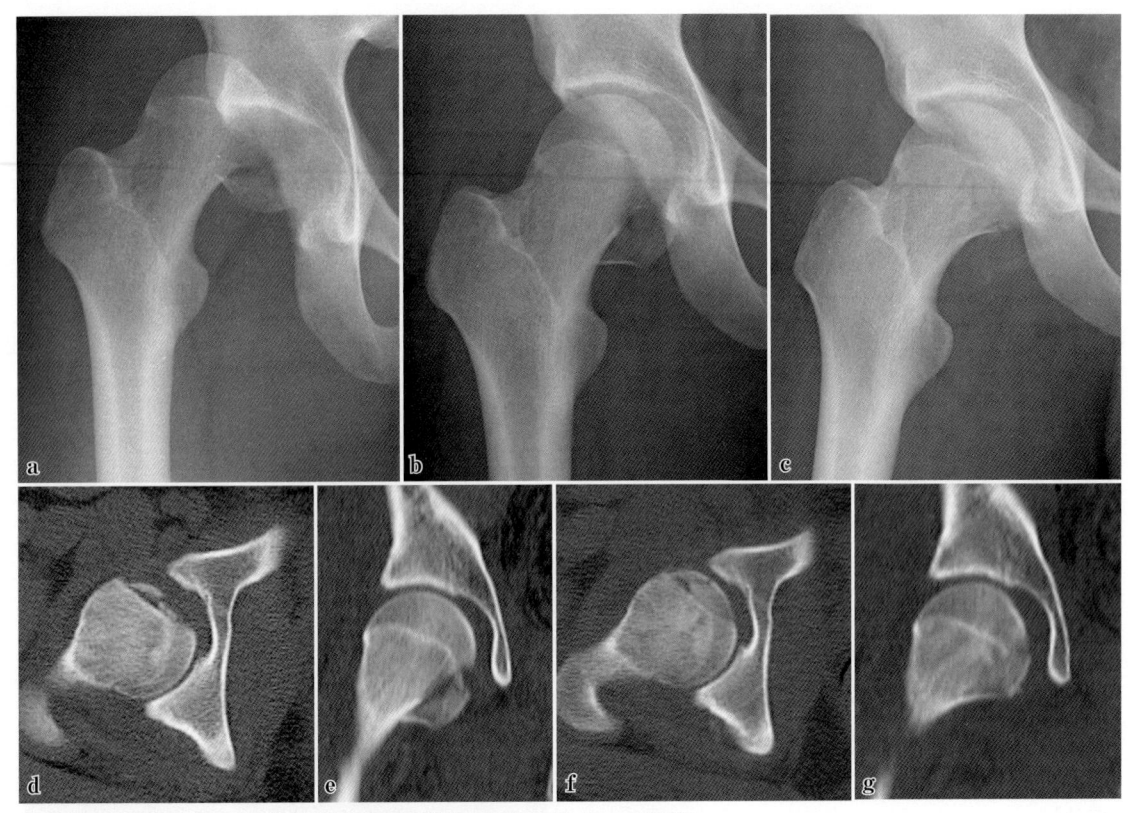

図 37-45 股関節脱臼に伴う大腿骨頭骨折（Pipkin 2 型）（20 歳男性）
a. 脱臼位の X 線前後像：大腿骨頭内下方の骨折を伴っている．
b. 徒手整復後の X 線前後像：内下方の骨片は整復されていない．
c. 骨折内固定後の X 線前後像：吸収性スクリューを用いた．
d, e. 骨折の内固定前の CT 像（水平断像と前額面再構築像）
f, g. 骨折の内固定後の CT 像（水平断像と前額面再構築像）：骨片が整復されていることがわかる．

の部の骨折は起こらない．

　大腿骨頚部骨折発生の危険因子として知られているものは，親の大腿骨近位部骨折の既往，脆弱性骨折の既往，胃切除術の既往，甲状腺機能亢進症，性腺機能低下症，骨代謝マーカーの異常，加齢，低体重，喫煙などである．

【病態】
　骨粗鬆症を有する高齢者に多発し，最も癒合しにくい骨折として有名である．その理由として次の 4 項目が挙げられる．
① 関節内骨折であり，骨折部に外骨膜がないため骨膜性仮骨が形成されず，また関節液が骨折部に流入して骨癒合を妨げる．
② 大腿骨骨頭部への血行は主として頚部側から供給されているので，骨折によってこの血行が絶たれると骨頭側は阻血状態となり，骨治癒能は頚部側のみとなる．
③ 骨折線は垂直方向に走りやすいので，両骨片間に剪断力が作用する．したがって骨折部は離開して骨癒合が阻害される．
④ 骨粗鬆症を有する高齢者に多発するので，骨再生能力が低下している．

【分類】
　X 線での骨折線の走向によって分類する Pauwels（パウエルス）分類，転位の程度によって分類する Garden 分類などがある．Garden（ガーデン）分類は，高齢者の大腿骨頚部骨折骨折は力学的ストレスの繰り返しによって起こるとの考えから，骨折の発生段階を 4 つに分けた進行度 (stage) 分類である（図 37-46～48）．stage Ⅰは不完全骨折，stage Ⅱは転位のわずかな完全骨折，stage Ⅲは頚部の軟部組織（支帯）の主要部分が残存した完全骨

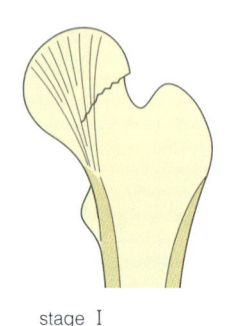

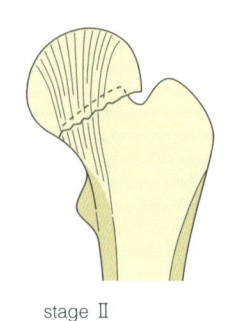

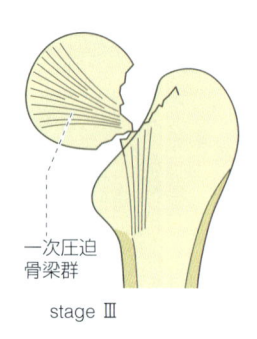

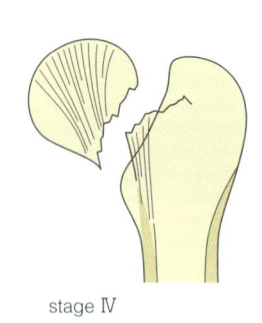

図37-46 大腿骨頸部骨折の Garden 分類

stage Ⅰ：不完全骨折（内側で骨性連続が残存しているもの）
stage Ⅱ：完全骨折・最小転位（多くの場合，骨片は嵌合し軽度外反位をとる．軟部組織の連続性は残存している）
stage Ⅲ：完全骨折・転位〔Weitbrecht（ヴァイトブレヒト）支帯の連続性は残存しており，骨頭への血行はある程度保たれる．遠位骨片が転位すると，この支帯に引っぱられて骨頭も回転転位を起こす．したがって下肢を牽引すると，この支帯の緊張によって整復され安定する〕
stage Ⅳ：完全骨折・転位（Weitbrecht 支帯が断裂し，骨頭への血行は途絶する．頚部周囲の支帯がすべて断裂しているために骨頭は回転せず，主圧迫骨梁は正常の大腿骨と同じ走行を示す）

(Garden RS：Low-angle fixation in fractures of the femoral neck. J Bone Joint Surg Br 43：647-663, 1961 より)

折，stage Ⅳは軟部組織の完全断裂を伴う完全骨折である．stage Ⅰ, Ⅱは非転位型骨折，stage Ⅲ, Ⅳは転位型骨折と考えることができる．

【症状】

患者は転倒直後に起立不能となり，股関節部の疼痛を訴える．一般に股関節は伸展，外旋位をとり，患肢は短縮し自動運動は不能となる．しかしstage Ⅰ, Ⅱでは，股・膝関節の自動運動が可能な場合もあり，注意を要する．患肢を他動的に動かす，特に外旋すると局所に疼痛があり，触診すると股関節前面で骨折部に相当して圧痛がある．関節内骨折であるため，腫脹，皮下出血は少ない．

X線撮影は，前後像と側面像とが必要である．側面像は，患肢の疼痛を避けるため，健側の股関節を90°屈曲して cross table lateral view を撮影する．骨折線がわかりにくいときはCTを行う．

【治療】

年齢，性別，合併症など全身状態や社会的背景，および局所の所見，特に骨折の程度などに配慮して治療法を決定する．若年者は高齢者と区別して考えなければならない．若年者の骨折は，転位が大きく軟部組織の損傷の程度も重篤なため，癒合不全や骨壊死のリスクがあるが，なるべく人工骨頭置換術を避け，骨接合術を行うことが一般的である．術式としては，ピンニング，骨頭内に打ち込んだスクリューとプレートの組み合わせなどが

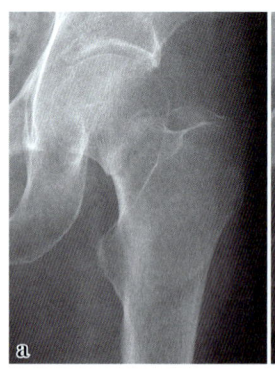

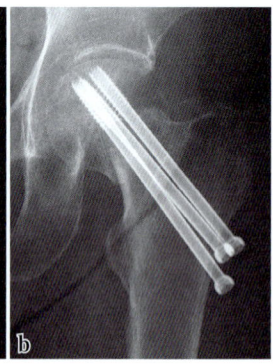

図37-47 大腿骨頸部骨折（77歳女性）
a, b. Garden 分類 stage Ⅱ．大腿骨頭は軽度外反位で嵌入している（a）．中空スクリューによる骨接合術を行った（b）．

ある．

高齢者では長期臥床により認知症をはじめとする中枢神経系，呼吸・循環系，消化器系，尿路系の合併症が発生・増悪して寝たきりになり，ひいては致命的になることさえある．したがって合併症を防止して1日も早く受傷前の生活レベルに戻すことが治療の重要な目的となる．このような観点から，早期離床，歩行を目的として骨接合術または人工骨頭置換術を行うことが推奨される（図37-47, 48）．手術後の歩行能力に関連する因子として，年齢，認知症の有無，受傷前の歩行能力が

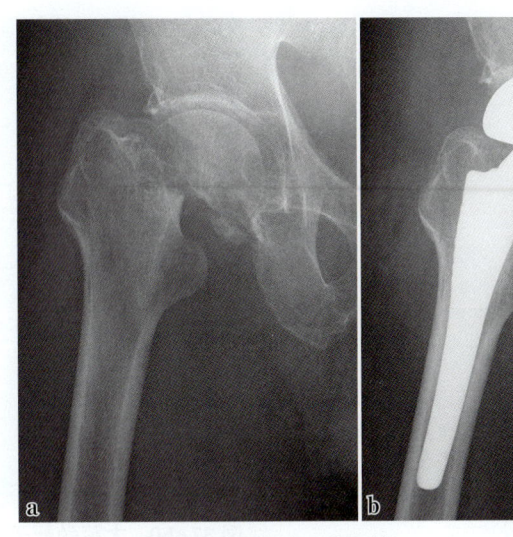

図 37-48 大腿骨頚部骨折（74歳男性）
a, b. Garden分類 stage Ⅳ。骨折は完全に転位し，骨頭の主圧迫骨梁の方向と寛骨臼の骨梁の方向とが一致している（a）。人工骨頭置換術を行った（b）。

知られている。

高齢者の大腿骨頚部骨折の治療法を決める場合，次の4つの要因に配慮する必要がある。

・骨折の重症度

Garden stage Ⅰ, Ⅱは保存治療が可能である。Stage Ⅲで牽引により容易に整復できるものは，骨癒合が期待できるので骨接合術を行うことがある。整復困難なものは人工骨頭置換術を行う。Stage Ⅳでは骨癒合はほとんど期待できないので，人工骨頭置換術を行う（図 37-48）。

・年齢

骨折部の状態によるが，70歳くらいまでは骨接合術を検討する。それ以上の年齢の stage Ⅲ, Ⅳでは一期的に人工骨頭置換術を選択することが多い。

・疼痛

Garden 分類 stage Ⅰあるいは Ⅱで，自発痛がほとんどなく，多少の他動運動によってもあまり疼痛が増強しないものは，転位を起こす心配が少ないので，4～6週の安静・臥床とする。Garden 分類 stage Ⅱで自発痛があり，自動運動不能であれば，骨接合術が適応となる（図 37-47）。

・併存症

重篤な疾患があり，麻酔や手術に耐えられない場合には，保存的に治療される。病的骨折（転移性腫瘍などによる）では可能な限り人工骨頭置換術を行って，一時的にでも受傷前の活動性を獲得するようにする。

【予防】

寝たきりにならないためには大腿骨頚部骨折を予防することが重要である。骨粗鬆症に対する薬物療法（ビスフォスフォネート），ヒッププロテクター（骨折予防装具）の装着は予防に有効であることが明らかにされている。また運動療法，住環境改善，抗精神病薬使用量の削減などによる転倒予防も骨折の減少につながる。

C 大腿骨転子部骨折
trochanteric fracture

【原因】

高齢者が転倒して介達外力で骨折するか，大転子部を直接打撲して起こる。屋外より屋内での受傷が多い。

【病態】

転子間骨折 intertrochanteric fractures，転子貫通骨折 pertrochanteric fractures ともよばれる。関節外骨折であり，血流が豊富な海綿骨からなるため，頚部骨折に比べると骨折治癒の条件はよい。しかし受けた外力は頚部骨折より強いことが多く，また統計上では受傷者がより高年齢に傾くため全身的合併症がより多く，治療の難しい骨折で

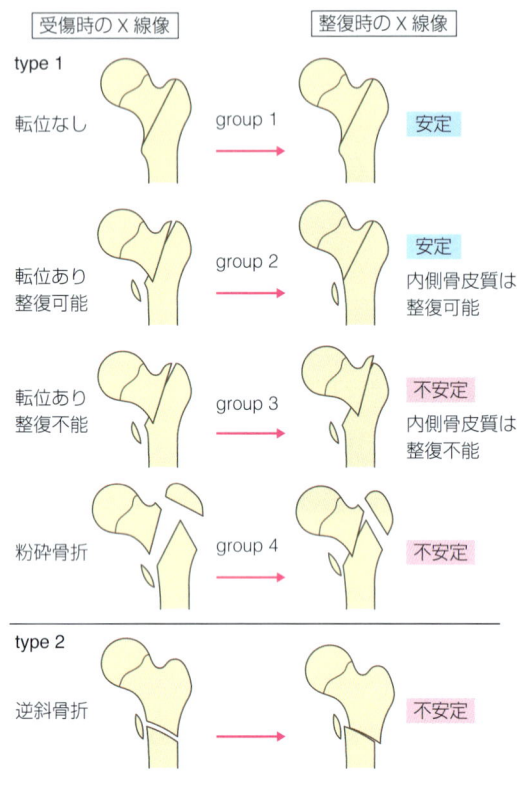

図 37-49　大腿骨転子部骨折に対する Evans 分類
type 1：骨折線は小転子付近から大転子に向かう。
　group 1：転位なく内側皮質の破砕もない。
　group 2：転位はあるが整復容易。
　group 3：転位，内側皮質の破砕あり，整復位維持困難，内反変形を生じやすい。
　group 4：粉砕が高度で内反変位を生じやすい。
type 2：骨折線は小転子付近から外側遠位に向かう。
(Evans EM, et al：The treatment of trochanteric fractures of the femur. J Bone Joint Surg Br 31：190-203, 1949 より)

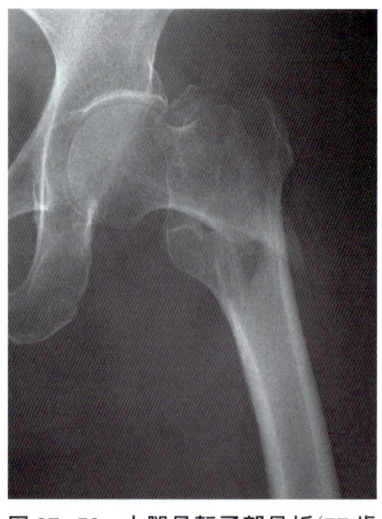

図 37-50　大腿骨転子部骨折（77 歳女性）
Evans 分類 type 1 group 3 である。

ある。

【分類】
　Evans（エヴァンス）分類が最もよく用いられている。X 線前後像において内側骨皮質の損傷の程度，整復操作を加えた際の整復位保持の難易度によって分類する方法である（図 37-49）。Type 1 は，主骨折線が小転子近傍から大転子の方向に向かうもので，type 2 は主骨折線が小転子近傍から外側遠位に向かうものである。Type 1 のなかで内側骨皮質の破砕がないか軽度で整復位が保持しやすい group 1, 2 は安定型に，内側の骨皮質の破砕が高度で整復位の保持が困難な group 3, 4 および type 2 が不安定型と分類される（図 37-50）。

【症状】
　患者は転倒直後に起立不能となり，大腿骨近位外側部の疼痛を訴える。一般に下肢は外旋位をとり，患肢は短縮し自動運動は不能となる。大転子部から殿部にかけて腫脹，皮下出血が現れる。

【治療】
　早期離床，早期日常生活復帰を目指して手術を行うことが多いが，海綿骨部の骨折なので保存療法でも骨癒合が得られる。転子部骨折で骨頭壊死が生じることはまずない。偽関節も少ないが，骨折部での内反・後捻変形を生じやすい。

・牽引療法
　大腿骨顆上部に Kirschner 鋼線を通し 10～15 kg で牽引する。上半身を 30～40° 起こしたセミファウラー（semi-Fowler）位とし，8～10 週間牽引した後，徐々に機能訓練に移る。

・手術療法
　手術を行ったほうが死亡率が低いとされており，様々な骨接合術が行われる。かつては Ender 釘による弾力的固定がよく行われたが，最近では sliding hip screw（図 37-51a），ガンマ（γ）形の髄内釘などが一般的である。最近は下記の転子下骨折にも使えるように，釘をより長く，横止めスクリュー機構も強化したガンマ形髄内釘も好まれる（図 37-51b）。固定性がよければ外固定は不要で，

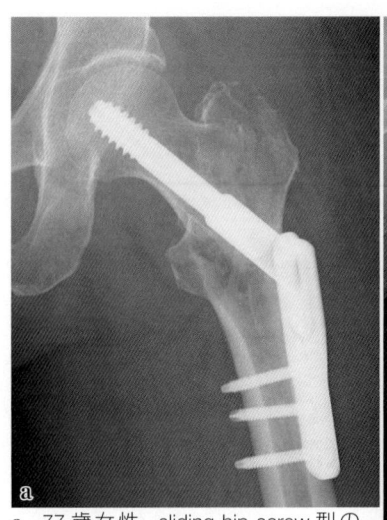

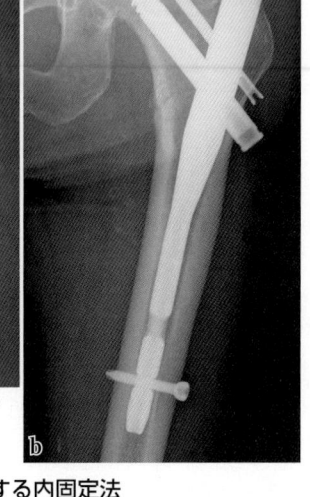

a. 77歳女性。sliding hip screw型のインプラント
b. 71歳女性。ガンマ形髄内釘

図 37-51 大腿骨転子部骨折に対する内固定法

翌日から起立，歩行が可能である。

D 大腿骨転子下骨折
subtrochanteric fracture

【原因】
　高齢者にも起こるが，若年者に多発する。交通事故や転落事故などの高エネルギー外傷を原因とし，多発外傷の一部としてみられることも多い。

【病態】
　小転子部から 5 cm 遠位までに骨折線が存在するものを転子下骨折とよぶ。転移性腫瘍による病的骨折の好発部位でもある。

【分類】
　Seinsheimer の分類がよく知られている。骨片の数によって大きく 5 型に分け，骨折の部位および骨折線の走行によってさらに細分する方法である（図 37-52）。

【症状】
　症状は転子部骨折に類似するが，付着する筋の牽引力によって，近位骨片は屈曲・外旋（腸腰筋），外転（中殿筋）する。遠位骨片は内転（内転筋）する（→図 37-55a を参照）。

【治療】
　転子下骨折後に内反変形を生じると，相対的大転子高位が起こるため，股関節外転筋力の低下による Trendelenburg（トレンデレンブルク）徴候を呈する。正常な下肢長の復元，回旋転位の整復，内反変形の防止を目的として，手術治療が適応となることが多い。若年者では高エネルギー外傷による粉砕骨折が多く，軟部組織の広範な損傷を伴う。一方，高齢者では骨粗鬆症の程度によっては固定性に問題が生じるので注意を要する。

・保存療法
　手術に耐えられないほど全身状態の悪い患者に消極的に適応されることがある。

・手術療法
　転子部骨折と同様に sliding hip screw やガンマ形髄内釘が用いられる（図 37-53）。大腿骨頭にかかる荷重は，転子下では内反方向への大きな曲げモーメントとねじりモーメントとして作用し，内側皮質には圧縮応力が，外側には引っぱり応力が生じる。骨頭中心から内固定具までの距離によって内固定具にかかる負荷が異なるので，外側皮質に当てるプレートよりも髄内釘が有利である（図 37-54）。type ⅢA, Ⅳ, Ⅴ では内側骨皮質の連続性が絶たれていることによって内固定具に過大な負荷がかかるため，内固定具の破損，偽関節の発生率が高い（図 37-54c）。

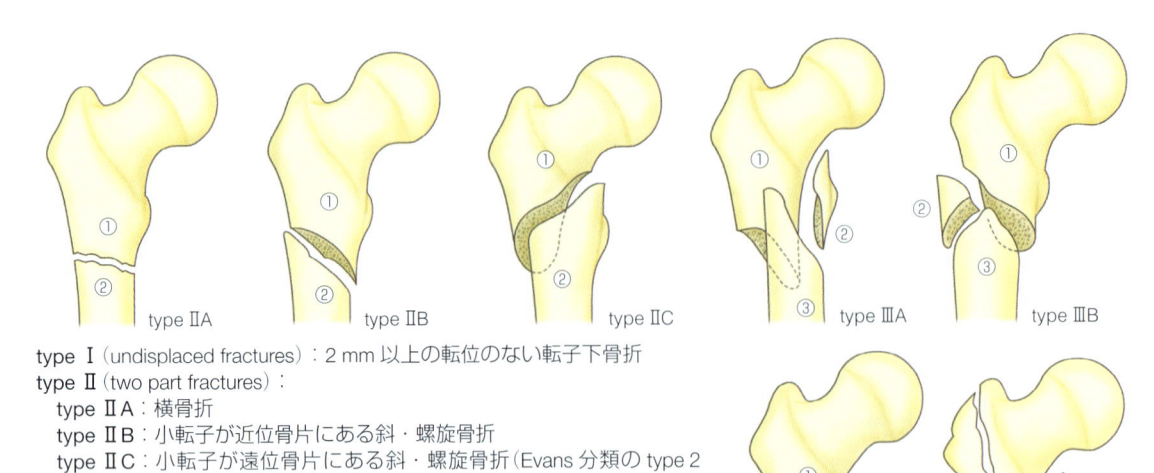

type Ⅰ (undisplaced fractures)：2 mm 以上の転位のない転子下骨折
type Ⅱ (two part fractures)：
　type ⅡA：横骨折
　type ⅡB：小転子が近位骨片にある斜・螺旋骨折
　type ⅡC：小転子が遠位骨片にある斜・螺旋骨折（Evans 分類の type 2 に相当する）
type Ⅲ (three part fractures)：
　type ⅢA：小転子が第3骨片となって遊離した螺旋骨折
　type ⅢB：小転子以外の部位が第3骨片となって遊離した螺旋骨折
type Ⅳ (comminuted fractures)：4つあるいはそれ以上に粉砕された転子下骨折
type Ⅴ (subtrochanteric-intertrochanteric fractures)：転子下骨折の型は問わず，転子部に骨折が及ぶ転子下骨折

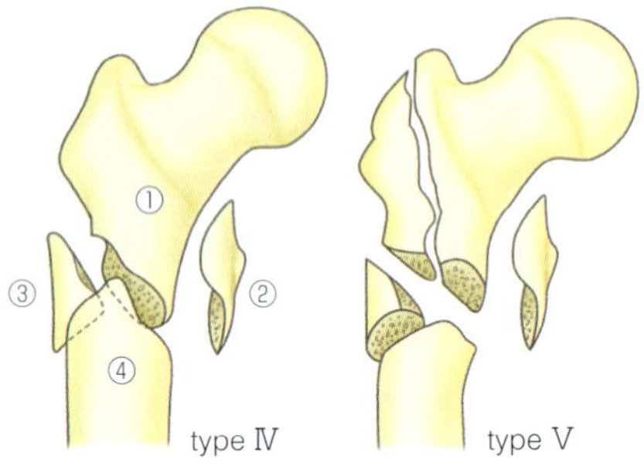

図 37-52　転子下骨折の Seinsheimer の分類
(Seinsheimer F：Subtrochanteric fractures of the femur. J Bone Joint Surg Am 60：300-306, 1978 より)

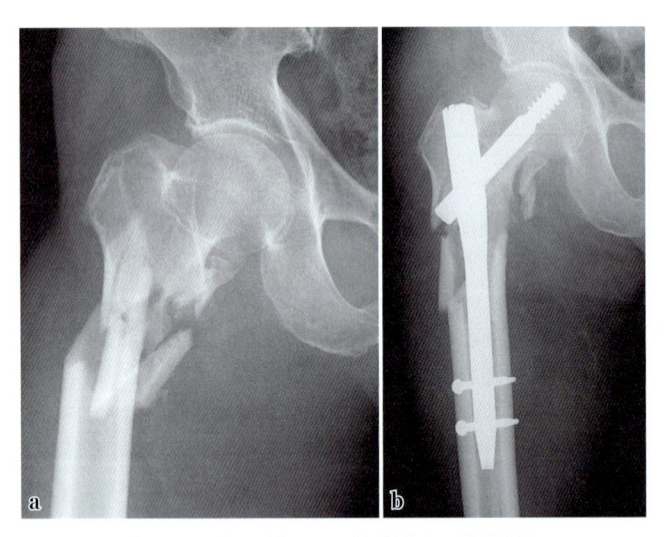

図 37-53　転子下骨折に対する骨接合法（86 歳男性）
ガンマ形髄内釘による固定である。
a．術前　b．術後

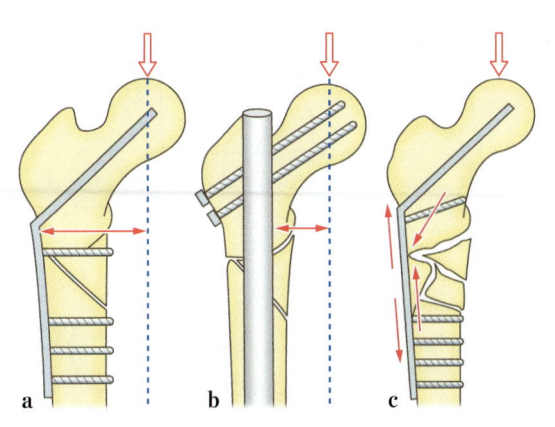

図37-54　転子下骨折に対する固定法
転子下骨折を sliding hip screw で固定した場合(a)には，ガンマ形髄内釘で固定した場合(b)よりも荷重による曲げモーメントが大きくなる．内側骨皮質が破綻している(c)と，内固定具の破損の危険が高くなる．

I 大腿骨骨幹部骨折

【原因】

大腿骨は人体最大の長管骨であり，これに骨折を起こすためには極めて強い外力の作用(高エネルギー外傷)が必要である．交通事故によるものが多い．大腿骨骨幹部骨折 fracture of femoral shaft は外傷の機会の多い青・壮年層に多い．

【病態】

前方，側方，後方から大腿部に外力が加わった場合は，横骨折，斜骨折を生じる．回旋力による骨折では螺旋骨折となる．骨折後，主に筋肉の作用によって一定の肢位と転位をとる(図37-55)．

【症状】

外傷直後から，起立・自動運動不能となり，自発痛が著明である．特有の肢位と変形，短縮がみられ，異常可動性が明らかである．時間とともに腫脹，皮下出血が増加する．皮下骨折でも500〜1,000 mlの内出血が起こるため，血圧低下，ショックなどの全身症状を呈することがある．

【治療】

大腿骨骨折では歩行と体重支持能が完全に回復するよう治療することが重要である．この部は幸い深い筋層に囲まれて血行がよく，骨癒合しやすい．さらに，可動性の大きい股関節に続くため，若干の変形が残っても下腿骨骨折の場合よりも機能障害が少ない．

・保存療法

徒手的に整復し，外固定でその位置を保つことは非常に難しいので，ほとんど行われない．牽引(大腿骨顆上部か脛骨粗面からの直達牽引)は，手

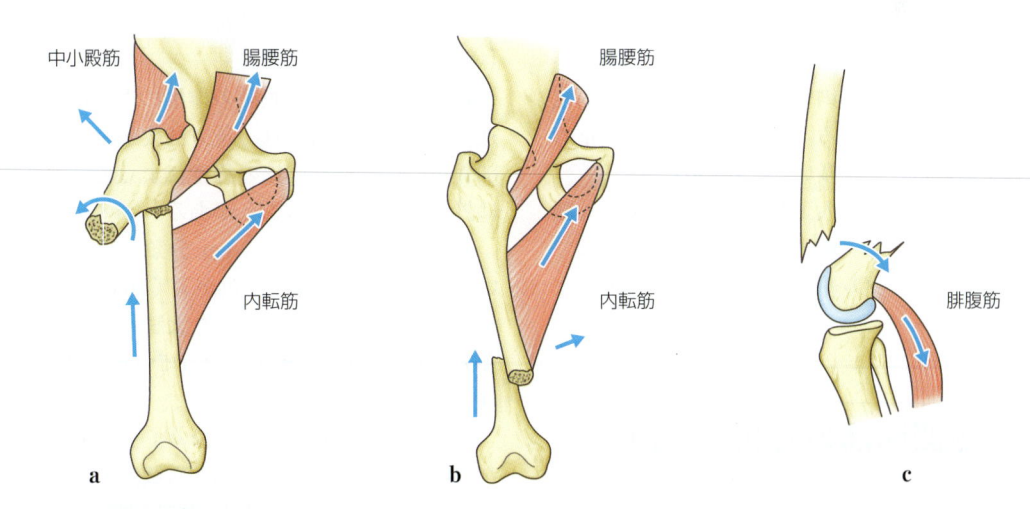

図37-55　大腿骨骨折の特有の転位
a. 近位1/3の骨折では，近位骨片は中小殿筋に引かれて外転し，腸腰筋に引かれて屈曲・外旋する．遠位骨片は短縮するとともに内転筋に引かれて内方に転位する．
b. 内転筋付着部より遠位の骨折では，近位骨片は内転筋，腸腰筋に引かれて内転し腸腰筋の牽引力で軽度屈曲する．遠位骨片は短縮する．
c. 顆上部の骨折では，遠位骨片は腓腹筋に引かれて後方に回転するとともに短縮する．

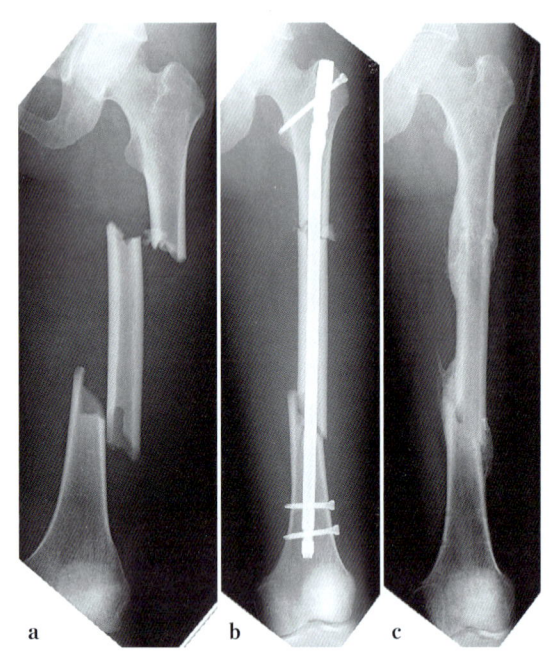

図 37-56 横止め髄内釘による大腿骨骨幹部二重骨折の固定（単純 X 線前後像）（32 歳男性）
a. 来院時。大腿骨骨幹部が 2 カ所で骨折している。
b. 横止め髄内釘で内固定を行った。
c. 骨癒合が得られたため，抜釘した。

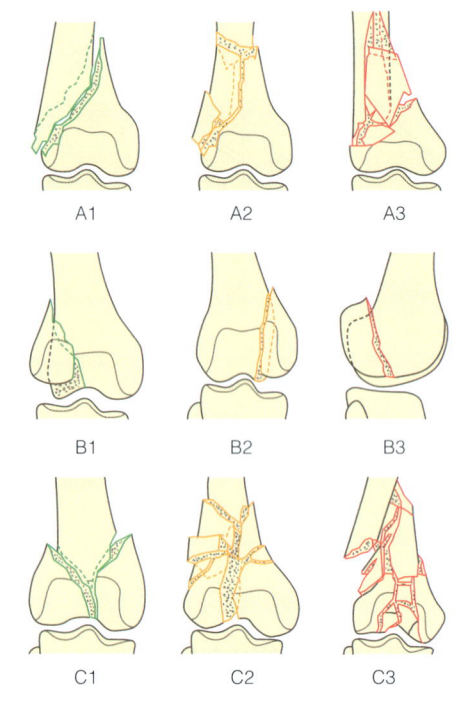

図 37-57 大腿骨遠位部骨折（顆上および顆部骨折）の AO 分類

術までの待機期間に，疼痛軽減と短縮変形の予防を目的として行われる。

・**手術療法**

成人の大腿骨骨幹部骨折は，治療期間の短縮，膝関節拘縮の予防などの点から，手術療法のよい適応とされている。内固定法としては髄内釘固定法の最もよい適応である。回旋防止のため横止め髄内釘を用いることが多い（図 37-56）。

特殊なものとして，人工股関節置換術後の大腿骨骨幹部骨折がある。髄内釘を使用することはできないので，ケーブル締結が可能なプレートなどで固定する。

J 膝関節部の骨折・脱臼

1 大腿骨顆上・顆部骨折
supracondylar and condylar fracture of the femur

【原因】

顆上骨折は大腿骨遠位端近くに直達外力が加わった場合，あるいは高所からの転落によって生じる。側方から膝を内反または外反する力が加わると，大腿骨と脛骨の関節面が衝突し，脛骨の圧挫骨折か側副靱帯の断裂がなければ，大腿骨の内側顆あるいは外側顆の骨折を生じる。

【病態と分類】

顆上骨折では，腓腹筋の作用により遠位骨片の近位端が後方に引かれ，後方凸変形を生じる。顆部骨折では転位や圧挫の程度によって，内反または外反変形を生じることがある。

顆上骨折については Neer 分類，顆部骨折については Hohl（ホール）分類がよく用いられてきたが，最近では両者を包含した大腿骨遠位部骨折の AO 分類が次第に一般的となっている（図 37-57）。

【症状と診断】

受傷と同時に起立不能となり，骨折の主要症状が著明となる。膝関節上部から膝関節の腫脹が強い。関節内骨折となったものでは関節血症が著しく，穿刺すると脂肪滴を含む血液が吸引される。膝窩動脈損傷を伴うことがあり，ときに下腿の阻血性拘縮を残す。

X 線撮影は前後・側面のほか，顆部骨折では斜

位の撮影も行って転位の方向をみる。顆上骨折はしばしば縦の骨折線を伴って，これが顆間窩に及びT型あるいはY型になっている。骨折の状況を正確に把握するにはCTが有用である(図37-58a～c)。

【治療】
　顆上骨折では後方凸変形を矯正することを心がけなければならない。近位骨片の下端によって膝蓋上包や大腿四頭筋の損傷をきたしている場合は，膝関節機能障害が残りやすい。

・保存療法
　骨折部での後方凸変形は予防しにくい。膝関節を30°屈曲し脛骨粗面からの鋼線牽引が行われるが，初期治療の1～2週間は頻回のX線撮影を行い，牽引中の膝関節の屈曲度や牽引の重さを変えたり，二重の牽引を加えたりしながら整復位が得られるように工夫する。6～8週間の牽引後に，3～4週間大腿上部から足尖までをギプス固定する。

・手術療法
　両顆部を横に貫くスクリューと大腿骨幹部に当てるプレートを合わせたネイルプレート nail plate や支えプレート buttress plate による固定が行われる(図37-58d, e)。最近ではロッキングプレートもよく用いられる。その他に，膝関節内から逆行性に横止め髄内釘を入れる方法もある。いずれにせよ固定性がよければ外固定は不要で，手術翌日から持続的他動運動(CPM)による膝関節可動域訓練を始める。

2 膝蓋骨骨折
fracture of the patella

【原因】
　直達外力(膝蓋部の打撲)による場合と，介達外力(急激に膝関節が屈曲されたときの大腿四頭筋の張力)による場合とがある。

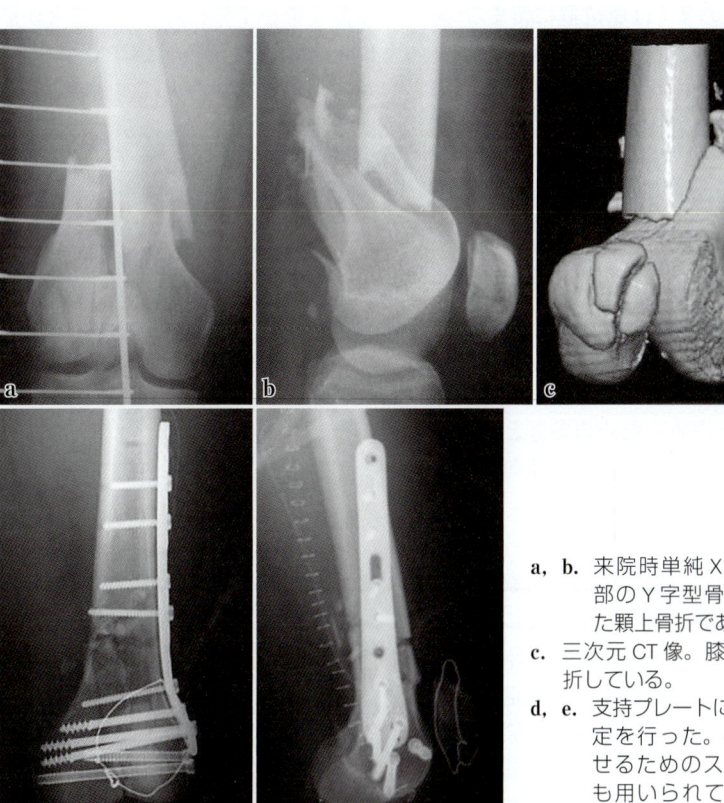

a, b. 来院時単純X線像。顆部のY字型骨折を伴った顆上骨折である。
c. 三次元CT像。膝蓋骨も骨折している。
d, e. 支持プレートによる内固定を行った。両顆を寄せるためのスクリューも用いられている。膝蓋骨にはワイヤリングが行われている。

図37-58　大腿骨遠位部骨折(AO分類C2型)(39歳男性)

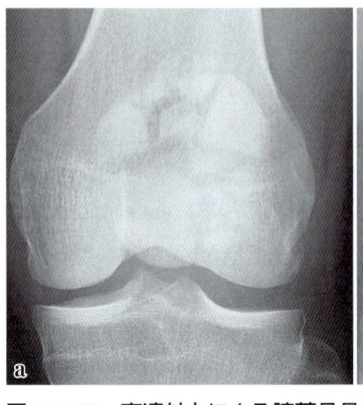

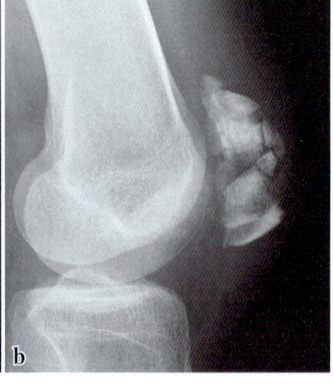

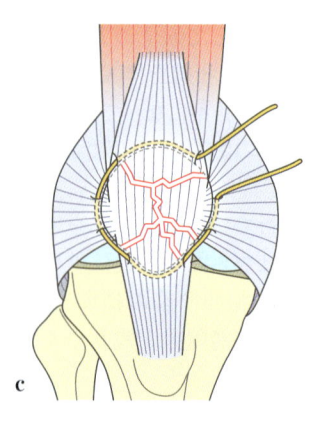

図 37-59 直達外力による膝蓋骨骨折（33歳男性）
a. 単純X線前後像
b. 単純X線側面像
c. 正面から見た手術法の模式図
転倒して膝を打つなどの直達外力が加わると粉砕骨折になることが多い。膝蓋骨周囲に軟鋼線を通して骨片の離散を防ぐ術式が勧められる。

【病態】
　直達外力による骨折は粉砕型になるが膝蓋支帯の損傷は少なく，骨片の多くは原位置に留まる（図37-59）。介達外力による骨折では，膝蓋骨中央や上下端で横骨折の形をとり，側支帯の断裂の程度に応じて上下に転位する（図37-60）。

【症状と診断】
　完全骨折では膝関節前方に強い疼痛を訴える。起立，膝関節の自動伸展が不能となる。時間とともに膝関節内血症を形成し，膝関節全体が強く腫脹する。横骨折では，転位した骨片間の隙間を皮膚上から触知できることがある。
　X線検査では，膝伸展位における上下骨片の離開の程度が治療方針を決めるための参考となる。また分裂膝蓋骨 bipartite patella との鑑別が大切である。

【治療】
　骨片の離開の少ないものは保存的に治療する。関節内に貯留した血液を穿刺吸収した後に圧迫包帯を巻き，シリンダーキャスト（膝関節伸展位で大腿上部から足関節上部までのギプス固定）とし，歩行を許可する。約3週間の固定の後，徐々に膝関節屈曲運動を始める。
　横骨折で離開があるときは膝蓋支帯が断裂しており，骨折部には強い張力が作用するので，保存的には骨癒合の可能性がなく手術を要する。軟鋼線による表面締結法（図37-59）や引き寄せ鋼線締結法（図37-60）が奨められる。離断した内外側の膝蓋支帯を十分に縫合することが膝伸展力の回復に重要である。術後はCPMで可動域訓練を行い，なるべく早期から大腿四頭筋の強化訓練を行う。開放骨折で高度な粉砕がある場合には，膝蓋骨を摘出することもある。

3 外傷性膝関節脱臼
traumatic dislocation of the knee

Advanced Studies

【原因】
　交通事故などの強い外力によって膝関節の過伸展が強制されたり，捻転力が働いたときに生じる。

【病態と分類】
　脱臼時に膝関節周辺の靱帯損傷を伴い，特に十字靱帯は完全に断裂する。脱臼後の大腿骨に対する脛骨近位端の位置によって，前方，後方，内側，外側，回転脱臼に分類する。前方が約2/3を占める。

【症状と診断】
　明らかな外傷があり，膝関節運動が不能で，大腿遠位端ないし脛骨近位端の異常な突出，著しい動揺性が認められる。神経麻痺や循環障害を伴うことも多い。2方向のX線撮影によって，骨折の合併などを検査する（図37-61）。

【治療】
　直ちに整復する必要がある。全身麻酔下に大腿遠位端を固定し，下腿を牽引しながら脛骨上端を圧迫すると容易に

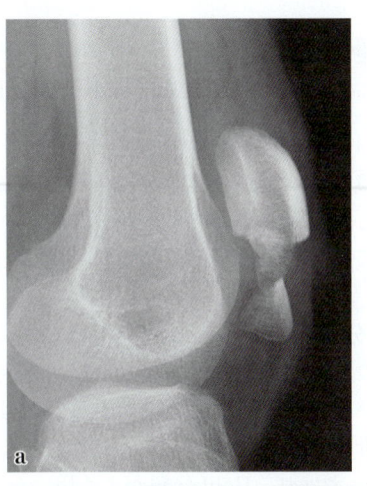

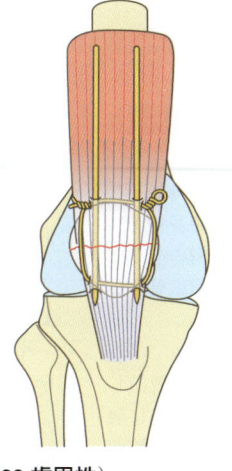

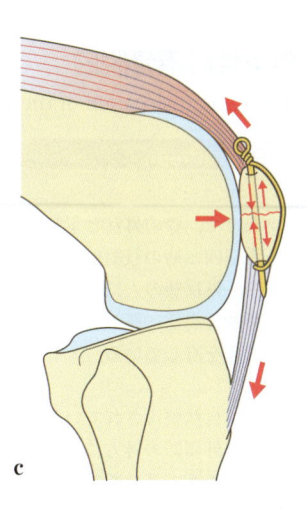

図 37-60 介達外力による膝蓋骨骨折（29歳男性）
a. 単純 X 線側面像
b, c. 手術法の模式図

急激な膝屈曲のような介達外力による骨折では，大腿四頭筋の張力によって骨折部が上下に開くことが多い．大腿四頭筋の張力を骨折部の圧着力に転換する手術（引き寄せ鋼線締結法）が勧められる．

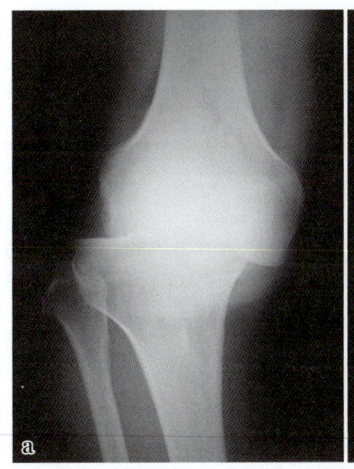

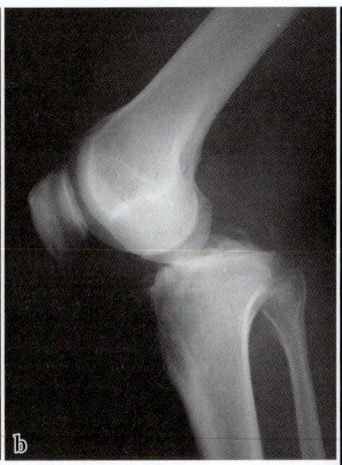

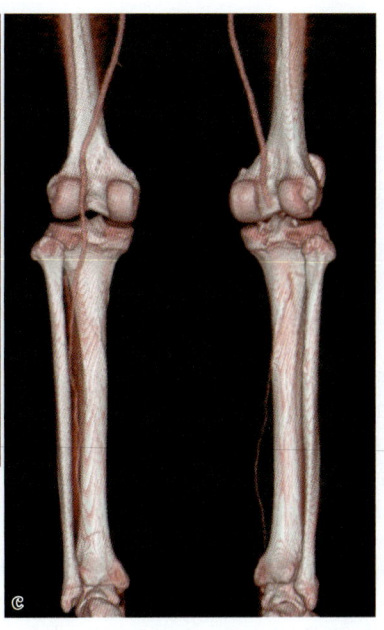

a. 単純 X 線前後像
b. 単純 X 線側面像
c. 血管造影三次元 CT 像：右膝窩動脈は途絶している．

図 37-61 膝窩動脈損傷を合併した膝関節後側方脱臼（56歳男性）

整復できる．整復直後に足背動脈の拍動がなく，膝窩部に著明な腫脹があれば膝窩動脈損傷の可能性が高いため，直ちに血管造影（図 37-61c）で確認し，損傷があれば血管の修復・再建を行う．放置すると下腿・足部の壊死を生じる．

整復後は圧迫包帯をあて，膝関節軽度屈曲位で大腿上部から足尖まで副子またはギプス固定する．8週間以上固定した後に靱帯損傷を再評価し，著しい不安定性を示す場合には靱帯再建術を行う．しかし治療に長期間を要するうえ完全な機能回復は難しい．

4 外傷性膝蓋骨脱臼
traumatic dislocation of the patella

Advanced Studies

【原因】
　スポーツなどで，膝の外反と下腿の外旋が強いられ，これに急激な大腿四頭筋の収縮が加わった際に，膝蓋骨が外方へ脱臼する．外反膝の人に起こりやすく，症例の多くは関節弛緩，膝蓋骨高位，膝蓋骨や大腿骨顆部の形態異常などの先天性素因を有している．

【症状と診断】
　来診時までに自然整復されていることも多いが，脱臼していれば大腿骨外側顆の外方に位置する膝蓋骨を容易に触知できる．内側膝蓋支帯は断裂し，しばしば膝蓋骨関節面や大腿骨外側顆関節面の骨軟骨骨折 osteochondral fracture を伴う．

【治療】
　膝を徐々に伸展させながら膝蓋骨を内方へ圧迫して整復する．整復後は，膝伸展位で軟部組織の修復のため3～4週間ギプス固定を行う．内側支帯の損傷が高度な場合や，骨軟骨骨折を伴う場合には観血的治療を行う．

5 膝関節部の骨軟骨骨折
osteochondral fracture

Advanced Studies

【原因】
　外傷性膝蓋骨脱臼や大腿骨顆部の直接打撲などに際し，大腿骨あるいは膝蓋骨の関節面に接線方向の力が働いて生じる．10～20歳台に起こりやすい．

【病態】
　軟骨下骨が関節軟骨とともに剥離したものである．ときに関節軟骨だけが剥離することもある．

【症状と診断】
　膝蓋骨脱臼の自然整復時や，屈曲位で膝を強打したときに，膝関節内に破裂感と疼痛を覚える．膝関節は関節血症のために腫脹し，血性関節液の中に脂肪滴がみられる．ロッキング（嵌頓）locking を呈することもある．X線撮影は膝関節前後像，側面像のほかに，斜位，軸写，顆間撮影が必要となる．軟骨片のみが剥離した場合は X 線所見は陰性であり，骨片を伴っても小さく薄いため見逃されやすい．MRI 検査，関節鏡検査も有用である．

【治療】
　大きな骨片は手術によって整復固定する．小さいものは摘出するだけでよい．

6 脛骨近位端骨折
fracture of the proximal end of the tibia

【原因】
　膝関節部の外側から外力が加わった際に，大腿骨顆部と脛骨顆部が衝突するが，このとき多くは脛骨側に骨折が生じる．頻度の高い骨折の1つである．

【病態と分類】
　骨折の形は，外力の強さとその作用方向によっていろいろである．関節面にかかる骨折は脛骨プラトー骨折（プラトーは脛骨上端の平坦な面を意味する）とよばれ，Hohl 分類がよく用いられる（図37-62）．内側側副靱帯，十字靱帯の断裂，半月損傷を伴うことも多い．

【症状と診断】
　受傷直後から起立や膝関節運動が不能となる．局所の圧痛，腫脹，皮下出血が現れ，外反膝変形がみられる．伸展位での膝関節の側方動揺が特徴である．X線撮影は前後・側面のほか，陳旧例には内・外反強制位のストレス撮影が必要である．また圧潰，陥没の程度をみるのに CT が有効である（図37-63）．

【治療】

・転位の少ない骨折
　関節を穿刺して血性関節液を排除し，膝関節を軽度屈曲して3～4週間ギプス固定をする．その後，屈伸運動に移る．患肢への荷重は少なくとも2カ月間は禁止する．

・外・内側顆が縦に骨折しているもの
　麻酔下に膝を伸展位とし，外側顆骨折であれば膝を内反位に矯正しながら外側顆部に圧迫を加える．X線透視によって良好な整復位が得られれば，小切開から海綿骨スクリューを挿入して固定する．術後，早期にCPMによる他動運動を始める．

・関節面の圧潰，陥没骨折
　活動性の低い高齢者では，血性関節液を除去した後に圧迫包帯で固定し，2～3日目から積極的に自動運動を行わせると，多少の側方動揺性を残しても膝の屈伸がよく，機能的成績は比較的よい．しかし活動的な高齢者，青・壮年では5mm以上の陥没があれば，観血的に骨折の整復を行う．関節鏡で関節面を観察しながら，顆部の外側部から整復棒などを用いて関節面を押し上げ，海綿骨ス

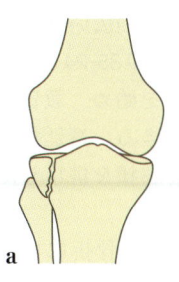

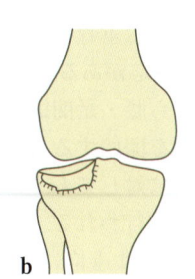

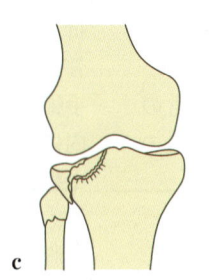

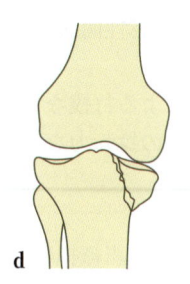

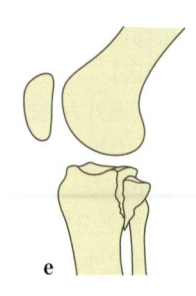

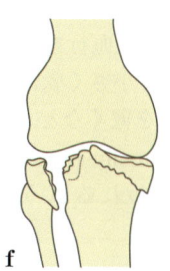

a. undisplaced（非転位型）
b. local compression（局部的陥没型）
c. split compression（分裂陥没型）
d. total condylar（全面陥没型）
e. split（分裂型）
f. comminuted（粉砕型）

図 37-62　脛骨プラトー骨折の Hohl の分類
(Hohl M：Tibial condylar fractures. J Bone Joint Surg Am 49：1455-1467, 1967 より)

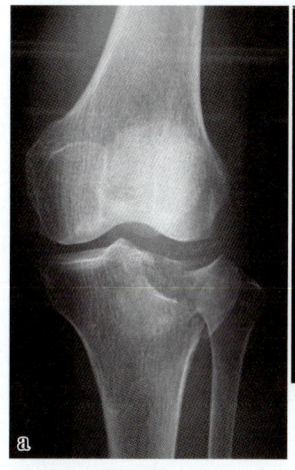

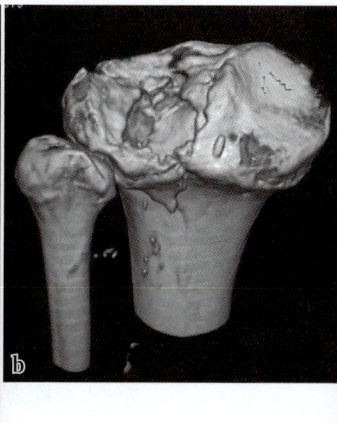

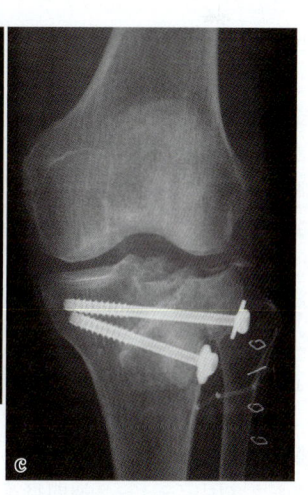

図 37-63　脛骨プラトー骨折（分裂陥没型）（74 歳女性）
a. 来院時 X 線前後像
b. 三次元 CT 像（後方から見た図）
c. 術後 X 線像：関節鏡視下に骨片を持ち上げてスクリューで固定し，整復後に生じた骨欠損部には人工骨を充填した。

クリュー，支持プレートで固定する（→図37-63）。押し上げにより骨欠損が生じるので腸骨からの自家海綿骨，あるいは人工骨を移植し，充填する。術後の固定期間は 3〜4 週間とする。

関節内に骨折線が及んだものは膝関節拘縮を起こしやすい。また整復が不十分な場合には二次的な変形性関節症を起こす。したがって解剖学的な整復と早期運動療法が重要である。

K 下腿骨骨折

下腿は外傷を受けやすい部位であり，脛骨は皮下の浅層にあって，軟部組織の被覆が少ないため開放骨折になりやすい。また，上下の膝関節，足関節とも自由度が少ないので，下腿骨骨折 fracture of the leg の治療では長軸ならびに回旋軸を正確

に修復しないと二次性変形性関節症を起こす。

【原因】
　直達外力（交通事故による打撲など）によるものと，介達外力（スキーでの捻転力など）によるものとがある。

【病態と分類】
　直達外力では局所の軟部組織損傷を伴い，脛骨，腓骨とも横骨折や粉砕骨折となることが多い。介達外力では螺旋骨折になることが多い。

【症状と診断】
　受傷直後から起立不能となる。疼痛，腫脹，変形を認め，圧痛と異常可動性が著明である。受傷から時間が経過すると出血や浮腫が進み，下腿筋膜内の圧が上昇して区画症候群（→754頁，772頁参照）を呈することがある。
　外傷歴と局所症状から診断は明らかである。膝・足関節を含むX線前後像と側面像とを撮影し，骨折形態のほかに下肢のアライメントや回旋異常を把握する。

【治療】
　下腿皮下骨折の多くは保存的に治療可能である。特に，転位の少ないもの，変形が屈曲のみのもの，腓骨の骨折がないものなどは仮骨形成の中心となる下腿骨間膜が健全で，骨折部への血行もよく保たれているため，保存療法のよい適応である。一方，脛骨・腓骨とも転位が強い場合や，二重骨折などは整復が難しいのみでなく，骨折部の癒合が遅いため，手術による確実な内固定が望ましい。

・保存療法
　長下肢ギプス固定を1～2週間行う。その後，膝蓋腱支持ギプス patellar tendon bearing（PTB）cast に変更する。すなわち，膝蓋腱部で体重を支える形のギプスを巻き，ヒールをつけて荷重させると，体重は膝蓋腱周辺からギプス，そしてヒールに伝わるため，骨癒合を待たずに歩行させることができる。またギプス固定中でも膝関節は屈曲30～90°までの運動ができるため，膝関節拘縮を起こしにくい利点がある。この PTB 型ギプスは8～12週間装着した後，X線で骨癒合を確かめて除去する。

・手術療法
　脛骨骨幹部の骨折，特に横骨折には髄内釘固定が優れている。横止め髄内釘を用いれば，螺旋骨折，粉砕骨折，二重骨折，やや髄腔の広い部分の骨折などにも適応がある（→748頁の図35-24参照）。手術の翌日から膝・足関節の運動を始め，数日以内に荷重歩行を開始することができる。遷延癒合や癒合不全例に対しても，自家骨移植を併用した髄内釘固定法が行われる。
　脛骨近位または遠位に近い部分の骨折にはプレート固定を行うことが多い（図37-64）（→747頁の図35-21e参照）。プレート固定は骨膜血行を障害することが欠点であるが，なるべく小さく軟部組織を開窓し，骨膜の上にプレートを置くなど，侵襲を小さくする工夫をした minimally invasive plate osteosynthesis（MIPO）が行われるようになっている。

・開放骨折の治療
　下腿は開放骨折になりやすい部位である。骨癒合と感染防止には，早期に骨折部を血行の豊富な軟部組織で覆うことが重要である（→738頁参照）。
　デブリドマン後，創縁の緊張がない小さな創は直接縫合して創を閉じる。創が大きい場合には皮膚移植を行う。ただし創が骨の真上にある場合は皮膚移植を行っても生着しにくいので，創面は直接縫合して減張切開 relaxation incision をし，そこに皮膚移植を行う。このように受傷直後に創を閉じることを，一次的創閉鎖 primary closure という。創部の腫脹が強い場合や感染のおそれのある場合には，デブリドマン後に創面をガーゼで湿性ドレッシング wet dressing する。2～3日後にガーゼを除去して観察し，可能であれば縫合ないし皮膚移植によって創を閉鎖する（繰り延べ一次創閉鎖 delayed primary closure）。感染のおそれが強い場合は創を開放のままとし，肉芽形成と感染の鎮静化を待ってから創を閉鎖する（二次的創閉鎖 secondary closure）。
　受傷後6時間以内の最適期（golden time）にデブリドマンが十分行えた場合，骨折を一次的に髄内釘やプレートで内固定することもある（図37-65）。しかし，より安全な方法として創外固定を行うことが多い（→748頁の図35-25参照）。
　Gustilo分類 grade ⅢB あるいはⅢCの開放骨折では，状況によっては骨接合を断念し，切断術を行うことがある。

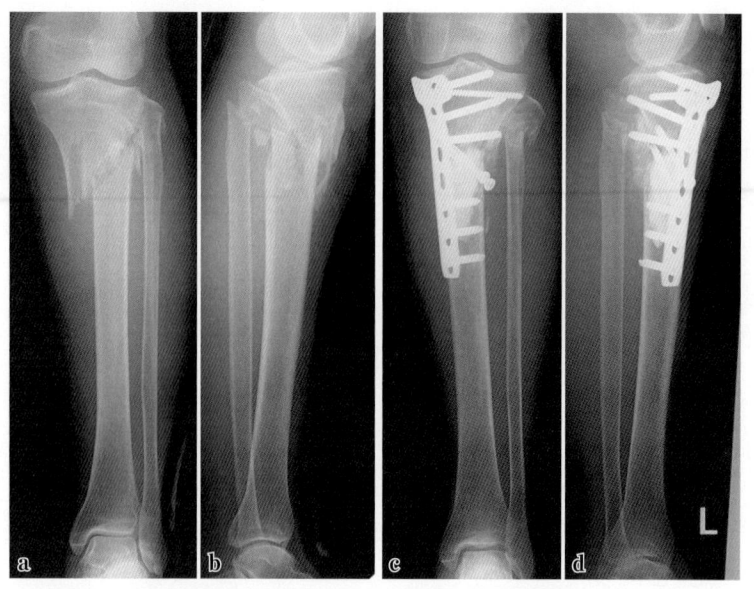

図 37-64　下腿骨骨折に対するプレート固定（63歳女性）
受傷時の単純X線前後像（**a**）と側面像（**b**）
AOのT型プレートによって固定し，骨欠損部にペースト状の人工骨を挿入した（**c, d**）。

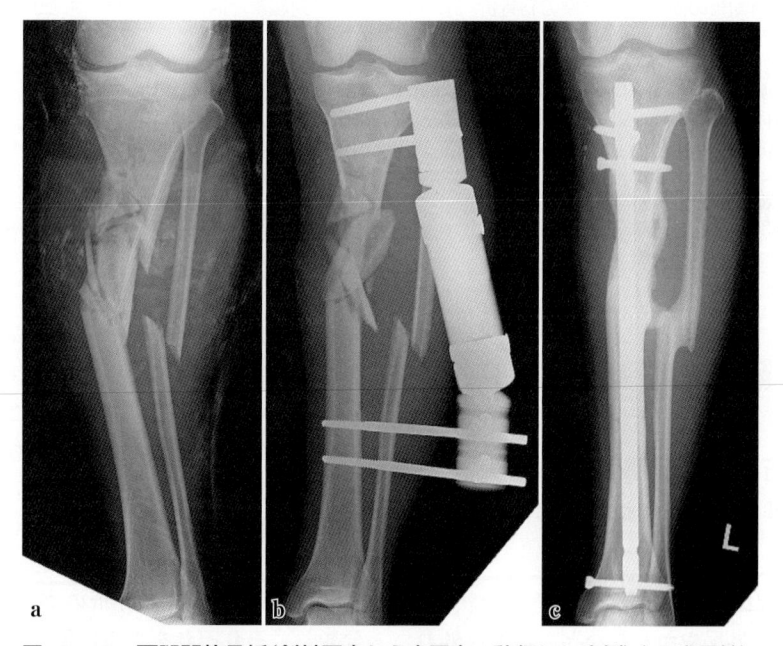

図 37-65　下腿開放骨折（創外固定から内固定へ移行した症例）（23歳男性）
a．受傷時の単純X線像　Gustilo分類ⅢAの開放骨折
b．創外固定装着直後
c．横止め髄内釘に入れ替えて骨癒合が得られた。

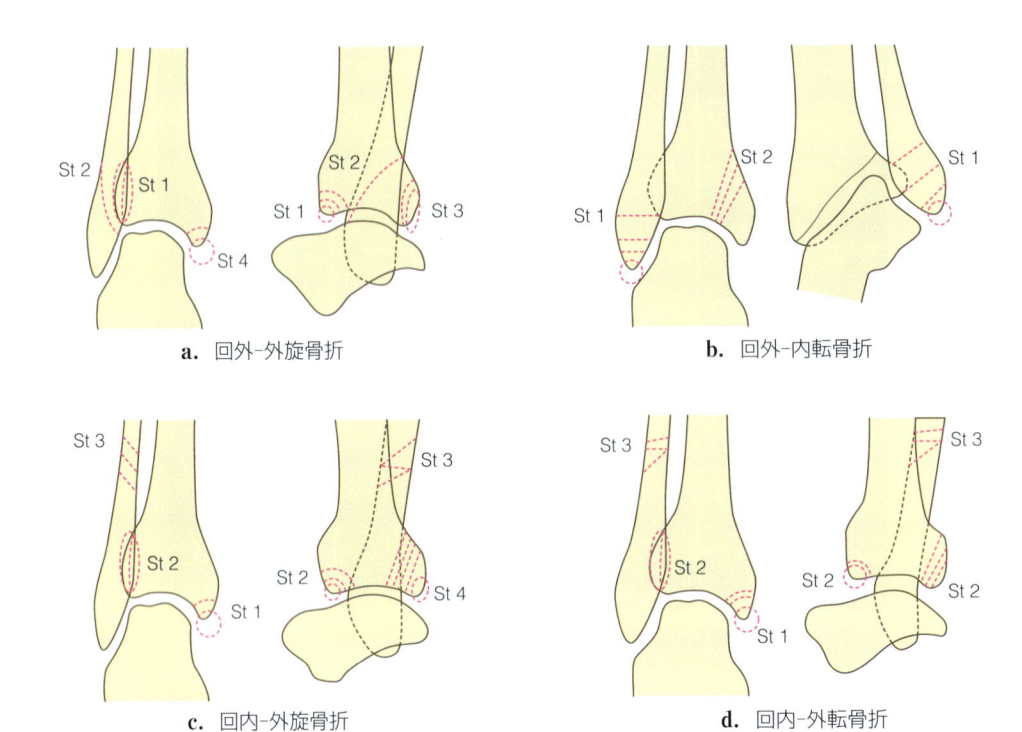

図 37-66 果部骨折の Lauge-Hansen 分類（①〜④ は各骨折型での stage を示す）
a. 回外-外旋骨折 supination-external rotation fracture
　① 前脛腓靱帯の断裂　② 外果の斜骨折　③ 後脛腓靱帯の断裂または後果の骨折　④ 三角靱帯の断裂または内果の骨折
b. 回外-内転骨折 supination-adduction fracture
　① 外側靱帯の断裂または外果の横骨折　② 内果の斜骨折
c. 回内-外旋骨折 pronation-external rotation fracture
　① 三角靱帯の断裂または内果の横骨折　② 前脛腓靱帯の断裂または裂離骨折　③ 腓骨骨幹部の螺旋骨折　④ 後脛腓靱帯の断裂または後果の裂離骨折
d. 回内-外転骨折 pronation-abduction fracture
　① 三角靱帯の断裂または内果の横骨折　② 前脛腓靱帯の断裂，後脛腓靱帯の断裂または後果の裂離骨折　③ 腓骨の横骨折または斜骨折

L 足関節部の骨折と脱臼

1 果部骨折，足関節骨折
fracture of the malleolus, ankle fracture

【原因】
足部が固定された状態（体重を負荷した状態）で，足関節に内・外反やねじりなどの過大な外力が加わったときに生じる。

【病態と分類】
足関節には内側，外側ともに種々の靱帯が存在するため，骨折とともに靱帯が損傷されたり，靱帯に引かれて裂離骨折が生じたりする。Lauge-Hansen（ラウゲ-ハンセン）分類は，実験に基づき，受傷時の足部の肢位と外力の方向とから，骨折ならびに靱帯損傷を5つのパターンに分け，それぞれについて損傷が段階的に進むことを示したものである（図 37-66）。やや複雑であるが，整復に必要な力の方向などが示唆されていることから，広く用いられている。しかし Lauge-Hansen 分類は現実の骨折を反映していないとの批判もある。一方 AO 分類は，腓骨骨折の高位によって3型に分類し，それぞれをさらに細分する方法で，比較的わかりやすい（図 37-67）。

上記の分類のほか，果部骨折には報告者の名を冠した呼称がある。両果（内果と外果）骨折 bimalleolar fracture は Pott（ポット）骨折あるいは Dupuytren（デュピュイトラン）骨折，両果に加えて後果（脛骨関節面の後縁部）も骨折した三果

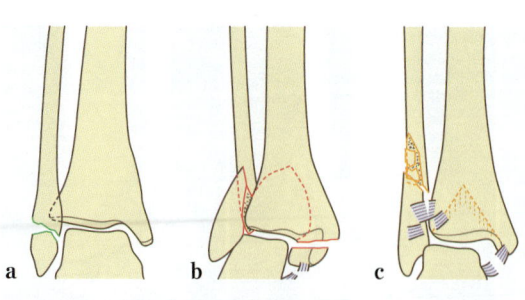

図 37-67 果部骨折の AO 分類

a. type A：腓骨は脛腓靱帯結合部より遠位で骨折（足部が内転あるいは回外し，外側靱帯に引かれて外果の裂離骨折が起こる）
b. type B：腓骨は脛腓靱帯結合部の高さで骨折（足部が回外した状態で外旋し，距骨に押されて距腿関節レベルで腓骨が骨折する）
c. type C：腓骨は脛腓靱帯結合部より近位で骨折（足部が回内した状態で外旋力が加わり，脛腓靱帯が断裂してさらに上方で腓骨が骨折する）

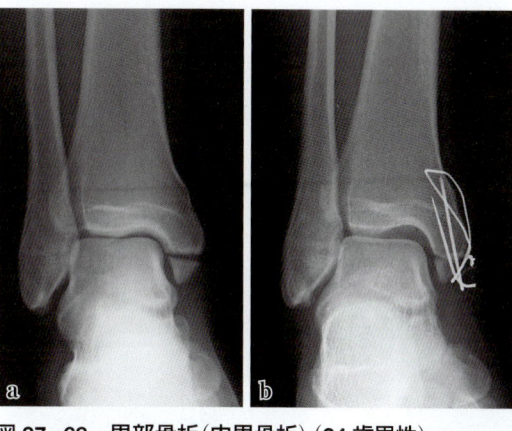

図 37-68 果部骨折（内果骨折）（24 歳男性）

a. 術前単純 X 線前後像：Lauge-Hansen 分類では回外-外転骨折 stage 1 にあたる。
b. 術後単純 X 線前後像：Kirschner 鋼線と軟鋼線による引き寄せ鋼線締結法 tension band wiring で固定した。

骨折 trimalleolar fracture は Cotton（コットン）骨折という。

【症状と診断】

足関節部に強い疼痛があり，外反あるいは内反変形がみられる。皮下出血，腫脹が急速に現れる。単純 X 線像では，内果，外果，後果の骨折の有無，脛腓靱帯結合部の開大の有無をみる（図 37-68，69）。足関節から数 cm 近位での腓骨の骨折を見落とさないよう注意する。また距腿関節面のアライメントを確かめることが大切であり，そのためには足部を 20° 内旋させた前後像 mortise view を撮影するとよい。

遠位脛腓関節の離開は，局所の圧痛と X 線前後像において距骨と外果・内果内面との距離が異なることで診断がつく。ときに遠位脛腓靱帯付着部の裂離骨折〔Tillaux（ティロー）骨折〕がみられる。

【治療】

距腿関節窩 ankle mortise の転位が少ない骨折には保存的治療を行う。足関節中間位（0°）で下腿上方から足尖までギプス固定をする。約 2 週後，腫脹が軽減したら PTB 型のヒール付きギプスに変えて，松葉杖を用いて荷重歩行を始める。固定期間は約 8 週間である。

転位のあるものには観血的整復・内固定を行う。基本的には骨折が隙間なく整復され（hair-line reduction），解剖学的構築が復元されることを目標とする。固定方法は，原則として内果はスクリューか引き寄せ鋼線締結法（➡図 37-68），外果はスクリューかプレート（➡図 37-69）で固定する。腓骨の短縮を防ぎ，足関節全体の形態を再建することが重要である。遠位脛腓関節の離開に対しては，腓骨から脛骨にスクリューを刺入し（positioning screw），6 週間後に抜去して荷重を始める。

2 脛骨天蓋骨折（ピロン骨折）
plafond fracture, pilon fracture

【原因】

高所からの転落や交通事故により，下腿長軸方向に強い外力が作用した場合に生じる。

【病態と分類】

脛骨遠位の荷重面の骨折で，果部骨折とは区別する。Rüedi（リュエディ）分類が一般的である（図 37-70）。なお，pilon とは棍棒の意味で，距骨が棍棒の働きをして脛骨関節面を突き破り，頭側移動したものをピロン骨折という。Rüedi 分類の grade 3 がこれに相当する。

【症状と診断】

受傷直後から強い疼痛により起立歩行が困難となる。足関節周辺の腫脹は著しく，水疱形成を伴うことも多い。骨折部の圧痛，軸圧痛を認める。骨片の突出により皮膚が圧迫され蒼白になっている場合は，早急に整復しないと皮膚壊死を生じる。転落による受傷の場合には，同一肢の他の部位の

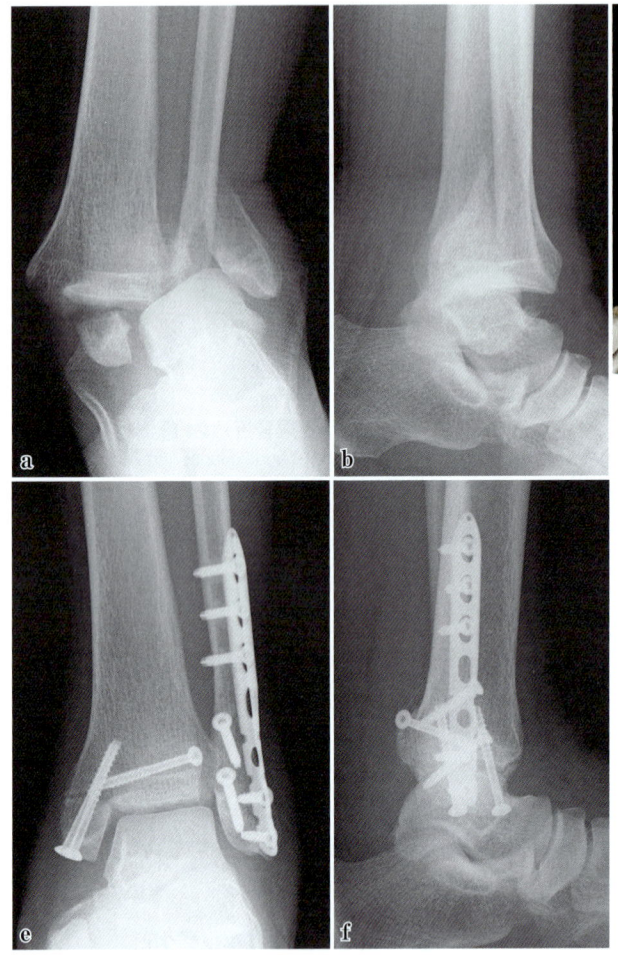

図37-69 果部骨折（三果骨折）（72歳男性）

a, b. 術前単純X線像：Lauge-Hansen分類では回外-外旋骨折stage 4，AO分類ではtype Bに当たる。距骨は果間関節窩から大きく逸脱し，脱臼骨折の状態である。
c, d. 三次元CT像（cは前外側から，dは後方から見た像）
内果，外果，後果の骨折が明らかである。
e, f. 術後単純X線像
内果と後果は海綿骨スクリューで，外果はプレートとラグスクリューで固定した。

骨折や腰椎，骨盤などに骨折を伴うことがあるので注意を要する。

粉砕骨折になっていることが多いため，正確な骨折線の走行を確認し，治療法を決定することが大切である。4方向の単純X線撮影やCTを行う（図37-71）。

【治療】

Rüedi分類のgrade 1では患肢を挙上して踵骨からの鋼線牽引により整復しながら腫脹の減退を待つ。関節面の整復が得られたら，牽引を続けながら足関節の自動運動を開始して関節の拘縮を防止する。腫脹が消退したら，下腿から足尖まで4～6週間ギプス固定する。

関節面の粉砕が著しく，陥没転位を有する脛骨天蓋骨折の多くは足関節の荷重機能を早期に回復させるために観血的治療の適応になる。関節面を構成する骨片を距骨の形状に合うよう整復する。大きな骨片はスクリューで，小さなものはKirschner鋼線で固定し，骨折が骨幹端部に及ぶ場合にはプレートを併用する（→図37-71）。整復後に骨欠損部が生じた場合は，腸骨からの自家海綿骨や人工骨を移植する。正確な解剖学的整復位を得て強固に内固定し，早期に関節可動域訓練を行い，足関節の拘縮を予防することが望ましい。

3 外傷性足関節脱臼
traumatic dislocation of the ankle

Advanced Studies

足関節の生理的な運動範囲を超えて屈曲，捻転力が加わり生じる。骨折を合併することがほとんどである。外方脱臼と内方脱臼が多い。後方脱臼，前方脱臼は稀である。

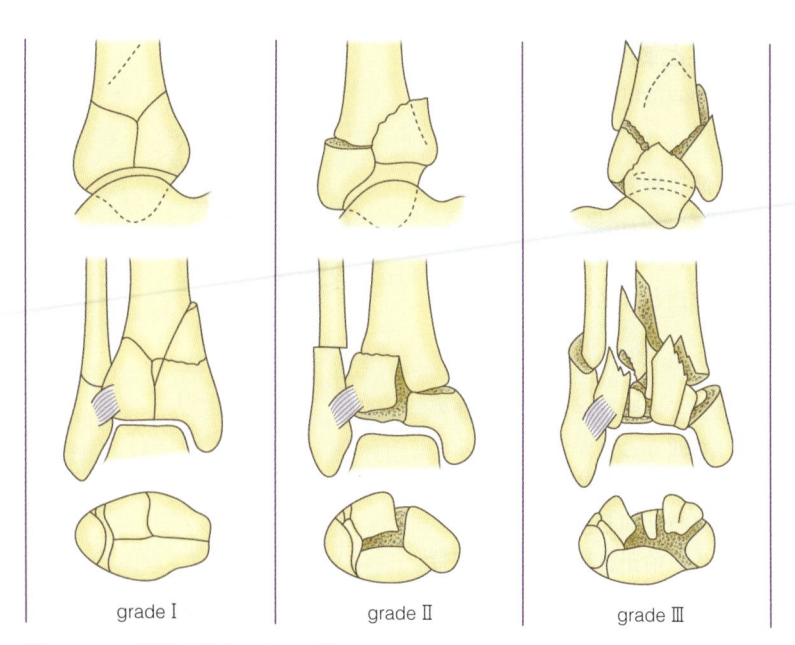

図 37-70　脛骨天蓋骨折の分類
grade Ⅰ：著しい転位のない関節内骨折
grade Ⅱ：著しい関節の不適合を伴う関節内骨折
grade Ⅲ：著しい関節の不適合と骨幹端の粉砕を伴う骨折

(Rüedi TP, Allgower M：The operative treatment of intra-articular fractures of the lower end of the tibia. Clin Orthop 138：105-110, 1979 より)

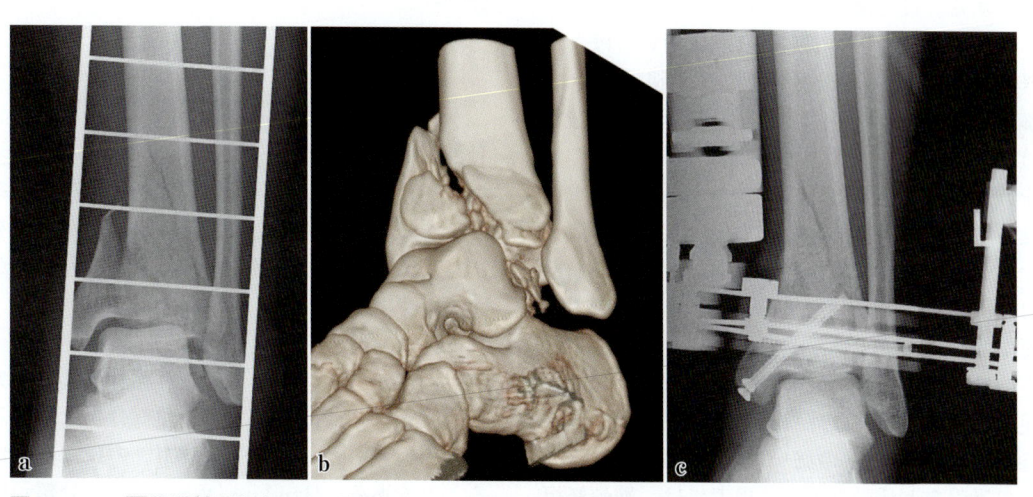

図 37-71　脛骨天蓋骨折（Rüedi 分類の grade Ⅱ）（22 歳男性）
a. 単純 X 線前後像
b. 術前三次元 CT 像：外側下方から見た脛骨関節面の離開と段差が認められる。
c. スクリューによる内固定と創外固定とを併用した。

外方脱臼は過度の外反と外旋により外果が骨折し，距骨が外方に脱臼する病態である。変形（足底が外方に向く）と足関節周囲の腫脹が著明である。しばしば開放性脱臼骨折となり，内果が皮膚外に突出する。内側の三角靱帯と脛腓靱帯の断裂を伴うことが多い（→ 703 頁の図 34-4 参照）。尖足位で，牽引と側方からの圧迫を加え整復した後，外果の内固定を行う。足関節中間位で 3 週間ギプス固定を行う。

4 足関節部の捻挫と靱帯損傷
ankle sprain and ligament injury

【概念】
　外力による過度の関節運動の強制により生じる靱帯，関節包，皮下組織などの損傷を捻挫という。スポーツによる損傷が多い。骨折，脱臼は除く。主要な靱帯の断裂も，捻挫とは区別して考えることが多い。

【診断・症状】
　まず問診で，外力によって強制された足関節の方向(外反，内反など)を問うことが大切である。局所所見として足関節の腫脹と関節包や靱帯の損傷部に圧痛があり，受傷時と同じ足関節の方向への他動運動で痛みがある。前距腓靱帯，踵腓靱帯(→703頁の図34-4参照)の断裂が多い。重症と疑われる場合には局所麻酔下に内反，外反，前方および後方引き出しを行ってみて不安定性を調べ，ストレスX線撮影を行う。前方引き出し5mm以上，内反ストレスで10°以上を陽性とする。

【治療】
　初期には局所の冷却，圧迫包帯，患肢の挙上が有効である。最も簡単な固定法はテーピングである。テーピングは初期(1〜3週間)に用いるほか，捻挫の再発防止にも有用である。下腿下1/3の外側から足底を回し，下腿下1/3の内側へ巻きつけるテープと，果部を中心に前方から下腿の後面を回して前方へ巻きつけるテープを交互に重層させる。循環不全にならないよう，足関節の前方は全長にわたりテープを巻かず間隙をとっておくことが大切である。
　足関節部の不安定性が強い場合や，足関節をどの方向に動かしても疼痛のある場合には，下腿から足尖まで3〜6週間のギプス固定を行う。ギプス除去後も不安定性の強い場合や，若年者でスポーツ選手など活動性の高い患者には，靱帯修復手術が行われる。

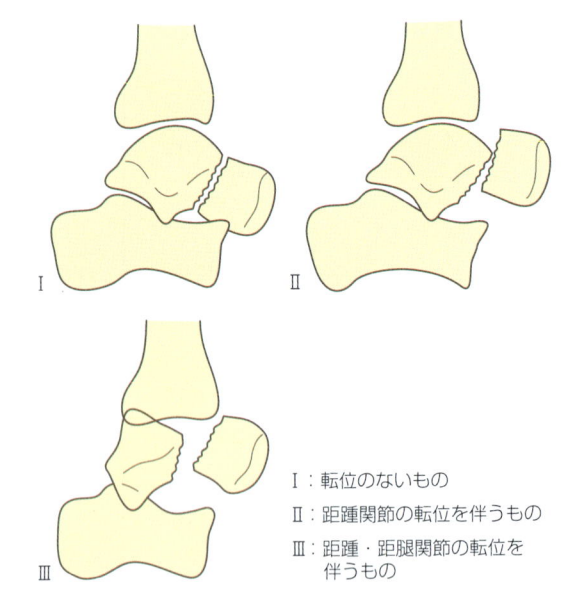

Ⅰ：転位のないもの
Ⅱ：距踵関節の転位を伴うもの
Ⅲ：距踵・距腿関節の転位を伴うもの

図37-72　距骨頚部骨折のHawkins分類
(Hawkins LG：Factures of the neck of the talus. J Bone Joint Surg Am 52：991-1002, 1970 より)

M 足部の骨折と脱臼

1 距骨骨折と距骨の脱臼
fracture and dislocation of the talus

【原因】
　高所からの転落，自動車のブレーキペダルを踏んだまま正面衝突した際など，足関節が背屈を強制されたり，距骨に大きな圧迫力や剪断力が加わって生じる。

【病態と分類】
　足関節が過度に背屈されると脛骨下端の前方縁に距骨が押しつけられ，距骨頚部骨折を生じる。外力が大きいと，果部骨折や距骨の脱臼を合併することもある。Hawkins(ホーキンス)分類が用いられる(図37-72)。距骨に圧迫力や剪断力が強く働くと，体部骨折を生じる。

【症状と診断】
　足関節部の腫脹と疼痛が強いが，圧痛点は明確でない。足関節の他動運動により疼痛が増強する。脱臼した場合は果部骨折を合併していることがほとんどで，足関節内方に距骨体部を触れる。関節運動は強く制限される。X線像で頚部の骨折は明

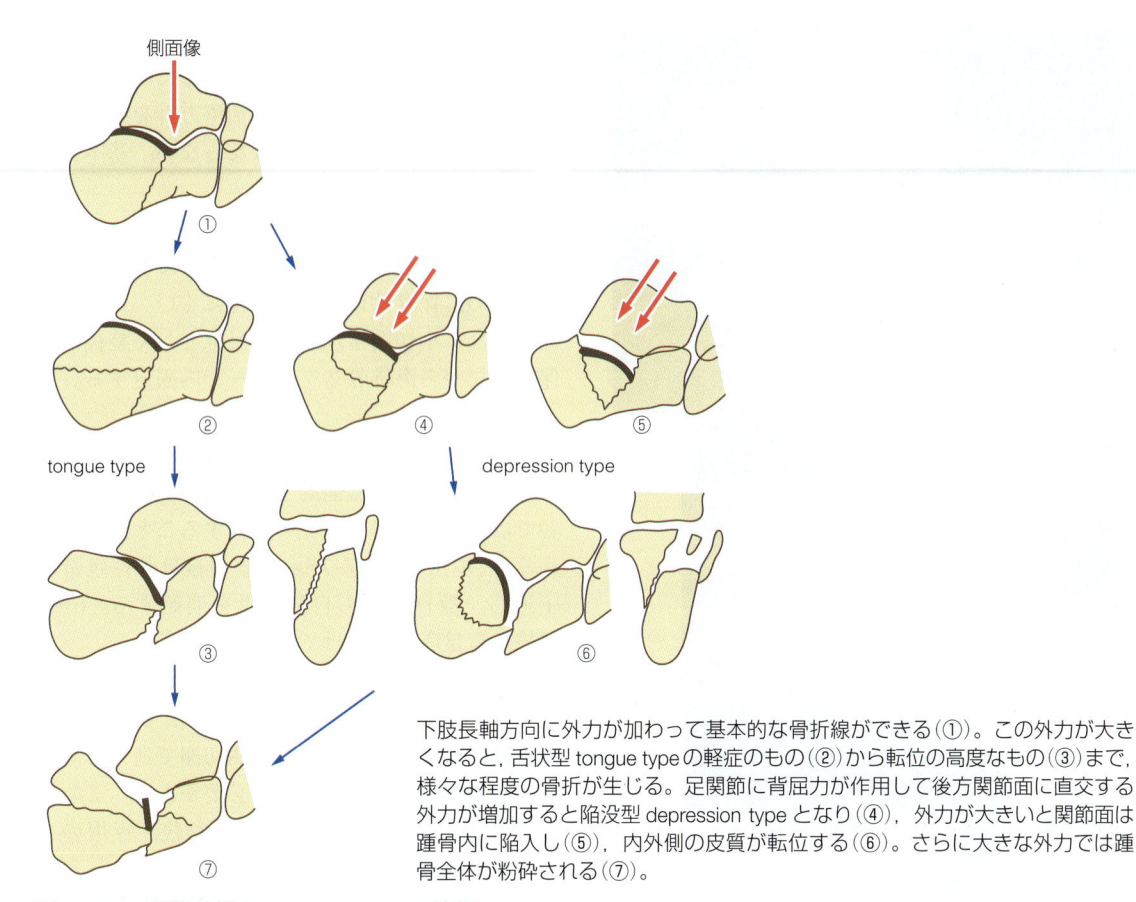

図 37-73 踵骨骨折の Essex-Lopresti 分類

下肢長軸方向に外力が加わって基本的な骨折線ができる(①)。この外力が大きくなると，舌状型 tongue type の軽症のもの(②)から転位の高度なもの(③)まで，様々な程度の骨折が生じる。足関節に背屈力が作用して後方関節面に直交する外力が増加すると陥没型 depression type となり(④)，外力が大きいと関節面は踵骨内に陥入し(⑤)，内外側の皮質が転位する(⑥)。さらに大きな外力では踵骨全体が粉砕される(⑦)。

(Essex-Lopresti P：The mechanism, reduction technique, and results in fractures of the os calcis. Br J Surg 39：395-419, 1952 より)

らかだが，骨片の転位の方向を正確に見定めるにはCT像や健側のX線像を参考にする。

【治療】
　転位が全くない場合はギプス固定でもよいが，転位のある場合は徒手整復が難しく，また転位骨片によって皮膚の圧迫壊死，後脛骨神経麻痺，屈筋腱不全などが生じるため，手術が必要である。踵骨に鋼線を通し，牽引弓をつけて引くと整復しやすい。整復後は骨折部をスクリューで圧迫固定し，術後は下腿から足尖までギプス固定する。
　Hawkins 分類Ⅱ，Ⅲ型の頸部骨折，ならびに体部骨折では阻血性骨壊死を起こしやすい。整復・固定後にいつ荷重を許可するかについては統一的な見解はない。PTB 装具などを用いて比較的早期から部分荷重歩行をさせることも多い。距骨体部が壊死に陥り，荷重時の疼痛の強いものに対しては，距踵関節固定術を行うことがある。

2 踵骨骨折
fracture of the calcaneus

【原因】
　高所からの墜落によって踵部を打撲して起こる。両側性のことも多い。しばしば腰椎の圧迫骨折を伴っている。

【病態と分類】
　ほとんどは圧迫骨折である。距踵関節の転位の機序をもとにした Essex-Lopresti (エセックス-ロプレスティ) の分類 (図 37-73) が，治療法の選択を考える点で有用である。稀にアキレス腱の急激な緊張，牽引によって踵骨隆起の上方が裂離することがある (図 37-74)。

【症状と診断】
　受傷直後から，踵部への荷重が不能となる。皮下出血，腫脹が著明であり局所の圧痛と足関節運

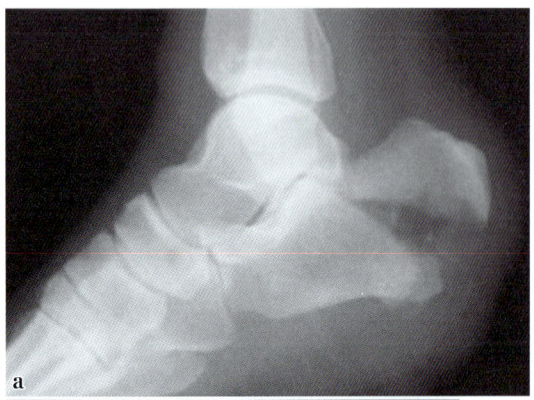

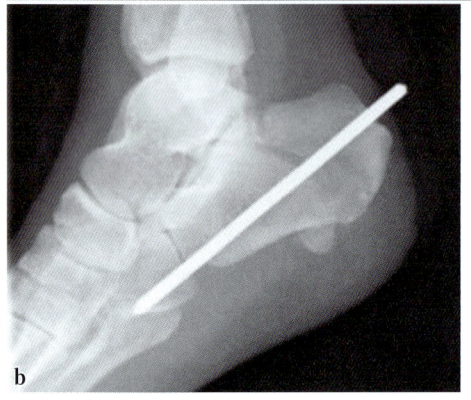

図 37-74　踵骨後上方部の骨折（40 歳女性）
a. 術前単純 X 線像
b. 術後。骨折を整復し Steinman ピンで固定した。高所からの飛び降り（自殺企図）によるものであるが、アキレス腱の牽引力が働いて生じたものと考えられる。

動時の激痛を伴う。

　X 線検査は，足関節の側面像のほか，軸写撮影と Anthonsen（アントンセン）撮影を行う。軸写撮影は踵骨後面にフィルムを置き，足関節をなるべく背屈させて足底部から斜方向に撮る。Anthonsen 撮影は，足部の外面をフィルムの上に置き 20°上方，30°後方から X 線を入射する。正常では後距踵関節面が平行に見えるので，骨折による関節面の転位をはっきり確認できる。

　X 線側面像で踵骨隆起の上端と踵骨の上方頂点を結ぶ線，および踵骨上方頂点と前距骨関節面の先端を結ぶ線でなす角〔Böhler（ベーラー）角〕は通常 20～30°であるが，踵骨体部骨折があるとこの角度が減少する。

【治療】
　踵骨骨折は，骨折形態が複雑になりやすいこと，体部骨折では外傷性扁平足の起こりやすいこと，固定によって骨萎縮の生じやすいことなどの理由により，治療の難しい骨折である。したがって個々の症例を十分に検討しながら治療方針を立て，機能的な治癒を目指さなければならない。基本方針を以下に述べる。

・踵骨隆起上方の裂離骨折
　アキレス腱の強力な牽引力によって嘴状に転位するため，保存的に骨癒合が得にくい。アキレス腱外側部に小切開を加え，尖足位として整復位を保持しながら海綿骨スクリューで内固定する。

・関節内骨折
　高齢者では圧迫包帯のみで，直後から自動運動を行わせたほうが機能的予後がよい。活動的な患者では，腰椎麻酔下で徒手整復することが奨められる（大本法：図 37-75a）。整復後は弾性包帯で圧迫し，数日後から自動運動を開始する。6～8 週後から足底板をつけて荷重する。

　Depression type では Westhues 法により整復固定する（図 37-75b）。Westhues 法で十分な整復が得られない場合には，外側切開で進入し直視下に距踵関節面の整復を行う必要がある。この場合には骨欠損部に骨移植を行った後，専用のプレートで内固定する。

　X 線像でみられる変形は必ずしも臨床症状とは結びつかないが，距踵関節面に著しい不適合が残り有痛性の関節症となっている場合には，距踵関節固定術を行う。外側に膨隆した踵骨と腓骨遠位端に腓骨筋腱が挟まって疼痛の原因になっている場合（calcaneofibular abutment）には，膨隆した骨を削り腱を剥離することで歩行時痛が消失することがある。

3 Lisfranc 関節の脱臼と脱臼骨折
dislocation and fracture-dislocation of the Lisfranc joint

Advanced Studies

　足根中足関節 tarsometatarsal joint は，この部位での切断術の創始者に因み Lisfranc（リスフラン）関節とよばれている（→702 頁参照）。
【原因】
　高所から跳び降りた際の前足部への強い衝撃，交通事故での捻転力などによる。稀である。
【病態と分類】
　解剖学的に第 2 中足骨の近位端は他の 4 趾よりも近位に

a. 徒手整復（大本法）

b. Westhues 法

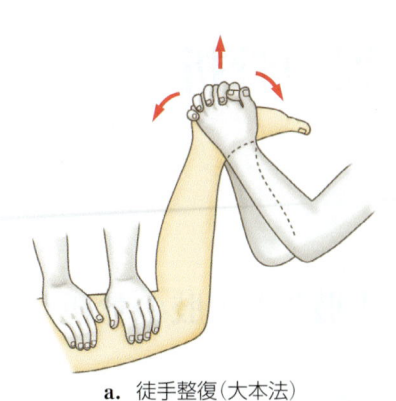

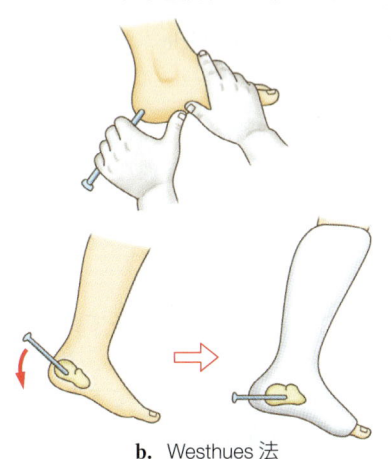

図 37-75　踵骨骨折に対する整復法
患者を腹臥位として膝を 90°に屈曲し，助手に大腿部を押さえてもらう．術者は両手で踵骨を包み込むようにして持ち，指を組み，左右の掌部で踵骨を強くはさみつけて牽引しながら，すばやく内外反を繰り返す．これによって軋音を伴って整復される．
踵骨隆起から後方骨片に Westhues（ヴェストゥエス）釘を打ちこみ，これをてこの柄として足底方向に押して，陥没した関節面を整復する．必要があれば整復した関節面の下方にできた骨欠損に，腸骨から海綿骨を移植して支える．Westhues 釘をギプスに巻き込む
(**a** は大本秀行，他：踵骨骨折に対する徒手整復の試み―距骨下関節に骨折転位を有する型において．整・災外 24：1523-1530，1981 より．**b** は Westhues H：Eine neue Behandlungsmethode der Calcaneusfrakturen. Zentralbl Chir 62：995-1002，1935 より改変)

食いこんでいるため Lisfranc 関節は安定している．脱臼時には第 2 中足骨基部の骨折を合併することが多い．脱臼の方向としては前足部が上方・外側に転位するものが多い（図 37-76a）．靱帯による結合がない第 1，第 2 中足骨間が解離し左右に分散することもある（図 37-76b）．

【症状と診断】
受傷直後には局所の変形が明らかであるが，1～2 時間後には足部の腫脹のためわかりにくくなる．X 線検査は前後・側面像のほか，斜位像を要する．足背動脈の損傷と，内側または外側足底神経損傷の合併に注意する．

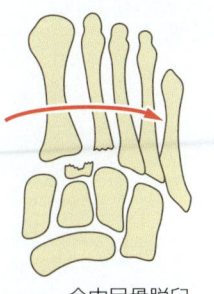

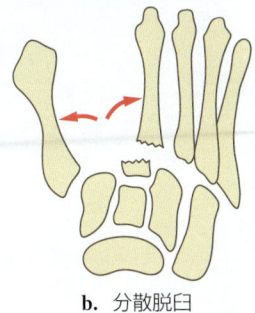

a. 全中足骨脱臼　　b. 分散脱臼

図 37-76　Lisfranc 関節脱臼を起こす外力の方向と脱臼骨折の形
(Aitken AP, Poulson D：Dislocations of the tarso metatarsal joint. J Bone Joint Surg Am 45：246-260，1963 より)

【治療】
麻酔下に後足部を固定し前足部を強く牽引すると容易に整復されるが，整復位の保持は必ずしも容易ではない．整復後に不安定な場合は Kirschner 鋼線を用いて内固定を行う．陳旧例では手術を要する．術後 10 日で荷重歩行ギプス包帯を装着して歩行を開始させる．4～5 週間の固定期間の後，Kirschner 鋼線は抜去する．その後，約 1 年間はアーチ型の足底挿板を用いる．機能障害を残すものは少ない．

4　中足骨骨折
fracture of the metatarsus

【原因】
直達外力（重量物が足部に落ちた場合など）によるものと，介達外力（前足部が機械にはさまれた場合など）によるものとがある．

【病態】
直達外力では横骨折，粉砕骨折の形をとる．また開放骨折が多い．介達外力で捻転力が加わった場合には，中足骨の近位端近くで骨折し，ときに Lisfranc 関節の脱臼を伴う．

【症状と診断】
足背中央部の腫脹と皮下出血が著明で，疼痛のため荷重できない．X 線撮影は前後像と斜位像が有用である．
前足部の内転が強制され，短腓骨筋腱に強い牽引力がかかって第 5 中足骨基部が裂離骨折を起こしたものを下駄骨折とよぶ（図 37-77）．これに似ているが，第 5 中足骨近位端から 1.5～2.0 cm 遠位の骨幹部骨折を Jones（ジョーンズ）骨折とよび区別する．スポーツによる疲労骨折として起こる

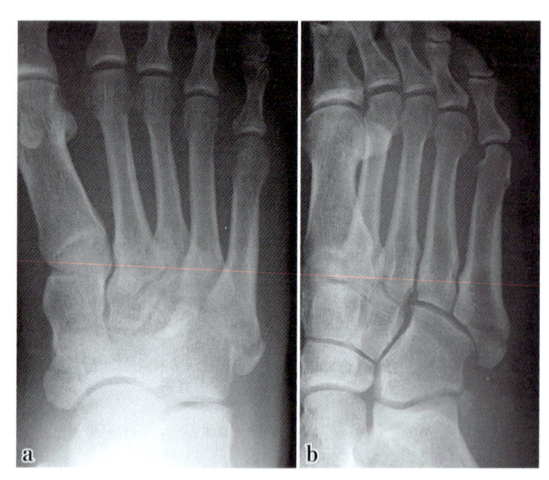

図37-77　第5中足骨骨折（下駄骨折）（53歳男性）
a．単純X線前後像
b．単純X線斜位像

ことが多い。
【治療】
　転位の小さいものは，下腿からギプス副子をあてて足部をできるだけ挙上し，1週間後ヒール付き歩行ギプスを巻く。転位の大きいものは，保存的には中足骨遠位に横方向にKirschner鋼線を通して直達牽引を行う。
　第1中足骨の転位のあるもの，および各中足骨で足背あるいは足底への突出があるものは手術を行うほうがよい。背側切開で骨折を整復し，Kirschner鋼線を遠位から刺入して固定する。術後はギプス副子をあて，3週後に鋼線を除去してから後療法を行う。

5 足趾骨の骨折

Advanced Studies

　重量物を足趾に落としたり，趾を硬いものにぶつけて生じる。局所の疼痛のため正常歩行が困難であるが，踵で歩行することができる。手指骨と異なり腱損傷を伴っても機能障害を残すことは少ないが，疼痛の強い間は簡単な副子か，下腿以下の歩行ギプスを2〜3週着けるとよい。骨折部に足底凸の変形があれば荷重時の疼痛が出るので，骨折部を徒手整復して趾尖からKirschner鋼線を通しておく。鋼線は3週後に抜去して自動運動を行わせる。

小児の骨折

A 上肢帯と上肢の骨折

1 鎖骨骨折
fracture of the clavicle

【原因】
　上肢を伸展して倒れたり，肩を下にして転倒した場合の介達外力による。特殊な受傷機序として，分娩時の外傷がある。これは頭位分娩の巨大児に多い。
【病態】
　成人と同様，中央1/3が最多である。近位骨片は胸鎖乳突筋に引かれて上方へ，遠位骨片は上肢の自重と三角筋の筋力によって下方に転位する。
　小児では骨膜が強靱であるのに比して骨と骨膜との結合が弛いため，骨が骨膜の鞘から脱出することがある（sleeve fracture）。特に外側1/3の骨折でみられ，骨折した鎖骨は上方に転位しても鎖骨下面の骨膜は烏口鎖骨靱帯とともに原位置に残っている（図37-78）。
【症状と診断】
　外傷の病歴と局所の変形，疼痛，異常可動性で明らかである。分娩骨折では腕神経叢の損傷を合併することがある。多くの場合，単純X線で診断は容易である。
【治療】
　保存療法を行う。分娩骨折は患側上肢を無理に動かさないようにすれば，1〜2週で旺盛な仮骨が生じて治癒する。
　幼児では8字包帯figure-of-eight bandageによる固定を行う。両肩の前方をめぐり，両肩甲骨の中央で交差するように包帯を巻く。短縮変形はこの操作でかなり改善され，変形が残ったとしても自家矯正されるので機能障害を残すことはない。上肢の循環障害を起こさない程度の固定力を保つために，1日1回程度，弛みを締め直す。固定期間は2〜3週でよい。

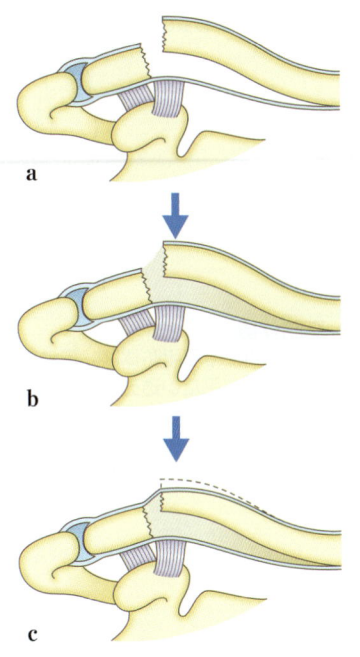

図 37-78　小児の鎖骨骨折の病態
鎖骨は下面の骨膜を残して上方に転位することがある(a)。その場合には骨と骨膜との間に仮骨ができて間隙が埋まり(b)、やがてモデリングによって元の鎖骨の形に戻る(c)。

2 上腕骨の骨折
fracture of the humerus

A 上腕骨顆上骨折
supracondylar fracture of the humerus

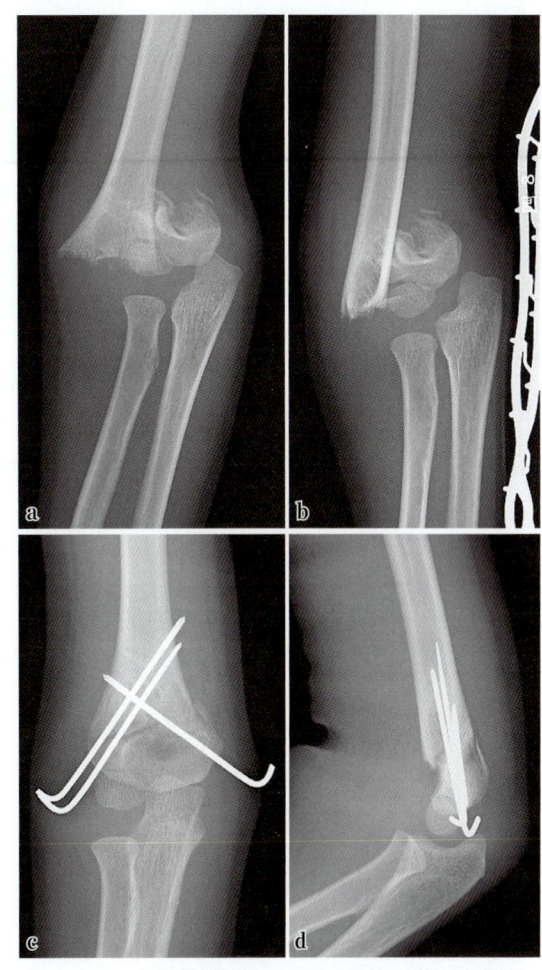

図 37-79　小児上腕骨顆上骨折(伸展型)(7歳男児)
a, b. 来院時単純X線像
c, d. 徒手整復・経皮ピンニング後の単純X線像

小児で最も頻度の高い骨折の1つである。5〜10歳に多い。
【原因】
ほとんどは，滑り台，鉄棒，ブランコ，跳び箱などからの転落・転倒で，肘関節を伸展した状態で受傷する(伸展型骨折)。稀に肘を屈曲位で強打して生じる(屈曲型骨折)。
【病態】
伸展型骨折では，骨折線は前下方から後上方に走り，遠位骨片は後上方へ転位する(図37-79a, b)。屈曲型骨折では，骨折線は後下方から前上方へ走り，遠位骨片は前方に転位する。
【症状と診断】
小児が転倒して，肘関節の強い疼痛を訴えたときにはまず本骨折を疑う。肘関節自動運動は不能で上腕遠位部に強い圧痛，他動痛があり，腫脹が著明である。転位のあるものは，肘頭が後方に突出してみえる。肘頭，上腕骨外側上顆，内側上顆で形成する三角〔Hüter(ヒューター)三角〕は正常

> **NOTE　分娩損傷 birth injury**
> 分娩時に起きた損傷をいう。骨折としては鎖骨骨折が圧倒的に多く，次いで上腕骨・大腿骨の骨幹部骨折，上腕・大腿の骨端離開である。脱臼は極めて稀である。これは脱臼を起こすような力が作用した場合，新生児では力学的弱点である成長軟骨板で損傷が起こるためである。その他の損傷としては腕神経叢損傷(分娩麻痺)(→884頁参照)が多い。

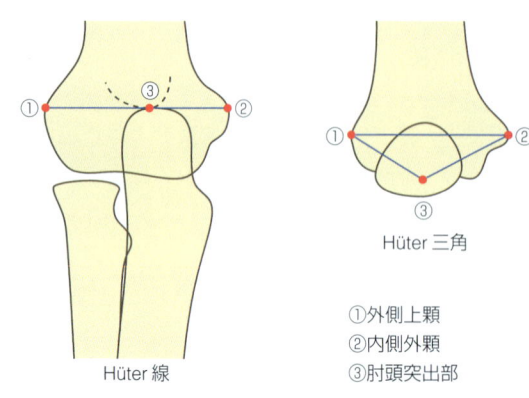

図37-80　Hüter線(伸展位)とHüter三角(屈曲位)
上腕骨顆上骨折ではこの関係は保たれるが、肘関節脱臼では乱れる。

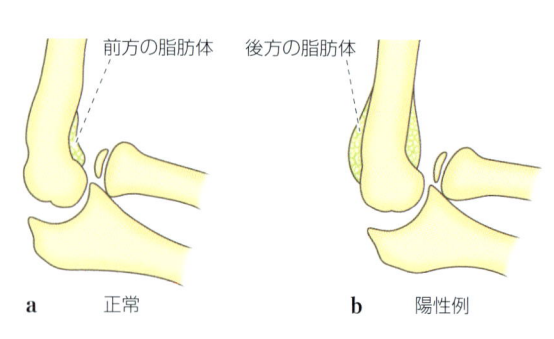

①外側上顆
②内側外顆
③肘頭突出部

図37-81　脂肪体徴候
a. 関節包と滑膜の間にある脂肪体は、正常ではX線側面像で骨の前方表面に平たい透亮像として見えるが、後方の脂肪体は肘頭窩の陰影と重なって描出されない。
b. 関節内出血が起こると、後方の脂肪体が押し上げられて見えるようになり、前方の脂肪体も隆起する。

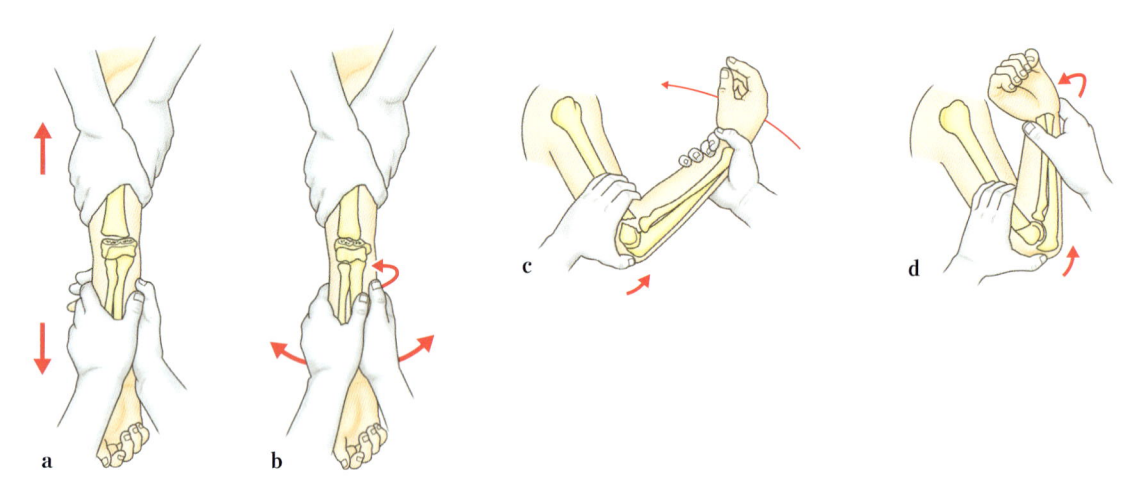

図37-82　小児上腕骨顆上骨折の徒手整復法
助手に上腕部を保持してもらいながら、術者は肘関節をやや屈曲位のまま強い牽引を加える。次いで肘関節を過伸展し(a)、内外反に回旋を加えてアライメントを合わせる(b)。一方の手の示～小指で上腕骨近位部を後方へ押し、母指で遠位骨片を前方へ押しながら強く屈曲し(c)、前腕を最大回内位として骨折端の圧着を図る(d)。
(Rockwood CA Jr, et al：Fractures in Children. Philadelphia, J B Lippincott, p396, 1984 より)

である(図37-80)。受傷から時間がたつと、肘関節周囲の水疱形成など循環障害が現れることがある。正中・尺骨・橈骨神経麻痺の有無をよく調べる。

X線撮影によって骨折の方向、転位の程度をみて治療方針を決定する。明らかな骨折線がなくても、側面像で脂肪体徴候 fat pad sign(図37-81)を認める場合には、転位のない亀裂骨折などが存在するものとして対処する。

【治療】
保存療法が原則である。神経断裂か血管損傷が疑われる場合のみ、観血的治療の適応となる。

・徒手整復法(図37-82)
患児を仰臥位として、全身麻酔下にX線透視を用いて整復する。整復が良好であれば、その位置で上腕から手関節までギプスまたは副子で固定

> **やってはいけない医療行為(上腕骨顆上骨折)**
> 無理な徒手整復操作を繰り返してはいけない。腫脹が増大し、区画症候群(Volkmann拘縮)や骨化性筋炎の原因になるからである。

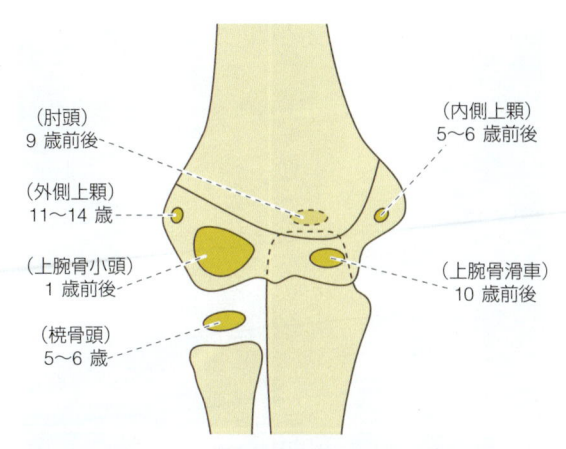

図37-83　小児肘関節周辺の骨化核の出現時期

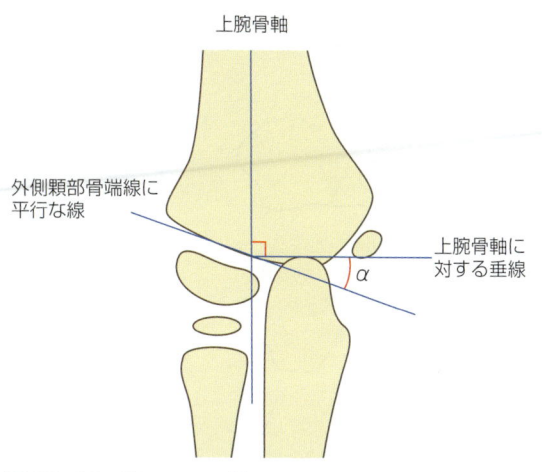

（肘頭）9歳前後
（外側上顆）11〜14歳
（上腕骨小頭）1歳前後
（橈骨頭）5〜6歳
（内側上顆）5〜6歳前後
（上腕骨滑車）10歳前後

図37-84　Baumann角
上腕骨長軸に対する垂線と外側顆部骨端線に平行な線のなす角。年長児では10°以上。外観上の肘外偏角とほぼ一致する。
小児の上腕骨遠位端は軟骨が多いので，顆上骨折の整復位の確認に利用される。健側と比較するとよい。

する。年齢が若いほど軟骨部分が多く，X線像による整復位の確認が難しい（図37-83）。正しい前後像でBaumann（バウマン）角（図37-84）を計測することによって判定する。もし徒手操作で整復位が得られないときは，もう一度試みてもよいが，何度も繰り返すと腫脹が強くなって血行障害が生じたり，骨化性筋炎を発生する恐れがあるので，牽引療法に変えたほうがよい。

術後24時間は，患肢の循環状態を特に注意深く観察する。また翌日のX線検査で再度整復位を確かめるのがよい。ギプス固定を4週間行ってから，次第に運動を許可する。

・牽引療法

徒手整復が困難であったり，整復位が保持できず固定性の悪い場合，また骨片の転位の強いものには牽引療法を行う。4〜5歳以下では介達垂直牽引（図37-85a），4〜5歳以上では直達牽引（図37-85b）を行う。1〜2日ごとに，X線コントロールを行って整復の状態を調べるが，牽引による整復は2〜3日以内に得られることが多い。その後は，整復位の保持を考えればよい。

・経皮的鋼線固定

骨折部の安定性が悪い場合には，徒手整復後にKirschner鋼線を刺入して固定する。顆部の外側と内側とから鋼線を刺入する（cross pinning法）のが一般的であるが，場合によっては外側から2本を刺入する（図37-79c, d）。

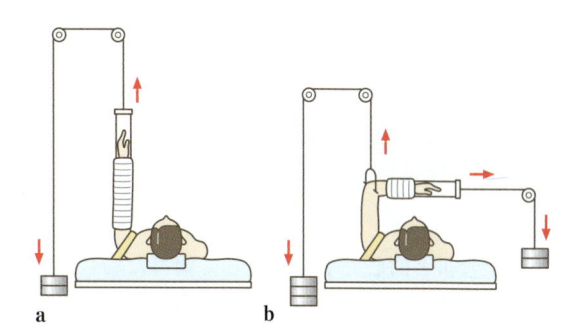

図37-85　小児上腕骨顆上骨折に対する牽引療法
a. 介達垂直牽引法：仰臥位とし，絆創膏かスポンジバンドを上腕から手関節まで上肢前後面にあて，垂直方向に2〜3kgで牽引する。
b. 肘関節を90°屈曲した直達牽引法：患児を仰臥位とし，尺骨肘頭に通したKirschner鋼線を介して3〜5kgで上腕を垂直方向に牽引し，肘は90°屈曲として前腕部に軽い介達牽引を行う。

【合併症，後遺症】

・Volkmann（フォルクマン）拘縮
（→496頁，754頁参照）
上腕動脈の血行不全，前腕の区画症候群の結果として，前腕屈側の筋が壊死，瘢痕化をきたし，非可逆性の手指の拘縮を生じるものである。

・変形癒合
整復時に末梢骨片の内旋変形が残存すると，内

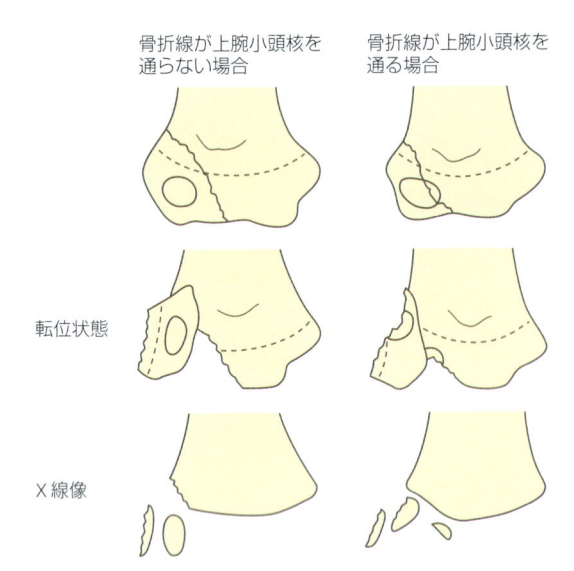

図 37-86 上腕骨外側顆骨折の転位状態と X 線所見

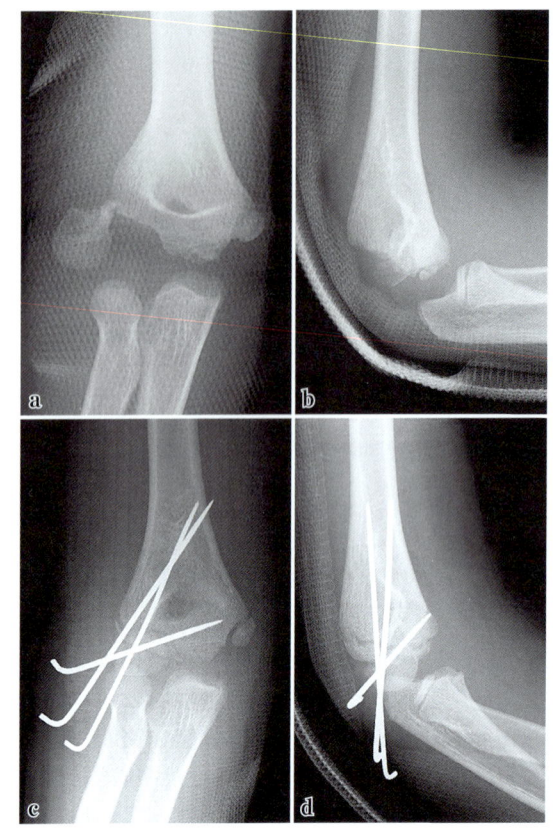

図 37-87 上腕骨外側顆骨折（11 歳男児）
a, b. 来院時単純 X 線像：外側顆は大きく転位している。
c, d. 観血的に整復し，Kirschner 鋼線で固定した。

反変形を残すことが多い。機能障害はほとんどないが，15°以上の変形は整容的に好ましくなく，二次的に矯正骨切り術を要することがある。

B 上腕骨外側顆骨折
fracture of the lateral condyle of the humerus

【原因】
　顆上骨折と同じく手を伸展して倒れた場合，肘に外反方向に力が加わって発生する。発育期の幼少年に起こりやすい。

【病態】
　上腕骨小頭の骨端核と滑車の一部を含む外側顆部が骨折し，肘筋や手根伸筋，指伸筋などによって牽引される。多くの場合，骨片は 90°以上回転し，上腕骨の骨折面に対して関節軟骨面が向かい合っている（図 37-86）。転位した骨片は骨端軟骨を含むため，X 線像でみられるものよりかなり大きい。

【症状と診断】
　肘関節は腫脹し，強い疼痛のため患児は肘関節を動かさないが，圧痛点は顆上骨折と異なり外側に限局するのが特徴で，骨片の動きを触れることもある。X 線像では，上腕骨小頭の骨化核を含む場合にみられる小骨片を正しく読影する必要がある（図 37-86）。また通顆骨折 transcondylar fracture（上腕骨遠位骨端離開）との鑑別が重要となる。

【治療】
　骨片の回転転位があると，骨折面と関節軟骨とが向かい合うため骨折治癒が進まない。整復は徒手的には困難であり，観血的に行う。小児の骨折のなかで，例外的に手術を要する骨折である。
　全身麻酔下に骨折部を展開し，骨鉗子で骨片をつかんで回転させながら整復した後，外側顆から 1〜2 本の Kirschner 鋼線かスクリューを通して固定する（図 37-87）。肘関節軽度屈曲位で 3 週間三角巾固定する。

【合併症】
　上腕骨外側顆骨折の初期治療を誤った場合，骨折部はしばしば偽関節となり肘関節外側部の成長が障害されて外反肘変形をきたす（図 37-88）。機能障害は通常伴わないが，外反の程度が強い場合には遅発性尺骨神経麻痺（→ 467 頁参照）を生じることがあるため，矯正骨切り術が行われる。受傷後 5

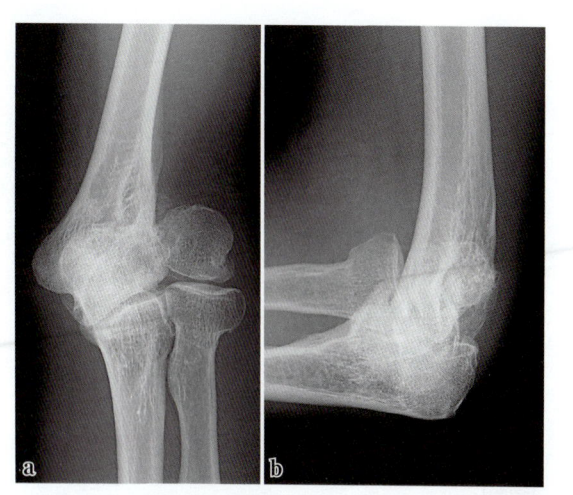

図37-88 上腕骨外側顆骨折後の外反肘変形（35歳男性）
上腕骨外側顆骨折が偽関節となり，外側の成長が不良となったために生じたと考えられる。約30°の外反変形が遺残し，遅発性尺骨神経麻痺を伴う。
a. 単純X線正面像
b. 単純X線側面像

年未満の偽関節で外反肘が軽度の場合は，骨移植を併用して骨癒合を図るが，陳旧性で外反変形が著明な偽関節では骨癒合は期待できず，かえって肘関節運動障害をきたしやすい。

C 上腕骨近位骨端損傷
fracture-separation of the proximal humeral epiphysis

Advanced Studies
【原因】
　転倒，転落時に手または肘をついて生じる。
【病態】
　上腕骨頭と骨幹部の間の成長軟骨で損傷が起こる。Salter-Harris II型が多い。骨幹端部の骨片は後内側にあることが多い。

> **やってはいけない医療行為（小児の肘外傷）**
> 　小児肘関節外傷後に，可動域改善の目的で暴力的に肘関節を授動する，いわゆる猛撃矯正 brisement forcé は絶対禁忌である。組織の破壊や出血により，しばしば過剰仮骨を形成して骨性強直 bony ankylosis をきたすからである。小児の関節拘縮は自動運動によって治るものであることを家族によく理解させておく。

【症状と診断】
　外傷直後から局所の自発痛，運動痛があり，上肢の挙上ができない。
【治療】
　骨癒合は良好で，自家矯正も旺盛であるので，保存治療が原則である。12歳以下では60°の角状変形でも矯正され，また成長期間が2～3年残っていれば，骨の横径分の側方転位も許容範囲である。ただし年長児（女児12歳以上，男児14歳以上）では，骨の横径の50%を超える側方転位があれば，徒手整復と経皮的鋼線固定を行うのがよい。

D 上腕骨内側上顆骨折
fracture of the medial epicondyle

Advanced Studies
　肘関節伸展位で倒れ外反方向に力が加わると，手の屈筋群に引かれて内側上顆の裂離骨折が起こる。転位の軽度のものは2～3週間のギプス包帯固定を行う。ときに骨片が肘関節内に嵌入することがあり，この場合は観血的整復を要する。

3 前腕骨の骨折

A 橈骨・尺骨骨幹部骨折
fracture of the radius and ulna

【治療】
　成人に比べて骨癒合が早く，自家矯正も旺盛であるため，主として保存治療が行われる。年齢が若いほど許容できる変形の範囲も大きい。乳児の前腕遠位部骨折では，骨の横径分の転位，60～70°の屈曲変形などは自然矯正される。
　不安定型では手術を行う場合がある。両端にある成長軟骨板を避けて Kirschner 鋼線などを髄内釘として挿入する。

B Monteggia 骨折
【病態】
　尺骨骨折と橈骨頭の脱臼の組み合わせである。尺骨は若木骨折であることも多い。
【治療】
　尺骨骨折を整復すれば橈骨骨頭は自然に整復される。

C 橈骨近位端の骨折
fracture of the proximal radius

Advanced Studies

【原因】
　肘関節伸展位で倒れ，肘を外反する力が働いた場合に起こる。

【病態】
　成人では橈骨頭の骨折を起こしやすいが，小児では橈骨頚部の骨折が多い（図37-89a）。

【症状と診断】
　X線像では，関節面が外方に傾いているだけの嵌合型骨折が多い。稀に完全な骨端離開〔Salter-Harris（ソルター-ハリス）分類Ⅰ型〕もみられる。

【治療】
　肘関節伸展位で橈骨頭を指で押して整復を試みる。軽度の変形治癒は自然矯正されるが，転位の強いものは経皮的に鋼線かエレバトリウムをてこにして整復する（図37-89b）。それでも整復位が得られない場合には観血的に整復し，Kirschner鋼線で固定する。ギプス固定を2～3週間行う。

D 橈骨遠位端の骨折
fracture of the distal radius

Advanced Studies

【病態】
　橈骨遠位の骨幹端部の骨折の場合と，骨端離開 fracture separation of the distal radial epiphysis の場合とがある。

【治療】
　骨幹端部の骨折は徒手整復を行い，Kirschner鋼線で経皮的に固定するのがよい。骨端離開は徒手整復を行えば安定であることが多いが，不安定であれば鋼線固定を行う（図37-90）。

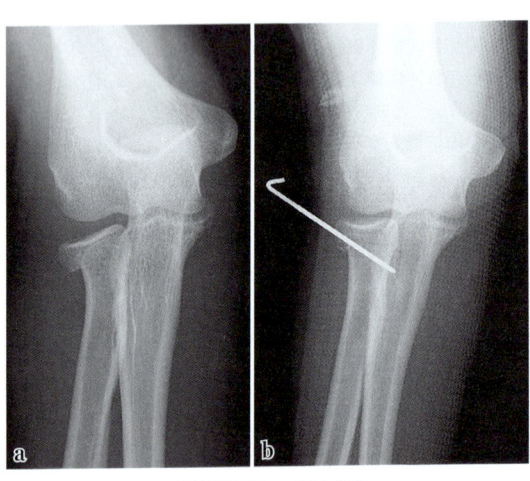

図37-89　橈骨頚部骨折（12歳女児）
a. 来院時：橈骨頭は外側に傾いている。
b. 経皮的にKirschner鋼線で整復し，その鋼線を再転位防止のブロックとして残した（2週後に抜去）。

B 下肢帯と下肢の骨折

1 骨盤の骨折

【原因】
　小児では筋力による裂離骨折が多い。スポーツ

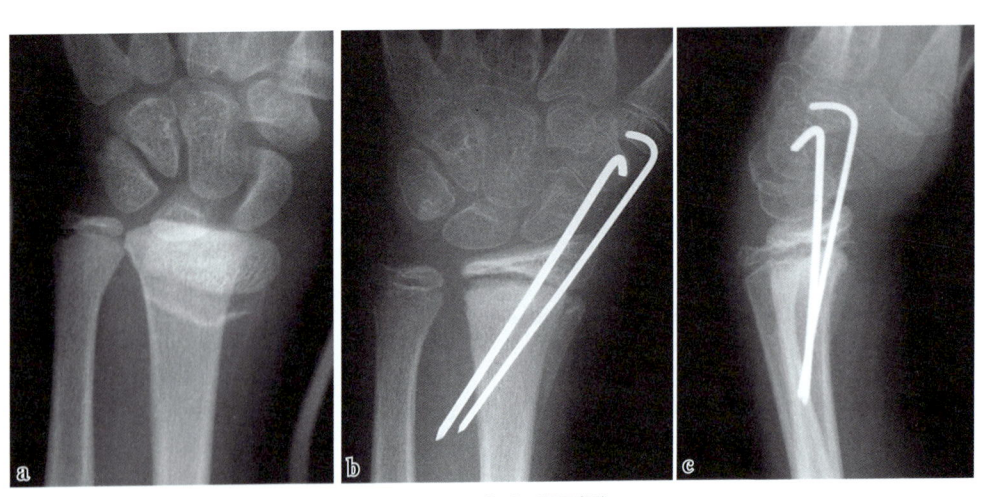

図37-90　橈骨遠位骨端離開（Salter-Harris Ⅱ型）（9歳男児）
a. 来院時X線前後像
b, c. 徒手整復後，不安定であったためKirschner鋼線で貫通固定を行った。

中などに，骨盤と下肢とを結ぶ筋肉が急激に収縮して生じる。筋起始部の骨化核が融合する直前（中・高校生）に多い。

【病態】

骨化核との軟骨性結合部は力学的に弱いため，そこから起始する筋の収縮力によって裂離骨折 avulsion fracture となる。縫工筋による上前腸骨棘骨折，大腿直筋による下前腸骨棘骨折（図37-91），大腿二頭筋による坐骨結節骨折などがある。

【症状と診断】

瞬発的な動きによって，局所に強い疼痛が発生する。骨折部に圧痛が認められ，そこに付着する筋を収縮させると痛みは増強する。

X 線像で腸骨棘の離開がみられる。坐骨結節の骨化核は 20 歳を過ぎても残存することがあるので，左右を比較して診断する。

【治療】

一般に2～3週間の安静だけでよい。転位が大きい場合でも，保存療法で機能障害は残らない。

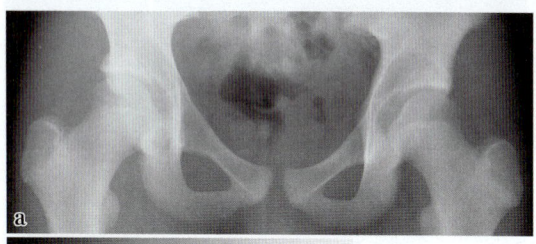

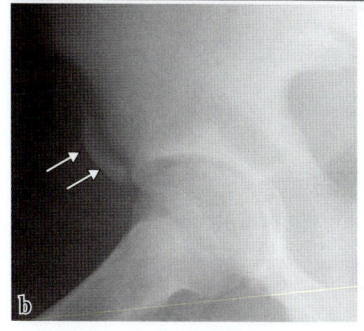

図37-91 下前腸骨棘の裂離骨折（14歳男児）
前後像（a）では他の骨陰影と重なって判読し難いが，Lauenstein像（b）では裂離骨片が認められる。矢印は裂離した下前腸骨棘。

2 大腿骨の骨折

A 大腿骨骨幹部骨折
fracture of the femoral shaft

【原因】

出生時には分娩骨折として生じる。帝王切開に多いとされている。乳児期には稀である。年齢が上がるにつれ，転落，転倒，交通事故によるものが増える。

【治療】

不完全骨折は副子固定でよい。完全骨折で3～4歳までの症例には，Bryant（ブライアント）牽引（垂直介達牽引）法を行う（図37-92a）。5～10歳の症例には，脛骨粗面か大腿骨遠位部に Kirschner 鋼線を通して，90°-90°牽引法を行う（図37-92b）。

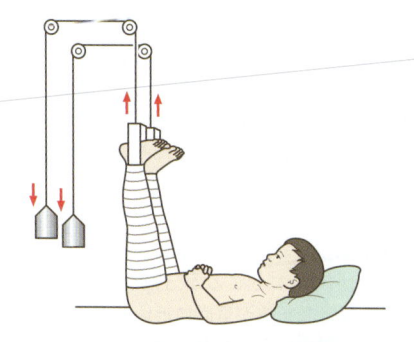

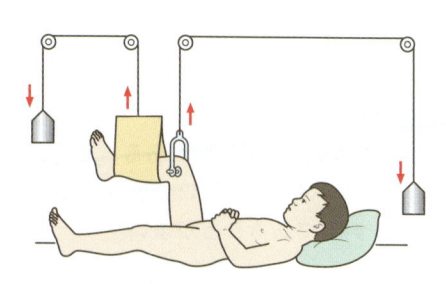

a. Bryant 牽引法（垂直介達牽引法）

b. 90°-90°牽引法

図37-92 小児大腿骨骨幹部骨折に対する牽引療法
a. Bryant 牽引法（垂直介達牽引法）：両側の股関節を 90°に屈曲，膝関節は伸展位として，絆創膏を下肢の内・外側に貼り，これを上方の枠の滑車の方向へ吊り上げ，3～5kg で牽引する。
b. 90°-90°牽引法：股関節ならびに膝関節を 90°屈曲位とし，脛骨粗面か大腿骨遠位部に Kirschner 鋼線を通して，大腿の軸方向に直達牽引を行う。下腿は大きな枕にのせるか，キャンバスなどで吊るす。

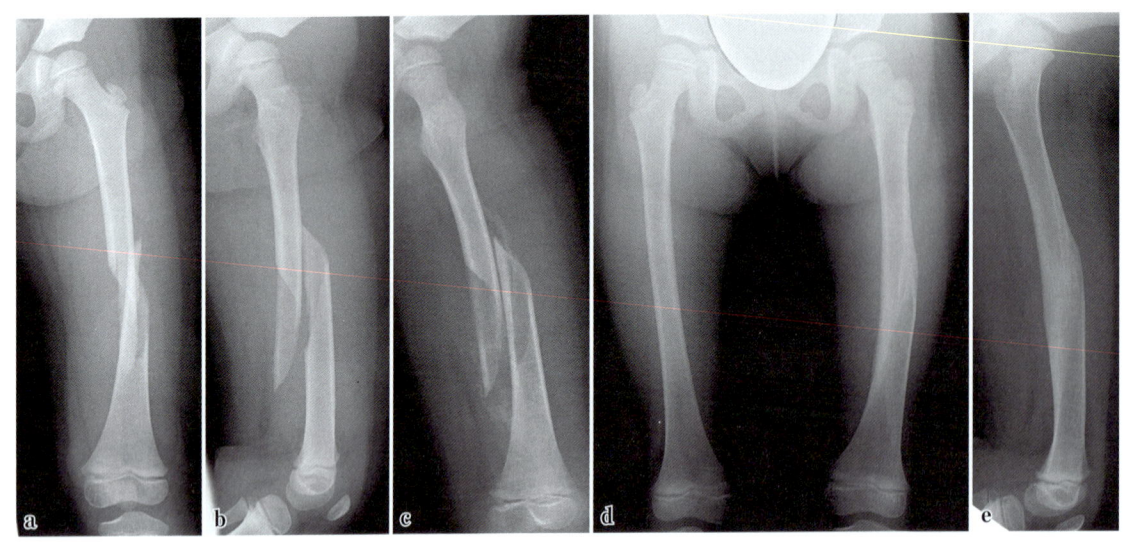

図 37-93　大腿骨骨幹部骨折（4 歳 7 カ月女児）
a, b. 来院時。長い螺旋骨折が認められる。
c. 90°-90° 牽引開始後 3 週。仮骨が形成されている。この時点で体幹ギプス固定を行った。
d, e. 受傷後 1 年。骨の外形はかなり復元し，機能障害もない。

X 線で仮骨が確認でき，診察で骨折部が簡単には動かない程度になったら，体幹から足部まで股関節ギプス hip spica cast 固定を行う（図 37-93）。

12 歳以上では骨癒合に要する期間が長く，自家矯正能が少なくなることから，手術治療の適応である。髄内釘を用いることが多い。

B 大腿骨遠位骨端離開
fracture-separation of the distal femoral epiphysis

【原因と病態】
膝の外反や過伸展が強制されて起こる。骨端は通常，大腿骨幹部に対して外方か前方へ転位する。10 歳前後に多い。

【症状と診断】
膝関節部の外反，反張変形がある。X 線像では Salter-Harris（ソルター-ハリス）分類 type II（→757 頁の図 35-34 参照）であることが多い。

【治療】
全身麻酔下に下腿を強く牽引し，膝を内反屈曲しながら骨端を内側後方に押して整復する。整復位の安定のため，Kirschner 鋼線を内・外側から刺入して保持する。正しく整復しないと将来，膝の内・外反，反張変形などを起こす可能性がある。

C 大腿骨頸部骨折
fracture of the femoral neck

Advanced Studies

【原因】
交通事故や高所からの転落など，高エネルギー外傷によって起こる。小児では稀である。

【分類】
骨折の部位による Delbet-Colonna（デルベ-コロンナ）の分類がよく用いられる（図 37-94）。Type II と III が 80% 以上を占め，次いで type IV，I と続く。

【治療】
転位のないものは保存療法が可能であるが，小児では安静が守れず，内反股，偽関節になることも多い。そのため転位がある場合は徒手整復して，転位が少ない場合にはその位置で，X 線透視下に内固定を行う方法が一般的である（図 37-95）。

【合併症】
骨頭壊死が type I ではほぼ全例に，type II では 50% 以上，type III では 30% に起こるが，type IV では発生しない。内反股，偽関節は骨折線が垂直に近い例や，整復不良あるいは不適切な内固定によって発生する。骨頭壊死を起こすと早期に骨端線が閉鎖し，患側下肢の短縮をきたす。

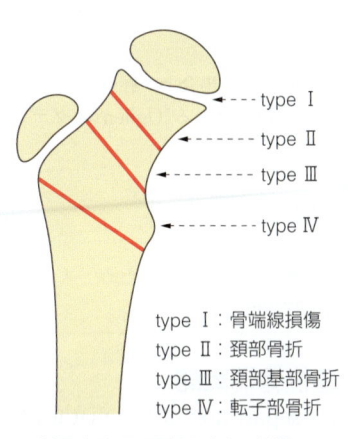

図 37-94　小児大腿骨頚部骨折の分類
type Ⅰ：骨端離開
type Ⅱ：頚部骨折
type Ⅲ：頚基部骨折
type Ⅳ：転子部骨折

(Colonna PC：Fracture of the neck of the femur in children. Am J Surg 6：793-797, 1929 より)

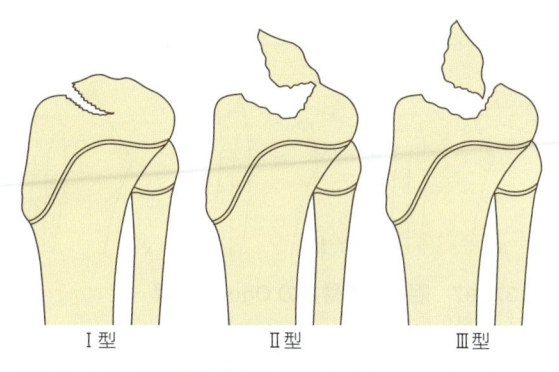

図 37-96　脛骨顆間隆起骨折の Meyers-McKeever 分類
Ⅰ型：ほとんど転位なし。
Ⅱ型：前方が浮き上がるが，後方は連続性がある。
Ⅲ型：完全裂離。このうち裂離骨片が回旋転位したものは Ⅲ$^+$型とすることがある。

[Beaty JH, Kasser JR(eds)：Rockwood and Wilkins' Fractures in Children, 5th ed. Philadelphia, Lippincott Williams and Wilkins, 2001 より]

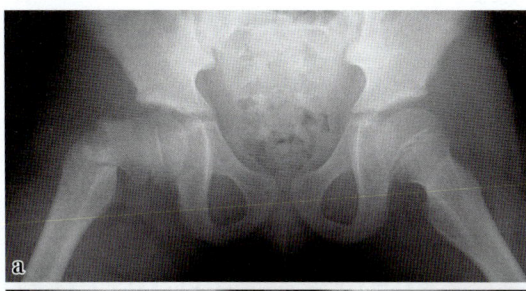

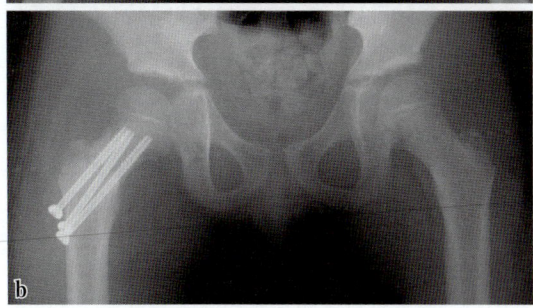

図 37-95　大腿骨頚基部骨折（Delbet-Colonna 分類 type Ⅲ）（7 歳男児）
a．術前単純 X 線像。
b．術後単純 X 線像。（中空スクリューによる内固定）

3　下腿骨骨折

A　脛骨顆間隆起骨折
fracture of the anterior tibial spine

Advanced Studies

【原因】
　自転車からの転落，交通外傷などによる。膝関節過伸展，過屈曲，内反，外反などを起こす大きな力による。成人にもあるが 2/3 は小児に発生する。

【病態と分類】
　内・外側半月板の前角，前十字靱帯などが付着する部の裂離骨折である。Meyers-McKeever（マイヤーズ-マッキーバー）の分類が有名である（図 37-96）。

【症状と診断】
　膝関節血症を伴う疼痛，運動制限がある。膝関節部の外反，反張変形がある。膝関節 X 線側面像で診断する。

【治療】
　Meyers-McKeever 分類のⅠ・Ⅱ型では保存治療，Ⅲ・Ⅲ$^+$型では手術治療が行われる。手術は関節鏡視下に，あるいは小さく関節を切開し，スクリューまたは pull-out wiring を行う。

B　脛骨粗面骨折
fracture of the tibial tuberosity

Advanced Studies

【原因】
　膝関節屈曲位で大腿四頭筋が急激に収縮した場合に生

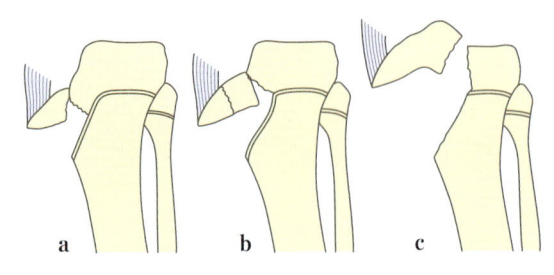

図 37-97　脛骨粗面骨折の Ogden 分類
a．膝蓋腱付着部だけの骨折
b．脛骨粗面の二次骨化核全体の骨折
c．脛骨近位骨端部の一部を伴う骨折

［Beaty JH, Kasser JR（eds）：Rockwood and Wilkins' Fractures in Children, 5th ed. Philadelphia, Lippincott Williams and Wilkins, 2001 より］

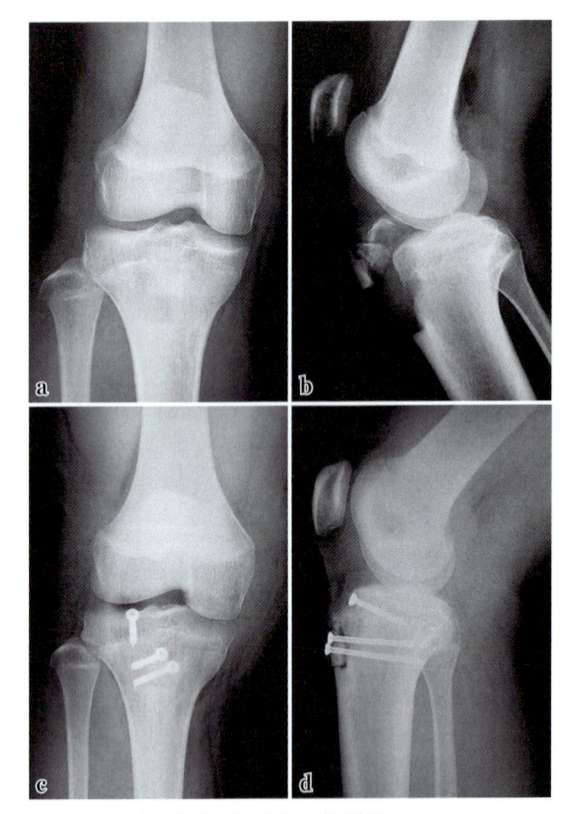

図 37-98　脛骨粗面骨折（14 歳男児）
a，b．来院時単純 X 線像。側面像（b）で脛骨粗面の上方転位，膝蓋骨高位が明らかである。Ogden B 型に相当する。
c，d．術後単純 X 線像。観血的に整復し，スクリューで固定した。

じる。

【病態と分類】
　脛骨粗面だけの骨折の場合と，脛骨近位骨端部の前方部分の骨折を伴う場合とがある〔Ogden（オグデン）分類；図 37-97〕。

【症状】
　膝関節の自動伸展が不能となる。

【治療】
　大腿四頭筋の牽引力に対抗するため，スクリューで骨片を固定する（図 37-98）。

C 脛骨遠位骨端離開
fracture-separation of the distal tibial epiphysis

Advanced Studies

【病態と分類】
　Salter-Harris 分類 type I〜V のいずれも起こりうる。脛骨遠位骨端部の外側半に生じた type III 損傷は，Tillaux（ティロー）骨折とよばれる（図 37-99）。前脛腓靱帯の牽引力によるものである。

【治療】
　Salter-Harris 分類 type I，II は徒手整復し，安定していればギプス固定を行う。Type III，IV は観血的整復とスクリュー固定が必要である。Type V は受傷時には診断・治療が難しく，成長障害や変形を残すことがある。

C 被虐待児症候群（小児虐待）
battered child syndrome（child abuse）

【概念】
　親や世話をする人によって引き起こされた，こどもの健康に有害なあらゆる状態と定義され，身体的虐待，養育の怠慢・拒否，性的虐待，心理的虐待に分類される。小児虐待はしばしば骨折を伴うので，整形外科医が初期治療に当たることは多い。場合によっては死に至ることもある虐待を，冷静に見抜くことが要求されている。

【症状と診断】
　親の述べる受傷機序と矛盾する骨折がある場合には本症を疑う。虐待に特有な骨折としては，①豊富な骨膜反応のある骨幹端部の骨折，②歩行開始前の乳児の長管骨骨折（特に螺旋骨折），③後方や側方の多発肋骨骨折，④様々な治癒過程の骨折の混在，⑤左右両側の頭蓋骨骨折，⑥骨折線が縫合を越える頭蓋骨骨折，などがある（図

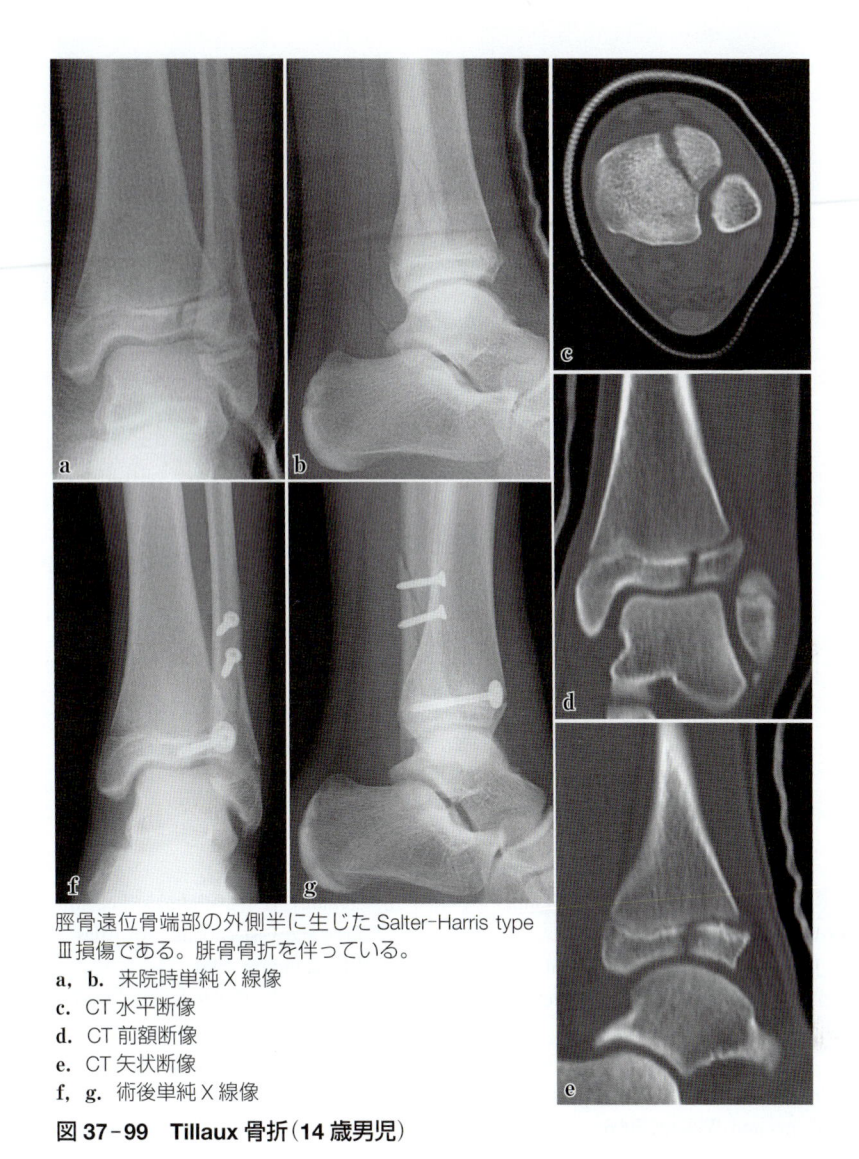

脛骨遠位骨端部の外側半に生じたSalter-Harris type Ⅲ損傷である。腓骨骨折を伴っている。
a, b. 来院時単純X線像
c. CT水平断像
d. CT前額断像
e. CT矢状断像
f, g. 術後単純X線像

図 37-99 Tillaux 骨折（14 歳男児）

37-100)。その他，皮膚に新旧のあざ，大人の歯形，タバコによる 7～8 mm 大の熱傷瘢痕などがみられることがあり，着衣を脱がしてよく観察することが重要である。

骨折が疑われる部位の X 線撮影のほか，頭部・顔面・腹部などの CT が必要になることがある。

【治療】
虐待による骨折を疑ったら，外来で治療できる骨折であっても，こどもを保護するため必ず入院させる。骨折の治療に特別なことはない。児童福祉法に従い，児童相談所または福祉事務所に届け出る。早期に退院させてはならない。小児科医，ソーシャルワーカー，臨床心理士と連携しながら親との面談を行い，育児環境改善の道を探るが，虐待の解消は容易ではない。

●参考文献
1) AO Foundation Website (http://www.aofoundation.org/wps/portal/Home)
2) Beaty JH, Kasser JR (eds) : Rockwood and Wilkins'

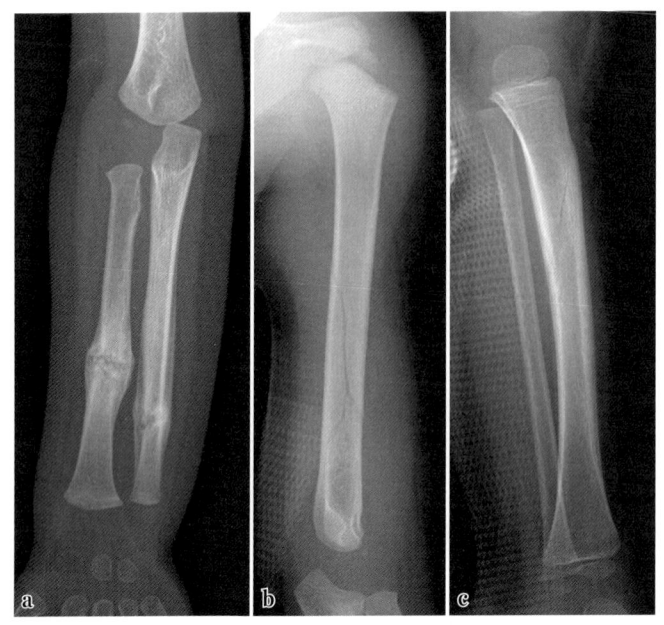

図37-100 小児虐待による骨折（2歳1カ月男児）
2週間に3回骨折したため骨形成不全症の疑いで紹介来院した．すでに仮骨形成のみられる右前腕両骨の骨折（a），強い捻転力でしか起こらないと思われる左上腕骨の螺旋骨折（b）と左脛骨の螺旋骨折（c）が認められ，家族の状況と合わせて小児虐待によるものと判断した．

Fractures in Children, 5 th ed. Philadelphia, Lippincott Williams and Wilkins, 2001
3) Browner BD, Jupiter JB, et al（eds）：Skeletal Trauma. Basic Science, Management, and Reconstruction, 3 rd ed. Philadelphia, WB Saunders, 2003
4) Bucholz RW, Heckman JD, et al（eds）：Rockwood and Green's Fractures in Adults, 6 th ed. Philadelphia, Lippincott Williams and Wilkins, 2006
5) Connolly JF：DePalma's The Management of Fractures and Dislocations. An Atlas, 3 rd ed. Philadelphia, WB Saunders, 1981
6) 冨士川恭輔，鳥巣岳彦（編）：骨折・脱臼．改訂第2版．南山堂，2005
7) Rüedi TP, Buckley RE, et al（eds）：AO Principles of Fracture Management. Second Expanded Edition. Stuttgart, Georg Thieme Verlag, 2007

第38章 脊椎・脊髄損傷

診療の手引き

1. 急性期の搬送には，体動による脊髄の二次損傷を起こさないように頸部，体幹を固定し，脊髄保護に留意する．
2. 脊髄損傷患者の初期治療においては，意識状態，呼吸状態，血圧，尿量などのバイタルサインを評価し，モニタリングを行う．
3. 脊髄麻痺の評価には，運動，感覚，反射の評価を行い，損傷高位を推定する．完全，不完全麻痺の判断，脊髄ショック離脱の有無の判断には仙髄領域の評価は特に重要である．
4. 単純X線，CT，MRI検査所見を総合的に判断し，受傷機序を類推しながら脊椎損傷の分類を行い，脊髄損傷の発生原因を診断する．
5. 脊椎損傷が安定型か不安定型かを評価する．不安定型骨折や脱臼などで脊髄損傷が発生した場合には，脊椎の整復と固定術を計画し，早期にリハビリテーションが開始できるような治療戦略を立てる．
6. 処置や手術の前には，患者と家族への説明を行う．精神的ショックも大きいため，説明には十分な配慮が必要である．
7. 脊髄損傷に伴う合併症には，呼吸器合併症，褥瘡，尿路感染などがある．これらの合併症が生じないよう予防することが重要である．
8. 急性期の治療後は，自立に向けたリハビリテーションを行い，自宅復帰，社会復帰を目指す環境作りが必要となる．

A 脊椎・脊髄損傷とは

脊椎とは一般的に脊柱の骨性成分を指し，前方部分の椎体は重みを支える役割を担い，後方の椎弓は神経要素を保護する役割を担っている．脊髄とは脊柱管内を通る中枢神経を指し，脳と身体各所の間を往来する指令を伝える役割を果たしている．

脊椎損傷とは脊椎の骨折を意味し，圧迫骨折，破裂骨折，脱臼骨折などがある．一方，脊髄損傷とは脊柱管内の神経要素である脊髄が損傷される病態で，四肢や体幹の運動，感覚障害を引き起こす．自律神経の障害も生じるため，循環動態の障害，排尿，排便障害などの様々な障害が生じる．損傷レベルが高位になるほど麻痺の範囲は大きく，障害の程度も重度となる．

脊椎損傷があっても必ずしも脊髄損傷を生じるとは限らず，椎体骨折や棘突起骨折では一般的に脊髄損傷を伴わないが，破裂骨折や脱臼骨折では，脊髄損傷が発生することが多い．逆に脊髄損傷があっても脊椎損傷があるとは限らず，脊椎損傷のない脊髄損傷は非外傷性脊髄損傷とよばれる．

高齢者では脊椎の加齢的変化や靱帯骨化などによって脊柱管が狭くなり，脊髄がすでに軽い圧迫を受けている状態にあるため，軽微な外力などで

脊髄損傷を起こす場合がある。また、骨粗鬆症性椎体骨折では受傷時には脊髄損傷を認めない場合でも、受傷後数カ月経過してから脊髄損傷が出現する遅発性神経障害といった病態も存在する。

脊椎・脊髄損傷においては、全身状態の評価、神経学的診察と並行して速やかに画像検査を行い早期に治療方針を立てる。脊椎損傷を伴っていても、安定型で神経症状がないか軽微であれば保存治療が選択されるが、不安定型の骨折がある場合や明らかな神経の圧迫を認める場合には、手術療法が選択される。

近年、iPS細胞（induced pluripotent stem cells）やES細胞（embryonic stem cells）を用いた細胞移植による脊髄再生研究が精力的に進められているものの、損傷された脊髄そのものを根本から治癒させる治療法は存在しない。このため、臨床現場での脊髄損傷に対する治療の本質は、二次損傷（移送中やリハビリテーション中の追加損傷）を可能な限り最小限に抑え、早期にリハビリテーションを開始することで続発する合併症を予防し、最大限の日常生活動作を獲得することにある。

NOTE 脊髄再生医療の現状

1906年にノーベル生理学・医学賞を受賞した神経解剖学者 Santiago Ramón y Cajal（ラモン・イ・カハール）教授は、「哺乳類の中枢神経系（脳と脊髄）は、一度損傷を受けると再生しない」と唱え、長い間、医学会の常識であった。しかし、この状況を打開するために多くの基礎研究が世界中で行われ、臨床試験として現在行われている方法もある。現在基礎的研究として進行している方法には、神経再生の妨げになる損傷部の炎症を抑制する方法や、損傷部の血流を改善する方法、損傷した軸索再生を促進する方法、脱髄した軸索を細胞移植により再髄鞘化する方法などがある。近年では、2012年にノーベル生理学・医学賞を受賞した山中伸弥教授らが開発した人工多能性幹（iPS）細胞を用いた方法が注目を集めている。患者本人からiPS細胞を樹立し、神経幹・前駆細胞へ分化誘導後に脊髄損傷部位へと移植するオーダーメイド細胞移植治療や、品質の保証されたiPS細胞やiPS細胞から作製した移植用細胞をあらかじめ準備しておくiPS細胞バンクを用いた脊髄再生医療が報告されている。

B 脊髄損傷
spinal cord injury

1 脊髄損傷の病態、合併症

A 原因

わが国での新規脊髄損患者の発生数は人口100万人当たり1年間でおよそ40人とされている。新規脊髄損傷患者数は21〜25歳に小さなピークと56〜60歳に大きなピークがある2峰性の分布を示すが近年は高齢者の脊髄損傷患者が増加している。受傷原因は平地での転倒、交通事故、高所からの転落が多く、低所からの転落、重量物による下敷き、スポーツ外傷による受傷が続く。近年労働災害や交通事故による脊椎・脊髄損傷は減少し、スポーツ外傷、飛び降りによる自殺企図、比較的軽い外傷によって発生する高齢者症例が増加傾向にある。

B 病態生理（図38-1）

脊髄損傷が起こると、損傷部の神経細胞であるニューロン、アストロサイト、オリゴデンドロサイトは一次的な機械的損傷により挫滅損傷を受け出血が生じ、虚血、低酸素状態となる（一次損傷）。その後、分単位の時間経過で損傷部位にIL-6、TNF-αなど炎症性のサイトカインが誘導され、これらの炎症反応は神経細胞の壊死やアポトーシスを引き起こす。誘導されたサイトカインは直接死滅した組織のみならず周囲の細胞にまで波及し、新たな細胞壊死やアポトーシスを引き起こす（二次損傷）。その後、時間単位の経過でフリーラジカル、一酸化窒素、蛋白質を壊すプロテアーゼが誘導され組織の浮腫が生じ、さらに好中球が損傷した脊髄の中へ浸潤する。浸潤した好中球は血管内皮細胞を障害し脊髄実質の微小循環障害を惹起させたり、血管外に遊出した活性化好中球が臓器障害発生に関与する。数週間〜数カ月単位の亜急性期には、炎症の鎮静化に伴い、空洞化した損傷中心部および炎症の波及した範囲を取り囲むように、増殖した反応性アストロサイトが重合しグリア瘢痕を形成する。また神経軸索を絶縁しているミエリン（髄鞘）をつくるオリゴデンドロサイト

急性期　　　　　亜急性期 〜 慢性期

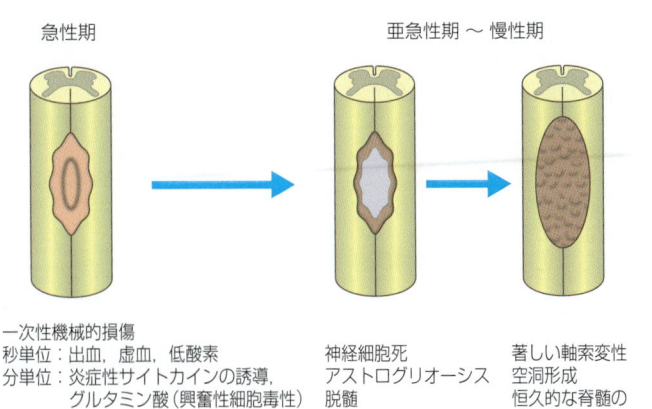

一次性機械的損傷
秒単位：出血, 虚血, 低酸素
分単位：炎症性サイトカインの誘導,
　　　　グルタミン酸（興奮性細胞毒性）
時間単位：フリーラジカル,
　　　　　NO（一酸化窒素),
　　　　　プロテアーゼ,
　　　　　浮腫, 好中球の浸潤

神経細胞死
アストログリオーシス
脱髄

著しい軸索変性
空洞形成
恒久的な脊髄の
機能低下

図 38-1　脊髄損傷の病態生理

が脱落することによって脱髄反応が生じ，神経軸索を通った電気活動の伝導速度が非常に遅くなる。その後の慢性期には，著しい軸索変性が生じ，脊髄の中に大きな空洞が形成される。

2　脊髄損傷の神経学的評価

脊髄損傷の急性期管理においては，詳細な病歴，全身状態の評価，神経障害の評価，合併損傷の評価，手早く聴取することが重要である。神経学的診断においては，どのレベルに障害が存在するのかを診断する高位診断，脊髄横断面でどの範囲が障害されているのかを診断する横断的局在診断を組み合わせて行う。脊髄ショックの判定も重要である。

感覚は触覚，痛覚を検査し，これらの鈍麻あるいは脱失のあるデルマトームから損傷高位を判断する。運動は神経支配高位に従い上下肢の筋力を順序だてて調べていく。麻痺高位の推察にはASIA（American Spinal Cord Injury Association）の key muscles や key sensory point を参考にすると効率的に神経学的評価を行うことができる（表38-1）。反射は，上肢，下肢，皮膚表在反射，球海綿体反射，肛門反射，病的反射を検査する。これらの神経学的データの組み合わせから，神経機能が残存している最下位の髄節を評価することが可能となる。

表 38-1　神経学的評価に有用な key muscles と key sensory points

		key muscles	key sensory points
上肢	C4	—	肩鎖関節
	C5	肘関節屈曲	前肘窩外側
	C6	手関節伸展	母指近位節背側
	C7	肘関節伸展	中指中節の背側
	C8	中指屈曲	小指中節の背側
	T1	小指伸展	—
体幹	T4	—	乳頭高位
	T10	—	臍高位
	T12	—	鼠径靱帯中央
下肢	L2	股関節屈曲	大腿前面中央
	L3	膝関節伸展	大腿骨内顆
	L4	足関節背屈	足関節内果
	L5	母趾伸展	第3中足骨背部
	S1	足関節底屈	踵部外側
	S2	—	膝窩部
	S3	—	坐骨結節
	S4-5	—	肛門近傍

A　脊髄ショックの判定

脊髄ショックとは，重度の脊髄損傷により損傷高位以下のすべての脊髄反射が消失した状態をいう。臨床的には脊髄ショックの時期は弛緩性麻痺を呈する。体性神経や自律神経も含めすべての反射が消失するため，血圧の低下，麻痺性イレウスなどが生じる可能性がある。脊髄ショックの期間

表38-2　Frankel 分類

(A) Complete：感覚，運動ともに完全麻痺。
(B) Sensory only：感覚はある程度温存されているが，運動は完全麻痺。
(C) Motor useless：運動機能はあるが，実際には役にたたない。
(D) Motor useful：有用な運動機能が温存されており，補助歩行ないし独歩が可能である。
(E) Recovery：感覚，運動ともに正常である。異常反射が残っていてもよい。

中は，完全麻痺や不全麻痺の診断は困難であるため，この時期が過ぎた時点で改めて評価を行う。脊髄ショックの離脱時期の判断は，球海綿体反射あるいは肛門反射の出現した時期とする。一般的には72時間以内に離脱するとされている。離脱すると弛緩性麻痺から痙性麻痺へ移行する。

B 重症度の評価

脊髄ショックの離脱時期に最下位仙髄節（S4-5）の支配域である肛門周囲の感覚回復や肛門括約筋の収縮がみられない場合は完全麻痺と判断する。これに対して，損傷髄節以下の髄節支配域に感覚，運動あるいは腱反射の機能が部分的に残っているものは不全麻痺と診断する。したがって，四肢が完全麻痺にみえても，仙髄領域である肛門周囲の感覚や肛門括約筋の随意収縮が温存されている状態は sacral sparing（仙髄領域の回避）とよばれ不全麻痺の状態であり，その後の麻痺改善の可能性がある。脊髄損傷の重症度評価には麻痺の程度を5段階に分類する Frankel（フランケル）分類が広く用いられている（表38-2）。

3 脊髄損傷の神経学的高位診断

脊髄損傷は損傷高位より，四肢麻痺 quadriplegia と対麻痺 paraplegia に分類することができる。四肢麻痺とは，頸髄の損傷による感覚，運動機能の障害または消失をきたし，四肢ならびに骨盤臓器に機能障害を認めるものをいう。対麻痺とは，上肢機能は保たれているが，体幹，下肢および骨盤臓器に機能障害を認めるものをいう。

神経学的損傷高位を呼称する際には，実際に損傷された髄節ではなく，神経機能が残存している最下位の髄節で表現する。また，運動高位は，筋

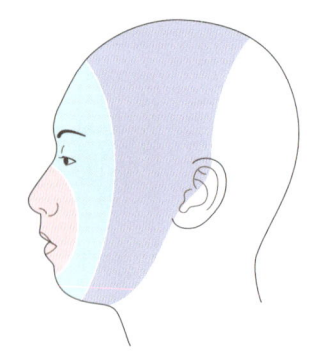

図38-2　上位頸髄損傷時にみられる onion-peel sensory loss syndrome

力がMMT（→127頁参照）で3であってもそのすぐ頭側の筋力が5であれば損傷されていない髄節で呼称する。

A 頸髄損傷

1 上位頸椎部（Oc-C2椎：C1-3髄節）

呼吸を行うために必須な横隔膜神経の髄節はC2付近に存在する。このため，上位頸椎における完全麻痺では横隔膜神経の麻痺が生じ，致命的となる。生存例は不全麻痺であり，上位頸髄損傷が疑われれば，救命処置を優先させる必要がある。小児の頸髄損傷は上位頸椎部に比較的多く認めるため注意を要する。延髄の圧迫では徐脈や体温低下が観察される場合がある。

不全麻痺の特徴的な症状としては，四肢体幹の感覚異常のみならず顔面の感覚障害が生じる（onion-peel sensory loss syndrome）例がある（図38-2）。これは，脳神経である三叉神経脊髄路が上位頸髄まで下降しているために生じる。また，上位頸髄の障害であるにもかかわらず中下位頸髄徴候のようなグローブ型の手のしびれを示す例もあり，病変レベルと神経障害レベルが一致しない偽性局在徴候 false localization sign を示すことが多い。運動麻痺に関しても，延髄脊髄移行部には

> **NOTE** onion-peel sensory loss
> 顔面の感覚は三叉神経により支配されているが，三叉神経脊髄路核は，上位頸椎部まで下降している。辺縁部の感覚線維はより末梢まで下降するため，上位頸椎疾患では顔面辺縁部の知覚障害が発生しうる。

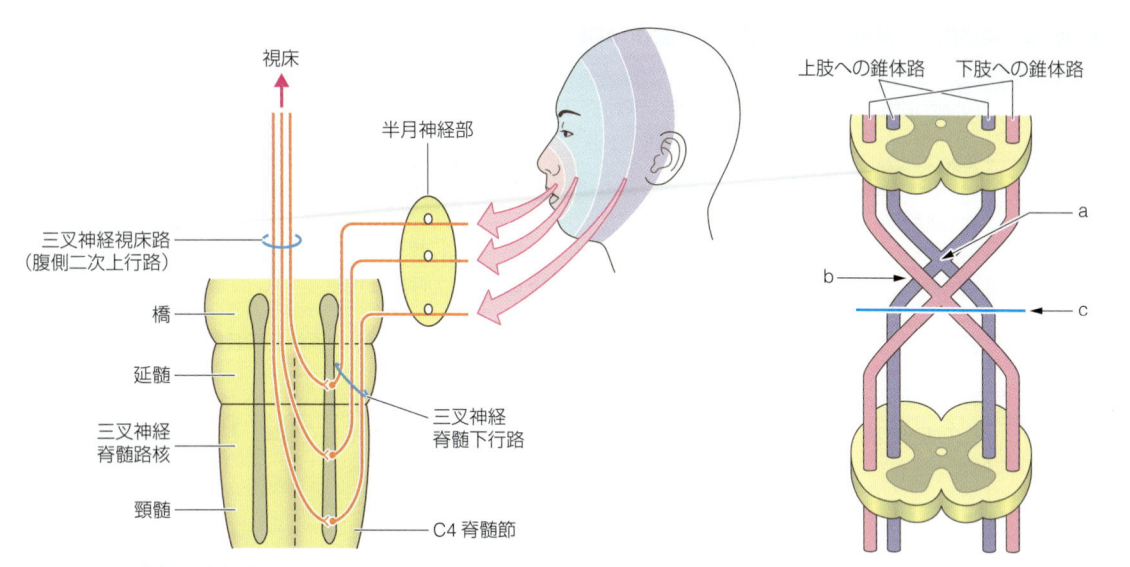

図 38-3 延髄脊髄移行部における神経局在
上位頸髄部には錐体交叉が存在するため，一側上肢と対側下肢の麻痺が生じたり（交差性片麻痺）など複雑な神経症状を呈することがある。

錐体交叉が存在するため，障害部位によっては，一側上肢と対側下肢の麻痺が生じたり（交差性片麻痺），上肢に強い麻痺が生じる例などがあり，複雑な麻痺状態を呈することがある（図 38-3）。

2● 中・下位頸椎部（C2-3 椎間から C7-T1 椎間）

椎間板高位（骨傷高位）と損傷髄節の関係は浮腫や血腫が広範でない限り，頸髄症の場合と同じである。頸髄損傷による完全麻痺の場合，実用性のある運動機能（残存運動能力）から日常生活の目安を類推することができ，リハビリテーションを行う際のゴール設定となる（表 38-3）。不全麻痺の場合は，完全麻痺に比べて一般的には移動能力，日常生活動作のレベルが高いことが多い。しかし，発症時には軽度であった痙性や疼痛が慢性期には徐々に進行し，一旦達成した日常生活動作のレベルが低下する場合もある。

B 胸髄以下の損傷

1● 上・中位胸椎部（T1 椎から T10-11 椎間：T3-L2 髄節）

胸郭による強固な支持のために脊髄損傷の頻度は低いが，損傷される場合には完全麻痺が多い。key muscle は T1 の小指外転筋の次が L2 の股関節屈筋となるため，損傷高位診断は感覚障害レベルから判断する。触覚が残存する例よりも痛覚が残存する例の方が一般的に歩行の予後はよいとされている。下位胸髄損傷ほど呼気筋が残存するため喀痰の排出は容易であり，呼吸器合併症の頻度は少ない。また，腹筋は上部は T8-10，下部は T11-12 からの神経支配を受けているため，下位胸髄損傷ほど，体幹バランスは良好となる。

2● 胸腰椎移行部（T11 椎-L2 椎：L3-S5 髄節）

中下位頸椎部に次ぐ脊髄損傷の好発部位である。高齢者に多い骨粗鬆症性椎体骨折後遅発性神経麻痺はこの部位での発生が多い。同部位は脊髄の下端に位置し，脊柱管内は脊髄（脊髄円錐部）と神経根（馬尾）が混在する。脊髄円錐部は円錐上部と円錐部に分けられる。円錐上部は T12 胸椎に位置し L4-S2 髄節が存在する。円錐部は L1 腰椎に位置し，髄節は S3 以下である。さらに，L2 椎体以下は馬尾となる（図 38-4）。脊髄は一般的に馬尾よりも圧迫外力に弱いため，脊髄は完全に損傷されるが，馬尾の一部もしくは大部分が損傷を免れる神経障害を示すことがある。

3● 腰椎部（L2-3 椎間から仙椎：馬尾）

馬尾損傷を生じるが，稀である。多くは不全麻痺であり，足関節の背屈，母趾の伸展筋力の低下をきたすことが多い。

表 38-3 頸髄損傷の運動レベルと日常生活動作（ADL）

運動レベル	主な機能残存筋	移動能力の目安	生活活動の目安
C3 以上	顔面表情筋，舌筋，胸鎖乳突筋，僧帽筋	舌や顎，頚椎の運動でコントロールする電動車椅子	気管切開での人工呼吸器管理 顔面表情筋などを利用した筋電コントロールによる環境制御装置の利用 口に棒を加えてのパソコン操作
C4	横隔膜 僧帽筋 肩甲挙筋	舌や顎，頚椎の運動でコントロールする電動車椅子	自力呼吸が可能 呼気を利用した環境制御装置の利用
C5	三角筋，上腕二頭筋	手掌型ジョイスティックコントローラーの電動車椅子操作可 上腕二頭筋が利用できれば，ノブ付き手導車椅子操作可	自助具を利用して食事，整容動作，書字，パソコン操作が可能
C6	橈側手根伸筋 回内筋	ベッドと車椅子の移乗，普通車椅子可（上腕二頭筋駆動），障害者用自動車運転が可能，補助具を利用しての自動車への移乗可	自助具を利用して ADL 自立可能となりうる 床上動作の多くが可能。整容動作の多くが可。自力にて上衣の更衣動作可。シャワー浴可。棒または紐を引きよせる形での殿部挙上が可。自己導尿可 障害者用家屋に改造すれば，自宅生活が自立可能になりうる
C7	上腕三頭筋，指伸筋	ベッドと車椅子の移乗，普通車椅子可（上腕三頭筋駆動），障害者用自動車運転が可能，補助具を利用しての自動車への移乗可 梯子紐を利用しての起座可	日常生活全般は一部介助～ほぼ自立 自助具を利用して ADL 自立可能となりうる プッシュアップによる殿部挙上可 自力にて浴槽の出入りを含めて入浴自立，洋式トイレ利用可 障害者用家屋に改造すれば，自宅生活が自立可能になりうる
C8～T1	指屈筋群，手内筋	普通車椅子可 床から車椅子の移乗も含めて移乗はすべて可	自助具なしで ADL 自立 障害者用家屋に改造すれば，自宅生活が自立可能になりうる

4 脊髄損傷の横断的局在診断

脊髄は前角細胞などの細胞成分からなる灰白質と錐体路，脊髄視床路などの神経線維からなる白質の2種類に分類できる。一般的に灰白質の方が白質よりも易損性が高い。上肢症状と下肢症状のどちらの症状が優位か，感覚障害が対称性か，温痛覚と深部感覚障害に解離性があるか，運動麻痺と感覚障害の優位側が同側か対側かなどから，脊髄横断面でみてどの部位が障害されているのかを推測する。

頸髄損傷を脊髄横断的損傷部位から分類すると，横断型，中心型，半側型，前方型，後方型に分類できる。横断型と中心型が最も頻度が高く，半側型，前方型と続き，後方型はあまりみられない（図 38-5）。

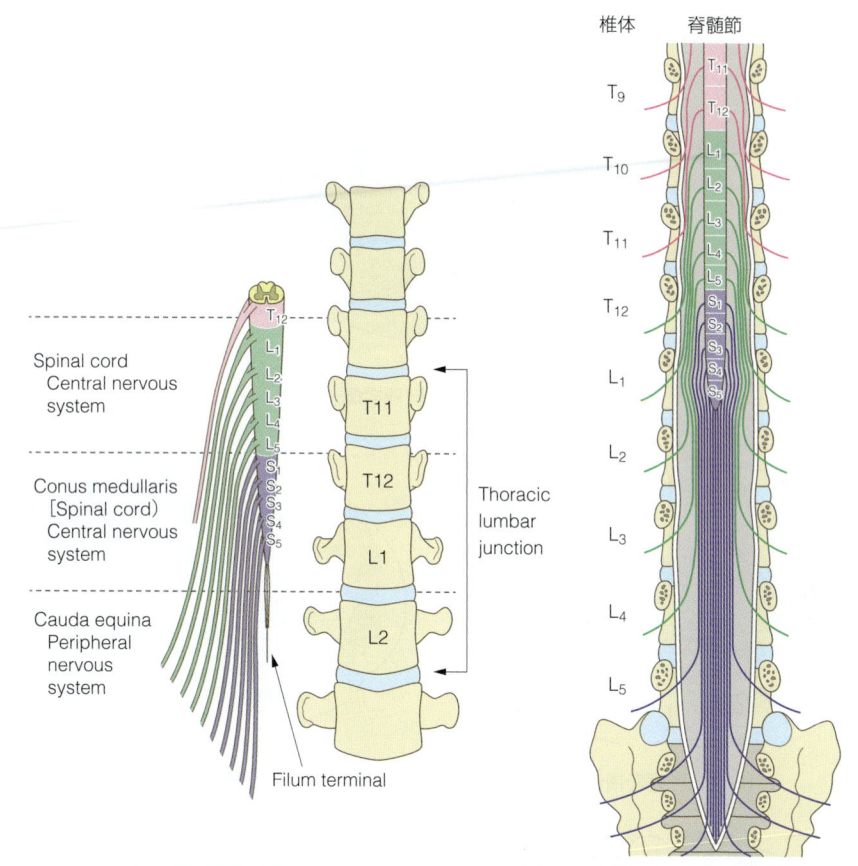

図 38-4 胸・腰椎移行部における椎体高位と神経組織との関係
脊髄円錐部は円錐上部と円錐部に分けられる。円錐上部は T12 胸椎に位置し L4-S2 髄節が存在する。円錐部は L1 腰椎に位置し，髄節は S3 以下である。さらに，L2 椎体以下は馬尾となる。

A 横断型脊髄損傷

脊髄があるレベルで完全に損傷された結果，障害髄節以下の完全麻痺，完全感覚脱失，膀胱直腸障害となる。

B 中心性脊髄損傷

脊髄の灰白質と白質内側部の損傷であり，神経症状の推移に特徴がある。中心性脊髄損傷は頚髄の過伸展外力による損傷が多く，運動麻痺は下肢に比較すると上肢に強いのが特徴である。臨床経過としては，下肢の麻痺は徐々に回復し直後は歩行不能であった例も歩行が可能となってくるが，上肢特に手指の麻痺の回復が不良である場合が多い。

C 脊髄半側損傷

Brown-Séquard（ブラウン-セカール）症候群とよぶことが多い。脊髄障害側と同側の運動麻痺と深部感覚障害（振動覚，位置覚），反対側の表在感覚障害（温痛覚）を生じる。典型的なものは胸髄レベルの損傷でよくみられる。

D 前部脊髄損傷

外側脊髄視床路の障害により病変レベル以下の温痛覚障害と，錐体路，灰白質の障害による運動麻痺と膀胱直腸障害が生じる。損傷部が脊髄前方に限局されているため，深部感覚，識別感覚は保たれていることが特徴となる。

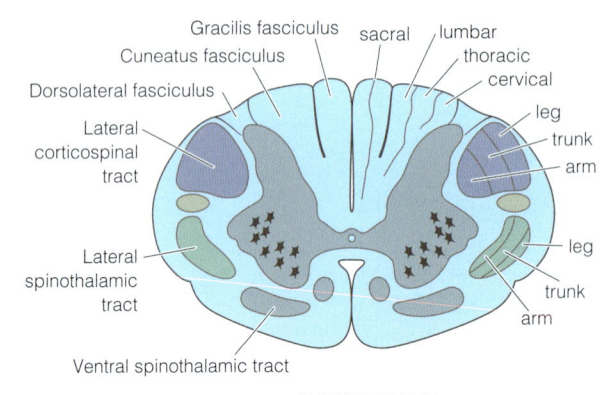

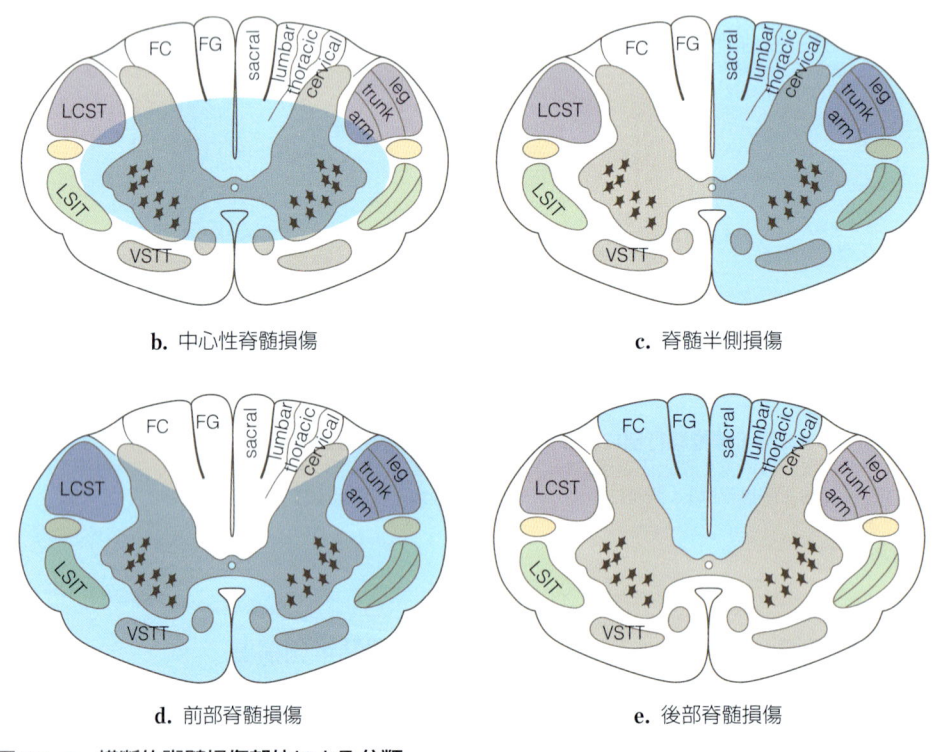

図38-5 横断的脊髄損傷部位による分類

a. 横断型脊髄損傷
b. 中心性脊髄損傷
c. 脊髄半側損傷
d. 前部脊髄損傷
e. 後部脊髄損傷

E 後部脊髄損傷

後索部の障害により病変部以下の深部感覚障害と識別感覚障害が生じる。頚椎の過伸展損傷でみられることがある。

F 神経根障害

椎体骨折により椎間孔部を骨片が占拠したり,変形により椎間孔部に狭窄が生じると神経根障害が発生する。

5 好発高位

脊髄損傷の損傷高位は, 1990〜1992年に実施された全国疫学調査では, 頚髄損傷と胸腰髄・馬尾損傷の比が3:1であったのに対し, 1993〜1998年に実施された全国労災病院系列のデータベースでは頚髄損傷が63％, 胸腰髄・馬尾損傷が37％と報告されている。C4, C5, C6髄節損傷で全体の約半数を占め, 頚髄はC4髄節, 胸腰髄ではT12が最も多い。また, 非骨傷性頚髄損

傷や中心性脊髄損傷は C3/4 高位で多い.

10 歳以下の小児の脊髄損傷は極めて稀であり，全脊髄損傷例の 0.1〜0.3% と報告されている．損傷高位は頚胸椎移行部から上位胸椎部，上位頚椎に集中している．

6 随伴症状，合併症

脊髄損傷に伴って生じる障害は神経麻痺にとどまらず，全身的な多臓器障害も合併する．また，多発外傷を伴うことも多いため，神経学的評価のみならず心血管，呼吸，膀胱直腸，消化管機能などの評価を行う必要がある．内臓器官の支配神経である自律神経と脊髄との関係は，交感神経系はT1-L2 の側角から起始し，副交感神経は脳幹部（迷走神経など）と S2-4 の側角から起始している．

A 循環器障害

脊髄ショックの時期には交感神経が遮断され副交感神経が優位となっているため，徐脈と麻痺領域血管拡張による低血圧が生じる．T4 より高位の脊髄損傷において生じやすい．急性期には，口腔内や気管吸引施行時，体位変換時に迷走神経反射により高度な徐脈が誘発される場合がある．循環動態は不安定であり，心停止や虚血性心疾患をもたらす場合もありモニター管理が必要である．慢性期には，自律神経過反射 autonomic dysreflexia や起立性低血圧，肺塞栓，深部静脈血栓症に注意する．

自律神経過反射とは，通常 T6 より高位の脊髄損傷患者に生じ，麻痺域への刺激によって誘発される交感神経系の反応で，突然の血圧上昇，徐脈，頭痛，非麻痺域の発汗，皮膚紅潮，鼻閉などの症状で特徴づけられる．

静脈塞栓血栓症（→300 頁参照）は急性脊髄損傷患者の深刻な合併症の 1 つである．予防処置を行わなければ 50% に併発するとの報告がある．間欠的空気圧迫，圧迫ストッキング着用を早期に開始する．脊髄周囲の出血では抗凝固薬の使用は潜在的禁忌であるが，出血が安定していれば低分子ヘパリンや未分画ヘパリンの使用が適切な場合もある．

B 呼吸障害

横隔膜神経が存在する C4 より高位の完全損傷では，人工呼吸器がなければ生命が維持できない．それ以下の頚髄損傷であっても，呼吸運動筋である腹筋，肋間筋が麻痺しているため肺活量は低下し，胸郭の奇異運動を認める．自発呼吸があっても肺活量が少ない場合では呼吸器合併症の頻度が高く，気管切開が必要となる場合もある．副交感神経が優位な状態では，気道内分泌物が増加し，無気肺や肺炎に陥りやすい．

C 排尿障害

老廃物の排泄にかかわる骨盤内臓（膀胱，直腸，性器）の支配神経は，脳幹部に存在する排尿中枢と仙髄（S2-4）由来で副交感神経である骨盤神経，胸・腰髄（T11-L2）由来で交感神経である下腹神経，仙髄（S2-4）由来で体性神経の陰部神経である（図 38-6）．交感神経が作用すると，膀胱の収縮を抑制し，尿道の収縮を促進させ蓄尿に作用する．また，副交感神経が作用すると，逆に膀胱の収縮は促進され，尿道の収縮は抑制され排尿に作用する．尿が 150 ml 以上たまると尿意として排尿中枢で認知され排尿か蓄尿かの調整が行われる．さらに，体性神経である陰部神経も排尿筋と括約筋に作用しているため随意で排尿をコントロールすることが可能になっている．また，副交感神経である骨盤神経も体性神経である陰部神経も仙髄（S2-4）レベルに脊髄中枢を持つため，骨盤神経障害の程度は陰部神経障害の程度から推測することができる．つまり，膀胱機能が回復してきたかどうかは，肛門括約筋を随意に締めることができるかどうかで判断可能である．

脊髄ショックの時期には膀胱も弛緩麻痺となり膀胱が収縮せず尿閉となる．急性期の尿閉期に膀胱過伸展による筋萎縮や感染による線維化などの合併症を予防しておけば，回復期には排尿筋反射が出現するようになり，麻痺の程度に応じて排尿筋が反応できる．排尿管理においては，残尿が 50 ml 以下で尿路感染が起こりにくくなった状態（バランス膀胱）を目指す．

D 消化器障害

脊髄損傷では交感神経遮断や仙髄部の副交感神経遮断が生じ排便筋麻痺，麻痺性イレウス，消化性潰瘍などが生じる．麻痺性イレウスが生じている可能性に留意し経口摂取開始時期を判断する．

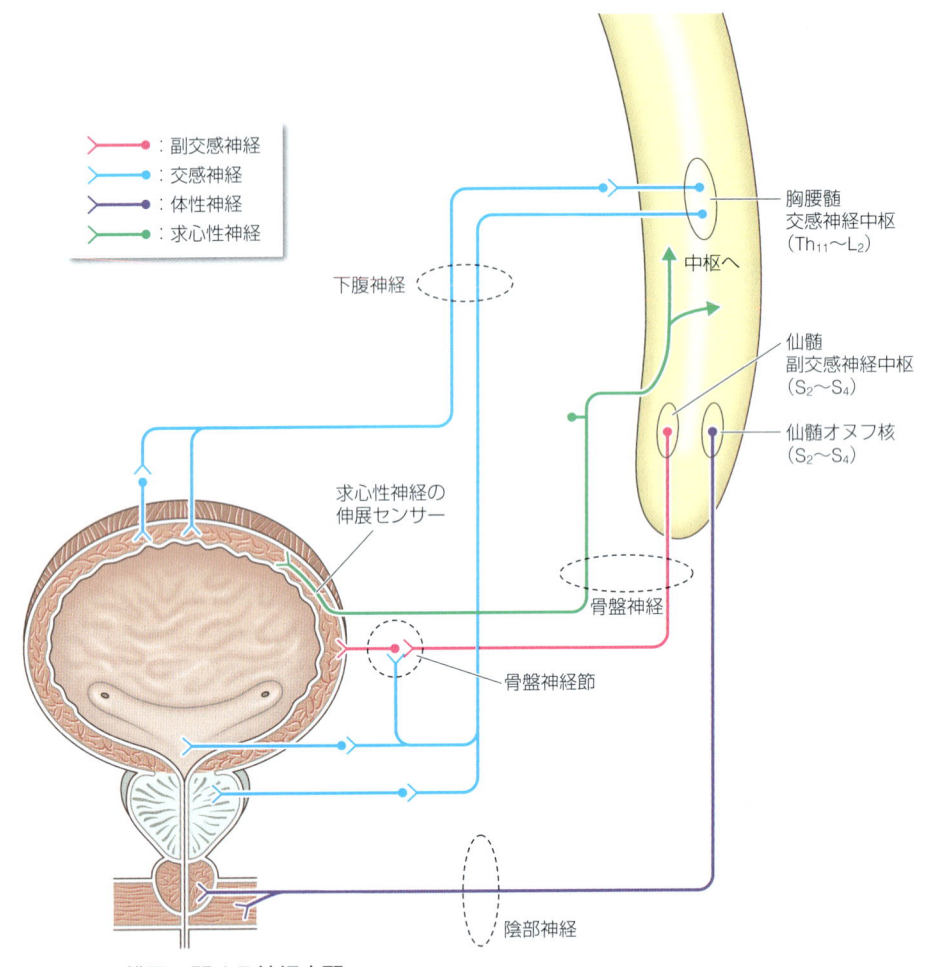

図 38-6 排尿に関する神経支配

また、消化性潰瘍に関しては、麻痺のため診断が遅れる場合があり便潜血や貧血の進行がないか留意する必要がある。

嚥下障害も脊髄損傷患者に多くみられる。頸髄損傷、ハローベスト装具使用患者、頸椎手術後患者には特に注意が必要であり、経口摂取前の嚥下評価が必要となる。

E 褥瘡

褥瘡(→122頁参照)とは血流障害による皮膚壊死のことである。長時間同じ体位でいると、接床面の皮膚が圧迫されて血流が不足ししびれが出現する。脊髄損傷患者では感覚障害からそれが認知できず、また、自力で体勢を変えることができない場合には、高率に皮膚の圧迫性壊死が生じる。脊髄損傷患者における褥瘡の発生率は27%程度と報告されており、仙骨部、足関節外果、後頭部、踵部に好発する。

F 疼痛

体性感覚が消失した麻痺域に認められる幻肢痛 phantom pain や神経障害性疼痛は難治性の痛みであり、患者のQOLを脅かす合併症である。心理・社会的側面の影響を強くうける。

G その他の特有な合併症

拘縮、痙縮、異所性骨化、外傷性脊髄空洞症、遅発性脊柱変形などがある。

7 脊髄損傷の画像診断

脊髄損傷患者のすべてが脊椎の骨折や脱臼を伴

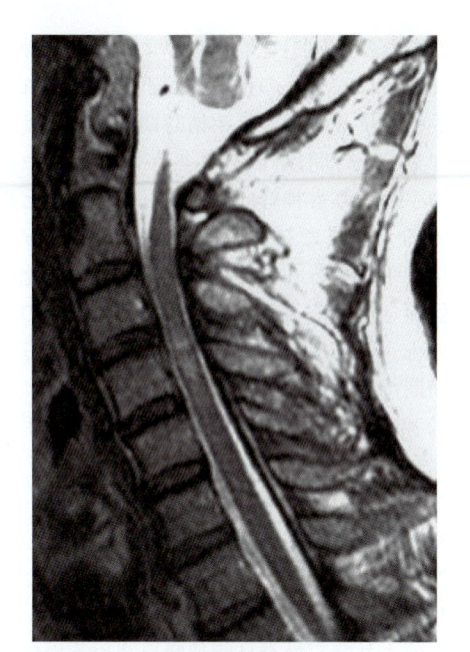

図 38-7　非骨傷性脊髄損傷
脊椎の骨折，脱臼は認められないが，MRI T2 強調画像では，脊髄陰影中心部に高信号性変化がみられる。

うわけではなく，X 線異常所見のない脊髄損傷 spinal cord injury without radiographic abnormality（SCIWORA）も存在し，非骨傷性脊髄損傷ともよばれる（図 38-7）。

脊髄圧迫の有無が判断できる画像診断として MRI，脊髄腔造影（ミエログラフィー），脊髄腔造影後 CT が挙げられる。特に，MRI 検査は脊髄損傷の診断においては必要不可欠な検査である。脊柱不安定性評価のために X 線動態検査を行う場合もある。電気生理学的診断として体性感覚誘発電位（SEP），脊髄感覚誘発電位（SSEP），運動性脊髄誘発電位（MEP）などが実施されている。

MRI 検査における脊髄の形態変化には腫脹像，圧迫像，断裂像，髄内信号変化が認められる。髄内の信号変化は，急性期における T2 強調像での低信号域（出血を示唆），慢性期における T1 強調像での低信号域ならびに T2 強調像での高信号域（脊髄軟化を示唆）が高度損傷例の典型的所見である。靱帯断裂や椎体内の出血や浮腫は T2 強調像での高信号域として描出される。

8　脊髄損傷の治療

治療は急性期，回復期，慢性期に分けられる。なかでも，受傷当初における治療が予後を決定する。

A　急性期の治療―救命処置と全身管理

1　病院到着前のトリアージ

脊髄損傷患者では，頭部外傷や骨盤臓器の外傷を合併している例もある。四肢麻痺と同時に低血圧を伴う骨盤骨折や腹部外傷を伴う場合には高度救急救命センターでの治療が望ましい。米国の報告では，急性期脊髄損傷専門部門で治療を受けた患者の方が，死亡率，入院期間が有意に短く神経系の回復も良好であったとしている。早期の脊髄損傷センターへの紹介と搬送が有益とされているが，専門施設が限られているのが現状である。

2　患者搬送

脊髄損傷患者を迅速かつ安全に搬送することで症状の悪化や新たな発生を予防する必要がある。頸髄損傷においては，体幹を担架にストラップで固定したうえでの頸椎硬性カラーと支持ブロックの組み合わせが推奨されている。頭部外傷を合併している例で上位頸髄損傷の発見が遅れるケースがあるため，脊髄損傷や脊椎損傷が確認されるまでは脊椎固定を維持する必要がある。検査で移動する場合にもスライド式の移乗器具もしくはシーツなどが役に立つ。長時間の脊椎固定が必要である患者には皮膚の損傷を軽減できる減圧マットレスのベッドを利用することを検討する。皮膚損傷予防には 2～4 時間ごとの圧力介助や体位交換が推奨されている。

3　ABC（気道，呼吸，血液循環）と蘇生

すべての頸髄損傷患者に呼吸のモニタリングが必要である。C5 より高位の完全麻痺症例では人工呼吸管理が必要となる。頸髄損傷患者への気管挿管は困難な場合があるが，気管支ファイバースコープガイド下での挿管が有用である。

急性期の低血圧は予防し治療する必要がある。脊髄ショックの時期の血圧低下は，交感神経遮断による麻痺域血管拡張であるため初期治療の優先処置は急速輸液となる。特に T4 より高位の脊髄

損傷患者で留意する．また，外傷性脊髄損傷の場合には低血圧の原因が脊髄ショックとは限らず出血，気胸，心タンポナーデ，腹部損傷の併発がないか評価する必要もある．低血圧は中枢神経損傷を悪化させることがあるため，受傷後7日間は平均動脈血圧を85～90 mmHgに維持することが推奨されている．脊髄損傷患者では副交感神経が活性化され徐脈が起こり，心筋収縮機能が低下する場合がある．この現象は気管内吸引が引き金となって起こることが多く，受傷後2週間によくみられる．

4 神経保護

脊髄損傷の二次障害に対する様々な薬物の効果が実験的に示されているが，臨床的に使用されているのはステロイド大量投与法である．米国のNASCIS-2（National Acute Spinal Cord Injury Study, 2 nd）プロトコールでは，受傷後8時間以内の脊髄損傷患者に対して，はじめの15分で30 mg/kgのメチルプレドニゾロンを投与し，45分の間隔をあけて，その後5.4 mg/kg/時を23時間にわたって点滴投与する方法を勧めている（70 kgの成人では10 g以上の大量投与となる）．また，それに続くNASCIS-3の結果では，48時間投与の法が24時間投与よりも優れていることが示されている．

しかしステロイド大量投与法について最近では，有効性を示す結果より副作用を示す報告が多い．ステロイド大量療法の合併症としては，感染症，敗血症，創傷治癒の遅延，筋症，肺塞栓，消化性潰瘍の増加，高血糖，脂質状態の変化，大腿骨頭壊死などが挙げられている．

5 三次外傷評価

入院時にすべての損傷が必ずしも検出されているわけではない．このため，脊椎外骨折や，胸髄損傷であれば腹部損傷や大血管損傷，頚髄損傷であれば椎骨動脈損傷の有無やそれに伴う脳血管損傷の存在に留意する．

6 外科的処置

手術的治療は，脊椎の整復，脊髄の除圧，脊柱の安定化を目的に行う．脊椎・脊髄の損傷程度を評価し，脊髄を圧迫しているような脊椎の骨折や脱臼があれば，圧迫を取り除くような手術操作を加え，さらに，脊椎の損傷部が不安定であれば，固定手術を併せて行う．手術時期に関しては，受傷後早期（24時間以内）の手術が保存治療やそれ以降の手術よりも神経回復が良好であったとの報告があるがいまだに議論の分かれるところである．早期手術を行うことで，神経症状の悪化などの合併症を抑えることができ，人工呼吸器の使用を減らし，ICUの滞在日数の短縮，入院期間の短縮が期待できる．

高齢者に多く認める非骨傷性頚髄損傷は手術治療と保存治療の臨床成績にあまり差がなく，脊椎固定装具による安静保持が推奨されている．骨傷がなくても，靱帯損傷などに起因する脊椎の異常可動性による持続的な脊髄損傷を回避するためにも装具による外固定は必要である．ただし，患者が受傷前より発育性脊柱管狭窄を認める場合や後縦靱帯骨化症を認める場合の手術療法の選択についてはいまだに議論が多い．強直性脊椎炎（AS）やびまん性特発性骨増殖症（DISH）を伴う脊椎損傷では，受傷時の神経障害は軽度であっても，後に転位を起こして神経障害の悪化を招く恐れがあり，早期固定術が勧められる．

B 回復期の治療

1 神経学的機能回復の予後予測

神経学的機能予後を予測することは，様々な分野での治療方針決定や，患者や家族への情報提供，最適なリハビリテーションや退院時に必要なケアの計画作成のために重要である．一般に最も下位で正常なレベルに隣接するレベルや不全損傷の場合には損傷レベルの下位において通常神経学的機能回復が起こるとされている．運動機能の回復は受傷後6カ月間に起こるが，臨床上は最大2年まで生じうるとされている．神経回復の目安は，受傷時完全麻痺（Frankel A）で回復を認める割合はわずか7％で，回復してもFrankel Bとされている．一方，受傷時にFrankel Bであれば，約54％が1年後にCもしくはDに回復，Frankel Cの若い患者やFrankel Dのすべての患者で全例補助具もしくは補助具なしで歩行が可能となることが予想されている．

2 リハビリテーション・チームの介入

リハビリテーションの早期介入は，合併症を防ぎ，患者を次の治療により早く進めることを可能とする。脊髄損傷患者は，褥瘡，呼吸器合併症，尿路感染，起立性低血圧，関節拘縮，筋力低下，静脈血栓症，上肢痛などの二次的合併症に罹患しやすいため，これらの予防が主たる目的となる。

また，患者，家族，介助者を早期から教育することにより，早期から彼らが支援を始めることができるように促し，推測される神経麻痺の状態から具体的な退院時目標を設定したうえで，治療計画を立てることが重要である。

a 理学療法

関節可動域の維持訓練，筋力強化のための運動を行う。関節拘縮の好発部位としては，肩関節（内転・内旋位拘縮），股関節（内転・屈曲拘縮），足関節（尖足変形），手指および足趾（屈曲拘縮）であり，全可動域に及ぶ他動運動を毎日最低1回は実施し，安静時には機能的良肢位保持に努める。

呼吸療法として，肺へのケア，肺の衛生ケア，打診，振動，吸引，体位ドレナージ，呼吸補助筋の強化訓練，咳と深呼吸の訓練を行う。

全身状態や脊髄損傷高位にあわせて，ベッドサイド訓練からマット上訓練へと進めていく。対麻痺の場合は，上肢を使ってのプッシュアップ動作，長座位の獲得が重要であるため上肢の筋力増強訓練を重点的に行う。その後は，車椅子の駆動訓練に加えて，ベッド・車椅子間の移乗訓練を行い，マットから車椅子への移乗訓練へ進んでいく。四肢麻痺では，上肢の残存機能にあわせて食事や着替え，車椅子の駆動などの動作に対する訓練や工夫が必要となる。

b 作業療法

関節可動域，筋力強化訓練，ストレッチを行い，食事，更衣，整容などの日常生活動作が再獲得できるように訓練を担当する。上肢機能の動作によっては自立のための自助具の作製を行う。

c ソーシャルワーカー，ケースワーカー

退院を控えた時期には，ソーシャルワーカーの役割は大きくなる。患者の社会的背景に関する情報収集を開始し，退院する地域に関する情報や障害者が活用できるすべての資源の情報，経済面の援助についての情報提供を行う。また，患者が復帰する自宅や障害者住宅を訪問して改造計画を立てて生活環境の整備を支援することも重要な役割である。

3 心理的側面に対する介入

脊髄損傷患者とその家族の心理的変化の過程は，受傷直後は外傷で命が助かったことに喜びを感じていても，身体が動かないという認識が確実になってくると，先行きの不安，体の一部が動かせないことへの喪失感や無力感，苦悩，抑うつ，否定的，自殺念慮など多くの感情を示すようになる。また，医師からの障害の告知の時期にも患者の心理的衝撃は大きく，退院前にも情緒が不安定になる。脊髄損傷患者と大うつ性障害の合併の報告は約20〜30％と報告され，自然回復する例が多いとされているが，メンタルヘルスに関する介入はリハビリテーションに対する高いモチベーションを長期間維持するためにも重要となる。

C 慢性期の治療

脊髄損傷患者の平均余命はここ20年間に飛躍的に改善し，障害を持たないものの約85％に達するようになってきたとの報告がある。脊髄損傷患者が慢性期に遭遇する課題は，急性期から引き続く，褥瘡，排尿・排便障害，拘縮，誤嚥，疼痛，自律神経過反射以外に，脊柱変形，遅発性脊髄障害，痙縮，異所性骨化，性機能障害，肥満，骨萎縮などである。

1 麻痺性脊柱側弯

小児期に受傷した脊髄損傷で，成長につれて側弯が生じ進行すると，歩行や座位保持に支障をきたすことがある。変形が高度な場合には矯正手術が必要となる。

2 遅発性脊髄損傷

脊髄損傷患者の神経障害が再悪化する原因として，外傷性脊髄空洞症と遅発性後弯変形が原因として挙げられる。空洞症に対しては，空洞くも膜下シャント手術（SSシャント），空洞腹腔内シャント（SPシャント），遅発性後弯変形に対しては，除圧術と矯正手術が必要な場合がある。

3 ● 異所性骨化

異所性骨化は脊髄損傷や脳損傷，一酸化炭素中毒，熱傷，多発性硬化症などにみられる。臨床症状としては，関節や局所の腫脹，熱感，発赤が出現し，骨形成が進行すると局所に硬結を触れるようになり，可動域制限が出現する。発生時期は受傷後1～6カ月の間，平均3カ月位が多く，麻痺域の関節周辺（膝，股，肘）に好発する。原因は不明であるが，拘縮した関節への外傷が原因と推察されている。治療法は，骨化初期には，関節への外傷を減らす目的で関節可動域訓練を中止もしくは愛護的に行い，薬物療法としてはビスフォスフォネート製剤や抗炎症薬を用いる。外科的治療は，手術侵襲による新たな骨化形成を防ぐために異所骨の増大が停止する時期に行うことが勧められている。

4 ● 痙縮

中枢神経からの制御が断たれた脊髄反射弓により惹起される筋肉の痙性であり，下肢の屈筋群の痙縮が強いと体位変化などの日常生活動作に支障をきたす。具体的には，損傷高位以下の脊髄前角細胞の活動亢進と麻痺筋からの求心性刺激増強によるとされている。痙縮を誘発する因子として，関節拘縮，褥瘡，尿路結石，便秘などがある。予防・治療法は，誘因の除去，薬物療法としては（バクロフェン，ダントロレンナトリウムなど），ストレッチによる筋緊張の緩和，神経ブロック，硬膜外へのバクロフェン持続投与，外科的治療としては筋・腱切り術，腱延長術，神経根切除術，脊髄切除などがある。

5 ● 骨萎縮

不動と骨への力学的負荷の減少により骨萎縮をきたしやすい。軽微な外力で骨折を生じることがある。

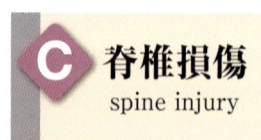

C 脊椎損傷
spine injury

1 脊椎損傷の原因

脊椎損傷は衝突や転倒，転落，落下物の下敷きになるなどの機械的外力が原因で発生する。具体的には交通事故，労働災害，スポーツ外傷，自殺企図による飛び降りなどが原因となる。50歳以下の男性では交通事故などの外傷が多く，50歳以降の女性では転倒が多い傾向にある。頻度としては，骨粗鬆症に関連する骨粗鬆症性椎体骨折が最も高いが，軽症あるいは無症状で経過し，骨折の発生時期や受傷機転が不明な場合もある。脊椎骨折の10～20％に脊髄損傷を合併するとされている。

2 脊椎損傷の受傷機序

脊椎に加わった外力の強さとベクトル方向および受傷時の脊椎のポジションにより，損傷されやすい部位や受傷形態がおおむね決定される。脊椎に作用する外力には圧縮，伸延，回旋などがあり，これらの外力が単独で生じることは少なく，複合外力として働く。一般的に圧縮外力（垂直圧縮力）は椎体や椎弓などの骨傷を引き起こしやすく，椎間板や靱帯などの損傷は引き起こしにくい。一方，伸延力は，骨傷は引き起こしにくいが椎間板や靱帯などの断裂や椎間関節の脱臼などを引き起こしやすい。

脊椎に対する圧縮外力は，椎体骨折を引き起こし，受傷時の脊椎のポジションが屈曲位であれば棘上，棘間靱帯，椎間関節などの後方靱帯群の損傷を伴い，伸展位であれば椎弓骨折などの後方要素の骨傷を伴う。伸延外力は，受傷時の脊椎のポジションが屈曲位であれば，後方靱帯群の損傷が生じ，脊椎の骨傷を伴わないことも多いが，椎間板や線維輪といった前方組織の損傷を伴うことが多い。伸延外力が過度な屈曲位を強いれば，椎間関節に脱臼や骨折を生じ，脊椎の脱臼骨折や前方すべりを引き起こす。伸延外力が伸展位のポジションで加われば，脊椎の骨傷を伴うかわりに椎間板や前縦靱帯といった前方組織の断裂を伴い，外力が強ければ脊椎の後方すべりを引き起こす。回旋外力は，脊椎の前方要素，後方要素の両方を破壊し顕著な脊椎不安定性を招く（図38-8）。一般的には，骨性要素（骨折）のみの損傷よりも軟部組織損傷を合併した脊椎損傷の方が治癒しにくいとされており，軟部組織損傷の有無の確認が重要となる。また，骨傷がなくても後方靱帯群の破綻

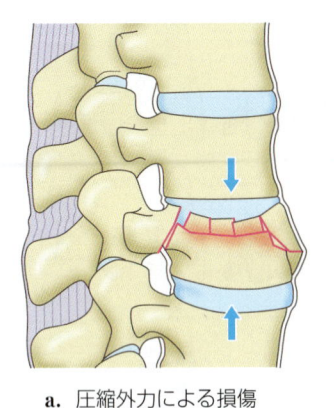

図 38-8 脊椎損傷の受傷機序
a. 圧縮外力による損傷
b. 伸延外力による損傷
c. 回旋外力による損傷

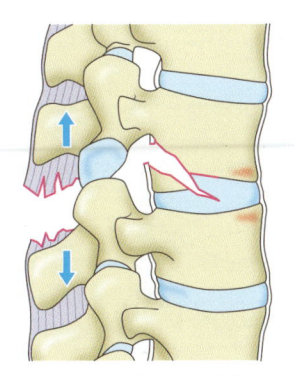

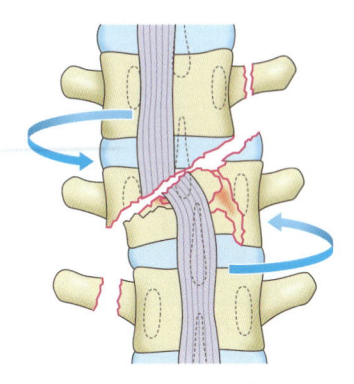

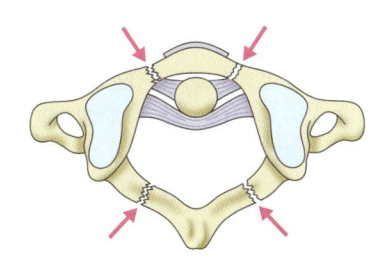

図 38-9 環椎骨折の分類
a. 環椎破裂骨折（Jefferson 骨折）
b. 後弓骨折
c. 外側塊骨折

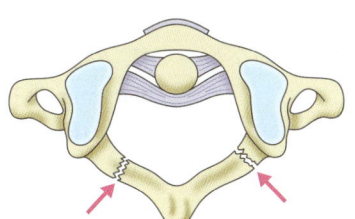

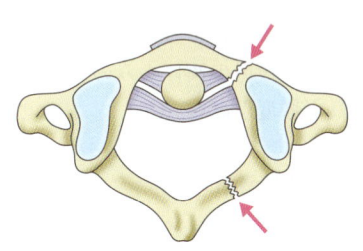

を認めれば後弯変形をきたす可能性がある。

3 脊椎損傷の分類

上位頚椎損傷（Oc-C2）

A 後頭顆骨折

頭部外傷などの衝撃により発生する。後頭顆の粉砕骨折は安定型であることが多いが，頭蓋底骨折が後頭顆に及んだ骨折で翼状靱帯付着部である後頭顆が遊離するタイプは不安定型となる。しばしば，後頭環椎脱臼に合併する。

B 後頭環椎脱臼

下顎部に衝撃が加わり，後頭環椎部の安定化に寄与する翼状靱帯や歯尖靱帯が断裂することにより発生する。脱臼方向から，前方脱臼，垂直脱臼，後方脱臼に分類される。極めて不安定な損傷であるため同部位の損傷での生存例は稀である。

C 環椎骨折

環椎は前弓，外側塊，後弓から構成されており，それぞれのパーツが接合する部位に骨折が生じやすい。骨折部位と数から環椎破裂骨折（Jefferson 骨折），後弓骨折，外側塊骨折に分類される（図38-9）。治療は，横靱帯が損傷されていない安定型であれば，頚椎装具で治療が行われ，横靱帯が損傷されている不安定型の骨折であれば，ハローベストによる固定，もしくは，手術治療が推奨されている。

1 ● 環椎破裂骨折（Jefferson 骨折）

頭部からの圧迫外力により発生する。骨折部が4か所に及び外側塊が外方に転位するタイプの骨折で，外側塊の転位が 6.9 mm 以上に及ぶ場合には横靱帯断裂の可能性があり，不安定型の骨折である（図 38-9）。

2 ● 後弓骨折

脊椎のポジションが伸展位で圧迫外力がかかり

図38-10 軸椎歯突起骨折の分類（Anderson 分類）

生じる。後弓の両側のみの骨折で環椎骨折のなかで最も頻度が高い。

3 ● 外側塊骨折

脊椎のポジションが側屈位で左右不均等な状態で圧迫外力がかかり，一方の外側塊の前後2か所に骨折が生じた骨折である。稀な骨折型である。

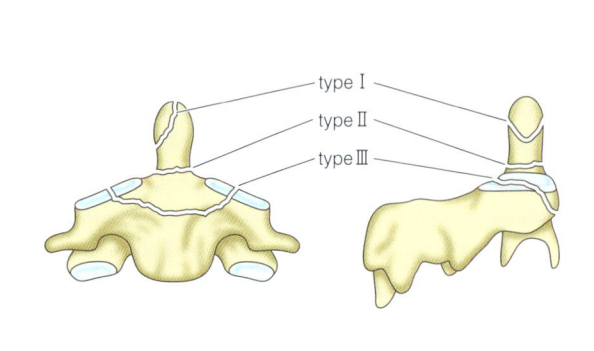

D 軸椎骨折

軸椎の形態的特徴は，椎体上面から垂直に伸びる歯突起の存在である。歯突起，椎体および椎弓根部に骨折が生じやすい。

1 ● 軸椎歯突起骨折

骨折部により3タイプに分類される〔Anderson（アンダーソン）分類〕（図38-10）。Ⅰ型は稀な損傷型で，先端部の斜骨折で翼状靱帯の付着部裂離骨折である。Ⅱ型は最も頻度が多く歯突起基部の骨折である（図38-11）。翼状靱帯，歯尖靱帯ともに遠位骨片に付着するため不安定型の骨折であり保存治療であれば，神経障害や骨癒合不全（偽関節）になりやすく手術治療が推奨されている。Ⅲ型は骨折部が海綿骨の豊富な椎体部分にあるため保存治療で治癒が得られやすい。先天異常による歯突起骨との鑑別が重要である。

2 ● 軸椎関節突起間骨折（hangman 骨折）（外傷性軸椎すべり症）

伸延外力により発生し，両側の椎弓根部（関節間部）が骨折して椎体と椎弓が離解するのが特徴で，外傷性軸椎すべり症ともよばれる（図38-12）。hangman 骨折の名称の起源は，絞首刑では伸展位での伸延力がかかり同部骨折が生じることが多いことが由来とされている。C2/3椎間のすべりが3 mm 以上，もしくは椎間関節に脱臼を伴えば不安定型となり整復後のハローベスト固定や手術的治療が推奨されている。

3 ● 軸椎椎体骨折

圧迫外力により発生する。骨折形態により，縦骨折，斜骨折，涙滴骨折，横骨折に分類されるが一般的には安定型の骨折とされている。

E 環軸関節脱臼

前方脱臼，後方脱臼に分類されるが，ほとんどが前方脱臼である。

1 ● 前方脱臼

過屈曲位での伸延外力により横靱帯の断裂もしくは付着部の骨折により生じる場合と，歯突起骨折に伴う場合がある（図38-13）。環椎歯突起間距離 atlantodental interval（ADI）が3 mm 以上離解する場合（小児では5 mm）には横靱帯断裂の可能性が高い。骨折が原因の場合には整復後のハローベスト固定が推奨されるが，靱帯断裂の場合は手術が推奨される。

2 ● 後方脱臼

伸展位での伸延外力で生じ，環椎の前弓が歯突起の後方に脱臼する。極めて稀である。

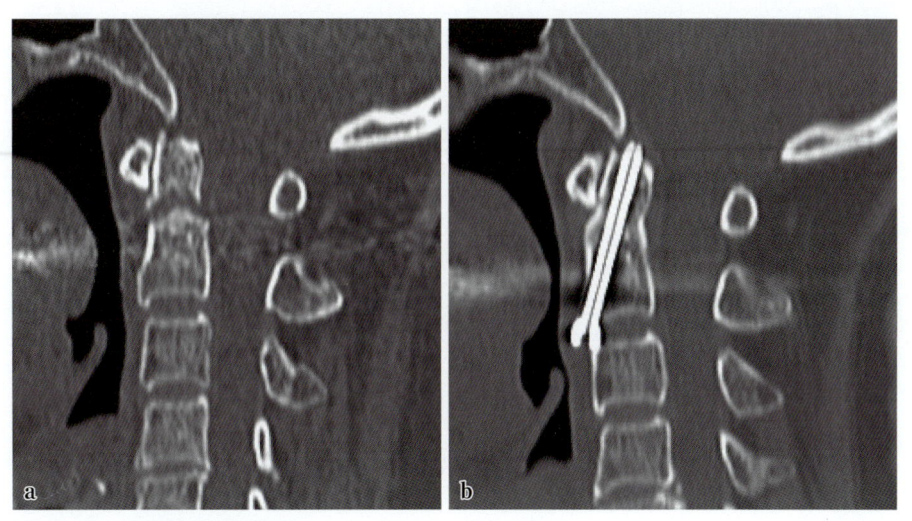

図 38-11 軸椎歯突起骨折（a）
Anderson 分類の II 型であるため手術的加療を施行した（b）。

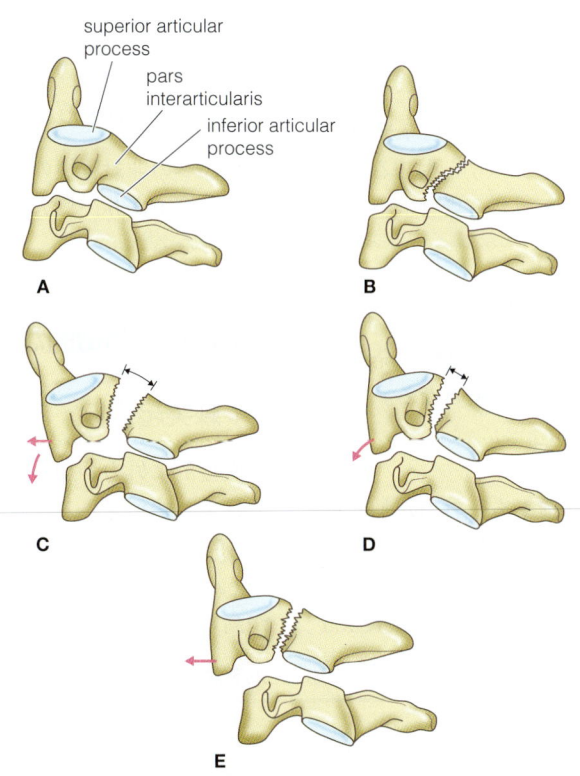

図 38-12 hangman 骨折（外傷性軸椎すべり症）

中・下位頚椎損傷（C3-7）

中・下位頚椎損傷の分類で包括的で広く用いられている分類に Allen 分類がある。受傷機序により 6 型に分け，さらに重症度に応じてステージに細分化している。受傷機序を類推することは，損傷部位を予想することにつながり，安定型か不安定型かの判断の一助となる。診断においては，椎体や椎間板損傷に目を奪われることなく，後方靱帯群の損傷にも注意を払う必要がある。下位頚椎

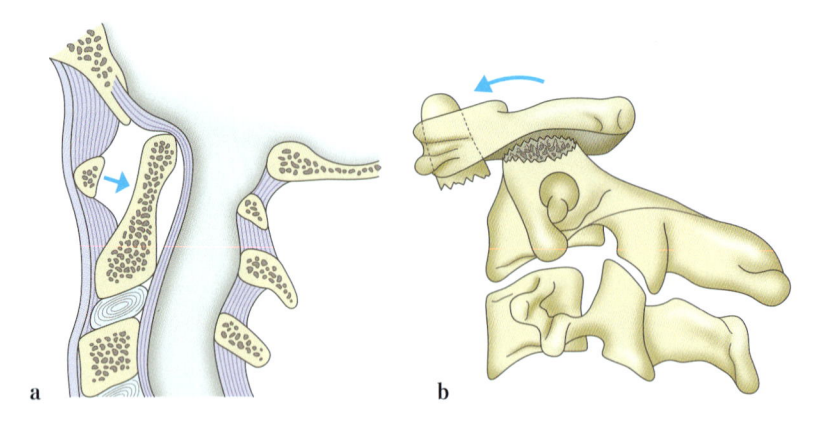

図 38-13　環軸椎関節脱臼
靱帯の断裂により生じる場合（a）と，歯突起骨折に伴う場合（b）がある。

損傷では，X線診断では肩が邪魔になり病変を見落とす場合があり注意が必要である。

A compressive flexion（CF）

屈曲位の頚椎に垂直圧迫外力が加わり発生する。椎体は圧潰しつつ，後方すべりを生じる。涙滴骨折や後方靱帯群の断裂を認める場合は不安定型となる。

B vertical compression（VC）

中間位の頚椎に垂直圧迫外力が加わり発生する。破裂骨折を伴う場合は不安定型となる。

C distractive flexion（DF）

屈曲位の頚椎に体幹から前上方へ外力が加わる損傷形態である。後方靱帯群の損傷が中心で骨傷を伴うことは少なく，椎間関節が脱臼する形態をとる。椎間関節が完全に乗り上げた状態（perched facet）では，整復が困難な場合があり外科的治療が必要となる。

D compressive extension（CE）

伸展位の頚椎に垂直圧迫外力が加わり発生する。後方要素が主に損傷され椎弓根骨折などを伴う場合がある。椎体の前方すべりや椎弓根骨折を伴う場合は不安定型となる。

E distractive extension（DE）

伸展位の頚椎に体幹から後上方へ外力が加わり発生する。前方靱帯群の損傷もしくは椎体の横骨折を伴い，後方すべりを生じる。後方すべりを伴う場合は不安定型となる。

F lateral flexion（LF）

頭部への非対称性の圧迫外力により生じる。稀な骨折型であり，側方すべりを生じる場合は不安定型となる。

その他の特徴的な骨折

A 棘突起骨折

直接的に外力が加わり損傷する場合と，伸延外力により損傷される場合がある。自家筋力により棘突起に生じた剥離骨折は clay-shoveler's fracture とよばれる。C7 棘突起に発生する頻度が高い。単独損傷の場合は保存治療を行う。

B 涙滴骨折 teardrop fracture（図 38-14）

屈曲位で圧迫外力がかかった際に生じ，側方からみて椎体前下部に三角形の骨片（涙滴骨片）が生じることから命名されている。椎間板が椎体下縁中央を打ち破り前上隅角に向けて脱出，嵌入することで発生する。後縦靱帯が保たれている one column 損傷では安定型に位置付けられるが，後方靱帯群の損傷を伴った場合や椎間板組織に損傷を認める場合には不安定型となる。

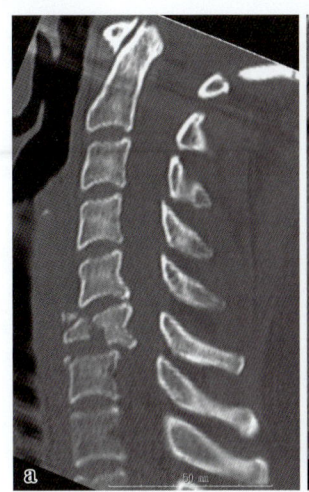

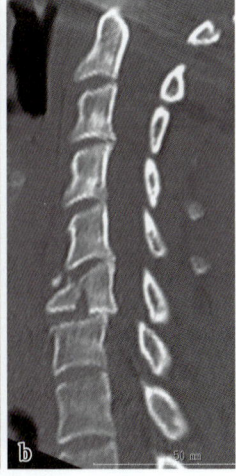

図38-14　第6頸椎(C6)の涙滴骨折

頸椎捻挫（外傷性頸部症候群）

A 受傷機序

追突事故により頸椎が過度に伸展し，次いで反動で屈曲して生じる。

B 病態

追突事故によって発生する頸椎捻挫は，その衝突速度が低いにもかかわらず発生する。損傷は頸部軟部組織にとどまり，靱帯，椎間板，椎間関節，頸部の筋群および後根神経節など様々な障害部位が提唱されているが，画像診断にて客観的な所見を得ることは一般的に困難である。原因の一部に低髄液圧症候群が含まれるとの意見，慢性的な障害に移行する原因の1つに補償問題を挙げる意見もあるが，その病態はいまだ不明である。

C 症状

症状は頸部痛や不快感，頸椎の可動域制限以外にも，上腕から手指の痛みやしびれ，脱力などの頸肩腕症状や，頭痛，めまい，耳鳴り，耳閉感，動悸，吐き気，顔面の紅潮，全身の倦怠感，集中困難などのBarré-Liéou（バレー-リエウ）症候群とよばれる他覚所見に乏しい愁訴が出現する場合もある。受傷翌日となって症状が出現する場合もあり，症状が遷延化することもある。

D 治療

急性期は消炎鎮痛薬や筋弛緩薬などによる疼痛管理を行うが，頸椎のカラー固定については，頸椎の自動運動を早期より行った群の方が治療成績がよかったとの報告があり，不必要な長い固定は症状を長引かせる原因となりえる。症状を慢性化させないように早期に社会復帰できるように治療を進めることが重要である。

胸腰椎損傷

T1-10胸椎は胸郭によって，L4-S1腰仙部は腸腰靱帯によって可動性が制限されているために力学的に安定で損傷される頻度は低い。しかし，損傷される場合には，外力が大きいことが予想され，肺および腹腔内臓器損傷の合併に留意する必要がある。胸腰椎移行部であるT11-L2は応力が集中しやすい部位であるため損傷されやすい。脊柱を前方要素と後方要素に分類する考え方をtwo-column theoryとよぶ。前方要素（anterior column：前方支柱）は前・後縦靱帯，椎体，椎間板から，後方要素（posterior column：後方支柱）は椎弓根より後方に位置する椎間関節，関節包，棘突起，棘上・棘間靱帯からなる。これに対して，前方要素（前方支柱）をさらに，前縦靱帯，椎体と椎間板の前半分を含めた前方支柱と後縦靱帯，椎体と椎間板の後ろ半分を含めた中央支柱（middle column）に分類したthree-column theoryの考え方は，Denisによって提唱された（図38-15）。脊柱不安定性の有無を鑑別するためにこの分類は有用である。脊柱不安定性とは受傷後急性期には脊髄損傷の危険性を増大させ，慢性期には腰背部痛や遅発性神経障害，遅発性後弯変形を惹起する病態をさす。three-column theoryの考えでは，脊柱不安定性の程度は損傷されたcolumn数によって決定され，one column損傷が最も安定で，three column損傷が最も不安定となる。3つのcolumn損傷の評価にあたっては，骨傷のみではなく軟部組織損傷についても行う必要がある。

A 圧迫骨折 compression fracture

anterior columnのみが損傷された圧迫骨折（図38-16, 18）は，椎体後縁と椎間関節，椎弓，棘突

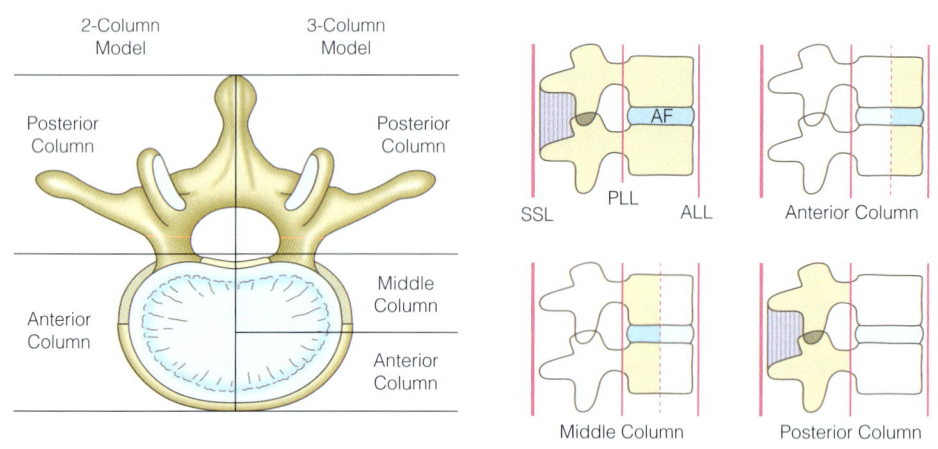

図 38-15 Denis の提唱した three-column theory
不安定性の有無を鑑別するのに有用である。

表 38-4 胸・腰髄損傷の運動レベルと日常生活動作（ADL）

運動レベル	主な機能残存筋	移動能力の目安	生活活動の目安
T2-10	上肢筋 大胸筋	床から車椅子の移乗も含めて移乗はすべて可 車椅子	食事，整容，更衣，入浴，排泄は自立
T11-L2	腹筋群	床から車椅子の移乗も含めて移乗はすべて可 長下肢装具と両松葉杖または歩行器で歩行可能，実用には車椅子	食事，整容，更衣，入浴，排泄は自立
L3～S3	大腿四頭筋	床から車椅子の移乗も含めて移乗はすべて可 短下肢装具（+杖）で実用歩行可能	食事，整容，更衣，入浴，排泄は自立

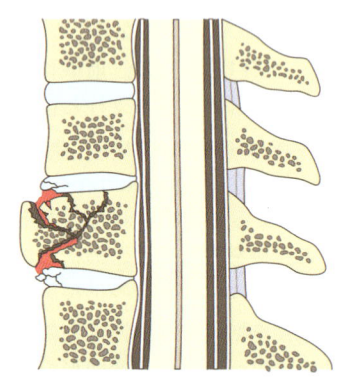

図 38-16 圧迫骨折
圧迫骨折は椎体前柱のみの損傷をさす。

起および後方靱帯群は無傷であるため，神経障害や遅発性後弯変形が出現する可能性が低い安定型の骨折に位置付けられている。後方靱帯群に損傷のある圧迫骨折では two column 損傷となり，将来的に後弯変形をきたす危険性があり不安定型の骨折に位置付けられる。anterior column のみが損傷された椎体骨折であっても椎体の垂直型の split 骨折は隣接する椎間板損傷を伴い不安定型となる。

B 破裂骨折 burst fracture

anterior column と middle column に損傷を認める破裂骨折（図 38-17, 18）は，後壁の脊柱管内突出による神経障害の危険性が高く，不安定型の骨折となる。椎弓根間の開大，垂直方向の椎弓骨折を伴うこともある。後方靱帯群の損傷を伴った破裂骨折は three column の損傷であり最も不安定な骨折である。

C シートベルト型損傷（屈曲伸延損傷）

2点固定シートベルト装着時の自動車事故や転落事故にて posterior column と middle column に伸延外力が加わり，anterior column にはヒンジとしての圧迫外力が加わる損傷である。破裂骨折を合併することもある。損傷部位が骨性要素のみであれば，Chance 骨折，骨性要素だけなく靱帯，椎間板などの軟部組織損傷が損傷される場合

をシートベルト型損傷とよぶ。

1 ● Chance（チャンス）骨折

純粋な Chance 骨折は 1 椎体の骨性要素のみの損傷であり、棘突起、椎弓根、横突起、椎体の水平骨折を認める（図 38-19）。転位がわずかで安定型であれば保存治療を行う。

2 ● シートベルト型損傷

一般的に骨性要素のみの損傷よりも軟部組織の損傷を合併したものがより治癒しにくい。シートベルト型損傷では、1 椎体損傷である Chance 骨折とは異なり、1 椎間もしくは 2 椎間損傷となり椎体のすべりを伴う不安定型となることが多い（図 38-20）。

D 脱臼骨折

受傷機序により屈曲位損傷と伸展位損傷に分けられる。

脊椎のポジションが過屈曲位で伸延外力がかかると、椎体が前方に脱臼し下関節突起が下位椎

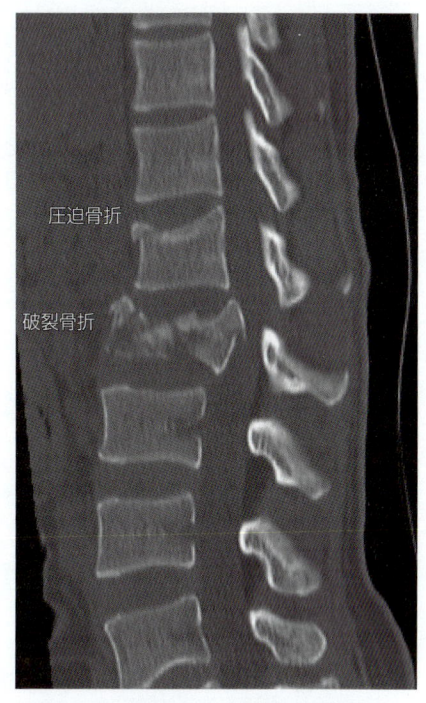

図 38-18　隣接する 2 椎体の骨折
頭側は前柱（anterior column）のみの骨折であるため圧迫骨折で、尾側は前柱（anterior column）と中央柱（middle column）がともに損傷されているため、破裂骨折に分類される。

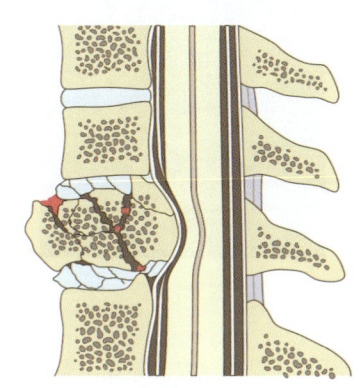

図 38-17　破裂骨折
前柱と中央柱が損傷されており、不安定型骨折である。

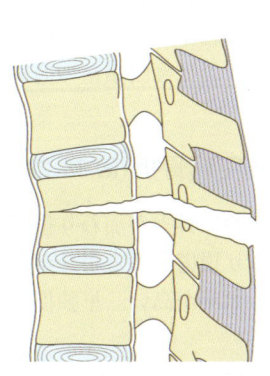

図 38-19　Chance 骨折
1 椎体内の骨性要素のみの損傷である。

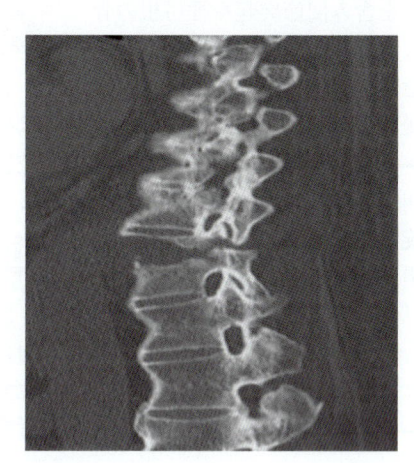

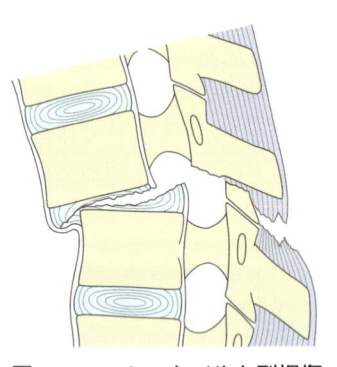

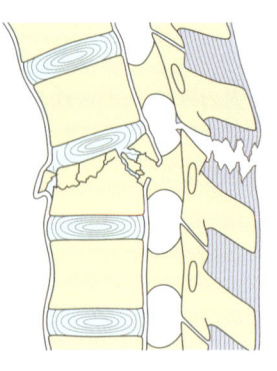

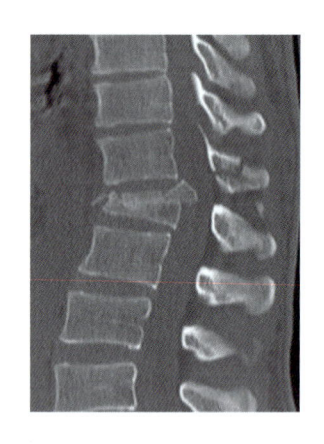

図 38-20　シートベルト型損傷
骨性要素のみの損傷ではなく，軟部組織の損傷を合併しており，2 椎間損傷となることもある。右側のＸ線写真は破裂骨折を伴うシートベルト損傷である。

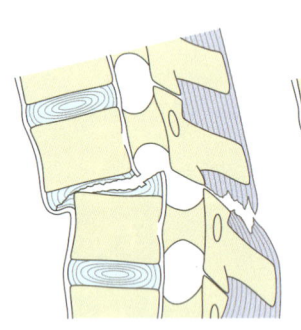

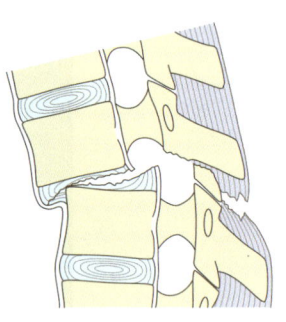

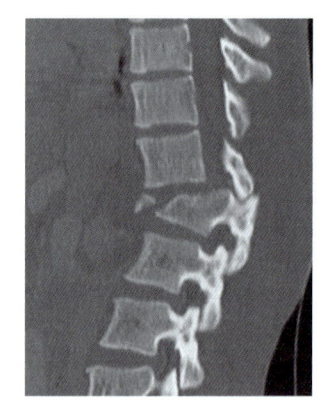

図 38-21　脱臼骨折
three column すべての損傷で，不安定型骨折である。

の上関節突起を乗り越えて脱臼が生じる（図38-21）。完全に乗り上げた状態（perched facet）から，亜脱臼のものを含み関節突起や椎弓根の骨折を合併する場合もある。後方靱帯群に損傷を認め，椎間板の損傷を伴うと椎体が前方へ転位し不安定型となる。両側脱臼と片側脱臼がある。

　脊椎のポジションが伸展位で回旋および圧迫外力がかかると，片側性に関節突起や椎弓根に骨折が生じ，椎体が回旋しながら前方へ転位する。両側性に後方要素が損傷されると著しい前方脱臼が発生する。

上記以外の骨折

A 椎弓骨折

　脊椎のポジションが伸展位で圧縮外力がかかれば損傷されやすい。椎弓の縦割れ型の骨折を伴う破裂骨折では硬膜損傷の発生が多いとの報告がある。

B 横突起骨折（図 38-22）

　直接的に外力が加わり損傷する場合と，回旋外力により損傷される場合がある。腰椎レベルに発生する頻度が高い。単独損傷の場合は保存治療を行う。

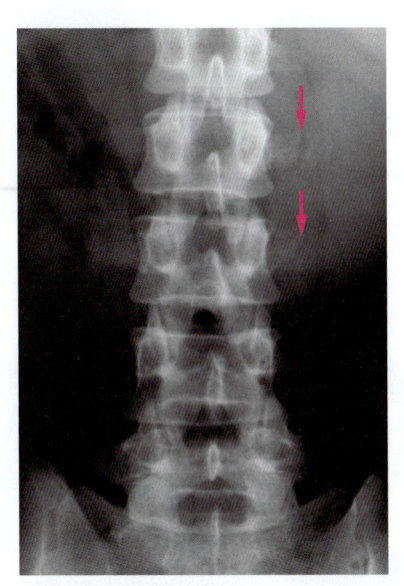

図 38-22　横突起骨折
第2，第3横突起に骨折線が認められる。

仙骨骨折

骨盤輪骨折，特に寛骨骨折を合併する場合や第5腰椎横突起骨折を伴う場合に仙骨骨折を合併する場合がある。

4 脊椎損傷の診断

Ⓐ 問診

受傷時の状況をくわしく聴取する。自動車事故では，スピード，衝突の方向，シートベルト装着の有無，身体のどこを強く打ったのかなどを聴取し，受傷機転や損傷部位，損傷型を推察する。受傷後の疼痛，麻痺の経過，搬送方法も重要な情報となる。

Ⓑ 全身と脊柱の視診，触診

脊髄損傷を合併している可能性が高いため，脊椎固定を維持しながら脊髄損傷患者への対応に準じて全身状態，合併症の評価を手早く行う必要がある。特に脊椎損傷が疑われる場合には，頭部，顔面の創傷，胸郭の圧挫，四肢の損傷などの有無をチェックすることが有用である。前額部の創傷は頚椎の伸展型損傷を，腹部の横走する皮下血腫はシートベルト型損傷を示唆する。また，踵骨骨折の存在は高所からの転落外傷による胸腰椎部の破裂骨折を示唆する。

脊柱では，斜頚，局所後弯変形，皮下血腫や腫脹の部位，棘突起間のギャップの触知が重要である。

Ⓒ 神経学的検査

脊椎損傷では脊髄損傷の合併の可能性があり，神経学的検査は必ず行う。四肢・体幹の感覚，筋力，腱反射の異常，球海綿体反射，肛門反射を調べる。上位頚椎損傷では脳神経系の神経学的所見も調べる必要がある。

Ⓓ 画像診断

各種画像診断は病態の正確な評価には重要であるが，不必要な検査は避けるべきである。表38-5に示す場合は頚椎損傷の可能性が高いとしてX線検査が推奨されている（**表38-5**）。

脊椎損傷の画像診断においては，骨性要素である脊椎骨折の診断と軟部組織損傷である靱帯断裂や椎間板損傷の有無を確認する。骨傷については椎体，椎弓根部，脊柱管，椎間関節，棘突起に異常がないか評価する。X線やCT検査が骨傷の評価に適している。軟部組織の損傷については，前縦靱帯，椎間板，後縦靱帯，棘間靱帯に注目し異

表 38-5　脊椎（頚椎）の画像検査が推奨される患者

高速度外傷（自動車事故）
多発性骨折
頚椎へ明らかな直達外力
意識低下
飛び込み事故
10フィート（約3m）以上の高さからの転落
著明な頭蓋あるいは顔面外傷
胸椎あるいは腰椎損傷
強直性脊椎炎あるいは強直性脊椎骨増殖症（びまん性特発性骨増殖症）
四肢に麻痺や灼熱痛を認める患者

やってはいけない医療行為

動態撮影は不安定性を調べるのに有用であるが，神経障害の増悪を惹起する可能性があるため特に脊髄レベルの損傷では，行わないほうがよい。

常がないか確認する．MRI 検査が評価には適している．

1 ● 単純 X 線撮影

正面，側面の単純 2 方向撮影が基本となる．必要に応じて斜位像を撮影する．骨折や脱臼，椎間関節や棘突起の配列の乱れがないかチェックする．動態検査を行うことで不安定性が発覚する場合もあるが，神経障害の増悪を伴う場合があるため初期検査としては推奨されていない．

2 ● CT

骨性要素の損傷評価に適しており，単純 X 線検査に続いて施行するべきである．マルチスライス CT の導入により画像を迅速に三次元再構成することが可能となり，より立体的に骨性病変の広がりを確認することができる．

3 ● MRI

MRI は軟部組織の診断に優れているため，脊髄損傷合併例に不可欠な検査である．脊髄損傷の評価のみならず，椎間板や靱帯周囲の血腫像は同部位の軟部組織損傷を示唆し，脊柱の不安定性の判断に重要な所見となる．

5 脊椎損傷の治療

脊椎損傷の急性期治療は，脊髄損傷治療に準じて行う．救命救急処置と全身管理，可及的早期の損傷脊椎の整復・固定を行い，早期離床，体幹・四肢筋力の強化を主体としたリハビリテーションの早期導入が主目標となる．手術治療の主な目的は，脊椎支持機構の再構築と神経圧迫因子の除去であり，可及的早期手術により早期離床，外固定の簡素化，ナーシングケアの軽減を可能にする点が大きな利点となる．

慢性期では，陳旧性脱臼骨折，遅発性脊柱変形，

> **やってはいけない医療行為**
>
> 頸椎脱臼あるいは脱臼骨折で，整復前の MRI で椎間板の破綻やヘルニアの存在が確認された場合，全身麻酔下での徒手整復は極力避ける．これによって麻痺が増悪する可能性がある．

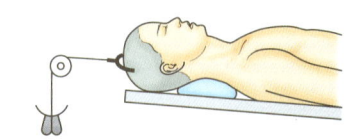

図 38-23 中・下位頸椎脱臼骨折の整復法
軽い錘を使い，ゆっくり整復する．

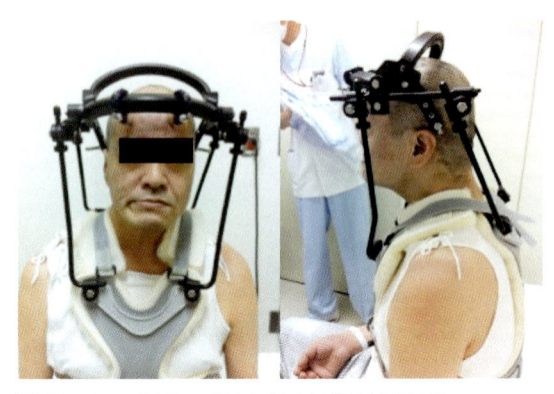

図 38-24 ハローベストによる頸椎外固定

遅発性脊髄麻痺などが治療対象となる．

急性期の治療

A 頸椎脱臼

1 ● 保存療法

【整復法】

頭蓋直達牽引を用いた持続牽引による意識下の slow reduction と全身麻酔下での徒手整復法がある．通常は 1.5～2.0 kg 程度から開始し，最大 15 kg（体重の 1/3 まで）まで増加する．頻回の X 線検査や神経学的評価が必要である．頸椎の脱臼骨折では 33～50％ に椎間板の破綻やヘルニアを認め，整復後にヘルニアが増大する場合があるため，整復操作前の MRI 検査や意識下での整復が推奨されている．

【固定法】

頸椎の固定法には，頭蓋直達牽引による牽引固定（図 38-23），頸椎装具固定，ハロー（ヘイロー）ベスト（halo-vest）固定がある．安定型の骨折であれば頸椎装具を 1～3 カ月装着するように指示する．ハローベストは，頭蓋骨外板に直接ピンを刺入しハローリングを固定し，胸部のベストとロッ

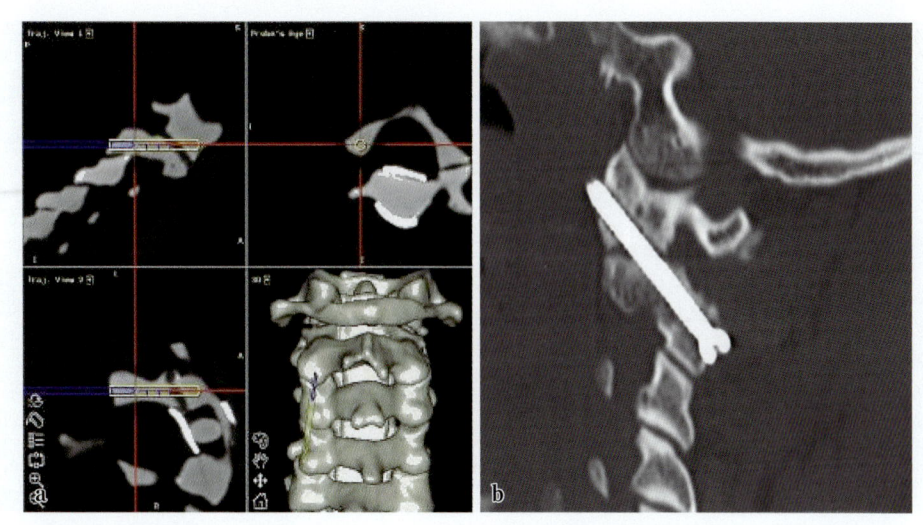

図38-25 脊椎手術における術中ナビゲーション(a)と環軸関節固定(Magerl法)術後CT
手術中にコンピューターナビゲーションシステムを使用することにより，スクリュー挿入の正確性が向上した．

ドで連結させる装具であり，頭部・頸椎が強固に固定される(図38-24)．環椎破裂骨折(Jefferson骨折)，歯突起骨折，軸椎関節突起間骨折(hangman骨折)などでよく使用される．

2● 手術療法

頸椎の脱臼整復や不安定性に対する固定術は前方あるいは後方アプローチにて行われる．不安定性が強い場合では，両者を併用する場合もある．前方アプローチでは，脱出椎間板や椎体骨折による神経の直接除圧が可能である．整復，除圧と同時に骨移植を行い固定する．移植骨の固定性が不十分な場合には前方プレートを追加し早期に強固な固定を得ることができる．気管切開が行われている場合や，将来的に必要な場合には前方アプローチは適さない．後方アプローチでは，椎間関節を直接操作できるため脱臼の整復に有用である．固定法は棘突起ワイヤリング，外側塊スクリュー，椎弓根スクリューなどがある．力学的な観点からは椎弓根スクリューが固定性に優れているが，脊髄損傷や椎骨動脈損傷のリスクが高い難易度の高い手術である．近年は脊椎手術にコンピューターナビゲーションシステムが導入されるようになりスクリューの挿入精度や安全性が向上している(図38-25)．

B 胸椎以下の損傷

1● 保存療法

脊椎の外固定法にはギプス固定と装具固定がある．安定型の骨折である圧迫骨折やChance骨折によく用いられる．体幹を反張位にして後弯を矯正し，ただちにギプス固定を行う．1ヵ月を目途に装具療法に変更しさらに骨癒合が得られるまで外固定を継続する．利点は手術治療が回避できる点であるが，欠点としては，装具による疼痛や褥瘡の問題，後弯変形の再発を認める例が多い点が挙げられる．

2● 手術療法

神経障害や不安定性を有する患者に対しての手術適応についてはコンセンサスが得られているが，神経障害のない破裂骨折に対する手術適応については議論がある．胸腰椎の脱臼整復や不安定性に対する固定術には前方アプローチ，後方アプローチ，あるいは両者の併用が行われる．後方アプローチでは，椎弓根スクリューやフックを用いた固定が行われる．固定範囲は損傷椎体を中心に隣接する頭尾側1椎体ずつを含めた3椎体(2椎間)固定が基本となる(図38-26)が，不安定性が強い場合や，骨粗鬆症例，損傷椎体の破壊が強い場合には頭尾側へ固定範囲を延長させる．脊柱管内に圧迫病変を認める場合には除圧術を併用し，

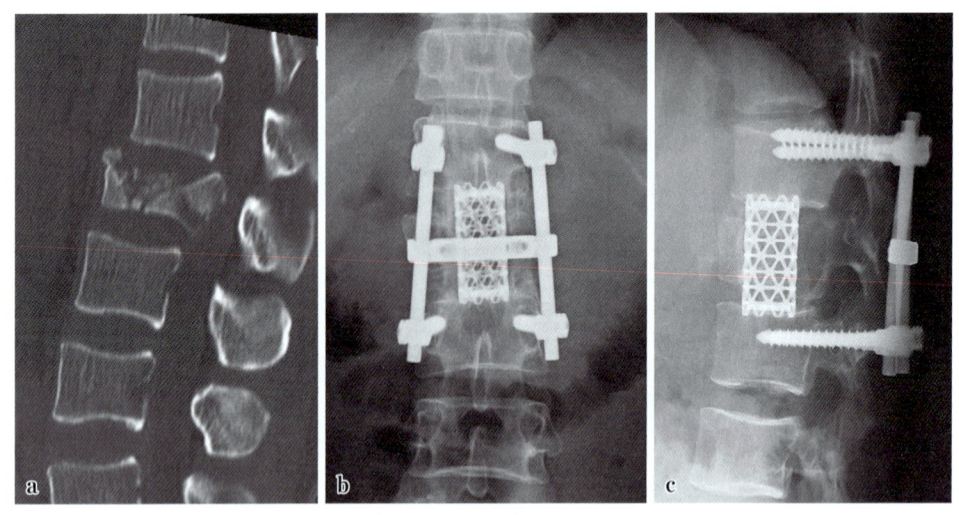

図38-26 胸腰椎移行部破裂骨折に対する手術療法
前方からの除圧とケージの挿入を行い,後方からは1椎体上下にpedicle screwを挿入している.

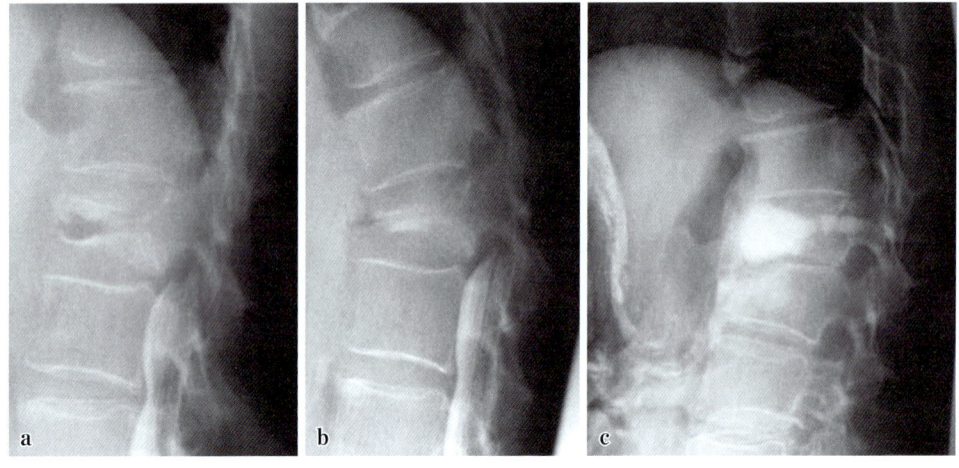

図38-27 骨粗鬆症性椎体骨折の偽関節例
後屈位(a)と前屈位(b).前屈位と後屈位で椎体高が変化し,椎体内にはcleft像が認められる.骨セメントを椎体内に挿入し,椎体形成術を施行した(c).

固定範囲に骨移植を行う.前方アプローチでは,損傷椎体や椎間板を切除し移植骨を充填し固定する.多くの場合,前方インストゥルメンテーションを追加し固定性の強化を図っている.術後は装具による外固定を骨癒合が得られるまで約3カ月間行うことが多い.

慢性期の病態と治療

A 陳旧性転位,脱臼骨折

多くは脱臼,骨折の放置例である.非固定の頚椎損傷が慢性期に再転位,再脱臼を認める場合がある.

B 遅発性脊柱変形

不安定型骨折の放置,固定術を併用しなかった

椎弓切除術術後，損傷椎体の圧潰進行などを原因として後弯変形が進行し，疼痛や遅発性神経障害を伴う。変形矯正には，椎体楔状骨切術や前方除圧固定術，前後合併手術が行われる。

C 遅発性脊髄麻痺

後壁損傷を伴う骨粗鬆症性椎体骨折でよく認められる。椎体骨折部が骨癒合不全（偽関節）となり残存椎体が後方に突出した結果，神経を圧迫し生じる。治療は，前方除圧固定術や脊柱短縮術などが行われている。近年，遅発性神経麻痺の原因となる骨粗鬆症性椎体骨折後偽関節症例に対して椎体形成術を施行する報告が増えている。本法は椎体内に骨セメントを挿入する方法で，疼痛の改善と，進行性の椎体圧潰を予防する効果がある（図38-27）。

● 参考文献

1) 新宮彦助：日本における脊髄損傷疫学調査（第3報）．全国脊髄損傷登録統計（2002年1月-12月）．日本パラプレジア医学会雑誌 8：26-27, 1995
2) 柴崎啓一：日本脊髄障害医学会雑誌 8：271-274, 2005
3) 住田幹夫，徳弘昭博，真柄 彰，他：脊髄損傷のoutcome—日米のデータベースより．医歯薬出版，2001
4) Rekate HL, Theodore N, Sonntag VK, et al：Pediatric spine and spinal cord trauma. State of the art for the third millennium. Childs Nerv Syst 15：743-750, 1999
5) Tator CH, Duncan EG, Edmonds VE, et al：Complications and costs of management of acute spinal cord injury. T Paraplegia 31：700-714, 1993
6) Cammisa FP Jr, Eismont FJ, Green BA：Dural laceration occurring with burst fractures and associated laminar fractures. J Bone Joint Surg Am 71：1044-1052, 1989

第39章 末梢神経損傷

診療の手引き

- [ ] 1. まず発症時期を詳しく聞く。外傷の場合は明らかであるが、絞扼性神経障害では加えて発症が受診の数週間〜数年前ということもあり、経過期間は予後に影響する。
- [ ] 2. 絞扼性神経障害では、繰り返し四肢の一部を酷使するような職業歴、あるいはスポーツ歴がないか確認する。
- [ ] 3. 寒冷刺激や特定の肢位でしびれが増強するか否か、夜間痛など疼痛の程度や性状もよく問診する。
- [ ] 4. 糖尿病や代謝障害、内分泌障害では神経が損傷されやすいことに注意する。
- [ ] 5. 外傷の場合、開放性であるか否か、創部が鋭的か挫滅か、原因となったガラスやナイフなどの刺創、切創の範囲と深度、筋・腱、血管などの合併損傷の有無、創部感染の有無を確認する。
- [ ] 6. 診察では、感覚神経障害領域が脊髄神経の皮膚分節に一致しているか、あるいは末梢神経の支配領域に一致しているかを調べ、神経根障害か、末梢神経障害かを判別する。
- [ ] 7. Tinel(ティネル)徴候の有無、局所の圧痛や神経腫の有無を確認する。Tinel徴候の経時的変化を把握することは、神経機能の回復を判定するのに不可欠である。
- [ ] 8. 猿手は正中神経麻痺の、下垂手は橈骨神経麻痺の、鉤爪手は尺骨神経麻痺でみられる手の変形である。
- [ ] 9. 筋炎、筋ジストロフィー、筋無力症などの筋疾患(→24章参照)を除外する。
- [ ] 10. 骨折、脱臼に伴う神経損傷では、骨片の転位によって生じているのか否かをX線撮影、CTで調べる。
- [ ] 11. 腫瘍や腫瘤による障害では、超音波、CT、MRIが病変の特定に有用である。

A 末梢神経損傷の分類

末梢神経損傷は病態、原因および発生機序によってそれぞれ分類される。

1 損傷の病態による分類

Seddon(セドン)は末梢神経損傷の程度を、一過性神経伝導障害、軸索断裂、神経断裂の3つに分類した(図39-1)。

A 一過性神経伝導障害
neurapraxia

一過性神経伝導障害とは、神経伝導に一部障害を認めるが、器質的には正常か、あるいは髄鞘の一部にごく軽度の異常がある状態で、軸索には異常がない。そのため損傷部より近位での電気刺激には支配筋は反応しないが、末梢部の刺激に対しては筋収縮が生じる。神経回復には損傷部からの再生神経の伸長を必要としないため、麻痺筋は解剖学的位置と関係なくほぼ同時に完全に回復するが、回復には髄鞘の損傷の程度により、数分〜数週を要する。正座後のしびれや運動障害が最も

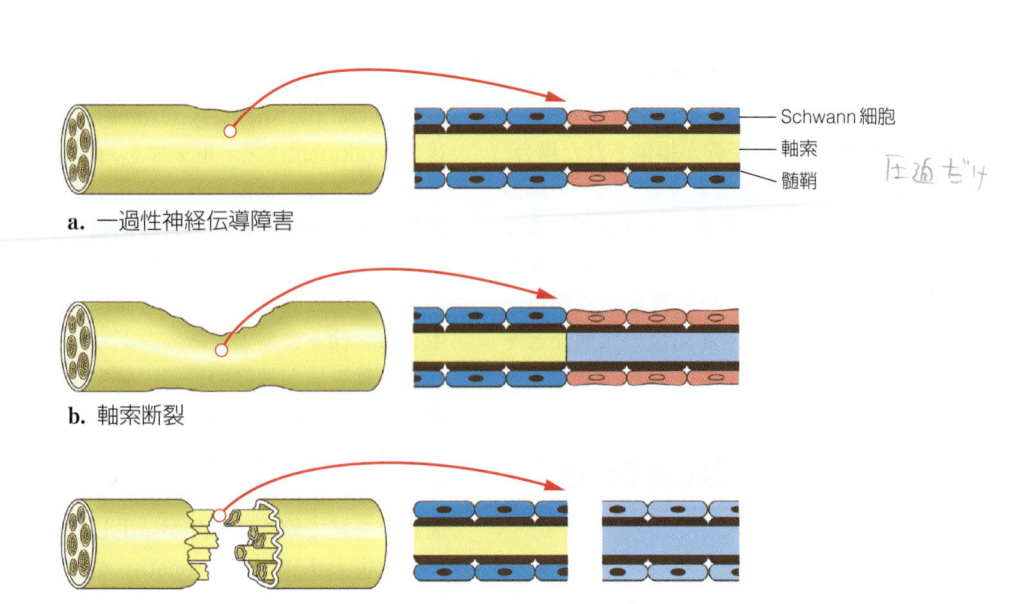

図 39-1　神経損傷の分類 (Seddon による)

軽い一過性神経伝導障害の状態と考えられる。

B 軸索断裂
axonotmesis

軸索断裂では、軸索が断裂し、損傷部以遠では、Waller（ウォラー、ワーラー）変性（→872頁参照）が生じる。神経内膜には損傷がないため損傷部近位から速やかに再生軸索の伸長が始まり、温存された神経内膜の道すじをたどって、元来の終末目的器官に正しく到達する。そのため、感覚神経、運動神経の機能は元に近い状態にまで回復しうる。再生軸索は末梢方向に伸びていく必要があるため、損傷時に損傷部で陽性であった Tinel（ティネル）徴候が時間とともに末梢神経に沿い遠位に移動し、神経支配の順番に従って麻痺筋が回復していく（→875頁, 876頁参照）。通常、自然回復が期待できるが、回復の遅い場合には神経剝離術を必要とすることがある。

C 神経断裂
neurotmesis

神経断裂は、軸索、髄鞘、Schwann（シュワン）細胞すべての構造体の連続性が断たれた状態で、肉眼的に神経幹ないしは神経束の断裂であり、開放性損傷であることが多い。遠位断端以遠ではWaller 変性に陥る。再生軸索は近位断端から伸長を開始するが、遠位断端までの間に間隙があることが多く、神経回復は望めない。そのため、間隙を埋めるための神経縫合術、神経移植術が必要となる。

軸索断裂と異なり、再生軸索は損傷部で元来とは異なった Schwann 管に入り、伸長して間違った終末目的器官に到達する可能性がある。これを過誤支配 misdirection とよぶ。したがって手術を行ったとしても成績は必ずしも良好ではない。例

NOTE　Sunderland（サンダーランド）分類

Sunderland は Seddon の分類の軸索断裂を神経損傷程度に従って3型に細分化し、合計5型に分類した。

1度損傷：Seddon 分類の一過性神経伝導障害を指す。
2度損傷：軸索の断裂は生じているが神経内膜や周膜は正常に保たれている状態を指し、完全に回復する。
3度損傷：神経内膜が損傷されているものの神経周膜が保たれている状態を指し、完全には回復しない。
4度損傷：神経上膜は保たれているが、軸索や神経内膜・周膜も損傷され瘢痕が進入し、神経の再生が阻害される。この型は神経縫合術や神経移植術を用いなければ回復は望みがたい。
5度損傷：Seddon 分類の神経断裂にあたる。

末梢神経の構造は85頁参照。

えば再生感覚神経線維が運動神経の Schwann 管に入る過誤支配が生じれば，筋の回復は生じない。

閉鎖性の骨折に伴い，神経幹が損傷された場合，神経幹内の無数の神経線維はすべてが同一の病態ではなく，一過性神経伝導障害から神経断裂までの損傷が混在した状態である．1本の神経幹が全体としてどの病態に近いのかを判定するには，Tinel 徴候の移動する速度や筋回復の状態などを参考にする必要がある．

2 末梢神経損傷の原因による分類

A 開放性損傷

開放性損傷の場合はほとんどが神経断裂である．刃物，ガラスなどによって切創に伴い受傷する場合が多い．診断は困難ではなく，損傷も鋭的であり一次的神経縫合が可能である．挫滅創に合併した場合は，創の汚染や神経の挫滅のため，二次的に神経修復を行うことがある．わが国では稀であるが，銃弾による射創は周辺の組織とともに神経の欠損が大きく，神経移植を必要とする場合が多い．

B 閉鎖性損傷

原因と損傷の程度によって一過性神経伝導障害から神経断裂まで病態は様々である．圧迫，牽引，虚血，物理化学的組織損傷などで起こる．

急性の圧迫は，日常診療上骨折・脱臼に合併することが多く，上腕骨骨折時の橈骨神経損傷，肩関節脱臼時の腋窩神経損傷が代表的な損傷である．体表外からの圧迫で神経麻痺が生じることも多い．手術・麻酔時に腓骨頭への不用意な圧迫によって生じる総腓骨神経麻痺，腕枕をして同衾した相手の頭による**橈骨神経麻痺** radial nerve palsy*が有名である．慢性の圧迫は骨の変形，腫瘍の増大などで生じるが，後述する絞扼性神経障害も慢性圧迫によるものである．

牽引による神経損傷の代表は，オートバイの転倒事故の際，上肢の急激な外転や下方への牽引，頚椎の側屈の強制により，腕神経叢に極めて強い牽引力が作用して生じる**腕神経叢麻痺**である．

骨折後に筋区画の内圧が上昇して発症する区画症候群 compartment syndrome〔上腕骨顆上骨折後の Volkmann（フォルクマン）拘縮など〕では，虚血による神経損傷と筋の壊死が重なり，治療は困難をきわめる．整形外科の四肢の手術の際，無血手術野を確保するために使用する止血帯でも，高すぎる圧と長すぎる止血時間により神経麻痺が生じる．徐々に増大するガングリオンなどの良性腫瘍や動脈瘤が神経の近傍に発生すれば，神経麻痺の原因となりうる．

注射薬の神経への誤注や，凍傷，電撃傷によっても神経組織は損傷を受ける．また，放射線治療後数年を経て徐々に麻痺が発生し進行する放射線神経障害 radiation neuropathy が知られている．乳癌手術後の放射線照射により上肢に生じる神経障害が代表的なものである．

3 発生機序による分類

急性発症と慢性発症に大きく分かれる．切創，裂創による開放性のものや，骨折・脱臼に伴うものは急性に発症する．慢性の経過にて発症する障害は，絞扼性神経障害，良性腫瘍による神経圧迫，放射線照射後の神経障害などが挙げられる．

末梢神経は解剖学上，線維性あるいは骨線維性のトンネルを通過する．その狭い空間で末梢神経に対し慢性的な機械刺激が加わって引き起こされた神経障害が**絞扼性神経障害** entrapment neuropathy である．

症状の日内変動や，特定の肢位で症状が増悪する特徴を有する．同一の神経が複数の部位で絞扼され，診断が容易でない場合もある．

それぞれの神経でよくみられる絞扼性神経障害について述べる．

A 胸郭出口症候群
thoracic outlet syndrome

腕神経叢と鎖骨下動脈は前斜角筋と中斜角筋の間，鎖骨と肋骨の間，小胸筋の下層を走行するが，それぞれの部位で絞扼を受け発症する可能性がある．それぞれを，斜角筋症候群 scalenus syndrome，肋鎖症候群 costoclavicular syndrome，小胸筋症候群 pectoralis minor syndrome というが，これらをまとめて胸郭出口症候群と総称する．

---
*Saturday night palsy，honeymoon palsy ともいう．

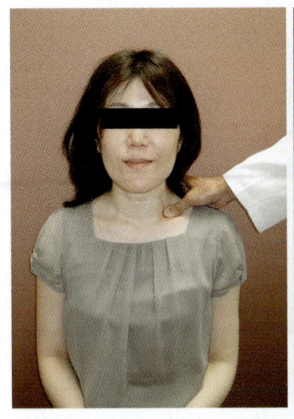

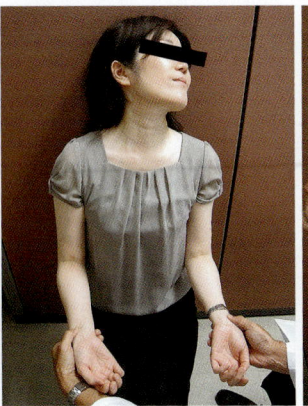

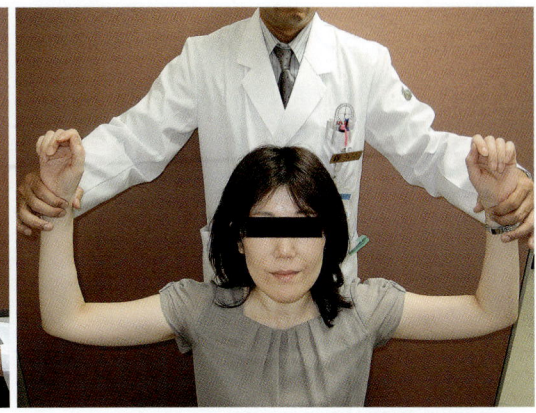

a. Morley テスト　　b. Adson テスト　　c. Wright テスト（過外転テスト）

図 39-2　胸郭出口症候群のテスト

　胸郭出口症候群は神経障害と血流障害に基づく上肢痛，上腕のしびれなどを訴え，頸肩腕痛を生じる疾患の1つである．
　絞扼の原因としては C7 椎から出ている頸肋 cervical rib あるいは C7 椎横突起が挙げられている．また頸肋から起始し胸郭出口を横切る異常な線維性索状物も絞扼の原因となる．本症は首が長く，なで肩の女性に多く（男性の 2〜3 倍），20 歳台に発症のピークがある．

【症状】
　手指・腕のしびれ（尺側が多い）や熱・冷感，脱力感，頸部・肩・肩甲間部・前胸部のうずくような痛みが生じる．鎖骨下動脈が肋鎖間隙あるいは前・中斜角筋間で圧迫されると，上肢に阻血が起こり，腕は蒼白となり，痛みが生じる．鎖骨下静脈が圧迫されると手・腕はチアノーゼ様になり，重苦感が生じる．

【診断】
　自覚症状と病歴から推定可能である．徒手的に症状を誘発する以下のテストがある．
・Morley（モーレイ）テスト
　鎖骨上窩で腕神経叢を指で圧迫すると圧痛，前胸部への放散痛が生じる（図 39-2a）．
・Adson（アドソン）テスト
　前斜角筋が緊張する頸椎の姿勢（頸椎伸展位で疼痛側に頭部を回旋）で深呼吸を行わせると鎖骨下動脈が圧迫され，橈骨動脈の脈拍が減弱あるいは停止する（図 39-2b）．胸郭出口症候群であっても陽性例は多くない．

・Wright（ライト）テスト
　座位で両肩関節を外転 90°，外旋 90°，肘 90°屈曲位をとらせると橈骨動脈の脈拍が減弱する．肋鎖間隙での圧迫を考える（図 39-2c）．
・Eden（エデン）テスト
　胸を張り，両肩を後下方に引き，橈骨動脈の脈拍が減弱あるいは停止すれば肋鎖間隙での圧迫を考える．
・Roos（ルース）テスト（3 分間挙上負荷テスト）
　Wright テストの姿勢で両手指の屈伸を 3 分間行わせる．手指のしびれ，前腕のだるさのため持続ができず，途中で上肢を下ろしてしまう．これを陽性とするが，肋鎖間隙で腕神経叢が圧迫されることによる．しばしば上肢が蒼白となったり，チアノーゼ様となる．

【治療】
　抗炎症薬の投与に加え，症状を悪化させる日常生活動作を避けるように指導する．重症例（Roos テストで 1 分以下）には通常，経腋窩進入による第 1 肋骨切除術を行う．頸肋には頸肋摘出術，Adson テスト陽性例には斜角筋切除術を行う．

B 肘部管症候群
cubital tunnel syndrome

　尺骨神経が肘内側で関節より少し末梢にある尺側手根屈筋下の肘部管を通過する際に生じる絞扼性神経障害である．小指と環指尺側にかけての感覚障害と，鉤爪手変形，骨間筋萎縮，握力低下がみられる（→468 頁参照）．

C Guyon（ギヨン）管症候群（→504頁参照）

尺骨神経が手関節掌尺側に存在する Guyon 管を通過する際に絞扼を受ける。Guyon 管は，掌側を豆鉤靱帯，背側を屈筋支帯，内壁を豆状骨，外壁を有鉤骨により形成される。肘部管症候群と類似の症状を訴えるが，手背部への感覚枝は Guyon 管の近位で分枝するため，同部の感覚障害は生じない。

D 手根管症候群
carpal tunnel syndrome

正中神経は手関節掌側中央で，手根骨と屈筋支帯により形成される狭い手根管を通過する。この部での絞扼性神経障害を手根管症候群と称する。母指から環指橈側にかけてのしびれ，感覚障害と母指球の萎縮が生じる。日常診療上，最もよく遭遇する絞扼性神経障害である（→503頁参照）。

E 感覚異常性大腿痛
meralgia paresthetica

外側大腿皮神経が，上前腸骨棘，鼡径靱帯などで構成される狭いトンネル部（narrow canal）で圧迫を受け，大腿外側の疼痛や感覚障害を訴える。歩行と股関節伸展で症状は増悪する。

F 梨状筋症候群
piriformis syndrome

坐骨神経が生理的狭窄部位である梨状筋部で圧迫を受けるもので，腰椎椎間板ヘルニアとの鑑別診断が必要とされる。この部の圧痛と放散痛，下肢の内旋で症状の増悪をみる。

G Hunter（ハンター）管症候群

伏在神経が大腿内側広筋と大内転筋を結合する線維束で形成される Hunter 管の通過部で圧迫され，膝関節内側部痛と感覚障害を訴える。

H 足根管症候群
tarsal tunnel syndrome

脛骨神経が脛骨内果後下方の靱帯性の狭いトンネル部で圧迫を受け，足底部のしびれと疼痛を訴える（→720頁参照）。

I Morton（モートン）病

総底側趾神経から固有底側趾神経に分かれた部で，深横中足靱帯と中足骨骨頭により圧迫を受ける。第3・4趾間部の神経は他の部の神経に比べ動きに余裕がない解剖学的特性のため，この部に好発すると考えられている（→719頁参照）。

Advanced Studies
断裂後の神経の変化

神経切断後の変性・再生は，軸索という細胞体の一部が切断され，切り離された細胞体が周囲の Schwann 細胞やマクロファージに貪食される変性の過程と，核を含む細胞体は元来の形態を復元するために，欠損する原形質を構成する蛋白質を合成し，再構築していく再生の過程である。したがって，いくら切断後時間を置かず正しく縫合しても，直ちに連続性を得て機能が回復することはない。

末梢神経が切断されると，切断部より遠位のみでなく近位を含め神経細胞体から標的器官まで幅広い複雑な変化が生じる。

1. 神経細胞体の変化

神経切断後数時間以内に神経細胞体の変化が始まる。細胞体は肥大し，細胞核は周辺部へ移動する。細胞質の好塩基性物質〔Nissl（ニッスル）小体〕が消失する。RNA が増加し，軸索再形成に必要な蛋白質の合成が増加する。これらの反応は損傷後10〜20日頃まで続く。切断部位があまりに脊髄に近い場合，神経細胞の受ける損傷が激烈であるため，死滅する神経細胞が増加する。

2. 切断部中枢側断端の変化

中枢側断端より少なくとも近接する Ranvier（ランヴィエ）絞輪部まで変性は中枢部にも広がるが，損傷後数日の初期遅延 initial delay（→後述）を経て，再生軸索の出芽が中枢側断端より末梢方向に生じる（図39-3）。これは損傷後3週以内に最高に達する。切断された1本の軸索からきわめて細く，多数の再生軸索が末梢側断端へ伸びて行く。出芽が末梢側断端にうまく到達できず，Schwann 細胞の増殖を伴って無作為に広がれば，断端神経腫 amputation neuroma を形成する。

3. 末梢側の神経の変化

切断端部より遠位の軸索は，神経細胞体からの連続性が断たれるため，切断された軸索や髄鞘は変性に陥る。この変化を **Waller**（ウォラー）変性（Wallerian degeneration）という。断端部以遠の Schwann 細胞は急速に分裂・増殖して，マクロファージとともに軸索，髄鞘を貪食し始める。この貪食は神経切断後1〜5日で始まり，遺残物すべてを貪食するのに1〜3カ月かかるといわれている。増殖する Schwann 細胞は柱状に配列し Büngner（ビュングネル）帯を形成し，再生軸索が末梢方向に伸びてゆく道を形成するとともに神経栄養因子を供給する。

中枢側断端から発芽した多数の軸索が，末梢断端側の

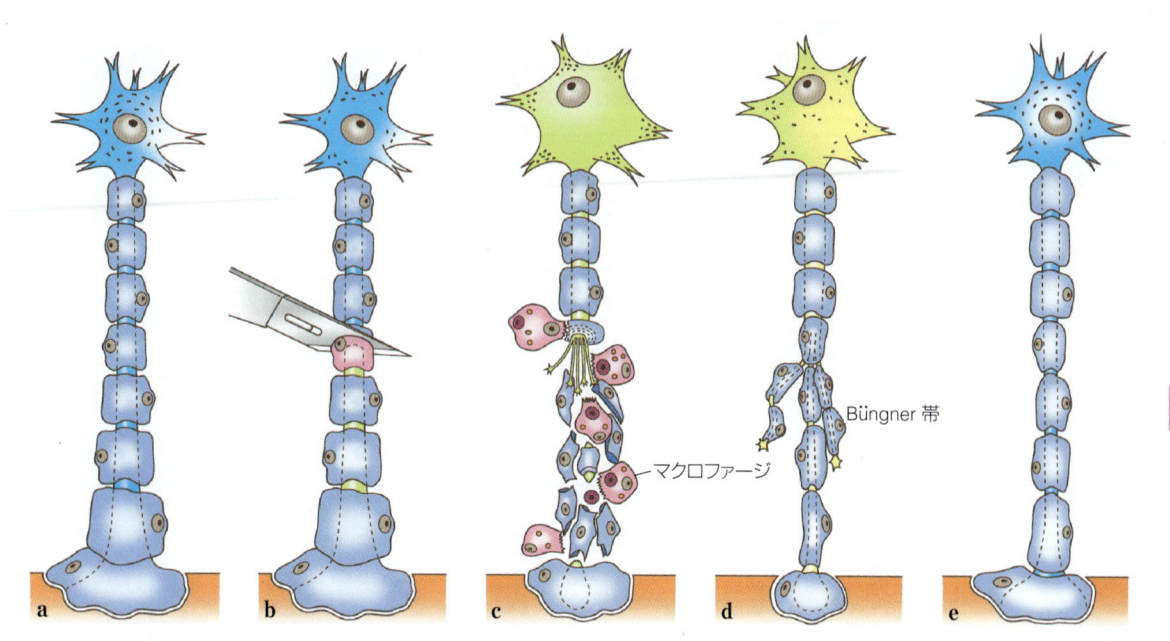

図 39-3 神経損傷後の変化
a. 正常　b. 切断直後　c. 切断後数日；再生軸索の出芽　d. 再生軸索のミエリン鞘再形成
e. 再生軸索の標的器官への到達と成熟

Büngner 帯に到達すると，再生軸索は Büngner 帯の Schwann 細胞基底膜に沿って遠位へ伸長していく。再生軸索が断端間の瘢痕部を乗り越えて，遠位の Büngner 帯にたどり着くまでの時間を**初期遅延** initial delay という。中枢端の1本の軸索から多数の再生軸索が発芽し，無作為に末梢端の Büngner 帯に伸びてゆき，種々の Büngner 帯と接触する。再生軸索の数が多いほど，正しい Büngner 帯に（感覚神経の再生軸索が感覚終末へ向かう Büngner 帯に，運動神経の再生軸索が運動終板へ向かう Büngner 帯に）到達する確率が上がる。

正しい Büngner 帯に進入した場合，再生軸索はそれぞれの標的器官まで伸長を続け，その径は経時的に増大し，成熟していく。一方，間違った Büngner 帯に進入した再生軸索の一部は退縮すると考えられている。

有髄神経の場合，軸索が通過すると Schwann 細胞は軸索の再形成を始める。再生軸索が到達しなかった場合，Büngner 帯は萎縮し始め，損傷後1年を経過すると Büngner 帯を形成する Schwann 細胞は萎縮し，その数も著明に減少する。

運動神経が再生し，筋肉まで到達しても終板を再支配するために若干時間がかかり，これを**終末遅延** terminal delay という。神経の再生速度そのものは1日数 mm であるが，初期遅延と終末遅延を考慮すると再生速度は1日約1 mm である。

4. 標的器官の変化

脱神経後，筋線維は萎縮し，結合組織や脂肪組織が増殖する。運動終板は受傷後1年以上も存在しているが，アセチルコリン受容体は筋線維の全体に拡がる。再生軸索が到達しない状態が続くと，徐々に終板も消失し始める。この状態に陥った筋は，再神経支配を受けても，機能的には回復しない。終板がまだ存在するうちに到達した再生軸索は筋線維を再支配し機能回復が生じる。1本の神経線維が元来より数多くの筋線維を支配して，到達した再生軸索数の不足を代償する機序もみられる。

感覚受容体も脱神経後変性するが，運動終板よりも比較的長期間生き残り，再神経支配によって機能を回復する可能性が高い。

B 末梢神経損傷の臨床症状

末梢神経には運動神経，感覚神経および自律神経が含まれているため，損傷が生じると運動麻痺，感覚障害，自律神経障害の症状が出現する。

表 39-1 各筋肉に対する末梢神経の支配

	上肢				下肢		
	機能	動作筋	神経		機能	動作筋	神経
肩甲骨	外転	前鋸筋	長胸神経	股関節	屈曲	大腰筋 腸骨筋	腰神経叢 大腿神経
	内転	僧帽筋 大菱形筋 小菱形筋	副神経 肩甲背神経 肩甲背神経		伸展	大殿筋 半腱様筋 半膜様筋 大腿二頭筋	下殿神経 坐骨神経 坐骨神経 坐骨神経
	挙上	僧帽筋 肩甲挙筋	副神経 頸髄神経と肩甲背神経		外転	中殿筋	上殿神経
	下制	僧帽筋	副神経		内転	大内転筋 長内転筋 短内転筋 恥骨筋 薄筋	閉鎖神経 閉鎖神経 閉鎖神経 大腿神経 閉鎖神経
肩関節	側方挙上(外転)	三角筋 棘上筋	腋窩神経 肩甲上神経		外旋	外閉鎖筋 内閉鎖筋 大腿方形筋 梨状筋 上双子筋 下双子筋 大殿筋 縫工筋	閉鎖神経 仙骨神経叢 仙骨神経叢 仙骨神経叢 仙骨神経叢 仙骨神経叢 下殿神経 大腿神経
	後方挙上(伸展)	広背筋 大円筋 三角筋	胸背神経 肩甲下神経 腋窩神経				
	前方挙上(屈曲)	三角筋 烏口腕筋	腋窩神経 筋皮神経				
	水平位外転	三角筋	腋窩神経				
	水平位内転	大胸筋	内,外側胸筋神経				
	外旋	棘下筋 小円筋	肩甲上神経 腋窩神経		内旋	小殿筋 大腿筋膜張筋	上殿神経 上殿神経
	内旋	肩甲下筋 大胸筋 広背筋 大円筋	肩甲下神経 内,外側胸筋神経 胸背神経 肩甲下神経	膝関節	屈曲	大腿二頭筋 半腱様筋 半膜様筋	坐骨神経 坐骨神経 坐骨神経
肘関節	屈曲	上腕二頭筋 上腕筋 腕橈骨筋	筋皮神経 筋皮神経 橈骨神経		伸展	大腿四頭筋	大腿神経
	伸展	上腕三頭筋	橈骨神経	足関節	底側屈曲	腓腹筋 ヒラメ筋	脛骨神経 脛骨神経
前腕	回外	上腕二頭筋 回外筋	筋皮神経 橈骨神経		背側屈曲	前脛骨筋 長趾伸筋	深腓骨神経 深腓骨神経
	回内	円回内筋 方形回内筋	正中神経 正中神経		回外	前脛骨筋 後脛骨筋	深腓骨神経 脛骨神経
手関節	掌屈	橈側手根屈筋 尺側手根屈筋 長掌筋	正中神経 尺骨神経 正中神経		回内	長腓骨筋 短腓骨筋	浅腓骨神経 浅腓骨神経
	背屈	長橈側手根伸筋 短橈側手根伸筋 尺側手根伸筋	橈骨神経 橈骨神経 橈骨神経	足の母趾	MP関節の屈曲	短母趾屈筋	内側足底神経
					MP関節の伸展	短母趾伸筋	深腓骨神経
					DIP関節の屈曲	長母趾屈筋	脛骨神経
					DIP関節の伸展	長母趾伸筋	深腓骨神経
手の母指	外転	長母指外転筋 短母指外転筋	橈骨神経 正中神経		外転	母趾外転筋	内側足底神経
	内転	母指内転筋	尺骨神経		内転	母趾内転筋	外側足底神経
	対立運動	母指対立筋	正中神経	足の第2、3、4、5趾	MP関節の屈曲	第1虫様筋 第2,3,4虫様筋	内側足底神経 外側足底神経
	MP関節の屈曲	短母指屈筋	正中神経		MP関節の伸展	短趾伸筋	深腓骨神経
	MP関節の伸展	短母指伸筋	橈骨神経		PIP関節の屈曲	短趾屈筋	内側足底神経
	IP関節の屈曲	長母指屈筋	正中神経		DIP関節の屈曲	長趾屈筋	脛骨神経
	IP関節の伸展	長母指伸筋	橈骨神経		伸展	長趾伸筋	深腓骨神経
手の示・中・環・小指	MP関節の屈曲	第1,2虫様筋 第3,4虫様筋 骨間筋	正中神経 尺骨神経 尺骨神経		外転	背側骨間筋 第5趾外転筋	外側足底神経 外側足底神経
	PIP関節の屈曲	浅指屈筋	正中神経		内転	底側骨間筋	外側足底神経
	DIP関節の屈曲	第1,2深指屈筋 第3,4深指屈筋	正中神経 尺骨神経				
	伸展	総指伸筋 固有示指伸筋 小指伸筋	橈骨神経 橈骨神経 橈骨神経				
	外転	背側骨間筋 小指外転筋	尺骨神経 尺骨神経				
	内転	掌側骨間筋	尺骨神経				
	対立運動	小指対立筋	尺骨神経				

MP関節:中手指節間関節
IP関節:指節間関節
PIP関節:近位指節間関節
DIP関節:遠位指節間関節

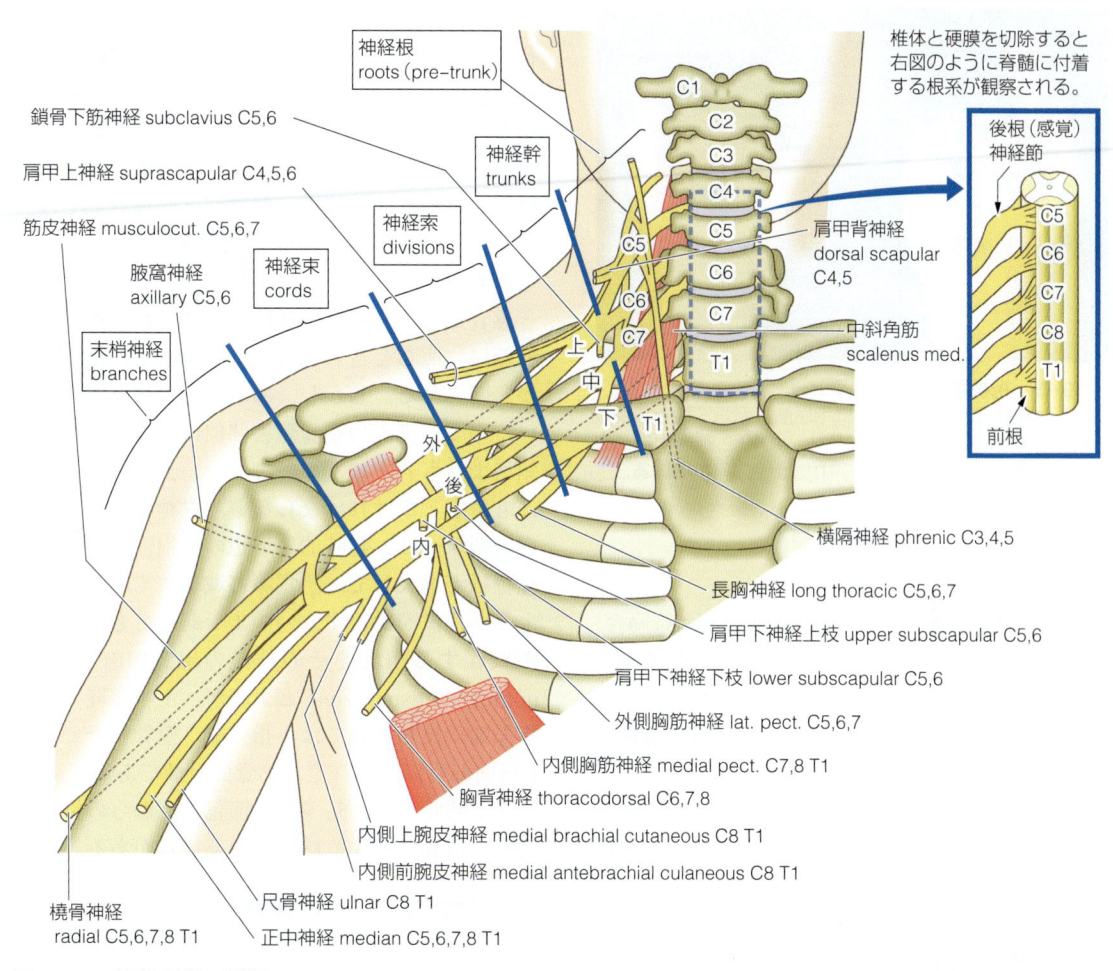

図 39-4 腕神経叢の解剖

1 運動麻痺
motor paralysis

　損傷された神経の損傷部位以遠の支配筋に運動麻痺を生じる。完全な切断の場合には，随意運動が消失する。運動麻痺が生じた筋を詳細に検査し，それぞれの神経の支配筋とその筋へ達する運動神経の分枝高位を照らし合わせることにより，損傷された神経とその損傷高位を診断することが可能である（表 39-1）。

　麻痺筋を検査する際，神経支配の破格 variation の存在とごまかし運動 trick motion に注意を払わなければならない。特に正中神経と尺骨神経は，神経間の吻合〔Martin-Gruber（マーチン-グルーバー）吻合〕や，手内在筋に対する神経支配の破格が多いといわれている。ごまかし運動とは，他の神経に支配されている周囲筋の収縮によって，あたかも麻痺した筋が随意的に運動しているような動きがみられることをいう。例えば，正中・尺骨神経損傷で，手指屈筋が麻痺していても，橈骨神経支配の手根伸筋によって手関節が掌屈位から背屈すれば，手指は軽く屈曲し，あたかも指屈筋の自動運動が生じたようにみえる。

　また，1つの関節運動をそれぞれ違う神経支配を受ける複数の筋が共同して行うこともあるが，このような場合，1つ1つの筋の筋力を注意深くそれぞれの筋力を分離して評価しなければならない。例えば，肘の屈曲は筋皮神経支配の上腕筋，上腕二頭筋と橈骨神経支配の腕橈骨筋が関与しているが，前腕回外位では主に上腕筋・上腕二頭筋

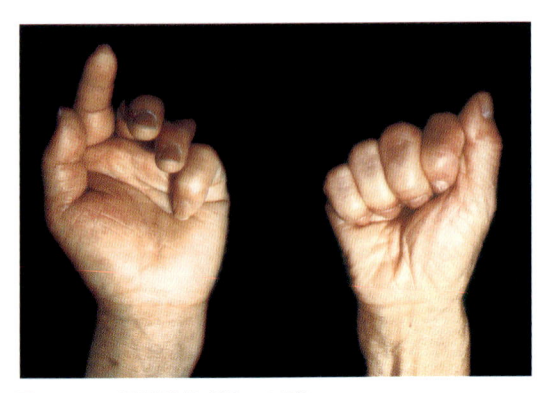

図 39-5　祝祷肢位（誓いの手）
左は正中神経損傷に基づく長母指屈筋，示指・中指の屈筋の麻痺のため伸展位をとる．日本人の約2割は中指の深指屈筋が尺骨神経支配のため，中指は屈曲可能である．

が作動する．

C5神経からT1神経までの神経根は複雑に吻合，分枝を繰り返し，腕神経叢を形成する（図39-4）．腕神経叢損傷ではいずれの部位の損傷の可能性もあり，その解剖図を念頭に置き，麻痺筋の範囲から損傷部位の診断を行う必要がある．

脱神経筋は，初期にはその緊張度tonusが低下し，弾力性を欠いた柔らかい状態になるが，経時的に萎縮し，結合組織の増生とともに硬くなる．筋萎縮は次第に視診上でも明らかになり，正中神経損傷の際の猿手（母指球筋の萎縮）のような特徴的な形態を呈するに至る（→484頁の図28-16a参照）．特に手指では，拮抗筋など周辺の筋とのバランスが崩れて<u>正中神経損傷の際の**祝祷肢位** benediction attitude（**誓いの手** benediction hand）</u>（図39-5）や，尺骨神経損傷の際の鉤爪手変形（→図28-16d参照）のように特異的な肢位をとる．また，随意運動が不能となり重力に抗せなくなり，橈骨神経麻痺の際の下垂手 drop hand（→484頁の図28-16b参照）や総腓骨神経麻痺時の下垂足 drop foot を呈する．

2 感覚障害

四肢の感覚には，皮膚感覚 cutaneous sensation および深部感覚 deep sensation がある．

皮膚感覚には触覚 touch sensation，圧覚 pressure sensation，温度覚 thermesthesia，痛覚 pain sensation があり，損傷を受けた神経の支配する皮膚の領域の感覚障害が出現する．完全な神経断裂では，感覚脱失 anesthesia，痛覚脱失 analgesia の状態となる．一方，絞扼性神経障害などの不完全な神経損傷では，感覚鈍麻 hypesthesia，痛覚鈍麻 hypalgesia を呈する．回復期や軽度の圧迫による障害，健常部との境界部では，感覚過敏 hyperesthesia や異常感覚 paresthesia も認められる．

感覚障害の出現した部位をそれぞれの神経の支配領域に照らし合わせることによって，損傷神経が診断される．しかし，ある程度重複支配をしているので，実際の感覚障害部位は解剖学的な支配領域よりも若干狭くなることや，支配領域の破格にも留意しなければならない．脱神経の起こった皮膚領域へは，経時的に周辺の非損傷神経から神経線維が進入して，感覚障害域を狭くする．このような代償が働かず，いつまで経っても感覚脱失が残存する領域をその神経の感覚固有域 autonomous sensory zone とよぶが，正中神経では示指先端，尺骨神経では小指先端，橈骨神経では第1指間部背側がそれぞれ感覚固有域である．

深部感覚には，筋，腱，関節包などからの位置・姿勢・運動に関する感覚と深部痛覚がある．

A Tinel（ティネル）徴候
Tinel sign

神経が切断されたとき，損傷部よりも末梢側ではWaller変性（→872頁参照）をきたして軸索や髄鞘は一度消失する．やがて中枢断端から再生軸索の萌芽が生じ，再生有髄軸索は徐々に髄鞘に取り囲まれるが，先端のまだ髄鞘に覆われていない部分を叩打すると，その神経の支配領域にピリッとする感じ（tingling*）や蟻走感 formication が出現する．これをTinel徴候という．神経断端が縫合され，軸索連絡が起これば，Tinel徴候陽性の部位は再生神経の伸長に伴い徐々に末梢側に移動するため，神経回復の状況を知る目安となる．順調に神経が回復している場合，その速度はおよそ1mm/日である．なお神経が切断された場合にみられる徴候をTinel徴候とよび，絞扼性神経障害や腫瘍による圧迫など，神経が切断されていな

---
*"tingling"は，日本整形外科学会用語集（第7版）では"チクチク感"と表記されている．また，"しびれ感 numbness"も本徴候で出現する訴えである．

い場合にも同様の徴候が観察されることがありこれを Tinel 様徴候 Tinel-like sign と区別してよぶこともある。しかし両者を合わせて Tinel 徴候と総称することも多い。

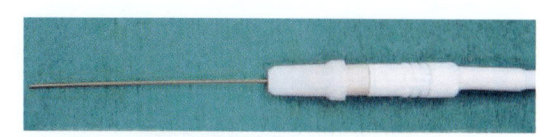

図 39-6　筋電図検査に用いる双極針電極

3 自律神経障害

A 発汗障害

交感神経の障害によって，皮膚の汗腺からの発汗が障害される。特に手掌の皮膚は乾燥していることがわかりやすく，触診で確かめることができる。
腕神経叢麻痺における神経根の引き抜き損傷（→884頁参照）では，神経根に交感神経が含まれていないため，感覚脱失がある部位でも，発汗機能の障害は認められない。この障害の有無により，損傷部が神経根レベルであるか，それより末梢であるか診断可能である。

B 血管運動障害

交感神経の遮断により，その支配領域の血管は拡張して血流が増大し，皮膚が紅潮し温度が上昇する。触診するとその領域の皮膚は温かいが，発汗がなく乾燥している。この所見は急性期に認められるが，慢性化すると血管平滑筋が，寒冷や精神の緊張により分泌され循環するノルアドレナリンに過敏に反応するようになり，むしろ皮膚は蒼白となり，皮膚温が低下する。

C 栄養障害，その他

皮膚が萎縮し，薄く光沢を帯び，角質層の割合が増えカサカサになる。手指掌側で指紋が不明瞭となり，皮下の脂肪組織，結合組織も萎縮する。立毛筋も交感神経の支配を受けるため，冷気にあたったときの"鳥肌が立つ"現象が消失する。爪も萎縮し小さくなり，脆弱化し割れやすくなる。指尖部が尖った形態をとる。骨も萎縮し，骨皮質が菲薄化する。特に手根骨，足根骨に著明である。小児期に生じれば，損傷神経支配領域肢の発育障害も生じる。

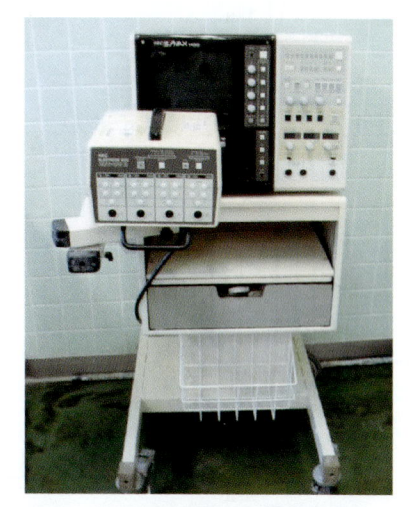

図 39-7　筋電図誘発電位測定装置
（日本電気三栄株式会社製）

C 末梢神経損傷の検査

末梢神経損傷の検査は，徒手筋力テスト manual muscle testing（MMT）と感覚検査，電気生理学的検査の3つに大別される。MMTについては127頁，921頁を，感覚（触覚，痛覚，温度覚，振動覚）検査は130頁以降を参照。

1 電気生理学的検査

A 筋電図検査
electromyography（EMG）

従来の筋電図検査も，注意深く行えば多くの情報が得られる。筋力低下の原因が筋原性であるか，神経原性であるかの鑑別はもとより，複数の筋を調べることによって，損傷神経およびその高位の同定が可能である。
通常は双極の針電極（図39-6, 7）を被検査筋に刺入して記録する針筋電図検査を行うが，筋の共同運動などをみるときには複数の表面筋電図を用

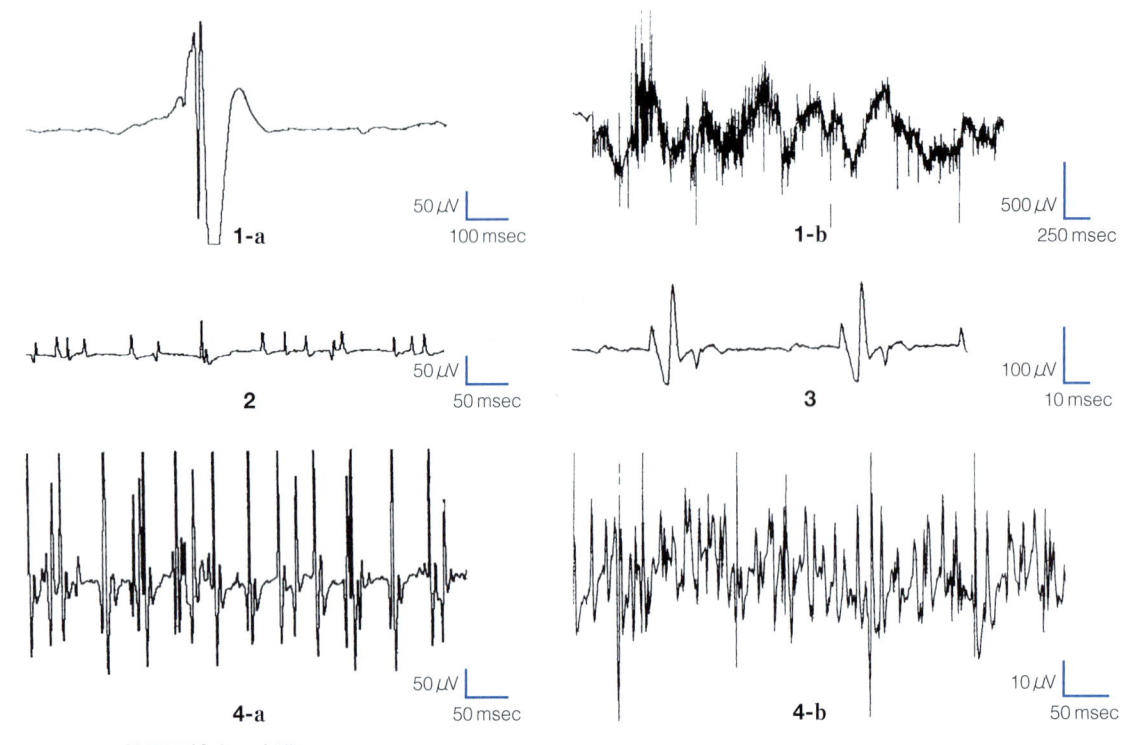

図 39-8　筋電図検査の実際
1-a：正常刺入時電位
1-b：筋緊張性ジストロフィーにおけるミオトニー放電
2：安静時線維自発電位
3：神経損傷患者の最小収縮時に認められた多相性の電位（neuropathic unit）
4-a：神経原性筋萎縮の最大収縮時の波形。干渉波が減少して基線がわかる。
4-b：筋原性筋萎縮の最大収縮時の波形。干渉波の減少はないが、振幅低下がみられる。

いる。

　針筋電図は、刺入時、安静時、最小随意運動時、最大随意運動時の 4 つの相で検査する（図 39-8）。次にそれぞれの相での特徴的な所見を説明する。

1 ● 刺入時電位

　針が筋膜を破り 1 つの筋線維内に入るとき持続時間 100 msec の多相性の刺入時電位 insertion potential が得られる。筋原性障害の場合は持続時間が長くなる。筋緊張性ジストロフィーでは刺入時電位の持続時間は特に長く（ミオトニー放電 myotonic discharge）、急降下爆撃音 dive bomber sound とよばれる特異的な音を聴取する。

2 ● 安静時電位

　正常では安静時に全く放電が認められない。脱神経の起こった筋では、受傷後約 2 週頃から循環中のアセチルコリンに対し過敏になり、興奮性が高まる。このような状態では安静時に線維自発電位 fibrillation potential、陽性鋭波 positive sharp wave などがみられる。これらの自発放電は筋原性の際には認められないため、脱神経電位 denervation potential とよばれる。筋が不可逆性変性に陥ると線維自発電位が認められなくなる。脊髄前角の運動神経細胞の障害があるときには、筋線維束全体の不随意の収縮が肉眼でもみられ、線維束攣縮 fasciculation とよばれる。その際、多相性の線維自発電位がみられる。

3 ● 最小収縮時電位

　最小随意運動時は 1 つの神経筋単位 neuromuscular unit（NMU、1 つの神経細胞とそれに支配される筋線維群）の波形を検査する。正常では振幅 0.5〜2 mV、持続期間 5〜10 msec の 2〜5

相の活動電位 action potential が記録される。神経障害時に特徴的なものは，多相性で持続が15 msec 以上の電位である。これを特に neuropathic unit とよび，損傷神経の支配筋の収縮時期がずれるために生じると考えられている。脊髄前角神経細胞の障害では振幅が高くなり，一方筋原性疾患では，低振幅で持続時間の短い波形がみられる。

4 ● 最大収縮時電位

最大収縮時では干渉波の変化をみる。多くの筋線維が収縮するため，1つ1つの NMU の電位が重なり合い，判別できなくなる。これを干渉波という。神経原性の場合には放電する NMU の数が減るため，干渉波は減少するが，放電する筋線維には異常がないため振幅の低下は生じない。一方，筋原性の場合には放電するユニットの数は正常と同じであるので，干渉波の減少は認められないが，筋線維の異常のため，振幅が小さくなる。

B 誘発筋電図

神経を電気刺激して，支配筋の収縮（M波）を記録する。最近では，主に神経伝導速度の測定に用いられる。神経伝導速度は，神経線維の種類によって異なり，径の太い有髄神経ほど速い。臨床的には，その神経幹の有髄神経線維の最も速い速度を測定している。

運動神経伝導速度 motor nerve conduction velocity（MNCV，図 39-9）は，神経を異なる高位で刺激して，筋収縮の得られる時間（潜時 delay）の差で，刺激部位の距離を割ると得られる。正常では上肢では 45 m/sec 以上，下肢では 40 m/sec 以上である。手根管症候群などの四肢末梢の神経障害では，正中神経を手関節部で刺激して，筋収縮の得られるまでの遠位潜時 distal delay（latency）を測定するが，4.5 msec 以上に遅延している。その際，M波の波形も伝導速度にばらつきが生じるため多相性となり，これを時間的分散 temporal dispersion とよぶ。糖尿病性神経障害などの多発神経炎では，複数の神経の潜時が延長する。

同様の原理で，感覚神経伝導速度 sensory nerve conduction velocity（SNCV）の測定も可能である。この場合，指趾を刺激して神経幹で信号を拾う順行性感覚神経伝導速度と，神経幹を刺激して指趾で信号を拾う逆行性感覚神経伝導速度があるが，両者にほとんど差はない。

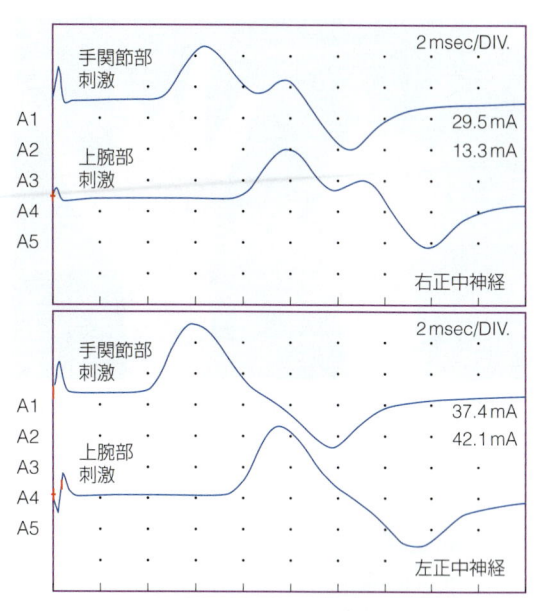

図 39-9　手根管症候群の患者の運動神経伝導速度
手根管症候群の右側では遠位潜時の遅延がみられ（右 4.5 msec，左 3.9 msec），M波が多相性になっている（temporal dispersion）。

2 自律神経検査

発汗機能の検査は，客観的な神経損傷の評価に役立つ。汗の水分を検出する方法のヨード澱粉法と，アミノ酸を検出する方法としてのニンヒドリン法やコバルトクロライド法などのほか，簡易的な発汗試験紙を用いる方法などがあるが，いずれにしても汗の分泌がなければその領域を支配する神経損傷と診断できる。

皮膚温を調べる方法としては，皮膚温度計を用いる方法や，皮膚表面からの赤外線を検出して，温度変化を視覚的に表現できるサーモグラフィー thermography（図 39-10）を用いる方法がある。

そのほか簡便な方法としてしわテスト wrinkle test（shrivel test）がある（図 39-11）。ぬるま湯に手指を浸した場合，健常では掌側の皮膚がふやけてくるが，損傷神経の支配領域では，変化がみられない。この方法は特に幼児，小児の検査として有用である。

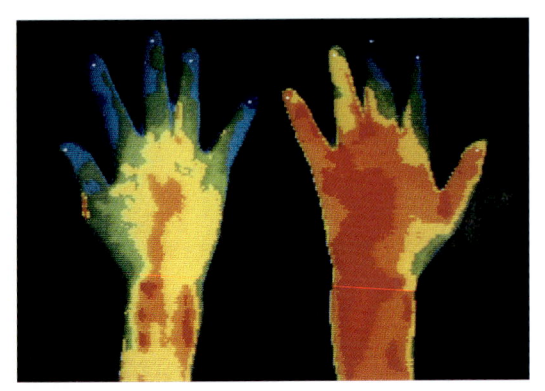

図 39-10　左手根管症候群のサーモグラフィー像

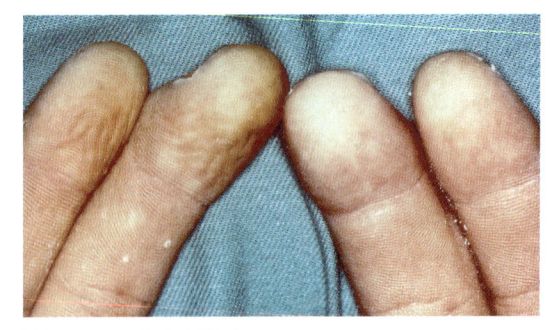

図 39-11　しわテスト
ぬるま湯に浸しても右の示・中指の掌側にはしわがよっていない（右正中神経損傷）。

3 筋生検
muscle biopsy

　現在では診断のための検査というよりも，脱神経筋の回復の可能性を調べ，治療方針を決めるために行われる。

　組織学的にみると，受傷後1カ月後には筋線維の中央に空胞状の変性がみられる。これを標的線維 target fiber という。その後，筋線維は徐々に萎縮し，筋線維間の脂肪組織，膠原組織などが増生する。不完全な神経損傷では脱神経の程度がそれぞれの支配神経線維によって異なるので，正常な筋線維群と，萎縮変性した筋線維群がそれぞれある程度まとまってみえる。このような状態をグループ萎縮 group atrophy という。

　再神経支配後にその筋が機能回復できるかどうか，コリンエステラーゼ染色で筋の酵素活性を調べる。酵素活性が著しく低下していれば，神経に対する手術よりも他の健常筋を利用した筋移行術で機能再建すべきである。

D 末梢神経損傷の診断

1 病歴聴取と理学所見

　診断上最も大切なことは，他の疾患と同様，病歴聴取と理学所見である。病歴から外傷や誘因の有無，自覚症状の性状などの情報を注意深く聞き取る。徒手筋力検査を細かく行い，麻痺筋と皮膚の感覚障害領域を注意深く調べれば，障害神経とその高位診断は困難ではない。感覚神経障害が脊髄神経の皮膚感覚帯 dermatome に一致しているか，末梢神経の支配領域に一致しているか調べることによって，脊髄に由来した神経障害との鑑別も可能である。運動・感覚障害が解剖学的に一致しない場合には，自律神経検査が客観的評価に役立つ。

2 画像診断

　そのほか種々の画像診断も補助診断に有用である。単純X線像では骨折の場合の転位の状態や，変形性関節症の骨棘の位置，骨腫瘍の有無などがわかる。CT，MRIでは圧迫原因となる腫瘍などが描出可能で，超音波検査では手軽に神経周囲の軟部組織の検索や神経そのものの損傷の確認が可能である。

E 末梢神経損傷の治療

　開放性の神経断裂では，直ちに神経修復を行うことが原則である。しかし受傷が深夜であったり，骨，筋肉との合併損傷であることも少なくなく，十分な創面清掃（デブリドマン débridement，→750頁参照）と合併損傷に対する処置のみを行い，神経に対する処置は手術の条件を整え，二次的に行うこともある。しかし神経変性と再生ならびに機能回復の面からは可及的早期に行うことが望ましい。腫瘍などの占拠病変に対しては，その切除が必要となる。しかし，閉鎖性の神経損傷の場合，

保存療法を行いながら，Tinel 徴候の遠位方向への進行の有無や筋力の回復状況をみて，手術適応を決定する。一般に3カ月経過をみて回復が認められない場合に手術を選択する。

1 保存療法

神経の自然回復を期待して，関節の良肢位の保持と関節可動域の維持に努める。総腓骨神経麻痺に基づく下垂足 drop foot を放置した場合，底屈筋腱の短縮が起こり，足関節は底屈位のまま拘縮して尖足変形となる。尖足変形防止のため良肢位での装具を装着し，他動的関節可動域訓練を行う。手指の場合は，拘縮予防・除去のためにゴムやスプリングを力源とした動的副子 dynamic splint などを用いる。

筋萎縮が進むと，神経再支配が起こっても筋の機能回復が困難なため，低周波治療で電気的に麻痺筋を収縮させ，筋萎縮を予防する。

絞扼性神経障害では，神経圧迫を増悪させるような肢位をとらないように装具療法を行う。すなわち，胸郭出口症候群では肩甲帯を吊り上げるような装具を，手根管症候群では手根管内圧が最も低い中間位から軽度背屈位とし，手関節が過度の掌・背屈位にならないような装具を装着させる。

また，神経細胞体の活性化のために，ビタミンB群，なかでも有効とされるビタミン B_{12} を投与する。

2 神経に対する手術療法

末梢神経損傷に対する手術療法を行うには，末梢神経の解剖を熟知し，損傷・再生の機序についての知識を有するとともに非侵襲的な手術手技を習得しておかなければならない。止血帯や，拡大鏡・手術用顕微鏡の使用も非侵襲的に手術を行うために必須である。

A 神経剥離術
neurolysis

神経を取り巻く瘢痕や圧迫原因である腫瘍などから神経を剥離する手術で，絞扼性神経障害や不全損傷など，肉眼的に連続性のある神経損傷に対して行われる。不全損傷では，断裂した神経束と，連続性のある神経束が混在しているため，それぞれの神経束を瘢痕から剥離する神経内剥離術 internal neurolysis が必要になる。また，神経束間に著しい瘢痕が存在する絞扼性神経障害の重症例でもときに神経内剥離術が行われる。一方，神経幹を一塊として神経周囲の瘢痕から剥離した場合を神経外剥離術 external neurolysis という。

腫瘍による圧迫や絞扼神経障害に対して，原因となる腫瘍，軟部組織を除去するのみで，神経外剥離術を行わなかった場合を単に除圧 decompression とよぶ。

B 神経縫合術
neurorrhaphy

完全に断裂した神経幹や，神経剥離の結果断裂が認められた神経束には神経縫合を行う。新鮮例以外では瘢痕や神経腫が存在しているため，これを切除し断端の新鮮化を行い，肉眼的に神経組織と考えられる部分を露出させ，神経組織の断端同士を縫合する。

神経断端間の距離が大きく，無理に緊張を加えて縫合した場合，縫合部の再離開や，健常部にまで牽引損傷が起こる。したがって，縫合に際しては理想的には断端間距離をなくして，緊張のかからない状態で断端間を合わせるような縫合に努めなければならない。近位ならびに遠位に神経剥離を十分行い引き寄せる操作や，神経の走行を変える操作（神経移所術 nerve transposition），関節を屈曲位で縫合し，両神経断端間を近づける操作を行い，緊張のない状態を作製する。しかし，これらの処置にも限界があり，無理な場合は神経移植術を選択する。

縫合に際して，従来は簡便な神経上膜に糸を通す神経上膜縫合術 epineurial suture（図 39-12a）がよく行われていたが，神経束間の正しい適合を得ることは難しい。現在では，手術用顕微鏡下に神経束同士を縫合する神経周膜縫合術 perineurial suture（図 39-12b），神経上膜周膜縫合術 epiperineurial neurorrhaphy（図 39-12c）が行われることが多い。しかし手術操作が煩雑なわりには，それに見合うだけの成果をおさめるまでには至っていない。

鋭利な刃物による清潔な創の場合には，直ちに一次縫合を行うことが原則である。しかし，挫創

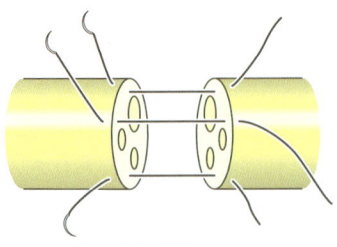

a. 神経上膜縫合術

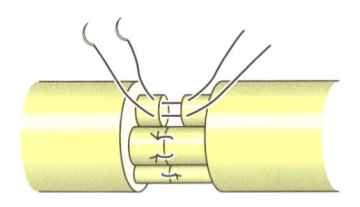

b. 神経周膜縫合術

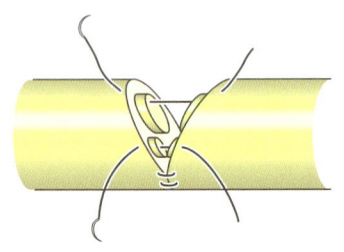

c. 神経上膜周膜縫合術

図 39-12　神経縫合術

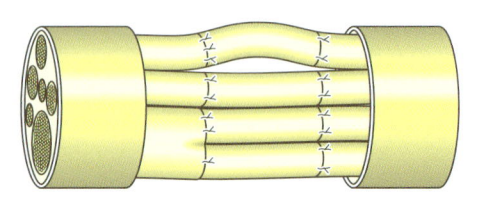

図 39-13　神経束縫合術

など皮膚，軟部組織，骨などの広範な損傷や汚染が高度な場合は，まず十分洗浄とデブリドマンを行ってから創を閉じ，二次的に神経縫合を行うこともある．しかし，受傷後時期が遅くなるほど神経再生能力が低下するため，二次縫合の時期は受傷後できれば2週以内が望ましい．

C 神経移植術
nerve grafting

大きな神経欠損があり，無緊張下の神経縫合術が不可能な場合には，自家神経移植が行われる．移植神経は，腓腹神経，内・外側前腕皮神経などの皮神経が用いられる．一般に，採取した神経は細く，3〜4本束にした形での神経束縫合術 funicular suture（図 39-13）が必要となる．

D 人工神経移植術

自家神経移植術は，重要な神経に欠損を生じたときには不可欠な手術である．これまで多くの症例で行われた実績があり，信頼性の高い治療方法と言える．しかしながら，皮神経を採取したとき支配領域に感覚脱失を生じることは避けられない．このような自家神経採取による障害を回避するために，人工神経の開発が進められてきた．Mackinnon（マッキノン）らは1985年よりポリグリコール酸 polyglycolic acid（PGA）チューブを臨床で使用している．わが国においても京都大学の清水慶彦らがPGAチューブ内に軸索伸長のための足場 scaffold としてコラーゲンを組み合わせた人工神経を開発し，国内複数の施設で行われた臨床試験において安全性と有効性が確認され（図39-14），平成25年7月より臨床使用となった．これら人工神経の現時点での課題の1つは，再建できる距離に限界があることである．神経欠損を確実に架橋できる距離は，内部に足場を持たないシリコンチューブの場合は5 mm程度，PGAチューブにコラーゲンを組み合わせた人工神経では30 mm程度である．人工神経の中で軸索が伸長するときSchwann細胞が効率よく機能すればより長い距離の再建ができると考えられ，神経再生を促進するための研究が進められている．人工神経の足場内に，神経成長因子 nerve growth factor（NGF）や，培養した Schwann 細胞，多分化造血幹細胞，脂肪組織由来幹細胞，iPS細胞などの細胞を付加することにより，軸索伸長を促進できることが確かめられている．人工神経は人工関節や血管外科で用いられる人工血管のように，人工材料が生体内にとどまって機能するのではなく，自家組織の再生を誘導する再生医療に属する治療方法である．人工神経移植術は，再生医療の技術の進歩とともに今後発展することが期待される領域の1つである．

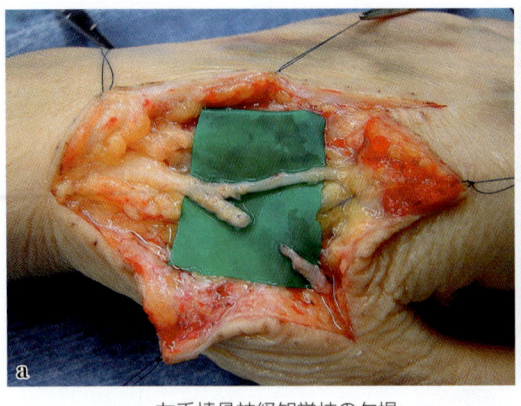

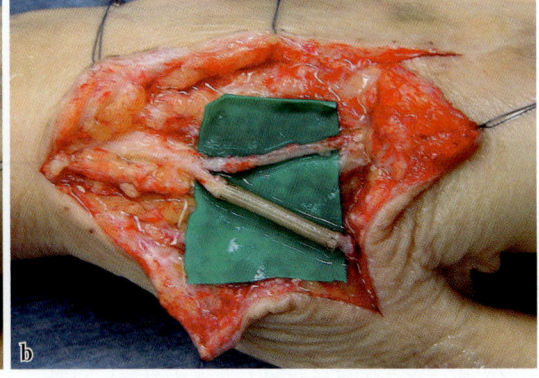

図 39-14　人工神経移植術
a. 左手橈骨神経知覚枝の欠損
b. 人工神経で架橋したところ

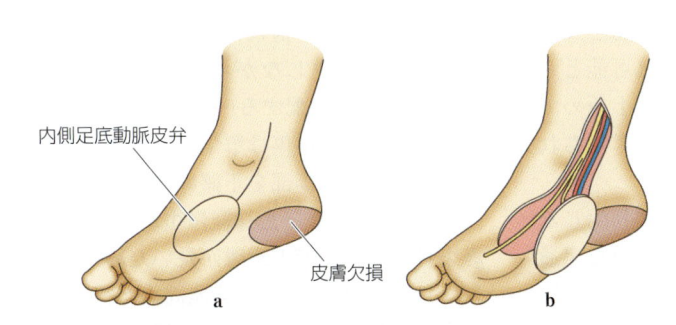

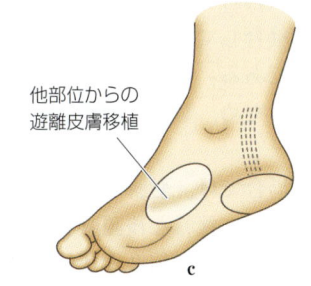

図 39-15　神経血管茎付き皮弁移動術（内側足底動脈皮弁）
a. 皮切
b. 神経血管茎付き島状皮弁を起こす。
c. 皮下トンネルを通して皮弁を踵部に移動する。

3 機能再建術

　神経に対する手術を行っても運動機能の回復が期待できない，あるいは回復に時間がかかる場合，麻痺筋のかわりに近接の健常筋あるいは腱の走行を変えて，麻痺筋の機能の代償を行わせる。一方，重要な部分の感覚が，神経縫合や神経移植で回復しえない場合，神経移行術（→図39-14）あるいは神経血管付きの皮膚を移動させる感覚機能の再建術（図39-15）が必要となる。

A 筋移行術，腱移行術
muscle transfer, tendon transfer

　代表的な手術方法は，腋窩神経障害によって三角筋麻痺がある際に，僧帽筋の肩峰への付着部を切離し上腕骨近位まで移行して肩の挙上を可能とするBateman（ベイトマン）法（図39-16）や，橈

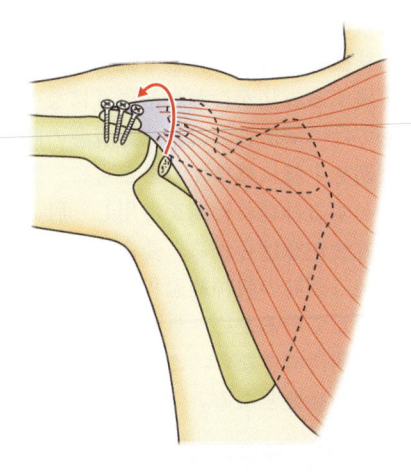

図 39-16　Bateman 法
三角筋の麻痺に対し，肩峰に僧帽筋を付けたまま骨切りし，上腕骨大結節部に固定する。僧帽筋の働きによって肩関節の外転運動が可能となる。

尺側手根屈筋を総指伸筋へ移行

円回内筋を短橈側手根伸筋へ移行

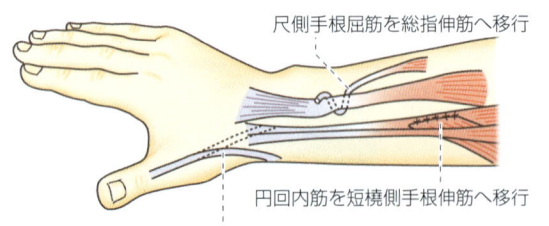

掌側で長掌筋を長母指伸筋に縫合

図39-17　橈骨神経麻痺に対するRiordan法

骨神経麻痺による下垂手に対し，正中神経，尺骨神経支配の筋腱を移行するRiordan（リオルダン）法（図39-17）がある。後者は，尺側手根屈筋腱を総指伸筋に移行し手指の伸展を，円回内筋を橈側手根伸筋に縫合し手関節の伸展を，長掌筋を長母指伸筋に縫合して母指の伸展をそれぞれ可能とさせる方法である。手指の機能は日常生活上極めて重要であるため，数多くの機能再建術が考案されている。

下肢の場合では，総腓骨神経麻痺により生じた下垂足に対し，健常な後脛骨筋腱を骨間膜を穿通させて前面に出し，第3楔状骨に固定させ，足関節の背屈の力源にするBarr法が行われる。

B　遊離筋移植術
free muscle transplantation

顕微鏡下の手術手技の向上に伴い，損傷部から離れた健常部の筋を遊離移植し，血管・神経を顕微鏡下に移植部の血管・神経と縫合し，失われた機能を再建する方法が行われるようになった。代表例としては，陳旧性の腕神経叢麻痺の際に薄筋や大腿直筋を上腕に移植するとともに，肋間神経をドナーとする神経移行術を併用し，肘の屈曲再建を行う方法が挙げられる。受傷後1年以上経過すると上腕二頭筋の脱神経過程は非回復のレベルにまで進行しているため，単なる神経移行術では機能回復は期待できない。このため，条件のよい筋の移植術が必要となる。

C　腱切り術，腱延長術
tenotomy, tendon lengthening

不良肢位拘縮は，残存する機能を最大限に発揮させるリハビリテーションの妨げになる。良肢位を得るため，拘縮の原因の腱の切離，延長を行う。

下垂足に基づく尖足変形にはアキレス腱延長を行う。腱延長のみでは拘縮変形の矯正ができない場合，関節包切開 arthrotomy の追加が必要になる。

麻痺後に生じた不安定な関節に関節固定術 arthrodesis を行い，可動性を犠牲にしても無痛性と安定性を優先させることもある。

F　代表的な末梢神経損傷

1　腕神経叢損傷
brachial plexus injury

椎間孔を出たC5神経からT1神経は，前枝と後枝に分かれる。前枝は腕神経叢内で複雑に分枝と吻合を繰り返しながら多くの末梢神経を分枝し，上肢全体を支配する（→875頁の図39-4参照）。腕神経叢部の神経損傷は解剖学上の構造が複雑なため，その神経損傷部を正確に同定することが困難である。また，たとえ神経修復が可能であっても，終末目的器官までの距離が長いために神経再生に長い日数を要し，十分な機能回復が得られにくく，現在でも最も治療の難しい神経損傷である。

【発生機序，病型の分類】

銃創，刺創や手術時の損傷などの開放性損傷もみられるが，ほとんどはオートバイによる交通事故で，上肢が不自然な肢位で投げ飛ばされたり，頭頸部や肩甲部に牽引力が加わって損傷される。鎖骨や上腕骨などの骨折や，鎖骨下動静脈損傷を合併しやすい。分娩時に不自然な肢位で引っぱられ，腕神経叢が牽引され生じる**分娩麻痺** birth palsy も腕神経叢損傷の1つである。

頸部が伸展し，肩甲部が下方に牽引されると上位型麻痺〔Erb-Duchenne（エルプ-デュシェンヌ）麻痺〕が起こる。上神経幹の損傷が主で，肩の外転，肘の屈曲，前腕の回外が障害される。この型が最も多いといわれている。

上肢が挙上位のまま牽引力を受けると下位型〔Déjèrine-Klumpke（デジェリーヌ-クルンプケ）型〕麻痺となり，手指の麻痺が生じる。外力が強ければ全型麻痺となって，上肢全体が機能障害に陥る。

脊髄神経根が脊髄から引きちぎれ，硬膜外に引き抜かれたものを神経根引き抜き損傷 nerve root

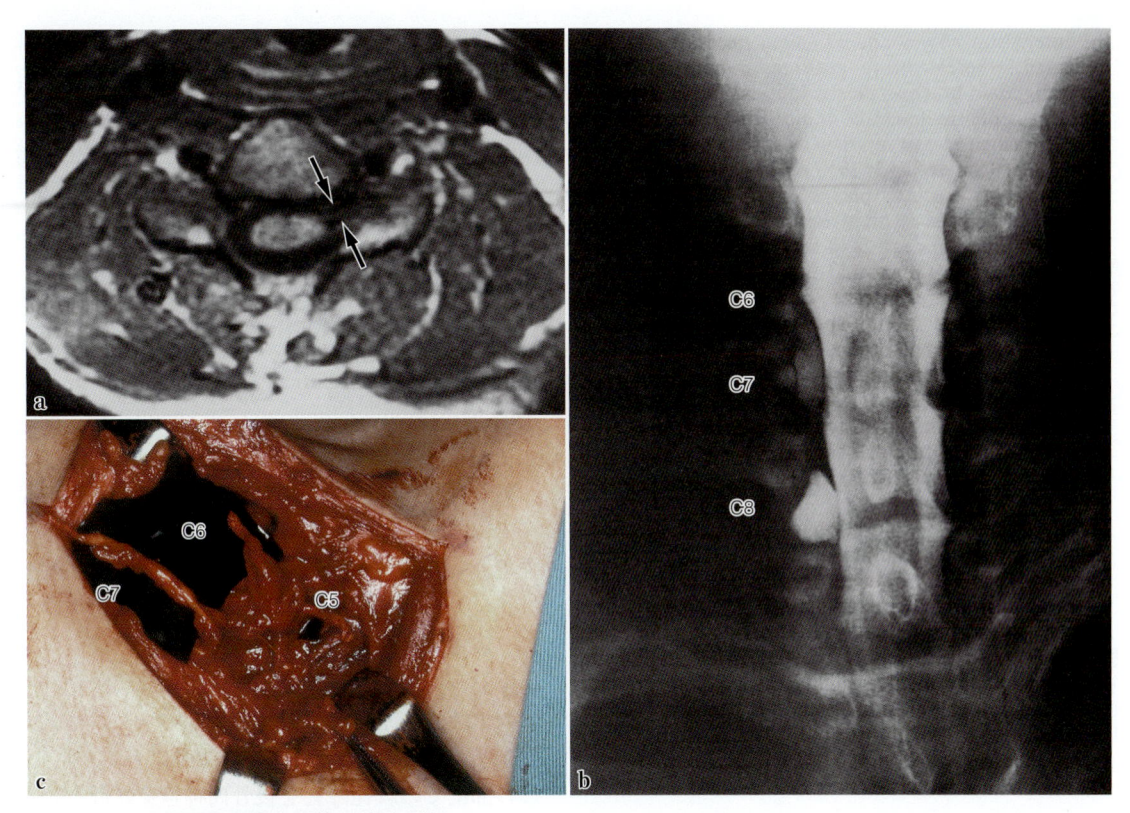

図 39-18 腕神経叢損傷の画像と術中所見
a. 右腕神経叢損傷患者におけるC6神経根部でのMRI T1強調横断像。左の神経根（矢印）は明瞭に脊髄に付着しているが、右は欠損し、引き抜き損傷を示している。
b. 脊髄造影像。右C6神経根は左と比べ神経根像がやや小さく軽度異常を示す。右C7, 8神経根部は外傷性髄膜瘤が認められる。
c. 術中所見。右C5, 6, 7神経根は感覚神経節を伴い引き抜かれ、遠位に翻転している。
(Ochi M, Ikuta Y, Watanabe M, et al：The diagnostic value of MRI in traumatic brachial plexus injury. J Hand Surg Br 19：56-57, 1994 より転載)

avulsion injury といい，中枢神経の損傷に属するため神経再生は望めない。脊髄造影で硬膜からの造影剤の漏出や，硬膜の嚢腫状の陰影が認められる。引き抜き損傷か否かの判断にMRIも利用され，画質の向上に伴い診断率も上昇している（図39-18）。引き抜き損傷の鑑別のために，感覚神経の軸索の断裂の有無を調べる軸索反射 axon reflex が有用である。引き抜き損傷では，後根神経節にある感覚神経細胞体と末梢神経との連絡が絶たれておらず（節前損傷），ヒスタミンを支配領域に皮下注射すると，その部位に発赤・腫脹が生じる。それが認められないときは引き抜き損傷でなく，より遠位の損傷（節後損傷）を示している。理由は，腕神経叢を形成する脊髄神経では，神経根部にまだ交感神経成分が存在せず，頸部交感神経節からの神経線維は腕神経叢の途中からそれぞれの神経に混入する（図39-19）。したがって，理論上，引き抜き損傷の際は発汗障害など交感神経の機能障害がなく，交感神経の機能障害が認められたときは，より遠位部での損傷であることを示すからである。

【治療】
　腕神経叢損傷の治療にあたり大切なことは，損傷の程度と部位の見極めである。経過を慎重に観察し，軸索断裂が主体で自然回復が生じている場合には経過観察を行うが，3カ月様子をみても自然回復が生じない場合には腕神経叢を展開して損傷の状態を直視下に調べる。直視下に展開しても，脊髄からの神経根糸の引き抜きを直接観察することはできない。各々の神経根を電気的に刺激し，

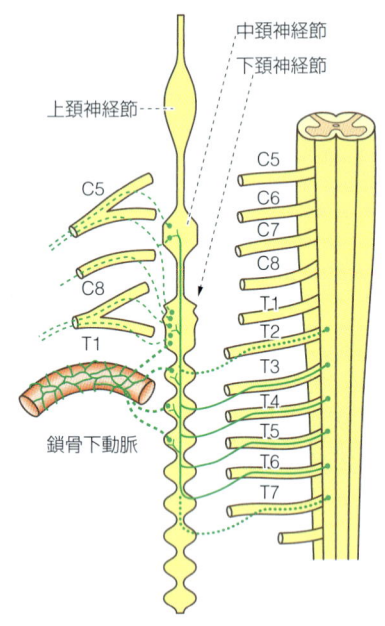

図 39-19　上肢における交感神経の経路
(Foerster O：Operativ-experimentelle Erfahrungen beim Menschen über den Einfluß des Nervensystems auf den Kreislauf. Z Ges Neurol Psychiatry 167：439-461, 1939 より改変)

大脳感覚野からの体性感覚誘発電位 somatosensory evoked potential(SEP)あるいは頸部硬膜外腔からの脊髄誘発電位 spinal cord evoked potential(SCEP)の有無により連続性を調べる方法が，現在では最も信頼性が高い。

　神経根部以遠の節後損傷では，神経修復の効果が期待できるため，損傷形態により神経剝離術，神経縫合術，神経移植術が選択される。引き抜き損傷では，たとえ神経根を元来の位置に復しても中枢神経の損傷であるため神経回復は望めないため，神経移行術，筋移行術で対処する。麻痺した三角筋には Bateman 法(→図 39-16)で肩の挙上の再建を，肘の屈曲の再建には，数本の肋間神経を筋皮神経へ移行する方法が行われる。一方，上位型損傷では筋力の残存する前腕屈筋群の起始部を上腕骨前面へ移行し肘屈曲再建を行う Steindler(スタインドラー)法などが行われる。全根引き抜き損傷の際には罹患上肢の感覚がすべて消失するため，前述した肋間神経の外側皮枝あるいは鎖骨上神経の皮枝を正中神経に移行して手掌の感覚を再建する(→図 39-14)。

　分娩麻痺は，多くの場合徐々に自然回復を示し，日常生活上支障のないまでの回復がみられる。麻痺が残存した場合，機能再建手術は術後訓練を容易にするため，学童期に行われる。それまでは，関節の拘縮・変形予防のための理学療法と生活指導を行う。最近，乳児期に腕神経叢部を展開し，神経移植術などの神経操作を行うグループもある。

2 その他の神経麻痺

A 橈骨神経麻痺
radial nerve palsy

　橈骨神経は上肢の伸筋を支配するため，その障害では，手関節の背屈，手指の伸展が麻痺して下垂手 drop hand となる(→483 頁参照)。

1 ● 後骨間神経麻痺

　橈骨神経は橈骨頭付近で浅枝と深枝に分かれ，深枝は回外筋上縁(フローゼのアーケード：arcade of Frohse)で回外筋の深層にもぐり込む。この部位での絞扼障害を後骨間神経症候群という(→469 頁参照)。治療としては，Frohse のアーケードの開放を行う。

B 尺骨神経麻痺
ulnar nerve palsy

　尺骨神経は，尺側の深指屈筋，小指球筋，尺側の虫様筋，骨間筋，母指内転筋などを支配するため，その麻痺で環・小指は鉤爪変形 claw deformity を呈し，小指球筋，骨間筋は萎縮する(→467 頁参照)。

C 正中神経麻痺
median nerve palsy

　正中神経は，回内筋，浅指屈筋，橈側の深指屈筋，長母指屈筋，母指球筋などを支配するため，遠位での障害では，母指球の萎縮(猿手 ape hand)，母指の掌側外転麻痺が生じる。近位での障害では，それに母・示指の屈曲障害(→祝禱肢位：876 頁の図 39-5)，前腕の回内障害が加わる(→504 頁参照)。

　いくつかの絞扼部位があり，絞扼性神経障害を生じる。

1 円回内筋症候群

円回内筋によって正中神経が絞扼されて生じる。長母指屈筋，示・中指の浅・深指屈筋の麻痺が生じる(→504頁参照)。

2 前骨間神経症候群

長母指屈筋，示・中指の深指屈筋，方形回内筋への筋枝を含む前骨間神経は前腕近位1/3で正中神経本幹と分かれる。この神経が浅指屈筋起始部などで絞扼されて，前骨間神経症候群が生じる(→504頁参照)。

3 特発性前・後骨間神経麻痺

前駆症状として上腕部や肘に疼痛を訴え，数日〜数週間後に前骨間神経麻痺あるいは後骨間神経麻痺の症状を呈することがある。自然回復する例が存在するため保存的療法がまず行われる。回復傾向がないときは神経剥離術が行われ，その際神経束にくびれが認められることがある。本症の病態はまだ解明されていないが，その発症に神経の炎症が関与している可能性がある。

D 総腓骨神経麻痺
common peroneal nerve palsy

膝外側支持機構を含む複合靱帯損傷の際に，牽引損傷を合併することがある。また，意識障害のある患者が下肢外旋位で臥床したとき，あるいは不適切なギプス固定が行われたとき，神経の圧迫により麻痺をきたすことがある。足関節の背屈が不能となり下垂足drop footを呈する。尖足変形にならないように装具を付け，理学療法を行いながら，回復を待つ。回復の得られない場合，後脛骨筋などの腱移行術で足関節の背屈を再建する。

●参考文献

1) 生田義和，土井一輝，三浪明男(編)：上肢の外科．医学書院，2003
2) 越智光夫，生田義和：末梢神経損傷における再生の基礎．Journal of Clinical Rehabilitation 2：789-794, 1993
3) 越智光夫，内尾祐司，領家幸治：神経再生の最近の話題．末梢神経 13：28-32, 2002
4) 津下健哉：私の手の外科―手術アトラス 改訂第4版．南江堂，2006
5) 津下健哉：手の外科の実際 改訂第7版．南江堂，2011
6) 平澤泰介(監訳)：末梢神経の外科．金芳堂，1992(原著：Mackinnon SE, Dellon AL：Surgery of the peripheral nerve. New York：Thieme, 1988)
7) Lundborg G：Nerves Injury and Repair：Regeneration, Reconstruction, and Cortical Remodeling. 2 nd ed. Philadelphia：Churchill Livingstone, 2005
8) Ochi M, Ikuta Y, Watanabe M, et al：The diagnostic value of MRI in traumatic brachial plexus injury. J Hand Surg Br 19：55-59, 1994
9) Sunderland S：Nerves Injuries and Their Repair：A Critical Appraisal. Philadelphia：WB Saunders, 1991
10) Wolfe SW, et al：Green's operative Hand Surgery 6th ed. Philadelphia：Churchill Livingstone, 2010

第VII編 スポーツと整形外科

本編で何を学ぶか
[スポーツ傷害]
- スポーツ傷害は，スポーツ外傷とスポーツ障害に分けられることを知る。
- スポーツ外傷とは，スポーツに関連して起こる骨折，脱臼，靱帯損傷，捻挫などの外傷を指し，単一の大きな外力によって起こることを知る。
- スポーツ障害とは，外力の大きさは外傷を起こすほど大きくないが，それが繰り返し加わることにより，骨・軟部組織の損傷を引き起こすものを指すことを理解する。
- スポーツ外傷に対する応急処置を理解する(RICE)。
- 部位別スポーツ外傷の特徴とその対処法について理解する。
- 骨組織における代表的なスポーツ障害は疲労骨折であることを知る。
- 疲労骨折の起こりやすい部位と関連するスポーツを理解する。
- 部位別スポーツ障害と関連するスポーツ，障害の特徴，対処法を理解する。

[障害者スポーツ]
- 障害者スポーツの意義と普及の歴史を理解する。
- 障害者スポーツの分類，現状について理解する。
- 障害者スポーツにおける医療専門職の役割について理解する。

第Ⅶ編　スポーツと整形外科の構成マップ

40章　スポーツ傷害

- スポーツ外傷 — 893頁
  - 応急処置 — 893頁
  - 筋のスポーツ外傷 — 893頁
    - 肉ばなれ — 893頁
    - 筋挫傷 — 893頁
  - 頚部のスポーツ外傷 — 893頁
    - 頚部神経過伸展症候群（バーナー症候群） — 893頁
    - 頚髄損傷 — 894頁
  - 肩関節周辺部と上腕のスポーツ外傷 — 894頁
    - 投球骨折 — 894頁
  - 肘関節・前腕・手関節部のスポーツ外傷 — 894頁
    - 蹴上り骨折 — 894頁
    - プロテクター巻き込み外傷 — 894頁
    - 有鈎骨鈎骨折 — 894頁
  - 手指のスポーツ外傷 — 894頁
    - ボクサー骨折 — 894頁
    - 母指MP関節尺側側副靱帯損傷（スキーヤー母指） — 894頁
    - 槌指（野球指） — 895頁
    - ラガージャージ損傷 — 895頁
  - 骨盤・股関節部のスポーツ外傷 — 896頁
    - 上前腸骨棘裂離骨折 — 896頁
    - 下前腸骨棘裂離骨折 — 896頁
    - 坐骨結節裂離骨折 — 896頁
  - 膝関節部のスポーツ外傷 — 896頁
  - 下腿部・足関節部のスポーツ外傷 — 897頁
    - ブーツトップ骨折 — 897頁
    - アキレス腱断裂 — 897頁
    - 足関節部の靱帯損傷 — 897頁

41章　障害者スポーツ

- 障害者スポーツとは — 905頁
- 障害者スポーツの特徴 — 906頁
  - リハビリテーションスポーツ — 906頁
  - 生涯スポーツ（市民スポーツ） — 907頁
  - 競技スポーツ — 907頁
- 障害者スポーツにおける医療専門職の役割 — 908頁

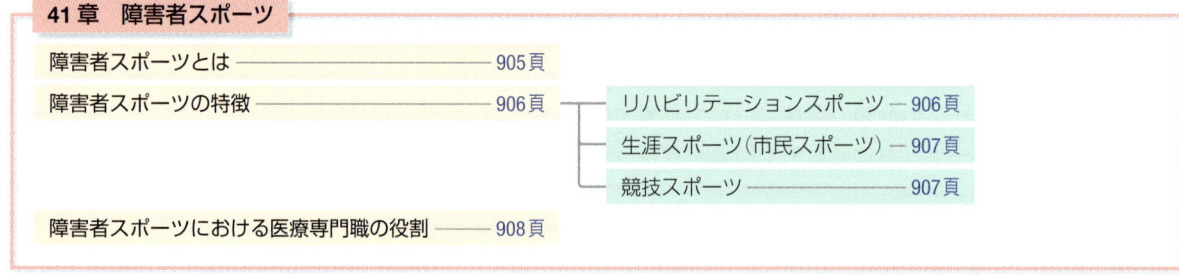

- スポーツ障害 — 897頁
  - 疲労骨折 — 897頁
    - 大腿骨頚部疲労骨折 — 897頁
    - 大腿骨骨幹部疲労骨折 — 897頁
    - 脛骨疲労骨折 — 898頁
    - 腓骨疲労骨折 — 898頁
    - 中足骨疲労骨折 — 898頁
    - 踵骨疲労骨折 — 899頁
    - 舟状骨疲労骨折 — 899頁
    - 尺骨疲労骨折 — 899頁
    - 肋骨疲労骨折 — 899頁
    - 骨盤の疲労骨折 — 899頁
    - 腰椎分離症 — 899頁
  - 骨端症 — 899頁
    - Osgood-Schlatter 病 — 899頁
    - Sever 病 — 900頁
    - 坐骨結節骨端症 — 900頁
  - 肩関節のスポーツ障害 — 900頁
    - インピンジメント症候群 — 900頁
    - 野球肩，水泳肩 — 900頁
    - 上腕二頭筋長頭腱障害 — 900頁
  - 肘関節のスポーツ障害 — 901頁
    - 野球肘，リトルリーガーズエルボー — 901頁
    - 上腕骨外側上顆炎（[バックハンド]テニス肘）— 901頁
    - 慢性内側側副靱帯損傷による不安定性 — 901頁
  - 膝のスポーツ障害 — 901頁
    - ジャンパー膝 — 901頁
    - 有痛性分裂膝蓋骨 — 902頁
    - 腸脛靱帯炎 — 902頁
    - ランナー膝 — 902頁
  - 下腿のスポーツ障害 — 902頁
    - 過労性脛部痛（シンスプリント）— 902頁
    - 慢性労作性下腿区画症候群 — 902頁
  - 足関節と足部のスポーツ障害 — 903頁
    - 衝突性外骨腫 — 903頁
    - アキレス腱炎・周囲炎・付着部炎 — 903頁
    - 足底筋膜炎 — 903頁

第40章 スポーツ傷害

診療の手引き

- [ ] 1. 捻挫，打撲，肉ばなれなどに対する応急処置の要点は安静，冷却，圧迫，挙上である．
- [ ] 2. 筋のスポーツ外傷では肉ばなれ（grade 1：自発痛，圧痛を伴った軽度の違和感や軽い腫脹，grade 2：軽度～中等度の欠損を認め，歩行に支障，grade 3：中等度～重度の欠損）と筋挫傷を区別する．
- [ ] 3. 頸部のスポーツ外傷では頸部神経過伸展症候群（バーナー症候群），頸髄損傷などが特徴的であり，予防が重要である．
- [ ] 4. 上肢のスポーツ外傷では上腕二頭筋長頭腱断裂，投球骨折，蹴上り骨折，プロテクターの巻き込み外傷，舟状骨骨折，有鉤骨鉤骨折，ボクサー骨折，母指MP関節尺側側副靱帯損傷（スキーヤー母指），槌指（野球指），ラガージャージ損傷などが特徴的であり，受傷機転に関する問診が重要である．
- [ ] 5. 骨盤のスポーツ外傷では自己筋力による上前腸骨棘裂離骨折，下前腸骨棘裂離骨折，坐骨結節裂離骨折に注意してX線像を読影する．
- [ ] 6. 膝関節血症が存在したときには十字靱帯損傷，半月損傷，膝蓋骨脱臼，骨軟骨骨折，骨折（大腿骨，脛骨，膝蓋骨）などの存在を疑う．
- [ ] 7. 下腿部・足関節部のスポーツ外傷ではブーツトップ骨折，アキレス腱断裂，足関節靱帯損傷などが特徴的であり，受傷機転に関する問診が重要である．
- [ ] 8. 疲労骨折の発生はすべての年代において，全身に広くみられる．多くの疲労骨折は保存的療法で治癒するが，大腿骨頸部疲労骨折（横断型），脛骨疲労骨折（跳躍型），中足骨疲労骨折（Jones骨折）は難治性で手術的治療の適応がある．
- [ ] 9. 発育期のスポーツ障害としての骨端症にはOsgood-Schlatter病，Sever病，坐骨結節骨端症などに注意してX線像を読影する．
- [ ] 10. 上肢のスポーツ障害には肩関節インピンジメント症候群，上腕二頭筋腱障害，野球肩，野球肘，テニス肘，慢性肘関節内側側副靱帯損傷などが特徴的であり，受傷機転に関する問診が重要である．
- [ ] 11. 膝のスポーツ障害であるジャンパー膝やランナー膝などは種々の慢性疼痛を含む症候群であり，臨床において診断を下すときには，できる限りその疼痛の原因を示す診断名を用いるべきである．
- [ ] 12. 下腿のスポーツ障害では過労性脛部痛（シンスプリント），疲労骨折，慢性労作性下腿区画症候群の鑑別が重要である．
- [ ] 13. 足関節，および足部のスポーツ障害では，衝突性外骨腫，アキレス腱炎，アキレス腱周囲炎，およびアキレス腱付着部炎，足底筋膜炎などが特徴的であり，問診と理学所見が重要である．

スポーツ傷害は，急激に大きな力が骨，軟骨，靱帯，筋肉，腱などに働いて発生するスポーツ外傷（骨折，軟部組織の断裂，関節脱臼など）と，これらの組織に対する繰り返し負荷や使いすぎoveruseによって発生するスポーツ障害に分けられる。ここではスポーツ医学的に特徴があるものについてのみ概説する。

A スポーツ外傷
acute sports injuries

1 応急処置（→743頁も参照）

外傷を受けたときは，適切な診断と治療までの間に応急処置を行うことが重要である。まず炎症を抑えるために患部や患肢を安静にし，氷などで冷却する。出血や腫れを防ぐために患部を弾性包帯やテーピングなどで軽く圧迫し，心臓の位置よりも高く挙上する。これら一連の応急処置を，安静 rest，冷却 ice，圧迫 compression，挙上 elevation の頭文字をとって "**RICE**" と覚えるとよい。RICEは捻挫，打撲および肉ばなれなどが対象となる。変形が存在する場合は骨折が疑われるので，外固定を行って直ちに整形外科医を受診させる。

2 筋のスポーツ外傷（→767頁も参照）

A 肉ばなれ
muscle strain

肉ばなれとは，急激な筋の過伸長，筋の過大な自動収縮（特に遠心性筋収縮），予期せぬ筋の運動，すなわち協調運動の失調などによって発生する筋腱移行部の筋線維または筋膜の部分断裂，過伸長，出血である。grade 1は自発痛，圧痛を伴った軽度の違和感や軽い腫脹がある。grade 2は断裂部に軽度～中等度の欠損があり，疼痛のために歩行に支障をきたす。grade 3は中等度～重度の欠損を損傷部に触知できる。肉ばなれは二関節筋に多く，ハムストリングス（大腿二頭筋，半腱様筋，半膜様筋）が最多で，腓腹筋，大腿四頭筋，股関節内転筋群がこれに次ぐ。ハムストリングスの肉ばなれは陸上競技の短距離やサッカーに多い。テニスのサーブに特有な膝伸展，足関節底屈回外位より急に背屈を強制された際に起こる腓腹筋の肉ばなれはテニス脚 tennis leg とよばれる。

B 筋挫傷
strain

筋への直達外力により筋が骨に押し付けられ，しばしば深部での断裂や出血が生じる（図40-1）とともにそこに肉芽組織が形成され，最終的に線維性の瘢痕組織となる。アメリカンフットボール，ハンドボール，バスケットボール，野球などでは大腿四頭筋の挫傷が多い。骨化性筋炎に移行することがあるので注意する。

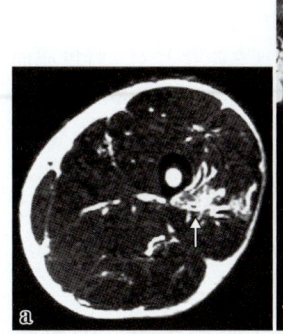

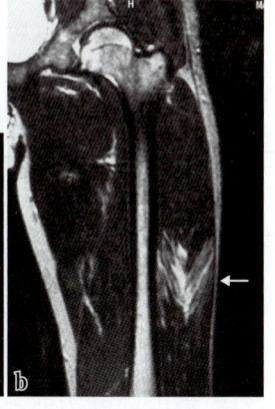

図40-1 筋挫傷
MRI T2強調像で筋内に高輝度像（出血）を認める。

3 頚部のスポーツ外傷

A 頚部神経過伸展症候群
（バーナー症候群 burner syndrome）

外力による頚部の過度の側屈や片側の肩の押し下げによって腕神経叢が過伸長されたり，椎間孔で神経根が圧迫されたりして起こる腕神経叢障害である。片側の上肢にバーナーの火が走るようなしびれや電撃様放散痛が起こり，握力の低下などの障害が起こる。これらの症状は数分でおさまるものから数カ月間持続するものまである。アメリカンフットボールやラグビーでのタックルやブロック，レスリングの投げ，相撲のぶちかましなどで起こりやすい。

B 頚髄損傷（→844頁参照）

　水泳の飛び込み，体操中の落下，アメリカンフットボールやラグビーのタックルなどで，軽度屈曲位の頚椎に過度な軸圧が作用して起こる．頚髄損傷は重篤な外傷で，絶対に避けなければならない．原因の多くは不注意，技術の未熟，不良なタックルであり，コーチの指導や練習法に問題のあることが少なくない．

4 肩関節周辺部と上腕のスポーツ外傷

　この項に該当するのは投球骨折と上腕二頭筋長頭腱断裂である．上腕二頭筋長頭腱断裂は，変性断裂の内容を併せて454頁に記載しているのでそちらを参照されたい．

A 投球骨折
pitching fracture（→781頁参照）

　投球動作時に上腕骨骨幹部に回旋力が働いて起こる螺旋状の骨折である．青壮年男性に好発し，女性や中学生以下の受傷はほとんどない．草野球での受傷が多く，筋力や投球フォームが発生に関与していることが示唆される．骨折は遠位1/3の近位外方から遠位内方にかけて起こる型と，中央部の近位内方から遠位外方に向かって起こる型の2型に大別される．前者は投擲，外野からのバックホームのような一度に大きな力が働く投球や腕相撲で生じ，後者は投手や疲労骨折を有する者に多い．

5 肘関節・前腕・手関節部のスポーツ外傷

　舟状骨骨折 scaphoid fracture は791頁参照．

A 蹴上り骨折

　鉄棒の蹴上りで発生する肘頭骨折は蹴上り骨折ともよばれる．上腕三頭筋の慢性の使いすぎによる肘頭部の疲労骨折や骨端炎が基盤にあって，最終的に上腕三頭筋の大きな収縮力によって生じる．若年者では骨端の裂離の型をとることもある．

B 鉄棒競技でのプロテクターの巻き込みによる外傷

　体操の鉄棒競技の車輪の際にプロテクターが巻き込まれ，指・手関節が過屈曲を強制されると前腕中央部，筋腱移行部で総指伸筋の皮下断裂が生じることがある．3，4指への総指伸筋が損傷されやすい．さらに手関節が完全に固定（過屈曲位）されて体幹だけが回転すると，前腕遠位1/3部の橈骨および尺骨骨折が生じる．

C 有鉤骨鉤骨折
hamate hook fracture

　野球，テニス，ゴルフなどで，バット，ラケット，クラブを握ってボールを打ったときの直達外力または繰り返し外力が有鉤骨鉤に加わって発生する（図40-2）．利き手の発生が多い．臨床症状は手関節の運動痛と有鉤骨鉤に限局した局所の圧痛である．疼痛は物を強く握ることによって増強する．ときに尺骨神経の障害を合併することがある．X線診断には手根管撮影が必要である．6週間のギプス固定で骨癒合が期待できるが，スポーツ選手であれば骨片切除術の適応がある．切除による害はほとんどない．

6 手指のスポーツ外傷

A ボクサー骨折
boxer's fracture

　拳の突きによって起こる中手骨頚部骨折で，骨折部より遠位が掌側に変位する（図40-3）．第2，3，4，5中手骨のいずれにも発生する．整復は図40-3bのように行う．

B 母指MP関節尺側側副靱帯損傷（スキーヤー母指）
skier's thumb

　スキー滑降中に握ったストックによって母指MP関節が橈屈を強制されて尺側側副靱帯が損傷する（図40-4）．同様な損傷がバレーボールやバスケットボールにもみられる．

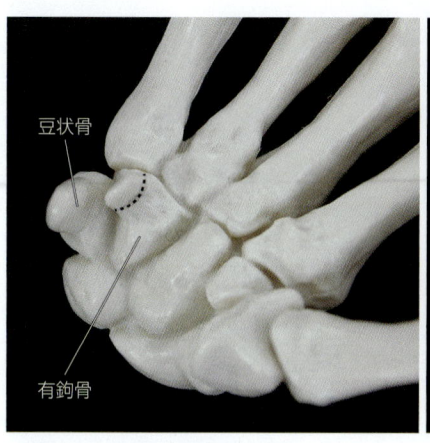

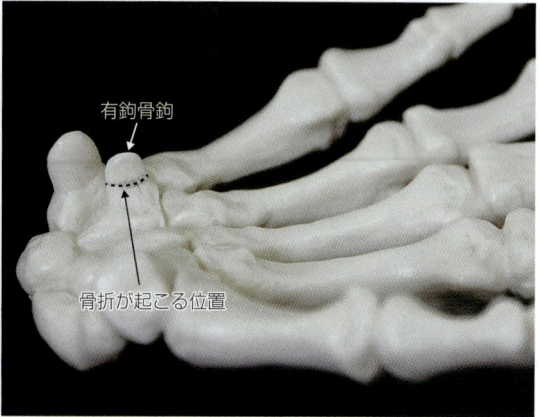

図40-2 有鈎骨鈎骨折
有鈎骨鈎の位置と骨折の部位を示す。

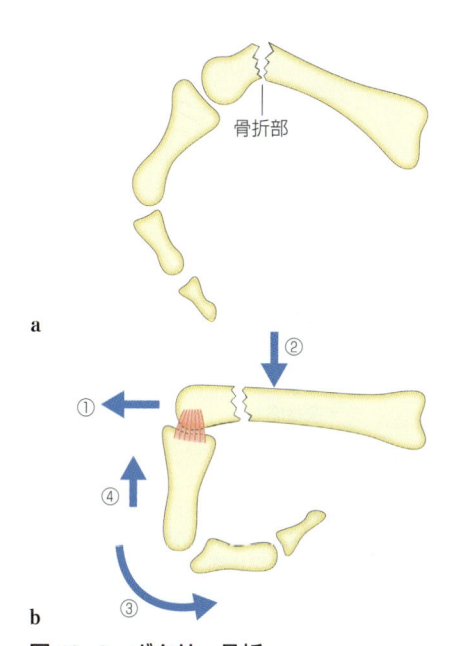

図40-3 ボクサー骨折
①から④の順に整復〔Jahss(ジャス)法〕。

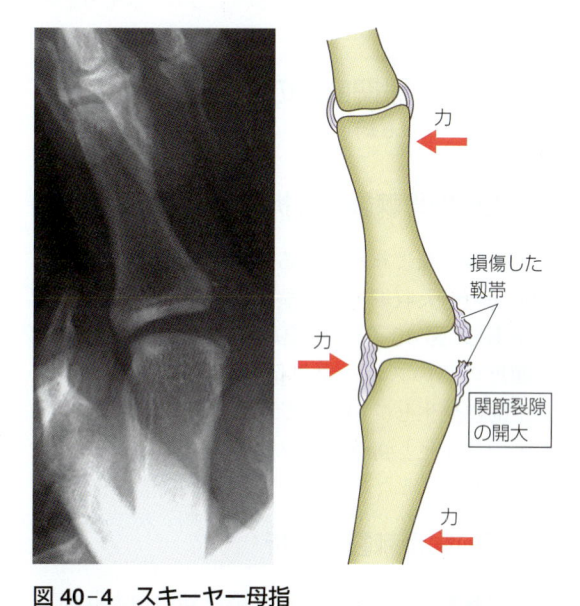

図40-4 スキーヤー母指
MP関節に図のような力を加えながらX線写真を撮影すると,尺側側副靱帯が断裂しているときには関節裂隙が開大する所見を認める。

C 槌指(野球指)
mallet finger, baseball finger(→492頁参照)

指尖部または背側から加えられた外力によってDIP関節が急激に屈曲を強制させられることによって生じ,野球やバレーボールなどの球技種目に多い。ほとんど非開放性損傷で,痛みを伴うことが少ないので,放置されて陳旧化してから受診する者も多い。

D ラガージャージ損傷
rugger jersey injury

ラグビーでDIP屈曲位で力を入れてジャージをつかんでいたときに,突然それを切られるような外力(急な伸展を強制)が加わって深指屈筋腱の末節骨付着部断裂または剥離骨折が起こる(図40-5)。環指に最も多い。

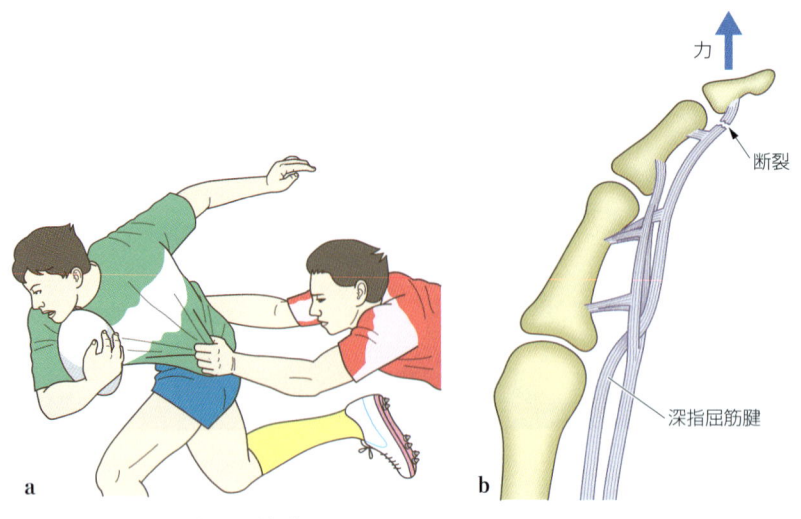

図 40-5　ラガージャージ損傷
DIP の伸展外力強制により，深指屈筋腱が末節骨付着部で断裂する。

7 骨盤・股関節部のスポーツ外傷
（→797 頁も参照）

A 上前腸骨棘裂離骨折

上前腸骨棘より起始する縫工筋ならびに大腿筋膜張筋の過大収縮力が，裂離骨折を引き起こすことがある（**図 40-6**）。骨盤の裂離骨折のなかで最も頻度の高いスポーツ外傷であり，14～16 歳に集中的に発生している。その大半は短距離の全力疾走中に発生し，次いでスタートダッシュ時などにみられる。

B 下前腸骨棘裂離骨折

下前腸骨棘より起始する大腿直筋の過大収縮力が，裂離骨折を引き起こすことがある（→図 40-6）。上前腸骨棘裂離骨折に次いで多くみられ，14～15 歳に多発している。サッカー選手がボールを蹴ったときやハードルや走り幅跳びなどの跳躍動作の着地時に発生するものが多い。

C 坐骨結節裂離骨折

坐骨結節より起始するハムストリングスにより強い収縮力が生じたときに発生する（→図 40-6）。スタートダッシュ，幅跳びの踏み切り，ハードルの跳躍，転倒，あるいはボールを蹴り損ねたときなどに突然発生する。受傷初期の安静が保たれにくいことや，裂離骨片に対するハムストリングス

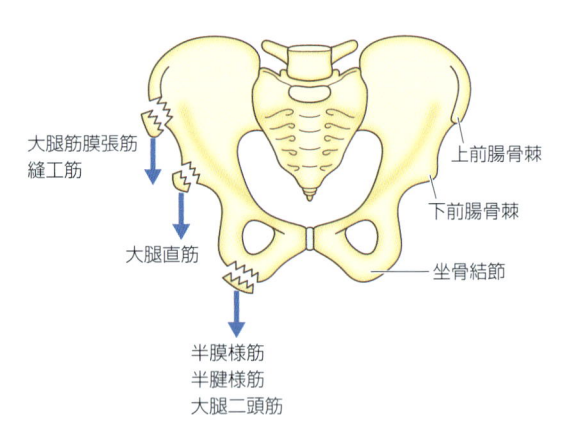

図 40-6　骨盤の裂離骨折
大腿筋膜張筋，縫工筋は上前腸骨棘から，大腿直筋は下前腸骨棘から，半膜様筋，半腱様筋，大腿二頭筋は坐骨結節からそれぞれ起始する。これらの筋の収縮によって裂離骨折が発生する。

の牽引力が強いために骨癒合が遷延化する傾向が強く，過剰の化骨形成が生じると悪性腫瘍との鑑別が必要となる。

8 膝関節部のスポーツ外傷

膝関節部のスポーツ外傷は，頻度および重症度からみて，この領域では最も重要な部位である。特に膝関節では関節内に血腫を形成することが多く，これが存在したときには十字靱帯損傷，半月損傷，膝蓋骨脱臼，骨軟骨骨折，骨折（大腿骨，

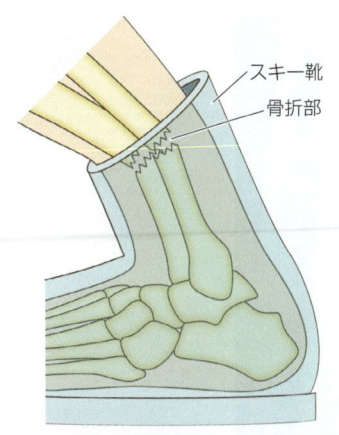

図40-7　ブーツトップ骨折
硬いスキー靴の上縁が支点となって起こる。

脛骨, 膝蓋骨) などの存在が疑われる. 各外傷の詳細は674頁, 812頁を参照.

9 下腿部・足関節部のスポーツ外傷

A ブーツトップ骨折
boot top fracture

スキーの転倒により硬いスキー靴の上縁が支点となって起こる下腿骨折をいう (図40-7). 横骨折型は足関節より2〜4cm上方で生じ, 一種の若木骨折である. 斜骨折型は足関節より5〜6cm上方で生じ, ときに粉砕骨折となることもある. 腓骨骨折型は外側方へ転倒したときに外果より10cm以上高位で生じ, 腓骨単独の横骨折である.

B アキレス腱断裂 (→724頁, 767頁も参照)
Achilles tendon rupture

アキレス腱断裂の原因には強い腓腹筋の自動収縮, 腱の過伸長, 直達外力などがある. 好発する競技はバドミントン, バレーボール, テニス, 剣道, 体操, バスケットボール, 運動会の保護者競技など多様である. 受傷する前から何らかの疼痛を訴える例がある. このような例では, アキレス腱に継続するストレスが加わり, 微小断裂や変性がすでに存在していたと考えられる.

C 足関節部の靱帯損傷

足関節の内がえしが強制されて外側靱帯損傷が生じる. スポーツ外傷のなかで最も発生頻度が高い. 前距腓靱帯, 前距腓靱帯＋踵腓靱帯, 前脛腓靱帯の順に損傷が多い. 自発痛, 運動痛, 圧痛, 強制位痛があり, 損傷部位を中心に腫脹が生じ, 重症例では皮下出血がみられる. 靱帯の完全断裂では足関節の不安定性を認める.

受傷時の応急処置 (RICE→893頁参照) が重要である. その後に保存的にギプスやサポーターで固定するか, 観血的に縫合するかは議論が分かれている. スポーツ選手の独自の判断で放置したり簡単な固定で済ませた結果, 陳旧性靱帯機能不全となってスポーツ活動に支障をきたすようになることが少なくない.

B スポーツ障害
chronic sports injuries

1 疲労骨折 (→735頁, 775頁〜も参照)
fatigue fracture

疲労骨折は骨の同一部位に繰り返し加わる外力によって皮質骨や海綿骨骨梁の微小な骨折が起こり, やがて明らかな骨折の発生に至る機序に対する名称である. どの年齢でも疲労骨折の発生はみられるが, 10歳台の男子に多い. 全身に広く起こり, 統計によって頻度は異なるものの, 脛骨, 中足骨など下肢に多い.

A 大腿骨頸部疲労骨折

歩行時の鼠径部痛, 股関節前方の圧痛, 大転子部の叩打痛, 運動痛と運動制限 (特に内旋時) などを呈する. 2つの型がある. 横断型は大腿骨頸部の近位部に亀裂が生じるもので, 高齢者のジョギング愛好家に多い. 放置すると転位が生じる可能性があるため, 手術による内固定が必要である. 圧迫型は頸部の遠位部に生じ, 比較的若い人に多い. 転位しないので保存的に治療する.

B 大腿骨骨幹部疲労骨折

近位部疲労骨折は大腿部痛を, 遠位部疲労骨折は膝関節上部の疼痛を主訴とする. 大きな歩幅でのランニングやジャンプを繰り返す長距離, 中距離, ハードル競技で起こる.

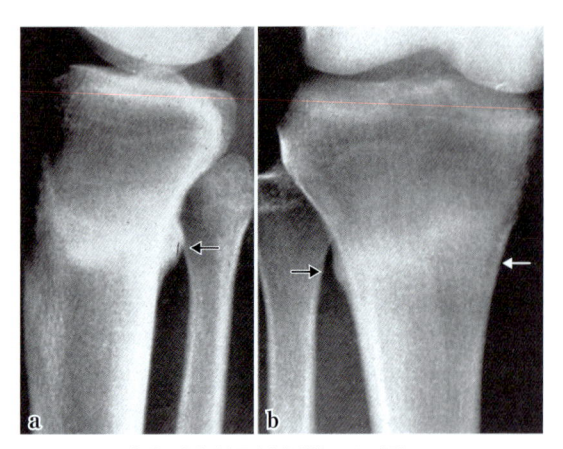

図 40-8　疾走型疲労骨折（近位 1/3 部）
脛骨近位 1/3 に骨形成像を認める（a. 側面像，b. 正面像）。

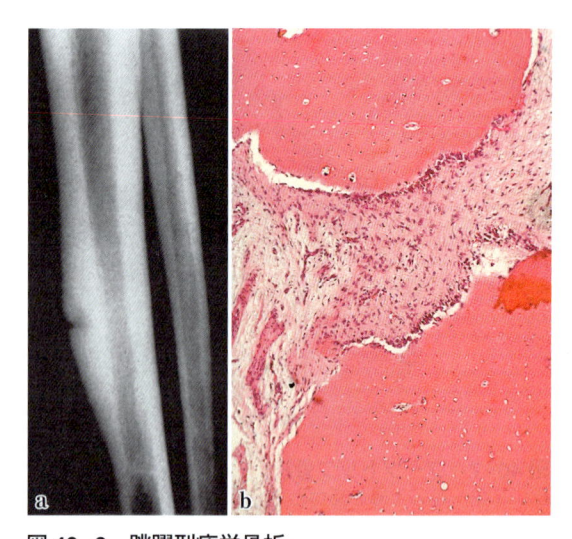

図 40-9　跳躍型疲労骨折
a. 脛骨中央 1/3 部に亀裂線と骨形成像を認める。
b. HE 染色。亀裂部は線維性組織である。

C 脛骨疲労骨折

脛骨における疲労骨折はすべての部位に起きうるが，最も発生しやすい部位は近位 1/3 部および遠位 1/3 部であり，中央 1/3 部は少ない。

近位 1/3 部（図 40-8）または遠位 1/3 部（図 40-10）の疲労骨折は圧力が加わる脛骨後内方に発生し，走る競技や走る練習によることが多いため，疾走型とよばれる。予後は良好で，2〜3 カ月の安静で治癒する。

一方，中央 1/3 部の疲労骨折は張力が発生する脛骨前方に発生し，中央 1/3 部の前方に X 線写真で限局した骨改変層とよばれる亀裂線がみられる（図 40-9）。バスケットボール，バレーボールなどの跳躍を行う競技で多く，跳躍型とよばれる。骨折部には線維性組織，皮質骨骨硬化，活動性の骨芽細胞を伴う新生骨形成が生じ，偽関節に酷似する（→図 40-9）。難治性で 6 カ月以上の安静を要するが，それでも治癒しない症例も少なくない。手術的治療の適応がある。

D 腓骨疲労骨折

走る競技や練習による発生は遠位 1/3 部に多くみられ，跳躍の繰り返しによる発生は近位 1/3 部に多い（表 40-1）。予後は良好で，4〜8 週の安静で治癒する。

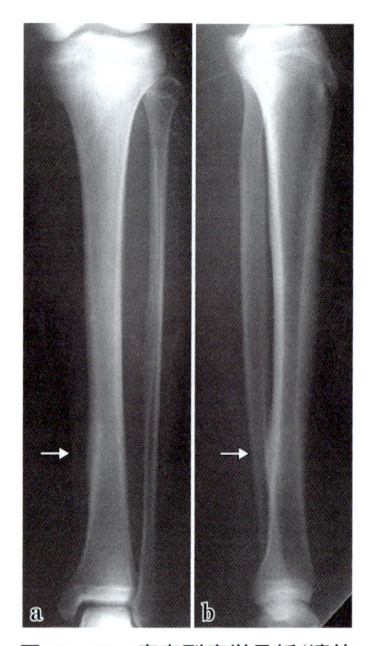

図 40-10　疾走型疲労骨折（遠位 1/3 部）
脛骨遠位 1/3 部に骨形成像を認める（a. 正面像，b. 側面像）。

E 中足骨疲労骨折

中足骨はランニングやジャンプの際に大きな力が繰り返し加わり，その疲労骨折が陸上競技の

表 40-1 脛骨および腓骨疲労骨折の発生部位と原因となる運動との関係

	脛骨	腓骨
近位 1/3	疾走型	跳躍型
中央 1/3	跳躍型	
遠位 1/3	疾走型	疾走型

疾走型とは走る競技や練習の過多による発生，跳躍型とは跳躍の繰り返しによる発生を意味する。

短・長距離走や跳躍，バスケットボール，バレーボール，剣道などで多い。第 2 および第 3 中足骨骨幹部に多く，第 4 中足骨骨幹部がそれに続く。第 5 中足骨近位骨幹部にみられるものは Jones（ジョーンズ）骨折とよばれる。一般的には 1.5～2 カ月間のスポーツ活動の中止で治癒する。しかし Jones 骨折では治癒が遅く，ギプス固定あるいは手術的治療が勧められる。

F 踵骨疲労骨折

長距離の歩行やランニングによる着地での衝撃とアキレス腱による牽引力が原因とされる。踵骨体から踵骨隆起の移行部に圧痛があり，発症から約 3 カ月経過すると X 線像で踵骨体部から踵骨隆起の境界部に，骨梁を垂直に横切る硬化像が出現する。保存療法で治癒する。

G 舟状骨疲労骨折

舟状骨が内側縦アーチの頂点に位置し，運動時の荷重によってストレスが加わることが原因とされ，バスケットボール，陸上中距離選手に多い。スポーツ活動の中止だけでは治癒しにくい。6～8 週間の非荷重とギプス固定が勧められる。

H 尺骨疲労骨折

尺骨疲労骨折は比較的多く，中央～遠位 1/3 に多い。前腕回外位で伸展側への外力が加わるバレーボール（レシーブ），ソフトボール（アンダースロー），剣道（切返し），野球（サイドスロー）などで多い。13～22 歳の女性に多い。

I 肋骨疲労骨折

ゴルフ，野球のスイング動作の繰り返しで，第 2～9 肋骨の肋骨結節から肋骨角の間に発生する。ゴルフでは利き手の反対側，野球では利き手側に起こりやすい。剣道やウエイトトレーニングでは第 1 肋骨疲労骨折がみられる。

J 骨盤の疲労骨折

恥骨下枝と坐骨下枝の結合部および恥骨上枝に好発し，大腿部や膝へ放散する痛み，あるいは会陰部や恥骨部の痛みを感じる。バスケットボール，野球，ランニングなどに多い。

K 腰椎分離症
spondylolysis（→572 頁も参照）

腰椎分離症はほとんどが活発なスポーツ活動による障害であり，ほぼ例外なく第 5 腰椎（L5 椎）に，稀に L4 椎に起こる。10 歳以降に増加し，男子が大多数を占める。

柔道や重量挙げなどに多いが，多種目にわたる。分離の型は亀裂型と偽関節型がある。発症後早期に受診した亀裂型の場合，スポーツ活動の中止と，よく適合したコルセットの装用によって骨性癒合が期待できる。

2 骨端症（→302 頁も参照）
apophyseopathy, osteochondrosis

主として成長期に起こる長管骨の骨端核（第二次骨核），短骨の第一次核あるいは骨突起に発生する阻血性骨壊死である。X 線像では硬化陰影，濃淡不整，扁平化などが認められる。時間の経過とともに骨組織は再生し修復される。

A Osgood-Schlatter（オズグッド-シュラッター）病

脛骨粗面部の骨端症であり，運動時痛と圧痛があり骨性の隆起が触れる。スポーツを活発に行う発育期の男子に好発する。急激な成長により膝蓋伸展機構が緊張状態にあるところに，スポーツ活動による膝蓋腱の牽引力が繰り返し加わって発生するとする説が有力である。疾患の性質上発育の停止とともに軽快する。成長が停止した段階でなお後遺症として運動痛のみられる例では，手術的に脛骨粗面部の骨片（図 40-11）を摘出することで軽快がみられる。

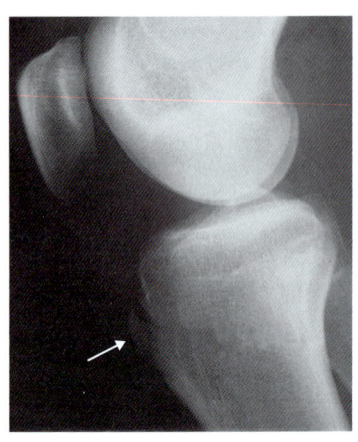

図 40-11 Osgood-Schlatter 病のX線像
脛骨粗面部に遊離骨片を認める。

B Sever（シーヴァー）病

8〜12歳の男子に多い。体操や剣道などの素足で行うスポーツや，サッカーなどで長時間の走行をやりすぎると踵骨骨端部に発生する。骨端部の骨化は女子では7〜8歳，男子で10〜11歳で始まり，15〜18歳で完成する。症状はアキレス腱付着部を中心にした運動時の踵骨部痛である。X線所見（骨端核の硬化像や亀裂・分節化）は健常側にもみられるため，診断の決め手にはならない。1〜2年で自然治癒する。

C 坐骨結節骨端症

坐骨結節部に疼痛，圧痛があり，スポーツ（陸上や野球など）によって増強し，安静によって軽快する。下肢伸展挙上（SLR）テストにより坐骨部に疼痛が発現する。罹患年齢は11歳〜成人まで広く，16〜17歳を頂点としている。X線像では罹患坐骨結節部の骨端核の異常がみられる。スポーツ活動の一時中止で臨床症状は1週間〜1カ月で軽快，3〜8カ月でほとんど消失する。

3 肩関節のスポーツ障害（→455頁も参照）

A インピンジメント症候群 impingement syndrome

肩の使いすぎにより上腕を挙上するときに肩関節に有痛弧 painful arc を呈する障害に与えられる総称的診断名である。病因は肩峰下関節（→機能解剖 436 頁参照）において，肩峰下滑液包，大結節，小結節，そこに停止する腱板，その間を走る上腕二頭筋長頭腱，などが上肢挙上に伴い烏口肩峰アーチに impinge（突き当たる，衝突するという意味）して浮腫，炎症，変性が生じ，その結果として痛みを引き起こすようになる。特に棘上筋腱には血行の乏しい critical portion とよばれる部位があり，使いすぎが続く場合には腱板の部分断裂や全層断裂が生じることがある。進行すると筋力低下や筋萎縮がみられる。病理学的病名である肩峰下滑液包炎，三角筋下滑液包炎，上腕二頭筋長頭腱炎や腱板断裂のかなりのものが，症候学的にはインピンジメント症候群であり，またスポーツ特異性からみた病名である野球肩，水泳肩などもこれに含まれる。

1 野球肩，水泳肩 baseball shoulder, swimming shoulder

野球肩は繰り返す投球動作によって種々の肩関節構成体が損傷されて，痛みが生じる障害の総称である。前方では前方関節包，肩甲下筋，上腕二頭筋長頭腱，棘上筋などが障害され，後方では後方関節包，関節唇，Bennett（ベネット）骨棘，上腕三頭筋長頭起始部などが障害されて起こる。同様のことがクロールやバタフライなどの水泳競技にもみられ，水泳肩とよばれる。発育期の野球選手が過度の投げ込みを行ったときに利き腕の上腕骨近位骨端線が離開することがあり（図40-12），リトルリーガーズショルダー Little Leaguer's shoulder とよばれる。

B 上腕二頭筋長頭腱障害

上腕二頭筋長頭腱は結節間溝の中を動くが，オーバースロー投球のコッキング肢位で緊張し，加速期に肩峰と烏口肩峰靱帯の下で圧迫され，内旋に伴ってさらに摩擦が加わる。上腕二頭筋長頭腱炎 tendinitis of the long head of the biceps は野球肩の前方の障害のなかで最も多く，症状は外転外旋時痛で，結節間溝に圧痛がある。

診断法として，肘の屈曲とともに前腕を回外させて痛みを誘発させる Yergason（ヤーガソン）テスト，前腕回外位で肘を伸展したまま抵抗下に上

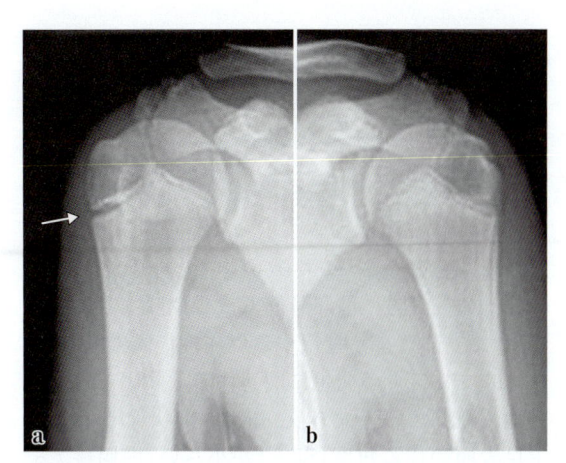

図40-12　リトルリーガーズショルダーのX線像
上腕骨近位骨端線に離開を認める（**a．**患側，**b．**健側）。

肢を挙上させるSpeed（スピード）テストなどがある。また体操競技で倒立，懸垂などの際に静的な力と動的な力の両方が作用し，長頭腱の腱炎，脱臼，断裂などが起こることがある。

4 肘関節のスポーツ障害

A 野球肘，リトルリーガーズエルボー
baseball elbow, Little Leaguer's elbow

野球肘とは投球動作の繰り返しによって発育期の野球選手の肘関節に起こる種々の障害に対する総称的病名である（→464頁も参照）。肘関節内側部では，前腕の屈筋群と回内筋群の繰り返し張力によって上腕骨内側上顆炎や骨端核異常，骨端線離開，尺側側副靱帯損傷が生じる。尺骨神経に張力が働くと肘部管症候群となる。肘関節外側部では，橈骨頭からの圧迫力や回旋力が繰り返し加わり，上腕骨小頭の離断性骨軟骨炎や関節内遊離体（関節ねずみ）が生じる。肘関節後側部では，加速期からフォロースルー期にかけての牽引力や張力のために上腕三頭筋腱炎，肘頭骨端核異常，骨端線離開，肘頭骨折などが生じる。"Little Leaguer's elbow"という病名は1960年に発育期の野球選手に起こる上腕骨内側上顆骨端線離開として報告されたことに由来するが，最近の欧米では，野球肘という病名と同義で使われる傾向がある。予防としては，発育期における変化球の投球の禁止や投球回数や登板回数などの制限に関する指導が重要

である。

成人のゴルフ，テニスのフォアハンド，野球，あるいはスーツケースの運搬などで前腕の屈筋群と回内筋群を使いすぎると上腕骨内側上顆炎が起こることがあり，ゴルフ肘，フォアハンドテニス肘，野球肘，スーツケース肘などともよばれる。

B 上腕骨外側上顆炎（[バックハンド]テニス肘）
lateral epicondylitis of the humerus（tennis elbow）

手関節の背屈筋群の使いすぎによって起こる付着部炎で，上腕骨の外側上顆部に疼痛と圧痛がある。X線像では異常が認められない。テニス以外の日常生活動作でも発症し，女性に多い（→470頁参照）。

C 慢性内側側副靱帯損傷による不安定性

高いレベルにある野球投手の投球（オーバースロー）動作，テニスのサーブ，槍投げなどで，速く力強い肘の伸展が行われる際に，肘の外反，前腕の回内が強制される。これが反復するときに内側側副靱帯，特に前方線維が慢性的に損傷され，弛緩することによって不安定性をきたす。その病態は浮腫，靱帯の断裂，瘢痕化，石灰化・骨化の4期に分けられる。

5 膝のスポーツ障害

A ジャンパー膝
jumper's knee（→673頁も参照）

バレーボールやバスケットボールなどでジャン

> **NOTE　コッキング肢位**（→455頁の図26-33参照）
>
> 野球のオーバースローの投球動作における肩関節90°外転，最大外旋の肢位である。投球動作はワインドアップ期 wind-up phase（動作開始から非軸足が高く上がるまで），コッキング期 cocking phase〔early cocking phase（上げた非軸足が接地するまで），late cocking phase（ボールを握った手が最も高い位置に達してから肩が最大外旋位に達するまで）〕，加速期 acceleration phase（肩が最大外旋位に達してからボールリリースまでで肩最大外旋位から内旋位へ運動方向が急激に変化する），減速期 deceleration phase，フォロースルー期 follow through phase（ボールリリースから腕を振り切るまで）の5つに分類される。

プやランニングを繰り返すことにより，膝蓋骨を中心とした膝伸展機構に疼痛，腫脹，握雪音，硬結，骨性隆起などが生じる症候群である．部位別に，大腿四頭筋腱と膝蓋骨上極との境界部，膝蓋骨下極と膝蓋腱との境界部，膝蓋腱の遠位部の障害に分類できる．発育期にX線像で膝蓋骨下端の透亮像，骨棘，骨片がみられるものをSinding Larsen-Johansson（シンディングラーセン-ヨハンソン）病という．膝蓋腱のみに症状がみられる場合は膝蓋腱炎という病名が使われることがある．しかし病理組織学的には炎症ではなく，変性所見がみられる．

B 有痛性分裂膝蓋骨
painful patella partita（→673頁も参照）

膝蓋骨に骨化核が2つ以上存在し，成長後もそのまま癒合しないことがある．多くは無症状であるが，スポーツ活動（ランニング，ジャンプなど）によって疼痛が出現した場合に有痛性分裂膝蓋骨という．多くは二分膝蓋骨 patella bipartita で，Saupe（ザウペ）の分類（→674頁図33-29参照）のⅢ型（膝蓋骨の外側上方に骨化核）がほとんどである．症状は分裂部に運動時痛，圧痛，骨性膨隆があり，X線像では新鮮骨折との鑑別が必要である．

C 腸脛靱帯炎

O脚や発育期で腸脛靱帯が緊張していたり，大腿骨外側上顆が突出している人では，長距離走における膝の屈伸で，同靱帯が大腿外側上顆と摩擦を起こす．この部の運動痛や圧痛をきたしたのが腸脛靱帯炎である．男性に多い．底の硬い靴の使用や下り坂の走行が発症の一因になる．

D ランナー膝
runner's knee（→674頁も参照）

ランナー膝はランニングによる使いすぎによって生じる慢性膝関節痛に対する総称的病名（症候群）である．臨床においてはできる限り，その疼痛の原因を示す診断名（疲労骨折，腸脛靱帯炎，鵞足滑液包炎，変形性膝関節症など）を用いるべきである．しかし長距離のランニングは膝関節周囲に様々な疼痛をもたらし，原因が不明の疼痛が多い．ランナー膝という総称的病名はこの事実を示している点において意義がある．

6 下腿のスポーツ障害

A 過労性脛部痛（シンスプリント）
shin splints

過労性脛部痛とは，スポーツ（陸上のトラック競技や幅跳びなど）により下腿中央～遠位1/3部の脛骨の後内方，前脛骨筋部，骨間膜などに疼痛が生じ，安静により軽快する疼痛性症候群である．シンスプリントの発生に関連する危険因子には，下腿・踵部角の過大外反，内果-舟状骨結節-第1中足骨頭の作る角度（SFA）が小さい（内側縦アーチの低下），回内足が挙げられる．しかし，このような因子が，病変部とされる脛骨内側の筋膜付着部にどのようなストレスを与えるかについては不明な点が多い．単純X線像では疲労骨折のような明瞭な骨病変は示さない．シンスプリントと疲労骨折の早期診断にはMRIが有用である（図40-13）．

B 慢性労作性下腿区画症候群
compartment syndrome（→772頁も参照）

ランニングや運動強度の高いスポーツの繰り返しによって誘発される下腿の疼痛性症候群である．種々の疼痛や夜間痛，つっぱり感，腫脹，硬結，圧痛，自動運動障害，当該区画（コンパートメント）を通過する神経の感覚障害などを呈し，休息で軽快する．50～70％が両側性であり，通常は30歳未満の若い選手に発生する．所見があまり認められない場合には，繰り返し自動運動や誘因となる運動を行った後に診察することが重要である．

運動による区画内圧の上昇に原因を求める説がある．70～80％が前方コンパートメントに生じるとする報告や，前方コンパートメント45％，深後方コンパートメント40％とする報告がある．外側および浅後方コンパートメントでは稀である．重症例に保存療法は一般的に無効で，手術療法が選択される．

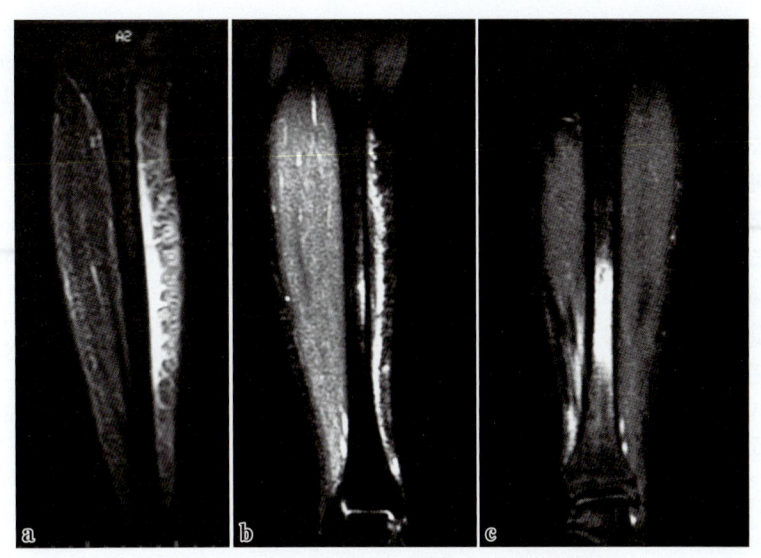

図40-13 シンスプリントと疲労骨折のMRI（STIR法で撮影）
a, b. シンスプリント：脛骨後内方の脛骨表面に沿った異常な線状高信号域(a)や脛骨内内側に異常な線状高信号域(b)がみられる。
c. 疲労骨折：骨折部位の骨内に異常高信号域が広範囲にみられる(c)。

7 足関節と足部のスポーツ障害

A 衝突性外骨腫
impingement exostosis

　足関節の背・底屈により脛骨下端前・後面に，距骨が衝突して充血や微小骨折を繰り返し，骨棘が形成される病態である（図40-14）。また足関節の内・外反により内・外果の下端，距骨内・外側にも増殖性の骨変化が生じる。ジャンプやキックのときに足関節に疼痛があり，可動域制限をきたし，運動能力が低下する。骨棘形成があっても痛みを生じないことが多い。プロサッカー選手の足関節に多いことからフットボーラーズアンクル footballer's ankle ともよばれる。バスケットボール，バレーボール，器械体操などでも多くみられる。

B アキレス腱炎・周囲炎・付着部炎
Achilles tendinitis, calcaneal paratendinitis
（→724頁も参照）

　長距離ランニング，ダッシュ，ジャンプなどによるアキレス腱への繰り返し負荷による使いすぎ症候群である。発症の平均年齢は肉ばなれより高く，加齢による腱の変性が関連している。運動の始めや運動後にアキレス腱またはその付着部に疼

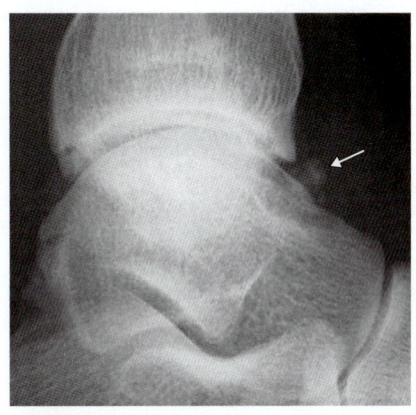

図40-14 フットボーラーズアンクル
脛骨下端前面に骨棘を認める。

痛が生じる。足関節の他動背屈，抵抗下自動底屈で痛みがあり，圧痛，ときに腫脹がみられる。足関節背屈にやや制限があり，自動運動時に捻髪音が生じることもある。靴の不適合（踵部の高さ不足，柔軟性不足など）も原因となる。臨床的に腱炎と腱周囲炎を区別するのは困難である。保存療法として踵部を高くした足底挿板が有効である。

C 足底筋膜炎
plantar fascitis（→725頁も参照）

　足底筋膜は内側縦アーチを静的に支え，横足根

関節を固定し,ランニング,ジャンプなどの際の衝撃吸収と蹴り出しに関与しているが,使いすぎによって炎症を起こす.症状は起立時,階段昇降時,ランニングやジャンプ時での踵部内側の自発痛である.足底腱膜,特に付着部の踵骨隆起内側突起の圧痛が特徴であり,足趾の背屈を強制すると痛みが増強する.陸上競技の長距離選手や市民ランナーに多い障害である.回内足やハイアーチの足,下腿三頭筋の柔軟性欠如,足内反筋群の疲労や筋力低下,アーチサポートが不十分で前足部の柔軟性に乏しいランニングシューズの使用,アップダウン路面の走行などで起こる.治療はストレッチング,アーチサポート,足底挿板などが有効である.

●参考文献
1) 萬納寺毅智:スポーツ医学からみたランニング障害.臨床スポーツ医学 1:161-165, 1984
2) Aoki Y, Yasuda K, Tohyama H, et al:Magnetic resonance imaging in stress fractures and shin splints. Clin Orthop Relat Res 421:260-267, 2004
3) Devas MB:Stress fractures of the femoral neck. J Bone Joint Surg Br 47:728-738, 1965
4) Lindenberg G, Pinshaw R, Noakes TD:Iliotibial band friction syndrome in runners. Phys Sports Med 12:118-130, 1984
5) Micheal RH, Holder LE:The soleus syndrome-A cause of medial tibial stress(shin splints). Am J Sports Med 13:87-94, 1985
6) Micheli LJ:Overuse injuries in children's sports:the growth factor. Orthop Clin North Am 14:337-360, 1983
7) Orava S, Hulkko A:Stress fracture of the mid-tibial shaft. Acta Orthop Scand 55:35-37, 1984
8) Slocum DB:The shin splint syndrome—Medical aspects and differential diagnosis. Am J Surg 114:875-881, 1967
9) Smith WB:Environmental factors in running. Am J Sports Med 8:138-140, 1980
10) Viitasalo JT, Kvist M:Some biomechanical aspects of the foot and ankle in athletes with and without shin splints. Am J Sports Med 11:125-130, 1983

第41章 障害者スポーツ

A 障害者スポーツとは

1 はじめに

障害者スポーツは1997年のパラリンピック長野大会以降マスメディアに取り上げられる機会が多くなり，日本でも一般に広く知られるようになった。しかしパラリンピックは障害者スポーツの一面を示しているにすぎず，障害の種類，スポーツの目的，競技レベルなどはさらに多岐にわたっている。健常者のスポーツと同様に，障害者スポーツにおいても，医師や医療のかかわりが重要であり，基本的な知識を身につけておく必要がある。障害者スポーツに類似した言葉にアダプテッド・スポーツ adapted sports というものがある。これは障害者が参加できるようにルールや用具などが改変されたり，あるいは新たに作られたスポーツを指す。アダプテッド・スポーツという言葉には，障害者だけでなく，高齢者，こども，女性なども参加できるスポーツを含めることもある。

2 障害者の定義と分類

わが国では障害者基本法(1993年)により，障害者とは「身体障害，知的障害又は精神障害があるため，継続的に日常生活又は社会生活に相当な制限を受ける者」と定義されている。すなわち身体障害，知的障害，精神障害のいずれかを有するものが行うスポーツが，障害者スポーツということになる。身体障害には，四肢・体幹の障害(肢体不自由)の他に，視覚障害，聴覚障害，音声・言語障害，内部障害(心臓機能障害，腎臓機能障害，呼吸器機能障害，直腸膀胱機能障害，小腸機能障害，肝臓機能障害，免疫機能障害)が含まれる。本書は整形外科学のテキストであるので主に肢体不自由を持つ障害者のスポーツについて記述する。肢体不自由には脊髄損傷や四肢切断などの他に，脳性麻痺・脳血管障害をはじめとした中枢性の麻痺性疾患，神経筋疾患なども含まれる。

3 障害者スポーツの歴史

骨折などの外傷を受けた人に対する治療の一環としての運動は古くから行われていた。「医療体育」として行われていた運動法が発展して筋骨格系の治癒や増強につなげるためにスポーツが利用されるようになった。その先駆けとして1943年に英国 Stoke Mandeville 病院の Ludwig Guttmann が，スポーツを脊髄損傷患者のリハビリテーションプログラムに取り入れたことが知られている。Guttmann はその意義について，「障害者がスポーツを行うと，身体の調子や心の動きを良い状態に保持することができ，これは社会への再適応を助け，また働いている障害者にとってレクリエーションの理想的形式となる」と述べている。このようにリハビリテーションのためのスポーツはやがてレクリエーションスポーツとして普及し，さらに発展して競技スポーツが生まれた。

Guttmann は1948年に車椅子選手のための競技大会をイギリスで開催し，これが1960年から始まるパラリンピック Paralympic Games へと発展した。現在パラリンピックは国際パラリンピック委員会が主催し，運動機能障害(低身長を含む)，脳性麻痺(他の中枢性麻痺を含む)，四肢切断，視覚障害，知的障害を対象としている。なお，パラリンピック Paralympic という言葉は，当初対麻痺 paraplegia とオリンピック Olympic の合成

表 41-1　主な障害者スポーツ

パラリンピック競技（夏季）*	陸上競技，水泳，車椅子テニス，ボッチャ，卓球，柔道，セーリング，パワーリフティング，射撃，自転車，アーチェリー，馬術，ゴールボール，車椅子フェンシング，車椅子バスケットボール，視覚障害者5人制サッカー，脳性麻痺者7人制サッカー，ウィルチェアラグビー，シッティングバレーボール，ボート
パラリンピック競技（冬季）**	アルペンスキー，クロスカントリースキー，アイススレッジホッケー，バイアスロン，車椅子カーリング
その他***	バドミントン，ローンボウルス，ゴルフ，スキューバダイビング，フライングディスク，車椅子ツインバスケットボール，電動車椅子サッカー，野球，ほか

*2012年ロンドン大会の種目
**2010年バンクーバー大会の種目
***肢体不自由の障害者が行う主なものを挙げた．

語であった．しかし現在では対麻痺の障害者のみならず，より多様な障害を持つ人々が参加するようになったため，「もうひとつのオリンピック」の意味を込めて，パラレル parallel とオリンピック Olympic の合成語とされるようになった．

一方で聴覚障害者が参加するデフリンピック Deaflympic Games は，その前身がすでに1924年に始まっており，障害者スポーツにおける最初の国際競技大会とされている．知的障害者が参加するスペシャルオリンピックス Special Olympics は1968年より開催されている．これは，1962年に John F. Kennedy の妹である Eunice Kennedy Shriver が，自宅の庭を知的発達障害者に開放したデイキャンプを起源としている．

以上のような競技スポーツが盛んになるとともに，生涯スポーツとしての障害者スポーツが日本においても広がってきている．正確な統計はないが，障害者のなかに占めるスポーツ人口の割合は20〜40%といわれている．

4 障害者スポーツの種類

健常者が行うほぼすべてのスポーツに障害者も参加することができる．代表的なものとして，パラリンピックの競技種目と，肢体不自由者が行うその他の主なスポーツを**表41-1**に示す．障害者スポーツには，健常者と同じ，あるいは一部変更したルールで行うものが多い．例えば車椅子テニスでは，ツーバウンドによる返球が認められている以外は，ほとんどのルールが一般のテニスと同じである．車椅子バスケットボールは，パラリンピックなどでは一般と同じゴールを使用してい

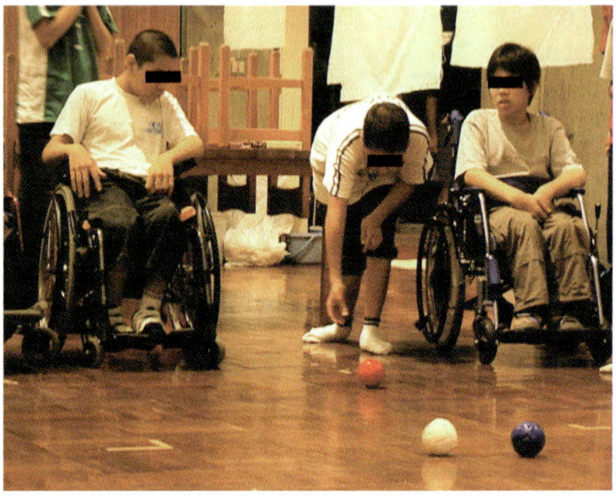

図41-1　ボッチャ
ジャックボールと呼ばれる白い的球に，赤・青6球ずつのカラーボールを投げたり，転がしたり，他のボールに当てたりして，いかに近づけるかを競う．より軽度の障害者や健常者でもレクリエーションとして行われる．

る．この他にゴールを上下2組にして重度障害者が参加することのできるツインバスケットボールもある．一方で障害者が行うために新たに考案された競技もある．ボッチャ Boccia は，重度の脳性麻痺や同程度の四肢重度機能障害者のためにヨーロッパで考案されたスポーツで（**図41-1**），パラリンピックの正式種目にもなっている．

B 障害者スポーツの特徴

1 リハビリテーションスポーツ

リハビリテーションのなかに運動療法の一環として取り入れるスポーツである．リハビリテー

ションスポーツには，全身的で応用的な動きを取り入れるという特徴がある．すなわちスポーツを行うことにより，局所的な機能の改善だけではなく，全身の筋力・筋持久力の強化，体力の向上，協調運動の改善を得ることができる．これにより，日常生活・社会生活への復帰をより円滑にできることを目標とする．リハビリテーションスポーツは疾患の亜急性期・回復期から始める場合があり，通常のリハビリテーションと同様の医学的管理を必要とする．その際には障害部位の状態の確認，血圧・脈拍などのバイタルサインのチェック，合併症の管理に基づいて運動の種類・強度を決める．

❷ 生涯スポーツ（市民スポーツ）

市民生活を送っている障害者が，心身の健康維持，心理的安定，レクリエーション，社会参加などを目的として地域において行うスポーツである．身体障害者には生活習慣病の合併が多く，これには運動に対する消極性が関与している．活動性を高めるために運動を取り入れることは，身体障害者の健康維持にとって重要な手段のひとつである．

わが国には，障害者スポーツセンターが20カ所以上ある．施設により事業内容や実施可能な競技の種類は異なるが，体育館やプールを備え，障害者スポーツ教室や競技会・記録会を開催するほか，更生相談やボランティア・指導者の育成も行っている．このほか，障害者スポーツには，車椅子マラソン，スキーやスキューバダイビングなど屋外で行うものもある．

障害者の生涯スポーツの振興は国の施策にも含まれている．1993年に厚生労働省が策定した「障害者対策に関する新長期計画」には，「スポーツ，レクリエーション及び文化活動への参加機会の確保は，障害者の社会参加の促進にとって重要であるだけでなく，啓発広報活動としても重要である．また，これら活動は，障害者の生活を豊かにするものであり，積極的に振興を図ることが必要である．特に，スポーツについては，障害者の健康増進という視点からも有意義である．」と述べられている．

❸ 競技スポーツ（図41-2）

障害者が，記録への挑戦やプレーヤー同士の競い合いを目的として行うスポーツである．前述したパラリンピックなどの世界的な競技大会のほか，世界各地で国際大会が開催されている．アジアパラ競技大会 Asia Para Games は2010年に広州で初めて開催された．アジアパラ競技大会の前身は，1975年に第1回が大分県別府市で開催されたフェスピック FESPIC Games である．フェ

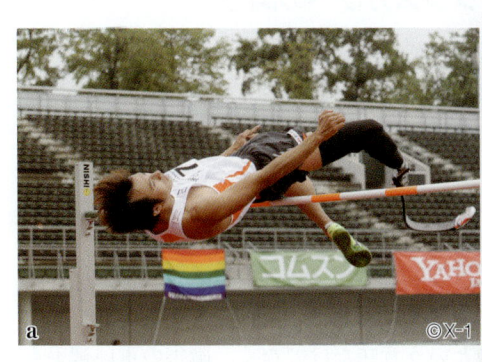

a. 陸上競技（走り高跳び）（ジャパンパラリンピック）
b. 車椅子バスケットボール（日本車椅子バスケットボール選手権大会）
c. アーチェリー（ジャパンパラリンピック）

図 41-2　種々の競技スポーツ
（日本障がい者スポーツ協会提供）

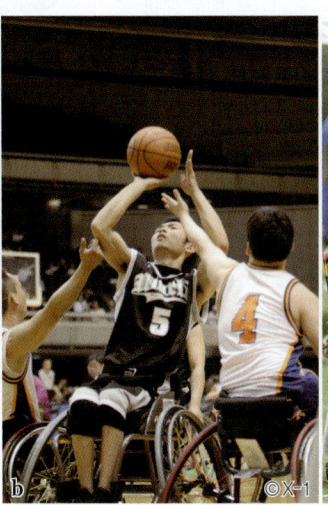

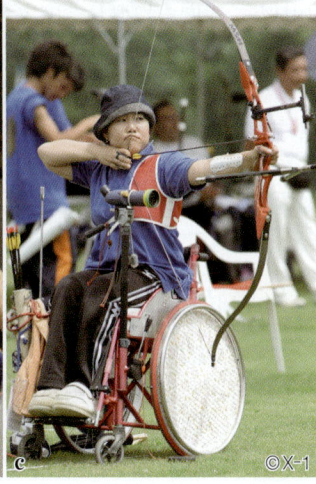

スピックは大分にある社会福祉法人「太陽の家」の創始者である中村裕が提唱したものである。

国内の大会としては，国民体育大会の開催都道府県の主催で，全国障害者スポーツ大会が行われている。この他，一部の競技を対象にしたものとして，ジャパンパラリンピック競技大会（陸上，水泳，アーチェリー，スキー，アイススレッジホッケー），日本車椅子バスケットボール選手権大会，大分国際車いすマラソン大会などがある。

C 障害者スポーツにおける医療専門職の役割

障害者スポーツにかかわる医療専門職の資格制度として，日本障害者スポーツ協会が認定する，障害者スポーツ医と障害者スポーツトレーナーがある。前者は医師免許を持つことが条件であり，100名以上が登録されている。後者には，理学療法士，作業療法士などの国家資格を持つものが含まれる。障害者スポーツにおける医療専門職の役割を以下に示す。

1 適切なスポーツや援助に関する助言

医療専門職には，障害者に対してどのような障害者スポーツがあるかを提示し，障害に応じた適切な種目をアドバイスし，その競技に関する情報を提供する役割がある。必要に応じ障害や合併症の内容，程度を把握し，障害者が希望するスポーツへの参加の適否を判断したり，障害者に適した種目を多くのスポーツから選択して勧めたりするだけでなく，競技設備，競技団体，義肢・装具などスポーツ活動に対する援助に関する情報も提供する。

2 義肢・装具などの適合確認

スポーツ活動においては，義肢・装具などに加わる負荷が，日常生活動作に比較してはるかに大きくなる。障害の内容・合併症と運動内容の両方を考慮し，運動によって合併症を発生しないよう，義肢・装具などの適合を十分に確認する必要がある。

3 健康管理

スポーツは障害者の健康維持に役立つとされているが，その健康管理には医療専門職，特に医師が携わる必要がある。特に競技スポーツにおいては，試合前に運動の可否を判断し，試合中・試合後には健康状態の悪化やスポーツによる傷害が生じていないかを判断しなくてはならない。また治療が必要と判断した場合には，状況に応じて適切に対応する必要がある。

4 傷害・事故の予防

障害者スポーツには特有の傷害が多いことが知られており，障害の内容や競技種目に応じて，練習法の指導，義肢・装具の調整などを行う。例えば脊髄損傷では，褥瘡，自律神経障害，痙縮の増悪，脱水と腎機能障害，麻痺部位の疼痛が多い。脊髄損傷に限らず，車椅子を用いるスポーツでは車椅子の駆動により繰り返し強い力が加わるため，手根管症候群などの末梢神経障害が多い。脳血管障害では，心血管系や糖尿病などの基礎疾患を持つことが多い。このため運動強度・時間のコントロールを行い，心血管イベントや糖尿病性ニューロパシーに伴う皮膚損傷などを予防する。脳性麻痺ではてんかんの誘発に注意する。

5 クラス分けへの関与

例えば一般の柔道競技で体重別のクラス分けがされているように，障害者スポーツでも公平性確保のためにクラス分けが行われている。これには障害の程度によるクラス分けと，実際の運動能力によるクラス分けがあり，特に前者には医師による医学的運動機能評価が必要とされる。

クラス分けは個人競技だけでなく，チームスポーツでも行われる。これにはチーム間の公平性を保つという意味だけでなく，障害の重い選手も軽い選手も等しく試合に出場するチャンスを与えるという意味もある。例えば車椅子バスケットボールでは，障害レベルの重いものから順に1.0〜4.5の持ち点が定められており，試合中はコート上の5人の持ち点の合計が14.0を超えてはいけないとされている。

Advanced Studies

近年は障害者と健常者が一緒にスポーツを行う機会も増えてきている。例えば車椅子バスケットボールのクラス分けにおいて健常者は持ち点5.0として参加が許されることもある。座ったまま行うシッティングバレーボールの日本選手権では，チーム内に1名以上の障害者がいることが参加条件となっている。

6 不正行為への対応

一般の競技スポーツと同様，障害者スポーツにおいても好成績をあげるためのドーピングが問題になっている。アンチ・ドーピングの目的は，健康阻害の防止，フェアプレー精神の徹底，社会道徳の啓蒙である。

ドーピングの主たる問題は薬物であり，禁止薬物は世界アンチ・ドーピング機構の基準に従う。障害に伴う合併症や随伴症状のために薬物を使用せざるをえない場合には，所定の条件を満たしていれば，事前に許可申請を行う。

障害者スポーツに特有の不正行為として，脊髄損傷患者におけるブースティング boosting が有名である。頚髄あるいは高位胸髄損傷患者では自律神経系の異常があり，尿道カテーテルのクランプにより膀胱容量を増大させたり麻痺領域に侵害性刺激を加えることにより自律神経過反射を誘発し，運動パフォーマンスを上げることができる。自律神経過反射は血圧を上昇させ，ときに死に至ることも知られており，国際パラリンピック委員会ではブースティングを不正行為と定めている。

7 医学的研究

障害者スポーツに関する医学的研究は，20世紀の終わり頃から徐々に行われるようになってきた。生理学的な研究は，スポーツが酸素摂取量や心肺機能に及ぼす影響などを対象に行われてきた。近年はさらに，スポーツが障害者の健康に及ぼす好影響，さらには社会参加への影響も研究されている。バイオメカニカルな視点からは，義肢・装具や車椅子との関係も含めて研究が行われている。例えば，競技スポーツ選手に特徴的な車椅子の操作法，下肢切断者の自転車競技における義足のバイオメカニズムなど，その対象分野は広い。そして，これらの研究成果は一般障害者の装具などにもフィードバックされている。

●参考文献

1) 神埜聖治，神埜奈美，吉田宗人，他：身体障害者スポーツの概要．総合リハ 36：827-830, 2008
2) 陶山哲夫：障害者スポーツの最近の動向．理学療法学 21：99-106, 2006
3) 高橋 明：岩波新書896―障害者とスポーツ．岩波書店，2004
4) 新納昭洋，片山敬子，三浦孝仁：地域における障害者スポーツの普及．総合リハ 36：834-837, 2008
5) 初山泰弘（編）：高齢者・障害者スポーツ up to date. Monthly Book Medical Rehabilitation No.15, 2002
6) 水落和也（編）：障害者の生活習慣管理．Monthly Book Medical Rehabilitation No.58, 2005
7) DeLisa JA, Gans BM, Walsh NE：Physical Medicine and Rehabilitation―Principles and Practice, 4 th ed, vol.1, Chapter 24（Recreation and Sport for People with Disabilities）. pp577-793, Lippincott Williams & Wilkins, 2005
8) Engstrom B, Van de Ven C〔陶山哲夫，草野修輔，高倉保幸，他（監訳）〕：切断のリハビリテーション―知っておきたい全プロセス 第3版．第18章（スポーツと余暇活動）. pp219-233, 協同医書出版社，2002
9) Sisto SA, Druin E, Sliwinski MM：Spinal Cord Injuries-Management and Rehabilitation, Chapter 19（Sports and Recreation for People with Spinal Cord Injuries）. pp455-477, Mosby Elsevier, 2009
10) Smith DG, Michael JW, Bowker JH：Atlas of Amputations and Limb Deficiencies-Surgical, Prosthetic, and Rehabilitation Principles, Chapter 50（Prosthesis for Sports and Recreation）and Chapter 51（Physical Therapy for Sports and Recreation）. pp633-660, American Academy of Orthopaedic Surgeons, 2004

第VIII編

リハビリテーション

本編で何を学ぶか

- リハビリテーション医学の背景と目的を理解する。
- 人間の身体の状態(健康と疾病)と生活機能と社会参加の三者の関係を理解する。
- リハビリテーション関連専門職種を知り,チーム医療における各職種(医師を含む)の役割について理解する。
- 疾病の治療から社会復帰に至る各段階でのリハビリテーションの役割について理解する。
- リハビリテーション医療で用いられる心身機能や自立度の評価法を知り,社会参加まで含めた総合的に評価することの意義を理解する。
- リハビリテーション治療の手段として,薬物療法,手術療法,理学療法,作業療法,言語療法,心理療法,義肢・装具療法,リハビリテーション看護,ケースワークなどがあることを知る。
- 理学療法は運動療法と物理療法に,作業療法は身体障害作業療法と精神科作業療法に大別されることを知り,それぞれの内容について理解する。
- 整形外科疾患に対するリハビリテーション治療法の種類とそれぞれの目的を知る。
- 上肢,体幹,下肢の代表的な装具の種類とそれぞれの目的を知る。
  杖,車椅子などの歩行補助具の適応や使用法を理解する。
- 義肢の定義,分類・名称,構造,適応,処方,訓練法の概略を理解する。
- スポーツ用の義肢について理解する。
- 義肢・装具に関する社会福祉制度について知る。

第Ⅷ編　リハビリテーションの構成マップ

42章　運動器疾患のリハビリテーション

- リハビリテーションとは —— 914頁
- 整形外科とリハビリテーション — 920頁
- リハビリテーション医療における評価 —— 920頁
  - 関節可動域測定 —— 920頁
  - 筋力測定 —— 921頁
  - 神経学的診断, 整形外科学的診断 - 921頁
  - フィットネス —— 921頁
  - 発達 —— 921頁
  - 歩行 —— 924頁
  - 日常生活活動(ADL) —— 925頁
- リハビリテーション治療法 — 926頁
  - 運動療法 —— 927頁
    - 整形外科治療と運動療法 —— 927頁
    - コンディショニング —— 927頁
      - 関節可動域訓練 —— 927頁
      - 筋力強化 —— 928頁
      - 筋緊張調整 —— 928頁
    - 運動学習 —— 928頁
    - 神経生理学的アプローチ —— 929頁
    - 体操療法 —— 929頁
    - 義肢装具療法 —— 930頁
  - 物理療法 —— 930頁
  - 薬物療法 —— 930頁
  - 手術, その他 —— 930頁
  - 装具療法 —— 930頁
    - 上肢装具 —— 931頁
    - 体幹装具 —— 931頁
    - 頚椎装具 —— 931頁
    - 胸腰椎装具(狭義の体幹装具) - 932頁
    - 下肢装具 —— 933頁
    - 歩行補助具 —— 934頁
    - 車椅子 —— 935頁
    - 自助具 —— 935頁
- リハビリテーションの実際 — 936頁
  - 脊髄損傷 —— 936頁
  - 脳性麻痺 —— 936頁
  - 片麻痺 —— 936頁
  - 関節リウマチ —— 938頁
  - その他の整形外科疾患 —— 939頁
- リハビリテーションにかかわる諸制度 —— 939頁
  - 障害者基本法 —— 939頁
  - 身体障害者福祉法と児童福祉法 - 939頁
  - 障害者総合支援法 —— 940頁
  - 高齢者の福祉, 介護保険法 - 940頁

43章　義肢

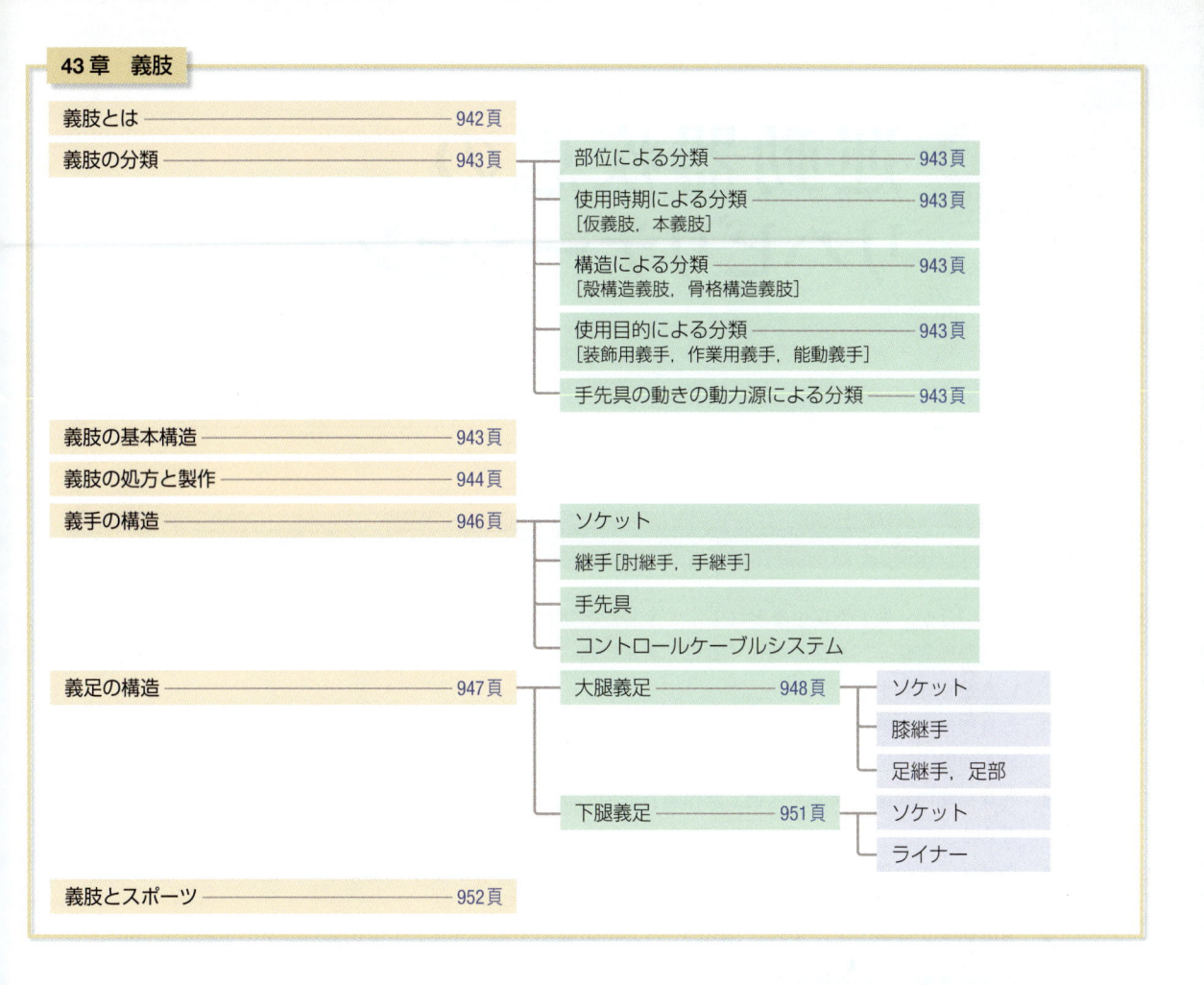

- 義肢とは ─── 942頁
- 義肢の分類 ─── 943頁
  - 部位による分類 ─── 943頁
  - 使用時期による分類 ─── 943頁
    [仮義肢，本義肢]
  - 構造による分類 ─── 943頁
    [殻構造義肢，骨格構造義肢]
  - 使用目的による分類 ─── 943頁
    [装飾用義手，作業用義手，能動義手]
  - 手先具の動きの動力源による分類 ─── 943頁
- 義肢の基本構造 ─── 943頁
- 義肢の処方と製作 ─── 944頁
- 義手の構造 ─── 946頁
  - ソケット
  - 継手[肘継手，手継手]
  - 手先具
  - コントロールケーブルシステム
- 義足の構造 ─── 947頁
  - 大腿義足 ─── 948頁
    - ソケット
    - 膝継手
    - 足継手，足部
  - 下腿義足 ─── 951頁
    - ソケット
    - ライナー
- 義肢とスポーツ ─── 952頁

巻末資料

- 関節可動域表示ならびに測定法
- 主な徒手筋力テスト
- 治療成績判定基準，機能評価法など
- 骨腫瘍分類
- 障害程度等級表
- 標準脊髄損傷神経機能評価法

第42章 運動器疾患のリハビリテーション

学習目標と留意点

- [ ] 1. 病気，けが，先天性疾患などによって生じた運動器の異常を理解する．
- [ ] 2. 運動器の異常が，身体の動き，動作，日常生活，社会活動（機能状態）にどのような影響を及ぼしているかを理解する．
- [ ] 3. 心身機能の状態（機能的状態），生活上の不自由は患者の病気，運動器の異常の重症度のみならず，個人的因子，生活環境（対人関係，経済的・社会的支援を含む）も関与することを理解する．
- [ ] 4. 心身機能の状態は機能，運動，動作遂行能力の状態，生活上の制限，社会的活動性の制約の順序で考える．
- [ ] 5. 機能低下の評価には，直接器官の診断と，運動遂行に影響する呼吸循環系の評価，情緒，認知機能の評価も必要となることを理解する．
- [ ] 6. 運動機能の把握：その測定法（ROM，MMT）を理解する．麻痺性疾患を理解する．歩行などの基本動作を運動学的に理解する．
- [ ] 7. ADLとは何かを理解する．その評価尺度（Barthel index，FIM）を理解する．
- [ ] 8. 健康関連QOLとその尺度を理解する．
- [ ] 9. 装具の仕組み，生体に及ぼす影響，適応を理解する．
- [ ] 10. 治療とリハビリテーションを支える社会保障制度を理解する．

◆ 注意すること
- [ ] 1. リハビリテーション治療の禁忌を知り過剰な負荷をかけないこと．
- [ ] 2. 障害を被った人の心理を理解し，人格を尊重すること．
- [ ] 3. チーム医療にあっては，医師はチームの意見に耳を傾けること．独断に陥らず，かつリーダーシップを失わないこと．

A リハビリテーションとは

1 健康，病気，生活と社会参加

健康であることは生きていくことの基盤であり，それが損なわれることによって，人は苦痛，生命維持の危機，生活維持，社会活動の困難に見舞われる．健康というヒトの生物学的身体機能と人間の営みとの関係は，国際生活機能分類 international classification of functioning, disability and health（ICF）モデルに基づいて考えるとわかりやすい（図42-1）．

ICFモデルは2001年に世界保健機関 World Health Organization（WHO）によって提唱された．健康と疾病が人々の生活に及ぼす影響を多面的に

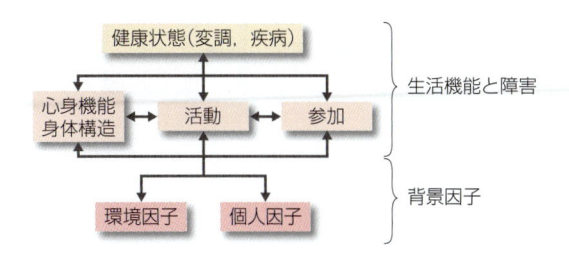

図42-1　WHOによる国際生活機能分類

明らかにするためのモデルである。ICFモデルに従い統一された用語と概念の枠組みを提供することによって、国際的な比較と情報交換を可能にしている。

このモデルでは、健康が生活機能と障害に影響を及ぼし、また背景因子からも相互的な影響を受けると考える。

生活機能と障害は「身体(心身機能と身体構造)」および「活動・参加」に分けられる。心身機能とは身体の生理的機能のことであり、心理機能を含む。これは、精神活動、心理過程を脳機能の1つと考えるからである。すなわち精神疾患は脳機能の変調による疾患の1つと考える。身体構造とは身体の解剖学的部分である。心身機能、身体構造の変化を問題とする。ここにおける機能障害とは正常からの変異、あるいは喪失などによって心身機能、身体構造に支障をきたした状態である。

「活動・参加」とは人間の生活や人生にわたる領域のことである。活動は、個人の課題の遂行や行為を指す。課題の遂行や行為をなす能力があるか、実行しているかが問われる。参加とは、人が生命と健康を維持すること以外に行う社会とのかかわりその他のことをすべて含む。職業に就いたり、学校に通ったり、隣近所とのつき合いなどといった社会とのかかわりのみならず、趣味、スポーツ、娯楽などを広く含み、文化活動にかかわる人間らしい営みのすべてと考えてよい。ここにおける障害とは、活動が制限されたり、参加が制約されたりした状態であり、心身機能、身体構造における機能障害と合わせて障害ととらえられる。

背景因子とは、健康が、身体、活動・参加に影響する際の背景となる因子のことで、環境因子と個人因子が考えられる。環境因子とは生活機能と障害に影響する外的因子であり、生活環境や社会的環境を指す。個人因子とは、内的因子で個人的な特性の及ぼす影響である。個人の性格や生活史、思想信条などがこれに含まれ、踏み込むことのできない因子である。この因子には、肯定的側面も否定的側面もない。

「病気をする」とは、心身機能に異常をきたすことである。そのことによって、活動のレベルが低下する。そして参加のレベルも落ちる。参加が低下すれば活動性も落ち、心身へも悪い影響を与え、また健康状態を悪化させることが考えられる。このように各因子は一方向ではなく、双方向性の因果関係を持ち影響し合う。環境や個人因子もまた、その個人の活動・参加に影響を及ぼし、さらには活動・参加が個人因子や環境に影響することも十分考えられる。

2 障害（→905頁も参照）

「障害がある」とは、活動の低下をきたしていることである。その原因は心身機能の低下である。心身機能を元の状態に戻しても(病気が治っても)、活動レベルが低下したままの場合には、障害は永続する。例えば、骨腫瘍が下肢切断と化学療法によって治癒したとしても切断による下肢欠損が残存し、そのことによって活動レベルが低下したままとなることがありえる。活動性の低下は先に述べたように他の因子に相互的に影響し合い、全体として状態を悪化させることが考えられる。

障害は身体障害、知的障害、精神障害に大きく分けられる。

身体障害とは身体に障害を生じていることで、手足が動かず、運動に障害のあるものを肢体不自由、感覚器に障害のある視覚障害、聴覚障害、および内臓器に障害を生じている内部障害が含まれる。内部障害は、外見は変わらず、運動機能も保たれているが、内臓器の障害のために日常生活に支障をきたすもので、呼吸障害や心臓障害、透析が必要な腎臓障害などが含まれる。

知的障害とは、先天性に何らかの理由で知的発達の障害されたもので、年齢相当の知能が獲得されていない状態である。

精神障害は、統合失調症などの精神疾患や、脳の障害(外傷や、脳腫瘍など)により精神に障害を

きたしたものも含む。

3 治療とリハビリテーション

「病気を治す」とは，心身機能を元に戻すことによって活動と参加を高めようとすることと考えられる。多くの一過性の病気や治療可能な病気は，治療して心身機能を元に戻せば，その個人は元どおりの参加の状態を取り戻すことができる。

しかし医学モデル（図 42-2）に基づく治療の考え方は，活動の低下に対しては無力である。治療は心身機能の回復には有効であるが，その後の活動と参加の回復は，患者個人の回復力に依存する。医学モデルでは，病気の原因を明らかにし，それを排除すれば，身体に起こった病理過程は正常化し，そして症状も消失するという考え方をする。ゆえに，身体が恒常性を取り戻しても，その後に残った機能異常に対しては手だてを持たない。

リハビリテーション医学は，活動の低下に着目し，その低下を様々な手段を用いて回復させることにより，参加を高めようとするものである。運動器疾患など，活動への影響の大きな疾患を抱える患者には治療とリハビリテーションは車の両輪のごとくかかわる必要がある。

4 リハビリテーションの諸相

リハビリテーションとは，障害によってこれまでのような社会参加ができなくなった人に対し，残された機能の活用，代償機能や器具，環境を変えることによって再び社会参加ができるようにすることである。医療は，病気を治すことに専念することによって人を癒すことからだんだん遠ざかってしまった。リハビリテーションはその人の生活機能を回復させることを目標とし，不治であろうともあらゆる手段を講じて，その人にとって最高の社会参加を再獲得させようとするものであり，その人の人間としての尊厳を回復させようという人権の尊重を出発点としている。参加を高めるリハビリテーションには医学的リハビリテーションのみならず，社会的リハビリテーションが必要である。

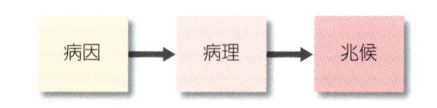

病因 → 病理 → 兆候

図 42-2 医学モデル

A 医学的リハビリテーション

心身に障害を負ったときに最初に受けるのは医学的リハビリテーションである（図 42-3）。人は病気になったときに医療機関を訪れる。治癒すればまた社会において健常者として社会参加を続ける。慢性化した場合には，慢性疾患を抱えながら病者としてではあるが社会での役割を果たし続ける。病気は治ったが障害が残ったという場合には，リハビリテーションを受け，障害はあっても社会へ戻り，再度社会参加をする。障害はあったとしても，また，以前とは異なる役割を果たすこととなったとしても，一個人として社会参加することに変わりはない。障害の程度によってリハビリテーション病院やリハビリテーションセンターへの入院が必要になることもある。さらに，更生援護施設での長期的なリハビリテーションや療護施設での生活を送るようになることもある。医学的リハビリテーションは，日常生活活動 activities of daily living（ADL）の自立を当面の目標として行われる。その後必要に応じて社会的リハビリテーションを受けることとなる。

医学的リハビリテーションにも様々なものがあるが，ここでは整形外科リハビリテーションに関連するもののみ解説する。

1 ● 運動器リハビリテーション

広義には運動器の直接的・間接的障害に対するリハビリテーションを指す。原因が脳や中枢神経系にあったとしても運動障害があれば，運動の効果器である運動器（骨，関節，筋，神経系）に何らかの影響をもたらす。それゆえに，運動器に直接原因をもたない運動障害に対するリハビリテーションとほぼ同義と考えることができる。

運動障害のリハビリテーション治療とは，障害によって損なわれる機能を対象としている。それには身体機能レベルの場合や，生活機能のレベル

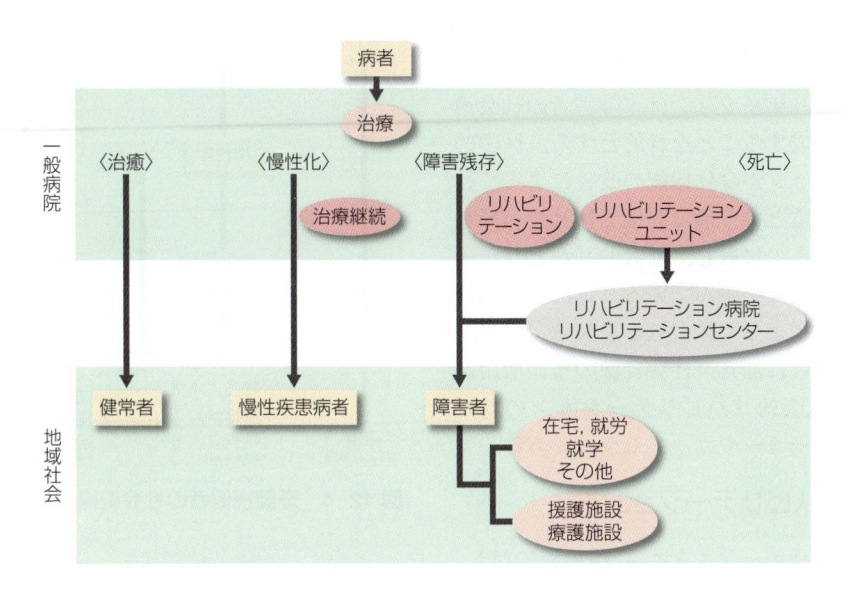

図42-3 医学的リハビリテーション
(飛松好子:脊髄損傷者のリハビリテーション.骨・関節・靱帯 10:1435-1441, 1997 より)

の場合,さらには(社会)参加のレベルが考えられる。現実には,身体機能に障害があろうと,それが致死的なものや進行性で後に重大な健康障害が待ち受けている場合は別として,人は積極的には治療をしない。腰痛や膝痛を放置している人や折り合って生きている人は多い。しかし生活機能に支障がある場合には機能を回復しないと生活が営めないので,様々な代償を含めてその機能回復に努める。参加のレベルに対しては,スポーツや娯楽を遂行するうえでその障害を取り除くことが目的とされる。生活に支障がなくともテニスや登山などのスポーツ活動をするために治療を行うこともあろう。このように運動障害の治療は多階層にわたり,患者のニーズに合わせたリハビリテーション治療が要求される。

運動器リハビリテーションは,運動障害をきたすすべての疾患が対象となる。中枢神経,脊髄を含む神経疾患から骨関節疾患,廃用に至るまでのすべてが対象となる。整形外科リハビリテーションは,整形外科疾患に対するリハビリテーションである。運動器リハビリテーションはそれよりも範囲が広く,運動障害をきたす疾患におけるすべての運動障害をその対象とする。

2 アスレティックリハビリテーション

一般の医学的リハビリテーションのゴールはADLの自立であるが,アスレティックリハビリテーションは競技者に対して行い,競技への復帰を目的とし,なるべく短期間に元と同じような競技力を回復させることを目標とする。

最初は傷害の治療から始まり,理学療法を並行させ,徐々にトレーナー,コーチなどのスポーツ関係者が指導するトレーニングメニューへと移行する。また,当初から,競技復帰のための全身調整を行う。競技から離れれば廃用が進み,傷害部位の機能回復のみを考えていては,競技復帰に遅れてしまうからである。

競技者は一般人よりも身体機能が高く,体力もある。また高次のパフォーマンスを要求されることから,アスレティックリハビリテーションは患部の腫脹が残っているような段階からすでに始められる。ストレッチング,筋力維持訓練を行い徐々に動的な要素を加え,最終段階は競技そのものとなる。

リハビリテーションと並行して,競技のフォームやトレーニング方法の点検や変更も検討し傷害を繰り返さないよう配慮する。

B 社会的リハビリテーション

社会的リハビリテーションは，障害者の社会適応を直接的に達成することを目的とする．医学的リハビリテーションが身体機能の改善によって社会適応に寄与するという形で間接的に社会復帰を達成しようとするのに対し，社会的リハビリテーションでは社会復帰を阻んでいる具体的内容に対し，訓練や教育によって社会適応を図る．障害者個人への働きかけに加え，社会資源の整備活用が中心となる．社会的リハビリテーションのリーダーはケースワーカーやカウンセラーである．

C 教育的リハビリテーション

教育的リハビリテーションとは，障害児に対し，医学的リハビリテーションに加えて行われるものである．発達初期には医学的リハビリテーションが中心であるが，就学を迎えるとその中心は教育的リハビリテーションへと移行する．教育を通じて行われ，そのリーダーは教育者である．

D 地域リハビリテーション

かつては，リハビリテーションは時間がかかるもの，入院や特別な施設で行うものという考えが強かったが，今では，その人の暮らしていた地域で生活しながらリハビリテーションを行うことも多くなった．これを地域リハビリテーションという．地域リハビリテーションには様々な人材，施設，システムが必要である．高齢者の場合には介護保険を使い地域リハビリテーションを受けることができる．地域リハビリテーションの主たる目的は最大限自律した生活を送り，機能低下を起こさせないことであり，健康で機能を保った生活を持続することである．

5 医学的リハビリテーションの過程

A リハビリテーションの始まりとゴール

病気や外傷によって障害が残り，リハビリテーションを受ける場合には患者は図のような経過をたどる（図42-4）．病院レベルのリハビリテーションの目的は，健康管理やADLの自立である．その後は，社会的リハビリテーションに移行する．

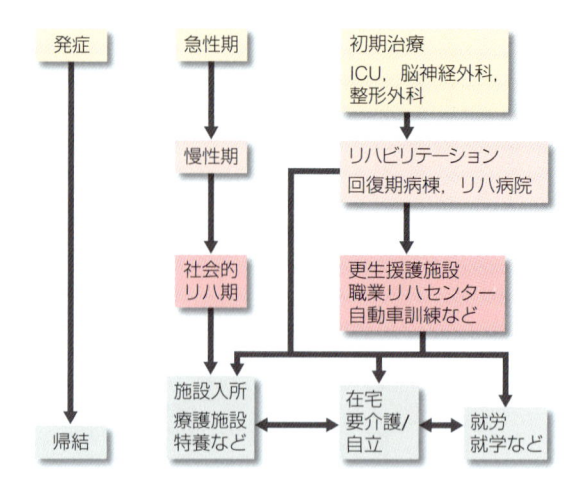

図 42-4 脊髄損傷者の社会復帰までの流れ

社会的リハビリテーションでは，時間をかけた生活機能訓練や，職業訓練，自動車免許取得などが行われる．自宅での生活が不可能な場合には身体障害者療護施設のような生活施設に入所して生活を送ることとなる．高齢者の場合には，老人保健施設への一時的な入所や，特別養護老人ホームなどへの入所が考えられる．

B チームアプローチ

病院の中では，入院すると様々な専門職から評価を受けることとなる（図42-5）．評価の後，各専門職は情報を持ち寄り医学的リハビリテーションのゴール設定を行う．医学的リハビリテーションは，基本的に，患者の健康管理，合併症の予防と治療，健康管理教育とADLの自立を目標として行われる．家屋の改造や，必要な社会資源の紹介もその一環として行われる．設定されたゴールは患者家族とも話し合い，合意を得る．その後その方針に沿ってリハビリテーションが行われ，何回か再評価と方針の見直しがなされたうえで，ゴールに到達すると医学的リハビリテーションは終了する．

C リハビリテーションにかかわる専門職

リハビリテーションには多くのスタッフが必要である（図42-6）．医学的リハビリテーションにおいては医師がリーダーになる．社会的リハビリテーションや教育的リハビリテーションにおいてはリーダーとなる専門職は異なる．

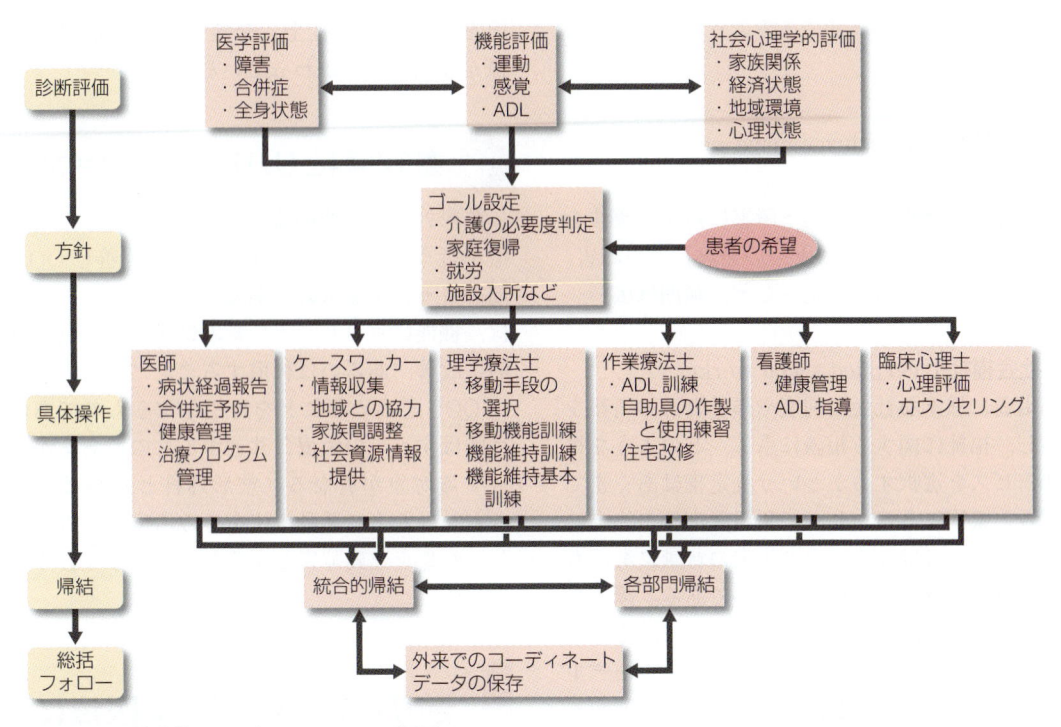

図 42-5 総合的リハビリテーション評価
（飛松好子：脊髄損傷者のリハビリテーション．骨・関節・靱帯 10：1435-1441, 1997 より一部改変）

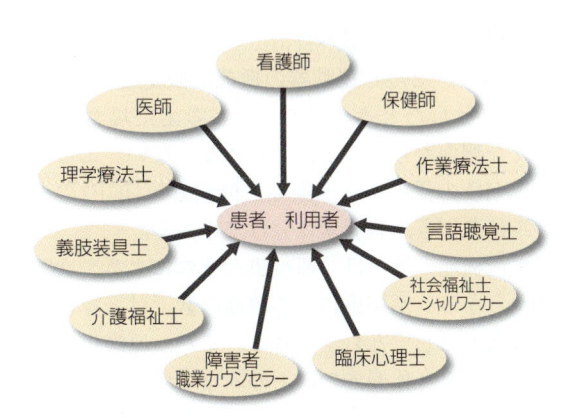

図 42-6 リハビリテーションにかかわる専門職

1 ● 医師 doctor

医師は患者の医学的状態を把握し，原病の管理，合併症の予防と治療，リハビリテーションの身体への影響などに責任を持つ．各部門が患者の安全に関して安心してリハビリテーションができるように限界を設定するのも医師である．

2 ● 理学療法士 physical therapist（PT）

基本的に移動に関する大きな運動の機能訓練を行う．動作の不可能な時点での関節の動きを維持したり，筋肉を衰えさせないような廃用の予防といった運動療法を行う．さらには，温熱療法や電気刺激などの物理療法も行う．

3 ● 作業療法士 occupational therapist（OT）

作業療法は精神科発祥の療法である．精神科の患者に陶芸や園芸などの作業を行わせると原病の改善をみるということから，そのような作業を指導する専門職として始まった．現在では精神科のみにとどまることなく，上肢の機能，生活にかかわる動作の改善・再獲得，および手芸や作品づくりなどのレクリエーション的な作業を通じて上肢機能の総合的なアプローチによる改善とともに患者の心理的適応の援助などを行う．

4 ● 看護師 nurse

医師とともに患者の健康管理をし，病棟での生活の場における患者の自立を援助する．訓練室で

5 ● 言語聴覚士 speech-language-hearing therapist(ST)

言語障害，聴覚障害，嚥下障害に対する療法を行う。失語や構音障害，こどもの発達性言語障害，口蓋裂に伴う構音障害，吃音など，範囲は広い。

6 ● 社会福祉士 certified social worker

利用者に様々な社会的制度や福祉資源の情報を提供し，福祉に関する相談に乗る。どのような福祉サービスを選択するかという決定権はあくまで利用者と家族にある。しかし利用者家族の決定に追随するだけではなく，その決定の背景にあるものを理解したうえでの援助が必要である。障害を負った直後の混乱やうつ，不安の状態にある患者の決定は，その後の知識の獲得や，ロールモデルの発見，機能の回復などによって変わる。前向きな判断ができるように最低限の社会制度などの知識や，同じような患者の自立の様子などを知らせることによって，安心して社会復帰に向けてリハビリテーションを行えるようにし，また安心して社会復帰できるように援助する。

7 ● 臨床心理士 clinical psychologist

発達障害や頭部外傷，脳血管障害など，脳に問題があり，心理や行動に問題があるような場合や認知症が疑われるようなときの心理測定を行う。また障害により反応性の異常心理に陥った患者の心理測定やカウンセリングを行う。国家資格ではない(2013 年現在)。

8 ● 義肢装具士 prosthetist and orthotist(PO)

義肢や装具を採型し，製作する。

9 ● 保健師 public health nurse

地域において生活する障害者の状態の把握や指導を行う。病院や医療機関と地域とをつなぐ役割を果たす。

10 ● その他

福祉の領域では，介護の必要な高齢者のケアプランを立てるケアマネジャー，介護施設などで介護を行う介護福祉士，介護予防運動指導員など様々な職種がかかわっている。

6 整形外科とリハビリテーション

整形外科学は運動器そのものに着目し，その治療を行うことによって人の活動を改善し QOL を高めようとするものである。リハビリテーションは，機能に着目し，人の営みに必要な活動を直接的に改善，あるいは代償することによって最終的に QOL を高めることを目標とするものである。目的はすべての医療に共通するものであるが，着目する対象が異なる。整形外科とリハビリテーションはともに運動療法をその治療手段の 1 つとし，対象を運動障害とするため，重なり合う部分も多い。

B リハビリテーション医療における評価

リハビリテーションの治療とは基本的に，低下した機能の回復を目指すことであり，ゆえに運動障害に関しては整形外科治療の目指すところと一体である。ただし運動器の機能と限定しても「何を目的としたときの機能か」と考えた場合には様々な側面からとらえなければならない。ここでは WHO の提唱する国際生活機能分類(ICF)のモデルに基づき，各要素に分けて述べる。

生活機能の低下は，原疾患とそれによる二次障害からなる。原疾患による機能の低下は，身体機能の低下としてとらえられる。また，原疾患による一時的な身体機能の低下のみならず，治療の過程において廃用が起こってくる(表 42-1)。そのための心身機能の低下もまたリハビリテーションの治療対象となる。

1 心身機能評価

A 関節可動域測定

関節可動域 range of motion(ROM)は，自力で動かした自動的 ROM と，他動的に動かされた他動的 ROM とを測定する。二関節筋がある場合に

表 42-1 廃用症候群の症状

筋骨格系	拘縮，筋力低下，筋持久力低下，筋萎縮，骨粗鬆症
心血管系	起立性低血圧，血漿量減少，血栓塞栓発生，心予備力低下，フィットネス低下
皮膚	皮膚萎縮，褥瘡
呼吸器系	機械的呼吸抵抗の増大，換気拡散比の不均一化，1回・分時換気量減少，肺塞栓，気管線毛活動低下，沈下性肺炎
泌尿器系	尿路結石，排尿困難，尿閉，尿路感染
無機質代謝系	N, Ca, P, S, K, Na などの負平衡，利尿と細胞外液増加，高 Ca 尿症
内分泌系	アンドロゲン・精子生成減少，耐糖能障害，副甲状腺ホルモン産生減少
消化器系	食欲減退，消化管粘膜萎縮，食事性低蛋白血症，便秘
神経系	感覚障害，錯乱・失見当識，不安・うつ状態，知的能力減退，平衡・協調運動障害

〔Halar EM, Bell KR：Contracture and other deleterious effect of immobility. in JA Delisa(ed)：Rehabilitation Medicine. Principles and Practice. 2nd ed. JB Lippincott, Philadelphia, 1993 より〕

は，二関節筋の弛んだ肢位と緊張した肢位でのROMの差も記載する．運動の方向と基準肢位は，日本整形外科学会・日本リハビリテーション医学会によって定められたものを使用する（→巻末資料参照）．

安静，麻痺，ギプス固定などによる関節の不動化によって生じた拘縮の存在や，痙縮による筋の短縮，異常肢位，骨関節疾患などでROMは狭くなる．

B 筋力測定（→127頁も参照）

臨床的には徒手筋力テスト manual muscle testing（MMT）が使われる（→巻末資料参照）．MMTの結果は順序尺度であるので，平均をとったり，差や比を論ずることはできない．筋力は，関節を回転体とみなしたとき回転力（トルク torque）として計測されることがある．トルク測定機器を用いる．

徒手筋力テストで3と判定される筋の筋力は筋張力測定機器により測定された最大筋力の5%に相当する．MMTにより4と判定された筋の筋力は筋張力測定機器により測定した最大筋力の5〜83%の範囲の筋力に相当する．MMTの測定結果を個人間で比較することはできないこと，筋力4の範囲があまりに広く筋力の回復過程の追跡には適さないこと，MMTによる筋力測定結果を比較するために平均値を求めることはできないことなどの点を理解しておかねばならない．

C 神経学的診断，整形外科学的診断

麻痺の分布，種類など，一般的な神経診断学に準ずる．

骨関節，そのほかの整形外科疾患が基礎疾患としてある場合には，その診断も行う．

D フィットネス

体力は，医療においては呼吸循環 cardio-respiratory（CR）フィットネスとして測定される．CRフィットネスは最大酸素摂取量を指標とする．実際の測定では，最大酸素摂取量を測定することは危険であるので，最大下レベルの運動負荷を行い，予測値で代用する．運動療法における安全域を見極めるためと，運動を行ったときの呼吸循環状態の改善の指標とするために測定する．

E 発達

ヒトは二足歩行する生き物であるが，生まれて二足歩行ができるようになるまでにはおよそ1年から1年半を必要とする．生まれてから，ヒトの姿勢と運動は成長とともに変化し，成人と同じ運動ができるようになるまでにおよそ6年はかかる．このような運動と姿勢の変化を運動発達という．発達は一定の道筋をたどる．乳幼児の運動の評価をする際には，発達の遅れと，発達レベルでの正常からの変異の二次元的な評価が必要になる．発達は中枢神経系の成熟を反映していると考えられ，反射反応もまた月齢によって変化する．ゆえに乳幼児の診察には，姿勢と運動の観察と反

> **NOTE　尺度の4水準**
> - 名義尺度：順序，定量性ともになし．
> - 順序尺度：順序あり，定量性なし．MMT, Barthel index, FIM など．
> - 間隔尺度：順序あり，定量性あり．間隔が等しい．摂氏温度など．
> - 比例尺度：順序あり，定量性あり．絶対0点があり，比をとれる．多くの物理量など．

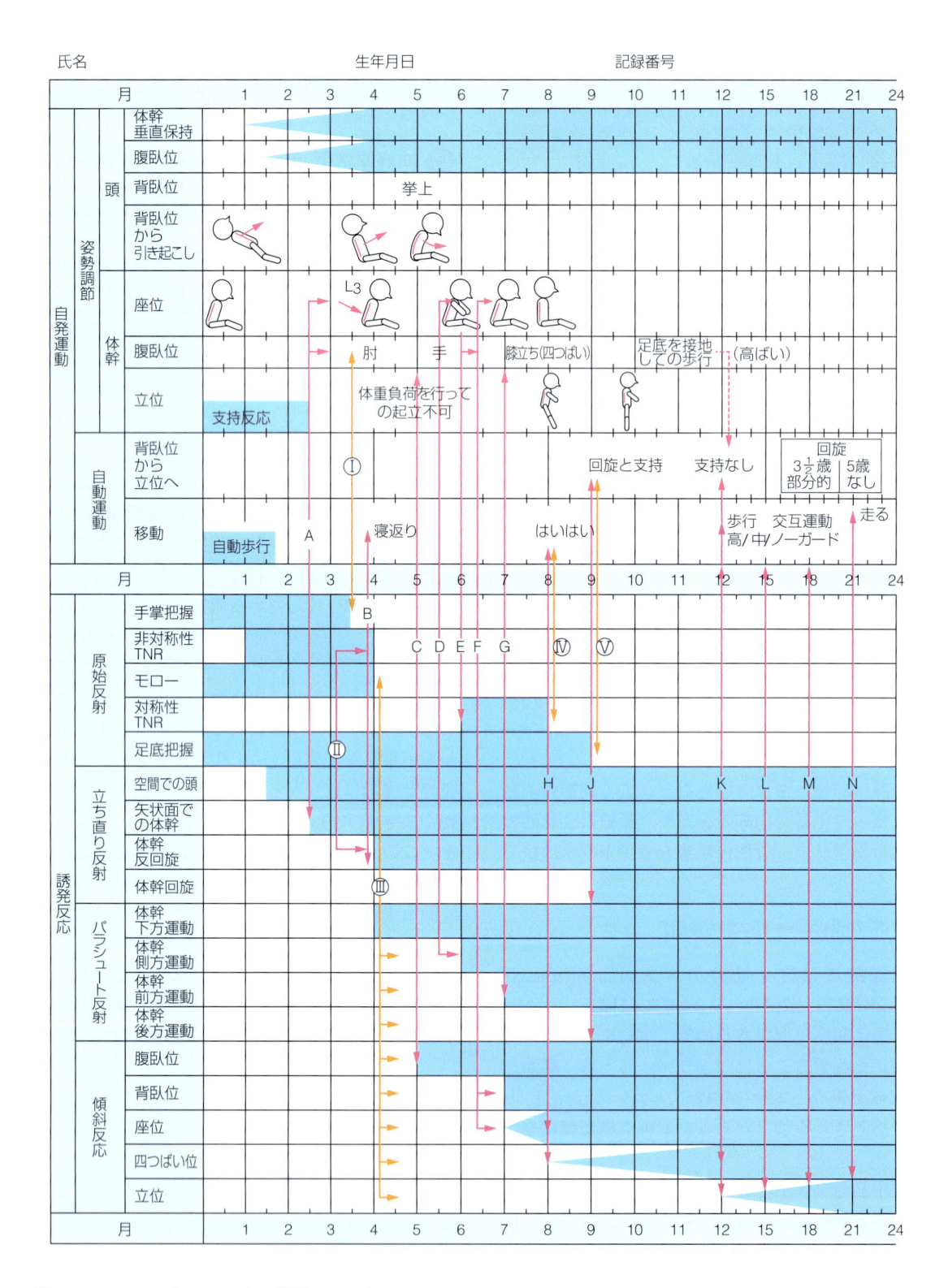

図 42-7　Milani(ミラーニ)の発達チャート

(Milani-Comparetti A, Gidoni EA：Routine developmental examination in normal and retarded children. Dev Med Child Neuro 19：631-638, 1967/Milani-Comparetti A, Gidoni EA：Pattern analysis of motor development and its disorders. Dev Med Child Neuro 19：625-630, 1967 より改変)

表 42-2　Johnson(ジョンソン)運動発達年齢検査表

運動年齢(上肢)検査表			運動年齢(下肢)検査表		
月数	検査項目	点数	月数	検査項目	点数
4	がらがらにぎり(片手で)	4	4	よりかかっておすわり(両下肢の位置はどうでもよいが検者が認められる程度壁などによりかかって座っている)	2
7	2.5 cm サイコロにぎり	1		首のすわり(身体をまっすぐにして頭を上げて保つ,頭が前後に傾くようなことがあってもすぐ上げられる)	2
	2.5 cm サイコロにぎりを母指を使って	1	7	おすわり(1分以上)(全然介助なしで座る.床に手をつけてもよいが体幹は45°以上傾いてはいけない.頭および脚の位置はどうでもよい)	3
	2.5 cm サイコロにぎりを他の手に移しかえる	1			
10	0.6 cm ビーズを母指と他の一指で正しくつまみあげる	3		寝返り(両側へ1回転以上)	1
12	ビーズをつまんで5 cm径のビンに入れる	1	10	つかまり立ち(30秒以上)(片手または両手で物につかまり立っている,もたれてはいけない)	1
	3.7 cm サイコロ積み(2個)	1		はいはい(1分間に1.8 m以上)(いざりばいでもなんでもとにかく自分で移動すればよい)	1
18	3.7 cm サイコロ積み(3個)	6			
21	3.7 cm サイコロ積み(5個)	3		四つばい(15秒間に1.8 m以上)(手膝4つを交互に動かして移動,カエルとびは不可)	1
	3.7 cm サイコロ積み(6個)	1	12	つかまって立ち上がり(自分で物につかまって立ち上がりそのまま立位を保つ,つかまるものにもたれてはならない)	1
24	ページめくり(6ページの中の4ページ)	1			
	1.2 cm のビーズ通し	1			
30	3.7 cm サイコロ積み(8個)	3	15	歩行と立ち止まり(5,6歩あるいて立ち上がり,また歩き出すことができる)	3
	クレヨンを握って書く	3		かけあし(15 mころばないで)	1
36	3.7 cm サイコロ積み(9個)	3	18	階段を昇る(標準階段15 cm 6段をはう,立つ,手すりにつかまるなど,どんな方法でもよいからひとりで昇る)	1
	ビーズをビンの中に(10個・30秒)	3			
	ビーズをビンの中に(10個・25秒)	3		肘かけ椅子に腰をかける(介助なしで歩いて行ってかけることができる)	1
48	丸を画く	3			
	3ボタン押し(良い手・9個・10秒)	1.5	21	階段を降りる(検者が患者の片手をもちバランスのみを支えてやる)	1.5
	3ボタン押し(悪い手・8個・10秒)	1.5			
	ペグ45本立て180秒	3		階段を昇る(両手または片手で手すりにつかまって可,肘や胸を手すりにかけてはならない)	1.5
60	四角を画く	6			
	ビーズをビンの中に(10個・20秒)	6	24	走る(普通のランニング)15 mをころばないで	1.5
66	糸まき(30秒)	0.6		階段を降りる(両手または片手で手すりにつかまって可,肘や胸をもたせかけてはならない)	1.5
	ペグ45本立て(140秒)	0.7			
	ペグ5本立て(ピンセットで・60秒)	0.7		両足同時にその場でジャンプ	6
	3ボタン電気回路(良い手・10個・10秒)	0.7	30	両足交互に階段昇降(介助なしで6段)	3
	3ボタン電気回路(悪い手・9個・10秒)	0.7		台よりとび降り(15 cm台から両足そろえバランスを保つ)	3
	水平2ボタン電気回路(6個・10秒)	0.7	42	片脚立ち(2秒間,片方できればよい)	6
	垂直2ボタン電気回路(6個・10秒)	0.7	48	走り幅とび(助走1.8 mで30 cm以上とび,両足同時に地につけてバランスを保つ)	3
	ハンドル回し(良い手・55秒)	0.6			
	ハンドル回し(悪い手・60秒)	0.6		その場とび(15 cm以上とびバランスを保つ)	3
72	星を画く	0.6	54	片脚とび前方へ4回(片方できればよい)	6
	糸まき(15秒)	0.6		交互に片脚とび(スキップ)3 m以上	2
	ペグ5本立て(ピンセットで・35秒)	0.6	60	片脚立ち(8秒間)片方できればよい	2
	ペグ45本立て(130秒)	0.6		線上歩行(2.5 m幅の線上に足底の一部がかかっていればよい)	2
	3ボタン電気回路(良い手・11個・10秒)	0.6			
	3ボタン電気回路(悪い手・10個・10秒)	0.6	72	30 cm台からとび降り,接地の際つま先からつき,バランスを保ちながらかかとを降ろす	6
	水平2ボタン電気回路(8個・10秒)	0.6			
	垂直2ボタン電気回路(7個・10秒)	0.6		目を閉じて片脚立ち(最初一側で立ち,他側に変えるときも目を閉じたまま行わねばならない)	6
	ハンドル回し(良い手・50秒)	0.6			
	ハンドル回し(悪い手・55秒)	0.6			
	合計得点(運動年齢)			合計得点(運動年齢)	

(Johnson MK, Zuck FN, Wingate K：The motor age test：Measurement of motor handicaps in children with neuromuscular disorders such as cerebral palsy. J Bone Joint Surg Am 33：698-707, 1951 より改変)

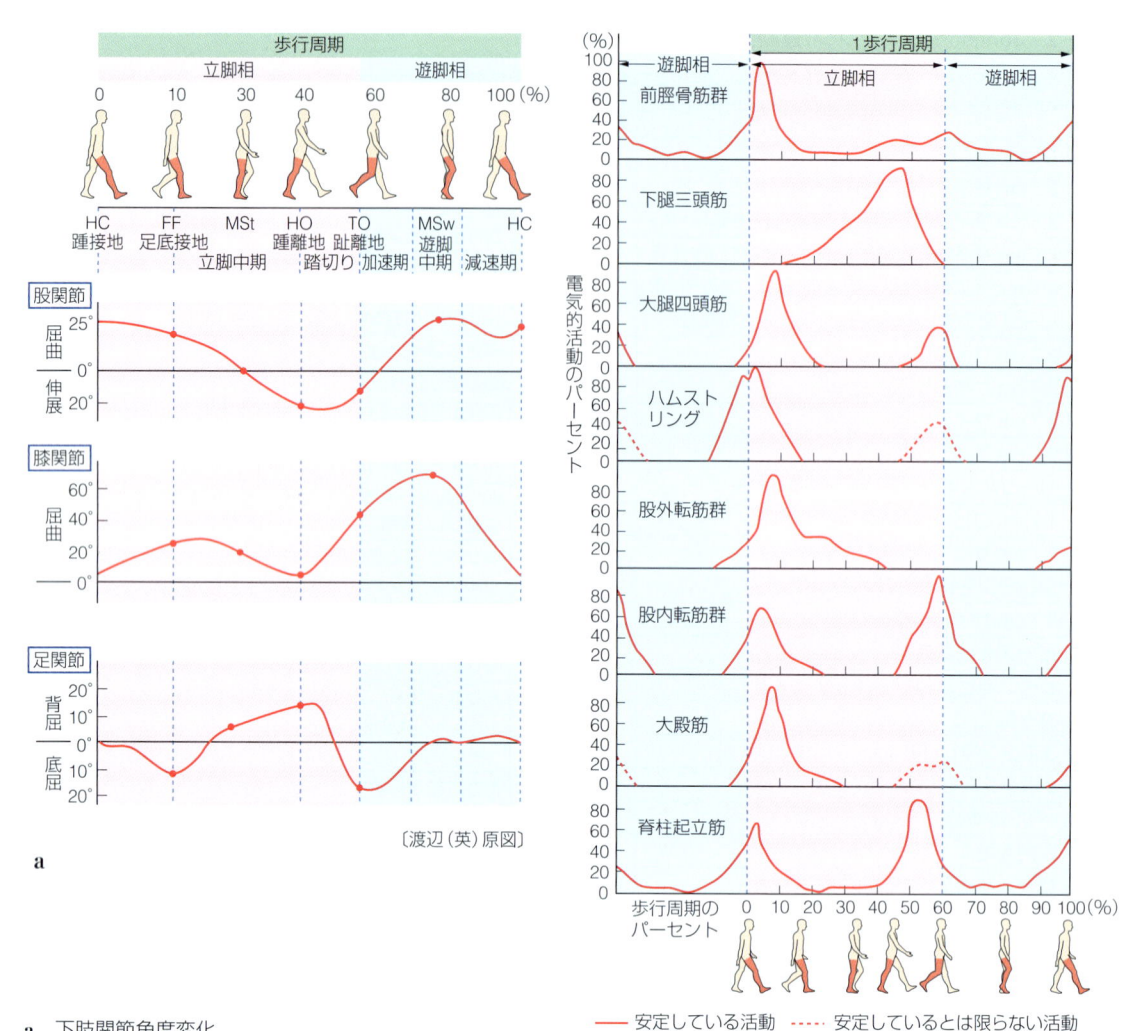

a. 下肢関節角度変化
b. 平地歩行時の主要筋群の活動

図 42-8　正常歩行

射反応の消長の評価も必要である（図 42-7，表 42-2）。

F 歩行

歩行は，人の移動様式である。歩行を分析することによって，歩行障害の評価とその治療方針を決定することができる。

歩行周期 gait cycle は遊脚相 swing phase，立脚相 stance phase の 2 相に大きく分けられる。片方の下肢に着目すると，立脚相，遊脚相の組み合わせが繰り返されて前進する。この組み合わせを一歩行周期という。遊脚相と立脚相の時間的比はおよそ 4 対 6 であり，一歩行周期のうち 2/10 は両脚が地面に接している両脚支持期となる（図 42-8）。疾患によって特有の異常歩行を示すため，このような基本的知識は歩行障害の評価や装具や義足歩行の評価に役立つ。

1 中殿筋歩行（Trendelenburg 歩行）

gluteus medius gait

股関節外転筋である中殿筋が弱いと，立脚相で骨盤を水平に保つことができず，骨盤が前額面で反対側に傾く。患側が短縮しているようにみえる（→図 32-11 参照）。患側に体幹を傾けることによって代償することがあり，これを Trendelenburg（トレンデレンブルク）徴候ともいう。変形

性股関節症では，中殿筋の筋力低下が起こり，中殿筋歩行が観察される。

2 ● 殿筋歩行

大殿筋が筋力低下をきたすと，患者は腹を突き出し，上体を反らせて，体重心を股関節より後方に位置させ，立脚時の股関節の屈曲を予防しようとする。これを大殿筋歩行 gluteus maximus gait という。しかし大殿筋のみが弱化することは稀で，たいていは中殿筋もともに弱いことが多い。その場合，立脚時に患者は腹を突き出し，立脚側へ体幹を傾ける。このような歩行を殿筋歩行という。殿筋歩行は，馬尾神経損傷，二分脊椎，進行性筋ジストロフィーなどでみられる。

3 ● 下垂足歩行，鶏歩 steppage gait

足関節背屈筋が麻痺すると遊脚相で足関節を背屈位に保つことができず，床に接して転倒する可能性がある。その場合，人は股関節を過屈曲して膝を高く上げ，代償する。これを下垂足歩行という。前脛骨筋が麻痺する腓骨神経麻痺でみられる。末梢に麻痺が強い Charcot-Marie-Tooth（シャルコー−マリー−トゥース）病では両側性に現れ，鶏歩と称される。

4 ● 膝押さえ歩行

膝伸展力が弱い場合には立脚相での膝くずれを恐れ，患者は大腿部遠位に手をあてて後方に押し，膝関節をロックして予防する。このような歩行を膝押さえ歩行といい，大腿四頭筋の筋力低下がある場合に起こる。ポリオ polio や大腿神経麻痺の際にみられる。

5 ● 尖足歩行 equinus gait

下肢に痙性麻痺がある場合には，立脚相，遊脚相ともに痙性による尖足が現れ，立脚相での不安定，遊脚相でのつまずきの原因となる。脳卒中片麻痺，脳性麻痺などでみられる。

6 ● はさみ脚歩行 scissors gait

痙直型脳性麻痺では，歩行時，内転筋の痙性による股関節内転，左右交互性の不良による骨盤の回旋を特徴とする歩容となる。

7 ● 片麻痺歩行 hemiplegic gait

脳卒中片麻痺では，尖足，振り出し不良による骨盤の後傾，分回し歩行 circumduction gait などがみられる。

8 ● 失調性歩行 ataxic gait

失調のある場合には，左右の下肢を側方に拡げ（wide based），歩行周期が失われて一歩一歩がランダムなものとなる。

9 ● パーキンソン歩行 parkinsonian gait

パーキンソニズムでは，前傾，小刻み歩行，だんだん加速し止まれなくなる突進現象，歩行開始の障害などがみられる。

10 ● 疼痛回避歩行 antalgic gait

疼痛がある場合には疼痛から逃れようと，立脚相の短縮，接地時の減速などがみられる。

2 活動と参加

A 日常生活活動
activities of daily living（ADL）

ADL は，関節の動きや運動の複合した動作であり，目的を持った活動である。リハビリテーション治療の目的は機能の回復であり，その基本機能が ADL である。ADL は，基本的 ADL と手段的 ADL とに分類できる。基本的 ADL は個人が朝起きてから寝るまでにする生命維持，生理的現象を含めた活動である。食事，排泄，移動（歩行など），整容，入浴などが含まれる。手段的 ADL には，社会とのかかわりにおいて必要な個人活動が含まれ，買い物や交通機関の利用などが含まれる。この ADL をどれだけ自分でできるかが，機能評価のうえでは重要となる。基本的 ADL と手段的 ADL を合わせて拡大 ADL という。

基本的 ADL の尺度としては，Barthel（バーセル）指数（表 42-3），機能的自立度評価法 functional independence measurement（FIM）（図 42-9）がよく使われる。手段的 ADL は，環境や個人の特性（年齢，役割など）に依存するので，汎用性の高いものはないが，老研式活動能力指標や Frenchay 拡大 ADL 尺度などがある。

表42-3 Barthel 指数（BI）

	全介助	半介助	自立
1. 食事（刻んであげるときは介助）	0	5	10
2. 車椅子からベッドへ移る，戻る	0	5～10	15
3. 整容（洗顔，髪の櫛入れ）	0	0	5
4. トイレの出入り	0	5	10
5. 入浴（1人で）	0	0	5
6. 水平面の歩行（車椅子自走なら5）	0	10	15
7. 階段昇降	0	5	10
8. 更衣	0	5	10
9. 大便禁制	0	5	10
10. 尿禁制	0	5	10

各活動の自立度を点数化し，その総点で基本的ADL（本文参照）を評価。
脳卒中患者では61点以上では85％が，40点以下では10％が退院可能であった（Granger：1977，1979）。
（Mahoney FI, Barthel DW：Maryland St. Med J 14：61-65, 1965 より改変）

B 参加とQOL（生活の質）

参加の損なわれた状態を社会的不利 handicap という。社会的不利の尺度として Craig handicap assessment and reporting technique（CHART）が開発されている。

QOL は ICF モデルに含まれるすべての要素を含んだものと考えられている。すなわち，健康や心身機能，活動と参加，環境的要因のどれもがQOL の要素となる。それゆえ QOL 尺度はこれらすべてを下位尺度に含んだものとなる。一方，医療の場で QOL を問題にすべき理由は，果たして行った治療がその患者の QOL を高めたかを知る必要に駆られてのことである。この場合には，個人や環境的要因は医療の影響の及ばないこととして，むしろ測定の範囲外にある必要がある。そこで開発されたのが健康関連QOL である。これは健康（疾病）が QOL に及ぼす影響を測定するものである。健康関連QOL の測定尺度には，short form 36（SF36）がよく使われる。疾患特異的な尺度としては，変形性関節症に対する Western Ontario and McMaster Universities OA index（WOMAC），骨粗鬆症に対する Japanese osteoporosis quality of life（JOQOL），下肢切断者に対する prosthesis evaluation questionnaire Japanese version（PEQJ）などがある。

図42-9 FIM 評価用紙

レベル
- 介助者なし
  - 7 完全自立（時間，安全性含めて）
  - 6 修正自立（補助具使用）
- 部分介助
  - 5 監視
  - 4 最小介助（患者自身で75％以上）
  - 3 中等度介助（50％以上）
- 完全介助
  - 2 最大介助（25％以上）
  - 1 全介助（25％未満）

セルフケア
- A. 食事　箸，スプーンなど
- B. 整容
- C. 清拭
- D. 更衣（上半身）
- E. 更衣（下半身）
- F. トイレ動作，更衣（上半身）

排泄コントロール
- G. 排尿コントロール
- H. 排便コントロール

移乗
- I. ベッド，椅子，車椅子
- J. トイレ
- K. 浴槽，シャワー　浴槽／シャワー

移動
- L. 歩行，車椅子　歩行／車椅子
- M. 階段

コミュニケーション
- N. 理解　聴覚／視覚
- O. 表出　音声／非音声

社会的認知
- P. 社会的交流
- Q. 問題解決
- R. 記憶

（入院時／退院時／フォローアップ時 欄あり，合計）

注意：空欄は残さないこと，リスクのために検査不能の場合はレベル1とする．

〔千野直一（監訳）：FIM：医学的リハビリテーションのための統一データセット利用の手引き 原書第3版，慶應義塾大学医学部リハビリテーション科，1991より〕

C リハビリテーション治療法
（→実践的な解説は188頁を参照）

リハビリテーションの治療手段には，身体の運動機能に直接かかわる運動療法，物理療法，薬物療法，その他がある。運動療法には，狭義の運動療法，体操療法，義肢装具を利用した義肢装具療

法が含まれる。作業療法士の行う運動療法を作業療法、理学療法士の行う運動療法を理学療法とよぶが、どちらも以下に述べる運動療法を組み合わせて機能回復に利用する。

1 運動療法
therapeutic exercise

A 運動療法の考え方

運動療法とは、生体を動かすこと（運動）によって、身体機能や運動機能を改善・維持する療法のことである。運動療法は心身機能、活動・参加のすべてのレベルにおける運動機能障害（動き、動作、活動、行為、行動に至るまで）に対し、運動によって回復させることを目標とする。運動の障害とは、運動、動作、行為の障害である。

運動とは「姿勢（体位と構え）が時間的に連続して変化したもので、身体各部分の位置関係の変化」としてとらえることができる。動作とは道具などを使用した目的のある運動（食事、整容など）であり、さらに他者との関係で動作をとらえたときに、それは行為とよばれる。運動機能の改善とは、運動、動作の改善をいい、動き（狭義の運動）の改善とは関節運動の改善であり、ROMエクササイズ、筋力強化などが該当する。それに対し動作の改善とは、複合運動としての動作を改善することであり、運動の改善に加えて、動作の再獲得、あるいは新しい動作の獲得としての運動学習が重要となる。

運動療法は、運動器を最高の状態に維持するというコンディショニングと動作レベルに対するアプローチとしての運動学習、および両者に対する神経生理学的アプローチを組み合わせて行われる。

B 整形外科治療と運動療法

整形外科疾患の治療では、運動器の廃用の予防と機能の維持を並行して行う必要がある。保存療法において、運動療法は運動器の機能維持と回復のための主要な手段となる。手術療法を施行する場合も、運動療法のコンディショニング、運動学習、装具療法などが必要に応じて付加される。

C コンディショニング

運動器のコンディショニングには、関節可動域訓練、筋力強化、筋緊張の調整（ファシリテーションテクニック）が含まれる。人の身体は、治療に必要な安静をとるうちに廃用が進む。そこで、運動機能障害に対するリハビリテーションは原疾患に基づく障害に加えて、運動器の廃用も同時に治療せねばならない。

1 ● 関節可動域訓練

関節拘縮は、関節の固定や安静、麻痺による不動化によって生じる。拘縮は、関節を構成する靱帯や関節包などの軟部組織の短縮、あるいは伸縮性の低下に基づく。痙性麻痺の場合にはこのような関節周囲の軟部組織の要素に加え、筋の短縮による可動域の低下の占める割合も大きい。

関節拘縮の予防にはなるべく固定を避け、早期からの関節運動が必要である。本人が力を入れず、他者が関節を動かす運動を他動運動 passive movement という。麻痺があり、随意的な関節運動を起こせない場合や、疼痛などで局所の筋収縮が起こせないような場合にこの方法で関節を動かす。膝、肩、肘などの関節手術後に用いられる持続的他動運動 continuous passive motion（CPM）は機器を利用したものである。この方法の特徴は疼痛を感じさせないほどの極めてゆっくりした速さで関節を動かすものである（→191頁参照）。

本人も力を入れ、それを介助して動かす方法を自動介助運動 active assistive movement という。筋力低下があり随意的には関節運動を十分起こせないような場合に行う。また、可動域の維持のために自分で動かす場合を自動運動 active movement という。

生じてしまった拘縮に対しては、ストレッチング stretching が行われる。温熱療法の後に行うことも効果的である。ストレッチングは関節に痛

> **NOTE** ストレッチング
>
> ストレッチングは本文中で述べたように、関節可動域訓練として行われる矯正的手技をさす語だが、スポーツの際のウォーミングアップやクールダウンで行う予防的手技も含む広義の意味で用いられることもある。

みを生じさせないようゆっくり静かに行い，短縮し弾性を失った軟部組織を引き伸ばす。痙性麻痺の場合には，伸長反射を誘発しないという意味でもゆっくり行うことが必要である。無理に動かせば痛みを生じ，筋収縮を引き起こしてますます可動範囲は狭まる。また無理にすれば軟部組織を痛め，炎症が起こってさらに拘縮が進行することとなる。軟部組織を引き伸ばすためには可動範囲の限界のところでのストレッチングが必要である。このような持続的静的ストレッチング（静止位置でのストレッチング）は痙性の軽減という意味も持つ。拮抗筋の収縮を抑制し，弛緩を得て自動可動範囲の拡大を図る固有受容性神経筋促通法 proprioceptive neuromuscular facilitation（PNF）も用いられる。

2 ● 筋力強化

筋力には短時間に発揮できる最大筋力と持続的に発揮できる持久力とがある。運動療法の対象となる疾患においては，筋は廃用の状態にあるか病的状態にある。ここで述べる筋力強化の目的は，スポーツなどの高いパフォーマンスを要求するものではなく，日常生活が送れる程度のものである。筋力強化は最大筋力の増強を目指して行われ，持久力に対しては目的とする日常生活活動を繰り返すことによって付けていくという方法がとられる。ただしアスレティックリハビリテーションの後期においては持久力増強のメニューが取り入れられる。

麻痺した筋肉や，廃用による筋力低下に対しては，自動介助運動，自動運動を行い，筋力が増してきた場合に，抵抗運動を導入する。

筋力増強法として DeLorme（デローム）の提唱した漸増抵抗運動 progressive resistive exercise（PRE）が広く用いられている。10回反復運動が可能な最大負荷量を知り，それよりも小さい負荷から出発し，最大負荷まで徐々に負荷を大きくするセットを繰り返す。この強化法は関節運動を伴うものであるが，関節を動かさない等尺性運動でも筋力の増強は可能である。ギプス固定中の関節周囲の筋力強化や，関節運動によって痛みを生じるような場合に等尺性運動が用いられる。大腿四頭筋のセッティングはその1例である。

筋力強化の際に留意すべきこととして使いすぎ症候群 overuse syndrome が挙げられる。筋力を強化するための訓練が過剰になると筋肉は疲労に陥る。筋痛，筋力低下を起こし，中高年齢者であれば靱帯や軟部組織の炎症を生じる。末梢神経損傷によって筋力の低下，筋萎縮をきたしているときにはこのような使いすぎによって筋力低下は回復不能となってしまうことがあるため，弛緩性麻痺の際の筋力強化訓練には注意を要する。

3 ● 筋緊張調整

中枢性疾患で痙縮があり，運動が共同運動パターンに支配されている場合や，不随意運動があるような場合においても筋力の低下が併存することはありうるので，筋力強化の対象となる。痙性麻痺の場合には，筋活動を起こすことによって，痙性の亢進をもたらすことがある。

筋の持続的伸長によって痙性が軽減することはよく知られている。痙性麻痺の場合には，ストレッチングによって痙性の軽減を図り，随意性を高めてから筋力強化を行う。筋緊張の高い脳性麻痺の場合には，リラクゼーションによってトータルパターンを変えるということも行われる。PNFや後に述べる（→936頁～，リハビリテーションの実際）ファシリテーションテクニック（促通手技）が筋緊張の調整に使われる。

D 運動学習

運動学習とはある動作を正確に，合理的に，効率よく，速く行えるように動作の技能を高めることである。動作の技能を運動技能という。運動技能の要素にはフォーム，正確さ，速さ，適応性（様々な状況に適応する能力）がある。運動学習を行う際の順序としては，まずフォームを作り，次に正確さを，速さと適応性は最後とする。

運動学習は3相に分けられる。初期相は認知の段階であり，課題を理解し，それを遂行するためにどのような運動をしなくてはならないかを理解する段階である。中間層は，運動の協調性の増す時期である。この時期では運動は自動性を増すが，まだ考えながら行う時期でもある。最終相では，運動は自動化されて行われる。

運動学習は反復練習によって行われる。学習の効果を高めるには，目標を理解していること，そのときに行った運動の結果（速さや到達距離など）

表 42-4　作業療法の種類

1. 身体障害作業療法
    1) 機能的作業療法（functional OT）
       関節可動域増大，筋力増強，耐久性増大，協調性改善，代償機能増強，など
    2) 日常生活活動訓練（ADL exercise）
       整容動作，食事動作，更衣動作，利き手交換，家事訓練など，主に上肢使用の ADL の評価ならびに訓練，自助具の作製
    3) 義手，上肢装具の装着・操作訓練
    4) 職業前作業療法（pre-vocational OT）
       興味・適性能力の観察ならびに評価，代表的作業標本について身体的・精神的可能性の評価，特殊技能の維持ならびに復職に対する準備など
    5) 気晴らし的作業療法（diversional OT）
       不安，緊張，興奮，抑うつなどの発散・解消，障害の認識・受容・克服，依頼心除去，レクリエーションなどを目的とした作業
2. 精神科作業療法
    精神障害者がその能力の範囲で家庭，職場，地域社会において適切な役割を遂行できるように援助する

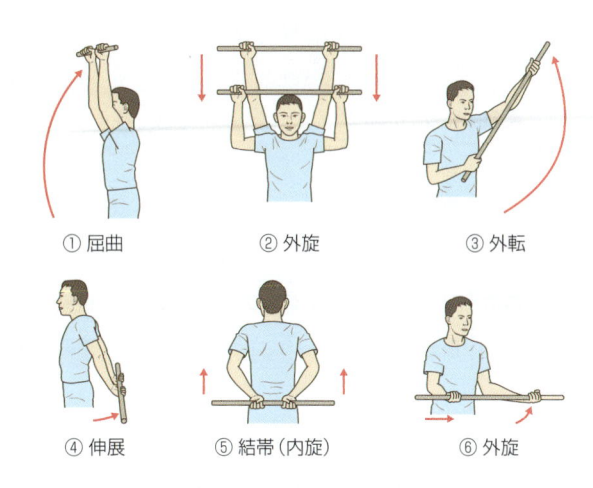

① 屈曲　② 外旋　③ 外転
④ 伸展　⑤ 結帯（内旋）　⑥ 外旋

図 42-10　棒体操
健側を使い，無理のない範囲で患側を動かすことができる。

を知ること，向上したいという欲求があることが必要である。練習により，かかる時間が短縮し，正確さが向上し，さらには複雑な課題ができるようになり，動きをいちいち考えなくてもできるようになる。

リハビリテーションにおける運動療法では，機能を獲得するために運動学習（繰り返しの運動）が必要である。運動学習をしなければ，患者は理屈ではわかり，また遂行する能力はあったとしても，実行できないということが生じる。あるいは，誤った方向への運動学習によって異常パターンを身につけてしまって修正不能にもなりうる。

運動学習は，体育やスポーツにおける運動学習とは異なる。その理由は，① 練習者（患者）の持っている運動機能が正常から逸脱している，② 練習者の運動機能（神経学的状態）が推移することがあり，目標の置き方が予測困難であることがある，③ その結果，代償機能をどこまで利用するかの判断が困難である，④ 最終機能状態に向けてその時点ですべきことが十分理解されないことがある，⑤ 練習者（患者）の動機付けが十分なされないことがある（希望と行う運動学習との間のギャップに対するとまどい）などが挙げられる。加えて，原疾患や併存症による健康上の制限が加わる。

ADL 訓練を行う作業療法は，残存機能による動作獲得の運動学習にあたる（表 42-4）。

E　神経生理学的アプローチ

神経生理学的アプローチは，とりわけ中枢神経性疾患における異常パターンの抑制，正常パターンの促通，運動発達の促進ということを目指して経験的に発展してきたものである。しかし，経験主義的に発展してきたとはいえ，その多くは現場のセラピストによって見出され，確立してきたものであり，現在でも経験的に有効だとみなされて行われていることは事実である。現在よく知られている神経生理学的アプローチとしては，PNF，Bobath（ボバース）法，Rood（ルード）法などがあり，そのほか歴史的に，Temple-Fay（テンプル・フェイ）法，Vojta（ヴォイタ）法，Doman（ドーマン）法などの流れがある。Bobath 法は乳幼児期の脳性麻痺治療に用いられる。また，脳卒中片麻痺（→416 頁参照）の運動療法として Brunnstrom（ブルンストローム）の回復段階（→表 42-13）に準拠した療法が行われる。

F　体操療法
therapeutic gymnastic

体操療法は患者自身が身体を動かし，それによってストレッチングや，可動域拡大，筋力増強などを目指し，筋血流量の増大，動作の学習などによって関節疾患などの治療を行うものである。

腰痛症に対する体操療法は腰痛体操とよばれ，

表 42-5 物理療法の種類と効果

物理刺激の種類		生体への効果	臨床効果
温熱	ホットパック パラフィン浴 超短波 極超短波 超音波 赤外線	組織温上昇，血管拡張，血流増加，代謝亢進	鎮痛
寒冷	アイスパック，低温ガス	組織温低下，組織温上昇（リバウンド効果）	鎮痛，炎症軽減
水	部分浴，全身浴	抵抗，浮力，組織温変化	鎮痛，筋力強化，関節保護など

Williams（ウィリアムズ）体操，McKenzie（マッケンジー）法などがある。Williams 体操は，腰椎の前弯が腰痛の原因として，前弯を減らすようなストレッチや，筋力強化を図り，McKenzie 法はその逆に前弯を促通するものである。そのほか，肩関節周囲炎に対する棒体操（図 42-10），Codman（コッドマン）体操，失調に対する Frenkel（フレンケル）体操などが行われる。

G 義肢装具療法

欠損した四肢の代償として義肢が，運動の補助に装具が使われる。これらを用いた運動療法を義肢装具療法という（→185 頁，930 頁，942 頁参照）。

2 物理療法
physical therapy

物理療法は，運動器疾患の治療法の 1 つである。リハビリテーションにおいては，機能回復訓練の補助手段として位置づけられる（表 42-5）。詳しくは 189 頁を参照のこと。

3 薬物療法
pharmaceutic therapy

疼痛，痙縮，循環不全などに用いられる。服用のほかに，痙縮軽減のためには神経ブロックも行われる。使用薬物としては，アルコール，フェノール，ボツリヌス毒素などがある。

A ボツリヌス毒素

眼瞼痙攣，片側顔面痙攣，痙性斜頸，上肢痙縮，下肢痙縮および 2 歳以上の小児脳性麻痺患者におけ る下肢痙縮に伴う尖足を適応とする筋弛緩薬である。神経終末におけるアセチルコリンの放出を抑制することにより神経筋伝達を阻害する。上下肢の痙縮，脳性麻痺の尖足が適応となってから，リハビリテーション医療の領域でも広く使われ始めた。片麻痺の痙性尖足，脊髄損傷者の過強痙性などに行われる。注射後 3〜4 カ月で元に戻るので繰り返し注射する必要がある。

表 42-6 装具の役割

・関節の固定
・関節運動の制限
・関節運動の援助
・関節動揺性の制動
・アライメントの変更

4 手術，その他

機能再建のための拘縮解離術，腱移行術，変形矯正・痙性軽減のための切腱術，腱延長術，神経切断術などが行われる。

5 装具療法（→185 頁も参照）
orthotic therapy

A 装具療法の考え方

装具は，生体に装用し，関節運動を制御することによって障害された機能を補完し，治療の手段とするものである（→187 頁の図 14-8 参照）。装具の果たす役割としては表 42-6 のようなものが考えられる。装具の目的としては表 42-7 のようなものが挙げられる。また，治療目的に処方されるも

表 42-7 装具療法の目的

- 変形矯正
- 変形足の収納
- 立脚相の安定
    足関節制動
    内外反変形矯正
    膝関節制動
- 遊脚相での床のクリアランス
- 局所安静

のを治療用装具，生活における運動の援助のために処方されるものを更生用装具という。

装具は，その制御する部位によって上肢装具，体幹装具，下肢装具に大きく分類される。

装具を処方したときは，処方箋に沿って作られているかをチェックする(図 42-11)。特に，皮下に骨を触れるような部分(上肢であれば，肘頭・橈骨頭・尺骨頭など，下肢であれば，大転子・腓骨頭・内果・外果・第5中足骨基部など)，末梢神経を圧迫する可能性のある部分(上腕外側・肘内側・腓骨頭など)が除圧されているか注意する。

B 上肢装具
upper extremity orthosis

上肢の装具は，制御する関節の名前を冠してよばれる。固定を目的とするものを静的装具，矯正力を加えたり，動きの援助をするものを動的装具という。機能の代償を目的とするものを機能装具という。また，特殊な例を除き，基本的に固定肢位は，良肢位とする。

上肢装具は，外傷や手術後の局所の固定や，末梢神経損傷における拘縮予防，機能肢位保持，麻痺手の機能改善のためなどに用いられる。装具が手掌にかかる場合には，手指と手掌の感覚の刺激のためになるべく手掌，手指を覆わないように配慮する。

特殊なものとして，指屈筋腱縫合術後に用いられる Kleinert(クライナート)変法用装具，母指を対立位に保持することを目的とする短対立装具，長対立装具，脊髄損傷に用いられる手関節の運動を手指に伝え，手指の屈伸の代償をする手関節駆動式把持装具などがある(図 42-12)。

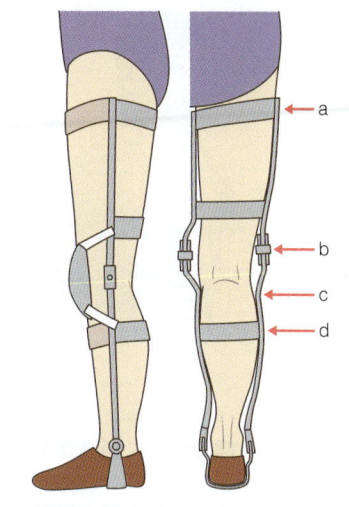

図 42-11 装具とそのチェック
カフの位置(a)，継手の位置(b)，骨突出部回避(c)，足部の長さ(d)などが処方どおりか否か確認する。

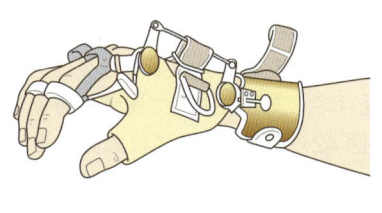

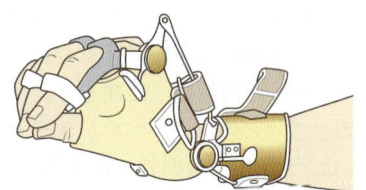

図 42-12 手関節駆動式把持装具

C 体幹装具
spinal orthosis

脊柱の固定に用いられる。座位保持，脊椎術後，外傷，疾病などにおける局所の安静固定を目的とする。頸椎装具，腰仙椎装具などと対象とする脊柱の名称を冠してよぶ。

1 頸椎装具

頸椎を固定するためには，頭蓋と胸郭とを固定する必要がある。また，頸椎の動きとして，側屈・前後屈・回旋がある。これらの動きをすべて完全に止めるためには，頭蓋の胸郭に対する固定が必要で，ヘイローベスト halo-vest が必要となる。

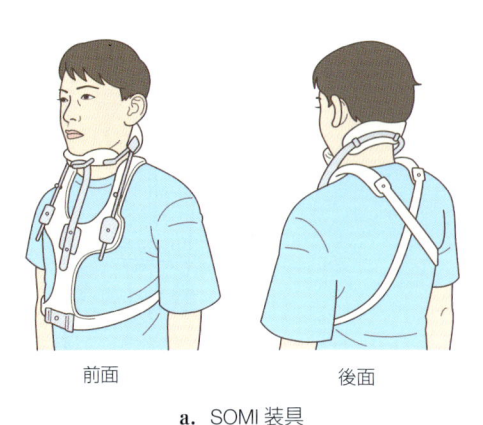

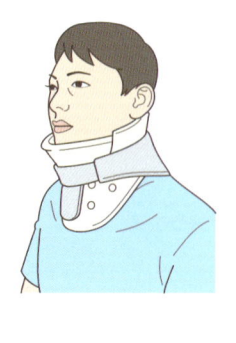

a. SOMI装具　　　　　　　　　　b. フィラデルフィアカラー

図 42-13　頸椎装具

環軸椎術後や外傷など，適応は限られる。多くは下顎，後頭隆起と胸郭をつなぎ，固定する（→186頁の図 14-6 参照）。

SOMI 装具 sterno-occipital mandibular immobilizer brace は前方は顎を下から受け，後方は後頭骨を受けて，支柱によって胸郭とを繋いだものである（図 42-13a）。完全に留めようとすると開口ができなくなるので余裕を持たせる。

下顎を支点とする装具は下顎枝のなるべく中枢側を支点とし，下顎の動きの影響を受けないようにするが，しかし開口制限，疼痛をきたすという難点がある。フィラデルフィアカラー Philadelphia collar は，下顎枝・後頭骨・前胸部を覆った，ポリエチレンフォームでできたソフトなカラーである（図 42-13）。頸椎カラーは下顎を下から押し上げ，ある程度開口は可能であるが，回旋に対する抵抗力はない。これらの装具は，患者の自覚と協力によって固定性を発揮する。

2● 胸腰椎装具（狭義の体幹装具）

胸腰椎の固定には，胸郭と骨盤の固定が必要である。胸腰椎の動きは，胸郭の骨盤に対する位置の変化として観察される。前後屈・回旋・側屈の動きがある。また，側弯症では，胸郭と骨盤の位置の回旋，距離の短縮，humpが観察される。胸郭の固定点としては，胸骨・肋骨下角・前胸部・傍脊柱などが利用される。骨盤の固定点は，両上前腸骨棘が使われる。腹部を押さえてはいけない。また胸郭の動きも止めてしまうと呼吸ができないので，胸郭全体を覆うことはしない。

Jewett（ジュエット）型胸腰仙椎装具（図 42-14a）は後方パッド，胸骨パッド，恥骨パッドからなる3点支持による体幹装具である。前屈は制限されるが，後屈は可能である。過伸展位で作られる。回旋・側屈に対しては抵抗力は小さい。Steindler（スタインドラー）型胸腰仙椎装具は，後方にある2本の支柱が体幹・骨盤を囲む支柱に固定されており，体幹の前屈・後屈・側屈を制限する（図 42-14b）。胸郭が厚い体格でなければ回旋も制限できる。これらの装具は腰部脊柱管狭窄や，脊椎術後，骨折などの治療に使われる。強固な固定が必要であれば，全体を覆うモールド型の硬性装具を必要とする。

ダーメンコルセット（Dame は独語で女性の敬称）は腰痛症，腰椎術後に用いられる。腹圧を高め，腹筋の働きを支持するといわれている。左右の肋骨下角と上前腸骨棘を含んだ骨盤の固定によって，胸郭と骨盤の位置関係は固定される。軟性であるので，固定力は小さい（図 42-14c）。

側弯矯正装具としては，ミルウォーキータイプ，アンダーアームタイプがある（図 42-15）。側弯症に対しては，回旋の矯正，短縮の矯正が必要となる。ミルウォーキー型装具はこの条件を満たしている。アンダーアーム型装具は，骨盤を基準として回旋に対する矯正力を働かせるが，頂椎が高い場合には矯正力は少ない。着衣に隠れるという利点がある。

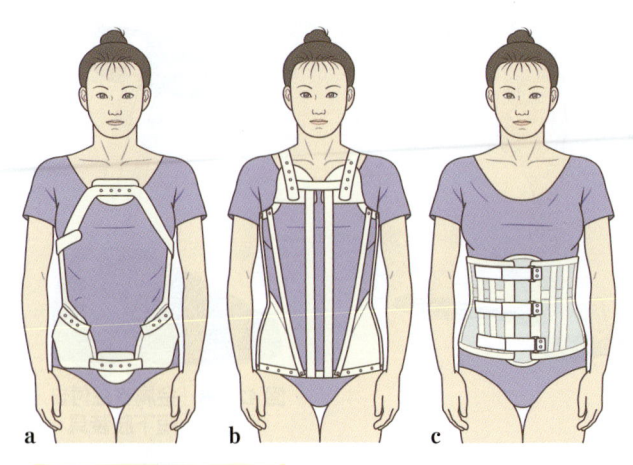

図 42-14　胸腰仙椎装具
a. Jewett 型装具
b. Steindler 型装具
c. ダーメンコルセット（軟性腰椎装具）

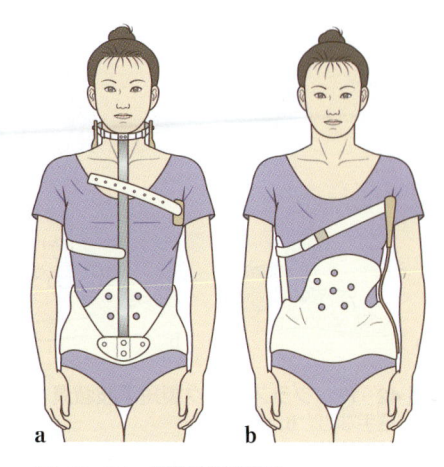

図 42-15　側弯矯正装具
a. ミルウォーキー型装具
b. アンダーアーム型装具

D 下肢装具
lower extremity orthosis

基本的に継手，支柱，カフからなる。膝足関節足部装具 knee ankle foot orthosis（KAFO）は長下肢装具（→図 42-11），足関節足部装具 ankle foot orthosis（AFO）は短下肢装具とよばれることが多い。また股膝足関節足部装具（HKAFO）は骨盤帯付き長下肢装具とよばれる。

1● 下肢装具の原理

装具は関節の動きを制動するものである。隣接する2肢節の位置関係を制動するということである。膝のように一直線の場合には，原理的には支柱と，それを肢節に固定するカフがあればよいということになるが，足関節のように2肢節が角度を持って接する場合には，2肢節と関節部位での3点で固定する必要がある（図 42-16）。これを3点固定の原理という。

運動を制動するので，カフには力がかかる。特に下肢装具は歩行時に用いられるため，大きな力がかかる。てこの原理で，支柱が長ければ長いほどカフが身体に及ぼす力は少なくなるので，できるだけ支柱を長くして，装具の関節制動による生体への力を小さくする。

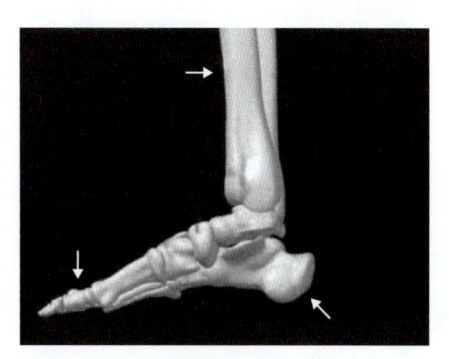

図 42-16　3点固定の原理

2● 短下肢装具

短下肢装具は歩行の補助として処方されることが多い。

プラスチック製短下肢装具は，プラスチックをモールドし，身体の形状に合わせて作られる。片麻痺をはじめとして広く用いられる。当初は，プラスチックの撓みを利用して足継手の可動性を確保していたが，プラスチックの開発普及と技術の発達によって足継手が開発され，現在では目的に応じた様々なものがある（図 42-17）。

金属支柱付き短下肢装具（図 42-18）は，固定力が強いので，片麻痺や脳性麻痺などの強い痙性内反尖足に対し用いられるが，最初から処方することはない。靴を履き替えられない，日本の家屋の中では使えないなどの難点がある。

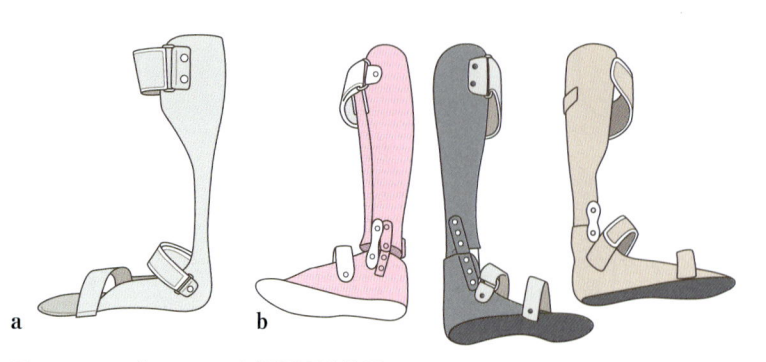

図42-17 プラスチック製短下肢装具
a. 継手なし　b. 継手あり

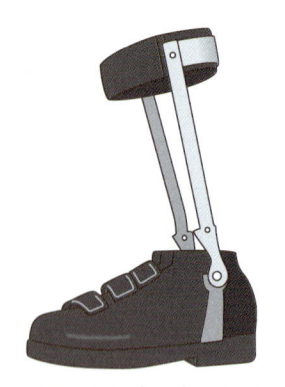

図42-18 金属支柱付き短下肢装具

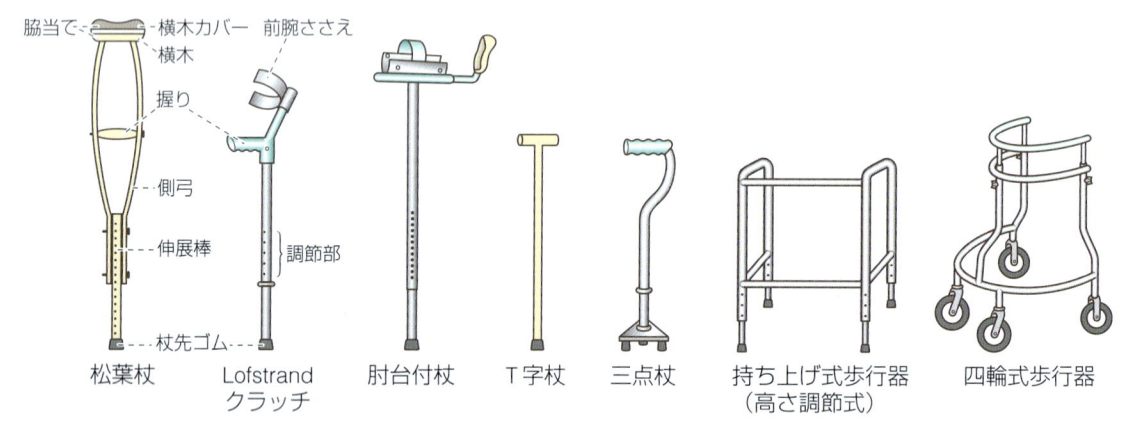

図42-19 歩行補助具

松葉杖　Lofstrandクラッチ　肘台付杖　T字杖　三点杖　持ち上げ式歩行器（高さ調節式）　四輪式歩行器

E 歩行補助具
walking aids

　杖 cane は，歩行に際し，下肢の体重免荷やバランスの補助に用いられる．松葉杖 axillary crutch は，主に下肢の免荷目的に用いられる（図42-19）．松葉杖は上肢で支えるものであり，腋窩に荷重してはならない（図42-20）．長さは，立位で杖先を足尖よりやや前外方に置き，腋窩と脇当ての間を2～3横指空け，横木は肘がやや曲がる，およそ大転子の高さとする．
　Lofstrand（ロフストランド）クラッチも免荷に用いられる．前屈みになりがちな松葉杖に対し，体幹が伸展するので脳性麻痺に用いられる．
　T字杖は，立脚相における接地面積を拡げ，歩行を安定させる．片麻痺などに用いる．また，関節痛の軽減や保護を目的に変形性関節症などにも用いられる．

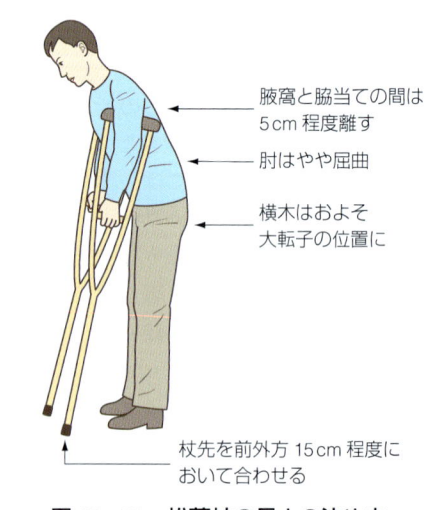

図42-20 松葉杖の長さの決め方

腋窩と脇当ての間は5cm程度離す
肘はやや屈曲
横木はおよそ大転子の位置に
杖先を前外方15cm程度において合わせる

　歩行能力に応じて多点杖 multi-point cane（三点杖など）などを用いる．多点杖は，真上から垂直に接地しないと倒れやすく，またそのために歩容

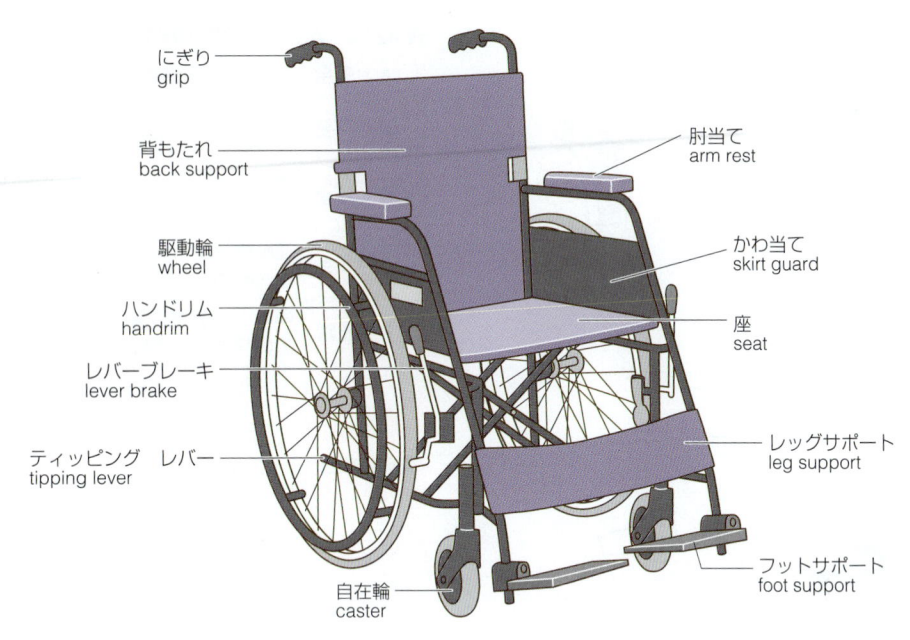

図42-21 車椅子の基本構造

が悪くなるなどの問題点がある。
　歩行器 walker は体力低下や術後などで歩行耐久性が低かったり，不安定である場合に用いることが多い。車が付いているものは，完全に体重を預けると危険である。ある程度立位が保て，下肢を振り出せることが前提となる。持ち上げ式のものは片麻痺などに処方されるが，歩行器を前に出すときに独立位を保て，なおかつ，上肢で歩行器を持ち上げて前に出すだけのバランス，上肢の力を要求される。歩行速度は遅い。主に室内で用いられるが，実用性は低い。

F 車椅子
wheelchair

　車椅子は歩行に制限のある場合に用いる（図42-21）。術後などに一時的に使用するのでなければ，障害の特性に合わせたものが必要である。自走型車椅子は，ハンドリムが付いており，自分で漕いで移動する。その他，介助用，電動式車椅子などがあり，また，車椅子スポーツに用いられるものもある。種目によって形態が異なる（図42-22）。

G 自助具
self-help device

　自助具は，障害を補って ADL 遂行を可能とす

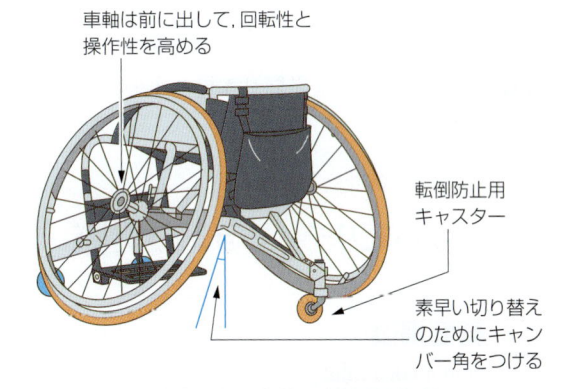

図42-22 スポーツ用車椅子（脊髄損傷者のテニス用車椅子）

る道具である（図42-23）。市販されていたり，OT が作ったり，患者自身が作ったりする。

H 装具療法の適応

　疾患の治療の過程で装具が必要になった場合，装具を必要とする理由を明確にし，次に装具にどのような機能を求めるかによってパーツの種類を決める。装具は関節の運動を基本的に制限するものである。運動制限を最小限にし，また使用期間も最小限にする。不要であるのにもかかわらず装具を使っていると生体はそれに適応し，筋萎縮，

図 42-23 自助具
a. 爪切り
b. 坐剤挿入器
c. 包丁
d. 薬取り出し器
e. 靴下履き具

表 42-8 ASIA 機能障害尺度

□ A = 完全		S4～S5 仙髄髄節の運動・感覚機能の欠如
□ B = 不全		運動機能の欠如。感覚は神経学的レベルからS4～S5 仙髄髄節にかけ残存している
□ C = 不全		運動機能は神経学的レベル以下で残存。標的筋群の大多数は MMT 3 以下である
□ D = 不全		運動機能は神経学的レベル以下で機能残存。標的筋群の大多数は MMT 3 以上である
□ E = 正常		運動・感覚機能障害は完全に回復。反射の異常はあってもよい
臨床症候群	□ 脊髄中心症候群	
	□ Brown-Séquard 症候群	
	□ 前脊髄症候群	
	□ 脊髄円錐症候群	
	□ 馬尾症候群	

(American Spinal Injury Association：1992 より)

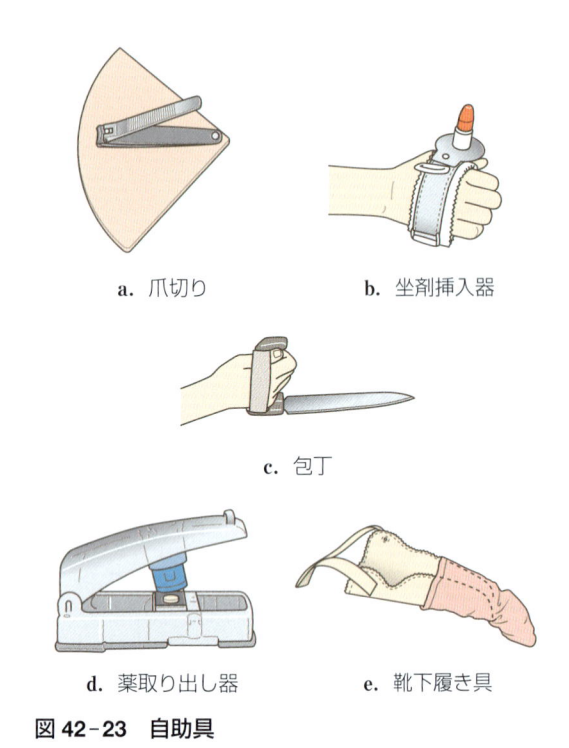

関節拘縮などの二次障害を引き起こすので注意が必要である。

D リハビリテーションの実際

1 脊髄損傷
spinal cord injury

脊髄損傷は脊髄に急激に生じた損傷によって発症する（→842 頁参照）。外傷や血管障害，腫瘍による圧迫（→585 頁, 593 頁参照）などが原因となる。変性疾患や慢性の圧迫によって徐々に生じた脊髄性の麻痺を脊髄症 myelopathy として区別する。脊髄損傷になると損傷髄節以下の運動障害，感覚障害，膀胱直腸障害，自律神経障害を生じる。

評価は ASIA（American Spinal Cord Injury Association）機能障害尺度が使われる（表 42-8, →巻末資料も参照）。感覚障害のレベルや ASIA 運動評価を端的に表して，"(Frankel) AISA グレード B，障害レベル C_6" といったように診断，記録する。ADL は Barthel 指数や FIM が使われる。

リハビリテーション治療は ADL の自立を目標として行われる。外傷性の場合には麻痺の回復の望みは薄く，下肢麻痺のために歩行不能であるので，車椅子生活を前提とした ADL の自立を目標とする。ADL 獲得には順序があり（表 42-9），それに沿って訓練は進められる。移動，ADL，排泄など総合的なアプローチを必要とする（表 42-10）。

2 脳性麻痺
cerebral palsy

脳性麻痺は「受胎から新生児期に生じた脳の非進行性病変に基づく，永続的な，しかし変化しうる運動および姿勢の異常」である（厚生省脳性麻痺研究班，1968 年）。原因は原因不明の脳の形成異常や，風疹などのウイルスの胎内感染など多岐にわたるが，周産期の低酸素によるものが多い。発達の遅れ，運動の異常があり，重症度は様々である。発達に応じた療法を行う（表 42-11）。成人の運動療法と異なるのは発達の促進が目的とされる点で，コンディショニングと，ADL の獲得とともに重要な要素となっている（表 42-12）。

3 片麻痺
hemiplegia

脳卒中片麻痺は，脳血管障害により半身の麻痺

表 42-9 脊髄損傷者の ADL 再獲得順序

期間（週）	食事 介助	食事 自立	整容 介助	整容 自立	車椅子駆動 介助	車椅子駆動 自立	更衣 介助	更衣 自立	移乗 介助	移乗 自立	入浴 介助	入浴 自立	トイレの使用 介助	トイレの使用 自立	便禁制 介助	便禁制 自立	尿禁制 介助	尿禁制 自立
2	1.9	98.1	11.5	88.5	27	73	52	48	71.2	28.8	80.8	19.2	90.4	9.6	86.5	13.5	88.5	11.5
6	1.9	98.1	1.9	98.1	7.7	92.3	27	73	40.4	59.6	52	48	59.6	40.4	55.8	44.2	65.4	34.6
10	1.9	98.1	1.9	98.1	3.8	96.2	17.3	82.7	27	73	36.5	63.5	42.3	57.7	44.2	55.8	46.2	53.8
14	0	100	0	100	3.8	96.2	7.7	92.3	21.2	78.8	28.8	71.2	30.8	69.2	34.6	65.4	38.5	61.5
18	0	100	0	100	1.9	98.1	7.7	92.3	15.4	84.6	25	75	28.8	71.2	27	73	32.7	67.3
22	0	100	0	100	3.8	96.2	0	100	11.5	88.5	19.2	80.8	25	75	19.2	80.8	28.8	71.2
26	0	100	0	100	0	100	0	100	7.7	92.3	13.5	86.5	15.4	84.6	19.2	80.8	25	75

（数値は％, n＝52）

〔飛松好子：整形外科医に必要な脊髄損傷のリハビリテーションの知識．日整会誌 79：570-580, 2005 より一部改変〕

表 42-10 脊髄損傷者のリハビリテーションメニュー

基本動作訓練
- 寝返り，起きあがり，座位バランス
- 平地車椅子駆動，移乗
- 床から車椅子への移乗
- キャスター上げ

応用動作訓練
- 段差・悪路での車椅子駆動
- 車への移乗
- 車への車椅子積み込み

体力増強訓練
- 車椅子長距離駆動
- 車椅子短距離疾走
- 車椅子でのゲーム，レクリエーション

残存基本機能の維持と強化
- 筋力強化
- ROM 維持訓練

生活動作訓練
- 食事，整容，着脱，トイレ使用
- 風呂使用（洗い場への移動，洗体，浴槽への出入り）

排泄訓練
- 排尿，排便

健康管理教育
- 褥瘡予防，尿路系合併症予防

性教育

環境調整
- 社会資源（訪問看護師，ヘルパー，その他の福祉サービス制度）の活用指導
- 家屋改造，自助具の作製

〔飛松好子：整形外科医に必要な脊髄損傷のリハビリテーションの知識．日整会誌 79：570-580, 2005 より〕

表 42-11 個人の年代と主眼となる運動療法

乳児期	発達的アプローチ リラクゼーション コンディショニング フィットネス
幼児期（就学前）	ADL 訓練 歩行訓練 移動訓練 コンディショニング フィットネス 非特異的運動療法 装具療法 整形外科的治療
就学以降	コンディショニング フィットネス ADL 訓練 歩行訓練 非特異的運動療法 装具療法 整形外科的治療

〔飛松好子，中村隆一：脳性麻痺の運動療法．大井淑夫，博田節夫（編）：リハビリテーション医学全書 7；運動療法 第3版．医歯薬出版，1999 より〕

表 42-12 運動療法の目的からの分類

発達の促進	Bobath 法 Doman 法 Vojta 法 Temple-Fay 法 Rood 法
コンディショニング	Phelps 法，高木法 ROM エクササイズ 筋力強化 フィットネスの改善 リラクゼーションによる痙縮，筋緊張の抑制 変形拘縮予防 筋萎縮予防 相反運動の改善
動作活動の獲得	ADL 訓練 歩行訓練 移動訓練

を生じたものである．多くの片麻痺は，Brunnstrom の回復段階に基づいた道筋をたどる（**表 42-13**）．回復は発症後 3 カ月は続くが，その後はめざましい回復は望めないといわれている．リハビリテーションのポイントは，回復を促進するような療法

表 42-13　Brunnstrom の回復段階

上肢	ステージ1：弛緩性麻痺 　　　　2：上肢のわずかな随意運動 　　　　3：座位で肩・肘の同時屈曲，同時伸展 　　　　4：腰の後方へ手をつける。肘を伸展させて上肢を前方水平位へ挙上，肘90°屈曲位での前腕回内・回外 　　　　5：肘を伸展させて上肢を横水平位へ挙上，また前方頭上へ挙上，肘伸展位での前腕回内・回外 　　　　6：各関節の分離運動
手指	ステージ1：弛緩性麻痺 　　　　2：自動的手指屈曲わずかに可能 　　　　3：全指同時握り，鉤形握り（握りだけ），伸展は反射だけで，随意的な手指伸展不能 　　　　4：横つまみ（母指は離せない），少ない範囲での半随意的手指伸展 　　　　5：対向つまみ，筒握り，球握り，随意的な手指伸展（範囲は一定せず） 　　　　6：全種類の握り，全可動域の手指伸展，すべての指の分離運動
下肢	ステージ1：弛緩性麻痺 　　　　2：下肢のわずかな随意運動 　　　　3：座位，立位での股・膝・足の同時屈曲 　　　　4：座位で足を床の後方へすべらせて，膝を90°屈曲位，踵を床から離さずに随意的に足関節背屈 　　　　5：立位で股伸展位，またはそれに近い肢位，免荷した状態で膝屈曲分離運動。立位，膝伸展位で，足を少し前に踏み出して足関節背屈分離運動 　　　　6：立位で，骨盤の挙上による範囲を越えた股外転。座位で，内・外側ハムストリングスの相反的活動と，結果として足内反と外反を伴う膝を中心とした下腿の内・外旋

（Brunnstrom S：Movement Therapy in Hemiplegia：A neurophysiological approach. New York, Harper & Row Publishers, 1970 より）

表 42-14　片麻痺の運動療法

Brunnstrom ステージ	運動機能	起居動作訓練
ステージ1．弛緩性麻痺	座位バランスなし	座位，寝返り，起きあがり
ステージ2．痙性の出現 　　　　　共同運動の出現	座位バランス不良 抗重力機能なし	座位，寝返り，起きあがり 立位，立ち上がり，移乗
ステージ3．共同運動の随意制御	抗重力機能不良	立位，立ち上がり，歩行（平行棒内外，杖）
ステージ4．分離運動の出現	抗重力機能不良	立位，応用歩行，応用動作
ステージ5．分離運動可能		立位，応用歩行，応用動作
ステージ6．正常		

を行うことと，各段階に合った療法を行うことである（表42-14）。

Advanced Studies

Brunnstrom 回復段階

　片麻痺の麻痺の回復は表42-13，14 に示すような過程をたどる。はじめは弛緩性麻痺となるが，徐々に反射が亢進してきて，痙性が出現する。そして共同運動が起こってくる。共同運動とは，個々の関節を別々に動かすことができずに，パターン化された運動が全体に起こるもので，屈曲共同運動パターンと，伸展共同運動パターンとがある。屈曲共同運動パターンとは各関節が同時に屈曲するものであり，伸展共同運動パターンはその逆である。下肢の伸展共同運動パターンでは，股関節伸展，内転，内旋，膝関節伸展，足部尖足位となる。多くの片麻痺者はこのパターンを利用して立位歩行を行う。Brunnstrom 回復段階3 では，共同運動パターンが強まり，また随意にパターンを切り替えられるようになる。これを利用して患側下肢で体重を支えることができるようになるので，立位歩行練習を行うことができるようになる。さらに回復すると，共同運動パターンから個々の関節を動かせるようになり，この運動のことを分離運動という。ステージに応じた運動療法が必要となる。

4　関節リウマチ
rheumatoid arthritis（RA）

　関節リウマチは，複数の関節が障害され徐々に進行する疾患である。薬物療法，外科療法とともに，生活機能を維持するために運動療法，物理療法が併用される。

生活機能の維持のためには，関節機能の保護，関節破壊の防止，生活機能維持のための自助具や装具の装用，環境の整備を行う．手の尺側偏位を予防し，手関節の良肢位が保たれるようにするための手関節装具や，変形性脊椎症性脊髄症の進行を抑え，C1-2 の脱臼による四肢麻痺を予防するために頚椎カラーなどの装具が使われる．

5 その他の整形外科疾患

整形外科疾患の治療においては，手術後の後療法として，あるいは保存療法の一手段として運動療法 therapeutic exercise が処方される．

整形外科疾患の運動療法は，骨関節のコンディショニング，運動学習，疼痛緩和などを目的に行われる．セラピストが指導する場合と，患者自身が自宅などで取り組む場合とがある．局所の関節や筋を含む広範な部分を動かすことによって総合的に骨関節の機能改善を図る体操療法 gymnastic therapy も運動療法の1つである．

骨関節の機能改善のための運動療法は，疾病や外傷そのものや，治療の過程において生じた廃用による筋力低下，関節拘縮に対するコンディショニングとしての筋力強化，ROM エクササイズ，動作レベルの機能回復としての巧緻動作エクササイズ，下肢機能としての歩行練習などがある．物理療法や装具が併用される．

慢性変形性疾患においては，経過中に生じる筋力低下などに対し，特異的な筋力強化を行う．変形性股関節症に対する股外転筋強化，水中歩行による関節周囲筋筋力強化，変形性膝関節症に対する大腿四頭筋強化などである．

E リハビリテーションにかかわる諸制度

1 社会福祉制度
social welfare system

人々が健康で安全に，そして文化的な生活を営めるように保障する制度を社会保障制度という．社会保障には，所得保障，医療保障，公衆衛生および医療，社会福祉がある（**表 42-15**）．財源は，わが国の場合には税金（公的扶助）と保険制度からなる．公的扶助は国民の権利として，税の中から必要な財源を支出するものである．生活保護などがこれにあたる．社会福祉の諸サービスも，税金で賄われる．保険制度は相互補助的なものであり，加入者が資金を拠出し，それを財源として必要を生じたときにそこから拠出を受けるものである．加入者のみがその供与を受けることができる．年金や医療保険，介護保険がそれにあたる．

2 リハビリテーション医療に関連する法律

リハビリテーションを推し進めるにあたっては，医療保険における取り扱い，地域における福祉サービスの支援が重要となる．

A 障害者基本法

わが国の障害者基本法では障害者の自立と社会参加のための施策に関する基本理念と地方公共団体がなすべきこと，および障害者の自立と社会参加を支援し，障害者の福祉を増進することを目的とした施策について定められている．この法律に基づいて，毎年 12 月 3〜9 日は障害者週間と定められ，国と地方公共団体（地方自治体）はそれにふさわしい事業を行うように決められている．

B 身体障害者福祉法と児童福祉法

障害者基本法がいわば障害者福祉施策の理念を謳ったものであるのに対し，身体障害にかかわる福祉については，18 歳以上の成人の場合には，身体障害者福祉法によって，また 18 歳未満の児童の場合には，児童福祉法によって定められている．身体障害児または者として福祉制度を利用するためにはまずこの法律に基づいて障害等級の認定を受けることが必要になる．

障害認定の診断書を書ける医師は身体障害者福祉法第 15 条に定めるところにより都道府県知事によって認定されたものである．認定を受けるためには医師は自己申請する必要があり，それまでの経験年数，診療科，臨床およびその他の業績によって認定が受けられる．

障害等級は 1〜7 級まであり，1 級が最重度である（➡巻末資料参照）．

表 42-15 わが国の社会福祉制度

所得保障	社会保険 (金銭給付)	年金保険	厚生年金保険, 国民年金保険, 共済年金保険
		雇用保険	失業給付, 雇用安定, 能力開発など
		労働者災害補償保険	医療給付, 休業補償, 障害年金, 義肢・装具・日常生活用具の給付
	公的扶助		生活扶助, 教育扶助, 住宅扶助, 介護扶助, 出産扶助, 生業扶助, 葬祭扶助
			生活資金, 福祉資金, 就学資金などの貸し付け
	児童手当		
医療保障	社会保険 (医療費給付)	健康保険, 共済組合保険, 船員保険, 国民健康保険, 日雇健康保険	療養給付, 傷病手当金, 高額療養費支給, 埋葬費, 分娩費, 育児手当, 義肢・補装具の給付
	老人保健	医療費給付	
	介護保険	医療費給付(療養型病床群)	
	医療扶助	要生活保護者の医療, 看護, 移送	
	公費負担	特定疾患治療研究対象疾患	
公衆衛生および医療		保健所, 公衆衛生, 母子保健, 精神障害者対策, 難病対策	
社会福祉	障害者・児	身体障害者福祉	自立支援医療, 手帳交付, 職業指導, 義肢装具の給付, 日常生活用具の給付, 鉄道運賃減免, 社会復帰事業, 居宅支援, 施設利用支援
		知的障害者福祉	
		精神障害者福祉	
	母子寡婦	母子寡婦福祉	相談, 福祉資金貸し付け, 雇用促進など
	高齢者	老人保健	健康手帳交付, 健康教育・相談, 健康診査, 在宅機能訓練, 訪問指導など
		老人福祉	社会活動促進事業
		介護保険	居宅介護サービス(訪問看護, 通所介護, 短期入所介護など), 福祉用具貸与・購入, 住宅改修など

C 障害者総合支援法

2006年から障害者自立支援法が施行された。さらに2013年に障害者総合支援法に改正された。これは障害者が自立するために必要なサービス提供について定めた法律である。以前は，障害者に対する福祉の援助は「措置」によって行われていた。措置とは，行政が決定し行うことであり，障害者は援助を受けるためには，行政に申請し，行政はその申請に基づいて，そのサービスを行うかどうかを決定し，行政の権限としてそれを行っていた。しかし障害者が福祉サービスを受けるということは，憲法で定められた国民の権利である。そのため，行政措置としてではなく障害者がどのようなサービスを受けるかを自己決定し，行政がそれを支援するという支援費制度に変わった。また身体障害，知的障害，精神障害に対する福祉サービスが，それぞれ別の法律で行われていたものを自立支援法は一元化した。

給付の内容は自立支援給付としての介護給付，訓練等給付，自立支援医療，補装具と，地域生活支援事業とに分けられる。介護給付は施設入所，ショートステイを含む介護にかかわるサービスである。訓練等給付には，自立訓練，就労支援などが含まれる。自立支援医療は，これまでの成人の更生医療，障害児の育成医療にあたるものである。補装具の支給も自立支援法に基づいて行われる。

地域生活支援事業は市町村または都道府県が行う事業で，相談，生活用具の給付や貸与，その他の生活支援を行う。障害者総合支援法では難病患者もサービスの対象とすることとなっている(2013年現在)。

D 高齢者の福祉，介護保険法

障害のある高齢者および介護の必要な高齢者の生活支援，リハビリテーションは介護保険に基づ

いて行われる。これはその名のとおり公的扶助ではなく保険制度に基づいている。

介護保険制度は2000年に導入された。保険料を払う人は40歳以上の人であり、介護認定を受けると介護に関するサービスを受けることができる。介護認定を受けるための年齢条件は65歳以上で、介護認定を受けたい場合に市役所や区役所で申請すると、介護の必要性や医学的状態、必要と思われる医学的留意点、リハビリテーションや看護に関して記入された医師の意見書が作られ、その書類を参考にして、介護認定審査会で介護保険の適用かどうかが審査される。介護の必要性は認知症に類する状態か、肢体不自由かの2つの観点から判断される。

40歳以上65歳未満の人では、介護保険に定める特定疾患によって要介護状態になった場合に、介護認定を受けることができる。

● 参考文献

1) 障害者福祉研究会（編）：ICF 国際生活機能分類—国際障害分類改訂版．中央法規出版，2002
2) 中村隆一（監）：入門リハビリテーション医学 第3版．医歯薬出版，2007
3) 中村隆一（編）：臨床運動学 第3版．医歯薬出版，2002
4) 中村隆一，斉藤 宏，長崎 浩：基礎運動学 第6版．医歯薬出版，2003
5) 日本整形外科学会，日本リハビリテーション医学会（監）：義肢装具のチェックポイント 第7版．医学書院，2007
6) 三上真弘，飛松好子，大石暁一，他（編）：最新義肢装具ハンドブック．全日本病院出版会，2007

第43章 義肢

A 義肢とは

義肢 prosthesis は欠損した四肢を形態的，機能的に補うものである。上肢の欠損に対して装着する義肢を**義手** upper limb prosthesis，下肢の欠損に対して装着するものを**義足** lower limb prosthesis という。

義肢のよび方は統一されていない。わが国では切断部位に応じてよぶのが一般的である。例えば大腿の切断に装着される義足は大腿義足とよび，膝関節離断に対して用いられる義足は膝義足とよぶ。前腕部の切断に対して装着される義手は前腕義手とよぶ。肩関節離断に対して使われるものは，肩義手とよばれる。国際的には，国際標準化機構（ISO）の提唱する切断の肢節を構成する主な骨の名称でよばれる（表43-1）。例えば大腿義足は transfemoral prosthesis といい，前腕義手は，transradial prosthesis という。

表43-1 義肢の名称

日本語表記	従来の表記	ISO（国際標準化機構）の表記
半側骨盤義足	hemipelvectomy prosthesis	
股義足	hip disarticulation prosthesis	
大腿義足	above knee prosthesis	transfemoral amputation prosthesis
膝義足	knee disarticulation prosthesis	
下腿義足	below knee prosthesis	transtibial amputation prosthesis
Syme（サイム）義足	Syme amputation prosthesis	ankle disarticulation prosthesis
Chopart（ショパール）切断義足	Chopart amputation prosthesis	partial foot amputation prosthesis
中足骨切断義足	transmetatarsal amputation	
肩甲胸郭間切断用義手	forequarter amputation prosthesis	
肩義手	shoulder disarticulation prosthesis	
上腕義手	above elbow prosthesis	transhumeral prosthesis
肘義手	elbow disarticulation prosthesis	
前腕義手	below elbow prosthesis	transradial amputation prosthesis
手義手	wrist disarticulation prosthesis	
手根中手義手	transcarpal amputation prosthesis	partial hand amputation prosthesis
指義手	finger amputation prosthesis	

B 義肢の分類

1 部位による分類

義肢は装用される部位から，義手と義足に大きく分類される。補う部位と義肢の名称は表43-1に示すとおりである。

2 使用時期による分類

使われる時期と医療保険の関係からは仮義肢と本義肢に分類される。

A 仮義肢
temporary prosthesis

切断後最初に作られる義肢である。装用と使いこなしに練習が必要なことから，医療保険からその価格の7割が給付される。

B 本義肢
permanent prosthesis

仮義肢でのリハビリテーションが終わり，生活の中で使用されるものである。障害者総合支援法により患者負担額は1割で支給される。

3 構造による分類

殻構造義肢，骨格構造義肢の2つに分類される。

A 殻構造義肢
exoskeletal prosthesis

肢節にあたる部分に芯がなく，中が空になっているもので，古くはこの構造だけであった。選ぶことのできるパーツが限られるという欠点がある。

B 骨格構造義肢
endoskeletal prosthesis

肢節にあたる部分がパイプでできているもので，パーツを組み合わせて全体を組み立てることができ，モジュラー式義肢 modular prosthesis ともいわれる。

4 使用目的による分類

義手の場合には使用目的から装飾用義手，作業用義手，能動義手に分類される。義足の場合，特殊な場合を除いて装飾用義足はなく，歩行を目的に作られるのであえてこのような分類はしない。

A 装飾用義手
cosmetic arm

手としての機能はなく，単に外観を補うものである。手は顔と同様，人間の外見上重要な意味を持つ。そのため衣服で覆えない手にあたる部分(手先具 terminal device)は精巧に作られる。

B 作業用義手
work arm

特定の作業を目的に作られるもので，農耕や工業，車の運転などに適した形状となっており，手先具は手の形とはかけ離れている。スポーツに用いられる義手も作業用義手に分類される。

C 能動義手
functional arm

手の機能を実現しようとしたもので，つまみ，握り，放しの手の基本機能を，残存する関節機能(肩関節，健側肩関節など)によって手先具を動かし，行うものである。

5 手先具の動きの動力源による分類

体内力源式，体外力源式義手がある。体内力源式義手は能動義手がそれにあたる。体外力源式義手は，電力その他によって手先具を動かすものであり，電動義手がその代表的なものである。ほかに空圧を利用したものなどがある。

C 義肢の基本構造

義肢は基本的にソケット，継手，支持部，その他からなり，義手の場合には手先具とそれを動かすシステムが，義足の場合には足部がつく。

ソケットは断端と義肢とのインターフェイスとなる(図43-1)。ソケットは同時に生体の動きを

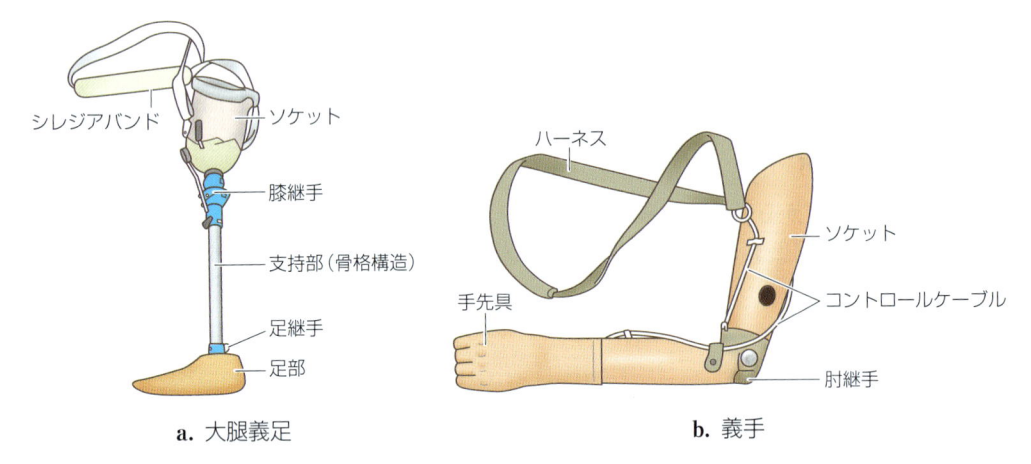

図43-1 義肢構成要素
a. 大腿義足
b. 義手

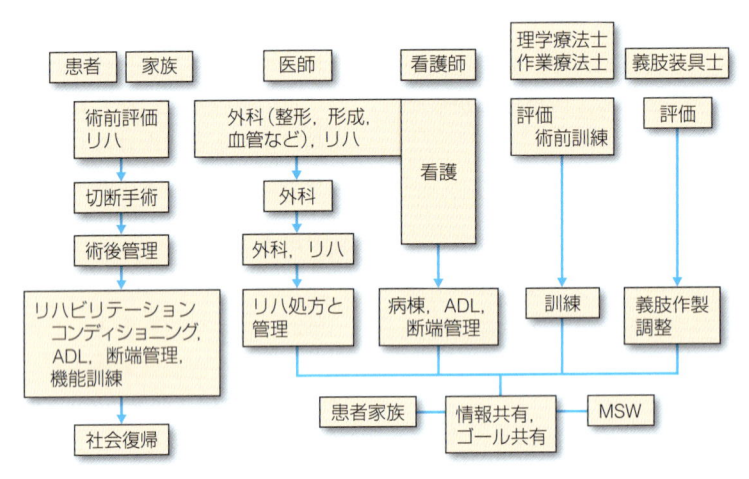

図43-2 切断リハビリテーションチームアプローチ

義肢に伝えるものでもあり，ソケットにはベルトやカフなどがオプションとして付加されることがある。継手は，人の関節にあたる部分である。手先具は，人の手にあたる部分であり，足部は人の足にあたる部分である。能動義手の場合には，手先具を動かすケーブルコントロールシステムが付く。

D 義肢の処方と製作

1 処方

義肢は切断を受けた患者に処方されるが，外傷の患者は，身体の機能を失ったことと形態を失ったこと，事故の恐怖などにより大きな心理的ショックを受けている。また，疾病によって四肢を失った患者は原疾患による苦痛，死の恐怖などを感じている。そのため義肢を受け入れてもらうためには，患者の気持ちに配慮し，多くのスタッフの連携によって円滑に治療とリハビリテーションを進める必要がある（図43-2）。

待機手術による切断の場合には，術前にリハビリテーション科にコンサルトし，義肢についての説明を行ったり，術前リハビリテーションを開始し，受け入れる下地を作る。実際の義肢を見せて仕組みを説明したりすることも行うが，能動義手など，形状の異なるものはかえって拒否につながる恐れがあるので慎重に行う。切断者同士が集っ

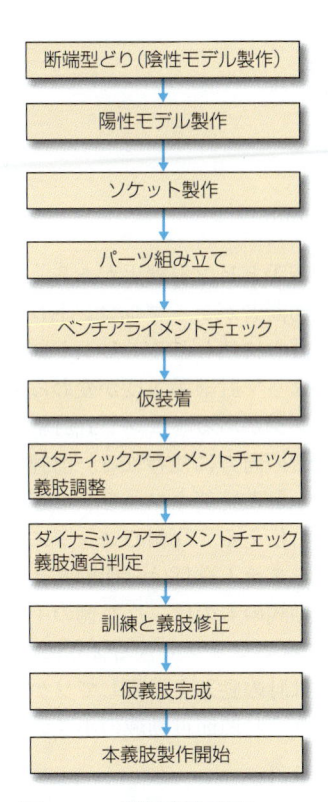

断端型どり（陰性モデル製作）
↓
陽性モデル製作
↓
ソケット製作
↓
パーツ組み立て
↓
ベンチアライメントチェック
↓
仮装着
↓
スタティックアライメントチェック
義肢調整
↓
ダイナミックアライメントチェック
義肢適合判定
↓
訓練と義肢修正
↓
仮義肢完成
↓
本義肢製作開始

図 43-3　義肢製作工程

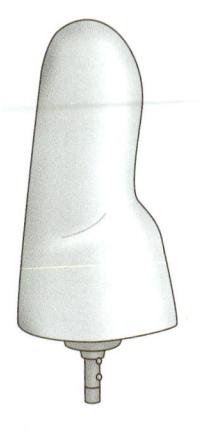

図 43-4　陽性モデル
大腿切断の断端陽性モデル。上方が末梢。この表面に樹脂を流してソケットを作る。

て語りあうピアカウンセリングも慎重に行ったほうがよい．複数の職種の者がかかわることによって責任が曖昧にならないように医師はリーダーシップをとる必要があるが，術後の急性期が過ぎれば，原疾患管理とリハビリテーション管理とは，並行して行われるようになる．

2 製作

　義肢の製作は義肢装具士 prosthetist and orthotist（PO）によって行われる（図 43-3）．まずは断端の型どりから始まる．ギプス石膏によって断端にギプスを巻き，ソケットの種類に応じた圧迫などを加えて，型をとる．ギプスの内側には断端の形状が写し取られている．これを陰性モデルという．陰性モデル内に石膏を流し込み，固める．断端の形状をした石膏ができ上がり，これを陽性モデルという（図 43-4）．陽性モデルの表面を樹脂で被い，ソケットを作る．ソケットと各パーツを組み立て，義肢を作る．

3 義足のアライメント調整

　組み立てた義肢のパーツ，ソケットのアライメントをチェックする．これをベンチアライメント bench alignment という．ここまでは義肢装具士

> **NOTE　適合判定**
> 　義肢は切断者の生活に直結したもので，一部公費で支給される．義肢が身体に適合して，生活に役立つものとして作られているかを判断する責任が医師に課せられている．医師は所定の意見書により義肢装具交付の必要性を証明し，処方箋により，義肢のデザイン，部品を義肢装具士に伝え，適合判定の結果を確認しなければならない．わが国では厚生労働省主催の適合判定を行う医師の講習会が行われている．

> **NOTE　適合 fitting**
> 　切断端と義肢とはソケットにより軟部組織を介して連結される．陽性モデルからソケットを作る時は切断端の硬さ，皮膚の傷つきやすさ，骨の突出や体重負荷などを考慮する．このようなソケットと身体の接触関係を適合という．

> **NOTE　アライメント alignment**
> 　切断者の断端や各部位と義肢ならびに義肢構成要素間の相対的な位置関係をいう．

が独自に行う。その後患者に装着し，動かさない状態で，アライメントのチェックを行う。これをスタティックアライメント static alignment のチェックという。その後歩行や使用した状態で調整を行う。これをダイナミックアライメント dynamic alignment のチェックという。義手においては，適合チェックを行い，求められている機能を有しているかをみる。仮義肢でしばらく訓練を行い，断端が安定し，修正の必要がなくなった時点で仮義肢のでき上がりとする。その後，適切な時期に本義肢の製作に取りかかる。

E 義手の構造

1 ソケット socket

ソケットは断端を収納し，義手を懸垂し，身体運動を義手に伝える働きをする。収納のためには断端の形状に沿ったソケットが必要である。ソケットのみでは懸垂力が不十分なことが多く，肩義手の場合にはサスペンションを，上腕義手，前腕義手の場合には，ハーネスまたは上腕カフを必要とする。ピン付きのライナーによって摩擦を高め，かつ断端とソケットとを連結することによって固定性を強めるなど，ハーネスを必要としないものも普及しつつある。前腕切断の場合には，上腕骨顆上部支持式ソケットによって自己懸垂可能なものがある。Münster 型，Northwestern 型がよく用いられるが，肘を伸ばすと脱げやすいという難点がある。

2 継手 joint

A 肘継手 elbow joint

ブロック継手とヒンジ継手がある。ブロック継手は，上腕切断者がケーブルコントロールで肘継手を動かすときに使われる。ヒンジ継手は，ヒンジ（蝶番）によって肘継手角度が変わるもので，内外両側にヒンジがある。ヒンジ式肘継手は上腕切断，前腕切断の両方に使われる。前腕切断の場合にはソケットと上腕部カフとをつなぎ，肘関節の動きを義手に伝える。片側のヒンジにケーブルコントロールシステムを付け，能動式とすることもできる。他動式のものは，反対側の手で角度を動かし，その角度でロックできるようになっている。倍動肘継手は肘の動きを増幅してソケットに伝えるものであり，肘関節可動域の小さい短断端前腕切断に使われる。

B 手継手 wrist units

手継手の回内外は，反対側の手などによって他動的に角度を決めて使われる。次に述べる手先具が手継手に接続される。それによって切断者は状況に応じた手先具を装用することができる。

3 手先具 terminal device

装飾用義手は，シリコンや塩化ビニルによって健側に似せて作られる（図 43-5）。手先部は動か

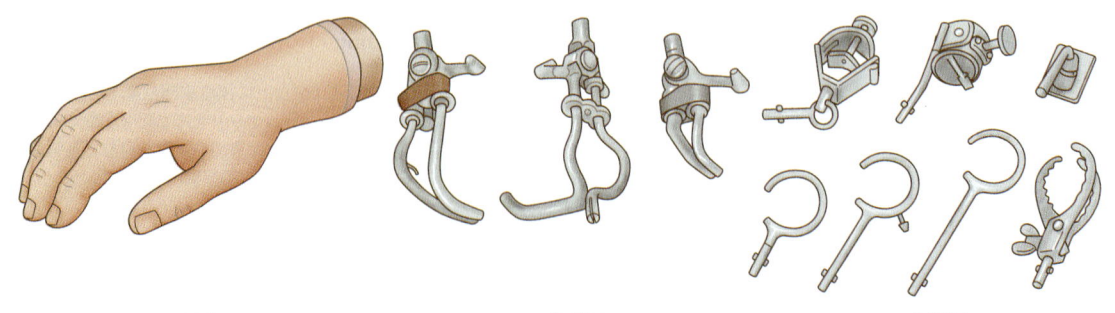

a. 装飾用 b. 能動用 c. 作業用

図 43-5 手先具

すことはできないが，他動的に指を曲げたりはできる．手先具は取り外すことができるので，他の義手と兼用することができる．

作業用義手は，手先具が作業に適した道具の一部をなしているものである．形態よりも機能を重視したものである．農耕用のものが歴史的に有名であるが，職場での作業に特化したようなもの（ボタンを押す，ハンドルをつかむなど）も作業用義手と分類される．スポーツ用義手も作業用義手の範疇に入る．作業用義手の手先具に能動性は基本的にない．

能動義手は手先具を能動的に動かすことのできるものであり，手としての機能を追求したものである．義手の手先具で実現できる手の機能とは握り，つまみと放しである．義手の基本構造に加えてコントロールケーブルシステムが付く．コントロールケーブルシステムによって，両肩関節の動きを手先具に伝え，手先具フックの開閉（握り，つまみと放し）を行う．

能動義手の手先具はフック式である．最大限の機能を追求し，いろいろなタイプのフックが開発されている．しかし人の手の形からはほど遠いため，抵抗を感じる切断者にはハンド式能動義手が処方される．手の形をした手先具の指が屈曲，伸展するものである．ケーブルによってコントロールできるが，機能的にはフック式よりも劣る．補助手として，また，最初に作るものとして好まれる．

能動義手のうち，身体運動ではなく断端の筋活動を手先具の運動に利用するものを筋電義手 myoelectric arm prosthesis，または電動義手 electric arm prosthesis という．筋電義手の手先具は手の形をしている．主に前腕義手に使われ，断端前腕の屈筋群，伸筋群の筋電をソケット内壁に置かれた表面電極によって受信し，手先具指の開閉を行う．切断後早期から，バイオフィードバックを利用した，屈伸運動の分離を練習する必要がある．

4 コントロールケーブルシステム
（図43-6）

肩の動きを手先具に伝えるケーブル，それらを義手に固定するリテイナー，ケーブルハウジングなどからなる．1本のケーブルで手先具開閉のみ

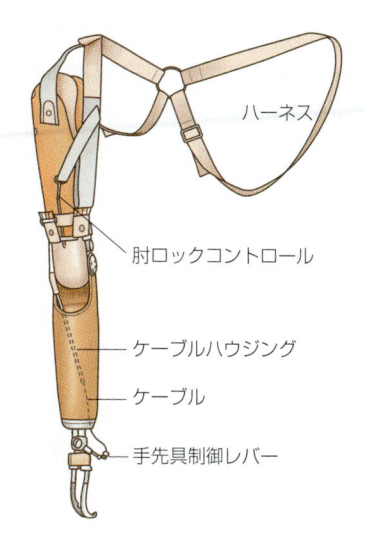

図43-6　コントロールケーブルシステム

を行う単式コントロールケーブルシステムと，手先具の開閉と肘継手の屈伸の2つの機能を行う複式コントロールケーブルシステムがある．ケーブルの末端は手先具フックの制御レバーに付く．制御レバーを引くことによってフックが開かれる（あるいは閉じられる）．肘継手と手先具を同時に動かすことはできず，まず，肘継手を必要な角度にロックし，次に手先具の操作を行うということをする．肘の角度によって手先具の操作効率が落ちるという難点がある．

F 義足の構造

義足の基本構造は，ソケット，継手，足部からなる．義足のソケットの働きは，断端の収納，断端の動きを義肢に伝えること，体重の負荷を受けとめること，遊脚相に抜けないこと（懸垂性があること）などである．

継手は人の関節になるべく似通った動きをする

> **NOTE** 義足側で立ったときに体重は何処にかかる？
>
> 大腿切断であれば坐骨に，下腿切断であれば膝蓋靱帯，脛骨粗面にかかる．断端末は痛くて体重がかけられない．関節離断の場合には断端末関節面にかけられる．断端全体で受ける TSB（total surface bearing）式ソケットもある．

ことが理想であるが，立脚相に体重を支持できること(伸展位を保てること)，遊脚相においては屈曲し，義足を先に送れること(床のクリアが可能なこと)という，相矛盾する役割を果たさねばならない。以上の目的のために様々なパーツが開発されている。

大腿義足

大腿切断者に処方する。ソケット，膝継手，足継手，足部，支持部からなる。現在では殻構造を新たに作ることはなく，ほとんどが骨格構造義足である。

1 ソケット
socket

差し込み式，自己懸垂式に大別される。自己懸垂式には吸着式とライナー式ソケットがある。吸着式には，四辺形ソケット，坐骨収納型ソケット，Marlo anatomical socket (MASソケット)がある。

ソケットを使わずに生体に直接義肢を装着する骨統合型義肢 osseo-integral prosthesis も開発されている。ピンを断端骨髄内に挿入し，生体外に突き出し，そこに義肢を接続するものである。しかし，断端の残存骨に強い力がかかるため，活動が制限されたり感染の危険があることなどから普及に至ってはいない。

A 差し込みソケット

円筒形をしており，立脚相における体重負荷は，後方縁に乗った坐骨，ソケットの壁と段端側壁との摩擦によって支えられる。懸垂はバンドによって賄われ，肩(肩吊り帯など)や腰(シレジアバンドなど)に巻かれる(図43-7)。製作が簡便で，精密な適合を要さないので，高齢者，小児などに作られる。問題点として，立脚と遊脚時にそれぞれ沈み込みと牽引のピストン運動が起こり，切断者は重く感じること，ピストン運動によって断端の皮膚を痛めることがあること，義足が回旋することなどが挙げられる。そのため，高齢者の場合に結局使われないことも多く，現在では高齢者でも次に述べる自己懸垂式を作ることが多くなっている。現在差し込み式ソケットの製作は，長期に

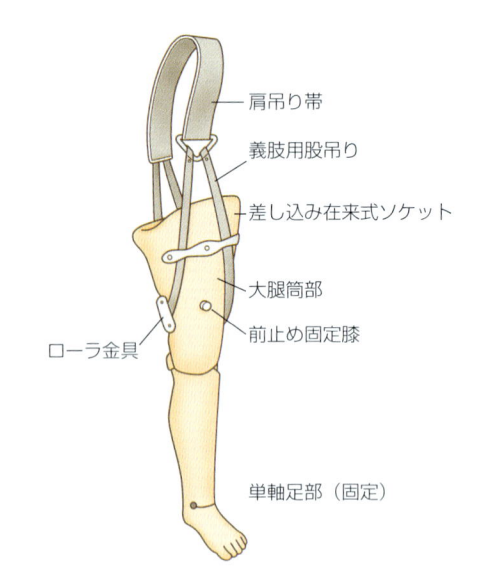

図43-7 差し込みソケット

わたって義足を使い続けてきた切断者に対する再製作に限られている。

B 自己懸垂式ソケット

ソケット内陰圧や近年開発されたライナーによる摩擦，ライナーに付属したピンと義足とを結合させ懸垂するものは自己懸垂式としてまとめられる。

1 ● 吸着式ソケット

ソケットの形状を断端にフィットしたものとし，先端にバルブをつけることによって，立脚相においてはバルブを通してソケット内の空気を排気し，遊脚相においては内部の陰圧を利用して懸垂するものである(図43-8)。ピストン運動が少なく，軽く感じられ，皮膚を痛めることもない。体重は坐骨で基本的に受ける。採型とソケットのフィッティングに時間がかかる。開発された当初はソケットの底に空間があったが，陰圧による皮膚障害を生じるためにこの空間はなくなった。

a 四辺形ソケット

上部から覗くと四辺形をしており，回旋が最小限に抑えられる。骨盤を含んでいないので，体幹の側方への自由度が高い。一方，ソケットの内部で大腿骨軸が内外側に可変であるために不安定で，ソケットに初期内転をつけても中殿筋の効率

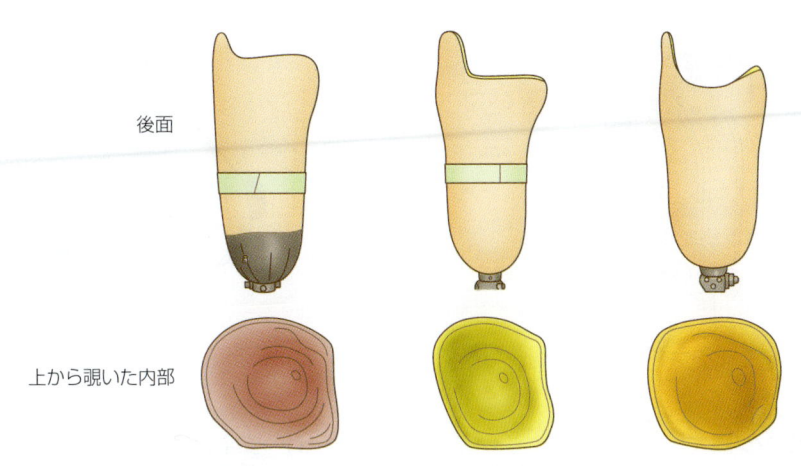

a. 四辺形ソケット　**b.** 坐骨収納型ソケット　**c.** MASソケット

図43-8 吸着式大腿ソケット

は悪い。座ると脱げ，また坐骨部が縁に当たって痛い。

b 坐骨収納型ソケット

坐骨をソケット内に収納し，体重負荷はソケット後壁に坐骨が乗ることと，壁全体と断端との摩擦で得る。骨盤に対し切断端の向きが決まるのでそのぶん安定する。短断端に用いられるが，現在では長い断端に対しても用いられるようになった。しかし断端と骨盤の間の前額面における自由度がないので，左右に傾斜のあるような道では足継手で代償するような工夫をしないと歩きづらい。座位で脱げやすい。

c MASソケット

近年開発されたソケットで，坐骨を外後方から押し，大腿内側前方をカウンターとして対角線上に大腿を挟む。後方は大きく下がっているので，深屈曲が可能で座っても当たらない。次に述べるシリコーンライナーと組み合わせて使われるので，着脱も楽であり，今後需要が高まると考えられる。

c ライナー式ソケット
liner

ソケットを装着する際に断端にライナーを装着することが多くなってきている（**図43-9**）。ライナーはシリコーンなどで作られ，ソフトで皮膚に密着する。またソケット壁にも密着し，摩擦が大きい。そのため懸垂性がよくなる。ライナーは，

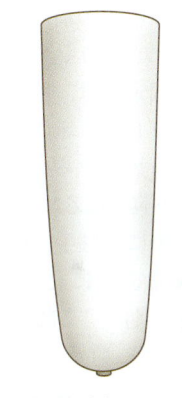

図43-9 シリコーンライナー
下端にピンをつけ，義足と合体させることができる。
断端の保護や支持のために，様々なデザインの製品がある。

義足のみならず，義手装着にも利用されるようになっている。

ライナーの先端にピンをつけ，義足と結合させればさらに懸垂性がよくなり，ソケット機能はよくなる。このようにピン付きのライナーと組み合わせになったソケットをライナー式ソケットという。

2 膝継手
knee joint

膝継手には，立脚相における体重負荷に耐えうる伸展位保持（立脚相制御），遊脚相における屈曲と伸展（遊脚相制御）という相反する機能が要求される。

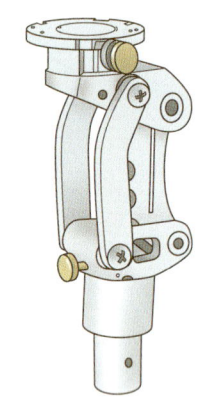

図 43-10　4節リンク膝
継手の回転中心が後上方にあり，体重負荷時屈曲しにくい。

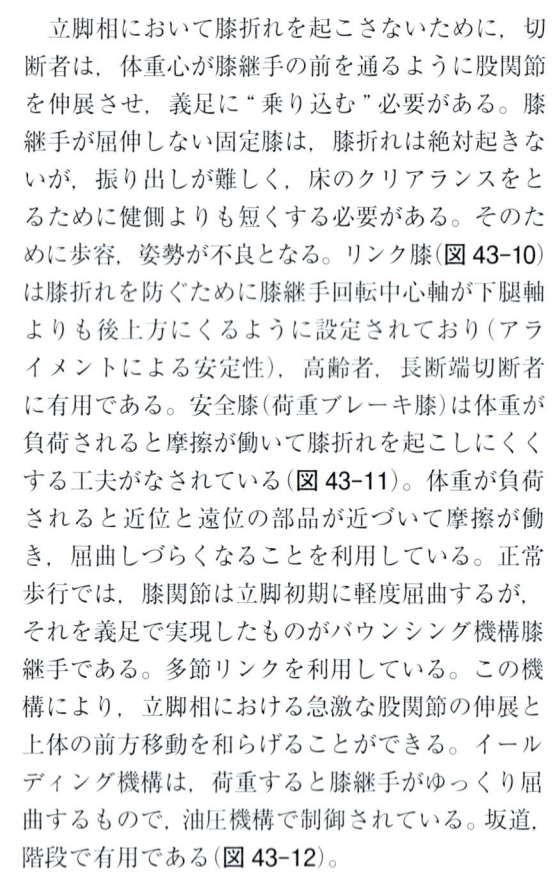

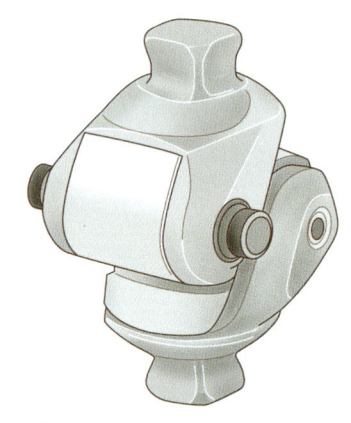

図 43-11　安全膝
荷重すると，膝手の間の摩擦が大きくなり屈曲しにくい。

　立脚相において膝折れを起こさないために，切断者は，体重心が膝継手の前を通るように股関節を伸展させ，義足に"乗り込む"必要がある。膝継手が屈伸しない固定膝は，膝折れは絶対起きないが，振り出しが難しく，床のクリアランスをとるために健側よりも短くする必要がある。そのために歩容，姿勢が不良となる。リンク膝（図 43-10）は膝折れを防ぐために膝継手回転中心軸が下腿軸よりも後上方にくるように設定されており（アライメントによる安定性），高齢者，長断端切断者に有用である。安全膝（荷重ブレーキ膝）は体重が負荷されると摩擦が働いて膝折れを起こしにくくする工夫がなされている（図 43-11）。体重が負荷されると近位と遠位の部品が近づいて摩擦が働き，屈曲しづらくなることを利用している。正常歩行では，膝関節は立脚初期に軽度屈曲するが，それを義足で実現したものがバウンシング機構膝継手である。多節リンクを利用している。この機構により，立脚相における急激な股関節の伸展と上体の前方移動を和らげることができる。イールディング機構は，荷重すると膝継手がゆっくり屈曲するもので，油圧機構で制御されている。坂道，階段で有用である（図 43-12）。
　遊脚相においては，義足の膝継手以下は振り子の原理によって回転し，そのスピードは義足の下腿長に依存する。そのため切断者は，歩行スピードを変えようとするためには健側を変化させ，非対称的な歩行をせざるをえない。遊脚相制御の付いた膝継手では，内蔵された空圧，または油圧制御機構によって速度に応じた抵抗を生み出すことによって，下腿の回転速度を制御することができる。そのほか，ばねによる伸展補助，摩擦機構による回転速度の制御などがある。

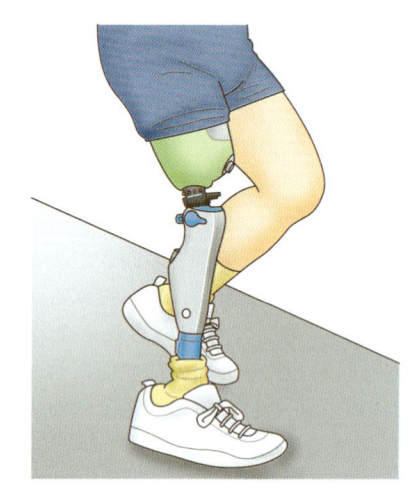

図 43-12　イールディング機構
坂道歩行。膝継手屈曲位で荷重可能。

> **NOTE　義足でなぜ膝折れしない？**
> 　大腿義足で立ったときには，膝継手は体重心線の後方に位置するように作られる。そのために膝継手に伸展モーメントが働き，膝はロックされて，立つことができる。

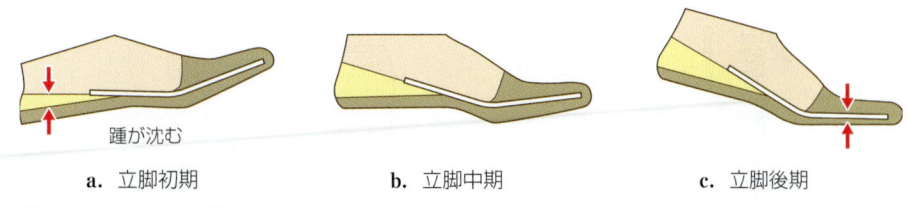

図 43-13　SACH 足
立脚初期には下腿軸が後傾し，膝継手は，伸展位に，後期には下腿軸は前傾して膝継手は屈曲する。

a. 立脚初期（踵が沈む）
b. 立脚中期
c. 立脚後期

3　足継手，足部
foot-ankle assemblies

　立脚相で膝折れを起こさないために，義足の足継手は背屈制限が付いている。底背屈方向のみの可動性を持つものを短軸足継手，内外反も可能なものを多軸足継手という。短軸継手は，でこぼこした道などでは歩きづらい。

　solid ankle cushion heel foot（SACH 足）は，足継手がないが，足部の踵の部分が柔らかく，踵接地した後に沈み込んで，体重が前に移るときに後方に倒れた下腿軸が前方へと回転してくる（図43-13）。立脚初期においては下腿軸の後傾と前方への運動により，膝継手はロックされ安定するが，中期にかけて急激に上体が前方へ押し出されるので，股関節伸展筋がある程度強く，股関節の伸展位をこの時期に保てないものには膝折れを起こす可能性がある。また，初期の沈み込みとそれからの回復によって，立脚相で重心の高さが上下するので，歩容はあまりよくない。

　立脚相後期の床の蹴り出し（趾離床 toe-off）は，義足前足部の反発を利用して地面を押す力とするが，踵を接地したときの衝撃が，前足部の離地における反発力に変わるような仕組みを持ったものがあり，これをエネルギー蓄積型足部という（図43-14）。

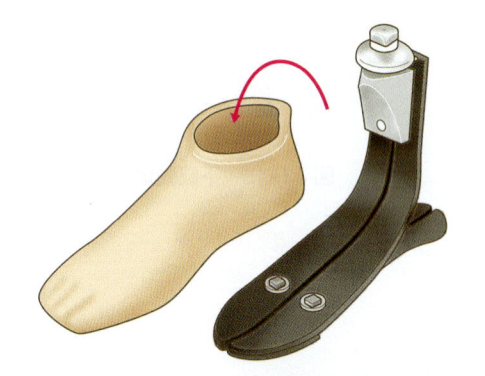

図 43-14　エネルギー蓄積型足部
体重が負荷されると板バネが伸ばされ，趾離床の際にその反発力が利用される。

　大腿コルセット付きのものは，大腿コルセットと大腿間の摩擦，および脛骨粗面，脛骨内側前面で体重を受ける（図43-15）。今日では新しく作られることはほとんどない。膝継手が付いているので，膝関節の側方安定性を補うことができる。

　下腿切断の断端における体重支持可能部位は，膝蓋腱と脛骨の両脇の下腿前面である。patella tendon bearing socket（PTB ソケット）は，膝蓋腱と下腿前面で体重を受ける。懸垂は大腿カフベルトによって行われるが，側方の安定性に欠ける。膝関節の側方向の不安定性を解消し，自己懸垂可能にするものとして prothèse tibiale à emboitage supracondylien（PTS ソケット）がある。ソケットを大腿骨顆上部まで上げ，顆による懸垂性を持たせている。体重支持面は基本的に PTB と同じである。側方の安定性はよいが，屈曲に制限があり，また屈曲で脱げやすい。Kondylen-Bettung Münster（KBM）ソケットは，前面を開放することによって屈曲の可動性を拡大した。また楔を使うことによってフィッティングと懸垂性を高めて

下腿義足

1　ソケット
socket

　下腿義足のソケットにも収納，荷重，懸垂性が求められる。

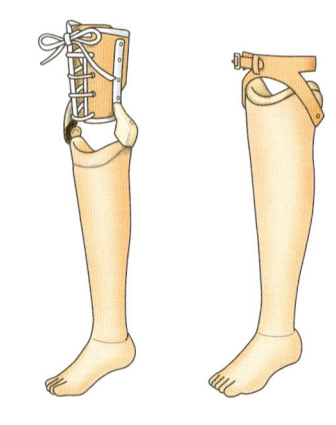

a. 大腿コルセット　b. PTB式　　c. PTS式　　d. KBM式
　　下腿義足

図 43-15　下腿義足ソケット

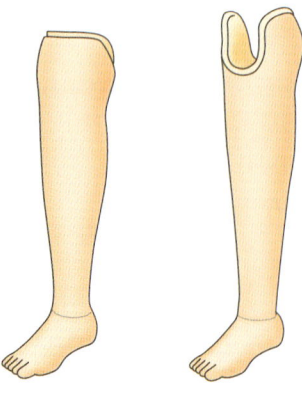

いる。

2 ライナー
liner

　シリコーンライナーはもともと，下腿義足のソケットにおいて開発された。これを使ったソケットを total surface bearing socket（TSB ソケット）という。ピンでライナーを義足に固定すれば，懸垂性はさらに高まる。

G 義肢とスポーツ

　上肢切断者は競技スポーツ（→905頁参照）に参加する際に，普通は義肢を用いることはない。また下肢切断者も車椅子競技に参加したり，スキーなどは健側の足でのみ参加することがほとんどである。陸上競技においては義足の性能が記録を左右する。下腿切断の場合には，義足の適合，足部の弾発力が重要となり，エネルギー蓄積型足部が用いられる。足部の外装を着ける余地はなく，接地とともに膝折れをせずに身体を前方に押し出せるだけの強い大腿四頭筋筋力が求められる。大腿切断者でも走行は可能であるが，義足側が接地したとたんに膝継手に大きな屈曲モーメントを生じるので，膝くずれしつつ身体を前に出すだけのスピードと股関節伸展筋筋力が要求される。

1 スポーツ用義足

　スポーツ用義足は，競技において最大限のパフォーマンスを発揮できるように作られている。そのために，①適合が良好であること，②軽量であること，③調整可能であること，④競技特異的な機能があることなどが要求される。また，装着者にはその義足を使いこなせるだけの筋力，運動技能が必要となる。

　図 43-16a はトラック競技用の下腿義足である。ソケットは total surface contact 型であり，圧分散を高めている。シリコーンライナーを使用し，ライナーとソケットとはピンで固定されている。ライナーは大腿部にかけて長く，固定性を高めている。下腿と足部はカーボンブレードでできている。接地時は足部前方を着き，回転によって体重心を前方に進め，同時に荷重することによってカーボンブレードを撓ませ，離地の際にはその復元力をバネとして地面を蹴って推進力とする。装着者には，接地の際に体重心が後方に残らないようにするための脚力，義足側離地の際に前方へ飛び出していく膝伸展力を要する。

　図 43-16b は，トラック競技用の大腿義足である。ソケットはピン付きのシリコーンライナーを使用し，固定性を高めている。膝継手は 4 節リンク膝であり，立脚相での膝安定性を高めている。下腿，足部は下腿義足と同じである。装着者には，脚力と義足側の股関節屈伸筋力が強く求められる。

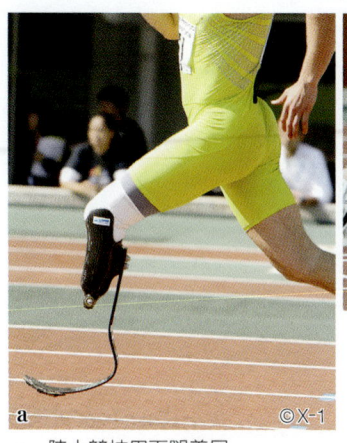

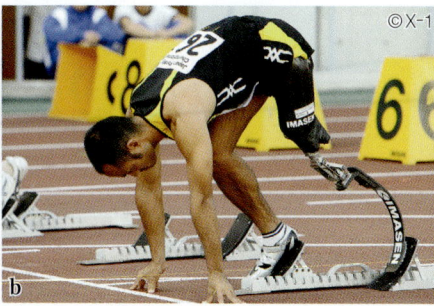

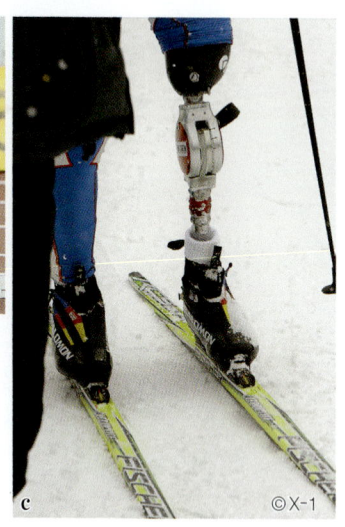

a. 陸上競技用下腿義足
b. 陸上競技用大腿義足
c. クロスカントリー用大腿義足

図 43-16　競技用義足(日本障がい者スポーツ協会提供)

　図43-16cはクロスカントリースキー用の大腿義足である．膝継手は5段階のロックが可能で，各ロック角度から15°のバウンシング効果があり，滑走時の膝の動きにマッチしている．股関節によって制御されるので，特に義足側の股関節屈伸筋力を要する．

● 参考文献

1) 岩谷　力，黒澤　尚，江藤文夫，他(監修)：運動器リハビリテーションクルズス．南江堂，2008
2) 越智隆弘(総編集)：最新整形外科学大系 3 運動器の治療学．中山書店，2009
3) 中村隆一(編)：臨床運動学 第3版．医歯薬出版，2002
4) 中村隆一(監修)：入門リハビリテーション医学 第3版．医歯薬出版，2007
5) 日本整形外科学会，日本リハビリテーション医学会(監修)：義肢装具のチェックポイント 第7版．医学書院，2007
6) 三上真弘，飛松好子，大石暁一，他(編)：最新義肢装具ハンドブック．全日本病院出版会，2007
7) Smith DG, Michael JW, Bowker JH, eds：Atlas of Amputations and Limb Deficiencies. 3rd ed. Illinois：American Academy of Orthopaedic Surgeons, 2004

付録

資料1　関節可動域表示ならびに測定法(日整会誌 69：240-250, 1995)
（日本整形外科学会，日本リハビリテーション医学会制定）※Ⅶ 顎関節計測は割愛

　　Ⅰ．関節可動域表示および測定法の原則
　　Ⅱ．上肢測定
　　Ⅲ．手指測定
　　Ⅳ．下肢測定
　　Ⅴ．体幹測定
　　Ⅵ．その他の検査法

資料2　主な徒手筋力テスト

資料3　治療成績判定基準，機能評価法など

　　A．頚髄症治療成績判定基準(日整会誌 68：490-503, 1994)
　　B．腰痛治療成績判定基準(日整会誌 60：391-394, 1986)
　　C．肩関節疾患治療成績判定基準(日整会誌 61：623-629, 1987)
　　D．肘機能評価法(日整会誌 66：591-603, 1992)
　　E．手関節障害の機能評価基準(手の機能評価表 第4版：66-68, 2006)
　　F．股関節機能判定基準(日整会誌 69：860-867, 1995)
　　G．膝疾患治療成績判定基準(日整会誌 66：1212-1219, 1992)
　　H．足部疾患治療成績判定基準(日整会誌 65：679-681, 1991)
　　Ⅰ．筋拘縮症障害程度判定の手引き(日整会誌 58：1201-1207, 1984)

資料4　その他

　　A．WHOの骨腫瘍分類
　　B．障害程度等級表
　　C．標準脊髄損傷神経機能評価表

資料1　関節可動域表示ならびに測定法

（日本整形外科学会，日本リハビリテーション医学会制定）

I. 関節可動域表示ならびに測定法の原則

1 関節可動域表示ならびに測定法の目的

日本整形外科学会と日本リハビリテーション医学会が制定する関節可動域表示ならびに測定法は，整形外科医，リハビリテーション医ばかりでなく，医療，福祉，行政その他の関連職種の人々をも含めて，関節可動域を共通の基盤で理解するためのものである。したがって，実用的で分かりやすいことが重要であり，高い精度が要求される計測，特殊な臨床評価，詳細な研究のためにはそれぞれの目的に応じた測定法を検討する必要がある。

2 基本肢位

neutral zero method を採用しているので，neutral zero starting position が基本肢位であり，概ね解剖学的肢位と一致する。ただし，肩関節水平屈曲・伸展については肩関節外転90°の肢位，肩関節外旋・内旋については肩関節外転0°で肘関節90°屈曲位，前腕の回外・回内については手掌面が矢状面にある肢位，股関節外旋・内旋については股関節屈曲90°で膝関節屈曲90°の肢位をそれぞれ基本肢位とする。

3 関節の運動

1）関節の運動は直交する3平面，すなわち前額面，矢状面，水平面を基本面とする運動である。ただし，肩関節の外旋・内旋，前腕の回外・回内，股関節の外旋・内旋，頚部と胸腰部の回旋は，基本肢位の軸を中心とした回旋運動である。また，足部の内がえし・外がえし，母指の対立は複合した運動である。

2）関節可動域測定とその表示で使用する関節運動とその名称を以下に示す。なお，下記の基本的名称以外によく用いられている用語があれば（　）内に併記する。

1 屈曲と伸展

多くは矢状面の運動で，基本肢位にある隣接する2つの部位が近づく動きが屈曲，遠ざかる動きが伸展である。ただし，肩関節，頚部・体幹に関しては，前方への動きが屈曲，後方への動きが伸展である。また，手関節，手指，足関節，足指に関しては，手掌または足底への動きが屈曲，手背または足背への動きが伸展である。

2 外転と内転

多くは前額面の運動で，体幹や手指の軸から遠ざかる動きが外転，近づく動きが内転である。

3 外旋と内旋

肩関節および股関節に関しては，上腕軸または大腿軸を中心として外方へ回旋する動きが外旋，内方へ回旋する動きが内旋である。

4 回外と回内

前腕に関しては，前腕軸を中心にして外方に回旋する動き（手掌が上を向く動き）が回外，内方に回旋する動き（手掌が下を向く動き）が回内である。

5 水平屈曲と水平伸展

水平面の運動で，肩関節を90°外転して前方への動きが水平屈曲，後方への動きが水平伸展である。

6 挙上と引き下げ（下制）

肩甲帯の前額面の運動で，上方への動きが挙上，下方への動きが引き下げ（下制）である。

7 右側屈・左側屈

頚部，体幹の前額面の運動で，右方向への動きが右側屈，左方向への動きが左側屈である。

8 右回旋と左回旋

頚部と胸腰部に関しては右方に回旋する動きが右回旋，左方に回旋する動きが左回旋である。

9 橈屈と尺屈

手関節の手掌面の運動で，橈側への動きが橈屈，尺側への動きが尺屈である。

10 母指の橈側外転と尺側内転

母指の手掌面の運動で，母指の基本軸から遠ざかる動き（橈側への動き）が橈側外転，母指の基本軸に近づく動き（尺側への動き）が尺側内転である。

11 ● 掌側外転と掌側内転

母指の手掌面に垂直な平面の運動で，母指の基本軸から遠ざかる動き（手掌方向への動き）が掌側外転，基本軸に近づく動き（背側方向への動き）が掌側内転である。

12 ● 対立

母指の対立は，外転，屈曲，回旋の3要素が複合した運動であり，母指で小指の先端または基部を触れる動きである。

13 ● 中指の橈側外転と尺側外転

中指の手掌面の運動で，中指の基本軸から橈側へ遠ざかる動きが橈側外転，尺側へ遠ざかる動きが尺側外転である。

14 ● 外がえしと内がえし

足部の運動で，足底が外方を向く動き（足部の回内，外転，背屈の複合した運動）が外がえし，足底が内方を向く動き（足部の回外，内転，底屈の複合した運動）が内がえしである。

足部長軸を中心とする回旋運動は回外，回内と呼ぶべきであるが，実際は，単独の回旋運動は生じ得ないので複合した運動として外がえし，内がえしとした。また，外反，内反という用語も用いるが，これらは足部の変形を意味しており，関節可動域測定時に関節運動の名称としては使用しない。

4 関節可動域の測定方法

1）関節可動域は，他動運動でも自動運動でも測定できるが，原則として他動運動による測定値を表記する。自動運動による測定値を用いる場合は，その旨明記する〔5の2）の(1)参照〕。

2）角度計は十分な長さの柄がついているものを使用し，通常は5°刻みで測定する。

3）基本軸，移動軸は，四肢や体幹において外見上わかりやすい部位を選んで設定されており，運動学上のものとは必ずしも一致しない。また，手指および足指では角度計のあてやすさを考慮して，原則として背側に角度計をあてる。

4）基本軸と移動軸の交点を角度計の中心に合わせる。また，関節の運動に応じて，角度計の中心を移動させてもよい。必要に応じて移動軸を平行移動させてもよい。

5）多関節筋が関与する場合，原則としてその影響を除いた肢位で測定する。例えば，股関節屈曲の測定では，膝関節を屈曲しハムストリングをゆるめた肢位で行う。

6）肢位は「測定肢位および注意点」の記載に従うが，記載のないものは肢位を限定しない。変形，拘縮などで所定の肢位がとれない場合は，測定肢位がわかるように明記すれば異なる肢位を用いてもよい〔5の2）の(2)参照〕。

7）筋や腱の短縮を評価する目的で多関節筋を緊張させた肢位で関節可動域を測定する場合は，測定方法がわかるように明記すれば多関節筋を緊張させた肢位を用いてもよい〔5の2）の(3)参照〕。

5 測定値の表示

1）関節可動域の測定値は，基本肢位を0°として表示する。例えば，股関節の可動域が屈曲位20°から70°であるならば，この表現は以下の2通りとなる。

（1）股関節の関節可動域は屈曲20〜70°（または屈曲20〜70°）。

（2）股関節の関節可動域は屈曲は70°，伸展は−20°。

2）関節可動域の測定に際し，症例によって異なる測定法を用いる場合や，その他関節可動域に影響を与える特記すべき事項がある場合は，測定値とともにその旨併記する。

（1）自動運動を用いて測定する場合は，その測定値を( )で囲んで表示するか，「自動」または「active」などと明記する。

（2）異なる肢位を用いて測定する場合は，「背臥位」「座位」などと具体的に肢位を明記する。

（3）多関節筋を緊張させた肢位を用いて測定する場合は，その測定値を〈 〉で囲んで表示するが，「膝伸展位」などと具体的に明記する。

（4）疼痛などが測定値に影響を与える場合は，「痛み」「pain」などと明記する。

6 参考可動域（略）

II. 上肢測定

部位名	運動方向	参考可動域角度	基本軸	移動軸	測定肢位および注意点	参考図
肩甲帯 shoulder girdle	屈曲 flexion	20	両側の肩峰を結ぶ線	頭頂と肩峰を結ぶ線		
	伸展 extension	20				
	挙上 elevation	20	両側の肩峰を結ぶ線	肩峰と胸骨上縁を結ぶ線	背面から測定する。	
	引き下げ（下制） depression	10				
肩 shoulder （肩甲帯の動きを含む）	屈曲（前方挙上） forward flexion	180	肩峰を通る床への垂直線（立位または座位）	上腕骨	上腕は中間位とする。体幹が動かないように固定する。脊柱が前後屈しないように注意する。	
	伸展（後方挙上） backward extension	50				
	外転（側方挙上） abduction	180	肩峰を通る床への垂直線（立位または座位）	上腕骨	体幹の側屈が起こらないように90°以上になったら前腕を回外することを原則とする。⇨［Ⅵ．その他の検査法］参照	
	内転 adduction	0				
	外旋 external rotation	60	肘を通る前額面への垂直線	尺骨	上腕を体幹に接して，肘関節を前方90°に屈曲した肢位で行う。前腕は中間位とする。⇨［Ⅵ．その他の検査法］参照	
	内旋 internal rotation	80				
	水平屈曲 horizontal flexion （horizontal adduction）	135	肩峰を通る矢状面への垂直線	上腕骨	肩関節を90°外転位とする。	
	水平伸展 horizontal extension （horizontal abduction）	30				
肘 elbow	屈曲 flexion	145	上腕骨	橈骨	前腕は回外位とする。	
	伸展 extension	5				

部位名	運動方向	参考可動域角度	基本軸	移動軸	測定肢位および注意点	参考図
前腕 forearm	回内 pronation	90	上腕骨	手指を伸展した手掌面	肩の回旋が入らないように肘を90°に屈曲する。	
	回外 supination	90				
手 wrist	屈曲（掌屈） flexion（palmar flexion）	90	橈骨	第2中手骨	前腕は中間位とする。	
	伸展（背屈） extension（dorsiflexion）	70				
	橈屈 radial deviation	25	前腕の中央線	第3中手骨	前腕を回内位で行う。	
	尺屈 ulnar deviation	55				

（日整会誌 69：240-250，1995 より）

III. 手指測定

部位名	運動方向	参考可動域角度	基本軸	移動軸	測定肢位および注意点	参考図
母指 thumb	橈側外転 radial abduction	60	示指（橈骨の延長上）	母指	運動は手掌面とする。以下の手指の運動は、原則として手指の背側に角度計をあてる。	
	尺側内転 ulnar adduction	0				
	掌側外転 palmar abduction	90			運動は手掌面に直角な面とする。	
	掌側内転 palmar adduction	0				
	屈曲（MCP） flexion	60	第1中手骨	第1基節骨		
	伸展（MCP） extension	10				
	屈曲（IP） flexion	80	第1基節骨	第1末節骨		
	伸展（IP） extension	10				

部位名	運動方向	参考可動域角度	基本軸	移動軸	測定肢位および注意点	参考図
指 fingers	屈曲（MCP） flexion	90	第2-5 中手骨	第2-5 基節骨	⇒[Ⅵ.その他の検査法] 参照	
	伸展（MCP） extension	45				
	屈曲（PIP） flexion	100	第2-5 基節骨	第2-5 中節骨		
	伸展（PIP） extension	0				
	屈曲（DIP） flexion	80	第2-5 中節骨	第2-5 末節骨	DIPは10°の過伸展をとりうる。	
	伸展（DIP） extension	0				
	外転 abduction		第3中手骨延長線	第2,4,5 指軸	中指の運動は橈側外転，尺側外転とする。 ⇒[Ⅵ.その他の検査法] 参照	
	内転 adduction					

（日整会誌 69：240-250，1995 より）

Ⅳ．下肢測定

部位名	運動方向	参考可動域角度	基本軸	移動軸	測定肢位および注意点	参考図
股 hip	屈曲 flexion	125	体幹と平行な線	大腿骨（大転子と大腿骨外顆の中心を結ぶ線）	骨盤と脊柱を十分に固定する。屈曲は背臥位，膝屈曲位で行う。伸展は腹臥位，膝伸展位で行う。	
	伸展 extension	15				
	外転 abduction	45	両側の上前腸骨棘を結ぶ線への垂直線	大腿中央線（上前腸骨棘より膝蓋骨中心を結ぶ線）	背臥位で骨盤を固定する。下肢は外旋しないようにする。内転の場合は，反対側の下肢を屈曲挙上してその下を通して内転させる。	
	内転 adduction	20				
	外旋 external rotation	45	膝蓋骨より下ろした垂直線	下腿中央線（膝蓋骨中心より足関節内外果中央を結ぶ線）	背臥位で，股関節と膝関節を90°屈曲位にして行う。骨盤の代償を少なくする。	
	内旋 internal rotation	45				

部位名	運動方向	参考可動域角度	基本軸	移動軸	測定肢位および注意点	参考図
膝 knee	屈曲 flexion	130	大腿骨	腓骨(腓骨頭と外果を結ぶ線)	屈曲は股関節を屈曲位で行う。	
	伸展 extension	0				
足 ankle	屈曲(底屈) flexion (plantar flexion)	45	腓骨への垂直線	第5中足骨	膝関節を屈曲位で行う。	
	伸展(背屈) extension (dorsiflexion)	20				
足部 foot	外がえし eversion	20	下腿軸への垂直線	足底面	膝関節を屈曲位で行う。	
	内がえし inversion	30				
	外転 abduction	10	第1, 第2中足骨の間の中央線	同左	足底で足の外縁または内縁で行うこともある。	
	内転 adduction	20				
母指(趾) great toe	屈曲(MTP) flexion	35	第1中足骨	第1基節骨		
	伸展(MTP) extension	60				
	屈曲(IP) flexion	60	第1基節骨	第1末節骨		
	伸展(IP) extension	0				
足指 toes	屈曲(MTP) flexion	35	第2-5中足骨	第2-5基節骨		
	伸展(MTP) extension	40				
	屈曲(PIP) flexion	35	第2-5基節骨	第2-5中節骨		
	伸展(PIP) extension	0				
	屈曲(DIP) flexion	50	第2-5中節骨	第2-5末節骨		
	伸展(DIP) extension	0				

(日整会誌 69:240-250, 1995 より)

V. 体幹測定

部位名	運動方向		参考可動域角度	基本軸	移動軸	測定肢位および注意点	参考図
頚部 cervical spines	屈曲（前屈）flexion		60	肩峰を通る床への垂直線	外耳孔と頭頂を結ぶ線	頭部体幹の側面で行う。原則として腰かけ座位とする。	
	伸展（後屈）extension		50				
	回旋 rotation	左回旋	60	両側の肩峰を結ぶ線への垂直線	鼻梁と後頭結節を結ぶ線	腰かけ座位で行う。	
		右回旋	60				
	側屈 lateral bending	左側屈	50	第7頚椎棘突起と第1仙椎の棘突起を結ぶ線	頭頂と第7頚椎棘突起を結ぶ線	体幹の背面で行う。腰かけ座位とする。	
		右側屈	50				
胸腰部 thoracic and lumbar spines	屈曲（前屈）flexion		45	仙骨後面	第1胸椎棘突起と第5腰椎棘突起を結ぶ線	体幹側面より行う。立位，腰かけ座位または側臥位で行う。股関節の運動が入らないように行う。 ⇨［Ⅵ. その他の検査法］参照	
	伸展（後屈）extension		30				
	回旋 rotation	左回旋	40	両側の後上腸骨棘を結ぶ線	両側の肩峰を結ぶ線	座位で骨盤を固定して行う。	
		右回旋	40				
	側屈 lateral bending	左側屈	50	ヤコビー（Jacoby）線の中点にたてた垂直線	第1胸椎棘突起と第5腰椎棘突起を結ぶ線	体幹の背面で行う。腰かけ座位または立位で行う。	
		右側屈	50				

（日整会誌 69：240-250，1995 より）

VI. その他の検査法

部位名	運動方向	参考可動域角度	基本軸	移動軸	測定肢位および注意点	参考図
肩 shoulder（肩甲骨の動きを含む）	外旋 external rotation	90	肘を通る前額面への垂直線	尺骨	前腕は中間位とする。肩関節は90°外転し，かつ肘関節は90°屈曲した肢位で行う。	
	内旋 internal rotation	70				
	内転 adduction	75	肩峰を通る床への垂直線	上腕骨	20°または45°肩関節屈曲位で行う。立位で行う。	
母指 thumb	対立 opposition				母指先端と小指基部（または先端）との距離(cm)で表示する。	
指 fingers	外転 abduction		第3中手骨延長線	2, 4, 5指軸	中指先端と2, 4, 5指先端との距離(cm)で表示する。	
	内転 adduction					
	屈曲 flexion				指尖と近位手掌皮線（proximal palmar crease）または遠位手掌皮線（distal palmar crease）との距離(cm)で表示する。	
胸腰部 thoracic and lumbar spines	屈曲 flexion				最大屈曲は，指先と床との間の距離(cm)で表示する。	

（日整会誌 69：240-250，1995 より）

資料2　主な徒手筋力テスト

必ず両側に行うこと。赤矢印は検者が徒手的に力を加える方向，白矢印は被検者が動かそうとする方向を示している。

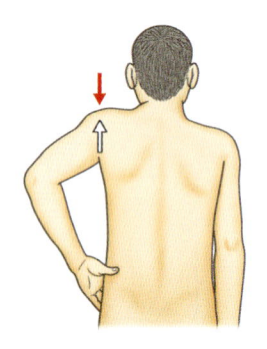

肩甲骨挙上動作
主動作筋は僧帽筋上部線維と肩甲挙筋。僧帽筋は副神経支配，肩甲挙筋は肩甲背神経支配。肩を挙上させ抵抗を加える。

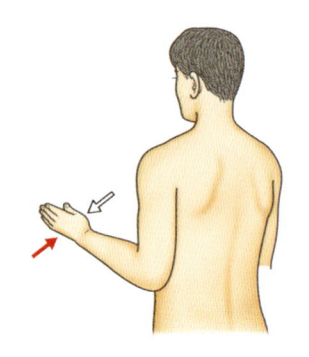

肩外旋動作
主動作筋は棘下筋と小円筋。棘下筋は肩甲上神経支配，小円筋は腋窩神経支配。肘を屈曲させて前腕を外方へ回転させ抵抗を加える。

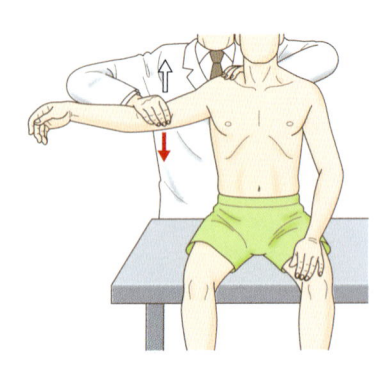

肩外転動作
主動作筋は三角筋中部線維。腋窩神経支配。90°外転位で調べる。検者は被検者のうしろに立ち，上肢を外転させ，上腕遠位部（肘の直ぐ上）に下向きの抵抗を加える。

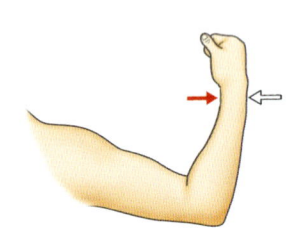

前腕回外位での肘屈曲動作
主動作筋は上腕筋，上腕二頭筋，腕橈骨筋。筋皮神経支配。前腕を回外させて肘を屈曲させ抵抗を加える。

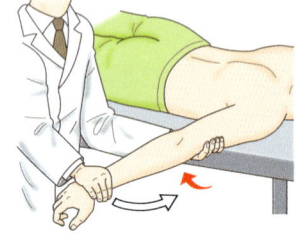

肘伸展動作
主動作筋は上腕三頭筋。橈骨神経支配。被検者は腹臥位で肘を曲げ前腕を診察台から下垂する。肘を伸展させ前腕遠位部に下向きの抵抗を加える。

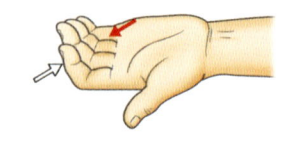

近位指節間関節屈曲
主動作筋は浅指屈筋（正中神経支配）と深指屈筋（橈側は正中神経支配，尺側は尺骨神経支配）。近位指骨を固定して，近位指節間関節で指を屈曲させ抵抗を加える。

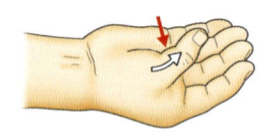

母指対立運動
主動作筋は母指対立筋。正中神経支配。母指尖を小指尖に近づけさせる。

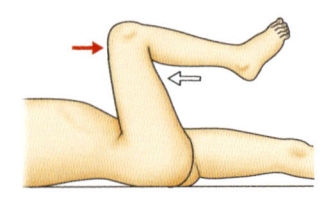

股関節屈曲
主動作筋は大腰筋，腸骨筋。大腿神経支配。膝屈曲位で背臥させ，90°に曲げた股関節をさらに屈曲させ，抵抗を加える。

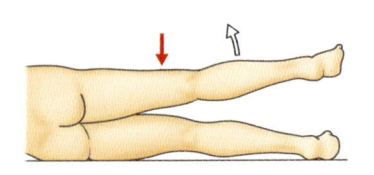

股関節外転
主動作筋は中殿筋，小殿筋。上殿神経支配。下肢伸展位で側臥位に寝かせる。抵抗を加えながら上方の下肢全体を外転（上に上げる）させる。

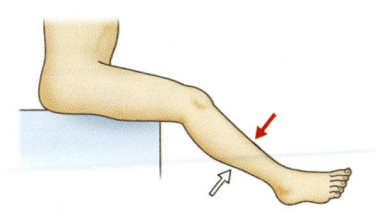

膝関節伸展
主動作筋は大腿四頭筋。大腿神経支配。下腿に抵抗を加えて，膝を伸展させる。

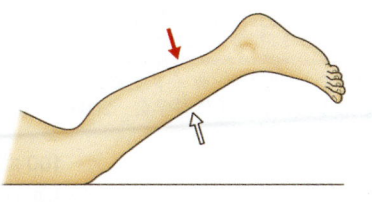

膝関節屈曲
主動作筋は大腿二頭筋。坐骨神経支配。腹臥位に寝かせ，抵抗を加えながら，膝を屈曲させる。

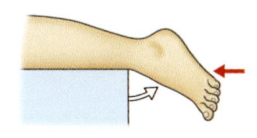

足関節底屈
主動作筋は腓腹筋とヒラメ筋。腹臥位で，足部を底屈させ，抵抗を加える（右図も参照）。

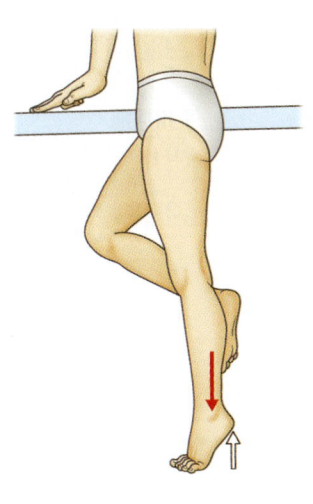

Danielsの腓腹筋とヒラメ筋の評価（Hoppenfeldによる）
　まず患者に膝関節を伸展させて検査する側の下肢で立たせる。支えがいる場合には，1本か2本の指を検査台の上に置いて，バランスをとるのを助ける程度にする。被検者に足を底屈できる限りいっぱいに底屈させ，連続繰り返し踵を床から持ち上げさせる。
　この動作が20回以上可能であれば5（normal），反復する10回から19回の動作の間に休みなく，また疲労をみせることなく完全に行えるときには4（good），1回から9回なら休みも疲れもなしに完全に行える場合は3（fair）とする。
　これ以下は腹臥位で足は検査台からはみ出る位置で行い，完全な底屈運動ができ，最大抵抗に負けずに保てるものを2＋（poor＋），完全に動くが抵抗に耐えられないものを2（poor），全可動域は動かせないものを2－（poor－）とする。

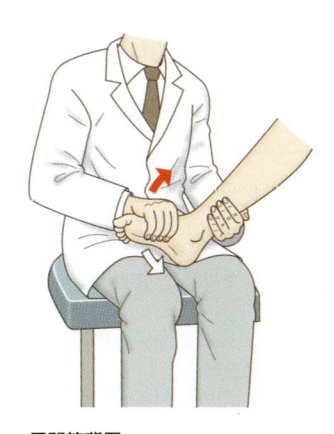

足関節背屈
主動作筋は前脛骨筋。被検者の足を大腿部に置き，足関節を背屈させ，足部に底屈方向の抵抗を加える。

資料3　治療成績判定基準，機能評価法など

「日本整形外科学会 評価基準・ガイドライン・マニュアル集 第3版」（日本整形外科学会，1999年）と「手の機能評価表 第4版」（日本手外科学会，2006年）より

A　頚髄症治療成績判定基準

● 改訂17点法（合計17点）

運動機能	上肢	手指	0点[不能]……自力では不能（箸，スプーン・フォーク，ボタンかけすべて不能） 1[高度障害]……箸，書字は不能。スプーン・フォークで辛うじて可能 2[中等度障害]……箸で大きな物はつまめる。書字は辛うじて可能。大きなボタンかけ可能 3[軽度障害]……箸，書字ぎこちない。Yシャツの袖のボタンかけ可能 4[正常]……正常
		肩・肘機能	−2[高度障害]　三角筋または上腕二頭筋≦2 −1[中等度障害]　三角筋または上腕二頭筋＝3 [−0.5[軽度障害]　三角筋または上腕二頭筋＝4] −0[正常]　三角筋または上腕二頭筋−5
	下肢		0点[不能]……独立，独歩不能 [0.5……立位は可能] 1[高度障害]……平地でも支持が必要 [1.5……平地では支持なしで歩けるが不安定] 2[中等度障害]……平地では支持不要。階段の昇降に手すり必要 [2.5……平地では支持不要。階段の降りのみ手すり必要] 3[軽度障害]……ぎこちないが，速歩可能 4[正常]……正常
知覚機能	上肢		0点[高度障害]……知覚脱失（触覚，痛覚） [0.5……5/10以下の鈍麻（触覚，痛覚），耐えがたいほどの痛み，しびれ] 1[中等度障害]……6/10以上の鈍麻（触覚，痛覚），しびれ，過敏 [1.5[軽度障害]……軽いしびれのみ（知覚正常）] 2[正常]……正常
	体幹		0点[高度障害]……知覚脱失（触覚，痛覚） [0.5……5/10以下の鈍麻（触覚，痛覚），耐えがたいほどの痛み，しびれ] 1[中等度障害]……6/10以上の鈍麻（触覚，痛覚），絞扼感，しびれ，過敏 [1.5[軽度障害]……軽いしびれのみ（知覚正常）] 2[正常]……正常
	下肢		0点[高度障害]……知覚脱失（触覚，痛覚） [0.5……5/10以下の鈍麻（触覚，痛覚），耐えがたいほどの痛み，しびれ] 1[中等度障害]……6/10以上の鈍麻（触覚，痛覚），しびれ，過敏 [1.5[軽度障害]……軽いしびれのみ（知覚正常）] 2[正常]……正常
膀胱機能			0点[高度障害]……尿閉，失禁 1[中等度障害]……残尿感，怒責，尿切れ不良，排尿時間延長，尿もれ 2[軽度障害]……開始遅延，頻尿 3[正常]……正常

● 100点法

該当項目がばらつく時は，低い（重症の）方を採用する。

運動機能（左右独立評価）

肩・肘機能（三角筋，上腕二頭筋筋力にて測定）

- 0：MMT 2以下　肘疾患による障害を除く
- 2：MMT 3
- 3：MMT 4
- 4：MMT 5（−）耐久力の不足，脱力感
- 5：MMT 5

手指機能

- 0：食事動作はスプーン，フォークも使用不能
ボタン掛けなどが全く不能
- 2：食事動作はスプーンかフォークでやっと可能
大きいボタンを見ながらやっと掛ける
- 4：食事動作はスプーン，フォーク使用，ナイフ使用不可能，辛うじて割箸の使用可能。紐を結ぶことはできるが解けない。
- 6：食事動作はナイフもやや困難であるが使用可能
割箸はほぼ普通に使える
大きいボタンは掛けられるが，Yシャツのボタンは困難
- 8：食事動作はナイフ，フォークの扱いは自由，箸の使用は自由だがややぎこちない。細い紐の結び解き，Yシャツのボタン掛け外しはできるがぎこちない。
- 10：食事動作，紐結び，ボタン掛けすべて普通に可能

下肢機能（下肢機能は明らかな左右差がないかぎり，左右同点とする）

- 0：起立，歩行不能
- 2：つかまり立ち，歩行器歩行可能
- 4：松葉杖（1本杖）歩行可能，階段上昇可能，片足ジャンプ不能
- 6：平地杖なし歩行可能，階段昇降可能（下降時に必ず手すり必要），片脚起立可能
- 8：平地では速歩可能，走ることは自信ない，階段下降はぎこちない，片足ジャンプ可能
- 10：正常，片足ジャンプ，歩行，階段昇降はスムーズ

知覚機能（左右独立評価）

上肢，体幹・下肢%（%は患者の自己評価による正常域に対する残存知覚の程度）

- 0　0：（0-10%）　知覚脱失
しびれが強くて我慢できない
- 3　3：（20-40%）　何かに触れていることはわかるが，形状，質の識別は不可能
睡眠を妨げるしびれ
- 5　5：（50-70%）　触れていることも形状，質ともに識別可能．しかし感覚は半分ほどしかわからない
ときに投薬を必要とする疼痛，しび

8	8：(80-90％)	れがある 触覚はほぼ正常であるが，軽い痛覚鈍麻あり 軽いしびれはあるが，気にならない
10	10：(100％)	正常で，しびれ，疼痛などもない

[膀胱機能]
- 0：自排尿が不能，あるいは失禁
- 3：やっと自排尿できる。つねに残尿感があり，あるいはおむつが必要な失禁
- 5：頻尿・尿線に勢いがない
  ときに失禁し，下着を汚すこともある
- 8：膨満感は正常。排尿まで時間がかかる，頻尿
- 10：膨満感，排尿ともに正常

【点数配分】　　　　　　　　　合計(改善率)100点

● 運動機能	R/L	● 知覚機能	R/L
肩・肘機能	5/5	手指	10/10
手指機能	10/10	体幹・下肢	10/10
下肢機能	10/10	小計	20/20
小計	25/25	● 膀胱機能	10

B 腰痛治療成績判定基準

I. 自覚症状 ……………………………………(9点)

A. 腰痛に関して
- a. 全く腰痛はない ………………………………… 3
- b. 時に軽い腰痛がある ………………………………… 2
- c. 常に腰痛があるか，あるいは時にかなりの腰痛がある ………………………………… 1
- d. 常に激しい腰痛がある ………………………………… 0

B. 下肢痛およびシビレに関して
- a. 全く下肢痛，シビレがない ………………………………… 3
- b. 時に軽い下肢痛，シビレがある ………………………………… 2
- c. 常に下肢痛，シビレがあるか，あるいは時にかなりの下肢痛，シビレがある ………………………………… 1
- d. 常に激しい下肢痛，シビレがある ………………………………… 0

C. 歩行能力について
- a. 全く正常に歩行が可能 ………………………………… 3
- b. 500 m 以上歩行可能であるが，疼痛，シビレ，脱力を生じる ………………………………… 2
- c. 500 m 以下の歩行で疼痛，シビレ，脱力を生じ，歩けない ………………………………… 1
- d. 100 m 以下の歩行で疼痛，シビレ，脱力を生じ，歩けない ………………………………… 0

II. 他覚所見 ……………………………………(6点)

A. SLR(tight hamstring を含む)
- a. 正常 ………………………………… 2
- b. 30～70° ………………………………… 1
- c. 30° 未満 ………………………………… 0

B. 知覚
- a. 正常 ………………………………… 2
- b. 軽度の知覚障害を有する ………………………………… 1
- c. 明白な知覚障害を認める ………………………………… 0

注：① 軽度の知覚障害とは，患者自身が認識しない程度のもの。
② 明白な知覚障害とは，知覚のいずれかの完全脱失，あるいはこれに近いもので患者自身も明らかに認識しているものをいう。

C. 筋力
- a. 正常 - 2
- b. 軽度の筋力低下 ………………………………… 1
- c. 明らかな筋力低下 ………………………………… 0

注：① 被検筋を問わない。
② 軽度の筋力低下とは，筋力4程度を指す。
③ 明らかな筋力低下とは，筋力3以下を指す。
④ 他覚所見が両側に認められる時は，より障害度の強い側で判定する。

III. 日常生活活動 ……………………………………(14 点)

	非常に困難	やや困難	容易
寝がえり動作	0	1	2
立ち上がり動作	0	1	2
洗顔動作	0	1	2
中腰姿勢または立位の持続	0	1	2
長時間座位(1時間位)	0	1	2
重量物の挙上または保持	0	1	2
歩行	0	1	2

IV. 膀胱機能 ……………………………………(−6 点)

- a. 正常 ………………………………… 0
- b. 軽度の排尿困難(頻尿，排尿遅延，残尿感) …… −3
- c. 高度の排尿困難(失禁，尿閉) ………………… −6

注：尿路疾患による排尿障害を除外する。

V. 満足度(参考)

a. とてもよかった	c. わからない
b. よかった	d. やらない方がよかった

VI. 精神状態の評価(参考)

- a. 愁訴の性質，部位，程度など一定しない。
- b. 痛みだけでなく，機能的に説明困難な筋力低下，痛覚過敏，自律神経系変化を伴う。
- c. 多くの病院あるいは多数科を受診する。
- d. 手術に対する期待度が異常に高い。
- e. 手術の既往があり，その創部痛のみを異常に訴える。
- f. 異常に長く(例えば1年以上)仕事を休んでいる。
- g. 職場，家庭生活で問題が多い。
- h. 労災事故，交通事故に起因する。
- i. 精神科での治療の既往。
- j. 医療訴訟の既往がある。

〔参考〕 治療成績判定基準の利用方法について

この判定基準は腰痛疾患全般(椎間板ヘルニア，分離・すべり症，脊柱管狭窄症など)に応用可能な案として作成したものであるが，利用法として次のような方法が考えられる．

1. 点数表示として扱う方法
   各使用者の判断により
   ⅰ) 自覚症状(9点)，他覚所見(6点)，日常生活活動(14点)の総合点(29点)により比較する方法
      例えば総合点8→29点など
   ⅱ) 各項目別に比較し使用する方法
      すなわち自覚症状(9点)，他覚所見(6点)，日常生活活動(14点)の治療前後のそれぞれを比較する方法
      例えば自覚症状5→9点，他覚所見3→5点，日常生活活動7→13点のごとく
   ⅲ) 1つの症状を取り上げ治療前後で比較する方法
      例えば脊柱管狭窄症では歩行能力だけを取り上げて比較する方法
      例えば0→3点
   ⅳ) 改善指数あるいは改善率として表現する方法
      a. 改善指数 = $\dfrac{治療後点数 - 治療前点数}{治療後点数}$
      b. 改善率 = $\dfrac{治療後点数 - 治療前点数}{正常 - 治療後点数} \times 100 (\%)$
2. 膀胱機能は障害のみられる場合のみ用い単独評価を行うか，あるいは総合点として用いるが，総合点として用いる場合はマイナス点として評価を行う．
3. 判定時期は各使用者が判定時期を明確にして使用する．
4. 満足度および精神状態の評価は参考として点数評価を行わない．

C 肩関節疾患治療成績判定基準

I. 疼痛(30点)

なし	30
圧痛またはスポーツ，重労働にわずかな痛み	25
日常生活に軽い痛み	20
	15
中等程度の耐えられる痛み (鎮痛薬使用，時々夜間痛)	10
高度な痛み(活動に強い制限あり，夜間痛頻回)	5
痛みのために全く活動できない	0

II. 機能(20点)

総合機能(10点)	外転筋力の強さ(5点) ※90°外転位にて測定 同肢位のとれないときは 可能な外転位にて測定 (可能外転位角度)	正常 優 良 可 不可 ゼロ	5 4 3 2 1 0
	耐久力(5点) ※1kgの鉄アレイを 水平保持できる時間 肘伸展位・回内位にて測定	10秒以上 3秒以上 2秒以下 不可	5 3 1 0
日常生活活動群(10点)	結髪動作		1
	結帯動作		1
	口に手がとどく		1
	患側を下に寝る		1
	上着のサイドポケットのものを取る		1
	反対側の腋窩に手がとどく		1
	引戸の開閉ができる		1
	頭上の棚の物に手がとどく		1
	用便の始末ができる		1
	上着を着る		1
	(他に不能の動作があれば各1点減点する)		

注：肘関節，手に障害がある場合は，可動域，痛みについて記載

III. 可動域(自動運動) 座位にて施行(30点)

挙上(15点)	150°以上	15
	120°以上	12
	90°以上	9
	60°以上	6
	30°以上	3
	0°	0
外旋(9点)	60°以上	9
	30°以上	6
	0°以上	3
	−20°以上	1
	−20°以下	0
内旋(6点)	Th_{12}以上	6
	L_5以上	4
	殿部	2
	それ以下	0

IV. X線所見評価(5点)

正常	5
中程度の変化または亜脱臼	3
高度の変化または脱臼	1

V. 関節安定性(15点)

正常	15
軽度のinstabilityまたは脱臼不安感	0
重度のinstabilityまたは亜脱臼の既往,状態	5
脱臼の既往または状態	0

D 肘機能評価法

1. 疼痛(30点)　　　　　　後記【参考】(1)参照

・なし	30点
・	25点
・軽度	20点
・	15点
・中等度	10点
・	5点
・高度	0点

2. 機能(20点) ················ [A]＋[B]

[A] 日常動作(12点)

	容易	困難	不能
・洗顔動作	2点	1点	0点
・食事動作	2点	1点	0点
・シャツのボタンかけ	2点	1点	0点
・コップの水そそぎ	2点	1点	0点
・用便の始末	2点	1点	0点
・靴下の脱着	2点	1点	0点

[B] 筋力(8点)

筋力	屈曲	伸展
5	5点	3点
4	4点	3点
3	3点	2点
2	2点	1点
1	1点	0点
0	0点	0点

・日常動作の容易,困難の評価は次の基準を目安とする.
　容易：肘関節の疼痛はあっても軽度である.また十分な耐久力があり,素早く,スムーズに動作が可能である.
　困難：時間をかければ,どうにか可能である.
・肩と手に著しい機能障害がある場合(乳幼児を含める)には,後記【参考】(2)の簡便法で評価する.
・強直時の筋力の判定は,等尺性筋収縮時に筋の触診を行い判定する.

3. 可動域(30点) ················ [A]＋[B]*

[A] 屈伸可動域(22点)

屈曲(　　°)　伸展(　　°)

屈曲＋伸展＝[A]
　　(　　°)

136°以上	22点
121～135°	18点
91～120°	15点
61～90°	10点
31～60°	5点
16～30°	3点
15°以下	0点

[B] 回旋可動域(8点)

回外(　　°)　回内(　　°)

回外＋回内＝[B]
　　(　　°)

151°以上	8点
121～150°	6点
91～120°	4点
31～90°	2点
30°以下	0点

・自動運動で評価する.
・疼痛性可動制限と器質的可動制限は同一に評価する.
・伸展運動で過伸展が可能な場合(プラス表示)は,伸展0°に統一する.

*伸展角度がプラス表示の時は0°

4. 関節動揺性(10点) ················ [A]＋[B]**

[A] ・正常(動揺性なし) ········ 10点
　　・10°以下の動揺性 ········ 5点
　　・11°以上の動揺性 ········ 0点

[B] 橈骨頭の状態
　　・亜脱臼 ········ －3点
　　・脱臼 ········ －5点

・[A]は肘関節の最大伸展位で徒手検査を行い,動揺性の最も大きい方向で測定する.
・[B]は触診,X線像のいずれかで判定する.
・[A]＋[B]で動揺性を評価する.この値がマイナス表示になった場合は0点とする.

**マイナス表示の時は0点

5. 変形(10点) ················ [A]＋[B]**

[A] 内反変形の場合　　外反変形の場合

・なし	15°以下	10点
・10°以下	20°以下	7点
・15°以下	30°以下	4点
・16°以上	31°以上	0点

[B] その他の変形(屈曲・回旋変形,骨格異常による醜形)

・なし	(15°以下)	0点
・軽度	(16～30°)	－2点
・中等度	(31～45°)	－3点
・高度	(46°以上)	－5点

(　)は屈曲変形角度を示す

・内反・外反変形は肘関節の0°伸展位(伸展不足時は最大伸展位)で判定する.屈曲(または伸展)拘縮が強い場合には,上腕骨のX線像で判定する.上腕骨長軸をフィルム面に平行に置き正面像を撮影する.幼小児ではBaumann角を,成人では上腕骨長軸と内外上顆を結ぶ線(TEA)とのなす角を測定する.
・[B] その他の変形には,内・外反方向以外の屈曲

変形，回旋変形，肘関節の骨格異常による醜形などが含まれる。
- [B] その他の変形で軽度，中等度，高度の評価は，次の基準を目安とする。
  - 軽度　：注意すればわかる。
  - 中等度：一見してわかるが，治療の対象にはならない。
  - 高度　：非常に気になり，治療の対象になる。

  ただし，屈曲変形に限っては，判定基準に示してある角度を目安に評価する。
- [A]+[B]で変形を評価する。この値がマイナス表示になった場合には0点とする。

【肘機能評価・参考】

(1) 疼痛判定基準（30点）

		疼痛 （自発・運動痛）	日常生活の支障
なし	30点 25点	なし 時々	なし なし
軽度	20点 15点	常時 常時	なし 動作によってあり
中等度	10点 5点	常時 常時	すべての動作にあり かなりあり
高度	0点	常時	肘をかろうじて使用

		スポーツ・ 重労働の支障	疼痛対策の有無 （鎮痛薬など）
なし	30点 25点	なし 少しあり	なし なし
軽度	20点 15点	あり かなりあり	なし 時々必要
中等度	10点 5点	かなりあり 高度（できない）	時に必要 常に必要
高度	0点	高度（できない）	常に必要

(2) 日常動作簡便法（12点）

	容易	やや困難	困難	不能
洗顔動作（顔に手掌がつけられれば可）	3点	2点	1点	0点
シャツのボタンかけ（胸に手掌がつけられれば可）	3点	2点	1点	0点
用便の始末（肛門部に手がとどけば可）	3点	2点	1点	0点
靴下の着脱（足が手にとどけば可）	3点	2点	1点	0点

(3) 上顆炎（20点）　[A]+[B]

[A] 圧痛
- −　…… 10点
- ±　…… 5点
- ＋　…… 2点
- ＃　…… 0点

[B] 上顆炎テスト*
- −　…… 10点
- ±　…… 5点
- ＋　…… 2点
- ＃　…… 0点

*（いずれかの疼痛誘発テスト）

(4) スポーツ能力（20点）
- 低下なし …… 20点
- 軽度低下 …… 15点
- かなり低下（同じスポーツを継続） …… 10点
- 著しく低下（同じスポーツをレベルを下げて継続） …… 5点
- 同じスポーツの継続は不能 …… 0点

*外傷（障害）発生時のスポーツを対象とする。
*肘関節以外の要素が判定に含まれれば，評価不能とする。

(5) 治療後成績改善率
治療後成績

$$改善率（\%）= \frac{術後総合点 - 術前総合点}{正常肘総合点（100点）- 術前総合点} \times 100$$

E 手関節障害の機能評価基準

I. 手関節機能評価（Cooneyの評価法の改変）

1. 疼痛（20）
   - なし …… 20
   - 軽度（頻度は少ないがときどき痛む） …… 15
   - 中等度（頻回に痛む） …… 10
   - 高度（常に痛む） …… 5
   - 激痛（常に痛み，薬を要する　使えない） …… 0

2. 可動域（30）　　　　［健側比］
   - 掌背屈　106°以上　　76%以上　…… 15
   - 　　　　71〜105°　　51〜75　　…… 10
   - 　　　　15〜70°　　11〜50　　…… 5
   - 　　　　14°以下　　10%以下　…… 0
   - 回内外　136°以上　　76%以上　…… 15
   - 　　　　91〜135°　　51〜75　　…… 10
   - 　　　　46〜90°　　26〜50　　…… 5
   - 　　　　45°以下　　25%以下　…… 0

3. 握力（20）
   - ［健側比］76%以上 …… 20
   - 51〜75 …… 15
   - 26〜50 …… 10
   - 25%以下 …… 0

4. 日常動作（10）
   （○：できる2点，△：なんとかできる1点，×：できない0点とし，洗顔・食事・シャツのボタンかけ・用便の始末・書字の5項目の合計点を算出）
   - 6〜10点 …… 10
   - 3〜5点 …… 5
   - 0〜2点 …… 0

5. 職業復帰（20）
   - 現職，現作業に復帰 …… 20
   - 制約あるが復帰 …… 15
   - 労務変更または転職 …… 10
   - 著明な制約あり，部分復帰 …… 5
   - 就労不能 …… 0

6. 成績判定
   - E：80〜100　　G：60〜75
   - F：40〜55　　P：35以下

(Cooney WP, et al：Difficult wrist fractures. Perilunate fracture-dislocations of the wrist. Clin Orthop Relat Res 214：136-147, 1987)

II. 橈骨遠位端骨折の治療成績評価基準

症状・障害の程度	減点数
自覚的評価	
Excellent 疼痛，労働力低下，可動域制限いずれもなし	0
Good ときどき疼痛，軽度可動域制限のみ	2
Fair ときどきの疼痛，注意すれば労働に影響なし，中等度可動域制限，手関節脱力感，生活動作の軽度制限	4
Poor 疼痛，労働力低下，高度可動域制限，生活動作の著しい制限	6
他覚評価	
Ⅰ．遺残変形	
橈・尺骨遠位端長差　0±2 mm の範囲外	1
橈側遠位端掌側傾斜　11±10° の範囲外	1
橈骨遠位端尺側傾斜　23±10° の範囲外	1
Ⅱ．可動域制限	
手関節　背屈　<45°	1
掌屈　<30°	1
尺屈　<15°	1
橈屈　<15°	1
前腕　　回外　<50°	1
回内　<50°	1
Ⅲ．握力低下	
利き手　反対側の握力より少ないとき	1
反対側の握力の2/3以下	2
非利き手　反対側の握力の2/3以下	1
反対側の握力の1/2以下	2
Ⅳ．関節症変化	
なし	0
軽度（関節面の不整，関節辺縁尖鋭化）	1
中等度（関節裂隙の狭小化，骨棘形成）	2
高度（著明な骨棘形成，関節強直）	3
合併症	
神経合併症	1～2
手指拘縮	1～2
腱断裂	1～2

総合成績	減点数
Excellent	0～3
Good	4～9
Fair	10～15
Poor	16～26

(Saito H, et al : Classification of fracture at the distal end of the radius with reference to treatment of comminuted fracture. In : Boswick JA, ed. Current Concepts in Hand Surgery. Lea & Febiger : Philadelphia, pp129-145, 1983)

IIIA. Kienböck 病の成績判定基準(1)

Satisfactory results
1) 原職復帰し手関節痛があってもわずか
2) 握力　健側の60%以上
3) 手関節掌背屈可動域が改善あるいは低下しても10°以内

Unsatisfactory results
1), 2), 3)の1つでも満たさないものがある場合

(Lichtman DM, et al : Kienböck's disease-update on silicone replacement arthroplasty. J Hand Surg Am 1982 ; 7 : 343-347)

IIIB. Kienböck 病の成績判定基準(2)

1. 手関節痛(10)
    - なし … 10
    - 負荷時痛のみ … 7
    - 日常軽い痛み … 4
    - 常時の痛み … 0
2. 握力対健側比(5)
    - 90% … 5
    - 80% … 4
    - 70% … 3
    - 60% … 2
    - 50% … 1
    - 49%以下 … 0
3. 手関節掌背屈増加可動域(6)
    - 20°以上 … 6
    - 10～19° … 5
    - 5～9° … 3
    - 5%未満 … 0
4. X線所見
    - 硬化像改善 … 1
    - 骨嚢胞像改善 … 1
    - 分節化改善 … 1
    - Ståhl index　改善 … 3
    - 不変 … 1
    - 悪化 … 0
    - Carpal height ratio　改善 … 3
    - 不変 … 1
    - 悪化 … 0
5. 成績判定(0～30)
    - E：24～30　　G：18～23
    - F：12～17　　P：0～11

(Nakamura R, et al : Radial wedge osteotomy for Kienböck disease. J Bone Joint Surg 73A : 1391-1396, 1991)

F 股関節機能判定基準

1. 疼痛

項目	右	左
股関節に関する愁訴がまったくない。	40点	40点
不定愁訴（違和感，疲労感）があるが，痛みはない。	35	35
歩行時痛みはない（ただし歩行開始時あるいは長距離歩行後疼痛を伴うことがある）。	30	30
自覚痛はない。歩行時疼痛はあるが，短時間の休息で消退する。	20	20
自発痛は時々ある。歩行時疼痛があるが，休息により軽快する。	10	10
持続的に自発痛または夜間痛がある。	0	0
具体的表現		

注：① 左右別々に記入する。
　　② 40点は現行法と異なり，全く正常な股関節を対象とするので注意を要する。
　　③ 記載に際しては欄外に「具体的表現」の項があるので，ここに患者の表現をできるだけ記入する。

2. 可動域

項目	右	左
屈曲	点	点
伸展	点	点
外転	点	点
内転	点	点

注：① 左右別々に記入する。
　　② 関節運動の範囲は他動による可動域とする。外転は膝蓋骨正面中間位とする。
　　③ 屈曲，外転ともに10°刻みで評価し，屈曲は10°に1点，外転は10°に2点を与える。拘縮がある場合にはその角度を差し引いて点数を算出する。

屈曲（評価点）	外転（評価点）
10° → 1 点	0°以下 → 0 点
	1°以上 → 2 点
90° → 9 点	10°以上 → 4 点
	20°以上 → 6 点
120° → 12 点	30°以上 → 8 点

［拘縮のない場合］
（例）屈曲100°，伸展0° の場合 → 10点
　　　外転20° → 6点　　計 16 点

［拘縮のある場合］
（例）屈曲拘縮20°，外転拘縮5°で屈曲100°，外転20°可能な場合
　　　屈曲100°−20°＝80° → 8 点
　　　外転20°−5°＝15° → 4 点　　計 12 点

3. 歩行能力

長距離歩行，速歩が可能。歩容は正常	20点
長距離歩行，速歩は可能であるが，軽度の跛行を伴うことがある。	18点
杖なしで，約30分または2km歩行可能である。跛行がある。日常の屋外活動にはほとんど支障がない。	15点
杖なしで，10〜15分程度，あるいは約500m歩行可能であるが，それ以上の場合1本杖が必要である。跛行がある。	10点
屋内活動はできるが，屋外活動は困難である。屋外では2本杖を必要とする。	5点
ほとんど歩行不能	0点
具体的表現	

注：① 20点，18点の項に表記される「速歩」とは「小走り」と理解する。これと同様の動作はすべて速歩とする。
　　② 内容に関しては欄外の具体的表現の所に記入する。

4. ADL

項目	容易	困難	不能
腰かけ	4点	2点	0点
立ち仕事（家事を含む）注(1)（右上）	4	2	0
しゃがみこみ，立ち上がり注(2)	4	2	0
階段の昇り，降り　　　　注(3)	4	2	0
車，バスなどの乗り降り注(4)	4	2	0

注：(1) 持続時間約30分。休息を要する場合，困難とする。5分くらいしかできない場合不能とする。
　　(2) 支持が必要な場合，困難とする。
　　(3) 手すりを要する場合，困難とする。
　　(4) 支持が必要な場合，困難とする。

5. 可動域と観察項目

① 下肢長（SMD）
② 大腿周囲径
③ 下腿周囲径
④ 股関節屈曲・伸展・外転・内転・外旋・内旋
⑤ Trendelenburg sign
⑥ 体重（kg）

● X線像の評価

項目\判定	関節裂隙	骨構造の変化	臼蓋および骨頭の変形
4	ほぼ正常	ほとんどなし	ほぼ正常
3	ほとんど狭小化なし	骨梁配列の変化がありうる	先天性，後天性の変形あり
2	軽度もしくは中等度の狭小化	臼蓋の骨硬化	軽度の骨棘形成
1	高度の狭小化あるいは部分的な軟骨下骨質の接触	臼蓋の骨硬化 臼蓋あるいは骨頭の骨囊胞	骨棘形成あり臼底の増殖性変化
0	荷重部関節裂隙の広範な消失	広範な骨硬化 巨大な骨囊胞	著明な骨棘形成や臼底の二重像，臼蓋の破壊

注：① 判定に用いるX線像は，できる限り骨頭中心に管球の焦点をおき，中間位で撮影されたものが望ましい。
　　② 総合評価は，関節裂隙の項を重視し，他の項目を参考として決定する。
　　　判定にあたっては，＋，−を付してもよい（例：1＋，1−など）。
　　③ 臼蓋形成術，筋解離術，大腿骨骨切り術などの関節外の手術を行った場合には，術後の評価にも使用しうる。術後の評価の場合には，0, 1, 2では荷重部関節面の不適合あり，3では不適合なしとする。

表記法について

両側機能と片側機能に分けられる項目で得点をそれぞれ記載して見られるようにした。

$\frac{右，左}{両側の機能}:\frac{疼痛と可動域の合計}{歩行能力と日常生活動作の合計}$ とし，満点は $\frac{60, 60}{40}$ となる。

例えば，人工股関節置換術の両側例（あるいはカテゴリーB）で，左のみ手術が施行された場合，評価点が $\frac{35, 48}{28}$ であったなら，カテゴリーBで左術前××点が術後76点になった。という表現になる。カテゴリーAは片側股関節罹患，カテゴリーBは両側股関節罹患，カテゴリーCは多関節罹患である。

G 膝疾患治療成績判定基準

● OA 膝

		右	左
疼痛・歩行能	1 km 以上歩行可，通常疼痛ないが，動作時たまに疼痛あってもよい	30	30
	1 km 以上歩行可，疼痛あり	25	25
	500 m 以上，1 km 未満の歩行可，疼痛あり	20	20
	100 m 以上，500 m 未満の歩行可，疼痛あり	15	15
	室内歩行または 100 m 未満の歩行可，疼痛あり	10	10
	歩行不能	5	5
	起立不能	0	0
疼痛・階段昇降能	昇降自由・疼痛なし	25	25
	昇降自由・疼痛あり，手すりを使い・疼痛なし	20	20
	手すりを使い・疼痛あり，一歩一歩・疼痛なし	15	15
	一歩一歩・疼痛あり，手すりを使い一歩一歩・疼痛なし	10	10
	手すりを使い一歩一歩・疼痛あり	5	5
	できない	0	0
屈曲角度および強直・高度拘縮	正座可能な可動域	35	35
	横座り・胡座可能な可動域	30	30
	110°以上屈曲可能	25	25
	75°以上屈曲可能	20	20
	35°以上屈曲可能	10	10
	35°未満の屈曲，または強直，高度拘縮	0	0
腫脹	水腫・腫脹なし	10	10
	時に穿刺必要	5	5
	頻回に穿刺必要	0	0

疼痛・歩行能
- 歩行はすべて連続歩行(休まず一気に歩ける距離)を意味する．
- 疼痛は歩行時痛とする(疼痛は鈍痛，軽度痛，中等度痛をふくむ)．
- ある距離までしか歩けないが，その範囲では疼痛ない時は，その1段上のクラスの疼痛・歩行能とする．
- ある距離で激痛が現れる時，その1段下のクラスの疼痛・歩行能とする．
- 「通常疼痛ないが，動作時たまに疼痛あってもよい」は買物後，スポーツ後，仕事後，長距離歩行後，歩きはじめなどに疼痛がある状態をいう．
- 「1 km 以上の歩行」はバスの2〜3停留所間隔以上歩ける，あるいは15分以上の連続歩行可能をいう．
- 「500 m 以上，1 km 未満の歩行」は買物が可能な程度の連続歩行をいう．
- 「100 m 以上，500 m 未満の歩行」は近所づきあい程度の連続歩行をいう．
- 「室内歩行または 100 m 未満の歩行」は室内または家の周囲，庭内程度の連続歩行をいう．
- 「歩行不能」は起立はできるが歩けない，歩行できても激痛のある場合をいう．

疼痛・階段昇降能
- 疼痛は階段昇降時痛をいう．
- 疼痛は鈍痛，軽度痛，中等度痛をいう．
- 激痛がある時はその1段下のランクとする．
- 筋力低下などで「できない」状態であるが，疼痛のない時は「手すりを使い一歩一歩(1段2足昇降)で疼痛あり」とする．

屈曲角度および強直・高度拘縮
- 「110°以上屈曲可能」は110°以上屈曲可能であるが，正座，横座り，あぐらはできない状態をいう．
- 「75°以上屈曲可能」は75°以上110°未満の屈曲可能をいう．
- 「35°以上屈曲可能」は35°以上75°未満の屈曲可能をいう．
- 「高度拘縮」は肢位の如何にかかわらず arc of motion で35°以下をいう．

腫脹
- 「時に穿刺必要」は最近時に穿刺を受けている，または時にステロイドの注入を受けている，などをいう．
- 「頻回に穿刺必要」は常に水腫がある場合をいう．

● RA (関節リウマチ) 膝

	摘要	右	左
疼痛	全くなし	40	40
	動作中，時々痛みあり	30	30
	動作時，常に痛みあり	20	20
	疼痛のため動作できない	10	10
	常に強い疼痛がある	0	0
可動域	正座可能	12	12
	横座り・あぐら 110°以上屈曲可	9	9
	75°以上屈曲可	6	6
	35°以上屈曲可	3	3
	強直・高度拘縮	0	0
大腿四頭筋筋力	5	20	20
	4・3	10	10
	2以下	0	0
平地歩行能力 (杖・装具を用いない)	不自由なし	20	20
	やや困難	10	10
	困難〜不可	0	0
階段昇降	不自由なし	8	8
	手すりを使い普通	6	6
	一歩一歩	4	4
	手すりを使い一歩一歩	2	2
	できない	0	0

半月損傷

	評価点数	右	左
長距離歩行後疼痛(500 m 以上)	なし	20	20
	軽度	15	15
	中等度	10	10
	激痛(または長距離歩行不能)	0	0
階段昇降時疼痛および動作	Ⅰ：疼痛なく不自由なし(注1)	20	20
	Ⅱ：疼痛はあるが，昇降に不自由なし，または疼痛はないが不自由	15	15
	Ⅲ：やや疼痛があり，昇降不自由	5	5
	Ⅳ：かなり疼痛があり，昇降不自由	0	0
膝伸展強制時疼痛(注2)	なし	20	20
	軽度	10	10
	中等度	5	5
	激痛	0	0
患肢着地(注3)	可	5	5
	困難または不可	0	0
McMurray test	軋轢音なし，疼痛なし	15	15
	軋轢音のみあり	10	10
	疼痛のみあり	5	5
	共にあり	0	0
大腿周径(膝蓋骨上10 cm)	健肢と同じ	15	15
	健肢より1 cm以上，3 cm未満細い	5	5
	健肢より3 cm以上細い	0	0
関節裂隙圧痛	なし	5	5
	あり	0	0

注：① 「不自由」とは，昇降時手すりを使用するか，一歩一歩か，または手すりを使って一歩一歩(1段2足昇降)する場合をいう。
② 「伸展強制時疼痛」とは

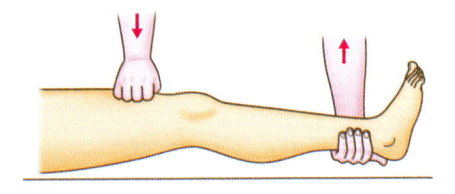

被検者は膝を最大伸展位にして仰臥位で横たわり，図の如く検者の片手で足部を支持し，もう一方の手で膝蓋上部または脛骨上端に徐々に圧迫力を加え伸展を強制する。
膝(前面)に疼痛を訴える場合を陽性とする。
③ 「患肢着地」とは，被検者にその場跳びをさせ，何ら疼痛，問題なく患肢で着地できる場合を可，何らかの疼痛，困難を感じる場合を困難または不可とする。

靱帯損傷

		右	左
giving way	なし	9	9
	たまに	5	5
	時々，しばしば	0	0
坂道または階段下り	不安感 なし	20	20
	不安感 時々，しばしば	8	8
	不安感 常に	0	0
	難易 不自由なし	14	14
	難易 やや困難	7	7
	難易 困難～不可能	0	0
捻り①	不自由なし	9	9
	やや困難	3	3
	不可能	0	0
正座位動作	不自由なし②	14	14
	やや困難③	7	7
	困難～不可能④	0	0
前方引出し	なし	10	10
	わずかに	5	5
	著明	0	0
gravity test⑤	なし	10	10
	わずかに	5	5
	著明	0	0
内・外反テスト⑥	なし	14	14
	わずかに	9	9
	著明	0	0

注：① 患肢を軸足にしてその足を固定し，膝より近位側でひねる。
② 疼痛があっても正座できるものは含める。
③ 小布団をはさむ，または横座りならできるものを含む。
④ 激痛のためにできないものを含む。
⑤ 仰臥位とし膝屈曲90°，または踵を高く上げ膝屈曲90°をとらせると脛骨粗面が健側に比して後方に落込んでいる場合陽性。
⑥ 膝約30°屈曲位で行う。

H 足部疾患治療成績判定基準

1．疼痛

A．疼痛なし ················· 20点
B．走行時(後)に痛むことがある ········· 15点
C．歩行時(後)に痛むことがある ········· 10点
D．歩行時の持続的な痛み ············ 5点
E．歩行困難な程の痛み ············· 0点

2. 変形

	前足部 (足根中足関節を含む)	後足部 (距腿関節を含む)
A. 変形なし	10点	20点
B. わずかな変形	8点	15点
C. 明らかな変形	4点	8点
D. 著しい変形	0点	0点

最も強い変形要素で評価する。判定困難な場合は低い点数にする。

(注)：変形の具体例

◎ 中足骨内転
- A. 変形なし ……………… 10点
- B. 10°未満内転 ………… 8点
- C. 10〜30°未満の内転(第5中足骨基部の突出) 4点
- D. 30°以上の内転 0点

◎ 外反母趾
- A. 変形なし ……………… 10点
- B. MP関節のわずかな突出 …… 8点
- C. MP関節の著明な突出 …… 4点
- D. 母趾が第2趾と重なる ……… 0点

◎ 踵内外反変形
- A. 変形なし ………………………………………………… 20点
- B. わずかな変形(生理的踵骨外反の消失あるいはわずかな増強) …………………… 15点
- C. 明らかな変形(足底全面は接地し,明らかな踵内・外反あり) ………………… 8点
- D. 著しい変形(足底の内側あるいは外側が床につかない) …………………………………… 0点

3. 可動域(他動)

	前足部 (MP・IP関節)	後足部
A. 正常	5点	5点
B. 正常の可動域の1/2以上	3点	3点
C. 正常の可動域の1/2未満	0点	0点

4. 不安定性(感)

- A. 不安定性なし ……………………………… 10点
- B. 走る時にやや不安定 ……………………… 6点
- C. 凹凸道で不安定 …………………………… 4点
- D. 歩行時サポータが必要 …………………… 2点
- E. 歩行時装具が必要 ………………………… 0点

5. 歩行能力(杖などの装具なしの状態で評価)

- A. 走行,歩行に全く支障はない ……………… 10点
- B. 速歩は可能であるが,走行は困難 ………… 8点
- C. 屋外歩行が実用的に(公共交通機関の利用,買物)可能 ……………………… 6点
- D. 屋外歩行は可能であるが,家の周囲の散歩程度 ……………………………… 4点
- E. 屋内歩行は可能であるが,屋外歩行は不能 … 2点
- F. 歩行不能 …………………………………… 0点

6. 筋力(外来筋についての最も障害の強い筋の徒手筋力テスト)

- A. 筋力正常 …………………………………… 5点
- B. 筋力4, 3 …………………………………… 3点
- C. 筋力2 ………………………………………… 1点
- D. 筋力1, 0 …………………………………… 0点

7. 知覚異常(知覚低下とシビレなどの異常感で評価)

- A. 知覚障害なし ……………………………… 5点
- B. 軽度の知覚鈍麻か軽度の異常感 ………… 3点
- C. 中等度の知覚鈍麻か中等度の異常感 …… 1点
- D. 知覚脱失もしくは高度の異常感 ………… 0点

8. 日常生活動作

	容易	困難	不能
・階段昇降	2点	1点	0点
・正座	2点	1点	0点
・つま先立ち	2点	1点	0点
・通常の靴が履ける	2点	1点	0点
・和式トイレ	2点	1点	0点

Ⅰ 筋拘縮症障害程度判定の手引き

● 大腿四頭筋拘縮症

項目

Ⅰ. 尻上がり角度
- 0〜30° …………………………………… 4点
- 31〜60° ………………………………… 3点
- 61〜90° ………………………………… 2点
- 91°以上 ………………………………… 1点

Ⅱ. 膝関節屈曲角度(股関節最大屈曲位)
- 60°以下 ………………………………… 6点
- 61〜90° ………………………………… 5点
- 91〜120° ……………………………… 4点
- 121〜140° …………………………… 3点
- 141°以上 ……………………………… 2点

(完全屈曲のできるものは0点とする)

Ⅲ. 正座
- 不能(踵が尻につかない) ……………… 2点
- 困難(腰椎前弯増強など) ……………… 1点
- 異常なし ………………………………… 0点

Ⅳ. 歩行・走行
- ともに異常 ……………………………… 2点
- どちらか異常 …………………………… 1点
- 異常なし ………………………………… 0点

判定

直筋型は項目Ⅰ・Ⅲ・Ⅳ,広筋型はⅡ・Ⅲ・Ⅳ,混合型はⅠまたはⅡの点数の多い方とⅢ・Ⅳの合計点で判定する。

合計点	障害程度
7～10点 →	重度
4～6点 →	中等度
1～3点 →	軽度

注：次のような障害や訴えがあれば，付帯して併記する．
① 手術瘢痕，皮膚の陥凹，硬結など
② 痛み，だるさ，疲れやすさなど
③ スポーツおよび前記項目以外の日常生活活動の障害
④ 姿勢の異常
⑤ その他

● 三角筋拘縮症

項目
I. 自然下垂時の外転拘縮角度
　31°以上 ……………………………… 4点
　21～30° ……………………………… 3点
　11～20° ……………………………… 2点
　1～10° ……………………………… 1点
II. 対側肩つかみテスト
　上腕を前胸壁から離しても対側の肩に指がとどかない ……………………………… 4点
　上腕を前胸壁につけたまま対側の肩に指がとどかない ……………………………… 3点
　上腕を前胸壁につけたまま対側の肩がつかめないが指はとどく ……………………………… 2点
　上腕を前胸壁につけたまま対側の肩をつかめるが翼状肩甲骨がみられる ……………………………… 1点

判定

I・IIの合計点	障害程度
6～8点 →	重度
4・5点 →	中等度
1～3点 →	軽度

注：次のような障害や訴えがあれば，付帯して併記する．
① 手術瘢痕，皮膚の陥凹・硬結など
② 痛み，だるさ，疲れやすさ，肩こりなど
③ スポーツおよび前記項目以外の日常生活活動の障害
④ 外見上の異常（なで肩，円背，側弯，上腕骨頭の前方突出，肩関節脱臼など）
⑤ その他

● 殿筋拘縮症

項目
I. 股関節屈曲角度
　0～30° ……………………………… 3点
　31～60° ……………………………… 2点
　61～90° ……………………………… 1点
　91°以上 ……………………………… 0点
II. 外転拘縮角度（股関節90°屈曲位）
　21°以上 ……………………………… 3点
　1～20° ……………………………… 2点
　-10～0° ……………………………… 1点
　-11°以下 ……………………………… 0点
III. 歩行・走行
　ともに異常 ……………………………… 2点
　どちらか異常 ……………………………… 1点
　異常なし ……………………………… 0点
IV. 正座・あぐら
　膝を揃えて座れない，またはあぐらがかけない …… 2点
　膝を揃えて座れるが後弯となる，またはあぐらが困難 ……………………………… 1点
　異常なし ……………………………… 0点

判定

I～IVの合計点	障害程度
7～10点 →	重度
3～6点 →	中等度
0～2点 →	軽度

軽度の場合，合計点が0点ということもあり得る．

注：次のような障害や訴えがあれば，付帯して併記する．
① 弾発現象
② 手術瘢痕，皮膚の陥凹・硬結など
③ 痛み，だるさ，疲れやすさなど
④ スポーツおよび前記項目以外の日常生活活動の障害
⑤ 姿勢の異常
⑥ その他

[参考]
A. 判定とその記載方法について
　1. 複数の筋の拘縮症を合併している場合は次のように判定する．
　　① 同一筋拘縮症の両側椎患例の場合は，1個ずつ別に評価して記載する．その場合の日常生活活動については，なるべく1個ずつの評価となるように判定する．
　　② 異なる筋の拘縮症が合併している場合も，それぞれの障害筋について別個に判定する．
　2. 併記事項について
　　① 点数で表現することは難しいが，本人にとって重要な障害や訴えがあれば，併記事項として記載する．
　　② 大腿四頭筋と殿筋の拘縮症が合併して，判定に困難が生じた場合は，その内容を併記事項として記載する．
B. 判定結果の持つ意味について
　1. 判定結果の意味するところは，おおよそ次のとおりである．
　　重度　：日常生活活動の障害があり，手術の適応となることが多い．
　　中等度：日常生活活動の障害はあるが，必ずしも手術の適応とはならない．
　　軽度　：筋拘縮症であるが，日常生活活動の障害はほとんどない．
　2. 大腿四頭筋拘縮症の場合，重度とは7～10点の点数のものをいうが，特に9，10点のものは重症の広筋型と混合型で，日常生活活動の障害が強く，治療に難渋する例が多い．
　3. 各筋拘縮症の障害程度は，それぞれ独自のものとして扱うべきである．例えば判定結果が同じ「重度」であったとしても，障害筋が異なればその障害程度は同一とはみなされない．
　4. 複数の筋拘縮症が合併している場合も，その障害程度は必ずしも各筋の障害を単純に加算したものとはならない．
　5. 併記事項の問題もふくめて総合的に障害程度を把握することが大切である．

資料4　その他

A　WHO の骨腫瘍分類(1993)(一部追加訂正)

Ⅰ. 原発性骨腫瘍　Primary bone tumours
　1. 骨形成腫瘍　Bone-forming tumours
　　　骨腫　Osteoma
　　　類骨骨腫　Osteoid osteoma
　　　骨芽細胞腫　Osteoblastoma
　　*境界性骨形成腫瘍　*Bone-forming tumours of borderline malignancy〔Aggressive(malignant) osteoblastoma〕
　　　骨肉腫　Osteosarcoma
　　　　骨内骨肉腫　Central(medullary) osteosarcoma
　　　　　骨内通常型骨肉腫　Conventional central osteosarcoma
　　　　　血管拡張性骨肉腫　Telangiectatic osteosarcoma
　　　　　骨内高分化骨肉腫　Intraosseous well-differentiated(low-grade) osteosarcoma
　　　　　円形細胞骨肉腫　Round-cell osteosarcoma
　　　　表在性骨肉腫　Surface osteosarcoma
　　　　　傍骨性骨肉腫　Parosteal(juxtacortical) osteosarcoma
　　　　　骨膜性骨肉腫　Periosteal osteosarcoma
　　　　　表在性低分化骨肉腫　High-grade surface osteosarcoma
　2. 軟骨形成腫瘍　Cartilage-forming tumours
　　　軟骨腫　Chondroma
　　　　内軟骨腫　Enchondroma
　　　　骨膜軟骨腫　Periosteal(juxtacortical) chondroma
　　　骨軟骨腫(軟骨性外骨腫)　Osteochondroma(osteocartilaginous exostosis)
　　　　単発性骨軟骨腫　Solitary osteochondroma
　　　　多発性骨軟骨腫　Multiple hereditary osteochondromas
　　　軟骨芽細胞腫　Chondroblastoma(epiphyseal chondroblastoma)
　　　軟骨粘液線維腫　Chondromyxoid fibroma
　　*境界性軟骨腫瘍　*Cartilaginous tumours of borderline malignancy
　　　軟骨肉腫(通常型軟骨肉腫)　Chondrosarcoma
　　　骨膜性軟骨肉腫(傍骨性軟骨肉腫)　juxtacortical(periosteal) chondrosarcoma
　　　間葉性軟骨肉腫　Mesenchymal chondrosarcoma
　　　脱分化型軟骨肉腫　Dedifferentiated chondrosarcoma
　　　淡明細胞型軟骨肉腫　Clear-cell chondrosarcoma
　　　〔悪性軟骨芽細胞腫　Malignant chondroblastoma〕
　3. 骨巨細胞腫　Giant-cell tumour(osteoclastoma)
　　　骨巨細胞腫　Giant-cell tumour(osteoclastoma)
　　*骨巨細胞腫に伴う悪性腫瘍(*悪性骨巨細胞腫)　*Sarcoma in giant cell tumour
　4. 円形細胞腫瘍　Marrow tumours(round cell tumours)
　　*ユーイング腫瘍-原始神経外胚葉性腫瘍群　*Ewing sarcoma-PNET group
　　　ユーイング腫瘍　Ewing sarcoma
　　　〔未熟神経外胚葉性腫瘍(原始神経外胚葉性腫瘍)　Primitive neuroectodermal tumour of bone(PNET)〕
　　　悪性リンパ腫　Malignant lymphoma of bone
　　　骨髄腫　Myeloma
　5. 脈管性腫瘍　Vascular tumours
　　　血管腫　Haemangioma
　　　リンパ管腫　Lymphangioma
　　　グロームス腫瘍　Glomus tumour(glomangioma)
　　　血管内皮腫　Haemangioendothelioma
　　　*高分化血管内皮腫　*hemangioendothelioma, low-grade(haemangioendothelioma, grade 1 or 2)〔haemangioendothelioma〕
　　　*低分化血管内皮腫　*hemangioendothelioma, high-grade(haemangioendothelioma, grade 3 or 4)〔angiosarcoma〕

血管外皮腫　Haemangiopericytoma
　　＊高分化血管外皮腫　＊hemangiopericytoma, low-grade（haemangiopericytoma, grade 1 or 2）［haemangiopericytoma］
　　＊低分化血管外皮腫（悪性血管外皮腫）　＊hemangiopericytoma, high-grade（haemangiopericytoma, grade 3 or 4）［malignant haemangiopericytoma］

6. その他の結合組織性腫瘍　Other connective tissue tumours
　良性骨線維性組織球腫　Benign fibrous histiocytoma
　類腱線維腫　Desmoplastic fibroma
　線維肉腫　Fibrosarcoma
　悪性線維性組織球腫　Malignant fibrous histiocytoma
　脂肪腫　Lipoma
　脂肪肉腫　Liposarcoma
　平滑筋肉腫　Leiomyosarcoma
　悪性間葉腫　Malignant mesenchymoma
　未分化肉腫　Undifferentiated sarcoma

7. その他の腫瘍　Other tumours
　脊索腫　Chordoma
　骨アダマンティノーマ　Adamantinoma of long bones
　神経鞘腫　Neurilemoma
　神経線維腫　Neurofibroma

8. 分類不能腫瘍　Unclassified tumours

Ⅱ．＊**続発性骨腫瘍**　＊Secondary bone tumour
　＊転移性腫瘍　＊Metastatic tumour
　＊放射線照射後肉腫　＊Postradiation sarcoma
　＊骨 Paget 病に伴う肉腫　＊Sarcoma in Paget's disease
　＊線維性骨異形成に伴う肉腫　＊Sarcoma in fibrous dysplasia
　＊慢性骨髄炎瘻孔に伴う肉腫　＊Carcinoma in fistula of chronic osteomyelitis

Ⅲ．**腫瘍類似病変**　Tumour-like lesions
　　単発性骨嚢腫　Solitary bone cyst（simple or unicameral bone cyst）
　　動脈瘤様骨嚢腫　Aneurysmal bone cyst
　　傍関節骨嚢腫（骨内ガングリオン）　Juxta-articular bone cyst（intraosseous ganglion）
　＊軟骨下骨嚢腫　＊Subchondral cyst
　　骨幹端線維性欠損（非骨化線維腫）　Metaphyseal fibrous defect（non-ossifying fibroma）
　　好酸球性肉芽腫（ランゲルハンス細胞肉芽腫症，骨組織球症 X）　Eosinophilic granuloma（histiocytosis X, Langerhans cell granulomatosis）
　　線維性骨異形成　Fibrous dysplasia
　　線維軟骨性異形成　＊Fibrocartilaginous dysplasia
　　線維軟骨性間葉腫　＊Fibrocartilaginous mesenchymoma
　　骨線維性異形成　Osteofibrous dysplasia
　　骨化筋炎（異所性骨化）　Myositis ossificans（heterotopic ossification）
　　爪下外骨腫　＊Subungual exostosis
　　傍骨性骨軟骨異形増生　＊Bizarre parosteal osteochondromatous proliferation
　　副甲状腺機能亢進による褐色腫瘍　Brown tumour of hyperparathyroidism
　　骨内類皮様嚢腫　Intraosseous epidermoid cyst
　＊爪下角化棘細胞腫　＊Subungual keratoacanthoma
　　巨細胞修復性肉芽腫　Giant cell（reparative）granuloma
　＊広範骨融解（Gorham's disease）　＊Massive osteolysis

［　］内は今後，検討を要すると思われる病変名である．
＊WHO 分類を基本として，現在，整形外科および臨床病理で一般的に診断として用いられているものを追加した．
〔日本整形外科学会 骨・軟部腫瘍委員会（編）：整形外科・病理 悪性骨腫瘍取扱い規約 第 3 版．金原出版，pp2-4，2000 より〕

B 障害程度等級表

級別	肢体不自由			乳幼児期以前の非進行性の脳病変による運動機能障害	
	上肢	下肢	体幹	上肢機能	移動機能
1級	1. 両上肢の機能を全廃したもの 2. 両上肢を手関節以上で欠くもの	1. 両下肢の機能を全廃したもの 2. 両下肢を大腿の2分の1以上で欠くもの	体幹の機能障害により坐っていることができないもの	不随意運動・失調等により上肢を使用する日常生活動作がほとんど不可能なもの	不随意運動・失調等により歩行が不可能なもの
2級	1. 両上肢の機能の著しい障害 2. 両上肢のすべての指を欠くもの 3. 一上肢を上腕の2分の1以上で欠くもの 4. 一上肢の機能を全廃したもの	1. 両下肢の機能の著しい障害 2. 両下肢を下腿の2分の1以上で欠くもの	1. 体幹の機能障害により坐位又は起立位を保つことが困難なもの 2. 体幹の機能障害により立ち上がることが困難なもの	不随意運動・失調等により上肢を使用する日常生活動作が極度に制限されるもの	不随意運動・失調等により歩行が極度に制限されるもの
3級	1. 両上肢のおや指及びひとさし指を欠くもの 2. 両上肢のおや指及びひとさし指の機能を全廃したもの 3. 一上肢の機能の著しい障害 4. 一上肢のすべての指を欠くもの 5. 一上肢のすべての指の機能を全廃したもの	1. 両下肢をショパー関節以上で欠くもの 2. 一下肢を大腿の2分の1以上で欠くもの 3. 一下肢の機能を全廃したもの	体幹の機能障害により歩行が困難なもの	不随意運動・失調等により上肢を使用する日常生活動作が著しく制限されるもの	不随意運動・失調等により歩行が家庭内での日常生活活動に制限されるもの
4級	1. 両上肢のおや指を欠くもの 2. 両上肢のおや指の機能を全廃したもの 3. 一上肢の肩関節,肘関節又は手関節のうち,いずれか一関節の機能を全廃したもの 4. 一上肢のおや指及びひとさし指を欠くもの 5. 一上肢のおや指及びひとさし指の機能を全廃したもの 6. おや指又はひとさし指を含めて一上肢の三指を欠くもの 7. おや指又はひとさし指を含めて一上肢の三指の機能を全廃したもの 8. おや指又はひとさし指を含めて一上肢の四指の機能の著しい障害	1. 両下肢のすべての指を欠くもの 2. 両下肢のすべての指の機能を全廃したもの 3. 一下肢を下腿の2分の1以上で欠くもの 4. 一下肢の機能の著しい障害 5. 一下肢の股関節又は膝関節の機能を全廃したもの 6. 一下肢が健側に比して10センチメートル以上又は健側の長さの10分の1以上短いもの		不随意運動・失調等による上肢の機能障害により社会での日常生活活動が著しく制限されるもの	不随意運動・失調等により社会での日常生活活動が著しく制限されるもの
5級	1. 両上肢のおや指の機能の著しい障害 2. 一上肢の肩関節,肘関節又は手関節のうち,いずれか一関節の機能の著しい障害 3. 一上肢のおや指を欠くもの 4. 一上肢のおや指の機能を全廃したもの 5. 一上肢のおや指及びひとさし指の機能の著しい障害 6. おや指又はひとさし指を含めて一上肢の三指の機能の著しい障害	1. 一下肢の股関節又は膝関節の著しい障害 2. 一下肢の足関節の機能を全廃したもの 3. 一下肢が健側に比して5センチメートル以上又は健側の長さの15分の1以上短いもの	体幹の機能の著しい障害	不随意運動・失調等による上肢の機能障害により社会での日常生活活動に支障のあるもの	不随意運動・失調等により社会での日常生活活動に支障のあるもの

級別	肢体不自由			乳幼児期以前の非進行性の脳病変による運動機能障害	
	上肢	下肢	体幹	上肢機能	移動機能
6級	1. 一上肢のおや指の機能の著しい障害 2. ひとさし指を含めて一上肢の二指を欠くもの 3. ひとさし指を含めて一上肢の二指の機能を全廃したもの	1. 一下肢をリスフラン関節以上で欠くもの 2. 一下肢の足関節の機能の著しい障害		不随意運動・失調等により上肢の機能の劣るもの	不随意運動・失調等により移動機能の劣るもの
7級	1. 一上肢の機能の軽度の障害 2. 一上肢の肩関節, 肘関節又は手関節のうち, いずれか一関節の機能の軽度の障害 3. 一上肢の手指の機能の軽度の障害 4. ひとさし指を含めて一上肢の二指の機能の著しい障害 5. 一上肢のなか指, くすり指及び小指を欠くもの 6. 一上肢のなか指, くすり指及び小指の機能を全廃したもの	1. 両下肢のすべての指の機能の著しい障害 2. 一下肢の機能の軽度の障害 3. 一下肢の股関節, 膝関節又は足関節のうち, いずれか一関節の機能の軽度の障害 4. 一下肢のすべての指を欠くもの 5. 一下肢のすべての指の機能を全廃したもの 6. 一下肢が健側に比して3センチメートル以上又は健側の長さの20分の1以上短いもの		上肢に不随意運動・失調等を有するもの	下肢に不随意運動・失調等を有するもの
備考	1. 同一の等級について二つの重複する障害がある場合は, 1級上の級とする。ただし, 二つの重複する障害が特に本表中に指定されているものは, 該当等級とする。 2. 肢体不自由においては, 7級に該当する障害が2以上重複する場合は, 6級とする。 3. 異なる等級について2以上の重複する障害がある場合については, 障害の程度を勘案して当該等級より上の級とすることができる。 4. 「指を欠くもの」とは, おや指については指骨間関節, その他の指については第一指骨間関節以上を欠くものをいう。 5. 「指の機能障害」とは, 中手指節関節以下の障害をいい, おや指については, 対抗運動障害をも含むものとする。 6. 上肢又は下肢欠損の断端の長さは, 実用長(上腕においては腋窩より, 大腿においては坐骨結節の高さより計測したもの)をもって計測したものをいう。 7. 下肢の長さは, 前腸骨棘より内くるぶし下端までを計測したものをいう。				

標準脊髄損傷神経機能評価表

ASIA 機能障害尺度
- □ A（完全損傷）：S4-S5 の感覚・運動を含めた運動・感覚完全麻痺
- □ B（不完全損傷）：S4-S5 を含め，神経学的レベルより下位に感覚機能のみ残存
- □ C（不完全損傷）：神経学的レベルより下位に運動機能は残存しているが，主要筋群の半分以上が筋力 3 未満
- □ D（不完全損傷）：神経学的レベルより下位に運動機能は残存しており，主要筋群の少なくとも半分以上が筋力 3 以上
- □ E（正常）：運動・感覚ともに正常

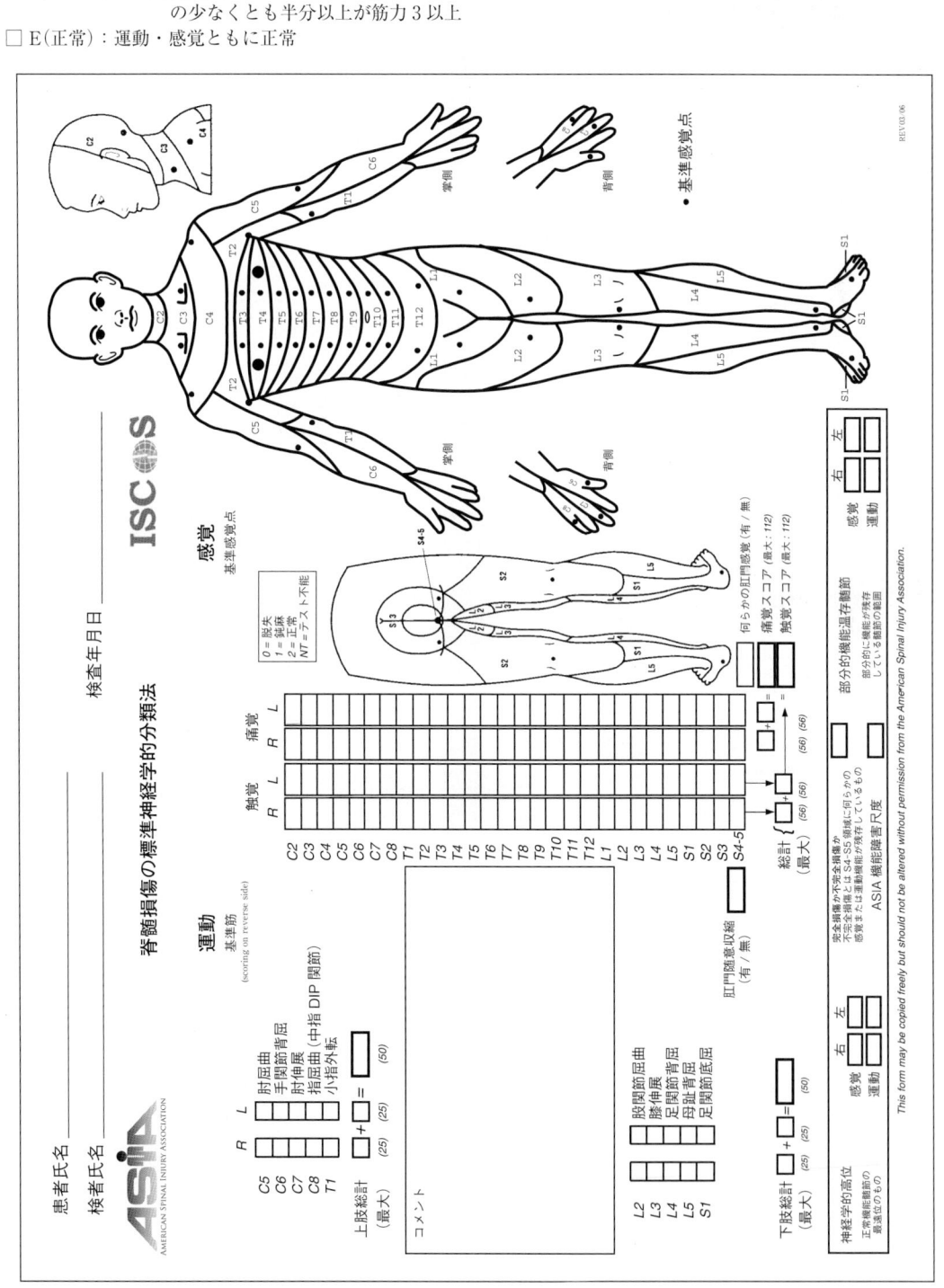

臨床症候群（任意）
- □ 中心脊髄症候群
- □ ブラウン-セカール症候群
- □ 前脊髄症候群
- □ 脊髄円錐症候群
- □ 馬尾症候群

（American Spinal Injury Association：International Standards for Neurological Classification of Spinal Cord Injury, revised 2000：Atlanta, GA. Reprinted 2008.）
許可を待って場場が訳した。

医師国家試験出題基準対照表

- 医師国家試験出題基準（厚生労働省医政局医事課）は，医師国家試験の「妥当な範囲」と「適切なレベル」とを項目によって整理したもので，出題に際して準拠される基準である．本書は平成25年度版に準拠した．
- ここでは，整形外科学に関連する部分を抜粋して編集・掲載し，本書の関連項目頁などを示した．

●医学総論

節	大項目	中項目	本書関連項目頁
I 保健医療論	1. 健康・疾病・障害の概念と社会環境	D. 疾病障害の概念と社会	104頁
	5. 保健・医療・福祉・介護関係法規	N. 社会福祉・介護	939頁
	6. 地域保健，地域医療	E. 救急医療	732頁
III 人体の正常構造と機能	1. 個体の構造	A. 細胞，組織	第I編
		B. 局所解剖	第V編各章冒頭
	2. 皮膚，頭頸部，感覚器，発声器	D. 頸部の構造	514頁
		E. 頭頸部の生理的間隙	
		K. 体性感覚系の構造・機能	79頁
	3. 心理，精神，神経，運動器	A. 中枢神経・末梢神経の構造・機能	513頁，842頁，868頁
		E. 運動器の構造・機能	第I編，第V編
	9. 内分泌，代謝，栄養	B. 代謝と栄養	334頁
IV 生殖・発生・発達・成長・加齢	7. 思春期，青年期	A. 身体の成長・発達	21頁
	8. 加齢，老化	A. 細胞・組織の加齢現象	35頁，65頁
		B. 加齢による臓器・機能の変化，疾患の特徴	
V 病因，病態生理	2. 先天異常	A. 原因と分類	306頁，323頁
		B. 遺伝形式	
		C. 染色体異常の種類	
		D. 遺伝相談	
	3. 損傷，炎症	A. 創傷の種類	73頁，234頁，257頁，281頁，490頁，第V編，第VI編
		B. 創傷の治癒過程	
		C. 創傷治癒に影響する因子	
		D. 外傷の病態	
		E. 化学的損傷	
		F. 物理的損傷	
		G. 炎症の局所的変化	
		H. 炎症の全身的変化	
	4. 感染	A. 概念	234頁
		B. 病態	
	5. アレルギー，免疫異常	A. 免疫異常疾患	257頁
	6. 腫瘍	A. 腫瘍の疫学	355頁，388頁
		B. 腫瘍の病因	
		C. 悪性腫瘍と免疫	
		D. 腫瘍の病理・病態	
	10. 医原病	A. 診断に伴う医原病	98頁
		B. 治療に伴う医原病	457頁，653頁

節	大項目	中項目	本書関連項目頁
VI 症候	3. 頭頸部，感覚器	A. 頸部の異常	352頁
	9. 神経，運動器	E. 髄膜刺激症状	422頁，564頁
		G. 筋の障害	88頁，118頁，413頁
		H. 反射異常	
		I. 運動系の異常	117頁，119頁，413頁
		J. 平衡・感覚・自律神経系の障害	119頁，413頁
		L. 脊髄・神経根障害	423頁，842頁，868頁
		M. 脊柱の異常	107頁，118頁
		N. 関節の障害	119頁，125頁
	10. 内分泌，代謝，栄養	B. 身長の異常	308頁
VII 診察	1. 2次・3次救急患者の診察	A. 初診時の評価	732頁
		B. 病態に応じた診察	
	3. 小児の診察	A. 乳幼児の診察	306頁，323頁，446頁，463頁，552頁，613頁，668頁，708頁，828頁
		B. 学童期の児の診察	
		C. 思春期の児の診察	
	4. 胎児・新生児の診察と評価	A. 胎児の診察	
		C. 新生児の診察	
VIII 検査	1. 検体検査	A. 検体の採取と保存	160頁
		B. 一般臨床検査	156頁
		C. 血液学検査	
		D. 生化学検査	
		E. 免疫血清学検査	
		F. 微生物学検査	
		G. 病理組織学検査，細胞診	
		H. 染色体検査・体細胞遺伝子検査	
	2. 生体機能検査	J. 筋電図，神経伝導検査	163頁，877頁
	6. 画像検査	A. 超音波検査	155頁
		E. 医療放射線被曝の軽減	138頁
		G. エックス線単純撮影	138頁
		H. 血管造影	151頁
		K. その他の造影検査	
		L. CT検査	150頁
		M. 造影CT	
		N. 磁気共鳴画像〈MRI〉検査の原理と技術	145頁
		O. 造影磁気共鳴画像〈造影MRI〉	
		P. 核医学検査の原理と技術	153頁
		Q. シンチグラフィ	
	7. 内視鏡検査	A. 内視鏡の種類と原理	217頁
		B. 内視鏡検査の適用部位	

節	大項目	中項目	本書関連項目頁
IX 治療	2. 薬物療法	A. 薬物の選択	177頁
		B. 薬物動態	
		C. 薬効	
		D. 用法・用量	
		E. 副作用	
	4. 手術, 周術期の管理, 麻酔	A. 手術	194頁
		D. 術前麻酔管理	
		E. 全身麻酔	
		G. 術中麻酔管理	
		H. 術後管理と集中治療	
	5. 臓器・組織移植, 人工臓器, 再生医療	A. 移植の種類と適応	225頁
		B. 提供者〈ドナー〉と被移植者〈レシピエント〉	
		C. 移植と免疫	
		D. 人工臓器の種類と適応	
	8. 内視鏡治療	A. 種類と適応	217頁
	9. リハビリテーション	A. リハビリテーションの概念	914頁
		B. リハビリテーションの技術	
		C. 身体障害のリハビリテーション	
	10. 2次・3次救急患者の治療	C. ショックの治療	490頁, 第VI編
		D. 重症救急病態	
		E. 外傷の治療・処置	
		G. 熱傷の治療・処置	
		H. 環境異常の治療	

● 医学各論

節	大項目	中項目	本書関連項目頁
I ほか 先天異常,	4. 性分化・染色体異常, 先天異常および成長・発達の障害	D. 成長・発達の障害	306頁, 323頁
III 皮膚・頭頸部疾患	1. 炎症性皮膚疾患	I. 皮膚血流障害	300頁
	2. 腫瘍・母斑性皮膚疾患	E. 皮膚良性腫瘍	507頁
		F. 皮膚悪性腫瘍	407頁
		G. 皮膚悪性リンパ腫	381頁
	3. その他の皮膚疾患	J. 細菌感染症	234頁, 236頁, 237頁
	11. 損傷, 奇形	A. 物理・化学的外傷	122頁, 491頁, 492頁
IX 神経・運動器疾患	3. 神経・運動器の感染・炎症性疾患	F. 骨・関節感染症	65頁, 242頁, 246頁, 248頁, 250頁, 281頁, 582頁, 584頁
	4. 神経変性疾患, 代謝性疾患, 脱髄疾患, 中毒	D. 代謝性疾患	294頁
		F. 脊髄小脳変性症, 多系統萎縮症, 痙性対麻痺	421頁
		G. 運動神経変性疾患, 脱髄疾患	418頁, 419頁
	5. 末梢神経疾患, 神経筋接合部疾患, 筋疾患	A. 末梢神経の炎症性・遺伝性・代謝性疾患	424頁, 425頁, 426頁
		C. 神経痛	91頁, 107頁, 545頁
		D. 神経筋接合部, 筋疾患	426頁, 428頁

節	大項目	中項目	本書関連項目頁
IX 神経・運動器疾患	7. 脊椎・脊髄疾患, 骨・関節系統疾患	A. 脊椎・脊髄疾患	108頁, 524頁, 529頁, 532頁, 536頁, 537頁, 539頁, 551頁, 558頁, 559頁, 560頁, 566頁, 572頁, 573頁, 577頁, 578頁, 582頁, 585頁, 593頁
		B. 骨系統疾患	310頁, 312頁, 315頁, 318頁, 328頁
		C. 代謝性骨疾患	335頁, 345頁, 352頁
	8. 上肢・下肢の運動器疾患, 非感染性骨・関節・四肢軟部疾患	A. 肩関節の疾患	446頁, 449頁, 453頁
		B. 肘関節の疾患	463頁, 466頁, 470頁
		C. 手の疾患	497頁, 499頁, 507頁
		D. 股関節の疾患	613頁, 621頁, 626頁, 637頁
		E. 膝関節の疾患	669頁, 672頁, 674頁, 683頁
		F. 下腿・足の疾患	708頁, 712頁, 714頁
		G. 骨壊死	302頁
		H. 滑膜炎, 関節炎	65頁, 257頁, 285頁, 288頁, 294頁, 426頁
		I. 関節症	282頁, 290頁
		J. 四肢軟部病変	388頁, 762頁
	9. 骨・軟部腫瘍と類似疾患	A. 原発性良性骨腫瘍	361頁
		B. 原発性悪性骨腫瘍	370頁
		C. 転移性骨腫瘍	384頁
		D. 骨腫瘍類似疾患	367頁
		E. 良性軟部腫瘍	398頁
		F. 悪性軟部腫瘍	403頁
	10. 神経・運動器の外傷, 脳・脊髄の奇形, 神経・皮膚症候群, その他	A. 脊髄損傷	841頁
		C. 骨折	734頁, 775頁, 797頁, 854頁
		D. 関節の外傷	677頁, 732頁, 775頁
		E. 四肢軟部損傷	762頁, 868頁
		F. 四肢切断	209頁
		G. スポーツ外傷	893頁
		H. 外傷の合併症	752頁
		J. 先天奇形	528頁, 529頁, 550頁
		K. 神経皮膚症候群, 母斑症	118頁, 327頁
		L. その他	413頁

節	大項目	中項目	本書関連項目頁
X 内分泌・代謝・栄養・乳腺疾患	1. 間脳・下垂体疾患	B. 下垂体機能障害	352頁
	2. 甲状腺疾患	A. 甲状腺機能障害	352頁
	3. 副甲状腺〈上皮小体〉疾患とカルシウム代謝異常	A. 副甲状腺〈上皮小体〉機能障害	350頁
		B. カルシウム代謝異常	335頁，345頁
	4. 副腎皮質・髄質疾患	A. 副腎皮質機能障害	352頁
	9. その他の代謝異常	A. ビタミン類の代謝異常	29頁，346頁
		B. プリン（尿酸）代謝の異常	285頁
		E. 金属代謝の異常	293頁
		F. コラーゲン代謝の異常	324頁，326頁
	10. その他の重要な小児領域の疾患	C. 先天代謝異常	319頁
XI アレルギー性疾患・膠原病・免疫病	2. 膠原病と類縁疾患	A. 膠原病	257頁，426頁
		C. 関節炎を主とする類縁疾患	273頁，275頁，276頁，278頁，279頁，285頁，288頁，585頁
		D. その他の類縁疾患	262頁，276頁，279頁，280頁

節	大項目	中項目	本書関連項目頁
XII 感染性疾患	3. 細菌［抗酸菌〈マイコバクテリア〉を除く］	A. 細菌［抗酸菌〈マイコバクテリア〉を除く］による感染症	237頁，238頁，253頁
	4. 抗酸菌〈マイコバクテリア〉	A. 抗酸菌〈マイコバクテリア〉による感染症	250頁，252頁，584頁
XIII 生活環境因子・職業性因子による疾患	4. 産業中毒およびその他の職業性疾患	B. 作業態様による障害	490頁，775頁，841頁，868頁，892頁
	5. 物理的原因・生活環境因子による障害	A. 低温・高温環境による疾患	492頁
		C. 振動障害	505頁
		D. 気圧による障害	637頁
		E. 電離放射線障害	588頁，637頁，870頁
		I. 事故による障害	730頁

医学教育モデル・コア・カリキュラム対照表

- 医学教育モデル・コア・カリキュラム：教育内容ガイドライン（文部科学省医学教育課）は，文部科学省の医学・歯学教育の在り方に関する調査研究協力者会議から，「21世紀における医学・歯学教育の改善方法について―学部教育の再構築のために―」（平成13年3月27日）の別冊として公表された，習得すべき必須の教育内容を示したものである．本書では平成22年度改訂版に準拠した．
- ここでは，医学教育モデル・コア・カリキュラムの中から整形外科学に関連する部分を抜粋して編集・掲載し，本書の関連項目頁などを示した．
- 表中に示した到達目標の詳細な内容や程度については，各大学の教育理念に基づいて設定されている．

コア・カリキュラム到達目標	本文関連項目頁
D　人体各器官の正常構造と機能，病態，診断，治療	
2　神経系	413頁，511頁，
一般目標：神経系の正常構造と機能を理解し，主な神経系疾患の病因，病態生理，症候，診断と治療を学ぶ．	547頁，841頁，
（1）構造と機能	868頁
②脊髄と脊髄神経	
到達目標：1）脊髄の構造，機能局在と伝導路を説明できる．	
2）脊髄反射（伸張反射，屈筋反射）と筋の相反神経支配を説明できる．	
3）脊髄神経と神経叢（頸神経叢，腕神経叢，腰仙骨神経叢）の構成および主な骨格筋支配と皮膚分布を概説できる．	
（2）診断と検査の基本	
到達目標：（検査はF2〈基本的診療知識〉，身体診察はF3〈基本的診療技能〉参照）	
1）脳・脊髄CT・MRI検査で得られる情報を説明できる．	
2）神経系の電気生理学的検査（脳波，筋電図，末梢神経伝導速度）で得られる情報を説明できる．	
△　　3）脳血管撮影検査で得られる情報を説明できる．	
△　　4）神経・筋生検で得られる情報を説明できる．	
（3）症候	
（【運動麻痺・筋力低下】はF1〈症候・病態からのアプローチ〉参照）	
②歩行障害	112頁，113頁，
到達目標：1）歩行障害を病態にもとづいて分類できる．	115頁，117頁
（4）疾患	
④脳・脊髄腫瘍	593頁
到達目標：1）主な脳・脊髄腫瘍の分類と好発部位を説明し，病態を概説できる．	
⑥末梢神経疾患	107頁，108頁，
到達目標：1）ニューロパチーの病因（栄養障害，中毒，遺伝性）と病態を分類できる．	91頁，425頁
2）ギラン・バレー症候群の症候，診断を説明できる．	
△　　3）ベル麻痺の症候，診断と治療を説明できる．	
△　　4）主な神経痛（三叉・肋間・坐骨神経痛）を概説できる．	
⑦筋疾患	428頁
到達目標：2）進行性筋ジストロフィーの病因，分類，症候と診断を説明できる．	
3）周期性四肢麻痺を概説できる．	
⑨先天性と周産期脳障害	413頁，528頁，
到達目標：1）脳性麻痺の病因，病型，症候とリハビリテーションを説明できる．	549頁
△　　3）脊髄空洞症を概説できる．	
△　　4）二分脊椎症を概説できる．	
4　運動器（筋骨格）系	
一般目標：運動器系の正常構造と機能を理解し，主な運動器疾患の病因，病態生理，症候，診断と治療を学ぶ．	
（1）構造と機能	第Ⅰ編
到達目標：1）骨・軟骨・関節・靱帯の構造と機能を説明できる．	第Ⅴ編
2）頭部・顔面の骨の構成を説明できる．	
3）四肢の骨・関節を列挙し，主な骨の配置を図示できる．	
4）椎骨の構造と脊柱の構造を説明できる．	
5）四肢の主要筋群の運動と神経支配を説明できる．	
6）骨盤の構成と性差を説明できる．	
7）骨の成長と骨形成・吸収の機序を説明できる．	
△　　8）姿勢と体幹の運動にかかわる筋群を概説できる．	
△　　9）抗重力筋を説明できる．	
（2）診断と検査の基本	第Ⅱ編
到達目標：（身体診察はF3〈基本的診療技能〉参照）	
1）徒手検査（関節可動域検査，徒手筋力検査）と知覚検査を説明できる．	
2）筋骨格系画像診断法（エックス線，MRI，脊髄造影，骨塩定量）の適応を概説できる．	
△　　3）筋骨格系の生理学的検査の種類と適応を概説できる．	
△　　4）関節鏡検査を概説できる．	

コア・カリキュラム到達目標	本文関連項目頁
（3）症候 （【運動麻痺・筋力低下】【関節痛・関節腫脹】【腰背部痛】は F1〈症候・病態からのアプローチ〉参照） 　①動揺 　　到達目標：1）関節動揺を概説できる。	126 頁
（4）疾患 　　到達目標：1）骨折の分類（単純と複雑），症候，診断，治療と合併症を説明できる。 　　　　　　2）骨粗鬆症の病因と病態を説明し，骨折の好発部位を列挙できる。 　　　　　　3）関節の脱臼，亜脱臼，捻挫，靱帯損傷の定義，重症度分類，診断と治療を説明できる。 　　　　　　4）変形性関節症を列挙し，症候と治療を説明できる。 　　　　　　5）関節炎の病因と治療を説明できる。 　　　　　　6）骨肉腫と Ewing（ユーイング）肉腫の診断と治療を説明できる。 　　　　　　7）腰椎椎間板ヘルニアの診断と治療を説明できる。 　　　　　　8）脊髄損傷の診断，治療とリハビリテーションを説明できる。 　　　　　　9）絞扼性神経障害を列挙し，その症候を説明できる。 　△ 10）頸椎症性脊髄症（脊柱靭帯骨化症を含む）の神経症候を説明できる。 　△ 11）腰部脊柱管狭窄症の症候と治療を説明できる。 　△ 12）腰椎分離・すべり症の症候と治療を説明できる。 　△ 13）転移性脊椎腫瘍の好発部位と診断を説明できる。 　△ 14）四肢の基本的外固定法を説明できる。 　△ 15）骨形成不全症と骨軟骨異形成症を概説できる。 　△ 16）コンパートメント症候群を概説できる。 　△ 17）骨・関節疾患のリハビリテーションを概説できる。	734 頁 335 頁 677 頁，732 頁， 733 頁 282 頁 第Ⅳ編 370 頁，379 頁 560 頁，566 頁 842 頁 870 頁 532 頁 578 頁 574 頁 586 頁 182 頁 307 頁，310 頁 772 頁 914 頁
E　全身におよぶ生理的変化，病態，診断，治療	
1　感染症 　一般目標：主な感染症の病因，病態生理，症候，診断と治療を学ぶ。	234 頁
（4）病態と疾患 　⑥院内感染 　　到達目標：2）メチシリン耐性黄色ブドウ球菌〈MRSA〉の特徴，病院内での対応の方法を説明できる。	
2　腫瘍 　一般目標：腫瘍の病理・病態，発生病因・疫学・予防，症候，診断・治療と診療の基本的事項を学ぶ。	355 頁，388 頁
3　免疫・アレルギー疾患 　一般目標：免疫・アレルギー疾患の病態生理を理解し，症候，診断と治療を学ぶ。	
（3）病態と疾患 ①自己免疫疾患一般 　　到達目標：1）膠原病と自己免疫疾患を概説し，その種類を列挙できる。 　　　　　　2）関節炎をきたす疾患を列挙できる。 　　　　　　3）Raynaud（レイノー）症状を説明し，原因疾患を列挙できる。	300 頁
③全身性硬化症〈強皮症〉，皮膚筋炎・多発（性）筋炎 　　到達目標：3）皮膚筋炎・多発（性）筋炎の症候，診断と治療を説明できる。	426 頁
④関節リウマチ 　　到達目標：1）関節リウマチの病態生理，症候，診断，治療とリハビリテーションを説明できる。 　△ 2）関節リウマチの関節外症状を説明できる。 　△ 3）悪性関節リウマチの症候，診断と治療を説明できる。 　△ 4）若年性関節リウマチの特徴を説明できる。 　△ 5）成人 Still（スチル）病を概説できる。	257 頁
F　診療の基本	
1　症候・病態からのアプローチ 　一般目標：主な症候・病態の原因，分類，診断と治療の概要を発達，成長，加齢ならびに性別と関連づけて学ぶ。	104 頁，118 頁
（23）運動麻痺・筋力低下 　　到達目標：1）運動麻痺・筋力低下の原因と病態を説明できる。 　　　　　　2）運動麻痺・筋力低下を訴える患者の診断の要点を説明できる。	
（35）関節痛・関節腫脹 　　到達目標：1）関節痛・関節腫脹の原因と病態生理を説明できる。 　　　　　　2）関節痛・関節腫脹のある患者の診断の要点を説明できる。	
（36）腰背部痛 　　到達目標：1）腰背部痛の原因を列挙できる。 　　　　　　2）腰背部痛を訴える患者の診断の要点を説明できる。	
2　基本的診療知識	第Ⅱ編，第Ⅲ編，
（1）薬物治療の基本原理 　一般目標：診療に必要な薬物治療の基本（薬理作用，副作用）を学ぶ。	第Ⅷ編

コア・カリキュラム到達目標	本文関連項目頁
(2) 臨床検査 　一般目標：検査の方法，適応と解釈を学ぶ。 　到達目標：12) 脳脊髄液検査の目的，適応と異常所見を説明し，結果を解釈できる。 **(3) 外科的治療と周術期管理** 　一般目標：外科的治療と周術期管理の基本を学ぶ。 　【外科的治療】 　　(3 G3〈基本的臨床手技〉を参照) 　【周術期管理】 　到達目標：1) 手術の危険因子を列挙し，その対応の基本を説明できる。 　　　　　3) 主な術後合併症を列挙し，その予防の基本を説明できる。 　　△ 4) 手術に関するインフォームドコンセントの注意点を列挙できる。 **(7) 放射線を用いる診断と治療** 　一般目標：放射線診断と治療の基本を学ぶ。 　到達目標：1) エックス線，CT，MRI と核医学検査の原理を説明できる。 　　　　　2) エックス線(単純，造影)，CT，MRI と核医学検査の読影の原理を説明できる。 　　　　　4) 放射線診断・治療による副作用と障害を説明できる。 **(8) 内視鏡を用いる診断と治療** 　一般目標：内視鏡の原理とそれによる診断と治療の基本を学ぶ。 　到達目標：1) 内視鏡機器の種類と原理を説明できる。 　　　　　2) 内視鏡検査法の種類を列挙し，概説できる。 　　△ 3) 内視鏡を用いる治療を概説できる。 **(9) 超音波を用いる診断と治療** 　一般目標：超音波機器の原理とそれによる診断と治療の基本を学ぶ。 　到達目標：1) 超音波機器の種類と原理を説明できる。 　　　　　2) 超音波検査法の種類を列挙し，概説できる。 　　△ 3) 超音波を用いる治療を概説できる。 **(11) リハビリテーション** 　一般目標：リハビリテーションの基本を学ぶ。 　到達目標：1) リハビリテーションの概念と適応を説明できる。 　　　　　2) リハビリテーションチームの構成を理解し，医師の役割を説明できる。 　　　　　3) 福祉・介護との連携におけるリハビリテーションの役割を説明できる。 　　△ 4) 障害を機能障害，能力低下，社会的不利に分けて説明できる。 　　△ 5) 日常生活動作〈ADL〉の評価ができる。 　　△ 6) 理学療法，作業療法と言語療法を概説できる。 　　△ 7) 主な歩行補助具，車椅子，義肢と装具を概説できる。	
G 臨床実習	
臨床実習を行うに当たっては，個々の臨床実習を独立して行うのではなく，全体を体系的に遂行させる統轄責任者が必要である。	
2 診察法 　一般目標：患者との信頼関係に基づいた医療面接と診察法を学ぶ。	118頁
【神経】 　到達目標：3) 腱反射の診察ができる。 　　　　　4) 小脳機能・運動系の診察ができる。 　　　　　5) 感覚系の診察ができる。 　　　　　6) 髄膜刺激所見を確認できる。	133頁，130頁， 133頁，414頁
【四肢と脊柱】 　到達目標：1) 四肢と脊柱を診察できる。 　　　　　2) 関節(関節可動域を含む)を診察できる。 　　　　　3) 筋骨格系の診察ができる。	第Ⅱ編，第Ⅳ編
3 基本的臨床手技 　一般目標：基本的臨床手技の目的，適応，禁忌，合併症と実施法を学ぶ。	
【一般手技】 　到達目標：5) 腰椎穿刺を見学・介助してシミュレータでできる。	161頁，162頁
【外科手技】 　到達目標：2) 手術や手技のための手洗いができる。 　　　　　3) 手術室におけるガウンテクニックができる。 　　　　　4) 基本的な縫合ができる。 　　　　　5) 創の消毒やガーゼ交換ができる。	182頁，194頁

コア・カリキュラム到達目標	本文関連項目頁
4　診療科臨床実習	
（2）外科系臨床実習	
【外科】	119頁，194頁，
一般目標：基本的外科疾患を受け持ち，外科的治療を学ぶ。	841頁
到達目標：1）外科的処置の適応を判断し，リスク評価を説明できる。 　　　　　　　2）基本的な術前術後管理に参加できる。	
（3）救急医療臨床実習	732頁，743頁，
一般目標：診療チームの一員として救急医療に参加する。	864頁，851頁
到達目標：1）救急病態の救命治療に参加できる。 　　　　　　　2）初期救急病態を鑑別し，初期治療に参加できる。 　　　　　　　3）外傷の処置に参加できる。	
実習形態：救急系外来・病棟，集中治療室など	
症　　例：多発外傷	

本書で用いた略語一覧

本書でその内容について解説のある語には頁を示してある。

数字
%TRP 169
2 PD, TPD two-point discrimination：二点識別覚 132, 485
3T's 759
5P's ショックの5徴候 743, 770

A
AAD atlantoaxial dislocation：環軸関節脱臼 856
AAS atlantoaxial subluxation：環軸関節亜脱臼 272, 540
ABC aneurysmal bone cyst：動脈瘤様骨嚢腫 370, 590
ACL anterior cruciate ligament：前十字靱帯 660, 679
ACP acid phosphatase：酸フォスファターゼ 158
ACVR 24
ADAMTS a disintegrin and metalloproteinase with thrombospondin motifs 67
ADEM acute disseminated encephalomyelitis：急性散在性脳脊髄炎 422
ADHR autosomal dominant hypophosphatemic rickets／osteomalaia：常染色体優性遺伝性低リン血症性くる病・骨軟化症 31, 347
ADI atlanto-dental interval：環椎歯突起間距離 529
ADL activities of daily living：日常生活動作（活動） 102, 192, 916, 925
ADR アドリアマイシン 179
AFO ankle foot orthosis：短下肢装具（足関節足部装具） 187, 933
AHI acetabular-head index：臼蓋の大腿骨頭被覆率（acetabular-head quotient ともいう） 633
AHO Albright hereditary osteodystrophy：オールブライト遺伝子骨形成異常症 352
AIDP acute inflammatory demyelinating polyradiculoneuropathy：急性炎症性脱髄性多発神経障害 425
AIIS anterior inferior iliac spine：下前腸骨棘 611
ALK 24
ALL anterior longitudinal ligament：前縦靱帯 512, 513
ALP alkaline phosphatase：アルカリフォスファターゼ 158, 171
ALS amyotrophic lateral sclerosis：筋萎縮性側索硬化症 418
AMAN acute motor axonal neuropathy 425
ANF avascular necrosis of the femoral head：大腿骨頭壊死症 637
AO ankle orthosis：足装具 187
APC adenomatosis polyposis coli 25
APOA Asia Pacific Orthopaedic Association：アジア太平洋整形外科学会 4
ARHP autosomal recessive hypophosphatemic rickets 27
ARMD adverse reactions to metal debris 166

AS ankylosing spondylitis：強直性脊椎炎 276, 542, 585
ASH ankylosing spinal hyperostosis：強直性骨増殖症 537
ASIA American Spinal Cord Injury Association：機能障害尺度 936
ASIS anterior superior iliac spine：上前腸骨棘 611
ASLO, ASO Antistreptolysin O 156, 157
ASO arteriosclerosis obliterans：閉塞性動脈硬化症 299
ASPS alveolar soft part sarcoma：胞巣状軟部肉腫 409
ATNR asymmetrical tonic neck reflex：非対称性緊張性頸反射 414
ATP 17
ATR Achilles tendon reflex：アキレス腱反射 133, 565

B
BAP 骨型アルカリフォスファターゼ 157
BMD Becker muscular dystrophy：ベッカー型筋ジストロフィー 427, 428
BMPR bone morphogenetic protein receptor 24, 25
BMP bone morphogenetic protein：骨形成蛋白 22, 24, 25
BMU basic multicellular unit 14
BP bisphosphonate：ビスフォスフォネート（ビスホスホネート） 342
BS-POP brief scale for psychiatric problems in orthopaedic patients 92
BSP bone sialoprotein：骨シアロ蛋白 19, 26
BSU 骨構造ユニット 13
BUN 759

C
C cervical nerve：頸神経 85
cAMP 169
CCF congenital clubfoot：先天性内反足 708
CCP cyclic citrullinated peptide 156
CDDP シスプラチン 179
cDNA 26
CE compressive extension 858
CE 角（center-edge） 633
CF compressive flexion 858
CHART Craig handicap assessment and reporting technique 926
CIDP chronic inflammatory demyelinating polyradiculoneuropathy：慢性炎症性脱髄性多発根ニューロパチー 426
CK1 casein kinase 1 25
CKD chronic kidney disease：慢性腎臓病 349
CLC-7 17
CL セメントライン 13
CMP chondromalacia patellae：膝蓋軟骨軟化症 683

CMT	Charcot-Marie-Tooth disease：シャルコー-マリー-トゥース病　424
Co	coccygeal nerve：尾骨神経　85
CP	cerebral palsy：脳性麻痺　413
CpK	：カテプシンK　17
CPM	continuous passive motion：持続的他動運動　191, 813, 814, 927
CPPD	calcium pyrophosphate dehydrate：ピロリン酸カルシウム　161, 692
CR	cardio-respiratory：呼吸循環　921
CRPS	complex regional pain syndrome：複合性局所疼痛症候群　89, 489, 506
CRPS-I	complex regional pain syndrome：複合性局所疼痛症候群I型　109, 140
CRT	760
CSF	cerebrospinal fluid：脳脊髄液　514
CSN	central nervous system：中枢神経系　84
CT	743
CT	classification tree 法　266
CTA	CT angiography　150
CTM	CT myelography　150, 522
CTX	I型コラーゲン架橋C-テロペプチド　157
CUTS	cubital tunnel syndrome：肘部管症候群　468
CVD	cerebrovascular disease：脳血管疾患　415
CVP	中心静脈圧　744
CYP	29
CZ	明帯　17

D

DBP	ビタミンD結合蛋白　29
DCO	damage control orthopaedics　750
DC-STAMP	16
DDH	developmental dysplasia of the hip：発育性股関節形成不全　613
DE	distractive extension　858
DF	distractive flexion　858
dGEMRIC	遅延層軟骨造影MRI　149
DHEA	ジヒドロエピアンドロステロン　33
DHT	ジヒドロテストステロン　32, 33
DIC	disseminated intravascular coagulation：播種性血管内凝固症候群　752, 768
DIP	705, 717
DISH	びまん性特発性骨増殖症　537
DKK1	Dickkopf1　25
DMARDs	disease-modifying antirheumatic drugs：疾患修飾性抗リウマチ薬　178, 271
DMD	Duchenne muscular dystrophy：デュシェンヌ型筋ジストロフィー　427, 428
DMP	26, 27
DMP-1	dentine matrix protein-1　15
DNA	32
DPD	デオキシピリジノリン　157
DSA	destructive spondyloarthropathy：破壊性脊椎関節症　350, 542, 543
DTR	deep tendon reflex：深部腱反射　419
DVL	Dishevelled　25
DVT	deep vein (venous) thrombosis：深部静脈血栓症　196, 300, 753

E

EB	エタンブトール　240, 585
EBM	evidence based medicine　176
EMG	electromyography：筋電図検査　877
EPP	endplate potential：終板電位　83
ETC	early total care　749

F

FADER test	インピンジメント徴候　130
FCMD	Fukuyama-type congenital muscular dystrophy：福山型先天性筋ジストロフィー　430
FES	finger escape sign：指離れ現象　521
FGF	fibroblast growth factor：線維芽細胞増殖因子　22, 28
FGF	26
Fgf	27
FIM	functional independence measurement：機能的自立度評価法　925, 936
FMS	fibromyalgia syndrome：線維筋痛症候群　280
FM	fibromyalgia：線維筋痛症　280
FNST	大腿神経伸展テスト　130
FO	foot orthosis：足底装具（足装具）　188
FOP	fibrodysplasia ossificans progressiva：進行性骨化性線維異形成症　24, 295
FSHD	facioscapulohumeral muscular dystrophy：顔面肩甲上腕型筋ジストロフィー　430
FTA	femorotibial angle：大腿脛骨角　658, 688
FTJ	femorotibial joint：大腿脛骨関節　658
FZD	Frizzled　25

G

Gd	gadolinium：ガドリニウム　147, 443
GHL	glenohumeral ligament：関節上腕靱帯　436
GOA	generalized osteoarthritis：原発性全身性関節症　285
GP	268
GSK3	glycogen synthase kinase 3　25

H

HAGL	humeral avulsion of the glenohumeral ligament 損傷　447
HAQ	health assessment questionnaire　269
HA	hydroxyapatite：ハイドロキシアパタイト　213
HKAFO	股膝足関節足部装具　933
HL	ハウシップ窩　13
HMSN	hereditary motor and sensory neuropathy：遺伝性運動感覚性神経障害　424
HO	hip orthosis：股装具　187
HSAN	hereditary sensory and autonomic neuropathy：遺伝性感覚および自律神経障害　424
HSD	hydroxysteroid dehydrogenase　33
HV	hallux valgus：外反母趾　715

I

IBM	inclusion body myositis：封入体筋炎　427
ICF	international classification of functioning, disability and health：国際生活機能分類　914
IFO	イホスファミド　179
IGF	31

IGHL	inferior glenohumeral ligament：下関節上腕靱帯　436
IHH	indian hedgehog：インディアンヘッジホッグ　24
ILAR	国際リウマチ学会　273
INH	イソニアジド　240, 585
ION	idiopathic osteonecrosis [of the femoral head]：特発性大腿骨頭壊死症　303, 637
IPPB	間欠的陽圧呼吸　796
IVP	intravenous pyelography：静脈性腎盂造影　743

J

JIA	juvenile idiopathic arthritis：若年性特発性関節炎　273
JK	208
JOA	The Japanese Orthopaedic Association：日本整形外科学会　2
JOQOL	Japanese osteoporosis quality of life　926
JRA	juvenile rheumatoid arthritis：若年性関節リウマチ　121, 273

K

KAFO	knee ankle foot orthosis：長下肢装具（膝足関節足部装具）　187, 933
KBM	Kondylen-Bettung Münster　951
KO	knee orthosis：膝装具　187

L

L	lumbar nerve：腰神経　85
LC	骨被覆細胞　13
LCL	lateral collateral ligament：外側側副靱帯　461, 660
LCPD	Legg-Calvé-Perthes disease：Perthes（ペルテス）病　621
LDH	lactate dentate dehydrogenase：血清乳酸脱水素酵素　158, 171
LDH	lumbar disc herniation：腰椎椎間板ヘルニア　566
LES	less erosive subset：少関節破壊型　260, 539
LF	lateral flexion　858
LGMD	limb-girdle muscular dystrophy：肢帯型筋ジストロフィー　430
LIPUS	low-intensity pulsed ultrasound：低出力超音波パルス　46, 749
LLD	leg length discrepancy：脚長差　126
LRP	low density lipoprotein（LDL）receptor-related protein　25, 26
LST	lymphocyte stimulation test：リンパ球刺激試験　166
LZD	リネゾリド　178

M

MADS	運動器不安定症　193
MCL	medial collateral ligament：内側側副靱帯　460, 659, 678
M-CSF	27, 29
M-CSF 受容体	29
MDA	metaphyseal-diaphyseal angle　670
MDCT	692
MED	multiple epiphyseal dysplasia：多発性骨端異形成症　313
MEPE	matrix extracellular phosphoglycoprotein　26
MES	more erosive subset：多関節破壊型　260, 539
MFH	malignant fibrous histiocytoma：悪性線維性組織球腫　383, 404
MIPO	minimally invasive plate osteosynthesis　818

MIS	692
MIS	minimally invasive surgery：最小侵襲手術　647
MLPA 法	multiplex ligation-dependent probe amplification　429
MMP-9	matrix metalloproteinase-9　17
MMP	matrix metalloproteinase：マトリックスメタロプロテアーゼ　16, 66
MMT	442
MMT	manual muscle testing：徒手筋力テスト　127, 192, 877, 921
MNCV	motor nerve conduction velocity：運動神経伝導速度　163, 879
MP	787
MPNST	malignant peripheral nerve sheath tumors：悪性末梢神経鞘腫瘍　409
MPQ	McGill pain questionnaire　92
MPR	multi-planar reconstruction 像：多断層再構成像　150
MRA	malignant rheumatoid arthritis：悪性関節リウマチ　273
MRI	magnetic resonance imaging：磁気共鳴撮像法　145
MRSA	methicillin resistant staphylococcus aureus：メチシリン耐性黄色ブドウ球菌　235
MSSA, MRSA	黄色ブドウ球菌　158
MSSE, MRSE	表皮ブドウ球菌　158
MS	multiple sclerosis：多発性硬化症　422
MTP	metatarsophalangeal：中足趾節　702, 703, 705
MTX	メトトレキサート　178, 179, 271
MUD	mutilating disease subset：ムチランス型　260, 539
MUP	motor unit potential：運動単位電位　163

N

NaPi	Na／Pi：共輸送担体　31
NBM	narrative based medicine　176
NMO	neuromyelitis optica　422
NMU	neuromuscular unit：神経筋単位　878
NRS	numerical rating scale　92
NSAIDs	nonsteroidal anti-inflammatory drugs：非ステロイド性抗炎症薬　178, 271, 452, 571, 755
NTX	Ⅰ型コラーゲン架橋 N-テロペプチド　157

O

OA	osteoarthritis, osteoarthrosis：変形性関節症　282
OB	骨芽細胞　14
OC	破骨細胞　13
OC	オステオカルシン　157
OCD	osteochondritis dissecans：離断性骨軟骨炎　645, 670
OC-STAMP	16
ODF	osteoclast differentiation factor：破骨細胞分化誘導因子　27
OLF	ossification of the ligamentum flavum：黄色靱帯骨化［症］　537, 559
OPG	osteoprotegerin　28, 29
OPLL	ossification of the posterior longitudinal ligament：後縦靱帯骨化［症］　536, 559
OPPG	osteoporosis-pseudoglioma syndrome：偽神経膠腫症候群　26
OSTERIX	25
OT	occupational therapist：作業療法士　193, 919

P

P1CP C末端プロペプチド 18
P1NP I型プロコラーゲン-N-プロペプチド 18, 157
PAO pustulotic arthro-osteitis：掌蹠膿疱症性関節骨炎 279, 545
PAP prostatic acid phosphatase：前立腺酸フォスファターゼ 158
PCA patient-controlled analgesia：患者管理鎮痛法 196
PCL posterior cruciate ligament：後十字靱帯 660, 682
PEEP positive end-expiratory pressure：呼気終末陽圧換気 753
PEQJ prosthesis evaluation questionnaire Japanese version 926
PET 陽電子放出断層撮影 154
PFJ patellofemoral joint：膝蓋大腿関節 658
PGA polyglycolic acid：ポリグリコール酸 213
PHEX phosphate-regulating gene with homologies to endopeptidases on the X chromosome 遺伝子 31
PIP 示指 PIP 関節掌側脱臼 705, 717, 794
PLA polylactic acid：ポリ乳酸 213
PLIF posterior lumbar interbody fusion：後方椎体間固定術 215
PLL posterior longitudinal ligament：後縦靱帯 512, 513
PMD progressive muscular dystrophy：進行性筋ジストロフィー 428
PMMA polymethyl methacrylate：骨セメント（ポリメチルメタアクリレート） 213, 647
PMR polymyalgia rheumatica：リウマチ性多発筋痛症 276
PM／DM polymyositis／dermatomyositis：多発筋炎／皮膚筋炎 426
PNET primitive neuroectodermal tumor：原始神経外胚葉性腫瘍 379
PNF proprioceptive neuromuscular facilitation：固有受容性神経筋促通法 928, 929
PNS peripheral nervous system：末梢神経系 84
PO prosthetist and orthotist：義肢装具士 920, 945
POC 前破骨細胞 13
PPS ポリオ後遺症候群 2
PRE progressive resistive exercise：漸増抵抗運動 928
PSA prostatic specific antigen：前立腺特異抗原 158
PsA psoriatic arthritis：乾癬性関節炎 278
PT physical therapist：理学療法士 193, 748, 919
PTB patellar tendon bearing：膝蓋腱支持 184, 187, 951
PTE pulmonary thromboembolism：肺血栓塞栓症 196, 300, 753
PTHrP parathyroid hormone-related protein：副甲状腺ホルモン関連蛋白質 24, 38
PTH parathyroid hormone：上皮小体（副甲状腺）ホルモン 22, 24, 27, 28, 350
PTR patellar tendon reflex：膝蓋腱反射 133, 565
PTS prothèse tibiale à emboitage supracondylien 951
PTTD posterior tibial tendon dysfunction：後脛骨筋腱機能不全症 714
PVS pigmented villonodular synovitis：色素性絨毛結節性滑膜炎 161, 643, 696
PYD ピリジノリン 157
PZA ピラジナミド 240, 585

Q

QFT クォンティフェロン 156, 157
QOL quality of life：生活の質 1, 102, 926
Q角 684

R

RA rheumatoid arthritis：関節リウマチ 257, 471, 642, 688
RANKL receptor activator of NF-κB ligand：破骨細胞分化因子 15, 27, 29
RAO rotational acetabular osteotomy：寛骨臼回転骨切り術 648
Rb Riemenbügel：リーメンビューゲル 188, 619
RB 波状縁 17
RDC rapidly destructive coxarthropathy：急速破壊型股関節症 641
RF rheumatoid factor：リウマトイド因子 263
RFP リファンピシン 240, 585
RGD配列 アルギニン-グリシン-アスパラギン酸配列 19
RICE療法 772, 893
ROD renal osteodystrophy：腎性骨異栄養症（慢性腎不全） 346
ROD renal osteodystrophy：腎性骨ジストロフィー 292, 349
ROM range of motion：関節可動域 191, 920
RTA renal tubular acidosis：尿細管性アシドーシス 347
RUNX 25, 26
RXR レチノイドX受容体 29

S

S sacral nerve：仙骨神経 85
SAC space available for spinal cord：骨性脊柱管前後径 514, 516
SACH solid ankle cushion heel foot 951
SAPHO spondylitis, acne, pustulosis, hyperostosis, osteitis：SAPHO症候群 42
SCD spinocerebellar degeneration：脊髄小脳変性症 421
SCEP spinal cord evoked potential：脊髄誘発電位 886
SCIWORA spinal cord injury without radiographic abnormality：X線異常所見のない脊髄損傷 851
SEDC spondyloepiphyseal dysplasia congenita：先天性脊椎骨端異形成症 312
SEP somatosensory evoked potential：体性感覚誘発電位 886
SF36 short form 36 926
SFA 902
SFRP secreted frizzled related protein 26
SICOT Société Internationale de Chirurgie Orthopédique et de Traumatologie：国際整形災害外科学会 4
SLAP superior labrum anterior posterior 損傷 455
SLR straight leg raising 604, 900
SLRテスト straight leg raising test：下肢伸展挙上テスト 135, 564
SM ストレプトマイシン 240, 585
SMD spina malleolar distance：棘果間距離 126, 608
SNCV sensory nerve conduction velocity：感覚神経伝導速度 164, 879

SNSA seronegative spondyloarthropathy：血清反応陰性脊椎関節症 276, 542
SOMI sterno-occipital mandibular immobilizer 531, 932
SOX 26
SPECT 単光子放出コンピュータ断層撮影 154
SPMA spinal progressive muscular atrophy：脊髄性進行性筋萎縮症 419
SS subaxial subluxation：軸椎下亜脱臼 272
SSI surgical site infection：手術部位感染 195, 254
ST speech-language-hearing therapist：言語聴覚士 920
START 760

T

T thoracic nerve：胸神経 85
TAE transcatheter arterial embolization：経カテーテル動脈塞栓術 799
TAO thromboangitis obliterans：閉塞性血栓血管炎 299
TCF/LEF1 T cell factor/lymphoid enhancer binding factor 1 25
TCP tricalcium phosphate：リン酸三カルシウム 213
TE time to echo：エコー時間 146
TEA 人工肘関節全置換術 472
TFCC 三角線維軟骨複合体 108
TGF-β 24
THA total hip arthroplasty：人工股関節全置換術 647
TIA transient ischemic attack：一過性脳虚血発作 415
TIMP tissue inhibitor of metalloproteinases 67
TIO tumor induced osteomalacia：腫瘍性骨軟化症 31, 346, 347
TKA total knee arthroplasty：人工膝関節全置換術 691
TKR total knee replacement：人工膝関節全置換術 691
TM tarsometatarsal：足根中足 702
TMD trochanter malleolar distance 126
TNF-α 38
TR time to repetition：繰り返し時間 146
TRACP-5b 骨型酒石酸抵抗性酸フォスファターゼ-5b 157
TRAP tartrate-resistant acid phosphatase：酒石酸抵抗性酸ホスファターゼ 17
TSB total surface bearing 947, 952
TSS toxic shock syndrome：毒素性ショック症候群 235
TT tendon transfer：腱移行術 204
T/P 比 tendon patella ratio 684

U

UHMWPE ultra-high molecular weight polyethylene：超高分子ポリエチレン 213, 647, 692
UKA unicompartmental knee arthroplasty：人工膝単顆置換術 691

V

VA vertebral artery：椎骨動脈 513
VAS visual analog scale 92, 268
VC vertical compression 858
VCM バンコマイシン 178
VDDR vitamin D dependent rickets/osteomalacia：ビタミンD依存性くる病・骨軟化症 346
VDR vitamin D receptor：ビタミンD受容体 29
VDRE ビタミンD応答配列 30
VDRR hypophosphatemic vitamin D resistant rickets：低リン血症性くる病・骨軟化症 346
VMA vanillylmandelic acid：バニリルマンデル酸 158
VS vertical subluxation：垂直亜脱臼 272, 540
VTE venous thromboembolism：静脈血栓塞栓症 196, 300, 753

W

WHO World Health Organization：世界保健機関 4, 914
WOC World Orthopaedic Concern 4
WOMAC Western Ontario and McMaster Universities OA index 926

X

XLH X-linked hypophosphatemic rickets/osteomalacia：X連鎖性低リン血症性くる病・骨軟化症 346

Y

YL ligamentum flavum, yellow ligament：黄色靱帯 513

和文索引

① 用語の配列は，片仮名・平仮名・漢字（第1字の読み）の順の電話帳方式に従った（同音の場合は字画順）．ただし，濁音，半濁音で始まる用語は清音の後に配列した．例えば，上肢（じょう・し）は掌側（しょう・そく）より後に入れてある．
② 主な冠名用語・疾患名などは和文索引に収載するため片仮名表記例を示し，その原語も付した．また，主要用語の欧語も付した．
③ 片仮名の2字目が音引き（長音記号）の時は，前の字の読みの母音で配置した（例えば，アーチはアアチと読んで配置してある）．
④ 用語およびその読みかたは，原則として日本整形外科学会編『整形外科学用語集』第6版に準拠した．
⑤ 多数頁に載っている用語は，主要な説明のある箇所を太字で示した．

あ

アーガイルロバートソン徴候 Argyll Robertson sign　290, 694
アームスリング arm sling　182
アイヒホッフテスト　498
アキレス腱 Achilles tendon　662, 705
アキレス腱 calcaneal tendon　662
アキレス腱炎 Achilles tendinitis　903
アキレス腱滑液包炎 achillobursitis　724
アキレス腱周囲炎 paratenonitis　115, 724
アキレス腱症 Achilles tendinopathy　724
アキレス腱断裂 Achilles tendon rupture（rupture of Achilles tendon）　115, 724, 767, 897
アキレス腱反射 Achilles tendon reflex（ATR）　133, 565
アキレス腱付着部症 insertional Achilles tendinosis　725
アクチンフィラメント actin filament　80
アグリカン aggrecan　58
アジアパラ競技大会 Asia Para Games　907
アジスロマイシン　242
アシドーシス　346
アスピリン　177
アスレチックリハビリテーション　917
アセチルコリン受容体遮断薬　421
アダプテッド・スポーツ adapted sports　905
アダリムマブ　271
アテトーゼ athetosis　415
アテトーゼ型脳性麻痺　415
アテローム血栓性脳梗塞　415
アドソンテスト Adson test　130, 530, 871
アドフィット型装具　531
アドリアマイシン（ADM, ADR）　179, 361, 372
アバタセプト　271
アプリー（アプレー）テスト Apley test　130, 676
アマンタジン塩酸塩　421
アミカシン　256
アミノグリコシド系抗菌薬　584
アミロイド関節症 amyloid arthropathy　292
アミロイドーシス amyloidosis　262
アライメント alignment
── ，義肢装着時の　945
── ，四肢の　119
── ，小児骨折の　12
── による安定性，大腿義足の　950

アライメント異常 malalignment，頚椎柱の　533
アライメント調整　945
アリール酢酸系抗炎症薬　177
アルカプトン尿性関節症 alkaptonuric arthropathy　293
アルカリフォスファターゼ alkaline phosphatase（ALP）　158
アルコール消毒，術前の　195
アルコール性大腿骨頭壊死症　637
アルコール綿　161
アルバース-シェーンベルグ病 Albers-Schönberg disease　141
アルファカルシドール　345
アルブミン　159
アルベカシン　255
アルミナ　213
アルミニウム中毒　346
アレンテスト Allen test　130, 298, 486
アレンドロン酸　345
アレン分類 Allen 分類　857
アロプリノール　288
アンダーアーム［型］装具 underarmbrace　556, 932
アンダーソン（Anderson）分類　856
アンチ・ドーピング　909
アンドロゲン androgen　33
アンピロキシカム　177
あひる歩行 waddling gait, goose gait　119, 347, 428
亜脱臼 subluxation　731, 733
── の続発症　734
悪性 Triton 腫瘍　409
悪性関節リウマチ malignant rheumatoid arthritis（MRA）　273
悪性骨腫瘍　171, 370, 383, 384
悪性腫瘍　159
── の生検　165
悪性線維性組織球腫 malignant fibrous histiocytoma（MFH）　172, 391, 404
悪性軟部腫瘍　172, 403
悪性末梢神経鞘腫瘍 malignant peripheral nerve sheath tumors（MPNST）　391, 409
悪性リンパ腫 malignant lymphoma　381
握雪音　126
握雪感　752
握力 grip strength　127
握力計 hand dynamometer　127
握力低下，リウマチによる　261
朝のこわばり morning stiffness　259
足（あし）　→足（そく）もみよ

足　701
── における末梢神経の支配　874
── の筋・腱　704
── の血行障害　723
── の骨・関節・靱帯　702
── の神経支配　705
── の診察・検査　706
── のスポーツ障害　903
── の変形　707
足装具 ankle orthosis（AO）　187
足装具（足底装具）foot orthosis（FO）　188
足継手・足部 foot-ankle assemblies　951
趾からの移植術　229
趾切断　210
圧覚 pressure sensation　876
圧挫症候群 crush syndrome　759
圧痛 tenderness　123
── ，骨折の　741
圧痛部位，膝関節の　664
圧迫 compression　772, 893
圧迫骨折 compression fracture　737, 859
── ，胸腰椎の　859
圧迫性脊髄麻痺　251
圧迫プレート compression plate　747
安静 rest　177, 772, 893
安静時線維自発電位　878
安静時痛 rest pain　102
── ，腰の　563
安静時振戦 resting tremor　420
安全膝　950

い

イールディング機構　950
イオトロラン　151, 568
イオヘキソール　151, 568
イソニアジド（INH）　240, 585
イブプロフェン　177
イプリフラボン　345
イホスファミド（IFO）　179, 361, 372, 405, 408
イミペネム　256
イリザロフ（Ilizarov）創外固定器　182
イリザロフ（Ilizarov）法　207
イリザロフ（Ilizarov）リング　50
インターロッキングネイル interlocking nail　748
インチング法　469
インディアンヘッジホッグ indian hedgehog（IHH）　24
インドメタシン　177, 180
インドメタシンファルネシル　177

インピンジメント症候群 impingement syndrome 900
インピンジメント徴候 impingement sign 130, 450
インフォームド・コンセント informed consent 3
インフリキシマブ 271
いわゆる Love 法 572
位置覚 sense of position 132
位置性脱臼 positional dislocation 447
医学的リハビリテーション 916
医原性脊柱管狭窄 579
医原性大腿骨頭壊死症 637
医師 doctor 919
医薬品と健康食品 179
医療過誤 98
医療慣行 99
医療事故 98
医療水準 99
医療訴訟 98
医療体育 905
医療ミス 98
易感染性宿主 compromised host 235
異栄養症 →ジストロフィーをみよ
異栄養性石灰化 dystrophic calcification 143
異形成 dysplasia, 先天異常の 323
異骨症 dysostosis 307
異種植皮 heterograft 202
異常可動性 abnormal mobility, 骨折による 742
異常感覚 paresthesia 876
異常骨石灰化グループ 307
異常姿勢 abnormal posture, 骨折による 742
異常発毛 hairy patch 121
異常歩行(跛行) limp 112, 113, 115, 117, 119, 606
異所性骨化 heterotopic ossification 144, 295, 471, 754
——, 脊髄損傷による 854
異所性石灰化 heterotopic calcification 144
遺伝性運動感覚性神経障害 hereditary motor and sensory neuropathy(HMSN) 424
遺伝性感覚および自律神経障害 hereditary sensory and autonomic neuropathy(HSAN) 424
遺伝性骨格系疾患 genetic skeletal disorders 307
遺伝性ポリニューロパシー hereditary polyneuropathy 424
石黒法 493
板状石灰化 calcified plate 693
痛み pain 88
—— の治療 92
—— の伝導経路 91
—— の評価 102
—— の評価法 92
一次海綿骨 primary spongiosa 10
一次骨化核(中心) primary ossification center 8, 138

一次骨折治癒 primary fracture healing 738
一次骨癒合 primary bone healing 44
一次性股関節症 631
一次性変形性関節症 primary osteoarthritis 66, 282
一次痛 fast pain 90, 91
一次的創閉鎖 primary closure 818
一過性骨髄浮腫症候群 transient bone edema syndrome 305
一過性神経伝導障害 neurapraxia 868
一過性大腿骨頭萎縮症 transient osteoporosis of the hip 112, 642
一過性脳虚血発作 transient ischemic attack(TIA) 415
一期的機能再建術 primary reconstruction 225
糸結び knot-tying 201
院内感染予防チーム 178
陰圧閉鎖療法 765
陰性モデル, 義肢の 945

う

ウィリアムズ(Williams)型腰仙椎装具 186
ウィリアムズ(Williams)体操 930
ウイルス性関節炎 viral arthritis 250
ウィルソン病 Wilson disease 294
ウェストファール徴候 Westphal sign 694
ウェルニッケ-マン肢位 Wernicke-Mann posture 416
ウォラー, ワーラー(Waller)変性 869
ウォレンベルグ(Wollenberg)線 617
ウッドワード法 Woodward method 446
ヴァレー(Valleix)の圧痛点 568
ヴェルドニッヒ-ホフマン病 Werdnig-Hoffmann disease 419
ヴェルポー(Velpeau)腋窩撮影 781
ヴェルポー(Velpeau)包帯固定 182
ヴォイタ(Vojta)法 929
ヴルピウス(Vulpius)法 203
うおのめ 116
うちわ歩行 toe-in gait 709
打ち抜き像 punched out lesion 383, 591
烏口下脱臼 777
烏口肩峰アーチ coracoacromial arch 436
烏口鎖骨靱帯 coracoclavicular ligament 436
烏口上腕靱帯 coracohumeral ligament 436
烏口突起 coracoid process 435
烏口腕筋 439
渦巻き状配列 whorled structure 409
内がえし inversion 129
内がえし筋, 足の 704
腕(うで) →腕(わん)もみよ
腕相撲骨折 arm wrestling fracture 781
運転手骨折 788, 791
運動開始時の痛み starting pain 283
運動学習 928
運動器 locomotive organs 1

—— の 10 年 The Bone and Joint Decade 4
—— の痛み 92
—— のコンディショニング 927
—— の診療 104
運動器感染症 235
運動器疾患
—— の有訴率 105
—— のリハビリテーション 914
運動器不安定症(MADS) 193, 690
運動器リハビリテーション 916
運動(動作)時痛 motion pain 102
運動失調 416
運動終板 motor endplate 83
運動神経伝導速度 motor nerve conduction velocity(MNCV) 163, 879
運動制限, 関節の 283
運動単位電位 motor unit potential(MUP) 163
運動ニューロン疾患 motor neuron diseases 418
運動発達 414
運動麻痺 motor paralysis 297, 416, 875
—— の検査, 頚椎診察の 520
運動療法 therapeutic exercise 191, 927

え

エヴァンス(Evans)分類 808
エヴァンス(Evans)法 709
エーレルス-ダンロス症候群 Ehlers-Danlos disease 125, 326, 670
エコー時間 time to echo(TE) 146
エコー像 155
エコノミー症候群 114
エストラジオール 345
エストリオール 345
エストロゲン estrogen 32
エストロゲン受容体調節薬 178
エタネルセプト 271
エタンブトール(EB) 240, 585
エチドロン酸 345
エデンテスト Eden test 871
エトドラク 177
エネルギー蓄積型足部 951
エノキサパリン 197, 692
エルカトニン 345
エルデカルシトール 345
エルブ-デュシェンヌ(Erb-Duchenne)麻痺 884
エンダー(Ender)ピン 207
壊死, 皮膚の 298
壊死性筋膜炎 necrotizing fasciitis 167, 235, 236, 768
永久義肢 211
栄養障害 877
鋭的外傷 731
鋭匙 curette 201
鋭利切断 guillotine amputation 223
液面形成 fluid-fluid level
——, 骨巨細胞腫の 364
——, 骨腫瘍 MRI の 359
腋窩 axilla 441
腋窩神経 axillary nerve 438〜440

腋窩脱臼(垂直脱臼)　777
円回内筋　462
円回内筋症候群　887
　→回内筋症候群をみよ
円形細胞骨肉腫 round-cell osteosarcoma　371
円錐上部症候群 epiconus syndrome　514
円錐靱帯　436
円背 round back　119, 552
円板状半月[板](円板状メニスクス) discoid meniscus　113, 148, 661
円板状メニスクス(円板状半月) discoid meniscus　111, 148, 661
炎症 inflammation　235
炎症期, 骨折治癒の　44
炎症性疾患
　―― の生化学検査　156
　――, 膝の　696
炎症性斜頚 inflammatory torticollis　106, 524
炎症性疼痛 inflammatory pain　88, 91
遠位型関節拘縮症 distal arthrogryposis　328
遠位脛腓関節　703
遠位指節間(DIP)関節　476
遠位潜時 distal delay(latency)　879
遠位橈尺関節　475
遠隔皮弁 distant flap　202
塩酸クロルヘキシジンアルコール　161
嚥下障害, 脊髄損傷による　850

お

オーバーシュート, 膜電位の　86
オール状の肋骨　319
オールブライト遺伝子骨形成異常症 Albright hereditary osteodystrophy (AHO)　352
オールブライト症候群 Albright syndrome　121
オキサゾリジノン系抗菌薬　178
オキシカム系抗炎症薬　177
オステオカルシン osteocalcin　18
オステオポンチン osteopontin　18
オステオン(骨単位) osteon　9
オズボーン(Osborne)バンド　462
オットー骨盤 Otto pelvis　646
オピオイドの適応　93
オペラグラス手 opera-glass hand　260
オマリー(O'Malley)法　648
オムブレダンヌ(Ombrédanne)線　617
オリエ病 Ollier disease　363
オルトラーニ(Ortolani)テスト　615
汚溝 cloaca　242
越智分類　260
凹足 pes cavus　707
応急処置(RICE)　743, 893
往復骨鋸 reciprocating bone saw　199
黄色骨髄　11
黄色靱帯 ligamentum flavum, yellow ligament(YL)　513, 549
黄色靱帯骨化症 ossification of the ligamentum flavum(OLF)　108, 537, 559

黄色ブドウ球菌(MSSA, MRSA)　158
横径拡大, くる病の fraying　348
横骨折 transverse fracture　737
横軸欠損, 手の　508
横手根靱帯(手根管)　475
　→屈筋支帯をみよ
横走靱帯, 肘の　460
横足根関節 transverse tarsal joint　702, 703
横断型脊髄損傷　847
横突起 transverse process　515, 548, 549
横突起骨折　862
横突孔 transverse foramen　514
横紋筋組織由来腫瘍　389
横紋筋肉腫 rhabdomyosarcoma　172, 391, 406
男結び(本結び) square knot　201
温水プール　190
温度覚 temperature sensation　131
温度覚 thermesthesia　876
温度覚過敏 thermohyperesthesia　131
温度覚消失 thermal anesthesia　131
温度覚鈍麻 thermohypesthesia　131
温熱療法 thermotherapy　189
女結び(たて結び) granny knot　201

か

カーボンファイバー　216
カーボンブレード　952
カットオフ値　137
カテコール-O-メチル基転移酵素阻害薬(COMT-B)　421
カテプシン K　16, 18
カドミウム中毒　346
カナベルの4徴候　501
カノニカル経路　26
カフェイン　179
カフェオレ斑 café-au-lait spots　121, 327, 712, 713
カフ, 下肢装具の　933
カラー固定, 頚椎の　859
カルヴェ(Calvé)線　617
カルヴェ(Calvé)の扁平椎　589
カルシウム摂取目標量　342
カルシウム代謝異常　346
カルシウム代謝制御　28
カルシウム調節ホルモン　22
カルシウムの貯蔵・動員　22
カルシウム薬　345
カルシトニン　178
カルシトニン薬　345
カルシトリオール　345
カルテ Karte　99
カルバペネム系抗菌薬　256
カンジダ性関節炎　696
ガーデン(Garden)分類　805
ガード(Gurd)の基準　753
ガス壊疽 gas gangrene　122, 167, 235, 237, 750
　―― の予防　750
ガスティロ分類 Gustilo classification　738
ガドリニウム gadolinium(Gd)　147, 522
ガラント反射 Galant reflex　414

ガレアッツィ(Galeazzi)骨折　787
ガレー硬化性骨髄炎 Garré sclerosing osteomyelitis　246
ガワーズ徴候 Gowers sign　428
ガングリオン ganglion　155, 172, 506
　―― , 足の　720
ガンマ(γ)形髄内釘　808〜810
下位型麻痺, 腕神経叢の　884
下顎反射　133
下関節上腕靱帯 inferior glenohumeral ligament(IGHL)　436
下関節突起　512, 548, 549
下行伝導路　85
下肢
　―― の筋力　128
　―― のしびれ・痛み　107
　―― の総合機能　135
下肢アライメント　658
下肢荷重線　659
下肢機能軸 mechanical axis(Mikulicz線)　658, 659, 690
下肢挙上下垂テスト　298
下肢挙上訓練　690
下肢筋力テスト　565
下肢痙性麻痺に対する手術法　418
下肢交叉　414
下肢自動伸展挙上　605
下肢症状, 頚椎疾患による　517
下肢伸展挙上テスト straight leg raising test(SLRT)　130, 135, 564
下肢切断　210
下肢装具 lower extremity orthosis　187, 933
下肢短縮に基づく異常歩行　119
下肢長　126
下肢痛の発現機序　561
下垂指 drop finger　470, 485
下垂手 drop hand, hand drop　483, 517, 886
下垂足 drop foot　887
　―― , 椎間板ヘルニアによる　567
下垂足歩行　925
下節長 lower segment　309
下前腸骨棘 anterior inferior iliac spine (AIIS)　600, 611
下前腸骨棘骨折　835
下前腸骨棘裂離骨折　896
下双子筋　602
下腿
　―― の痛み　114
　―― のスポーツ障害　902
下腿偽関節症　712
下腿義足　942, 951
下腿筋萎縮　709
下腿区画症候群　902
下腿骨折　817, 837, 897
下腿骨の内反変形　139
下腿三頭筋　662, 705
下腿三頭筋筋腱移行部の部分断裂　114
下腿周径　665
下腿静脈瘤　121
下腿切断 below knee(trans-tibial)　210
下腿部のスポーツ外傷　897

下腿弯曲症　712
下殿神経　603
下腹壁皮弁　226
下方負荷撮影，肩の　442
化学療法，骨腫瘍の　361
化学療法薬　179
化膿性肩関節炎　109
化膿性関節炎 pyogenic arthritis　243, 248
化膿性屈筋腱腱鞘炎　501
化膿性腱鞘炎　239
化膿性腱鞘滑膜炎 pyogenic tenosynovitis　239
化膿性股関節炎 pyogenic arthritis of the hip　630
化膿性骨髄炎 osteomyelitis　167, 242
──，膝の　113
化膿性膝関節炎　113
化膿性脊椎炎 pyogenic spondylitis　107, 167, 246, 582
加圧トレーニング Kaatsu training　191
可動域計測，肩の　441
可動関節 diarthrodial joint　52
可撓性骨髄内ピン　207
可撓性扁平足 flexible flatfoot　714
仮骨 callus　46
仮骨延長術 callotasis, callus distraction　207
仮性動脈瘤 false aneurysm　769
仮面様顔貌　420
果部骨折 fracture of the malleolus　115, 820
──の AO 分類　821
架橋ギプス（架橋キャスト）bridging cast　184
荷重位撮影，膝関節の　665
荷重負荷撮影　143
家族性低リン血症性くる病・骨軟化症　346
家族歴　103
嗅ぎタバコ窩 anatomical snuff box, snuff box　475, 503, 791
過誤支配 misdirection　869
過誤腫 hamartoma　399
過剰骨障害　718
過伸展　665
過成長 overgrowth　758
過動性，関節の hypermobility　326
過分極 hyperpolarization　86
過労性脛部痛（シンスプリント）shin splints　114, 902
渦流浴 whirlpool bath　190
顆間窩 intercondylar fossa　660, 665
顆間窩形成術 notch plasty　681
顆間窩撮影　666, 671
顆間溝角 sulcus angle　684, 685
顆状関節 condyloid joint　52
顆上骨折　812
顆部骨折　812
画像検査　138
画像所見　167
鵞足 pes anserinus　662
鵞足滑液包　660
鵞足滑液包炎 anserine bursitis　665, 699

介護保険法　940
介在層板 interstitial lamella　9
介達牽引 indirect traction　181
──，骨折部の　745
介達垂直牽引　831
介達痛 indirect pain　123
──，骨折の　741
介達皮弁 indirect flap　202
回外 supination　129
回外筋　462
回帰性リウマチ palindromic rheumatism　276
回旋変形　740
回転皮弁 rotation flap　202
回内 pronation　129
回内筋症候群　423, 504
灰白質 gray matter　85
海綿骨 cancellous bone, spongiosa　8, 10
──の陰影　140
海綿骨移植　48
海綿骨スクリュー cancellous bone screw　746
海綿骨ねじ cancellous bone screw　206
海綿骨プレート　10
海綿状血管腫 cavernous hemangioma　400
開大式楔状骨切り術 open wedge osteotomy　691
開張足 splay foot　707
開放骨折 open fracture　122, 738, 818
──の初期治療　750
開放性筋・腱損傷　767
開放性脊髄髄膜瘤　551
開放性損傷，末梢神経の　870
開放創
──，手の　490
──の処置　764
階段状変形 step-ladder deformity　542
塊椎 block vertebra　585
解剖頚，上腕骨の　436
解離性感覚障害 sensory dissociation（dissociated sensory loss）　520
潰瘍性大腸炎 ulcerative colitis　542
外因性修復，関節軟骨の extrinsic repair　60
外脛骨障害 os tibiale externum　719
外骨腫　170, 321
外固定 external fixation；immobilization，骨折部の　745
外在筋 extrinsic muscle
──，足の　704
──，手の　477
外在筋テスト，手指の　487
外傷　731
──，手の　490
──の応急処置　893
外傷患者の診療体制　732
外傷救急蘇生の ABC　743
外傷後関節症 post-traumatic osteoarthritis　756
外傷後血管障害　300
外傷後脊椎彎曲 post-traumatic kyphosis　558

外傷後の脊柱管狭窄　579
外傷性異所性骨化　295
外傷性肩関節脱臼　109, 777
外傷性気胸 traumatic pneumothorax　796
外傷性頚部症候群　859
外傷性股関節脱臼　801
外傷性股関節脱臼骨折　801
外傷性骨壊死　305
外傷性骨折 traumatic fracture　734
外傷性軸椎すべり症　856
外傷性膝蓋骨脱臼　816
外傷性膝関節脱臼　814
外傷性ショック traumatic shock　743, 744
外傷性脊髄損傷　108
外傷性足関節脱臼　822
外傷性大腿骨頭壊死症　637
外傷性脱臼 traumatic dislocation　684, 731, 733
外傷性肘関節脱臼　784
外傷性肘関節脱臼骨折　784
外傷性動静脈瘻 traumatic arteriovenous fistula　769
外旋 external rotation　129
外旋筋力テスト，肩の　451
外側顆間結節 lateral intercondylar tubercle　665
外側顆部骨端線　831
外側塊骨折　856
外側広筋 vastus lateralis muscle　612
外側コンパートメント lateral compartment　658, 772
外側支帯解離術 lateral retinacular release　686
外側縦アーチ，足の　702
外側上腕皮神経　440
外側足底神経　705
外側側副靱帯 lateral collateral ligament（LCL）　660
──，肘の　461
外側大腿回旋動脈 lateral femoral circumflex artery　603
外側半月［板］　660, 661, 666
外側腓腹皮神経 lateral sural cutaneous nerve　705
外転足 pes abductus　707
外反股　607
外反股変形　621
外反骨切り術　691
外反膝 knock-knee, genu valgum　670
──による異常歩行　117
外反ストレステスト valgus stress test，膝の　679
外反足 pes valgus　707
外反肘 cubitus valgus　460, 466
外反肘変形　833
外反変形，膝関節の　142
外反扁平足 pes planovalgus　707
外反母趾 hallux valgus（HV）　116, 715
外反母趾角（HV 角）　716
外皮用薬 ointment　180
蓋膜 tectorial membrane　513
踵（かかと）→踵（しょう）もみよ

踵歩行 heel gait　128, 135
鉤（かぎ）　→鉤（こう）もみよ
鉤爪趾 claw toe　116, 717, 718
鉤爪変形 claw deformity　467, 469, 886
鉤爪指　483
各種骨代謝マーカー　157
角状後弯 angular kyphosis　552
角状変形　740
角度計 goniometer　129
拡散関門 diffusion barrier　85
拡大 ADL　925
核医学検査　153
隔壁構造 trabeculation　357, 364
確率的リモデリング stochastic remodeling　14
学童期側弯症 juvenile scoliosis　552
顎骨壊死　342
鎹（かすがい, ステープル）staple　207
鎹止め stapling　207
片（かた）　→片（へん）もみよ
片脚つま先立ち検査 single heel rising test　714
片脚立位　604
片桐の予後予測表　386
片刃のみ chisel　199
片開き式脊柱管拡大術　537
肩（かた）→肩（けん）もみよ
肩
　——の痛みと変形　109
　——の障害, スポーツによる　455
肩関節 shoulder joint　434, 435, 437
　——における末梢神経の支配　874
　——のスポーツ障害　900
　——の先天異常　446
　——の不安定症　447
　——の振り子運動　781
肩関節周囲炎 periarthritis of the shoulder　453
肩関節周辺部のスポーツ外傷　894
肩関節前方脱臼　440
肩関節部の骨折と脱臼　776
肩関節離断　209
肩義手　942
肩手症候群　109
活性型ビタミン D3　178
活性型ビタミン D3 薬　345
活動電位 action potential　86, 163, 879
滑液包 bursa　62
　——, 膝周囲の　699
滑液包炎 bursitis　115, 294
　——, 肩の　109
　——, 股関節の　643
滑車上肘靱帯　462, 463
滑膜 synovial membrane　52, 60
　——の病的反応　70
滑膜 A 型細胞　61
滑膜 B 型細胞　61
滑膜炎　70, 71
滑膜下層 subsynovial layer　60
滑膜関節 synovial joint　52
滑膜骨軟骨腫症 synovial osteochondromatosis　698
　——, 股関節の　643

滑膜［性］血管腫 synovial hemangioma　399, 698
滑膜性腱鞘, 手指の　480
滑膜切除術 synovectomy　207
滑膜組織由来腫瘍　389
滑膜肉腫 synovial sarcoma　172, 391, 408, 698
滑膜表層細胞 synovial lining cell, synovial lining layer　60, 70, 258
褐色腫 brown tumor　350
合併狭窄　579
鎌状赤血球症　637
殻構造義肢 exoskeletal prosthesis　943
仮義肢 temporary prosthesis　211, 943
完全型円板状外側半月板　661
完全骨折 complete fracture　731, 735
完全断裂, 筋の　767
完全麻痺　844
肝レンズ核変性症　294
　→ウィルソン病をみよ
冠状靱帯 coronary ligament　660, 661
看護師 nurse　919
陥入爪 ingrown toenail　116, 717
陥没骨折, 上腕骨頭の　447
乾癬性関節炎 psoriatic arthritis（PsA）　121, 278, 542
乾癬性関節症　500
患肢温存手術　360
患者管理鎮痛法 patient-controlled analgesia（PCA）　196
寒冷療法 cold therapy　190
嵌頓, ロッキング　674
間隔尺度　921
間欠的陽圧呼吸（IPPB）　796
間欠跛行　298, 563, 579
間質成長 interstitial growth, 軟骨の　59
間接骨折治癒 indirect fracture healing　739
間葉系幹細胞 mesenchymal stem cell　11
間葉性側弯症 mesenchymal scoliosis　553
間葉性軟骨肉腫 mesenchymal chondrosarcoma　377
寛骨　600
寛骨臼 acetabulum　600, 611, 612, 800
　——の骨折　800
寛骨臼移動術　648
寛骨臼横靱帯 transverse ligament of acetabulum　601, 602
寛骨臼窩 acetabular fossa　602, 611, 612
寛骨臼回転骨切り術 rotational acetabular osteotomy（RAO）　209, 648
寛骨臼球状骨切り術　648
寛骨臼底突出症　112, 646
感覚 sensation　130
感覚異常 paresthesia　297
感覚異常性大腿痛 meralgia paresthetica　603, 872
感覚過敏 hyperesthesia　130, 876
感覚機能の再建術　883

感覚固有域 autonomous sensory zone　876
感覚障害　876
　——の検査, 頚椎診察の　520
感覚消失 anesthesia　130
感覚神経線維　90
感覚神経伝導速度 sensory nerve conduction velocity（SCV, SNCV）　164, 879
感覚脱失 anesthesia　876
感覚鈍麻 hypesthesia　130, 876
感染性関節炎 infectious arthritis　248
感染制御　178
感染対策, 手術時の　195
感度 sensitivity　137
鉗子 forceps, clamp　198
関節 articulation, joint　52, 65
　——の MRI　148
　——の異常動揺性　732
　——の動きの診察　125
　——の感染症　234
　——の手術　207
　——の潤滑　60
　——の触診　123
　——の疼痛　68
　——の内反動揺性　732
　——の病態, 病理　65
　——の不安定性や動揺性に基づく異常歩行　119
　——の変化, X 線像での　141
　——の変形に基づく異常歩行　119
関節液 synovial fluid　52, 61
　——の変化　68
関節液検査 joint fluid test　160, 668
関節円板 articular disc　53, 436
関節外靱帯　771
関節窩形成術 glenoplasty　208
関節窩形成不全　447
関節窩骨欠損　447
関節可動域 range of motion（ROM）　129, 920
関節可動域訓練 range of motion（ROM）exercise　191, 927
関節可動域制限, リウマチの　259
関節感染症　167
関節鏡　217
関節鏡検査 arthroscopy　164, 668
関節鏡視下手術　218
関節強直 ankylosis　125
関節腔 joint cavity　52
関節形成術 arthroplasty　208
関節血症 hemarthrosis　120
　——の検査, 膝の　678
関節拘縮 joint contracture　125, 755
関節拘縮症　328
関節固定術 arthrodesis　208
関節弛緩 joint laxity　125
関節弛緩性　309
関節上腕靱帯 glenohumeral ligament（GHL）　436
関節唇損傷, 肩の　455
関節水症 hydrarthrosis　120
関節性拘縮　496

関節制動術 arthrorisis　209
関節穿刺 joint puncture, arthrocentesis
　　161, 668
関節造影法 arthrography　151
　──，膝の　666
関節脱臼　309
関節痛 arthralgia　281
関節デブリドマン joint débridement　207
　──，膝の　690
関節動揺性，リウマチの　259
関節内インピンジメント internal
　impingement，肩の　455
関節内骨折 intra-articular fracture
　　161, 735
関節内報帯　771
関節内に大腿骨頭靱帯（円靱帯）ligament
　of head of femur（ligamentum teres）
　　601
関節軟骨 articular cartilage　8, 53, 65, 73
　── の栄養　59
　── の亀裂 fissuring　282
　── の修復　60
　── の修復と再生　73
　── の手術　208
　── の生化学　57
　── の線維化 fibrillation　282
　── の象牙質化 eburnation　282
　── の損傷　74
　── の代謝　59
　── の年齢的変化　59
　── の病理，病態　68
　── の変性，破壊　66
　── の保護・再生促進薬　179
関節ねずみ　110
関節変形・拘縮　309
関節包 joint capsule　52, 53, 60, 549
関節包外脱臼　733
関節包靱帯 capsular ligament　771
関節面 articular surface　54
関節リウマチ rheumatoid arthritis（RA）
　　36, 111, 113, 116, 117, 168, 257, 471
　──，足の　115
　──，肩の　109
　──，股関節の　112, 642
　──，手指の　476
　──，手の　110, 498
　── における軟骨破壊　70
　── による骨折　117
　── の機能分類のための改訂基準　269
　── の分類基準　267
　── のリハビリテーション　938
　──，膝の　113, 142
　──，肘の　110
関節離断 disarticulation　209
関連痛 referred pain　101
緩和時間　146
環軸関節亜脱臼 atlantoaxial subluxation
　（AAS）　272, 540
環軸関節回旋位固定 atlantoaxial rotatory
　fixation　529
環軸関節固定術　865
環軸関節脱臼 atlantoaxial dislocation
　（AAD）　856

環軸関節不安定症　144
環椎 atlas　512, 514
環椎横靱帯 transverse ligament（of atlas）
　　513, 514
環椎横突孔 transverse foramen　513
環椎後弓（椎弓）posterior arch of C1
　（lamina）　513
環椎後頭関節 atlanto-occipital joint　513
環椎頭蓋癒合症 atlas assimilation　526
環椎後頭骨癒合症 atlanto-occipital
　assimilation　525
環椎骨折　855
環椎歯突起間距離 atlanto-dental interval
　（ADI）　529
環椎歯突起関節 atlantodental joint　513
環椎前弓 anterior arch of C1　513
環椎椎骨動脈溝 sulcus vertebralis　514
環椎破裂骨折　855
観血的整復 open reduction，骨折部の
　　745
癌の骨転移　171, 386
顔面肩甲上腕型筋ジストロフィー
　facioscapulohumeral muscular
　dystrophy（FSHD）　430

き

キアリ（Chiari）奇形　528
キアリ（Chiari）骨盤骨切り術　648
キアリ（Chiari）手術　208
キーガン（Keegan）の皮膚感覚帯　130
キーンベック病　502
キサントクロミー　162
キシロカインブロックテスト　636
キヌプリスチン　255
キャストの巻き方　183
キャスト法循環障害　183
キャベンディッシュ分類 Cavendish
　classification　446
キャンバス懸垂　798
キュンチャー（Küntscher）髄内釘　206
キルシュナー（Kirschner）鋼線
　　206, 746, 779
キルヒマイヤー法 Kirchmayer method
　　767
キング法　469
ギプス（Gips；独語）　183
ギプス固定循環障害　183
ギプス固定法　211
ギプスシーネ plaster slab（Gipsschiene）
　　185
ギプスシャーレ plaster shell　185
ギプス副子（ギプススプリント）plaster
　splint　185
ギプスベッド plaster bed　185
ギプス包帯 plaster cast　182
ギャップ結合 gap junction，骨細胞の　26
ギヨン（Guyon）管症候群　469, 872
ギラン-バレー症候群 Guillain-Barré
　syndrome　425
ギルラアーク Gilula arc　487
ぎっくり腰　107, 572
気晴らし的作業療法 diversional OT　929
気泡浴 bubble bath　190

奇異呼吸 paradoxical breathing　795
奇静脈　247
既往歴　103
既存骨折 prevalent fracture　336
起始 origin，骨格筋の　79
亀背 gibbus　119, 558
亀裂骨折 fissure fracture　735
基質小胞 matrix vesicle　14
基質物質 ground substance，関節軟骨の
　　56
基節骨 proximal phalanx　702, 703
基礎層板 circumferential lamellae，皮質
　骨の　9
基底膜 basal lamina　60
基本的 ADL　925
輝板 lamina splendens，関節軟骨の　56
機械受容器 mechanoreceptor，痛みの　89
機能再建術　883
機能障害 dysfunction，骨折による　741
機能障害尺度 American Spinal Cord
　Injury Association（ASIA）　936
機能装具　931
機能的可動域，肘の　466
機能的作業療法 functional OT　929
機能的自立度評価法 functional
　independence measurement（FIM）
　　925
機能的脊柱側弯症 functional scoliosis
　　552
機能的装具 functional orthosis（brace）
　　781, 782
　──，上腕骨骨折の　188
機能的電気刺激療法　190
機能評価，運動器の　134
偽陰性 false negative　137
偽関節 pseudoarthrosis　740
偽骨折 pseudofracture　35, 348
偽腫瘍 pseudotumor　166
　──，尺骨神経の　530
偽神経膠腫症候群 osteoporosis-
　pseudoglioma syndrome（OPPG）　26
偽性偽性上皮小体（副甲状腺）機能低下症
　　352
偽性局在徴候 false localization sign　844
偽性上皮小体（副甲状腺）機能低下症
　pseudo parathyroidism　352
偽性軟骨無形成症　307
偽性麻痺 pseudoparalysis　248
偽痛風 pseudogout　142, 168, 288, 692
　──，足の　115
　──，膝の　113
偽陽性 false positive　137
義肢 prosthesis　942
　── の処方と製作　944
　── の適合判定　945
義肢装具士 prosthetist and orthotist（PO）
　　920, 945
義肢装具療法　930
義手 upper limb prosthesis　942
　── の構造　946
義足 lower limb prosthesis　942
　── の構造　947
蟻走感 formication　102, 123, 876

拮抗筋 antagonist　79
脚長差 leg length discrepancy(LLD)　126
逆シャンペンボトル型筋萎縮　424
逆転バビンスキー(Babinski)反射　520
弓状靱帯 arcuate ligament　660
弓状石灰化像　375
休止骨芽細胞　→骨被覆細胞をみよ　14
臼蓋 acetabular roof　611
臼蓋縁 acetabular crest(margin)　611
臼蓋角(α角, α-angle)　616, 617
臼蓋傾斜角　616, 617
臼蓋形成術(棚形成術) shelf operation　648
臼底突出 protrusio acetabuli　636
吸着式ソケット　948
急降下爆撃音 dive bomber sound　878
急性炎症性脱髄性多発神経障害 acute inflammatory demyelinating polyradiculoneuropathy(AIDP)　425
急性化膿性関節炎　167
急性化膿性股関節炎　112
急性化膿性骨髄炎 acute pyogenic osteomyelitis　242
急性区画症候群　772
急性骨髄炎による骨折　117
急性散在性脳脊髄炎 acute disseminated encephalomyelitis(ADEM)　422
急性塑性変形 acute plastic bowing　735, 757
急性痛 acute pain　88
急性痛風性関節炎　286
急性腰痛発作(いわゆる"ぎっくり腰") acute low back pain　572
急速破壊型股関節症 rapidly destructive coxarthropathy(RDC)　641
救急医療体制　732
救急救命士　732
救急処置, 開放創の　490
救急蘇生のABC　730
救命救急センター　732
球関節 ball-and-socket joint　52
巨細胞腫 giant cell tumor　589
巨指症　509
巨人症 gigantism　352
巨大破骨細胞 pagetic osteoclast　353
挙睾反射　133
挙上 elevation　893
距骨 talus　702, 703
　──の脱臼　824
距骨下関節　703
距骨下関節機能軸　704
距骨滑車 trochlea tali　703
距骨滑車骨軟骨損傷　722
距骨骨折　824
距骨無腐性壊死　721
距舟関節　703
距踵角　708, 709
距踵関節　703
距踵間癒合症 talocalcaneal coalition　720
鋸歯状活動電位　163
魚口状皮切 fishmouth incision　210
魚骨様形態 herringbone pattern　404
魚椎変形　316, 317

協力筋 synergist　79
狭窄性腱鞘炎　110
胸郭 chest, thorax　544
　──の外傷　795
胸郭出口症候群 thoracic outlet syndrome　106, 109, 870
胸筋神経　438
胸筋反射　133
胸骨骨折　796
胸鎖関節 sternoclavicular joint　436, 437
胸鎖関節脱臼　796
胸鎖乳突筋　439
胸神経 thoracic nerve(T)　85
胸髄以下の損傷　845
胸髄腫瘍　147
胸椎 thoracic spine　511, 512, 544
胸椎圧迫骨折　108
胸椎黄色靱帯骨化症　560
胸椎椎間板ヘルニア thoracic disc herniation　559
胸椎部 thoracic spine　548
胸背神経　438
胸部脊髄症 thoracic myelopathy　559
胸壁痛　108
胸腰椎移行部の後弯変形　309
胸・腰椎結核(結核性脊椎炎)　107
胸腰椎装具　932
胸腰椎損傷　859
胸腰椎部 thoracolumbar junction　548
胸肋鎖骨肥厚症 sternocostoclavicular hyperostosis　42, 108, 545
教育的リハビリテーション　918
強剛母指　111
強剛母趾 hallux rigidus　116, 717
強直性痙攣　239
強直性骨増殖症 ankylosing spinal hyperostosis(ASH)　537
強直性脊椎炎 ankylosing spondylitis(AS)　107, 108, 112, 168, 276, 542, 585, 646
　──, 仙腸関節の　647
強直性脊椎関節炎　112
強直性脊椎骨増殖症　107
境界潤滑, 関節の boundary lubrication　60
矯正ギプス(矯正キャスト) corrective cast　185
　──, 足の　708
矯正骨切り術　832
　──, 反張膝の　669
競技スポーツ　907
凝集体 aggregate, 軟骨内の　58
曲剝　198
局所皮弁 focal flap　202
局所麻酔薬　179
棘果間距離(SMD)　609
棘下筋　438, 440
　──の萎縮　440, 441
棘間靱帯 interspinous ligament　513
棘上筋　438
　──の萎縮　441
棘上筋テスト　451
棘上靱帯 supraspinous ligament　513

棘突起 spinous process　512, 513, 515, 548, 549
棘突起骨折　858
棘突起縦割式脊柱管拡大術　537
極超短波透熱療法 microwave diathermy　189
近位脛腓関節　703
近位指節間(PIP)関節　476
近位橈尺関節 proximal radioulnar joint　459, 460, 475
近手根尺側偏位 carpal ulnar translation　495
金製剤　271
金属アレルギー　165
筋
　──の手術　203
　──のスポーツ外傷　893
筋移行術 muscle transfer　883
筋萎縮 muscle atrophy　120
筋萎縮症による異常歩行　117
筋萎縮性側索硬化症 amyotrophic lateral sclerosis(ALS)　108, 418
筋解離術 muscle release　648
筋芽細胞 myoblast　79
筋緊張性ジストロフィー　878
筋緊張調整　928
筋緊張低下児　414
筋形質 sarcoplasm　79
筋形成術 myoplasty　210
筋原性筋萎縮　878
筋原性疾患　159
筋原性変化　163
筋原線維 myofibril　80
筋・腱損傷 musculotendinous injury　767
筋腱の触知　122
筋鉤 soft tissue retractor　202
筋硬結症 myogelosis　123
筋固縮　420
筋骨格系 musculoskeletal system　1
筋固定術 myodesis　210
筋細糸(筋フィラメント) myofilament　80
筋挫傷 muscle strain　767, 893
筋持久力 muscle endurance　191
筋ジストロフィー muscular dystrophy　427
筋疾患 myopathy　426
筋周膜 perimysium　79
筋小胞体 sarcoplasmic reticulum　81
筋上膜 epimysium　79
筋生検 muscle biopsy　880
筋性拘縮　496
筋性斜頚 muscular torticollis　524
筋節 sarcomere　81
筋線維 muscle fiber　79
筋線維鞘 sarcolemma　79
筋線維束 fasciculus　79
筋断裂 muscle rupture　767
筋電義手 myoelectric arm prosthesis　947
筋電図　163
筋電図検査 electromyography(EMG)　877
筋電図バイオフィードバック療法　190
筋トーヌスの異常　414

筋内膜 endomysium 79
筋肉内血管腫 intramuscular hemangioma 399
筋肉内脂肪腫 intramuscular lipoma 398
筋皮神経 439, 461, 462
筋皮弁 musculocutaneous flap 202, 228
筋皮弁移植術 227
筋膜 fascia 79
筋膜性拘縮 496
筋膜切開 774
筋力 muscle strength 191
── の判定基準 127
筋力強化 928
筋力数値評価 192
筋力増強訓練 muscle strengthening exercise 191
筋力測定 921
筋力低下に基づく異常歩行 119
筋力評価 126
緊張性気胸 tension pneumothorax 744, 796
緊張性終糸 107
緊張性ハムストリング tight hamstrings 574

く

クウォータースクワット 192
クーゲルベルク-ヴェランデル病 Kugelberg-Welander disease 419
クッシング(Cushing)症候群 352
クボステック徴候 Chvostek sign 350
クモ膜下腔 subarachnoid space 85
クライナート(Kleinert)変法用装具 931
クライナート法 493
クラスター cluster, 関節軟骨の 283
クラッチフィールド牽引 Crutchfield traction 182
クラビクルバンド clavicle band 186
クリーム 180
クリーンルーム clean room 195
クリック click, 膝の 674
クリック徴候 click sign 126
クリッペル-トレノーニー-ウェーバー症候群 Klippel-Trenaunay-Weber syndrome 331
クリッペル-ファイル症候群 Klippel-Feil syndrome 330, 525, 527
クリティカルパス critical path 194
クリニカルパス clinical path 194
クリンダマイシン 237, 238, 255
クレアチニン 157
クレアチンリン酸 82
クレンザック(Klenzak)継手 187
クローヌス clonus 134
クロストリジウム性ガス壊疽 235
クロストリジウム属細菌 159, 237
クロルヘキシジン 196
グラインドテスト 500
グリソン牽引 Glisson traction 181
グループ萎縮 group atrophy 880
グロブリン 159
グロムス腫瘍, 手の 507
くも状指 324

くも膜 arachnoid membrane 514
くも膜下腔 subarachnoid space 514
くも膜下腔前後径 516
くも膜下出血 415
くも膜嚢腫 arachnoid cyst 593
くる病 rickets 159, 169, 345
── による異常歩行 117
くる病数珠 rachitic rosary 347, 545
区画症候群 compartment syndrome 114, 754, 772, 870
──, 下腿の 902
区画内圧測定 773
繰り返し時間 time to repetition(TR) 146
繰り延べ一次創閉鎖 delayed primary closure 818
空気造影 151
楔(くさび) →楔(けつ)もみよ
楔型足底挿板 690
屈曲骨折 bending fracture 736
屈曲伸延損傷, 胸腰椎の 860
屈筋腱損傷, 手の 493
靴の指導 717
鞍関節 saddle joint 52
車椅子 wheelchair 935
黒川法 537

け

ケイプナー徴候 Capener sign 628
ケーラー病 Köhler disease 720
ケスラー変法 Kessler method 767
ケトプロフェン 177, 180
ケニー-ハワード(Kenny-Howard)装具 779
ケラタン硫酸 58
ケリー(Kelly)鉗子 198
ケルグレン-ローレンス(Kellgren-Lawrence)のX線像の病期分類 688
下駄骨折 828
外科頚, 上腕骨の 436
蹴上り骨折 894
形成異常・奇形 malformation 323
形態異常 congenital anomalies 323
形態骨折 morphometric fracture 336
計測 measurement, 四肢の 126
係留仮骨 anchoring callus 46
脛骨 tibia 658, 660, 665, 666, 703
── の後方への落ち込み sag sign 682
脛骨遠位骨端離開 fracture-separation of the distal tibial epiphysis 838
脛骨外側顆 lateral tibial condyle 665
脛骨顆間隆起骨折 facture of the anterior tibial spine 837
脛骨関節 703
脛骨近位端骨折 816
脛骨近位の後方への落ち込み sag sign 664
脛骨後方落ち込み徴候 tibial posterior sag sign 682
脛骨骨幹部の腫瘍 114
脛骨軸 658, 659
脛骨神経 705, 706
脛骨粗面 tibial tuberosity 662, 665

脛骨粗面骨折 fracture of the tibial tuberosity 837
脛骨粗面前進術 tibial tuberosity advancement 683, 686
脛骨粗面皮下包 660
脛骨天蓋骨折 plafond fracture 821
── の分類 823
脛骨内側顆 medial tibial condyle 665
脛骨内反 tibia vara 670
脛骨疲労骨折 898
脛骨プラトー骨折 816
脛骨列形成不全症 713
脛舟靱帯 703
脛踵靱帯 703
脛腓関節 660
経カテーテル動脈塞栓術 transcatheter arterial embolization(TAE) 799
経口薬 oral administration 177
経皮的鋼線固定 831
経皮的電気神経刺激法(TENS) 190
痙縮 854
──, 脊髄損傷による 854
痙笑 239
痙性斜頚 spasmodic torticollis 107, 524
痙性歩行 spastic gait 119, 517, 663
痙性麻痺 844
痙性麻痺手 418
痙性麻痺足 418
痙直型脳性麻痺 414
頚肩腕症候群 106, 109
頚・肩・腕痛 106
頚神経 cervical nerve(C) 85
頚神経叢 438
頚靱帯 703
頚髄損傷 844, 894
── の横断的損傷部位 846
頚性狭心症 cervical angina 532
頚体角 neck shaft angle 600, 601
頚椎 cervical spine 511, 512
── のカラー固定 859
── の変形性関節症 284
頚椎黄色靱帯石灰沈着 534
頚椎カラー 185
頚椎後縦靱帯骨化症 106, 109, 539
頚症 284
頚椎症 517
頚椎症性筋萎縮症 cervical spondylotic amyotrophy 517, 534
頚椎症性神経根症 cervical spondylotic radiculopathy 109, 469, 532
頚椎症性脊髄症 cervical spondylotic myelopathy 108, 532
頚椎装具 931
頚椎損傷 857
頚椎柱 514
── の配列異常 533
頚椎椎間板ヘルニア cervical intervertebral disc herniation 106, 109, 529
頚椎捻挫 106, 859
頚椎不安定性 309
頚部
── のスポーツ外傷 893
── の変形 107

頚部神経過伸展症候群　893
鶏眼　116
鶏歩 steppage gait　119, 925
劇症型A群β溶血性連鎖球菌感染症　235
劇症型溶血性連鎖球菌感染症　236
血圧測定，下肢の　299
血液検査　156
血液神経関門 blood-nerve barrier　85
血液透析と骨・関節症　292
血液量回復の目安　744
血管運動障害　877
血管拡張性骨肉腫 telangiectatic osteosarcoma　371, 374
血管芽腫 hemangioblastoma　597
血管軸皮弁 axial pattern flap　228
血管脂肪腫 angiolipoma　398
血管腫 hemangioma　172, 399, 589
血管造影法 angiography　153
血管損傷 vascular injury　769
血管肉腫 angiosarcoma　407
血管の結紮　201
血管柄付き関節移植　226
血管柄付き骨移植術　48, 228
血管柄付き皮弁移植術　227
血管柄付き遊離骨移植　205
血管・リンパ管組織由来腫瘍　389
血行再建　770
血腫 hematoma　46
血清乳酸脱水素酵素 lactate dentate dehydrogenase(LDH)　158
血清反応陰性脊椎関節炎 seronegative spondyloarthropathy(SNSA)　276, 542
血栓　155
血栓性静脈炎 thrombophlebitis　300
血友病性関節症 hemophilic arthropathy　168, 290, 723
──，膝の　697
血友病性偽嚢腫　291
血流測定，四肢の　299
結核性関節炎 tuberculous arthritis　250
──，手の　501
結核性腱鞘滑膜炎 tuberculous tenosynovitis　240
結核性股関節炎　112
結核性骨関節炎 tuberculosis of bone and joint　167, 250
結核性脊椎炎(Pott 麻痺) tuberculous spondylitis　108, 167, 250, 584
結合仮骨 uniting callus　46
結合型エストロゲン　345
結合組織性骨化　→膜性骨化をみよ　22
結晶性滑膜炎　692
結晶誘発性関節炎 crystal-induced arthritis　285
結石　145
結節間溝撮影，肩の　442
楔(けつ)　→楔(くさび)もみよ
楔状骨 cuneiform　702, 703
楔状骨切除　649
楔状椎　550
月状骨 lunate　476
月状骨周囲脱臼 perilunar dislocation　793
月状骨脱臼　792

月状骨軟化症　110, 502
肩(けん)　→肩(かた)もみよ
肩腱板断裂　109
肩甲下筋　438, 439
肩甲下神経　439
肩甲関節窩 glenoid　435
肩甲胸郭関節 scapulothoracic joint　437, 438
肩甲胸郭間切断　209
肩甲胸郭間切断用義手　942
肩甲挙筋　438
肩甲棘 scapular spine　435
肩甲骨 scapula　435
── における末梢神経の支配　874
肩甲骨移植　229
肩甲骨高位症(Sprengel 変形)　107, 440, 446
肩甲骨骨折　777
肩甲上神経 suprascapular nerve　438, 440
肩甲上神経絞扼症候群 suprascapular nerve entrapment syndrome　521
肩甲上腕関節 glenohumeral joint　435〜437
肩甲上腕リズム scapulohumeral rhythm　438
肩甲脊椎骨 omovertebral bone　446
肩甲帯　438
肩甲背神経　438
肩甲皮弁　226
肩甲蝶音症　109
肩鎖関節 acromioclavicular joint　435〜437
肩鎖関節症
── の超音波画像　444
── の超音波検査　442
肩鎖関節脱臼　109, 441, 779
肩鎖関節バンド　186
肩鎖靱帯　436
肩周囲筋　439
肩峰 acromion　435
肩峰下インピンジメント　456
肩峰下インピンジメント症候群 subacromial impingement syndrome　109, 450
肩峰下滑液包 subacromial bursa　436
肩峰下滑液包炎　440
肩峰下関節 subacromial joint　436
健康関連QOL　926
健康食品　179
健側下肢伸展挙上テスト well-leg raising test, contralateral sign　565
牽引，骨折部の　745
牽引法 traction　181
牽引療法　835
検査　136
検査所見　167
検体検査　156
嫌気性菌関節炎 anaerobic bacterial arthritis　249
嫌気的解糖　83
腱 tendon　79
── の手術　203
腱移行術 tendon transfer(TT)　204, 883

腱移植術 tendon grafting　204
腱延長術 tendon lengthening　203, 884
腱切り術 tenotomy　203, 670, 884
腱固定術 tenodesis　204
腱鞘，手指の　480
腱鞘炎 tenosynovitis　123, 497
腱鞘滑膜炎 tenosynovitis　123, 263
腱鞘巨細胞腫 giant cell tumor of tendon sheath　172, 401
──，手の　506
腱性拘縮　496
腱断裂 tendon rupture　767
腱剥離術 tenolysis　204
腱板 rotator cuff，肩の　436, 438
腱反射 tendon reflex　133
腱板断裂 rotator cuff tear　441, 443, 445, 451
──，肩の　455
── の超音波検査　442
腱縫合術 tendon suture　203
腱膜 aponeurosis　79
腱(靱帯)付着部症 enthesopathy　124, 276
顕在性二分脊椎 spina bifida aperta　551
顕微鏡下髄核摘出術　571
幻肢痛 phantom pain　89, 211
言語聴覚士 speech-language-hearing therapist(ST)　920
限局性骨化性筋炎　295
原始神経外胚葉性腫瘍 primitive neuroectodermal tumor(PNET)　379
原始反射の残存　414
原発性悪性骨腫瘍　370
原発性悪性脊椎腫瘍 primary malignant spinal tumor　591
原発性骨腫瘍による骨折　117
原発性骨粗鬆症　35, 335, 336
原発性全身性関節症 generalized osteoarthritis(GOA)　285
原発性副甲状腺(上皮小体)機能亢進症 primary hyperparathyroidism　28, 169, 350
原発性良性骨腫瘍　361
原発性良性脊椎腫瘍 benign primary spinal tumor　589
現位置ピン固定　628
現症の取り方　118
減圧症による骨壊死　305
減圧性大腿骨頭壊死症　637
減張切開 relaxation incision　818

こ

コッキング肢位　901
コッドマン三角 Codman triangle　141, 371
コッドマン体操 Codman exercise　454, 930
コットン(Cotton)骨折　821
コットンローダー(Cotton Loder)肢位　789
コッヘル(Kocher)鉗子　198
コッヘル(Kocher)法　777
コトレル牽引 Cotrel traction　182
コバルトクロム合金　166, 213

コバルトクロライド法　879
コラーゲン　collagen　17, 57, 73
コラーゲン細線維　collagen fibril　57
コリーズ，コレス(Colles)骨折　788, 790
コリンエステラーゼ染色　880
コルセット　corset　185
コロナ放電　190
コンディショニング　927
コンドロイチン硫酸　58
コントロールケーブルシステム　947
コンパートメント　772
コンパートメント症候群　→区画症候群を
　　みよ
コンピュータ断層撮影(CT)　X-ray
　　computed tomography　150
コンベンショナルスキャン　151
コンポーネントの弛み　loosening　653
コンマ状の核　409
ゴーシェ病　Gaucher disease
　　　　　　　　　　　　305, 637
ゴットロン徴候　Gottron sign　427
ゴリムマブ　271
ゴルフ肘　110, 901
ごまかし運動　trick motion　128, 485, 875
呼気終末陽圧換気　positive end-expiratory
　　pressure(PEEP)　753
呼吸管理，術後の　196
呼吸循環フィットネス　cardio-respiratory
　　(CR)　921
呼吸障害，脊髄損傷による　849
固定，骨折部の　fixation　745
固定膝　950
固定法　immobilization　182
固有感覚受容器　proprioceptor　89
固有示指伸筋　→示指伸筋をみよ
固有指動脈　481
固有受容性神経筋促通法　proprioceptive
　　neuromuscular facilitation(PNF)　928
股関節　hip joint　599, 600
── における末梢神経の支配　874
── の手術　647
── の中心性脱臼　800
股関節炎，結核性の　253
股関節ギプス　836
股関節合力　605
股関節固定術　arthrodesis of the hip joint
　　　　　　　　　　　　　　648
股関節症　coxarthrosis　631
股関節唇損傷　636
股関節脱臼　733
── の超音波診断　618
── の予防　614
股関節脱臼・脱臼骨折　801
股関節部
── の骨折と脱臼　801
── のスポーツ外傷　896
── の疼痛　112
── のランドマーク　608
股関節離断　210
股義足　942
股膝足関節足部装具(HKAFO)　933
股装具　hip orthosis(HO)　187
五十肩　453

口頭式評価スケール　verbal rating scale
　　　　　　　　　　　　　　102
叩打痛　knocking pain　123
広域スペクトルペニシリン製剤　584
広背筋　438
広背筋皮弁　226, 227
甲状腺機能異常　352
甲状腺機能亢進症　hyperthyroidism　352
甲状腺機能低下症　hypothyroidism　352
甲状腺刺激ホルモン放出ホルモン(TRH)
　　　　　　　　　　　　　　421
交感神経の経路　886
交差指　cross finger　484
交差性Lasègue徴候　565
交叉性伸展反射　414
交叉性麻痺　cruciate paralysis　517, 526
交通性脊髄空洞症　communicating
　　syringomyelia　528
好酸球性肉芽腫　eosinophilic granuloma
　　　　　　　　　　　　369, 589
行軍骨折　march fracture　735
　→中足骨疲労骨折をみよ　116
抗悪性腫瘍薬　179
抗炎症薬　177
抗菌薬　178, 237
抗菌薬入りハイドロキシアパタイト　244
抗痙攣薬　239
── によるくる病，骨軟化症　347
抗結核薬　240
抗酸菌染色　160
抗重力筋　79
抗破傷風ヒト免疫グロブリン　239
更生用装具　931
肛門反射　anal reflex　133, 520
咬創　bite wound　763
── ，手指の　491
後外側支持機構損傷　683
後過分極　86
後弓骨折　855
後弓反張　414
後胸鎖靱帯　436
後距腓靱帯　703
後脛骨筋　705
後脛骨筋腱(TP)　705
後脛骨筋腱機能不全症　posterior tibial
　　tendon dysfunction(PTTD)　714
後脛骨動脈　706
後骨間神経　462
後骨間神経麻痺　423, 469, 886, 887
後骨間動脈　481
後根　posterior root, dorsal root　85, 515
後根神経節　dorsal root ganglion　85
後尺側反回動脈　462
後斜走靱帯　posterior oblique ligament
　　　　　　　　　　　　　　660
後斜走靱帯　肘の　460
後十字靱帯　posterior cruciate ligament
　　(PCL)　660, 666
後十字靱帯損傷　posterior cruciate
　　ligament(PCL)injury　682
後縦靱帯　posterior longitudinal ligament
　　(PLL)　512, 513

後縦靱帯骨化　ossification of the posterior
　　longitudinal ligament(OPLL)　150, 559
後縦靱帯骨化症　ossification of the
　　posterior longitudinal ligament(OPLL)
　　　　　　　　　　　　108, 536
後縦靱帯肥厚症　538
後足部　702, 703
後側方除圧　posterolateral decompression
　　(foraminotomy, facetectomy)　536
後天性脊柱管狭窄　579
後頭顆骨折　855
後頭環椎脱臼　855
後半月大腿靱帯(Wrisberg靱帯)　661
後部脊髄損傷　848
後方関節包　660
後方傾斜角　posterior tilt angle，大腿骨の
　　　　　　　　　　　　　　628
後方除圧　posterior decompression
　　(laminoplasty, laminectomy)　536
後方進入椎体間固定術　575
後方制動術　209
後方脱臼
── ，肩関節の　778
── ，環軸関節の　856
── ，股関節の　802
── ，肘関節の　785
後方脱臼骨折　802
後方椎間板切除術〔Love(ラブ)法〕
　　posterior discectomy　205, 571
後方椎体間固定術　posterior lumbar
　　interbody fusion(PLIF)　215
後方引き出しテスト　posterior drawer test
　　　　　　　　　　　　　　682
後弯　kyphosis，脊柱の　512
恒久性脱臼　permanent dislocation　684
高悪性度表在性骨肉腫　373
高圧酸素療法　hyperbaric oxygenation
　　　　　　　　　　　　　　238
高圧注入損傷，手指の　491
高閾値機械受容器　89
高位脛骨骨切り術　high tibial osteotomy
　　　　　　　　　　209, 691, 693
高エネルギー外傷(損傷)　high energy
　　trauma　743, 798, 804
高回転型骨粗鬆症　35
高回転型骨代謝　335
高カルシウム血症　350
高挙　elevation　772
高次脳機能障害　416
高尿酸血症　hyperuricemia　157, 285
高分子ヒアルロン酸　179
高齢者の福祉　940
硬化性骨症　Sclerosteosis　26
硬化性腸骨骨炎　osteitis condensans ilii
　　　　　　　　　　　　　　647
硬性仮骨　hard callus　46
硬性コルセット　metal frame brace　185
硬性墜下性歩行　119, 606
硬直性扁平足　rigid flatfoot　714
硬膜　dura mater　513, 514
硬膜外腔　epidural space　85
硬膜外血腫　108
硬膜外腫瘍　extradural tumor　592, 593

硬膜外膿瘍　246
硬膜外ブロック　179
硬膜内髄外腫瘍 intradural
　　extramedullary tumor　592, 593
絞扼性神経障害 entrapment neuropathy
　　　　　　　　　　423, 521, 870
　──, 足の　719
　──, 肘の　468
絞扼輪症候群 constriction band syndrome
　　　　　　　　　　　　　　329
　──, 下腿の　712
項靱帯 nuchal ligament　515
項靱帯骨化症（バーソニー病）Barsony
　　disease　517
鉤（こう）　→鉤（かぎ）もみよ
鉤状突起 uncinate process　459, 515
鉤足（踵足）pes calcaneus　707, 710
鉤椎関節 uncovertebral joint　515
構築性脊柱側弯症 structural scoliosis　552
興奮収縮連関 excitation contraction
　　coupling　84
鋼刃メス　197
鋼線 wire　206, 746, 815
鋼線牽引 wire traction　182
鋼線締結法　784
合指症　508
合趾症 syndactyly　711
合成キャスト synthetic cast　182
国際生活機能分類 international
　　classification of functioning, disability
　　and health（ICF）　914
骨（こつ）　→骨（ほね）もみよ
骨
　──の MRI　148
　──の感染症　234
　──の構造　8
　──の触診　123
　──の病態，病理　35
　──の平均癒合日数　739
骨 Paget 病 Paget disease of bone　39, 169
　──による骨折　117
骨悪性線維性組織球腫 malignant fibrous
　　histiocytoma（MFH）　383
骨萎縮 bone atrophy　140
　──, 脊髄損傷による　854
骨移植 bone graft　47, 205
骨移動術 bone transport　50
骨陰影濃度
　──が減少する病態　35
　──が増加する病態　38
骨壊死 osteonecrosis　41, 301, 666
骨壊死性疾患　168
骨外進展　371
骨外性 Ewing 肉腫　391
骨外性軟骨肉腫　391
骨化核　139, 831
骨格筋 skeletal muscle　79
　──の構造と機能　79
　──の収縮メカニズム　81
骨格構造義肢 endoskeletal prosthesis　943
骨格成分の発生異常グループ　307
骨芽細胞 osteoblast（OB）　9, 14
　──の分化機構　24

骨芽細胞腫 osteoblastoma　589
骨化性筋炎 myositis ossificans
　　　　　　　　　　145, 295, 471
骨化巣前後径, OPLL の　538
骨型アルカリフォスファターゼ　157
骨型酒石酸抵抗性酸フォスファターゼ-5b
　　　　　　　　　　　　　　157
骨化中心 ossification center　8
骨幹 diaphysis　8
骨間距踵靱帯　703
骨間筋　478, 705
骨間筋腱　480
骨感染症　167
骨幹端 metaphysis　8, 139
骨幹端異形成症 metaphyseal dysplasia
　　　　　　　　307, 308, 310, 313
骨幹端部骨折 metaphyseal fracture　735
骨幹端部の異常　309, 310
骨幹端部囊腫　623
骨幹部骨折 diaphyseal fracture　735
骨柩 involucrum　242
骨吸収マーカー　18, 340
骨吸収抑制薬　178
骨棘 osteophyte　141, 283, 549
骨巨細胞腫 giant cell tumor of bone
　　　　　　　　112, 170, 364, 507
骨切り矯正　669
骨切り矯正手術　669
骨切り術 osteotomy　205, 691
骨切りのみ osteotome　199
骨形成蛋白 bone morphogenetic protein
　　（BMP）　22, 24
骨形成不全症 osteogenesis imperfecta
　　　　　　　　　　35, 308, 315
　──による骨折　117
骨形成マーカー　340
骨系統疾患 skeletal dysplasia　307
　──による異常歩行　117
骨系統疾患国際分類　307
骨結合（骨癒合）synostosis　53
骨欠損修復　49
骨硬化 sclerosis　140, 246
　──, 骨腫瘍による bone formation　42
骨硬化性疾患グループ　307
骨硬化像　140
骨梗塞 bone infarct　41, 301
骨再生能　44
骨細胞 osteocyte　14
　──の分化機構　26
骨挫傷 bone bruise　666, 681
骨シアロ蛋白 bone sialoprotein（BSP）　19
骨腫 osteoma　367
骨腫瘍 bone tumor　355
　──による骨硬化　42
　──による骨溶解　38
　──の骨破壊パターン　356
骨腫瘍類似疾患 tumorous condition of
　　bone　367
骨小腔 bone cavities（lacunae）　14
骨髄 bone marrow　11
骨髄炎 osteomyelitis　160, 242
骨髄間質細胞 bone marrow stromal cell
　　　　　　　　　　　　　　11

骨髄刺激法　76
骨髄腫 myeloma　383, 592
骨性強直 bony ankylosis　72, 833
骨性拘縮　496
骨性骨膜襟 bone collar　23
骨性制動術　722
骨性脊柱管前後径 space available for
　　spinal cord（SAC）　516
骨折 fracture　159, 731, 734, 775
　──に続発する骨壊死　305
　──に対する遊離骨移植　751
　──による変形 deformity　742
　──の合併症　752
　──の診断　742
　──の治療　743
　──の治癒過程　44
　──の転移方向による分類　738
　──の変形治癒による異常歩行　117
骨接合　649
骨接合術 osteosynthesis　206
骨折修復の局所因子　46
骨折線　737
骨折治癒 fracture healing　44
　──の異常経過　739
骨折治療の基本原則　744
骨折部位ごとの出血量　744
骨折リスク評価　341
骨組織生検　341
骨組織の細胞　14
骨粗鬆症 osteoporosis
　　　　　　35, 107, 169, 263, 335
　──による円背　107
　──による骨折　117
骨粗鬆症患者 QOL 評価質問表　342
骨粗鬆症・骨代謝改善薬　178
骨粗鬆症性椎体圧潰　560
骨粗鬆症性椎体骨折後遅発性神経麻痺
　　　　　　　　　　　　　　845
骨粗鬆症治療薬の推奨グレード　345
骨代謝回転 bone turnover　13, 14, 335
骨代謝マーカー　340
骨端 epiphysis　8, 139
骨単位（オステオン）osteon　9
骨端核, 腸骨稜の　556
骨端核出現時期, 肘の　459
骨端症 apophyseopathy, osteochondrosis
　　　　　　　　　　302, 720, 899
骨端線 epiphyseal line　139
　──の水平化　623
骨端板 epiphyseal plate（scar）　8
骨端部骨折 epiphyseal fracture　735
骨端部の異常　310
骨釘移植　671
骨転移　385
　──, 前立腺癌の　159
骨伝導 bone conduction　47
骨頭下頚部楔状骨切り術 base of neck
　　osteotomy（Kramer 法）　628
骨洞 geode, 関節リウマチの　263

骨頭骨幹角，大腿骨の head shaft angle　628
骨頭軟骨下骨折線 crescent sign　638
骨頭の遅発性分節圧潰　802
骨透明巣　246
骨透亮像 translucency　140
骨内高分化骨肉腫 intraosseous well-differentiated osteosarcoma　371, 374
骨内骨肉腫 central（medullary）osteosarcoma　371
骨内膜 endosteum　11
骨軟化症 osteomalacia　35, 169, 345
　―― による異常歩行　117
　―― による骨折　117
骨軟骨異形成症 osteochondrodysplasia　307
骨軟骨移植法　672
骨軟骨骨折 osteochondral fracture　65, 722, 735, 816
骨軟骨腫 osteochondroma, osteocartilaginous exostosis　170, 321, 361
骨軟骨腫症　112
骨・軟骨組織由来腫瘍　389
骨軟骨損傷　722
骨軟骨柱移植術 osteochondral graft transplantation　208
骨・軟部腫瘍，肩の　109
骨肉腫 osteosarcoma　159, 171, 370, 591
　――，膝の　113
骨年齢 bone age, skeletal age　139, 554
骨嚢腫 bone syst　112, 367
骨嚢胞 subchondral cyst　141
骨パジェット病 Paget disease of bone　39, 352
骨斑紋症 osteopoikilosis　39
骨盤
　―― の骨折　797, 834
　―― のスポーツ外傷　896
　―― の疲労骨折　899
骨盤牽引 pelvic traction　181
骨盤骨折　151
骨盤切断　210
骨盤帯付き長下肢装具　933
骨盤不安定性テスト　130
骨盤輪二重骨折　798
骨盤輪の骨折　797
骨盤輪不安定症 pelvic ring instability　646
骨肥厚症 hyperostosis　42
骨被覆細胞 bone lining cell　14
骨びらん　724
骨補填材　213
骨膜 periosteum　9, 23
骨膜下膿瘍 subperiosteal abscess　242
骨膜細胞 periosteal cell　9
骨膜性骨肉腫 periosteal osteosarcoma　371, 373
骨膜剥離子 raspatory　201
骨膜反応 periosteal reaction　141, 358, 371
骨密度検査　338
骨密度低下　315
骨モデリング（造形）modeling　12

骨誘導 bone induction　47
骨癒合不全 nonunion　740
骨溶解 osteolysis　38, 218, 653
　―― による骨折　117
骨リモデリング（再造形）remodeling　12
骨梁 trabecula　10
根嚢像 root sleeve　530

さ

サーモグラフィー thermography　879
サイアザイド系血圧降下薬　157
サイム（Syme）切断　210
サケカルシトニン　345
サポーター　185
サラゾスルファピリジン　271, 471
サリチル酸系抗炎症薬　177
サルコイドーシス sarcoidosis　279
サルコイド脊髄症　597
サルファダイアジン銀　765
サンダーランド（Sunderland）分類　869
サンドイッチ脊椎 sandwich spine　141
　――，大理石骨病の　319
ザウペ（Saupe）分類　674
ザルトプロフェン　177
作業用義手 work arm　943, 947
作業療法 occupational therapy　193
　――，脊髄損傷の　853
　―― の種類　929
作業療法士 occupational therapist（OT）　193, 919
砂粒 psammoma body，髄膜腫の　594
差し込みソケット　948
鎖骨 clavicle　435
　―― の先天異常　447
鎖骨下脱臼　777
鎖骨間靱帯　436
鎖骨骨折 fracture of the clavicle　776, 828
鎖骨・頭蓋異形成症 cleidocranial dysostosis　447
鎖骨頭蓋異形成症 cleidocranial dysplasia　25
鎖骨中央部粉砕骨折　776
鎖骨バンド　777
坐骨 ischium　612
　―― の単独骨折　797
坐骨結節 ischial tuberosity　608, 609, 611
坐骨結節骨折　835
坐骨結節骨端症　900
坐骨結節裂離骨折　896
坐骨骨折　798
坐骨支持装具 ischial weight-bearing orthosis　187
坐骨収納型ソケット　949
坐骨神経 sciatic nerve　603, 705
坐骨神経痛　107
　―― の原因　564
坐骨大腿靱帯 ischiofemoral ligament　601, 602
挫傷 contusion　763
挫創 contused wound　763
挫滅症候群 crush syndrome　759
挫滅切断 crush amputation　224
挫滅創 crush wound　763

再建医学　3
再生医療　3
　――，iPS細胞による　76
再生軸索　869
再接着肢・指の保存方法　224
再接着中毒症 replantation toxemia　224
再造形（リモデリング）remodeling　12
再分極　86
災害後の精神的ケア mental care　761
災害時の3T's　759
斎藤分類　789
細胞間質 interterritorial matrix，関節軟骨の　56
細胞周囲基質 pericellular matrix，関節軟骨の　56
細胞性骨 cellular bone　21
細胞リプログラミング　78
細胞領域基質 territorial matrix，関節軟骨の　56
最小侵襲手術 minimally invasive surgery（MIS）　647
最適期 golden period, golden time　764, 770
杯状変化 cupping，くる病の　348
盃状変形 cupping　312
　――，骨幹端の　309, 311
柵状配列（観兵状配列）palisading appearance　405
　――，核の　594
索路症状 long tract sign　517
錯感覚 paresthesia　132
擦過傷 abrasion　731, 762
擦過創 excoriation　762
猿手 ape hand　483
三角巾　782
三角筋　438, 440
三角筋拘縮症 deltoid contracture　457
三角巾固定 triangle bandage　182
三角骨 triquetrum　476
三角骨障害 os trigonum syndrome　719
三角靱帯　703
三角線維軟骨複合体（TFCC）　476
三角線維軟骨複合体（TFCC）損傷　110
三果骨折 trimalleolar fracture　820
三次性上皮小体（副甲状腺）機能亢進症 tertiary hyperparathyroidism　351
三肢麻痺 triplegia　414
三尖手 trident hand　311
三点杖　934
三面ソケット股外転坐骨支持免荷装具　625
酸フォスファターゼ acid phosphatase（ACP）　158
残尿測定　520

し

シアル酸　156
シーヴァー病 Sever disease　721, 900
シートベルト型損傷　860, 861
シェーグレン症候群 Sjögren syndrome　262
シェントン（Shenton）線　617
シクロスポリン　279

シストメトリー　518, 522
シスプラチン（CDDP）　179, 361, 372
シナプス synapse　84
シプロフロキサシン　256
シメチジン　450
シモンズテスト Simmonds test　767
シャーピー（Sharpey）線維　9
シャルコー関節 Charcot joint
　　　　　　　　　　290, 645, 694
シャルコー–マリー–トゥース病 Charcot-
　　Marie-Tooth disease（CMT）　424
シュプリンツェン–ゴールドバーグ症候群
　　Shprintzen-Goldberg syndrome　325
シュプレンゲル変形 Sprengel deformity
　　　　　　　　　　　　　　　446
シュモール結節 Schmorl nodule　572
シュワン細胞 Schwann cell　86
ショイエルマン病 Scheuermann disease
　　　　　　　　　　　　　119, 552
ショックの5徴候（5P's）　743
ショパール関節 Chopart joint　702
ショパール（Chopart）切断　210
ショフール骨折　791
シリコーンライナー，大腿義足の　949
シリコンゴム　213
シルマーテスト Schirmer test　262
シレンス（Sillence）の分類　315
シンディングラーセン–ヨハンソン
　　病 Sinding Larsen-Johansson disease
　　　　　　　　　　　　　673, 902
ジグザグ変形　497
ジクロフェナク　364
ジクロフェナクナトリウム　177, 180
ジストロフィン dystrophin　428
ジフェニルヒダントイン　347
ジャクー関節炎 Jaccoud arthritis　280
ジャクソンテスト Jackson test　518
ジャス（Jahss）法　895
ジャンパー膝 jumper's knee　113, 673, 901
ジュエット（Jewett）型胸腰仙椎装具　932
ジョーンズ骨折 Jones fracture　899
ジョンソン（Johnson）運動発達年齢検査表
　　　　　　　　　　　　　　　923
ジルコニア　213
しびれ感 numbness　297, 876
しゃがみ動作（スクワット） squat　663
しわテスト wrinkle test（shrivel test）　879
支持プレート　813, 817
支柱，下肢装具の　933
止血
　──，四肢切断時の　222
　──，手術時の　201
四肢
　──の計測　126
　──の肥大　331
　──の非対称　309
四肢腱反射異常の検査，頚椎診察の　520
四肢循環障害　297
四肢阻血徴候　769
四肢長　126
四肢長管骨の弯曲　309
四肢麻痺 quadriplegia　414, 416, 844
四辺形間隙 quadrilateral space　440

四辺形ソケット　948
示指 MP 関節背側脱臼　794
示指 PIP 関節掌側脱臼　794
示指伸筋（EIP）　478
弛緩性 laxity，関節の　326
弛緩性歩行　517
弛緩性麻痺　844
　──，足の　718
弛張熱 remittent fever　274
刺創 stab wound　763
刺入時電位 insertion potential　878
肢延長術 limb lengthening　207
肢帯型筋ジストロフィー limb-girdle
　　muscular dystrophy（LGMD）　427, 430
肢体不自由　905, 915
姿勢 posture　118
姿勢保持反射障害　420
思春期側弯症 adolescent scoliosis　553
思春期扁平足　711
指（し）→指（ゆび）もみよ
指極長（指端距離） arm span　308
指屈筋腱 flexor tendon　480
指屈筋腱損傷の部位別分類　494
指屈筋腱腱鞘 digital flexor sheath
　　　　　　　　　　　　　　　480
指腱鞘（滑車）　481
指交差テスト crossed finger test　469
指骨骨折　794
指神経 digital nerve　482
指節間関節　476
指尖損傷　490
指背腱膜　480
脂肪腫 lipoma　172, 398, 597
脂肪塞栓症候群 fat embolism syndrome
　　　　　　　　　　　　　　　752
脂肪組織由来腫瘍　389
脂肪体徴候 fat pad sign　830
脂肪肉腫 liposarcoma　154, 172, 391, 404
脂肪抑制法，MRI の　146
視覚的アナログスケール visual analog
　　scale（VAS）　102, 268
視診 inspection　118
　──，脊柱側弯症の　554
歯牙形成不全　316
歯尖靱帯 apical ligament　513
歯突起 odontoid process（dens）　512
歯突起形成不全　309, 527
自家矯正 spontaneous correction　758
自家骨移植 autograft　48, 205
自家植皮 autograft　202
自家軟骨細胞移植　76
自己懸垂式ソケット　948
自己再生 self renewal，骨の　44
自己治癒力の活性化　176
自在継ぎ手 universal joint，足の　704
自助具 self-help device　935
自動運動 active movement　125, 927
自動介助運動 active assistive movement
　　　　　　　　　　　　　　　927
自動介助訓練 active assistive exercise
　　　　　　　　　　　　　　　191
自動訓練 active exercise　191
自動伸展不全 extension lag　125

自発性異常感覚 dysesthesia　132
自分の身のまわりの動作 self-care activity
　　　　　　　　　　　　　　　102
自由神経終末 free nerve ending　89, 90
自律神経過反射 autonomic dysreflexia
　　　　　　　　　　　　　　　849
自律神経検査　879
自律神経障害　877
児童福祉法　939
持針器 needle holder　199
持続硬膜外ブロック　196
持続的他動運動 continuous passive
　　motion（CPM）　191, 927
時間的分散 temporal dispersion　879
時間尿量　744
磁気共鳴撮像法 magnetic resonance
　　imaging（MRI）　145
磁場の単位　146
色素性絨毛結節性滑膜炎 pigmented
　　villonodular synovitis（PVS）
　　　　　　　112, 161, 168, 401, 696
　──，股関節の　643
　──，膝の　113
軸圧痛 axial compression pain，骨折の
　　　　　　　　　　　　　　　741
軸圧負荷（ダイナマイゼーショ
　　ン） dynamization　207
軸移動テスト pivot-shift test　680
軸索 axon　84
軸索断裂 axonotmesis　869
軸索反射 axon reflex　885
軸索輸送 axoplasmic transport　87
軸索流 axonal transport　522
軸射撮影法 axial view, skyline view　685
軸射像，膝関節の　665
軸椎 axis　512, 514
軸椎下亜脱臼 subaxial subluxation（SS,
　　SAS）　272, 542
　──，リウマチによる　542
軸椎棘突起 spinous process of C2　513
軸椎骨折　856
［軸椎］歯突起 odontoid process（dens）
　　　　　　　　　　　　　　　513
軸椎垂直亜脱臼 vertical subluxation（VS）
　　　　　　　　　　　　　　　272
軸椎椎体 vertebral body of C2（axis）　513
失調性歩行 ataxic gait　119, 925
疾患，運動器の　104
疾患修飾性抗リウマチ薬 disease-
　　modifying antirheumatic drugs
　　（DMARDs）　178, 271
湿性ラ音　753
膝横靱帯　660
膝蓋外側滑膜ひだ　684
膝蓋下滑液包炎 infrapatellar bursitis　700
膝蓋下滑膜ひだ　684
膝蓋下脂肪体　666
膝蓋下脂肪体障害　113
膝蓋腱 patellar tendon　660～662, 666
膝蓋腱炎　673
膝蓋腱支持ギプス（キャスト） patellar
　　tendon bearing cast（PTB cast）　184

膝蓋腱支持装具 patellar tendon bearing
　　(PTB)　187
膝蓋腱断裂　768
膝蓋腱反射 patellar tendon reflex(PTR)
　　　　133, 565
膝蓋骨 patella　658, 660～662, 665, 666
膝蓋骨亜脱臼　113
膝蓋骨亜脱臼・脱臼 subluxation and
　　dislocation of the patella　684
膝蓋骨グラインディングテスト patellar
　　grinding test　683
膝蓋骨傾斜 patella tilt　684
膝蓋骨傾斜角　685
膝蓋骨高位 patella alta　685
膝蓋骨骨折　813, 815
膝蓋骨軸射像　684
膝蓋骨脱臼　816
膝蓋骨軟化症　113
膝蓋骨不安定症 unstable patella　684
膝蓋上滑膜ひだ　684
膝蓋上嚢炎 suprapatellar bursitis　700
膝蓋前滑液包　660
膝蓋前滑液包炎 prepatellar bursitis　700
膝外側角(FTA)　658
膝蓋大腿関節 patellofemoral joint(PFJ)
　　　　658, 683
膝蓋大腿関節症 patellofemoral osteoarthritis
　　　　113, 686
膝蓋大腿関節障害　683
膝蓋跳動 ballottement of patella
　　　　125, 664, 688
膝蓋内側滑膜ひだ plica synovialis
　　mediopatellaris　684
膝蓋軟骨そぎ取り術 patellar shaving　683
膝蓋軟骨軟化症 chondromalacia patellae
　　(CMP)　683
膝窩筋 popliteus muscle　660, 662
膝窩筋腱 popliteus tendon　660, 662
膝窩筋腱溝　660, 661
膝窩動脈　706
膝窩動脈損傷　771, 815
膝窩嚢胞 popliteal cyst　259, 294, 665, 699
膝窩部痛　581
膝関節部の疼痛　113
膝前部痛　113
膝足関節足部装具 knee ankle foot
　　orthosis(KAFO)　933
膝特発性骨壊死　693
膝の脆弱性骨折 insufficiency fracture of
　　the knee　694
膝半月　62
膝変形，小児の　669
社会的不利 handicap　926
社会的リハビリテーション　918
社会福祉士 certified social worker　920
社会福祉制度 social welfare system　939
車軸関節 pivot joint　52
斜角筋症候群 scalenus syndrome　870
斜頸 torticollis　106, 524
斜骨折 oblique fracture　737
尺骨　459
尺骨管症候群　423, 504
尺骨茎状突起　475

尺骨骨幹部骨折　786, 788
尺骨神経 ulnar nerve　462, 463, 481, 482
　── の Tinel sign　130
尺骨神経麻痺 ulnar nerve palsy　467, 886
尺骨・正中神経合併麻痺　467
尺骨ゼロ変異 zero variant　487
尺骨突き上げ症候群 ulnocarpal abutment
　　(impaction)syndrome　495, 790
尺骨動脈　462, 481
尺骨疲労骨折　899
尺骨プラス変異 plus variant　476, 487
尺骨変異 ulna variance　488
尺骨マイナス変異 minus variant
　　　　476, 487
尺側滑液腔 ulnar bursae　239
尺側滑液鞘　480
尺側手根屈筋　462, 463
尺側手根屈筋腱(FCU)　475
尺側手根伸筋　462
尺側偏位 ulnar drift　260, 497
尺度の4水準　921
若年性関節リウマチ juvenile rheumatoid
　　arthritis(JRA)　121, 273
若年性後弯 juvenile kyphosis　552
若年性後弯症 Scheuermann disease　558
若年性特発性関節炎 juvenile idiopathic
　　arthritis(JIA)　273
手(しゅ)　→ 手(て)もみよ
手　474
手技治療，手技矯正術の危険性　180
手根管　477
手根管症候群 carpal tunnel syndrome
　　　　109, 110, 423, 503, 872, 880
手根骨　475
　── の骨折と脱臼　791
手根骨嚢腫　110
手根骨部切断　209
手根掌屈変形 volar intercalated segment
　　instability(VISI)　495
手根掌側亜脱臼 carpal volar subluxation
　　　　495
手根中手(CM)関節　476
手根中手義手　942
手根中手こぶ　110
手根背屈変形 dorsal intercalated segment
　　instability(DISI)　494
手根不安定症　110, 494
手指
　── の痛みと変形　111
　── のしびれと麻痺　109
　── のスポーツ外傷　894
　── の切断　209
　── の変形性関節症　284
　── の変形(リウマチ)　260
手指屈筋　478
手指巧緻運動障害 clumsiness　517, 529
手指伸筋(EDC)　478
手術器具　197
手術後大腿骨頭壊死症　637
手術部位感染 surgical site infection(SSI)
　　　　195, 254
手術用顕微鏡 operation microscope　222

手術用双眼ルーペ(拡大鏡) magnifying
　　loupes　222
手術療法　94, 194
手段的ADL　925
手背ガングリオン　110
手背屈装具　186
主訴，主症状
　──，運動器疾患の　104
　── から想定すべき疾患　105
主動筋 agonist　79
酒石酸抵抗性酸ホスファターゼ tartrate-
　　resistant acid phosphatase(TRAP)　17
腫脹 swelling　120, 235, 259, 298
　──，骨折の　741
　──，変形性関節症の　283
腫瘍性骨軟化症 tumor-induced
　　osteomalacia(TIO)　31, 35, 346, 347
腫瘍性疾患の生化学検査　158
腫瘍性造影像　371
腫瘍用人工関節置換術　360
腫瘤 tumor　120, 123
腫瘤・腫瘍の触診　123
種子骨 sesamoid bone　658, 703
種子骨障害　718
受傷機転　101
受傷時の応急処置　893
樹状突起 dendrite　84
収縮期血圧　744
舟状月状骨解離(Terry-Thomas)徴候
　　　　495
舟状骨 navicular bone, scaphoid
　　　　475, 476, 702, 703
舟状骨偽関節 scaphoid nonunion
　　advanced collapse(SNAC)wrist　500
舟状骨結節　475
舟状骨骨折　110, 791
舟状骨疲労骨折　899
周囲炎・付着部炎 calcaneal paratendinitis
　　　　903
周期性四肢麻痺　159
周径，四肢の　126
修復期，骨折治癒の　46
終糸 filum terminale　85, 514
終糸緊張症候群 filum terminale syndrome
　　　　514
終板電位 endplate potential(EPP)　83
終末潜時 terminal latency　164
終末槽 terminal cisterna，筋の　81
終末遅延 terminal delay　873
習慣性膝蓋骨脱臼　113
習慣性脱臼 habitual dislocation　447, 684
集学的アプローチ multidisciplinary
　　approach　94
集団災害　759
十字靱帯 cruciform ligament　513
重症度の判定(トリアージ) triage　760
絨毛 villi，滑膜の　60
縦転位 longitudinal displacement　738
祝祷肢位 benediction attitude　876
出血性ショック　744
術後管理，再接着術の　225
術直後義肢装着法 immediate post-
　　operative prosthetic fitting　211

循環器障害，脊髄損傷による 849
循環血液量回復の目安 744
順序尺度 921
潤滑 lubrication，関節の 60
処理骨再建法 373
初期遅延 initial delay 873
書痙 111
女性ホルモン薬 345
除圧 decompression，神経の 881
小円筋 438, 439, 440
小胸筋 438
小胸筋症候群 pectoralis minor syndrome 870
小趾外転筋 705
小指球筋 478
小指球ハンマー症候群 506
小指伸筋（EDM） 478
小弾丸様の指節骨 319
小殿筋 602
小転子 lesser trochanter 600, 611
小児期扁平足 flatfoot in child 710
小児虐待 child abuse 838
小児骨折の特徴 756
小脳性歩行 cerebellar gait 119
小腰筋 602
小菱形筋 438
小菱形骨 trapezoid 476
少関節破壊型 less erosive subset（LES） 260, 539
生涯スポーツ（市民スポーツ） 907
消炎鎮痛薬（NSAIDs） 177, 499
消化器障害，脊髄損傷による 849
症候性側弯症 553
症候性大腿骨頭壊死症 304
症状，運動器の 104
掌蹠膿疱症 palmoplantar pustulosis, pustulosis 42, 108, 545
掌蹠膿疱症性関節骨炎 pustulotic arthro-osteitis（PAO） 121, 279, 545
掌蹠膿疱症性脊椎炎 542
掌側区画症候群 773
掌側傾斜 palmar tilt 488
掌側コンパートメント 772
硝子軟骨 hyaline cartilage 74
硝子軟骨細胞 75
傷 731
障害 915
障害者基本法 939
障害者スポーツ 905
── における医療専門職の役割 908
── に関する医学的研究 909
── のクラス分け 908
障害者スポーツ医 908
障害者スポーツトレーナー 908
障害者総合支援法 940
衝突性外骨腫 impingement exostosis 903
踵（しょう）→踵（かかと）もみよ
踵骨 702, 703
踵骨骨折 fracture of the calcaneus 825
踵骨骨折後踵距関節症 115
踵骨骨端症（Sever 病） 115
踵骨枝 705
踵骨疲労骨折 899

踵足（鉤足）pes calcaneus 707
踵腓靱帯 703, 824
踵部の疼痛 115
踵立方関節 703
上位型麻痺 884
── ，腕神経叢の 884
上位頚椎 514
上位頚椎損傷 855
上衣腫 ependymoma 596
── ，胸椎の 596
上位脊椎奇形 108
上関節突起 512, 548, 549
上関節面 548
上気道閉塞 744
上行伝導路 85
上肢
── の筋力 127
── の総合機能 134
上肢挙上困難 arm drop 517
上肢形成不全 329
上肢痙性麻痺に対する手術法 418
上肢症状，頚椎疾患による 517
上肢切断 209
上肢装具 upper extremity orthosis 186, 931
上肢長 126
上節長 upper segment 309
上前腸骨棘 anterior superior iliac spine（ASIS） 600, 608, 609, 611
上前腸骨棘骨折 835
上前腸骨棘裂離骨折 896
上双子筋 602
上殿神経 603
上皮小体機能亢進 159
上皮小体（副甲状腺）機能異常 350
上皮小体（副甲状腺）ホルモン parathyroid hormone（PTH） 22, 28, 350
上被膜動脈 superior retinacular artery 603
上腕外側皮弁 226, 227
上腕義手 942
上腕筋 461, 462
上腕骨 humerus 435, 459, 462
── の骨折 fracture of the humerus 829
上腕骨遠位骨端離開 832
上腕骨遠位部骨折 782
上腕骨外顆骨折 fracture of the lateral condyle of the humerus 110, 832
上腕骨外側上顆 459
上腕骨外側上顆炎 lateral epicondylitis of the humerus 110, 470, 901
上腕骨顆上骨折 supracondylar fracture of the humerus 110, 829
上腕骨滑車 459
上腕骨滑車形成不全 110
上腕骨顆部粉砕骨折 783
上腕骨近位骨端損傷 fracture-separation of the proximal humeral epiphysis 833
上腕骨近位骨端離開 456
上腕骨近位端 4-part 骨折 445
上腕骨近位端部骨折 109
上腕骨近位部骨折 140, 780

上腕骨骨幹部の骨折 781
上腕骨骨頭壊死 304
上腕骨軸 831
上腕骨内側上顆 459
上腕骨内側上顆炎 110
上腕骨内側上顆骨折 fracture of the medial epicondyle 833
上腕骨内側上顆骨端線離開 901
上腕骨離断性骨軟骨炎 465
上腕三頭筋 439, 461, 462
上腕三頭筋腱 462
上腕三頭筋腱反射 133
上腕切断 209
上腕長 126
上腕動脈 brachial artery 462, 481
上腕二頭筋 439, 461, 462
上腕二頭筋腱 462
上腕二頭筋腱反射 133
上腕二頭筋長頭腱 436
上腕二頭筋長頭腱炎（腱鞘炎）tendinitis of the long head of the biceps 455, 900
上腕二頭筋長頭腱断裂 109, 454, 768
上腕のスポーツ外傷 894
常染色体優性遺伝性低リン血症性くる病・骨軟化症 autosomal dominant hypophosphatemic rickets／osteomalaia（ADHR） 347
常染色体優性低リン血症性くる病・骨軟化症 autosomal-dominant hypophosphatemic rickets（ADHR） 31
静脈移植 771
静脈型血管腫 venous hemangioma 400
静脈血栓症（血栓性静脈炎） 114
静脈血栓塞栓症 venous thromboembolism（VTE） 196, 300, 753
── の生化学検査 158
静脈性還流障害 297
静脈性腎盂造影 intravenous pyelography（IVP） 743
静脈怒張 venous dilatation 121
静脈瘤 varix 121, 300, 664
触覚 touch sensation, sense of touch 130, 876
触覚小体 tactoidbody 様配列 409
触診 palpation 122
── ，動脈拍動の 298
職業前作業療法 pre-vocational OT 929
職業歴 103
褥瘡 bedsore, pressure sore 122, 766
── ，脊髄損傷による 850
尻上り現象 670
心因性疼痛 psychogenic pain 88
心原性塞栓症 415
心身機能 915
心タンポナーデ 744
心拍数 744
伸縮徴候，股関節の telescope sign 615
伸展組織新生 distraction tissue neogenesis 191
身体障害 915
身体障害者福祉法 939
侵害受容器 nociceptor 89
侵害受容神経線維 90

侵害受容性疼痛 nociceptive pain　88
侵蝕状パターン permeated pattern　358
神経移行術 nerve transfer　204, 882
神経移植術 nerve grafting　204, 882
神経移所術 nerve transposition　881
神経外剥離術 external neurolysis　204
神経学的検査　130
神経学的診察　519
神経芽細胞腫　159, 386
神経筋性側弯症 neuromuscular scoliosis
　　553
神経筋接合部 neuromuscular junction　83
神経筋単位 neuromuscular unit (NMU)
　　878
神経系 nervous system　84
神経血管茎付き皮弁移動術　883
神経原性筋萎縮　878
神経原性変化　163
神経根 root　515, 549
　── の支配領域　518
神経根緊張徴候 tension sign　564, 568
神経根症 radiculopathy　517, 529
神経根障害　848
神経根性間欠跛行　580
神経根造影法 radiculography　152
神経根引き抜き損傷 nerve root avulsion
　　injury　884
神経根ブロック　180
神経細胞（ニューロン）neuron　84
神経疾患 nervous system disease　413
神経周膜 perineurium　85
神経腫（ニューローマ）　720
神経障害性関節症　694, 695
神経障害性疼痛 neuropathic pain
　　88, 91, 545
神経鞘腫 neurilemoma, neurinoma
　　172, 400, 594
神経症状，頚椎疾患による　517
神経上膜 epineurium　85
神経性間欠跛行 neurogenic intermittent
　　claudication　562, 579
神経節 ganglion　514
神経切断後の変性再生　872
神経線維 nerve fiber　84
神経線維腫　327
神経線維腫症 neurofibromatosis　121
　── による脊柱側弯　554
神経線維腫症1型 neurofibromatosis type
　　1 (NF1)　327, 409
神経線維腫症性側弯 neurofibromatosis
　　scoliosis　553
神経束 fascicle　85
神経組織の構造と機能　84
神経脱落症状 neurological deficit
　　517, 533
神経断裂 neurotmesis　869
神経伝導速度　879
神経伝導速度検査　163
神経内剥離術 internal neurolysis　204
神経内膜 endoneurium　85
神経剥離術 neurolysis　204, 881
神経病性関節症 neuropathic arthropathy
　　290, 472, 645, 694

　──, 膝の　113
神経ブロック療法　93
神経変性疾患 nerve degenerative disease
　　420
神経縫合術 neurorrhaphy　204, 881
神経保護　852
神経麻痺, 肘の　467
振動覚 pallesthesia, vibratory sense　132
振動骨鋸 oscillating bone saw　199
振動障害　111
浸潤性脂肪腫 infiltrating lipoma　398
真陰性 true negative　137
真菌性関節炎 fungal arthritis　160, 249
真性動脈瘤 true aneurysm　769
真陽性 true positive　137
針（しん）→針（はり）もみよ
針状骨膜陰影 spicula appearance　141
深後方コンパートメント　772
深指屈筋（FDP）　478
深指屈筋腱　479
深膝蓋下包　660
深掌動脈弓　481
深層 radial zone, 関節軟骨の　55, 56
深腓骨神経 deep peroneal nerve　705, 706
深部感覚 deep sensation　132, 876
深部腱反射 deep tendon reflex (DTR)
　　419
深部静脈血栓症 deep vein (venous)
　　thrombosis (DVT)
　　159, 196, 300, 692, 753
深部痛覚 deep pain sense　132
進行性偽性リウマチ様骨異形成症　310
進行性筋ジストロフィー progressive
　　muscular dystrophy (PMD)　159, 428
進行性骨化性筋炎 myositis ossificans
　　progressiva　144
進行性骨化性線維異形成症 fibrodysplasia
　　ossificans progressiva (FOP)
　　24, 295, 307
診察, 運動器の　104
診断, 運動器疾患の　104
診療　98
　── の心得　98
診療記録　99
新規骨折 incident fracture　336
鍼灸 acupuncture and moxibustion
　　treatment　189
人工関節再置換術, 股関節の revision
　　arthroplasty　654
人工関節置換術　216
人工関節置換術後の感染　254
人工関節の弛み loosening　218
人工腱移植 artificial tendon grafting　204
人工股関節 metal-on-metal　165
人工股関節全置換術 total hip arthroplasty
　　(THA)　647
人工骨 artifical bone　49
人工骨頭置換術, 大腿骨の　655
人工膝単顆置換術 unicompartmental knee
　　arthroplasty (UKA)　691
人工神経移植術　882

人工膝関節全置換術 total knee
　　arthroplasty (TKA), total knee
　　replacement (TKR)　691
人工膝関節置換術　691
人工肘関節全置換術 (TEA)　472
靭帯 ligament　60
靭帯結合 syndesmosis　53
靭帯骨棘形成 syndesmophyte　276
靭帯再建　681
靭帯支持性テスト　130
靭帯歯突起間関節 syndesmodental joint
　　513
靭帯性腱鞘, 手指の　480
靭帯損傷 ligament injury, ligamentous
　　injury　731, 732, 771, 824
　──, 足の　115
　──, 膝の　113
　── の分類, 膝の　677
腎性くる病　159
腎性骨ジストロフィー（慢性腎不全）renal
　　osteodystrophy (ROD)
　　292, 346, 349, 542
腎性骨症 renal bone disease　349
腎尿細管性アシドーシス　346

す

スーツケース肘　901
スカルパ (Scarpa) 三角　608
スキャロップ（ホタテ貝様陥凹）scallop
　　292
スクリュー　746, 838
スクワット（しゃがみ動作）squat　663
スゴン骨折 Segond fracture　681
スタインドラー (Steindler) 型胸腰仙椎装具
　　932
スタインドラー (Steindler) 法　886
スタティックアライメント static
　　alignment　946
スティックラー症候群 Stickler syndrome
　　326
スティムソン (Stimson) 法　777
スティル病 Still disease　274
ステロイド関節症 steroid arthropathy
　　695
　──, 膝の　113
ステロイド性骨粗鬆症　338
ステロイド性大腿骨頭壊死症　637
ステロイド大量投与法　852
ステロイドの長期連用による骨折　117
ステンレス鋼　166, 214
ストライカー撮影 Stryker view　442
ストレスX線撮影 stress radiography
　　666
ストレス骨折 stress fracture, 脊椎の
　　573
ストレッチング stretching　927
ストレプトマイシン (SM)　240
スパーリングテスト Spurling test
　　130, 518
スパイク熱 spiking fever　274
スパイラル（螺旋）スキャン　151
スピードテスト Speed test　455
スピードトラック牽引　181

スピクラ spicula　358
スピクラ形成　371
スピロヘータ関節炎 arthritis caused by spirochetes　250
スプリント治療，関節拘縮の　329
スペシャルオリンピックス Special Olympics　906
スポーツ外傷 acute sports injuries　893
スポーツ傷害　892
スポーツ障害 chronic sports injuries　897
スポーツ用義足　952
スミス(Smith)骨折　788, 790
スリッピング現象　449
スリンダク　177
スルファメトキサゾール　255
ズーデック骨萎縮 Sudeck atrophy　140, 755
すくみ足　420
すだれ状陰影　589, 590
すりガラス様 ground glass appearance, 骨X線像の　368
頭蓋胸郭型装具　185
頭蓋計測法 craniometry　526
頭蓋牽引 skull traction　182
頭蓋底陥入症 basilar impression　525, 540
頭蓋軟化 craniotabes　347
頭蓋輪牽引(ヘイロー牽引) halo traction　182
頭蓋輪骨盤牽引 halo-pelvic traction　557, 558
頭上方向牽引 overhead traction　620
水泳肩 swimming shoulder　456, 900
水泳による障害，肩の　456
水治療法 hydrotherapy　190
垂直亜脱臼 vertical subluxation(VS)　540
垂直介達牽引　835
垂直距骨 vertical talus　710
── による異常歩行　117
垂直脱臼(腋窩脱臼)　777
錐体路徴候 pyramidal tract sign　565
随意筋 voluntary muscle　79
随意性跛行 voluntary limping　252
髄核 nucleus pulposus　512, 513
── ，椎間板の　63
── の漏出　561
髄腔仮骨 sealing callus　46
髄鞘(ミエリン鞘) myelin sheath　84, 86
髄節症状 segmental sign　517
髄内腫瘍 intramedullary tumor　592, 595
髄内釘 intramedullary rod　206, 748
髄膜腫 meningioma　593
髄膜瘤 meningocele　551
数値的評価スケール numerical rating scale　102
杉綾模様　404
砂時計腫 hourglass tumor, dumb-bell tumor　592, 593
── ，頚椎の　517, 522
砂時計くびれ，神経束の　470
滑り説 sliding filament theory, 筋収縮の　81

せ

セフェム系抗菌薬　178, 237, 584
セミファウラー(semi-Fowler)位　808
セメス-ワインシュタインモノフィラメント Semmes-Weinstin monofilament　130
セメント THA　647, 652
セメントスペーサー　255
セメント注入テクニック modern cementing techniques　647, 653
セメントビーズ　255
セメントレス THA　647, 652
セメントレスステム　654
セラミックス　213
── ，人工骨の　49
セリンプロテアーゼ　66
ゼロ変異 zero variant, 橈尺骨の　476
ゼロポジション装具　186
正中神経 median nerve　462, 481, 482
── ，手の　475
正中神経損傷　876
正中神経麻痺 median nerve palsy　886
生化学検査　156
生活機能　915
生活習慣病と骨粗鬆症　341
生活の質 quality of life(QOL)　1, 102, 926
生活歴　103
生検 biopsy　164
生検術，軟部腫瘍の　395
生体吸収材料　213
生体許容性材料　214
生体材料 biomaterial　213
生体用金属材料　165
生体力学(バイオメカニクス) biomechanics　1
生物学的製剤 biological agents　271
生理的疼痛 physiological pain　88
生理的内反膝　670
成人期扁平足 flatfoot in adult　714
成人発症スティル病 adult onset Still's disease　275
成長軟骨板 growth plate　8, 10, 52, 139
成長軟骨板牽引法 chondrodiastasis　207
成長軟骨板損傷 growth plate injury　756
成長軟骨板閉鎖術 epiphyseal arrest　207
成長ホルモン異常　352
西洋梨型の椎体　313
制動術　722
性機能障害　564
性ホルモン　32
青色強膜　316
星細胞腫 astrocytoma　595
── ，胸腰椎の　596
星状神経節ブロック　179
脆弱性骨折 insufficiency fracture　336, 735
── ，大腿骨頭の　642
精巣性女性化症　34
静止膜電位 resting membrane potential　86
静的装具　931
整形靴 orthopaedic shoes　188
整形外科[学] orthop[a]edics　1
整形術 L'Orthopedie　1
整復 reduction, 骨折部の　745
赤外線療法 infrared therapy　189
赤色骨髄　11
脊索腫 chordoma　171, 382, 592
脊髄 spinal cord　84
脊髄円錐 conus medullaris　85, 548
脊髄円錐上部 epiconus　548
脊髄空洞症 syringomyelia　108, 109, 528
脊髄痙性麻痺　108
脊髄係留症候群 tethered cord syndrome　551
脊髄後角(灰白質) posterior horn(gray matter)　515
脊髄再生医療　842
脊髄腫瘍 spinal cord tumor　108, 593
脊髄除圧術　588
脊髄症 myelopathy　517, 529, 530, 936
脊髄小脳変性症 spinocerebellar degeneration(SCD)　421
脊髄ショック
── の判定　843
── の離脱時期　844
脊髄神経 spinal nerve　85, 515
── の支配領域　565
脊髄神経根症 myeloradiculopathy　517
── ，頚椎の　533
脊髄神経節 ganglion　515
脊髄髄膜瘤 myelomeningocele　551
脊髄砂時計腫 dumb-bell tumor　522
脊髄性進行性筋萎縮症 spinal progressive muscular atrophy(SPMA)　419
脊髄正中離開症 diastematomyelia　551
脊髄前角(灰白質) anterior horn(gray matter)　515
脊髄前後径　516
脊髄造影法(ミエログラフィー) myelography　151, 522, 568, 581
脊髄卒中　108
脊髄損傷 spinal cord injury　841, 842
── の横断的局在診断　846
── の画像診断　850
── の好発高位　848
── の随伴症状，合併症　849
── の治療　851
── のリハビリテーション　853, 936
脊髄痛 spinal pain　595
脊髄動静脈奇形 arteriovenous malformation　108, 593
脊髄白質 white matter　515
脊髄半側損傷　847
脊髄麻痺　108
── による異常歩行　117
脊髄誘発電位 spinal cord evoked potential (SCEP)　886
脊髄癆性歩行 tabetic gait　119
脊柱 spinal column　511
── の変形　107
脊柱管 spinal canal　513
脊柱管拡大術(椎弓形成術) laminoplasty　205, 537
脊柱管狭窄に対する除圧術　582
── ，OPLL の　538

脊柱管前後径　516
脊柱管前後径，OPLL の　538
脊柱管動的狭窄 dynamic spinal canal stenosis（pincer action）　522
脊柱後弯症 kyphosis　558
脊柱再建術　588
脊柱周辺の感覚終末　562
脊柱靱帯骨化症 ligament ossifications　559
脊柱・脊髄に対する手術　204
脊柱側弯　309
脊柱側弯症 scoliosis　107, 552
脊柱不撓性　567
脊柱変形　551
脊椎
　―― の除圧方法　536
　―― のねじれ　556
脊椎圧迫骨折　148
脊椎インストゥルメンテーション spinal instrumentation　205, 214, 557
脊椎インストゥルメンテーション手術後の感染　254
脊椎下垂症 spondyloptosis　574
脊椎過敏症　108
脊椎カリエス　108
　→結核性脊椎炎をみよ
脊椎奇形　108, 550
脊椎血管腫　590
脊椎固定術 spinal fusion　205, 571
脊椎腫瘍 spinal tumor　585
脊椎すべり症 spondylolisthesis　573
脊椎・脊髄高位差　516
脊椎・脊髄損傷　731
脊椎・脊髄の MRI　147
脊椎損傷 spine injury　854
　―― の診断　863
　―― の治療　864
脊椎椎体形成術 vertebroplasty　216
脊椎内視鏡手術　220
脊椎披裂（二分脊椎）　121
脊椎不安定性 instability　561
脊椎分離症 spondylolysis　107, 572
脊椎分離すべり症 isthmic spondylolisthesis　573, 574
切開生検 incisional biopsy　165
切除関節形成術 resection arthroplasty　208
切除生検 excisional biopsy　165
切創 cut wound　763
切断 amputation　209
切断肢・指再接着術　222
切断指保存方法　224
切断術　210
切断リハビリテーション　944
切迫骨折　356
石灰化像　375
石灰化層 calcified zone，関節軟骨の　55, 56
石灰性腱炎 calcific tendinitis, tendinitis calcarea　143, 449
　――，肩の　109
　――，手の　498
　――，股関節の　644

　―― の超音波画像　444
　―― の超音波検査　442
石灰沈着症 calcinosis　143
石鹸泡状陰影 soap bubble appearance　364
石膏（硫酸カルシウム粉末）　183
赤筋 red muscle　81
接合部ヒダ junctional fold　83
説明義務，診療時の　98
説明と同意（インフォームド・コンセント） informed consent　98
仙骨 sacrum　512
仙骨骨折　797, 863
仙骨神経 sacral nerve(S)　85
仙骨脊索腫　592
仙髄領域の回避 sacral sparing　844
先端巨大症 acromegaly　352
先天異常 birth defect　323
　―― による異常歩行　117
先天異常症候群 congenital anomaly syndrome　323, 324
先天性外反踵足 congenital talipes calcaneovalgus　710
先天性風車翼状手　497
先天性下腿偽関節症　712
先天性下腿弯曲症　712
　―― による異常歩行　117
　―― による骨折　117
先天性巨趾症 macrodactyly　712
先天性筋疾患　427
先天性筋性斜頸　107
先天性脛骨列形成不全症　713
先天性頚椎疾患　525
先天性頚椎癒合症　107
先天性拘縮性くも指 congenital contractural arachnodactyly　324
先天性絞扼症候群　509
先天性股関節形成不全　→発育性股関節形成不全をみよ　613
先天性骨系統疾患　306
先天性骨性斜頸　107
先天性鎖骨偽関節 congenital pseudoarthrosis of the clavicle　447
先天性脊柱後弯 congenital kyphosis　558
先天性脊椎骨端異形成症 spondyloepiphyseal dysplasia congenita（SEDC）　307, 310, 312
先天性脊椎すべり症 congenital spondylolisthesis　574
先天性側弯症 congenital scoliosis　553
先天性脱臼 congenital dislocation　731
先天性多発性関節拘縮症 arthrogryposis multiplex congenita　328
先天性内転足 congenital metatarsus adductus　709
先天性内反足 congenital talipes varus　115, 708
　―― による異常歩行　117
先天性握り母指症　509
先天性（発育性）脊柱管狭窄　578
先天性反張膝　669
先天性腓骨列形成不全症　713
先天性膝関節亜脱臼　669

先天性膝関節前方脱臼　669
先天性膝関節脱臼　669
先天性扁平足 congenital flatfoot　710
　―― による異常歩行　117
尖足 pes equinus　707
尖足歩行 equinus gait　925
尖端合指症　329
染色体異常症　331
洗浄，創の　765
浅後方コンパートメント　772
浅在性血管腫 superficial hemangioma　399
浅指屈筋（FDS）　478
浅指屈筋腱（FDS）　475, 479
浅掌動脈弓　481
浅腓骨神経 superficial peroneal nerve　705
穿孔術 drilling　208
穿通枝皮弁 perforator flap　228
剪断骨折 shearing fracture　737
剪断性骨軟骨骨折 tangential osteochondral fracture　684
剪刀 scissors　198
潜函病　637
潜在性二分脊椎 spina bifida occulta　107, 550
潜時 latency　164
潜水病による骨壊死　305
線維芽細胞　75
線維芽細胞増殖因子 fibroblast growth factor（FGF）　15, 22
線維筋痛症 fibromyalgia（FM）　280
線維筋痛症候群 fibromyalgia syndrome（FMS）　280
線維骨 woven bone　11
線維自発電位 fibrillation potential　878
線維性強直 fibrous ankylosis　72
線維性骨 woven bone　46
　――，未分化な　368
線維性骨異形成症 fibrous dysplasia　112, 114, 170, 308, 368
　―― による骨折　117
線維性骨炎　28
線維性骨皮質欠損 fibrous cortical defect　365
線維性組織球由来腫瘍　389
線維性囊胞性骨炎 ostitis fibrosa cystica　350
線維束攣縮 fasciculation　419, 536, 878
線維組織由来腫瘍　389
線維軟骨 fibrocartilage　74
線維軟骨結合 symphysis　52
線維軟骨細胞　75
線維肉腫 fibrosarcoma　172, 391, 403
線維輪 annulus fibrosus　512
　――，椎間板の　63
遷延癒合 delayed union　740
全層植皮 full-thickness skin graft　202
前外側大腿皮弁　226
前胸鎖靱帯　436
前鋸筋　438
前鋸筋麻痺　440, 441
前距腓靱帯　703, 824

前屈テスト Adams forward bend test　554, 555
前脛距踵帯　703
前脛骨筋　704, 705
前脛骨筋腱(TA)　705
前脛骨筋症候群 anterior tibial compartment syndrome　772
前脛骨区画症候群 anterior tibial compartment syndrome　754, 773
前脛骨動脈　706
前傾前屈姿勢　420
前骨間神経 anterior interosseous nerve　462, 482
前骨間神経症候群　887
前骨間神経麻痺　423, 469, 887
前根 anterior root, ventral root　85, 515
前斜走靱帯, 肘の　460
前十字靱帯 anterior cruciate ligament (ACL)　660, 666
前十字靱帯再建手術　681
前十字靱帯損傷 anterior cruciate ligament (ACL) injury　679
前縦靱帯 anterior longitudinal ligament (ALL)　512, 513
前進皮弁 advancement flap　202
前脊髄動脈症候群 anterior spinal artery syndrome　520
前足根管症候群 anterior tarsal tunnel syndrome　720
前足部　702, 703
前側方除圧 anterolateral decompression　536
前捻角　601
── , 大腿骨頚部の　600
前半月大腿靱帯(Humphry 靱帯)　661
前肥大軟骨細胞 prehypertrophic chondrocyte　23
前部脊髄損傷　847
前方環椎後頭膜 anterior atlanto-occipital membrane　513
前方コンパートメント　772
前方除圧 anterior decompression　536
前方除圧・固定術, 頚椎の　532
前方すべり forward spondylolisthesis　516
前方脱臼
── , 肩関節の　777
── , 環軸関節の　856
── , 股関節の　802
── , 肘関節の　785
前方椎間板切除固定術　205
前方椎間板切除術 anterior discectomy　571
前方引き出し・後方引き出しテスト　130
前方引き出しテスト anterior drawer test　680, 732
前方不安感テスト anterior apprehension test, 肩の　447
前立腺酸フォスファターゼ prostatic acid phosphatase (PAP)　158
前立腺特異抗原 prostatic specific antigen (PSA)　158
前弯 lordosis, 脊柱の　512

前腕
── における末梢神経の支配　874
── のスポーツ外傷　894
前腕義手　942
前腕骨骨折　786
前腕骨の骨折　833
前腕切断　209
前腕長　126
前腕皮弁　226
漸増抵抗運動 progressive resistive exercise (PRE)　928

そ

ソーベ-カパンジ法　499
ソーミ(SOMI)装具　531
ソケット socket　948
── , 下肢義足の　951
── , 義手の　946
ソフトカラー　531
ソルター(Salter)寛骨骨切り術　648
ソルター-ハリス分類 Salter-Harris classification　758
阻血壊死性疾患　297
阻血性拘縮 ischemic contracture　754
── , 手の　496
阻血性骨壊死 avascular osteonecrosis　302, 754
阻血徴候　769
鼡径溝　608
鼡径靱帯　609
鼡径皮弁　226, 227
組織褐変症(オクロノーシス) ochronosis　293
組織由来不明腫瘍　389
疎な顔貌 coarse face　319
双極電気凝固器 bipolar coagulator　201
爪(そう)　→爪(つめ, つま)もみよ
爪下炎　111
爪下外骨腫　116
爪郭炎　111
早期 RA の診断基準　267
創　731
── の被覆　765
創外固定 external fixation, external skeletal fixation　748
創外固定器 external fixator　49, 748
創外固定法 external skeletal fixation　207
創傷 wound　122, 202, 731
創傷管理　765
創傷被覆材　765
創面清掃(デブリドマン) débridement　765
── , 開放骨折の　750
装具 orthosis, brace　185
装具依存の防止　186
装具療法 orthotic therapy　930, 935
── , 小児の　188
装飾用義手 cosmetic arm　943, 946
僧帽筋　438, 439
僧帽筋麻痺　440
蒼白 pallor　297
層板 lamellae, 椎間板の　63
層板骨 lamellar bone　47

総指屈筋腱腱鞘　480
総指屈筋腱腱鞘(尺側滑液鞘) ulnar bursa　480
総指伸筋　462
総指動脈　481
総蛋白質　159
総腓骨神経麻痺 common peroneal nerve palsy　870, 887
造影剤注入, 腰椎の　152
造形(モデリング) modeling　12
造血幹細胞 hematopoietic stem cell　11
造血幹細胞ニッチ　12
造血細胞 hematopoietic cell　11
象牙化, 軟骨の eburnation　40
象牙質化 eburnation　687
象牙様椎椎骨 ivory vertebra　387, 587
臓器別診療　2
足(そく)　→足(あし)もみよ
足関節 ankle joint　701, 703
── における末梢神経の支配　874
── のスポーツ障害　903
足関節窩 ankle mortise　703
足関節外側靱帯　703
足関節機能軸　704
足関節後方インピンジメント症候群 posterior ankle impingement syndrome　719
足関節骨折 ankle fracture　820
足関節足部装具 ankle foot orthosis (AFO)　933
足関節背屈テスト　130
足関節不安定症　115
足関節部
── の骨折と脱臼　820
── の靱帯損傷　897
── のスポーツ外傷　897
── の疼痛　115
── の捻挫　824
足根管症候群 tarsal tunnel syndrome　113, 423, 720, 872
足根骨　702
足根骨癒合症 tarsal coalition　713
足根中足関節 tarsometatarsal (TM) joint　702, 703
足根洞症候群 sinus tarsi syndrome　722
足趾
── の形態　707
── の疼痛　116
── の変形(リウマチ)　260
足趾移植　226, 229
足趾骨の骨折　828
足趾じゃんけん　717
足・足趾の疼痛　116
足底筋　662
足底筋膜炎 plantar fascitis　903
足底腱膜　702
足底腱膜炎 plantar fascitis　115, 725
足底神経 plantar nerve　705
足底靱帯　702
足底装具(足装具) foot orthosis (FO)　188
足底挿板 insole　188, 690, 715, 717, 719, 721, 827
足底反射　133

足背皮弁　226
足部切断　210
足部の骨折と脱臼　824
足部変形
　——，小児の　708
　——，成人の　714
速筋 fast muscle　81
側方脱臼，肘関節の　786
側方不安定性の検査，膝の　679
側方弯曲 scoliosis　552
側弯症の前胸部変形　544
塞栓性大腿骨頭壊死症　637
続発性悪性骨腫瘍　384
続発性骨粗鬆症　35, 335
続発性上皮小体(副甲状腺)機能亢進症 secondary hyperparathyroidism　351
続発性上皮小体(副甲状腺)機能低下症 secondary hypoparathyroidism　351
続発性軟骨肉腫　384
続発性副甲状腺(上皮小体)機能亢進症　169
外がえし eversion　129
外がえし筋，足の　704
損傷血管の修復　770

た
ターナー症候群 Turner syndrome　333, 467
タオルギャザー訓練　711
タクロリムス　271
タップ tap　200
タナ shelf　684
タナ障害 shelf syndrome　684
タナトフォリック骨異形成症　307, 311
タルコ(Turco)法　709
ダーメンコルセット Damenkorsett　185, 932
ダイナマイゼーション(軸圧負荷) dynamization　207
ダイナミックアライメント dynamic aligment　946
ダイナミックコンプレッションプレート dynamic compression plate　747
ダイヤモンド持針器　199
ダイレクトリプログラミング　78
ダウン症候群 Down syndrome　332
ダスデ(Das De)法　722
ダッシュボード損傷 dashboard injury　682, 802
ダラー法　499
ダルホプリスチン　255
ダントロレンナトリウム　854
たこ　116
他動運動 passive movement　125, 927
他動訓練 passive exercise　191
他動伸展時の疼痛増強 passive stretching pain　773
多角連続撮影　666
多関節破壊型 more erosive subset(MES)　260, 539
多形性脂肪腫 pleomorphic lipoma　398
多剤耐性緑膿菌感染症　255
多剤併用療法，腫瘍の　179

多指症　507
多趾症 polydactyly　711
多断層再構成像 multi-planar reconstruction(MPR)像　150
多点杖 multi-point cane　934
多発筋炎/皮膚筋炎 polymyositis/dermatomyositis(PM/DM)　426
多発神経障害 polyneuropathy　424
多発性関節拘縮症 arthrogryposis　708
多発性硬化症 multiple sclerosis(MS)　108, 162, 422, 597
多発性骨髄腫　159, 171
　——による骨折　117
多発性骨端異形成症 multiple epiphyseal dysplasia(MED)　307, 308, 313
多発性単神経障害 mononeuropathy multiplex　424
多発性軟骨性外骨腫症 multiple cartilaginous exostoses　307, 308, 321
多方向不安定症 multidirectional instability　449
胼胝　116
打撲傷 contusion　731
楕円関節 ellipsoidal joint　52
太陽光線様の針状骨膜陰影 spicula appearance　141
代謝疾患の生化学検査　157
代謝性関節疾患　281
代謝性骨疾患　169, 334
代償性側弯　552
体幹装具 spinal orthosis　185, 931
体型 habitus　118
体性感覚誘発電位 somatosensory evoked potential(SEP)　886
体節 somite　549
体操療法 therapeutic gymnastic　929
対称性緊張性頚反射　414
退行性関節疾患　281
帯状硬化，大腿骨頭の　641
帯状疱疹 herpes zoster　108, 545
大円筋　439
大関節破壊性関節症　289
大胸筋　438
　——の欠損　447
大孔 foramen magnum　512
大前腕腔 major forearm space　239
大腿義足　942, 948
大腿筋膜 fascia lata　662
大腿筋膜張筋 tensor fascia latae muscle　602, 612
大腿屈筋群　602
大腿脛骨角 femorotibial angle(FTA)　658, 688
大腿脛骨関節 femorotibial joint(FTJ)　658
大腿骨 femur　600, 658, 665, 666
大腿骨遠位部骨端離開 fracture-separation of the distal femoral epiphysis　836
大腿骨外側顆 lateral femoral condyle　665
大腿骨外反骨切り術 intertrochanteric valgus osteotomy　648
大腿骨顆上・顆部骨折　812
大腿骨距 calcar femorale　600, 601

大腿骨近位部骨折 hip fractures　112, 804
　——のクリティカルパス　343
大腿骨頚部 femoral neck　600, 602
大腿骨頚部後方動脈　603
大腿骨頚部骨折 femoral neck fracture, fracture of the femoral neck　804, 806, 836
大腿骨頚部疲労骨折　897
大腿骨溝 femoral groove　660, 685
大腿骨骨幹部骨折 fracture of the femoral shaft　811, 835
大腿骨骨幹部疲労骨折　897
大腿骨切り術　648
大腿骨軸　658
大腿骨前方回転骨切り術(杉岡法) transtrochanteric anterior rotational osteotomy　648
大腿骨転子下骨折 subtrochanteric fractures　809
大腿骨転子部骨折 trochanteric fractures　807
大腿骨頭 femoral head, neck of femur　600, 609, 611, 612
大腿骨頭壊死　142, 304
大腿骨頭壊死症 avascular necrosis of the femoral head(ANF)　112, 637
大腿骨頭骨折　804
大腿骨頭靱帯　602
大腿骨頭靱帯動脈　603
大腿骨頭すべり症 slipped capital femoral epiphysis　112, 626
大腿骨頭軟骨下脆弱性骨折 subchondral insufficiency fracture　642
大腿骨頭離断性骨軟骨炎 osteochondritis dissecans(OCD)　645
大腿骨内側顆 medial femoral condyle　665
大腿骨内側顆骨壊死　693
大腿骨内反骨切り術 intertrochanteric varus osteotomy　648
大腿三角 femoral triangle　608
大腿四頭筋 quadriceps muscle　661
大腿四頭筋萎縮　665
大腿四頭筋腱 quadriceps tendon　660, 661, 662, 666
大腿四頭筋腱炎　673
大腿四頭筋拘縮症　670
　——による異常歩行　117
大腿四頭筋セッティング　191
大腿四頭筋断裂　767
大腿周径　665
大腿静脈内血栓　155
大腿神経 femoral nerve　603
大腿神経伸展テスト femoral nerve stretch test(FNST)　130, 565
大腿神経ブロック　196
大腿深動脈 deep artery of thigh　603, 604
大腿切断 above knee, trans-femoral　210
大腿直筋 rectus femoris tendon　602, 612, 661
大腿直筋枝 rectus femoris　603
大腿動脈 femoral artery　604
大腿内側皮膚溝　608, 614

大腿二頭筋 biceps femoris muscle 602, 662
大腿二頭筋（ハムストリングス）hamstrings 断裂 767
大腿部膝屈筋（ハムストリングス）hamstrings 662
大腿方形筋 602
大殿筋 gluteus maximus muscle 602, 612
大殿筋坐骨包 ischiogluteal bursa 601, 643
大殿筋歩行 gluteus maximus gait 925
大転子 greater trochanter 600, 608, 609, 611
大転子結核 112
大転子包 greater trochanteric bursa 602, 643
大内転筋 602
大腰筋 602
大腰筋枝 Psoas 603
大理石骨病 osteopetrosis 11, 38, 140, 141, 307, 318
―― による骨折 117
大菱形筋 438
大菱形骨 trapezium 475, 476
第1, 2中足骨間角（M1-M2角）716
第1CM関節脱臼骨折 793
第1 Köhler病 116
第1中足骨種子骨痛 116
第1肋骨切除術 871
第2 Köhler病 116
第2肩関節 436
第5中足骨基底部骨折 116
高倉・田中分類 716
竹様脊柱 bamboo spine 276, 585
脱灰像 salt and pepper skull 350
脱臼 dislocation 731～733, 775
―― の続発症 734
脱臼股 615
脱臼骨折 fracture dislocation 733, 735
――, 胸腰椎の 861
脱臼不安感テスト apprehension test 684, 685
脱神経電位 denervation potential 878
脱髄疾患 demyelinating disease 422
脱分化型軟骨肉腫 dedifferentiated chondrosarcoma 378
脱分極 depolarization 86
玉ねぎ皮様反応 onion peel appearance 358
玉ねぎ様骨膜反応 onion-peel appearance 141, 171
単顆型人工膝関節置換術 693
単極電気凝固器 monopolar coagulator 201
単光子放出コンピュータ断層撮影（SPECT）154
単純X線検査 138
単純骨折 simple fracture 738
単純性股関節炎 coxitis simplex 112, 113, 629
単神経障害 mononeuropathy 423
単発性骨嚢腫 solitary bone cyst 170, 367
―― による骨折 117

単麻痺 monoplegia 414
炭酸アパタイト 449
淡明細胞型軟骨肉腫 clear cell chondrosarcoma 377
淡明細胞肉腫 clear cell sarcoma 411
蛋白分画 159
短外旋筋群 602
短下肢装具 ankle foot orthosis（AFO）187, 933
短頚 107
短骨 short bone 8
短縮延長術, 骨欠損部の 50
短縮変形 740
短対立装具 931
短橈側手根伸筋 462
短内転筋 602
短腓骨筋 705
短腓骨筋腱（PB）705
短母指伸筋（EPB）478
短母指伸筋腱（EPB）475
断端訓練 211
断端神経腫 amputation neuroma 720, 872
断裂音 popping 679
弾性包帯固定法 211
弾性（軟性）墜下性歩行 elastic falling limp 119
弾発肩甲骨 snapping scapula 437
弾発現象, 手指の 498
弾発股 snapping hip 126, 644

ち

チアノーゼ cyanosis 297, 770
チアプロフェン酸 177
チームアプローチ, リハビリテーションの 918
チクチク感 tingling 123, 876
チタン合金 166, 214
チネル徴候 Tinel's sign 400
チャート chart 99
チャドック反射 Chaddock reflex 133, 520
チャンス骨折 Chance fracture 861
地域リハビリテーション 918
地図状パターン Geographic pattern 357
治療用装具 931
知覚 perception 130
恥骨 pubic bone, pubis 601, 602, 612
―― の単独骨折 797
恥骨筋 602
恥骨結合 609
恥骨結合離開 798
恥骨骨炎 osteitis pubis 646
恥骨骨折 798
恥骨大腿靱帯 pubofemoral ligament 601
恥骨部脱臼 802
遅延層軟骨造影 MRI（dGEMRIC）149
遅筋 slow muscle 81
遅発性尺骨神経麻痺 tardy ulnar nerve palsy 467
遅発性神経障害 842
遅発性脊髄損傷 853
遅発性脊髄麻痺 867
遅発性脊柱変形 866

遅発性分節圧潰 late segmental collapse 754, 802
誓いの手 benediction hand 876
竹節骨折 bamboo fracture 735
中位頚椎損傷 857
中央隆起 660
中下位頚椎 514
中隔皮弁 septocutaneous flap 228
中間広筋 661
中間層, 関節軟骨の transitional zone 55, 56
中間層植皮 split-thickness skin graft 202
中空スクリュー cannulated screw 746, 806
中指伸展テスト 471
中手骨頚部骨折 894
中手骨骨折 793
中手骨切断 209
中手骨頭 475
中手指節（MP）関節 476
中・小殿筋 gluteus medius（minimus）muscle 612
中心静脈圧（CVP）744
中心性脊髄損傷 847
中心性脱臼, 股関節の 800
中枢神経系 central nervous system（CSN）84
中枢神経疾患 central nervous system disease 413
中節骨 middle phalanx 702, 703
中足骨 metatarsus 702, 703
中足骨骨折 fracture of the metatarsus 827
中足骨切断 210
中足骨切断義足 942
中足骨短縮症 brachymetatarsia 713
中足骨疲労骨折 116, 898
中足趾節関節 metatarsophalangeal（MTP）joint 702, 703
中足部 702, 703
中殿筋 gluteus medius muscle 602, 612
中殿筋歩行 gluteus medius gait 924
中和プレート neutralization plate 746
虫様筋 478, 705
虫様筋腱 480
肘（ちゅう）→肘（ひじ）もみよ
肘外偏角 carrying angle 460
肘義手 942
肘筋 461, 462
肘台付杖 934
肘頭 459, 462
肘頭窩 459
肘頭滑液包炎 olecranon bursitis 110, 472
肘頭骨折 784, 894
肘内障 pulled elbow 110, 463
肘の超音波検査所見 461
肘部管 cubital tunnel 462, 463
肘部管症候群 cubital tunnel syndrome（CUTS）109, 110, 164, 423, 468, 871
注射・注入薬 injection 179
長下肢ギプス（キャスト）long leg cast 184

長下肢装具 knee ankle foot orthosis（KAFO） 187, 933
長管骨の弯曲 309
長管［状］骨 long bone 8
長胸神経 438
長趾屈筋 705
長趾屈筋腱（FDL） 705
長趾伸筋 705
長掌筋腱（PL） 475
長対立装具 931
長橈側手根伸筋 462
長内転筋 602
長腓骨筋 705
長腓骨筋腱（PL） 705
長母指外転筋（APL） 478
長母趾屈筋 705
長母指屈筋腱腱鞘（橈側滑液鞘） radial bursa 480
長母指屈筋腱腱鞘 480
長母趾屈筋腱（FHL） 705
長母指屈筋腱（FPL） 478
長母趾伸筋 705
長母趾伸筋腱（EHL） 705
長母指伸筋（EPL） 478
長母指伸筋腱（EPL） 475
重複症候群 double crush syndrome 522
超音波検査 ultrasonography 155
──，肩の 442
──，股関節の 613
──，手の 489
──，軟部腫瘍の 394
超音波診断，股関節脱臼の 618
超音波メス 197
超音波療法 ultrasonic therapy 189
超高分子ポリエチレン ultra-high molecular weight polyethylene（UHMWPE） 213, 647, 692
腸脛靱帯 iliotibial band, iliotibial tract 662
腸脛靱帯炎 902
腸骨 ilium 601
腸骨筋 602
腸骨筋枝 nerveIliacus 603
腸骨垂直骨折 798
腸骨大腿靱帯 iliofemoral ligament 601, 602
腸骨部脱臼 802
腸骨翼骨折 797
腸骨稜 iliac crest 608, 609
腸骨稜骨端核 Risser sign 556
腸恥包 iliopectineal bursa 601, 602, 643
腸腰筋 iliopsoas muscle 602, 612
腸腰筋肢位 Psoasstellung（psoas position） 582
腸腰筋膿瘍 iliopsoas abscess 107, 240, 584
跳躍伝導 saltatory conduction 87
蝶形椎 butterfly vertebra 549, 550
蝶番関節 hinge joint 52
直鋏 198
直接骨折治癒 direct fracture healing 738
直達牽引 direct traction 182, 831
──，骨折部の 745
直達皮弁 direct flap 202

直腸膀胱機能障害 bowel and bladder disturbance（vesicorectal disturbance） 517, 518
直腸膀胱障害 559
陳旧性脱臼 unreduced dislocation 734
陳旧性脱臼骨折 866
陳旧性転位 866
鎮痛薬 179

つ

ツベルクリン反応（ツ反） 156, 160
つま先立ち訓練 711
つるし柿構造 407
吊り下げギプス hanging cast 781
突き指 jammed finger 111, 492
対麻痺 paraplegia 414, 844
椎間関節 intervertebral joint, facet joint 513, 515, 548, 549
椎間関節捻挫 107
椎間孔 intervertebral foramen 515, 548, 549
椎間孔削開 anterior foraminotomy 536
椎間スペーサー 216
椎間板 intervertebral disc 63, 512, 513, 515, 548, 549
──の変性 561
椎間板炎 167
椎間板造影 discography 152, 522, 569
椎間板ヘルニア 559
──，頚椎の 529
椎間板変性 563
椎間不安定症 instability，リウマチによる 541
椎弓 lamina 512, 515
椎弓形成術（脊柱管拡大術） laminoplasty 205, 536
椎弓骨折 862
椎弓根 512
椎弓根消失像 pedicle sign 587
椎弓切除後後弯 post-laminectomy kyphosis 558
椎弓切除術 laminectomy 204
椎骨静脈叢 247
椎骨動静脈 vertebral artery and vein 515
椎骨動脈 vertebral artery（VA） 513
椎骨動脈不全症候群 vertebral artery insufficiency syndrome 515, 518, 533
椎骨内静脈叢 247
椎骨脳底動脈 515
椎体 vertebral body 512, 513, 515, 549
──の楔状変形 wedging 552
──のねじれ vertebral rotation 552, 556
──の方形化 squaring 276
椎体すべり，リウマチによる 541
椎体辺縁分離 Kantenabtrennung 572
槌指 111, 492
槌趾 mallet toe 116, 717, 718
槌指（野球指） mallet finger, baseball finger 895
墜下性歩行 short leg gait 606, 663
通顆骨折 transcondylar fracture 832

通常型骨肉腫 conventional central osteosarcoma 371
痛覚 pain sensation 130, 876
痛覚過敏 hyperalgesia 131
痛覚消失 analgesia 131
痛覚脱失 analgesia 876
痛覚鈍麻 hypalgesia 131, 876
痛風 gout 116, 159, 168, 285
──，足の 115
痛風結節 tophus 121, 286
痛風性関節炎 gouty arthritis 723
痛風発作 723
杖 cane 934
使いすぎ overuse 893
使いすぎ症候群 overuse syndrome 114, 928
継手 joint 946
──，下肢装具の 933
槌（ハンマー） hammer 199
包み込み皮弁 wrap around flap 226
爪（つめ，つま） →爪（そう）もみよ
爪圧迫テスト 298
爪先歩行 toe gait 128, 135
爪周囲炎 501

て

テイコプラニン 255
ティネル徴候 Tinel sign 123, 486, 869, 876
ティネル様徴候 Tinel-like sign 469, 877
ティロー（Tillaux）骨折 821
テーピング
──，趾の 711
──，手指の 500
──，足関節部の 824
テープ剤 180
テストステロン 33
テタノバスミン 238
テトラサイクリン 279
テトラサイクリン系抗菌薬 237
テニス脚 tennis leg 893
テニス脚症候群 tennis leg syndrome 767
テニス肘 tennis elbow 110, 470
テニス肘テスト 130
テノキシカム 177
テフロン 213
テリー－トーマス徴候 495
テリパラチド 179, 345
テンプル・フェイ（Temple-Fay）法 929
ディコルティケーション décortication ostéomusculaire 751
デオキシピリジノリン 157
デジェリーヌ－クルンプケ（Déjèrine-Klumpke）型麻痺 884
デジェリーヌ徴候 Déjèrine sign 567
デスモイド型線維腫症 desmoid type fibromatosis 391, 402
デスモゾーム desmosome 60
デニスブラウン（Denis Browne）副子 188, 708
デブリドマン débridement 237, 239
──，開放骨折の 750
デフリンピック Deaflympic Games 906

デュークシンプソン（Duke Simpson）装具 187
デュシェンヌ型筋ジストロフィー Duchenne muscular dystrophy（DMD） 428
デュシェンヌ（Duchenne）歩行 606
デュピュイトラン拘縮 497
デュベルネ（Duverney）骨折 797
デルマタン硫酸 62
手（て） →手（しゅ）もみよ
手
—— における末梢神経の支配 874
—— の骨折と脱臼 788
手洗い 195
手関節 474, 476
—— のバイオメカニクス 483
手関節屈筋 477
手関節駆動式把持装具 931
手関節結核 110
手関節伸筋 477
手関節伸展テスト 477
手関節部
—— の痛みと変形 110
—— のスポーツ外傷 894
手関節離断 209
手義手 942
手先具 terminal device 943, 946
手継手 wrist units 946
手袋状剥皮損傷 degloving injury 491
低位脊髄 low placed conus medullaris 552
低エネルギー外傷 low energy trauma 804
低回転型骨粗鬆症 35
低回転型骨代謝 335
低カルシウム血症 350
低骨量 336
低周波療法 190
低出力超音波パルス low-intensity pulsed ultrasound（LIPUS） 46, 749
低侵襲外科 3
低身長 short statue 308, 347
低フォスファターゼ症 307, 346
低容量性ショック hypovolemic shock 743
低リン血症 346
低リン血症性くる病 hypophosphatemic rickets 307, 308, 317
低リン血症性くる病・骨軟化症 hypophosphatemic vitamin D resistant rickets（VDRR） 346
定量的検査法 680
底屈筋, 足の 704
底側距舟靱帯 703
停止, 骨格筋の insertion 79
適合, 義肢の fitting 945
展開（アプローチ）法 201
転移悪性骨腫瘍 384
転移性骨腫瘍 140, 154
—— による骨折 117
転移性腫瘍 107, 108, 112
転移性脊椎腫瘍 metastatic spinal tumor 586

転位皮弁 transposition flap 202
転子間骨折 intertrochanteric fractures 807
転子貫通骨折 pertrochanteric fractures 807
転子間稜 intertrochanteric crest 600
転倒予防教室 193
殿筋内脱臼 631
殿筋歩行 925
殿溝 608
電解質 159
電気生理学的検査 163
電気メス 197
電気療法 electrotherapy 190
電撃傷, 手の 491
電撃痛 lancinating pain 102
電撃様放散痛 893
電子カルテ 99
電動義手 electric arm prosthesis 943, 947

と

トータルコンタクトキャスト 723
トーマス（Thomas）テスト 609
トシリズマブ 271
トッシー（Tossy）の分類 779
トムゼン試験 471
トムゼンテスト 478
トラニラスト 403
トランスアミナーゼ 159
トリアージ（重症度の判定）triage 759
——, 脊髄損傷の 851
トリメトプリム合剤 255
トルソー徴候 Trousseau sign 350
トルフェナム酸 177
トレソーワン徴候 Trethowan sign 627
トレムナー反射 Trömner reflex 133, 520
トレンデレンブルク徴候 Trendelenburg sign 606, 610, 924
トレンデレンブルクテスト Trendelenburg test 130
トレンデレンブルク歩行 Trendelenburg gait 606, 610, 924
トロポコラーゲン tropocollagen 18, 57
トロント改良型装具 625
トンプソンテスト Thompson（squeeze）test 130, 724, 767
ドゥケルヴァン病 498
ドゥブリース（DuVries）法 722
ドーパミン受容体刺激薬 421
ドーピング 909
ドーマン（Doman）法 929
ドーム型骨切り術 dome osteotomy 691
ドキソルビシン 405, 408
ドリフト drift, 骨モデリングの 12
ドリル（穿孔器）drill 200
ドレーマン徴候 Drehmann sign 610, 627
ドレーマン（Drehmann）分類 669
ドロップアームテスト 130
徒手矯正 manual correction 180
徒手筋力計 192
徒手筋力センサー 192

徒手筋力テスト manual muscle testing （MMT） 127, 192, 921
徒手牽引 manual traction 181
徒手整復 manipulation 180
——, 骨折部の manual reduction 745
投球肩障害 throwing shoulder 109, 456
投球骨折 pitching fracture, throwing fracture 781, 894
投球による障害, 肩の 455
豆状骨 pisiform 475, 476
逃避性歩行 119
凍結肩（肩関節周囲炎）frozen shoulder 109, 453
凍傷, 手指の 492
疼痛 pain 101, 235, 259, 297, 664
——, 骨折の 741
——, 脊髄損傷による 850
—— の強さの評価 102
——, 膝前面の 687
——, 変形性関節症の 283
疼痛回避歩行 antalgic gait 119, 606, 663, 925
疼痛管理, 術後の 196
疼痛性側弯 552
疼痛性跛行 567
疼痛誘発テスト, 肘の 470
透過陰影 crescent sign 142
透析アミロイドーシス 292, 542
透析骨症 uremic bone 348, 349
透析性骨症 349
透析性脊椎関節症 dialysis-associated spondyloarthopathy 108, 542
登攀性起立 428
等運動性筋収縮訓練装置 isokinetic muscular contraction machine 192
等尺性収縮, 筋の 191
等張性収縮, 筋の 191
頭蓋（とうがい）→頭蓋（ずがい）をみよ
橈骨 459, 475
橈骨遠位部骨折 fracture of the distal radius 788, 834
橈骨近位端の骨折 fracture of the proximal radius 784, 834
橈骨茎状突起 475
橈骨茎状突起骨折 788
橈骨骨幹部骨折 786, 787
橈骨・尺骨骨幹部骨折 fracture of the radius and ulna 786, 833
橈骨尺側傾斜 radial tilt 488
橈骨神経 radial nerve 439, 461, 462, 482
橈骨神経麻痺 radial nerve palsy 109, 505, 870, 886
橈骨頭 459
橈骨頭脱臼 110
橈骨動脈 462, 481
橈骨動脈背側枝 475
橈骨無形成・血小板減少症候群（TAR症候群） 330
橈側滑液腔 radial bursae 239
橈側滑液鞘 480
橈側コンパートメント 772
橈側手根屈筋（FCR） 462, 475
橈側列形成不全 508

糖尿病性足部障害 diabetic foot 116, 723
糖尿病と骨粗鬆症 341
同種骨移植 allograft 205
同種骨軟骨移植 76
同種植皮 allograft 202
同種保存骨 48
動作(運動)時痛 motion pain 102
動静脈型血管腫 arteriovenous hemangioma 400
動的狭窄 dynamic spinal canal stenosis (pincer action) 516
動的装具 931
動的副子 dynamic splint 881
動脈痙攣 arterial spasm 769, 770
動脈血塞栓術 799
動脈挫傷 arterial contusion 769
動脈性血流障害 297
動脈穿孔 arterial perforation 769
動脈穿通 arterial penetration 769
動脈造影 arteriography 153
動脈損傷 arterial injury 769
動脈断裂 arterial transection 769
動脈瘤様骨嚢腫 aneurysmal bone cyst (ABC) 170, 370, 590
動脈裂創 arterial laceration 769
動揺肩 109
動揺関節 flail joint 734
動揺胸郭 flail chest 546, 795, 796
動揺性肩関節 loose shoulder 440, 448
動揺歩行 swaying gait, waddling gait 347, 428
動力骨鋸 bone saw 199
特異度 specificity 137
特発性骨壊死 168, 302
——, 膝の 113
特発性上皮小体(副甲状腺)機能低下症 idiopathic hyperthyroidism 351
特発性前・後骨間神経麻痺 887
特発性側弯症 idiopathic scoliosis 552
特発性大腿骨頭壊死症 idiopathic osteonecrosis of the femoral head (ION) 303, 637
特発性老人性膝関節血症 697
毒素性ショック症候群 toxic shock syndrome(TSS) 235
突進現象 420
鈍的外傷 731

な

ナックルベンダ knuckle bender 186
ナプロキセン 177
ナンドロロン 345
内因性修復 intrinsic repair, 関節軟骨の 60
内・外側広筋 661
内固定 internal fixation, 骨折部の 746
内固定材 214
内在筋 intrinsic muscle 705
——, 手の 477
内在筋テスト, 手指の 487
内在筋プラス位 intrinsic plus position 479

内在筋マイナス位 intrinsic minus position 479
内視鏡 217
内視鏡下髄核摘出術 205
内視鏡下摘出術 571
内旋 internal rotation 129
内側顆間結節 medial intercondylar tubercle 665
内側脛骨関節面 668
内側広筋 660
内側広筋下進入路 subvastus approach 692
内側広筋間進入路 midvastus approach 692
内側コンパートメント medial compartment 658
内側上腕筋間中隔 462
内側足底神経 705
内側足底皮弁 226, 227
内側側副靱帯 medial collateral ligament (MCL) 659, 660, 666
——, 肘の 460
内側側副靱帯深層 660
内側側副靱帯浅層 660
内側側副靱帯損傷 medial collateral ligament(MCL)injury 678
——, 肘の 901
内側大腿回旋動脈 medial femoral circumflex artery 603
内側縦アーチ, 足の 702
内側半月[板] 660, 661, 666, 668
内側傍膝蓋進入路 medial parapatellar approach 692
内転筋群 adductor muscles 612
内転足 pes adductus 707, 709
内軟骨腫 enchondroma 111, 170, 363
——, 手の 507
内軟骨腫症 307, 308
内反・外反テスト 130
内反・外反動揺性テスト 130
内反股 607
—— による異常歩行 117
内反骨切り術 691
内反膝 bowleg, genu varum 663, 670
—— による異常歩行 117
内反小趾 bunionette 717
内反上腕 humerus varus 447
内反ストレステスト varus stress test 679
内反尖足 pes equinovarus 707
内反足 pes varus 707, 708
内反肘 cubitus varus 460, 466
内反変形
—— による異常歩行 117
——, 膝関節の 142
内分泌疾患の生化学検査 157
内閉鎖筋 602
中島テスト(Nテスト) 680
鉛中毒 346
軟膏 180
軟骨 cartilage 73
—— の修復・再生 75
—— の象牙化 40

軟骨移植術 76
軟骨下骨 subchondral bone 8
——, 関節軟骨の 55
—— の硬化 subchondral sclerosis 141
—— の弧状透亮像 crescent sign 302
—— の反応 72
軟骨下骨折 crescent sign 623
軟骨芽細胞 chondroblast 22
軟骨芽細胞腫 chondroblastoma 170, 365
軟骨芽細胞周囲の輪状石灰化 chicken-wire calcification 365
軟骨基質 cartilage matrix 56
—— の破壊 66
軟骨結合 synchondrosis 52
軟骨細胞 chondrocyte 23, 54, 73
—— のアポトーシス 67
軟骨細胞外マトリックス 73
軟骨腫 chondroma 111, 363
軟骨終板 cartilage end-plate, 椎間板の 63
軟骨石灰化症 chondrocalcinosis 288
軟骨そぎ取り術 shaving 208
軟骨単位 chondron 56
軟骨低形成症 307, 311
軟骨内骨化 en[do]chondral ossification 22, 59
—— の調節因子 24
軟骨肉腫 chondrosarcoma 112, 171, 374, 384, 591
軟骨粘液線維腫 chondromyxoid fibroma 367
軟骨帽 cartilage cap 362
軟骨膜 perichondrium 23
軟骨無形成症 achondroplasia 139, 307, 308, 310
—— による腰部脊柱管狭窄 579
軟骨・毛髪低形成症 307
軟骨溶解 chondrolysis, 大腿骨頭の 629
軟性仮骨 soft callus 46
軟性墜下性歩行 606, 615
→弾性墜下性歩行をみよ 119
軟部腫瘍 soft tissue tumor 388, 389
軟部組織
—— の感染症 234
—— の石灰化陰影 143
軟部組織解離術 710
軟部組織感染症 soft tissue infection 235
軟部組織制動術 722
軟部組織損傷 731, 762
軟部肉腫 389, 403
軟膜 pia mater 514

に

ニッケルアレルギー 166
ニッスル小体 Nissl bodies 84
ニルシュ法 470
ニンヒドリン法 879
2型コラーゲンループ 307
二関節筋 603
二次海綿骨 secondary spongiosa 10
二次骨化核(中心) secondary ossification center 8, 139

二次骨折治癒 secondary fracture healing 739
二次骨癒合 secondary bone healing 44
二次性股関節症 631
二次性変形性関節症 secondary osteoarthritis 66, 282
二次痛 slow pain 90, 91
二次的創閉鎖 secondary closure 818
二重造影 151
二重底 632
二点識別覚 two-point discrimination (2 PD, TPD) 132, 485
二分膝蓋骨 patella bipartita 673, 902
二分靱帯，足の 703
二分脊椎（脊椎披裂）spina bifida 121, 549, 550
肉ばなれ muscle strain 767, 893
日常生活動作（活動）activities of daily living (ADL) 102, 916, 925
日常生活動作（活動）訓練 activities of daily living (ADL) exercise 192, 929
乳癌骨転移 734
乳酸リンゲル液 743
乳幼児側弯症 infantile scoliosis 552
尿検査 156
尿細管性アシドーシス renal tubular acidosis (RTA) 35, 346, 347
尿酸 159
尿酸結晶 161
尿道損傷 800
尿道膀胱造影 urethrocystography 743
認知 recognition 130

ね
ネコひっかき病 cat scratch disease 241
ねじ screw 206
ねじ込み運動 screw-home movement 659
ねじりモーメント 809
寝違え 106
熱感 235
熱傷，手指の 492
捻挫 sprain 677, 731, 732, 771
　──，足の 115
　──，膝の 113
捻転骨折 torsion fracture 737
粘液型脂肪肉腫 405
粘液線維肉腫 391
粘液囊腫 506

の
ノルアドレナリン前駆体 421
ノンカノニカル経路 26
ノンヘリカルスキャン 151
能動義手 functional arm 943, 947
脳血管疾患 cerebrovascular disease (CVD) 415
脳梗塞 415
脳出血 415
脳性麻痺 cerebral palsy (CP) 413
　── による異常歩行 117
　── のリハビリテーション 937
脳脊髄液 cerebrospinal fluid (CSF) 514
脳脊髄液検査 162

脳ヘルニア 744
濃化異骨症 pycnodysostosis 39, 307

は
ハーバート (Herbert) スクリュー 792
ハイドロオキシプロリン 57
ハイドロオキシリシン 57
ハイドロキシアパタイト hydroxyapatite (HA) 213
　── 結晶 21
ハイドロキシアパタイトブロック 255
ハイドロコロイド 765
ハウシップ窩 Howship's lacnae 16
ハグルンド病 Haglund disease 725
ハバース管 haversian (osteonal) canal 9
ハバース系 Haversian system 9
ハプトグロビン 156
ハムストリングス (大腿部膝屈筋) hamstrings 603, 662, 893
ハリソン溝 Harrison groue 347
ハローベスト (Halo-vest) 固定 864
　→ ヘイローベストをみよ
ハンギングキャスト hanging cast 781, 782
ハンソンピン Hansson pin 755
ハンター (Hunter) 管症候群 872
ハンド－シューラー－クリスチャン病 Hand-Schüller-Christian disease 369
ハンマートウ hammer toe 717, 718
バージャー病（ビュルガー病）Buerger disease 299, 505
バーセル指数 Barthel index 925
バートン牽引 Barton traction 182
バートン (Barton) 骨折 788, 790
バーナー症候群 burner syndrome 893
バーロー (Barlow) テスト 615
バイオメカニクス biomechanics 658
　──，股関節の 604
バイタルサイン vital sign 741
バウンシング機構膝継手 950
バクロフェン 854
バケツ柄状断裂 bucket-handle tear 674
バストバンド 185
バゼドキシフェン 345
[バックハンド] テニス肘 tennis elbow 901
バトソン静脈叢 Batson 静脈叢 246
バニオン bunion 116, 294, 716
バニリルマンデル酸 vanillylmandelic acid (VMA) 158, 386
バネルの内在筋テスト 486
バビンスキー (Babinski) 徴候 565
バビンスキー反射 Babinski reflex 133, 419, 520
バランス訓練 balance training 193
バランス膀胱 849
バルサルバテスト Valsalva test 519
バレー－リエウ症候群 Barré-Liéou syndrome 519, 859
バンカート損傷 Bankart lesion 447
バンコマイシン (VCM) 178, 255
バンコマイシン耐性黄色ブドウ球菌感染症 236

バンコマイシン耐性腸球菌感染 236
パーキンス (Perkins) 線 617
パーキンソン病 Parkinson disease 420
パーキンソン歩行 parkinsonian gait 925
パウエルス (Pauwels) 分類 805
パヴリック (Pavlik) ハーネス 188
パケット packet 10
パチニ (Pacini) 小体 89
パッチテスト 166
パップ剤 180
パトリックテスト Patrick test 130, 610
パパベリン塩酸塩 770
パラテノン paratenon 724
パラフィン浴 190
パラリンピック Paralympic Games 905
パンコースト腫瘍 Pancoast tumor 517, 530
パンヌス pannus 70, 258
パンプス瘤 pump bump 725
はさみ脚歩行 scissors gait 119, 718, 925
ばね靱帯，足の 703
ばね指 111, 498
ばね様固定 733, 777
把握テスト 724
把握反射 414
破壊 disruption，先天異常の 323
破壊性脊椎関節症 destructive spondyloarthropathy (DSA) 350, 542, 543
破骨鉗子 rongeur 201
破骨細胞 osteoclast 10, 16
　── の分化機構 27
破骨細胞分化因子 receptor activator of NF-κB ligand (RANKL) 27
破傷風 tetanus 236, 238
　── の予防 750
破傷風トキソイド 239
破軟骨細胞 chondroclast 10
破裂骨折 burst fracture 860
　──，胸腰椎の 860
葉巻状の核 405
跛行（異常歩行）limp 119, 606
播種性血管内凝固症候群 disseminated intravascular coagulation (DIC) 752
馬蹄形膿瘍 horseshoe abscess 240
馬尾 cauda equina 85, 514, 548
　── のたわみ redundancy 576
馬尾腫瘍 cauda equina tumor 107, 593, 597
馬尾症候群 caudae quina syndrome 567
馬尾性間欠跛行 579
馬尾損傷 845
肺血栓塞栓症 pulmonary thromboembolism (PTE) 114, 159, 196, 300, 753
肺性肥厚性骨関節症 hypertrophic pulmonary osteoarthropathy 294
肺塞栓症 pulmonary embolism 692
背屈筋，足の 704
背側コンパートメント 772
背[部]痛 108, 336
排尿障害，脊髄損傷による 849
廃用症候群 921

廃用性萎縮 disuse atrophy　120
廃用性骨萎縮 disuse bone atrophy／Sudeck bone atrophy　35
　── による骨折　117
梅毒，骨関節の syphilis of bone and joint　253
梅毒性骨炎による骨折　117
培養軟骨移植法　672
白質 white matter　85
白鳥のくび変形 swan-neck deformity　260, 497
白糖軟膏　765
鋏 scissors　198
橋渡し仮骨 bridging callus　46
白筋 white muscle　81
白血球分類　156
発育性股関節形成不全 developmental dysplasia of the hip（DDH）　112, 613
　── による異常歩行　117
発育性脊柱管狭窄 spinal canal stenosis　515
発汗試験紙　879
発汗障害　877
発症様式　101
発生起源不明腫瘍 tumours of uncertain differentiation　409, 411
発達　921
薄筋　660, 662
薄筋皮弁　226, 227
鳩胸 pigeon chest　545
花むしろ模様 storiform pattern　404
針（はり）→針（しん）もみよ
針生検 needle biopsy　165
反射 reflex　132
反射性交感神経性ジストロフィー　755
　→複合性局所疼痛症候群１型をみよ
　── による異常歩行　117
反張膝 backknee, genu recurvatum　665, 669
　── による異常歩行　117
反応性関節炎（Reiter 症候群）reactive arthritis　276
反復性肩関節脱臼 recurrent dislocation of the shoulder　109, 447
反復性脱臼 recurrent dislocation　684, 734
半月［板］meniscus　53, 62, 661
半月骨化症 ossification of the meniscus　677
半月切除　677
半月損傷，膝の　113
半月大腿靱帯 meniscofemoral ligament　661
半月囊胞 meniscal cyst　677
半月板損傷 meniscus injury　674
半月板変性断裂　150
半月縫合　676
半腱様筋 semitendinosus　602, 660, 662
半側横断障害　520
半側骨盤義足　942
半椎 hemivertebra　549, 550
半膜様筋 semimembranosus　602, 660, 662
斑紋状石灰化像　375

搬送 transportation
　──，災害時の　760
　──，脊髄損傷の　851
瘢痕 scar　121
絆創膏牽引　181

ひ

ヒアルロン酸 hyaluronic acid　58, 65
ヒアルロン酸注射液　179
ヒッププロテクター　807
ヒドロキシアパタイト結晶 hydroxiapatite crystal　21
ヒポクラテス（Hippocrates）法　777
ヒューター（Hüter）線　785
ヒュフトレンデンシュトレックシュタイフェ（腰股伸展硬直，杖状徴候）Hüftlendenstrecksteife　565
ヒラメ筋 soleus muscle　662, 705
ヒルゲンライナー（Hilgenreiner）線　617
ヒル-サックス損傷 Hill-Sachs lesion　778
ビーズ状肋骨　316
ビオチン　279
ビスフォスフォネート（ビスホスホネート）bisphosphonate（BP）　178, 179, 342, 343, 345, 854
ビタミン
　── によるカルシウム代謝制御　28
　── によるリン代謝制御　30
ビタミンB_{12}　469, 470, 881
ビタミン D vitamin D　22, 29, 30
ビタミン D 依存性くる病・骨軟化症 vitamin D dependent rickets／osteomalacia（VDDR）　346
ビタミン D 過剰症　169
ビタミン D 欠乏性くる病・骨軟化症 vitamin D deficiency rickets／osteomalacia　346
ビタミン D 作用不全　346
ビタミン D 製剤　343
ビタミン D 中毒　159
ビタミン K　341
ビタミン K_2　178
ビタミン K_2 薬　345
ビブリオ壊死性筋膜炎　235, 237
ビュングネル（Büngner）帯　872
ピアカウンセリング，四肢切断者の　945
ピアノキー徴候 piano key sign　779
ピラジナミド（PZA）　240, 585
ピリジノリン（PYD）　157
ピリジノリン架橋　18
ピロキシカム　177
ピロリン酸カルシウム calcium pyrophosphate dehydrate（CPPD）　161, 692
ピロン骨折 pilon fracture　821
ピンセット（攝子）forceps　198
ピンチ計 pinch meter　128
ひっかかり感 catching，膝の　674
びまん性特発性骨増殖症（DISH）　537
びらん erosion，関節リウマチの　263
引き抜き切断 avulsion amputation　224
引き寄せ［鋼線］締結法 tension band wiring　207, 746, 784, 814

日和見感染　235
日和見感染症　160
比例尺度　921
皮下骨折 closed fracture　738
皮質骨 cortical bone　9
　── の陰影　140
　── の海綿骨化　10
皮質骨移植　48
皮質骨スクリュー cortical screw　746
皮質骨ねじ cortical bone screw　206
皮線，手の　474
皮膚
　── の異常　121
　── の手術　202
　── の処置　765
皮膚移植（植皮）skin grafting　202
皮膚壊死　298
皮膚温　122, 297
皮膚温度計　879
皮膚潰瘍　298
皮膚感覚 cutaneous sensation　876
皮膚感覚帯 dermatome　130
皮膚欠損創 skin defect　764
　── の処置　752
皮膚減張切開　752
皮膚性拘縮　496
皮膚切開 skin incision　201
皮膚損傷 skin injury　762
皮膚縫合　202
皮弁 skin flap　202
　── の分類　228
肥厚 thickening，骨膜の　141
肥大軟骨細胞 hypertrophic chondrocyte　23
非外傷性関節血症，膝の　696
非感染性の炎症に対する薬剤　179
非クロストリジウム菌　159
非クロストリジウム性ガス壊疽　235, 237, 238
非結核性抗酸菌症 non-tuberculous mycobacteriosis infection　252
非構築性側弯　567
非交通性脊髄空洞症 non-communicating syringomyelia　528
非骨化性線維腫 nonossifying fibroma　148, 170, 365
非骨傷性脊髄損傷　841
非ステロイド性抗炎症薬 nonsteroidal anti-inflammatory drugs（NSAIDs）　178, 271, 452, 571
非対称性緊張性頚反射 asymmetrical tonic neck reflex（ATNR）　414
非定型骨折　342
疲労骨折 fatigue fracture　114, 735, 897
被虐待児症候群 battered child syndrome　838
被膜下血管 retinacular vessels　603
腓骨 fibula　665, 703
腓骨移植　228
腓骨筋腱脱臼　115, 722
腓骨神経　705
腓骨頭 fibular head　662, 665
腓骨動脈　706

腓骨皮弁　226
腓骨疲労骨折　898
腓骨列形成不全症　713
腓腹筋 gastrocnemius muscle
　　　　　　　　　660, 662, 705
腓腹筋外側頭　660
腓腹神経 sural nerve　705, 706
尾骨 coccyx　512
尾骨骨折　797
尾骨神経 coccygeal nerve（Co）　85
尾椎 coccyx　512
微小血管外科 microvascular surgery　221
微小骨折 microfracture　72
微小神経外科 microneural surgery　221
微生物検査　158
膝（ひざ）　→膝（しつ）もみよ
膝
　──の靱帯損傷 knee ligament injury
　　　　　　　　　　　　　　677
　──のスポーツ障害　901
　──の特発性骨壊死 idiopathic
　　osteonecrosis of the knee　692
膝押さえ歩行　925
膝折れ　950
膝関節 knee joint　657, 658
　──における末梢神経の支配　874
　──の運動　659
　──の変形，リウマチによる　261
膝関節後側方脱臼　815
膝関節症　687
膝関節障害，発育期の　668
膝関節脱臼　814
膝関節特発性骨壊死　304
膝関節部
　──の骨折・脱臼　812
　──の骨軟骨骨折 osteochondral
　　fracture　816
　──のスポーツ外傷　896
膝関節離断　210
膝関節離断性骨軟骨炎　303
膝義足　942
膝くずれ giving way　680
膝前部痛 anterior knee pain　687
膝装具 knee orthosis（KO）　187
膝痛　113
膝継手 knee joint　949
肘（ひじ）　→肘（ちゅう）もみよ
肘
　──の痛みと変形　110
　──の屈筋　461
　──の伸筋　461
肘関節 elbow joint　458
　──における末梢神経の支配　874
　──のスポーツ外傷　894
　──の単純X線像　459
肘関節部の骨折と脱臼　782
肘関節遊離体　110, 471
肘関節離断　209
肘関節離断性骨軟骨炎　303
肘屈曲テスト elbow flexion test　469
肘継手 elbow joint　946
羊飼いの杖変形 shepherd's crook
　deformity　170, 368

表在感覚 superficial sensation　130
表在性高悪性骨肉腫 high-grade surface
　osteosarcoma　371
表在性骨肉腫 surface osteosarcoma　371
表在反射 superficial reflex　133
表情尺度 face scale　269
表層 tangential zone，関節軟骨の　55, 56
表皮ブドウ球菌（MSSE, MRSE）　158
癜疽　111, 501
標的線維 target fiber　880
標的リモデリング targeted remodeling
　　　　　　　　　　　　　　14
病院前救護 pre-hospital evaluation and
　care　732
病態生理学的疼痛 pathophysiological pain
　　　　　　　　　　　　　　88
病的骨折 pathological fracture　117, 734
病的姿勢　551
病的単純X線像　139
病的反射 pathologic reflex　133
病理診断，軟部腫瘍の　396
病理組織診断　165
平林法　537
平山病　534

ふ

ファベラ fabella　658, 660, 662, 665
ファベラ腓骨靱帯　660
ファンコーニ症候群 Fanconi syndrome
　　　　　　　　　　　35, 346, 347
フィットネス　921
フィラデルフィア（Philadelphia）型装具
　　　　　　　　　　　　　　531
フィラデルフィアカラー Philadelphia
　collar　932
フィルケンシュタインテスト Finkelstein
　test　130
フィンケルシュタイン徴候　498
フェイススケール faces pain scale
　　　　　　　　　　　　93, 102
フェイレン（ファーレン）テスト Phalen
　test　130, 503
フェスピック FESPIC Games　907
フェナム酸系抗炎症薬　177
フェノバルビタール　347
フェブキソスタット　288
フェミスター（Phemister）法　207
フェルティー症候群 Felty syndrome　262
フェルビナク　180
フェンタニル　180
フォアハンドテニス肘　901
フォスファターゼ　159
フォルクマン管 Volkmann canal　9
フォルクマン（Volkmann）拘縮
　　　　　　　　　　496, 754, 870
フォレスティエ病 Forestier disease　537
フォンダパリヌクス　197, 692
フォンレックリングハウゼン病 von
　Recklinghausen disease　327, 597, 712
フクチン fukutin　430
フクロウの片目徴候 one-eye vertebra,
　owl-winked sign　587
フットケア　723

フットボーラーズアンクル footballer's
　ankle　903
フライバーグ病 Freiberg disease　721
フランケル（Frankel）分類　844
フリーマン−シェルドン症候群 Freeman-
　Sheldon syndrome　328
フリクマン（Frykman）分類　789
フルオロキノロン系抗菌薬　256
フルルビプロフェン　177, 180
フレンケル（Frenkel）体操　930
フローゼのアーケード arcade of Frohse
　　　　　　　　　　　　　　886
フロクタフェニン　177
フロッピーインファント floppy infant
　　　　　　　　　　　　414, 420
フロマン徴候 Froment sign　128, 469, 485
ブースティング boosting　909
ブーツトップ骨折 boot top fracture　897
ブシラミン　178, 271, 471
ブラウン−セカール（Brown-Séquard）症候
　群　520, 847
ブラガードテスト Bragard test　565
ブラッシング，創の　765
ブラント病 Blount disease　670
ブルックス（Brooks）法　215
ブルンストロームの回復ステー
　ジ Brunnstrom recovery stage　416
ブロディー骨膿瘍 Brodie abscess　245
ブロック依存症　179
プライザー病　503
プラノプロフェン　177
プレート plate　206, 746
プレドニゾロン　179
プロカルシトニン　156
プログルメタシンマレイン酸塩　177
プロスタンディン軟膏　765
プロテオグリカン proteoglycan　58, 65
プロピオン酸系抗炎症薬　177
プロビタミンD　29
プロベネシド　288
不安定性頚椎 unstable cervical spine　516
不安定性テスト　130
不完全骨折 incomplete fracture　731, 735
不顕性骨折 occult fracture　736
不全断裂，筋の　767
不全麻痺　844
不定形の骨 irregular bone，形態分類上の
　　　　　　　　　　　　　　8
不動関節 synarthrodial joint　52
不良肢位強直による異常歩行　117
浮腫　298
腐骨 sequestrum　242
腐骨摘出術 sequestrectomy　245
腐食 corrosion　165
封入体筋炎 inclusion body myositis（IBM）
　　　　　　　　　　　　　　427
風棘　111
風疹性関節炎 rubella arthritis　121
伏在神経 saphenous nerve　660, 705, 706
副甲状腺（上皮小体）機能亢進症　169
　──による骨折　117
副甲状腺ホルモン活性部分製剤　179

副甲状腺ホルモン関連蛋白質 parathyroid
　　hormone-related protein（PTHrP）　24
副甲状腺ホルモン薬　345
副子 splint　206
副神経　438, 439
副腎皮質ステロイド（糖質コルチコイド）
　　glucocorticoids　179, 271, 492, 498
福山型先天性筋ジストロフィー
　　Fukuyama-type congenital muscular
　　dystrophy（FCMD）　427, 430
腹部交感神経節ブロック　179
腹壁反射　133
複合感覚 combined sensation　132
複合靱帯損傷　683
複合性局所疼痛症候群 complex regional
　　pain syndrome（CRPS）　89, 489, 506
複合性局所疼痛症候群タイプⅠ（Ⅰ型）
　　complex regional pain syndrome
　　（CRPS）type Ⅰ　111, 140
複雑骨折　→開放骨折をみよ　738
物理療法 physical therapy　189, 930
舟底足変形 rocker-bottom foot　709
吹雪様陰影 snow storm shadow　753
粉砕骨折 comminuted fracture　737
分散脱臼, 肘関節の　786
分層植皮 split-thickness skin graft　202
分娩損傷 birth injury　829
分娩麻痺 birth palsy　109, 884, 886
分回し歩行 circumduction gait　925
分離骨, ヒト新生児, 成人の　8
分離すべり症　107
分裂種子骨　718

へ

ヘイローベスト（ハローベスト）halo-vest
　　　　　　　　　　　　　　　182, 931
ヘバーデン結節　499
ヘマトキシリン・エオジン染色（HE 染色）
　　　　　　　　　　　　　　　165
ヘモクロマトーシス hemochromatosis
　　　　　　　　　　　　　　　293
ヘモジデローシス hemosiderosis　293
ヘリオトロープ疹　427
ヘリカルスキャン　151
ヘルニア摘除術 herniotomy　205
ヘンケ（Henke）軸　703
ベイカー囊胞 Baker cyst　294, 699
ベイトマン（Bateman）法　883
ベッカー型筋ジストロフィー Becker
　　muscular dystrophy（BMD）　428
ベックウィズ-ウィードマン症候群
　　Beckwith-Wiedemann syndrome　331
ベネット（Bennett）骨折　793
ベネット損傷 Bennett lesion　456
ベンスジョーンズ蛋白質 Bence Jones
　　protein　158
ベンズブロマロン　288
ベンチアライメント bench alignment
　　　　　　　　　　　　　　　945
ベンチジンテスト　759
ペアン（Péan）鉗子　198
ペニシリン　178
ペニシリン G　238

ペニシリン系抗菌薬　237
ペルテス病 Legg-Calvé-Perthes disease
　　（LCPD）　621
ペレグリーニ-シュティーダ病 Pellegrini-
　　Stieda disease　679
ペンタゾシン　196
ヘパリン　197
へら状母指　315
平滑筋組織由来腫瘍　389
平滑筋肉腫 leiomyosarcoma　172, 391, 405
平面関節 plane joint　52
閉鎖孔 obturator foramen　602, 611
閉鎖孔脱臼　802
閉鎖式楔状骨切り術 closing wedge
　　osteotomy　691
閉鎖式髄内釘固定法 closed
　　intramedullary nailing　748, 782
閉鎖神経 obturator nerve　603
閉鎖性筋・腱損傷　767
閉鎖性脊髄髄膜瘤　551
閉鎖性損傷, 末梢神経の　870
閉鎖的運動連鎖訓練 closed kinetic chain
　　exercize　191
閉鎖動脈　603
閉塞性血栓性血管炎 thromboangitis
　　obliterans（TAO）（Buerger 病）
　　　　　　　　　　　　　　　116, 299
閉塞性動脈硬化症 arteriosclerosis
　　obliterans（ASO）　116, 299
片（へん）　→片（かた）もみよ
片側化骨延長法 hemicallotesis　691
片側四肢の肥大　331
片側癒合椎 unilateral bar　549
片麻痺 hemiplegia　414, 416
　　――の運動療法　938
　　――のリハビリテーション　937
片麻痺歩行 hemiplegic gait　925
辺縁不整 flaring, くる病の　348
変形 deformity　119
　　――, 関節の　283
　　――, 先天異常の deformation　323
変形性肩関節症　284
変形性関節症 osteoarthritis,
　　osteoarthrosis（OA）　39, 66, 168, 282
　　――, 足の　115
　　――, 手の　499
　　――における滑膜炎　71
　　――, 肘の　468
変形性頸椎症 cervical spondylosis
　　　　　　　　　　　　　　　106, 532
変形性股関節症 osteoarthrosis of the hip
　　　　　　　　　　　　　　　112, 284, 631
変形性骨炎 osteitis deformans　→骨パジ
　　ェット病 Paget disease of bone をみよ
　　　　　　　　　　　　　　　352
変形性脊椎症 spondylosis deformans
　　　　　　　　　　　　　　　107, 562, 577
変形性足関節症 osteoarthritis of the ankle
　　　　　　　　　　　　　　　715
変形性手関節症　110, 500
変形性膝関節症 gonarthrosis
　　　　　　　　　　　　　　　113, 142, 149, 284, 687
　　――の保存療法　689

変形性肘関節症　110, 284, 468
変形癒合 malunion　740, 831
変性脊柱管狭窄　579
変性脊椎すべり症 degenerative
　　spondylolisthesis　107, 576
変性側弯症　577
変性腰椎側弯症 degenerative lumbar
　　scoliosis　553
変容性骨異形成症　310
扁平距骨滑車 flat top talus　709
扁平骨 flat bone　8
扁平三角状変形　722
扁平足 pes planus, flatfoot
　　　　　　　　　　　　　　　114, 116, 707, 714
扁平椎 platyspondyly　310
扁平内反股　621
胼胝（たこ）　716

ほ

ホーキンス（Hawkins）分類　824
ホーマンズ徴候 Homans sign　298, 300
ホール（Hohl）分類　812
ホーン-ヤールの分類 Hoehn-Yahr scale
　　　　　　　　　　　　　　　421
ホスホクレアチン　→クレアチンリン酸を
　　みよ　82
ホットパック hot pack　189
ホフマン反射 Hoffmann reflex　133, 520
ホフマン（Hoffmann）法　207
ホモゲンチジン酸　293
ホモシスチン尿症　326
ホルト-オラム症候群 Holt-Oram
　　syndrome　330
ホルネル徴候 Horner sign　517
ホルモン
　　――によるカルシウム代謝制御　28
　　――によるリン代謝制御　30
ボクサー骨折 boxer's fracture　793, 894
ボタン穴脱臼 buttonhole dislocation
　　　　　　　　　　　　　　　733, 794
ボタン穴変形 buttonhole deformity
　　　　　　　　　　　　　　　111, 260, 497, 499
ボッチャ Boccia　906
ボツリヌス毒素（トキソイド）　718, 930
ボバース（Bobath）法　929
ポーランド症候群 Poland syndrome
　　　　　　　　　　　　　　　330, 545
ポット（Pott）麻痺　584
ポップコーン状石灰化像　375
ポパイ徴候 Popeye sign　454
ポビドンヨード　161, 196, 765
ポリウレタンフィルム　765
ポリウレタンフォーム　765
ポリエステル　213
ポリエチレン摩耗粉　653
ポリグリコール酸 polyglycolic acid（PGA）
　　　　　　　　　　　　　　　213
ポリ乳酸 polylactic acid（PLA）　213, 214
ポリモーダル受容器 polymodal receptor
　　　　　　　　　　　　　　　89
ポンセティ（Ponseti）法　708
歩行　605
歩行器 walker　935

歩行ギプス(歩行キャスト)包帯 walking cast 184
歩行訓練 193
歩行周期 gait cycle 924
歩行補助具 walking aids 934
歩容 gait 118, 663
── の異常 605
保健師 public health nurse 920
保存療法 conservative therapy 176
補高靴 188
母指CM関節症 284, 500
母指CM関節変形性関節症 111
母指MP関節尺側側副靱帯損傷(スキーヤー母指) skier's thumb 894
母指MP関節背側脱臼 794
母趾外転筋 705
母指球筋 478
母指指節間(IP)関節 476
母趾種子骨障害 symptomatic sesamoid bone 718
母指対立装具 186
方形回内筋 462
放散痛 radiating pain 102
放射性同位体シンチグラフィー RI scintigraphy 153
放射線照射後大腿骨頭壊死症 637
放射線照射による骨壊死 305
放射線神経障害 radiation neuropathy 870
放射線[性]脊髄症 radiation myelopathy 108, 588, 597
放射線被曝 138
放射線療法, 骨腫瘍の 361
泡沫状陰影 soap bubble appearance 170, 589
胞巣状軟部肉腫 alveolar soft part sarcoma(ASPS) 391, 409
縫工筋 sartorius muscle 602, 612, 660, 662
縫合止血 201
縫合術 676
紡錘形細胞脂肪腫 spindle cell lipoma 398
傍骨性骨肉腫 parosteal(juxtacortical) osteosarcoma 371, 373
傍脊柱膿瘍 paravertebral abscess 585
棒体操 929, 930
膀胱直腸障害 564, 847
膨隆骨折 buckle fracture 735
膨隆サイン bulge sign 125
発赤 235
骨(ほね) → 骨(こつ)もみよ
骨 bone 21
── の修復と再生 44
── の手術 205
── の発生, 成長, 維持 21
── の力学的強度 44
本義肢 permanent prosthesis 943

ま

マーチン-グルーバー(Martin-Gruber)吻合 875
マイクロサージャリー microsurgery 221
マイコプラズマ関節炎 mycoplasmal arthritis 250
マイヤーディング(Meyerding)分類 573
マクマレーテスト McMurray test 675
マクロファージコロニー刺激因子(M-CSF) 27
マゲール(Magerl)法 215
マチャド-ジョセフ病 Machado-Joseph disease 421
マチュー(Mathieu)持針器 199
マッキューン-オールブライト症候群 McCune-Albright syndrome 31, 140
マッケンジー(McKenzie)法 930
マッサージ依存症 192
マトリックスメタロプロテアーゼ matrix metalloproteinase(MMP) 16, 66
マトリックスメタロプロテアーゼ(MMP)-9 16
マフッチ症候群 Maffucci syndrome 121, 363
マルゲーニュ(Malgaigne)圧痛 123, 741
マルゲーニュ(Malgaigne)骨折 798
マルチスライススキャン 151
マルファン症候群 Marfan syndrome 125, 324, 545, 670
マレット指 → 槌指(つちゆび, ついし)をみよ
マレット趾 → 槌趾(つちゆび, ついし)をみよ
マン(Mann)法 717
曲げモーメント 809
巻き上げ機構 windlass mechanism 702
巻き爪 curly toe 711
麻酔 194
麻痺性骨萎縮による骨折 117
麻痺性脊柱側弯 853
麻痺性足部変形による異常歩行 117
麻痺性側弯症 paralytic scoliosis 553
麻痺性内反足 115
麻痺性歩行 paralytic gait 119, 663
麻痺足 718
摩擦係数, 関節の 60
摩擦性神経炎 friction neuritis 719
魔女の一撃 Hexenschuß 572
膜性骨化 intramembranous ossification 22
末梢神経 peripheral nerve 85
── の支配 874
── の手術 204
末梢神経系 peripheral nervous system(PNS) 84
末梢神経障害 peripheral neuropathy 423
末梢神経組織由来腫瘍 389
末梢神経損傷 731, 868
── の臨床症状 873
末梢神経ブロック 179
末梢神経麻痺 121
── による異常歩行 119
末梢の壊死率 770
末節骨 distal phalanx 702, 703
松葉杖 axillary crutch 934
丸のみ gouge 199

慢性炎症性脱髄性多発根ニューロパチー chronic inflammatory demyelinating polyradiculoneuropathy(CIDP) 426
慢性関節疾患 168, 281
慢性関節リウマチ → 関節リウマチをみよ 258
慢性区画症候群 772
慢性骨髄炎 chronic(pyogenic) osteomyelitis 244, 756
慢性腎臓病 chronic kidney disease(CKD) 349
慢性腎不全 159
慢性痛 chronic pain 89

み

ミエログラフィー(脊髄造影法) 151
ミエロパシーハンド myelopathy hand 521
ミオグロビン尿 429
ミオシンフィラメント myosin filament 80
ミオトニー放電 myotonic discharge 878
ミオパシー 426
ミクリッツ(Mikulicz)線 607
ミッチェル(Mitchell)法 717
ミノサイクリン 255
ミノドロン酸 345
ミラーニ(Milani)の発達チャート 922
ミルウォーキー型装具 932
ミルウォーキー肩症候群 289
ミルチ(Milch)法 777
三浪の分類 465
見せかけ運動 trick motion 485
脈圧 744
脈拍 298
脈拍消失 pulselessness 297
脈拍触知困難 pulselessness 743

む

ムコ脂質症 307
ムコ多糖症 mucopolysaccharidosis 307, 308, 319
ムチランス型 mutilating disease subset(MUD) 260, 539
── リウマチ 259
むち打ち損傷 106
無鉤ピンセット 198
無細胞性骨 acellular bone 21
無髄線維 86
無腐性壊死, 距骨の 720
虫食い状パターン moth-eaten pattern 357
虫喰い像 moth-eaten shadow, 恥骨骨炎の 646

め

メイヨー-ヘガール(Mayo-Hegar)持針器 199
メス(手術刀) scalpel, surgical knife 197
メチシリン耐性黄色ブドウ球菌 methicillin resistant staphylococcus aureus(MRSA) 235

メチシリン耐性黄色ブドウ球菌感染症　236
メチルプレドニゾロン　852
メディカル・レコード medical record　99
メトトレキサート（MTX）
　　178, 179, 271, 361, 372, 471, 498
メトリザマイド metrizamide　522, 530
メトリザミド　568
メナテトレノン　345
メフェナム酸　177
メローン（Melone）分類　789
メロキシカム　177
メロレオストーシス（流蝋骨症）
　　melorheostosis　38, 307
メンケベルク症候群 Mönckeberg
　　syndrome　144
メンデル-ベヒテルフ反射 Mendel-
　　Bekhterev reflex　530
名義尺度　921
免疫グロブリン　159
免荷ギプス（免荷キャスト）non-weight-
　　bearing（NWB）cast　184
綿花様陰影 cotton-wool appearance　353

も

モートン病 Morton disease　719, 872
モーレイテスト Morley test　530, 871
モザイクプラスティー（モザイク様形成術）
　　mosaic plasty　76, 672
モジュラー式義肢 modular prosthesis
　　943
モスキート（mosquito）鉗子　198
モデリング（造形）modeling, 骨の　12
モノアミン酸化酵素阻害薬（MAO-B）　421
モリニア症　351
モルヒネ製剤　196, 587
モロー反射 Moro reflex　414
モンテジア（Monteggia）骨折　788
モンテジア類縁損傷 Monteggia
　　equivalent lesion　788
持ち上げ式歩行器　934
揉み返し　192
毛細血管腫 capillary hemangioma　400
猛撃矯正 brisement forcé　833
問診　100
　──, 腰痛診察の　563

や

ヤーガソンテスト Yergason test
　　130, 455, 900
夜間痛 night pain　102, 364
夜警棒骨折 nightstick fracture　788
野球肩 baseball shoulder　109, 900
野球肘 baseball elbow　110, 464, 901
野球肘外側型　465
薬剤性くる病・骨軟化症　346
薬剤耐性緑膿菌感染症　236
薬物療法 drug therapy, pharmaceutic
　　therapy　177, 930
　──, 骨腫瘍の　361
山元法　466

ゆ

ユーイング肉腫 Ewing sarcoma　379, 591
輸血　194
癒合椎 assimilation vertebra　549, 550
癒着性関節包炎 adhesive capsulitis
　　109, 453
有茎皮弁 pedicle flap　202
有鉤骨 hamate　476
有鉤骨鉤　475
有鉤骨鉤骨折　793
有効脊柱管前後径, OPLL の　538
有鉤ピンセット　198
有髄線維　86
有窓ギプス（有窓キャスト）windowed cast
　　183
有訴率, 運動器疾患の　105
有痛弧 painful arc　442, 450
有痛性外脛骨　116
有痛性回旋制限　106
有痛性強直性痙攣 painful tonic seizure
　　422
有痛性腱膜瘤　716
有痛性分裂膝蓋骨 painful patella partita
　　673, 902
有痛性胼胝　261
有頭骨 capitate　476
有柄骨移植　205
遊脚相 swing phase　924
遊離筋移植術 free muscle transplantation
　　884
遊離筋皮弁 free musculocutaneous flap
　　226
遊離血管柄付き骨移植 free vascularized
　　bone graft　226
遊離血管柄付き組織移植術　227
遊離骨移植　205, 751
遊離脂肪滴　753
遊離植皮 free grafting　202
遊離足趾移植 free toe transfer　226
遊離体 loose body（free body）　698
　──, 肘の loose bodies in the elbow joint
　　471
遊離皮弁 free cutaneous flap, free flap
　　202, 226
誘発筋電図　879
誘発テスト provocation test　519
指（ゆび）　→指（し）もみよ
指 Allen test　486
指関節脱臼　794
指義手　942
指屈筋腱　479, 480
指伸筋腱（EDC）　475, 480
指切断　209, 490
指離れ現象 finger escape sign（FES）　521
指輪損傷 ring injury　491

よ

ヨード造影剤　150
ヨード澱粉法　879
羊膜破裂シークエンス amnion rupture
　　sequence　329
陽性鋭（棘）波 positive sharp wave（PSW）
　　536, 878
陽性造影　151
陽電子放出断層撮影（PET）　154
腰神経 lumbar nerve（L）　85, 705
腰仙移行椎 transitional vertebra　549
腰仙椎装具 lumbosacral orthosis　185
腰椎 lumbar spine　511, 512
　──の変形性関節症　284
腰椎前弯増強　574
腰椎損傷　859
腰椎椎間板ヘルニア lumbar disc
　　herniation（LDH）　107, 114, 561, 566
　──の手術法　572
腰椎部 lumbar spine　548
腰椎不安定性　144
腰椎分離症 spondylolysis　899
腰椎変性後弯症（老年性後弯症）　577
腰痛 low back pain　107, 560
　──の原因　564
腰痛症　107
腰痛体操　929
腰部脊柱管狭窄 lumbar spinal［canal］
　　stenosis　107, 114, 562, 578
腰部隆起 lumbar hump　552
翼状肩甲骨 winged scapula　437, 440, 441
横アーチ, 足の　702
横倉法　714
横止め髄内釘（インターロッキングネイル）
　　interlocking nail　748, 819
四輪式歩行器　934

ら

ラーセン症候群 Larsen syndrome　315
ライトテスト Wright test　530, 871
ライナー liner, 下腿義足の　952
ライナー式ソケット liner, 大腿義足の
　　949
ラウエンシュタイン（Lauenstein）肢位
　　611
ラウゲ-ハンセン（Lauge-Hansen）分類
　　820
ラガージャージ像 rugger-jersey
　　appearance　141, 350
　──, くる病の　349
　──, 大理石骨病の　38
ラガージャージ損傷 rugger-jersey
　　injury, 指の　895
ラグスクリュー lag screw　746
ラクナ梗塞　415
ラゼーグ徴候 Lasègue sign　564
ラチェット ratchet　199
ラックマンテスト Lachman test　130, 680
ラビング rubbing　195
ラブ（Love）法　571
ラロキシフェン　345
ランゲルハンス細胞組織球症（骨組織球症
　　X）Langerhans cell histiocytosis
　　369, 589
ランスバリー活動指数 Lansbury activity
　　index　128, 268
ランナー膝 runner's knee　674, 902
ランブリヌーディ（Lambrinudi）手術　718

1024 ● 和文索引（ら，り，る，れ，ろ）

ランビエ絞輪 node of Ranvier　86
螺旋骨折 spiral fracture　737

り

リーメンビューゲル（Riemenbügel）（Rb）法　188
リーモンス法　469
リウマチ性脊椎炎 rheumatoid spondylitis　106, 108, 539
リウマチ性足部障害　722
リウマチ性多発筋痛症 polymyalgia rheumatica（PMR）　276
リウマチ肺　262
リウマトイド因子 rheumatoid factor（RF）　263
リウマトイド結節 rheumatoid nodule　121, 258, 262
リウマトイド疹　275
リオルダン（Riordan）法　884
リスフラン関節 Lisfranc joint　702
リスフラン（Lisfranc）切断　210
リセドロン酸　345
リセドロン酸ナトリウム　353
リソソーム蓄積症　307
リッチー（Ritchie）関節指数　269
リドカイン　770
リトルリーガーズエルボー Little Leaguer's elbow　901
リトルリーガーズショルダー Little Leaguer's shoulder　456, 900
リネゾリド（LZD）　178, 255
リハビリテーション　914
　——，骨折の　748
リハビリテーションスポーツ　906
リヒトブラウ（Lichtblau）法　709
リファンピシン（RFP）　240, 585
リモデリング（再造形）remodeling，骨の　12
リモデリング（再造形）期，骨折治癒の　47
リュエディ（Rüedi）分類　821
リルゾール　419
リン phosphorus　30
リンク蛋白，軟骨内の　59
リンク膝　950
リン欠乏　346
リン酸カルシウム骨ペースト（CPC）　216
リン酸カルシウムペースト　213
リン酸三カルシウム tricalcium phosphate（TCP）　213
リン酸水素カルシウム　345
リン代謝制御　30
リンパ管造影 lymphangiography　153
リンパ管組織由来腫瘍　389
リンパ球刺激試験 lymphocyte stimulation test（LST）　166
リンパ性斜頚　106
リンパ浮腫，関節リウマチの　262
梨状筋　602
梨状筋症候群 piriformis syndrome　872
理学療法 physical therapy　93, 188
　——，脊髄損傷の　853
理学療法士 physical therapist（PT）　193, 749, 919

る

離断 disruption，先天異常の　323
離断性骨軟骨炎 osteochondritis dissecans（OCD）　143, 155, 168, 302, 464, 670, 722
　——，大腿骨頭の　645
　——，膝の　113, 303
　——，肘の　110, 303
立位姿勢　119
立位の異常　605
立脚相 stance phase　924
立方骨 cuboid　702, 703
流体潤滑 hydrodynamic lubrication，関節の　60
流体膜 fluid film，関節の　60
隆起 lumbar hump　554
隆起性皮膚線維肉腫　391
硫酸ストレプトマイシン（SM）　585
硫酸モルヒネ製剤　588
両脚立位　604
両果骨折 bimalleolar fracture　820
両切りたばこ様の核　405
両刃骨切りのみ osteotome　199
両片麻痺 double hemiplegia　414
両麻痺 diplegia　414
良性骨芽細胞腫 benign osteoblastoma　367
良性骨腫瘍　170, 362
良性軟部腫瘍　172, 398
菱形靱帯　436
緑膿菌　158
淋菌性関節炎 gonorrheal arthritis　249
輪状靱帯 annular ligament，肘の　461
輪状石灰化像　375
臨床骨折 clinical fracture　336
臨床心理士 clinical psychologist　920

る

ルーステスト Roos test　871
ルード（Rood）法　929
ルシュカ関節 Luschka joint　513, 515
ルトゥネル-ジュデ（Letournel-Judet）の分類　800
ルフィニ（Ruffini）終末　89
ルンペル-レーデテスト Rumpel-Leede test　698
流注膿瘍 gravitation abscess　584
涙痕 tear drop　611
涙滴骨折 teardrop fracture　858
涙滴徴候 teardrop sign，手指の　469
類腱腫 desmoid　148
類骨 osteoid　22
　——の増加　35
類骨骨腫 osteoid osteoma　114, 170, 363, 590
類上皮肉腫 epithelioid sarcoma　391, 410
類軟骨 chondroid　367
類表皮嚢胞　506

れ

レイノー現象 Raynaud phenomenon　299, 300, 426
レイノー症候群　505
レーザー　190
レーザーメス　197
レクリエーションスポーツ　905
レチノイド　279
レッシュ-ナイハン症候群 Lesch-Nyhan syndrome　157, 288
レテラー-ジーヴェ病 Letterer-Siwe disease　369
レトラクター retractor　199
レフルノミド　271
レボフロキサシン　255, 256
レルミット徴候 Lhermitte sign　422, 519
冷感　297
冷却 ice　772, 893
冷凍保存骨 bank bone　205
冷凍療法 cryotherapy　190
冷膿瘍 cold abscess　584
轢音 crepitation　126, 686
　——，骨折による　742
裂手　508
裂離骨折 avulsion fracture　737
連通多孔体セラミックス　49

ろ

ロイス-ディーツ症候群 Loeys-Dietz syndrome　325
ローウォーク　192
ローザー改構層 Looser zone　348
ローザー-ネラトン（Roser-Nélaton）線　608
ローション　180
ローゼンバーグ（Rosenberg）撮影肢位　688
ロキソプロフェン　364
ロキソプロフェンナトリウム　177, 180
ロコモティブシンドローム（運動器症候群，ロコモ）locomotive syndrome　3, 105, 690
ロゼット形成，上衣腫の ependymal rosette　596
ロッキング locking
　——，嵌頓　674
　——，肘の　464, 468, 471
ロッキングプレート locking plate　747, 790
ロックウッド（Rockwood）分類　779
ロッソリーモ徴候 Rossolimo sign　530
ロッソリーモ反射 Rossolimo reflex　133
ロビンソン（Robinson）法　532
ロフストランド（Lofstrand）クラッチ　934
ロルノキシカム　177
老研式活動能力指標　925
老年性後弯症 senile kyphosis　558
老年性脊柱後弯　119
漏斗胸 funnel chest　545
瘻孔 fistula　121
瘻孔造影 sinography　153, 245
肋横関節面　548
肋鎖症候群 costoclavicular syndrome　870
肋鎖靱帯　436
肋間神経痛　108
肋骨骨折 fracture of the ribs, rib fracture　108, 546, 795

肋骨腫瘍 rib tumor　546
肋骨疲労骨折　899
肋骨隆起 rib hump　119, 544, 552, 554

わ

ワーグナー（Wagner）法　207
ワーム（Worm）骨　316
ワイヤリング　813
ワトキンス-バー（Watkins-Barr）法　718
ワルテンベルグ反射 Wartenberg sign　133, 520
ワルファリン　197
若木骨折 greenstick fracture　735, 757
鷲手 claw hand　483
弯曲異常，リウマチによる　542
弯曲爪　717
腕（わん）→腕（うで）もみよ
腕尺関節 humeroulnar joint　459, 460

腕神経叢　439, 875
腕神経叢損傷 brachial plexus injury　109, 884
腕神経叢麻痺　870
腕橈関節 humeroradial joint　459, 460
腕橈骨筋　461, 462
腕橈骨筋反射　133

欧文索引

ギリシャ文字・数字

αvβ3インテグリン　16
α角　617
β-リン酸三カルシウム　213
Ⅰ型コラーゲン　17
Ⅰ型コラーゲン架橋C-テロペプチド　157
Ⅰ型コラーゲン架橋N-テロペプチド　157
Ⅰ型プロコラーゲン-N-プロペプチド　157
Ⅱ型コラーゲン　65
Ⅱ型プロコラーゲンC末端プロペプチド（コンドロカルシン）　162
10秒テスト　517, 521
17β-エストラジオール　32
1-パート　780
25-ヒドロキシビタミンD_3　29
2-パート　780
2関節固定の原則　745
3-パート　780
3点固定の原理, 下肢装具の　933
3分間挙上負荷テスト　871
4 two's　742
4-パート　780
5P's　770
5P's徴候　297
6P's, 急性区画症候群の　773
7-デヒドロコレステロール　→プロビタミンDをみよ　29
8字包帯 figure-of-eight bandage　182, 828
90°-90°牽引法　835

A

A/G　159
ABI（ankle brachial index）　299
abnormal mobility：異常可動性, 骨折による　742
abnormal posture：異常姿勢, 骨折による　742
above elbow prosthesis　942
above knee prosthesis　942
above knee：大腿切断　210
abrasion：擦過傷　731, 762
access disease　653
acellular bone：無細胞性骨　21
acetabular crest（margin）：臼蓋縁　611
acetabular fossa：寛骨臼窩　611, 612
acetabular-head index（AHI）　633
acetabular roof：臼蓋　611
acetabulum：寛骨臼　600, 612
Achilles tendinitis：アキレス腱炎　903

Achilles tendinopathy：アキレス腱症　724
Achilles tendon：アキレス腱　662
Achilles tendon reflex（ATR）：アキレス腱反射　565
Achilles tendon rupture：アキレス腱断裂　897
achillobursitis：アキレス腱滑液包炎　724
achondroplasia：軟骨無形成症　310
acid phosphatase（ACP）：酸フォスファターゼ　158
ACP　159
ACR改訂のclass分類　268
ACRコアセット　269
acromegaly：先端巨大症　352
acromioclavicular joint：肩鎖関節　436
acromion：肩峰　435
actin filament：アクチンフィラメント　80
action potential：活動電位　86, 163, 879
active assistive exercise：自動介助訓練　191
active assistive movement：自動介助運動　927
active exercise：自動訓練　191
active movement：自動運動　125, 927
active phase　368
activities of daily living（ADL）：日常生活動作（活動）　102, 916, 925
activities of daily living（ADL）exercise：日常生活活動訓練　192
acupuncture and moxibustion treatment：鍼灸　189
acute disseminated encephalomyelitis（ADEM）：急性散在性脳脊髄炎　422
acute inflammatory demyelinating polyradiculoneuropathy（AIDP）：急性炎症性脱髄性多発神経障害　425
acute low back pain：急性腰痛発作（いわゆる"ぎっくり腰"）　572
acute motor axonal neuropathy（AMAN）　425
acute on chronic type, 大腿骨頭すべり症の　626
acute pain：急性痛　88
acute plastic bowing：急性塑性変形　735, 757
acute pyogenic osteomyelitis：急性化膿性骨髄炎　242
acute sports injuries：スポーツ外傷　893
Adams forward bend test：前屈テスト　554

Adams弓　600, 601
adapted sports：アダプテッド・スポーツ　905
adductor muscles：内転筋群　612
adhesive capsulitis：癒着性関節包炎　453
a disintegrin and metalloproteinase with thrombospondin motifs（ADAMTS）　67
ADL exercise：日常生活活動訓練　929
adolescent scoliosis：思春期側弯症　553
Adson test：アドソンテスト　130, 530, 871
adult onset Still's disease：成人発症スティル病　275
advancement flap：前進皮弁　202
adverse reactions to metal debris（ARMD）　166
aggrecan：アグリカン　58
aggregate：凝集体, 軟骨内の　58
aggressive osteoblastoma　365
agonist：主動筋　79
AHI　633
AJCC（American Joint Committee on Cancer of Soft tissue sarcomas）分類　390
Albers-Schönberg disease：アルバース-シェーンベルグ病　141
Albright hereditary osteodystrophy（AHO）：オールブライト遺伝子骨形成異常症　352
Albright syndrome：オールブライト症候群　121, 368
alignment：アライメント
　──, 義肢装着時の　945
　──, 四肢の　119
　──, 小児骨折の　12
alkaline phosphatase（ALP）：アルカリフォスファターゼ　158
alkaptonuric arthropathy：アルカプトン尿性関節症　293
Allen test：アレンテスト　130, 298, 486
Allen分類：アレン分類　857
Allis sign　614
allograft：同種骨移植　205
allograft：同種植皮　202
ALP　159
ALT（GPT）　159
alveolar soft part sarcoma（ASPS）：胞巣状軟部肉腫　409
American Spinal Cord Injury Association（ASIA）：機能障害尺度　936

amnion rupture sequence：羊膜破裂シークエンス　329
amputation：切断　209
amputation neuroma：断端神経腫　720, 872
amyloid arthropathy：アミロイド関節症　292
amyloidosis：アミロイドーシス　262
amyoplasia　328
amyotrophic lateral sclerosis（ALS）：筋萎縮性側索硬化症　418
anaerobic bacterial arthritis：嫌気性菌関節炎　249
analgesia：痛覚消（脱）失　131, 876
anal reflex：肛門反射　520
anatomical snuff box：嗅ぎタバコ窩　475, 791
anchoring callus：係留仮骨　46
Anderson 分類：アンダーソン分類　856
andorogen：アンドロゲン　33
anesthesia：感覚消（脱）失　130, 876
aneurysmal bone cyst（ABC）：動脈瘤様骨嚢腫　370, 590
angiography：血管造影法　153
angiolipoma：血管脂肪腫　398
angiosarcoma：血管肉腫　407
angiosarcoma of soft tissue　407
angular kyphosis：角状後弯　552
angular stability　747
ankle disarticulation prosthesis　942
ankle foot orthosis（AFO）：足関節足部装具　933
ankle foot orthosis（AFO）：短下肢装具　187
ankle fracture：足関節骨折　820
ankle joint：足関節　703
ankle mortise：足関節窩　703
ankle orthosis（AO）：足装具　187
ankylosing spinal hyperostosis（ASH）：強直性脊増殖症　537
ankylosing spondylitis（AS）：強直性脊椎炎　276, 542, 585, 646
——, 仙腸関節の　647
ankylosis：関節強直　125
annular ligament：輪状靱帯, 肘の　461
annulus fibrosus：線維輪　512
——, 椎間板の　63
anserine bursitis：鵞足滑液包炎　665, 699
antagonist：拮抗筋　79
antalgic gait：疼痛回避歩行　119, 606, 663, 925
anterior apprehension test：前方不安感テスト, 肩の　447
anterior arch of C1：環椎前弓　513
anterior atlanto-occipital membrane：前方環椎後頭膜　513
anterior cruciate ligament（ACL）：前十字靱帯　660
anterior cruciate ligament（ACL）injury：前十字靱帯損傷　679
anterior decompression：前方除圧　536
anterior discectomy：前方椎間板切除術　571

anterior drawer test：前方引き出しテスト　680
anterior foraminotomy：椎間孔削開　536
anterior horn（gray matter）：脊髄前角（灰白質）　515
anterior impingement sign　636
anterior inferior iliac spine（AIIS）：下前腸骨棘　600, 611
anterior interosseous nerve：前骨間神経　482
anterior knee pain：膝前部痛　687
anterior longitudinal ligament（ALL）：前縦靱帯　512, 513
anterior root：前根　515
anterior spinal artery syndrome：前脊髄動脈症候群　520
anterior superior iliac spine（ASIS）：上前腸骨棘　600, 608, 611
anterior tarsal tunnel syndrome：前足根管症候群　720
anterior tibial compartment syndrome：前脛骨筋症候群　772
anterior tibial compartment syndrome：前脛骨区画症候群　754
anterolateral decompression：前側方除圧　536
Anthonsen 撮影　アントンセン撮影　826
Antoni A 型　400, 594
Antoni B 型　400, 594
AO 分類　738
——, 果部骨折の　820
——, 寛骨臼骨折の　800
——, 骨盤骨折の　797
——, 上腕骨遠位部骨折の　782, 783
——, 前腕骨遠位端骨折の　789
——, 大腿骨遠位部骨折の　812
AO プレート　206
AO 法　746
ape hand：猿手　483
apical ligament：歯尖靱帯　513
Apley test：アプリー（アプレー）テスト　130
aponeurosis：腱膜　79
apophyseopathy：骨端症　302, 899
apprehension test：脱臼不安感テスト　684
arachnoid cyst：くも膜嚢腫　593
arachnoid membrane：くも膜　514
arcade of Frohse：フローゼのアーケード　886
arcuate ligament：弓状靱帯　660
Argyll Robertson sign：アーガイルロバートソン徴候　290, 694
arm drop：上肢挙上困難　517
arm sling：アームスリング　182
arm span：指極長（指極距離）　308
arm wrestling fracture：腕相撲骨折　781
arterial contusion：動脈挫傷　769
arterial injury：動脈損傷　769
arterial laceration：動脈裂創　769
arterial penetration：動脈穿通　769
arterial perforation：動脈穿孔　769
arterial spasm：動脈痙攣　769

arterial transection：動脈断裂　769
arteriography：動脈造影　153
arteriosclerosis obliterans（ASO）：閉塞性動脈硬化症　299
arteriovenous hemangioma：動静脈型血管腫　400
arteriovenous malformation：脊髄動静脈奇形　593
arthralgia：関節痛　281
arthritis caused by spirochetes：スピロヘータ関節炎　250
arthrocentesis（joint puncture）：関節穿刺　161, 668
arthrodesis：関節固定術　208
arthrodesis of the hip joint：股関節固定術　648
arthrography：関節造影法　151, 666
arthrogryposis multiplex congenita：先天性多発性関節拘縮症　328
arthrogryposis：多発性関節拘縮症　708
arthroplasty：関節形成術　208
arthrorisis：関節制動術　209
arthroscopy：関節鏡検査　164, 668
articular cartilage：関節軟骨　8, 53, 73
articular disc：関節円板　53
articular surface：関節面　54
articulation：関節　52
artifical bone：人工骨　49
artificial tendon grafting：人工腱移植　204
Asia Para Games：アジアパラ競技大会　907
ASIA 機能障害尺度　936
assimilation vertebra：癒合椎　549
AST（GOT）　159
astrocytoma：星細胞腫　595
asymmetrical tonic neck reflex（ATNR）：非対称緊張性頸反射　414
ataxic gait：失調性歩行　119, 925
athetosis：アテトーゼ　415
atlanto-dental interval（ADI）：環椎歯突起間距離　529
atlantoaxial dislocation（AAD）：環軸関節脱臼　856
atlantoaxial rotatory fixation：環軸関節回旋位固定　529
atlantoaxial subluxation（AAS）：環軸関節亜脱臼　272, 540
atlantodental joint：環椎歯突起関節　513
atlanto-occipital assimilation：環椎後頭骨癒合症　525
atlanto-occipital joint：環椎後頭関節　513
atlas：環椎　512
atlas assimilation：環椎頭蓋癒合症　526
autograft：自家骨移植　205
autograft：自家植皮　202
autonomic dysreflexia：自律神経過反射　849
autonomous sensory zone：感覚固有域　876

autosomal dominant hypophosphatemic rickets/osteomalacia(ADHR)：常染色体優性遺伝性低リン血症性くる病・骨軟化症　31, 347
autosomal recessive hypophosphatemic rickets(ARHP)　27
avascular necrosis of the femoral head（ANF）：大腿骨頭壊死症　637
avascular osteonecrosis：阻血性骨壊死　754
avulsion amputation：引き抜き切断　224
avulsion fracture：裂離骨折　737
axial compression pain：軸圧痛, 骨折の　741
axial pattern flap：血管軸皮弁　228
axial view：軸射撮影法　685
axilla：腋窩　441
axillary crutch：松葉杖　934
axillary nerve：腋窩神経　440
axis：軸椎　512
axon：軸索　84
axon reflex：軸索反射　885
axonal transport：軸索流　522
axonotmesis：軸索断裂　869
axoplasmic transport：軸索輸送　87

B

Babinski reflex：バビンスキー反射　133, 419, 520
Babinski sign：バビンスキー徴候　565
backknee：反張膝　669
Baker cyst：ベイカー嚢胞　294, 665, 699
balance training：バランス訓練　193
ball-and-socket joint：球関節　52
ballooned out　591
ballottement of patella：膝蓋跳動　125, 688
bamboo fracture：竹節骨折　735
bamboo spine：竹節様脊柱　276, 585, 586
band pattern　638
Bankart lesion：バンカート損傷　447
bank bone：冷凍保存骨　205
bare area　70
Barlow test：バーローテスト　615
Barr 法　884
Barré-Liéou syndrome：バレー−リエウ症候群　106, 519, 859
Barsony disease：項靱帯骨化症（バーソニー病）　517
Barthel index：バーセル指数　925, 936
Barton traction：バートン牽引　182
Barton 骨折：バートン骨折　788, 790
basal lamina：基底膜　60
baseball elbow：野球肘　464, 901
baseball finger：槌指（野球指）　895
baseball shoulder：野球肩　900
base of neck osteotomy（Kramer 法）：骨頭下頸部楔状骨切り術　628
basic multicellular unit(BMU)　14
basilar impression：頭蓋底嵌入症　525, 540
Bateman 法：ベイトマン法　883, 886
Batson 静脈叢：バトソン静脈叢　246

battered child syndrome：被虐待児症候群　838
Baumann（バウマン）角　831
Beals syndrome　325
Becker muscular dystrophy(BMD)：ベッカー型筋ジストロフィー　427, 428
Beckwith-Wiedemann syndrome：ベックウィズ-ウィードマン症候群　331
bedsore：褥瘡　122
Behçet disease　542
belly press テスト　452
below elbow prosthesis　942
below knee(trans-tibial)：下腿断端　210
below knee prosthesis　942
Bence Jones protein：ベンスジョーンズ蛋白質　158, 171, 383, 592
bench alignment：ベンチアライメント　945
bending fracture：屈曲骨折　736
benediction attitude：祝祷肢位　876
benediction hand：誓いの手　876
benign osteoblastoma：良性骨芽細胞腫　365
Bennett lesion：ベネット損傷　456
Bennett（ベネット）骨折　793
bFGF スプレー　765
biceps femoris muscle：大腿二頭筋　662
bimastoid line　526
biological agents：生物学的製剤　271
biomaterial：生体材料　213
biomechanics：生体力学（バイオメカニクス）　1
——, 股関節の　604
biopsy：生検　164
bipolar coagulator：双極電気凝固器　201
birth defect：先天異常　323
birth injury：分娩損傷　829
birth palsy：分娩麻痺　884
bisphosphonate(BP)：ビスフォスフォネート（ビスホスホネート）　342
bite wound：咬創　763
BJP　159
block vertebra：塊椎　585
blood-nerve barrier：血管神経関門　85
Blount disease：ブラント病　302, 669, 670
—— による異常歩行　117
BMI　343
Bobath 法：ボバース法　929
Boccia：ボッチャ　906
Bombelli の骨棘分類　633
bone：骨　21
bone age：骨年齢　139
bone atrophy：骨萎縮　140
bone bruise：骨挫傷　681
bone cavities(lacunae)：骨小腔　14
bone collar：骨性骨膜襟　23
bone conduction：骨伝導　47
bone formation：骨硬化, 骨腫瘍による　42
bone graft：骨移植　47, 205
bone induction：骨誘導　47
bone infarct：骨梗塞　41, 301
bone lining cell：骨被覆細胞　14

bone marrow：骨髄　11
bone marrow edema pattern　642
bone marrow stromal cell：骨髄間質細胞　11
bone morphogenetic protein(BMP)：骨形成蛋白　22, 24
bone saw：動力骨鋸　199
bone sialoprotein(BSP)：骨シアロ蛋白　19
bone cyst：骨嚢腫　367
bone transport：骨移動術　50
bone tumor：骨腫瘍　355
bone turnover：骨代謝回転　13
bony ankylosis：骨性強直　72, 833
boosting：ブースティング　909
boot top fracture：ブーツトップ骨折　897
Boston 装具　556
Bouchard 結節　284
boundary lubrication：境界潤滑, 関節の　60
bowel and bladder disturbance (vesicorectal disturbance)：直腸膀胱機能障害　517, 518
bowleg：O 脚　120
bowleg：内反膝　670
boxer's fracture：ボクサー骨折　894
brachial artery：上腕動脈　462
brachial plexus injury：腕神経叢損傷　884
brachymetatarsia：中足骨短縮症　713
Bragard test：ブラガードテスト　565
bridging callus：橋渡し仮骨　46
bridging cast：架橋ギプス（架橋キャスト）　184
brief scale for psychiatric problems in orthopaedic patients(BS-POP)　92
brisement forcé：猛撃矯正　833
Brodie abscess：ブローディ骨膿瘍　245
bronze color, ガス壊疽の　237
Brooks（ブルックス）法　215, 540
Brown-Séquard syndrome：ブラウン-セカール症候群　520, 847
brown tumor：褐色腫　350
Brunnstrom recovery stage：ブルンストロームの回復ステージ　416, 938
Bryant 牽引　835
bubble bath：気泡浴　190
bucket-handle tear：バケツ柄状断裂　674
buckle fracture：膨隆骨折　735
Buerger disease：バージャー病（ビュルガー病）　299, 505
bulge sign：膨隆サイン　125
bunionette：内反小趾　717
bunion：バニオン　294, 716
Bunnell の内在筋テスト　486
burner syndrome：バーナー症候群　893
bursa：滑液包　62
bursal osteochondromatosis　698
bursitis：滑液包炎　294
——, 股関節の　643
burst fracture：破裂骨折, 胸腰椎の　860
butterfly vertebra：蝶形椎　549

buttonhole deformity：ボタン穴変形　260
buttonhole dislocation：ボタン穴脱臼　733, 794
Böhler（ベーラー）角　826
Büngner（ビュングネル）帯　872

C

C末端プロペプチド（P1CP）　18
café-au-lait spots：カフェオレ斑　121, 712
calcaneal paratendinitis：周囲炎・付着部炎　903
calcaneal tendon：アキレス腱　662
calcaneofibular abutment　826
calcar femorale：大腿骨距　600, 601
calcific tendinitis：石灰性腱炎　449, 498, 644
calcified zone：石灰化層，関節軟骨の　55, 56
calcinosis：石灰沈着症　143
calcium pyrophosphate dehydrate（CPPD）：ピロリン酸カルシウム　161, 692
callotasis：仮骨延長術　207
callus：仮骨　46
callus distraction：仮骨延長術　207
Calvé（カルヴェ）線　617
Calvé（カルヴェ）の扁平椎　589
Cam type, FAI の　635
cancellous bone：海綿骨　8
cancellous bone screw：海綿骨ねじ（スクリュー）　206, 746
cane：杖　934
cannulated screw：中空スクリュー　746
Capener sign：ケイプナー徴候　628
capillary hemangioma：毛細血管腫　400
capitate：有頭骨　476
capsular ligament：関節包靱帯　771
cardio-respiratory（CR）：呼吸循環フィットネス　921
carpal tunnel syndrome：手根管症候群　872
carpal ulnar translation：近手根尺側偏位　495
carpal volar subluxation：手根掌側亜脱臼　495
carrying angle：肘外偏角　460
cartilage cap：軟骨帽　362
cartilage end-plate：軟骨終板，椎間板の　63
cartilage matrix：軟骨基質　56
cartilage：軟骨　73
catching：ひっかかり感，膝の　674
cat scratch disease：ネコひっかき病　241
Catterall 分類　623
cauda equina：馬尾　85, 514, 548
caudae quina syndrome：馬尾症候群　567
cauda equina tumor：馬尾腫瘍　593, 597
Cavendish classification：キャベンディッシュ分類　446

cavernous hemangioma：海綿状血管腫　400
cellular bone：細胞性骨　21
central nervous system（CNS）：中枢神経系　84
central nervous system disease：中枢神経疾患　410, 411
central（medullary）osteosarcoma：骨内肉腫　371
cerebellar gait：小脳性歩行　119
cerebral palsy（CP）：脳性麻痺　413
cerebrospinal fluid（CSF）：脳脊髄液　514
cerebrovascular disease（CVD）：脳血管疾患　415
certified social worker：社会福祉士　920
cervical angina：頚性狭心症　529, 532
cervical cervical spondylotic myelopathy：頚椎症性脊髄症　532
cervical intervertebral disc herniation：頚椎椎間板ヘルニア　529
cervical nerve（C）：頚神経　85
cervical spine：頚椎　511, 512
cervical spondylosis：変形性頚椎症　532
cervical spondylotic amyotrophy：頚椎症性筋萎縮［症］　517, 534
cervical spondylotic radiculopathy：頚椎症性神経根症　532
cervical subcapital osteotomy　628
CE 角（center-edge）　633
Chaddock reflex：チャドック反射　133, 520
chair test　471
Chamberlain line　526
Chance fracture：チャンス骨折　861
Charcot joint：シャルコー関節　143, 290, 472, 645, 694
Charcot-Marie-Tooth disease（CMT）：シャルコー-マリー-トゥース病　424
Charnley 型人工股関節　216
chart：チャート　99
chest：胸郭　544
chevron 法　717
Chiari malformation：キアリ奇形　528
Chiari（キアリ）骨盤骨切り術　648
Chiari（キアリ）手術　208
chicken-wire calcification：軟骨芽細胞周囲の輪状石灰化　365
child abuse：小児虐待　838
chisel：片刃のみ　199
chondroblast：軟骨芽細胞　22
chondroblastoma：軟骨芽細胞腫　365
chondrocalcinosis：軟骨石灰化症　288
chondroclast：破軟骨細胞　10
chondrocyte：軟骨細胞　23, 54, 73
chondrodiastasis：成長軟骨牽引法　207
chondroid：類軟骨　365
chondrolysis：軟骨溶解，大腿骨頭の　629
chondroma：軟骨腫　363
chondromalacia patellae（CMP）：膝蓋骨軟化症　683
chondromyxoid fibroma：軟骨粘液線維腫　365
chondron：軟骨単位　56

chondrosarcoma：軟骨肉腫　374
Chopart amputation prosthesis　942
Chopart joint：ショパール関節　702, 703
Chopart（ショパール）関節離断　210
Chopart（ショパール）切断　210
Chopart（ショパール）切断義足　942
chordoma：脊索腫　382, 592
chronic inflammatory demyelinating polyradiculoneuropathy（CIDP）：慢性炎症性脱髄性多発根ニューロパチー　426
chronic kidney disease（CKD）：慢性腎臓病　349
chronic osteomyelitis：慢性骨髄炎　756
chronic pain：慢性痛　89
chronic pyogenic osteomyelitis：慢性骨髄炎　244
chronic sports injuries：スポーツ障害　897
Chvostek sign：クボステック徴候　350
circumduction gait：分回し歩行　925
circumferential lamellae：基礎層板，皮質骨の　9
CK　159
clamp：鉗子　198
classification tree（CT）法　266
clavicle：鎖骨　435
clavicle band：クラビクルバンド　186
claw deformity：鉤爪変形　469, 886
claw hand：鷲手　483
claw toe：鉤爪趾　717
clay-shoveler's fracture　858
clean room：クリーンルーム　195
clear cell chondrosarcoma：淡明細胞型軟骨肉腫　377
clear cell sarcoma：淡明細胞肉腫　411
cleft, 関節軟骨の　69
cleidocranial dysostosis：鎖骨，頭蓋異形成症　447
cleidocranial dysplasia：鎖骨頭蓋異形成症　25
click：クリック，膝の　674
click sign：クリック徴候　126
clinical fracture：臨床骨折　336
clinical path：クリニカルパス　194
clinical psychologist：臨床心理士　920
cloaca：汚溝　242
cloning, 関節軟骨の　69
clonus：クローヌス　134
closed fracture：皮下骨折　738
closed intramedullary nailing：閉鎖式髄内釘固定法　748, 782
closed kinetic chain exercise：閉鎖的運動連鎖訓練　191
closing wedge osteotomy：閉鎖式楔状骨切り術　691
Clostridium perfringens　237
Clostridium tetani　238
clumsiness：手指巧緻運動障害　529
cluster：クラスター，関節軟骨の　283
coarse face：疎な顔貌　319
Cobb 法　554
coccygeal nerve（Co）：尾骨神経　85

coccyx：尾骨（尾椎） 512
Codman exercise：コッドマン体操 454, 930
Codman triangle：コッドマン三角 141, 171, 358, 371
cold abscess：冷膿瘍 584
cold in hot 像 168, 638, 640
cold therapy：寒冷療法 190
collagen：コラーゲン 17, 57
collagen fibril：コラーゲン細線維 57
Colles（コリーズ，コレス）骨折 110, 788, 790
combined sensation：複合感覚 132
Combined type，FAI の 636
comminuted fracture：粉砕骨折 737
common peroneal nerve palsy：総腓骨神経麻痺 887
communicating syringomyelia：交通性脊髄空洞症 528
compartment syndrome：区画症候群 754, 772, 870
――，下腿の 902
complete fracture：完全骨折 731, 735
complex regional pain syndrome (CRPS)：複合性局所疼痛症候群 489, 506
complex regional pain syndrome (CRPS) type Ⅰ：複合性局所疼痛症候群タイプⅠ（Ⅰ型） 111, 140
compression：圧迫 772, 893
compression fracture：圧迫骨折 737
――，胸腰椎の 859
compression plate：圧迫プレート 747
compression test 676
compressive extension (CE) 858
compressive flexion (CF) 858
compromised host：易感染性宿主 235
condyloid joint：顆状関節 52
congenital anomalies：形態異常 323
congenital anomaly syndrome：先天異常症候群 323, 324
congenital clubfoot (CCF)：先天性内反足 708
congenital contractural arachnodactyly：先天性拘縮性くも指症 324
congenital dislocation：先天性脱臼 731
congenital flatfoot：先天性扁平足 710
congenital kyphosis：先天性脊柱後弯 558
congenital metatarsus adductus：先天性内転足 709
congenital pseudoarthrosis of the clavicle：先天性鎖骨偽関節 447
congenital scoliosis：先天性側弯症 553
congenital spondylolisthesis：先天性脊椎すべり症 574
congenital talipes calcaneovalgus：先天性外反踵足 710
congenital talipes varus：先天性内反足 708
congruous incongruity，Perthes 病の 625
conservative therapy：保存療法 176

constriction band syndrome：絞扼輪症候群 329
――，下腿の 712
continuous passive motion (CPM)：持続的他動運動 191, 927
contused wound：挫創 763
contusion：挫傷 763
contusion：打撲傷 731
conus medullaris：脊髄円錐部 85, 548
conventional central osteosarcoma：通常型骨肉腫 371
coracoacromial arch：烏口肩峰アーチ 436
coracoclavicular ligament：烏口鎖骨靱帯 436
coracohumeral ligament：烏口上腕靱帯 436
coracoid process：烏口突起 435
coronary ligament：冠状靱帯 661
corrective cast：矯正ギプス（矯正キャスト） 185
――，足の 708
corrosion：腐食 165
corset：コルセット 185
cortical bone：皮質骨 8
cortical bone screw：皮質骨ねじ 206
cortical ring sign 495
cortical screw：皮質骨スクリュー 746
cosmetic arm：装飾用義手 943
costoclavicular syndrome：肋鎖症候群 870
Cotrel-Dubousset instrumentation 557
Cotrel-Dubousset universal instrumentation 557
Cotrel traction：コトレル牽引 182
Cotton Loder（コットンローダー）肢位 789
cotton-wool appearance：綿花様陰影 353
Cotton（コットン）骨折 821
COX2 阻害薬 403
coxa profunda 636
coxarthrosis：股関節症 631
coxitis simplex：単純性股関節炎 629
CPPD deposition disease：CPPD 結晶沈着症 288
Craig handicap assessment and reporting technique (CHART) 926
craniometry：頭蓋計測法 526
craniotabes：頭蓋軟化 347
CRASH のチェック 730
crepitation：軋音 126, 686
――，骨折による 742
crescent sign：骨頭軟骨下骨折線 638
crescent sign：透過陰影 142
crescent sign：軟骨下骨折 623
crescent sign：軟骨下骨の弧状透亮像 302
――，Perthes 病の 625
critical path：クリティカルパス 194
critical portion 900
Crohn disease 542
cross-linked polyethylene 653
cross-over sign 636

crossed finger test：指交差テスト 469
cross finger：交差指 484
cross pinning 法 831
cross table lateral view 806
CRP 156
CRPS type I 141
cruciate paralysis：交叉性麻痺 517, 526
cruciform ligament：十字靱帯 513
crush amputation：挫滅切断 224
crush syndrome：圧挫症候群 759
crush syndrome：挫滅症候群 759
crush wound：挫滅創 763
Crutchfield traction：クラッチフィールド牽引 182
cryotherapy：冷凍療法 190
crystal-induced arthritis：結晶誘発性関節炎 285
crystal shedding 286
C-shape 様，骨梁の 369
c-Src 16
CT angiography (CTA) 150
CT discography 569
CT myelography (CTM) 150, 522
CT ガイド下腸腰筋膿瘍穿刺 241
cubital tunnel：肘部管 462
cubital tunnel syndrome (CUTS)：肘部管症候群 468, 871
cubitus valgus：外反肘 460, 466
cubitus varus：内反肘 460, 466
cuboid：立方骨 703
cuneiform：楔状骨 703
cupping：盃状変形 312
――，骨幹端の 309
curette：鋭匙 201
curly toe：巻き趾 711
Cushing（クッシング）症候群 352
cutaneous sensation：皮膚感覚 876
cut wound：切創 763
cyanosis：チアノーゼ 297, 770
cyclic citrullinated peptide (CCP) 156

D

D-ダイマー 159
D-ペニシラミン 271
damage control orthopaedics (DCO) 750
Damenkorsett：ダーメンコルセット 185
Darrach method 499
Das De（ダスデ）法 722
dashboard injury：ダッシュボード損傷 682, 802
D-dimer 158
Deaflympic Games：デフリンピック 906
decompression：除圧，神経の 881
dedifferentiated chondrosarcoma：脱分化型軟骨肉腫 378
deep artery of thigh：大腿深動脈 604
deep pain sense：深部痛覚 132
deep peroneal nerve：深腓骨神経 705
deep sensation：深部感覚 132, 876
deep tendon reflex (DTR)：深部腱反射 419

deep vein(venous)thrombosis(DVT)：深部静脈血栓症　196, 300, 692, 753
deformation：変形，先天異常の　323
deformity：変形　119
── ，関節の　283
── ，骨折による　742
degenerative lumbar scoliosis：変性腰椎側弯症　553
degenerative spondylolisthesis：変性脊椎すべり症　576
degloving injury：手袋状剥皮損傷　491
delayed primary closure：繰り延べ一次創閉鎖　818
delayed union：遷延癒合　740
Delbet-Colonna(デルベ-コロンナ)の分類　836
deltoid contracture：三角筋拘縮症　457
demyelinating disease：脱髄疾患　422
dendrite：樹状突起　84
denervation potential：脱神経電位　878
Denis Browne(デニスブラウン)副子　188, 708
dentine matrix protein-1(DMP-1)　15
depolarization：脱分極　86
depression type　825
de Quervain disease：ドゥケルヴァン病　110, 498
dermatome：皮膚感覚帯　130
desmoid type fibromatosis：デスモイド型線維腫症　402
desmoid：類腱腫　148
desmosome：デスモゾーム　60
destructive spondyloarthropathy(DSA)：破壊性脊椎関節症　350, 542, 543
developmental dysplasia of the hip(DDH)：発育性股関節形成不全　613
Devic disease　422
dGEMRIC 画像　149
diabetic foot：糖尿病性足部障害　723
dialysis-associated spondyloarthropathy：透析性脊椎関節症　542
diaphyseal fracture：骨幹部骨折　735
diaphysis：骨幹　8
diarthrodial joint：可動関節　52
diastematomyelia：脊髄正中離開症　551
diffusion barrier：拡散関門　85
digital flexor sheath：指腱鞘　480
digital nerve：指神経　482
diplegia：両麻痺　414
DIP 関節，足の　702
DIP 関節炎　500
direct flap：直達皮弁　202
direct fracture healing：直接骨折治癒　738
direct traction：直達牽引　182
── ，骨折部の　745
disarticulation：関節離断　209
disc：椎間板　63
discography：椎間板造影法　152, 522, 569
discoid meniscus：円板状半月(円板状メニスクス)　661
disease-modifying antirheumatic drugs(DMARDs)：疾患修飾性抗リウマチ薬　271

disease activity score(DAS)　269
dish face　315
dislocation：脱臼　731〜733
dislocation and fracture-dislocation of the Lisfranc joint：Lisfranc 関節の脱臼と脱臼骨折　826
disruption：破壊・離断，先天異常の　323
disseminated intravascular coagulation(DIC)：播種性血管内凝固症候群　752
dissociate sensory loss：解離性感覚障害　520
distal arthrogryposis：遠位型関節拘縮症　328
distal delay(latency)：遠位潜時　879
distal phalanx：末節骨　703
distal realignment　686
distant flap：遠隔皮弁　202
distraction osteogenesis　50
distraction test　676
distraction tissue neogenesis：伸展組織新生　191
distractive extension(DE)　858
distractive flexion(DF)　858
disuse atrophy：廃用性萎縮　120
disuse bone atrophy(Sudeck bone atrophy)：廃用性骨萎縮　35
dive bomber sound：急降下爆撃音　878
diversional OT：気晴らし的作業療法　929
DNA 修復阻害薬　179
doctor：医師　919
Doman(ドーマン)法　929
dome osteotomy：ドーム型骨切り術　691
dorsal intercalated segment instability(DISI)：手根背屈変形　494
dorsal root：後根　85
dorsal root ganglion：後根神経節　85
double crush syndrome：重複症候群　522
double hemiplegia：両片麻痺　414
Down syndrome：ダウン症候群　332
Drehmann sign：ドレーマン徴候　610, 627, 636
Drehmann(ドーレマン)分類　669
drift：ドリフト，骨モデリングの　12
drill：ドリル(穿孔器)　200
drilling：穿孔術　208
── of the bone：骨穿孔術　205
drop finger：下垂指　485
drop foot：下垂足　887
drop hand：下垂手　483, 886
drug therapy：薬物療法　177
Duchenne muscular dystrophy(DMD)：デュシェンヌ型筋ジストロフィー　427, 428
Duchenne(デュシェンヌ)歩行　606
Duke Simpson(デュークシンプソン)装具　187
dumb-bell tumor：砂時計腫
── ，頚椎の　517
── ，脊髄の　522
Dupuytren contracture　497

Dupuytren 拘縮　111
Dupuytren(デュピュイトラン)骨折　820
dura mater：硬膜　513, 514
Duverney(デュベルネ)骨折　797
DuVries(ドゥブリース)法　722
dynamic aligment：ダイナミックアライメント　946
dynamic hip screw　206
dynamic stenosis(pincers action)：動的狭窄　516, 538
dynamic spinal canal stenosis(pincers action)：脊柱管動的狭窄　522
dynamic splint：動的副子　881
dynamization：軸圧負荷(ダイナマイゼーション)　207
dysesthesia：自発性異常感覚　132
dysfunction：機能障害，骨折による　741
dysostosis：異骨症　307
dysostosis multiplex　319
dysplasia：異形成，先天異常の　323
dystrophic calcification：異栄養性石灰化　143
dystrophic form　327
dystrophin：ジストロフィン　428
débridement：創面清掃(デブリドマン)　237, 765
── ，開放骨折の(デブリドマン)　750
décortication ostéomusculaire：ディコルティケーション　751
Déjérine-Klumpke(デジェリーヌ-クルンプケ)型麻痺　884
Déjérine sign：デジェリーヌ徴候　567

E

early total care(ETC)　749
eburnation：象牙[質]化　687
── ，関節軟骨の　282
── ，軟骨の　40
Eden test：エデンテスト　871
EDM テスト　499
Ehlers-Danlos disease：エーレルス-ダンロス症候群　125, 326, 670
Eichhoff test　498
elastic falling limp：弾性(軟性)墜下性歩行　119
elbow disarticulation prosthesis　942
elbow flexion test：肘屈曲テスト　469
elbow joint：肘関節　458
elbow joint：肘継手　946
electric arm prosthesis：電動義手　947
electromyography(EMG)：筋電図検査　877
electrotherapy：電気療法　190
elephant's trunk　633
elevation：挙上　893
elevation：高挙　772
ellipsoidal joint：楕円関節　52
enchondral ossification：軟骨内骨化　59
enchondroma：内軟骨腫　363
Ender(エンダー)ピン　207
endochondral ossification：軟骨内骨化　22
endomysium：筋内膜　79

endoneurium：神経内膜　85
endoskeletal prosthesis：骨格構造義肢　943
endosteal scalloping　375
endosteum：骨内膜　11
endplate potential(EPP)：終板電位　83
Enneking 分類 Surgical Staging System　390
enthesopathy：腱(靱帯)付着部症　124, 276
entrapment neuropathy：絞扼性神経障害　423, 870
Enzinger & Weiss 分類　389
eosinophilic granuloma：好酸球性肉芽腫　369, 589
ependymal rosette：ロゼット形成，上衣腫の　596
ependymoma：上衣腫　596
epiconus medullaris：脊髄円錐上部　548
epiconus syndrome：円錐上部症候群　514
epidural space：硬膜外腔　85
epimysium：筋上膜　79
epinuerium：神経上膜　85
epiphyseal arrest：成長軟骨板閉鎖術　207
epiphyseal fracture：骨端部骨折　735
epiphyseal line：骨端線　139
epiphyseal plate(scar)：骨端板　8
epiphysis：骨端　8, 139
epithelioid hemangioendothelioma　407
epithelioid sarcoma：類上皮肉腫　410
equinus gait：尖足歩行　925
Erb-Duchenne(エルブ-デュシェンヌ)麻痺　884
erosion：びらん，関節リウマチの　263
Essex-Lopresti(エセックス-ロプレスティ)の分類　825
estrogen：エストロゲン　32
Evans(エヴァンス)分類　808
Evans(エヴァンス)法　709
eversion：外がえし　129
evidence based medicine(EBM)　176
Ewing sarcoma：ユーイング肉腫　114, 171, 379, 591
Ewing/PNET family tumor(EFT)　379
excisional biopsy：切除生検　165
excitation contraction coupling：興奮収縮連関　84
excoriation：擦過創　762
exoskeletal prosthesis：殻構造義肢　943
extension lag：自動伸展不全　125
external fixation：創外固定　748
——，骨折部の　745
external fixator：創外固定器　748
external neurolysis：神経外剝離術　204
external rotation：外旋　129
external rotation recurvatum test　683
external skeletal fixation：創外固定法　207, 748
extradural tumor：硬膜外腫瘍　592, 593
extrinsic muscle：外在筋，手の　477

extrinsic repair：外因性修復，関節軟骨の　60

F

fabella：ファベラ　658, 665
fabella sign　658
FABER(E) test　610, 636
face scale：表情尺度　269
faces pain scale：フェイススケール　102
facet joint：椎間関節　513
facioscapulohumeral muscular dystrophy (FSHD)：顔面肩甲上腕型筋ジストロフィー　430
fallen fragment sign　368
false aneurysm：仮性動脈瘤　769
false localization sign：偽性局在徴候　844
false negative：偽陰性　137
false positive：偽陽性　137
Fanconi syndrome：ファンコーニ症候群　35, 346
fascia：筋膜　79
fascia lata：大腿筋膜　662
fascicle：神経束　85
fasciculation：線維束攣縮　419, 536, 878
fasciculus：筋線維束　79
fast muscle：速筋　81
fast pain：一次痛　90
fast spin echo 法　146
fat embolism syndrome：脂肪塞栓症候群　752
fat pad sign：脂肪体徴候　830
fatigue fracture：疲労骨折　735, 897
FDS/FDP テスト　486
Felty syndrome：フェルティー症候群　262
femoral artery：大腿動脈　604
femoral groove：大腿骨溝　685
femoral head：大腿骨頭　600, 611, 612
femoral neck：大腿骨頸部　600
femoral neck fracture：大腿骨頸部骨折　804
femoral nerve：大腿神経　603
femoral nerve stretch test：大腿神経伸展テスト　565
femoral triangle：大腿三角　608
femoroacetabular impingement(FAI)　631, 635
femorotibial angle(FTA)：大腿脛骨角　658, 688
femorotibial joint(FTJ)：大腿脛骨関節　658
femur：大腿骨　600, 658, 665
FESPIC Games：フェスピック　907
FGF23　31
FGFR3 軟骨異形成症グループ　307
fibrillation：線維化，関節軟骨の　69, 282, 536
fibrillation potential：線維自発電位　878
fibroblast growth factor(FGF)：線維芽細胞増殖因子　22
fibrocartilage：線維軟骨　74

fibrodysplasia ossificans progressiva (FOP)：進行性骨化性線維異形成症　24, 295
fibromyalgia(FM)：線維筋痛症　280
fibromyalgia syndrome(FMS)：線維筋痛症候群　280
fibrosarcoma：線維肉腫　403
fibrous ankylosis：線維性強直　72
fibrous cortical defect：線維性皮質欠損　365
fibrous dysplasia：線維性骨異形成症　368
fibula：腓骨　665, 703
fibular head：腓骨頭　665
figure-of-eight bandage：8字包帯　182, 828
Filamin グループ　307
filum terminale：終糸　85, 514
filum terminale syndrome：終糸緊張症候群　514
FIM　936
finger amputation prosthesis　942
finger escape sign(FES)：指離れ現象　517, 521
Finkelstein sign　498
Finkelstein test：フィルケンシュタインテスト　130
fishmouth incision：魚口状皮切　210
fissure fracture：亀裂骨折　735
fissuring：亀裂，関節軟骨の　282
fistula：瘻孔　121
fitting：適合，義肢の　945
fixation：固定，骨折部の　745
flail chest：動揺胸郭　546, 795
flail joint：動揺関節　734
flaring，骨幹端の　310
flat bone：扁平骨　8
flat top talus：扁平距骨滑車　709
flatfoot：扁平足　707, 714
—— in adult：成人期扁平足　714
—— in child：小児期扁平足　710
flexible flatfoot：可橈性扁平足　714
flexor retinaculum：屈筋支帯　480
floppy infant：フロッピーインファント　414
fluid film：流体膜，関節の　60
fluid-fluid level：液面形成
——，骨巨細胞腫の　364
——，骨腫瘍 MRI の　359
FNCLCC(Fédération Nationale des Centres de Lutte le Contre Cancer) grading system　390
focal flap：局所皮弁　202
Fontaine 虚血重症度分類　300
foot-ankle assemblies：足継手・足部　951
footballer's ankle：フットボーラーズアンクル　903
foot drop：下垂足，椎間板ヘルニアによる　567
foot orthosis(FO)：足底装具(足装具)　188
foramen magnum：大孔　512

forceps：ピンセット(摂子), 鉗子 198
forequarter amputation prosthesis 942
Forestier disease：フォレスティエ病 537
formication：蟻走感 102, 123, 876
forward spondylolisthesis：前方すべり 516
four-rami fracture 跨坐骨折 798
FPS(faces pain scale) 93
fracture：骨折 734
 —— of the anterior tibial spine：脛骨顆間隆起骨折 837
 —— of the calcaneus：踵骨骨折 825
 —— of the clavicle：鎖骨骨折 828
 —— of the distal radius：橈骨遠位端の骨折 834
 —— of the distal radius：橈骨遠位部骨折 788
 —— of the femoral neck：大腿骨頚部骨折 836
 —— of the femoral shaft：大腿骨骨幹部骨折 835
 —— of the humerus：上腕骨の骨折 829
 —— of the lateral condyle of the humerus：上腕骨外側顆骨折 832
 —— of the malleolus：果部骨折 820
 —— of the medial epicondyle：上腕骨内側上顆骨折 833
 —— of the metatarsus：中足骨骨折 827
 —— of the proximal radius：橈骨近位端の骨折 834
 —— of the radius and ulna：橈骨・尺骨骨幹部骨折 786, 833
 —— of the ribs：肋骨骨折 795
 —— of the tibial tuberosity：脛骨粗面骨折 837
fracture disease 749
fracture dislocation：脱臼骨折 733, 735
fracture healing：骨折治癒 44
fracture risk assessment tool(FRAX®) 343
fracture-separation of the distal femoral epiphysis：大腿骨遠位骨端離開 836
fracture-separation of the distal tibial epiphysis：脛骨遠位骨端離開 838
fracture-separation of the proximal humeral epiphysis：上腕骨近位骨端損傷 833
Frankel 分類：フランケル分類 844
freckling 327
free body(loose body)：遊離体 698
free cutaneous flap：遊離皮弁 226
free flap：遊離皮弁 202
free grafting：遊離植皮 202
Freeman-Sheldon syndrome：フリーマン-シェルドン症候群 328
free muscle transplantation：遊離筋移植術 884
free musculocutaneous flap：遊離筋皮弁 226
free nerve ending：自由神経終末 89

free toe transfer：遊離足趾移植 226
free vascularized bone graft：遊離血管柄付き骨移植 226
Freiberg disease：フライバーグ病 116, 302, 721
Frenchay 拡大 ADL 尺度 925
Frenkel(フレンケル)体操 930
friction neuritis：摩擦性神経炎 719
Frohse のアーケード 462
Froment sign：フロマン徴候 128, 130, 469, 485
frozen shoulder：凍結肩 453
Frykman(フリクマン)分類 789
fukutin：フクチン 430
Fukuyama-type congenital muscular dystrophy(FCMD)：福山型先天性筋ジストロフィー 430
full-thickness skin graft：全層植皮 202
functional arm：能動義手 943
functional brace：機能的装具, 上腕骨骨折の 188
functional independence measurement (FIM)：機能的自立度評価法 925
functional orthosis(brace)：機能的装具 781
functional OT：機能的作業療法 929
functional scoliosis：機能的脊柱側弯症 552
fungal arthritis：真菌性関節炎 249
funnel chest：漏斗胸 545

G

gadolinium(Gd)：ガドリニウム 147, 522
Gaenslen sign 130
Gage sign：ゲージサイン 622
gait：歩容 118
gait cycle：歩行周期 924
Galant reflex：ガラント反射 414
Galeazzi(ガレアッツィ)骨折 787
ganglion：ガングリオン, 神経節 514, 515, 720
Ganz surgical dislocation approach 636
gap junction：ギャップ結合, 骨細胞の 26
Garden(ガーデン)分類 805, 806
Garré sclerosing osteomyelitis：ガレー硬化性骨髄炎 246
gas gangrene：ガス壊疽 122, 237, 750
gastrocnemius muscle：腓腹筋 662
Gaucher disease：ゴーシェ病 305, 637
generalized osteoarthritis(GOA)：原発性全身性関節症 285
genetic skeletal disorders：遺伝性骨格系疾患 307
genu recurvatum：反張膝 669
genu valgum：外反膝 670
genu varum：内反膝 670
geode：骨洞, 関節リウマチの 263
Geographic pattern：地図状パターン 357
Gerdy(ジェルディ)結節 660, 662
giant cell tumor：巨細胞腫 589

giant cell tumor of bone：骨巨細胞腫 364
giant cell tumor of tendon sheath：腱鞘巨細胞腫 401
gibbus：亀背 119, 558
gigantism：巨人症 352
Gilula arc：ギルラアーク 487, 488
giving way：膝くずれ 680
glenohumeral joint：肩甲上腕関節 435, 436
glenohumeral ligament(GHL)：関節上腕靱帯 436
glenoid：肩甲関節窩 435
glenoplasty：関節窩形成術 208
Glisson traction：グリソン牽引 181
Glomus tumor, 手の 507
glucocorticoids：副腎皮質ステロイド(糖質コルチコイド) 271
gluteus maximus gait：大殿筋歩行 925
gluteus maximus muscle：大殿筋 612
gluteus medius gait：中殿筋歩行 924
gluteus medius muscle：中殿筋 612
gluteus medius(minimus)muscle：中・小殿筋 612
golden period：最適期 764
 ——, 骨折の処置の 750
golden time：最適期 764
gonarthrosis：変形性膝関節症 687
goniometer：角度計 129
gonorrheal arthritis：淋菌性関節炎 249
goose gait：あひる歩行 347
Gottron sign：ゴットロン徴候 427
gouge：両刃骨切りのみ 199
gout：痛風 285
gouty arthritis：痛風性関節炎 723
Gowers sign：ガワーズ徴候 428
Graf 法 613
Graf 法改変 618
granny knot：女結び(たて結び) 201
gravitation abscess：流注膿瘍 584
gray matter：灰白質 85
greater trochanter：大転子 600, 608, 611
greater trochanteric bursa：大転子包 602, 643
greenstick fracture：若木骨折 735, 757
grind[ing]テスト 500, 676
grip strength：握力 127
ground glass appearance：すりガラス様, 骨X線像の 368
ground substance：基質物質, 関節軟骨の 56
group atrophy：グループ萎縮 880
growth plate：成長軟骨板 8, 10, 139
growth plate injury：成長軟骨板損傷 756
Guillain-Barré syndrome：ギラン-バレー症候群 425
guillotine amputation：鋭利切断 223
Gurd(ガード)の基準 753
Gurlt の表 739
Gustilo classification：ガスティロ分類 738

Guyon canal：ギヨン管　477
Guyon canal syndrome：ギヨン管症候群　469, 504, 872

H

habitual dislocation：習慣性脱臼　447, 684
habitus：体型　118
Haglund disease：ハグルンド病　725
hair-line reduction　821
hairy patch：異常発毛　121
hallux rigidus：強剛母趾　717
hallux valgus(HV)：外反母趾　715
Halo brace　531
halo-pelvic traction：頭蓋輪骨盤牽引　557
halo traction：頭蓋輪牽引(ヘイロー牽引)　182
halo-vest：ヘイローベスト(ハローベスト)　182, 931
hamartoma：過誤腫　399
hamate：有鉤骨　476
hammer：槌　199
hammer toe：ハンマートウ　717
hamstrings：ハムストリングス(大腿部膝屈筋)　662, 767
hand drop：下垂手　517
hand dynamometer：握力計　127
handicap：社会的不利　926
Hand-Schüller-Christian disease：ハンド-シューラー-クリスチャン病　369
hanging cast：吊り下げギプス　781
hanging cast：ハンギングキャスト　781
hangman fracture　856
Hansson pin：ハンソンピン　755
hard callus：硬性仮骨　46
hard end-point　680
Harrington system　215
Harrison groue：ハリソン溝　347
haversian system：ハバース系　9
haversian(osteonal)canal：ハバース管　9
Hawkins(ホーキンス)分類　824
head at risk sign　621, 623
head-in-neck position　621
head shaft angle：骨頭骨幹角, 大腿骨の　628
head within head, Perthes 病の　625
health assessment questionnaire(HAQ)　269
Heberden nodes　499
Heberden 結節(DIP 関節症)　111, 284
heel gait：踵歩行　128, 135
hemangioblastoma：血管芽腫　597
hemangioma：血管腫　399, 589
hemarthrosis：関節血症　120
hematoma：血腫　46
hematopoietic cell：造血細胞　11
hematopoietic stem cell：造血幹細胞　11
hemicallotasis：片側化骨延長法　691
hemipelvectomy prosthesis　942
hemiplegia：片麻痺　414
hemiplegic gait：片麻痺歩行　925
hemivertebra：半椎　549

hemochromatosis：ヘモクロマトーシス　293
hemophilic arthropathy：血友病性関節症　290, 723
――, 膝の　697
hemosiderosis：ヘモジデローシス　293
Henke(ヘンケ)軸　703
Herbert(ハーバート)スクリュー　792
hereditary motor and sensory neuropathy(HMSN)：遺伝性運動感覚性神経障害　424
hereditary polyneuropathy：遺伝性ポリニューロパシー　424
hereditary sensory and autonomic neuropathy(HSAN)：遺伝性感覚および自律神経障害　424
herniation pit　636
herniotomy：ヘルニア摘除術　205
herpes zoster：帯状疱疹　545
herringbone pattern：魚尾様形態　404
heterograft：異種植皮　202
heterotopic calcification：異所性石灰化　144
heterotopic ossification：異所性骨化　144, 295, 471, 754
Hexenschuß：魔女の一撃　572
high-grade surface osteosarcoma：表在性高悪性骨肉腫　371
high energy trauma：高エネルギー外傷(損傷)　743, 798
high tibial osteotomy：高位脛骨骨切り術　691
Hilgenreiner(ヒルゲンライナー)線　617
Hill-Sachs lesion：ヒル-サックス損傷　447, 778
――の超音波画像　444
――の超音波検査　442
hinge joint：蝶番関節　52
hip disarticulation prosthesis　942
hip fractures：大腿骨近位部骨折　804
hip joint：股関節　600
hip orthosis(HO)：股装具　187
Hippocrates(ヒポクラテス)法　777
hip spica cast　836
Hoehn-Yahr scale：ホーン-ヤールの分類　421
Hoffa 病　687
Hoffmann reflex：ホフマン反射　133, 520
Hoffmann(ホフマン)法　207
Hohl(ホール)分類　812, 817
Holt-Oram syndrome：ホルト-オラム症候群　330
Homans sign：ホーマンズ徴候　130, 298, 300
honeymoon palsy　870
Hoover test　130
Horner sign：ホルネル徴候　517
horseshoe abscess：馬蹄形膿瘍　240
hot pack：ホットパック　189
hourglass tumor：砂時計腫　592
housemaid's knee　700
Howship's lacnae：ハウシップ窩　16

humeral avulsion of the glenohumeral ligament(HAGL)損傷　447
humeroradial joint：腕橈関節　460
humeroulnar joint：腕尺関節　460
humerus：上腕骨　435
humerus varus：内反上腕　447
Humphry 靱帯(前半月大腿靱帯)　660, 661
Hunter(ハンター)管症候群　872
hyaline cartilage：硝子軟骨　74
hyaluronic acid：ヒアルロン酸　58
hydrarthrosis：関節水症　120
hydrodynamic lubrication：流体潤滑, 関節の　60
hydrotherapy：水治療法　190
hydroxyapatite(HA)：ハイドロキシアパタイト　213
―― crystal：ハイドロキシアパタイト結晶　21
hypalgesia：痛覚鈍麻　131, 876
hyperalgesia：痛覚過敏　131
hyperbaric oxygenation：高圧酸素療法　238
hyperesthesia：感覚過敏　130, 876
hypermobility：過動性, 関節の　326
hyperostosis：骨肥厚症　42
hyperpolarization：過分極　86
hyperthyroidism：甲状腺機能亢進症　352
hypertrophic chondrocyte：肥大軟骨細胞　23
hypertrophic pulmonary osteoarthropathy：肺性肥厚性骨関節症　294
hyperuricemia：高尿酸血症　285
hypesthesia：感覚鈍麻　130, 876
hypophosphatemic rickets：低リン血症性くる病　317
hypophosphatemic vitamin D resistant rickets(VDRR)：低リン血症性くる病・骨軟化症　346
hypothyroidism：甲状腺機能低下症　352
hypovolemic shock：低容量性ショック　743
Hüftlendenstrecksteife：ヒュフトレンデンシュトレックシュタイフェ(腰股伸展硬直, 板状徴候)　107, 565
Hüter(ヒューター)三角　829, 830
Hüter(ヒューター)線　785, 830

I

ice：冷却　772, 893
idiopathic hyperthyroidism：特発性上皮小体(副甲状腺)機能低下症　351
idiopathic osteonecrosis of the knee：膝の特発性骨壊死　692
idiopathic osteonecrosis of the femoral head(ION)：特発性大腿骨頭壊死症　303, 637
idiopathic scoliosis：特発性側弯症　552
iliac crest：腸骨稜　608
iliacus：腸骨筋枝　603

iliofemoral ligament：腸骨大腿靭帯 601, 602
iliopectineal bursa：腸恥包 601, 602, 643
iliopsoas abscess：腸腰筋膿瘍 240, 584
iliopsoas muscle：腸腰筋 612
iliotibial band：腸脛靭帯 662
iliotibial tract：腸脛靭帯 662
ilium：腸骨 601
Ilizarov（イリザロフ）創外固定器 182
Ilizarov（イリザロフ）法 207
Ilizarov（イリザロフ）リング 50
immediate post-operative prosthetic fitting：術直後義肢装着法 211
immobilization：外固定 745
immobilization：固定法 182
impaction bone graft 法 654
impingement exostosis：衝突性外骨腫 903
impingement sign：インピンジメント徴候 450
impingement syndrome：インピンジメント症候群 900
impingement test 636
incident fracture：新規骨折 336
incisional biopsy：切開生検 165
inclusion body myositis（IBM）：封入体筋炎 427
incomplete fracture：不完全骨折 731, 735
indian hedgehog（IHH）：インディアンヘッジホッグ 24
indirect flap：介達皮弁 202
indirect fracture healing：間接骨折治癒 739
indirect pain：介達痛，骨折の 741
indirect traction：介達牽引 181
——，骨折部の 745
infantile scoliosis：乳幼児側弯症 552
infectious arthritis：感染性関節炎 248
inferior glenohumeral ligament（IGHL）：下関節上腕靭帯 436
inflammation：炎症 235
inflammatory pain：炎症性疼痛 88
inflammatory torticollis：炎症性斜頸 524
informed consent：説明と同意（インフォームド・コンセント） 3, 98
infrapatellar bursitis：膝蓋下滑液包炎 700
infrared therapy：赤外線療法 189
ingrown toenail：陥入爪 717
initial delay：初期遅延 873
injection：注射・注入薬 179
insertion：停止，骨格筋の 79
insertion potential：刺入時電位 878
insertional Achilles tendinosis：アキレス腱付着部症 725
insole：足底挿板 188
inspection：視診 118
insufficiency fracture：脆弱性骨折 735
insufficiency fracture of the knee：膝の脆弱性骨折 694
intercondylar fossa：顆間窩 665

interlocking nail：横止め髄内釘（インターロッキングネイル） 748
internal fixation：内固定，骨折部の 745
internal impingement：関節内インピンジメント，肩の 455
internal neurolysis：神経内剥離術 204
internal rotation：内旋 129
international classification of functioning, disability and health（ICF）：国際生活機能分類 914
internervous plane 201
interpediculate narrowing 312
——，軟骨無形成症の 311
interspinous ligament：棘間靭帯 513
interstitial growth：間質成長，軟骨の 59
interstitial lamella：介在層板 9
interterritorial matrix：細胞間基質，関節軟骨の 56
intertrochanteric crest：転子間稜 600
intertrochanteric fractures：転子間骨折 807
intertrochanteric valgus osteotomy：大腿骨外反骨切り術 648
intertrochanteric varus osteotomy：大腿骨内反骨切り術 648
intervertebral disc：椎間板 63, 512, 515
intervertebral foramen：椎間孔 515
intervertebral joint（facet joint）：椎間関節 515
intra-articular fracture：関節内骨折 735
intradural extramedullary tumor：硬膜内髄外腫瘍 592, 593
intramedullary rod：髄内釘 206
intramedullary tumor：髄内腫瘍 592, 595
intramembranous ossification：膜性骨化 22
intramuscular hemangioma：筋肉内血管腫 399
intramuscular lipoma：筋肉内脂肪腫 398
intraosseous well-differentiated osteosarcoma：骨内高分化骨肉腫 371
intravenous pyelography（IVP）：静脈性腎盂造影 743
intrinsic minus position：内在筋マイナス位 479
intrinsic muscle：内在筋，手の 477
intrinsic plus position：内在筋プラス位 479
intrinsic plus test 130
intrinsic repair：内因性修復，関節軟骨の 60
inversion：内がえし 129
involucrum：骨柩 242
infiltrating lipoma：浸潤性脂肪腫 398
IP 関節，足の 702
iPS 細胞による脊髄再生 842
irregular bone：不定形の骨，形態分類上の 8
ischemic contracture：阻血性拘縮 754
ischial spine sign 636

ischial tuberosity：坐骨結節 608, 611
ischial weight-bearing orthosis：坐骨支持装具 187
ischiofemoral ligament：坐骨大腿靭帯 601, 602
ischiogluteal bursa：大殿筋坐骨包 601, 643
ischium：坐骨 612
isokinetic muscular contraction machine：等運動性筋収縮訓練装置 192
ISOLA 557
isthmic spondylolisthesis：脊椎分離すべり症 573, 574
ivory vertebra：象牙様椎骨 386, 587

J

Jaccoud arthritis：ジャクー関節炎 280
Jackson test：ジャクソンテスト 130, 518
Jahss（ジャス）法 895
jammed finger：突き指 492
Japanese osteoporosis quality of life（JOQOL） 926
Jefferson fracture：ジェファーソン骨折 855
jerk test 680
Jewett（ジュエット）型胸腰椎仙椎装具 932
Johnson（ジョンソン）運動発達年齢検査表 923
joint：関節 52, 65
joint：継手 946
joint capsule：関節包 52, 60
joint cavity：関節腔 52
joint contracture：関節拘縮 125, 755
joint débridement：関節デブリドマン 207, 690
joint fluid test：関節液検査 668
joint laxity：関節弛緩 125
joint puncture（arthrocentesis）：関節穿刺 161, 668
Jones fracture：ジョーンズ骨折 827, 899
jumper's knee：ジャンパー膝 673, 901
junctional fold：接合部ヒダ 83
juvenile idiopathic arthritis（JIA）：若年性特発性関節炎 273
juvenile kyphosis：若年性後弯 552
juvenile rheumatoid arthritis（JRA）：若年性関節リウマチ 273
juvenile scoliosis：学童期側弯症 552

K

Kaatsu training：加圧トレーニング 191
Kanavel の 4 徴候 239, 501
Kantenabtrennung：椎体辺縁分離 572
Karte：カルテ 99
Kasabach-Merritt syndrome：カサバッハ-メリット症候群 399
KBM（Kondylen-Bettung Münster）ソケット 951
Keegan（キーガン）の皮膚感覚帯 130
Kellgren-Lawrence（ケルグレン-ローレンス）の X 線像の病期分類 688, 689

Kelly(ケリー)鉗子 198
Kenny-Howard(ケニー-ハワード)装具 779
Kernig's sign 130
Kessler method：ケスラー変法 767
key muscles, ASIA の 843
key sensory point, ASIA の 843
Kienböck disease 110, 502
King method 469
Kirchmayer method：キルヒマイヤー法 767
Kirschner(キルシュナー)鋼線 206, 746, 779
Kleinert method 493
Kleinert(クライナート)変法用装具 931
Klenzak(クレンザック)継手 187
Klippel-Feil syndrome：クリッペル-ファイル症候群 107, 330, 525, 527
Klippel-Trenaunay-Weber syndrome：クリッペル-トレノーニー-ウェーバー症候群 331
knee ankle foot orthosis(KAFO)：長下肢装具(膝足関節足部装具) 187, 933
Knee Arthrometer 681
knee disarticulation prosthesis 942
knee joint：膝関節 658
knee joint：膝継手 949
knee ligament injury：膝の靱帯損傷 677
knee orthosis(KO)：膝装具 187
Kniest 骨異形成症 307
knock-knee：外反膝，X 脚 120, 670
knocking pain：叩打痛 123
knot-tying：糸結び 201
knuckle bender：ナックルベンダ 186
Kocher(コッヘル)法 777
Kocher(コッヘル)鉗子 198
Kugelberg-Welander disease：クーゲルベルク-ヴェランデル病 419
kyphosis：脊柱後弯症 512, 558
Köhler disease：ケーラー病 720
Küntscher nail：キュンチャー髄内釘 206, 748

L

L-アスパラギン酸カルシウム 345
L-ドーパ 421
L'Orthopedie：整形術 1
Lachman test：ラックマンテスト 130, 680
lactate dentate dehydrogenase(LDH)：血清乳酸脱水素酵素 158
lag screw：ラグスクリュー 746
Lambrinudi(ランブリヌーディ)手術 718
lamellae：層板，椎間板の 63
lamellar bone：層板骨 47
lamina：椎弓 515
lamina splendens：輝板，関節軟骨の 56
laminectomy：椎弓切除術 204
laminoplasty：脊柱管拡大術(椎弓形成術) 205, 536
Lance-神中法 650
lancinating pain：電激痛 102
Langenskiöld 手術 757

Langerhans cell histiocytosis：ランゲルハンス細胞組織球症(骨組織球症X) 369, 589
Lansbury activity index：ランスバリー活動指数 128, 268
Lansbury 関節点数 269
Larsen grade：ラーセン分類 263
Larsen syndrome：ラーセン症候群 307, 315
Lasègue sign：ラセーグ徴候 564
late infection 653
latency：潜時 164
latent phase 368
lateral collateral ligament(LCL)：外側側副靱帯 660
———，肘の 461
lateral compartment：外側コンパートメント 658
lateral epicondylitis of the humerus：上腕骨外側上顆炎 470, 901
lateral femoral circumflex artery：外側大腿回旋動脈 603
lateral femoral condyle：大腿骨外側顆 665
lateral flexion(LF) 858
lateral intercondylar tubercle：外側顆間結節 665
lateral pillar classification 623, 624
lateral retinacular release：外側支帯解離術 686
lateral sural cutaneous nerve：外側腓腹皮神経 705
lateral tibial condyle：脛骨外側顆 665
late segmental collapse：遅発性分節圧潰 754, 802
Lauenstein(ラウエンシュタイン)肢位 611
Lauenstein 像 835
Lauge-Hansen(ラウゲ-ハンセン)分類 820
laxity：弛緩性，関節の 326
LDH 159
Learmonth method 469
Ledderhose disease 497
Legg-Calvé-Perthes disease(LCPD)：Perthes(ペルテス)病 621
leg length discrepancy(LLD)：脚長差 126
leiomyosarcoma：平滑筋肉腫 405
Lesch-Nyhan syndrome：レッシュ-ナイハン症候群 157, 288
less erosive subset(LES)：少関節破壊型 260, 539
lesser trochanter：小転子 600, 611
Letournel-Judet(ルトゥルネル-ジュデ)の分類 800
Letterer-Siwe disease：レテラー-ジーヴェ病 369
Lhermitte sign：レルミット徴候 422, 519
Lichtblau(リヒトブラウ)法 709
lift-off テスト 452
ligament：靱帯 60

ligament injury：靱帯損傷 731, 732
ligament of head of femur(ligamentum teres)：大腿骨頭靱帯(円靱帯) 601
ligament ossifications：脊柱靱帯骨化症 559
ligamentous injury：靱帯損傷 771
ligamentum flavum, yellow ligament (YL)：黄色靱帯 513
limb-girdle muscular dystrophy (LGMD)：肢帯型筋ジストロフィー 430
limb lengthening：肢延長術 207
limp：異常歩行 119
Linden の改訂診断基準 277
liner：ライナー，下腿義足の 952
liner：ライナー式ソケット，大腿義足の 949
lipoma：脂肪腫 398, 597
liposarcoma：脂肪肉腫 404
Lisch nodule 327
Lisfranc joint：リスフラン関節 702, 703
Lisfranc 関節の脱臼と脱臼骨折：dislocation and fracture-dislocation of the Lisfranc joint 826
Lisfranc 関節離断 210
Lisfranc(リスフラン)切断 210
Lister tubercle 475
Little Leaguer's elbow：リトルリーガーズエルボー 110, 901
Little Leaguer's shoulder：リトルリーガーズショルダー 456, 900
locking：ロッキング，肘の 464, 468
locking plate：ロッキングプレート 747
locomotive organs：運動器 1
locomotive syndrome：ロコモティブシンドローム(運動器症候群，ロコモ) 3, 105
Loeys-Dietz syndrome：ロイス-ディーツ症候群 325
Lofstrand(ロフストランド)クラッチ 934
long bone：長管［状］骨 8
long leg cast：長下肢ギプス(キャスト) 184
long tract sign：索路症状 517
longitudinal displacement：縦転位 738
loose bodies in the elbow joint：遊離体，肘の 471
loose body(free body)：遊離体 698
loose shoulder：動揺性肩関節 448
loosening：人工関節(コンポーネント)の弛み 218, 653
Looser zone：ローザー改構層 348, 349
Looser 帯 35
lordosis：前弯，脊柱の 512
Love(ラブ)法 571, 572
low back pain：腰痛 560
low energy trauma：低エネルギー外傷 804
low placed conus medullaris：低位脊髄 552
low-intensity pulsed ultrasound (LIPUS)：低出力超音波パルス 46, 749

lower extremity orthosis：下肢装具 187, 933
lower limb prosthesis：義足 942
lower segment：下節長 309
lubrication：潤滑，関節の 60
lumbar disc herniation（LDH）：腰椎椎間板ヘルニア 561, 566
lumbar hump：腰部隆起 552
lumbar hump：隆起，腰椎の 554
lumbar nerve（L）：腰神経 85, 705
lumbar spinal［canal］stenosis：腰部脊柱管狭窄 562, 578
lumbar spine：腰椎 511, 512, 548
lumbosacral orthosis：腰仙椎装具 185
lunate：月状骨 476
Luschka joint：ルシュカ関節 513, 515
lymphangiography：リンパ管造影 153
lymphocyte stimulation test（LST）：リンパ球刺激試験 166

M

Machado-Joseph（マチャド-ジョセフ）病 421
MacIntosh test 680
macrodactyly：巨趾症 712
Maffucci syndrome：マフッチ症候群 121, 363, 399
Magerl（マゲール）法 215, 865
magnetic resonance imaging（MRI）：磁気共鳴撮像法 145
magnifying loupes：手術用双眼ルーペ（拡大鏡） 222
major forearm space：大前腕腔 239
major［limb］amputation 222
major［limb］replantation 222, 223
malalignment：アライメント異常，頚椎柱の 533
malformation：形成異常・奇形 323
Malgaigne（マルゲーニュ）圧痛 123, 741
Malgaigne（マルゲーニュ）骨折 798, 799
malignant fibrous histiocytoma（MFH）：悪性線維性組織球腫 383, 404
malignant lymphoma：悪性リンパ腫 381
malignant peripheral nerve sheath tumors（MPNST）：悪性末梢神経鞘腫瘍 409
malignant rheumatoid arthritis（MRA）：悪性関節リウマチ 273
mallet finger：槌指（野球指） 895
mallet toe：槌趾 717
malunion：変形癒合 740
manipulation：徒手整復 180
Mann（マン）法 717
manual correction：徒手矯正 180
manual muscle testing（MMT）：徒手筋力テスト 127, 192, 921
manual reduction：徒手整復，骨折部の 745
manual traction：徒手牽引 181
march fracture：行軍骨折 735
Marfan syndrome：マルファン症候群 125, 324, 545, 670

Martin-Gruber（マーチン-グルーバー）吻合 875
MAS ソケット 949
Mathieu（マシュー）持針器 199
matrix metalloproteinase（MMP）：マトリックスメタロプロテアーゼ 16, 66
matrix vesicle：基質小胞 14
Mayo-Hegar（メイヨー-ヘガール）持針器 199
M-bow 171
McCune-Albright syndrome：マッキューン-オールブライト症候群 31, 140
McGill pain questionnaire（MPQ） 92
McGregor line 526
McGregor's base line 526
McKenzie（マッケンジー）法 930
McMurray test：マクマレーテスト 130, 675, 676
McRae line 526
M-CSF：マクロファージコロニー刺激因子 27
measurement：計測，四肢の 126
mechanical axis：下肢機能軸 659
mechanoreceptor：機械受容器，痛みの 89
medial collateral ligament（MCL）：内側側副靱帯 659
——，肘の 460
medial collateral ligament（MCL）injury：内側側副靱帯損傷 678
medial compartment：内側コンパートメント 658
medial femoral circumflex artery：内側大腿回旋動脈 603
medial femoral condyle：大腿骨内側顆 665
medial intercondylar tubercle：内側顆間結節 665
medial parapatellar approach：内側傍膝蓋進入路 692
medial tibial condyle：脛骨内側顆 665
median nerve：正中神経 462, 482
median nerve palsy：正中神経麻痺 886
medical record：メディカル・レコード 99
MED（microendoscopic discectomy）法 220
Meissner 小体 90
Melone（メローン）分類 789
melorheostosis：メロレオストーシス（流蠟骨症） 38
Mendel-Bekhterev reflex：メンデル-ベヒテルフ反射 530
meningioma：髄膜腫 593
meningioma en plaque 594
meningocele：髄膜瘤 551
meniscal cyst：半月嚢胞 677
meniscofemoral ligament：半月大腿靱帯 661
meniscus injury：半月板損傷 674
meniscus：半月［板］ 53, 62, 661
mental care：災害後の精神的ケア 761

meralgia paresthetica：感覚異常性大腿痛 603, 872
Merkel 終盤 90
mesenchymal chondrosarcoma：間葉性軟骨肉腫 377
mesenchymal scoliosis：間葉性側弯症 553
mesenchymal stem cell：間葉系幹細胞 11
metacarpal index 324
metal-on-metal 人工股関節 165
metal frame brace：硬性コルセット 185
metallosis 165
metaphyseal-diaphyseal angle（MDA） 670
metaphyseal dysplasia：骨幹端異形成症 313
metaphyseal fracture：骨幹端部骨折 735
metaphysis：骨幹端 8, 139
metatarsophalangeal（MTP）joint：中足趾節関節 702, 703
metatarsus：中足骨 703
methicillin resistant staphylococcus aureus（MRSA）：メチシリン耐性黄色ブドウ球菌 235
metrizamide：メトリザマイド 522, 530
Meyerding（マイヤーディング）分類 573
Meyers-McKeever（マイヤーズ-マッキーバー）の分類 837
microfracture：微小骨折 72
microneural surgery：微小神経外科 221
microsurgery：マイクロサージャリー 221
microvascular surgery：微小血管外科 221
microwave diathermy：極超短波透熱療法 189
middle phalanx：中節骨 703
midvastus approach：内側広筋間進入路 692
Mikulicz（ミクリッツ）線 607, 659
Milani（ミラーニ）の発達チャート 922
Milch（ミルチ）法 777
miner's elbow 472
minimally invasive plate osteosynthesis（MIPO） 818
minimally invasive surgery（MIS）：最小侵襲手術 647
minor［limb］amputation 222
minor［limb］replantation 222, 223
minus variant：尺骨マイナス変異 476, 487
misdirection：過誤支配 869
Mitchell（ミッチェル）法 717
modeling：造形（モデリング） 12
modeling：モデリング（造形），骨の 12
modified HAQ（mHAQ） 269
modified Sharp score 263, 265
modular prosthesis：モジュラー式義肢 943
mononeuropathy：単神経障害 423

mononeuropathy multiplex：多発性単神経障害　424
monoplegia：単麻痺　414
monopolar coagulator：単極電気凝固器　201
Monteggia equivalent lesion：モンテジア類縁損傷　788
Monteggia（モンテジア）骨折　788, 833
more erosive subset（MES）：多関節破壊型　260, 539
Morley test：モーレイテスト　530, 871
morning stiffness：朝のこわばり　259
Moro reflex：モロー反射　414
morphometric fracture：形態骨折　336
Morton disease：モートン病　116, 423, 719, 872
mosaicplasty：モザイクプラスティー（モザイク様形成術）　76, 672
mosquito（モスキート）鉗子　198
moth-eaten pattern：虫食い状パターン　357
moth-eaten shadow：虫喰い像，恥骨骨炎の　646
motion pain：運動（動作）時痛　102
motor endplate：運動終板　83
motor nerve conduction velocity（MNCV）：運動神経伝導速度　163, 879
motor neuron diseases：運動ニューロン疾患　418
motor paralysis：運動麻痺　875
motor unit potential（MUP）：運動単位電位　163
MRSA 感染症　254
MTP 関節，足の　702
mucopolysaccharidosis：ムコ多糖症　319
multi-planar reconstruction（MPR）像：多断層再構成像　150
multi-point cane：多点杖　934
multidirectional instability：多方向不安定症　449
multidisciplinary approach：集学的アプローチ　94
multiple cartilaginous exostoses：多発性軟骨性外骨腫症　321
multiple epiphyseal dysplasia（MED）：多発性骨端異形成症　313
multiple sclerosis（MS）：多発性硬化症　422
multiplex ligation-dependent probe amplification（MLPA 法）　429
multisegmental instrumentation　557
muscle atrophy：筋萎縮　120
muscle biopsy：筋生検　880
muscle endurance：筋持久力　191
muscle fiber：筋線維　79
muscle release：筋解離術　648
muscle rupture：筋断裂　767
muscle strain：筋挫傷　767
muscle strain：肉ばなれ　767, 893
muscle strength：筋力　191
muscle strengthening exercise：筋力増強訓練　191
muscle transfer：筋移行術　883

muscular dystrophy：筋ジストロフィー　427
muscular torticollis：筋性斜頚　524
musculocutaneous flap：筋皮弁　202, 228
musculoskeletal system：筋骨格系　1
musculotendinous injury：筋・腱損傷　767
mutilating disease subset（MUD）：ムチランス型　260, 539
mycoplasmal arthritis：マイコプラズマ関節炎　250
myelin sheath：髄鞘（ミエリン鞘）　84, 86
myelography：脊髄造影法（ミエログラフィー）　151, 522, 568
myeloma：骨髄腫　383, 592
myelomeningocele：脊髄髄膜瘤　551
myelopathy：脊髄症　517, 529, 936
myelopathy hand：ミエロパシーハンド　517, 521
myeloradiculopathy：脊髄神経根症　517
──，頚椎の　533
myoblast：筋芽細胞　79
myodesis：筋固定術　210
myoelectric arm prosthesis：筋電義手　947
myofibril：筋原線維　80
myofilament：筋細糸（筋フィラメント）　80
myogelosis：筋硬結症　123
myopathy：筋疾患　426
myoplasty：筋形成術　210
myosin filament：ミオシンフィラメント　80
myositis ossificans：骨化性筋炎　295, 471
myositis ossificans progressiva：進行性骨化性筋炎　144
myotonic discharge：ミオトニー放電　878
Möbius syndrome　330
Mönckeberg syndrome：メンケベルク症候群　144

N

N 末端プロペプチド（P1NP）　18
N テスト（中島テスト）　680
narrative based medicine（NBM）　176
Nash & Moe 法　556
navicular bone：舟状骨　703
neck compression test　529
neck of femur：大腿骨頚部　600
neck shaft angle：頚体角　600
NECO95J　372
necrotizing fasciitis：壊死性筋膜炎　236
needle biopsy：針生検　165
needle holder：持針器　199
needle manometer 法　774
Neer のインピンジメント・テスト　130
Neer 分類　776, 780
nerve degenerative disease：神経変性疾患　420
nerve fiber：神経線維　84
nerve grafting：神経移植術　204, 882

nerve root avulsion injury：神経根引き抜き損傷　884
nerve transfer：神経移行術　204, 882
nerve transposition：神経移所術　881
nervous system：神経系　84
nervous system disease：神経疾患　413
neurapraxia：一過性神経伝導障害　868
neurilemoma：神経鞘腫　400
neurinoma：神経鞘腫　593
neurofibromatosis scoliosis：神経線維腫症性側弯　553
neurofibromatosis：神経線維腫症　121
neurofibromatosis type 1：神経線維腫症 1 型　327
neurological deficit：神経脱落症状　517, 533
neurolysis：神経剥離術　204, 881
neuromuscular junction：神経筋接合部　83
neuromuscular scoliosis：神経筋性側弯症　553
neuromuscular unit（NMU）：神経筋単位　878
neuromyelitis optica（NMO）　422
neuron：神経細胞（ニューロン）　84
neuropathic arthropathy：神経病性関節症　290, 472, 645, 694
neuropathic pain：神経障害性疼痛　88, 545
neuropathic unit　878, 879
neurorrhaphy：神経縫合術　204, 881
neurotmesis：神経断裂　869
neutralization plate：中和プレート　746
New York の疫学的診断基準　276
night pain：夜間痛　102
nightstick fracture：夜警棒骨折　788
Nirschl method　470
Nissl bodies：ニッスル小体　84
nociceptive pain：侵害受容性疼痛　88
nociceptor：侵害受容器　89
node of Ranvier：ランビエ絞輪　86
no man's land：ノーマンズランド　479
non-communicating syringomyelia：非交通性脊髄空洞症　528
non-dystrophic form　327
non-Hodgkin リンパ腫　381
non-tuberculous mycobacteriosis infection：非結核性抗酸菌症　252
non-weight-bearing（NWB）cast：免荷ギプス（免荷キャスト）　184
nonossifying fibroma：非骨化性線維腫　148, 365
nonsteroidal anti-inflammatory drugs（NSAIDs）：非ステロイド性抗炎症薬　178, 271, 571
nonunion：骨癒合不全　740
normal variant　138
nosteoclast：破骨細胞　15
notch plasty：顆間窩形成術　681
notch sign　681
NRS（numerical rating scale）　93
NSAIDs：消炎鎮痛薬　499, 503
──の副作用　178

nuchal ligament：項靱帯　515
nucleus pulposus：髄核　512
　──，椎間板の　63
numbness：しびれ感　876
numerical rating scale（NRS）：数値的評価スケール　92，102
nurse：看護師　919

O

O脚：bowleg　113，120，347，670
　──による異常歩行　117
oblique fracture：斜骨折　737
observation hip　629
obturator foramen：閉鎖孔　611
obturator nerve：閉鎖神経　603
occult fracture：不顕性骨折　736
occupational therapist（OT）：作業療法士　919
occupational therapy：作業療法　193
ochronosis：組織褐変症（オクロノーシス）　293
odd facet　660
odontoid process（dens）：［軸椎］歯突起　512，513
OE角　616
Ogden（オグデン）分類　838
ointment：外皮用薬　180
olecranon bursitis：肘頭滑液包炎　472
Ollier disease：オリエ病　363
Ombrédanne（オンブレダンヌ）線　617
omovertebral bone：肩甲脊椎骨　446
one-eye vertebra, owl-winked sign：フクロウの片目徴候　587
one column 損傷　858，859
onion-peel appearance：玉ねぎ様骨膜反応　141，358，380
onion-peel sensory loss syndrome　844
onion skinning　358
open fracture：開放骨折　122，738
open reduction：観血的整復，骨折部の　745
open wedge osteotomy：開大式楔状骨切り術　691
opera-glass hand：オペラグラス手　260
operation microscope：手術用顕微鏡　222
oral administration：経口薬　177
origin：起始，骨格筋の　79
orthopaedic shoes：整形靴　188
Orthopaedie　1
orthop[a]edics：整形外科［学］　1
orthosis, brace：装具　185
orthotic therapy：装具療法　930
Ortolani test：オルトラーニテスト　615
os tibiale externum：外脛骨障害　719
os trigonum syndrome：三角骨障害　719
Osborne（オズボーン）バンド　462，468
oscillating bone saw：振動骨鋸　199
Osgood-Schlatter disease：オズグッド-シュラッター病　113，672，899
ossification center：骨化中心　8
ossification of the ligamentum flavum（OLF）：黄色靱帯骨化［症］　537，559

ossification of the meniscus：半月骨化症　677
ossification of the posterior longitudinal ligament（OPLL）：後縦靱帯骨化［症］　536，559
osteitis condensans ilii：硬化性腸骨炎　647
osteitis deformans：変形性骨炎　352
　→ Paget disease of bone：骨パジェット病をみよ
osteitis pubis：恥骨骨炎　646
osteoarthritis（OA）：変形性関節症　39，282
　── of the ankle：変形性足関節症　715
osteoarthrosis（OA）：変形性関節症　39，282
　── of the hip：変形性股関節症　631
osteoblast（OB）：骨芽細胞　9，14
osteoblastoma：骨芽細胞腫　590
osteocalcin：オステオカルシン　18
osteochondral fracture：骨軟骨骨折　65，722，735，816
　──，膝関節部の　816
osteochondral graft transplantation：骨軟骨柱移植術　208
osteochondritis dissecans（OCD）：大腿骨頭離断性骨軟骨炎　645
osteochondritis dissecans（OCD）：離断性骨軟骨炎　302，670，722
osteochondrodysplasia：骨軟骨異形成症　307
osteochondroma, osteocartilaginous exostosis：骨軟骨腫　361
osteochondrosis：骨端症　302，899
osteoclast：破骨細胞　10
osteocyte：骨細胞　14
osteogenesis imperfecta：骨形成不全症　35，315
osteoid：類骨　22
osteoid osteoma：類骨骨腫　363，590
osteolysis：骨溶解　38，218，653
osteomalacia：骨軟化症　35，345
osteoma：骨腫　367
osteomyelitis：化膿性骨髄炎　242
osteomyelitis：骨髄炎　242
osteonal canal　→ haversian canal をみよ　9
osteonecrosis：骨壊死　41，301
osteonecrosis：阻血性骨壊死　302
osteon：オステオン（骨単位）　9
osteopetrosis：大理石骨病　38，140，318
osteopetrosis マウス（op/op マウス）　27
osteophyte：骨棘　141，283
osteopoikilosis：骨斑紋症　39
osteopontin：オステオポンチン　18
osteoporosis-pseudoglioma syndrome（OPPG）：偽神経膠腫症候群　26
osteoporosis：骨粗鬆症　35，263，335
osteoprotegerin（OPG）　28
osteosarcoma：骨肉腫　370
osteosynthesis：骨接合術　206
osteotome：両刃骨切りのみ　199

osteotomy：骨切り術　205
OSTERIX　25
ostitis fibrosa cystica：線維性嚢胞性骨炎　350
Otto pelvis：オットー骨盤　646
overgrowth：過成長　758
overhead traction：頭上方向牽引　620
overuse：使いすぎ　893
overuse syndrome：使いすぎ症候群　928
owl-winked sign, one-eye vertebra：フクロウの片目徴候　587
O'Malley（オマリー）法　648

P

Pacini（パチニ）小体　89，90
packet：パケット　10
Paget disease of bone：骨パジェット病　39，352
pagetic osteoclast：巨大破骨細胞　353
pain：痛み　88
pain：疼痛　259，297
　──，骨折の　741
　──，変形性関節症の　283
pain sensation：痛覚　130，876
painful arc：有痛弧　442，450
painful patella partita：有痛性分裂膝蓋骨　673，902
painful tonic seizure：有痛性強直性痙攣　422
palindromic rheumatism：回帰性リウマチ　276
palisading appearance：柵状配列，核の　594
pallesthesia, vibratory sense：振動覚　132
pallor：蒼白　297
palmar tilt：掌側傾斜　488
palmoplantar pustulosis：掌蹠膿疱症　545
palpation：触診　122
Pancoast tumor：パンコースト腫瘍　106，517，530
pannus：パンヌス　70，258
PAP　159
paradoxical breathing：奇異呼吸　795
Paralympic Games：パラリンピック　905
paralysis：運動麻痺　297
paralytic gait：麻痺性歩行　119，663
paralytic scoliosis：麻痺性側弯症　553
paraplegia：対麻痺　414，844
paratenonitis：アキレス腱周囲炎　724
paratenon：パラテノン　724
parathyroid hormone（PTH）：上皮小体（副甲状腺）ホルモン　22，28，350
parathyroid hormone-related protein（PTHrP）：副甲状腺ホルモン関連蛋白質　24
paravertebral abscess：傍脊柱膿瘍　585
paresthesia：錯感覚，感覚異常，異常感覚　132，297，876
Parkinson disease：パーキンソン病　420
parkinsonian gait：パーキンソン歩行　925

Parona 腔　239
parosteal(juxtacortical)osteosarcoma：傍骨性骨肉腫　371
partial foot amputation prosthesis　942
partial hand amputation prosthesis　942
passive exercise：他動訓練　191
passive movement：他動運動　125, 927
passive stretching pain：他動伸展時の疼痛増強　773
patella：膝蓋骨　658, 661, 665
patella alta：膝蓋骨高位　685
patella bipartita：二分膝蓋骨　673, 902
patella tendon bearing socket(PTB ソケット)　951
patella tilt：膝蓋骨傾斜　684
patellar grinding test：膝蓋骨グラインディングテスト　683
patellar shaving：膝蓋軟骨そぎ取り術　683
patellar tap test　124
patellar tendon：膝蓋腱　661
patellar tendon bearing(PTB)：膝蓋腱支持装具　187
patellar tendon bearing cast(PTB)：膝蓋腱支持ギプス(キャスト)　184
patellar tendon reflex(PTR)：膝蓋腱反射　565
patellofemoral joint(PFJ)：膝蓋大腿関節　658, 683
patellofemoral osteoarthritis：膝蓋大腿関節症　686
pathological fracture：病的骨折　734
pathologic reflex：病的反射　133
pathophysiological pain：病態生理学的疼痛　88
patient-controlled analgesia(PCA)：患者管理鎮痛法　196
Patrick test：パトリックテスト　130, 610
Pauwels(パウエルス)分類　805
Pavlik(パヴリック)法　619
Pavlik(パヴリック)ハーネス　188
pectoralis minor syndrome：小胸筋症候群　195
pedicle flap：有茎皮弁　202
pedicle screw　866
pedicle sign：椎弓根消失像　587
Pellegrini-Stieda disease：ペレグリーニ-シュティーダ病　679
pelvic ring instability：骨盤輪不安定症　646
pelvic traction：骨盤牽引　181
pencil-in-cup deformity　278
perception：知覚　130
perched facet　858, 862
Perfect "O" test　130
perforator flap：穿通枝皮弁　228
periarthritis of the shoulder：肩関節周囲炎　453
pericellular matrix：細胞周囲基質，関節軟骨の　56
perichondrium：軟骨膜　23
perilunar dislocation：月状骨周囲脱臼　792

perimysium：筋周膜　79
perineurium：神経周膜　85
periosteal bone resorption　350
periosteal cell：骨膜細胞　9
periosteal osteosarcoma：骨膜性骨肉腫　371
periosteal reaction：骨膜反応　141, 358
periosteum：骨膜　9, 23
peripheral nerve：末梢神経　85
peripheral nervous system(PNS)：末梢神経系　84
peripheral neuropathy：末梢神経障害　423
Perkins(パーキンス)線　617
permanent dislocation：恒久性脱臼　684
permanent prosthesis：本義肢　943
permeated pattern：侵蝕状パターン　358
Perthes 病　112, 113
—— による異常歩行　117
Perthes 様変形　621
pertrochanteric fractures：転子貫通骨折　807
pes abductus：外転足　707
pes adductus：内転足　707
pes anserinus：鵞足　662
pes calcaneus：鉤足　710
pes calcaneus：踵足(鉤足)　707
pes cavus：凹足　707
pes equinovarus：内反尖足　707
pes equinus：尖足　707
pes planovalgus：外反扁平足　707
pes planus：扁平足　707
pes valgus：外反足　707
pes varus：内反足　707
Peyronie disease　497
Phalen test：フェイレン(ファーレン)テスト　130, 503
phantom pain：幻肢痛　211
pharmaceutic therapy：薬物療法　930
Phemister(フェミスター)法　207
Philadelphia collar：フィラデルフィアカラー　932
Philadelphia(フィラデルフィア)型装具　531
phosphorus：リン　30
physical therapist(PT)：理学療法士　919
physical therapy：物理療法　189, 930
physical therapy：理学療法　188
physiological pain：生理的疼痛　88
pia mater：軟膜　514
piano key sign：ピアノキー徴候　441, 496, 779
pigeon chest：鳩胸　545
pigmented villonodular synovitis(PVS)：色素性絨毛結節性滑膜炎　161, 401, 696
—— , 股関節の　643
pilon fracture：ピロン骨折　821
pincers action　516, 522, 538
Pincer type　637
—— , FAI の　636
pinch meter：ピンチ計　128
pinprick test　520
Pipkin による分類　804

PIP 関節，足の　702
PIP 関節腫脹　145
piriformis syndrome：梨状筋症候群　872
pisiform：豆状骨　476
pistol-grip deformity　636
pitching fracture：投球骨折　894
pivot joint 車軸関節　52
pivot-shift test：軸移動テスト　680
plafond fracture：脛骨天蓋骨折　821
plane joint：平面関節　52
plantar fascitis：足底筋膜炎　903
plantar fascitis：足底腱膜炎　725
plantar nerve：深腓骨神経　705
plaster bed：ギプスベッド　185
plaster cast：ギプス包帯　182
plaster shell：ギプスシャーレ　185
plaster splint：ギプス副子(ギプススプリント)　185
plate：プレート　206
platyspondyly：扁平椎　310
pleomorphic lipoma：多形性脂肪腫　398
plica syndrome：滑膜ひだ障害　684
plica synovialis mediopatellaris：膝蓋内側滑膜ひだ　684
plus variant：尺骨プラス変異　476, 487
PNF　929
Pogo-Stick 装具　625
Poland syndrome：ポーランド症候群　330, 545
polka dot sign　590
polydactyly：多趾症　711
polyglycolic acid(PGA)：ポリグリコール酸　213
polylactic acid(PLA)：ポリ乳酸　213
polymethyl methacrylate(PMMA)：骨セメント(ポリメチルメタアクリレート)　213, 647
polymodal receptor：ポリモーダル受容器　89
polymyalgia rheumatica(PMR)：リウマチ性多発筋痛症　276
polymyositis/dermatomyositis(PM/DM)：多発筋炎/皮膚筋炎　426
polyneuropathy：多発神経障害　424
Ponseti(ポンセティ)法　708
Popeye sign：ポパイ徴候　454
popliteal cyst：膝窩嚢胞　259, 294, 665, 699
popliteus muscle：膝窩筋　662
popliteus tendon：膝窩筋腱　662
popping：断裂音　679
positional dislocation：位置性脱臼　447
positioning screw　821
positive end-expiratory pressure (PEEP)：呼気終末陽圧換気　753
positive sharp wave：陽性鋭波　878
post-laminectomy kyphosis：椎弓切除後後弯　558
post-traumatic kyphosis：外傷後脊椎後弯　558
post-traumatic osteoarthritis：外傷後関節症　756

posterior ankle impingement syndrome：足関節後方インピンジメント症候群 719
posterior arch of C1(lamina)：環椎後弓（椎弓） 513
posterior cruciate ligament(PCL)：後十字靱帯 660
posterior cruciate ligament(PCL)injury：後十字靱帯損傷 682
posterior decompression(laminoplasty, laminectomy)：後方除圧 536
posterior discectomy：後方椎間板切除術 571
posterior drawer test：後方引き出しテスト 682
posterior horn(gray matter)：脊髄後角（灰白質） 515
posterior impingement sign 636
posterior longitudinal ligament(PLL)：後縦靱帯 512, 513
posterior lumbar interbody fusion (PLIF)：後方椎体間固定術 215
posterior oblique ligament：後斜走靱帯 660
posterior root：後根 515
posterior scalloping 312
──，軟骨無形成症の 311
posterior tibial tendon dysfunction (PTTD)：後脛骨筋腱機能不全症 714
posterior tilt angle：後方傾斜角，大腿骨の 628
posterolateral decompression (foraminotomy, facetectomy)：後側方除圧 536
postgastrectomy osteomalacia 346
posture：姿勢 118
Pott kyphosis 558
Pott(ポット)骨折 820
Pott(ポット)麻痺 251, 584
pre-hospital evaluation and care：病院前救護 732
pre-vocational OT：職業前作業療法 929
prehypertrophic chondrocyte：前肥大軟骨細胞 23
Preiser disease 503
prepatellar bursitis：膝蓋前滑液包炎 700
pressure sensation：圧覚 876
pressure sore：褥瘡 766
prevalent fracture：既存骨折 336
primary bone healing：一次骨癒合 44
primary closure：一次的創閉鎖 818
primary fracture healing：一次骨折治癒 738
primary hyperparathyroidism：原発性副甲状腺（上皮小体）機能亢進症 350
primary malignant spinal tumor：原発性悪性脊椎腫瘍 591
primary ossification center：一次骨化核 138
primary ossification center：一次骨化中心 8

primary osteoarthritis：一次性変形性関節症 282
primary reconstruction：一期的機能再建術 225
primary spongiosa：一次海綿骨 10
primitive neuroectodermal tumor (PNET)：原始神経外胚葉性腫瘍 379
progressive muscular dystrophy (PMD)：進行性筋ジストロフィー 428
progressive resistive exercise(PRE)：漸増抵抗運動 928
prominent scapula 552, 554, 555
pronation：回内 129
proprioceptive neuromuscular facilitation (PNF)：固有受容性神経筋促通法 928
proprioceptor：固有感覚受容器 89
prostatic acid phosphatase(PAP)：前立腺酸フォスファターゼ 158
prostatic specific antigen(PSA)：前立腺特異抗原 158
prosthesis evaluation questionnaire Japanese version(PEQJ) 926
prosthesis：義肢 942
prosthetist and orthotist(PO)：義肢装具士 920, 945
proteoglycan：プロテオグリカン 58
Proteus syndrome 331
prothèse tibiale à emboitage supracondylien(PTSソケット) 951
protrusio acetabuli：臼底突出 636
provocation test：誘発テスト 519
proximal phalanx：基節骨 703
proximal radioulnar joint：近位橈尺関節 460
proximal realignment 686
PSA 159
psammoma body：砂粒，髄膜腫の 594
pseudoarthrosis：偽関節 740
pseudofracture：偽骨折 348
pseudogout：偽痛風 288, 692
pseudoparalysis：偽性麻痺 248
pseudo parathyroidism：偽性上皮小体（副甲状腺）機能低下症 352
pseudotumor：偽腫瘍 166
──，尺骨神経の 530
Psoasstellung(psoas position)：腸腰筋肢位 582
psoas：大腰筋枝 603
psoriatic arthritis(PsA)：乾癬性関節炎 278
psoriatic arthritis：乾癬性関節炎 121
psychogenic pain：心因性疼痛 88
PTH 30
pubic bone：恥骨 612
pubis：恥骨 601
public health nurse：保健師 920
pubofemoral ligament：恥骨大腿靱帯 601
pulled elbow：肘内障 463
pulmonary embolism：肺塞栓症 692
pulmonary thromboembolism(PTE)：肺血栓塞栓症 196, 300, 753
pulselessness：脈拍消失 297

pump bump：パンプス瘤 725
punched out lesion：打ち抜き像 383
pustulosis：掌蹠膿疱症 42
pustulotic arthro-osteitis(PAO)：掌蹠膿疱症性関節骨炎 121, 279, 545
pycnodysostosis：濃化異骨症 39
pyogenic arthritis：化膿性関節炎 243, 248
pyogenic arthritis of the hip：化膿性股関節炎 630
pyogenic spondylitis：化膿性脊椎炎 246, 582
pyogenic tenosynovitis：化膿性腱鞘滑膜炎 239
pyramidal tract sign：錐体路徴候 565
Péan(ペアン)鉗子 198

Q

Q-angle：Q角 684, 685
QOL 1, 102, 926
quadriceps angle：Q角 684, 685
quadriceps muscle：大腿四頭筋 661
quadriceps tendon：大腿四頭筋腱 661
quadrilateral space：四辺形間隙 440
quadriplegia：四肢麻痺 414, 844
quality of life(QOL)：生活の質 1, 102, 926
Q角：Q-angle, quadriceps angle 684, 685

R

rachitic rosary：くる病数珠 347, 545
radial bursa：長母指屈筋腱滑液鞘（橈側滑液鞘） 480
radial bursae：橈側滑液腔 239
radial nerve：橈骨神経 462, 482
radial nerve palsy：橈骨神経麻痺 870, 886
radial tilt：橈骨尺側傾斜 488
radial zone：深層，関節軟骨の 54～56
radiating pain：放散痛 102
radiation myelopathy：放射線[性]脊髄症 588, 597
radiation neuropathy：放射線神経障害 870
radiculography：神経根造影法 152
radiculopathy：神経根症 517, 529
Ranawat値 526
range of motion (ROM)：関節可動域 129, 920
range of motion(ROM)exercise：関節可動域訓練 191
rapidly destructive coxarthropathy (RDC)：急速破壊型股関節症 641
raspatory：骨膜剝離子 201
ratchet：ラチェット 199
Raynaud phenomenon：レイノー現象 299, 300, 426
Raynaud syndrome 505
RAテスト 156
reactive arthritis：反応性関節炎(Reiter症候群) 276

receptor activator of NF-κB ligand (RANKL)：破骨細胞分化因子　15, 27
reciprocating bone saw：往復骨鋸　199
recognition：認知　130
rectus femoris：大腿直筋板　603
rectus femoris tendon：大腿直筋　612
recurrent dislocation：反復性脱臼　684, 734
recurrent dislocation of the shoulder：反復性肩関節脱臼　447
Redlund-Johnell 法　526
red muscle：赤筋　81
reduction：整復，骨折部の　745
redundancy：馬尾のたわみ　576
referred pain：関連痛　101
reflex：反射　132
Reiter syndrome　500, 542
relaxation incision：減張切開　818
remittent fever：弛張熱　274
remodeling：再造形（リモデリング）　12
remodeling：リモデリング（再造形），骨の　12
renal bone disease：腎性骨症　349
renal osteodystrophy(ROD)：腎性骨ジストロフィー(慢性腎不全)　292, 346, 349, 542
renal tubular acidosis(RTA)：尿細管性アシドーシス　347
replantation toxemia：再接着中毒症　224
resection arthroplasty：切除関節形成術　208
rest：安静　177, 772, 893
rest pain：安静時痛　102
resting membrane potential：静止膜電位　86
resting tremor：安静時振戦　420
retinacular vessels：被膜下血管　603
retinaculum of Weitbrecht　603
retractor：レトラクター　199
revision arthroplasty：人工関節再置換術，股関節の　654
rhabdomyosarcoma：横紋筋肉腫　406
rheumatoid arthritis(RA)：関節リウマチ　36, 257, 471
——，股関節の　642
rheumatoid factor(RF)：リウマトイド因子　263
rheumatoid nodule：リウマトイド結節　121, 258, 262
rheumatoid spondylitis：リウマチ性脊椎炎　539
rib fracture：肋骨骨折　546
rib hump：肋骨隆起　119, 544, 552, 554
rib tumor：肋骨腫瘍　546
RICE，応急処置の　893
RICE 療法　772
rickets：くる病　345
Riemenbügel（リーメンビューゲル，Rb）法　188, 619
rigid dressing 法（ギプス包帯固定法）　211
rigid flatfoot：硬直性扁平足　714
rim enhancement　584, 585
ring injury：指輪損傷　491

Riordan（リオルダン）法　884
RI scintigraphy：放射性同位体シンチグラフィー　153
Risser sign：腸骨稜骨端核　556
Ritchie 関節指数：リッチー関節指数　269
Robinson（ロビンソン）法　532
rocker-bottom foot：舟底足変形　709
Rockwood classification：ロックウッド分類　779
ROC 曲線　137
roll in　708
rongeur：破骨鉗子　201
Rood（ルード）法　929
Roos test：ルーステスト　871
root：神経根　515
root sleeve：根嚢像　530
Rosenberg（ローゼンバーグ）撮影肢位　666, 688
Roser-Nélaton（ローザー-ネラトン）線　608, 609
Rossolimo reflex：ロッソリーモ反射　133
Rossolimo sign：ロッソリーモ徴候　530
rotation flap：回転皮弁　202
rotator cuff：腱板，肩の　436
rotator cuff tear：腱板断裂　451
round-cell osteosarcoma：円形細胞骨肉腫　371
round back：円背　119, 552
rubbing：ラビング　195
rubella arthritis：風疹性関節炎　121
Ruffini（ルフィニ）終末　89, 90
rugger-jersey appearance：ラガージャージ像　141
——，くる病の　349
rugger jersey injury：ラガージャージ損傷，指の　895
Rumpel-Leede test：ルンペル-レーデテスト　698
runner's knee：ランナー膝　674, 902
RUNX2　25
rupture of Achilles tendon：アキレス腱断裂　724
Rüedi 分類：リュエディ分類　821

S

sacral nerve(S)：仙骨神経　85
sacral sparing：仙髄領域の回避　844
sacrum：仙骨　512
saddle joint：鞍関節　52
sag sign：脛骨近位の後方への落ち込み　664
salt and pepper skull：脱灰像　350
saltatory conduction：跳躍伝導　87
Salter-Harris classification：ソルター-ハリス分類　757
Salter（ソルター）寛骨骨切り術　648
Salter 骨切り術　622
Salter & Thompson 分類　623
sandwich spine：サンドイッチ脊椎　141
saphenous nerve：伏在神経　705
SAPHO(spondylitis, acne, pustulosis, hyperostosis, osteitis)症候群　42
sarcoidosis：サルコイドーシス　279

sarcolemma：筋線維鞘　79
sarcomere：筋節　81
sarcoplasmic reticulum：筋小胞体　81
sarcoplasm：筋形質　79
sartorius muscle：縫工筋　612
Saturday night palsy　870
saucerization　380
Saupe（ザウペ）分類　674
Sauve-Kapandji method　499
scalenus syndrome：斜角筋症候群　870
scallop：スキャロップ（ホタテ貝様陥凹）　292
scalloping　327
scalpel：メス（手術刀）　197
scaphoid：舟状骨　476
scaphoid nonunion advanced collapse (SNAC) wrist：舟状骨偽関節　500
scapula：肩甲骨　435
scapular spine：肩甲棘　435
scapulohumeral rhythm：肩甲上腕リズム　438
scapulothoracic joint：肩甲胸郭関節　437
Scarpa（スカルパ）三角　608, 609
scar：瘢痕　121
Scheuermann（ショイエルマン）病　119, 552
Schirmer test：シルマーテスト　262
Schmid 型，骨幹端異形成症の　314
Schmorl nodule：シュモール結節　572
Schwann cell：シュワン細胞　86
sciatic nerve：坐骨神経　603, 705
scissors gait：はさみ脚歩行　119, 718, 925
scissors：鋏　198
scissors：剪刀　198
sclerosis：骨硬化　140
sclerosteosis：硬化性骨症　26
sclerostin　15
scoliosis：脊柱側弯症　552
scoliosis：側方弯曲　552
Scottish-Rite 型装具　625
screw：ねじ　206
screw-home movement：ねじ込み運動　659
sealing callus：髄腔仮骨　46
secondary bone healing：二次骨癒合　44
secondary closure：二次的創閉鎖　818
secondary fracture healing：二次骨折治癒　739
secondary hyperparathyroidism：続発性上皮小体（副甲状腺）機能亢進症　351
secondary hypoparathyroidism：続発性上皮小体（副甲状腺）機能低下症　351
secondary ossification center：二次骨化核　139
secondary ossification center：二次骨化中心　8
secondary osteoarthritis：二次性変形性関節症　282
secondary spongiosa：二次海綿骨　10
Seddon（セドン）の分類　868
segmental sign：髄節症状　517
Segond fracture：スゴン骨折　681

Seinsheimer の分類　809, 810
self-care activity：自分の身のまわりの動作　102
self-help device：自助具　935
self renewal：自己再生，骨の　44
semi-Fowler（セミファウラー）位　808
semi-rigid dressing 法　211
semimembranosus：半膜様筋　662
semitendinosus：半腱様筋　662
Semmes-Weinstein aesthesiometer（S-W test）　485
Semmes-Weinstein monofilament：セメス-ワインシュタインモノフィラメント　130
senile kyphosis：老年性後弯症　558
sensation：感覚　130
sense of position：位置覚　132
sense of touch：触覚　130
sensitivity：感度　137
sensory dissociation（dissociated sensory loss）：解離性感覚障害　520
sensory nerve conduction velocity（SNCV）：感覚神経伝導速度　164, 879
septocutaneous flap：中隔皮弁　228
sequestrectomy：腐骨摘出術　245
sequestrum：腐骨　242
SERM　345
seronegative spondyloarthropathy（SNSA）：血清反応陰性脊椎関節症　276, 542
sesamoid bone：種子骨　703
Sever disease：シーヴァー病　721, 900
SFA　902
Sharpey（シャーピー）線維　9
Sharp score：シャープスコア　263
Sharp 角　633
shaving：軟骨そぎ取り術　208
shearing fracture：剪断骨折　737
shelf：タナ　684
shelf operation：臼蓋形成術（棚形成術）　648
shelf syndrome：滑膜ひだ障害（タナ障害）　684
Shenton（シェントン）線　617
shepherd's crook deformity：羊飼いの杖変形　368
shin splints：過労性脛部痛（シンスプリント）　902
short bone：短骨　8
short leg gait：墜下性歩行　606
short statue：低身長　308
shoulder depression test　519
shoulder disarticulation prosthesis　942
shoulder joint：肩関節　435
Shprintzen-Goldberg syndrome：シュプリンツェン-ゴールドバーグ症候群　325
Sillence（シレンス）の分類　315, 316
silver fork deformity　789
Simmonds test：シモンズテスト　767
simple fracture：単純骨折　738
Sinding Larsen-Johansson disease：シンディングラーセン-ヨハンソン病　673, 902

single heel rising test：片脚つま先立ち検査　714
sinography：瘻孔造影　153, 245
sinus tarsi syndrome：足根洞症候群　722
Sjögren syndrome：シェーグレン症候群　262
skeletal age：骨年齢　554
skeletal dysplasia：骨系統疾患　307
skeletal muscle：骨格筋　79
skier's thumb：母指 MP 関節尺側側副靱帯損傷（スキーヤー母指）　894
skin defect：皮膚欠損創　764
skin flap：皮弁　202
skin grafting：皮膚移植（植皮）　202
skin incision：皮膚切開　201
skin injury：皮膚損傷　762
skip metastasis　381
skull traction：頭蓋牽引　182
skyline view：軸射撮影法　685
sleeve fracture　828
sliding filament theory：滑り説，筋収縮の　81
sliding hip screw　808, 809
slipped capital femoral epiphysis：大腿骨頭すべり症　626
slow muscle：遅筋　81
slow pain：二次痛　90
Smith-Petersen approach　636
Smith（スミス）骨折　788, 790
snake-eye appearance　535
snapping hip：弾発股　126, 644
snapping scapula：弾発肩甲骨　437
snow storm shadow：吹雪様陰影　753
snuff box：嗅ぎタバコ窩　503
soap bubble appearance：石鹸泡状陰影（泡沫状陰影）　357, 364, 589, 591
SOAP 方式　99
social welfare system：社会福祉制度　939
socket：ソケット　948
──，下肢義足の　951
──，義手の　946
soft callus：軟性仮骨　46
soft dressing 法　211
soft end-point　680
soft tissue infection：軟部組織感染症　235
soft tissue retractor：筋鉤　202
soft tissue tumor：軟部腫瘍　389
soleus muscle：ヒラメ筋　662
solid ankle cushion heel foot（SACH 足）　951
solitary bone cyst：単発性骨嚢腫　367
somatosensory evoked potential（SEP）：体性感覚誘発電位　886
SOMI（ソーミ）装具　531
Southwick の転子下骨切り術　628
space available for spinal cord（SAC）：骨性脊柱管前後径　516
space available for the cord（SAC）　514
spasmodic torticollis：痙性斜頚　524
spastic gait：痙性歩行　119, 663

Special Olympics：スペシャルオリンピックス　906
specificity：特異度　137
speech-language-hearing therapist（ST）：言語聴覚士　920
Speed test：スピードテスト　455, 901
spicula：スピクラ　171, 358
spicula appearance：針状骨膜陰影　141
spicula appearance：太陽光線様の針状骨膜陰影　141
spiking fever：スパイク熱　274
spina bifida：二分脊椎（脊椎披裂）　549, 550
spina bifida aperta：顕在性二分脊椎　551
spina bifida occulta：潜在性二分脊椎　550
spinal canal：脊柱管　513
spinal canal stenosis：発育性脊柱管狭窄　515
spinal column：脊柱　511
spinal cord：脊髄　84
spinal cord evoked potential（SCEP）：脊髄誘発電位　886
spinal cord injury：脊髄損傷　842
spinal cord injury without radiographic abnormality（SCIWORA）：X 線異常所見のない脊髄損傷　851
spinal cord tumor：脊髄腫瘍　593
spinal fusion：脊椎固定［術］　205, 571
spinal instability：脊椎不安定性（症）　561
──，リウマチによる　541
spinal nerve：脊髄神経　85, 515
spinal orthosis：体幹装具　185, 931
spinal pain：脊髄痛　595
spinal progressive muscular atrophy（SPMA）：脊髄性進行性筋萎縮症　419
spinal tumor：脊椎腫瘍　585
spina malleolar distance（SMD）　126, 608
spindle cell lipoma：紡錘形細胞脂肪腫　398
spin echo 法　146
spine injury：脊椎損傷　854
spinocerebellar degeneration（SCD）：脊髄小脳変性症　421
spinous process：棘突起　512, 515
spinous process of C2：軸椎棘突起　513
spiral fracture：螺旋骨折　737
splay foot：開張足　707
splaying，骨幹端の　310
splint：副子　206
split-fat sign　400
split-thickness skin graft：分層植皮（中間層植皮）　202
SPOC 装具　188
spondyloepiphyseal dysplasia congenita（SEDC）：先天性脊椎骨端異形成症　312
spondylolisthesis：脊椎すべり症　573
spondylolysis：脊椎分離症，腰椎分離症　572, 899
spondyloptosis：脊椎下垂症　574
spondylosis deformans：変形性脊椎症　562, 577

spongiosa：海面骨　10
spontaneous correction：自家矯正　758
sprain：捻挫　677, 731, 732, 771
Sprengel deformity：シュプレンゲル変形　446
Spurling test：スパーリングテスト　130, 518
square knot：男結び（本結び）　201
squaring：椎体の方形化　276
squat：しゃがみ動作（スクワット）　663
stab wound：刺創　763
stance phase：立脚相　924
staple：鎹（かすがい，ステープル）　207
stapling：鎹止め　207
starting pain：運動開始時の痛み　283
static alignment：スタティックアライメント　946
Steinbrocker の stage 分類　268
Steindler（スタインドラー）型胸腰仙椎装具　932
Steindler（スタインドラー）法　886
step-ladder deformity：階段状変形　542
steppage gait：鶏歩　119, 925
sternoclavicular joint：胸鎖関節　436
sternocostoclavicular hyperostosis：胸肋鎖骨肥厚症　545
sterno-occipital mandibular immobilizer brace：SOMI 装具　932
steroid arthropathy：ステロイド関節症　695
Stewart-Treves syndrome　407
Stickler syndrome：スティックラー症候群　326
Stickler 症候群 1 型　307
Still disease：スティル病　274
Stimson（スティムソン）法　777
stochastic remodeling：確率的リモデリング　14
storiform pattern：花むしろ模様　404
straddle fracture 跨坐骨折　798
straight leg raising：SLR 訓練　604
straight leg raising test（SLRT）：下肢伸展挙上テスト　135, 564
strain：筋挫傷　893
Streptococcus intermedius　238
stress fracture：ストレス骨折，脊椎の　573
stress radiography：ストレス X 線撮影　666
stretching：ストレッチング　927
structural scoliosis：構築性脊柱側弯症　552
Stryker view：ストライカー撮影　442
student's elbow　472
ST 合剤　255
subacromial bursa：肩峰下滑液包　436
subacromial impingement syndrome：肩峰下インピンジメント症候群　450
subacromial joint：肩峰下関節　436
subarachnoid space：くも膜下腔　85, 514
subaxial subluxation（SS）：軸椎下亜脱臼　272
──, リウマチによる　542

subchondral bone：軟骨下骨　8
──, 関節軟骨の　55
subchondral cyst：骨囊胞　141
subchondral insufficiency fracture：大腿骨頭軟骨下脆弱性骨折　642
subchondral sclerosis：軟骨下骨の硬化　141
subluxation：亜脱臼　731, 733
subluxation and dislocation of the patella：膝蓋骨亜脱臼・脱臼　684
subperiosteal abscess：骨膜下膿瘍　242
subsynovial layer：滑膜下層　60
subtrochanteric fractures：大腿骨転子下骨折　809
subvastus approach：内側広筋下進入路　692
Sudeck atrophy：ズーデック骨萎縮　140, 141, 755
Sudeck bone atrophy（disuse bone atrophy）　35
sulcus angle：顆間溝角　684
sulcus sign　440, 441, 449
sulcus vertebralis：環椎骨動脈溝　514
sunburst appearance　358
sunburst appearance（sunray spicula）　371
Sunderland（サンダーランド）分類　869
sunray appearance　358
superficial hemangioma：浅在性血管腫　399
superficial peroneal nerve：浅腓骨神経　705
superficial reflex：表在反射　133
superficial sensation：表在感覚　130
superior labrum anterior posterior（SLAP）損傷　455
superior retinacular artery：上被膜動脈　603
supination：回外　129
supracondylar fracture of the humerus：上腕骨顆上骨折　829
suprapatellar bursitis：膝蓋上囊炎　700
suprascapular nerve：肩甲上神経　440
supraspinous ligament：棘上靭帯　513
sural nerve：腓腹神経　705
surface osteosarcoma：表在性骨肉腫　371
surgical knife：メス（手術刀）　197
surgical site infection（SSI）：手術部位感染　195, 253
swan-neck deformity：白鳥のくび変形　260
swaying gait：動揺歩行　428
swelling：腫脹　120, 259
──, 骨折の　741
──, 変形性関節症の　283
swimming shoulder：水泳肩　900
swing phase：遊脚相　924
Syme amputation prosthesis　942
Syme（サイム）義足　942
Syme（サイム）切断　210
symphysis：線維軟骨結合　52

symptomatic sesamoid bone：母趾種子骨障害　718
synapse：シナプス　84
synarthrodial joint：不動関節　52
synchondritis）　302
synchondrosis：軟骨結合　52
syndactyly：合趾症　711
syndesmodental joint：靱帯歯突起間関節　513
syndesmophyte：靱帯骨棘形成　276
syndesmosis：靱帯結合　53
synergist：協力筋　79
synostosis：骨結合（骨癒合）　53
synovectomy：滑膜切除術　207
synovial chondromatosis　698
synovial fluid：関節液　52, 61
synovial hemangioma：滑膜［性］血管腫　399, 698
synovial joint：滑膜関節　52
synovial lining cell：滑膜表層細胞　60
synovial lining layer：滑膜表層細胞　70
synovial membrane：滑膜　52, 60
synovial osteochondromatosis：滑膜骨軟骨腫症　698
──, 股関節の　643
synovial sarcoma：滑膜肉腫　408, 698
synthetic cast：合成キャスト　182
syphilis：梅毒，骨関節の　253
syringomyelia：脊髄空洞症　528

T

T 型プレート　819
T 細管：transverse tubule　81
T 字杖　934
T1 rho マッピング画像　150
T1 強調像　146
T2 強調像　146
T2 マッピング画像　149
T2＊（T2 スター）強調像　146
tabetic gait：脊髄癆性歩行　119
Tachdjian 装具　626
tactoidbody 様配列　409
talocalcaneal coalition：距踵間癒合症　720
talus：距骨　703
Tandem-type 麻痺　520
tangential osteochondral fracture：剪断性骨軟骨骨折　684
tangential view　464
tangential（gliding）zone：表層, 関節軟骨の　54〜56
Tanzen der Patella　688
tap：タップ　200
tardy ulnar nerve palsy：遅発性尺骨神経麻痺　467
targeted remodeling：標的リモデリング　14
target fiber：標的線維　880
target sign　400
tarsal coalition：足根骨癒合症　713
tarsal tunnel syndrome：足根管症候群　720, 872

tarsometatarsal(TM)joint：足根中足関節　702
tartrate-resistant acid phosphatase (TRAP)：酒石酸抵抗性酸ホスファターゼ　17
teardrop fracture：涙滴骨折　858
teardrop sign：涙滴徴候，手指の　469, 504
teardrop：涙痕　611
tectorial membrane：蓋膜　513
telangiectatic osteosarcoma：血管拡張性骨肉腫　371
telescope sign：伸縮徴候，股関節の　615
temperature sensation：温度覚　131
Temple-Fay（テンプル-フェイ）法　929
temporal dispersion：時間的分散　879
temporary prosthesis：仮義肢　943
tenderness：圧痛　123
──，骨折の　741
tendinitis calcarea：石灰性腱炎　143
tendinitis of the long head of the biceps：上腕二頭筋長頭腱炎　900
tendon：腱　79
tendon grafting：腱移植術　204
tendon lengthening：腱延長術　203, 884
tendon patella ratio（T/P比）　684, 685
tendon reflex：腱反射　133
tendon rupture：腱断裂　767
tendon suture：腱縫合術　203
tendon transfer(TT)：腱移行術　204, 883
tennis elbow：［バックハンド］テニス肘　470, 901
tennis leg：テニス脚　893
tennis leg syndrome：テニス脚症候群　767
tenodesis：腱固定術　204
tenolysis：腱剝離術　204
tenosynovitis：腱鞘（滑膜）炎　123, 263, 497
tenotomy：腱切り術　203, 884
tension band wiring：引き寄せ［鋼線］締結法　207, 814
tension pneumothorax：緊張性気胸　796
tension sign：神経根緊張徴候　568
tensor fascia latae muscle：大腿筋膜張筋　612
terminal cisterna：終末槽，筋の　81
terminal delay：終末遅延　873
terminal device：手先具　943, 946
terminal latency：終末潜時　164
territorial matrix：細胞領域基質，関節軟骨の　56
Terry-Thomas sign　495
tertiary hyperparathyroidism：三次性上皮小体（副甲状腺）機能亢進症　351
tetanus：破傷風　238
tethered cord syndrome：脊髄係留症候群　551
TFCC ストレステスト　496
The Bone and Joint Decade：運動器の10年　4
therapeutic exercise：運動療法　191, 927
therapeutic gymnastics：体操療法　929

thermal anesthesia：温度覚消失　131
thermesthesia：温度覚　876
thermography：サーモグラフィー　879
thermohyperesthesia：温度覚過敏　131
thermohypesthesia：温度覚鈍麻　131
thermotherapy：温熱療法　189
thickening：肥厚，骨膜の　141
Thomas test：トーマステスト　609
Thompson(squeeze)test：トンプソンテスト　130, 724, 767
Thomsen test　471, 478
thoracic disc herniation：胸椎椎間板ヘルニア　559
thoracic myelopathy：胸部脊髄症　559
thoracic nerve(T)：胸神経　85
thoracic outlet syndrome：胸郭出口症候群　870
thoracic spine：胸椎　511, 512, 544, 548
thoracolumbar junction：胸腰椎部　548
thorax：胸郭　544
three column 損傷　859
thromboangitis obliterans(TAO)：閉塞性血栓性血管炎　299
thrombophlebitis：血栓性静脈炎　300
throwing fracture：投球骨折　781
throwing shoulder：投球肩障害　456
thumb sign　324
thumb spica　792
tibial posterior sag sign：脛骨後方落ち込み徴候　682
tibial tuberosity advancement：脛骨粗面前進術　683, 686
tibial tuberosity：脛骨粗面　665
tibia：脛骨　658, 665, 703
tibia vara：脛骨内反　670
tidemark，関節軟骨の　55, 70
Tietze syndrome：ティーツェ症候群　108, 279
tight hamstrings：緊張性ハムストリング　574
Tillaux（ティロー）骨折　821, 838
time to echo(TE)：エコー時間　146
time to repetition(TR)：繰り返し時間　146
Tinel-like sign：ティネル様徴候　123, 468, 469, 486, 877
Tinel sign：ティネル徴候　123, 400, 468, 486, 869, 876
tingling：チクチク感　123, 876
tissue inhibitor of metalloproteinases (TIMP)　67
TNF 阻害療法　271
toe-in gait：うちわ歩行　709
toe gait：爪先歩行　128, 135
tongue type　825
too many toes sign　714
tophus：痛風結節　121, 286
torsion fracture：捻転骨折　737
torticollis：斜頚　524
Tossy classification：トッシーの分類　779
total hip arthroplasty(THA)：人工股関節全置換術　647

total knee arthroplasty(TKA)：人工膝関節全置換術　691
total knee replacement(TKR)：人工膝関節全置換術　691
total surface bearing socket(TSB ソケット)　947, 952
total surface contact 型　952
touch sensation：触覚　876
toxic shock syndrome(TSS)：毒素性ショック症候群　235
trabeculation：隔壁構造　364
trabecula：骨梁　10
traction：牽引法　181
trans-femoral：大腿切断　210
transcarpal amputation prosthesis　942
transcatheter arterial embolization (TAE)：経カテーテル動脈塞栓術　799
transcondylar fracture：通顆骨折　832
transfemoral amputation prosthesis　942
transhumeral prosthesis　942
transient bone edema syndrome：一過性骨髄浮腫症候群　305
transient ischemic attack(TIA)：一過性脳虚血発作　415
transient osteoporosis of the hip：一過性大腿骨頭萎縮症　642
transitional vertebra：腰仙移行椎　549
transitional(intermediate)zone：中間層，関節軟骨の　54〜56
translucency：骨透亮像　140
transmetatarsal amputaion　942
transportation：搬送，災害時の　760
transposition flap：転位皮弁　202
transradial amputation prosthesis　942
transtibial amputation prosthesis　942
transtrochanteric anterior rotational osteotomy：大腿骨前方回転骨切り術（杉岡法）　648
transverse foramen：［環椎］横突孔　513, 514
transverse fracture：横骨折　737
transverse ligament：環椎横靱帯　514
transverse ligament of acetabulum：寛骨臼横靱帯　601
transverse ligament of atlas：環椎横靱帯　513
transverse process：横突起　515
transverse tarsal joint：横足根関節　702
transverse tubule：T 細管　81
trapezium：大菱形骨　476
trapezoid：小菱形骨　476
trauma series，肩関節 X 線撮影の　781
traumatic arteriovenous fistula：外傷性動静脈瘻　769
traumatic dislocation：外傷性脱臼　684, 731
traumatic fracture：外傷性骨折　734
traumatic pneumothorax：外傷性気胸　796
traumatic shock：外傷性ショック　743
Trendelenburg gait：トレンデレンブルク歩行　119, 606, 924

Trendelenburg sign：トレンデレンブルク徴候　606, 610, 924
Trendelenburg test：トレンデレンブルクテスト　130
Trethowan sign：トレソーワン徴候　627
triage：重症度の判定（トリアージ）　760
triangle bandage：三角巾固定　182
tricalcium phosphate（TCP）：リン酸三カルシウム　213
trick motion：ごまかし運動　128, 485, 875
trident hand：三尖手　311
trimalleolar fracture：三果骨折　820
triple bundle method　768
triplegia：三肢麻痺　414
triple osteotomy（Steel法）　648
triquetrum：三角骨　476
triradiate cartilage：Y軟骨　600
trochanteric fractures：大腿骨転子部骨折　807
trochanter malleolar distance（TMD）　126
trochlea tali：距骨滑車　703
tropocollagen：トロポコラーゲン　18, 57
Trousseau sign：トルソー徴候　350
true aneurysm：真性動脈瘤　769
true negative：真陰性　137
true positive：真陽性　137
Trömner reflex：トレムナー反射　133, 520
tuberculosis of bone and joint：結核性骨関節炎　250
tuberculous arthritis：結核性関節炎　250
tuberculous spondylitis：結核性脊椎炎　250, 584
tuberculous tenosynovitis：結核性腱鞘滑膜炎　240
tumor：腫瘤　120, 123
tumor-induced osteomalacia（TIO）：腫瘍性骨軟化症　31, 347
tumorous condition of bone：骨腫瘍類似疾患　367
tumours of uncertain differentiation：発生起源不明腫瘍　409〜411
Turco（タルコ）法　709
Turner syndrome：ターナー症候群　333, 467
two-point discrimination（2 PD, TPD）：二点識別覚　132, 485
two column 損傷　860
two joints　742
two limbs　742
two minutes evaluation　743
two occasions　742
two views　742

U

U字型副子　781, 782
ulcerative colitis：潰瘍性大腸炎　542
ulnar bursae：尺側滑液腔　239
ulnar bursa：指屈筋総腱滑液鞘（尺側滑液鞘）　480
ulnar drift：尺側偏位　260

ulnar nerve：尺骨神経　462, 482
ulnar nerve palsy：尺骨神経麻痺　886
ulna variance：尺骨変異　488
ulnocarpal abutment（impaction）syndrome：尺骨突き上げ症候群　495, 790
ulnocarpal stress test　496
ultra-high molecular weight polyethylene（UHMWPE）：超高分子ポリエチレン　213, 647, 692
ultrasonic therapy：超音波療法　189
ultrasonography：超音波検査法　155
uncinate process：鉤状突起　515
uncovertebral joint：鉤椎関節　515
underarmbrace：アンダーアーム装具　556
unicompartmental knee arthroplasty（UKA）：人工膝単顆置換術　691
Unified Parkinson disease rating scale（UPDRS）　421
unilateral bar：片側癒合椎　549, 550
uniting callus：結合仮骨　46
universal joint：自在継ぎ手，足の　704
unreduced dislocation：陳旧性脱臼　734
unstable cervical spine：不安定性頸椎　516
unstable patella：膝蓋骨不安定症　684
upper extremity orthosis：上肢装具　186, 931
upper limb prosthesis：義手　942
upper segment：上節長　309
uremic bone：透析骨症　349
urethrocystography：尿道膀胱造影　743

V

valgus stress test：外反ストレステスト　679
Valleix（ヴァレー）の圧痛点　568
Valsalva test：バルサルバテスト　130, 519
vanillylmandelic acid（VMA）：バニリルマンデル酸　158
varix：静脈瘤　121
varus stress test：内反ストレステスト，膝の　679
vascular injury：血管損傷　769
vastus lateralis muscle：外側広筋　612
VAS（visual analog scale）　93
VATER 連合　330
Veitch 分類　719
Velpeau（ヴェルポー）包帯固定　182
Velpeau（ヴェルポー）腋窩撮影　781
venous dilatation：静脈怒張　121
venous hemangioma：静脈型血管腫　400
venous thromboembolism（VTE）：静脈血栓塞栓症　196, 300, 753
ventral root：前根　85
verbal rating scale：口頭式評価スケール　102

vertebral artery（VA）：椎骨動脈　513
vertebral artery and vein：椎骨動静脈　515
vertebral artery insufficiency syndrome：椎骨動脈不全症候群　515, 518, 533
vertebral body：椎体　515
vertebral body of C2（axis）：軸椎椎体　513
vertebral rotation：椎体のねじれ　552
vertebroplasty：脊椎椎体形成術　216
vertical compression（VC）　858
vertical subluxation（VS）：［軸椎］垂直亜脱臼　272, 540
vertical talus：垂直距骨　710
villi：絨毛，滑膜の　60
viral arthritis：ウイルス性関節炎　250
visual analog scale（VAS）：視覚的アナログスケール　92, 102, 268
vital sign：バイタルサイン　741
vitamin D：ビタミンD　29
vitamin D deficiency rickets/osteomalacia：ビタミンD欠乏性くる病・骨軟化症　346
vitamin D dependent rickets/osteomalacia（VDDR）：ビタミンD依存性くる病・骨軟化症　346
VMA　159
Vojta（ヴォイタ）法　929
volar intercalated segment instability（VISI）：手根掌屈変形　495
Volkmann canal：フォルクマン管　9
Volkmann contracture：フォルクマン拘縮　496, 754, 831, 870
voluntary limping：随意性跛行　252
voluntary muscle：随意筋　79
von Luschka 関節　515
von Recklinghausen disease：フォンレックリングハウゼン病　327, 409, 597, 712
VRE 感染症　255
Vulpius（ヴルピウス）法　203

W

waddling gait：あひる歩行　119, 428
waddling gait：動揺歩行　347
Wagner（ワーグナー）法　207
Waldenström 徴候　624
walker：歩行器　935
walking aids：歩行補助具　934
walking cast：歩行ギプス（歩行キャスト）包帯　184
Wallerian degeneration　872
Waller（ウォラー，ワーラー）変性　869
Wartenberg sign：ワルテンベルグ反射　133, 520
Watkins-Barr（ワトキンス-バー）法　718
weaver's bottom　643
wedging：椎体の楔状変形　552
well-leg raising test, contralateral sign：健側下肢伸展挙上テスト　565
Werdnig-Hoffmann disease：ヴェルドニッヒ-ホフマン病　419

Wernicke-Mann posture：ウェルニッケ-マン肢位　416
Western Ontario and McMaster Universities OA index(WOMAC)　926
Westhues(ヴェストゥエス)釘　827
Westphal sign：ウェストファール徴候　694
wheelchair：車椅子　935
Whipple 病　542
whirlpool bath：渦流浴　190
whistling face　328
white matter：脊髄白質　85, 515
white muscle：白筋　81
Whitesides method　774
WHO　343
whole formation　594
WHO 分類　389
Williams(ウィリアムズ)体操　930
Williams(ウィリアムズ)型腰仙椎装具　186
Wilson disease：ウィルソン病　294
windlass mechanism：巻き上げ機機構　702
windowed cast：有窓ギプス(有窓キャスト)　183
winged scapula：翼状肩甲骨　437, 440

wipe test　125
wire：鋼線　206
wire traction：鋼線牽引　182
Wnt 経路　26
Wnt シグナル　25
Wolff の法則　47
Wollenberg(ウォレンベルク)線　617
wooden board sign　565
Woodward method：ウッドワード法　446
work arm：作業用義手　943
Worm(ワーム)骨　316, 317
wound：創傷　122, 731
woven bone：線維[性]骨(未分化な線維性骨)　11, 46, 368
wrap around flap：包み込み皮弁　226, 229
Wright test：ライトテスト　530, 871
wrinkle test(shrivel test)：しわテスト　879
Wrisberg 靱帯(後半月大腿靱帯)　660, 661
wrist disarticulation prosthesis　942
wrist sign　324
wrist units：手継手　946

X

X-linked hypophosphatemic rickets/osteomalacia(XLH)：X 連鎖性低リン血症性くる病・骨軟化症　346
X-ray computed tomography：コンピュータ断層撮影(CT)　150
X 脚：knock-knee　120, 670
X 線異常所見のない脊髄損傷：spinal cord injury without radiographic abnormality(SCIWORA)　851
X 線診断，骨折の　742
X 線透視検査　145
X 連鎖性低リン血症性くる病・骨軟化症：X-linked hypophosphatemic rickets/osteomalacia(XLH)　346

Y

Yergason test：ヤーガソンテスト　130, 455, 900
Y 軟骨：triradiate cartilage　600

Z

zero variant：ゼロ変異，橈尺骨の(尺骨ゼロ変異)　476, 487
zigzag deformity　497

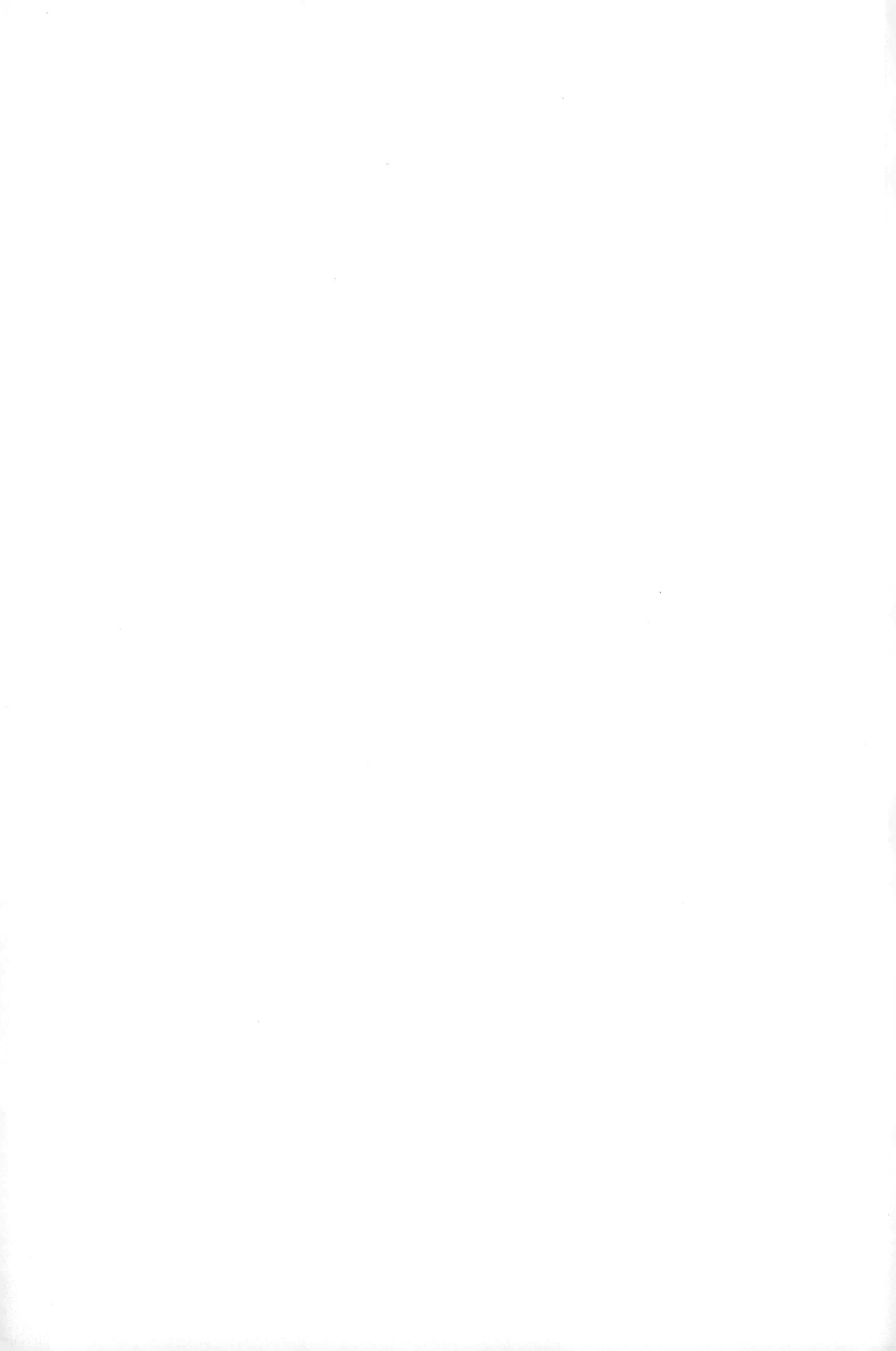